欲望激发潜能，目标诞生活力。

在规范中创新，在创新中务实。
在务实中求真，在求真中前行。

医师"六真"理念：信仰要真、本领要真、合作要真、
发力要真、传授要真、情感要真。

文明源于文化的积累与传承，
传承源于民族的自信与使命，
感恩源于内心的虔诚与敬畏，
发展源于国家的创新与信仰。

结直肠肿瘤学

名誉主编　郑　树
主　　审　万德森　张苏展　蔡三军
主　　编　王锡山　顾　晋　丁克峰
副 主 编　房学东　沈　琳　徐忠法
　　　　　许剑民　刘　骞　李　军

人民卫生出版社
·北京·

图书在版编目（CIP）数据

结直肠肿瘤学 / 王锡山，顾晋，丁克峰主编 . —北京：人民卫生出版社，2023.10
ISBN 978-7-117-35386-1

Ⅰ.①结… Ⅱ.①王…②顾…③丁… Ⅲ.①结肠疾病 – 肠肿瘤 – 诊疗②直肠肿瘤 – 诊疗 Ⅳ.①R735.3

中国国家版本馆 CIP 数据核字（2023）第 183396 号

人卫智网	www.ipmph.com	医学教育、学术、考试、健康，购书智慧智能综合服务平台
人卫官网	www.pmph.com	人卫官方资讯发布平台

结直肠肿瘤学

Jie-Zhi Chang Zhongliuxue

主　　编：王锡山　顾　晋　丁克峰
出版发行：人民卫生出版社（中继线 010-59780011）
地　　址：北京市朝阳区潘家园南里 19 号
邮　　编：100021
E - mail：pmph @ pmph.com
购书热线：010-59787592　010-59787584　010-65264830
印　　刷：北京顶佳世纪印刷有限公司
经　　销：新华书店
开　　本：889 × 1194　1/16　印张：50
字　　数：1656 千字
版　　次：2023 年 10 月第 1 版
印　　次：2023 年 10 月第 1 次印刷
标准书号：ISBN 978-7-117-35386-1
定　　价：338.00 元

打击盗版举报电话：010-59787491　E-mail：WQ @ pmph.com
质量问题联系电话：010-59787234　E-mail：zhiliang @ pmph.com
数字融合服务电话：4001118166　E-mail：zengzhi @ pmph.com

编 者 (以姓氏笔画为序)

丁长民	北京大学首钢医院
丁克峰	浙江大学医学院附属第二医院
于 君	香港中文大学
于志伟	哈尔滨医科大学附属肿瘤医院
于甬华	山东第一医科大学附属肿瘤医院
于冠宇	海军军医大学第一附属医院
万 珊	苏州大学苏州医学院
万丽娟	中国医学科学院肿瘤医院
万经海	中国医学科学院肿瘤医院
千年松	解放军总医院第八医学中心
马得欣	哈尔滨医科大学附属第二医院
王 勇	中国医学科学院肿瘤医院
王 健	浙江大学医学院附属第二医院
王 强	中国医学科学院肿瘤医院
王 搏	北京大学人民医院
王云帆	北京大学首钢医院
王正航	北京大学肿瘤医院
王刚成	河南省肿瘤医院
王自强	四川大学华西医院
王秀梅	内蒙古自治区肿瘤医院
王若谷	山东第一医科大学第三附属医院
王枭杰	福建医科大学附属协和医院
王贵玉	哈尔滨医科大学附属第二医院
王贵英	河北医科大学第二医院
王美林	南京医科大学
王振宁	中国医科大学
王海江	新疆医科大学附属肿瘤医院
王锡山	中国医学科学院肿瘤医院
王靖雯	复旦大学附属肿瘤医院
韦敬莸	浙江大学医学院附属第二医院

云 红	中国医学科学院肿瘤医院
尹 梅	哈尔滨医科大学
尹叶锋	中国医学科学院肿瘤医院
孔大陆	天津医科大学附属肿瘤医院
邓艳红	中山大学附属第六医院
卢瑗瑗	空军军医大学西京医院
叶盛威	湖北省肿瘤医院
叶颖江	北京大学人民医院
申占龙	北京大学人民医院
申丽君	复旦大学附属肿瘤医院
田爱平	中国医学科学院肿瘤医院
白峻阁	中国医学科学院肿瘤医院
冯 波	上海交通大学医学院附属瑞金医院
冯玲玲	中国医学科学院肿瘤医院深圳医院
兰 平	中山大学附属第六医院
匡 毅	重庆大学附属肿瘤医院
权继传	中国医学科学院肿瘤医院
曲秀娟	中国医科大学附属第一医院
朱 远	中国科学院大学附属肿瘤医院
朱 骥	复旦大学附属肿瘤医院
朱晓明	海军军医大学第一附属医院
朱维铭	南京大学医学院附属金陵医院
朱紫星	中国医学科学院肿瘤医院
朱德祥	复旦大学附属中山医院
任 丽	天津医科大学肿瘤医院
任 黎	复旦大学附属中山医院
庄 孟	中国医学科学院肿瘤医院
庄 竞	河南省肿瘤医院
刘 正	中国医学科学院肿瘤医院
刘 超	四川省肿瘤医院

刘 骞	中国医学科学院肿瘤医院	李吉云	中国医学科学院肿瘤医院
刘凡隆	浙江大学医学院附属第一医院	李旭照	宁夏回族自治区人民医院
刘云华	浙江大学医学院	李来元	甘肃省人民医院
刘占举	同济大学附属第十人民医院	李培山	苏州大学苏州医学院
刘成成	浙江大学医学院附属第二医院	李硕峰	中国医学科学院肿瘤医院
刘伟志	海军军医大学	李耀平	山西省人民医院
刘思德	南方医科大学南方医院	杨 勇	北京大学首钢医院
刘恒昌	中国医学科学院肿瘤医院	杨 琦	浙江大学医学院附属第二医院
刘海义	山西省肿瘤医院	杨 鑫	中山大学附属第六医院
刘海鹰	广州医科大学附属肿瘤医院	杨春康	福建省肿瘤医院
刘祥春	中国医学科学院肿瘤医院	杨梦园	浙江大学医学院附属第二医院
刘祥瑞	浙江大学医学院	杨熊飞	甘肃省人民医院
刘雅利	香港中文大学	来茂德	浙江大学医学院
齐 峰	上海交通大学医学院附属瑞金医院	肖 乾	浙江大学医学院附属第二医院
齐志宏	北京协和医院	肖 琳	中国医学科学院肿瘤医院
闫存玲	北京大学第一医院	吴 华	苏州大学苏州医学院
关 旭	中国医学科学院肿瘤医院	吴现瑞	中山大学附属第六医院
江 波	山西省肿瘤医院	吴国举	北京医院
池 畔	福建医科大学附属协和医院	吴晶晶	浙江大学医学院
汤庆超	哈尔滨医科大学附属第二医院	邱 萌	四川大学华西医院
汤坚强	中国医学科学院肿瘤医院	邱 群	海军军医大学第一附属医院
许剑民	复旦大学附属中山医院	邱天竹	南京医科大学第一附属医院
许晶虹	浙江大学医学院附属第二医院	何宋兵	苏州大学附属第一医院
孙应实	北京大学肿瘤医院	何国栋	复旦大学附属中山医院
李 囡	北京大学肿瘤医院	邹霜梅	中国医学科学院肿瘤医院
李 军	浙江大学医学院附属第二医院	冶亚平	南方医科大学南方医院
李 肖	中国医学科学院肿瘤医院	汪 欣	北京大学第一医院
李 明	北京大学肿瘤医院	汪正广	安徽医科大学第一附属医院
李 波	云南省第二人民医院	沈 琳	北京大学肿瘤医院
李 健	北京大学肿瘤医院	张 卫	海军军医大学第一附属医院
李 涛	新疆维吾尔自治区人民医院	张 俊	上海交通大学医学院附属瑞金医院
李 海	宁夏医科大学总医院	张 森	广西医科大学第一附属医院
李 楠	广州医科大学附属肿瘤医院	张 雯	中国医学科学院肿瘤医院
李 毅	南京大学医学院附属金陵医院	张 鹏	华中科技大学同济医学院附属协和医院
李 鑫	包头市肿瘤医院	张 睿	辽宁省肿瘤医院
李玉洁	中国医学科学院肿瘤医院	张红河	浙江大学医学院

张红梅	中国医学科学院肿瘤医院	赵志勋	中国医学科学院肿瘤医院
张明光	中国医学科学院肿瘤医院	赵晓迪	空军军医大学西京医院
张筱倩	中国医学科学院肿瘤医院	赵紫罡	包头市肿瘤医院
陈 爽	中国医学科学院肿瘤医院	胡茜玥	中国医学科学院肿瘤医院
陈佳佳	北京大学首钢医院	胡俊杰	湖北省肿瘤医院
陈建交	中山大学附属第一医院	胡烨婷	浙江大学医学院附属第二医院
陈洪生	哈尔滨医科大学附属第四医院	柳 韵	中国医学科学院肿瘤医院
陈海鹏	中国医学科学院肿瘤医院	钟 鸣	上海交通大学医学院附属仁济医院
陈展洪	中山大学附属第三医院	钟芸诗	复旦大学附属中山医院
陈瑛罡	中国医学科学院肿瘤医院深圳医院	姜 争	中国医学科学院肿瘤医院
邵正萍	浙江大学医学院	姜珊珊	浙江大学医学院附属第二医院
武爱文	北京大学肿瘤医院	姜得地	中国医学科学院肿瘤医院
苟苗苗	解放军总医院第五医学中心	姚云峰	北京大学肿瘤医院
林国乐	中国医学科学院肿瘤医院	姚庆华	浙江省肿瘤医院
林建江	浙江大学医学院附属第一医院	秦 歌	中山大学附属第六医院
卓 巍	浙江大学医学院	袁 瑛	浙江大学医学院附属第二医院
卓长华	福建省肿瘤医院	袁维堂	郑州医科大学第一附属医院
尚志蕾	海军军医大学	聂勇战	空军军医大学西京医院
罗 琪	厦门大学附属第一医院	贾砚璞	海军军医大学
罗双灵	中山大学附属第六医院	夏立建	山东第一医科大学第一附属医院
金 晶	中国医学科学院肿瘤医院	顾 晋	北京大学肿瘤医院 / 北京大学首钢医院
周 欣	北京大学肿瘤医院	顾国利	空军特色医学中心
周 雷	中日友好医院	顾艳宏	南京医科大学第一附属医院
周天华	浙江大学医学院	钱文伟	南京大学医学院附属金陵医院
周建平	中国医科大学附属第一医院	钱晓萍	南京大学医学院附属鼓楼医院
周思成	中国医学科学院肿瘤医院	徐 烨	复旦大学附属肿瘤医院
周海涛	中国医学科学院肿瘤医院	徐忠法	山东第一医科大学第三附属医院
周裕文	四川大学华西医院	翁微微	复旦大学附属肿瘤医院
郑 晖	中国医学科学院肿瘤医院	高兆亚	北京大学首钢医院
郑小凤	浙江大学医学院	高显华	海军军医大学第一附属医院
郑洪途	复旦大学附属肿瘤医院	唐 源	中国医学科学院肿瘤医院
郑朝旭	中国医学科学院肿瘤医院	陶凯雄	华中科技大学同济医学院附属协和医院
房学东	吉林大学中日联谊医院	陶思琪	浙江大学医学院附属第二医院
赵 任	上海交通大学医学院附属瑞金医院	黄 飞	中国医学科学院肿瘤医院
赵 青	中国医学科学院肿瘤医院	黄 安	北京大学肿瘤医院
赵 瑞	中国医学科学院肿瘤医院	黄 镜	中国医学科学院肿瘤医院

▋名誉主编简介

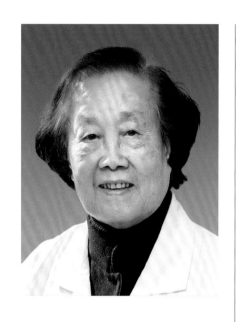

郑树,浙江大学医学院教授,博士研究生导师。曾任浙江大学医学院校长,历任中国抗癌协会副理事长,中华医学会常务理事,中国抗癌协会大肠癌专业委员会主任委员、名誉主任委员,中华医学会咨询委员会委员和国际大肠癌外科医生协会副主席等职。入选美国外科学院委员。享受国务院政府特殊津贴。曾获何梁何利基金科学与技术进步奖、浙江省功勋教师、浙江大学竺可桢奖、浙江省首届"医师终身荣誉"称号和浙江大学好医生特别奖等荣誉。曾主持"七五""八五"和"九五"国家科技攻关计划课题、国家高技术研究发展计划("863"计划)、国家重点基础研究发展计划("973"计划)、国家自然科学基金重点项目等省部级以上课题37项,形成了结直肠癌从流行病学到病因机制的独特研究体系。曾获国家科技进步奖二等奖及三等奖、教育部科技进步奖一等奖、省科技进步奖一等奖及二等奖等奖励共30余项,教育部国家级教学成果奖4项,共申请专利17项。至今发表主要论文900余篇,其中SCI收录160余篇,被他人引证1 400余次,出版《结直肠肿瘤基础研究与临床实践》《肿瘤生物学》《大肠癌》等9部专著。

▌主审简介

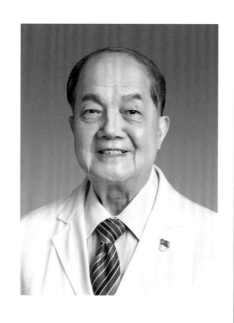

万德森，肿瘤外科教授，博士生导师、中山大学造口治疗师学校名誉校长。

曾任中山医科大学肿瘤医院院长、肿瘤防治中心主任、肿瘤研究所所长、肿瘤防治中心党委副书记、腹科主任。曾兼任世界卫生组织（WHO）癌症研究合作中心主任、中国抗癌协会大肠癌专业委员会主任、广东省抗癌协会大肠癌专业委员会主任，以及《防癌报》和《癌症》主编等。

万德森教授从医从教近60年，取得丰硕成果。致力于社区肿瘤防治，首次提出社区肿瘤学概念，并主编《社区肿瘤学》第1、2版；创立我国第一所造口治疗师学校，推动我国造口康复治疗的发展。重视临床肿瘤学教育工作，自1999年以来主编本科教材《临床肿瘤学》第1~5版。曾主持"九五"国家科技攻关计划课题和省部级课题7项，获科研成果和医疗成果多项，曾以第二完成人先后获教育部高等学校科学研究优秀成果奖一等奖、中华医学会科技奖一等奖、广东省科技奖一等奖和国家科技进步奖二等奖。发表医学论文200余篇，主编专著7部，参编专著10余部。因工作成绩彪炳、医德高尚，多次获卫生部、广东省及学校的嘉奖。

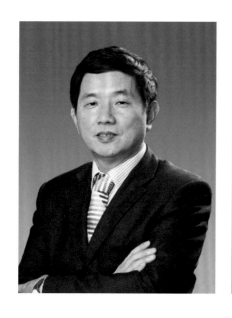

张苏展，主任医师、教授，曾任浙江大学肿瘤研究所所长、浙江大学医学院附属第二医院院长，现任浙江大学附属第二医院肿瘤中心主任。为中国抗癌协会常务理事、大肠癌专业委员会前任主任委员，中国临床肿瘤学会常务理事、结直肠癌专家委员会前任主任委员。

张苏展教授一直从事结直肠肿瘤基础和临床研究，是我国结直肠癌早诊早治和临床研究领军人物。作为项目或课题负责人牵头和完成国家重点研究项目、国家癌症早诊早治项目、国家自然科学基金项目多项。在国际和国内科学期刊发表中英文论文近百篇。组织和牵头撰写了我国《癌症早诊早治项目技术方案》国家卫健委《结直肠癌诊疗规范》和《中国临床肿瘤学会（CSCO）结直肠癌诊疗指南》。获得国家科技进步奖两项。

▌主审简介

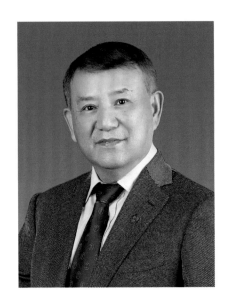

蔡三军，主任医师，教授。复旦大学附属肿瘤医院大肠癌多学科协作组首席专家、复旦大学大肠癌诊治中心主任、上海市抗癌协会大肠癌专业委员会前任主任委员、上海市疾病预防控制中心大肠癌专委会主任委员、中国临床肿瘤学会（CSCO）肿瘤营养治疗专家委员会主任委员、CSCO大肠癌专业委员会副主任委员、中国医师协会肿瘤多学科诊疗专业委员会副主任委员、美国国家综合癌症网络（NCCN）肿瘤学临床实践指南（中国版）专家委员会委员、《NCCN肿瘤学临床实践指南——大肠癌（中国版）》外科执笔人，主要从事结直肠癌基础和临床研究，尤其擅长大肠癌的手术治疗，是中国著名的大肠癌专家。

近5年在 Journal of Clinical Oncology、JAMA Oncology、Cell Stem Cell、Gastroenterology、Gut 等国际顶级期刊发表大肠癌相关SCI论文241篇，发表中文论文43篇。主持国家自然科学基金课题、"863"计划及"973"计划等重大科研课题，累计经费4 200余万。

2012年获得上海市科学技术奖及教育部科技进步奖二等奖，2018年获上海市预防医学会科学技术奖二等奖，2019年获第三届"国之名医·卓越建树"荣誉称号。2021年获年度肿瘤科研专家荣耀先锋榜"研"值巅峰奖。

主编简介

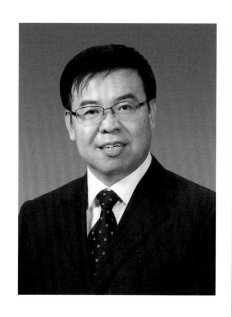

　　王锡山，教授、主任医师、博士研究生导师，国家癌症中心 / 国家肿瘤临床医学研究中心 / 中国医学科学院肿瘤医院院长助理、结直肠外科主任，中国医学科学院肿瘤医院山西医院总院长。

　　现任中国医师协会结直肠肿瘤专业委员会主任委员、中国抗癌协会大肠癌专业委员会主任委员、国际 NOSES 联盟主席、中国 NOSES 联盟主席、中国抗癌协会大肠癌专业委员会青年委员会主任委员、北京肿瘤学会结直肠肿瘤专业委员会主任委员、中国医师协会结直肠肿瘤专业委员会经自然腔道取标本手术（NOSES）专业委员会主任委员、国家癌症中心 / 国家肿瘤质控中心结直肠癌质控专家委员会主任委员、中国医师协会常务理事、中国抗癌协会整合肿瘤学分会副主任委员、中国医师协会外科医师分会常务委员、北京肿瘤学会常务理事、俄罗斯结直肠外科协会荣誉委员。担任"龙江学者"特聘教授，担任吉林大学、厦门大学、山西省人民医院、上海市第十人民医院、中国科学院大学附属肿瘤医院、西安交通大学附属第一医院客座教授。创办《中华结直肠疾病电子杂志》并担任主编，该期刊自 2016 年被中国科技核心期刊收录；担任《中国肿瘤临床与康复》副主编，*CA：A Cancer Journal for Clinicians Chinese Edition* 及《中华胃肠外科杂志》《中国实用外科杂志》《中华实验外科杂志》《肿瘤研究与临床》等 10 余种期刊编委。发表医学论文 481 篇，其中 SCI 论文152 篇。主编及参编结直肠癌专著 40 余部，主编出版"卫生部医学视听教材" 32 部。国家重点研发计划"精准医学研究"重点专项"结直肠癌诊疗规范及应用方案的精准化研究"首席科学家。先后主持国家自然科学基金面上项目 4 项，国家"十一五"科技支撑计划、国家卫生健康委员会"城市癌症早诊早治"项目、北京市科学技术委员会科技计划等 20 余项课题，总科研经费 3 000 余万元，发明专利 12 项。荣获"全国十大医学贡献专家""中国健康公益星""推动行业前行的力量·十大医学创新专家""中国名医百强榜结直肠肛门外科 Top 10 Doctor"等多个荣誉称号，荣获第二十一届吴阶平 - 保罗·杨森医学药学奖、全国"大医精神"代表、2018全国"金柳叶刀奖"、2022 年度华夏医学科技进步奖一等奖、2023 年度中国抗癌协会科技奖一等奖等重要奖项。

主编简介

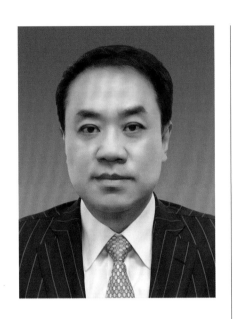

　　顾晋，北京大学肿瘤医院主任医师、教授、博士研究生导师，北京大学首钢医院院长。法国国家外科医学科学院外籍院士，美国外科学院院士（FACS）。美国结直肠外科医师协会荣誉委员（FASCRS HON）、亚太结直肠癌协会（APSCC）主席（第5届）、中华医学会肿瘤学分会主任委员（第9届）、中国抗癌协会大肠癌专业委员会主任委员（第6届）、北京医师协会副会长、北京医学会副会长、北京市石景山区医学会会长。

　　多年来致力于我国结直肠肿瘤规范诊疗体系的建立，受邀作为专家组组长制定国家卫生健康委员会《中国结直肠癌诊疗规范》，牵头成立中华医学会肿瘤学分会肿瘤诊疗规范推广应用专家委员会。针对难治性结直肠癌联合多学科建立精准诊疗体系，并进行了相关基础及转化研究。倡导医学人文精神，创建国内首家三级医院安宁疗护中心，实现晚期结直肠癌患者的全生命周期照护。创建北京大学肿瘤医院结直肠肿瘤外科、北京大学首钢医院结直肠肿瘤诊疗中心、北京大学医学部结直肠肿瘤与炎性疾病精准诊治研究中心。

　　先后获国家科技支撑计划、"863"计划、国家自然科学基金、北京市科委重大项目等资助，总计30余项。在 *Journal of Clinical Oncology*、*Moleculer Cancer*、*Lancet Oncology*、*Disease of Colon Rectum*、*Clinical Cancer Research*、《中华医学杂志(英文版)》《中国实用外科杂志》等国内外权威期刊发表论文共465篇，其中SCI收录143篇，总影响因子达941分。担任 *World Journal of Gastrointestinal Surgery*、《中华临床医师杂志(电子版)》主编。主编(译)中英文专著5部、科普著作2部，获国家发明专利1项，培养博士、硕士研究生60余名。获国家级教学成果奖二等奖、北京市科技进步奖三等奖，以及北京市卫生系统"十百千人才计划"十层次人才、北京市有突出贡献人才称号等。

▍主编简介

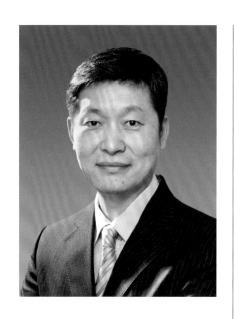

　　丁克峰，教授、主任医师、博士研究生导师，浙江大学医学院附属第二医院副院长，国家重点研发计划首席科学家，浙江省"万人计划"杰出人才，浙江省卫生领军人才，浙江大学肿瘤学学位点负责人，浙江大学"求是特聘医师"，浙江大学肿瘤研究所副所长，浙江省医学分子生物学重点实验室主任。现担任中国抗癌协会理事，中国抗癌协会大肠癌专业委员会候任主任委员，中国医师协会结直肠肿瘤专业委员会外科学组主任委员，中华医学会肿瘤学分会常务委员，浙江省抗癌协会大肠癌专业委员会候任主任委员，浙江省医学会肿瘤外科学分会候任主任委员。主持国家重点研发计划1项，国家自然科学基金面上项目7项，浙江省重点研发计划项目1项及浙江省"领雁"研发攻关计划项目1项。

　　擅长大肠癌腹腔镜微创治疗和综合诊治，是创建浙江大学大肠癌多学科诊治中心的主要骨干和负责人之一。牵头或主要参与制定了《中国结直肠癌筛查与早诊早治指南》《中国结直肠癌诊疗规范》等国家级临床诊治指南和专家共识；同时是中国最早一批腹腔镜大肠癌微创手术、快速康复治疗理念、多学科联合诊疗（multi-disciplinary treatment，MDT）理念的探索者和推广者。主要研究方向为结直肠癌微创外科治疗与晚期肠癌的综合诊治、肿瘤转移的分子机制与新疗法、基于人工智能的肠癌诊疗新体系、结直肠癌专病队列研究以及结直肠癌早期筛查。近5年以通信作者发表SCI论文60余篇，被美国临床肿瘤学会（American Society of Clinical Oncology，ASCO）、美国临床肿瘤学会胃肠道肿瘤研讨会（ASCO-GI）、欧洲肿瘤内科学会（European Society for Medical Oncology，ESMO）接收科研成果8次。先后发起和主持运行国际多中心临床研究5项，近5年4项。其中以"大肠癌腹腔镜手术联合快速康复"为治疗理念的临床研究，形成了"结直肠癌加速康复手术综合治疗模式浙江共识"，推广至全国多家三甲医院；完成的"大肠癌早筛为目标的粪便多靶点DNA检测方法"为全国多中心临床研究，获批国家首个"肿瘤筛查试剂盒"。

副主编简介

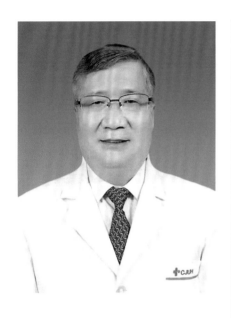

房学东，吉林大学中日联谊医院副院长、新民院区院长、普外中心主任、胃肠结直肠肛门外科负责人，二级教授、一级主任医师、博士研究生导师，吉林省外科研究所所长，吉林大学中日联谊医院终身教授，享受国务院政府特殊津贴。

兼任中华医学会外科学分会委员、中国医师协会结直肠肿瘤专业委员会临床技能培训专业委员会主任委员、中国抗癌协会大肠癌专业委员会副主任委员、中华医学会肿瘤学分会胃肠肿瘤学组副组长、中国医师协会外科医师分会上消化道外科医师委员会副主任委员、中国研究型医院学会微创外科学专业委员会副主任委员等。

任国家卫生健康委员会"十三五"规划教材《外科学》(第9版)编委、全国高等学历继续教育"十三五"(临床专升本)规划教材《外科学》(第4版)分篇负责人，任《中华胃肠外科杂志》《中华结直肠疾病电子杂志》等多家杂志编委。

获"全国卫生系统先进个人"、首届"吉林大学十大名医"(外科系统唯一)、省劳动模范等称号。

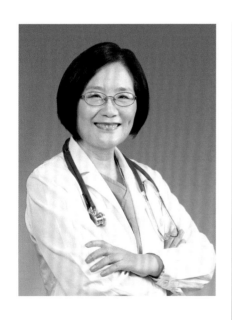

沈琳，主任医师、教授，国家重点研发计划首席科学家，北京学者，北京市有突出贡献专家，全国三八红旗手，全国优秀科技工作者。历任北京大学肿瘤医院副院长、北京市肿瘤防治研究所副所长，现任北京大学肿瘤医院消化肿瘤内科主任、I期临床试验病区主任。担任中国抗癌协会肿瘤药物临床研究专业委员会首届主任委员、肿瘤精准治疗专业委员会主任委员，中国肿瘤临床学会临床研究专家委员会主任委员，中国女医师协会临床肿瘤专业委员会主任委员。

沈琳教授一直从事胃肠道肿瘤临床研究与早期药物临床研发，是我国消化道肿瘤临床与转化研究领军人物。作为项目或课题负责人牵头国家和省部级课题15项；以第一或责任作者发表 Nature、British Medical Journal、Nature Medicine、Lancet Oncology、Journal of Clinical Oncology、Nature Review Clinical Oncology、Cancer Cell 等 SCI 论文200余篇；牵头/参与撰写47部国际国内胃肠道肿瘤诊疗规范，出版专著7部，获中国发明专利10项。以第一完成人获中华医学科技奖一等奖、中国抗癌协会科技奖一等奖、华夏医学科技奖一等奖，以第四完成人获国家科技进步奖二等奖等奖项。

▎副主编简介

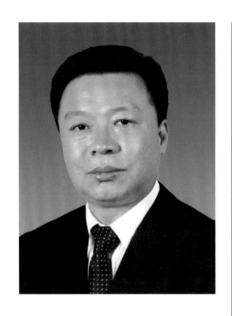

徐忠法，二级教授、研究员、主任医师，现任山东第一医科大学胃肠病研究所所长、临床中心主任，山东第一医科大学济南生物医药产业研究院院长，兼任中国抗癌协会大肠癌专业委员会副主任委员、中华医学会肿瘤学分会早诊早治学组组长、中国医师协会结直肠肿瘤专业委员会早诊早治专业委员会主任委员、中国研究型医院协会肿瘤外科专业委员会副主任委员、山东省医学会胃肠肿瘤多学科专联合委员会主任委员、山东省抗癌协会胃癌分会主任委员等，《中华胃肠外科杂志》《腹腔镜外科杂志》《国际肿瘤学杂志》等专业杂志编委。

徐忠法教授一直从事胃肠道肿瘤外科临床及相关研究，是山东省乃至我国胃肠肿瘤外科临床与转化研究的学术带头人之一。作为项目或课题负责人牵头国家和省部级课题 16 项；以第一或通信作者发表 SCI 论文 100 余篇；牵头/参与撰写 10 余部国内胃肠道肿瘤诊疗规范及专家共识，出版专著 9 部，获中国发明专利 10 余项。曾获"人民名医　卓越建树"等荣誉称号。

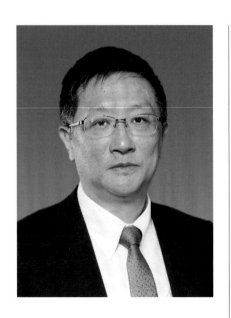

许剑民，二级教授、主任医师、博士研究生导师，结直肠外科主任、结直肠癌中心主任、上海结直肠肿瘤微创工程技术研究中心主任。获上海市优秀学科带头人、上海市领军人才、上海工匠、国家卫生健康突出贡献中青年专家等称号。现任中国医师协会外科医师分会常务委员、结直肠肿瘤专业委员会副主任委员及中国医师协会结直肠肿瘤专业委员会机器人手术专业委员会（学组）主任委员、肛肠医师分会肿瘤转移专业委员会主任委员；中国抗癌协会大肠癌专业委员会及肿瘤大数据与真实世界研究专业委员会副主任委员；中华医学会外科学分会结直肠外科学组委员；中国临床肿瘤学会（CSCO）结直肠癌专家委员会副主任委员。擅长结直肠肿瘤的外科及肠癌肝转移的综合治疗，达芬奇机器人及腹腔镜微创手术。主持国家自然科学基金、"十一五"国家科技攻关计划、卫生部临床重点学科项目等科研项目。发表论文 245 篇，SCI 收录 132 篇；主编专著 6 本；申请发明专利 14 项，授权 9 项；获国家科技进步奖二等奖、上海市科技进步奖一等奖、上海市医学科技奖一等奖等。

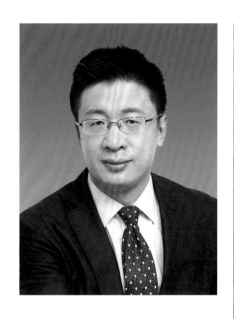

刘骞，中国医学科学院肿瘤医院结直肠外科主任医师，北京协和医学院博士、博士后、博士研究生导师，从事结直肠肿瘤外科治疗 20 余年，累计完成疑难复杂肠癌手术 5 000 余台，在超低位直肠癌保留肛门手术、结肠癌完整系膜切除、多脏器联合切除、直肠癌侧方淋巴结清扫等领域有深厚造诣。作为课题负责人承担"国家重点研发计划"等国家级、省部级、局级课题 20 余项，科研经费累计 2 000 余万元。执笔制定《中国结直肠癌诊疗规范》《中国肿瘤整合诊治指南》《中国直肠癌侧方淋巴结转移诊疗专家共识（2019 版）》《保留左结肠动脉的直肠癌根治术中国专家共识（2021 版）》等 30 余部规范、指南、共识。在 SCI 发表论著 50 余篇，在中文核心期刊发表论著 40 余篇，作为编委参与高等学校"十四五"医学规划新形态教材《外科学》编写。担任国家级二级以上学会副主任委员、秘书长 7 项，担任国家级学术组织常务委员以上学术兼职 40 余项。获 2013 年度"中华儿女年度人物"、2021 年度"人民名医　卓越建树"、2022 年度"十大医学创新专家"等荣誉。

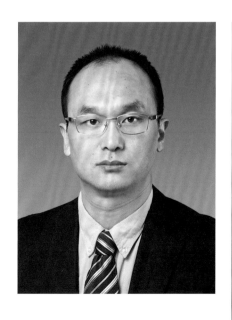

李军，医学博士，主任医师，硕士研究生导师，博士研究生导师组成员，浙江大学医学院附属第二医院大肠外科副主任（主持工作）。兼任中国抗癌协会大肠癌专业委员会常务委员，中国医师协会结直肠肿瘤专业委员会青年委员，中华医学会肿瘤学分会早诊早治学组委员，浙江省抗癌协会大肠癌专业委员会副主任委员及青年委员会主任委员，浙江省抗癌协会青年理事，浙江省自然科学基金委员会二审专家，教育部学位中心博士硕士学位论文评议专家。主持国家自然科学基金 3 项，浙江省自然科学基金和教育部博士点基金等课题若干。参与"十三五"国家重点研发计划、国家卫计委公益性行业科研专项项目及浙江省重大科技专项和优先主题计划项目若干。参与翻译《美国结直肠外科医师学会结直肠外科学（第 3 版）》《欧洲直肠癌外科培训教材》《腹腔镜结直肠癌手术》和《经肛微创手术（TAMIS）和经肛全直肠系膜切除术（taTME）》。担任《中华结直肠疾病电子杂志》编委及多本医学期刊审稿人。

序 一

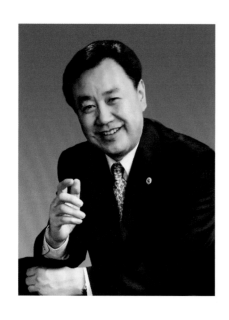

　　在医学领域中,结直肠肿瘤一直备受关注,因其具有高发率、复杂性和不断演变的特征,已成为当今医学界的一个研究热点。为应对这一挑战,整合医学理念和实践日益成为结直肠肿瘤诊断与治疗的重要方向,因而,《结直肠肿瘤学》应运而生,本书汇集了国内外众多权威专家和学者的智慧与经验,以整合医学视角,系统呈现了结直肠肿瘤领域最新研究成果和临床实践经验,力求在科学性、权威性和实用性方面求得完美整合,从而为医学界提供一本全面、深入和具有指导意义的参考书。

　　其一,本书运用整合医学的思维方式,将结直肠肿瘤的基础研究与临床实践相互交织,形成了一个全景式的知识体系。读者从阅读中便可获得最新研究进展、先进诊断技术和个体化治疗策略,同时全面了解结直肠肿瘤的发生机制、分子标志物、影像学特征、手术治疗和整合管理等方面的知识。

　　其二,本书秉承整合医学的学术要求,强调多学科的合作与交流。结直肠肿瘤的诊断和治疗需要多学科团队的共同努力,本书不仅涵盖了外科手术、放疗和化疗等传统治疗方法,还包括分子生物学、遗传学、放射学、肿瘤免疫学和临床病理学等多学科领域的内容。通过整合不同领域的知识,促进多学科团队的协同工作,提高结直肠肿瘤的整合诊疗水平。

　　其三,本书强调整合医学的真实实践。结直肠肿瘤诊断与治疗的决策既要基于科学的研究证据,又要尊重临床实践的有效经验。即以研究的科学性和经验的规范性为基础,既注重以循证医学为根据的内容编排,又强调以整合医学为思维的经验总结,为临床团队提供权威的临床指南和规范,帮助医务人员做出准确、有效和个体化的诊疗决策。

其四，本书对未来发展方向进行了展望。结直肠肿瘤领域的研究和诊疗技术正以前所未有的速度发展，未来的突破将依赖于整合医学指导下的研究创新和跨学科合作。本书提出了一些前瞻性的观点和研究方向，鼓励读者积极参与到结直肠肿瘤研究的前沿，推动该领域的进一步发展。

总之，作者旨在从整合医学视角，提供一本知识科学性与经验规范性并重的专著，为读者提供一个全面、深入和实用的结直肠肿瘤知识库。相信本书将成为医学界的一部经典之作，为结直肠肿瘤的诊治注入新的活力和希望，为推动结直肠肿瘤领域的科学进步和患者福祉的提升贡献力量。

中国抗癌协会理事长

中国工程院院士

美国医学科学院外籍院士

法国医学科学院外籍院士

2023 年 7 月

序 二

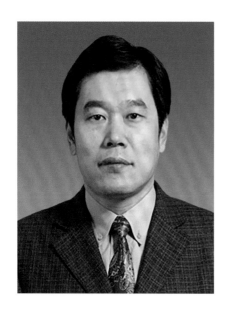

　　结直肠肿瘤是当前世界范围内颇具挑战的重大健康问题，其发病率和死亡率不断上升，在我国发病率已上升至所有癌症的第三位，对患者和社会造成了巨大的负担，已成为国家癌症防治工作的重点领域。面对这一严峻挑战，我们需要加强对结直肠肿瘤的认识，深入了解疾病的发病机制，提高诊断和治疗水平，改善患者的预后和生存质量。国家癌症中心一直致力于推动结直肠肿瘤领域的基础研究和临床实践，为广大科研人员和医务工作者提供最新的科学依据和技术支持。

　　《结直肠肿瘤学》的出版正是我们对国家癌症防治战略的积极响应，旨在推动我国结直肠肿瘤领域的发展，实现早期发现、早期诊断、早期治疗和精准治疗的目标。本专著为我国结直肠肿瘤的基础研究和临床治疗提供了宝贵的知识和指导，涵盖了我国结直肠肿瘤领域的最新研究成果和临床实践经验。从国家层面出发，汇聚国内外顶尖专家的智慧和经验，为我国结直肠肿瘤的诊断、治疗和防控提供科学的指导和战略性布局。

　　本书由王锡山、顾晋、丁克峰等杰出学者担任主编，凝聚了国内外众多专家的智慧和经验，为我国结直肠肿瘤诊治的发展提供重要引导。全书共 40 章，内容涵盖结直肠肿瘤的各个方面，从病因机制、诊断和分期，到治疗策略、营养支持和并发症处理等，为您呈现出一幅结直肠肿瘤研、防、诊、治、康的全景图谱。本书的出版不仅是我国结直肠肿瘤诊治领域的一大进步，也是对我国学术研究和医疗事业的肯定。它为广大医务工作者提供了一个重要的学术平台，促进了专业交流与合作。相信在这本专著的影响下，我国结直肠肿瘤的诊治水平将得到进一步提升，为患者带来更好的医疗效果和更高的生活质量。

　　更值得一提的是,本书还特别关注结直肠肿瘤诊治在我国的实际情况和特点。针对我国人口特征、医疗资源分布不均等问题,本书提供了相应的解决方案和优化建议。这对于推动我国结直肠肿瘤诊治水平的提升,促进全国范围内结直肠肿瘤诊治的规范化和标准化具有重要的推动作用。

　　最后,我要向主编和参与撰写本书的所有专家表示衷心的感谢和祝贺。感谢你们长期以来在结直肠肿瘤领域的辛勤工作和卓越贡献。希望你们继续发挥专业优势,不断探索创新,为结直肠肿瘤防治事业贡献更多的智慧和力量。

　　值此《结直肠肿瘤学》问世之际,让我们万众一心,共同努力,为我国结直肠肿瘤防治事业的不断发展而奋斗!

中国科学院院士

国家癌症中心主任

中国医学科学院肿瘤医院院长

国家肿瘤质控中心主任

2023 年 7 月

▌前　言

结直肠肿瘤是我国以及全球范围内健康领域的重大挑战之一。在过去的几十年里，我们目睹了结直肠肿瘤发病率、死亡率不断上升的趋势，这给无数患者和家庭带来了沉重的负担和巨大的伤害。面对这一严峻挑战，我们迫切地需要全面系统地掌握结直肠肿瘤的病因、诊断和治疗，以及如何预防和管理这一疾病。这也正是我们编写这本《结直肠肿瘤学》专著的初衷。面对书籍即将成稿之际，作为主编，我深感欣慰与自豪，这本专著凝聚了太多专家、学者和出版人员的无私奉献和呕心沥血，正是由于大家的辛勤工作和团结协作，才有了今天这部专业经典的横空出世。

· 传承与创新的结晶

一部经典著作的诞生一定有着厚重的历史积淀和文化传承，《结直肠肿瘤学》亦是最好体现。中国抗癌协会大肠癌专业委员会有着悠久的历史背景，在郑树教授等老一辈学者的带领和指引下，七届专委会成员团结一致，砥砺奋进，为我国结直肠肿瘤防诊治事业做出了巨大的贡献。《结直肠肿瘤学》就是在这样一个充满情怀的学术平台基础上，汇聚了我国结直肠肿瘤领域的顶尖专家和学者智慧的结晶。在其基础上，结合结直肠肿瘤最先进前沿的学科进展，不断创新和大胆突破，为读者提供了一个全面而多维的结直肠肿瘤学知识体系。这本专著通过对过去和现在的交融，不仅传承了历史上的经典研究成果，还深入探索了前沿的科学理论和技术应用。

· 权威与经典的荟聚

如今的医学领域已经进入了一个信息爆炸的大数据时代，优点在于海量的医学信息具有极强的可获取性，但对于非专业人士，如何在鱼龙混杂的疾病诊治信息中甄别出科学规范的权威知识内容确实存在很大难度。因此，在此背景下，我们也亟待一部学科领域内的权威著作规范指导我们对疾病的认知。权威经典就是《结直肠肿瘤学》这部专著的又一大突出亮点和特色。每一位参与书稿编撰的专家都是该领域的权威人物，他们也都是凭借多年的研究经验和临床实践，在结直肠肿瘤领域树立了卓越的声誉。在各位编委的严格审查和仔细评估下，极大程度上确保了本专著相关内容的权威性和专业性。无论是对疾病的发生机制、诊断方法还是治疗策略，这本专著都提供了最权威、最精准的信息和建议。

· 形式与内涵的交融

这本《结直肠肿瘤学》专著不仅在内容上卓越，而且在形式上同样精彩纷呈。专著在内容上覆盖了结直肠肿瘤学的各个方面，包括病因研究、临床诊断、治疗方法以及预防与康复等。无论您是临床医生、科研工作者还是教育工作者，这本专著都将成为您不可或缺的参考书，帮助您更好地理解和应对结直肠肿瘤的挑战。同时，本专著注重内涵的深度与广度，无论是基础研究的突破，还是临床实践的创新，这本专著都提供了最前沿、最权威的信息，为读者打开了通往知识的大门。

此外，本专著以其独特的形式为读者呈现了深入浅出、严谨权威的内容。每一章节都经过精心组织，从理论基础到临床实践，从分子机制到转化医学，全面而有条理地梳理了结直肠肿瘤领域的知识体系。图文并茂的展示方式，使得抽象的概念得以形象化，让读者能够更直观地理解和掌握。从封面到排版，从章节划分到图表呈现，每一个细节都经过精心设计与雕琢，展现出美学与学术的完美融合。每一章节都经过精心编写和组织，以确保内容的全面性和完整性。因此，这本《结直肠肿瘤学》专著不仅是一本学术著作，更是一部艺术品。它以卓越的形式与内涵，为读者带来了全新的阅读体验和学术启迪。

- ·　科学与规范的相约

科学性和知识规范性是保障读者信任与学术推广的基石。作为一本专门研究结直肠肿瘤的权威著作，我们必须严格遵循学术规范和编辑流程，确保专著的科学性和规范性。本书凝聚了众多专家学者的智慧与经验，经过深入研究和广泛调研，确保了所呈现的知识内容的科学性和准确性。本书坚持以科学的态度进行知识整合和归纳，严格遵循医学研究的规范和准则，以确保所呈现的信息可靠、权威且具有广泛适用性。无论是从学术研究者的角度，还是从临床医生和医学学生的角度，本书都是一本不可或缺的工具书。它的科学性和知识规范性将帮助读者深入了解结直肠肿瘤领域的前沿知识，指导他们在实践中做出准确的诊断和科学的治疗决策。同时，它也将为学术界提供一个基于科学证据的共同平台，推动结直肠肿瘤领域的研究与发展。

在此书付梓之际，太多感激之情油然而生。感谢赫捷院士、樊代明院士、郑树教授对本书编撰给予的巨大支持与鼓励，让我们有信心和决心编撰这部巨著，发行推广。感谢所有参与本书编撰的来自结直肠肿瘤领域的各位专家学者，他们利用业余时间查阅文献、整理资料、设计书稿，为保证专著顺利出版付出了巨大的辛劳。感谢人民卫生出版社参与本书编撰和设计的各位编辑老师，正是由于他们专业的指导和参与，才使这部专著的专业知识更加精彩地展示给大家。但由于书稿编撰内容多、时间紧，错误之处在所难免，请大家批评指正。

展望未来，我们对结直肠肿瘤学的发展充满信心。尽管我们取得了许多重要的成就，但仍面临着许多挑战和困难。我们相信，通过持续的努力和合作，我们能够不断创新和突破，为结直肠肿瘤的防治带来新的突破和进展。这本专著将成为我们迈向未来的指南和启示，为我们的研究和实践提供宝贵的参考和借鉴。

最后，我衷心希望这本《结直肠肿瘤学》专著能够成为您学术研究和临床实践的助力和伴侣。我更相信，它将成为结直肠肿瘤领域的经典之作，为广大医学从业者和研究学者提供持久的指导与启发。让我们怀揣着对知识的渴望，踏入这本书籍的殿堂，领略其中的美与智慧。

2023 年 7 月

▍目 录

基 础 篇

临 床 篇

基础篇

第一章 结直肠癌流行病学

第一节 结直肠癌的流行病学

结直肠癌（colorectal cancer，CRC）包括结肠癌、直肠癌和肛门癌，是常见的消化道恶性肿瘤。根据病理组织分型，结直肠癌主要分为腺癌、黏液腺癌、腺鳞癌、印戒细胞癌、鳞状细胞癌等。腺癌是结直肠癌最常见的病理类型，占比超过90%。结直肠癌的发生发展是由遗传因素、环境因素和生活方式共同作用的结果。大量研究表明，结直肠癌的危险因素包括结直肠癌家族史、炎性肠病、红肉和加工肉类摄入、糖尿病、吸烟、大量饮酒和肥胖等。过去，结直肠癌主要发生在欧美发达国家，部分国家通过开展早期筛查干预和提高诊疗水平使得结直肠癌的发病率和死亡率大幅降低。近年来，随着社会经济的发展和人们生活方式的转变，许多低收入和中等收入国家的结直肠癌发病率和死亡率迅速上升，结直肠癌的疾病负担仍旧十分严重。本节内容从全球和中国角度介绍结直肠癌最新发病、死亡和生存现状及趋势，为科学制定结直肠癌预防和控制策略提供数据支撑和参考依据。

一、结直肠癌发病现况及趋势

（一）世界结直肠癌发病现况及变化趋势

据世界卫生组织国际癌症研究中心发布的GLOBOCAN 2020数据库显示，2020年全球结直肠癌新发病例数约为1 931 590例，粗发病率为24.8/10万，世界人口年龄标准化发病率（简称"标化发病率"）为19.5/10万，位居全球癌症发病谱第3位，仅次于乳腺癌和肺癌。其中男性新发病例为1 065 960例，粗发病率为27.1/10万，标化发病率为23.4/10万；女性新发病例为865 630例，粗发病率为22.4/10万，标化发病率为16.2/10万。

分地区比较，结直肠癌的新发病例主要分布在亚洲和欧洲，发病人数分别占全球的52.3%和26.9%。欧洲的结直肠癌标化发病率最高（30.4/10万），其次为大洋洲（29.8/10万）和北美洲（26.2/10万），亚洲（17.6/10万）、拉丁美洲及加勒比地区（16.6/10万）、非洲（8.4/10万）较低。全球结直肠癌标化发病率前5位的国家均为欧洲发达国家，分别为匈牙利（45.3/10万）、斯洛伐克（43.9/10万）、挪威（41.9/10万）、荷兰（41.0/10万）和丹麦（40.9/10万）。研究显示，在经历重大发展转型的国家中，结直肠癌发病率与人类发展指数（human development index，HDI）呈正相关。欧洲多数国家的HDI均较高，其结直肠癌发病率也较高；非洲多数国家的HDI较低，结直肠癌发病率多低于5.0/10万。

趋势分析结果显示，经历重大发展转型国家的结直肠癌发病率普遍在升高，包括东欧、东南亚和南美洲许多国家。而在美国、澳大利亚、新西兰、日本等HDI较高的国家结直肠癌发病率呈现下降趋势。以美国为例，近10年美国白种人男性和女性的结直肠癌发病率分别以年均2.2%、2.1%的速度下降，而黑种人男性和女性则分别以年均3.9%、2.5%的速度下降。值得关注的是，西方国家的结直肠癌发病日趋年轻化，表现为低年龄组结直肠癌的发病率逐年上升和结直肠癌高发年龄提前。2003—2012年，加拿大男性30~39岁组和40~49岁组的结直肠癌发病率分别以年均4.4%和1.8%的速度上升；女性30~39岁组、40~49岁组则分别以年均5.3%和2.4%的速度上升。美国结直肠癌确诊的平均年龄从2001—2002年的72岁提前到2015—2016年的66岁。

（二）中国结直肠癌发病现况及变化趋势

根据国家癌症中心的最新统计，2016年中国结直肠癌新发病例40.8万，占全部癌症新发病例的10.0%。结直肠癌粗发病率为29.5/10万，标化发病率为18.1/10万，列居所有癌症发病谱的第3位；其中男性新发病例为23.9万，发病率为33.7/10万，标化发病率为21.7/10万；

女性新发病例为 16.9 万,发病率为 25.1/10 万,标化发病率为 14.6/10 万。

分地区比较,我国城市地区的结直肠癌标化发病率(20.0/10 万)高于农村地区(14.7/10 万);南部地区标化发病率(23.8/10 万)最高,中部地区最低(15.3/10 万)。分亚部位比较,有明确亚部位的病例中,乙状结肠发生癌症的比例最高(42.5%),其次为升结肠(22.9%)、横结肠(8.7%)和降结肠(8.1%)。结直肠癌发病率随年龄增长而上升,40~44 岁组之后上升明显,80~84 岁组达到高峰。男性各年龄组发病率均高于女性。2000—2016 年,中国结直肠癌的发病率呈现上升趋势,男性结直肠癌发病率以年均 2.4% 的速度上升,其中 2000—2006 年上升速度最快为 4.2%,2006—2016 年上升速度为 1.3%;女性结直肠癌发病率则以年均 1.2% 的速度上升,其中仅 2000—2006 年以年均 3.3% 的速度上升。

(三)中国与世界各国结直肠发病特征比较

2020 年中国结直肠癌发病数 555 477 例,占全球结直肠癌总发病数的 28.8%,病例数位居全球第一。中国结直肠癌标化发病率为 23.9/10 万,高于世界平均水平(19.5/10 万)。与其他国家相比,中国结直肠癌发病率低于日本(38.5/10 万)、澳大利亚(33.1/10 万)、美国(25.6/10 万)等;高于印度(4.8/10 万)、蒙古(6.3/10 万)等。中国结直肠癌发病率高于高 HDI 地区的平均水平(20.4/10 万),低于极高 HDI 地区的平均水平(29.4/10 万)。与全球结直肠癌发病特征一致,中国男性的结直肠癌发病率高于女性,城市地区高于农村地区。结直肠癌发病率随年龄增长而上升。中国男性和女性的结直肠癌发病率从 25 岁以下的低于 1/10 万分别增长至 80~84 岁的 212.7/10 万和 153.8/10 万。美国的结直肠癌发病率则从 20 岁以下的低于 1/10 万增长至 85 岁以上的 258.8/10 万。

趋势分析结果显示,西欧和北美等发达地区的结直肠癌发病率呈现稳定或下降趋势,而中国与多数发展中国家的结直肠癌发病率呈现上升趋势。在高 HDI 且缺乏长期组织性筛查的国家(如澳大利亚、新西兰等)中,结直肠癌发病趋势存在出生队列效应,提示不同年代出生人群的暴露风险变化影响发病趋势。西式生活方式的流行可能是发展中国家结直肠癌发病率上升的原因,其中可改变的危险因素包括吸烟、过量饮酒、不良饮食习惯(水果和蔬菜摄入量低、大量食用红肉/加工肉类)、肥胖、缺乏运动等。美国黑种人结直肠癌发病率高于白种人,结直肠癌发病的种族差异有 44% 可归因于危险因素的分布差异。研究显示,在控制危险因素后,美国黑种人和白种人罹患结直肠癌的风险相近。中国结直肠癌的发病率上升与相关危险因素变化有关。中国慢性病及其危险因素监测调查显示,中国红肉日均消耗量和肥胖率逐渐上升,酒精日均摄入量和身体活动无明显改变。1975—1985 年美国结直肠癌发病率逐渐上升,之后开始下降。2000 年之前,美国结直肠癌发病率下降可能与危险因素的改善和结直肠癌筛查推广有关;2000 年之后,美国结直肠癌发病率快速下降可能与推广结肠镜筛查方式有关。结直肠癌的保护因素包括服用阿司匹林、膳食纤维、全谷物、乳制品的足量摄入,合理的体育锻炼等。长期随访研究发现阿司匹林可降低结直肠癌的发病率和死亡率。

分年龄比较结直肠癌发病趋势,结果显示中国和韩国 40~59 岁组的结直肠癌发病率均呈现上升趋势。而在新西兰、澳大利亚、加拿大和美国等高 HDI 国家,不同年龄段人群的发病率变化趋势有所不同,表现为低年龄组结直肠癌发病率迅速上升的同时,高年龄组结直肠癌发病率快速下降。低年龄组结直肠癌发病率上升可能与早期饮食习惯和生活方式的改变有关。高年龄组发病率降低可能与筛查的普及、吸烟率降低和使用抗炎药等有关。结直肠癌的发生发展是多因素、多步骤长期发展的过程,从癌前病变进展到癌一般需要 5~10 年,为疾病早期诊断和临床干预提供了重要时机。结肠镜检查和粪便隐血检测等方法都能在早期发现结直肠癌,有助于实现结直肠癌的早诊早治。尽管筛查检测短期内会使结直肠癌发病率上升,但长期仍会使结直肠癌的发病率逐步下降。英国一项随机对照研究在 55~64 岁人群中使用乙状结肠镜筛查,使远端结直肠癌发病率降低 50%,结直肠癌发病率降低 33%。在开展结直肠癌筛查的大多数国家中,推荐结直肠癌起始筛查年龄通常为 50~60 岁。除意大利建议从 44 岁开始筛查,中国、日本和奥地利建议从 40 岁开始筛查。自 20 世纪 80 年代初,奥地利和意大利在 40 岁及以上人群中推广结直肠癌筛查,因此两国也成为为数不多的低年龄组结直肠癌发病率下降的国家。奥地利和意大利低年龄组结直肠癌发病率下降仅限于 40~49 岁人群,奥地利 20~39 岁组的结直肠癌发病率仍以年均 3% 的速度增长。基于更新的微观模拟模型研究证据,2018 年美国癌症协会推荐结直肠癌筛查起始年龄从 50 岁降至 45 岁。

综上,欧美国家结直肠癌的发病率已呈现稳定或下降趋势,然而我国结直肠癌发病率却在持续上升。随着人口老龄化和不健康生活方式的加剧,中国结直肠癌的负担将会持续增加。结直肠癌属于可防可控的疾病,因此,政府应该大力推行健康教育,倡导形成良好的生活方式和饮食习惯,从根本上降低结直肠癌负担。此外,结直肠癌筛查效果较为明确,未来我国应优化结直肠癌筛查策略,逐步扩大结直肠癌筛查覆盖面,全面提高我国结直肠癌的预防和控制的整体水平。

二、结直肠癌死亡现况及趋势

（一）世界结直肠癌死亡现况及变化趋势

根据 GLOBOCAN 2020 统计，2020 年全世界结直肠癌死亡人数约为 935 173 例，粗死亡率为 12.0/10 万；世界人口标化死亡率为 9.0/10 万，位居全球癌症死亡谱第 2 位，仅次于肺癌。其中男性死亡人数为 515 637 例，粗死亡率为 13.1/10 万，标化死亡率为 11.0/10 万；女性死亡人数为 419 536 例，粗死亡率为 10.9/10 万，标化死亡率为 7.2/10 万。

分地区比较，结直肠癌的死亡病例主要分布在亚洲和欧洲，死亡人数分别占全球的 54.2% 和 26.2%。欧洲的结直肠癌标化死亡率（12.3/10 万）最高，其次为大洋洲（9.3/10 万）和亚洲（8.6/10 万）；北美洲（8.2/10 万）、拉丁美洲及加勒比地区（8.2/10 万）、非洲（5.6/10 万）较低。全球结直肠癌标化死亡率较高的国家多集中在中东欧地区，其中斯洛伐克（21.0/10 万）和匈牙利（20.2/10 万）最高。研究显示，结直肠癌死亡率在 HDI 水平间呈现梯度差异，HDI 高的国家，结直肠癌死亡率普遍较高。尽管欧洲国家的 HDI 整体高于其他各大洲，但各国间结直肠癌死亡率差异较大，从 2.0/10 万到 12.0/10 万不等。死亡率差异可能与各国医疗水平、社会福利水平有关。与东南欧国家相比，西北欧国家医疗卫生资源投入更多，社会福利更好。尽管西北欧国家的结直肠癌发病率较高，但其死亡率却低于东南欧国家。

不同国家结直肠癌的死亡趋势不尽相同，东欧、亚洲、拉丁美洲及加勒比地区等呈现上升趋势，北美、大洋洲、北欧、西欧等呈现下降趋势。近 10 年，部分国家的结直肠癌死亡率以不同的速度增加，如菲律宾年增长速率男性 5.7%、女性 6.1%，白俄罗斯年增长速率男性 3.4%、女性 2.2%，中国年增长速率男性 1.3%、女性 0.6% 等；部分国家的结直肠癌死亡率以不同的速度下降，如澳大利亚年下降速率男性 3.8%、女性 4.0%，美国白种人年下降速率男性 2.6%、女性 2.4%，美国黑种人年下降速率男性 2.2%、女性 3.1%，日本年下降速率男性 1.2%、女性 1.6%。

（二）中国结直肠癌死亡现况及变化趋势

根据国家癌症中心的最新统计，2016 年中国结直肠癌死亡人数 19.6 万，占全部死亡病例的 8.1%。结直肠癌粗死亡率为 14.1/10 万，标化死亡率为 8.1/10 万，列居所有癌症死亡谱的第 5 位，仅次于肺癌、肝癌、胃癌和食管癌。其中男性结直肠癌死亡人数 11.5 万，死亡率为 16.2/10 万，标化死亡率为 10.0/10 万；女性结直肠癌死亡人数为 8.1 万，死亡率为 12.0/10 万，标化死亡率为 6.4/10 万。

分地区比较，我国城市地区的结直肠癌标化死亡率（9.0/10 万）高于农村地区（6.7/10 万）；东北地区标化死亡率（10.0/10 万）最高，北部地区（7.3/10 万）和西北地区（7.3/10 万）最低。结直肠癌死亡率随年龄增长而上升，40~44 岁组之后上升明显，85 岁以上组达到高峰。男性各年龄组死亡率均高于女性。2000—2016 年，中国男性结直肠癌死亡率以年均 1.3% 的速度上升；女性结直肠癌死亡率则无明显变化趋势。

（三）中国与世界各国结直肠癌死亡特征比较

2020 年中国结直肠癌死亡病例数为 286 162 例，占全球结直肠癌总死亡病例数的 30.6%，死亡例数居全球第一。中国结直肠癌标化死亡率为 12.0/10 万，高于世界平均水平（9.0/10 万）。与其他国家相比，中国结直肠癌死亡率低于斯洛伐克（21.0/10 万）、荷兰（13.5/10 万）等；高于日本（11.6/10 万）、加拿大（9.9/10 万）、美国（8.0/10 万）、蒙古（4.0/10 万）、印度（2.8/10 万）等。中国结直肠癌死亡率高于极高 HDI 地区的平均水平（10.9/10 万）。与全球结直肠癌死亡特征一致，中国男性的结直肠癌死亡率高于女性，城市地区高于农村地区。结直肠癌死亡率随年龄增长而上升。中国男性和女性的结直肠癌死亡率从 30 岁以下组的低于 1/10 万分别增长至 85 岁以上组的 211.9/10 万和 139.4/10 万。美国的结直肠癌死亡率则从 49 岁以下组的 7.71/10 万增长至 65 岁以上组的 178.9/10 万。

趋势分析显示，中国和巴西等中高 HDI 国家的结直肠癌死亡率呈现上升趋势，加拿大、丹麦、新加坡等高 HDI 国家的结直肠癌死亡率较为稳定，美国、日本、法国等极高 HDI 国家的结直肠癌死亡率呈现下降趋势。部分国家结直肠癌死亡率降低可能与早期筛查干预的开展和诊疗水平的提高有关。筛查是结直肠癌二级预防的主要手段。大量研究显示，结直肠癌筛查和早诊早治可有效降低结直肠癌死亡率。美国的研究显示，结直肠癌死亡率下降有 53% 可归因于筛查工作的开展、35% 归因于危险因素的改善、12% 归因于治疗水平的提高。英国在 2006 年开始实施结直肠癌筛查，10 年间结直肠癌死亡率从 17.9/10 万降至 15.7/10 万。美国阿拉斯加原住民的结直肠癌负担沉重，与之相应的是，阿拉斯加州的结直肠癌筛查率也是全美最低。早期筛查的方法包括结肠镜检查、乙状结肠镜检查、CT 结肠镜检查、粪便隐血检测等。其中结肠镜是结直肠癌筛查的金标准。

英国在55~64岁人群中使用乙状结肠镜筛查,能降低人群43%的结直肠癌死亡率。系统评价结果表明,与未筛查相比,结肠镜筛查可以降低人群结直肠癌56%的发病风险以及57%的死亡风险。

开展人群结直肠癌筛查除了采用适宜的筛查手段,人群依从性和参与率也会影响人群筛查效率和效果。许多国家如美国、德国等自20世纪70年代便开始研究结直肠癌筛查计划。美国对50岁以上人群结直肠癌筛查的推广使得这一人群的筛查率从2000年的38%上升至2018年的66%。来自日本的一项数据显示,2019年日本男性和女性的结直肠癌筛查率分别为47.8%和40.9%。2018年韩国结直肠癌中心筛查率为77%。中国结直肠癌筛查率明显低于美国等发达国家。我国于2005年和2012年分别启动了农村癌症早诊早治项目和城市癌症早诊早治项目。中国城市癌症筛查项目覆盖范围从2012年的9个省(自治区、直辖市)16个城市增加到2021年的28个省(自治区、直辖市)67个城市。截至2018年,城市早诊早治项目已开展结肠镜筛查8.6万人次,筛出癌前病变10 516例(12.17%),结直肠癌218例(0.25%)。其中在浙江和上海等地开展的社区居民结直肠癌筛查项目取得一定成效。然而一项对来自中国8个省结直肠癌筛查参与者的研究结果显示,高危人群整体结肠镜检查参与率较低,仅为14%。现有分析表明,结直肠癌筛查参与率低可能与居民筛查意识薄弱、付费意愿低、缺乏个体化筛查方案以及组织动员工作缺欠有关。未来需要进一步提升我国结直肠癌早诊早治水平。此外,医疗资源的可及性和临床诊疗水平会影响结直肠癌的生存率和死亡率。

综上,我国结直肠癌的死亡率高于世界平均水平,且呈现持续上升趋势;而欧美等国家的结直肠癌死亡率已呈现稳定或下降趋势。结直肠癌流行趋势的差异很大程度上可以归因于结直肠癌筛查的重视和普及程度的不同。作为结直肠癌现患病例最多的国家,我国应着手优化人群筛查策略,尽早制定符合中国现状的筛查方案并推广应用,进而降低结直肠癌的发病率和死亡率。

三、结直肠癌生存现况及趋势

(一)世界结直肠癌生存率现况及变化趋势

结直肠癌生存率在各个国家间存在显著差异。2018年全球癌症生存趋势监测项目(CONCORD-3)报道了1995—2014年以71个国家322个人群为基础的肿瘤登记处癌症患者生存率情况(表1-1-1)。2010—2014年全球结直肠癌整体生存率为30%~72%,女性高于男性,低年龄组高于高年龄组。2010—2014年结肠癌5年生存率排名前五位的国家分别是韩国(71.8%)、以色列(71.7%)、澳大利亚(70.7%)、冰岛(68.2%)和比利时(67.9%);结肠癌生存率最低的五个国家分别是印度(38.9%)、俄罗斯(44.9%)、泰国(47.0%)、厄瓜多尔(47.8%)和克罗地亚(51.1%)。直肠癌5年生存率排名前五位的国家分别是韩国(71.1%)、澳大利亚(71.0%)、挪威(69.2%)、以色列(67.8%)和瑞士(67.3%);直肠癌生存率最低的五个国家分别是印度(30.0%)、俄罗斯(41.9%)、泰国(44.4%)、厄瓜多尔(44.5%)和保加利亚(45.9%)。

2010—2014年7个高收入国家(英国、新西兰、挪威、丹麦、爱尔兰、加拿大、澳大利亚)的结直肠癌患者生存研究报告显示,结直肠癌5年生存率为59.1%~70.9%(表1-1-2)。男、女性结直肠癌患者生存率差异不显著,男性结直肠癌患者5年生存率为60.1%~70.4%,女性为59.9%~71.8%。结肠癌和直肠癌5年生存率随年龄增加而降低,其中15~49岁年龄组结直肠癌生存率为68.9%~78.2%,80~99岁年龄组降低至39.3%~58.2%。结直肠癌分期生存率差异显著。结肠癌早期5年生存率为91.2%~95.8%,中期为62.5%~77.5%,晚期为8.0%~17.3%;直肠癌早期5年生存率为83.6%~92.6%,中期为62.1%~75.6%,晚期为8.8%~22.6%。结直肠癌生存率在不同种族间存在显著差异。一项来自美国的研究结果显示,2009—2015年结直肠癌患者中,亚裔人群5年癌症生存率为68%、非西班牙裔白种人为66%,而黑种人结直肠癌患者生存率最低为60%。

全球癌症生存率趋势分析结果显示,1995—2014年,全球各国结直肠癌5年生存率基本持平或呈上升趋势。结肠癌在中国、以色列、韩国、丹麦、冰岛、拉脱维亚、挪威、英国、葡萄牙、斯洛文尼亚、西班牙、保加利亚、捷克、波兰、德国、瑞士的5年生存率增长10%以上;加拿大、日本、爱沙尼亚、芬兰、爱尔兰、立陶宛、瑞典、意大利、马耳他、奥地利、法国、荷兰、澳大利亚的5年生存率增长为5%~10%。直肠癌在中国、韩国和斯洛文尼亚的5年生存率增长20%左右;加拿大、以色列、韩国、丹麦、爱沙尼亚、冰岛、爱尔兰、拉脱维亚、立陶宛、挪威、英国、葡萄牙、西班牙、保加利亚、捷克、波兰、德国、荷兰、瑞士、澳大利亚的5年生存率增长10%左右。

(二)中国结直肠癌生存率现况及变化趋势

2018年,国家癌症中心全国肿瘤登记中心依据17个肿瘤登记处上报的2003—2015年全国肿瘤登记随访数据,纳入61 736例结直肠癌患者,分性别、地区、年龄分析了中国结直肠癌患者相对生存率情况(表1-1-3)。

表 1-1-1　2000—2014 年全球结直肠癌年龄标准化 5 年净生存率

国家和地区 *	结肠癌 5 年净生存率（%，95% 置信区间）			国家和地区 *	直肠癌 5 年净生存率（%，95% 置信区间）		
	2000—2004	2005—2009	2010—2014		2000—2004	2005—2009	2010—2014
韩国	60.5（59.9,61.2）	68.1（67.6,68.6）	71.8（71.4,72.2）	韩国	60.8（60.0,61.6）	68.1（67.5,68.7）	71.1（70.6,71.7）
以色列	66.5（65.4,67.6）	71.4（70.3,72.4）	71.7（70.6,72.9）	澳大利亚	64.4（63.5,65.2）	68.6（67.8,69.5）	71.0（70.2,71.9）
澳大利亚	63.7（63.2,64.3）	68.1（67.6,68.6）	70.7（70.1,71.2）	挪威	62.4（60.8,64.1）	66.8（65.1,68.4）	69.2（67.6,70.8）
冰岛	61.4（55.4,67.4）	64.0（58.8,69.1）	68.2（63.2,73.1）	以色列	62.7（60.6,64.7）	67.3（65.3,69.3）	67.8（65.6,70.0）
比利时	64.3（62.7,66.0）	65.0（64.3,65.7）	67.9（67.2,68.6）	瑞士	59.5（57.2,61.8）	65.6（63.5,67.7）	67.3（65.0,69.6）
日本	63.4（62.7,64.0）	66.8（66.3,67.3）	67.8（67.3,68.4）	加拿大	61.9（61.1,62.8）	65.5（64.7,66.3）	66.8（66.0,67.5）
瑞士	62.8（61.3,64.3）	65.1（63.7,66.6）	67.3（65.7,68.9）	比利时	62.9（60.4,65.4）	65.3（64.3,66.4）	66.6（65.6,67.6）
加拿大	61.6（61.1,62.1）	65.7（65.2,66.2）	67.0（66.5,67.5）	新西兰	60.1（58.0,62.1）	63.3（61.4,65.3）	66.0（64.1,67.9）
挪威	60.0（58.8,61.2）	64.3（63.2,65.4）	66.7（65.6,67.8）	荷兰	58.0（57.0,59.1）	63.1（62.2,64.0）	65.3（64.5,66.2）
美国	64.7（64.5,64.9）	65.5（65.3,65.7）	64.9（64.7,65.1）	日本	58.6（57.6,59.5）	64.0（63.3,64.6）	64.8（64.0,65.7）
芬兰	61.3（59.9,62.8）	63.2（61.9,64.5）	64.9（63.7,66.2）	丹麦	53.2（51.7,54.7）	59.8（58.4,61.1）	64.8（63.4,66.1）
瑞典	60.2（59.2,61.2）	64.2（63.3,65.2）	64.9（64.0,65.8）	瑞典	59.9（58.7,61.1）	63.0（61.9,64.2）	64.7（63.5,65.8）
德国	62.0（61.2,62.8）	64.9（64.4,65.3）	64.8（64.3,65.3）	芬兰	59.9（58.0,61.9）	63.8（62.0,65.6）	64.4（62.6,66.1）
意大利	59.0（58.6,59.5）	64.3（63.9,64.7）	64.2（63.6,64.7）	奥地利	60.2（58.9,61.5）	63.5（62.2,64.8）	64.2（62.9,65.6）
新西兰	61.4（60.2,62.7）	62.8（61.6,64.0）	64.0（62.8,65.1）	美国	63.9（63.5,64.2）	64.5（64.1,64.8）	64.1（63.7,64.4）
奥地利	60.7（59.7,61.7）	63.5（62.5,64.4）	63.7（62.7,64.7）	冰岛	71.0（63.0,79.0）	66.3（58.2,74.5）	63.0（55.5,70.5）
波多黎各	60.9（59.3,62.5）	62.1（60.6,63.5）	63.4（61.1,65.7）	英国	54.6（54.0,55.1）	58.7（58.2,59.2）	62.5（62.0,63.0）
西班牙	56.5（55.6,57.4）	61.1（60.3,61.9）	63.2（62.0,64.5）	德国	60.9（60.2,61.6）	62.2（61.6,62.8）	62.3（61.6,62.9）
荷兰	58.1（57.4,58.7）	60.9（60.3,61.5）	63.1（62.5,63.7）	爱尔兰	51.1（48.9,53.2）	57.1（55.0,59.1）	61.7（59.4,64.0）
斯洛文尼亚	53.6（51.6,55.6）	56.2（54.4,58.0）	61.9（60.0,63.8）	意大利	55.8（54.9,56.6）	61.1（60.4,61.8）	61.3（60.3,62.2）
新加坡	56.1（54.4,57.8）	60.3（58.7,61.8）	61.7（60.2,63.2）	新加坡	51.4（48.5,54.2）	59.0（56.3,61.8）	60.5（58.0,63.0）
丹麦	51.5（50.4,52.6）	56.5（55.5,57.6）	61.6（60.6,62.7）	斯洛文尼亚	48.6（46.1,51.1）	57.0（54.6,59.4）	60.3（57.7,62.9）
葡萄牙	56.5（55.6,57.4）	61.1（60.4,61.9）	60.9（59.2,62.6）	葡萄牙	54.4（53.1,55.7）	59.8（58.7,60.9）	59.6（57.1,62.1）
爱尔兰	53.3（51.8,54.7）	58.4（57.1,59.7）	60.5（59.1,62.0）	西班牙	55.2（53.7,56.6）	58.6（57.3,59.9）	59.5（57.4,61.5）
哥斯达黎加	63.8（59.5,68.1）	55.1（52.2,58.0）	60.1（57.4,62.8）	波多黎各	53.9（50.9,57.0）	59.4（56.6,62.3）	59.0（54.6,63.4）
英国	52.0（51.6,52.3）	56.5（56.2,56.9）	60.0（59.7,60.4）	罗马尼亚		44.8（38.9,50.8）	58.4（49.8,67.0）
秘鲁			59.0（55.8,62.1）	科威特	59.3（48.1,70.4）	53.3（42.4,64.2）	58.2（48.5,67.9）
科威特	64.8（53.1,76.5）	50.2（42.7,57.7）	58.5（49.4,67.7）	马来西亚		37.3（30.1,44.5）	58.0（46.6,69.4）
爱沙尼亚	48.9（46.2,51.5）	53.8（51.3,56.3）	58.4（55.2,61.6）	中国	49.5（47.5,51.4）	52.5（51.5,53.6）	56.9（55.8,58.0）
毛里求斯		65.9（56.7,75.1）	57.9（48.5,67.2）	马耳他	55.1（47.7,62.5）	53.8（47.2,60.5）	56.1（49.2,62.9）
中国	51.4（49.6,53.3）	55.6（54.6,56.5）	57.6（56.6,58.6）	秘鲁			54.8（50.0,59.5）
马耳他	57.0（51.9,62.2）	52.9（48.5,57.4）	57.5（52.6,62.3）	爱沙尼亚	46.4（42.9,49.9）	50.5（46.9,54.1）	54.8（50.1,59.5）
立陶宛	44.5（42.6,46.3）	51.1（49.2,53.0）	56.9（54.4,59.4）	哥斯达黎加	48.4（41.3,55.6）	50.2（45.2,55.2）	53.9（49.2,58.5）
拉脱维亚	50.5（47.8,53.3）	54.0（51.4,56.5）	56.5（54.0,58.9）	拉脱维亚	39.4（36.3,42.5）	46.6（43.4,49.7）	53.3（50.2,56.5）
捷克	48.0（47.3,48.8）	52.0（51.3,52.7）	56.1（55.4,56.9）	立陶宛	40.6（38.4,42.8）	48.8（46.6,51.1）	52.7（49.7,55.7）
马来西亚		54.9（49.2,60.6）	55.9（46.1,65.8）	土耳其	48.5（43.9,53.0）	49.3（47.3,51.3）	52.6（50.6,54.5）
土耳其		52.7（51.3,54.2）	55.2（53.8,56.6）	捷克	43.8（42.6,44.9）	47.9（46.8,49.0）	52.3（51.2,53.4）
马提尼克	57.0（50.4,63.6）	54.9（49.5,60.3）	53.6（46.9,60.3）	马提尼克	44.1（35.1,53.1）	54.0（46.0,62.1）	52.0（42.2,61.7）
乌拉圭		57.7（55.0,60.4）	53.5（49.2,57.7）	乌拉圭		50.5（46.3,54.6）	50.1（44.8,55.4）
波兰	45.3（44.6,45.9）	51.1（50.5,51.6）	52.9（52.3,53.4）	斯洛伐克	43.6（41.7,45.5）	47.5（45.8,49.2）	48.6（44.9,52.4）
保加利亚	43.9（42.7,45.2）	48.5（47.4,49.6）	52.4（51.3,53.6）	波兰	42.5（41.8,43.3）	47.6（46.9,48.3）	48.4（47.7,49.1）
斯洛伐克	50.4（49.1,51.7）	51.2（50.1,52.4）	51.8（49.1,54.4）	克罗地亚	44.4（42.7,46.1）	47.1（45.5,48.7）	48.2（46.5,49.8）
克罗地亚	47.3（45.9,48.7）	49.5（48.2,50.8）	51.1（49.9,52.4）	保加利亚	37.0（35.6,38.4）	42.1（40.7,43.5）	45.9（44.4,47.4）
厄瓜多尔	47.7（41.0,54.4）	46.7（42.9,50.5）	47.8（43.9,51.6）	厄瓜多尔	38.7（30.4,47.1）	43.5（38.8,48.2）	44.5（39.2,49.8）
泰国		42.8（41.1,44.6）	47.0（45.2,48.8）	泰国		38.6（36.0,41.1）	44.4（41.8,47.1）
俄罗斯	40.4（38.9,41.9）	42.4（41.2,43.6）	44.9（43.8,46.1）	俄罗斯	38.5（36.4,40.6）	38.9（37.3,40.5）	41.9（40.2,43.5）
印度			38.9（24.6,53.3）	印度		33.6（20.8,46.3）	30.0（20.5,39.5）

注：* 根据 2010—2014 年年龄标准化 5 年净生存率由高到低进行排序。

表 1-1-2　2010—2014 年高收入国家结直肠癌年龄标准化分期 5 年净生存率

国家	结肠癌 5 年净生存率（%,95% 置信区间）			直肠癌 5 年净生存率（%,95% 置信区间）		
	早期	中期	晚期	早期	中期	晚期
澳大利亚	95.1（94.1,96.0）	77.5（76.3,78.6）	17.3（16.2,18.5）	89.8（88.1,91.5）	73.0（71.0,75.0）	17.9（15.6,20.2）
加拿大	93.0（92.2,93.9）	74.7（73.7,75.7）	13.4（12.5,14.2）	89.2（87.6,90.8）	71.5（69.9,73.1）	14.4（12.8,16.1）
丹麦	95.8（94.2,97.5）	72.6（70.6,74.7）	16.4（14.8,18.1）	92.6（90.2,95.1）	73.2（70.6,75.9）	22.6（19.6,25.7）
爱尔兰	91.4（89.5,93.2）	66.4（64.2,68.6）	10.5（9.0,12.0）	83.6（80.1,87.1）	66.2（62.7,69.7）	11.0（8.3,13.8）
新西兰	94.4（92.3,96.4）	74.1（72.2,75.9）	12.7（11.0,14.4）	92.6（88.7,96.5）	74.4（70.2,78.7）	10.0（6.9,13.2）
挪威	93.2（91.8,94.7）	71.8（69.6,73.9）	16.3（14.6,17.9）	91.1（88.6,93.6）	75.6（71.7,79.6）	19.2（16.4,22.0）
英国	91.2（90.7,91.8）	62.5（61.7,63.3）	8.0（7.5,8.5）	85.2（84.2,86.2）	62.1（60.6,63.5）	8.8（7.9,9.7）

注:分期标准为 2000 版监测、流行病学和最终结果项目总结分期标准（surveillance,epidemiology,and end results summary stage 2000）。

表 1-1-3　2003—2015 年中国结直肠癌 5 年标化相对生存率

	5 年相对生存率（%,95% 置信区间）				
	2003—2005	2006—2008	2009—2011	2012—2015	每时期平均变化
合计	47.2（46.1,48.3）	52.7（51.8,53.6）	52.7（51.9,53.6）	56.9（56.2,57.5）	2.9（0,5.7）
分性别					
男性	48.1（46.6,49.6）	53.1（51.8,54.3）	52.3（51.1,53.5）	56.3（55.3,57.2）	2.3（-0.8,5.5）
女性	46.2（44.7,47.8）	52.3（51.0,53.6）	53.4（52.1,54.6）	57.7（56.7,58.6）	3.5（0.9,6.0）
分地区					
城市	51.2（49.9,52.6）	56.6（55.5,57.7）	56.6（55.6,57.7）	59.3（58.4,60.1）	2.3（-0.6,5.1）
城市男性	51.8（49.9,53.6）	56.7（55.2,58.2）	56.0（54.6,57.5）	58.5（57.3,59.6）	1.8（-1.1,4.7）
城市女性	50.5（48.6,52.4）	56.5（54.9,58.1）	57.4（55.8,59.0）	60.2（59.0,61.5）	2.8（0,5.6）
农村	38.4（36.5,40.2）	43.9（42.3,45.5）	44.9（43.3,46.5）	52.6（51.4,53.8）	4.5（0.9,8.2）
农村男性	39.3（36.6,42.0）	44.7（42.4,47.0）	44.8（42.5,47.1）	52.9（51.1,54.6）	4.3（-0.1,8.7）
农村女性	37.5（35.0,40.1）	43.2（40.9,45.5）	45.3（43.1,47.6）	52.9（51.3,54.6）	5.0（2.0,7.9）

最新数据显示,2012—2015 年结直肠癌的 5 年标化相对生存率为 56.9%,女性高于男性（57.7% vs 56.3%）,城市高于农村（59.3% vs 52.6%）。结直肠癌患者的 5 年相对生存率随年龄增加而下降;45 岁以下患者 5 年相对生存率为 63.2%,而 75 岁及以上患者为 43.3%,两组之间的率差为 19.9%。

趋势分析结果显示,中国结直肠癌患者 5 年相对生存率从 2003—2005 年的 47.2% 上升到 2012—2015 年的 56.9%,平均每时期上升 2.9%（表 1-1-3）。分性别,男性结直肠癌患者 5 年相对生存率从 2003—2005 年的 48.1% 上升到 2012—2015 年的 56.3%,平均每时期上升 2.3%;女性结直肠癌患者 5 年相对生存率从 2003—2005 年的 46.2% 上升到 2012—2015 年的 57.7%,平均每时期上升 3.5%。分地区比较,城市结直肠癌患者 5 年相对生存率从 2003—2005 年的 51.2% 上升到 2012—2015 年的 59.3%,平均每时期上升 2.3%;农村结直肠癌患者 5 年相对生存率从 2003—2005 年的 38.4% 上升到 2012—

2015 年的 52.6%,平均每时期上升 4.5%。

分期是影响我国人群癌症预后的最重要因素。国家癌症中心一项以医院为基础的多中心研究纳入 2016—2017 年诊断为结直肠癌的患者共 8 322 例,结果显示,中国结直肠癌Ⅰ期、Ⅱ期、Ⅲ期、Ⅳ期患者比例分别为 15.2%、32.9%、33.5%、18.3%（图 1-1-1）。男性Ⅰ~Ⅱ期患者比例与女性相近（48.2% vs 48.1%）,城市和农村地区人群早诊率无显著差异（47.8% vs 49.1%）。目前我国缺乏大样本、多中心的癌症分期生存率研究结果,多数报道来自以医院为基础的单中心研究。天津医科大学总医院的研究结果显示,1980—2000 年结直肠癌Ⅰ期、Ⅱ期、Ⅲ期、Ⅳ期患者 5 年生存率分别为 80.1%、68.0%、40.5% 和 9.8%。2003 年中山大学附属第一医院的单中心研究纳入了 761 例结直肠癌患者,结果显示结直肠癌Ⅰ期、Ⅱ期、Ⅲ期、Ⅳ期患者 5 年生存率分别为 91.1%、87.2%、70.5% 和 27.7%。复旦大学附属肿瘤医院纳入 2008—2017 年接受手术治疗的结直肠癌患者共 13 721

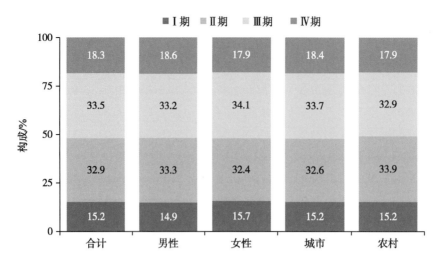

图 1-1-1　2016—2017 年中国结直肠癌分期分布

例,结果显示Ⅰ期、Ⅱ期、Ⅲ期和Ⅳ期结直肠癌患者 5 年生存率分别为 91.9%、87.2%、70.5% 和 27.7%。未来需要进一步开展以人群为基础的多中心、大样本分期癌症生存率研究,以系统揭示我国不同地区和人群癌症患者生存差异。

(三) 中国与世界各国结直肠癌生存差异比较分析

中国结直肠癌生存率在世界上处于中等水平。国际癌症生存监测 CONCORD-3 研究结果显示,2010—2014 年中国结肠癌患者 5 年生存率为 57.6%,低于美国(64.9%)、日本(67.8%)和韩国(71.8%);直肠癌患者 5 年生存率为 56.9%,低于美国(64.1%)、日本(64.8%)和韩国(71.1%)。

疾病早期诊断对提高生存至关重要,目前手术仍是治愈结直肠癌的主要方式之一。美国 SEER 数据库显示,2019 年结直肠癌Ⅰ/Ⅱ期患者 5 年生存率可达 90%,Ⅲ期、Ⅳ期患者生存率分别为 71% 和 14%。但我国肠癌患者就诊时中晚期比例达 50% 以上,丧失了最佳手术时机。国家癌症中心多中心研究结果显示,我国Ⅰ期结直肠癌患者比例为 15.2%,而美国达 24.1%(图 1-1-2)。美国的结直肠癌患者早期比例较高可能与美国影像诊断技术的发展(如正电子发射断层成像)和通过人群筛查实现的结直肠癌早期诊断有关。我国结直肠癌早期比例偏低是造成我国结直肠癌生存率显著低于发达国家的重要原因。因此,加强结直肠癌早诊早治,有其必要性和紧迫性。

医疗卫生服务可及性与医疗卫生服务水平也是影响结直肠癌生存率的重要因素。对于结肠癌和直肠癌,手术配合辅助放化疗已被证明可以提高生存率并降低复发风险。然而在医疗资源有限的地区,手术往往是唯

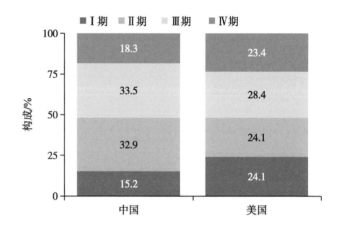

图 1-1-2　2016—2017 年中美结直肠癌分期分布比较

一可行的治疗方式。研究显示,在低收入和中等收入国家中仅有 1.3% 和 3.1% 的结肠癌和直肠癌患者接受放疗,而接收放疗的最佳比例应该分别为 14% 和 61%。中国城市地区结直肠癌生存率高于农村地区,也可能与农村地区医疗卫生服务的可及性和水平、家庭经济条件有限有关。美国结直肠癌生存率存在种族和地区差异,美国黑种人结直肠癌的 5 年相对生存率显著低于白种人(白种人 66% vs 黑种人 60%),许多研究归咎于黑种人患者社会经济地位低、治疗不及时及医疗资源分配不均等。英国的一项队列研究纳入了 1998—2013 年 470 000 名被诊断为结肠癌和直肠癌的患者,结果显示最低贫困和最高贫困人群的 5 年相对生存率差异高达 10%。加拿大安大略省癌症登记处的研究表明,与高社会经济地位群体相比,低社会经济地位的结直肠癌患者总生存率更低($HR=1.25$,$P<0.0001$)。进一步分析揭示,教育、收入、职业、居住隔离等社会经济因素通过影响结直肠癌患者分期、影像诊断和治疗方案的选择导致不同种族、不同国家间的生存率差距。

我国结直肠癌生存率总体呈现上升趋势。作为结直肠癌高发地区,浙江嘉善结直肠癌5年相对生存率由1993年的31.8%上升至2012年的56.6%。上海市结直肠癌5年生存率为70.9%,接近发达国家水平。我国结直肠癌生存率改善可能与我国初级医疗卫生服务可及性的改善、筛查与早诊技术的发展以及医疗水平的进步有关。近年来,结直肠癌靶向药物(抗表皮生长因子受体和抗血管内皮生长因子等)和免疫治疗等新型治疗措施的应用,为晚期结直肠癌患者延长生命、提高生活质量不断提供更优的方案。美国国家癌症研究所(National Cancer Institute,NCI)1993—2015年在转移性结直肠癌患者中进行的96项临床试验的系统综述结果显示,过去20年间转移性结直肠癌患者的生存期逐渐增加,一定程度上归因于新化疗方案的出现和支持性护理的改善。相比以人群为基础的生存情况,国内某大型三级甲等医院的结直肠癌生存显示出明显的生存优势,提示规范治疗可以显著改善患者的生存情况。

综上,我国结直肠癌生存率近10年取得了较大增长,但与美国等发达国家仍有不小的差距。生存差异与分期、治疗水平、社会经济因素等有关。为提高我国结直肠癌患者的整体生存结局,缩小与发达国家的差距,需增强早诊早治能力,加强防癌和筛查宣传教育,进一步开展临床和流行病学相关研究。

(魏文强)

第二节 结直肠癌的分子流行病学

结直肠癌是指穿透黏膜肌层,浸润到黏膜下层的结肠或直肠上皮来源的肿瘤。2020年全球癌症统计报告显示,结直肠癌发病率和死亡率位居全球肿瘤第3位,已成为严重影响人类健康的恶性肿瘤之一。目前,我国结直肠癌的发病率也位于第3位,结直肠癌的防治工作迫在眉睫。

结直肠癌的发生是一个多步骤及多阶段的发展过程,是外部环境因素和机体内部遗传因素相互作用的结果。基因组、表观遗传组、蛋白质组和代谢组等组学技术的迅速发展,给结直肠癌的分子流行病学提供了前所未有的机遇。目前,结直肠癌的分子流行病学研究主要围绕遗传因素、环境因素以及两者间的交互作用展开,其主要研究方向是寻找具有高灵敏度和特异度,可用于早期诊断、评估疗效和预后判断的生物标志物,以达到开展早期预防、筛检、诊断及个体化干预和治疗的目的,从而降低结直肠癌的发病率及死亡率,最终改善结直肠癌患者的预后及生存质量。

一、结直肠癌分子流行病学的概念

结直肠癌分子流行病学是指应用分子生物学检测技术,结合现场流行病学研究方法,从分子或基因水平阐明结直肠癌的病因及其致病过程,探讨结直肠癌生物标志物在人群中的分布特点和影响因素,对机体致癌物质暴露、生物学效应以及个体遗传易感性进行测量和评价,筛选对特定致癌因子敏感的个体和亚群,阐明结直肠癌发生及发展的机制,并研究结直肠癌防治和促进健康的策略和措施。

结直肠癌分子流行病学的研究内容主要包括:环境致癌物暴露的检测及评价,遗传易感性研究,环境与基因交互作用,肿瘤诊断、治疗及预后生物标志物研究等。其中,最重要的研究内容是生物标志物,包括暴露生物标志物、效应生物标志物和易感生物标志物等。

传统的流行病学是从病因或者危险因素的暴露出发,研究肿瘤发生或死亡的结局,但是缺乏暴露与肿瘤之间的系列过程或事件研究。此外,评估个体罹患肿瘤风险具有重要的公共卫生意义,对于结直肠癌的筛查、干预和治疗起到关键作用。目前结直肠癌的分子流行病学研究主要应用在以下方面。

1. 结直肠癌发生发展的环境暴露因素及其作用机制 将流行病学方法与分子生物学技术相结合,选择多种生物标志,在基因及分子水平阐述肿瘤发生机制,为确定暴露与肿瘤之间的因果关系提供更可靠的证据。例如,传统的流行病学已经证实吸烟与结直肠癌的发生及发展密切相关,但香烟烟雾暴露引起结直肠癌发生的具体机制并不明确。分子流行病学通过多种生物标志物检测,研究烟草暴露后在人体中具有致癌作用的化学成分,包括多环芳烃、杂环胺、亚硝胺等致癌物质通过血液循环到达结肠黏膜系统或直接摄入,引起肠道细胞和组织中发生基因突变等一系列致癌过程,从而阐明吸烟致结直肠癌的内在机制。

2. 评估个体易感性并进行高危人群筛查 暴露在相同环境中的个体仅有一部分人发展为肿瘤,提示环境因素对结直肠癌的发生和发展发挥关键作用,但是遗传因素对结直肠癌的发生也起着重要作用。双生子研究表明,约有40%的结直肠癌发病取决于遗传因素。家系研究也发现,相对于无肿瘤家族史的个体,一级亲属患有结直肠癌的个体罹患结直肠癌的风险增加1~2倍。

随着遗传易感基因研究的深入，传统的个体结直肠癌风险评估在灵敏度和特异度方面得到进一步提高。同时随着分子标志物的发展，在以人群为基础的流行病学研究的基础上，可以整合更多与结直肠癌发病机制和易感机制有关的生物标志物，从而进一步提高结直肠癌高危人群鉴别及危险度评估的能力。

3. 建立科学合理和高效便捷的预防策略 结直肠癌的预防与控制是以人群为主要对象，从病因学角度严格控制致癌危险因素暴露，或在肿瘤发展的早期阶段进行检测、诊断及治疗。即使晚期结直肠癌患者，也可以通过减轻疼痛、减缓肿瘤的进展、社会支持等手段，提高患者生存率，降低疾病负担。通过分子流行病学研究，研究结直肠癌发生及发展的生物标志物及其作用机制，进一步结合三级预防的公共卫生策略，增强肿瘤防控的科学性，提高肿瘤防控效率，建立合理且有效的预防策略，针对性地采取一系列预防措施。

4. 建立临床和药物干预评价 结直肠癌分子流行病学研究发现的肿瘤治疗和预后标志物，从细胞水平上抑制癌生长或促进凋亡，可作为结直肠癌靶向治疗药物的作用靶点。然而，由于结直肠癌发病的异质性和复杂性，目前仍缺乏非常理想的生物标志物能够快速并准确地用于结直肠癌检测和疗效预测。因此发现和优化结直肠癌临床干预的生物标志物还需要进一步探索。

二、结直肠癌发生发展的分子机制

90%的结直肠癌是从结直肠腺瘤性息肉逐渐演化而来，从良性的腺瘤性息肉演变为癌，一般需要5~10年，在息肉阶段发现并切除息肉，是预防结直肠癌的有效途径（图1-2-1）。结直肠癌的癌变过程是遗传和表观遗传异常，以及一系列修复作用相结合的逐步积累的过程。该多阶段演变的过程包括：癌前病变（结直肠腺瘤）的发生及其向肿瘤进展相关的基因变化、缺陷DNA修复、染色体不稳定、微卫星不稳定性（microsatellite instability，MSI）、锯齿状肿瘤通路改变和DNA甲基化改变等。其中，基因组不稳定性、抑癌基因失活、癌基因激活是结直肠癌发生的重要启动因素。

（一）结直肠腺瘤癌变的序贯学说

大多数结直肠肿瘤起源于息肉，主要分为传统的管状腺瘤或锯齿状息肉。位于肠隐窝底部的干细胞不断增殖产生祖细胞，向上移行分化成为具有特定功能的终末分化细胞。一旦打破维持增殖与分化的内在平衡机制，肠上皮的完整性将会因此改变，进而造成上皮屏障功能紊乱。该进程中，调节DNA修复失败和细胞增殖异常可引起腺瘤发生，随着突变细胞向结肠腔推进，打乱了典型的可预测的终末分化和凋亡过程，腺瘤性息肉不断增大，表现出不良进化特征，最终侵袭下层黏膜细胞，形成恶性肿瘤。

关键生长调节基因的异常提示正常上皮向增殖转变，将特定的基因改变和组织学的进展特征结合起来，已经成为实体肿瘤发生发展的一个范例。抑癌基因 *APC* 和癌基因 *BRAF* 发生突变是导致传统腺瘤及锯齿状息肉的起始事件。基因突变的发生标志着从早期到中期肿瘤的进展，其次是具有高度发育不良的晚期息肉，最后是侵袭性肿瘤。然而，并不是所有腺瘤都可以发展成为肿瘤，特定顺序的突变积累对于发展为恶性结直肠癌十分重要，其发生的时间取决于肿瘤发生的特定途径。

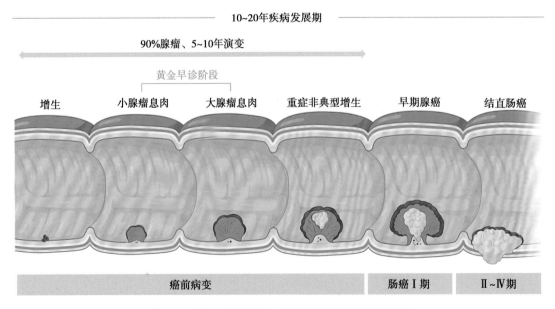

图 1-2-1　结直肠癌变"息肉-腺瘤-肠癌"的进展过程

（二）染色体不稳定性

染色体不稳定性发生在 65%~70% 的散发性结直肠癌组织中，包括获得、缺失、插入、易位、重排或杂合性丢失等染色体异常事件，引起体细胞拷贝数异常。因为编码序列中的碱基对突变相对缺乏，所有通过该途径发展的肿瘤通常认为是非高突变型。导致染色体不稳定的机制常表现为染色体分离缺陷，例如：控制姐妹染色单体分离机制、由端粒缩短引起的细胞衰老紊乱，最终导致基因组重组、功能失调的 DNA 损伤反应机制，以及抑癌基因的杂合性缺失等。这些核型异常经常伴随抑癌基因 APC 和 TP53 突变，以及癌基因 KRAS 和 PIK3CA 激活突变事件。

APC 突变是结直肠癌发生中最早的遗传事件，约 80% 的肿瘤组织存在该突变事件。APC 的常染色体显性突变导致家族性腺瘤性息肉病，表现为数百或数千个腺瘤性息肉。APC 是一个抑癌基因，其活性丧失可以激活 Wnt 信号通路，进而激活包括 MYC、CCND1、VEGF 等下游基因。受 Wnt 通路调控的 AXIN1、AXIN2 和 CTNNB1 等基因发生突变，也可以在没有 APC 突变的情况下扩增 Wnt 通路活性。该信号通路是肠上皮细胞增殖的重要调控因子，参与结直肠癌的发生发展，在几乎所有的染色体不稳定性肿瘤中都处于激活状态。

KRAS 突变通常发生在 APC 突变后，并在近 40% 的结直肠癌中发现。KRAS 是多个生长因子信号通路的组成部分，包括表皮生长因子受体（epidermal growth factor receptor, EGFR）通路。在该通路中，KRAS 激活引起 Raf-MEK-ERK、PI3K、MTOR 和 NF-κB 等通路的结构性激活。Raf 家族中的蛋白质是丝氨酸/苏氨酸激酶，它们可以激活 MEK1 和 MEK2，导致 ERK1 和 ERK2 蛋白磷酸化，促进细胞周期进程相关酶磷酸化。该通路在结直肠癌等许多肿瘤中被激活，特别在转移性结直肠癌中可能作为药物治疗靶标。

此外，KRAS 突变结直肠癌组织同时发生 PI3K 突变。PI3K 是一种异二聚体脂质激酶，可磷酸化一种细胞信号分子磷脂酰肌醇。活性增强的 PI3K 可增加前列腺素的合成，进而抑制结直肠癌细胞凋亡。PIK3CA 的激活突变出现在腺癌晚期，并在 10%~20% 的结直肠癌中发现，也可发生在乳腺、脑、卵巢、肝和肺等肿瘤中。PIK3CA 的功能获得性突变通过 MTOR 激活 AKT 信号，促进细胞增殖，抑制细胞凋亡。

TP53 基因是位于人类 17 号染色体短臂的抑癌基因，在肿瘤中最容易发生基因突变。其产物 P53 蛋白调节 DNA 修复和细胞对氧化应激反应基因的转录。TP53 突变致 P53 功能缺失在结直肠癌中最为常见，其次是浸润性腺瘤和良性腺瘤。TP53 突变频率与临床分期存在关联，TP53 突变也与肿瘤恶性进展相关。约 60% 的染色体不稳定性瘤体中含有 TP53 失活突变。携带 TP53 胚系突变的利-弗劳梅尼综合征患者，发生结直肠癌的风险显著升高。此外，TP53 胚系突变携带者罹患早发结直肠癌较高（诊断年龄<50 岁的患者）。

此外，在超过 70% 的结直肠癌（仅在晚期）中发现了位于 18 号染色体长臂的杂合性丢失。这一观察结果表明在该区域存在结直肠癌抑制基因，候选基因包括 DCC 和编码转化生长因子 TGF-β 通路 SMAD2 和 SMAD4 基因等，这些基因功能紊乱可能导致细胞过度增殖，促进结直肠腺瘤向高级别瘤转变或癌变。

（三）微卫星不稳定性

1993 年，微卫星不稳定性（microsatellite instability, MSI）作为结直肠癌中常见的分子事件被首次报道。MSI 指与正常组织相比，肿瘤中某个微卫星位点由于重复单元的插入或缺失而出现新的微卫星等位基因的现象。MSI 的发生是由于肿瘤组织的 DNA 错配修复（mismatch repair, MMR）出现功能性缺陷导致。伴随着 MMR 缺陷的 MSI 现象是临床中一项重要的肿瘤标志物。一般来说，MMR 基因（MLH1、MSH2、MSH6、PMS2）或 EPCAM（编码一种调节 MSH2 的蛋白质）的突变会导致微卫星区域内不稳定。MSI 在近 15% 的散发性结直肠癌和几乎所有林奇综合征型结直肠癌（遗传性非息肉性结直肠癌，是一种家族性遗传性疾病）中存在。然而，大多数伴有 MSI 的结直肠癌是散发性的。MSI 表型最常见的原因是通过启动子高甲基化导致 MLH1 基因的表观遗传沉默。具有 MSI 的结直肠癌通常在整个基因组的调控区域有高水平的甲基化，包括 CpG 岛甲基化表型（CIMP）。美国国家癌症研究所（National Cancer Institute, NCI）首次推荐了 MSI 检测的五位点评价系统，包含两个单核苷酸重复位点 BAT-25 和 BAT-26，以及三个双碱基重复位点 D2S123、D17S250、D5S345，后来被称为 Bethesda Panel（或称 NCI Panel）。目前临床上检测癌细胞微卫星不稳定，既可以通过检测 MMR 蛋白缺失来确定是否发生 MSI，如依赖于免疫组化技术的蛋白水平检测，也可以直接检测 MSI 标志物的序列长度变化，如多重荧光 PCR-毛细管电泳技术和第二代测序技术。

（四）锯齿状肿瘤途径

目前结直肠癌有两种主要的癌前病变途径：传统的腺瘤-癌途径导致 70%~90% 的结直肠癌，锯齿状肿瘤途径导致 10%~20% 的结直肠癌。这些途径代表了不同的多重遗传和表观遗传事件。传统的腺瘤-癌途径主要与染色体不稳定表型相关,通常是在 *APC* 突变引发的基因组事件之后发生,随后是 *RAS* 的激活或 *TP53* 的功能丧失。相反,锯齿状肿瘤途径与 *RAS* 和 *RAF* 突变及表观遗传不稳定性相关,以 CIMP 为特征,导致微卫星稳定和不稳定的结直肠癌。锯齿状息肉是一群异质病变,其特点是星状的隐窝折叠,包括良性增生型息肉、癌前无柄锯齿状腺瘤或息肉,或传统的锯齿状腺瘤。

锯齿状肿瘤通路是结直肠癌发生的独特机制,具有 MSI 的锯齿状肿瘤与从癌前病变向癌的进展相关。这种途径的显著特征是激活 *BRAF* V600E 突变,发生在锯齿状肿瘤通路的早期,导致丝裂原活化蛋白激酶-ERK 通路的结构性激活和不受控制的细胞分裂。*BRAF* 在大多数无柄锯齿状腺瘤中发生突变,但在传统腺瘤中很少发生突变,支持了锯齿状途径是结直肠癌发生独特途径。

BRAF 突变后,锯齿状瘤通过两种不同的途径进展为结直肠癌。一种途径与 MSI 类似,*MMR* 基因突变导致高 MSI 表型,这些肿瘤通常由无柄锯齿状腺瘤发展而来。另一种 *BRAF* 突变的肿瘤可以获得 *TP53* 突变并激活多种致癌途径,包括 Wnt 信号、TGFB 信号和上皮-间充质转换;这些不会导致高 MSI,而是微卫星稳定肿瘤。这种肿瘤通常通过传统的锯齿状腺瘤作为中间病变发展,具有间充质亚型肿瘤的特征,包括 EMT 上调、TGF-β 激活、间质浸润等。与高 MSI 表型的肿瘤不同,间充质亚型肿瘤表现出缺乏免疫细胞、低 PD-L1 表达、整体 DNA 甲基化降低和抗原提呈基因转录抑制的特点。该特点有助于肿瘤逃避免疫应答,从而导致结直肠癌患者生存率降低。

虽然 *BRAF* 突变是锯齿状通路中首先被检测到的分子事件,但 Wnt 通路的激活也并不少见。在这种情况下,Wnt 通路不是被 *APC* 突变激活,而是由错义 *APC* 突变或 *RNF43* 突变的替代途径激活。*RNF43* 是一种 E3 泛素连接酶,可以通过 *Rspo*(R-Spondin)抑制 Wnt 信号,高达 85% 的 MLH1 甲基化的高 MSI 肿瘤有 *RNF43* 突变。

值得注意的是,由锯齿状肿瘤途径的任何一部分发展而来的肿瘤通常也表现出高甲基化 CIMP。CpG 岛是胞嘧啶/鸟嘌呤(CpG)二核苷酸的密集簇,由一个磷酸二酯键连接,特别富集在基因启动子区域。启动子区域的高甲基化,特别是来自抑癌基因上游的启动子区域,会使基因转录抑制,导致基因沉默并最终形成肿瘤。高甲基化 CIMP 有一个重要作用机制,即依赖于其转录抑制因子 MAFG 可以招募 BACH1、CHD8 和 DNMT3B,使 *MLH1* 在内的关键基因启动子高甲基化,并且 *BRAF* 突变上调了 *MAFG* 的水平,以增强其与启动子的结合。高甲基化 CIMP 在约 20% 的结直肠癌中出现,且通常同时存在 *BRAF* 突变和 *MLH1* 高甲基化,最早可在肿瘤发生

早期观察到,例如,与无柄锯齿状腺瘤、传统的锯齿状腺瘤和其他更晚期的病变相比,微泡型增生性息肉呈现高甲基化 CIMP 状态。

三、结直肠癌生物标志物

生物标志物是指外源性物质通过生物学屏障并进入组织或体液后,机体对外源化学物或其生物学过程的客观测量和评价指标,同时也是生物体受损时的重要毒作用指标。随着分子生物学技术的发展,分子生物标志物在早期诊断、个性化治疗及预后评价等领域具有潜在应用价值,已成为个体化医学和精准医学的一个重要组成部分。

肿瘤分子流行病学采用传统流行病学研究方法,结合分子生物学等新兴学科的理论和技术平台,通过对有代表性人群从接触危险因素、癌前病变发展到肿瘤形成过程中一系列肿瘤标志物的研究,可以准确地测量暴露、生物学效应和遗传易感性,并研究肿瘤发生的生物学机制。肿瘤标志物作为连接实验室检测和人群流行病学研究的桥梁,在癌前病变或肿瘤中发生生物学改变的分子或过程,既可由肿瘤细胞或周围的正常组织产生,又可以是机体对肿瘤刺激的反应性产物。通过对研究对象的定性或定量检测,可以评估致癌物暴露和机体遗传易感性的单独或联合作用,促进了肿瘤病因学研究,也可以作为临床上评价预后和治疗反应的标志来替代临床试验的真正终点,达到解析病程、评价疗效及复发、判断预后,从而辅助临床治疗的目的。在结直肠癌分子流行病学中,生物标志物的研究主要应用于暴露评估、易感性判定、疾病筛检与诊断及发病机制研究等。

表 1-2-1 比较了目前结直肠癌筛查的主要方法和工具及其检测效果,包括粪便隐血试验、内镜检查、影像学等。生物技术的进步也提供了一系列无创性方法来检测各种体液中潜在的 DNA、RNA 或蛋白质疾病标志物。愈创木脂粪便隐血试验(gFOBT)简单、低成本,粪便免疫化学检测(fecal immunochemical test,FIT)能够特异地识别粪便中下消化道的人血红蛋白。由于在不降低特异度的情况下增加了灵敏度,粪便免疫化学检测已经在很大程度上取代了愈创木脂粪便隐血试验。结直肠镜检查是早期诊断结直肠癌和结直肠腺瘤最有效的手段之一,可以早期发现和治疗结直肠癌前病变及早期肿瘤。CT 结肠成像对于 10mm 以上的病变具有很高的灵敏度和特异度,该检查不需要恢复时间,受检者能够耐受该检查,并在检查后可立即恢复正常活动。多靶点粪便 DNA 检测(MT-sDNA)是一种非侵入性方法,能够识别粪便样本中 DNA 的变化。粪便 DNA 检测是一种筛

表 1-2-1 结直肠癌筛查方法的比较

方法	筛查类型	事先准备	灵敏度	特异度
gFOBT	粪便	否	30%~50%	80%
FIT	粪便	否	65%~70%	85%
结直肠镜检查	影像学	是	95%~98%	90%
CT 结肠成像	影像学	是	84%	90%
MT-sDNA	粪便	否	85%	90%
mRNA 7 gene panel	血液	否	78%	66%
miRNA 4 gene panel	血液	否	82%	88%
DNA 甲基化				
SEPT9	血液	否	48%~96%	79%~99%
BCAT1/ IKZF1	血液	否	66%	95%
VIM	粪便	否	72%~77%	83%~94%

注:gFOBT. 愈创木脂粪便隐血试验;FIT. 粪便免疫化学检测;mRNA 7 gene panel 包括 ANXA3、CLEC4D、LMNB1、PRRG4、TNFAIP6、VNN1 和 IL2RB;miRNA 4 gene panel 包括 miR-193a-5p、miR-210、miR-513a-5p 和 miR-628-3p。

查结肠癌的新方法,如果呈现阳性,可以进一步进行结直肠镜检查。

(一)暴露生物标志物

暴露生物标志物是对各种组织、体液或排泄物中存在的化学物质及其代谢产物,或它们与内源性物质作用的反应产物,可提供有关外源化学物的暴露信息。暴露生物标志物一般依靠测定体液和组织中特定化学物质或其代谢物,或者与生物分子相互作用形成。暴露生物标志物可分为内剂量标志物和生物效应剂量标志物。前者指示生物机体暴露的发生和程度,后者指示靶分子、结构和细胞受暴露程度。

1. 内剂量标志物 尽管生物暴露于化学物质的水平可以通过外环境监测结果来估算,但毒物吸收、分布和排泄具有较强的个体异质性。因此,通过测定体液或组织中特定化学物质或其代谢物的浓度,可明确机体暴露于特定化学物质的浓度和水平。在测定特定化学实际暴露时,以测定其代谢物为佳。例如,谷胱甘肽具有对暴露活性物质的解毒作用,谷胱甘肽共轭作用所形成的代谢物可作为潜在暴露标志物,如谷胱甘肽共轭的最终产物、各种巯基尿酸是较好的体内剂量生物标志物。在结直肠癌中研究较多的暴露标志物有钙、维生素 D、血脂、叶酸、有机氯化合物、金属元素及胰岛素相关分子等。

(1)钙:钙元素的抗肿瘤假说,主要是离子钙可在结肠腔内与促进肿瘤的游离脂肪酸和胆汁酸形成不溶性盐。一项经过近 20 年随访评估的前瞻性队列研究发现,钙摄入量最高组(后 25%)与最低组(前 25%)相比,结直肠癌的风险降低了约 70%。随机对照试验研究发现,

钙补剂使用可以显著减少腺瘤复发,特别是组织学上的晚期病变。细胞外钙可能通过抑制细胞增殖、促进细胞分化和凋亡、抑制氧化、DNA 损伤和修复及结直肠癌相关细胞信号通路介导结直肠癌发生,这些作用可能与细胞外钙感应受体信号通路有助于维持肠道屏障功能的完整性相关。一项自然人群队列研究发现,每天钙摄入量 700~1 000mg 可以有效降低结直肠癌风险,在此基础上补充钙并不会进一步显著降低结直肠癌风险。此外,钙可能由于其他饮食因素或遗传背景的不同而对结直肠癌发生风险产生不同的影响。

(2)维生素 D:1980 年,首次提出维生素 D 水平是太阳紫外线辐射低暴露人群结直肠癌高死亡率的原因。提高维生素 D 水平有利于降低结直肠癌的发病率,且血浆维生素 D 水平与结直肠癌的发生和死亡成显著负相关。2017 年一项研究显示,25 羟基维生素 D [25(OH)D,是维生素 D 在体内的主要存在形式]水平高的人群比对照人群罹患结直肠癌风险降低了 62%。另一项亚洲人群的研究结果也与上述一致,最高(后 25%)比最低(前 25%)维生素 D 人群发生结直肠癌的风险降低了 79%,但亚洲人群维生素 D 缺乏的发病率较西方人群更高。此外,也有研究将结直肠癌的肿瘤标志物糖类抗原 19-9(CA19-9)、癌胚抗原(CEA)与血清 25(OH)D 联合检测作为临床诊断标志物,结果提示联合诊断对结直肠癌早期诊断和评估患者病情进展具有重要的临床价值。

(3)血脂:近年来有研究指出,结直肠癌患者大都伴有较严重的血脂异常情况,并且异常的血脂水平变化也成为了结直肠癌发生发展的重要危险因素。血脂的相关生物学指标包括甘油三酯、总胆固醇、高密度脂蛋白胆固醇、低密度脂蛋白胆固醇等。有研究发现,结直

肠癌患者血脂水平明显下降，且与结直肠癌预后密切相关，联合血脂指标与血清肿瘤标志物 CA19-9、CEA、CA125 诊断结直肠癌，更有助于提高诊断准确性。

2. 生物效应剂量标志 生物效应剂量标志是指外源性化学物进入机体后，能与某些靶细胞或靶分子相互作用的产物，它相对于内剂量标志有更精确的生物学意义。肿瘤是 DNA 损伤后修复失败或修复出错的结果，无论致癌物是外源性还是内源性，这都是致癌物发挥作用的关键步骤。机体暴露于化学致癌物的有效剂量通常是通过测定组织或体液中特定的 DNA 加合物来确定。结直肠腺瘤的病例和对照研究发现，多环芳烃诱导 DNA 损伤，结直肠腺瘤病例的白细胞 PAH-DNA 加合物高于无息肉对照组，可以验证 PAH-DNA 加合物作为结直肠腺瘤风险的生物标志物。奥沙利铂作为主要的结直肠癌治疗药物，其通过形成链内二核苷酸 DNA 加合物来诱导肿瘤细胞死亡，但大约一半的肿瘤患者会产生耐药性，这种耐药性是由 DNA 修复水平的变化或净药物流入介导的。已有研究通过分析七种奥沙利铂敏感和三种奥沙利铂耐药的结直肠癌细胞系的 DNA 损伤和修复效率，更好地定义了核苷酸切除修复和 DNA 损伤在铂化疗耐药中的作用，DNA 加合物可作为奥沙利铂的早期敏感标志，评估结直肠癌化疗效果。

（二）效应生物标志物

效应生物标志是指在一定的环境暴露物的作用下，能够反映外源性物质及其代谢产物早期的生化、生理或其他病理方面改变的效应指标，即指示环境暴露物质对生物体健康状况的损害效应。表观遗传标志和调节因子，包括 DNA 甲基化、循环肿瘤 DNA（circulating tumor DNA，ctDNA）、非编码 RNA（non-coding RNA，ncRNA）[指不编码蛋白质的 RNA，包括长链非编码 RNA（long noncoding RNA，lncRNA）、微 RNA（microRNA，miRNA）、环状 RNA（circular RNA，circRNA）、Piwi 相互作用 RNA（Piwi-interacting RNA，piRNA）等]和组蛋白修饰等，已显示出作为结直肠癌诊断、预后和预测治疗反应的临床相关生物标志物的应用潜力。

1. DNA 甲基化 DNA 甲基化是调节基因表达的最普遍的表观遗传修饰之一，通过 DNA 甲基转移酶 DNMT 在胞嘧啶环的 C5 位置添加甲基 CH_3，产生 5-甲基胞嘧啶。血浆中 SEPT9 基因甲基化是用于结直肠癌诊断最广泛的非侵入性 DNA 甲基化生物标志物之一，该基因编码一种 GTP 结合蛋白，参与肌动蛋白动力学、细胞骨架重塑、囊泡运输和胞吐作用。该标志物于 2016 年获得美国食品药品监督管理局（Food and Drug Administration，FDA）批准，并且是第一个基于血液表观

遗传学改变筛查肿瘤的方法，中国也已有多家公司的 SEPT9 甲基化检测试剂盒获得国家药品监督管理局批准。多项大型队列研究分析了 SEPT9 甲基化生物标志物在结直肠癌的诊断准确度，其灵敏度为 48%~96%，特异度为 79%~99%。此外，研究者也尝试采用多个基因甲基化联合检测的方法以进一步提高诊断效能。例如在一项 2 127 例研究对象的多中心横断面研究中，血浆 BCAT1/IKZF1 双基因甲基化诊断结直肠癌的灵敏度为 66%，特异度为 95%。

2. 循环肿瘤 DNA 循环游离 DNA（circulating free DNA，cfDNA）主要来自正常健康的白细胞和基质细胞，但在肿瘤患者中，cfDNA 也可以合并肿瘤来源的 DNA，称为循环肿瘤 DNA，是一种新兴的生物标志物。一般来说，ctDNA 来源于在细胞死亡过程释放到血液循环中的体细胞 DNA 片段，并被发现含有肿瘤特异性的分子特征。据估计，肿瘤患者的 ctDNA 通常占总 cfDNA 的 0.01%~5%。在最近的一项前瞻性及多中心队列研究中，研究者分析了 I~II 期结直肠癌患者的血浆 ctDNA，发现在 122 例患者中，108 例（88.5%）可检测到 ctDNA。此外，还发现检测出 ctDNA 的患者复发的可能性是未检出患者的 7 倍。同样，ctDNA 检出的患者在辅助化疗后也可能复发，且经常规治疗，ctDNA 检出的患者后续随访期间复发的可能性是未检出患者的 40 倍以上。因此，ctDNA 可以用于结直肠癌的风险评估和早期复发检测。

ctDNA 可成为一种潜在的动态标记物，标记肿瘤的体积和治疗反应，可以揭示肿瘤的生物学特征和临床进展。除了常规的 PCR 检测法，第二代测序技术的应用也可以检测到更多的突变并分析多个基因组靶点的改变，然而灵敏度较低、样本用量较大、昂贵且耗时等问题不容忽视。目前，基于第二代测序技术较常规的数字 PCR、突变扩增系统等检测方法，对结直肠癌患者 ctDNA 中 KRAS 突变的诊断具有更高的准确度。随着分子生物学技术的不断优化和改善，ctDNA 将可以成为结直肠癌早期检测、术后监测、治疗反应和治疗耐药性的潜在靶标，并且作为精确医学的关键部分，具有临床转化和应用的巨大潜力。

3. 非编码 RNA 非编码 RNA（ncRNA）占人类基因组 RNA 的 90% 以上，通常不能够编码蛋白质，而是作为增殖、转录、转录后修饰、凋亡、细胞代谢等多种生物过程的重要调控因子。ncRNA 的种类主要包括 miRNA、lncRNA、circRNA、piRNA 和小干扰 RNA（siRNA）等。

miRNA 是一类 20~24 个核苷酸的内源性非编码小 RNA 分子，可通过破坏靶基因的稳定性、抑制靶基因的翻译等方式发挥生物学作用。例如，miR-944 通过 PI3K-AKT 通路增强 KRAS 表达水平进而在结直肠癌中

发挥癌基因样作用。同样,miR-182 在结直肠癌细胞中高表达可通过靶向 DAB2IP 的 Ras GTP 酶激活蛋白,激活 PI3K-AKT-mTOR 途径来诱导细胞增殖并抑制细胞凋亡。越来越多的证据表明,miRNA 可用于早期结直肠癌检测、预后和治疗预测。尤其是血浆/血清 miRNA,具有稳定性强、便于检测的特点,具有作为肿瘤无创生物标志物的潜力。近期一项研究识别了血液中 4 种 miRNA(miR-193a-5p、miR-210、miR-513a-5p 和 miR-628-3p),其结合的生物标志物可以用于检测和诊断 50 岁以下人群是否存在非遗传性结直肠癌早发性结直肠癌。

lncRNA 在结直肠癌的发生和进展中发挥了重要作用,主要机制包括:通过竞争性内源 RNA 机制调控特定 miRNA 的表达;与 RNA、DNA 和蛋白质相互作用,形成 RNA-RNA、RNA-DNA、RNA-蛋白质复合物,通过调节转录、mRNA 稳定性和翻译等多种机制调控基因表达;作为蛋白质的引导、支架或诱饵分子来招募蛋白质或 RNA;影响染色质的结构等。例如,结直肠癌组织中显著上调的 lncRNA NEAT1 通过 DDX5 蛋白间接激活 Wnt/β 联蛋白信号通路,从而发挥致癌效应。

circRNA 是一组天然存在的内源性非编码 RNA,长度为数百到数千个核苷酸,它们是单链共价闭合的 circRNA 分子。circRNA 共价闭合的环状结构可以保护它们免受外切核酸酶的降解,具有高度稳定性,是理想的生物标志物。例如,ciRS-7 是研究最多的 circRNA 之一,它是 miR-7 的海绵,可导致 miR-7 活性降低及其靶标水平升高。研究表明 circERBIN 可通过 miR-125a-5p/miR-138-5p/4EBP-1 轴激活 HIF-1α 通路,是结直肠癌治疗的潜在靶点。最近一项研究发现,结直肠癌细胞中外泌体携带的 circLPAR1 可与 eIF3h 结合,竞争性抑制 eIF3h 与 METTL3 的相互作用,减少癌基因 BRD4 的翻译,进而抑制肿瘤生长。但是,对 circRNA 的研究大多是体外研究,缺乏在临床标本和患者队列中的验证,其作为结直肠癌预后及治疗生物标志物的潜力还有待开发。

piRNA 具有 24~31 个核苷酸,最初在生殖细胞中发现,可以通过多种生物调控机制在肿瘤发生中发挥重要作用,包括转录沉默、转录后基因过程以及与多蛋白相互作用。piRNA 已被用作肿瘤诊断和预后的生物标志物,并具有巨大的临床应用潜力。例如,在结直肠癌组织中 piR-1245 的下调能够特异性激活 P53 通路,沉默 piR-1245 能够抑制 HCT116 和 SW480 细胞的增殖并促进细胞凋亡。另一项研究表明,血清 piR-54265 可作为结直肠癌筛查、早期诊断和临床监测的有价值的生物标志物。尽管目前对于 piRNA 的研究还不够深入,存在许多未知的挑战,但多组学、第二代测序技术和其他分子

流行病学技术的应用,将为探索 piRNA 在肿瘤发生中的作用机制及其在肿瘤诊断和治疗中的应用前景提供更深入更全面的评估。

(三)易感性生物标志物

易感性生物标志物是反映机体对环境暴露、化学致癌物、毒作用等敏感程度的指标。由于易感性的不同,性质与剂量相同的化学物质在不同个体中引起的毒作用常有很大的差异,这种差异的产生是多种因素综合作用的结果,其中遗传因素起到了十分重要的作用。以单核苷酸多态性为主的遗传变异,在阐明疾病发生发展时个体对环境危险因素的易感与耐受、评估疾病临床表现等方面都起着重要作用。因此,筛选具有遗传易感性的结直肠癌高危人群,进而对其采取针对性的预防措施,对降低结直肠癌发病率和死亡率具有重要意义。

随着分子生物学和生物信息技术的快速发展,日益降低的检测成本和不断提升的检测通量促使遗传易感性研究不断衍生发展,全基因组关联分析(genome-wide association study,GWAS)和第二代测序技术等应运而生,成为研究肿瘤等复杂疾病遗传易感性强有力的工具。全基因组关联分析利用高通量的基因分型平台同时检测几十万甚至上百万个遗传变异,同时具有大样本量和多阶段验证的设计特点,研究效率很高,为疾病的早期预防提供了可能。遗传易感性研究根据其研究设计的不同特点,包括基于候选基因策略和基于全基因组关联分析策略的易感性研究。

1. 候选基因策略的易感性研究 候选基因策略是研究者根据已知的基因结构或功能特点,提出某个或某些(通常是几个或几十个)基因可能与待研究疾病易感性存在关联的科学假设。基于该假设,选择位于特定基因上的一定数量的遗传变异位点,并对其与疾病易感性的关系进行研究。这种研究设计的优点是比较容易开展,科学假设明确,便于阐述遗传标志与疾病易感性的潜在作用机制,缺点是单次研究所涉及的基因和遗传标志数量有限,效率不高。例如,结直肠癌病例和对照研究发现了许多与结直肠癌发生发展相关信号通路上重要基因的遗传变异与结直肠癌易感性显著相关,包括 DNA 修复通路、JAK-STAT 信号通路、生物钟昼夜节律通路、雌激素代谢通路等。例如,基于中国人群两阶段病例对照研究中发现,在所有影响癌症驱动基因 MYC 结合的遗传变异中,KBTBD11 基因上的遗传变异 rs11777210 与结直肠癌易感性显著相关,且 rs11777210 与 rs6983267 存在显著的相互作用,携带 rs6983267GG 和 rs11777210CC 基因型者比携带 rs6983267TT 和 rs11777210TT 基因型者对结直肠癌的易感性高 2.83 倍。此外,基于 PD-L1/

CTLA-4免疫检查点通路中的基因发现,携带 rs2681416A 等位基因的人群发生结直肠癌的风险是携带 G 等位基因的人群的 1.37 倍,rs2681416 可以调控 *IQCB1* 的表达,导致肿瘤微环境中 Th17 细胞的免疫炎性损伤,进而促进结肠癌的发生。

2. **全基因组关联分析策略的易感性研究** 检测方法和技术的飞速发展使 GWAS 成为现实。GWAS 所采用的研究样本量一般都非常大,并进行多个独立的后期验证,可以全面地观察全基因组遗传变异,又能有效避免候选基因策略常常出现的假阳性问题。迄今为止,

GWAS 已经确定了近百个独立的结直肠癌易感基因座,为结直肠癌的潜在生物学机制提供了更深入的了解(表 1-2-2)。Tomlinson 等于 2007 年首次基于欧美人群,确定了染色体 8q24.21 区域与结直肠癌易感密切相关的位点 rs6983267,且该结果在后续验证集中也得到了重复。一项对 GWAS 数据的荟萃分析确定了四个新的结直肠癌易感相关遗传变异 rs4444235,rs9929218,rs10411210 和 rs961253。针对亚洲人群,也有研究发现了多个种族特异的结直肠癌易感位点。例如,基于中国人群的三阶段病例对照研究发现,位于染色体 12p13.2 区域的

表 1-2-2　目前全基因组关联分析报道的结直肠癌易感位点

作者	年份	SNP	风险等位基因	区域/基因	OR(95% 置信区间)	P
Broderick 等	2007	rs12953717	T	18q21.1/SMAD7	1.17(1.12~1.22)	9.1×10^{-12}
Zanke 等	2007	rs10505477	G	8q24/–	1.17(1.12~1.23)	3.6×10^{-11}
Houlston 等	2008	rs4444235	C	14q22/BMP4	1.11(1.08~1.15)	8.1×10^{-10}
		rs1862748	T	16q22/CDH1	0.91(0.89~0.94)	2.9×10^{-8}
		rs9929218	A	16q22.1/CDH1	0.91(0.89~0.94)	1.2×10^{-8}
		rs10411210	T	19q13.1/RHPN2	0.87(0.83~0.91)	4.6×10^{-9}
		rs355527	A	20p12/–	1.12(1.08~1.17)	2.1×10^{-10}
		rs961253	A	20p12/BMP2	1.12(1.08~1.16)	2.0×10^{-10}
Jaeger 等	2008	rs4779584	T	15q13.3/–	1.26(1.19~1.34)	4.4×10^{-14}
Tenesa 等	2008	rs11213809	A	11q23.1/C11orf93	1.11(1.07~1.16)	7.9×10^{-8}
		rs3802842	C	11q23.1/C11orf93	1.11(1.08~1.15)	5.8×10^{-10}
		rs4939827	T	18q21.1/SMAD7	1.20(1.16~1.24)	7.8×10^{-28}
		rs7014346	A	8q24.2	1.19(1.15~1.23)	8.6×10^{-26}
Tomlinson 等	2008	rs10795668	A	10p14/RNA5SP299	0.89(0.83~0.91)	2.5×10^{-13}
		rs16892766	G	8q23.3/EIF3H	1.25(1.19~1.32)	3.3×10^{-18}
Houlston 等	2010	rs11169552	T	12q13.13	0.92(0.90~0.95)	1.9×10^{-10}
		rs6687758	G	1q41/–	1.09(1.06~1.12)	2.3×10^{-9}
		rs6691170	T	1q41/–	1.06(1.03~1.09)	9.6×10^{-10}
		rs4925386	T	20q13.33/LAMA5	0.93(0.91~0.95)	1.9×10^{-10}
		rs10936599	T	3q26.2/MYNN	0.93(0.91~0.96)	3.4×10^{-8}
		rs7136702	T	12q13.13/–	1.06(1.04~1.08)	4.0×10^{-8}
Cui 等	2011	rs7758229	T	6q25.3/SLC22A3	1.28(1.18~1.39)	7.9×10^{-9}
		rs6983267	T	8q24/–	1.18(1.11~1.25)	1.5×10^{-8}
Dunlop 等	2012	rs3824999	T	11q13.4/POLD3	1.08(1.05~1.10)	3.7×10^{-10}
		rs1321311	A	6p21/CDKN1A	1.10(1.07~1.13)	1.1×10^{-10}
Jia 等	2013	rs10774214	T	12p13.32/–	1.17(1.11~1.23)	5.5×10^{-10}
		rs647161	A	5q31.1/PITX1	1.17(1.11~1.22)	3.8×10^{-10}
Peters 等	2013	rs11903757	C	2q32.3/NABP1	1.16(1.10~1.22)	3.7×10^{-8}
Wang 等	2014	rs12241008	C	10q25/VTI1A	1.13(1.09~1.18)	1.4×10^{-9}

续表

作者	年份	SNP	风险等位基因	区域/基因	OR（95% 置信区间）	P
Whiffin 等	2014	rs1035209	T	10q24.2/snoU13	1.12（1.08~1.16）	$4.5×10^{-11}$
Zhang 等	2014	rs1535	A	11q12.2/FADS2	1.15（1.12~1.19）	$8.2×10^{-20}$
		rs10849432	T	12p13.31/CD9	1.14（1.09~1.18）	$5.8×10^{-10}$
		rs704017	G	10q22.3/ZMIZ1-AS1	1.10（1.06~1.13）	$2.1×10^{-8}$
		rs11196172	A	10q25.2/TCF7L2	1.14（1.10~1.18）	$1.0×10^{-12}$
		rs174550	T	11q12.2/FADS1	1.15（1.12~1.19）	$1.6×10^{-19}$
		rs4246215	G	11q12.2/FEN1	1.15（1.12~1.19）	$7.7×10^{-20}$
		rs174537	G	11q12.2/MYRF	1.16（1.12~1.19）	$9.2×10^{-21}$
		rs12603526	C	17p13.3/NXN	1.10（1.06~1.14）	$3.4×10^{-8}$
		rs2241714	C	19q13.2/B9D2	1.09（1.06~1.12）	$1.4×10^{-8}$
		rs1800469	G	19q13.2/TGFB1	1.09（1.06~1.12）	$1.2×10^{-8}$
Al-Tassan 等	2015	rs72647484	C	1p36.12/Wnt4/CDC42	1.24（1.15~1.33）	$1.2×10^{-8}$
Jiang 等	2015	rs17836917	A	17q12/ASIC2-CCL2	0.75（0.68~0.83）	$4.5×10^{-8}$
		rs12522693	A	5q23.3/CDC42SE2-CHSY3	1.31（1.19~1.45）	$2.1×10^{-8}$
Lemire 等	2015	rs17094983	A	14q23.1/–	0.87（0.83~0.91）	$2.5×10^{-10}$
Schumacher 等	2015	rs11190164	G	10q24.2/–	1.09（1.06~1.12）	$4.0×10^{-8}$
		rs3184504	C	12q24.12/–	1.09（1.06~1.12）	$1.7×10^{-8}$
		rs73208120	G	12q24.22/NOS1	1.16（1.11~1.23）	$2.8×10^{-8}$
		rs6066825	A	20q13.13/PREX1	1.09（1.06~1.12）	$4.4×10^{-9}$
		rs8124813	G	3p14.1/LRIG1	1.09（1.05~1.11）	$2.0×10^{-8}$
		rs35360328	A	3p22.1/–	1.14（1.09~1.19）	$3.1×10^{-9}$
Orlando 等	2016	rs992157	G	2q35/PNKD	1.10（1.06~1.13）	$3.2×10^{-8}$
Wang 等	2016	rs2238126	G	12p13.2/ETV6	1.17（1.11~1.23）	$2.7×10^{-10}$
Zeng 等	2016	rs4919687	G	10q24.3/CYP17A1	1.14（1.10~1.19）	$7.8×10^{-12}$
		rs10506868	T	10q25.2/VTI1A	1.10（1.06~1.13）	$4.0×10^{-9}$
		rs11064437	C	12p13.3/SPSB2	1.12（1.08~1.16）	$4.5×10^{-11}$
		rs6061231	C	20q13.3/RPS21	1.18（1.13~1.25）	$8.0×10^{-11}$
		rs4711689	A	6p21.1/TFEB	1.11（1.07~1.15）	$3.9×10^{-8}$
		rs2450115	T	8q23.3/EIF3H	1.12（1.09~1.15）	$1.2×10^{-12}$
		rs6469656	A	8q23.3/EIF3H	1.11（1.08~1.14）	$2.0×10^{-12}$
Tanikawa 等	2018	rs847208	C	16q24.1/IRF8-FOXF1	1.11（1.07~1.15）	$3.2×10^{-9}$
		rs6065668	T	20q13.12/TOX2	0.90（0.87~0.93）	$4.5×10^{-11}$
Schmit 等	2019	rs62404968	T	6p12.1/–	0.92（0.89~0.94）	$8.6×10^{-10}$
		rs6906359	T	6p21.31/–	0.90（0.86~0.93）	$3.4×10^{-8}$
		rs10994860	T	10q11.23/–	0.92（0.89~0.95）	$3.5×10^{-8}$
		rs1810502	T	20q13.13/–	0.93（0.91~0.96）	$1.0×10^{-8}$
		rs1370821	T	4q22.2/–	1.07（1.04~1.09）	$4.0×10^{-8}$
		rs2735940	A	5p15.33/–	0.92（0.89~0.94）	$3.1×10^{-13}$
		rs2696839	C	16q24.1/–	0.94（0.92~0.96）	$2.0×10^{-8}$

注：OR.比值比（odds ratio）/优势比（odds ratio）。

ETV6 基因的 rs2238126 与结直肠癌易感性相关。另一项基于东亚人群的四阶段结直肠癌病例对照研究确定了 6 个与结直肠癌风险相关的基因座,分别是 10q22.3(rs704017),10q25.2(rs11196172),11q12.2(rs174537、rs4246215、rs174550、rs1535),12p13.31(rs10849432),17p13.3(rs12603526)和 19q13.2(rs1800469、rs2241714)。

GWAS 研究发现了大量疾病易感基因和位点,为揭示复杂性疾病的遗传机制以及疾病风险预测奠定了科学基础。由于复杂性疾病的发生受控于多基因多位点,单个或少数基因位点的效应较弱,无法准确预测疾病,因此需要综合多基因多位点信息,而多基因风险评分(polygenic risk score,PRS)是目前的常用策略,也是复杂性疾病遗传易感性研究的新阶段。PRS 旨在量化多个基因或位点的累积效应,将数十、数百、数千甚至更多的基因组变异信息浓缩成衡量个体疾病易感性的分值。其最常用的构建方法包含两个步骤:首先是"变量选择"的过程,以确定哪些易感性位点需要包含在模型中;其次是"权重估算",以获得需要附加到所选变量的系数或权重。近期研究表明,PRS 通过整合多个遗传易感位点的信息,能够提高人群风险预测、筛查及干预的效果,是实现复杂性疾病精准预防的关键。例如,一项基于英国生物银行中 346 297 名参与者的研究通过 GWAS 确立的 95 个结直肠癌风险位点来构建 PRS,研究发现,在具有高风险结直肠癌的人群中(高 PRS 评分者)保持健康的生活方式使得结直肠癌的风险降低了近 40%;而在结直肠癌低风险(低 PPS 评分)人群中,保持健康生活方式使得结直肠癌的风险下降仅 25% 左右。

此外,GWAS 研究还可以用于理解性状的遗传结构、解释遗传度和探究不同表型之间的因果关联。孟德尔随机化分析就是较为经典的探索暴露与结局之间因果关联的方法,通过使用基因型来代替暴露因素,研究暴露因素对结果的影响。例如,使用 GWAS 确定的与身体质量指数和腰臀比独立相关的易感位点,通过孟德尔随机化分析发现,较高的身体质量指数(body mass index,BMI)与结直肠癌发生风险相关(OR=1.16),且这种因果关联在结肠、近端结肠、远端结肠、直肠中较为相似。

尽管 GWAS 研究发现了大量与结直肠癌相关的易感位点,但是由于对复杂的基因调控网络的理解尚不完善,因此也导致对 GWAS 结果的解读存在一定困难。在此基础上,随着后 GWAS 时代的到来,包括全转录组关联分析等研究方法的开发,允许越来越多的研究侧重于利用多组学数据和功能试验对潜在的致病位点进行解析。全转录组关联分析研究基于基因型的表达,建立起受遗传调控的基因表达与性状之间的关联,为探索人类复杂性状或疾病相关的关键基因提供了有效手段。例如,在欧洲人群中应用基因表达预测模型和 GWAS 数据,在 58 131 例结直肠癌病例和 67 347 例对照中评估了遗传预测的基因表达与结直肠癌的风险关联,发现了 25 个与结直肠癌风险相关的基因,包括五个位于新基因座的基因,即 *PYGL*(14q22.1)、*RPL28*(19q13.42)、*CAPN12*(19q13.2)、*MYH7B*(20q11.22) 和 *MAP1LCA*(20q11.22)。随着多组学整合研究的深入,单细胞测序和代谢分析等研究手段的发展和普及,必然将结直肠癌的遗传易感性与分子病理机制紧密相联,为结直肠癌的分子流行病学研究开拓新的局面。

(王美林)

第三节　肿瘤流行病学常用的研究方法

肿瘤流行病学作为流行病学的一门分支学科,仍以传统的流行病学现场为基础,研究肿瘤在人群中的分布规律、流行原因及预防措施。流行病学的研究方法主要分为三大类,即观察法、实验法和数理法。其中观察法又包括描述性研究和分析性研究。描述性研究主要是描述人群中疾病与健康状况的分布,揭示流行或分布的现象,提供病因线索,提出病因假设,包括个案报告、现况调查、疾病监测、生态学研究等。分析性研究主要是研究影响分布的因素,检验病因假设,主要包括病例对照研究和队列研究。实验法主要是研究评价疾病防治干预措施的效果,可确证病因假设,分临床试验和现场试验,后者包括个体试验与群体试验。数理法主要是通过对分布及其影响因素的研究,建立数学模型来预测疾病流行趋势、描述疾病流行规律、考核疾病防治效果。

一、观察法

观察法是流行病学研究中重要的研究方法,该方法不向研究对象施加任何干预或实验措施,即观察特定人群在自然状态下,其疾病、健康状况及相关因素的分布情况。因此为了获得真实的结果,观察性研究不能人为控制实验条件,可以控制非研究因素,必须在自然条件下进行模拟研究。观察法又分为描述性研究和分析性研究,前者主要通过描述人群中疾病与健康状况的分布,揭示流行或分布的现象,提供病因线索,提出病因假设;后者则主要是研究影响分布的因素,检验病因假设,包括病例对照研究和队列研究。

1. 描述性研究 描述性研究又称描述流行病学,通过现有的肿瘤监测资料或针对某种肿瘤开展的专项调查按时间、地点、人群各种特征分布特点,对比分析肿瘤在不同人群、时间和地区方面的分布差异,描述恶性肿瘤的发病状况和流行趋势,从而找到病因学线索。

与一般疾病相比,肿瘤的研究具有特殊性,肿瘤统计资料的来源主要有三个方面:肿瘤登记报告、肿瘤死亡回顾调查及肿瘤病例资料。通过上述方式获取的数据资料,需要采用相应的指标描述肿瘤的分布特征,这也是进行肿瘤流行病学研究的基础。常用的描述性研究指标包括发病率、患病率、死亡率、生存率等。

(1)肿瘤发病率:表示在一定时期内,某一特定人群中某种恶性肿瘤新发病例出现的频率。比较不同人群的肿瘤发病率,有助于探索肿瘤的发病因素。肿瘤发病按照不同的特征,如年龄、性别、地区、民族和婚姻状态等分别计算,称为肿瘤的发病专率。

$$肿瘤发病率 = \frac{某时期内某肿瘤的新发病例数}{该时期该人群中存在罹患同种肿瘤风险的平均人口数} \times 100\,000/10\,万$$

(2)肿瘤患病率:是指某特定时间内、一定人群中某肿瘤的新、旧病例数所占的比例。

$$肿瘤患病率 = \frac{某时期内某肿瘤新、旧病例数}{该时期平均人口数} \times 100\,000/10\,万$$

(3)肿瘤死亡率:是指在一定观察时间内,某一特定人群中因某种恶性肿瘤死亡人数所占的比例,是测量人群死亡危险最常用的指标。

$$肿瘤死亡率 = \frac{某时期内肿瘤死亡总数}{该时期平均人口(或人年)数} \times 100\,000/10\,万$$

(4)肿瘤累积发病(死亡)率:是指某肿瘤在某一年龄阶段内按年龄(岁)的发病(死亡)率进行累积的总指标。累积发病(死亡)率消除了年龄构成不同的影响,故不需要标准化就可以与不同地区直接进行比较。

$$累积发病(死亡)率 = \{\sum[\,年龄组发病(死亡)率 \times 年龄组距\,]\} \times 100\%$$

(5)恶性肿瘤生存率:又称存活率,指接受治疗的肿瘤患者或某肿瘤患者,经过 n 年(通常为 1 年、3 年、5 年)随访后,仍存活的病例数所占的比例。生存率可以反映疾病的危害程度和患者的预后,同时也可以用于评价肿瘤治疗的远期效果。临床上常使用 5 年生存率对肿瘤治疗效果进行评价。

$$\frac{恶性肿瘤生存率} = \frac{经过若干年观察后尚生存的病例数}{最初的新诊断病例总数} \times 100\%$$

描述流行病学主要的研究方法是横断面研究,又称现况调查,是指在某一人群中,应用普查或抽样调查的方法系统地收集在特定时间内这一人群中恶性肿瘤相关的所有资料,并对收集到的资料进行分析、总结,从而对恶性肿瘤的分布及与肿瘤相关的危险因素进行描述,为病因研究提供线索。横断面研究主要用于了解恶性肿瘤的发病情况和流行特征,为病因研究提供线索。

横断面研究分为普查和抽样调查两种研究设计类型。普查是指在特定时期和范围内,以符合条件的全部人群为研究对象,开展针对某一种恶性肿瘤的系列调查。抽样调查是按照一定的比例,从所有符合条件的总体中随机抽取有代表性的一部分人作为样本进行调查,通过对样本研究对象的调查来估计其所在总体的情况。样本含量和随机抽样是决定样本是否具有代表性的基本原则。

2. 分析性研究 分析性研究又称分析流行病学,对所假设的病因或流行因素进一步在选择的人群中探找疾病发生的条件和规律,验证所提出的假说。其研究目的是检验病因假设,并对危险因素的作用程度进行估计。分析流行病学包含队列研究和病例对照研究两种类型。

(1)队列研究:从有无可疑因素或暴露程度,开始去观察是否发生结果的研究方法叫队列研究,追踪观察一定的时间,比较两组或不同亚组结局发生率的差异,以检验该因素与某疾病有无因果关联及关联强度大小的一种观察性研究方法,从时间上是前瞻的,所以又叫前瞻性研究。队列研究在设计上(如资料收集、随访、组织管理、统计分析、研究总结等)更加复杂。队列研究具备以下特点:属于观察法范畴;由"因"及"果",可以判断因果关系;设立对照组;可同时观察和推断一种暴露与多种疾病之间的关联。

队列研究最大的优势是可以直接计算发病率,因此可以根据其计算相对危险度(relative risk,RR)等相关指标。RR 是指暴露组发病率(死亡率)与未暴露组的发病率(死亡率)之比,暴露组的发病或死亡危险性是非暴露组的多少倍(表 1-3-1)。RR 越大,暴露与疾病的关联强度越大。RR<1 表示该暴露因素有一定的保护效应。

(2)病例对照研究:病例对照研究是从疾病(结果)开始去探找原因(病因)的方法,从时间上是回顾性的,所以又叫回顾性研究。病例对照研究早期在临床上用于寻找传染病病因,现在病例对照研究扩大了应用范围,从传染病扩大到慢性非传染性疾病。病例对照研

表1-3-1 分析流行病学资料整理及统计方法

	队列研究				病例对照研究			
	暴露的情况	患病	未患病	合计	暴露的情况	病例组	对照组	合计
资料整理方法	暴露	a	b	a+b	暴露	a	b	a+b
	非暴露	c	d	c+d	非暴露	c	d	c+d
	合计	a+c	b+d	n	合计	a+c	b+d	n
统计方法	$RR=[a/(a+b)]/[c/(c+d)]$				$OR=(a/c)/(b/d)=ad/bc$			

究的设计可分为病例与对照匹配和不匹配两种设计类型。匹配的目的在于：①增加研究对象的信息量，减少样本量，从而提高研究效率；②控制混杂因素，避免混杂偏倚。病例对照研究具备以下特点：属于观察研究；由"果"探"因"，不能做因果关联的判断；设立对照组；可同时观察和推断一种疾病与多种因素之间的关联。

病例对照研究采用 OR 来估计暴露和疾病之间的关联强度。OR 是病例组中暴露比值与对照组中暴露比值之比（表1-3-1）。当 $OR>1$ 时，说明暴露使疾病发生的危险增加，是疾病的危险因素，称为"正关联"；当 $OR=1$ 时，两者没有关联；当 $OR<1$ 时，说明暴露使疾病发生的危险降低，是疾病的保护因素，称为"负关联"。

二、实验法

实验法又称实验流行病学，是研究者根据研究目的，将研究对象分为不同的暴露组，人为施加不同水平的暴露因素（干预或对照措施）后，对研究对象随访观察，比较分析不同暴露组间结局的不同，以判断暴露因素是否对结局发生有效应。实验流行病学一般分为临床试验和干预试验。实验流行病学研究多用于验证病因假设，确定疾病的危险因素，以及评价干预手段预防疾病的效果。实验流行病学区别于观察流行病学之处在于研究者可以人为地施加干预措施。其主要特征：施加干预措施；随机分组；设立平行对照组。

实验流行病学以人为研究对象开展研究，研究对象的安全与健康不受侵害是首要原则。在研究开展的全过程中都必须严格遵守临床试验规范和伦理规范，应遵循研究的科学性和伦理的合理性两大基本原则。研究对象必须充分了解研究项目内容，知晓研究的目的、方法、预期效果以及可能的风险，自愿参加并签署知情同意书。

1. 临床试验 临床试验是在人群尤其是患者中，通过设立对照，按照随机分组的形式，试验组给予新药或新疗法，对照组给予常规疗法，随访观察，以评价新药、新疗法的治疗效果，收集不良反应，为药物进入临床使用提供有效性与安全性依据。临床试验根据其研究目

的可分为探索性试验和验证性试验；依据设计方案可以分为平行设计、交叉设计、析因设计及序贯设计等类型。

临床试验的研究对象应根据研究目的进行选择。不论研究对象来自何处，选择应严格遵循统一的诊断标准、纳入标准和排除标准。临床试验的结果应报告随机进入各组的实际病例数、失访和剔除的病例数及其原因、不同组间的基线特征比较并以此确定是否可比，并对所有疗效的评价指标进行统计和临床意义分析。此外，安全性评价应包含不良临床事件和实验室指标的统计分析，对严重不良事件应详细描述和评价。

新药临床试验根据研究阶段和目的分为4期：Ⅰ期临床试验的目的是在动物药理毒理试验基本成功的基础上，初步评价新药的人体耐受性和药代动力学试验；Ⅱ期临床试验（探索性临床试验）的目的是初步评价药物或治疗手段的有效性和安全性，为Ⅲ期临床试验的设计、终点和方法学提供依据，根据有无对照组，可分为单臂试验和随机对照试验；Ⅲ期临床试验（确证性临床试验）一般称为随机对照试验设计，确证药物的疗效、安全性和不良反应；Ⅳ期临床试验于新药上市后开展，一般为开放队列研究，监测和收集药物的疗效、适应证和不良反应等信息。

2. 干预试验 干预试验是指在研究者的控制下，对自然人群采取某项干预措施，施加或消除某种因素，来评价其对该人群恶性肿瘤相关结局事件的影响。干预性研究是一种前瞻性研究，需要遵循随机化、盲法和对照的原则。但若受实际条件所限不能随机分组或不能设立平行的对照组时，可以按照类实验设计。干预试验常用于验证恶性肿瘤的病因，评价预防恶性肿瘤的措施或公共卫生策略的效果。干预试验包括现场试验和社区干预试验。现场试验根据其用途不同，又可分为预防性试验和病因试验。

干预试验的结果应报告未施加干预措施前人群的基线情况，对比施加干预措施后所研究疾病的发生情况，对所有疗效的评价指标进行统计和临床意义分析。此外，还应描述出现的不良临床事件，并对其实验室指标进行统计分析。干预实验具备以下特点：属于实验法而非观察法；一般设立严格的对照组；样本量大、研究时

间长;实验的方向是前瞻性的。干预研究一般以某种肿瘤发病率和死亡率作为研究终点,也可以选择替代性研究终点(中间结局变量)如癌前病变的发生率等,选择替代性研究终点可以使观察期缩短,减少所需样本量。

三、肿瘤筛查

肿瘤筛查是通过快速、简便的检验/检查或其他措施,在健康人群中发现表面健康但可能患有某种肿瘤的人。其目的是早期发现肿瘤患者或者肿瘤的高危人群,通过尽早干预、诊断和治疗,以防止或延缓疾病的进展及其并发症。

四、肿瘤遗传流行病学

肿瘤遗传流行病学是从人群角度研究肿瘤的分布规律及病因,了解遗传因素与环境因素在一般人群和家系人群中的分布及影响分布的因素,发现定量遗传与环境因素的交互作用,为肿瘤的预防和控制提供依据。在进行肿瘤遗传流行病学研究时,通常须从群体和家系两方面进行考虑。核心方法包括:①非血缘关系的一般人群的描述性研究、分析性研究;②血缘关系的家系群体的描述性研究、分析性研究。同时还应注重基因-基因、基因-环境的交互作用。

(赵志勋)

推荐阅读

[1] International Agency for Research on Cancer. Global cancer observatory:cancer today.[2022-08-04]. https://gco.iarc.fr/today/home.

[2] ZHENG R,ZHANG S,ZENG H,et al. Cancer incidence and mortality in China,2016[J]. Journal of the National Cancer Center,2022,2(1):1-9.

[3] GUNTER M J,ALHOMOUD S,ARNOLD M,et al. Meeting report from the joint IARC-NCI international cancer seminar series:a focus on colorectal cancer[J]. Ann Oncol,2019,30(4):510-519.

[4] LEVIN B,LIEBERMAN D A,MCFARLAND B,et al. Screening and surveillance for the early detection of colorectal cancer and adenomatous polyps,2008:a joint guideline from the American cancer society,the US multi-society task force on colorectal cancer,and the American college of radiology[J]. CA Cancer J Clin,2008,58(3):130-160.

[5] SCHREUDERS E H,RUCO A,RABENECK L,et al. Colorectal cancer screening:a global overview of existing programmes[J]. Gut,2015,64(10):1637-1649.

[6] ALLEMANI C,MATSUDA T,DI CARLO V,et al. Global surveillance of trends in cancer survival 2000-14(CONCORD-3):analysis of individual records for 37 513 025 patients diagnosed with one of 18 cancers from 322 population-based registries in 71 countries[J]. Lancet,2018,391(10125):1023-1075.

[7] ZENG H,RAN X,AN L,et al. Disparities in stage at diagnosis for five common cancers in China:a multicentre,hospital-based,observational study[J]. Lancet Public Health,2021,6(12):e877-e887.

[8] ARAGHI M,ARNOLD M,RUTHERFORD M J,et al. Colon and rectal cancer survival in seven high-income countries 2010‐2014:variation by age and stage at diagnosis(the ICBP SURVMARK-2 project)[J]. Gut,2021,70(1):114-126.

[9] KASTRINOS F,SAMADDER N J,BURT R W. Use of family history and genetic testing to determine risk of colorectal cancer[J]. Gastroenterology,2020,158(2):389-403.

[10] THIBODEAU S N,BREN G,SCHAID D. Microsatellite instability in cancer of the proximal colon[J]. Science,1993,260(5109):816-819.

[11] DEKKER E,TANIS P J,VLEUGELS J L A,et al. Colorectal cancer[J]. Lancet,2019,394(10207):1467-1480.

[12] NAKAMURA K,HERNANDEZ G,SHARMA G G,et al. A liquid biopsy signature for the detection of patients with early-onset colorectal cancer[J]. Gastroenterology,2022,163(5):1242-1251.

[13] ZHENG R,ZHANG K,TAN S,et al. Exosomal circLPAR1 functions in colorectal cancer diagnosis and tumorigenesis through suppressing BRD4 via METTL3-eIF3h interaction[J]. Mol Cancer,2022,21(1):49.

[14] MAI D,ZHENG Y,GUO H,et al. Serum pirna-54265 is a new biomarker for early detection and clinical surveillance of human colorectal cancer[J]. Theranostics,2020,10(19):8468-8478.

[15] KOESSLER T,OESTERGAARD M Z,SONG H,et al. Common variants in mismatch repair genes and risk of colorectal cancer[J]. Gut,2008,57(8):1097-1101.

[16] BEN S,ZHU Q,CHEN S,et al. Genetic variations in the CTLA-4 immune checkpoint pathway are associated with colon cancer risk,prognosis,and immune infiltration via regulation of IQCB1 expression[J]. Arch Toxicol,2021,95(6):2053-2063.

[17] TOMLINSON I,WEBB E,CARVAJAL-CARMONA L,et al. A genome-wide association scan of tag SNPs identifies a susceptibility variant for colorectal cancer at 8q24.21[J]. Nat Genet,2007,39(8):984-988.

[18] WANG M,GU D,DU M,et al. Common genetic variation in ETV6 is associated with colorectal cancer susceptibility[J]. Nat Commun,2016,7:11478.

[19] ZHANG B,JIA W H,MATSUDA K,et al. Large-scale genetic study in east asians identifies six new loci associated with colorectal cancer risk [J]. Nat Genet,2014,46(6):533-542.

[20] GUO X,LIN W,WEN W,et al. Identifying novel susceptibility genes for colorectal cancer risk from a transcriptome-wide association study of 125,478 subjects [J]. Gastroenterology, 2021,160(4):1164-1178.

第二章　结直肠癌的病因与预防

第一节　结直肠癌的病因

结直肠癌是影响人类健康的重要疾病之一,已造成严重的社会和经济负担,且呈现出持续增长的态势。结直肠癌是一种在基因和环境因素交互作用下逐渐发生发展的复杂疾病,探索结直肠癌的病因和危险因素,了解其发病机制,识别新的生物标志物,可为一级预防的实施提供证据支持。

一、遗传因素

(一)肿瘤家族史

结直肠癌家族史与结直肠癌发病风险增高有关。约有 20% 的结直肠癌患者存在家族史,然而只有 5%~10% 的结直肠癌患者是可遗传的基因突变所致,即这些基因通过卵子或精子传递使得所有胚胎细胞都含有突变基因,故称为胚系突变。一项纳入 63 项研究共 928 万人的荟萃分析提示,一级亲属患结直肠癌的人群,其发病风险是普通人群的 1.76 倍。此外,Roos 等对 42 项病例对照研究和 20 项队列研究进行荟萃分析,发现家族史对结直肠癌发病风险的效应亦会受到患病亲属人数及患病亲属诊断年龄的影响。若存在一个一级亲属患结直肠癌,则其发生结直肠癌的风险为普通人群的 1.37 倍(队列研究)或 1.92 倍(病例对照研究);若存在两个或两个以上一级亲属患结直肠癌,则其发生结直肠癌的风险为普通人群的 2.40 倍(队列研究)或 2.81 倍(病例对照研究);同时,若一级亲属诊断为结直肠癌的年龄低于 50 岁,则其发生结直肠癌的风险是普通人群的 3.26 倍(队列研究)或 3.57 倍(病例对照研究)。我国的一项队列研究共纳入 73 358 名女性,平均随访时间达 7 年,结果表明一级亲属患结直肠癌的女性发生结直肠癌的风险是普通人群的 2.07 倍。

(二)遗传性结直肠癌

遗传性结直肠癌综合征是指一系列可引起遗传性结直肠癌的疾病,携带相应胚系突变的人群患结直肠癌的风险显著高于普通人群。遗传性结直肠癌主要分为两类,第一类为非息肉病性结直肠癌,包括林奇综合征(Lynch syndrome,LS)和家族性结直肠癌 X 型林奇样综合征;第二类是息肉病性结直肠癌综合征,包括家族性腺瘤性息肉病(familial adenomatous polyposis,FAP)、MUTYH-相关性息肉病(MUTYH-associated polyposis,MAP)、遗传性色素沉着胃肠息肉病综合征、幼年性息肉病综合征和结直肠锯齿状息肉病等。

LS 是一种常染色体显性遗传肿瘤综合征,由错配修复基因(mismatch repair,MMR)种系突变引起,可引起结直肠及其他部位(包括子宫内膜、卵巢、胃、小肠、肝胆、上尿路、脑和皮肤等)肿瘤,其风险高于正常人群。LS 占所有结直肠癌患者的 2%~4%,是最常见的遗传性结直肠癌综合征。目前已证实的相关致病基因为 MMR 家族中的 MLH1、MSH2、MSH6、PMS2,此外,EPCAM 基因缺失导致 MSH2 启动子高度甲基化并引起 MSH2 沉默也可引起林奇综合征。一项纳入 3 119 例林奇综合征患者的队列研究提示,MMR 分别为 MLH1、MSH2、MSH6 的林奇综合征患者在 75 岁时发生结直肠癌的累积风险分别为 46%、43% 和 15%。

家族性腺瘤性息肉病是一种遗传性常染色体显性且外显率极高的遗传综合征,由 APC 基因胚系突变造成,约占所有结直肠癌的 1%,包括经典型家族性腺瘤性息肉病和衰减型家族性腺瘤性息肉病。典型家族性腺瘤性息肉病通常在十几岁至三十几岁时结直肠遍布数百上千枚腺瘤,如果不及时治疗,几乎都会在腺瘤性息肉出现后 10 年发展为结直肠癌,大部分患者在 50 岁前发展为结直肠癌。衰减型家族性腺瘤性息肉病较典型家族性腺瘤性息肉病恶性程度低，结直肠腺瘤性息肉通常为10~100枚，衰减型家族性腺瘤性息肉病息肉通常位于近端结肠，直肠较少，会被误诊为散发性腺瘤；息肉出现年龄较晚，平均为44岁；出现息肉后10~15年可发展为结直肠癌，平均诊断年龄为56岁。

目前尚缺乏用于预防家族性腺瘤性息肉病的药物。家族性腺瘤性息肉病的预防性筛查及切除手术方面，如果发现APC基因突变，推荐典型家族性腺瘤性息肉病在10~15岁开始，轻症型家族性腺瘤性息肉病从18岁开始，每年进行肠镜检查，一旦发生息肉，建议外科干预或肠镜下息肉摘除。由于家族性腺瘤性息肉病患者癌症的发生风险在前30年里迅速升高，常常需要行预防性全结直肠切除，然而结直肠切除的时间取决于个体或家系其他患者腺瘤的数量大小、是否癌变和患者意愿等。无论典型还是轻症型家族性腺瘤性息肉病，处于儿童和青少年且腺瘤数量较少的患者，在适当的外科评估及咨询的前提下，可以暂缓手术，同时行息肉切除，每年行结肠镜检查，直到达到适当的心理年龄再接受结直肠切除术。同样，对大于21岁且瘤荷较小的轻症型家族性腺瘤性息肉病，也可以先考虑肠镜下息肉摘除和肠镜随访。对于遗传性结直肠癌患者的血缘亲属，可行相关遗传风险评估和遗传咨询，考虑对有风险的亲属进行相关基因检测，若为致病胚系突变携带者，需定期监测随访。对于携带明确致病胚系突变的患者及携带者，准备生育时可行妊娠早期筛查，降低后代携带致病胚系突变比例，达到精准预防遗传性结直肠癌。

二、饮食因素

（一）红肉及加工肉类

红肉和加工肉类摄入与结直肠癌发病风险增高有关。一项纳入38项研究的荟萃分析提示，红肉摄入量增加可以使结直肠癌、结肠癌和直肠癌的发生风险升高10%、17%和22%；另一项基于29项研究的荟萃分析提示，对于加工肉类而言，与低摄入量者相比，高摄入量者结直肠癌、结肠癌和直肠癌的发生风险增加13%、19%和21%。红肉和加工肉类摄入与结直肠癌发病存在剂量反应关系。世界癌症研究基金会（World Cancer Research Fund，WCRF）和美国癌症研究所（American Institute for Cancer Research，AICR）于2018年发布了第3版《饮食、营养、身体活动与癌症预防全球报告》（简称"《2018年WCRF/AICR报告》"），报告提出加工肉类和红肉每日摄入量每增加100g，结直肠癌发病风险增加12%；其中，加工肉类每日摄入量每增加50g，红肉

每日摄入量每增加100g，结直肠癌发病风险分别增加16%和12%。不同类型的红肉与结直肠癌发生风险的关联存在差异。Carr等对不同类型的红肉摄入与结直肠癌的发病风险进行荟萃分析发现，摄入较多的牛肉（RR=1.11，95%置信区间1.01~1.22）和羊肉（RR=1.24，95%置信区间1.08~1.44）会增加结直肠癌发病风险，但未发现猪肉摄入与结直肠癌发病风险的相关性有统计学意义。来自东亚人群的证据亦支持红肉和加工肉类摄入是结直肠癌的危险因素。一项荟萃分析纳入了日本的6项队列研究和13项病例对照研究，研究结果表明，与摄入量最低组相比，加工肉类摄入量最高组的RR为1.17（95%置信区间1.02~1.35），红肉摄入量最高组的RR为1.16（95%置信区间1.00~1.34）。

然而，日常生活中限制红肉摄入对结直肠癌的预防效果可能有限，Han等对加工肉类和红肉摄入与结直肠癌的发病风险进行荟萃分析发现，加工肉类摄入量每周减少3份（每份50g）可以降低7%的结直肠癌发病风险（RR=0.93，95%置信区间0.89~0.95），但红肉摄入量每周减少3份（每份120g）并未降低结直肠癌发病风险。

红肉和加工肉类主要通过致癌化合物的产生影响结直肠癌发生，如红肉中的血红素铁、加工肉类中的外源性N-亚硝基化合物、由肉类脂肪代谢所产生的游离脂肪酸和次级胆汁酸，以及肉类在高温烹饪时形成的杂环胺和多环芳烃等。

（二）膳食纤维和全谷物

膳食纤维是日常饮食中的重要组成部分，根据其在水中的溶解性，可分为可溶性或不溶性膳食纤维，膳食纤维对结直肠癌的发生发展具有保护作用。

《2018年WCRF/AICR报告》基于既往研究进行荟萃分析，结果提示每日膳食纤维摄入量每增加10g，结直肠癌发病风险降低9%。我国的一项病例对照研究纳入了1944例结直肠癌患者和2027例对照，亦发现膳食纤维与结直肠癌发生风险降低有显著关联。

全谷物是谷物纤维的主要来源，与结直肠癌发病率和死亡率呈负相关。全谷物摄入量每增加90g，结直肠癌发病风险降低17%。另有对10项研究进行剂量反应关系荟萃分析发现，全谷物每日摄入量每增加30g，结直肠癌发病风险降低5%。在一项前瞻性观察研究的荟萃分析中，谷物纤维与结直肠癌的风险呈负相关，谷物纤维摄入量每天增加10g，结直肠癌发生风险降低10%，但水果、蔬菜和豆类纤维与结直肠癌风险无显著关联。在腺瘤结果中观察到同样的模式。

对于I~III期的结直肠癌患者，每日谷物纤维摄入量每增加5g，结直肠癌死亡风险下降33%。然而，在一项

随机对照试验中,每天补充麦麸纤维(干预组和对照组补充剂量:13.5g 和 2g),持续补充 3 年,结果提示补充高剂量麦麸纤维对于预防结直肠腺瘤复发没有任何益处,提示膳食纤维的保护作用仍存在一定不确定性,人群层面干预需谨慎。

不溶性膳食纤维主要通过减少排泄时间和增加粪便的体积,减少结直肠上皮对腔内致癌物的暴露。膳食纤维与肠道菌群的相互作用也影响结直肠癌的发生,可溶性纤维到达结肠未被消化很容易被厌氧肠道菌群发酵成短链脂肪酸(主要是乙酸、丙酸和丁酸);体外对人肠细胞系的研究表明,丁酸能促进正常结肠细胞的存活和肿瘤结肠细胞的凋亡,并下调促炎通路。具核梭形杆菌通过促进免疫抑制肿瘤微环境来促进结直肠癌的发生,富含纤维和全谷物的饮食与具核梭形杆菌阳性结直肠癌风险降低有关。

(三)乳制品的摄入

现有研究证据表明乳制品摄入量较低与结直肠癌发病风险升高有关。《2018 年 WCRF/AICR 报告》中对10 项研究进行剂量反应关系的荟萃分析发现,乳制品每日摄入量每增加 400g,结直肠癌发病风险降低 13%($RR=0.87$,95% 置信区间 0.83~0.90)。另一项剂量反应关系的荟萃分析亦得到了类似的结论。2019 年的一项荟萃分析纳入 19 项研究,分析了发酵乳制品摄入对结直肠癌风险的影响,发现与低摄入组相比,高摄入组的结直肠癌发病风险比值比(odds ratio,OR)降低 12%($OR=0.88$,95% 置信区间 0.84~0.93)。来自中国人群的证据亦支持乳制品摄入是结直肠癌发病的保护性因素。我国的一项病例对照研究纳入 2 380 例结直肠癌患者和2 389 例对照,发现乳制品摄入与结直肠癌发病风险成负相关($OR=0.32$,95% 置信区间 0.27~0.39)。

三、生活习惯因素

(一)吸烟

有证据提示吸烟可以导致结直肠癌,自 19 世纪 60年代起,全球范围内大量研究探索了吸烟与结直肠癌之间的关系,结果表明吸烟可增加结直肠癌的发病风险。Botteri 等对在欧洲、北美洲和亚洲开展的 33 项队列研究和 73 项病例对照研究进行荟萃分析,发现吸烟者患结直肠癌的风险是不吸烟者的 1.18 倍($RR=1.18$,95%置信区间 1.11~1.25)。该研究还发现,直肠癌与吸烟的关联性($RR=1.25$,95% 置信区间 1.14~1.38)强于结肠癌($RR=1.12$,95% 置信区间 1.04~1.21)。Tsoi 等对在美

洲、欧洲及亚洲人群中开展的 28 项队列研究进行荟萃分析,结果显示吸烟与结直肠癌发病密切相关,吸烟者发生结直肠癌的风险是不吸烟者的 1.20 倍($RR=1.20$,95% 置信区间 1.10~1.30),发生直肠癌($RR=1.36$,95%置信区间 1.15~1.61)风险高于结肠癌($RR=1.11$,95% 置信区间 1.02~1.21),且男性吸烟者患直肠癌的风险更高($RR=1.38$,95% 置信区间 1.22~1.56)。另外两项荟萃分析结果也表明,吸烟者患直肠癌的风险高于不吸烟者。Gram 等对 68 160 名 30~69 岁挪威女性开展的队列研究显示,有吸烟史者患结直肠癌的风险为不吸烟者的1.2 倍($RR=1.2$,95% 置信区间 1.0~1.5)。Pirie 等对约 120万例英国女性开展的队列研究(平均随访 12.0 年 ± 2.0年)显示,现在吸烟者结直肠癌死亡风险为不吸烟者的1.25 倍($RR=1.25$,95% 置信区间 1.14~1.37)。在中国人群中开展的相关研究结果也表明,吸烟是结直肠癌发病的危险因素之一。Zhang 等于 2002—2013 年在上海男性人群中开展的前瞻性队列研究,发现不吸烟者患结直肠癌的风险是吸烟者的 83%($HR=0.83$,95% 置信区间0.70~0.98)。

吸烟者的吸烟量越大、吸烟年限越长,结直肠癌的发病风险越高。Botteri 等开展的荟萃分析结果表明,结直肠癌的发病风险与吸烟量存在剂量反应关系。吸烟量每增加 10 支/d,结直肠癌的发病风险增加 7.8%(95%置信区间 5.7%~10.0%);吸烟量每增加 10 包/年,结直肠癌的发病风险增加 4.4%(95% 置信区间 1.7%~7.2%)。Stürmer 等在 22 071 名美国男性医师中开展的前瞻性队列研究(随访超过 12 年)表明,调整年龄、BMI、饮酒、剧烈运动、维生素摄入、阿司匹林和 β 胡萝卜素治疗及蔬菜摄入因素后,结直肠癌的发病风险随着吸烟量的增加而升高,吸烟指数为 0~10 包/年、11~20 包/年、21~40 包/年和>40 包/年的吸烟者患结直肠癌的风险分别为不吸烟者的 1.51 倍(95% 置信区间 1.05~2.18)、1.56 倍(95% 置信区间 1.12~2.16)、1.21 倍(95% 置信区间 0.86~1.72)和 1.68 倍(95% 置信区间 1.20~2.35)($P=0.009$)。

吸烟诱导结直肠癌发生的机制尚不明确,有研究者认为香烟烟雾中含有一种混合物,可以轻易地通过循环系统到达结直肠黏膜或直接摄入并引起遗传和表观遗传异常,主要与高 MSI、高 CIMP 及 $BRAF$ 突变有关。近端结肠癌富含高 MSI、高 CIMP 及 $BRAF$ 突变,因此吸烟与不同部位结肠癌发病风险的关联强度结果不尽相同。有研究提示吸烟对直肠癌发病风险的影响可能强于对结肠癌的影响。

(二)大量饮酒

大量饮酒可能是结直肠癌的危险因素,但在中国

人群中,饮酒与结直肠癌发病风险的相关性尚存争议。McNabb 等综合分析了来自 5 项病例对照研究和 11 项巢式病例对照研究的数据,发现与偶尔饮酒或不饮酒相比,少量饮酒(<28g/d)不会增加结直肠癌风险,大量饮酒(>36g/d)者的结直肠癌发病风险 OR 为 1.25(95% 置信区间 1.11~1.40)。另有一项纳入了 16 项队列研究的荟萃分析得到了类似的结论。此外,《2018 年 WCRF/AICR 报告》纳入了 10 项研究,报告了乙醇摄入量与结直肠癌发病风险的剂量反应关系,即日饮酒量每增加 10g,结直肠癌发病风险增加 7%,进一步证实了上述观点。然而在中国人群中,饮酒与结直肠癌发病风险的相关性尚存争议。我国的一项队列研究共纳入 59 503 名男性,中位随访时间为 9 年,发现与每周饮酒超过 14 杯的人群相比,每周饮酒量不高于 14 杯的人群的结直肠癌发病风险降低 25%。另有一项在我国开展的病例对照研究(纳入 310 例结直肠癌患者和 620 名健康对照),发现较之不饮酒者,每周饮酒超过 21 杯的结直肠癌发病风险增加 1.18 倍(OR=2.18,95% 置信区间 1.16~3.66)。然而,Chen 等开展的队列研究对 64 100 人进行了 10 年随访,未发现每日饮酒者与从不饮酒者的结直肠癌发病风险有所差异。一项荟萃分析纳入了我国 10 项病例对照研究,亦未发现饮酒对结直肠癌发病风险的影响。

摄入的酒精通过体循环到达结肠细胞,并可能扩散到腔内。腔内乙醇被微生物乙醇脱氢酶代谢成乙醛,引起黏膜损伤和再生细胞增殖。由于结肠黏膜乙醛脱氢酶活性低,有毒的乙醛也会进入肠上皮细胞并积聚。细胞内的乙醛可能通过引起 DNA 损伤和破坏细胞内的叶酸(DNA 合成和甲基化所必需的)来促进结直肠癌的发生。

(三)久坐和体力活动

久坐和低体力活动增加了结直肠癌的发病风险。Moore 等综合分析了 12 个欧美人群队列的数据,共纳入 144 万人,发现与休闲时间体力活动水平处在后 10% 的人群相比,前 10% 人群的结肠癌发病风险降低了 16%(HR=0.84,95% 置信区间 0.77~0.91),直肠癌发病 HR 为 0.87(95% 置信区间 0.80~0.95)。《2018 年 WCRF/AICR 报告》分别纳入 6 项、12 项、9 项研究对体力活动与结直肠癌、结肠癌、直肠癌的关系进行荟萃分析,同样发现与总体力活动水平较低组相比,较高体力活动组人群发生结直肠癌(RR=0.81,95% 置信区间 0.69~0.95)和结肠癌(RR=0.80,95% 置信区间 0.72~0.88)风险降低,却未发现直肠癌发病风险存在显著差异。我国一项前瞻性队列研究纳入了 59 503 名男性,发现与其他人群相比,每

周进行中高强度体力活动不低于 150 分钟的人群的结直肠癌发病风险有所降低但差异无统计学意义。一项纳入 61 321 例新加坡华人的队列研究发现,与不进行高强度体力活动人群相比,每周进行大于半小时高强度体力活动可降低 15% 结直肠癌发病风险(HR=0.85,95% 置信区间 0.74~0.99),而每周进行不小于半小时中等强度体力活动的人群未见获益。

久坐主要通过改变肠道排空和骨骼肌运动影响结直肠癌的发病;久坐或缺少运动的人群肠道会趋于静止、蠕动减少,不利于粪便的形成和排出,从而增加了粪便中有毒物质和肠道黏膜的相互作用时间,从而增加了肠癌的风险;此外,久坐伴随骨骼肌运动减少,进而引发胰岛素抵抗、促进结直肠癌变。研究表明,每天增加 2 小时看电视的时间,可使结直肠癌的发生风险上升 7% 左右。高体力活动是结直肠癌的保护性因素,主要通过影响肠道运动、免疫系统、炎症及代谢性激素的分泌降低结直肠癌的发生风险。

四、肠道疾病史

(一)炎性肠病

炎性肠病(inflammatory bowel disease,IBD)包括溃疡性结肠炎和克罗恩病,与结直肠癌发病风险增高有关。Lutgens 等开展的一项荟萃分析纳入 9 项研究,结果表明 IBD 患者的结直肠癌发病风险是一般人群的 1.7 倍(95% 置信区间 1.2~2.2)。

溃疡性结肠炎是一种病因尚不清楚的结肠和直肠慢性非特异性炎症性疾病,病变局限于结直肠黏膜及黏膜下层,多位于乙状结肠和直肠,也可延伸至降结肠,甚至整个结肠,病程漫长,常反复发作。本病见于任何年龄,但 20~30 岁最多见。Jess 等开展的一项荟萃分析纳入了 8 项研究,对溃疡性结肠炎患者随访 14 年,结果提示溃疡性结肠炎患者发生结直肠癌的风险是普通人群的 2.4 倍(95% 置信区间 2.1~2.7)。Bopanna 等开展的一项荟萃分析,纳入了 44 项研究,含 31 287 例亚洲地区溃疡性结肠炎的患者,结果表明溃疡性结肠炎患者中结直肠癌的患病率高达 0.85%(95% 置信区间 0.65%~1.04%),诊断为溃疡性结肠炎,发生结直肠癌的 10 年、20 年和 30 年累积发生率分别为 0.02%(95% 置信区间 0~0.04%)、4.81%(95% 置信区间 3.26%~6.36%)和 13.91%(95% 置信区间 7.09%~20.72%)。

克罗恩病是一种原因不明的肠道炎症性疾病,在胃肠道的任何部位均可发生,但多发于末端回肠和右半结肠。临床表现为腹痛、腹泻、肠梗阻,伴有发热、营养

障碍等肠外表现。病程漫长，反复发作，不易根治。一项丹麦的研究提示，与普通人相比，克罗恩病患者结直肠癌的发生和死亡风险增加了74%（HR=1.74,95% 置信区间 1.54~1.96）和40%（HR=1.40,95% 置信区间 1.27~1.53）。

以溃疡性结肠炎和克罗恩病为主的IBD发生结直肠癌的机制主要为慢性炎症。癌变过程从无异常增生发展到不确定异常增生、低级别异常增生、高级别异常增生，最后发展到结直肠癌。与其他途径离散性异常增生前体病变（传统腺瘤或锯齿状腺瘤）不同，慢性炎症背景下产生的异常增生常出现在扁平黏膜上，呈多灶性，导致病变检测存在一定难度。因此，对于IBD患者的不典型增生监测，染色内镜检查（染料喷涂期间内镜检查）或高清晰度内镜检查优于传统的白光结肠镜检查。分子事件发生的时间和频率也是不同的。与腺瘤-癌序列相反，APC 和 $TP53$ 基因突变分别发生在结直肠癌发生的早期和晚期，在炎症中研究发现，$TP53$ 突变代表早期事件，APC 突变在癌变过程中发生的频率较低且较晚。

（二）腺瘤或息肉疾病史

70%~90%的结直肠癌是通过腺瘤—癌途径发展的，通过切除腺瘤可降低结直肠癌的发生风险，但腺瘤切除者后续发生结直肠癌的风险仍可能高于一般人群或无腺瘤人群。基于嘉善和海宁的结直肠癌筛查人群进行长时间随访，分析中国人群腺瘤患者术后结直肠癌的长期发病风险，发现高危腺瘤患者（至少1个进展期腺瘤或≥3个非进展期腺瘤）发生结直肠癌的风险是无腺瘤者的3.95倍，但有1~2个非进展期腺瘤患者的风险无显著增加。

五、代谢相关疾病史

（一）肥胖

肥胖者的结直肠癌发病风险增高，肥胖主要通过改变促炎的脂肪因子和瘦素（胰岛素增敏激素）的分泌以及免疫细胞浸润从而影响结直肠癌的进展。根据《2018年 WCRF/AICR 报告》，BMI 每增加 $5kg/m^2$，结直肠癌发病风险增加5%（RR=1.05,95% 置信区间 1.03~1.07），并且结肠癌（RR=1.07,95% 置信区间 1.05~1.09）较直肠癌（RR=1.02,95% 置信区间 1.01~1.04）的发病风险升高更多；腰围每增加10cm，结直肠癌发病风险增加2%（RR=1.02,95% 置信区间 1.01~1.03）。来自中国慢性病前瞻性研究的50万中国人群数据表明，腰围每增加1

个标准差，结直肠癌发病风险增加16%（HR=1.16,95% 置信区间 1.11~1.22）。

（二）糖尿病

糖尿病患者的结直肠癌发病风险增高。Yuhara 等的荟萃分析发现，糖尿病患者的结肠癌和直肠癌发病风险分别是健康人群的1.38倍（RR=1.38,95% 置信区间 1.26~1.51）和1.20倍（RR=1.20,95% 置信区间 1.09~1.31）。此外，对16项队列研究的荟萃分析发现，糖尿病前期亦会增加结直肠癌发病风险（RR=1.15,95% 置信区间 1.06~1.23）。Chen 等综合分析了来自东亚和南亚地区的19个队列的个体数据，发现糖尿病患者结直肠癌发病风险增加41%（HR=1.41,95% 置信区间 1.26~1.57）。中国慢性病前瞻性研究纳入50万人群进行随访，虽未发现自报糖尿病史与结直肠癌发病的相关性，但发现经现场体检查出的糖尿病人群结直肠癌发病风险较一般人群增加了44%（HR=1.44,95% 置信区间 1.18~1.77）。

（三）代谢综合征

代谢综合征（metabolic syndrome, MS）是一组代谢危险因素，包括腹部肥胖、高血压、高血糖和血脂异常（主要是甘油三酯升高和高密度脂蛋白降低），其病理基础主要为胰岛素抵抗，主要表现为血糖异常、血脂异常、血压异常及向心性肥胖。MS 的发生与结直肠癌发病风险升高有关。一项纳入了30项研究的系统综述和荟萃分析提示，MS 与结直肠癌发病风险升高有关，男性和女性人群中的关联强度分别为1.28（95% 置信区间 1.16~1.39）和1.21（95% 置信区间 1.13~1.30）；但 MS 仅可使男性发生结直肠癌的死亡风险增加（RR=1.24,95% 置信区间 1.18~1.31），女性未见显著关联。

基于10万中国男性人群的队列研究提示，与没有 MS 的人群相比，具备1个、2个和3个 MS 症状的人群发生结直肠癌的风险分别为1.53（95% 置信区间 1.01~2.32）、1.42（95% 置信区间 0.94~2.14）和1.70（95% 置信区间 1.12~2.56）。MS 与早发性结直肠癌之间的关联强度有所降低，研究表明，与无 MS 的个体相比，具有1个、2个、3个、4个和5个 MS 症状的人群发生早发性结直肠癌的风险均显著升高，危险度分别为1.07（95% 置信区间 1.01~1.13）、1.13（95% 置信区间 1.06~1.21）、1.25（95% 置信区间 1.16~1.35）、1.27（95% 置信区间 1.15~1.41）和1.50（95% 置信区间 1.26~1.79）（P<0.000 1）。细化 MS 的不同症状来看，高血糖是结直肠癌发病和死亡的共同危险因素。血糖异常（空腹或餐后高葡萄糖，或已报道的糖尿病）可能通过促进上皮-间

充质转换现象和促进癌细胞增殖作为致癌物质。肿瘤细胞摄取高葡萄糖与癌症分级、更大转移潜力和癌症化疗耐药性相关。

（四）非酒精性脂肪性肝病

非酒精性脂肪性肝病（non-alcoholic fatty liver disease，NAFLD）是指存在影像学或组织学的肝脏脂肪变性的证据，但不存在导致肝脂肪积累的其他原因，如大量饮酒、丙型肝炎、药物使用或遗传性疾病。NAFLD 与结直肠癌的发生风险升高有关。基于 11 项观察性研究的系统综述和荟萃分析提示（n=91 124），与没有 NAFLD 的人群相比，NAFLD 患者发生结直肠腺瘤（HR=1.42，95% 置信区间 1.18~1.72）和结直肠癌（HR=3.08，95% 置信区间 1.02~9.03）的风险显著升高。最新的一项系统综述纳入了 10 项研究，提示 NAFLD 的患者发生结直肠癌的风险比一般人群要高 40%（HR=1.40，95% 置信区间 1.20~1.63）。基于中国北方男性人群的队列研究也提示，NAFLD 可提高结直肠癌的发生风险（HR=1.96，95% 置信区间 1.17~3.27）。近年来，结合脂肪肝患者的代谢因素，专家学者提出了代谢性脂肪肝的概念，即 NAFLD 同时满足以下三项条件：①超重/肥胖；②2 型糖尿病；③代谢功能障碍。基于英国生物银行 35.3 万人群的分析提示，与非代谢性脂肪肝的人群相比，代谢性脂肪肝与结直肠癌及肛门癌的发生风险升高有关（HR=1.14，95% 置信区间 1.06~1.23），且关联强度在男性中更高。

肥胖、2 型糖尿病、MS 和 NAFLD 几种常见代谢相关疾病往往同时存在，互为因果，共享多种代谢通路，主要通过影响机体糖脂代谢、激素和炎症因子分泌共同促进结直肠癌的发生发展。胰岛素抵抗的存在，可导致活性氧过量产生，并导致 DNA 损伤和突变。此外，在胰岛素抵抗患者中，大量的炎症细胞可能会促进全身炎症。肥胖相关的脂肪组织调节失调会改变细胞因子和脂肪源性肽激素浓度（如脂联素和瘦素），扰乱胰岛素/IGF 轴，与全身和结直肠癌细胞代谢重编程、生存和增殖有关。高胰岛素血症和高瘦素血症，以及循环中过量的葡萄糖和脂质克服了肿瘤发展的巨大障碍。营养可得性的增加有利于代谢重编程，改变信号，通过增加活性氧和共代谢产物产生突变和表观遗传修饰。此外，对于 NAFLD 以及伴随肝脏脂质堆积的代谢功能障碍者而言，胆汁酸的合成变化，导致胆汁酸池的构成出现差异并产生多种促炎性细胞因子，其中促氧化剂和纤维原性分子可能促进结直肠肿瘤和其他肝外疾病的发展。

六、感染性因素

（一）肠道菌群

肠道微生态是人体一个庞大而复杂的微生物群落，主要由肠道中的微生物组成，包括细菌、病毒、真菌、原生动物和古细菌，其中细菌最为丰富且目前研究最广。肠道微生态与结直肠癌的发生发展存在较为复杂的关联，肠道菌群紊乱可导致黏膜炎症，肠道屏障功能受损，致病菌黏附、入侵、释放毒素，引起细胞基因层面改变等，从而促进结直肠癌的发生发展。

Dove 等发现无菌 $APC^{Min/+}$ 小鼠中段小肠肿瘤数量较普通环境下 $APC^{Min/+}$ 小鼠明显减少，该研究较早确立了肠道微生态与结直肠癌发生发展间的关联性。2012 年，Kostic 等首次通过免疫荧光原位杂交技术发现具核梭形杆菌在结直肠癌原发灶及转移灶中富集。通过 $APC^{Min/+}$ 老鼠模型，他们还发现具核梭形杆菌通过招募肿瘤浸润髓系细胞改变肿瘤微环境进而促进肿瘤生长浸润。同时，Rubinstein 等发现具核梭形杆菌可以黏附、入侵肠上皮细胞，通过释放 FadA 黏附素与 E-钙黏着蛋白结合，激活 β 联蛋白通路，促进炎症及肿瘤反应。

近些年来，除具核梭形杆菌外，其他某些特定菌，如产 colibactin 毒素的大肠埃希菌、脆弱拟杆菌、普罗维登斯菌、微小微单胞菌及厌氧消化链球菌等，也被证实具有促进结直肠癌发生发展的能力。Tsoi 等报道发现与健康志愿者相比，厌氧消化链球菌在结直肠癌患者粪便和肠黏膜组织中均显著富集，且动物实验证明在氧化偶氮甲烷诱导的结直肠癌小鼠模型中，厌氧消化链球菌灌胃小鼠的肿瘤数量和体积均较对照组显著增多增大，后续机制学实验结果提示厌氧消化链球菌可与 TLR2 和 TLR4 相互作用，增加氧化应激水平，从而增加胆固醇合成，促进结肠癌细胞增殖。肠产毒性脆弱拟杆菌是另一种被证明可促进结直肠癌发生发展的致病菌，研究发现它主要通过产生脆弱毒素激活 Wnt/β 联蛋白信号通路和 NF-κB 引起细胞过度增殖并诱发炎症，进而促进结直肠癌的发生发展。肠道细菌不仅可以直接黏附作用于肠道上皮细胞，其产生的代谢产物也可对结直肠癌产生重要影响。短链脂肪酸是肠道细菌发酵膳食纤维的产物，包括丁酸盐、丙酸盐、醋酸盐等，其中有关丁酸盐的研究最为广泛。有研究表明丁酸盐可以为肠道上皮细胞供能，对维持肠道菌群稳态和肠上皮完整性具有重要的意义。丁酸盐还能抑制细胞增殖，促进细胞分化、凋亡，减少肿瘤细胞浸润。此外，次级胆汁酸也是肠道菌群的重要代谢产物之一，对肠道上皮细胞也有重要的影响。有研究报道给予 $APC^{Min/+}$ 小鼠脱氧胆酸灌胃后出现肠道上皮屏障功能受损,产生低级别炎症以及肿瘤进展等一系列现象,机制方面研究发现脱氧胆酸可以在肿瘤微环境中招募 M2 型巨噬细胞,激活 Wnt/β 联蛋白信号通路,从而促进肿瘤发展。

(二)慢性病毒性肝炎

慢性病毒性肝炎与结直肠癌发生风险升高有关。一项纳入 12 项研究的系统综述和荟萃分析提示,慢性病毒性肝炎与结直肠腺瘤(OR=1.53,95% 置信区间 1.16~2.02)和结直肠癌(OR=1.32,95% 置信区间 1.08~1.61)的发生风险升高存在显著关联。其中,乙型肝炎(OR=1.18,95% 置信区间 1.09~1.27)与结直肠癌高风险均存在显著关联,而丙型肝炎与结直肠腺瘤(OR=1.48,95% 置信区间 1.22~1.79)和结直肠癌(OR=1.88,95% 置信区间 1.78~1.97)发生均存在显著关联。此外,基于中国人群的队列研究提示,乙型肝炎可使结直肠癌发生风险升高 75%(HR=1.75,95% 置信区间 1.15~2.96)。慢性病毒性肝炎和结直肠癌发生风险相关的生理机制研究较为少见,目前研究认为乙型肝炎病毒诱导肝外癌症发生的机制与乙型肝炎病毒诱导肝癌的机制相似,可能包括直接机制和间接机制。①直接机制:乙型肝炎病毒 DNA 整合到宿主基因组中,改变宿主基因的表达和信号通路;②间接机制:乙型肝炎病毒慢性感染可促进持续的炎症、缺氧、血管生成和氧化应激的发生,进而参与到癌症发生的过程。

七、其他因素

(一)精神因素

精神、压力等因素与结直肠癌发生相关的研究较为少见,二者之间关系尚不明确。基于欧洲 11.6 万人群的系统综述和荟萃分析提示,基线调查时,研究对象自我评价的压力与结直肠癌的发生无显著关联(HR=1.16,95% 置信区间 0.90~1.48)。基于美国护士队列和男性职业人群队列中的结直肠癌患者进行前瞻性随访,结果提示焦虑和抑郁程度与结直肠癌死亡风险存在正向关联,每增加一个标准差的焦虑或抑郁评分,结直肠癌的死亡风险增加 16%。基于日本人群的队列研究分析提示,与轻度压力相比,高度压力或严重压力与直肠癌的发生风险增加有关,男性和女性 HR 分别为 1.75(95% 置信区间 1.14~2.69)和 1.83(95% 置信区间 1.01~3.31),然而压力水平与结肠癌的发生风险无显著性关联,男性和女性 HR 分别为 1.05(95% 置信区间 0.78~1.40)和 0.94(95% 置信区间 0.71~1.26)。

(二)抗生素使用

抗生素与结直肠癌的发生存在一定关联,但与结直肠癌发生的关联强度存在一定争议。一项纳入 5 项巢氏病例对照研究的系统综述和荟萃分析提示,抗生素使用与结直肠癌整体的发生无显著关联(OR=1.18,95% 置信区间 0.97~1.39),但与结肠癌(OR=1.16,95% 置信区间 1.10~1.22)发生风险升高、直肠癌(OR=0.86,95% 置信区间 0.80~0.93)发生风险降低存在显著关联;该研究纳入了截至发表日期之前的所有巢氏病例对照,提供的证据级别较高。另一项纳入 10 项研究的荟萃分析结果提示,抗生素使用与整体结直肠癌发生存在显著关联(OR=1.17,95% 置信区间 1.05~1.30),但分部位结果提示,抗生素使用与结肠癌(OR=1.06,95% 置信区间 0.89~1.26)和直肠癌(OR=1.01,95% 置信区间 0.96~1.06)发生均无显著关联;该研究纳入了既往所有已发表的文献,纳入研究质量差异较大。未来仍亟须多中心大样本的前瞻性证据探索抗生素与结直肠癌发生之间的关联,以明确二者之间的关联强度。

此外,现有证据也提示抗生素使用量越大与结直肠癌发生风险之间的关联比值越大,使用次数≥5 次和<5 次者与结直肠癌发生的关联比值分别为 1.64(95% 置信区间 1.09~2.19)和 1.47(95% 置信区间 1.12~1.82),然而抗生素使用与结直肠癌的发生并未发现显著的剂量反应关系。就抗生素的适用范围而言,广谱抗生素使用与结直肠癌发生风险升高存在显著关联(OR=1.70,95% 置信区间 1.26~2.30),而窄谱抗生素使用与结直肠癌的发生无关(OR=1.11,95% 置信区间 0.93~1.32);细化来看,盘尼西林可使结直肠癌发生风险升高 18%(OR=1.18,95% 置信区间 1.08~1.29),而其他的抗生素,如喹诺酮(OR=1.29,95% 置信区间 0.92~1.66)、四环素(OR=0.97,95% 置信区间 0.92~1.01)、大环内酯物(OR=1.09,95% 置信区间 0.93~1.24)与结直肠癌的发生无显著关联。

抗生素使用影响结直肠癌发病风险的机制尚不完全清楚。抗生素使用后肠道菌群的改变可能导致宿主免疫稳态的长期失调,影响结直肠癌发病,由于结肠和直肠之间的肠道菌群组成存在很大差异,抗生素的使用与结肠癌和直肠癌发生风险的关系不同。然而,长期使用抗生素可缓解慢性炎症,对结直肠癌风险的降低有一定促进作用,这也是抗生素使用与结直肠癌的发生未见显著剂量反应关系的原因之一。

八、小结

未来的结直肠癌防控应将加强病因学探索,揭示发生、复发、转移机制,发现新的危险因素。同时,我国应全面开发危险因素监测及控制关键技术,建立以人群为基础的高精度肿瘤监测控制体系、高危人群识别体系和发病风险预测模型。

第二节 结直肠癌的预防

结直肠癌是全球最常见和最可预防的癌症之一,三级预防体系可有效降低其疾病负担。一级预防是指在恶性肿瘤发生前,通过一系列干预措施减少或消除人群中已知危险因素的暴露,从而阻止疾病的发生。结直肠癌是一个由遗传、饮食生活方式和环境等内外因素共同作用而逐渐发生发展的恶性肿瘤。本章第一节已详细阐述了与结直肠癌发生发展相关的危险因素,如高脂低纤维饮食、吸烟、过量饮酒、缺乏运动和超重,因此,旨在减少这些风险因素的一级预防工作预计将产生超越结直肠癌预防的多种有益效果,并具有重大的公共卫生意义。然而,我国面临一些居民恶性肿瘤危险因素系统性认知水平偏低,居民自我健康管理意识和能力不足等问题,未来仍需建立一套可持续发展的结直肠癌乃至恶性肿瘤一级预防协作网络,建立人群层面和个体层面的恶性肿瘤一级预防新机制和新体系。

化学预防是通过天然或人工合成的化合物来预防、抑制或逆转恶性肿瘤的发展,是肿瘤预防的研究热点。目前涉及结直肠癌化学预防的试剂有阿司匹林和非甾体抗炎药、二甲双胍类代谢剂、维生素和矿物质等。

此外,通过积极开展人群结直肠癌筛查的二级预防策略,也可显著降低结直肠癌的发病率和死亡率,如粪便免疫化学检测、软式乙状结肠镜检查和结肠镜检查,在越来越多国家的筛查项目中应用。与其他国家相比,结直肠癌筛查项目开展较早且覆盖率高的国家,结直肠癌发病率和死亡率显著下降。

一、结直肠癌的化学预防

"化学预防"的概念作为一种降低癌症发病率的方法,考虑了整个疾病过程,由 Michael Sporn 在 1976 年首次引入。它可以定义为使用天然、合成或生物制剂来逆转、抑制、延迟或预防癌变的初始阶段或癌前细胞向侵袭性疾病的进展,指的是使用合成或天然物质来降低患癌风险、延缓癌症发作时间或逆转致癌过程。然而,找到一种有效的癌症化学预防剂并非易事——只有少数癌症化学预防剂获得了 FDA 的批准。在评估潜在的化学预防药物时,需要同时考虑许多重要的注意事项。首先需考虑使用化学预防来预防癌症的时间长度,尤其是在平均风险人群中,这些药物具有良好的耐受性和最小的副作用是很重要的。其次,这些药剂还必须低成本且易于管理,并具有方便的给药时间表。

癌症的化学预防研究具有挑战性,它们往往持续时间长,需要大量人群验证和资金投入。对于预防结直肠肿瘤的药物试验而言,研究设计的关键点在于研究终点的选择,即癌前病变还是结直肠癌。大多数结直肠癌由腺瘤发展而来,腺瘤切除会降低结直肠癌风险。若研发的药物可预防腺瘤形成,也可减少结直肠癌的发生。与以结直肠癌作为主要结局的研究相比,以腺瘤发生或进展为结局的研究实施起来更容易、需要的时间和样本量相对较少。以结直肠癌为结局终点的化学预防研究的另一个难点是参与者可能会通过接受筛查来改变他们的结直肠癌风险。结直肠癌化学预防研究尽管存在多重挑战,但仍有大量临床试验对相关化学预防剂的预防效应做出了评估,表 2-2-1 为当前药物的化学预防效应总结。

(一)阿司匹林

阿司匹林是目前具有循证医学证据最多且数据最充足的结直肠癌化学预防作用的药物。阿司匹林最早称为乙酰水杨酸,1899 年正式命名为阿司匹林,不可逆地抑制环氧合酶 1(cyclooxygenase-1,COX-1)和环氧合酶 2(COX-2)。阿司匹林主要通过影响前列腺素合成、血小板活化、Wnt 信号转导至 β 联蛋白和炎症来降低结直肠癌的发生风险。尽管以结直肠癌为终点的阿司匹林化学预防研究有不同的结果,但大多数研究认为阿司匹林可以降低结直肠癌发生风险。根据阿司匹林的大量临床前和临床研究的结果结论,美国预防服务工作组(United States Preventive Services Task Force,USPSTF)推荐阿司匹林用于预防心血管疾病(cardiovascular disease,CVD)和结直肠癌,这是化学预防剂首次被获批可用于非高危人群。然而,该建议仅适用于 50~59 岁的成年人(10 年 CVD 风险为 10% 或以上,预计可存活 10 年以上);对于 60~69 岁的患者,阿司匹林的使用应个体化。

表2-2-1 结直肠癌化学预防剂的化学预防效应

化学药物	主要靶点	机制	最高水平的临床证据	严重不良反应
阿司匹林和非甾体抗炎药				
阿司匹林	COX-1和COX-2(不可逆抑制)	抑制前列腺素合成,血小板活化,问β联蛋白的Wnt信号转导和炎症	随机对照试验	出血风险增加
非选择性非甾体抗炎药(非阿司匹林)	COX-1和COX-2(可逆抑制)	抑制前列腺素合成,血小板活化,问β联蛋白的Wnt信号转导和炎症	随机对照试验	出血风险增加
COX-2抑制剂	COX-2(可逆抑制)	抑制前列腺素合成,血小板活化,问β联蛋白的Wnt信号转导和炎症	随机对照试验	心血管风险增加
代谢剂				
二甲双胍	抑制线粒体复合物I以防止线粒体ATP的产生	激活AMPK,从而抑制mTOR通路并降低细胞周期蛋白D_1表达和Rb磷酸化	多项观察性研究,一项小型随机对照试验	乳酸酸中毒,胃肠道副作用(恶心、呕吐、腹泻)
他汀类药物	HMG-CoA还原酶(可逆抑制)	甲羟戊酸通路的破坏,对膜完整性、细胞信号转导、蛋白合成和细胞周期进程有下游影响	以心血管效应为主要终点的随机对照试验	肌痛、横纹肌溶解症(罕见)、转氨酶升高(罕见严重)
长链ω-3多不饱和脂肪酸	构成细胞膜的磷脂成分	抗增殖,凋亡,调节抗血管生成特性	随机对照试验	难闻的呼吸和汗味、恶心、腹泻
维生素和矿物质				
维生素A	与维生素A结合蛋白(一种血浆特异性转运蛋白)结合	调节抑制肿瘤形成,诱导细胞凋亡和增强免疫功能的核受体	随机对照试验	毒性可导致肝损伤,关节疼痛、脱发、头痛、呕吐、皮肤脱屑
维生素C	胶原蛋白形成和组织修复中的辅助因子	减少氧化应激,增强免疫系统	随机对照试验	毒性可导致恶心、呕吐、腹痛、头痛
维生素E	主要以细胞和细胞膜器膜结合或其辅酶共底物	抑制细胞膜中的脂质过氧化,减少氧化应激,抑制致癌物的产生	随机对照试验	过高的水平会导致出血性脑卒中的风险增加
β胡萝卜素	起维生素A原的作用	支持和抗氧化特性的相互矛盾的证据	随机对照试验	2项大规模干预研究表明,在吸烟者和暴露于石棉并补充β胡萝卜素的个人中,肺癌的发病率有所增加
硒	制造含硒蛋白质所必需的微量元素物质	抗氧化作用可能是由于含硒元素有硒作为必需成分而不是硒本身的蛋白质的抗氧化活性	随机对照试验	毒性可导致胃肠道不适、脱发和指甲变色
叶酸	核酸合成和氨基酸代谢中单碳转移中的辅酶或共底物	通过单碳代谢途径对DNA复制、修复和甲基化的影响	随机对照试验	高水平的叶酸补充剂可以隐藏维生素B_{12}缺乏或加速肿瘤病变的进展
钙	融入骨架	胆汁酸结合能力,对结肠细胞钙敏感受体的直接影响	随机对照试验	高钙血症可引起恶心、呕吐、便秘、骨痛、肾结石、精神错乱和心悸
维生素D	通过与位于细胞核中的维生素D受体结合来调节基因转录	抑制增殖和血管生成,诱导分化和凋亡	随机对照试验	剂量限制性高钙血症
新型药物				
厄洛替尼	EGFR酪氨酸激酶抑制剂(可逆抑制)	抑制EGFR信号	随机对照试验	胃肠道副作用、皮疹
姜黄素	抑制活性氧生成酶,蛋白激酶C,EGFR	抗炎活性,诱导细胞凋亡	随机对照试验	高剂量的胃肠道副作用
古塞库单抗	针对IL23α亚基的单克隆抗体	抑制IL23信号转导	正在进行的随机对照试验	免疫抑制
释放硫化氢和一氧化氮的非甾体抗炎药	COX-1和COX-2(可逆抑制)	抑制前列腺素合成,血小板活化,Wnt信号转导至β联蛋白和炎症	临床前研究	降低胃肠道损伤的风险

注:COX. 环氧合酶;AMPK. AMP活化蛋白激酶;mTOR:哺乳动物雷帕霉素靶蛋白;EGFR. 表皮生长因子受体。

丹麦的一项病例对照研究发现,连续服用低剂量阿司匹林 5 年或更长时间的人患结直肠癌的风险降低。美国职业人群队列研究表明,服用阿司匹林 6 年以上可降低男性患结直肠癌的风险,并且随着阿司匹林剂量的增加,获益增加。然而,阿司匹林使用与结直肠癌风险降低之间的关联在阿司匹林停用 4 年后消失。美国护士健康队列研究同样发现了类似的结果,在该队列中,阿司匹林服用时间达 20 年以上才发现与降低结直肠癌发生风险存在显著性。结合职业人群队列和美国护士健康队列的数据表明,每周服用 100~300mg 阿司匹林可降低患结直肠癌的风险。

然而,也有一些研究报道阿司匹林无法对结直肠癌的发生和进展起保护效果,以 CVD 为主要研究终点的阿司匹林随机安慰剂对照试验发现,在为期 10 年的积极试验期间,结直肠癌风险并未降低。此外,令人惊讶的是,阿司匹林减少老年人事件试验发现,使用阿司匹林会增加总死亡率和癌症相关死亡率,并增加患结直肠癌的风险。

以结肠腺瘤为终点的研究也显示出不同的结果,阿司匹林及叶酸预防息肉的研究显示,与高剂量水平的阿司匹林相比,低剂量阿司匹林可降低腺瘤风险和进展期腺瘤或腺癌。在一项内镜切除结肠腺瘤或腺癌的日本队列中,阿司匹林可将发生结肠腺瘤或腺癌的风险降低 40%。进一步的亚组分析发现,未吸烟人群的风险降低更为显著,但阿司匹林会增加吸烟者的结直肠癌风险。

针对结直肠癌高危人群,结直肠腺瘤/癌预防计划 1 研究表明,阿司匹林并未减少 FAP 的结肠息肉数量,但使用阿司匹林 1 年或更长时间可减小最大息肉直径。结直肠腺瘤/癌预防计划 2 研究是目前唯一一项以结直肠癌为主要终点的阿司匹林随机安慰剂对照试验,该研究调查了 LS 患者每天服用 600mg 阿司匹林的情况。长期随访结果表明,服用阿司匹林药物可显著降低结直肠癌风险。一项荟萃分析显示,在有结直肠癌病史的个体中服用阿司匹林,可降低结直肠癌死亡率。值得注意的是,在阿司匹林使用者中,有 *PIK3CA* 突变的结直肠肿瘤患者的生存时间比没有 *PIK3CA* 突变的患者更长。

总体来说,阿司匹林的研究表明其对结直肠癌具有化学预防作用。阿司匹林可能会适度降低腺瘤和结直肠癌的风险,但是长期使用会有潜在出血风险。目前,阿司匹林被推荐用于 CVD 风险增加的特定个体以及林奇综合征个体的结直肠癌化学预防。然而,阿司匹林实际应用过程中仍然存在许多问题,包括所需阿司匹林的剂量和频率、目标人群,以及在接受筛查的个体中使用阿司匹林降低风险的程度等问题仍需更多研究去证实。

(二)非阿司匹林非甾体抗炎药

非阿司匹林非甾体抗炎药(non-aspirin-nonsteroidal anti-inflammatory drug,NA-NSAID)抑制 COX-1 和 COX-2,但与阿司匹林不同的是,这种抑制是竞争性的。在 20 世纪 70 年代,人们认识到结直肠肿瘤表达高水平的前列腺素 E2(prostaglandin E2,PGE2)。PGE2 合成需要 COX-2,因此 NA-NSAID 可能会阻止结直肠癌的发展。丹麦的一项病例对照研究发现,服用 NA-NSAID 可使患结直肠癌的风险降低,尤其是长期服用大剂量 NA-NSAID 的人群。在威斯康星州,每周至少使用 2 次 NA-NSAID 持续 1 年或更长时间的女性罹患结直肠癌的情况较少。其他病例对照研究还发现,使用广泛的非甾体抗炎药,包括选择性和非选择性 COX-2 抑制剂,可降低结直肠癌和腺瘤的风险。最近一项对 23 项研究的荟萃分析证实,NA-NSAID 可降低结直肠癌的患病风险。

在 FAP 患者中,9 个月的 NA-NSAID 舒林酸治疗显著降低了结肠息肉的数量和直径。通过长期随访还发现,在 FAP 患者的残余直肠中观察到息肉数量减少。舒林酸还可以减少异常隐窝病灶的形成,在结肠息肉切除术后的个体中,舒林酸显著降低了结肠腺瘤的复发风险。在结直肠癌高危人群中,一项针对 LS 患者的研究表明,服用布洛芬 1 个月或更长时间可降低结直肠癌发病风险。

鉴于非选择性 NA-NSAID 相关的胃肠道出血风险,可能与 COX-1 抑制有关,选择性 COX-2 抑制剂可能是更安全的化学预防剂。预防结直肠散发性腺瘤性息肉试验发现,服用塞来昔布 3 年后腺瘤的检出率降低。值得关注的是,表达 COX-2 或不表达降解 PGE2 的 15-前列腺素脱氢酶的息肉具有较低的腺瘤发生风险。大剂量塞来昔布对 FAP 患者也有效,服用 6 个月后结直肠息肉负担可降低 31%。但塞来昔布的使用可增加心血管事件风险发生。USPSTF 审查表明,尽管 NA-NSAID(包括选择性 COX-2 抑制剂)降低了结肠腺瘤和结直肠癌的风险,但这些药物多伴随心血管事件和胃肠道副作用的风险增加。因此,除 FAP 患者等高危人群外,NA-NSAID 并未被广泛推荐作为潜在的结直肠癌化学预防剂。

(三)代谢剂

1. 二甲双胍 二甲双胍是一种双胍化合物,常用于 2 型糖尿病的一线治疗。二甲双胍可激活 AMPK,该激酶抑制 mTOR 途径以抑制细胞增殖。二甲双胍还可能通过抑制周期蛋白 D_1 表达或 Rb 磷酸化来减缓肿瘤生长。二甲双胍可降低 FAP 遗传小鼠模型中的息肉形成,且能抑制化学致癌物引起的小鼠异常隐窝病灶形成。然而,流行病学和临床研究的结果存在不一致的情况。大部分流行病学研究显示使用二甲双胍可降低结直肠癌风险,但也存在一些研究认为二甲双胍的使用与结直肠癌的发生无关联,或风险增加,甚至和性别有关。一项针对 47 531 例 2 型糖尿病患者的研究显示,男性使用二甲双胍 5 年或更长时间可降低结直肠癌风险,但在女性中却无类似效果。

通过一项对 10 个研究的荟萃分析发现,二甲双胍的使用与结直肠腺瘤风险之间存在负相关。在糖尿病患者中,有结直肠癌或腺瘤病史的患者以及无腺瘤病史的患者进行亚组分析发现:服用二甲双胍降低了糖尿病患者的腺瘤风险,具有结直肠癌/腺瘤病史的二甲双胍使用者的腺瘤复发风险降低。

低剂量二甲双胍(250mg/d)对异时性结直肠息肉或腺瘤的化学预防作用的随机对照试验显示,使用二甲双胍可使 1 年内总息肉的发生率,以及腺瘤复发风险显著降低。最近一项荟萃分析发现,2 型糖尿病患者服用二甲双胍可使患腺瘤和结直肠肿瘤的风险降低。总体而言,现有证据支持使用二甲双胍作为结直肠癌高风险糖尿病患者的一线口服药物。但是,需要进一步的随机对照试验来更好地确定二甲双胍的化学预防作用。

2. 他汀类药物　他汀类药物是 β-羟基-β-甲戊二酸单酰辅酶 A(HMG-CoA)还原酶抑制剂,通常用于降脂。约 25% 的 40 岁以上的美国人服用他汀类药物来预防心血管疾病。他汀类药物竞争性抑制 HMG-CoA 还原酶,即甲羟戊酸途径的限速酶,肿瘤细胞中这一通路的中断可能会减少肿瘤的发生、生长或转移。在患有致癌物诱导或遗传诱导的结直肠肿瘤的小鼠中,他汀类药物单独或与非甾体抗炎药联合使用可减少结直肠肿瘤的发展。

然而,与二甲双胍的研究类似,他汀类药物对结直肠肿瘤的作用关系的流行病学和临床研究结果不一致。这些研究包括观察性研究和以心血管事件为主要结局的随机对照试验。一项来自以色列北部的观察性研究发现,他汀类药物使用 5 年或更长时间可降低结直肠癌发生风险。一项针对美国退伍军人的大型队列研究也显示,使用他汀类药物可降低结直肠癌风险。一项对 2 626 名在结肠镜检查中切除结肠腺瘤的退伍军人的随访发现,在连续服用他汀类药物 3~5 年的受试者中,腺瘤复发率降低了 49%,进展期腺瘤风险降低了 29%。但是,多发性腺瘤化学预防试验的二次分析发现,他汀类药物的使用与复发性、多发性或进展期腺瘤之间没有关联。对预防结直肠散发性腺瘤性息肉试验数据的分析发现,使用他汀类药物 3 年或更长时间会增加 39% 的腺瘤风险。综上所述,他汀类药物的使用与结直肠癌或腺

瘤发生风险的关系仍需要大型临床研究验证,以确定长期使用他汀类药物的效果、使用剂量、与其他化学预防剂的理想组合以及寻找最有可能从他汀类药物治疗中受益的亚组。

3. 长链 ω-3 多不饱和脂肪酸补充剂　长链 ω-3 多不饱和脂肪酸主要存在于深海鱼类及其饮食来源。二十碳五烯酸(eicosapentaenoic acid,EPA)和二十二碳六烯酸(docosahexaenoic acid,DHA)用于治疗冠心病和高甘油三酯血症,具有良好的安全性。针对 FAP 患者长期服用 EPA 的随机对照试验(randomized controlled trial,RCT)研究发现,每天 2g,持续 6 个月后直肠腺瘤的数量和大小显著减少。基于前瞻性的队列研究结果(n=68 000)提示,对于 50~76 岁居民而言,与不使用鱼油补充剂者相比,服用鱼油补充剂(每周 4 天或更长时间)3 年或更长时间的个体发生结直肠癌的风险降低 49%,但该保护作用仅局限于男性结肠癌,且不改变直肠癌的风险。阿司匹林和鱼油预防息肉的多中心、随机对照试验,比较了 EPA 和阿司匹林(单独或联合使用)与安慰剂在预防结直肠腺瘤方面的效果。该研究发现在服用药物 1 年内接受结肠镜检查监测的人群中,EPA 或阿司匹林对腺瘤检出率整体没有影响。但两组之间检出的息肉组织学和位置存在差异。EPA 服用后,左半结肠息肉和常规腺瘤显著减少,右半结肠息肉或锯齿状病变无关,而阿司匹林显著降低了常规腺瘤、锯齿状病变和右半结肠息肉的数量。尽管 EPA 和 DHA 具有良好的安全性和耐受性,但仍需要进一步研究 EPA 和 DHA 在结直肠癌和腺瘤化学预防中的作用。

(四)维生素和矿物质

1. 抗氧化剂　抗氧化剂存在于水果、蔬菜和非处方膳食补充剂中。细胞中高浓度的自由基会导致 DNA、蛋白质和细胞膜损伤,抗氧化剂通过中和自由基来帮助减少这种氧化应激。抗氧化剂(维生素 A、维生素 C 和维生素 E、β 胡萝卜素和硒)在预防结直肠癌中的作用在多项观察性研究有不同结果。对 13 项队列研究的汇总分析发现,仅从饮食中摄入维生素 A、维生素 C 和维生素 E 与结直肠癌发生风险无关。然而,从饮食和补充剂中摄入的维生素 C 和维生素 E 的总摄入量与结直肠癌风险降低相关。

维生素和矿物质的观察性研究容易出现回忆偏差和准确评估膳食摄入量的困难,经常服用膳食补充剂的个体之间共有的其他健康行为也会对判断是否为结直肠癌风险保护因子增加偏倚。因此,RCT 研究是判断抗氧化剂是否可降低结直肠癌发生风险的强效证据。一项对 12 项 RCT 的荟萃分析得出结论,维生素 A、维生素

C 和维生素 E、硒和 β 胡萝卜素单独或与其他抗氧化剂或化学预防剂联合不是普通人群结直肠肿瘤的有效化学预防剂。因此，该证据与 USPSTF 反对使用 β 胡萝卜素和维生素 E 预防癌症的建议及其结论一致，即没有足够的证据推荐多种维生素或其他单一或配对的营养补充剂作为化学预防剂。

2. **叶酸** 流行病学研究表明，低叶酸饮食与结直肠肿瘤风险增加有关。护士健康队列研究和加拿大国家乳房筛查研究发现，叶酸摄入量与结直肠癌发生风险之间存在负相关。叶酸摄入可能会防止腺瘤形成，但会促进现有结直肠肿瘤的进展。将补充叶酸对结直肠腺瘤复发作为主要终点的多项随机对照试验呈现出相互矛盾的结果，部分研究认为腺瘤复发减少 56%、进展期腺瘤增加 67%，部分研究认为无显著效果。因此，没有令人信服的证据表明叶酸是结直肠癌或腺瘤的有效化学预防剂。

3. **钙和维生素 D** 钙可能通过其胆汁酸结合能力和/或对结肠细胞上钙敏感受体的直接影响来预防结直肠癌的发生。流行病学研究发现钙和维生素 D 可将结直肠肿瘤的风险降低 20%~30%，钙息肉预防研究组试验将 930 名既往患有腺瘤的个体分配到给予 3g 碳酸钙组或安慰剂组中，发现补充碳酸钙组患者腺瘤复发风险显著降低。相比之下，在女性健康队列研究中，参与者被分配至每天 2 次的 500mg 碳酸钙和 200 单位维生素 D_3 组与安慰剂组，平均随访 7 年后，发现两组之间的结直肠癌发病率没有显著差异。目前尚无足够的数据支持使用钙或维生素 D 补充剂预防结直肠癌或腺瘤。需要进一步的研究来确定钙和维生素 D 在结直肠肿瘤化学预防中的潜在作用。

总体来说，结直肠癌化学预防研究面临挑战，例如需要资金来支持招募大量患者的长期研究，以及需要在不同种族和不同区域验证研究结果。收集有关风险的准确数据很重要，许多潜在的化学预防剂可作为非处方药或补充剂获得，它们的广泛使用也可能会混淆研究结果。化学预防不可能取代结直肠癌筛查成为主要的预防方法。筛查率的提高、结直肠癌发病率和死亡率的降低将使在临床试验中证明化学预防策略的有效性变得更加困难。因此，在接受定期结直肠癌筛查的人群中进行的研究将需要证明除筛查外还有更大的保护作用，以显示出显著的化学预防。总之，理想的结直肠癌化学预防剂是一种有效、安全、廉价、广泛可用且易于管理的化学预防剂。尽管找到满足这些标准的化学预防剂具有挑战性，但降低结直肠癌发生风险并降低其发病率和死亡率的可能性使结直肠癌化学预防成为值得继续追求的努力目标。

二、结直肠肿瘤的筛查

相比其他癌症而言，在大多数情况下，结直肠癌在正常结直肠上皮最初转化为腺瘤后的多年甚至几十年内发展非常缓慢，使得有可能在结肠镜检查中发现和切除腺瘤，这为结直肠癌的二级预防提供了很好的机会。越来越多的检查技术被证实可降低普通风险人群中结直肠癌的发病率和死亡率，这些包括基于粪便的检验、使用计算机体层成像（CT）或胶囊内镜检查的半侵入性方法，以及使用乙状结肠镜检查或结肠镜检查直接观察整个结肠的侵入性检查。

在全球范围内，大多数开展结直肠癌筛查的国家建议在 50 岁时开始筛查。在美国，美国结直肠癌多学会工作组（United States Multi-Society Task Force on Colorectal Cancer，USMSTF）和美国内科医师学会建议在普通人群中从 50 岁开始进行结直肠癌筛查工作。同时，USMSTF 建议非裔美国人在 45 岁时开始筛查。由于早发性结直肠癌的发病率显著增加，美国癌症协会的最新结直肠癌筛查指南建议在 45 岁时对处于平均风险的个体进行筛查。2021 年美国胃肠病学会结直肠癌筛查指南建议将筛查年龄降低至 45 岁，作为基于极低质量证据的有条件建议。所有指南均建议 50~75 岁人群接受结直肠癌筛查。一般来说，大多数学者建议不要在 85 岁之后进行筛查。针对 75~85 岁的个体，如果个人之前未接受过筛查，或者他们的估计预期寿命为 10 年或更长，则建议进行筛查。

结直肠癌的筛查应根据各地区的结直肠癌疾病负担、医疗资源及个人危险因素选择适当的筛查方式。目前的筛查方法列举如下。

1. **基于粪便的筛查** 基于粪便的检测方法包括愈创木脂粪便隐血试验（gFOBT）、粪便免疫化学检测（FIT）和包括 FIT 的多靶点粪便 DNA 检测。基于粪便的方法的主要原理是通过特异性抗体检测粪便标本中的人血红蛋白，进而提示可能的肠道病变，优点在于无创性、低成本。gFOBT 检测假过氧化物酶活性，是粪便中血红蛋白的间接测量值。某些饮食和药物可能会导致假阳性结果。FIT 直接测量粪便中的人血红蛋白，比 gFOBT 具有更高的灵敏度和特异度，FIT 在检测结直肠癌中的总体灵敏度和特异度分别为 79% 和 94%。美国内科医师学会推荐符合结直肠癌筛查标准的人群需每两年进行一次 gFOBT 或 FIT，其他大多数指南仍建议每年进行一次粪便检测以筛查结直肠癌。

多靶点粪便 DNA 检测于 2014 年推出，可检测粪便中脱落的血红蛋白和 DNA（甲基化标记 *BMP3*、*NDRG4*、

突变 *KRAS* 和 β 肌动蛋白）。该测试已获得 FDA 的批准，建议每 1~3 年进行一次筛查。检测结直肠癌的灵敏度为 92%，特异度约为 85%。与 FIT 或 gFOBT 相比，多靶点粪便 DNA 检测的优势在于筛查频率较低，在单样本结直肠癌检测中具有更高的灵敏度；缺点是成本高于 FIT，特异度较低，增加结肠镜检查负担。

粪便检测也可以检测进展期腺瘤病变，但检测率仍然很低，大多数研究描述的灵敏度约为 50% 或更低。与 FIT 相比，多靶点粪便 DNA 检测在检测进展期腺瘤方面具有更高的灵敏度（46% vs 27%）。

2. 直接可视化的检查　任何粪便检测呈阳性都需要进行结肠镜检查，并且研究表明粪便筛查阳性与结肠镜检查时间可影响结直肠癌的死亡率。在隐血阳性后延迟 6 个月以上的结肠镜检查会增加癌症死亡率，并且患任何结直肠癌和Ⅲ~Ⅳ期结肠癌的风险更高。当结肠镜检查延迟 12 个月时，总体筛查获益会降低 10%。因此，粪便检查阳性后，若排除其他因素（如痔疮出血等）后应积极安排结肠镜检查排查结直肠肿瘤。

结肠镜检查仍然是美国早期发现和预防结直肠癌最常用的方式。结肠镜检查与 FIT 被 USMSTF 列为一级推荐的筛查技术用于结直肠癌筛查。然而，结肠镜检查可能会漏诊肠道病变，导致肠镜后结直肠癌或间期结直肠癌的发生。肠镜后结直肠癌的患病率估计在 3.7%~8.6%。结肠镜检查质量指标、工具和实践在过去 10 年中得到了显著改善，结肠镜检查的质量与结直肠肿瘤的漏诊率具有相关性。高质量的结肠镜检查对于检出病变和去除癌前病变至关重要，对于预防结肠镜检查后的结直肠癌至关重要。需要对结肠镜检查的质控做严格把控，包括腺瘤检出率、盲肠插管率和对息肉切除术后监测频率的正确建议。腺瘤检出率是在结肠镜检查期间检测到并切除至少一个腺瘤的具有平均发展为结直肠癌风险的个体的比例，建议男性和女性的最低腺瘤检出率分别为 30% 和 20%。

3. 间接可视化筛选测试　CT 结肠成像或虚拟结肠镜检查是评估结直肠癌的一种半侵入性方式，并已得到 USPSTF 和 USMSTF 的认可，推荐每五年进行一次 CT 结肠成像或虚拟结肠镜检查进行结直肠癌筛查。CT 结肠成像对于>10mm 的病灶灵敏度为 67%~94%。但 CT 结肠成像成本高，偶发性病变需要肠镜进一步评估，总体获益小，大多数中心无法安排与 CT 结肠成像同一天进行结肠镜检查，如果发现息肉，需要第二次肠道准备，进行结肠镜检查，在常规筛查中并不推荐。

4. 结肠胶囊内镜　结肠胶囊内镜检查是一个在肠道准备后吞咽的小胶囊，通过该胶囊拍摄结肠的多张照片来检测有无肠道病变，该技术对>6mm 的病变的灵敏度和特异度分别为 88% 和 82%。缺点包括潜在的高成本、未被纳入医保以及对无蒂锯齿状病变的检测灵敏度低。结肠胶囊内镜检查已被 FDA 批准用于因技术或其他原因进行结肠镜检查不完整的患者，但任何权威协会或学术机构均未推荐使用结肠胶囊内镜检查进行筛查。

5. 基于血液的筛查技术　基于血液的筛查技术是当前发展方向之一，血液检测具有患者依从性高、较侵入性检查危险性小等优势。*Septin9* 基因甲基化血液测试是 FDA 批准的测试，目前可用于对拒绝其他筛查方式的个人进行筛查。最近一项对 19 项筛查人群研究的荟萃分析发现，*Septin9* 对结直肠癌筛查的灵敏度和特异度分别为 69% 和 92%。但该研究并未得到 USMSTF 或 USPSTF 的认可，因为它的灵敏度低、成本高、遗漏高风险病变的风险较高，无法广泛应用于筛查领域。其他潜在的基于血液的标志物，如循环肿瘤 DNA 的检测或多组学血液标志物正在研究中，需要更多的临床试验数据证实。

（丁克峰　刘成成　胡烨婷）

推荐阅读

［1］国家癌症中心中国结直肠癌筛查与早诊早治指南制定专家组. 中国结直肠癌筛查与早诊早治指南（2020，北京）［J］. 中国肿瘤，2021，30（1）：1-28.

［2］魏文强，潘凯枫，詹思延，等. 人群队列与精准预防［M］. 上海：上海交通大学出版社，2020.

［3］中国抗癌协会大肠癌专业委员会遗传学组. 遗传性结直肠癌临床诊治和家系管理中国专家共识［J］. 中华肿瘤杂志，2018，40（1）：64-77.

［4］DEKKER E，TANIS P J，VLEUGELS J L A，et al. Colorectal cancer［J］. Lancet，2019，394（10207）：1467-1480.

［5］KEUM N，GIOVANNUCCI E. Global burden of colorectal cancer：emerging trends，risk factors and prevention strategies［J］. Nat Rev Gastroenterol Hepatol，2019，16（12）：713-732.

［6］SONG M，CHAN A T. Environmental factors，gut microbiota，and colorectal cancer prevention［J］. Clin Gastroenterol Hepatol，2019，17（2）：275-289.

［7］PATEL S G，KARLITZ J J，YEN T，et al. The rising tide of early-onset colorectal cancer：a comprehensive review of epidemiology，clinical features，biology，risk factors，prevention，and early detection［J］. Lancet Gastroenterol Hepatol，2022，7（3）：262-274.

［8］ WONG S H,YU J. Gut microbiota in colorectal cancer: mechanisms of action and clinical applications ［J］. Nat Rev Gastroenterol Hepatol,2019,16（11）:690-704.

［9］ BRENNER H,CHEN C. The colorectal cancer epidemic: challenges and opportunities for primary,secondary and tertiary prevention ［J］. Br J Cancer,2018,119（7）:785-792.

［10］ SERRANO D,BONANNI B,BROWN K. Therapeutic cancer prevention:achievements and ongoing challenges-a focus on breast and colorectal cancer ［J］. Mol Oncol,2019,13（3）: 579-590.

［11］ SPORN M B. Approaches to prevention of epithelial cancer during preneoplastic period ［J］. Cancer Res,1976,36（7 PT 2）:2699-2702.

［12］ RABADI A L,BERGAN R. A way forward for cancer chemoprevention:think local ［J］. Cancer Prev Res,2017, 10（1）:14-35.

［13］ BRENNER H,CHANG-CLAUDE J,SEILER C M,et al. Protection from colorectal cancer after colonoscopy a population-based,case-control Study ［J］. Ann Inter Med, 2011,154（1）:22-30.

［14］ DREW D A,GAO Y,CHAN A T. Aspirin and colorectal cancer:the promise of precision chemoprevention ［J］. Nat Rev Cancer,2016,16（3）:173-186.

［15］ KANTH P,INADOMI J M. Screening and prevention of colorectal cancer ［J］. BMJ,2021,374:n1855.

第三章 结直肠肿瘤细胞的生物学特征

第一节 结直肠癌的分子演进过程

结直肠癌（colorectal cancer, CRC）的发生是一个多步骤的过程，从正常上皮转变为腺瘤中间体，最终发展为腺瘤是多种遗传事件共同作用的结果。Fearon 和 Vogelstein 提出 CRC 的发生是癌基因的激活突变和抑癌基因的失活突变共同作用的结果，且恶性肿瘤的形成至少需要 4~5 个突变。癌症基因组图谱（the cancer genome atlas, TCGA）对 97 例 CRC 患者进行的低丰度全基因组测序结果表明，16% 的 CRC 样本是高突变的，并且其中 3/4 携带有高甲基化和 $MLH1$ 沉默相关的 MSI，1/4 表现为体细胞错配修复基因和聚合酶 ε（$POLE$）突变。常见的突变基因包括 APC、$P53$、$SMAD4$、$PIK3CA$、$KRAS$、$SOX9$、$FAM123B$ 和 ARID1A。

一、遗传改变

（一）癌基因

RAS 是一类被称为 GTP 酶的蛋白，在人类大多数细胞中均有表达，其主要功能是细胞内信号转导，控制细胞增殖、细胞分化、细胞黏附、细胞凋亡和细胞迁移等过程。RAS 突变时，促进细胞侵袭和转移。Vogelstein 等首次发现 CRC 中存在 RAS 基因突变。RAS 突变是 CRC 中的一个重要的体细胞突变，RAS 家族主要是 $KRAS$ 突变。在发生转移的 CRC 样本中，约 40% 的 CRC 样本携带 $KRAS$ 突变，主要发生在 2 号外显子的 12（70%~80%）和 13（15%~20%）位密码子。此外，3 号外显子的 59~61 位密码子和 4 号外显子的 117 和 146 位密码子也可能发生 $KRAS$ 突变。在 2 号外显子中，突变常见于密码子 12：G12D、G12V 和 G12C，在 3 号外显子中突变的密码子为 Q61H 和 Q61R，4 号外显子中突变的密码子为 A146T 和 A146V。RAS 基因突变可能是结肠癌发生的启动事件。除了 RAS 这种点突变，癌基因还可通过扩增或重排

被激活。研究发现在原发性 CRC 及其衍生细胞系中存在 neu、$c\text{-}myc$ 或 $c\text{-}myb$ 扩增。

$BRAF$ 参与丝裂原活化蛋白激酶（mitogen-activated protein kinase, MAPK）通路激活，促进细胞生长、增殖和分化，在细胞迁移、凋亡和生存中也发挥重要作用。约 90% 的 $BRAF$ 突变发生在第 15 号外显子 T1799 位点上（V600E）。这种颠换通过调节磷酸化，使 $BRAF$ 活性比 WT 提高约 10 倍。$BRAF$ 突变的 CRC 患者是一群小而独特的群体，占所有 CRC 患者的 8%~12%。约 60% 的 $BRAF$ 突变肿瘤是低分化的，只有 36% 的 $BRAF$ 突变肿瘤是高或中度分化的。黏液亚型肿瘤与 $BRAF$ 突变的相关性更高（22%~67%）。不同于大多数 CRC，$BRAF$ 突变的 CRC 更常发生腹膜转移，较少发生肺和肝脏转移。$BRAF$ 突变和肿瘤中某些分子的相关性已被研究。$BRAF$ 和 $KRAS$ 突变是互斥的，而 13% 的 CRC 患者中同时存在 $BRAF$ 和 $PIK3CA$ 突变，22% 的 CRC 中发现 $BRAF$ 和 $PTEN$ 共突变。$BRAF$ V600E 突变在高 MSI 患者（38.9%）中的发生率高于低 MSI 患者（9.3%）。$BRAF$ 突变与转移性 CRC 患者的预后负相关。

（二）抑癌基因

在 CRC 中，经常发生特定染色体区域的丢失。这种丢失通常发生在正常细胞的两条亲本染色体中的一条，该丢失区域通常含有抑制生长和分化的抑癌基因。CRC 中的染色体丢失首次通过细胞遗传学方法被发现，后来研究者通过探针检测限制性片段长度多态性，确定两个亲本等位基因中是否有一个在肿瘤 DNA 中特异性丢失。CRC 形成的遗传易感性发生在常染色体显性综合征和家族性腺瘤性息肉病。家族性腺瘤性息肉病的基因座已被定位到 5q 染色体。在无息肉病的患者中，有 20%~50% 的 CRC 和约 30% 的结直肠腺瘤存在 5q 染色体的等位基因丢失。不过，在家族性腺瘤性息肉病

患者的腺瘤中,5q 染色体的等位基因丢失是罕见的。超过 75% 的 CRC 中存在 17p 染色体的大片段丢失,但这种染色体缺失在各阶段的腺瘤中均相对少见。此外,研究发现在一些患者中,17p 等位基因的丢失与腺瘤到癌的进展有关。CRC 17p 染色体最常见的缺失区域包含 P53 基因。P53 基因的一个等位基因点突变加上另一个野生型等位基因的丢失在 CRC 中频繁发生。此外,越来越多的研究发现,野生型 P53 可以抑制结肠癌的生长。CRC 中第二常见的等位基因丢失位置是染色体 18q,该丢失存在于超过 70% 的癌变和近 50% 的晚期腺瘤。在 18q 染色体上发现了共同的缺失区域,并且该区域存在抑癌基因——结肠癌缺失基因(deleted in colon cancer, DCC),该基因编码与细胞黏附家族分子高度同源的蛋白质。DCC 基因在正常的结肠黏膜中表达,而在大部分 CRC 中低表达或不表达。这些表达缺失在某些情况下与 DCC 基因的体细胞突变有关。18q 染色体上 DCC 基因位点的丢失,可导致遗传性非肉病性 CRC 的易感性。APC 基因在家族性腺瘤性息肉病和散发性 CRC 中的突变是一个关键的早期事件。除了上述提到的染色体 5q、17p 和 18q 等位基因丢失,在 CRC 中还存在 1q、4p、6p、6q、8p、9q 和 22q 染色体部分区域的丢失。

(三) 其他改变

除了基因突变和染色体特定区域丢失,在 CRC 中还存在一些其他改变,如 ERBB2 和 IGF2 的基因组扩增,NAV2 和 TCF7L1 的融合,以及 myc 介导的转录激活或抑制。此外,肿瘤免疫微环境对 CRC 的发生也至关重要。高突变微卫星高度不稳定肿瘤表现出一种新抗原触发的细胞毒性免疫浸润,这有助于其对免疫治疗的反应性。然而,大量低突变负荷的结直肠癌似乎通过不明确的机制表现出激活的免疫微环境。

CRC 中至少存在 4 种基因组或者表观遗传学不稳定性改变,分别是 MSI、染色体不稳定(chromosomal instability,CIN)、CpG 岛甲基化表型(CpG island methylator phenotype,CIMP)和广泛低甲基化。其中 CIMP 和广泛低甲基化详见本章第七节,本节重点介绍 CIN 和 MSI。

二、分子演进主要途径

(一) CIN 途径

基因组不稳定的最常见形式是 CIN,超过 85% 的 CRC 中存在 CIN。CIN 是指染色体的数量异常或多重结构畸变。引起 CIN 的机制主要有如下三种:①由于监测染色体分离的信号通路缺陷所致。有丝分裂检测点是细胞周期的主要调控机制,它通过延迟分裂确保染色体分离的高保真度,直至所有染色单体对都正确地排列在中期板上。检测点信号的缺陷导致染色体错误分离和随后的非整倍体,异常数目的染色体分布到子细胞。②端粒功能障碍可驱动 CIN,端粒是 DNA-蛋白质复合物,由六聚体重复序列(人类的 TTAGGG)组成,在染色体分离过程中保护真核生物染色体的末端不发生融合和断裂,当端粒末端保护受损时,染色体末端进入断裂-融合-桥循环,可以持续多代细胞,并导致基因组重组。③DNA 损伤反应。机体通过级联反应介导细胞周期阻滞来修复 DNA 损伤,在损伤无法修复的情况下,则诱导细胞衰老或凋亡。一些 DNA 修复蛋白参与人类癌症。一项体内研究证实 DNA 损伤反应和 CIN 直接相关。组蛋白 H2AX 是 ATM 和 ATR 的底物,单倍剂量不足可导致基因组不完整。

(二) MSI 途径

微卫星 DNA 是指基因组的一类短串联重复序列,几乎存在于各种生物的基因组中。MSI 指由于插入或缺失突变引起的微卫星序列长度改变的现象。MSI 存在于约 15% 的转移型结肠癌中。目前,许多临床实验室使用 5 种单核苷酸标记(BAT-25、BAT-26、NR-21、NR-24 和 MONO-27)评估 MSI,这些检测方法均具有较高的灵敏度和特异度。携带 MSI 的结肠癌患者比携带 CIN 的结肠癌患者预后好,MSI 和 CIN 通常是互斥的,几乎不会同时存在于同一种肿瘤。

MSI 的潜在机制研究已经较为清楚,主要是由于 DNA 错配修复中的(MMR 家族)基因失活,可能是通过 CIMP 引发启动子甲基化失活,也可能是通过体细胞突变失活。此外,林奇综合征(遗传性非息肉病性 CRC)患者几乎完全发展为 MSI CRC,因为他们携带有 MMR 基因的生殖系突变,包括 MLH1、MSH2、MSH6 和 PSM2。相反,散发性 MSI CRC 通常由于异常甲基化导致 MLH1 沉默进而导致 MMR 活性丧失。现在的研究发现,散发性 MSI 肿瘤与锯齿状瘤形成途径有关,通常携带 BRAF V600E 突变,而 MMR 基因(林奇综合征)生殖系突变导致的癌症没有 BRAF 突变。

三、分子演进主要模型

(一) 正常上皮-腺瘤-腺癌的多阶段基因假说模型

CRC 分子演进过程中的最经典模型是正常上皮-腺瘤-腺癌的多阶段基因假说模型,该模型于 1990 年由 Fearon 和 Vogelstein 提出,约 85% 的 CRC 由该演进过程形成。首先,*APC* 抑癌基因失活导致异常隐窝灶形成,随后染色体 18q 杂合性缺失,*KRAS*、*P53* 基因突变等 CIN 事件和基因突变的累积驱动腺瘤形成、进展、癌变(图 3-1-1)。

肿瘤发生需经过一系列的基因改变,其中包括癌基因(*RAS*)和抑癌基因(特别是 5q、17p 和 18q 染色体上的基因)。5q 突变或 FAP 丢失是 CRC 发生的早期事件,随之是甲基化改变,*KRAS* 突变紧随其后,接着是 18q 丢失,最后是 17p 丢失。

Chen B 等通过单细胞 RNA-Seq、多重免疫荧光和多重免疫组织化学绘制了两种人类最常见的 CRC 息肉-常规腺瘤和锯齿状息肉的单细胞转录组图谱和成像图谱。

他们发现传统腺瘤中干细胞标志物 OLFM4 和 SOX9 高表达,且 *LGR5*、*OLFM4*、*ASCL2*、*AXIN2*、*RNF43* 和 *EPHB2* 等 Wnt 通路相关基因被激活,是由 Wnt 通路驱动干细胞扩张而产生。而锯齿状息肉高表达 MUC5AC,其形成的原因可能是肠腔表面反复刺激导致细胞化生进一步形成,而非隐窝起源。

除了经典的"正常上皮-腺瘤-腺癌的多阶段基因假说模型",通过基因组学分析,对比同一患者身上的原发性肿瘤和转移灶,又提出 5 种肿瘤向转移发展模式模型(图 3-1-2):线性进化、"大爆炸"模型、合作进化、克隆选择、转移特异性突变。

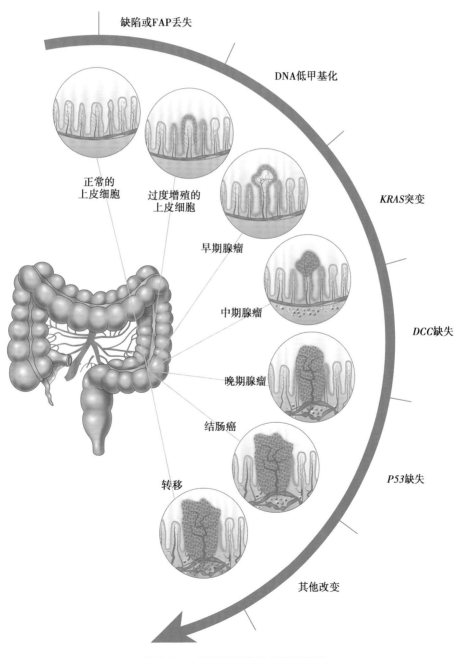

图 3-1-1 结直肠癌发生的遗传模型

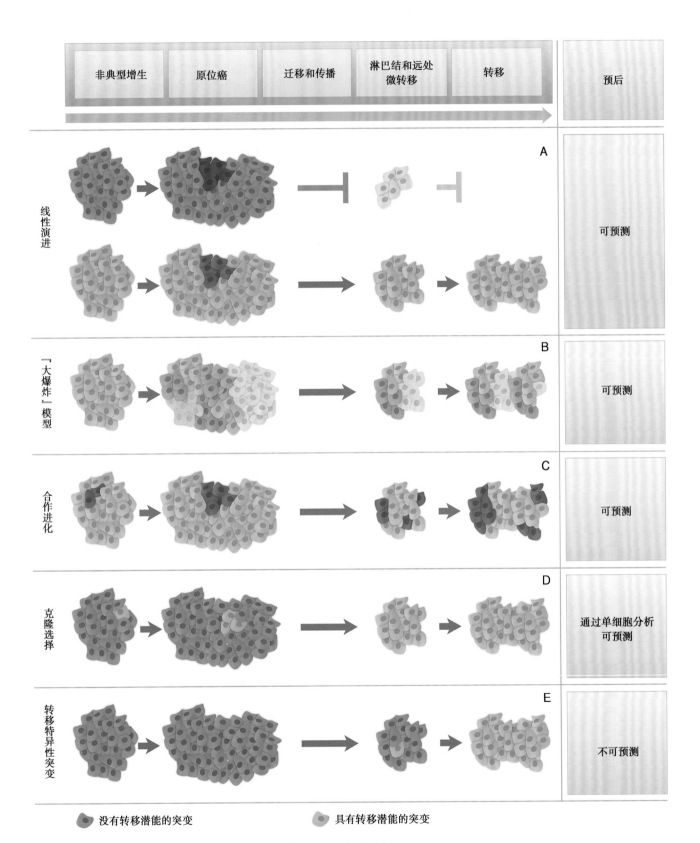

图 3-1-2 肿瘤演进模型

（二）线性演进

线性进化是指肿瘤由最初的分子特征所决定的路线进行演化。这些分子特征包括驱动突变、转录活性情况、组成原发性肿瘤的细胞类型等。这意味着肿瘤最初的突变决定了它是否会向着转移发展，而后续发生的突变影响都是十分有限的。这样，肿瘤的发展情况从一开始就是可以预测的。

（三）"大爆炸"模型

"大爆炸"模型是指正常组织在转化为肿瘤后，会经历一个高度的基因组不稳定阶段，产生具有各种分子变异的克隆细胞群体，形成高度的肿瘤异质性。在之后肿瘤的发展过程中，部分亚克隆群体稳定下来并且相对平稳发展，从而形成高度异质的原发癌，并形成转移。在这一模型中，肿瘤的转移仍是可预测的。

（四）合作进化

合作进化认为肿瘤转移的形成并不是某一突变类型的肿瘤细胞就能够形成的，而是需要有多种具有不同分子变异的原发癌亚群共同实现转移性的获得。对于合作进化，特定的突变类型组合形成转移仍是可以确定的，因此肿瘤是否会形成转移仍是可以预测的。

（五）克隆选择

克隆选择则更多地关注单细胞的变异，认为肿瘤中各种克隆群体中一个或几个具有额外突变的单细胞克隆被正向选择，并且相对于肿瘤主体细胞克隆群体的分子组成，这些获得额外突变的单细胞克隆独立地向转移发展并最终形成转移。基于该模式，单细胞层次的分析仍能预测肿瘤转移形成的可能性。

（六）转移特异性突变

转移特异性突变认为肿瘤初始的传播是由原发性肿瘤的变异所决定的，这些突变的肿瘤细胞在初始传播后又获得额外的突变，从而导致肿瘤的微转移形成临床上明显可见的转移性肿瘤。即转移决定性的变异是在脱离原发性肿瘤后获得的，基于这一点，肿瘤转移性是无法通过分析原发性肿瘤的基因情况来获得的。

CRC从非典型增生发展为原发癌，侵袭周围组织，最终转移到淋巴结和远端组织。这些模型对通过分析原发肿瘤预测远处转移的可能性做出不同的说明。①线性进化：初始驱动突变决定转移风险，额外突变对转移风险影响有限；②大爆炸模型：在转化后，产生具有各种分子病变的克隆，一些克隆向转移方向线性进化；

③协同进化：具有不同分子病变的原发癌需要不同亚群来完成转移；④克隆选择：经典的肿瘤进化模型预测原位癌中获得额外突变的亚克隆的选择，连续的癌变步骤需要额外的突变来提供选择性优势；⑤转移特异性突变：最初的播散是由原发癌中存在的突变决定的，在播散后获得额外的突变，使微转移成长为临床上明显的转移肿块。

这些模型有可能同时存在。原发性肿瘤的驱动突变可能会决定肿瘤是否向转移发展，但是原发性肿瘤中不存在或只存在于某一亚群中的额外基因也可能会对转移的发生产生影响，只是这些额外基因的变化可能会因驱动突变的不同而变化。另外也有报道发现具有不同突变的细胞在至少一个转移形成步骤中合作的模式，这与合作进化模型一致。

值得一提的是，对人类癌症的深度测序支持"大爆炸"模型。"大爆炸"模型关注肿瘤细胞演化时分支突变是否改变该分支继续向转移方向演化的潜力。基于甲基化模式的腺瘤隐窝系谱分析指出多数克隆出现在腺瘤发展的早期，形成高度的瘤内异质性，而克隆的稳定性随着时间提升。CRC基因组分析也指出多数变异，都是在致癌早期形成的，并且这些变异会在肿瘤形成的过程中缓慢均匀地分布到整个肿瘤中。这些都符合"大爆炸"模型的肿瘤演化模式。

这样的"大爆炸"模型意味着在肿瘤发展的早期大量异质亚克隆群体产生，然后与复制出错相关的突变连续积累。肿瘤发展后期出现的变化只存在于肿瘤的小区域。肿瘤转移的潜能也在肿瘤发展较早的时期就已经决定。在早期产生的一些克隆克服了基因不稳定，并成长为晚期肿瘤以及形成转移灶。因此，大爆炸模型通过突出分支事件的时间结合了分支模型。基于这样的模式，转移灶和原发灶会有许多一致的突变，而某一个细胞亚群中某些突变的缺失意味着这个亚群可能是转移灶的祖细胞。

也有研究指出并非所有细胞都存在原发性肿瘤带有的突变。在他们的研究中观察到在转移细胞中 *KRAS* 的流行率最高，达到56.9%。这样的观察结果比较难以融入线性进化模型中。这一研究成果意味着由多种细胞组成的转移瘤可能来自不携带突变基因的原发肿瘤而在转移处获得新的突变。这一研究成果可能需要通过转移特异性突变模型或合作转移模型予以解释。

CRC显示出明显的形态学演变，从腺瘤上的异常隐窝病灶到浸润性癌和转移，但这种演变的分子相关性不是线性的，而是呈现分支性的。CRC的形成主要由于基因组不稳定，原癌基因的驱动突变可能对肿瘤的发展和转移起重要作用,肿瘤发展过程中额外的基因突变对肿瘤演化的贡献尚不明确,但是其影响很可能有限。

在众多肿瘤演化模型中,"大爆炸"模型较好地解释了 CRC 的突变模式。在肿瘤形成的早期获得众多突变克隆群体,表现高度的瘤内异质性。随后部分克隆群体稳定下来,并经历一个相对平稳的生长阶段。原发性肿瘤已经拥有肿瘤进化的大部分决定因素,这与通过分析原发性肿瘤来预测结果的可能性一致。后来发生的乘客突变、个体突变只是有限的拓展。

(周天华 刘祥瑞)

第二节 信号转导通路与结直肠癌

一、与 CRC 相关的信号通路

目前认为,CRC 在其发展的不同阶段,可以出现多种基因异常,除少数遗传性肿瘤外,在 CRC 发生发展过程中,需要众多基因改变的相互作用,如 *APC*、*c-myc*、*P53*、*P16*、*DCC*、*MCC*、*DPC4*、*BRAF* 或错配修复基因等。

肠上皮细胞不断更新,并受到多种信号通路的严格调控。这些通路的突变可导致上皮细胞生长受阻、凋亡延迟或失败,促进肿瘤的形成、生存、血管生成和转移。为使其作为治疗靶点来对抗 CRC,对这些通路的理解仍需不断深入,了解这些机制也有助于预防肿瘤的形成。

(一) WNT 信号通路

CRC 中与 Wnt 信号通路相关的主要基因突变为腺瘤性结肠息肉 *APC* 突变。*APC* 为抑癌基因,其编码的蛋白负调控 Wnt 信号通路,调控细胞增殖、分化。Wnt/β 联蛋白通路是高度保守的,在干细胞分化和细胞生长中起着关键作用,对胚胎发生至关重要。Wnt 蛋白是生长刺激因子,当 APC 功能异常时,可通过上调 β 联蛋白,激活促进细胞增殖的基因如 *MYC*、*cyclin D1* 的转录,使细胞异常增殖,形成肿瘤。因此,该通路的改变参与驱动了肿瘤的发生发展。CRC 中 Wnt 信号通路的改变也能影响紧密连接,这导致细胞黏附性降低,从而有利于肿瘤细胞的迁移和转移。此外,Wnt 信号通路的异常并非唯一,含有 *APC* 突变的肿瘤也可能出现其他通路的改变。*APC* 是最常见的突变基因,且由于 CRC 中 *APC* 突变频率高且广泛,因此 *APC* 突变并不能很好地反映患者的预后,即与患者的预后无明显相关。

哺乳动物共有 19 个 *Wnt* 基因,它们都在细胞命运决定、细胞周期、增殖和迁移等多个发育过程中发挥调控作用。细胞膜表面细胞受体包括细胞表面卷曲(Fz)和低密度脂蛋白受体相关蛋白(LRP)复合物。与此同时,还存在一个由多种蛋白组成的细胞内复合物,包含 β 联蛋白、dishevelled(Dsh)、Axin 和糖原合成酶激酶-3β(glycogen synthase kinase-3β,GSK-3)等。该蛋白复合物通过蛋白酶体降解 β 联蛋白,从而调节细胞内 β 联蛋白的水平。在 β 联蛋白磷酸化和泛素化后,β 联蛋白被细胞蛋白酶体降解。当蛋白复合物与配体结合时,β 联蛋白的降解过程被抑制,导致细胞中活性磷酸化的 β 联蛋白积累。随后,β 联蛋白进入细胞核,并诱导激活促进细胞增殖的基因如 *MYC*、*cyclin D1* 转录。因此,Wnt 过表达可以促进肿瘤生长,Wnt/β 联蛋白通路的异常可以导致 CRC 的发生。具核梭形杆菌通过诱导 Wnt/β 联蛋白调节分子 *Annexin A1* 促进 CRC。该通路的发现,提供了靶向 Wnt/β 联蛋白通路的小分子药物的潜在思路。

(二) EGFR-Ras-MAPK 信号通路

受体酪氨酸激酶(receptor tyrosine kinase,RTK)是胞外信号传递到胞内的重要途径之一,RTK 在多种细胞行为中发挥重要作用,如细胞增殖、分化、细胞代谢、迁移、细胞周期控制等,RTK 的突变与肿瘤密切相关。

表皮生长因子受体(epidermal growth factor receptor,EGFR)存在于细胞表面,具有细胞外配体结合域。表皮生长因子(epidermal growth factor,EGF)作为一个配体与 EGFR 结合,导致 RTK 二聚化,从而激活 RTK 活性,二聚化的 RTK 发生自磷酸化,并激活下游诸如 RAS-MAPK 信号通路等多条信号转导途径。Seven-less 蛋白(Son of sevenless,Sos)是一种鸟嘌呤核苷酸交换因子,可以使 RAS-GDP 转换为有活性的 RAS-GTP。一个接头分子 Grb-2 通过其 SH2 结构域与被磷酸化的酪氨酸残基相互作用,然后通过 Grb-2 的 SH3 结构域与 Sos 相互作用。活化的 RAS 蛋白启动 RAS-丝裂原活化蛋白激酶(mitogen-activated protein kinase,MAPK)磷酸化级联反应,通过磷酸化依次激活促分裂原活化的蛋白激酶激酶激酶(mitogen-activated protein kinase kinase kinase,MAPKKK)、促分裂原活化的蛋白激酶激酶(mitogen-activated protein kinase kinase,MAPKK)和 MAPK 或胞外信号调节激酶(extracellular signal-regulated kinase,ERK)。ERK 通过靶向细胞质底物或核底物调控细胞活动,如细胞的增殖和存活。细胞质底物包括 c-fos 和 c-Jun(由 MAPK 二聚形成),它们进入细胞核,与 DNA 的 AP-1 基序相互作用,启动转录。ERK 也可磷酸化核糖体 S6 激酶。S6 蛋白可以完成两种功能,一是负调控 Sos 分子(通过抑制 GDP 向 GTP 转化而关闭信号通路),二是进入细胞核调控 CREB 转录因子。MAPK 也可能直接调控核底物 MYC。该途径的失活可通过 GAP 蛋白水解 GTP 发生。

RAS-MAPK 通路参与各种细胞过程,如细胞的生长、增殖和存活。该通路的异常调控可刺激肿瘤细胞的生长、存活、血管生成和转移。转移性 CRC 几乎占新诊断 CRC 病例的一半,预后较差,而 EGFR 是转移性肿瘤细胞增殖、分化和生存的关键因素。KRAS 是 RAS 信号蛋白家族的一员,在 EGFR 介导的细胞增殖和生存调节中发挥着重要作用。在约 40% 的 CRC 病例中,*KRAS* 基因的突变在癌症早期即存在。研究发现,与携带 *KRAS* 突变的患者相比,野生型 *KRAS* 患者的总生存期、无进展生存期和/或缓解率均显著更高。据报道,在 CRC 病例中,EGFR 异常调控、扩增、拷贝数增加和过表达促进 MAPK 激活,正作为一个可能的、有希望的治疗靶点进行研究。

(三) PI3K-AKT 信号通路

磷脂酰肌醇 3-激酶(phosphoinositide 3-kinase,PI3K)是细胞内脂质激酶成员之一,参与调控细胞增殖、分化和存活。PI3K-AKT-mTOR 信号通路的过表达在各种形式的癌症中都有报道,尤其是 CRC。由于它们在 CRC 的起始和进展事件中发挥着重要作用,因此被认为是一个潜在的治疗靶点。RTK 与配体结合后,会自动磷酸化并激活 PI3K,PI3K 磷酸化脂质蛋白,使磷脂酰肌醇 4,5-双磷酸变为磷脂酰肌醇 3,4,5-三磷酸(phosphatidylinositol 3,4,5-triphosphate,PIP3)。PIP3 信号蛋白,如 3-磷酸肌醇依赖性蛋白激酶 1(3′-phosphoinositide-dependent kinase 1,PDK1),通过作用于丝氨酸和苏氨酸残基激活蛋白激酶 B(AKT/PKB)。AKT 靶向下游蛋白,如哺乳动物雷帕霉素靶蛋白(mammalian target of rapamycin,mTOR),负责细胞周期进展、增殖、延迟凋亡、生长和存活。PTEN 通过去磷酸化 PIP3 下调通路。

PI3K-AKT 通路的异常表达在 CRC 的生长和发展中起重要作用。该通路的异常表达(无法关闭)导致细胞持续和不受抑制地生长和存活,例如 *PTEN* 突变,突变的 *PTEN* 能促进不受控制的细胞生长,从而诱导肿瘤的发生。据统计,PI3K 异常表达占人类癌症的 30%。磷酸化 AKT 过表达与 70% CRC 患者细胞分裂和凋亡抑制以及 *PTEN* 表达异常有关。AKT 靶向的下游蛋白 mTOR 还被证明有利于血管生成和生长,使用阿司匹林(mTOR 抑制剂)能够抑制 CRC 的进展。下调基因 *PHLDA2* 可

抑制肿瘤生长,促进细胞自噬,抑制上皮-间充质转换(epithelial-mesenchymal transition,EMT),其机制可能与 PI3K-AKT-mTOR 和 PI3K-AKT-GSK-3β 信号通路有关。

(四) 血管内皮生长因子/血管内皮生长因子受体信号通路

血管生成对癌症的发生、细胞增殖、生长、侵袭和转移起着至关重要的作用。各种促血管生成和抗血管生成因子调节血管生成,如血管内皮生长因子(vascular endothelial growth factor,VEGF)、成纤维细胞生长因子(fibroblast growth factor,FGF)、转化生长因子-α(transforming growth factor-α,TGF-α)、TGF-β、血小板生长因子(plateletderived growth factor,PDGF)和血管生成素,这些因子被释放到肿瘤微环境中参与肿瘤血管形成。VEGF 家族及其受体是血管生成最重要的调节因子。VEGF 蛋白家族由 5 个蛋白组成——VEGF-A、VEGF-B、VEGF-C、VEGF-D 和胎盘生长因子(placental growth factor,PIGF)。这些蛋白质与内皮细胞上的 3 种受体酪氨酸激酶受体——血管内皮生长因子受体(vascular endothelial growth factor receptor,VEGFR)1、2、3 及 2 种非酪氨酸激酶辅受体——神经营养因子受体 1、2 结合。VEGF 与 VEGFR、VEGF-A、VEGF-B、PIGF 之间的多样化网络最终能够促进血管生成。其中,VEGF-C 和 VEGF-D 主要参与淋巴血管生成。VEGF-A 和 VEGF-B 通过 VEGFR 1 和 VEGFR 2 显著地结合在内皮细胞和一些非内皮细胞上。VEGFR 3 在内皮淋巴细胞上表达,并与 VEGF-C、VEGF-D 具有高亲和力。

VEGFR 1 属于受体酪氨酸激酶家族蛋白,目前已知表达于内皮细胞、炎症细胞和肿瘤细胞。在早期血管生成事件中,VEGFR 1 主要调控内皮细胞的分化和细胞迁移,促进上皮细胞的分化,而对细胞增殖的作用并不显著。此外,VEGFR 1 的激活介导了几个下游通路的激活,如炎症细胞中的 PI3K-AKT-MAPK/ERK,导致炎症细胞因子和白介素介导的上调,如 TNFα、IL-1β、IL-6 和 IL-8,进而诱导细胞迁移。VEGFR 1 的功能尚不完全清楚,主要在血管生成过程中起调节作用。

VEGFR 2 主要表达于血管和淋巴管内皮细胞,是一个 200~230kDa 的蛋白,参与血管形成。VEGF-A 结合到 VEGFR 2 并使之激活,导致多个下游通路的激活,如 RAS-RAF-ERK/MAPK 和 PLCγ,进而促进细胞生长。VEGFR 2 的激活也能激活 PI3K-AKT 信号通路,从而调控细胞死亡。

VEGF-C、VEGF-D 与 VEGFR 3 的结合能导致淋巴管形成。激活的 VEGFR 3 激活下游 RAS-MAPK-ERK 和 PI3K-AKT/PKB 通路,导致淋巴内皮细胞的分化、增

殖、存活和迁移。

有足够的证据表明，VEGF 水平和 VEGFR 活性升高，与 CRC 预后不良相关。VEGF 水平升高在早期和晚期的 CRC 患者中均有发生。在 CRC 中，*KRAS*、*P53*、*COX-2* 突变和缺氧均能导致细胞生长和迁移，从而调控 VEGF-VEGFR 信号通路。在肿瘤原发部位，VEGF/VEGFR 复合物的促血管生成功能促进了肿瘤的发展和转移；在转移部位，则能促进新血管形成，进而在促进癌症生长和存活中都起到重要作用。抑制细胞内 VEGF 信号通路，通过调控参与细胞运动的蛋白，也能够显著抑制 CRC 肿瘤细胞的迁移和侵袭。因此，抗 VEGF 或抗 VEGFR 治疗，可减少肿瘤形成和转移。

（五）JAK-STAT 信号通路

So-Yeon Park 等通过分析包含 CRC 患者数据的公共数据库，发现 JAK-STAT 信号在放疗耐受的 CRC 组织中被激活，且与肿瘤的局部侵袭和远处转移相关。JAK2 在 CRC 干细胞亚群中被优先过表达，并伴有 STAT 蛋白的磷酸化，尤其是信号转导及转录激活蛋白 3（signal transducer and activator of transcription 3，STAT3）。JAK2-STAT3 信号通路通过限制细胞凋亡和增强克隆潜能，在促进肿瘤起始和放射抵抗中发挥重要作用。在机制上，STAT3 直接结合周期蛋白 D_2 启动子增强了 CCND2 的转录。CCND2 的表达对通过维持完整的细胞周期和低水平的 DNA 损伤积累的持续性癌症干细胞生长是必需的。

四种 Janus 激酶（Janus kinases，JAK）包括 JAK1~3 和 TYK2，与结肠中存在的细胞因子受体存在相互作用。虽然细胞因子受体有多种，但 JAK 在细胞内信号通路中有共同的机制，包括信号转导和激活 STAT 蛋白，从而调控下游基因的表达。当细胞因子与受体结合后，受体构象发生改变，形成二聚体，受体二聚化使 JAK 相互交叉磷酸化，成为激活的 JAK。活化的 JAK 进一步磷酸化细胞因子受体的胞内段酪氨酸残基。磷酸化的酪氨酸残基被具有 SH2 结构域的 STAT 蛋白识别并结合，进而 STAT 的 C 端酪氨酸被结合在受体上的 JAK 磷酸化。磷酸化的 STAT 从受体上解离下来，2 个磷酸化 STAT 蛋白的 SH2 结构域相互结合，形成二聚体，并暴露核定位序列，进而 STAT 蛋白入核，识别并结合 γ 活化序列元件，引起促炎基因表达和转录，并在炎性肠病的发病机制中发挥作用。抑制 JAK 功能的药物结合并阻止其磷酸化，有效地阻断该途径。JAK 蛋白还可以向 PI3K 蛋白（AKT 通路）和 RAS 蛋白（MAPK 通路）发起信号。

环状 RNA circSPARC 通过调控 JAK-STAT 通路增强 CRC 的迁移和增殖。长链非编码 RNA（lncRNA）RP11-468E2.5 能够靶向 *STAT5* 和 *STAT6*，通过 JAK-STAT 信号通路抑制 CRC 细胞增殖，刺激细胞凋亡。CPEB3（cytoplasmic polyadenylation element binding proteins）作为 RNA 结合蛋白结合 *JAK1* mRNA 的 3′UTR 抑制 JAK-STAT 通路，在 CRC 细胞中发挥作用。CPEB3 通过转录后调控 JAK-STAT 信号通路在 CRC 中发挥抑癌作用。敲低 CPEB3 可激活 JAK-STAT 信号通路，从而触发 CRC 细胞的增殖和转移能力。趋化因子 CXCL1 可受 miRNA miR-302E 调控，使 JAK-STAT 信号通路失活，进而影响 CRC 肿瘤细胞的增殖、迁移、侵袭和凋亡。

（六）其他通路

CRC 的发展是一个多步骤的过程，包括一系列随时间积累的遗传、组织学和形态学改变。此外，根据突变来源的不同，CRC 可分为家族性、散发性和遗传性 CRC。这些突变还可能导致染色体畸变、MSI、CIMP 和 CIN。这些突变会导致影响癌症进展的各种途径的信号通路异常，它们包括 PI3K-AKT、WNT、TP53 和 MAPK 通路等，还包括 HGF/cMET 信号通路、TGF-β 信号通路、Notch 信号通路、SHH 信号通路、Hippo 信号通路、KEAP1/Nrf2 信号通路等（图 3-2-1），信号通路的任何异常，无论是通过功能缺失性突变还是功能获得性突变，都可能导致结肠癌的发展，增大肿瘤的发生频率。

二、问题与展望

CRC 因其在世界范围内的高发病率和高死亡率，已成为全球性的公共卫生问题。CRC 是全世界第三大常见恶性肿瘤，常见于欧洲、北美以及新西兰等地区。从世界范围看，中国是结直肠癌的低发区，但目前在中国结直肠癌已是名列发病率第三位的常见恶性肿瘤。其发病率呈上升趋势，尤其是结肠癌发病率增长速度迅猛。

CRC 的发生和发展是由遗传和环境因素共同诱发的，对其研究及建立新的预防策略至关重要，这是阻止其发病率增加的最重要的措施之一。在过去的 10 年中，已经确定了主要的结肠癌基因，它们的突变与 CRC 的高易感性相关。此外，对它们遗传模式的研究发现了遗传性 CRC 综合征，现已可以进行基因诊断，开展针对性的风险管理项目和遗传咨询，可以应用于患者及其亲属，减少罹患 CRC 的风险。虽然对于与 CRC 相关的大多数主要癌症基因已有了较为深入的认识，但这种疾病与其他环境因素的关系仍不明确。

在此背景下，仍需要对饮食、微生物群与 CRC 的关系进行更深入的研究。这些研究的结果可能有助于通

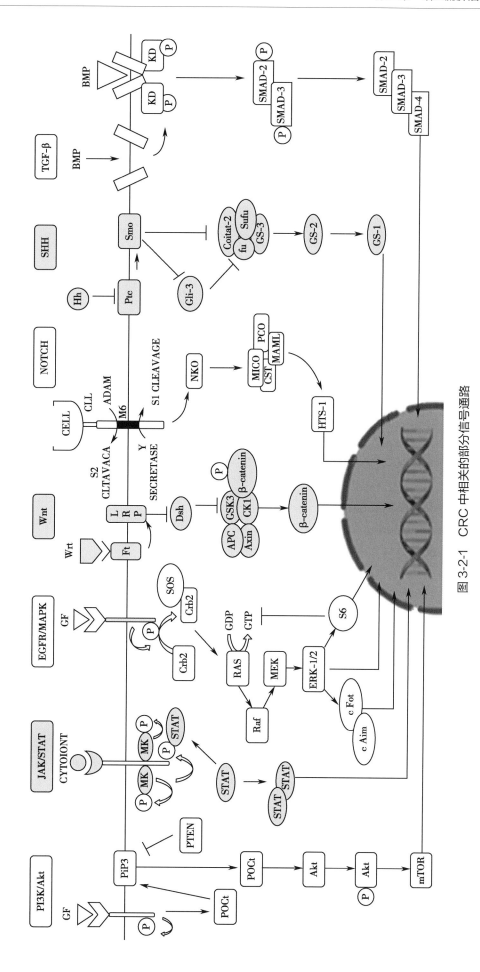

图 3-2-1 CRC 中相关的部分信号通路

过改变生活方式来降低罹患 CRC 的风险。此外,由于肠道微生物群的组成可能也影响 CRC 的发展,基于益生菌和益生元的辅助治疗仍处在研究中,以期提高对传统化疗药物的反应,减少给药剂量和给药频率,从而改善患者的生活质量。同样,在可预见的将来,开发和实施新的特异性和更敏感的生物标志物将改善诊断策略,从而使临床医师能够在疾病的早期阶段发现 CRC,从而改善患者的预后。

目前,只有肿瘤样本中微卫星 DNA 区域的不稳定性(instability of microsatellite DNA regions)和 *KRAS* 突变的测定被用于临床。对于 CRC 的早期诊断,目前正在评估基于 miRNA 表达、基因微阵列和 CIMP 的不同检测方法,尽管它们都有着很好的前景,但仍需要对更广泛的人群进行进一步的研究来验证。在精准治疗的浪潮下,个体化治疗手段正迅速成为临床医师不可或缺的工具。因此,有必要对每个患者的肿瘤特征进行深入分析,以找到最合适的治疗方法。

当前大部分的 CRC 研究集中在开发新的治疗方法上。这些新疗法与传统疗法相比更温和,更有效,也能更好地改善未来 CRC 患者的总体生存率和生活质量。

(郑小凤)

第三节　基因组稳定性的调控

一、基因组不稳定性与肿瘤发生

生命体需要将遗传物质可靠地传承到下一代,正常体细胞分裂也需要准确地将基因组进行复制,并且均分到两个子代细胞中,以确保子代细胞具有与亲代细胞完全一致的遗传物质。这种将基因组信息由亲代向子代,或由亲代细胞向子代细胞的可靠传递体现了基因组稳定性的特征,其含义包括遗传物质(DNA 或 RNA)的无差错复制、对复制错误或偶发 DNA、RNA 损伤的修复;以及分裂期遗传物质的正确分离。与之相反,如果复制过程发生了异常高频的突变,或是分裂或修复过程失败,则会造成子代细胞中各种形式的基因组改变。包括但不限于:基因突变、插入、删除,染色体片段重组,染色体易位,整条染色体重复或丢失,多倍体现象。因为各种原因造成的基因组信息易改变的倾向,即为基因组不稳定性。随着这些改变的积累,细胞的生命活动逐渐受到影响,可造成分裂障碍或生长失衡,甚至发生癌变。

基因组稳定性的维持主要依靠细胞分裂过程中 4 个方面的共同作用:①S 期 DNA 复制的高保真性;②有丝分裂期染色体的准确分离;③各种 DNA 损伤和修复机制的有效运行;④细胞周期进行和细胞命运的正常调控。肿瘤发生的分子生物学进程可被视为多次细胞分裂过程中基因组改变的逐步积累(图 3-3-1):具有增殖功能的祖细胞中,关键基因的改变将正常细胞转化为癌前细胞;某些癌前细胞中继发的基因组改变使它们获得继续分裂的优势,这些无限增殖的恶性细胞已经具备了癌细胞的特征;而分裂过程中调控机制的缺陷容许了基

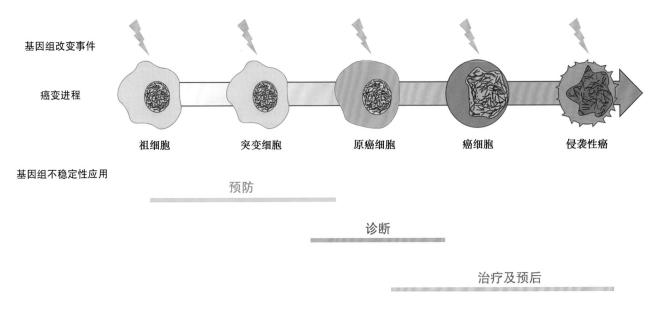

图 3-3-1　基因组不稳定性在癌症发展中疾病干预中的作用

因组改变的进一步积累,导致具有更高侵袭性的癌细胞亚群的出现。因此,基因组不稳定性不仅是癌症的重要特征,而且是肿瘤发生的驱动力。

CRC 的发生发展与基因组不稳定性密切相关。越来越多的证据表明,肿瘤细胞的遗传学特征不仅决定了肿瘤的发生、进展,也与预后及靶向治疗密切相关。统计结果表明,CRC 病例中,60%~80% 为不具有家族史或明显遗传因素的散发病例,剩下的 20%~35% 则是具有家族性或潜在的基因易感性的遗传性病例。与 CRC 密切相关的基因组不稳定性的形式主要有 MSI 及 CIN。下文分别阐述其相关调控机制及发生原因。

二、CRC 相关的基因组不稳定性失调机制

(一) MSI 相关的调控机制

微卫星序列是由短串联重复片段组成的重复性 DNA 序列,重复片段通常只有 1~5 个碱基对长度。MSI 性是一种以微卫星序列中重复单元数量增多或减少为特征的基因组不稳定性形式。Bethesda 指南推荐通过 5 个标志性的微卫星位点评估肿瘤基因组中的微卫星状态,包括 2 个单核苷酸位点(BAT26 和 BAT25),以及 3 个二核苷酸重复(D2S123、D5S345 和 D17S250)。30% 及以上标记性位点展现出不稳定特征的肿瘤为 MSI-H,小于 30% 标记性位点不稳定的肿瘤归类为 MSI-L,而未出现明显不稳定性的肿瘤则归类为微卫星稳定肿瘤。约 15% 的人类 CRC 病例中可以观察到 MSI,而 3%~5% 的 CRC 病例最终诊断为遗传性非息肉病性 CRC。

MSI 主要由 DNA 错配修复(mismatch repair,MMR)机制障碍而导致。错配修复机制是一种高度进化保守的修复系统,主要用于修复复制错误或者 DNA 损伤介质造成的碱基对错配。MMR 在 DNA 复制和 B 细胞的种类转化重组(class switch recombination,CSR)过程中具有重要作用。DNA 复制过程中,逃避了 DNA 聚合酶校对功能的碱基对错配,需由 MMR 系统来进行纠正。人类细胞中,MMR 系统通过 DNA 链缺口识别新合成的 DNA 链,MSH2 与 MSH6 或者 MSH3 分别形成 MutSα 或 MutSβ 复合体,首先识别并分别结合于错配碱基对或微卫星复制数错误形成的环状结构,MLH1 与 PMS2 或 PMS1 构成的 MutL 复合体进一步结合于 MutS 复合体,激活其内切酶活性在 DNA 链上形成缺口。Exo1 蛋白通过缺口进入,将错配部位的新生链切除。DNA 聚合酶 polδ 以切除后形成的单链为模板重新合成错配部位的 DNA,之后经 DNA 单链断裂修复通路的连接酶 Ligase1 连接。MMR 障碍可由 MMR 关键基因突变或表观遗

传学机制导致。HNPCC 与 MMR 基因 MSH2、MSH6、MLH1、PMS1 和 PMS2 等突变相关;而散发病例中的 MMR 系统失活,则多由于 MLH1 基因 5' 端启动子附近的 CpG 岛的异常超甲基化,导致其转录和表达障碍。

当 MMR 系统障碍时,DNA 复制时造成的碱基对错配和 MSI 无法得到有效修复,遗留下大量 MSI。研究表明某些特定的病理性肿瘤抑制因子突变与 MSI 息息相关。稀有情况下,某些微卫星序列位于关键性生长调节因子的外显子区域,MMR 缺陷引起 MSI 区域序列长度变化,造成编码区框移,产生无功能的蛋白造成基因失活。已知发现的 MSI 相关抑癌基因突变包括 TGFBR2、IGF2R、BAX、ACVR2、SEC63 和 AIM2 等。这些基因的失活,造成细胞生长增殖的失控,开启了细胞癌变的潘多拉魔盒。

(二) CIN 相关的 DNA 复制、分离和修复缺陷

CIN 是高频的染色体水平变化的基因组改变,包括染色体或大范围染色体片段的重复、丢失、重组、易位等,也包括多倍体现象。CIN 可导致细胞与细胞间不同的可见核型改变。单个肿瘤中,某些 CIN 类型可以在所有肿瘤细胞中见到,而某些则具有细胞特异性,说明了 CIN 从细胞癌前病变开始,不断产生逐渐积累,贯穿于整个癌症的发生与发展过程中。体外的肿瘤细胞培养也可以观察到 CIN 的出现和逐渐积累,证明了 CIN 是结直肠肿瘤的特征性改变。约 85% 的 CRC 病例中可以观察到 CIN。CRC 中常见的 CIN 类型包括染色体臂 1p、5q、8p、17p、18p、18q、20p 和 22q 缺失,7 号染色体和染色体臂 1q、8q、12q、13q 和 20q 重复,以及各种复杂形式的染色体易位等。

与 MMR 系统相对于 MSI 的高度特异性不同,CIN 相关调控基因的鉴定极具挑战性。时至今日已有 100 种以上的基因证明具有 CIN 相关性。MUTYH-相关性息肉病(MAP)是与 CRC 高度相关的癌前病变,其病变细胞以具有高频的 G:C-A:T 突变为特征。该疾病患者 MYH(又名 MUTYH)基因具有双位点胚系突变,多为 165 位酪氨酸突变为半胱氨酸,或是 382 位点的甘氨酸突变为天冬氨酸。MYH 基因是 DNA 碱基切除修复(base excision repair,BER)通路的糖苷酶(glycosylase)。DNA 氧化损伤发生时,主要会在鸟嘌呤位点形成 8-氧-鸟嘌呤(8-oxoguanine,8-oxoG),8-oxoG 具有高度致突变性,在 DNA 复制时可被聚合酶错认为胸腺嘧啶与腺嘌呤配对。MYH 可切除氧化造成的 8-oxoG 位点错误的腺嘌呤配对,故失活时造成大量的 G:C-A:T 突变;有丝分裂纺锤体检查点(mitotic spindle checkpoint)相关基因调控有丝分裂期纺锤体与动粒的相互作用,确保姐妹染色单体

的正确分离。部分含有 CIN 的 CRC 细胞中鉴别出来含有 *MAD* 基因和 *BUB* 等基因突变。*MAD* 和 *BUB* 基因产物控制检查点的激活和信号转导,突变时可造成姐妹染色单体分离障碍;中心体数目和功能相关的调控基因与 CRC 中多倍体的发生也密切相关,多项研究证实了 CRC 细胞中中心体相关丝氨酸、苏氨酸调节激酶 STK15 的高表达,MPS1 和寿命蛋白(mortalin)等中心体数目调节蛋白,也被证实与 CRC 的多倍体基因组不稳定相关;细胞周期因子与细胞周期检查点相关蛋白 CDC4、端粒酶相关蛋白 TERT 和 RNA 转录基因 *TERC* 等都会导致 CRC 中的 CIN;除此之外,研究表明 DNA 双链断裂的同源重组(homologous recombination,HR)修复通路基因 *ATM*、*BRIP1*、*POLD*、*RAD51* 等的突变与区域进展期 CRC 的 CIN 高度相关。

与 MSI 相比,CIN 带来的基因表达变化往往更多更复杂。除了区域性的突变、框移失活等,含有 CIN 的结直肠肿瘤往往还具有大量的染色体易位。染色体易位是在细胞失控增殖分裂过程中,DNA 因各种原因由基因组中的多个脆弱位点发生断裂后,借由功能异常的 DNA 的双链断裂 HR 或者非同源末端连接(non-homologous end-joining,NHEJ)修复通路修复,而导致的异源 DNA 末端之间的相互连接。这种易位可以导致某种原癌基因被连接至上游的强启动子,从而大量表达,加速细胞生恶性化。而快速的分裂带来更多的 CIN,形成恶性循环,进一步增加了肿瘤的侵袭力。

(三) 基因组稳定性失调与 CRC 突变的基因阶段性改变("Vogelgram"图)

Fearon 和 Vogelstein 在 1990 年提出了 CRC 进展过程中不同阶段的基因组改变,又称"Vogelgram"图(图 3-3-2)。经后续研究结果补充后,修订后的图清楚展示了伴随 CRC 进展过程中,基因组稳定性失调带来的多次基因组不稳定性改变,以及产生的癌变后果。*APC* 基因突变失活在高达 85% 的 CRC 中可见,与家族性腺瘤性息肉病密切相关。chr5q 缺失造成的 *APC* 失活是最早观察到的基因组不稳定特征。除了在 Wnt 信号通路中

的作用,突变的 APC 蛋白还可干扰微管末端与动粒的连接,并影响纺锤体检查点功能,造成有丝分裂异常,加剧 CIN 形成。当继发的 CIN 依次造成 ch12p、ch18q 和 ch17P 缺失时,造成 *KRAS* 原癌基因激活、*DCC/SMAD2/SMAD4* 抑癌基因缺失、*TP53* 抑癌基因缺陷。伴随 ch20 和 ch8q 重复及 ch8p 缺失造成的基因表达改变,细胞分裂增殖能力增强,CIN 增多。*TP53* 基因作为"基因组卫士",守卫着 DNA 修复、细胞周期检查点、细胞凋亡等门户。*TP53* 基因失活带来了灾难性的后果:具有大量的染色体异常和未修复 DNA 损伤的细胞被放过进入细胞周期分裂,造成基因组不稳定性的急剧上升,肿瘤由腺瘤转化成癌,癌变过程大大加快。在经历了 ch8p 缺失后,肿瘤细胞侵袭性增高,成为转移性癌。

三、基因组稳定性调控对 CRC 预防、治疗和预后的影响

基因组不稳定性加剧了癌变的过程,但同时,充分理解 CRC 中基因组不稳定性的发生机制,对 CRC 的预防、治疗和预后评估都具有重要意义。家族性的 CRC 前病变均具有其遗传学背景,因此具有家族史或在基因检测中发现易感基因的人群需有针对性地执行筛查和预防策略;不同的基因组不稳定性机制造成不同的 MSI 或 CIN 形式,而不同的机制缺陷也对不同的治疗策略易感。如 PARP 抑制剂对 HR 通路缺陷有协同致死效应,具有用于 HR 缺陷的 CRC 靶向治疗的潜力;热休克蛋白 90 抑制剂通过 P53 依赖的细胞死亡途径激活 AMPK,对多倍体肿瘤颇具治疗功效;而具有 MMR 缺陷的 CRC 对 5-氟尿嘧啶(5-fluorouracil,5-FU)治疗不敏感,对顺铂和卡铂敏感但却对其类似物不敏感。因此,充分评估肿瘤的基因组信息,对个体化治疗策略的制订非常重要;Carter 等设计了一组包含 *NXF1*、*P28*、*v-myb*、*RERG*、*STK15* 等 12 个 CIN 相关调控基因的基因表达分析微阵列芯片用于预后评估,结果表明在乳腺癌、小细胞肺癌和 CRC 中,这些基因的特征性高表达均与肿瘤复发和不良预后密切相关,对于研发基于 PCR 的 CRC 临床风险预测和预

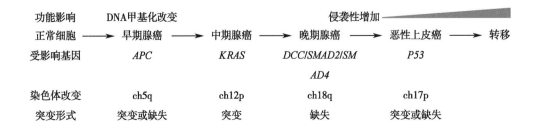

功能影响	DNA甲基化改变		侵袭性增加		
正常细胞	→ 早期腺癌	→ 中期腺癌	→ 晚期腺癌	→ 恶性上皮癌	→ 转移
受影响基因	APC	KRAS	DCC/SMAD2/SMAD4	P53	
染色体改变	ch5q	ch12p	ch18q	ch17p	
突变形式	突变或缺失	突变	缺失	突变或缺失	

图 3-3-2 基因组稳定性失调与结直肠癌变基因阶段性改变

后评估有极高参考价值。

四、其他的假说和争论

传统观点的"突变体假说"认为在 CRC 中,因调控基因组稳定性的"守护基因"突变造成的基因组不稳定性在癌前病变中就已出现,并且驱动着肿瘤细胞发展过程中 CIN 的积累。在遗传性 CRC 病变中,该假说得到了充分验证。然而依靠蓬勃发展的高通量技术,研究却发现在散发病例中,除了 *TP53* 和 *ATM*,并未有其他"守护基因"突变在早期癌前病变中高频出现。因此,近年

来,有研究者提出了原癌基因介导 DNA 复制压力模型(oncogene-induced DNA replication stress model)。该假说认为:散发病例中,原癌基因表达导致 DNA 复制叉垮塌,从而造成 DNA 双链断裂和 CIN,而"守护基因"的突变则出现于肿瘤发展的较晚阶段,并未参与早期的肿瘤发生。原癌基因导致的 DNA 复制压力模型解释了早期肿瘤中"守护基因"的低频突变,但原癌基因造成大量复制叉阻滞和垮塌的作用并未得到确切证实。也有研究者提出了"端粒侵蚀"等假说,但均欠完善。因此,散发病例中,CIN 的调控和发生机制,仍待进一步研究。

(邵正萍)

第四节　失控性生长

一、CRC 细胞的异常增殖

(一)肿瘤细胞异常增殖方式及调控信号

CRC 肿瘤细胞维持异常增殖的能力是其基本特点之一。正常结直肠上皮组织通过精确控制生长信号调控细胞增殖和分化周期,维持正常组织结构和功能。而 CRC 细胞通过多种方式获得持续增殖信号。癌细胞本身可以产生生长因子受体,通过同源受体表达引起自体增殖刺激。另外,支持肿瘤细胞的间质中,癌细胞可能发出信号刺激正常细胞,而正常的细胞则反馈活化各种生长因子,进而促进 CRC 细胞异常增殖。

正常结直肠黏膜上皮细胞看门基因如 *APC* 等出现突变导致其获得选择性生长优势逐渐形成腺瘤,腺瘤虽然生长缓慢,但一旦出现 *KRAS* 等基因突变,使 GTP 酶的负反馈调节失常导致细胞异常克隆性增殖,继而 *PIK3CA*、*SMAD4* 和 *TP53* 突变使其发展为具有侵袭性生长和转移潜能等恶性行为的 CRC。这些驱动突变导致 Wnt、EGFR/MAPK、PI3K-AKT 和 VEGF/VEGFR 信号通路持续异常维持其异常增殖的潜能。

CRC 细胞不仅具有诱导持续增殖刺激信号的能力,还具有能够逃逸抑癌基因依赖的增殖负调控程序。*Rb* 和 *TP53* 是两个经典的抑癌基因,在调控细胞增殖、凋亡和衰老过程中发挥重要作用。*Rb* 整合细胞内外多种信号决定细胞是否继续进入细胞的生长和分裂周期。CRC 细胞通过表观遗传调控 *Rb* 表达或存在 *Rb* 信号调控通路功能性缺陷,导致细胞周期失控使癌细胞持续增殖。而 *TP53* 主要感应来自细胞内的压力和异常传输信号,如基因组损伤、细胞内核苷酸库水平、生长启动信号、乳

糖或氧化水平异常,*TP53* 会阻断细胞周期进程,直至恢复正常化。当这些信号持续增强超出可修复程度,*TP53* 会诱导细胞的凋亡。CRC 细胞中 *TP53* 表达缺失、突变及功能异常导致癌细胞异常修复及耐受凋亡进而表现为持续性增殖。以上以 *Rb* 和 *TP53* 为例说明 CRC 细胞具有逃逸抑癌基因的作用,而癌细胞中癌基因与抑癌基因相互作用的调控网络十分复杂,目前仍不清楚,需要进一步研究阐释。

(二)肿瘤细胞侵袭性生长及分子基础

CRC 生长过程中,肿瘤细胞具有侵袭性生长特性,侵袭周围组织间隙和脉管系统,表现为局部浸润和远端转移。这些侵袭性生长的癌细胞其形状及与其他细胞和细胞外基质的黏附能力发生改变。E-钙黏着蛋白(E-cadherin)是关键的细胞间黏附分子,促进邻近上皮细胞黏附连接,形成上皮细胞层及维持上皮层的稳定。E-钙黏着蛋白的表达增加可以抵制肿瘤细胞侵袭和转移。而在 CRC 细胞中通常观察到 E-钙黏着蛋白表达下调和偶见的突变失活。

CRC 癌细胞的运动和侵袭能力与 EMT 密切相关。肿瘤中 EMT 是指具有上皮样表型的肿瘤细胞转化为具有间质样表型的肿瘤细胞的过程,上皮性标志物如 E-钙黏着蛋白、紧密连接蛋白 1(zonula occludens,ZO1)等丢失,而间质性标志物如波形蛋白(vimentin)、N-钙黏着蛋白、纤维连接蛋白(fibronectin)和 MMP 等表达增加;肿瘤细胞在侵袭和转移的过程中,不同程度地短暂或永久激活 EMT 程序。而 EMT 过程的具体分子机制仍不清楚,但已知一些经典的 EMT 转录因子如 *snail*、*slug*、*Twist* 和 *Zeb1/2* 等参与了 EMT 的调控。这些转录调控因子在不同肿瘤细胞中或者肿瘤进展不同阶段以不同的组合

表达,促进肿瘤细胞的侵袭和转移能力。CRC 中肿瘤芽被认为是肿瘤细胞发生 EMT 的形态学表现。肿瘤芽是肿瘤浸润前缘单个肿瘤细胞或细胞数量少于 5 个的肿瘤细胞团,是一种处于非增殖、非凋亡,具有迁移和侵袭能力的特殊肿瘤细胞。肿瘤芽形态上为长梭形或纺锤形,细胞有伪足形成,上皮性标志物 E-钙黏着蛋白表达下降,而间质性标志物波形蛋白和 N-钙黏着蛋白等表达增加。

CRC 细胞和间质细胞的相互作用同样促进肿瘤细胞的侵袭性生长和转移。例如存在于肿瘤间质中的间充质干细胞(mesenchymal stem cell,MSC)被发现能够分泌 CCL5/RANTES 响应癌细胞释放的信号,然后 CCL5 作用于肿瘤细胞,刺激肿瘤细胞的侵袭行为。肿瘤周围的巨噬细胞能够通过提供基质降解酶如金属蛋白酶和半胱氨酸蛋白酶促进肿瘤细胞局部浸润。此外,肿瘤相关巨噬细胞还能向肿瘤细胞提供表皮生长因子,而肿瘤细胞反过来用 CSF-1 刺激巨噬细胞,它们协同的相互作用能使肿瘤细胞更容易侵入循环系统和促进肿瘤细胞的转移扩散。

(三)肿瘤细胞接触抑制机制及作用

正常上皮细胞通过细胞与细胞之间的接触可以抑制细胞增殖,产生融合的细胞层。"接触抑制"机制的运行保证了体内正常组织稳态,然而在肿瘤发生的过程中该机制被破坏。但是,接触抑制及肿瘤如何摆脱接触抑制的分子机制仍不清楚。目前 NF2 作为肿瘤抑癌基因,编码膜突样蛋白(merlin),其结构与细胞骨架连接蛋白 ERM 家族[埃兹蛋白(ezrin)-根蛋白(radixin)-膜突蛋白(moesin)]相似,它通过将细胞表面黏附分子(如 E-钙黏着蛋白)与跨膜酪氨酸激酶(如 EGF 受体)相互耦联而形成接触抑制。膜突样蛋白以这种方式强化了钙黏着蛋白介导的细胞与细胞间的黏附性。此外,膜突样蛋白还可以通过孤立生长因子受体而减弱有丝分裂的能力。另外,表皮极性蛋白 LKB1 参与组织表皮结构并维持组织完整性。当癌基因 MYC 表达上调时,LKB1 能够拮抗 MYC 癌基因的促有丝分裂效应;而 LKB1 的表达抑制或失活导致表皮结构不稳定,细胞对 MYC 诱导的恶性转化更敏感。然而在 CRC 发生过程中,以上两种接触抑制机制的作用仍需进一步研究。

二、CRC 细胞程序性细胞死亡

(一)凋亡

细胞凋亡是一种程序性细胞死亡,以凋亡小体形成为特点,不引起周围细胞损伤,也不引起周围组织炎症反应的单个细胞死亡。细胞凋亡途径分为由 BCL 家族控制的线粒体内源性细胞死亡途径,以及由死亡受体信号转导控制的外源性细胞死亡途径。

细胞凋亡与 CRC 的发病机制及其对化疗药物和放疗的耐药有关。正常结直肠黏膜稳态的维持依赖于隐窝底部干细胞增殖和表面上皮组织细胞凋亡之间的动态平衡,而这种平衡破坏后可能导致 CRC 的发生发展。CIN 和 MSI 是 CRC 遗传不稳定的两个重要表现。细胞无法识别或修复遗传不稳定导致的错配,这些基因突变能够诱导细胞凋亡;而在一些 CRC 细胞中,凋亡的信号通路和效应通路失活则导致遗传突变的不断积累,使肿瘤进一步恶性进展,涉及 APC/β 联蛋白、RAS、TP53 等信号通路异常。结直肠腺瘤发生过程出现 APC 突变,导致 Wnt 信号通路的异常激活和 CIN,肠上皮细胞凋亡和增殖稳态被打破,出现异常增殖形成腺瘤。CRC 细胞中 RAS/BRAF 突变活化 MAPK 信号通路导致肿瘤细胞抵抗凋亡能力增强,因此利用 RAS 的激酶抑制剂能够有效抑制其引起的凋亡抵抗。作为转录因子 TP53 参与许多细胞凋亡调控信号通路,调节了细胞凋亡与有丝分裂信号通路的相互作用,应答多种细胞应激。如 TP53 促进细胞周期蛋白依赖的激酶抑制基因 P21 上调,从而导致细胞周期阻滞,与 Bcl-2 相互调控控制肿瘤细胞的凋亡。TP53 还可以通过调控 IAP 和 survivin 等多种靶基因诱导细胞凋亡。

(二)自噬

自噬,又称Ⅱ型程序性细胞死亡,是指细胞在饥饿和能量应激等状态下将自身的蛋白、细胞器和胞质进行包裹并形成囊泡,然后在溶酶体中消化降解的过程,包括大自噬、小自噬和分子伴侣介导的自噬。自噬是一种多步骤、多程序、高度进化及保守的过程,普遍存在于酵母菌、线虫、果蝇及哺乳动物等有机体中,对细胞维持其正常代谢和生存发挥着不可替代的作用。自噬的分子机制主要是以酵母为模型,利用遗传工程方法解析得到,在高等动物和真核细胞中高度保守。目前在酵母中已经发现 20 多种自噬相关基因,这些基因的功能在高等真核细胞中也高度保守。这些基因在 5 个重要阶段协调控制自噬这一复杂生物过程:①自噬泡的形成或核化;②Atg5-Atg12 结合,并与 Atg16L 相互作用,形成 Atg12-Atg5-Atg16L 复合物,共聚到自噬泡上;③LC3 前体形成并加工成细胞质可溶性 LC3-Ⅰ,然后修饰成膜结合形式的 LC3-Ⅱ,与伸展和延伸的自噬泡融合;④随机或选择性捕获靶内容物,并将其降解;⑤与溶酶体融合形成自噬溶酶体。mTOR 和Ⅲ级 PI3K/Beclin1 复合物等是调控自噬的重要信号转导通路。

自噬在肿瘤中具有"双刃剑"作用,不仅能抑制肿瘤的发生发展,还具有促进肿瘤进展的作用。一方面,自噬可以清除损伤的细胞器以及异常折叠的蛋白质,减少活性氧损伤从而保护正常肠上皮细胞并抑制其恶性转化。另一方面,自噬也能为肿瘤生长代谢提供丰富的营养物质。此外,自噬也可以影响癌细胞的化疗敏感性。在 CRC 中,自噬对 CRC 的化疗敏感性既有促进也有抑制作用,例如 PCDH17 可以通过诱导自噬增强 CRC 对 5-FU 的敏感性;而 miR-22 和 IL-6 等诱导的自噬导致 CRC 细胞对化疗的抵抗。自噬这种双重作用可能与诱导的自噬类型有关,但目前仍不清楚,需要进一步研究。

(三) 焦亡

细胞焦亡是应对感染时激活的一种程序性细胞死亡,包括胱天蛋白酶(caspase)1 依赖的经典焦亡和胱天蛋白酶 4/5/11 依赖的非经典焦亡。病原体的产物如脂多糖可促进炎性小体的形成激活胱天蛋白酶 1。同时脂多糖也可以直接激活小鼠胱天蛋白酶 11(人类同源基因为胱天蛋白酶 4 和 5)。然后,胱天蛋白酶 1 和 11 都能剪切 gasdermin D(GSDMD),使其 N 端片段在细胞膜上聚集打孔,破坏膜完整性导致细胞裂解。此外,GSDM 蛋白家族的其他成员通过类似的机制参与细胞焦亡:gasdermin E 由激活的胱天蛋白酶 3 或颗粒酶 B 剪切激活;gasdermin B 由颗粒酶 A 剪切激活;gasdermin C 由激活的胱天蛋白酶 8 剪切激活。与凋亡不伴随炎症反应不同,细胞焦亡可以释放出大量由胱天蛋白酶 1 剪切成熟的炎性物质 IL-1β 和 IL-18 激活天然免疫。

焦亡在肿瘤中发挥复杂的作用,焦亡可以直接介导肿瘤细胞死亡,同时也可以激活免疫反应,清除体内的肿瘤细胞。焦亡相关基因如 *Nlrp3* 或 *caspase 1* 缺失的小鼠更容易发生葡聚糖硫酸钠诱导的结肠炎和 CRC。然而,也有学者提出细胞焦亡可能与自噬类似扮演"双刃剑"角色。GSDME 介导的细胞焦亡通过释放 HMGB1 激活 ERK1/2 途径,促进肿瘤细胞增殖,继而促进 CRC 的发生发展。

(四) 铁死亡

铁死亡是一种铁依赖性的、非凋亡性的程序性细胞死亡形式,在形态、生化和分子机制与细胞凋亡、坏死、焦亡和自噬不同。其实质是细胞内脂质过氧化物代谢障碍。当亚铁离子催化作用产生的活性氧增加,当细胞内合成含多不饱和脂肪酸的磷脂增加,或者当细胞抗氧化能力减弱,使细胞内氧化还原失衡,含多不饱和脂肪酸的磷脂与活性氧反应产生的脂质过氧化物堆积,最终

诱导细胞膜损伤,导致细胞死亡。由于该过程依赖二价铁离子,所以被称为铁死亡。形态学上,铁死亡主要表现为细胞体积变小,线粒体体积减小,线粒体膜密度增加,线粒体嵴减少或消失、破裂,细胞核大小正常且保持完整。铁死亡主要有内源性和外源性两种途径。外源性途径是通过抑制细胞膜上的胱氨酸/谷氨酸反向转运体或激活转铁蛋白与乳铁蛋白实现的,内源性途径则直接抑制细胞内抗氧化酶如 GPX4 活性从而诱导铁死亡发生。

铁死亡与肿瘤的发生发展密切相关。铁死亡同样具有促进和抑制肿瘤的双重作用。小分子化合物(如抑酯酶素和 RSL3)、已被批准的药物(如索拉非尼、柳氮磺吡啶、他汀类和青蒿素)、电离辐射和细胞因子(如 IFNγ 和 TGF-β1)可诱导铁死亡和抑制肿瘤生长。然而,铁死亡可在肿瘤微环境中触发炎症相关的免疫抑制,从而有利于肿瘤的生长。在肿瘤转移方面,血液中的高氧化应激环境可能会诱导肿瘤细胞的铁死亡从而抑制其血行转移,而淋巴结环境则能保护肿瘤细胞免于铁死亡。此外,铁死亡会影响化疗、放疗和免疫治疗的疗效。诱导铁死亡可以提高 CRC 细胞对西妥昔单抗的敏感性,抑制肿瘤细胞的转移。目前铁死亡在肿瘤中的研究处于刚刚起步阶段,仍需深入研究其在肿瘤中的作用和分子机制。

三、结直肠细胞的衰老

(一) 衰老的分子机制

细胞衰老是指老化或受损的细胞发生持续性细胞周期阻滞,增殖能力降低的细胞状态。细胞衰老是一种多特征且高异质性的细胞状态,其表征包括但不局限于持续性细胞周期阻滞、溶酶体活性增强、抗凋亡刺激、细胞代谢异常、持续性 DNA 损伤及衰老相关分泌表型。

端粒被称为细胞有丝分裂的分子时钟,端粒的长度能够反映细胞分裂的程度和潜力,细胞有丝分裂过程中,由于 DNA 的单向复制特征,复制的 DNA 末端会出现"不完全复制"现象,导致端粒 DNA 在细胞有丝分裂过程中不断缩短,当端粒 DNA 长度缩短到一定"阈值"便能够触发细胞 DNA 损伤应答机制,DNA 损伤相关激酶 ATM、ATR、CHK1 和 CHK2 进一步磷酸化 P53 蛋白,磷酸化的 P53 蛋白激活周期蛋白依赖性激酶抑制因子 P21 的表达,P21 通过结合周期蛋白依赖性激酶 2(cyclin-dependent kinase 2,CDK2),进而抑制细胞 DNA 复制,造成细胞出现"复制性衰老"现象。

（二）衰老的肿瘤生物学作用

衰老对于大多数物种而言是一种退行性病理状态，常伴随着组织和细胞功能的衰退。但是，在脊椎动物中，衰老能够促进增生性病变的发生，肿瘤与其他衰老性疾病特征相同，大部分类型的肿瘤发病率随年龄而增加，细胞能够通过衰老获得新的特征和功能，与肿瘤的发生发展密切相关。而肿瘤细胞衰老被认为是一种抗肿瘤机制，细胞衰老能够抑制肿瘤细胞的异常增殖。诱导肿瘤细胞衰老不但可以抑制肿瘤的恶性进展，而且能够通过激活衰老细胞的 SASP 进而诱导肿瘤的免疫杀伤。但有研究显示，P53 介导的肿瘤细胞衰老能够降低肿瘤细胞的化疗敏感性和促进肿瘤的复发；化疗药物诱导的肿瘤细胞衰老却能够增强肿瘤细胞干性，促进肿瘤的发生和发展。

CRC 细胞常伴有端粒酶表达激活的现象，端粒酶及端粒酶逆转录酶在结直肠腺瘤到腺癌转化过程中表达水平升高，其中 myc 及 Wnt 信号通路能够促进端粒酶基因的转录。此外，CRC 细胞可由 P53/P21 信号通路介导其细胞衰老，MDM2 蛋白表达增多能够抑制 P53 蛋白的乙酰化，进而阻止 CRC 细胞衰老进程，减少衰老相关异染色质点的形成。另外有研究表明，CRC 中 TRIB2 和 LRH-1 蛋白表达增高，能够显著抑制 P21 蛋白的表达进而阻止 CRC 细胞的衰老。CRC 细胞中 CK1-α 表达降低能够促进衰老 CRC 细胞分泌 SASP，引发局部炎症反应，促进肿瘤的发展及转移。细胞衰老在肿瘤中的作用机制目前仍不清楚，其在肿瘤领域的应用仍需大量研究。

（张红河）

第五节　肿瘤干细胞

一、基本概念和起源

异质性是几乎所有晚期癌症的基本特征之一，相关研究证实肿瘤存在广泛的异质性，或者存在具有不同分化状态的肿瘤细胞。这些细胞不仅在生长增殖、侵袭转移以及对治疗反应性等方面有所不同，而且与其周围基质细胞特别是免疫细胞的相互作用等方面也存在巨大差异。对此现象的解释是多方面的，包括不同细胞克隆间的遗传和表观遗传变异，以及代谢和微环境的影响等，而肿瘤干细胞（cancer stem cell，CSC）理论认为，肿瘤中存在一个特定的细胞亚群，具有自我更新、增殖、多向分化潜能，与癌症转移、复发或肿瘤药物抗性密切相关，该细胞亚群被定义为 CSC。

事实上，CSC 的概念起源于 20 世纪 90 年代对白血病的研究，发现白血病具有与正常造血系统类似的等级系统，其肿瘤细胞是从一小部分干细胞发展而来，这些干细胞既能自我更新，又能产生一系列分化程度更高的细胞。通过将造血干细胞的定义进行扩展，从而建立了体内鉴定 CSC 成瘤能力和干性的金标准，即将分离的肿瘤细胞移植给受体小鼠，极少量的细胞（最少至 100 个）就可以形成反映原始患者肿瘤特征的移植瘤，同时该肿瘤细胞具有无限自我更新潜能，则认为其具有肿瘤干性。

近年来，对 CRC 干细胞（colorectal cancer stem cell，cCSC）功能特征和分子调控机制进行了大量研究。研究表明 cCSC 已经不是最初认为的具有明确表型和分子特征的细胞亚群，而是受遗传、表观遗传和微环境共同影响而动态改变的细胞亚群。因此，阐明 cCSC 驱动 CRC 进展的机制可能为临床提供新的干预途径，从而最终改善治疗效果。

二、肠道干细胞

小肠上皮由底部隐窝结构及表面绒毛组成，两者间以隐窝-绒毛移行细胞构成，是体内更新速度较快、再生能力较强的组织之一，也是干细胞研究的经典模型，每 3~5 天更新一次，而新肠上皮细胞是由肠道干细胞（intestinal stem cell，ISC）不断增殖分化产生的。尽管 cCSC 不一定直接起源于正常 ISC，但由于正常和癌变的干细胞往往会依赖于相同的信号通路，因此研究调控 ISC 的分子机制将有助于加深对 cCSC 的了解。目前小肠在功能上分为不同的 2 种肠道干细胞亚群：分裂活跃的隐窝基部柱状细胞高表达 LGR5 和处于静息状态的"+4"位细胞，即储备干细胞普遍表达 BMI1、HOPX、TERT 和 LRIG1，这两群 ISC 都具有自我更新和进一步分化出所有肠上皮细胞的能力。

最初研究认为这两种干细胞亚群代表具有不同功能活性的亚群：增殖活跃的 LGR5+柱状干细胞被认为是维持肠稳态的原因，而静态的 BMI1+储备干细胞则被视为能够再生 LGR5+亚群的储备干细胞池。然而，后续研究发现 LGR5+柱状干细胞也可以表达"+4"标记（如 BMI1 等），这就模糊了两个 ISC 亚群之间的界限。另外，运用谱系示踪技术特异性消融 ISC 后，肠内分泌细胞、

DLL1⁺分泌祖细胞、标签滞留细胞、KRT19⁺上层隐窝中的祖细胞和帕内特细胞等祖细胞甚至高度分化的细胞将在损伤刺激作用下逆向去分化，转变成具有干性的 ISC。这些研究表明小肠上皮中存在的多种祖细胞具有较高的可塑性，可以在应激情况下逆向去分化以补充 ISC。

与小肠相比，结肠在隐窝结构和细胞组成方面存在差异：如结肠隐窝不会在黏膜表面形成绒毛，也不包含帕内特细胞、"+4" 位细胞或 BMI1⁺细胞。已有的研究表明，结肠干细胞主要为表达 LGR5⁺或 EphB^{high} 的细胞亚群，当被植入小鼠后具有重建整个结肠的自我更新能力。另外，后续研究还发现了其他的结肠干细胞亚群，如高表达 LRIG1 或 Notch 信号的慢分裂干细胞以及表达 DCLK1⁺肠道簇细胞的亚群。然而，与小肠相比，维持结肠干细胞干性或可塑性的分子机制研究还相对薄弱，特别是结肠内寄居着比小肠更多的细菌群落，其作用有待后续研究。

三、CRC 的细胞起源

对于多数肿瘤而言，通常认为干细胞是肿瘤恶变的起始细胞，即组织中正常的干细胞获得了向肿瘤恶性转变所需的原始突变积累。在转基因小鼠模型，当特异性激活小肠隐窝底部 LGR5⁺、CD133⁺或 BMI1⁺正常 ISC 的 Wnt 信号通路时，可见腺瘤的快速生长。相比之下，在已分化的细胞中特异性地缺失 APC（Wnt 通路负向调控因子）只会偶尔导致腺瘤的发生，表明正常 ISC 比已分化细胞更容易发生恶性转化。虽然正常隐窝中的 ISC 以随机的方式进行互相替换，但致癌突变赋予了其突变克隆竞争优势，从而较少被野生型 ISC 替代。值得注意的是，尽管突变的 ISC 比野生型更有竞争优势，但其细胞命运并不是固定的，仍然有可能被野生型随机替代，从而使得突变积累变得更为复杂。另外，研究还发现在正常条件下 P53 突变的 ISC 并不比野生型更有优势，但肠炎的发生将使突变型 ISC 更有竞争优势。这些实验结果清楚地表明遗传和环境因素共同决定了 ISC 克隆的竞争能力，影响着 CRC 的早期发生。

近年来，正常 ISC 作为 CRC 起始细胞的观念开始受到挑战，在已分化的绒毛细胞中异常激活 NF-κB 信号通路（如肠炎或 KRAS 突变）后，这些细胞变得更易于癌化，但只激活绒毛细胞中的 Wnt 通路则不足以引发腺瘤。这些现象表明 CRC 的起始需要 Wnt 通路以外的其他信号（如 NF-κB 等）的共同参与，这些信号的存在扩大了 CRC 的起始细胞范围。因此，错构瘤性息肉病等肠炎人群中的 CRC 风险增加或许与此机制有关。此外，研究还表明已分化 DCLK1⁺肠道簇细胞在 APC 基因缺失和

葡聚糖硫酸钠诱导肠炎的共同作用下，也可以导致 CRC 的发生。综上所述，干细胞（如 ISC 等）、祖细胞或已高度分化的细胞（绒毛细胞等）都可能是 CRC 的起始细胞。

四、CRC 干细胞

多年来，人们一直致力于寻找 cCSC 特异性的生物标志物，这将极大地促进针对 CRC 预防和治疗干预工具的研究。最初基于 CD133 表达高低，运用流式分选分离了人类 cCSC 干细胞亚群，并异种移植到免疫缺陷鼠，产生了与人源 CRC 类似的小鼠肿瘤。目前研究已经确定的 cCSC 分子标志物有 EphB2^{high}、EpCAM^{high}/CD44⁺/CD166⁺、ALDH⁺、LGR5⁺和 CD44v6⁺等，但这些标志物通常在正常 ISC 中也表达，限制了其作为治疗靶标的潜能。近年来，研究还发现 DCLK1 在 cCSC 中特异性地高表达，而不表达于 ISC 中，是潜在的 cCSC 治疗靶标。

尽管 cCSC 领域的研究取得了长足进展，但仍然面临着一些问题。首先，cCSC 分子标志物的一致性还值得进一步研究，因为其表达本身是不稳定的，研究发现 LGR5⁺ cCSC 亚群和 LGR5⁻ cCSC 亚群可以共存于同一肿瘤，并在化疗时相互转化。此外，肿瘤微环境中的基质细胞也会产生各种细胞因子（如 Wnt、TGF-β 和 R-spondin 等）影响 cCSC 的自我更新能力，并可在应激损伤时促使祖细胞逆向去分化产生 cCSC。因此，不仅表达特定分子标志物的 cCSC 的细胞占比可能会随肿瘤的进展阶段以及治疗方案的不同而动态变化，同时其表达的分子标志物类型和数量也不断发生改变。

五、肿瘤干细胞的可塑性

越来越多的证据表明 CSC 具有通过基因表达和表观遗传学改变进行适应性状态改变或表型转换的能力，即可塑性。这个概念不仅包含 cCSC 在耐药性、不对称分裂和分化状态等方面获得不同表型的能力，也包含其他已分化的肿瘤细胞亚群在特定情况下逆分化成 cCSC 的潜能。早期研究表明，Lac-Z 报告基因标记的 CD133⁺和 CD133⁻ 癌细胞都可导致免疫缺陷鼠中转移瘤的发生。此外，研究还发现 LGR5⁺ cCSC 在 APC$^{Min/+}$小鼠辐照后的腺瘤复发过程不是必需的，而 KRT19⁺/LGR5⁻细胞亚群被发现才是导致腺瘤复发的重要因素。运用白喉毒素特异性地清除 LGR5⁺ cCSC 后，发现小鼠的肿瘤生长基本不受影响。此外，运用类器官和人源肿瘤异种移植（patient-derived tumor xenograft，PDX）模型，通过激活 caspase 9 特异性地清除 LGR5⁺ cCSC 从而抑制了肿瘤的生长；然而，当停止清除 LGR5⁺细胞后，肿瘤的复发主

要由 KRT20$^+$/LGR5$^-$细胞亚群驱动。以上研究清楚地表明表达相关分子标志物的 cCSC 并不是 CRC 发生的唯一驱动因素,其他的非干细胞亚群在损伤刺激作用下也可以逆分化成 cCSC。

近年来,基于 *CRISPR/Cas9* 的无荧光标签标记技术和高通量测序技术的发展,通过分析细胞中随机引入的短序列/突变等遗传条形码来进行谱系示踪。运用此技术,研究发现来源于同一患者肿瘤的 cCSC,尽管在遗传上表现出高度的均一性,但在耐药性、不对称分裂和分化状态等方面有诸多不同表型。最近研究还发现 cCSC 比其他非干细胞具有较高的核糖体活性和蛋白合成能力,但这些高活性基本与 cCSC 所带有特定的基因突变谱无关。此外,多年的研究也已证实驱动肿瘤发生的关键驱动突变大多发生在早期阶段,而在后续进展过程中仅有有限的功能突变发生。总之,在肿瘤的演进过程中,决定 cCSC 功能特性的关键因素并不是早期的遗传突变,而是 DNA 甲基化、组蛋白修饰和染色质可及性等表观遗传修饰。

六、干细胞巢

肿瘤微环境中不同的基质细胞和细胞外基质共同组成了 cCSC 的干细胞巢,其组成随肿瘤的发展而不断动态变化,对 cCSC 细胞的命运决定和功能特征发挥至关重要的作用。运用 PDX 模型追踪表达 GFP 报告基因(由 Wnt 启动子驱动)的 cCSC,研究发现驱动肿瘤进展的 cCSC 主要位于肿瘤的边缘,紧靠微环境中的基质细胞。后续研究也证实来自周围基质细胞的信号在调节肿瘤细胞中的 Wnt 激活水平上具有重要作用。此外,运用多色谱系示踪系统对来源于患者的 cCSC 进行更长时间的追踪观察,发现 cCSC 克隆的大小与其距离肿瘤边缘的物理位置有较大的相关性。这些研究表明 cCSC 在微环境中所处的细胞位置是肿瘤进展过程中克隆竞争的主要驱动因素。

实际上,处于肿瘤边缘处的肿瘤细胞时刻暴露于来源于其周围间质细胞的信号网络中(如 Wnt、TGF-β 和 R-spondin 等),这些细胞因子共同作用影响 cCSC 的自我更新能力。例如,Lenos 等的研究发现基质细胞分泌的骨桥蛋白是肿瘤边缘 cCSC 克隆竞争性扩增的诱导因素。微环境中肿瘤相关的成纤维细胞旁分泌 PGE2,与其周围肿瘤细胞上的 PTGER4 受体结合,调控 Sca-1$^+$ 肿瘤起始细胞的自我更新能力和肿瘤的发生。

除了微环境中间质细胞可以影响 cCSC 的干性潜能和肿瘤发生,癌变的 cCSC 也会影响正常 ISC 的自我更新能力,从而使微环境中肿瘤细胞和间质细胞的相互交流变得更为复杂。研究发现 APC 缺失的腺瘤细胞可以分泌 NOTUM(Wnt 通路拮抗剂),从而抑制同一隐窝或相邻隐窝内正常 ISC 的干细胞潜能。此外,通过正常和癌变干细胞的独立示踪模型,研究发现受癌基因激活驱动的肿瘤细胞不仅自我分泌抑制性细胞因子从而诱导周围正常 ISC 的凋亡和分化,也会促使其周围其他间质细胞分泌抑制性细胞因子。总之,在肿瘤的演进过程中,受癌基因突变驱动的肿瘤细胞将通过旁分泌影响其他间质细胞,重塑形成对己有利的微环境,从而维持 cCSC 的自我更新和分化。

七、小结

近年来,所有关于 cCSC 的研究都汇集到一点:如何重新定义 cCSC 并靶向 cCSC 进行肿瘤治疗。学者们逐渐认识到 cCSC 并非是肿瘤中具有固有特征的特定细胞亚群,而是随肿瘤的演进不断发生动态改变,在不同情况下由不同的细胞亚群承担。这种可塑性除受肿瘤本身和基质等微环境的影响外,同时还有一系列其他未知因素的参与。此外,影响 cCSC 干性和克隆竞争的决定因素也会随肠癌的不同发展阶段而有所不同。总之,cCSC 复杂多变的异质性和可塑性也向人们提出了巨大的挑战,这可能正是目前靶向 CSC 进行肿瘤治疗失败的主要原因,还有待后续研究。

(刘云华)

第六节　代谢异常与调控

肿瘤是一种旺盛增殖的组织,为满足细胞快速增长和分裂的需要,其细胞内物质代谢发生了一系列特征性改变,表现为组成细胞基本结构的物质如蛋白质、脂类和核酸的合成十分旺盛,相反,氨基酸和核苷酸的分解代谢则显著降低,导致合成代谢和分解代谢的平衡失调。

一、糖代谢与瓦尔堡效应

(一)糖代谢主要通路

1. 糖代谢主要通路　葡萄糖是细胞最重要的能量

物质来源,葡萄糖在细胞内的经典代谢通路如图3-6-1所示,葡萄糖代谢有三种关键酶:己糖激酶(hexokinase,HK)、磷酸果糖激酶1(phosphofructokinase 1,PFK1)、丙酮酸激酶(pyruvate kinase,PK)。首先,葡萄糖被Na^+依赖的葡萄糖转运体从血流中主动运输进入细胞,随即被HK磷酸化生成6-磷酸葡萄糖(glucose-6-phosphate,G6P)。G6P作为关键代谢中间产物,位于两种主要代谢途径——糖酵解途径和戊糖磷酸途径(pentose phosphate pathway,ppp)的分支点。当细胞中$NADP^+$/NADPH比率增高时,G6P倾向于进入ppp,被6-磷酸葡萄糖脱氢酶催化脱氢,生成5-磷酸核糖和NADPH。如果细胞中ATP水平降低,G6P将被磷酸葡萄糖异构酶变构为6-磷酸果糖(fructose-6-phosphate,F6P),倾向于进入糖酵解途径。随着ATP能量被消耗,F6P受PFK1催化生成1,6-二磷酸果糖(fructose-1,6-bisphosphate,F1,6-BP),该步骤是糖酵解过程中的关键调控步骤。

醛缩酶进一步将F1,6-BP分解生成两分子内糖磷酸二羟丙酮(dihydroxyacetone-P)和3-磷酸甘油醛(glyceraldehyde-3-phosphate,GA3P)。前者在磷酸丙糖异构酶的催化下转化为GA3P,继续进行酵解。随后,GA3P脱氢氧化生成1,3-二磷酸甘油酸(1,3-bisphosphoglycerate,1,3-BPG),此步由甘油醛脱氢酶催化,并生成NADH。1,3-BPG由磷酸甘油酸激酶(phosphoglycerate kinase,PGK)催化生成3-磷酸甘油酸(3-phosphoglycerate,3-PG),3-PG

被磷酸甘油酸转位酶(phosphoglycerate mutase,PGM)转变为2-磷酸甘油酸,进一步由烯醇化酶催化生成磷酸烯醇式丙酮酸(phosphoenolpyruvate,PEP)。

最后,PEP被PK催化生成丙酮酸(pyruvate,Pyr)。如果丙酮酸不进入线粒体途径被利用,将被细胞质中的乳酸脱氢酶(lactate dehydrogenase,LDH)转变为乳酸。乳酸则通过分布于胞膜的单羧基转运体分泌至胞外,进入血液循环,到达肝脏后通过糖异生作用,转变成肝糖原或血糖,形成乳酸循环。

2. 细胞的能量产生方式　总体来说,细胞产生ATP的方式有两种:细胞质中不依赖于氧的糖酵解途径、线粒体中依赖于氧的氧化磷酸化途径(oxygen-dependent oxidative phosphorylation,OXPHOS)。糖酵解途径是从葡萄糖开始分解生成丙酮酸的过程,生物在无氧条件下,能够通过糖酵解产生ATP与还原型辅酶NADH。NADH在糖酵解、三羧酸循环、β氧化等多个代谢过程均有产生,它含有极高电极电势的电子,在氧化时将释放出大量能量。在氧化磷酸化途径中,线粒体内膜上的酶类通过氧化NADH释放能量,泵送质子穿过线粒体内膜,从而产生跨膜电化学梯度,ATP合酶利用势能产生ATP。

两种途径在ATP生产过程中的占比由细胞供氧情况和线粒体功能状态决定。在供氧充分、线粒体功能正常时,丙酮酸进入线粒体,生成乙酰辅酶A,通过三

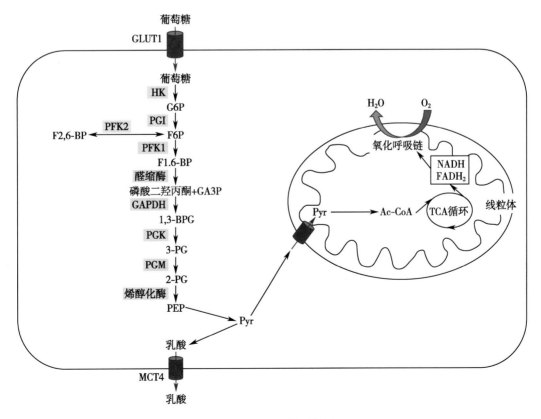

图3-6-1　糖代谢经典途径

羧酸循环氧化,再通过电子传递链产生大量 ATP。正常生理条件下,细胞所需的绝大多数 ATP 通过线粒体氧化磷酸化途径产生,而肿瘤细胞的糖代谢则发生明显改变。

(二)瓦尔堡效应

1. 定义 在正常组织中,约 90% 的 ATP 来源于线粒体的氧化磷酸化途径,仅 10% 来源于糖酵解途径。与之相反,恶性肿瘤细胞的糖酵解明显增强,即使在氧气供应充足的条件下,大多数来自糖酵解的丙酮酸被引导离开线粒体,通过乳酸脱氢酶作用产生乳酸,该现象称为有氧糖酵解或瓦尔堡效应(Warburg effect)。

2. 产生机制(图 3-6-2) 在 CRC 组织中,瓦尔堡效应的产生有多方面因素,其中,癌基因 *MYC*、抑癌基因 *P53*、转录因子 HIF-1 和 AKT 激酶等对于促成肿瘤瓦尔堡效应的细胞代谢调控至关重要。癌基因 *MYC* 的激活将上调糖酵解相关分子表达,如葡萄糖转运蛋白 1、HK 和 LDH,使糖酵解代谢增强;*RAS* 等癌基因信号、肿瘤微环境中的 *HIF-1* 可能作用于糖酵解相关基因,从而增加肿瘤细胞糖酵解流量。*HIF-1* 可以激活 *PDK1* 基因表达,进而抑制 PDH,限制丙酮酸进入线粒体产生 ATP。AKT 上调葡萄糖转运蛋白 1 水平,增强 HK 与线粒体结合。

肿瘤抑制因子 P53 则发挥相反的抑制作用,通过调控 HKⅡ、PGM 和 TIGAR 表达抑制糖酵解。TIGAR 是磷酸果糖激酶 PFK2 的一个亚型,能够降低细胞内 2,6-二磷酸果糖水平,而后者为糖酵解关键限速酶 PFK1 的主要变构激活剂,因此 P53 能够通过激活 TIGAR,抑制 PFK1 的激活,减少糖酵解代谢。P53 还能够通过转录调控细胞色素 C 氧化酶 2,促进线粒体功能的行使。AMP 依赖激酶(AMP-dependent kinase,AMPK)对糖酵解的调控功能也部分通过激活 P53 实现。P53 功能缺失的肿瘤细胞糖酵解功能将增加,线粒体呼吸作用减弱,导致代谢重编程的发生。

3. 对肿瘤组织的影响 瓦尔堡效应支持肿瘤细胞不受控增殖的生物合成需求。在糖酵解明显增强,ATP 产生效率降低的情况下,葡萄糖代谢产生的大量中间产物成为支持肿瘤细胞合成代谢的碳源物质。肿瘤细胞利用这些碳源物质进行核苷酸、脂质和蛋白质的快速合成,以支持其迅速生长和增殖。

瓦尔堡效应为多细胞环境中的癌细胞生长提供优势。瓦尔堡效应的特点是每分子 ATP 的产酸量高,乳酸分泌、葡萄糖代谢升高会降低肿瘤微环境 pH。现代癌症进展假说认为,肿瘤细胞拥有比正常细胞更强的排酸能力,保护其细胞内结构免受酸累积的破坏。因此,pH 较低的胞外环境能够促进肿瘤细胞生长发育,而不利于正常细胞生存。同时,糖酵解(即产酸)强度与肿瘤侵袭性成正相关关系,肿瘤分泌的乳酸能够促进 M2 组织相关巨噬细胞极化,推动肿瘤免疫逃逸的发生。

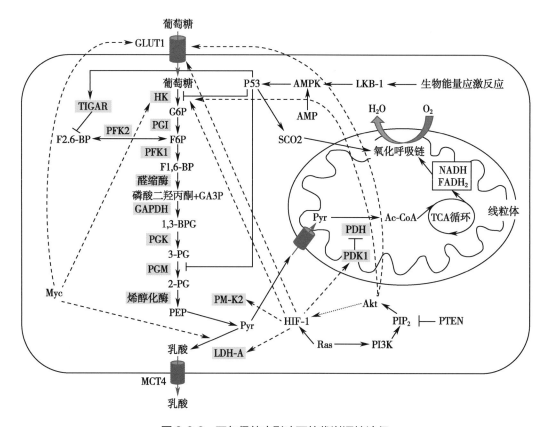

图 3-6-2 瓦尔堡效应影响下的代谢调控途径

（三）糖代谢作为肿瘤抑制靶点

研究表明，对 *KRAS* 突变的结肠癌细胞系，葡萄糖代谢抑制剂如 HIF-1α 抑制剂、MCT1 抑制剂和葡萄糖转运蛋白 1 抑制剂均有较好的抑制效果。进一步地，糖酵解抑制剂可以与血管生成抑制剂联合用药，改善 CRC 细胞对血管生成抑制剂的耐药情况。糖代谢作为肿瘤抑制靶点，可以促进肿瘤细胞的凋亡，抑制其生长与传播。

二、脂质代谢与调控

（一）脂质代谢主要通路

1. 甘油三酯分解代谢　甘油三酯是体内储量最大和产能最多的能源物质。甘油三酯的分解代谢从脂肪动员开始。储存在脂肪细胞中的脂肪在脂肪组织甘油三酯脂肪酶、激素敏感性脂肪酶和脂滴包被蛋白-1 等脂肪酶的作用及激素调节下，可逐步水解并释放出游离脂肪酸和甘油供其他组织氧化利用。在细胞中，甘油可被甘油激酶催化生成 3-磷酸甘油，再脱氢生成磷酸二氢丙酮，进入糖分解或糖异生途径被利用；而脂肪酸也可通过各种氧化分解途径为细胞供能。

β 氧化途径是人体细胞内脂肪酸分解代谢的主要途径。在脂酰 CoA 合成酶的作用下，脂肪酸先被活化生成脂酰 CoA，接着经过肉碱穿梭转运进入线粒体中进行 β 氧化。在 β 氧化的过程中，转运入线粒体的脂酰 CoA 将进行"脱氢、加水、再脱氢、硫解"的 4 步反应循环，每次生成 1 分子乙酰 CoA 和缩短二碳的脂酰 CoA，后者继续循环直至全部生成乙酰 CoA。脱氢生成的 $FADH_2$、NADH 经呼吸链氧化，与 ADP 磷酸化耦联，产生 ATP 供细胞利用；生成的乙酰 CoA 主要在线粒体通过三羧酸循环彻底氧化。

在肝脏内，脂肪酸可氧化分解成乙酰乙酸、β-羟基丁酸和丙酮，这类产物称为酮体，可在肝外组织的线粒体中被利用。葡萄糖供应充足的情况下，脂肪合成代谢增强，分解代谢减少，酮体生成减少；反之则酮体生成增加。

2. 甘油三酯合成代谢　肝、脂肪组织及小肠是甘油三酯合成的主要场所。甘油和脂肪酸作为合成甘油三酯的原料，主要来源于食物及葡萄糖分解代谢的中间产物。脂肪酸先活化生成脂酰 CoA，然后于小肠黏膜细胞通过甘油一酯途径，肝脏和脂肪组织通过甘油二酯途径合成甘油三酯，后者主要原料来源于葡萄糖分解代谢的中间产物。

内源性脂肪酸的合成需首先由乙酰 CoA 在脂肪酸合酶复合体催化下合成软脂酸。乙酰 CoA 羧化生成丙二酸单酰 CoA，在内质网或线粒体内经过 7 次"缩合、还原、脱水、再还原"循环合成软脂酸。这一反应与脂肪酸 β 氧化的逆反应相似。

3. 磷脂代谢　磷脂是一类含有磷酸的脂类，是组成生物体膜的主要成分。机体中主要含有两大类磷脂：由甘油构成的磷脂，称为甘油磷脂；由神经鞘氨醇构成的磷脂，称为鞘磷脂。

甘油磷脂合成所用的甘油、脂肪酸主要由糖代谢转化而来，甘油碳骨架 C2 上连接的多不饱和脂肪酸常需靠食物供给，合成除 ATP、GTP 提供能量外，还需要 CTP 作为活化因子。甘油磷脂分子内的三种酯键可分别被相应的磷脂酶催化水解，生成不同的降解产物。

鞘磷脂是神经鞘磷脂合成的重要中间产物。软脂酰 CoA、丝氨酸在内质网合成酶系的催化下先生成鞘氨醇，再与脂酰 CoA 缩合生成神经酰胺，最后与 CDP-胆碱结合生成神经鞘磷脂。在神经鞘磷脂酶的作用下，神经鞘磷脂又可分解为磷酸胆碱和神经酰胺。

4. 胆固醇代谢　细胞内胆固醇合成的主要酶系存在于细胞质和内质网。胆固醇的合成主要有三个步骤：3 分子乙酰 CoA 先连续缩合生成羟甲戊二酸单酰辅酶 A（hydroxymethylglutaryl CoA，HMG-CoA），再经 HMG-CoA 还原酶催化生成甲羟戊酸（mevalonate，MVA）；MVA 活化生成 2 碳焦磷酸化合物（异戊烯醇焦磷酸酯（IPP）和 2,6-二苯基苯酚（DPP）后，连续缩合为 15 碳法尼基焦磷酸（farnesyl pyrophosphate，FPP），2 分子 FPP 缩合成 30 碳的鲨烯；鲨烯环化为羊毛固醇，再经多步反应生成 27 碳的胆固醇。在肝内转化为胆汁酸是胆固醇的主要去路。此外，胆固醇还可转变为类固醇激素和维生素 D_3。

（二）脂质代谢异常与肿瘤进展

1. 脂质代谢异常激活影响肿瘤细胞内能量供给　肿瘤细胞可通过上调脂肪酸转运载体和脂质分子伴侣，如脂肪酸转运蛋白、脂肪酸结合蛋白，增加游离脂肪酸的摄取，提高脂类生物利用度，使肿瘤细胞获得足够的能量来增殖。

与正常细胞相比，肿瘤细胞中的脂肪酸合成代谢常异常激活，包括脂肪酸的从头合成与甘油三酯合成。有研究发现，肿瘤细胞中（mTOR）信号通路的激活可诱导脂肪酸合成酶过表达，使细胞内脂肪酸合成增多，进而引起脂肪合成增多，为肿瘤细胞生长、增殖提供充足的能量。与此同时，肿瘤细胞脂肪酸氧化分解也常异常活化。脂肪酸氧化增强比丙酮酸的氧化产生 ATP 的效率更高，因而有利于适应肿瘤细胞的高耗能状态，从而促进肿瘤生长。

2. 异常脂代谢影响肿瘤细胞多种生物学行为 肿瘤细胞中脂质成分的异常代谢会影响细胞凋亡、增殖、迁移、侵袭等多种生物学行为,进而影响肿瘤的发生发展和患者的预后水平。有研究表明,肿瘤细胞中胆固醇的合成水平较正常细胞升高。而细胞质中的溶酶体胆固醇可通过肠道胆固醇转运关键蛋白信号复合物激活mTORC1,进而导致癌细胞增殖、侵袭和转移增加。此外,鞘磷脂在 CRC 细胞内的水平也发生了改变,具体表现为 1-磷酸鞘氨醇/神经酰胺比率的变化。而目前有文献指出,神经酰胺增加可导致肿瘤细胞的凋亡和自噬激活,抑制细胞增殖和肿瘤发展。

3. 异常脂代谢影响肿瘤微环境 异常脂代谢可影响肿瘤微环境中的免疫细胞。研究表明,在 CRC 中,巨噬细胞、树突状细胞、淋巴细胞、自然杀伤细胞都存在脂肪酸合成及氧化分解增加的现象;组织常驻记忆 T 细胞和调节性 T 细胞(regulatory T cell,Treg 细胞)表现出对外源脂肪酸合酶(Fatty acid synthase,FAs)摄取效应增强并在线粒体中氧化分解以产生足够的能量。这些证据均可说明肿瘤细胞和肿瘤微环境中的免疫细胞相互作用可导致双方脂代谢重编程,进而影响肿瘤进展。

癌症相关成纤维细胞中的脂代谢重编程可以促进 CRC 细胞的迁移。研究发现,成纤维细胞和脂肪细胞分泌的脂肪酸可被 CRC 细胞吸收用于合成其他脂质,进而促进 CRC 细胞的迁移和侵袭表型。

三、氨基酸代谢与调控

(一)氨基酸代谢主要通路

1. 氨基酸的一般代谢 来自食物蛋白质的消化吸收、体内组织蛋白质的降解以及少量自身合成的非必需氨基酸构成了人体氨基酸代谢库。这些氨基酸的主要代谢去路有:作为合成组织蛋白质的原料;脱氨生成 α-酮酸代谢供能;代谢转化为其他含氮化合物及化学基团,如 γ-氨基丁酸等生物活性物质及嘌呤、嘧啶、一碳单位等。

氨基酸脱氨基生成相应的氨及 α-酮酸,是氨基酸分解代谢的主要途径。在转氨酶及其辅酶磷酸吡哆醛(维生素 B_6)的作用下,某一氨基酸的 α-氨基转移至另一种 α-酮酸的酮基上,生成相应的氨基酸,原来的氨基酸则转变成 α-酮酸,可用于人体非必需氨基酸合成、转变为糖或酮体或氧化供能。转氨基作用只是将氨基酸分子中的氨基转移给 α-酮酸,并未实现真正的脱氨基。L-谷氨酸是哺乳动物组织内唯一能以相当高速率进行氧化脱氨反应的氨基酸。在肝、肾、脑中,L-谷氨酸可在谷氨酸脱氢酶的催化下脱去氨基,生成 α-酮戊二酸和氨。转氨基作用与 L-谷氨酸的氧化脱氨基作用耦联进行,称为联合脱氨作用。

2. 个别氨基酸的代谢 各种氨基酸经过代谢转化,可产生或转化为不同的化合物(表 3-6-1)。

丝氨酸、甘氨酸、组氨酸和色氨酸的分解代谢可以产生一碳单位。一碳单位是合成嘌呤、嘧啶核苷酸乃至核酸的原料,与细胞增殖有着密切的联系。

(二)氨基酸代谢异常与肿瘤进展

1. 谷氨酰胺代谢异常影响肿瘤生长 谷氨酰胺在细胞能量生成、大分子合成及信号转导等功能中发挥着重要作用。除了代谢产生能量,谷氨酰胺还是合成许多生物重要分子的前体,并提供还原型辅酶Ⅱ(NADPH)和谷胱甘肽来维持氧化还原平衡,因此对肿瘤细胞的生长和增殖起着十分关键的作用。

肿瘤细胞可通过上调谷氨酰胺转运体、调节谷氨酰胺代谢相关酶促反应等途径增强对其的代谢反应,从而促进肿瘤进展。研究表明,许多肿瘤细胞表现出"谷氨酰胺成瘾"的特征,而一旦通过各种手段阻断细胞对谷

表 3-6-1　个别氨基酸的代谢方式、产物和主要功能

氨基酸代谢方式	对应氨基酸	代谢产物	生理功能
脱羧产生特殊胺类化合物	L-谷氨酸	γ-氨基丁酸	抑制性神经递质
	组氨酸	组胺	扩张血管,收缩平滑肌
	色氨酸(脱羧后羟化)	5-羟色氨	抑制性神经递质
	鸟氨酸	多胺	调控细胞增殖
一碳单位的代谢	丝、甘、组、色氨酸	甲基、亚甲基、次甲基、甲酰基、亚胺甲基	核苷酸合成、甲基化反应
含硫氨基酸的代谢	甲硫氨酸	S-腺苷甲硫氨酸(SAM)	最重要的甲基直接供体
	半胱氨酸	3'-磷酸腺苷 5'-磷酸硫酸(PAPS)	体内硫酸基的供体
芳香族氨基酸的代谢	苯丙、酪氨酸	儿茶酚胺类	神经递质
	苯丙、酪氨酸	黑色素	皮肤色素

氨酰胺的摄取及利用,肿瘤的生长和发展将会停滞。

2. 一碳单位代谢异常与CRC进展相关 一碳单位的代谢与可以调控核酸、蛋白质和脂质的合成,维持细胞的氧化还原内稳态及表观遗传的稳定性,进而影响肿瘤的发生发展。叶酸循环是一碳单位的代谢核心反应,受阻时细胞核酸合成将会发生障碍,由此可以抑制肿瘤细胞的生长增殖,由此研发了CRC抗甲基化化疗药物5-FU。甲硫氨酸循环能够影响DNA的甲基化程度,与CRC密切相关,DNA甲基转移酶抑制剂可作为治疗CRC的新方式。生成一碳单位的原料氨基酸如丝氨酸、甘氨酸等,针对它们的代谢研究也可能为CRC相关机制及治疗手段的探索带来新的思路。

(卓巍)

第七节 表观调控

表观遗传学是指研究基因表达或蛋白表达的改变、不涉及DNA序列变化,但又可以通过细胞分裂稳定遗传现象的遗传学分支领域,包括DNA甲基化、组蛋白修饰及染色质重塑等。1942年,Waddington首先提出了"表观遗传学"这一概念,用以定义基因型未发生改变而表型改变的现象,以解释发育的各个方面,阐释了生物体从基因到基因表型之间存在一种控制机制。1987年,Holiday发现表观遗传研究包含有丝分裂和减数分裂在细胞和个体世代间传递,而非DNA序列的改变。1995年,约翰·霍普金斯大学(Johns Hopkins University)医学院的Stephen Baylin发现多种人体肿瘤中抑癌基因周期蛋白依赖性激酶抑制因子2A(cyclin dependent kinase inhibitor 2A,CDKN2A)呈高甲基化,而用去甲基化抑制剂处理,能保持CDKN2基因的活性,提示甲基化能使抑癌基因活性沉默。

结直肠肿瘤的发生发展是一个多因素、多阶段的复杂过程,涉及一系列遗传学和表观遗传学累积的改变。近年来,随着人们对表观遗传学认识的深入,尤其是DNA甲基转移酶抑制物,组蛋白乙酰化抑制剂等在治疗肿瘤患者的成功临床应用,表观遗传学逐渐成为肿瘤研究的热点。

一、DNA甲基化修饰

DNA甲基化是调节基因表达的最普遍的表观遗传修饰之一,由DNA甲基化转移酶催化S-腺苷甲硫氨酸作为甲基供体,在基因的5′-CG-3′二核苷酸的胞嘧啶的第五位碳原子上共价结合一个甲基基团,形成5-甲基胞嘧啶。CpG岛是指CpG序列的密度比平均密度高10~20倍,GC含量大于50%,长度为200~2 000bp的区域。哺乳动物细胞中,CpG二核苷酸在人类基因组中约占10%,包括散CpG和CpG岛。其中,70%~90%的散在CpG呈高甲基化状态,而大部分CpG岛中的CpG呈低甲基化状态。CpG岛主要位于结构基因的启动子和第一外显子区域,60%~70%的基因启动子含有CpG岛。病理状态下,DNA甲基化模式的改变包括DNA高甲基化和DNA低甲基化(图3-7-1)。

(一)DNA高甲基化和CRC肿瘤

启动子区CpG的高甲基化与癌细胞中的肿瘤抑制

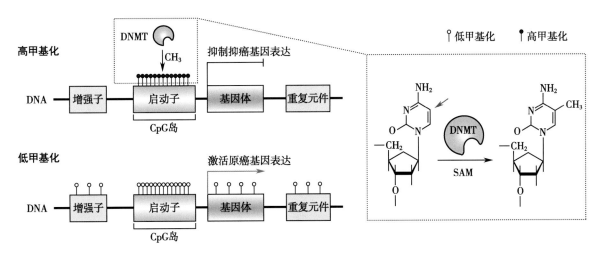

图3-7-1 DNA甲基化修饰的表观调控机制

基因的转录抑制有关,在结直肠肿瘤中尤其明显,在一些重要的肿瘤抑制基因的启动子区域存在异常的高甲基化(表3-7-1)。

(二) DNA 低甲基化和 CRC 肿瘤

全基因组低甲基化是结直肠肿瘤中最早报道的异常甲基化事件之一,是结直肠肿瘤发生的早期事件。一般来说,三个区域的DNA低甲基化与结直肠肿瘤中原癌基因的激活有关:①启动子区域,该区域的低甲基化会导致基因印记的丢失或原癌基因的直接激活;②远距离调控区域,如增强子;③位于某些重复元件下游的反义启动子。人类基因组含有高达17%的含LINE 1型转座酶结构域1(LINE 1 type transposase domain containing 1)的重复元件,它们在正常生理条件下是沉默的,但如果通过低甲基化激活,便可通过"剪切和粘贴"机制发挥反转录转座子的作用,将自身插入远距离的脆弱位点(不稳定的基因组区域)并导致基因组不稳定。LINE-1的低甲基化与MSI和CIMP负相关,同时也与早发性结直肠肿瘤和预后不良有关,因此LINE-1成为潜在的结直肠肿瘤的重要生物标志物。

二、组蛋白修饰

核小体是由核心组蛋白(histone,H)八聚体($H2A \times 2$、$H2B \times 2$、$H3 \times 2$、$H4 \times 2$)与缠绕其外周的DNA组成的核心颗粒,以及颗粒之间DNA片段和一个H1构成。每个组蛋白的核心蛋白都具有富含赖氨酸和精氨酸残基的特征性尾部(N端),这些残基经过翻译后修饰,可以通过修饰的组蛋白-DNA相互作用直接影响基因表达,或通过改变特异性结合蛋白的识别位点间接影响基因表达。已有研究发现,组蛋白修饰与正常生理行为和发育过程中的许多细胞过程,以及包括癌症在内的各种疾病的发病机制有关,其中研究最多的主要是组蛋白乙酰化修饰和组蛋白甲基化修饰(图3-7-2)。

(一) 组蛋白乙酰化

组蛋白的乙酰化和去乙酰化分别由组蛋白乙酰转移酶和组蛋白脱乙酰酶催化。组蛋白乙酰转移酶催化乙酰基从乙酰辅酶A转移到组蛋白赖氨酸残基的氨基。组蛋白尾部的乙酰化可以中和带正电荷的赖氨酸,削弱尾部和带负电荷的核小体DNA之间的静电相互作用,从而影响染色质的压缩状态,使DNA更加容易转录。与原癌基因相关的组蛋白高度乙酰化,常会激活原癌基因表达;而与肿瘤抑制基因相关的组蛋白的低乙酰化,可使基因沉默。因此,这些组蛋白乙酰化调控酶作为CRC等恶性肿瘤的潜在治疗靶点引起了广泛关注。

(二) 组蛋白甲基化

组蛋白甲基化是指甲基以特定的方式添加到组蛋白H3和H4尾部的赖氨酸和精氨酸残基上,并且可以导致基因表达的激活或抑制。组蛋白甲基化和去甲基化由组蛋白甲基转移酶和组蛋白去甲基化酶催化,其过表达或低表达可能会改变整体组蛋白甲基化状态,改变数百种癌基因或肿瘤抑制基因的表达,并最终改变,促进癌症发展或进展。例如,赖氨酸特异性脱甲基酶1是一种组蛋白去甲基化酶(histone demethylase,HDMT),可脱甲基化H3K4me2和H3K9,参与调控CRC细胞增殖和分化。与组蛋白乙酰化相比,组蛋白甲基化不仅可以改变DNA的压缩状态,而且在染色质中产生可以被各种蛋白质识别的对接位点,例如包含转录复合物的蛋白质(如转录起始因子TFIID亚基3,可以激活Wnt/β联蛋白靶基因)。

三、非编码 RNA

在正常生理发育和几乎所有疾病的发病机制中,约98%的非蛋白质编码基因组参与了基因表达的调节,这些转录本通常被称为非编码RNA(non-coding RNA,

表 3-7-1 一些 CRC 中发生高甲基化的基因

基因名称	功能	甲基化程度/%	检测技术
RB1(Retinoblastoma)	肿瘤抑制剂	10~20	MSP(PCR)
CDH1(E-cadherin)	肿瘤抑制剂	46	MSP(PCR)
CDKN2A(cyclin 2A-dependent kinase inhibitor)	肿瘤抑制剂	30	Pyrosequencing,MSP(PCR)
MGMT(06-methylguanine-DNA-methyltransferase)	DNA 修复	38	MethyLight
MLH1(MutL Homolog 1)	DNA 修复	60	MSP(PCR)
RASSF1A(RAS association domain family 1isoform A)	肿瘤抑制剂	47	MSP(PCR)
RUNX3(Runt-related transcription factor)	肿瘤抑制剂	29	MSP(PCR)

注:MSP. 甲基化特异 PCR;PCR. 聚合酶链反应。

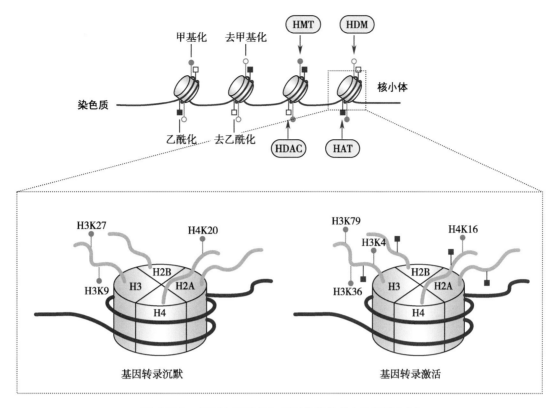

图 3-7-2　组蛋白乙酰化和甲基化修饰的表观调控机制

ncRNA），可以在转录后进行剪接，但不能翻译成蛋白质。ncRNA 能以组织特异性的方式发挥促肿瘤或抗肿瘤功能，已有研究表明，miRNA 与 lncRNA 在 CRC 发生过程中发挥重要作用。

（一）miRNA

miRNA 通过与其靶 mRNA 的 3′-非翻译区中的互补序列结合而发挥转录后抑制的作用，调控超过 60% 的蛋白质编码基因的翻译。由于 miRNA 通常位于基因组内的脆弱位点，它们的表达可能通过各种遗传改变而失调，包括点突变、缺失、扩增或易位。此外，DNA 高甲基化和低甲基化也可以改变 miRNA 的表达。许多研究已经发现了 CRC 肿瘤组织和相邻的正常组织之间 miRNA不同的表达水平。miRNA 可以通过抑制肿瘤抑制基因的表达作为致癌 miRNA（onco-miRNA）发挥作用，或通过抑制癌基因表达作为肿瘤抑制 miRNA（ts-miRNA）发挥作用。

（二）lncRNA

lncRNA 通过多种机制发挥转录的正向或负向调节作用，包括：与基因启动子或增强子的相互作用；通过充当染色质修饰蛋白复合物的指导分子来修饰染色质通路；核结构的监管；通过与靶 mRNA 和调节蛋白复合物直接相互作用来调节 mRNA 稳定性；作为 miRNA海绵，通过 lncRNA 序列内的多个特异性结合位点凝集 miRNA。大多数已知的与 CRC 相关的 lncRNA 都高表达，起 miRNA 海绵的作用。此外，也发现有少数 lncRNA 可以作为肿瘤抑制因子发挥作用，例如，与肿瘤相邻的正常组织相比，生长抑制特异性基因 5（growth arrest-specific transcripts 5，GAS5）在人类 CRC 组织中低表达，并且低水平的 GAS5 与肿瘤大小、晚期和较差的总生存期成正相关。lncRNA 在许多癌症相关通路中发挥作用，如 Wnt、EGFR、TGF-β 和 P53 信号通路，并且可以影响 CRC 发生、进展和转移的几乎所有病理生理过程。

四、表观调控与 CRC 检测和治疗

目前结肠镜检查可以检测和移除癌前病变，因此被认为是目前 CRC 筛查的金标准。然而，结肠镜检查是侵入性的、昂贵的，患者的依从性较低，同时也有出血和穿孔等潜在的并发症。相比之下，粪便隐血试验和粪便免疫化学试验是欧洲和其他西方国家最常用的非侵入性筛查试验，但对于癌前病变来说，其灵敏度和特异度低于结肠镜检查。因此，开发新颖且强大的非侵入性检测方法，对于发现癌前病变和早期 CRC 非常重要。此外，目前用于 CRC 分期的肿瘤淋巴转移（TNM）分类系统不足以预测预后，迫切需要发现能够区分复发和死亡可能性高的患者的预后生物标志物，以及可能真正受益

于化疗、免疫治疗和/或靶向治疗的患者的预测性生物标志物。表观遗传标记及其调节因子,包括DNA甲基化、组蛋白修饰、miRNA和lncRNA,已显示出作为临床相关生物标记的前景,可用于CRC的诊断、预后和治疗反应预测。

(一) 表观遗传改变作为生物标志物

1. DNA甲基化 DNA甲基化生物标志物用于诊断的效果明显,其中一些检测方法已商业化,用于当前的临床实践,甚至已进入临床指南。

血浆中 *SEPT9* 基因的甲基化是研究最为广泛的用于CRC诊断的DNA甲基化生物标志物,该基因的编码蛋白Septin9是一种参与肌动蛋白动态调控、细胞骨架重塑、囊泡运输和胞吐作用的GTP结合蛋白。多项研究分析了这种甲基化生物标志物在CRC大型队列中诊断的准确性,其灵敏度和特异度分别为48%~90%和73%~97%。血浆 *SEPT9* 基因的甲基化水平商业化为Epi proColo测试(Epigenomics),并于2016年被FDA批准为第一个基于分子血液的CRC筛查检测。然而,Epi proColon测试对于进展期(Ⅲ期~Ⅳ期)CRC患者的诊断准确度在统计学上显著优于早期(Ⅰ期~Ⅱ期)CRC患者。

另一种目前较为成熟的用于CRC诊断的非侵入性生物标志物是编码中间丝蛋白波形蛋白的 *VIM* 基因的甲基化,它与微管和肌动蛋白微丝一起构成细胞骨架。在血浆样本中,*VIM* 基因的甲基化的灵敏度和特异度分别高达59%和93%,在晚期疾病阶段灵敏度显著增加;在粪便样本中,*VIM* 基因的甲基化的灵敏度和特异度分别高达81%和95%。鉴于其在粪便样本中诊断准确性可能高于血液样本,该生物标志物也已商业化为ColoSure测试(LabCorp)。

2. 组蛋白修饰 组蛋白修饰作为生物标志物吸引力较低的原因包括:①其用作定量分析物相关的技术限制(因为大多数使用的方法,如免疫荧光或染色质免疫沉淀,不允许高通量分析);②对不同癌症缺乏特异性。相较于DNA甲基化,目前对组蛋白修饰作为生物标志物的研究较少,不过也有一些有诊断潜力的标志物。例如,与正常结肠黏膜相比,CRC和腺瘤中 *H3K9* 的甲基化水平显著升高,CRC中 *H3K27* 和 *H4K12* 的乙酰化修饰水平显著升高。对于非侵入性生物标记物的探索,有初步数据提示,与健康对照个体相比,在CRC患者中观察到循环核小体中 *H3K9* 三甲基化(H3K9me3)和 *H4K20me3* 标记水平降低。

3. 非编码RNA miRNA作为候选生物标志物的潜力包括:①体积小、数量有限(相对于蛋白质编码基因);②在各种生物样本(如组织、血液和粪便)中较为稳

定性;③常规实验室技术(如微阵列和定量逆转录PCR)几乎可以在所有标本类型中进行鉴定和量化。在过去10年中,研究CRC中miRNA的研究数量呈指数级增长,但只有少数研究是针对大型患者队列、精确定义的患者群体和独立验证队列进行的。尽管如此,已在CRC中鉴定出许多潜在的miRNA生物标志物。例如,miR-21的高表达可能是用于诊断、预后和预测CRC治疗反应的重要的生物标志物,其在血液和粪便中均表现出高灵敏度和特异度。与使用单个miRNA生物标志物相比,两个或多个miRNA组合可能是一种更好的诊断方法。

在过去的几年中,lncRNA作为CRC的生物标志物越来越受到关注。HOX转录反义RNA(HOX transcript antisense RNA,HOTAIR)在CRC发展的早期阶段,在血清和组织中均高表达,并且与TNM分期和患者生存相关。结直肠癌相关转录本1(colon cancer associated transcript 1,CCAT1)在肿瘤组织和血液中的高表达也是CRC发生的早期事件,并且与TNM分期、总生存期和无复发发生存期相关。

(二) 表观遗传治疗

对癌症表观遗传改变的研究不仅提供了有吸引力的生物标志物候选物,而且还为开发新的抗癌药物(即所谓的表观遗传修饰剂)打开了大门。与不可逆的遗传改变不同,从治疗的角度来看具有挑战性,表观遗传改变基本上是可逆的,使其成为有吸引力的治疗目标。已经开发了越来越多的表观遗传修饰剂,其中一些已获得FDA批准用于治疗各种疾病,但尚未有针对CRC的表观遗传修饰药物。已有的表观遗传修饰药物包括参与DNA甲基化(如DNMT和组蛋白脱乙酰酶)和组蛋白修饰(如去甲基化由组蛋白甲基转移酶和组蛋白去甲基化酶)的酶抑制剂,以及调节miRNA表达的治疗性药物,其中一些已经进入CRC的临床前试验或早期临床试验。

值得注意的是,如果单独使用和在晚期使用表观遗传修饰剂,可能导致表观遗传修饰剂的功效低下。在癌症的早期阶段,基因组改变的负担较低,并且表观遗传改变表现为癌变过程中的早期事件;因此,将表观遗传修饰剂用作癌症早期阶段的辅助治疗可能更有效,同时也可能需要延长治疗时间,因为细胞的重编程需要时间并且在治疗停止后可能不稳定。

五、小结

近年来的科学研究表明,表观遗传学在肿瘤的发生和发展中发挥重要的调控作用。表观遗传学的改变可以作为驱动CRC发生的因素之一,也可以作为参与者

调节正常结肠黏膜发展为 CRC 的恶性进程。与基因遗传突变不同，表观遗传学的改变具有动态性和可逆性，为 CRC 的预防、诊断、治疗及预后提供广阔的思路。更好地理解表观遗传调控机制，特别是肿瘤特异性的表观遗传改变，将有助于探索它们作为生物标志物的未来临床应用或它们作为 CRC 治疗靶点的潜力。

（谢珊珊）

推荐阅读

［1］ FEARON E R, VOGELSTEIN B. A genetic model for colorectal tumorigenesis［J］. Cell, 1990, 61（5）:759-767.

［2］ MAUGHAN T S, ADAMS R A, SMITH C G, et al. Addition of cetuximab to oxaliplatin-based first-line combination chemotherapy for treatment of advanced colorectal cancer: results of the randomised phase 3 MRC COIN trial［J］. Lancet, 2011, 377（9783）:2103-2114.

［3］ SOUGLAKOS J, PHILIPS J, WANG R, et al. Prognostic and predictive value of common mutations for treatment response and survival in patients with metastatic colorectal cancer［J］. Br J Cancer, 2009, 101（3）:465-472.

［4］ RICHMAN S D, SEYMOUR M T, CHAMBERS P, et al. KRAS and BRAF mutations in advanced colorectal cancer are associated with poor prognosis but do not preclude benefit from oxaliplatin or irinotecan: results from the MRC FOCUS trial［J］. J Clin Oncol, 2009, 27（35）:5931-5937.

［5］ REICHMANN A, MARTIN P, LEVIN B. Chromosomal banding patterns in human large bowel cancer［J］. Int J Cancer, 1981, 28（4）:431-440.

［6］ PELKA K, HOFREE M, CHEN J H, et al. Spatially organized multicellular immune hubs in human colorectal cancer［J］. Cell, 2021, 184（18）:4734-4752.

［7］ LE D T, URAM J N, WANG H, et al. PD-1 blockade in tumors with mismatch-repair deficiency［J］. N Engl J Med, 2015, 372（26）:2509-2520.

［8］ WANG L, CUNNINGHAM J M, WINTERS J L, et al. BRAF mutations in colon cancer are not likely attributable to defective DNA mismatch repair［J］. Cancer Res, 2003, 63（17）:5209-5212.

［9］ TAKAYAMA T, KATSUKI S, TAKAHASHI Y, et al. Aberrant crypt foci of the colon as precursors of adenoma and cancer［J］. N Engl J Med, 1998, 339（18）:1277-1284.

［10］ KERR J F, WYLLIE A H, CURRIE A R. Apoptosis: a basic biological phenomenon with wide-ranging implications in tissue kinetics［J］. Br J Cancer, 1972, 26（4）:239-257.

［11］ ZHANG Z, ZHANG Y, XIA S, et al. Gasdermin E suppresses tumour growth by activating anti-tumour immunity［J］. Nature, 2020, 579（7799）:415-420.

［12］ ASFAHA S, HAYAKAWA Y, MULEY A, et al. Krt19（+）/ Lgr5（-）cells are radioresistant cancer-initiating stem cells in the colon and intestine［J］. Cell Stem Cell, 2015, 16（6）:627-638.

［13］ DE SOUSA E M F, DE SAUVAGE F J. Cellular plasticity in intestinal homeostasis and disease［J］. Cell Stem Cell, 2019, 24（1）:54-64.

［14］ MORRAL C, STANISAVLJEVIC J, HERNANDO-MOMBLONA X, et al. Zonation of ribosomal dna transcription defines a stem cell hierarchy in colorectal cancer［J］. Cell Stem Cell, 2020, 26（6）:845-861.

［15］ ZHANG L, LI J, TIAN D, et al. Theranostic combinatorial drug-loaded coated cubosomes for enhanced targeting and efficacy against cancer cells［J］. Cell Death Dis, 2020, 11（1）:1.

［16］ LI S, PENG Y, PANCHENKO A R. DNA methylation: Precise modulation of chromatin structure and dynamics［J］. Curr Opin Struct Biol, 2022, 75:102430.

［17］ AUDIA J E, CAMPBELL R M. Histone modifications and cancer［J］. Cold Spring Harbor perspectives in biology, 2016, 8（4）:a019521.

［18］ GARGALIONIS A N, PIPERI C, ADAMOPOULOS C, et al. Histone modifications as a pathogenic mechanism of colorectal tumorigenesis［J］. Int J Biochem Cell B, 2012, 44（8）:1276-1289.

第四章 结直肠癌肿瘤微环境

第一节 免疫微环境

肿瘤细胞的生长和转移很大程度上依赖于其存在的肿瘤微环境。肿瘤微环境由细胞外基质、丰富的细胞因子、趋化因子及免疫细胞、间质细胞等构成。在结直肠癌（colorectal cancer，CRC）的发生和演进过程中，尤为重要的是长期与肿瘤细胞共存和互作的宿主免疫。肿瘤细胞能够通过释放一些细胞因子或蛋白，改变其赖以生存的肿瘤免疫微环境。而免疫微环境的重塑反作用于肿瘤细胞，决定其生存、进展或死亡。越来越多的证据表明固有免疫细胞［巨噬细胞、中性粒细胞、树突状细胞（dendritic cell，DC）、自然杀伤（natural killer，NK）细胞］和适应性免疫细胞（T细胞和B细胞）及肿瘤细胞间的互作，在肿瘤生长和转移中发挥着重要作用。在认识肿瘤免疫微环境的构成及其功能的基础上，肿瘤免疫分型和免疫治疗得以发展和应用。

一、免疫细胞在CRC中的作用

（一）巨噬细胞极化和肿瘤相关巨噬细胞

巨噬细胞是单核-巨噬系统主要的细胞成分，在固有免疫应答、组织稳态维持及炎症等多种条件下发挥重要的作用。骨髓来源的前体细胞受环境因素刺激，分化成熟具有特殊的表型，称为"巨噬细胞的极化"，包括M1（经典型）巨噬细胞极化和M2（替代型）巨噬细胞极化。其中，M1巨噬细胞是由干扰素γ（interferon-γ，IFN-γ）、脂多糖（lipopolysaccharide，LPS）或肿瘤坏死因子-α（tumor necrosis factor-α，TNF-α）等刺激活化，发挥重要的促炎作用，在炎性肠病患者组织中显著升高。而M2巨噬细胞由白细胞介素-4（interleukin-4，IL-4）、IL-10、IL-13或糖皮质激素刺激而分化，具有免疫抑制作用。肿瘤相关巨噬细胞（tumor-associated macrophage，TAM）是在肿瘤微环境中形成的巨噬细胞亚型。TAM

主要起源于循环中的单核细胞，受到CC亚族趋化因子配体和集落刺激因子（colony stimulating factor，CSF）刺激而活化，通过分泌细胞因子和趋化因子以协调免疫细胞功能，影响肿瘤的生长、扩散、血管新生及肿瘤细胞对药物治疗的耐受。

肿瘤微环境中的巨噬细胞发挥着不同的功能，其中M1型巨噬细胞促进I型辅助性T细胞（helper T cell 1，Th1）的激活，发挥对肿瘤细胞的吞噬和杀伤作用。通过分泌IL-6、IL-23和活性氧（reactive oxygen species，ROS），参与和调节肿瘤免疫应答，发挥抗肿瘤作用。相较于M1型细胞，肿瘤组织中的TAM主要为M2样巨噬细胞，又可分为四种亚型，即M2a（IL-4和IL-23诱导）、M2b（IL-1β或LPS诱导）、M2c（IL-10、TGF-β和糖皮质激素诱导）和M2d（IL-6诱导）。M2型巨噬细胞通过分泌IL-10和IL-1β等抗炎细胞因子，促进血管生成和组织修复；通过调节肿瘤微环境中免疫细胞间相互作用，构建免疫抑制型微环境，促进肿瘤的发生和发展。值得注意的是，M1型和M2型极化状态并不是孤立存在的，在特定的环境中可以彼此转化。因此，诱导M2型巨噬细胞转分化是目前肿瘤免疫治疗的重要策略。

TAM是CRC免疫微环境中最为丰富的细胞，通过多种途径促进CRC的发生和发展。TAM通过分泌TGF-β1上调补体应答基因-32的表达，从而促进巨噬细胞向肿瘤周围迁移，进而加速肿瘤生长。此外，TAM还可调节烟酰胺腺嘌呤二核苷酸磷酸（nicotinamide adenine dinucleotide phosphate，NADPH）氧化酶活性以维持肿瘤组织中ROS水平，改变肿瘤微环境的氧化还原状态，从而促进肿瘤细胞增殖。在CRC侵袭和转移方面，TAM也显示出一定的调节作用。M2巨噬细胞能够分泌基质金属蛋白酶（matrix metalloproteinase，MMP）、丝氨酸蛋白酶、组织蛋白酶等成分，破坏基底膜和降解肿瘤细胞外基质，促进肿瘤细胞脱离原发灶和入侵血管。

TAM还可释放大量细胞因子、趋化因子发挥对肿瘤微环境的重塑作用。在CRC肿瘤免疫和血管新生的互作调控中,TAM扮演着重要的角色。TAM释放的血管内皮生长因子(vascular endothelial growth factor,VEGF)、IL-1、IL-8、TNF-α细胞因子和MMP,通过调节内皮细胞增殖和促进细胞外基质重塑,促进肿瘤血管新生。免疫调节方面,TAM可介导趋化因子[趋化因子配体2(chemokine C-C motif ligand 2,CCL2)、CCL3、CCL4、CCL5和CCL20]的释放,促进Treg细胞在肿瘤组织中的募集和浸润。在对T细胞和NK细胞调控方面,TAM能够通过精氨酸酶1和诱导型一氧化氮合酶(inducible nitric oxide synthase,iNOS)调节精氨酸代谢,从而抑制T细胞增殖。此外,TAM还高表达程序性死亡受体1(programmed death 1,PD-1)和CTLA-4,以及程序性死亡受体配体1(programmed death-ligand 1,PD-L1)、B7-H1和其他配体,抑制T细胞、NK细胞和NKT细胞的细胞毒功能和肿瘤杀伤作用,从而抑制CRC患者的肿瘤免疫。值得注意的是,正是针对TAM促进肿瘤免疫逃逸的方式,将免疫检查点抑制剂(抗PD-1、PD-L1和CTLA-4抗体)应用于TAM高浸润的CRC患者,可有效改善和重塑细胞免疫功能,使患者得益于免疫治疗。

(二) DC

DC是具有树突样突起的抗原提呈细胞(antigen-presenting cell,APC),在固有免疫和适应性免疫间起桥梁作用。DC经过识别、捕获、提呈抗原,上调共刺激因子和产生炎性介质,迁移至次级淋巴器官将抗原提呈给T细胞。DC主要分化为4个亚群:浆细胞样DC(plasmacytoid DC,pDC),单核细胞样炎症DC(monocyte-derived inflammatory DC,moDC),常规DC1(conventional DC1,cDC1)和常规DC2(conventional DC2,cDC2)。pDC具有偏位的细胞核、突出的内质网和高尔基体,形态类似于浆细胞,在应对病毒感染时产生大量I型和III型干扰素。cDC1表达Toll样受体(TLR1、TLR3、TLR6、TLR8和TLR10),激活后产生TNF-α、IL-6、IL-8、IL-12等炎性细胞因子,肿瘤中的cDC1也是CXCL9和CXCL10的主要来源,招募效应T细胞进入肿瘤微环境并参与诱导Th1细胞的免疫应答。cDC2与单核细胞衍生moDC具有相似的表型,产生IL-1β、IL-6、IL-12和IL-23等介质,在激活CD4$^+$T细胞和促进Th1、Th2和Th17的免疫反应中发挥重要的作用。

DC在肿瘤微环境中激活、成熟和极化状态有明显的差异,其功能受环境影响,具有较大的可塑性。成熟DC可以刺激免疫应答,而未成熟DC则可诱导免疫抑制或耐受。大多数肿瘤微环境中仅包含少数成熟DC,

通过刺激其他免疫细胞和与间质细胞的互作,产生抗肿瘤作用。反之,肿瘤微环境中的免疫抑制因子也可影响DC聚集和抑制其活化。研究表明,肿瘤微环境中的PGE2可抑制cDC1产生IL-12,下调共刺激因子,从而减弱其抗肿瘤作用。此外,TGF-β不仅能抑制DC的分化成熟,还可调节T细胞、巨噬细胞、B细胞等免疫细胞的功能,促进Treg细胞的分化和支持肿瘤生长。

在CRC患者中,DC浸润的程度和功能直接影响患者免疫状态,呈现出与肿瘤分期和转移的相关性。成熟DC在肿瘤组织中从癌巢中央向周围淋巴结迁移,并介导肿瘤抗原的提呈,激活T细胞的抗肿瘤和免疫应答作用。CRC患者肿瘤组织中浸润型树突状细胞(tumor infiltration dendritic cell,tiDC)的数量与肿瘤大小、淋巴转移成负相关,并且依赖于DC的成熟程度。研究证实,CRC原发组织中成熟tiDC的密度较正常肠黏膜降低3倍,而转移灶中的tiDC密度更比原发组织低6倍。反之,tiDC的功能也受肿瘤微环境中环境因子的影响。在DC中加入CRC患者肿瘤组织的条件培养基,可以很大程度抑制DC的成熟和活化。由此可见,成熟和活化的DC发挥着重要的促进肿瘤免疫的作用,而肿瘤微环境中的炎性介质通过抑制DC成熟,减弱其功能,促使肿瘤细胞逃避DC的免疫识别作用。

(三) 髓源性抑制细胞

髓源性抑制细胞(myeloid-derived suppressor cell,MDSC)是由一群高异质性、未成熟的髓系细胞组成;生理条件下在骨髓中形成,随即分化为成熟的单核细胞、DC和粒细胞。在肿瘤发生发展中,MDSC的分化和成熟被阻断,从而导致MDSC在肿瘤患者体内增加,发挥抑制肿瘤免疫的作用。MDSC在细胞表型和分化中显示出与中性粒细胞的相似性,需要借助特异性的表面抗原加以区分。例如,MDSC的CD16和CD62L表达下降,而Arg1、CD66B和CD11b表达增高。MDSC根据表面抗原可进一步分型,第一类为粒细胞或多形核(polymorphonuclear,PMN)-MDSC,表现为CD11b高表达、LY6C低表达和LY6G高表达;另一类为单核细胞(monocytic,M)-MDSC,表现为CD11b高表达、LY6C高表达和LY6G低表达。此外,少于3%的MDSC由骨髓祖细胞和前体细胞组成,称为"早期MDSC",表现为CD13阴性、CD14阴性和CD33阳性。其中,PMN-MDSC和M-MDSC在肿瘤微环境中均显示出明显的免疫抑制作用。

肿瘤患者的组织和循环中,PMN-MDSC占所有MDSC比例高达80%以上,具有显著的抑制T细胞、B细胞和NK细胞免疫功能的作用。M-MDSC和PMN-MDSC在抑制免疫应答方面,可以上调STAT3的表达,促进内质网应激和上调精氨酸酶 1 的表达而发挥作用。在细胞特异性方面，PMN-MDSC 优先利用 ROS、过氧亚硝酸盐、精氨酸酶 1 和 PGE2 介导免疫抑制。而 M-MDSC 则通过一氧化氮、IL-10 和 TGF-β，以及免疫调节分子 PD-L1 来介导免疫抑制。MDSC 的产生受炎症环境和肿瘤微环境中的炎性介质所调节和招募，如 CCL2 可以通过招募 MDSC 促进多种肿瘤的发生、发展和转移。此外，组胺和前列腺素也在 MDSC 的调节中发挥重要作用。组胺可诱导 MDSC 增殖，促进 M-MDSC 中参与脂肪酸氧化的 Arg1 和 iNOS 的产生，促进 PMN-MDSC 中 IL-13 和 IL-4 的释放，发挥重要的免疫抑制作用。PGE2 则通过促进 STAT3 磷酸化和信号通路活化，激活 MDSC 功能和加速肿瘤的生长。在对肿瘤微环境调控方面，MDSC 通过促进肿瘤细胞干性，参与原发灶结构的破坏和增加血管新生，促进上皮-间充质转换（epithelial-mesenchymal transition，EMT）等多方面促进 CRC 的进展。

（四）淋巴细胞

淋巴细胞主要包含 T 细胞、B 细胞和 NK 细胞。其中，T 细胞根据表面分子的不同可以分为 $CD4^+T$ 细胞和 $CD8^+T$ 细胞。$CD4^+T$ 细胞又可分为辅助性 T 细胞（Th1、Th2、Th17）和 Treg 细胞。其中，Th1 细胞被认为是肿瘤免疫中最重要的辅助型细胞，可以通过分泌肿瘤细胞表面死亡受体的细胞因子、诱导表位扩散等方式而杀伤肿瘤细胞。Th1 细胞还能激活 DC 的功能，以依赖于 IFN-γ 的方式清除肿瘤细胞；Th2 则通过分泌 IL-4、IL-5 介导抗肿瘤免疫反应。与 Th1、Th2 不同，Th17 细胞的活化与恶性肿瘤的发生和发展有关。CRC 肿瘤组织中发现了大量分化成熟的 Th17 细胞，通过产生 IL-17 调节肿瘤微环境，促进 CRC 进展。另外，CD25 高表达的 Treg 细胞可以通过产生免疫抑制细胞因子和代谢物，发挥重要的抑制肿瘤免疫作用。在 CRC 患者中，Treg 细胞的浸润与肿瘤细胞的生长和耐药密切相关，靶向 Treg 细胞是提高 CRC 化疗敏感性的有效策略。

$CD8^+T$ 细胞又称细胞毒性 T 细胞（cytotoxic T lymphocyte，CTL），特异性识别内源性抗原肽-主要组织相容性复合体（major histocompatibility complex，MHC）I 类分子，在不影响正常细胞的情况下，通过与肿瘤细胞结合直接杀伤肿瘤细胞。$CD8^+T$ 细胞还可通过分泌细胞因子，如 TNF-α、IFN-γ、IL-12 等，促进抗肿瘤免疫而间接诱导肿瘤细胞死亡。$CD8^+T$ 细胞在多种肿瘤中发挥强大的细胞毒和抗肿瘤作用。在 CRC 中，$CD8^+T$ 细胞浸润比例与患者的良性预后密切相关。因此，在 CRC 的免疫分型中，$CD8^+T$ 细胞是目前应用最为广泛的免疫标志物。

B 细胞是参与体液免疫的主要细胞，它在肿瘤免疫中发挥的作用近期才得以揭示。一方面，B 细胞可以通过增加对 T 细胞的抗原提呈，增强 T 细胞的肿瘤免疫，发挥抗癌作用。活化的 B 细胞还可通过分泌颗粒酶 B 直接杀伤肿瘤细胞，产生肿瘤相关抗原的抗体间接破坏肿瘤细胞。研究表明，B 细胞可以产生功能性 IgG 抗体，识别并结合 CRC 中的肿瘤抗原，发挥重要的抑制肿瘤作用。另一方面，B 细胞可以通过上调 STAT3 促进肿瘤细胞生长和血管的生成；通过抑制效应 T 细胞和 NK 细胞的免疫反应，从而促进肿瘤的生长和转移。

NK 细胞是固有免疫系统的重要效应细胞，在肿瘤的先天防御中发挥着核心作用。根据 NK 细胞的表面抗原，可将其分为 CD56 高表达 CD16（±）型和 CD56 低表达 CD16 高表达型。NK 细胞可以非特异性杀伤肿瘤细胞，这种杀伤作用既无须抗原致敏，也无 MHC 限制。研究表明，NK 细胞的活性降低与肿瘤易感性和高侵袭性显著相关，进一步证明了 NK 细胞在抑制肿瘤发生发展中的作用。NK 细胞通过多种机制对肿瘤细胞产生杀伤作用：①释放含有颗粒酶和穿孔素的细胞毒性颗粒，诱导靶细胞凋亡；②产生 IFN-γ 和 TNF-α 等细胞因子直接作用于靶细胞，进一步激活其他免疫细胞攻击肿瘤细胞；③通过死亡受体介导途径（如 FASL/FAS，TRAIL/TRAILR）触发肿瘤细胞的死亡。鉴于 NK 细胞强大的肿瘤杀伤作用，NK 细胞免疫疗法成为 CRC 研究的热点，初步研究结果证实了其疗法的安全性与有效性。

固有淋巴样细胞（innate lymphoid cell，ILC）与 NK 细胞表型相似，同样起源于淋巴样前体细胞，缺乏成熟 B 细胞和 T 细胞的受体。ILC 在促进 T 细胞极化、抗原提呈及细胞因子释放方面发挥重要的功能。ILC 可分为 ILC1、ILC2 和 ILC3，分别对应产生 Th1、Th2 和 Th17 相关细胞因子和转录因子。ILC1 通过释放 IFN-γ 发挥抗肿瘤作用，又可以根据 NK 细胞特异性转录因子脱中胚蛋白的表达，分为 NK-ILC1 和非 NK-ILC1。ILC2 在不同肿瘤中的效应是多样的，既可表现为抗肿瘤作用，又可表现为促肿瘤作用。而 ILC3 在 CRC 肿瘤组织中广泛浸润，发挥重要的促进肿瘤发生的作用。值得注意的是，ILC3 在 IL-12 刺激下可转分化为 ILC1，而 ILC1 在维 A 酸和 IL-23 作用下转变为 ILC3。由此，ILC 的不同功能和可塑性也成为免疫治疗的切入点。

（五）中性粒细胞

中性粒细胞是机体抵御感染与损伤的第一道防线，在组织损伤和感染条件下，上皮细胞释放的中性粒细胞趋化因子，可促进其到达损伤部位，中性粒细胞进一步释放炎性介质，形成中性粒细胞胞外陷阱，吞噬病原微生物。近年来,研究发现中性粒细胞在肿瘤早期参与炎症反应和抑制肿瘤生长,随着肿瘤演进,中性粒细胞产生免疫抑制功能和促进肿瘤发展的作用。与 TAM 相类似,肿瘤相关中性粒细胞(tumor-associated neutrophil,TAN)可根据其功能的不同分为 N1 型(抗肿瘤)和 N2型(促肿瘤)。抗肿瘤方面,中性粒细胞通过产生多种细胞毒性介质来破坏肿瘤细胞。此外,中性粒细胞还可促进过氧化氢介导的肿瘤细胞 Ca²⁺流入和释放 TNF-α、TRAIL 等介质,诱导肿瘤细胞的凋亡。促肿瘤方面,中性粒细胞通过产生 ROS,干扰 DNA 修复和促进 DNA 损伤。通过释放弹性蛋白酶和 TGF-β 诱导肿瘤细胞的EMT 过程,并且通过分泌多种蛋白酶,如 MMP8、MMP9和组织蛋白酶 G 等促进肿瘤血管新生,从而促进肿瘤细胞的侵袭与迁移。免疫调节方面,中性粒细胞可以上调精氨酸酶,抑制 T 细胞受体的表达和抗原特异性反应,协助肿瘤细胞产生免疫逃逸。

中性粒细胞在 CRC 肿瘤组织中的浸润较正常肠黏膜显著增加,且浸润的程度与腺瘤大小及患者预后密切相关,从而揭示中性粒细胞在 CRC 进程中的重要作用。与外周组织相比,循环中的中性粒细胞也同样反映了患者的免疫状态,可分为高密度中性粒细胞和低密度中性粒细胞,分别对应 N1 型和 N2 型。随着中性粒细胞免疫抑制功能的逐步揭示,中性粒细胞可能成为肿瘤免疫治疗的新靶点。

综上,肿瘤微环境中的免疫细胞,产生的趋化因子、细胞因子和蛋白酶等相互作用,形成复杂的网络,共同参与对免疫微环境的精细调节,从而影响肿瘤细胞的生长及扩散(图 4-1-1)。

二、CRC 免疫分型

目前 CRC 的临床分期采用的是美国癌症联合委员会、国际抗癌联盟制定的 TNM 分期,结合肿瘤原发灶(T)、淋巴结浸润(N)、远处转移(M)三个方面,对相同组织学背景的 CRC 患者进行预后评估。然而,TNM 分期关注肿瘤细胞本身的特征,未考虑到肿瘤细胞赖以生存的肿瘤微环境以及两者之间的相互作用。越来越多的研究证实,肿瘤进展很大程度上依赖于成纤维细胞、血管、淋巴管和免疫细胞等所构成的肿瘤微环境。尤其是适应性免疫细胞浸润对于肿瘤的分级、分期、转移具有重要的意义。因此,CRC 免疫微环境的状态,包括免疫细胞的类型、功能、密度,以及在肿瘤组织中的分布,成为 CRC 患者预后评估的重要参数。

(一) CRC 免疫分型标准

免疫微环境研究的重要临床转化价值在于制订肿瘤免疫评分,但尚未在临床广泛展开,目前比较推荐的评估方案基于肿瘤组织中淋巴细胞的浸润情况,尤其是 CD3⁺和 CD8⁺ T 细胞的浸润。考虑到肿瘤组织的异质性,将 CRC 组织划分为肿瘤中心区和侵袭边缘区。评估时分别检测淋巴细胞浸润的密度,以此进行免疫细胞计数和免疫分级(0~4 级)。患者边缘和中心免疫分级最高到达 4 级,淋巴细胞浸润逐渐增加,预后更好。操作过程中,将 CRC 组织标本进行福尔马林固定和石蜡包埋(formalin fixed paraffin embedding,FFPE),对表面抗原 CD3 和 CD8 进行免疫组化染色。在显微镜下或者通

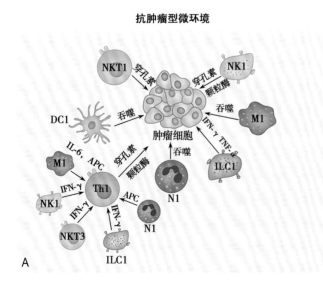

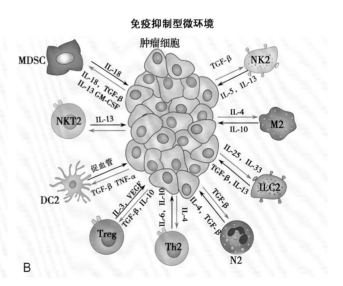

图 4-1-1　肿瘤微环境中细胞的相互作用

A. 炎症或抗肿瘤环境中细胞释放的细胞因子对肿瘤细胞的影响;B. 免疫抑制状态时,肿瘤细胞和免疫细胞释放的细胞因子和相互作用。

过数字扫描切片下参照 HE 染色结果界定肿瘤组织(腺癌)和正常组织(黏膜和黏膜下层),避免坏死组织、脓肿等假阳性区域,进行免疫评分。对于侵袭边缘区,分别选取向正常组织和肿瘤组织延伸 360mm 的范围进行细胞计数。对于含有多个 FFPE 蜡块的标本,至少需进行一个侵袭边缘区的免疫评分;含有多个侵袭边缘区的标本,需在低倍镜下选择淋巴细胞高浸润区进行评分。

(二) CRC 免疫分型的特点及应用

与传统的 TNM 分期相比,免疫分型和评分在对于 CRC 患者预后的评估方面,包括无病生存和总生存,更显示出优势。对于不同临床分期(Ⅰ期、Ⅱ期和Ⅲ期)患者的肿瘤进展和侵袭方面的预测,免疫分型也同样显示出一定的优越性。需要注意的是,CRC 免疫分型主要依赖于 T 细胞浸润的密度,而 T 细胞的浸润取决于肿瘤组织的"免疫原性"。在一些肿瘤特异性抗原高表达的疾病,例如,微卫星不稳定、错配修复缺陷及林奇综合征的患者中常可见到更多免疫细胞的浸润。此外,免疫细胞浸润也受肿瘤驱动基因突变的影响,例如,Wnt/β 联蛋白信号通路抑制肿瘤组织募集 DC,从而抑制 CXCL9 和 CXCL10 的释放和 T 细胞的浸润。另外,正常肠道菌群的改变和肠道屏障的消失,可促进 T 细胞的浸润,从而导致免疫评分较高。除了预后评估,免疫分型和评分对于免疫治疗(PD-1/PD-L1 疗法)的应用也具有同样重要的意义。

通过免疫分型可以把 CRC 分为"热"肿瘤和"冷"肿瘤,分别对应淋巴细胞高浸润和低浸润的状态(图 4-1-2)。但是,目前国际上还缺乏一致性的评估标准,尤其缺少对于过渡状态的界定。例如,"Altered-excluded" 和 "Altered-immunosuppressed",分别指边缘区含有大量 CD3$^+$ 和 CD8$^+$ T 细胞,但肿瘤中心缺少淋巴细胞浸润的情况,以及肿瘤中心和边缘区均存在淋巴细胞,但淋巴细胞密度较低的情况,这些情况在评估过程中具有一定挑战性。值得注意的是,肿瘤组织中 T 细胞浸润的数量通常是可观的,平均每张 CRC 切片有高达 88 000 个 CD3$^+$ T 细胞,计数过程中常出现误差大或重复性差。因此,免疫评分的实施依赖于先进的全自动化诊断设备和切片扫描技术,如 "HalioDx" 开发的临床评分软件可提高计数的准确性。另外,临床标本中有一部分是转移性肿瘤的活组织标本。此时,需要注意活组织标本评分与术后病理组织评分的一致性。在考虑到这些实际因素的基础上,将免疫评分和分型的标准进行优化,从而帮助其更好地应用于临床。

三、单细胞测序描绘免疫微环境图谱

肿瘤异质性是决定肿瘤生物学特性和患者预后的一个关键性因素,探寻肿瘤微环境的细胞构成和彼此间的相互作用依赖于先进技术的发展。传统的肿瘤组织测序方法将患者肿瘤细胞和微环境中细胞的基因表达进行平均化,未能显示肿瘤细胞本身及其肿瘤微环境中免疫细胞分型和所处状态。单细胞测序技术是结合第二代测序技术和单细胞分离技术,从基因组、转录组和表观调控等层面,揭示肿瘤细胞及肿瘤微环境中不同免疫细胞、间质细胞的遗传特征和基因表达。单细胞测序技术充分考虑实体肿瘤内在的异质性,从而在揭示免疫微环境的状态及肿瘤与免疫细胞的互作方式中显示出优势。在一项 CRC 肝转移病例的单细胞测序研究中,通过细胞表面分子标志物的检测,在肿瘤组织中鉴定出肿瘤细胞(26.57%)、T 细胞(26.86%)和粒细胞(20.72%),相较于正常组织中的 T 细胞(57.30%)、内皮细胞(16.90%)和巨噬细胞(11.21%),肿瘤组织的

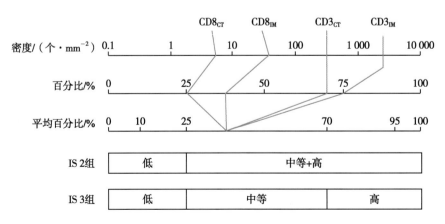

图 4-1-2 结直肠癌免疫评分

根据 CD8$^+$ 及 CD3$^+$ 淋巴细胞比例将肿瘤分为低评分和中高评分(IS 2 组),或者低评分、中等评分和高评分(IS 3 组)。
IS. immunoscore,免疫评分;CT. tumor center,肿瘤中心;IM. invasive margin,侵袭边缘。

粒细胞比例升高最明显。对粒细胞进一步分型时,TAN表达的CD16在肿瘤和正常组织显示出差异性,从而证实TAN在调控CRC肿瘤进展中的重要性。在原发性CRC单细胞测序分组研究中,"杯状细胞和肠上皮细胞"特征的CRC分组预后明显优于"成纤维细胞"特征的CRC分组,说明肿瘤相关成纤维细胞(cancer-associated fibroblast,CAF)在CRC进展中的重要作用。由此,可根据患者的单细胞测序图谱,结合治疗效果和患者预后将CRC进一步分型。

单细胞测序不仅在揭示肿瘤微环境和预后方面具备优势,还对肿瘤细胞发生和耐药机制的探索有重要意义。在一项11例原发性CRC肿瘤和配对组织的单细胞测序研究中,对鉴定的上皮细胞、成纤维细胞、内皮细胞和免疫细胞进行IPA通路分析发现,抑制氨肽酶的拟肽类抗生素actinonin极有可能通过拮抗CRC组织中髓系细胞的基因表达,在调节肿瘤微环境和CRC进展方面发挥重要的作用。由此,单细胞测序技术也将促进免疫微环境靶向药物的开发。

(吴华 万珊)

第二节 肿瘤相关成纤维细胞

CRC的发生发展与肿瘤微环境密切相关。在肿瘤微环境中,肿瘤相关成纤维细胞(cancer-associated fibroblasts,CAF)作为一种持续活化的成纤维细胞,显示出强大的肿瘤调节功能。研究表明,CAF可通过与肿瘤实质成分的相互作用,分泌多种细胞因子,参与肿瘤微环境的细胞外间质结构、免疫及代谢重编程的构建,从而促进CRC的增殖、侵袭、转移及化疗的耐药性,在CRC的演进中发挥重要作用。CAF与肿瘤细胞的多重相互作用反映出CAF是一个异质性、可塑性的群体,对CRC的影响也具有相互依赖性。因此,对于CAF的深入研究,有助于揭示CRC发生发展的具体机制,并有望作为CRC干预和治疗的潜在靶点。

一、CAF概述

(一)CAF的起源

CAF是指位于肿瘤内部或邻近的成纤维细胞。CAF的起源是多样的,目前研究表明CAF可以通过增殖、激活、分化和募集四种非相互排斥的机制产生。CAF主要来源于肿瘤局部成纤维细胞、从骨髓中募集的纤维细胞、间充质干细胞(mesenchymal stem cell,MSC)、肿瘤细胞相邻的上皮细胞或内皮细胞等。其中,成纤维细胞是CAF的主要来源;在肿瘤中,骨髓来源的MSC可以通过分化转变为相当比例的CAF;肿瘤细胞相邻的上皮细胞或内皮细胞,分别可以通过EMT或内皮-间充质转换(endothelial-mesenchymal transition,EndMT)成为另一类异质CAF群体(图4-2-1)。其余如间质细胞也具有分化为CAF的能力。因此,这些繁多的前体细胞类型也使CAF群体具有明显的原始异质性。

在肿瘤进展过程中,CAF通过分泌趋化因子、细胞因子和生长因子如TGF-β、血小板源生长因子(platelet-derived growth factor,PDGF)、表皮生长因子、成纤维细胞生长因子(fibroblast growth factor,FGF)等维持自身活化状态并进一步增殖,从而与肿瘤细胞及其他基质细胞(如内皮细胞、免疫细胞)建立联系。

最近研究发现CAF在CRC的发生发展中同样扮演重要角色。尽管CRC中CAF的起源尚未明确阐明,但越来越多的证据表明成纤维细胞是CRC中CAF的主要来源。实验表明,在CRC细胞分泌的可溶性因子诱导下,TGF-β信号在CAF中被激活,而后可刺激肿瘤细胞进一步分泌TGF-β细胞因子,这表明在肿瘤微环境中TGF-β的产生激活了成纤维细胞向CAF的分化。肿瘤细胞来源的另一个TGF-β超家族成员Nodal通过激活TGF-β/Smad/Snail途径可促进正常成纤维细胞向CAF的转化,从而在体内、外促进CRC的进展。此外,由CRC细胞合成和分泌的细胞因子IL-34也可以刺激正常成纤维细胞呈现类似于CAF的细胞表型。Gong等的研究也显示组织抑制因子MMP1的增加可激活成纤维细胞转化成CAF,因此肿瘤基质在CRC CAF的产生过程中也发挥了重要作用。由此可见,在肿瘤微环境中CRC细胞或基质均可促进成纤维细胞转化为CAF。然而,考虑到CAF的原始异质性,CRC中CAF的来源可能不仅限于上述前体细胞。

(二)CAF的异质性

研究显示,CAF是一种异质性的细胞群,其异质性主要表现在两个方面:标志物异质性和功能异质性。从根本上说,CAF根据生物学功能不同可分为促肿瘤CAF(cancer-promoting CAF,pCAF)、抗肿瘤CAF(cancer-retarding CAF,rCAF)、分泌型CAF、炎症CAF和肌成纤维细胞CAF等几种亚型。此外,由单一标志物确定的

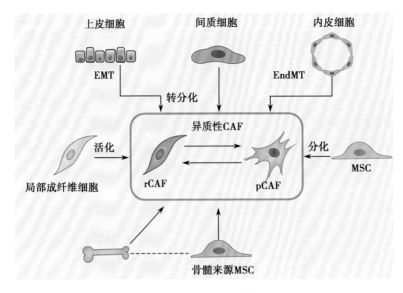

图 4-2-1　CAF 的起源

MSC. 间充质干细胞；EMT. 上皮-间充质转换；EndMT. 内皮-间充质转换；rCAF. 抗肿瘤 CAF；pCAF. 促肿瘤 CAF。

CAF 也可能由几种不同的 CAF 亚型组成，而这些 CAF 亚型在肿瘤进展中甚至可能具有功能上相反的作用。CAF 由不同的细胞群体组成，因此，CAF 的标志物在不同的 CAF 亚型中也是不同的。最常见的 CAF 标志物有 α-平滑肌肌动蛋白（α-smooth muscle actin，α-SMA）、成纤维细胞特异性蛋白 1（fibroblast specific protein 1，FSP1）、成纤维细胞激活蛋白-α（fibroblast activating protein-α，FAP-α）、结蛋白和盘状蛋白结构域受体 2、血小板源生长因子受体（platelet-derived growth factor receptor，PDGFR）-α/β，但这些 CAF 标志物的特异度仍然不够高，它们的表达水平在不同的肿瘤类型中还是有较大差异。

研究报道，基于 TGF-β 途径的表达，CRC 组织中的 CAF 可被分为 CAF-A 和 CAF-B 两种亚型。CAF-A 表达与细胞外间质重塑相关的蛋白，如 MMP2 和成纤维细胞激活蛋白（fibroblast activation protein，FAP）等；CAF-B 表达细胞骨架基因和其他已知的肌成纤维细胞活化标志物，如 α-SMA 和血小板源生长因子 A 亚单位（platelet derived growth factor subunit A，PDGF-A）等肌成纤维细胞标志物。此外，来自 CRC 患者结肠组织的 CAF 也表达几种去整合蛋白和金属蛋白酶（a disintegrin and metalloproteinase，ADAM），如 ADAM9、ADAM10、ADAM12 和 ADAM17 等。随着 CAF 潜在标志物的逐渐发现，越来越多证据表明其中的一些标志物与 CRC 的发生发展有关。有研究显示，胶原蛋白 I、PDGFR-β 和 α-SMA 是 CAF 的分子标志物并与 CRC 的血管侵袭有关；而 CAF 标志物 α-SMA、CD10 和 FSP1 的表达与 CRC 的淋巴转移相关。

CAF 在其标志物表达方面具有极大的变异性，其各新亚型的特征、标志物表达及功能还有待发掘，对于深入探索明确鉴定这些 CAF 以及它们在肿瘤中的作用至关重要。

二、CAF 对 CRC 发生发展的作用

（一）CAF 对 CRC 的免疫调节功能

近年来，肿瘤微环境对免疫反应的调节成为研究热点之一。以 CAF 为代表的基质细胞，在肿瘤免疫调节中的作用呈现出两方面：一方面，CAF 可通过诱导肿瘤细胞的慢性炎症来促进肿瘤的发生；另一方面，CAF 又通过减轻针对肿瘤的免疫应答使肿瘤细胞得以存活（图 4-2-2）。CAF 释放的促炎性细胞因子可以协助巨噬细胞、中性粒细胞和淋巴细胞向肿瘤基质的募集并分化成 TAM 和肿瘤相关嗜中性粒细胞 TAN，并进一步释放几种重要的内皮因子和生长因子，如 VEGF、肝细胞生长因子（hepatocyte growth factor，HGF）、MMP 和各种白介素。此外，CAF 可以驱动 EMT 并与 M2 型巨噬细胞相互作用从而促进恶性肿瘤的进展。

CAF 和肿瘤相关的 MSC 产生趋化因子，如 CXCL1、CCL2、CCL5 和 CXCL12，并诱导多形核骨髓来源的抑制细胞、M-MDSC 和 Treg 细胞的募集，共同抑制肿瘤免疫从而促进肿瘤的进展。除了募集免疫细胞，CAF 还可调节这些细胞的免疫抑制特性。CAF 是免疫抑制性肿瘤微环境的主要贡献者。CAF 通过重塑细胞外基质间接阻止 T 细胞的运输，从而抑制其抗肿瘤免疫作用。最近

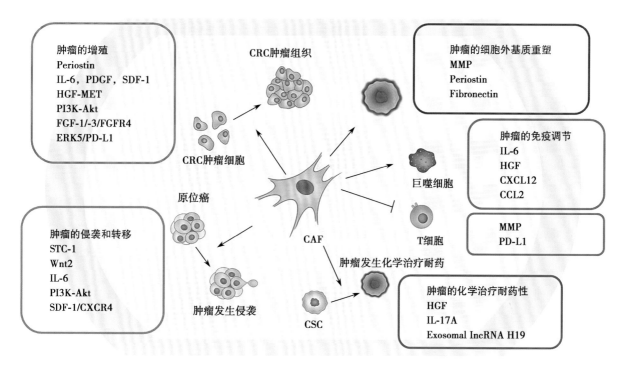

图 4-2-2　CAF 的功能

Periostin. 骨膜素；IL-6. 白介素-6；PDGF. 血小板源生长因子；SDF-1. 基质细胞衍生因子-1；MMP. 基质金属蛋白酶；HGF. 肝细胞生长因子；Fibronectin. 纤维连接蛋白；PD-L1. 程序性死亡受体配体 1；IL-17A. 白介素-17A；STC-1. 斯钙素-1；CCL2.C-C 基序趋化因子配体-2；CXCL12.C-X-C 基序趋化因子配体-12；Exosomal lncRNA H19. 外泌体 lncRNA H19。

有研究显示，CAF 可以负向调节抗肿瘤 T 细胞反应，抗 Wnt2 单克隆抗体可直接影响 CAF 分泌的 Wnt2，从而恢复 CRC 中活性树突状细胞 T 分化及其介导的抗肿瘤 T 细胞反应。

CAF 和结肠肌成纤维细胞都表达 PD-L1，PD-L1 通过与 T 细胞上的 PD-1 结合，使得 CAF 在抑制 T 细胞的活化和增殖中起重要作用。CAF 如何参与肿瘤免疫监视的研究尚处于起步阶段，需要进一步对其潜在靶分子或 CAF 亚型进行深入探讨，进而期待改善目前免疫疗法的临床疗效。

（二）CAF 对 CRC 的代谢适应调控

近年来研究表明，肿瘤细胞和 CAF 之间的相互作用与细胞代谢重编程有关。肿瘤微环境中的成纤维细胞能发挥特有的代谢调节功能，CAF 通过改变代谢微环境以满足肿瘤细胞旺盛的营养需求，以利其快速增殖。研究显示，CAF 可以通过调节葡萄糖代谢、氨基酸代谢和脂质代谢来促进肿瘤细胞的生长和演进。这些代谢调节作用被认为是 CAF 影响肿瘤细胞生物学行为的重要表现。

实验证明，即使在有氧条件下，肿瘤细胞也会快速进行糖酵解，从而增加葡萄糖摄取和乳酸分泌，这种现象称为瓦尔堡效应（有氧糖酵解）。CAF 在肿瘤细胞的影响下表现出类似的有氧糖酵解，如葡萄糖摄取增加和乳酸分泌增加，相应减少氧消耗，其产生的乳酸被肿瘤吸收利用。在 CRC 肿瘤组织中分离的 CAF 也显示出瓦尔堡效应。氨基酸对肿瘤细胞的生长和增殖至关重要，CAF 可通过三羧酸循环合成肿瘤细胞生长和进行生物合成所需的氨基酸。谷氨酰胺是碳和氮的重要来源，在 CAF 与肿瘤细胞相互作用中发挥关键作用。因此，降低肿瘤微环境中的谷氨酰胺水平会影响肿瘤细胞的活力。有研究显示 CAF 中脂质代谢失调可以影响肿瘤的进展，CAF 通过增加脂肪酸合酶的表达进行脂质代谢的重编程，从而产生更多的脂肪酸被 CRC 细胞吸收。

CAF 调节肿瘤代谢的途径有多种，其中，CAF 可通过影响肿瘤细胞中与代谢相关的信号通路来调节肿瘤代谢。在 CRC 中，CAF 通过分泌胰岛素样生长因子 1（insulin-like growth factor 1，IGF1）与肿瘤细胞上的 IGF1 受体结合来激活哺乳动物雷帕霉素靶蛋白（mammalian target of rapamycin，mTOR）通路，从而引起葡萄糖摄取和乳酸释放，同时也增加了 CRC 细胞通道蛋白溶质载体家族 7 成员 11 的表达，并促进 CRC 细胞摄取谷氨酰胺，从而增强 CRC 对术前放疗的抵抗力。

上述研究表明，CAF 的存在可诱导肿瘤的代谢重编程，从而促进肿瘤细胞对营养剥夺的适应，维持肿瘤的发生和进展。

（三）CAF 对 CRC 增殖的作用

与正常的成纤维细胞不同,CAF 作为肿瘤微环境基质的一部分,通过分泌生长因子、细胞因子和趋化因子,并通过细胞外基质的重塑共同促进肿瘤细胞的生长,例如,CAF 通过分泌 HGF、TGF-β、基质细胞衍生因子 1 (stromal cell-derived factor,SDF1)、IL-1、PDGF 等多种因子促进肿瘤的生长增殖(见图 4-2-2)。

除了能够促进肿瘤细胞增殖,CAF 也可以通过分泌生长因子如 HGF 等从而增加和维持肿瘤细胞的干细胞样特性。最近已有研究表明干细胞样特性的维持是肿瘤形成的一个重要影响因素。体内外实验证明 CAF 促进了 CRC 的肿瘤增殖,其作用可能是 CAF 分泌骨膜素、调节肿瘤代谢和 CAF 衍生的 IL-6 诱导 EMT。此外,miRNA-31、lncRNA UCA1,以及包括 PI3K-AKT、FGF-1/-3/FGFR4、HGF-c-Met、ERK5/PD-L1 在内的一些信号轴也作为重要的调节剂介导 CAF 对 CRC 的促增殖作用,从而形成有利肿瘤发生发展的肿瘤微环境。

（四）CAF 对 CRC 迁移、侵袭及远处转移的作用

许多研究表明,CAF 通过重塑细胞外基质、调节 EMT、分泌生长因子等途径影响肿瘤的侵袭和转移。据报道,包括 CAF 在内的基质细胞可以为肿瘤侵袭建立桥梁并促进肿瘤细胞迁移到其他部位。CAF 可以通过重塑 ECM(见图 4-2-2)影响肿瘤的生长、侵袭和转移。此外,肿瘤血管生成不仅是原发性肿瘤生长所必需,而且是肿瘤侵袭和转移的关键因素,CAF 还可以通过水解激活血管生长因子蛋白以促进肿瘤血管形成。

在 CRC 中的研究发现,PDGF 激活的 CAF 可通过分泌斯钙素-1 来促进肿瘤细胞的血管内扩张和远处转移。除释放可溶性因子外,CAF 介导的肿瘤微环境重构也可促进肿瘤的侵袭和转移。据报道,CRC 中抑癌基因 SMAD4 的丢失会增加 TGF-β 信号转导的水平,后者可以激活 PI3K-AKT 通路下游的 mTORC2 来调节与 EMT 相关的基因表达水平,TGF-β 还可以通过旁分泌途径诱导 EMT 进一步促进 CRC 的转移。

肿瘤细胞和成纤维细胞通过促炎性细胞因子的介导在 EMT 中发挥关键作用。CAF 衍生的 IL-6 可诱导多种肿瘤的 EMT,从而促进肿瘤细胞迁移和侵袭能力的增强。另外,研究发现在肿瘤微环境中,CAF 是分泌 CXCL12 的最主要来源,而后者是 EMT 强烈的激活剂,通过 CXCR4/CXCL12 轴激活 Wnt/β 联蛋白途径是导致 CRC 侵袭和转移的重要机制。

（五）CAF 对 CRC 耐药性的作用

化疗耐药是导致肿瘤进展的常见原因之一。近年来研究表明,CAF 可以维持某些肿瘤类型的肿瘤干细胞(cancer stem cell,CSC)特性,由于 CSC 细胞周期循环缓慢或表现为静止休眠状态,导致该亚型本质上即对细胞毒性药物产生抵抗作用,在功能上,CSC 被认为是肿瘤发生的驱动因素,也在肿瘤复发和治疗耐药中发挥重要作用。

据报道,在 CRC 患者中,细胞毒性治疗后观察到 CAF 数量显著增加,并且 CAF 可通过增加包括 IL-17A 在内的特定细胞因子的分泌而促进 CSC 的形成,从而增加对化疗的抵抗作用。也有文献报道,CAF 通过转移像 miR-141 海绵一样的外泌体 lncRNA H19 来促进 CRC 干细胞的形成(见图 4-2-2)。

有研究显示,CAF 可以分泌 HGF 并通过 C-Met 受体激活肿瘤细胞中的 MAPK 和 PI3K-AKT 信号,从而在 BRAF 突变的 CRC 中对 BRAF 抑制剂产生耐药。同样,由 CAF 衍生的 HGF 触发的平行 c-Met 信号级联在 KRAS 野生型直肠 CSC 中出现,从而也对表皮生长因子受体(epidermal growth factor receptor,EGFR)抑制产生耐药性。因此,与体内西妥昔单抗单药治疗相比,西妥昔单抗和 c-Met 抑制剂(如 JNJ-38877605)同时给药可产生更明显的肿瘤消退。此外,CAF 及其衍生的外泌体 miR-24-3p 可加速 CRC 细胞产生对奥沙利铂、5-氟尿嘧啶和甲氨蝶呤等常规化疗药物的耐药性。

三、CAF 在 CRC 中的临床应用

（一）CAF 与 CRC 诊断和预后的相关性

除上述 CAF 与肿瘤发生发展的作用及其相关机制外,CAF 在临床中同样具有其诊断和预后价值。近年来,对常用 CAF 生物标志物在不同肿瘤类型中的预后相关性研究越来越多。有研究报道,与 CRC 预后不良相关的基因组的表达水平在 CAF 中显著升高,同时实验表明在转移性 CRC 患者外周血中存在 FAP 阳性的 CAF,因此 CAF 的激活与完全缓解(complete response,CR)患者预后有关。已有研究表明,CRC 中 TGF-β 相关基因在肿瘤基质中的表达升高与不良预后相关。α-SMA 除了作为 CAF 的标志物,组织学观察显示其高表达或高基质比例可预测 CRC 患者的不良预后,因此 α-SMA 被确定为 CRC 患者的重要预后因素之一。除 α-SMA 外,小窝蛋白 1(caveolin 1,CAV1)、CD90 蛋白和 FAP 也是与 CRC 预后相关的 CAF 标志物。研究发现,表达 CAV1

的成纤维细胞在 CRC 肿瘤基质中非常丰富,CAV1 通过调节 Rho GTP 酶活性来参与细胞外基质(extracellular matrix,ECM)的重塑,因此基质 CAV1 的表达与 CRC 的不良预后有关。CD90$^+$ CAF 可直接促进 CRC 中 CSC 群体的生长,也参与调控促进 CRC 进展的肿瘤免疫反应。此外,FAP 水平的升高与 MDSC 水平的升高有关,后者在免疫抑制中起重要作用。FAP 水平升高也可以导致 CD3$^+$细胞、Th1 和 NKT 的水平降低,以及巨噬细胞、单核细胞和免疫抑制相关的 CD11b$^+$细胞的增加。上述研究表明 FAP 的高表达水平与 CRC 患者的预后密切相关。

鉴于 CAF 在肿瘤发生早期即呈现出在肿瘤中的表达增多,未来的研究将致力于发掘有诊断价值的 CAF 标志物。由于 CAF 来源的不确定性及同种来源功能的差异性,不同肿瘤表达功能的差异导致需要进一步研究具有特定生物标志物的 CAF 不同亚型,从而确定其临床预后价值。

(二) CAF 与 CRC 的靶向治疗

近年来,多项 CAF 与胃肠道肿瘤治疗相关的临床试验正在进行。据文献报道,临床前研究主要通过靶向 CAF 的激活信号和效应因子、CAF 衍生的 ECM 蛋白以及相关信号转导等来评估 CAF 对肿瘤治疗的疗效。其中,通过靶向 ECM 蛋白的产生或降解 ECM 有利于药物的输送。此外,通过细胞特异性受体将药物靶向递送到 CAF 可以提高疗效并减少治疗的副作用。

据研究报道,通过间质表皮转换因子(c-mesenchymal epithelial transition factor,c-Met)阻断 HGF 信号转导的药物处于临床前试验阶段,并有望开展对于肿瘤生长和存活依赖于持续的 c-Met 激活的患者使用 c-Met 抑制剂来抑制肿瘤的进展。此外,MMP 抑制剂可以通过改变 CAF 调节 ECM 重塑的能力来抑制肿瘤的发生发展,尽管大多数 MMP 抑制剂仍处于早期临床试验。研究人员还使用 TGF-β 抑制剂或 Hedgehog 抑制剂联合常规化学疗法或免疫疗法,试图阻断胃肠道肿瘤中与 CAF 相关的促肿瘤发生信号转导。

事实上,靶向 CAF 的治疗方法应该区分 CAF 的不同亚型和功能。在 CRC 小鼠模型中,FAP+pCAF 可被靶向 FAP 的嵌合抗原受体 T 细胞(chimeric antigen receptor T cell,CAR-T)消除。此外,针对 FAP 的 DNA 疫苗也能诱导 CD8$^+$T 细胞介导的 pCAF 杀伤,使得多药耐药 CRC 模型中化疗药物的肿瘤内摄取显著增加。也有报道称 FAP 抑制剂或许能消除 CRC 中的 CAF。此外,通过维生素 D 和维生素 A 将 pCAF 还原为 rCAF 的 CAF 重编程也引起了广泛关注。目前,不同的靶向药物正在进行临床试验,尽管早期结果尚未表明其确切的疗效。

尽管 CAF 在 CRC 的发生发展中发挥重要作用,但针对 CAF 的肿瘤靶向治疗相关方面的研究仍然处于初期阶段,由于 CAF 的异质性和多种不同信号通路的同时激活,即使在同一肿瘤内也很难确定治疗靶点。因此,在临床前和临床试验中对 CAF 亚型进行全面的标志物分析和功能的验证将有助于开发以 CAF 为基础的新型诊疗方法。

(何宋兵)

第三节 肿瘤新生血管形成

CRC 的生长和转移依赖于肿瘤间质持续而充足的血液供应。为了维持肿瘤组织快速生长和播散的肿瘤生物学特性,VEGF 和 Notch 信号通路的激活启动肿瘤血管出芽;促进和抑制血管新生因子平衡的打破,加速肿瘤血管的形成。区别于正常组织的血管,肿瘤组织的血管表现出结构紊乱、通透性强和灌注异常的特征。此外,伴随而来的肿瘤组织缺氧和骨髓源性细胞的浸润,分别通过不同机制进一步加重肿瘤血管的新生。在 CRC 发生和转移过程中,如何干预肿瘤血管新生,促使肿瘤血管退缩和有序化是治疗 CRC 的重要策略。

一、血管新生的调控机制

(一) 血管内皮出芽

成人的血管在生理情况下处于增殖的静止期,很少产生新的分支,在特定的情况下(修复、肿瘤等)从已有的血管基础上产生新的血管的过程,称为血管新生。对血管新生的观察发现,这个动态过程经历了血管出芽、内皮细胞延伸、新生血管对合、管腔形成和成熟几个环节。其中,血管出芽是血管新生首先出现和最为关键的环节。

如同植物出芽一样,血管内皮细胞在特定条件下,由原本血管基础上产生突起形成"尖端细胞",随之发生增殖形成管腔形态的细胞称为"茎细胞"。在尖端和茎细胞形成、分化和转换的过程中,促血管生成的 VEGF 信号通路和 Notch 信号通路分别发挥着重要的作用。在 VEGF 释放和刺激下,VEGF 作用于尖端细胞特异性表达的血管内皮生长因子受体 2(vascular endothelial growth factor receptor 2,VEGFR 2),激活下游信号通路和促进 Notch 信号通路 δ 样配体 4(notch ligand δ-like 4,Dll4)的表达。Dll4 则与邻近的茎细胞表面 Notch1 结合,引起 Notch1 胞内结构域(notch 1 intracellular domain,NICD)的切割和释放,NICD 入核、从转录水平限制 VEGF 信号通路的靶基因,如下调 VEGFR 2、VEGFR 3 和 Nrp1 表达,上调 VEGFR 1 的表达。相较于 VEGFR 2,茎细胞表面的 VEGFR 1 的激酶活性较弱,与 VEGF 的结合能力强,功能类似于"诱饵"受体,限制内皮细胞 VEGF 信号通路的活性。另一方面,JAG1 是茎细胞特异性表达的 Notch 受体配体,JAG1 可以通过拮抗 Dll4 和 Notch1 的相互作用,阻止尖端细胞 Notch1 信号通路的激活。JAG1 在抑制尖端细胞功能和促进内皮细胞分化方面起重要的作用。由此可见,VEGF 信号和 Notch1 的相互作用和动态平衡是促进和维持血管出芽的重要前提(图 4-3-1)。

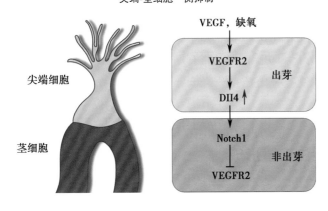

图 4-3-1 肿瘤血管新生"出芽"调控机制

当在 VEGF 释放或缺氧环境中,Dll4 表达促进尖端细胞出芽,同时促进周围细胞(茎细胞)Notch 信号通路的激活,抑制其向尖端细胞分化。

(二)管腔形成

在血管出芽完成后,新生的血管需要具备一定直径的管腔以保持血流通畅。新生血管的内皮细胞可以通过胞饮作用,摄取细胞膜将其包裹;形成的胞饮泡中的细胞膜又重新整合,促使新的细胞内管腔的出现。在这个环节中,内皮细胞、细胞外基质和相邻细胞间的互作维持是管腔形成的关键,受到整合素信号通路,尤其是胶原纤维依赖的 α2β1 型整合素和纤维素依赖的 αVβ3

和 α5β1 型整合素的调控。在一项小鼠胸主动脉管腔形成的研究当中,内皮细胞可以改变自身和邻近细胞的形状及连接方式,从而促进管腔的形成。在小鼠模型中,内皮细胞通过改变位于细胞顶端的糖蛋白的电荷,使得排斥信号产生,伴随着细胞间连接的重排,最终打开新生血管的管腔。

(三)新生血管成熟

随着管腔形成,新生的血管还需建立足够稳定的结构、发挥血管生理功能以达到"成熟"的标准。与出芽环节类似的是,新生血管成熟的环节也受特定血管新生信号通路的精细调控。例如,血管周细胞(足细胞)的募集和内皮细胞间细胞连接的建立是血管成熟的关键。稳定的血管结构和屏障功能的构建还依赖于内皮细胞外围完整基底膜的形成。而这个过程则是受到组织金属蛋白酶抑制物(tissue inhibitor of matrix metalloproteinase,TIMP)和 MMP 的相互对抗所调节。上调的 TIMP 能对新生血管周围的 MMP 进行降解,从而保障足够胶原的产生和聚集以形成一定厚度的基底膜。

在新生血管成熟的过程中,足细胞的募集是其中最为关键的步骤,受尖端细胞所释放的血小板源生长因子 B 亚单位(platelet-derived growth factor subunit B,PDGF-B)精细调控。新生血管生长过程中所产生的硫酸肝素聚醣使得 PDGF-B 在局部聚集,进一步引诱表达对应 β 型受体(PDGFRβ)的足细胞随之迁移而来。募集而来的足细胞发挥着重要的稳定新生血管的作用。足细胞产生和释放血管生成素,Ang 通过与新生血管内皮细胞上的 Tie2 受体结合使其发生磷酸化,进而激活内皮细胞的 AKT 信号通路,从而促进内皮细胞的生存;并且通过介导转录因子 FOXO1 的失活而抑制内皮细胞的凋亡信号。由此可见,在血管足细胞的支持下,Ang1 依赖性的 Tie2 磷酸化使新生血管内皮细胞不断增殖。此外,足细胞-内皮细胞、内皮-内皮细胞间的相互作用是新生血管稳定和成熟的前提。鞘氨醇-1-磷酸(sphingosine-1-phosphate,S1P)可以与细胞膜表面 G 蛋白耦联受体 S1PR 结合,促进 N-钙黏着蛋白的囊泡运输和表达,从而加强内皮细胞间、内皮细胞-足细胞间的黏着连接而维持新生血管的稳定性。综上,在血管成熟和功能形成的过程中足细胞发挥着重要的作用,通过 Ang、S1P 等蛋白的释放和调控作用,维持内皮细胞的增殖和促进血管内皮的完整性。

二、肿瘤异常血管新生

与正常组织的血管相比,肿瘤血管显现出异常的形态特点,出现扩张、扭曲和无序化的血管结构。相较正常肠黏膜环状和规律性的排布特点,结肠癌周围的血管显现出明显的扩张、多级分支和紊乱的特征性结构(图4-3-2)。另外,肿瘤组织的血管与正常组织相比更加不成熟,缺乏血管周细胞的覆盖,导致血管通透性高、血流灌注差和缺氧的特点。值得注意的是,肿瘤血管的无序化受肿瘤组织异常激活的促血管新生信号调控,也是抗血管新生治疗重要的切入点。

(一)肿瘤血管新生的激活

肿瘤组织与正常组织相比需要更多的血管以维持养分和养料的供应,以及排出代谢产物和二氧化碳。为了支撑肿瘤组织快速的生长,血管从静止状态转变为持续出芽的新生状态,这样的过程被形象描述为"肿瘤血管新生的开启"。这个开启的过程受到肿瘤微环境中促进或抑制血管新生的因子的调控。这些血管新生调控因子通过与血管内皮细胞表面的不同受体结合,激活下游信号通路,产生促进血管新生或抑制血管新生的不同效应。例如,最常见的促血管新生因子 VEGF-A 和血管新生抑制因子血小板应答蛋白 1(thrombospondin 1,TSP1),在肿瘤血管新生中产生相反的拮抗作用。

VEGF-A 是胚胎发育过程中促进血管生成的重要配体蛋白。VEGF-A 通过与其对应的三种酪氨酸激酶受体蛋白(VEGFR 1~3)结合,在缺氧和肿瘤的不同病理条件下激活下游 VEGF 信号通路。VEGF 配体的功能也同样受到肿瘤微环境中分泌性因子的影响,例如,MMP9 能促进细胞外基质的降解,使得封闭当中的 VEGF 配体得以释放,结合和激活相应的受体蛋白。此外,成纤维细胞生长因子的升高也能够促进肿瘤血管的持续新生。相反的,TSP1 通过与其跨膜受体蛋白结合,从而上调血管新生的抑制信号,以对抗 VEGF 信号的促血管作用。

在促血管新生和抑制血管新生信号被打破,血管新生通路持续激活的情况下,肿瘤血管出现区别于正常血管的变异形态,包括:未成熟毛细血管出芽,过度和大量分支,扩张的血管管腔,异常的血流、渗漏与出血等。意外的是,异常的血管新生出现在肿瘤早期(非浸润阶段),甚至是更早的癌前病变期,而并非肿瘤进展期。综上,肿瘤微环境中促血管新生和抗血管新生因子的失衡是肿瘤血管新生开启的关键,导致肿瘤血管特殊结构和功能的产生。

(二)足细胞与血管通透性

生理条件下,足细胞起重要的促进血管成熟和维持屏障功能的作用。在肿瘤组织中,足细胞与基底膜,足细胞与内皮细胞间的相互作用减弱,导致血管形态和通透性的变化。研究发现,在 PDGF-B 的作用下,足细胞在肿瘤血管内皮细胞的被覆减少,而且与内皮细胞间的连接减弱。缺乏足细胞的支持作用下,内皮细胞虽继续增殖,但形成的血管稳定性下降,通透性高,容易出血。此外,内皮细胞间所表达的 VE-钙黏着蛋白是维持血管完整性和屏障功能的重要蛋白。当肿瘤细胞释放大量蛋白酶(如 MMP、胰酶和弹性蛋白酶),VE-钙黏着蛋白蛋白发生切割,内皮细胞的相互作用和屏障功能减弱。除此以外,肿瘤细胞还能释放大量炎细胞因子,进一步增加肿瘤血管的通透性。例如,组胺的释放可以持续削弱 VE-钙黏着蛋白的功能,从而继续减弱血管内皮细胞间的连接。肿瘤组织表达的 VEGF 则可通过调节内皮细胞中小 GTP 酶活性,进而影响肿瘤血管的屏障功能。

除了上述细胞连接作用的减弱,肿瘤血管的基底膜也较正常血管也发生了明显改变。将肿瘤组织切片进行Ⅳ型胶原(基底膜标志物)、CD31(内皮细胞标志物)和α-SMA(平滑肌细胞标志物)免疫组化染色时,结果显示

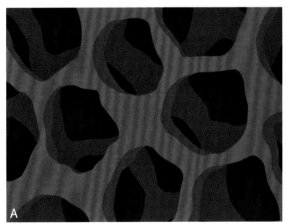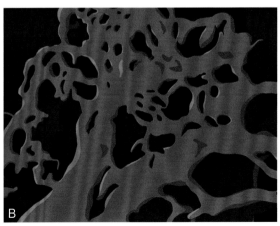

图 4-3-2　正常肠黏膜和癌旁组织血管模式图

A. 正常肠黏膜血管密度均一,呈环状、有规律;B. 结直肠癌周围血管结构紊乱,分支增多,粗细不一致。

血管的不同组成连接松散,出现较大的空隙,甚至在肿瘤间质中检测到血管内膜组织。除了上述肿瘤血管结构的异常,基底膜自身也出现损伤,表现为不规则增厚和穿孔。这些结构的异常和损伤的发生导致肿瘤血管通透性进一步增加,并且容易发生出血。另一方面,肿瘤细胞更加容易通过高通透性的血管进入血液循环,为血行转移的发生建立条件。

(三)血流灌注与缺氧

与正常组织相比,肿瘤的血液灌注更为复杂紊乱,主要表现为肿瘤的血液灌注分布不均和缺氧。根据血供的不同,常将肿瘤组织分为坏死区、半坏死区、边缘区和富血管区。此外,微血管血流阻力增加,进一步导致了肿瘤组织的灌注减少。肿瘤组织在血液循环中断的情况下生长不会超过1~2mm,当肿瘤血管提供的营养和氧气不足以支持肿瘤细胞生长时,伴有代谢产物的聚集,即出现肿瘤微环境的缺氧。缺氧又可以通过调节细胞代谢、影响上皮-间充质转换以及血管生成等多种机制加剧恶性肿瘤的发展。

正常生理情况下,脯氨酸羟化酶结构域蛋白2(prolyl hydroxylase domain protein 2,PHD2)利用氧气将缺氧诱导因子-1(hypoxia-inducible factor-1,HIF-1)进行羟基化,促进蛋白酶体依赖的泛素化而降解。缺氧环境中,PHD2失活,HIF-1不被降解而转移至细胞核,与HIF-1β亚基形成转录因子复合物,进而与缺氧反应元件结合,启动下游的调控血管新生、细胞生存和糖代谢的基因表达。上调的基因包括:VEGF、胎盘生长因子、血管生成素2(angiopoietin 2,ANGPT2)、HGF和PDGF-B等促血管生成因子。随后,促血管生成因子与内皮细胞或平滑肌细胞表面的相应受体结合,进一步增加肿瘤血管的新生。例如,HIF-1可以通过增强VEGF的转录活性和mRNA的稳定性,促进VEGF的表达,通过与血管内皮细胞表面的VEGFR 1和VEGFR 2结合,从而促进内皮细胞的增殖和迁移,促进肿瘤血管的新生。

目前,改善肿瘤血管使其有序化、纠正缺氧成为抗血管新生的研究热点。临床研究发现,放疗和化疗药物可能对肿瘤血液灌注及缺氧有所影响。例如,局部放疗可以增加肿瘤组织的血液灌注和减少肿瘤组织的缺氧。有趣的是,抗疟药氯喹通过调控内皮细胞Notch1信号通路的激活,NICD入核和靶基因转录水平的调控,增加肿瘤血液灌注,减少缺氧,从而抑制肿瘤细胞的转移和扩散。

(四)骨髓源性细胞的募集

肿瘤微环境中的间质细胞(tumor-associated stromal cell,TASC)来源于骨髓造血干细胞的募集,在肿瘤微环境中分化形成单核-巨噬细胞、中性粒细胞、淋巴细胞等。此外,TASC还可来源于非造血干细胞,例如,骨髓源性的内皮和间充质细胞,共同参与肿瘤微环境的维持和促进血管新生。肿瘤细胞释放髓细胞趋化因子CCL2、CCL11、CSF1、CSF2、CSF3和VEGF-A等,可将循环中的未成熟髓细胞募集到肿瘤组织中;这些髓细胞从血管渗出后,分别分化为TAM、中性粒细胞和嗜酸性粒细胞等。其中,一些髓细胞在肿瘤微环境中还保持未成熟的表型,如M-MDSC和粒细胞MDSC(granulocytic-MDSC,G-MDSC)。髓细胞通过释放VEGF-A、FGF2、趋化因子CXCL8、Wnt7B等促进血管新生作用。此外,髓细胞也可释放炎症因子IL-1β、IL-6、TNF、MMP和组织蛋白酶等协同发挥促血管新生作用。其中,MMP9可以降解肿瘤组织ECM组分,动员与之结合的VEGF-A释放,进而与血管内皮细胞的VEGFR 2结合,启动肿瘤血管的新生。循环中高表达Tie2蛋白的TAM通过与血管内皮细胞相互作用,以旁分泌促血管新生因子和重塑ECM的两种机制促进血管出芽和成熟。同时,内皮细胞来源的ANGPT2则通过自分泌的方式与自身的Tie2受体结合,促进白细胞渗出和介导TAM与内皮细胞的相互作用,进一步加强肿瘤血管的新生。

肿瘤微环境中的细胞和释放的代谢产物、细胞因子和趋化因子对肿瘤微环境进行着精细的调节,发挥促血管新生或抑制血管新生的作用,以满足肿瘤组织快速生长和侵袭转移的需求。肿瘤微环境中主要的细胞组成、分泌的调控因子及血管新生调控作用总结如下(表4-3-1)。

三、血管新生在CRC进展中的作用

(一)血管新生与CRC的发生与转移

肿瘤血管新生是CRC肿瘤生长和转移的基础,肿瘤组织的血管密度、形态和功能均出现与正常肠黏膜的明显差异。CRC肿瘤组织的微血管密度(microvessel density,MVD)检测发现,腺癌组织的MVD明显高于正常肠黏膜或结肠息肉组织,并显示出与肿瘤血行转移的相关性。在对重要的促血管生成因子VEGF进行关注时,发现CRC组织中VEGF及其受体蛋白的表达与MVD成正相关,且与局部淋巴管浸润、神经浸润,以及肿瘤的远处转移成正相关。这些研究提示血管新生是CRC恶性转化和进展的危险因素。

炎症反应是CRC演进中的重要环节,也决定了CRC肿瘤组织中特殊的肿瘤微环境构成。其中,COX-2在炎症刺激下激活,通过产生PGE2,调节微环境中

表 4-3-1　肿瘤微环境中的血管新生调控因子

细胞或组分	血管调控因子	主要作用
巨噬细胞	VEGF-A,FGF2,CXCL8,CXCL12,VEGF-C,IL-1β,IL-6,TNF,Wnt7B,MMP 和组织蛋白酶	促血管新生:促进内皮增殖、迁移;促进出芽
	CXCL9,CXCL10,CXCL11 和 TNF	通过 γ 干扰素抑制血管新生
中性粒细胞和 MDSC	VEGF-A,FGF2 和 MMP9	促血管新生:作用于肿瘤发生早期
肥大细胞	FGF2,VEGF-A,肿瘤坏死因子,CXCL8,糜蛋白酶,胰蛋白酶和 MMP9	促血管新生
嗜酸性粒细胞	VEGF-A,FGF2,IL-6,CXCL8 和 MMP9	潜在促血管新生
TH2 细胞	IL-4	通过刺激 TAM 促血管新生
TH1 细胞	γ 干扰素	通过 TAM 中 CXCL9、CXCL10 和 CXCL11 的释放抑制血管新生
TH17 细胞	IL-17	促血管新生:促进 CAF 释放 CSF3,使中性粒细胞聚集
Tr 细胞	VEGF-A	促血管新生
B 细胞	VEGF-A,FGF2,MMP9 和 IgG	潜在促血管新生
	抗 VEGF-A 或血管生成素 2 IgG	潜在抑制血管新生:产生促血管新生因子的自身抗体
NK 细胞	VEGF-A	潜在促血管新生
血小板	VEGF-A,PDGF-B,FGF2 和 CXCL12	促血管新生
	血小板应答蛋白 1,纤溶酶原激活物抑制剂,内皮抑素和血管生成素 1	潜在抑制血管新生
足细胞	VEGF-A,血管生成素 1 和 ECM 组分	促进内皮细胞生存,增殖,促血管成熟和稳定
CAF	VEGF-A,PDGF-C,FGF2,CXCL12,骨桥蛋白和集落刺激因子-3	促血管新生:募集 ECM 中的髓系细胞
脂肪细胞	脂肪素和游离脂肪酸	促血管新生和炎症反应
ECM	骨膜蛋白,腱糖蛋白-C,纤黏蛋白,骨桥蛋白	促血管新生
	血小板应答蛋白 1,骨粘连蛋白,核心蛋白聚糖(decorin),胶原蛋白水解产物	潜在抑制血管新生
缺氧	HIF 上调基因:VEGF-A,CXCL12 和血管生成素 2	促血管新生
代谢产物	H⁺离子	促血管新生:促进 VEGF-A 表达
ROS	自由基和非自由基	潜在促血管新生:通过加强 HIF-1 的转录

注:CAF. 肿瘤相关成纤维细胞;CXCL. CXC-chemokine ligand,CXC 趋化因子配体;ECM. 细胞外基质;FGF2. 成纤维细胞生长因子 2;HIF. 缺氧诱导因子;ROS. 活性氧;TAM. 肿瘤相关巨噬细胞;TH.T 辅助细胞;Treg 细胞. 调节性 T 细胞。

VEGF 的活性,促进血管内皮细胞的迁移和血管新生。研究证明,COX-2 和 VEGF 的上调在抑癌基因 *APC* 突变的小鼠肠癌形成中发挥重要的促肿瘤生长和促血管新生双重作用。肿瘤微环境中下调的趋化因子 CCL19 可通过与趋化因子受体 7 结合,抑制 ERK 信号通路及下游的 HIF-1α 活性及 VEGF-A 的表达,从而发挥抑制肿瘤血管新生和抑制肿瘤细胞迁移的作用。同属于 Tie2 配体的 Ang1 和 Ang2 是血管成熟的重要调控因子,Ang1 激活 Tie2 而发挥促进新生血管成熟和有序化的功能;而 Ang2 则很大程度降低血管的稳定性,可促进 CRC 肿瘤细胞的转移。此外,血管调控因子 FGF、PDGF 等在 CRC

中异常升高,通过 VEGF 通路的激活促进肿瘤血管新生,满足肿瘤生长和扩散的需要。

(二) 靶向 VEGF 通路在 CRC 中的应用

肿瘤血管新生极大程度促进 CRC 的生长和转移。抑制肿瘤血管新生通路,促进肿瘤血管的成熟和有序化是目前抗血管新生治疗的策略。研究发现,CRC 肿瘤组织中以 VEGF 上调最为显著,而阻断 VEGF 通路成为 CRC 抗血管新生治疗的重要靶点。

靶向 VEGF 方面,贝伐单抗成为 FDA 第一个批准临床使用的抗 VEGF 单克隆抗体。贝伐单抗是 CRC 临床治疗中应用最广泛的抗 VEGF 药物,可以有效抑制肿瘤血管新生,抑制肿瘤细胞增殖并且诱导其凋亡。在 CRC 移植瘤模型中,贝伐单抗与氯喹联合使用,可以显著改善肿瘤血管灌注和抑制肿瘤细胞生长。贝伐单抗与奥沙利铂或伊立替康双联或三联用药,与单独化疗相比,可显著改善转移性 CRC 患者的无进展生存和总生存。靶向 VEGFR 方面,雷莫芦单抗是抑制 VEGFR 的人源 IgG1 单克隆抗体,已被批准与 FOLFIRI 方案(氟尿嘧啶、伊立替康和亚叶酸)联合,用于转移性 CRC 的二线治疗。雷莫芦单抗可以选择性靶向 VEGFR 2,诱导其胞外结构域构象改变,从而阻止 VEGF 与靶向受体结合。在Ⅲ期临床试验中,将雷莫芦单抗添加于 FOLFIRI 的化疗方案中,可延长接受过贝伐单抗、奥沙利铂和氟尿嘧啶化疗的转移性 CRC 患者的总生存。可溶性融合蛋白阿柏西普是由 VEGFR 1 和 VEGFR 2 的配体结合结构域与人 IgG1 的 Fc 片段融合形成的蛋白,以高亲和力结合 VEGF,并阻止 VEGF 与 VEGFR 相互作用。Ⅲ期临床试验表明,阿柏西普与 FOLFIRI 方案联合,相较于 FOLFIRI 单独治疗,可显著改善进展期 CRC 患者的总生存和无进展生存。酪氨酸激酶抑制剂瑞戈非尼被 FDA 批准用于治疗对标准化疗无效的转移性 CRC 患者。通过广泛抑制多种激酶活性(包括 VEGFR 1、VEGFR 2、VEGFR 3),发挥抗血管生成,阻断肿瘤细胞增殖、转移及免疫逃逸的作用。Ⅲ期临床试验中,瑞戈非尼显著提高了转移性 CRC 患者的总生存和无进展生存。

综上,随着肿瘤血管新生调控机制研究的不断深入,靶向肿瘤血管新生药物的开发为难治性和转移性 CRC 患者的治疗带来新的思路。

(吴华　万珊)

第四节　肿瘤微环境的代谢

代谢是细胞维持能量平衡、结构功能和信号交流的重要基础。CRC 在发生发展过程中,不仅肿瘤细胞自身会发生代谢重编程,表现出与正常细胞不一样的代谢特征。肿瘤微环境内的其他细胞,如各种免疫细胞和基质细胞等,也会受到各类信号如缺氧和低 pH 的调节,代谢途径发生改变并影响这些细胞的生物学功能,进而影响 CRC 的发生发展。

一、CRC 肿瘤微环境的整体代谢特征

CRC 肿瘤微环境的代谢特征由肿瘤细胞自身和肿瘤微环境内其他各种细胞的相互作用联合驱动。一方面,肿瘤细胞通过内在机制激活信号分子,这些信号分子直接调节代谢酶的活性和代谢物的产生,从而改变微环境内其他细胞的代谢过程。另一方面,各种外源性信号包括微环境内各种因子或代谢物,可以反过来进一步调控肿瘤细胞的代谢途径。了解肿瘤微环境内驱动细胞代谢的内在和外在机制对于肿瘤的防治非常重要。下面主要介绍 CRC 肿瘤微环境的整体代谢特征和形成原因(图 4-4-1)。

(一) 缺氧

众所周知,氧气是生命活动不可或缺的,组织细胞长期暴露在缺氧环境时,会产生不可逆的损伤。在实体肿瘤中,由于肿瘤细胞的快速分裂、血管生成不足和血液流动异常等原因,肿瘤组织内不同区域氧浓度差异很

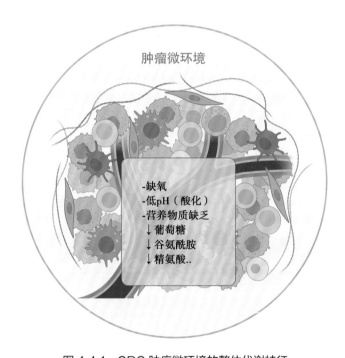

图 4-4-1　CRC 肿瘤微环境的整体代谢特征

大,很多区域处于缺氧状态。缺氧与肿瘤的恶化、不良预后、放疗和化疗的耐药性等相关。缺氧是肿瘤微环境的一个重要特征,通过激活 HIF-1 的合成,促进癌细胞合成 VEGF、碱性成纤维细胞生长因子等,最终促进肿瘤血管的形成及肿瘤发展和恶化。在结直肠炎患者中发现 NAIL 基因通过核转录因子-κB(nuclear factor-κB,NF-κB)调节炎症,并且 NF-κB 和 HIF 信号通路在介导炎症发生过程中相互作用。另外有研究显示,缺氧会导

致 CRC 对 5-氟尿嘧啶的化疗敏感性降低。在缺氧条件下 CRC 细胞也会发生氨基酸代谢的改变。miR-210 作为一种缺氧生物标志物，靶向 miR-21 和氨基酸代谢途径可能提供 CRC 的治疗策略。

（二）低 pH

由于肿瘤细胞会优先利用糖酵解而不是氧化磷酸化来获得能量，因此肿瘤微环境呈现酸性（低 pH）状态。肿瘤细胞以葡萄糖作为底物，诱导葡萄糖受体启动糖酵解级联反应，称为厌氧糖酵解。这种代谢变化导致肿瘤细胞内乳酸增加，与此同时细胞内的 H^+ 扩散转运至细胞间质，引起肿瘤微环境内 pH 降低。低 pH 环境促进免疫抑制性微环境的形成，帮助肿瘤细胞产生免疫逃逸。目前科学家基于肿瘤微环境呈现酸性的特点，开发了选择性抗体及 CAR-T 细胞治疗技术，可以增加抗体和 CAR-T 对肿瘤组织的靶向性，降低对正常组织的毒性。

（三）营养物质（葡萄糖、氨基酸等）缺乏

肿瘤细胞快速消耗大量葡萄糖和氨基酸等，导致细胞外营养物质含量降低，并进而影响肿瘤微环境内其他细胞的代谢和功能。例如，肿瘤微环境内营养物质缺乏会抑制细胞毒性 T 细胞的 mTOR 活性、糖酵解能力和 IFN-γ 的产生，从而削弱其抗肿瘤活性。在 CRC 细胞中，利用抗体封锁免疫检查点，能够下调糖酵解代谢酶和糖酵解反应，从而增加肿瘤微环境中葡萄糖的可利用性并协助细胞毒性 T 细胞发挥作用。因此，通过阻断癌细胞对葡萄糖的摄取，并将更多的葡萄糖供给浸润的 T 细胞，可以恢复抗肿瘤 T 细胞的抗肿瘤反应。另外，Treg 细胞为了在肿瘤微环境的低糖条件下存活，也会发生代谢重编程，能够依赖脂肪酸氧化和氧化磷酸化。

肿瘤细胞对精氨酸的利用也会增加，导致微环境内精氨酸的含量减少。充足的精氨酸诱导整体代谢的变化，促进中央记忆 T 细胞的产生，而精氨酸的限制则抑制效应 T 细胞的功能。补充精氨酸和抑制精氨酸降解是恢复效应 T 细胞功能的有效策略。正常细胞可通过自身合成产生谷氨酰胺，但肿瘤细胞依靠自身合成的谷氨酰胺不能满足其快速增殖的需要，需要通过膜上转运体从胞外摄入谷氨酰胺或增强谷氨酰胺代谢通路中关键代谢酶的表达与活性，以维持细胞快速增殖的需要。抑制谷氨酰胺代谢的中间产物对信号转导通路的调节或抑制谷氨酰胺的摄入，可以作为肿瘤治疗的潜在方式。

二、CRC 肿瘤微环境内主要细胞群的代谢特征及功能变化

由于肿瘤微环境代谢状态的改变，微环境内的肿瘤细胞和其他细胞既存在营养竞争，又有代谢途径之间的互相调控，例如免疫细胞可以利用多条代谢途径促进肿瘤细胞的生长。另外科学家也发现，肿瘤细胞与免疫细胞的代谢途径之间以及不同免疫细胞的代谢途径之间，既存在相似处又存在很大差异，深入了解这些差异可以特异地针对肿瘤细胞的代谢开展肿瘤治疗。下面主要介绍 CRC 肿瘤微环境内主要细胞群的代谢特征及由此引起的功能变化（图 4-4-2）。

（一）MDSC 的代谢

骨髓来源的造血干细胞可分化为未成熟的髓样细胞，然后分化为单核细胞和粒细胞。但是在肿瘤等病理情况下，持续的炎症信号使未成熟的髓样细胞偏离正常分化，与生理分化的髓样细胞相比，这些细胞具有表型和形态不成熟，吞噬功能较弱，以及抗炎和免疫抑制等特点，这种异质细胞群体称为 MDSC。越来越多的证据表明，MDSC 是恶性肿瘤的基本特征之一，也是肿瘤治疗的潜在靶点。在人类和小鼠中主要存在两大类 MDSC，即前述的 PMN-MDSC 和 M-MDSC。CRC 患者血液和肿瘤组织中 MDSC 的数量均高于健康个体，这种升高与 CRC 的肿瘤分期及其恶性转移有关。MDSC 能够抑制自体 T 细胞的体外增殖。将 MDSC 阻断后，会促进 T 细胞功能恢复和 IFN-γ 分泌，抑制肿瘤进展。

肿瘤微环境中营养物质和氧气的缺乏迫使免疫细胞改变其代谢，以适应这种环境。MDSC 通过选择最有效的代谢途径来感知环境并做出反应，以维持其免疫抑制和促肿瘤功能。PMN-MDSC 内脂肪酸转运蛋白 2（fatty acid transport protein 2，FATP2）调控脂肪酸的摄取和 PGE2 的合成。通过抑制 FATP2 的活性能够降低 PMN-MDSC 的免疫抑制功能。M-1α 是肿瘤微环境中 MDSC 分化和功能调节的关键因子，激活 HIF-1α 诱导 MDSC 从氧化磷酸化向糖酵解转变。另外，MDSC 可以通过从微环境中去除精氨酸、色氨酸和半胱氨酸等必需代谢产物来调节 T 细胞功能。通过一氧化氮合酶 2（nitric oxide synthase 2，NOS2）介导的精氨酸分解代谢是 MDSC 的一个关键抑制机制，其释放的过氧亚硝酸盐可诱导 T 细胞凋亡以及抑制 T 细胞功能。吲哚胺 2,3-双加氧酶（indoleamine-2,3-dioxygenase，IDO）依赖的色氨酸代谢是 MDSC 抑制免疫应答的另一个途径。MDSC 通过 IDO 将色氨酸分解为 N-甲酰基犬尿氨酸，从而降低微环境内色氨酸的水平。

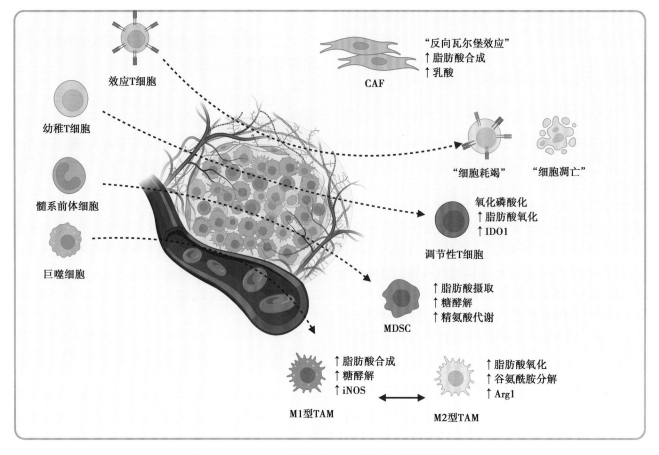

图 4-4-2　CRC 肿瘤微环境内主要细胞群的代谢特征

（二）TAM 的代谢

TAM 是 CRC 肿瘤微环境中最具代表性的炎症细胞之一，TAM 的高度浸润与 CRC 患者生存率有关。TAM 还分泌支持肿瘤生长的抗炎细胞因子和生长因子，以及调节组织重塑和肿瘤扩张的蛋白水解酶。M1TAM 和 M2 型 TAM 的精氨酸代谢方式不同，M1 型 TAM 通过上调 NOS2 表达以产生瓜氨酸和一氧化氮来实现精氨酸代谢。M2 型 TAM 通过精氨酸酶 1（arginase 1，Arg1）产生尿素、多胺和鸟氨酸。

TAM 能够被肿瘤微环境所影响，获得不同的代谢和功能特征，从促炎（M1 型）状态转变为抗炎（M2 型）状态。M1 型 TAM 通过 AKT/mTOR/HIF 途径诱导糖酵解，产生 MAPK 介导的 ROS 以杀伤肿瘤细胞。另一方面，肿瘤细胞利用有氧糖酵解，将葡萄糖分解并分泌乳酸，诱导 TAM 中的 VEGF 和 Arg1 表达，使其向 M2 型 TAM 极化。活化的 M2 型 TAM 通过提取、分解或储存脂肪细胞释放的游离脂肪酸以合成甘油三酯并发生脂质代谢重编程。此外，TAM 中过氧化物酶体增殖体激活受体 γ 通路的下调导致衣康酸盐分泌增加，衣康酸盐可调节 M2 巨噬细胞并促进肿瘤进展。

（三）T 细胞的代谢

CD4$^+$ 和 CD8$^+$ 效应 T 细胞形成了抗肿瘤免疫反应的关键细胞群。幼稚 T 细胞在识别抗原提呈和共刺激因子的信号后，进行增殖及代谢重塑反应。很早的研究已经发现有氧糖酵解的上调是 T 细胞活化的标志，最近也有研究发现三羧酸循环代谢和氧化磷酸化上调也是 CD4$^+$ 和 CD8$^+$T 细胞活化的关键。三羧酸循环代谢在 T 细胞激活后的 24 小时内被上调，有氧糖酵解的上调更为迅速，发生在激活后 6 小时内。

HIF-1 的转录活性均在 T 细胞的活化过程中上调，进而引起糖代谢重编程。HIF-1 通过转录调控，促进糖酵解相关酶（如丙酮酸激酶、己糖激酶 2 和葡萄糖转运蛋白 1）的表达上调。糖酵解途径中来自近端代谢产物的途径也是 T 细胞活化和功能的组成部分。磷酸戊糖途径代谢促进 6-磷酸葡萄糖生成 NADPH 和 5-核糖。在 CD4$^+$T 细胞激活后，进入磷酸戊糖途径的葡萄糖显著增加。磷酸戊糖途径是 NADPH 的主要来源途径，也是新激活的 CD8$^+$T 细胞中脂肪酸和质膜生成所必需。NADPH 对于 T 细胞内的氧化还原稳态的维持也至关重要。激活的 T 细胞内的 ROS 水平需要精细调控，ROS 在效应 T 细胞的活化中起着重要作用，已被证明可促进

CD4+和CD8+T细胞中活化T细胞核因子依赖性的IL-2表达。另一条起源于早期糖酵解反应的途径是己糖胺生物合成途径（hexosamine-biosynthesis pathway，HBP），是糖基化底物的主要细胞来源，HBP依赖于葡萄糖和谷氨酰胺的代谢，并且对它们发生反应。HBP的主要底物UDP-N-乙酰基葡萄糖胺对于效应CD4+和CD8+T细胞的扩增和功能至关重要。

活化的T细胞也依赖于氨基酸代谢来支持蛋白质和核苷酸的合成。氨基酸转运蛋白，包括SLC7A5、SLC38A1、SLC38A2和SLC1A5等在T细胞激活后被明显上调。氨基酸代谢可以直接调控T细胞的功能，例如，亮氨酸是效应CD8+和CD4+T细胞中mTORC1信号转导、效应功能和分化所必需。活化的T细胞还可以快速代谢精氨酸，外源性精氨酸的补充改善T细胞的适应性并增加记忆T细胞的生成。丝氨酸、色氨酸和半胱氨酸也是T细胞反应的重要营养成分，是抗肿瘤免疫反应的重要介质。色氨酸是一种必需氨基酸，在肿瘤微环境中是决定T细胞反应强度和有效性的重要因素。与正常培养基相比，在不含色氨酸的培养基中，T细胞的增殖和活化受到强烈抑制。

活化的T细胞还可以重新编程脂质代谢，促进脂质合成和胆固醇摄取，这对细胞膜的合成至关重要，这一过程分别由固醇调节元件结合蛋白1（sterol regulatory element-binding protein 1，SREBP1）和SREBP2介导。缺少SREBP1和SREBP2活性的小鼠中，CD8+T细胞的增殖、代谢重编程和抗病毒活性都被抑制。此外，在CD8+T细胞体外活化和扩增过程中，细胞膜中的胆固醇含量受乙酰辅酶A乙酰转移酶1（acetyl coenzyme A acetyltransferase 1，ACAT1）调节。在过继转移小鼠肿瘤模型中，ACAT1基因敲除的CD8+T细胞中细胞质膜胆固醇增加，改善了T细胞受体聚集和信号转导，从而促进细胞增殖，增强对肿瘤的杀伤力，通过抑制ACAT1的活性可以增强小鼠的抗肿瘤作用。

（四）CAF的代谢

不同于正常成纤维细胞，CAF能够通过调节细胞外基质和产生促肿瘤信号分子，促进肿瘤生长、侵袭和转移。抑制异柠檬酸脱氢酶3复合物α亚基（isocitrate dehydrogenase 3α，IDH3α）能够使细胞从氧化磷酸化代谢途径转变到糖酵解代谢途径。与正常成纤维细胞相比，CRC肿瘤内CAF的IDH3α表达显著降低。IDH3α的下调减少α-酮戊二酸的生成，从而减少向延胡索酸盐和琥珀酸盐的转化并抑制脯氨酰羟化酶2，稳定HIF-1α和驱动糖酵解途径，因此增加CAF中乳酸的产生。

此外，研究发现某些代谢途径在CAF和肿瘤细胞中

不同。例如，在癌细胞中，谷氨酰胺抑制细胞凋亡和自噬，同时线粒体活性增加，而在CAF中观察到较低的线粒体活性依赖的自噬增加。CAF中的脂质代谢重编程还促进CRC细胞的迁移。研究发现，与正常成纤维细胞相比，CAF中的脂肪酸、甘油二酯、磷脂酸、磷脂酰肌醇、溶血磷脂酰胆碱和磷脂酰乙醇胺显著上调，伴有较高的脂肪酸和磷脂代谢水平。CAF代谢重编程使脂肪酸合成增加，促进CRC细胞中脂肪酸摄取并增强上皮-间充质转换和肿瘤转移。总之，癌细胞和CAF之间的代谢途径存在紧密的相互调控。

三、肿瘤微环境的代谢对CRC发生和进展的影响

CRC属于实体恶性肿瘤，肿瘤内部不仅包含CRC细胞，还包含基质细胞、免疫细胞、内皮细胞及细胞外基质和信号分子，如趋化因子、细胞因子和外泌体等。CRC细胞的新陈代谢受到它们所处微环境的高度影响，因此需要将研究重点从"仅肿瘤细胞"转变到更复杂的网络系统，包括微环境内不同类型的细胞和非细胞成分等。下面主要介绍肿瘤微环境的代谢对CRC发生和进展的影响。

（一）肿瘤微环境的代谢状态影响CRC进展

肿瘤微环境由不同类型的细胞组成并且调控肿瘤进展。例如，内皮细胞和基质细胞可帮助维持肿瘤生长，而细胞毒性T细胞抑制肿瘤进展，Treg细胞又通过抑制细胞毒性T细胞以维持肿瘤生长。一碳代谢、糖酵解和TCA循环等通路不仅对肿瘤细胞的增殖非常重要，而且对肿瘤微环境中内皮细胞、基质细胞、免疫细胞生存和功能发挥也至关重要。因此，肿瘤细胞与肿瘤微环境内的其他类型细胞存在营养竞争。例如，肿瘤微环境内某些氨基酸代谢可能被限制，包括精氨酸、色氨酸、丙氨酸、丝氨酸和甘氨酸，它们不仅是肿瘤细胞增殖所必需的，也是细胞毒性T细胞功能维持所必需的。另外，营养匮乏引起肿瘤细胞自噬增加，自噬除了帮助肿瘤细胞在营养缺乏时生存，还帮助增加肿瘤微环境的免疫抑制作用。

此外，肿瘤微环境中不同类型细胞之间也存在代谢相互调控，这是肿瘤细胞在不利条件下持续生长的策略。脂质作为细胞膜的结构成分、信号分子和能量提供者，是细胞生命活动所必需的。在侵袭性CRC细胞中检测到大量脂质，这与CRC细胞中脂肪生成上调一致。据报道，脂肪酸代谢途径异常可推动肿瘤的发展和进展，与CRC患者的预后不良相关。目前有研究表明，

由 *MPC1* 和 *MPC2* 基因产物组成的线粒体丙酮酸载体（mitochondrial pyruvate carrier，MPC）调节丙酮酸氧化。*MPC1* 在多种癌症中缺失或表达不足，与癌症预后不良相关。重新表达 *MPC1* 和 *MPC2* 的癌细胞线粒体丙酮酸氧化增加，而重新表达 MPC 会增加线粒体丙酮酸氧化，并损害 CRC 细胞的非锚定生长。CRC 细胞在肿瘤微环境中表现出代谢异质性，即一些癌细胞表现出低 MPC 的厌氧糖酵解，而其他癌细胞则使用高 MPC 的氧化磷酸化产生腺嘌呤核苷三磷酸。这种异质性使得肿瘤生态系统中癌细胞和宿主细胞之间的共生代谢交换成为可能。

（二）通过改变肿瘤微环境的代谢来防治 CRC 的研究进展

CRC 细胞通过肿瘤微环境成分的活化及信号通路和代谢物的改变来支持其不受控制的增殖、转移和耐药性。靶向肿瘤微环境中失调的代谢状态并干预其串扰可能为 CRC 提供治疗机会。

在"反向瓦尔堡效应"中，CAF 是肿瘤微环境中最重要的基质细胞，它们进行有氧糖酵解，产生乳酸盐并将其释放到肿瘤微环境中以促进肿瘤细胞的氧化磷酸化。这种 CAF 供给肿瘤细胞乳酸的方式可以被单羧酸转运蛋白 MCT1/MCT4 抑制剂来抑制。CAF 对肿瘤细胞谷氨酰胺的供给，也可以通过抑制谷氨酰胺合成酶作为靶向治疗的一种方式。

肿瘤微环境中免疫细胞的功能在很大程度上受到肿瘤发展过程中代谢重编程的影响，导致抗肿瘤免疫反应受损，因此修复受损的免疫系统可以成为靶向治疗的策略。免疫检查点蛋白 PD-1 和 CTLA-4 是 T 细胞抗肿瘤活性的负调节因子。PD-1 与其配体 PD-L1 之间的相互作用影响代谢途径，导致肿瘤微环境中 T 细胞衰竭。在 CRC 动物模型中发现，使用针对 CTLA-4 的单克隆抗体阻断 CTLA-4 可以增强抗肿瘤免疫力。通过基因工程和抗体治疗阻断 PD-1 不仅抑制 CRC 细胞的生长，还抑制了它们向肺部的转移。几种靶向 PD-1 的单克隆抗体，如哌姆单抗（pembrolizumab）和纳武单抗（nivolumab）被 FDA 批准用于治疗具有转移性的 CRC。然而，免疫检查点治疗的效率可能受到肿瘤微环境中代谢失调的限制。因此，将靶向免疫检查点与肿瘤微环境的代谢相结合，可以改善治疗效果。例如，组合谷氨酰胺酶 1（glutaminase 1，GLS1）抑制剂与 PD-1 和 PD-L1 抗体，能够通过抑制 CRC 中代谢检查点，逆转 T 细胞衰竭，从而增强抗肿瘤的效果。目前已有初步研究表明，谷氨酰胺酶抑制剂 CB-839 和免疫检查点抑制剂纳武单抗（nivolumab）的组合效果良好。因此，代谢调控与免疫治疗相结合，可能会为 CRC 患者提供新的治疗机会。

（李培山）

推荐阅读

[1] GOMEZ PERDIGUERO E，GEISSMANN F. Cancer immunology. Identifying the infiltrators [J]. Science，2014，344（6186）：801-802.

[2] LAVIN Y，MORTHA A，RAHMAN A，et al. Regulation of macrophage development and function in peripheral tissues [J]. Nat Rev Immunol，2015，15（12）：731-744.

[3] SPRANGER S，DAI D，HORTON B，et al. Tumor-residing batf 3 dendritic cells are required for effector t cell trafficking and adoptive T cell therapy [J]. Cancer Cell，2017，31（5）：711-723.

[4] VIVIER E，RAULET D H，MORETTA A，et al. Innate or adaptive immunity? The example of natural killer cells [J]. Science，2011，331（6013）：44-49.

[5] FRIDMAN W H，PAGÈS F，SAUTÈS-FRIDMAN C，et al. The immune contexture in human tumours：impact on clinical outcome [J]. Nat Rev Cancer，2012，12（4）：298-306.

[6] ANGELL H K，BRUNI D，BARRETT J C，et al. The immunoscore：colon cancer and beyond [J]. Clin Cancer Res，2020，26（2）：332-339.

[7] VAN DEN EYNDE M，MLECNIK B，et al. The link between the multiverse of immune microenvironments in metastases and the survival of colorectal cancer patients [J]. Cancer Cell，2018，34（6）：1012-1026.

[8] BURRELL R A，MCGRANAHAN N，BARTEK J，et al. The causes and consequences of genetic heterogeneity in cancer evolution [J]. Nature，2013，501（7467）：338-345.

[9] ZHANG Y，SONG J，ZHAO Z，et al. Single-cell transcriptome analysis reveals tumor immune microenvironment heterogenicity and granulocytes enrichment in colorectal cancer liver metastases [J]. Cancer Lett，2020，470：84-94.

[10] KALLURI R. The biology and function of fibroblasts in cancer [J]. Nat Rev Cancer，2016，16（9）：582-598.

[11] KOBAYASHI H，ENOMOTO A，WOODS S L，et al. Cancer-associated fibroblasts in gastrointestinal cancer [J]. Nat Rev Gastroenterol Hepatol，2019，16（5）：282-295.

[12] PHNG L K，GERHARDT H. Angiogenesis：a team effort coordinated by notch [J]. Dev Cell，2009，16（2）：196-208.

[13] FERRARA N，GERBER H P，LECOUTER J. The biology of VEGF and its receptors [J]. Nat Med，2003，9（6）：669-676.

[14] BENEDITO R，ROCA C，SÖRENSEN I，et al. The notch ligands Dll4 and Jagged1 have opposing effects on angiogenesis [J].

Cell,2009,137（6）:1124-1135.

［15］DE PALMA M,BIZIATO D,PETROVA T V. Microenvironmental regulation of tumour angiogenesis［J］. Nat Rev Cancer, 2017,17（8）:457-474.

［16］MELINCOVICI C S,BOŞCA A B,ŞUŞMAN S,et al. Vascular endothelial growth factor（VEGF）- key factor in normal and pathological angiogenesis［J］. Rom J Morphol Embryol, 2018,59（2）:455-467.

［17］QIAN B Z,POLLARD J W. Macrophage diversity enhances tumor progression and metastasis［J］. Cell,2010,141（1）: 39-51.

［18］CASSETTA L,POLLARD J W. Targeting macrophages: therapeutic approaches in cancer［J］. Nat Rev Drug Discov, 2018,17（12）:887-904.

［19］LEONE R D,POWELL J D. Metabolism of immune cells in cancer［J］. Nat Rev Cancer,2020,20（9）:516-531.

第五章　结直肠癌转移的分子机制

第一节　原发肿瘤与转移

一、结直肠癌转移途径和转移部位

结直肠癌是全球范围内最常见的恶性肿瘤之一，严重威胁人类健康。转移是限制结直肠癌临床疗效的重要因素，也是导致结直肠癌患者死亡的最主要原因。约有 20% 的患者在初始诊断时便已发现存在远处转移，另有 25%~50% 的患者在根治术后出现远处转移。

结直肠癌主要通过三种主要方式转移到远处器官：①血行转移至肝、肺、脑、骨等其他组织脏器；②淋巴转移；③种植转移，主要包括腹膜转移和卵巢转移。结直肠癌最常见的远处转移部位是肝、肺、腹膜，其中肝转移占 40%~50%，肺转移占 10%~20%，腹膜种植转移占 7%~15%。此外，结直肠癌还可以转移至卵巢、肾上腺、骨和脑。转移性结直肠癌的预后差，5 年生存率仅约 14%。

二、结直肠癌的侵袭-转移级联过程

肿瘤转移是一个多步骤、多阶段、多途径、涉及多基因变化的侵袭-转移级联过程，其间发生了一系列分子事件，包括：①原发肿瘤自然生长并获得侵袭性；②肿瘤细胞从原发灶脱落，降解周围的细胞外基质；③侵犯邻近组织，渗入新生血管和淋巴管；④通过脉管系统运输，在转移部位的毛细血管床中停留；⑤血管外渗；⑥在转移器官建立微转移灶，或长时间处于休眠状态；⑦生长增殖形成大转移/继发性肿瘤灶，最终在远处形成转移灶。侵袭-转移级联过程的每一个阶段都会形成一个至多个生理屏障。为了成功转移，肿瘤细胞必须克服所有屏障，形成隐匿性微小转移灶，并最终在附着部位获得增殖能力，形成肉眼可见的转移瘤。侵袭-转移级联过程中复杂的细胞生物学事件受肿瘤细胞自身的遗传学和/或表观遗传学调控，肿瘤细胞和非肿瘤性基质细胞之间的相互作用在整个侵袭-转移级联过程中也起着至关重要的作用。

由于结直肠癌与其他肿瘤组织来源、遗传背景及癌变机制不同，因此，其转移的分子机制与其他肿瘤相比既有共性，也有其特殊性。经典的"腺瘤-癌变"学说认为，从正常结直肠上皮到异常增生、腺瘤、癌变及癌的侵袭和转移，先后发生了一系列基因的突变、错配、癌基因激活及抑癌基因失活，这些突变包括：腺瘤性结肠息肉病肿瘤抑制蛋白（adenomatous polyposis coli，APC）或 β 联蛋白（β-catenin）突变，Wnt 途径被激活，从而导致结肠直肠肿瘤发生；正常细胞恶性转化的过程中同时伴有 *KRAS* 基因突变激活、PI3K 信号通路激活、*TP53* 基因突变和失活、TGF-β 信号通路活性等。一旦癌细胞突破了结肠壁，肿瘤就可以迅速转移到远处器官。

三、侵袭-转移级联过程的调控机制

（一）局部浸润

1. **细胞黏附力下降**　肿瘤侵袭的第一步是肿瘤细胞从原发灶脱落与游离，这一步骤主要由于肿瘤细胞黏附分子（cell adhesion molecules，CAM）异常和黏附力下降所导致。CAM 是细胞膜上的一类跨膜糖蛋白，主要包括黏附素家族、整合素家族、选择素家族、免疫球蛋白超家族、透明质酸受体，以及其他一些未定类的黏附分子。在实体肿瘤中，黏附分子介导肿瘤细胞间的连接以及肿瘤细胞与间质成分之间的连接，后者包括基底膜、细胞外基质、血管内皮细胞、成纤维细胞、白细胞、血小板等。黏附分子的异常直接导致肿瘤细胞的黏附力下降，在侵袭和转移中发挥极为重要的作用。在结直肠癌中，与细胞基质完整性相关的 Lama3、Lama5 分子及细胞黏附力相关的整合素家族（包括 a2、a5b1、a6b1、a6b4、a2b1 整合

素）、癌胚抗原分子、选择蛋白、基质金属蛋白酶（matrix metalloproteinase，MMP）等均被证实与肿瘤转移相关。

（1）钙黏着蛋白超家族：钙黏着蛋白是一种跨膜糖蛋白家族，为一类钙依赖性的蛋白分子，主要参与同源细胞间的连接，分为 E-钙黏着蛋白（主要存在于表皮组织中）、N-钙黏着蛋白（存在于神经组织中）、P-钙黏着蛋白（主要存在于胎盘）。E-钙黏着蛋白是存在于上皮组织中的钙依赖性单次跨膜糖蛋白，介导同型细胞间的黏附。E-钙黏着蛋白由胞外段、跨膜区和胞内段组成，其胞内段与 β 联蛋白相连，β 联蛋白又经 α 联蛋白介导和细胞骨架蛋白（微管和微丝）相互作用，共同形成上皮细胞间稳定的黏附连接。E-钙黏着蛋白表达下调或表达异位是癌细胞离散的分子基础，其表达降低与 *CDH1* 基因突变或缺失、DNA 甲基化、转录抑制、蛋白水解等因素有关。此外，由于各种因素导致的 β 联蛋白磷酸化可以使 E-钙黏着蛋白/β 联蛋白复合体稳定性下降，从而促使 E-钙黏着蛋白介导的黏附能力下降，导致肿瘤细胞间连接松散，易于迁移和转移。在结直肠癌中，侵袭前沿的肿瘤细胞内也发现 β 联蛋白磷酸化水平增加、细胞膜 E-钙黏着蛋白丧失及 β 联蛋白核聚集的现象。

（2）整合素：整合素蛋白是普遍存在于细胞表面的异二聚体跨膜糖蛋白受体，这些跨膜蛋白由 2 个亚单位组成，称为 α 亚单位和 β 亚单位，至少有 14 种 α 亚单位和 8 种 β 亚单位。α 亚单位和 β 亚单位以非共价结合方式形成复合物，多种组合产生了超过 20 种不同的整合素。整合素家族蛋白有一个较大的胞外段、一个跨膜段和一个胞内段，具有跨膜针对细胞内和细胞外两个方向传递信号的能力。整合素胞外段结合配体（细胞外基质或细胞表面黏附分子），胞内段通过结合肌动蛋白、纽蛋白、踝蛋白（talin）与细胞骨架相连，形成配体-整合素-细胞骨架跨膜信息系统，即黏着斑。整合素广泛参与细胞形态和极性、基因表达、细胞存活与增殖、细胞迁移，以及细胞外基质重塑和肿瘤侵袭转移的调控。

整合素 β1 是整合素家族中最大的亚群。整合素 β1 可以通过结合不同的配体激活不同的下游信号通路，从而介导肿瘤细胞的迁移、侵袭和增殖，抑制肿瘤细胞的凋亡；并且能够通过促进肿瘤血管及淋巴管的生成，促进肿瘤的发生和转移；同时，整合素 β1 可以通过多种途径增强肿瘤细胞耐药性及失巢凋亡抗性，影响恶性肿瘤的药物治疗，促进肿瘤转移灶的形成。整合素 β1 作为恶性肿瘤的潜在治疗靶点，相关作用机制的研究对探索肿瘤的发生、发展及转移具有重要意义。

2. 上皮-间充质转换（epithelial-mesenchymal transition，EMT）及其调控机制　EMT 指在一些生理或病理因素的作用下，极性上皮细胞失去极性，转变为具有间充质细胞形态和游走迁徙能力的细胞的可逆性过程。EMT 的典型特征包括：①形态改变，即细胞形态由鹅卵石样转变为纺锤体样，细胞极性丧失，细胞骨架重建；②分子标志物改变，细胞上皮标志物如 E-钙黏着蛋白、闭合蛋白、ZO-1、黏附分子、细胞角蛋白、联蛋白等表达下调或丧失，间质化分子标志物如 N 钙黏着蛋白、波形蛋白、纤维连接蛋白等表达升高；③生物学行为改变，即黏附力下降、细胞迁移和运动能力增强。EMT 使本来不具有侵袭性或非转移性的肿瘤细胞获得侵袭性，是上皮性肿瘤进展过程中的重要步骤。EMT 是可逆的，其逆转过程为间充质-上皮转换（mesenchymal-epithelial transition，MET），MET 是肿瘤在远处发生定植的重要因素。在结直肠癌中，EMT 表现为组织学上观察到的"肿瘤芽"。

EMT 过程受到多种因子的协同调控，包括 EMT 诱导因子、EMT 调节因子和 EMT 效应因子，由 EMT 诱导因子介导的信号通路与相关转录因子共同组成一个复杂的调控网络。EMT 诱导因子主要包括肝细胞生长因子（hepatocyte growth factor，HGF）、表皮生长因子、TGF-β、胰岛素样生长因子、VEGF、Wnt 及 NOTCH 等。EMT 调节因子包括 SNAI1/SLUG 家族、ZEB1/2、TWIST1/2、核因子-κB（nuclear factor κB，NF-κB）、SIP1、E12/E47 等转录因子。这些转录因子能与 DNA 启动子区 E-box 基序结合，从而抑制靶基因转录。除了抑制 E-钙黏着蛋白的表达，SNAI1 和 SLUG 还与激活间充质基因（如波形蛋白）表达所需的多种途径相互作用，如 N-钙黏着蛋白和纤维连接蛋白。SLUG 过表达也可诱导其他 EMT 调节因子的表达，如 ZEB1 和 ZEB2。ZEB1 和 ZEB2 通过直接结合 E-钙黏着蛋白编码基因 *CDH1* 启动子区域的 E-box 基序，或间接募集共阻遏分子的 C 端结合蛋白来调控 EMT，导致 E-钙黏着蛋白表达下调，从而诱导 EMT。在结直肠癌中，ZEB1/2 还可上调 SOX2、KLF4 和 Bmi1 来诱导 EMT 和干细胞特性。N-钙黏着蛋白的表达则可以通过促进 RAC1、RHO、CDC42 信号介导的片状伪足和丝状伪足形成，诱导 EMT。

Wnt 通路：超过 80% 的结直肠癌具有 *APC* 基因突变，因此，Wnt 信号通路普遍激活，在肿瘤侵袭前沿尤为显著，表现为 β 联蛋白核转位和细胞膜 E-钙黏着蛋白丧失或下调。经典的 Wnt/β 联蛋白信号通路由细胞外的 Wnt 蛋白、膜受体卷曲蛋白、CK1、Dsh/Dvl、GSK3β、APC、Axin、β 联蛋白及转录因子 TCF/LEF 家族组成。Wnt 蛋白与膜受体卷曲蛋白结合后，可激活 Dsh/Dvl 蛋白，进而抑制 GSK3β/APC/Axin 复合物对 β 联蛋白的磷酸化，保护其不被降解，导致 β 联蛋白在细胞质内聚集，并且入细胞核与转录因子 TCF/LEF 结合，形成转录因子复合物，促进下游靶基因转录。Wnt 通路的下游靶基因数

量众多,广泛参与胚胎发育、细胞分化、增殖生长等多个生物学过程,在肿瘤发生发展及转移中也起重要作用。Wnt/β联蛋白通路的激活也能诱导EMT调节因子如ZEB1和TWIST的表达,从而诱导EMT。

TGF-β/Smad通路:TGF-β是在发育、分化、损伤修复、癌症等病理状态下诱导EMT最重要的生长因子之一。在体外培养的上皮细胞系中,单纯的TGF-β刺激就可以诱导EMT。SMAD依赖的经典通路是TGF-β信号转导并诱导EMT的核心部分。在经典通路中,TGF-β通过转化生长因子-βI型受体(transforming growth factor-β receptor Ⅰ,TGF-βRⅠ)和Ⅱ型受体(TGF-βRⅡ)触发信号转导,这两种受体都是跨膜丝氨酸/苏氨酸激酶受体。与TGF-β结合后,TGF-βRⅡ招募并磷酸化TGF-βRⅠ的胞内结构域,形成异四聚体,随后磷酸化并激活SMAD蛋白。磷酸化的SMAD2/3与受体分离并与SMAD4形成异源三聚体结构,然后转移到细胞核内与转录因子和辅因子结合,激活或抑制下游靶基因的转录。除SMAD依赖的通路外,TGF-β还可通过非SMAD依赖的通路调控EMT。TGF-β可通过丝裂原活化蛋白激酶(mitogen-activated protein kinase,MAPK)途径,激活下游的胞外信号调节激酶(extracellular signal-regulated kinase,ERK),从而诱导EMT。Wnt通路也能与TGF-β/SMAD通路交互对话,上调EMT调节因子SNAI1和TWIST,抑制钙黏着蛋白表达,并激活β联蛋白/TCF/LEF转录复合物,间接导致波形蛋白等间质标志物的表达,共同调节EMT进程。在早期肿瘤中,TGF-β通路激活可促进细胞凋亡、抑制肿瘤细胞增殖。而在肿瘤进展的晚期阶段,TGF-β通路激活可诱导EMT、新血管生成、免疫逃避、细胞运动和迁移,从而促进肿瘤转移。在结直肠癌中,TGF-β通路激活与肿瘤转移密切相关。

此外,在结直肠癌中,Notch1介导的Notch信号可以上调Jagged1,从而促进CD44、Slug和Smad3表达,进而诱导EMT。在结直肠癌中广泛激活的KRAS信号也可以与TGF-β信号通路相互作用,激活转录因子如NF-κB和Snail,从而诱导EMT。非编码RNA如miRNA和lncRNA在EMT及其信号通路的调控中也起着相当重要的作用。miRNA是一类长度为19~25个核苷酸的非编码单链小分子RNA,其与目标mRNA配对,导致目标mRNA发生降解,或者抑制靶mRNA翻译,从而在转录后水平调控基因表达。研究发现,miRNA-200家族(包括miR-200a、miR-200b、miR-200c、miR-429和miR-141)、miRNA-103/107等多种miRNA参与调控EMT的过程。miR-200家族驱动上皮细胞分化,可以直接上调E-钙黏着蛋白的表达,也可以通过抑制ZEB1/2的表达从而间接抑制上调E-钙黏着蛋白的表达。ZEB1/2可抑制

miRNA-200家族成员的表达,两者形成负反馈回路。这种负反馈调控回路也存在于结直肠癌中,协同调节EMT和肿瘤侵袭转移。

3. 集体细胞侵袭 侵袭性肿瘤细胞可以以单个细胞形式发生迁移,也可以成片、成簇发生迁移,后者称为"集群迁移"或"集体细胞侵袭",集体迁移的癌细胞簇比单个细胞具有更高的转移倾向。在转移过程中,成簇的癌细胞保留了上皮特征,但位于癌细胞簇前端的前驱细胞则具有间质细胞特征。这种转移性癌细胞簇在癌症患者的血液和淋巴管系统中均可检测到,在乳腺癌、结肠癌和肺癌等组织中也被观察到,表现为原发肿瘤周围间质区域中的簇状、片状肿瘤细胞。

作为播散性细胞群,转移性癌细胞簇具有较完整的细胞间和细胞与细胞外基质的连接,包括黏附连接、紧密连接、桥粒连接、间隙连接。黏附连接负责调控组装和维持细胞-细胞黏附、稳定肌动蛋白细胞骨架,并通过下游信号通路参与转录调节。紧密连接则位于静态单层和迁移上皮细胞顶端,充当膜内"栅栏"将顶端细胞膜和基底外侧细胞膜蛋白隔开,还可作为疏水性屏障调节离子、蛋白质和液体的跨上皮运输和跨内皮运输。桥粒是一种坚韧、牢固的细胞连接结构,使相邻的细胞连接成一体,并可以承受很大的拉力,使得细胞间连接更为牢固。在部分癌症中,桥粒可能在肿瘤侵袭期间保持功能,如结直肠肿瘤,两种类型的桥连蛋白均异常高表达。间隙连接是连接相邻细胞质的跨膜通道,每个细胞与由六种蛋白形成的半通道连接,称为连接蛋白,介导细胞-细胞识别和细胞间对接。作为细胞间通信的中心介质,间隙连接长期以来一直与癌症转移、伤口愈合和形态发生过程中集体细胞迁移的调节有关。在癌症进展的不同阶段,间隙连接可能选择性地调节从单个细胞迁移到集体细胞迁移的转变。

与单细胞迁移相似,集体迁移的过程也经历了癌细胞(或癌细胞簇)突出、极化、收缩和黏附到周围基质的过程。集体迁移同时还维持着组织凝聚性,调节组织旁细胞通透性;并产生大量可溶性因子,在特定的可移动和非移动细胞间进行分配;同时,还可通过细胞-细胞间连接传导信号,保护播散性癌细胞簇免受免疫攻击。为了在前面拉动细胞并在后面推动细胞,牵引力的产生至关重要,这是通过存在于前驱细胞中的整合素来完成的。例如,前驱细胞中,与胶原蛋白结合的整合素α2β1以及与纤维蛋白结合的整合素αvβ3异常高表达,整合素α2β1和整合素αvβ3通过黏着斑复合物使其附着在纤维连接蛋白等细胞外基质成分上。位于前驱细胞后方的细胞则形成片状伪足,其整合素α6β1附着在基底膜上。整合素与细胞外基质的结合导致细胞骨架变

化,收缩蛋白、踝蛋白、桩蛋白(paxillin)和黏着斑蛋白(vinculin)等细胞骨架衔接蛋白激活,肌动蛋白重组,进而形成丝状伪足,这一过程受 RAC1、CDC42、RhoA 等分子的精细调节。

细胞外基质降解和重塑对于集群细胞的迁移至关重要。前驱细胞分泌 MMP14[膜型基质金属蛋白酶-1(memberane type-1 matrix metalloproteinase,MT1-MMP)]降解其周围的细胞外基质,为转移细胞簇的迁移打开初始裂口,紧随其后的细胞继续降解细胞外基质,并产生层粘连蛋白、串珠蛋白聚糖、巢蛋白 1 和Ⅳ型胶原对细胞外基质进行重建。

4. 细胞外基质降解和重塑 细胞外基质是由细胞合成并分泌到胞外的多种大分子蛋白构成的网络结构,由胶原蛋白、蛋白聚糖、弹性蛋白、纤维连接蛋白、层粘连蛋白等分子组成。一般而言,细胞外基质由位于基底膜和细胞间质的基质组成。间质基质在细胞周围形成多孔的三维网络,这些网络将基质中的细胞相互连接,并可以连接到基底膜。间质基质成分主要包括Ⅰ型、Ⅲ型、Ⅴ型胶原蛋白,纤维连接蛋白和弹性蛋白,其功能是保证组织和器官的结构完整性,也可介导信号转导通路,参与调节细胞分化和迁移等过程。癌症中,间质基质重塑会引起广泛的物理和生化变化,包括细胞信号转导、细胞外基质刚度变化、细胞迁移和肿瘤进展等。基底膜是一种稳定和致密的片状结构,主要由Ⅳ型胶原蛋白和层粘连蛋白构成,通过不同的网络桥接蛋白相互连接,将组织分隔成不同的隔室。细胞与基底膜的连接对于建立上皮细胞极性、组织发育和稳态维持至关重要。在结直肠癌等上皮性来源肿瘤中,基底膜是癌细胞侵袭、浸润和外渗的结构屏障。

脱落的肿瘤细胞在开始播散前,首先必须要越过或绕过邻近细胞,侵入邻近组织。癌细胞通过产生并分泌 MMP 来改变细胞外基质,从而促使其离开原发灶。MMP 家族是一类需要锌和钙来表达催化活性的内源性蛋白酶,可以降解细胞外基质中的大分子(如胶原蛋白、层粘连蛋白和蛋白聚糖),从而解除癌细胞侵袭的物理屏障,并促进细胞外基质重塑。MMP 家族成员 MMP-1、MMP-2、MMP-3、MMP-7、MMP-9、MMP-13 和 MT1-MMP 在结直肠癌中异常高表达,且其过表达程度与疾病进展和不良预后相关。

细胞外基质的改变是多种不同基质重塑的结果,主要分为四个过程。①细胞外基质沉积:改变细胞外基质组分的组成和丰度,从而改变其生化特质和功能状态;②翻译后水平的化学修饰:改变细胞外基质的生化性质和结构特征;③蛋白水解:释放生物活性细胞外基质片段和结合因子;④应力介导的物理重塑:整合素与细胞

外基质分子的结合向细胞外基质分子施加压力,改变细胞外基质分子构象,暴露结合位点以支持自组装成原纤维,从而诱导纤维重排。肿瘤细胞和肿瘤相关基质细胞共同调控上述细胞外基质重塑过程,从而产生促侵袭的癌细胞支持性基质环境。胶原蛋白、弹性蛋白及切割细胞外基质组分的基质金属蛋白酶等在促进肿瘤侵袭和转移方面发挥重要作用。在结直肠癌中,这些与细胞外基质成分正相关的分子普遍高表达。此外,结直肠癌肝转移瘤组织硬度显著高于原发灶组织,在这些肿瘤间质中,转移相关成纤维细胞高度活化,基质降解酶分泌增加,细胞外基质降解和沉积加速,从而使组织硬度增加。

(二)脉管内渗/外渗

在转移过程中,癌细胞内渗(进入外周循环)和外渗(从外周循环进入远处器官实质组织)过程中需要穿过内皮屏障,这些过程涉及各种受体、信号通路以及与周围微环境的相互作用。

1. 内渗 内渗是癌细胞侵入血液或淋巴管的过程,始于肿瘤细胞将自身朝向血管和随后的定向迁移。在原发灶形成和生长过程中,肿瘤细胞释放各种可溶性物质和生长因子(如 VEGF-A),激活 VEGFR 1 和 VEGFR 2,以促进新血管形成。新生血管比正常血管具有更渗漏的内皮细胞层,有助于肿瘤细胞侵入血管内。癌细胞还可分泌 VEGF-C 和 VEGF-D,激活 VEGFR 3,诱导面向肿瘤细胞的淋巴管生成。与新生血管不同的是,新生淋巴管由单层内皮细胞组成,缺乏细胞间的紧密连接,也缺乏基底膜和平滑肌细胞来覆盖内皮细胞层,这种特性使得其更容易被渗入。淋巴管还可分泌 CCL21 等趋化因子,吸引肿瘤细胞向淋巴管入侵。在脉管内渗过程中,TAM 可以"引导"肿瘤细胞进入血管。

2. 在外周循环系统存活 并非所有侵入脉管系统的肿瘤细胞都能到达远处定植器官形成转移灶,肿瘤细胞进入血管后,将遭受失巢凋亡、流体剪切力导致的机械损伤,以及免疫系统杀伤等因素的破坏,这些因素均可导致细胞死亡,只有极少数能够存活下来,并最终形成转移灶。

机械应力损伤是导致大部分 CTC 死亡的主要原因。肿瘤细胞可以通过各种机制保护其免受机械应力导致的细胞死亡,最常见的方式是形成肿瘤细胞-血小板微聚集体,从而对 CTC 进行物理屏蔽,保护癌细胞免受流体剪切力的机械损伤。此外,集体迁移的癌细胞簇中,位于内部的细胞受机械应力伤害较少,更易存活,因此,集体迁移的癌细胞比单个迁移细胞具有更强的转移潜能。

失巢凋亡是一种特殊的细胞程序性死亡,是由于细

胞与细胞外基质或相邻细胞脱离而导致的细胞凋亡形式。进入血液循环的转移性肿瘤细胞由于整合素依赖性锚定作用的丧失而发生失巢凋亡。当整合素与细胞外基质结合并形成黏着斑时，它们会募集信号分子（如黏着斑激酶和衔接蛋白），从而激活促生存的信号途径，包括 PI3K-AKT 信号转导和 RAS-RAF-MEK-ERK 通路。当癌细胞脱落后，这些促生存途径失活，从而发生失巢凋亡。因此，抑制失巢凋亡是肿瘤细胞获得侵袭转移能力的首要因素。肿瘤细胞可以通过激活多种信号通路抵抗失巢凋亡，包括酪氨酸激酶受体途径、整合素途径、Wnt 信号通路、NF-κB 通路、TGF-β 通路、Rho-GTP 酶和 PI3K-AKT-GSK3 等信号通路。

渗入循环系统的肿瘤细胞还面临来自具有免疫监视功能的外周免疫细胞的威胁。自然杀伤（natural killer，NK）细胞作为机体固有免疫的重要成员，是抗肿瘤免疫的先行者，在肿瘤免疫方面发挥至关重要的作用。NK 细胞的活性受抑制性受体和激活性受体之间的平衡调控，激活型受体主要包括自然细胞毒性受体、Fc 受体 CD16、NKG2D 及激活性杀伤细胞 Ig 样受体（killer cell Ig-like receptor，KIR）；抑制性受体主要包括抑制性 KIR 和异源二聚性 NKG2A/CD94 受体。与 T 细胞和 B 细胞不同，NK 细胞不需要特异性的抗原刺激，可以辨识并杀伤细胞表面 I 类主要组织相容性复合体（major histocompatibility complex class I，MHC class I）分子表达水平低的细胞。当机体内出现肿瘤时，NK 细胞表面的激活型受体识别肿瘤细胞表面相应配体，释放穿孔素和颗粒酶，发挥抗肿瘤的细胞毒性作用。NK 细胞功能缺陷或耗竭显著促进肿瘤生长和转移。肿瘤细胞从多个方面抑制 NK 细胞的杀伤作用，逃逸先天免疫监视。例如，肿瘤细胞表面的 NKG2D 配体可被金属蛋白酶切割，导致肿瘤细胞表面的配体量减少。肿瘤细胞还可以分泌 TGF-β、前列腺素 E2，以及腺苷或吲哚胺 2,3-双加氧酶等免疫调节分子抑制 NK 细胞活性。

3. 外渗　尽管肿瘤细胞通过各种调控机制在血管内环境中生存下来，它们最终的转移潜能取决于其快速外渗到周围实质中的能力。外渗的机制及侵袭与内渗相似，其过程可以是主动的，也可以是被动的。循环中的细胞在某个特定部位的外渗或归巢取决于该部位循环系统的组织学特征，以及肿瘤细胞和内皮细胞之间的特定相互作用模式。例如，骨髓中的血管具有单层内皮细胞，这种结构有利于红细胞进出骨髓，也因此为 CTC 外渗提供了便利，使骨髓成为多种癌症（如乳腺癌、胃癌和前列腺癌）转移的首选目的地。在结直肠癌，门静脉循环直接从肠系膜引流到肝脏，将肿瘤细胞输送到肝脏微血管系统；而肝窦是肠胃道血液回流的部位，也是

肿瘤细胞较容易着床之处。因此，尽管肿瘤细胞本身可能对肝脏环境的适应能力较差，但由于这种解剖学优越性，结直肠癌仍然具有很强的肝脏转移倾向。

肿瘤细胞渗出血管壁的过程需要整合许多因素及事件，包括黏附到内皮、调节内皮屏障和跨内皮迁移到达内皮下层组织。肿瘤细胞到达转移部位后，首先由于毛细血管的物理性截留而停滞，继而与内皮细胞黏附，在血管内迁移或增殖，然后外渗。单个肿瘤细胞也可以直接穿过内皮细胞间隙，侵入周围实质组织。外渗的主要方式是细胞旁迁移，即肿瘤细胞在两个内皮细胞之间的间隙中迁移，这个过程需要细胞骨架重排以及破坏内皮细胞之间连接。在极其罕见的情况下，肿瘤细胞也可以通过穿透单个细胞体穿过内皮细胞，这一过程称为跨细胞迁移。

除了毛细血管对肿瘤细胞的物理截留，肿瘤细胞和内皮之间的主动黏附过程也是外渗和转移所必需的，这种主动黏附过程通常与特定器官的转移倾向性有关。选择素、钙黏着蛋白、整合素、CD44 和免疫球蛋白超家族受体在内的多种黏附分子及其受体有助于促进肿瘤细胞和内皮细胞之间的异型黏附过程。

中性粒细胞也参与外渗过程的调节。被肿瘤细胞激活的中性粒细胞的内容物发生脱颗粒化，释放 DNA 及相关蛋白水解酶，形成中性粒细胞胞外陷阱（neutrophil extracellular trap，NET）。NET 可将 CTC 隔离起来并促进其与内皮的黏附，并通过释放 MMP9 等金属蛋白酶促使细胞外基质降解，从而促进肿瘤细胞外渗。

单核细胞/巨噬细胞的募集也可以促进肿瘤细胞外渗。例如，肿瘤细胞分泌 CCL2，直接募集炎性单核细胞；或通过诱导 E-选择素等分子的表达活化局部内皮细胞，间接募集炎性单核细胞，从而促进肿瘤细胞的外渗和转移。此外，肿瘤细胞可以通过诱导内皮细胞高表达血管细胞黏附分子-1（vascular cell adhesion molecule-1，VCAM-1）和 VAP-1 来募集髓系细胞，一方面促进肿瘤细胞的存活，另一方面导致血管通透性增加，促进外渗。募集到转移部位的单核细胞在下层组织内分化成转移相关巨噬细胞，这些巨噬细胞通过释放血管内皮生长因子来促进新生血管形成，并增加血管通透性，从而介导肿瘤细胞外渗。

4. 趋化因子的作用　趋化因子是细胞因子中的一个大家族，被分为四个不同的亚家族：CXC、CC、XC、CX3C。肿瘤到达转移部位并外渗的过程涉及多种类型细胞间的相互作用，趋化因子在此过程中发挥重要作用。趋化因子通过自分泌或旁分泌方式，增强细胞生存和增殖能力，调节抗肿瘤免疫反应，或促进血管生成。趋化因子不仅参与髓系来源细胞的趋化和运输，也参与

肿瘤细胞的迁移、归巢和转移。趋化因子在结直肠癌转移中至关重要，来自不同器官的趋化信号促进结直肠癌细胞的定向迁移。研究表明，趋化因子受体（如CXCR4、CXCR3、CCR6、CCR7和CCR5）高表达有利于结直肠癌细胞向淋巴结和肝脏的定向转移。

（三）转移性定植

转移的肿瘤细胞到达远处器官的实质组织后，增殖形成微小转移灶，一部分微小转移灶最终成长为临床上可以检测到的转移瘤，这一过程称为转移性定植或克隆形成。侵袭-转移级联的所有步骤中，转移性定植形成的成功率很低，这是整个级联中的限速步骤。由于缺乏适宜其生长的微环境因素支持，从循环中外渗的肿瘤细胞将迅速死亡或者被清除，幸存者作为单个播散的肿瘤细胞进入惰性状态或长期休眠状态，或者开始增殖形成微转移灶，这种状态可持续数周、数月，甚至数年之久。成功的转移性定植主要取决于三个先决条件：①维持并启动肿瘤起始癌症干细胞群的能力。一旦休眠的播散性肿瘤细胞从其惰性状态中被唤醒，就可能在转移部位形成克隆性增殖生长。②适应性重编程能力。播散性肿瘤细胞需克服新环境中的各种压力，从而在特定器官的定植并增殖生长。③建立支持性的转移前微环境生态位（详见第三节）。

休眠的播散性肿瘤细胞既具有潜在而且持久的肿瘤初始分化功能，又具备多能干细胞所特有的细胞生物学特性，能够在长时间保持低水平增殖状态，因而具有较高的适应和生存能力。休眠肿瘤细胞的激活受多种因素的调控，这些因素包括表观遗传学调控、新生血管生成、免疫抑制及外科手术等。例如，骨组织中处于休眠状态的微转移灶癌细胞通过表达VCAM-1来募集表达整合素α4β1的破骨细胞，继而促进骨吸收，并促使休眠细胞进入活跃的定植阶段。TGF-β配体的分泌型拮抗剂Coco可以通过抑制骨形态发生蛋白（bone morphogenetic protein，BMP）信号传导，特异性地在肺部重新激活先前休眠的转移性乳腺癌细胞。癌细胞从休眠状态重启增殖状态并形成克隆性定植的过程也依赖

于局部微环境的支持，包括细胞外基质和间质细胞。例如，层粘连蛋白LAMA4有助于播散性肿瘤细胞在多个器官中的初始增殖；胶原蛋白受体DDR1与TM4SF1相互作用促进肿瘤干细胞增殖，从而使原本处于休眠状态的癌细胞能够在多个器官部位生长形成转移灶。新生血管形成过程中，内皮尖端细胞通过分泌TGF-β1和骨膜素打破休眠并促进肿瘤细胞增殖。

"种子和土壤"假说认为，某些类型的癌细胞比其他类型的癌细胞更易于在特定的远处器官产生转移，意味着播散性肿瘤细胞必须经历某种形式的表型适应才能在这些部位增殖生长。例如，与原发灶相比，播散性肿瘤细胞在远处器官的实质中经历更高水平的氧化应激压力，抗氧化产物的合成增加等代谢适应可能会促进其存活和转移性生长。MET及黏附分子表达上调可以增强细胞间及细胞与细胞外基质之间的连接，从而促进定植。在脑组织中，播散性癌细胞通过表达丝氨酸蛋白酶抑制剂来对抗纤溶酶介导的癌细胞死亡。在肺组织中，播散性癌细胞表面的VCAM-1与巨噬细胞上的整合素a4结合，激活其自身的AKT信号通路，从而促进细胞克隆性增殖。在肝组织中，播散性肿瘤细胞利用细胞外微环境中的肌酸和腺苷三磷酸（adenosine triphosphate，ATP）来产生或摄入磷酸肌酸，从而克服代谢应激的压力。此外，支持性细胞外基质也是转移性定植所必须的因素。肿瘤细胞自身可能产生细胞外基质组分，也可以促进驻留基质成纤维细胞分泌细胞外基质组分，从而影响细胞外基质刚性度、增强癌细胞定植的能力。

转移性定植也受到先天和适应性免疫系统细胞的影响。NK细胞和CD8[+] T细胞都与转移抑制有关。肺中的富氧环境则可抑制T细胞活性，为转移性定植提供了较为友好的环境。结直肠癌肝转移过程中，肝组织中骨髓来源细胞的浸润也有利于转移性微环境形成（转移前微环境生态位），这些细胞包括MDSC和TAM，其中独特的转移相关巨噬细胞群可能不仅负责引发转移性生长，还负责维持转移性生长。中性粒细胞可以充当促进癌细胞与肝实质相互作用的桥梁，促进肿瘤细胞在肝脏定植。

第二节　血管与肿瘤转移

肿瘤血管新生是指微环境内毛细血管发生和血管生成的过程，是肿瘤生长和转移的关键步骤，也是恶性肿瘤治疗的重要靶点。目前，抗血管新生的靶向药物（如贝伐单抗）已广泛用于结直肠癌等实体肿瘤的一线

治疗。因此，对临床医师而言，在肿瘤的诊疗实践中，了解肿瘤血管新生的形成过程、分子机制及在肿瘤演进过程中的作用具有重要的意义。

一、肿瘤血管新生的方式及肿瘤血管的特点

（一）肿瘤血管新生的方式

目前机体正常组织的血管形成主要有两种方式，即血管发生和血管生成，两阶段合称为血管新生。血管发生是指在胚胎发育阶段，中胚层的血管母细胞迁徙、聚集，相互连接形成早期原始的血管结构，这一过程形成人体主要的大血管。血管生成是指源于已存在的毛细血管和毛细血管后微静脉，以出芽方式发展出来的新生血管。血管发生与血管生成在体内是紧密相关的连续过程，血管发生一般指胚胎血管网形成的早期阶段，而血管生成指胚胎血管网形成的成熟阶段。

在正常的生理条件下，血管新生是一个受到严格控制的过程；而肿瘤中血管新生则由于肿瘤微环境中持续存在的促血管生成因子而失去控制。肿瘤除利用血管发生、血管生成这两个正常组织血管形成的方式外，还可以利用其他血管形成机制，包括：①肠套叠性血管生成，即在原有血管的基础上，以"一分为二"的方式形成新的脉管系统；②血管内皮祖细胞的募集，即通过募集血液循环中血管内皮祖细胞在肿瘤微环境中形成血管；③血管拟态（vasculogenic mimicry，VM），即由肿瘤细胞与周围富含糖蛋白的基质膜共同形成，无内皮细胞参与的管状结构；④癌症干细胞（cancer stem cell，CSC）的分化，即通过 CSC 向血管内皮细胞分化，在肿瘤中形成新生血管。

（二）肿瘤血管的特点：无序的、不成熟的

有效的循环取决于血管系统的有序划分，即动脉、小动脉、毛细血管、静脉和微静脉等。然而，在肿瘤中存在持续的促血管生成信号的情况下，肿瘤血管的形成过程是一种失去正常控制的无序状态。与正常血管相比，肿瘤血管在细胞组成、组织结构及功能特点方面均有所不同。新生的肿瘤血管网络无法成熟和修剪，表现为高度无序、迂曲、膨胀、粗细不匀、分支过多等，导致血流的紊乱、缺氧及酸性物质堆积。肿瘤血管缺乏完整血管周细胞，使其对氧浓度或激素浓度改变的承受力降低。肿瘤血管的内皮连接常常被破坏或者形成 VM，并且有大量的血管盲端、动静脉间短路及血管的局部膨出等，导致通透性增强，组织间液压力增加。肿瘤血管的这些特点使肿瘤细胞通常无须经过复杂的侵袭过程就可以进入血流，并在远处部位形成转移灶。

二、肿瘤血管新生的调控因子

肿瘤血管新生对肿瘤的生长、侵袭转移发挥着重要的作用。肿瘤血管新生是肿瘤细胞、内皮细胞等相互作用的复杂过程，受到多种促血管生长因子、抑制因子及相关信号通路的调控；抑制肿瘤新生血管的生成、促进肿瘤血管正常化，能够改善肿瘤微环境中缺氧、间质高压等特性，从而提高放化疗、靶向治疗及免疫治疗的疗效，改善肿瘤患者的预后。

缺氧是肿瘤组织血管生成的主要诱因。2019 年诺贝尔生理学或医学奖授予 William G. Kaelin Jr、Peter J. Ratcliffe、Gregg L. Semenza，表彰他们在理解细胞如何感知和适应氧气供应方面做出的贡献，主要是缺氧诱导因子（hypoxia-inducible facto，HIF）的发现和调节机制。肿瘤细胞为了适应缺氧微环境，细胞内许多基因的转录及蛋白表达会发生一系列适应性改变。在这个过程中 HIF 起关键性作用。HIF 激活 VEGF 等血管生成因子，启动异常的血管新生程序；结构和功能异常的新生肿瘤血管进一步加剧微环境的缺氧状况，从而形成恶性循环，促进肿瘤的发展与转移。

（一）促血管形成的生长因子

20 世纪 70 年代的一项研究发现，肿瘤植入无血管性角膜或带血管蒂的鸡绒毛膜可诱导新毛细血管的生长，表明肿瘤释放了可扩散的血管新生因子。该结果推动了体内外生物检测技术的发展，促进了肿瘤血管新生因子的研究。VEGF、Notch、Wnt/β 联蛋白、血管生成素（angiopoietin，Ang）1 和 2/tie2、PI3K-AKT 等多个信号通路参与肿瘤血管新生的过程，对血管新生的各个阶段产生影响，其中 VEGF 联系诸多其他信号通路，对血管新生整个过程进行调节，发挥了极为重要的作用。

1. VEGF 是刺激血管新生的最主要因素 现已发现的 VEGF 家族成员包括 VEGF-A、VEGF-B、VEGF-C、VEGF-D 和胎盘生长因子（placental growth factor，PLGF）。肿瘤微环境中，缺氧是促进 VEGF 合成的最主要的因素，细胞在缺氧状态下 VEGF 的合成量会显著增加，细胞缺氧会引起 HIF-1 的释放，继而促进 VEGF 基因转录。存在于细胞外基质中的 VEGF-A 与血管内皮细胞膜上的 VEGFR 2 结合后，激活 Src 信号通路，最终促进血管内皮细胞上整合素 α6β1 与其配体层粘连蛋白的分离，激活 MMP，从而促进基底膜的降解。局部血管基底膜分解后，内皮细胞在该局部增殖后逐渐向血管外迁移，细胞外基质中的 VEGF 介导胞内 Notch-Dll4 等信号通路促进内皮细胞分化为顶端细胞和茎细胞，逐渐形

成血管芽。此外,VEGF家族的成员通过与其受体〔血管内皮生长因子受体(vascular endothelial growth factor receptor,VEGF)1/2/3〕结合,还可以提高血管特别是微小血管的通透性,使血浆大分子外渗沉积在血管外的基质中,促进新生毛细血管网的建立,为肿瘤细胞的生长提供营养支持。抗VEGF靶向药物因其可以抑制肿瘤血管生成、促进血管正常化、改善肿瘤微环境已广泛应用于结直肠癌、乳腺癌等临床治疗。

2. Ang和受体Tie2影响血管生成的重塑和成熟阶段　Ang是一组分泌型的促血管生成因子,参与血管的生长发育、重塑;Ang是Tie2的配体,Ang/Tie2信号是近年来发现的除VEGF以外的一种新的血管生成通路,在调节血管生成、发育中发挥重要作用。Ang家族成员包括4种亚型,即Ang1、Ang2、Ang3、Ang4,其结构主要由三部分组成,包括蛋白信号肽、螺旋结构域及纤维蛋白样结构。*Ang1*基因位于8q22-q23染色体上,包含498个氨基酸,是Tie2的激动剂,与Tie2结合后能激活并诱导其磷酸化,维持内皮细胞黏附、迁移,从而促进血管成熟、维持血管稳定及完整性。*Ang2*基因位于8p23染色体上,包含496个氨基酸,最初是作为Ang1的天然拮抗剂,用于抑制Ang1诱导的Tie2磷酸化,促进血管重塑。而后发现Ang2也可充当激动剂与Tie2结合,Ang2的这种相反作用可能是基于环境变化而决定的。Ang/Tie2不仅参与正常生理血管的形成,在病理状态如炎症、损伤、肿瘤等疾病的血管生成、增殖、侵袭中也有重要作用,尤其在肿瘤血管生成中研究广泛,随着以后的深入研究,Ang/Tie2通路有希望成为未来新型靶向治疗的靶点。

3. 成纤维细胞生长因子(fibroblast growth factor,FGF)对血管形成也有明显的刺激作用　FGF是一类生长因子,以旁分泌或自分泌的方式参与多种生物学过程,包括细胞增殖与分化、胚胎发育、血管生成、伤口愈合、组织修复及调控糖脂代谢等。目前在哺乳动物中发现的FGF家族成员共有23个,FGF含有150~300个氨基酸,其中保守序列约为120个氨基酸,成员间具有30%~87%的氨基酸同一性。基于序列相似性、进化史及生化功能特征,FGF家族细分为7个亚家族。FGF主要依赖其与辅因子肝素/硫酸乙酰肝素或Klotho蛋白结合,进而与成纤维细胞生长因子受体形成二聚体发挥多种生物学功能。体内外实验均表明FGF具有促血管生成的作用,研究显示内皮细胞FGF信号可上调VEGFR2表达。FGF在血管生成中的作用主要包括:促进血管内皮细胞的增殖和迁移,加速具有降解基底膜作用的蛋白激酶释放,促进内皮细胞形成管状结构。

4. 血小板源生长因子(platelet-derived growth factor,PDGF)通过刺激周细胞影响血管生成　PDGF是1987年从人的血管中分离出来的促血管生成因子,主要包括PDGF-A/B/C/D四个亚型,在纤维化、组织修复、免疫应答、肿瘤细胞增殖等过程中起重要作用。在血管生成过程中,周细胞的更新及内皮细胞与周细胞的相互作用在血管生成中是至关重要的,缺乏周细胞将导致内皮细胞增生及血管形态异常。研究显示,与正常血管相比,肿瘤血管系统表现为周细胞连接疏松、密度降低。PDGF-B是周细胞最重要的生长因子,主要表达于内皮细胞,而血小板源生长因子受体则表达于周细胞;PDGF-B与周细胞表达的血小板源生长因子受体结合维持着周细胞的密度和数量。

(二)血管生成抑制因子

血管生成依赖于血管生成刺激因子和抑制因子之间的平衡。血管形成抑制因子主要通过促进内皮细胞凋亡,诱导血管退化。内源性血管生成抑制剂包括血管抑素、内皮抑素、肿瘤抑素、血小板应答蛋白1(thrombospondin 1,TSP1)、干扰素-α、血小板因子等。

1. 血管抑素　血管抑素是一种大小为38kDa的纤溶酶原片段,是从皮下Lewis肺癌的荷瘤小鼠的血清和尿液中分离纯化而获得的,它能够通过抑制肺癌转移灶的血管新生来抑制其生长。血管抑素不是由肿瘤细胞分泌的,而是由肿瘤细胞释放的一系列酶水解循环纤溶酶原产生的。这些肿瘤产生的酶中至少有一种,尿激酶纤溶酶原激活剂,能将纤溶酶原转化为纤溶酶,而低氧肿瘤细胞中的磷酸甘油激酶则能降低纤溶酶原,使其能被几种不同的MMP转化为血管抑素。血管抑素抗血管新生的几种可能机制包括:诱导内皮细胞凋亡;抑制血纤维蛋白溶酶结合整合素αvβ3引起的内皮细胞迁移;抑制HGF诱导的c-MET、AKT和ERK-1/2通路活化,下调VEGF在肿瘤细胞中的表达。

2. 内皮抑素　内皮抑素是胶原蛋白XⅧ的C端片段,首先从鼠血管内皮细胞瘤细胞株中分离获得。它能阻断胶原酶,阻碍基质重塑,尤其能抑制内皮细胞增殖,其作用类似于血管抑素。内皮抑素抗血管新生的几种可能机制包括:阻断血清中TGF-β1表达,进而抑制肿瘤血管生成;内皮抑素可使VEGFR2发生磷酸化来阻断VEGF表达,进而抑制肿瘤血管生长,减少瘤周水肿发生;内皮抑素可通过抑制β-FGF/FGF-2诱导的血管生成和β-FGF激活的MAPK信号转导途径发挥其抗肿瘤作用。

3. 肿瘤抑素　肿瘤抑素α3(Ⅳ)NC1是一种来源于Ⅳ型胶原α3链蛋白水解的C-末端非胶原结构,α3(Ⅳ)NC1具有潜在的抗血管生成作用而引起关注,其主要机制是结合不同细胞表面的整合素并通过多种机制发挥其作用,包括诱导内皮细胞凋亡,抑制细胞增殖及内皮细胞形成管形,抑制或改变血管形成的功能,抑制或改变促进血管新生生长因子。α3(Ⅳ)NC1能抑制肿瘤细胞的增殖和转移,有望成为未来治疗癌症的药物。

4. TSP-1 TSP-1是一种内源性血管生成抑制剂,主要由血小板和其他多种细胞(包括肿瘤细胞、内皮细胞等)分泌,存在于血浆和细胞外基质中,至少包括5种蛋白质,但主要以TSP-1和TSP-2为主。TSP-1是能与多种细胞表面受体如整合素、整合素相关蛋白(IAP/CD47)、CD36和细胞外分子如硫酸肝素蛋白聚糖和硫脂类结合的复杂的异源三聚体糖蛋白。TSP-1的血管生成抑制作用被认为与它能诱导内皮细胞凋亡、抑制内皮细胞增殖及抑制内皮细胞的迁移及管道形成有关。

三、肿瘤血管新生与结直肠癌转移

血管新生既能为肿瘤增殖提供营养支持,还能促进肿瘤的血源性转移播散。在无血管生成期,肿瘤极少发生转移;肿瘤增殖至临界细胞数值时,便启动了血管新生程序。在结直肠癌中,VEGF是刺激血管新生的主要因素。VEGF水平升高见于结直肠肿瘤(腺瘤)的早期阶段,并且在肿瘤后期(转移期)升高水平尤为明显;VEGF水平和VEGFR活性增强与结直肠癌的不良预后显著相关。肿瘤微环境中缺氧等因素、*KRAS*和*TP53*等基因突变以及COX-2等蛋白分子的表达升高均能够调节VEGF/VEGFR的活性,从而促进结直肠癌的增殖与转移。随着肿瘤微血管密度(microvessel density,MVD)的增加,结直肠癌等恶性肿瘤的侵袭转移等潜能也明显增加,MVD被认为是预测肿瘤复发、转移和预后的一项重要指标。

肿瘤新生血管结构缺乏完整性、管壁薄弱,或者肿瘤细胞与周围富含糖蛋白的基质膜共同构成VM,使肿瘤细胞进入血液循环的机会明显增加。血管生成本身就具有一定的组织侵袭性,肿瘤细胞可以沿着新生血管所开启的胶原裂隙侵袭。再者,肿瘤细胞释放的血浆蛋白酶原激活剂及胶原酶能诱导组织纤维蛋白的形成,进而形成肿瘤细胞转移所必需的基质,通过黏附作用使游离的肿瘤细胞通过基质迁移进入血液循环。此外,血液循环中的血小板及受体、中性粒细胞等能够保护CTC避免免疫细胞的攻击,促进肿瘤细胞的外渗,最终在远离肿瘤的部位形成转移灶。

(一)肿瘤细胞如何通过血管屏障及在血管内存活

1. 肿瘤细胞通过血管屏障的机制 运动侵袭是肿瘤细胞转移的必要条件。肿瘤细胞从原发灶脱落,通过运动侵袭穿过细胞外基质及血管壁,进入血液循环,而后在远处穿出血管壁,进入转移靶器官定植并生长,最终形成转移灶。肿瘤细胞可通过EMT失去细胞间黏附,获得高运动侵袭能力。经EMT获得侵袭和迁移能力的肿瘤细胞要侵入血管,需要克服主要由细胞外基质形成的基底膜等屏障的束缚。MMP是细胞外基质降解的重要酶类。MMP9作为MMP家族成员中与肿瘤转移关系最为密切的一员,它介导的细胞外基质重塑参与了结直肠癌等肿瘤转移的多个序贯步骤的调控;MMP9本身的表达除受低氧诱导信号通路和VEGF等信号通路诱导外,还受非编码RNA(circ0001361和LINC00346等)的调控。

2. 肿瘤细胞在血管内的存活机制 进入循环系统的肿瘤细胞称为CTC,由于脱离了原发部位肿瘤微环境的保护,CTC直接面对血液流体切应力等机械损伤以及免疫监视等攻击,能在循环系统中存活的CTC比例极低,仅10%左右。CTC与血小板的结合以抵抗血流切应力损伤的认识已较为深入,这种结合还有助于保护CTC免受其他因素诱导的失巢凋亡。研究显示,CTC表型的动态可塑性使其可部分表达E-钙黏蛋白,并经由其或细胞表面CD44分子介导聚集成团;此外,CTC还可以直接与其他细胞如CAF及嗜中性粒细胞等结合后附着于血管内壁,黏附后不仅可以抵御机械损伤或免疫攻击,还有利于CTC在合适的时机穿出脉管系统播散并定植到远端转移靶器官。

3. CTC簇比游离CTC具有更强的转移潜能 肿瘤患者的血液中除了单个CTC,还有保留细胞间黏附的CTC簇,它们是从原发肿瘤脱落的多细胞团块,而非多个独立的肿瘤细胞在血管中聚集形成的细胞团。在肿瘤细胞经血管转移的过程中,CTC簇特殊的物理特性导致其远处转移的能力较游离CTC显著提高,具有更强的生存能力和转移潜能。研究显示,CTC簇成转移灶的能力是单个CTC的23~50倍。CTC簇比单个游离的CTC具有更高地细胞间黏附蛋白及干细胞特性,同时更易发生EMT,以及逃避免疫攻击。分离检测技术的快速进步为探究CTC簇在血液循环中促转移的分子机制提供重要的支持,并促进了恶性肿瘤治疗的进展。

4. 肿瘤包绕型血管是一种独特的促转移血管结构 经典转移理论主要是关注肿瘤细胞EMT及运动侵袭的调控机制。然而,近年来的研究提示,体内可能还存在着不依赖于运动侵袭的新型转移模式。肿瘤包绕型血管是新近发现的一种独特的血管结构,它们相连成网,将肿瘤组织分隔成小块并完全包绕。肿瘤包绕型血管在肝癌、肾癌、胆管癌等人类恶性肿瘤中普遍存在,它可帮助癌细胞成团释放进入血循环,从而为肿瘤提供一种不依赖于运动侵袭且更加高效的转移模式。肿瘤包绕型血管介导的转移并不需要癌细胞发生 EMT 或运动侵袭,肿瘤包绕型血管的临床意义被越来越多的研究者所关注。

(二)血管生成拟态与结直肠癌转移

1. VM 的概念及功能 VM 是实体肿瘤内部由肿瘤细胞独立形成的,具有供氧及血液循环功能的管状结构。自 1999 年由美国俄亥俄州立大学 Hendrix 教授提出后,其功能、结构及临床意义存在着一定的争议。尽管如此,学术界众多研究还是倾向于这种管状结构符合血管的形态及功能特征。VM 是高侵袭性癌细胞在不依赖内皮细胞的情况下生成血管样结构,是一种全新的供血模式,与肿瘤的发生发展、转移预后密切相关。VM 为恶性肿瘤的生长提供了更加有利的条件,从而影响抗癌药物治疗效果。

2. VM 的结构特点 VM 无内皮细胞被覆,肿瘤细胞模拟机体血管新生而形成瘤细胞条索并围成通道,而血液则在这无内皮细胞的通道中流动,通道外周是一层厚薄不一的过碘酸希夫染色(periodic acid-schiff staining,PAS)阳性的基底膜。用血管内皮细胞的标志物 CD31 进行免疫组化检测,VM 呈阴性。通过免疫组化和 PAS 染色可以对肿瘤组织中的 VM 进行标记,含有红细胞、PAS(+)/CD31(−)的空腔结构为 VM。VM 有两种不同分型:Ⅰ型(管型),由肿瘤细胞围成的管道,无内皮细胞衬覆;Ⅱ型(图案样基质型),呈环状,包裹肿瘤细胞,由富含纤维连接蛋白、层粘连蛋白的基底膜组成。

3. VM 的临床意义 研究表明,VM 与肿瘤患者的不良预后密切相关。相关荟萃分析研究比较了 20 种不同病理类型肿瘤中 VM(+)和 VM(+)的总生存期(overall survival,OS)水平,除滑膜肉瘤外,其余 19 种肿瘤显示 VM(+)与 OS 降低有关,其中卵巢癌和结直肠癌中 VM(+)对生存期的影响最明显。VM(+)的胃癌患者易出现较高地组织学分级、转移、远处复发和 OS 下降。同样,VM(+)的前列腺癌患者与 Gleason 评分、术前前列腺特异性抗原水平、病理分期、淋巴结和远处转移相关。总之,目前多数研究认为 VM 更常见于高度侵袭性恶性肿瘤,与不良预后密切相关。

4. VM 形成的分子机制 VEGF、黏着斑激酶、基质金属蛋白酶等通过相关信号通路调节 VM 的形成。缺氧是肿瘤微循环中最常见的现象之一,肿瘤的迅速生长和血供不足都会导致肿瘤的微环境缺氧,缺氧提高肿瘤细胞的可塑性、促进 VM 的形成。MMP 在缺氧等微环境下高表达,促进 VM 的形成,比如 MMP9 通过表达

成明胶酶 B 来募集内皮干细胞为 VM 的形成创造条件,并且通过降解和重塑细胞外基质,调节肿瘤细胞的可塑性,有助于 VM 的形成。VE-钙黏着蛋白是一种黏着斑蛋白,正常在内皮细胞中特异性表达,介导细胞之间相互黏附,稳定内皮细胞的连接。VE-钙黏着蛋白激活 EphA2,EphA2 与相应的配体结合使其磷酸化,从而激活 PI3K 等下游信号通路,PI3K 通过 MMP14 上调 MMP2 的表达,引起 LN-5γ2 片段的裂解,最终促进 VM 的形成。此外,瘦素通过激活 JAK-STAT3、MAPK/ERK、PKC、JNK、p38 和 PI3K-AKT 等不同通路诱导各种血管生成因子的表达,促进 VM 形成。

(三)血小板及其受体在结直肠癌转移中的作用

肿瘤细胞与血小板的相互作用是成功的血行转移播散的重要条件。当肿瘤细胞进入血液循环时,肿瘤细胞立即激活血小板形成一个有利于肿瘤细胞存活的微环境。血小板主要通过以下几条途径促进肿瘤转移:降低血液流体剪切力对肿瘤细胞造成的机械损伤;帮助肿瘤细胞逃避免疫监视;促进肿瘤细胞在血管内的迁移和停滞;促进肿瘤细胞发生 EMT;促进肿瘤细胞穿出血管;构建适合肿瘤细胞生存的转移微环境。

1. 血小板对肿瘤细胞的保护作用 肿瘤细胞在血液循环中存活是其转移的先决条件。肿瘤细胞从原发部位脱落进入血管,所处的环境发生了巨大的变化,肿瘤细胞需要面对血液高流体剪切力带来的损伤以及免疫细胞的攻击。肿瘤细胞进入血管,可通过释放组织因子和凝血酶等激活血小板,在黏附分子介导下,二者相互结合并进而形成瘤栓。黏附于肿瘤细胞表面的血小板不仅能够降低血液流体剪切力对肿瘤细胞造成的机械损伤,还能帮助肿瘤细胞逃避 NK 细胞、T 细胞的免疫监视,从而促进肿瘤细胞在血液循环中的存活。

2. 血小板促进肿瘤细胞的迁移和停滞 黏附于肿瘤细胞表面的血小板不仅有利于肿瘤细胞在血液中存活,还能介导肿瘤细胞与血管内皮细胞的黏附,从而促进肿瘤细胞在血管内的迁移和停滞。血小板膜上含有多种黏附分子,肿瘤细胞在血管内皮细胞表面的滚动和黏附主要由 P-选择素介导。当血小板被激活时,α 颗粒中的 P-选择素被转移到血小板表面,介导血小板与内皮细胞的黏附。血小板整合素 αⅡbβ3 可通过与肿瘤细胞上的整合素 αvβ3 结合,促进肿瘤细胞在血管壁上的停滞,进而促进肿瘤细胞的穿出血管。肿瘤细胞已被发现表达多种黏附分子,例如 αⅡbβ3、αvβ3 和 GPⅠbα,这也可能有助于肿瘤细胞与血管内皮细胞的直接黏附。

3. 血小板促进肿瘤细胞 EMT 血小板与肿瘤细

胞的相互作用能够促进肿瘤细胞的 EMT 过程。血小板主要通过黏附分子介导与肿瘤细胞直接接触，以及分泌 TGF-β 的方式促进肿瘤细胞 EMT，不仅能增强肿瘤细胞的侵袭能力，还有助于其穿过血管内皮屏障并迁移至靶器官。比如，血小板可以通过与肿瘤细胞直接接触以及分泌 TGF-β 的方式，协同激活结直肠癌和乳腺癌细胞中的 TGF-β/Smad 和 NF-κB 信号通路，导致肿瘤细胞 EMT 并促进肿瘤转移；阻断血小板中 TGF-β1 的表达或抑制肿瘤细胞中 NF-κB 信号通路，则可抑制肿瘤转移。

4. **血小板促进肿瘤细胞穿出血管** 肿瘤细胞穿出血管是肿瘤转移的关键步骤之一。在血液循环系统中存活下来并黏附于血管内皮细胞表面的肿瘤细胞，需穿过血管壁进入新的组织，最终形成转移灶。血小板参与并促进了肿瘤细胞的穿出血管，其中血小板释放的多种活性介质发挥了关键作用。血小板被肿瘤细胞激活后所释放的 ATP 能够与内皮细胞上的嘌呤受体 P2Y2 受体结合，通过耦联 Gq/G11 导致细胞内蛋白激酶 C 的激活和 Ca^{2+} 浓度的升高，最终导致内皮屏障功能受损和血管通透性增加，从而帮助肿瘤细胞穿出血管。血小板通过组胺介导血管通透性增加和肿瘤细胞的跨内皮迁移。此外，储存在血小板 α 颗粒中的 MMP 通过降解血管基底膜和内皮细胞的细胞外基质参与肿瘤细胞穿出血管。活化的血小板还能通过释放溶血磷脂酸来破坏内皮屏障，从而促进肿瘤细胞穿出血管。

5. **血小板促进转移微环境形成** 肿瘤在转移过程中能够在特定组织器官诱导形成一个有利于肿瘤细胞转移和生长的微环境，即转移微环境。血小板参与了肿瘤转移微环境的形成。血小板嘌呤受体 P2Y12 能够介导纤维连接蛋白的沉积和 VEGFR 1 阳性的骨髓源性细胞团的募集，从而在肺部形成支持肿瘤细胞定植的微环境，促进肿瘤细胞的肺转移。血小板被肿瘤细胞激活后所释放的 CXCL5 和 CXCL7 能通过与粒细胞表面的 CXCR2 结合，介导粒细胞向肿瘤细胞/血小板聚集体的募集。血小板中的 COX-1-血栓素 A2 通路，能够介导血小板/肿瘤细胞聚集体形成、内皮激活、肿瘤细胞与内皮细胞黏附以及单核/巨噬细胞的募集，从而促进转移前生态位的形成；而阿司匹林能够干扰这一信号通路，抑制血小板聚集，降低肿瘤转移的发生。

第三节　肿瘤转移前微环境

肿瘤转移是导致癌症患者死亡的主要原因之一。大量研究显示肿瘤发生转移前会在靶器官建立肿瘤转移前微环境，为转移的肿瘤细胞提供适合其存活、有利于其定植的微环境。在此过程中，肿瘤转移前微环境建立所需的相关信号被激活，原发肿瘤释放的信号分子直接或间接地改变靶器官部位细胞的生物学行为，进而刺激 MDSC、中性粒细胞、巨噬细胞、组织驻留细胞及基质细胞等分泌黏附因子、炎性因子、MMP 等，最终形成肿瘤转移前微环境。

肿瘤转移器官倾向性理论由斯蒂芬·佩吉特在 1889 年首次提出，他认为肿瘤转移并不是随机的，而是有明显的器官倾向性。基于佩吉特的假说认为原发肿瘤可以在肿瘤播散之前分泌一些促进肿瘤转移前微环境形成的因子，从而促进转移前微环境的形成。肿瘤转移前微环境以丰富的髓系细胞聚集、成纤维细胞增生以及促肿瘤生长的癌基因蛋白和细胞因子分泌为主要特点。研究发现，骨髓来源的 VEGFR 1 阳性细胞在肿瘤细胞转移之前就已聚集在转移靶器官，提示原发肿瘤与继发转移靶器官之间存在着相互的信号沟通。再如，定植到继发器官的乳腺癌干细胞能够诱导固有的成纤维细胞分泌骨膜蛋白重建原发肿瘤的微环境。诱导骨膜蛋白表达对肿瘤的定植和生长是非常必要的，它能促进 Wnt 信号在肿瘤细胞内的激活。骨膜蛋白基因敲除小鼠能减少 90% 的肺转移。

一、肿瘤转移前微环境形成的相关信号分子

肿瘤转移前微环境形成的建立过程涉及信号的传递和响应，信号分子在导致靶器官部位细胞转变、促进接受和支持肿瘤转移细胞定植的微环境形成过程中起重要作用。这些信号分子主要是原发瘤分泌的可溶性分子，包括肿瘤细胞来源的分泌因子（tumor derived secreted factor，TDSF）、外泌体和细胞外囊泡等。

（一）肿瘤细胞来源的分泌因子

TDSF 是由肿瘤细胞分泌的可溶性蛋白，可以通过不同的方式促进转移前微环境的形成，其中 VEGF 和 PLGF 最早被发现，高表达的 VEGF 及 PLGF 能够招募表达 VEGFR 1 和 VLA-4 的骨髓来源的树突状细胞（BMDC）（VEGFR 1+VLA-4+BMDC），该类细胞进一步上调整合素和 MMP 以促进转移前微环境的建立。肿瘤细胞分泌的 CD44v6 能够激活 c-MET 和尿激酶型纤溶酶原激活物受体（urokinase-type plasminogen activator receptor，u-PAR）

增强基质可溶性,有利于外泌体发挥作用建立转移前微环境。CCL2 可以募集 TAM,进而刺激血管新生和抑制免疫细胞功能,促进肿瘤转移前微环境的建立。转移性强的乳腺癌细胞释放的高水平 ATP 可以激活核苷酸受体 P2Y2R 诱导 HIF-1α 表达、赖氨酰氧化酶分泌和胶原交联,促进转移前微环境形成。这些肿瘤衍生的分泌因子通过不同的信号传递途径,诱导转移前微环境中多样的细胞生物学行为变化,在转移前微环境的信息交流中起关键作用。

(二) 肿瘤细胞来源外泌体

肿瘤细胞分泌细胞外囊泡的作用对象并不仅仅局限于肿瘤所处的微环境,还能通过循环细胞到达远处器官,在肿瘤细胞到达之前将靶器官的微环境改造为更适于肿瘤细胞定植的状态。根据来源的癌细胞不同,细胞外囊泡可以通过血液和淋巴管循环,到达它们的预转移微环境起始位置。肿瘤细胞分泌的细胞外囊泡在肿瘤转移前微环境形成中的作用主要有以下方面。

1. 导致炎症反应及免疫抑制　肿瘤细胞来源外泌体诱导肿瘤细胞的免疫耐受,使其抗免疫能力增加,进而改变转移前微环境,促进肿瘤转移的发生。比如,结直肠癌细胞分泌含有 miRNA-21 的外泌体,可以与 TLR7 结合并诱导肝巨噬细胞向 M2 型极化;M2 型巨噬细胞分泌 IL-6 和 S100A 等细胞因子重塑转移前微环境,从而促进结直肠癌肝转移。乳腺癌患者血浆中分离出的人表皮生长因子受体 2(human epidermal growth factor receptor 2,HER-2)阳性外泌体可以结合曲妥珠单抗,抑制曲妥珠单抗对乳腺癌细胞增殖的影响,并能诱导肿瘤细胞表达 HER-2,以增强免疫耐受和促进转移瘤形成。

2. 促进血管生成和血管渗透　肿瘤细胞来源外泌体参与肿瘤血管新生的调控。肝细胞癌来源外泌体含有赖氨酰氧化酶样 4,通过旁分泌途径分泌至人脐静脉内皮细胞,促进血管生成;LAMA84 细胞分泌的外泌体与人脐静脉内皮细胞共培养,显著促进了内皮细胞的 CAM-1、VCAM-1 及 IL-8 表达,在体内可促进血管生成。在卵巢癌细胞外泌体中高表达可溶性 E-钙黏着蛋白,使血管内皮细胞上的钙黏着蛋白异构化,激活 β 联蛋白和 NF-κB 信号通路,促进肿瘤血管生成。肿瘤细胞来源外泌体还参与血管通透性调控。肿瘤细胞来源外泌体可以将信号分子直接作用于内皮细胞,改变内皮细胞形态学特征,以促进转移。肝癌细胞来源的外泌体富含 miRNA-103,可以靶向抑制内皮细胞 ZO-1 表达,增加血管通透性以促进肿瘤细胞转移;结直肠癌细胞来源的外泌体将促转移的 miRNA-25-3p 转移到内皮细胞,靶向 KLF2 和 KLF4,从而促进血管通透性。

3. 决定肿瘤转移器官的倾向性　外泌体从原发肿瘤的细胞中释放出来,进入血液循环,将蛋白质、脂质和核酸运输到身体远端组织中。不同肿瘤细胞分泌的外泌体表面的整合素不同,整合素的类型决定了外泌体黏附的细胞类型。例如,整合素 α6β4 和整合素 α6β1 在肺转移中起关键作用,而整合素 αvβ5 在肝转移中起关键作用。外泌体内成分会引起转移靶器官细胞的生物学行为发生变化,吸引 MDSC、中性粒细胞、巨噬细胞等,从而为肿瘤转移做准备。

4. 诱导重编程　乳腺癌细胞分泌的外泌体中的 miRNA-122 被远端器官中的间质细胞摄取后,可下调后者的糖酵解酶丙酮酸激酶表达,导致后者的代谢重编程,减少间质细胞对微环境中的葡萄糖的摄取,从而为即将到来的肿瘤细胞提供足够的营养物质。胰导管腺癌细胞分泌的细胞外囊泡中的巨噬细胞游走抑制因子被肝库普弗细胞摄取后,可促进其分泌 TGF-β1,引起肝星状细胞重编程,分泌更多的纤维连接素导致肝纤维化,纤维化的微环境可招募更多巨噬细胞,进而为肿瘤转移创造条件。

二、肿瘤转移前微环境中相关细胞生物学行为的变化

(一) 免疫细胞在塑造肿瘤转移前微环境中的作用

1. TAM　TAM 来源于外周循环血中的单核细胞,起源于骨髓干细胞。肿瘤转移前微环境形成的过程中,分泌巨噬细胞趋化因子如 CC 趋化因子、集落刺激因子 21 和胎盘生长因子(placental growth factor,PLGF)等,招募单核细胞,使其迁移浸润在转移靶器官,随后便在肿瘤转移前微环境中分化成 TAM。

巨噬细胞主要有两种功能表型,即经典活化型(classically activated macrophage,caMphi,又称 M1 型)及替代活化型(alternatively activated macrophage,aaMphi,又称 M2 型)。M1 型巨噬细胞主要存在于促炎环境中,由病原微生物刺激产生的炎性介质如脂多糖、γ-干扰素(γ-interferon,IFN-γ)、肿瘤坏死因子-α(tumor necrosis factor-α,TNF-α)和粒细胞-巨噬细胞集落刺激因子(granulocyte macrophage colony stimulating factor,GM-CSF)等诱导产生,其特征是能大量分泌 NO、反应性氧中间物等杀伤分子,以及多种炎症因子(IL-1、IL-6、IL-12、IL-13 和 TNF 等)和趋化因子 CCL2、CCL3、CXCL9、CXCL10 等,还能表达大量的 MHCⅡ和 B7 分子,具有较高的抗原提呈能力,从而参与辅助性 T 细胞 1(T helper cell 1,Th1）型免疫应答，杀伤感染病原体和肿瘤细胞。然而 M2 型巨噬细胞与 M1 型的作用截然相反，主要参与体内平衡过程，如血管生成、组织重塑、伤口愈合和抗炎，并高表达抗炎细胞因子 IL-10 和低表达 IL-12。TAM 表现出与 M2 型巨噬细胞相似的功能，高表达巨噬细胞甘露糖受体和 IL-10，抗原提呈能力较弱。在 TAM 与肿瘤微环境间直接或间接的相互作用之下，TAM 合成并释放出各种各样的生长因子、细胞因子、趋化因子、细胞外基质成分及蛋白酶，这些 TAM 源性的因子随后诱导基质重塑、血管再生、抗免疫应答反应，促进肿瘤转移前微环境形成。

2. MDSC　　MDSC 是在肿瘤、炎症和感染过程中存在的一群未成熟的异质性细胞群，可抑制 T 细胞应答并参与免疫逃逸和免疫耐受等过程。在正常状态下，髓系祖细胞及未成熟髓系细胞是骨髓中髓系细胞分化过程中的中间阶段细胞，这些细胞会继续分化为成熟的巨噬细胞、粒细胞或树突状细胞，进而发挥免疫功能。然而，在肿瘤、急/慢性感染或一些自身免疫性疾病等病理情况下，髓系细胞分化过程受阻，造成处于不同分化阶段的髓系祖细胞及未成熟髓系细胞在骨髓、脾、外周血、淋巴结、肺及病灶局部大量聚集，并获得免疫抑制功能。

MDSC 在肿瘤组织中的聚集和活化受肿瘤微环境中多种信号通路及转录因子的调控。肿瘤组织释放的 CCL2、CCL5、CCL7、CXCL1、CXCL5、CXCL6、CXCL8 和 CXCL12 等细胞因子通过识别其位于 MDSC 上的表面受体，促进 MDSC 在肿瘤组织中的募集。肿瘤微环境中的各种细胞因子［如 GM-CSF、巨噬细胞集落刺激因子（macrophage colony-stimulating factor，M-CSF）、粒细胞集落刺激因子（granulocyte colony-stimulating factor，G-CSF）、IL-6 等］能促进 MDSC 的扩增，扩增的 MDSC 在促炎性细胞因子（如 IFN-γ、IL-1、IL-13 等）的参与下，通过 STAT1、STAT6 和 NF-κB 等信号通路活化，促进肿瘤的血管生成，并通过影响树突状细胞的抗原提呈功能，抑制 T 细胞的活化、M1 型巨噬细胞的极化和 NK 细胞的杀伤作用，获得免疫抑制功能。在荷瘤小鼠和肿瘤患者体内，活化的 MDSC 具有强大而广谱的免疫抑制功能。

肿瘤浸润 MDSC 几乎参与了肿瘤转移的所有步骤。MDSC 除通过发挥其免疫抑制活性，直接作用于免疫系统，促进转移性微环境的形成以外，还能通过其他作用机制，促进肿瘤转移。例如，MDSC 可通过产生 MMP9、分化成内皮细胞等机制促进肿瘤组织的血管生成及肿瘤转移。另外，MDSC 能通过诱导 EMT、提高肿瘤细胞的干细胞特性、促进血管生成等促进肿瘤转移。

3. 调节性 T 细胞　　调节性 T 细胞（regulatory T cell，Treg 细胞）是 CD4+T 细胞的一个亚群，表达 IL-2 受体（CD25）、细胞毒性 T 细胞相关抗原 4 及最为重要的谱系分化特异因子 Foxp3。Treg 细胞自身具有免疫无能性，表现为对 IL-2 及共刺激分子的反应低下，而其免疫抑制能力则通过抑制 T 细胞的增殖、分化，阻碍抗原提呈细胞的抗原提呈作用和直接介导靶细胞死亡等方式来实现。对许多不同肿瘤的研究表明，Treg 细胞大量存在于肿瘤微环境、肿瘤转移前微环境中，其高密度浸润往往预示着不良的临床预后。许多恶性肿瘤细胞表达自身抗原，而 Treg 细胞的存在能够有效地削弱自身抗原引起的抗肿瘤免疫，协助肿瘤细胞逃避免疫监视和杀伤。Treg 细胞介导的肿瘤免疫逃逸机制复杂，包括分泌可溶性或膜结合的抑制性细胞因子抑制效应细胞的功能、以颗粒酶和穿孔素依赖的方式介导效应细胞溶解以及通过阻断代谢影响效应细胞的功能等。

4. 中性粒细胞　　中性粒细胞在肿瘤发生发展过程中的作用具有双面性。中性粒细胞分为抗肿瘤 N1 亚型和促肿瘤 N2 亚型。中性粒细胞和巨噬细胞的极化及扩增在转移前微环境中发挥着重要作用。在不同分子调节的情况下，中性粒细胞发生极性改变，进一步诱导分泌物的改变，促进转移前微环境的建立。肿瘤相关的中性粒细胞在 TNF-α 和一氧化氮存在条件下，可以诱导未活化的 CD8+ T 细胞的凋亡，形成免疫抑制性微环境。

研究表明，骨髓中的造血干细胞在肿瘤分泌的可溶性分子诱导下能够分化为促肿瘤 N2 亚型 CD11b+Ly6G+ 中性粒细胞，后者在肿瘤细胞分泌的 G-CSF 的刺激下活化，造成活性氧表达上调和视网膜母细胞瘤基因 1 表达缺失，从而产生抑制细胞免疫活性和 T 细胞功能的特性。同时，骨髓中的造血干细胞还能在 G-CSF 或 TGF-β 作用下更多地分化为 CD11b+Ly6G+ 中性粒细胞，从而使 N2 亚型中性粒细胞的数目在外周组织中迅速增加。中性粒细胞极化后有利于转移前微环境免疫抑制性环境的建立。

（二）组织驻留细胞和间质细胞与肿瘤转移前微环境

1. 组织驻留细胞生物学行为转变　　转移靶器官局部微环境建立过程中，虽然被招募的外来细胞如 MDSC、肿瘤相关的中性粒细胞和巨噬细胞能够创造一定的免疫抑制性、促血管生成的微环境，为肿瘤细胞的定植创造条件，但转移细胞能否在靶器官部位存活和形成转移瘤还依赖于组织驻留细胞的变化，组织驻留细胞是转移具有器官选择性的基础。研究显示，不同器官组织中的驻留细胞可以识别并摄取带有不同整合素的外泌体，如肺中表达 S100A4 的成纤维细胞和表达表面活性物质关联蛋白 C 的上皮细胞能够摄取靶向肺部的外泌体,肝脏中库普弗细胞摄取靶向肝脏的外泌体,脑组织中表达血小板-内皮细胞黏附分子 1 的内皮细胞可以摄取靶向脑部的外泌体。靶器官部位的组织驻留细胞在肿瘤分泌性分子作用下改变原本性质,促进转移瘤的形成。研究表明,肝脏中的库普弗细胞可以摄取胰腺导管腺癌外泌体,使肝星状细胞分泌更多的 TGF-β 和纤维连接蛋白,导致肝脏部位呈现纤维化特性,进而促进巨噬细胞的招募,建立转移前微环境。肺泡巨噬细胞通过补体 C5a 受体接收 C5a 传递的增殖讯号,抑制肺部的 Th1 免疫反应,促进转移前微环境形成。

2. CAF CAF 是大多实体瘤微环境中最丰富的细胞成分。CAF 具有高度异质性,肿瘤微环境中的 CAF 主要从正常的成纤维细胞分化而来,也可来自骨髓来源干细胞的分化及周细胞等其他类型细胞的转分化。TGF-β、PDGF、FGF2 和 YAP 等是 CAF 激活的主要诱导因子。CAF 细胞表面表达平滑肌肌动蛋白、成纤维细胞表面蛋白和成纤维细胞活化蛋白(fibroblast-activated protein,FAP)、血小板源生长因子受体 β 或平足蛋白等分子。在肿瘤发生的早期增生阶段,成纤维细胞可能起到抑制肿瘤的作用;随着肿瘤的发展,CAF 合成、分泌大量的细胞外基质蛋白、金属蛋白酶、细胞因子,调控肿瘤细胞增殖与迁移、细胞外基质重塑、免疫细胞招募、肿瘤血管新生等多个方面,诱导炎症反应和血管生成,进而促进肿瘤细胞的增殖、迁移和侵袭。

CAF 还可以分泌多种生长因子和细胞因子,在多个层面上调控肿瘤的发展、转移。①通过激活 Wnt、HGF 等信号通路,维持肿瘤干细胞活性;②通过激活 TGF-β、Wnt、HGF、TNF-α、JAK-STAT3 等信号通路,上调 EMT 相关生长因子如 *Snail*、*TWIST* 等基因的表达,促进肿瘤细胞发生 EMT,增强其侵袭迁移能力;③CAF 不仅通过分泌 VEGF、CXCL12、CTGF 等细胞因子诱导血管新生,而且通过细胞外基质重塑调控肿瘤血管新生过程,促进免疫抑制微环境的形成。CAF 分泌的 CXCL12、IL-6 等细胞因子调控 TAM 的招募及其向促肿瘤的 M2-TAM 类型的分化。除影响固有免疫外,CAF 还调控适应性免疫。FAP 阳性 CAF 抑制了抗肿瘤免疫;CAF 表达 CXCL12,导致胸腺基质淋巴细胞生成素合成增加,并通过树突状细胞促进 T 细胞的 Th2 极化,肿瘤中 FOXP3+Tr 细胞的比例大大升高,从而抑制了 CD8+T 细胞的活化。TGF-β 在 CAF 中高表达,除了通过自分泌方式调控 CAF 的活化状态,还可诱导杀伤性 T 细胞的凋亡,促进 Treg 细胞的存活,抑制 Th1 的分化,从而调控肿瘤炎性微环境与肿瘤免疫。

(三)CTC 在肿瘤转移前微环境中的休眠唤醒与定植

肿瘤细胞成功播种到继发器官并不能保证其存活和扩增,继发器官的微环境对转移的肿瘤细胞的生存和增殖具有显著的抑制作用。当播散性肿瘤细胞(disseminated tumor cell,DTC)转移到新的组织器官时,长期处于慢速增殖状态,具有更强的免疫逃逸及耐药性并且保持临床无症状,此时 DTC 可能进入休眠状态。肿瘤休眠的概念最初由 Rupert Willis 提出,1952 年被 Geoffrey Hadfield 重新定义为肿瘤细胞暂时的有丝分裂阻滞。肿瘤休眠可分为三种:①细胞休眠,即单个或部分细胞进入静止状态;②血管生成休眠,即细胞凋亡与增殖平衡导致的血管生成受阻;③免疫介导休眠,即免疫系统调节导致肿瘤体积不变。

1. 肿瘤细胞休眠在恶性肿瘤中普遍存在 肿瘤细胞休眠即细胞保持一种静止、细胞周期阻滞的处于增殖与非增殖之间的特殊平衡状态,休眠细胞有重新激活和形成新的转移性病变的能力,重新激活后保留恶性肿瘤生物学行为,与肿瘤复发、耐药和侵袭性行为密切相关。研究发现,在 36%~56% 乳腺癌患者的骨髓中发现了非增殖状态的休眠细胞,这类细胞的出现与肿瘤复发、转移及不良预后密切相关。细胞周期阻滞是肿瘤细胞休眠的主要特征,由微环境介导的信号通路所调控,如胞外基质中整合素之间的相互作用,或促有丝分裂/压力信号的解除,并不一定是血管生成不足引起的。u-PAR 可以配体不依赖性诱导表皮生长因子受体表达,通过纤维连接蛋白/整合素 αvβI 和 ERK 激活促进肿瘤细胞增殖,下调 u-PAR 可以导致肿瘤休眠。细胞休眠的特征是肿瘤细胞停止增殖和进入静止样状态,这种非增殖的状态可能会持续存在数月甚至数年;但无论休眠状态持续多久,一些细胞仍保留着重新激活并进入增殖状态的能力。

2. 免疫诱导是介导肿瘤休眠的主要因素 伯内特和托马斯在 20 世纪 50 年代首次提出:肿瘤细胞可以被免疫系统识别和清除,但由于早期的实验不能成功地支持他们的理论,该理论在早期广受争议。然而,我们现在知道肿瘤细胞确实能被免疫监视作用识别和杀伤,并可以筛选出引发免疫反应较小的肿瘤细胞。与达尔文的自然选择学说相似,对免疫系统攻击敏感的肿瘤细胞被清除,而获得逃逸免疫监视能力的肿瘤细胞得以生存并演进的过程称为免疫编辑。免疫编辑概念也在小鼠模型中得到证实,研究发现来源于免疫缺陷小鼠的肿瘤比来源于具有免疫活性的小鼠的肿瘤更容易引发免疫反应,这是由于不同宿主的免疫选择压力不同造成的。

肿瘤细胞的变体能够逃避免疫监视并达到一种动态平衡的状态,此时残留的肿瘤细胞的生长受到抑制,这就是免疫介导的肿瘤休眠。这个肿瘤-免疫平衡的状态是由具有适应性的免疫系统在强大的选择性压力下实现的,包括 T 细胞和 TH1 细胞因子(如 IFN-γ 或 IL-12),并且不需要效应细胞的识别。相关研究也证实了这一点,致癌物质诱导的肿瘤在具有免疫活性的小鼠中常常处于潜伏和无症状状态,而 T 细胞抗体 IFN-γ 处理小鼠后肿瘤就在诱导部位生长。临床上,复发患者中的肿瘤细胞可以几年甚至几十年处于潜伏和无症状状态,完全康复的患者仍有肿瘤细胞在血液循环中。这些观察是令人鼓舞的,通过指导免疫编辑过程使其处于平衡阶段可以协同标准治疗最大限度地缓解肿瘤患者疾病发展进程。

3. 刺激血管生成是逆转肿瘤休眠的前提 与原发肿瘤一样,肿瘤在继发器官中生长的首要步骤也是建立血供。由于血管生成不足而导致肿瘤不能生长到一定大小的现象被称为血管生成休眠。在继发器官中,血管生成休眠的特点是形成不足 2mm 的无血管的微小转移病变,此时肿瘤细胞的增殖和凋亡间处于一种平衡状态。血管生成开关的开启标志着休眠状态的结束,此时肿瘤的增殖超过凋亡,由于血管的浸润,肿瘤能够长成大于 2mm 的较大的病变。肿瘤生长依赖于其招募脉管系统的能力,这与肿瘤相关基质的组成密切相关。肿瘤休眠微环境的形成与成熟的血管和内皮细胞来源的血小板应答蛋白 1 相关,而转移性生长与出芽性生长的新生毛细血管、骨膜蛋白和 TGF-β 生成相关。BMDC 招募在肿瘤克服血管生成休眠中发挥重要作用,例如,VEGFR 1+造血祖细胞(hematopoietic progenitor cell,HPC)和 VEGFR 2+内皮祖细胞的存在是介导继发器官血管生成所必需的。

(梁莉　廖雯婷　冶亚平)

推荐阅读

［1］ VSLASTYAN S,WEINBERG R A. Tumor metastasis: molecular insights and evolving paradigms［J］. Cell,2011, 147（2）:275-292.

［2］ HAMIDI H,IVASKA J. Every step of the way:integrins in cancer progression and metastasis［J］. Nat Rev Cancer, 2018,18（9）:533-548.

［3］ ZHANG N,NG A S,CAI S,et al. Novel therapeutic strategies: targeting epithelial-mesenchymal transition in colorectal cancer ［J］. Lancet Oncol,2021,22（8）:e358-e368.

［4］ CLEVERS H,NUSSE R. Wnt/β-catenin signaling and disease［J］. Cell,2012,149（6）:1192-1205.

［5］ FRIEDL P,LOCKER J,SAHAI E,et al. Classifying collective cancer cell invasion［J］. Nat Cell Biol,2012,14（8）:777- 783.

［6］ KITAMURA T,QIAN B Z,POLLARD J W. Immune cell promotion of metastasis［J］. Nat Rev Immunol,2015,15（2）: 73-86.

［7］ JAILLON S,PONZETTA A,DI MITRI D,et al. Neutrophil diversity and plasticity in tumour progression and therapy［J］. Nat Rev Cancer,2020,20（9）:485-503.

［8］ KALLURI R. The biology and function of fibroblasts in cancer ［J］. Nat Rev Cancer,2016,16（9）:582-598.

［9］ LIN D,SHEN L,LUO M,et al. Circulating tumor cells: biology and clinical significance［J］. Signal Transduct Target Ther,2021,6（1）:404.

［10］ 曾慧娟,李哲,陈俊光,等. 肿瘤包绕型血管 VETC:肿瘤转移新机制及精准治疗新靶点［J］. 中国细胞生物学学报,2022,44（4）:770-776.

［11］ CARMELIET P. Angiogenesis in health and disease［J］. Nat Med,2003,9（6）:653-660.

［12］ WEI X,CHEN Y,JIANG X,et al. Mechanisms of vasculogenic mimicry in hypoxic tumor microenvironments［J］. Mol Cancer,2021,20（1）:7.

［13］ LABELLE M,BEGUM S,HYNES R O. Platelets guide the formation of early metastatic niches［J］. Proc Natl Acad Sci U S A,2014,111（30）:E3053-3061.

［14］ MALANCHI I,SANTAMARIA-MARTÍNEZ A,SUSANTO E,et al. Interactions between cancer stem cells and their niche govern metastatic colonization［J］. Nature,2011,481（7379）:85-89.

［15］ 于维虹,罗晨,王旻. 转移前生态位细胞转变过程与抗转移药物开发［J］. 药学进展,2020,44（8）:621-628.

［16］ TANG M K S,YUE P Y K,IP P P,et al. Soluble E-cadherin promotes tumor angiogenesis and localizes to exosome surface ［J］. Nat Commun,2018,9（1）:2270.

［17］ HOSHINO A,COSTA-SILVA B,SHEN T L,et al. Tumour exosome integrins determine organotropic metastasis［J］. Nature,2015,527（7578）:329-335.

［18］ YAMAUCHI M,BARKER T H,GIBBONS D L,et al.,The fibrotic tumor stroma［J］. J Clin Invest,2018,128（1）:16- 25.

［19］ GODDARD E T,BOZIC I,RIDDELL S R,et al.,Dormant tumour cells,their niches and the influence of immunity［J］. Nat Cell Biol,2018,20（11）:1240-1249.

［20］ 郑杰. 肿瘤的细胞与分子生物学［M］. 北京:科学出版社,2021:335-355.

［21］ ROBERT C B,CARLO M C,WILLIAM N H,等. Holland- Frei 癌症医学:第 9 版［M］. 赫捷,王红阳,石远凯,译. 北京:人民卫生出版社,2021:194-216.

第六章　慢性炎症与结直肠癌

第一节　炎性肠病

一、流行病学

炎性肠病（inflammatory bowel disease，IBD）包括溃疡性结肠炎（ulcerative colitis，UC）与克罗恩病（Crohn's disease，CD），前者是肠道慢性非特异性炎症，主要累及结肠，后者为一种慢性肉芽肿性炎症，可累及整个消化道，两者均表现为反复急性发作与间隔长短不一的缓解期相互交替的自然病程，是一种慢性难治疾病，严重影响患者的工作和生活质量。IBD 在不同国家、地区、不同种族人群中的发病率不同，有显著的地域及种族差异。IBD 在欧美国家较常见，UC 的发病率为（1.5~20.3）/10 万人，患病率为（21.4~2 490）/10 万人；CD 的发病率为（0.7~20.2）/10 万人，患病率为（8.3~319.0）/10 万人。而在亚洲国家，IBD 少见，近 10 年有逐渐增加的趋势，但仍远低于欧美国家。亚洲国家由于多为发展中国家，开展流行病学研究存在更多的困难，如感染性结肠炎、肠结核及肠道寄生虫感染等发病率较高，易与 IBD 混淆，增加了诊断难度；由于发病率低，很难进行以人群为基础的流行病学调查；缺乏完善的登记制度等。目前，国内研究多以医院为基础，尚缺乏大规模的以人口为基础的流行病学调查，故无法得到确切的患病率和发病率。近期三项基于人群的前瞻性研究提示我国 IBD、UC 及 CD 的发病率已分别升至（1.77~3.14）/10 万、（1.45~2.05）/10 万和（0.13~1.09）/10 万，且各种迹象显示其仍在日益攀升。

二、发病机制

IBD 的病因及发病机制至今仍未完全明确。目前认为 IBD 的病因及发病机制因果关系复杂，可能与遗传因素、免疫紊乱及肠道微生态有关。

（一）遗传因素

IBD 患者的家族聚集现象很常见，据报道 10%~20% 的 IBD 患者有 IBD 家族史，而且兄弟姐妹间的 IBD 发病率高出普通人 10%。1963 年，美国芝加哥大学对于 UC 的研究中发现，89 个家族成员中有 50 个是亲兄妹或表兄妹，与先证者的家庭组成类似。对于区域性肠炎，22 个家族成员中有 15 个同时患病，他们包括亲兄弟、亲姐妹及第一表兄弟姐妹。研究表明，有家族史的患者发病时间似乎比较早，而且有 CD 家族史的人群患 CD 的概率比 UC 家族史的人群患 UC 的概率要高，这提示 CD 与 UC 相比有更强的基因易感性。一些学者致力于研究 IBD 家族史与发病年龄、病变部位、病变类型的关系及疾病的发展过程，发现 86% 的家族患者其病变部位一致，82% 的家族患者其病变类型一致。有趣的是，在连续一代代的家族患病成员中，其发病年龄越来越年轻化。总之，在有 UC 家族史的人群中，UC 的发病率增高，同样，在有 CD 家族史的人群中，CD 的发病率也增高。

（二）免疫因素

在 20 世纪 40 年代后期及 50 年代前期，免疫机制被认为可能在很多没有明确病因的疾病中起重要作用。最初对 IBD 是一种"免疫介导"疾病的认识仅仅提供了一个概念性的说法，但实际上如何通过免疫介导致病发生发展的具体机制还不清楚。1956 年，Kirsner 和 Elchlepp 利用 1920 年 Auer 使用兔子耳朵暴露于稀释的二甲苯后产生的对异种蛋白的原位自身过敏的原则，通过灌肠把作为抗原的鸡蛋蛋白放在兔子的远端肠道从而得到免疫复合物，后来在该区域发现了 UC 表现，从而说明了免疫因素在 IBD 中确实起作用。Auer-Kirsner 模型成为目前最常用的 UC 模型。

在二十世纪六七十年代，免疫因素成为 IBD 病因研究中的热点。随后的胃肠道免疫研究发现,IBD 患者的免疫系统是正常的,其对普通的病原体能正常产生抗体。在约 40 年(1950—1990 年)的研究期间,对于导致 IBD 发生的免疫异常依然没有一个确定性的证据。同时也没有证据表明自身免疫参与 IBD 的发生发展。目前阐述的大部分免疫机制,包括各种抗体随着 UC 或 CD 的病情缓解而出现或消失,都显示了继发的肠道黏膜慢性炎症性活动。

IBD 免疫系统中的细胞及分子特性、活化以及维持的因素仍未明确。异型核白细胞、淋巴细胞、单核细胞、巨噬细胞、嗜酸性粒细胞、肥大细胞以及帕内特细胞在肠道感染和多种试验性的肠道损伤中被发现有所增高,因此并不能认为它们是 IBD 特异性的细胞。多种细胞因子参与免疫反应和炎症过程,这是当前关于发病机制的研究热点之一。对细胞因子作用及免疫系统如何发挥调节作用的研究追溯至 1972 年由巨噬细胞诱导 T 细胞产生 IL-1,1976 年 Chen 和 Sabato 发现了 IL-2,1984 年 Sharon 和 Stenson 证明了在 UC 患者的结肠黏膜中促炎性细胞因子白三烯 B4 成 50 倍增高等。现在越来越多的细胞因子及其他免疫分子被发现,但没有一个是在 IBD 中特异性存在的。目前研究普遍认为细胞因子在肠道免疫反应中的 3 种作用途径主要是调节上皮细胞黏附分子的表达、释放促炎症介质及免疫调节因子的作用。

(三)肠道微生态

环境在 IBD 致病过程中有重要作用,但关于肠道微生态的正确认识及它们如何导致疾病的发生发展仍未明确。微生态作为致病因素在 CD 中很有可能成立,因为 CD 患者的肠道微生态菌群明显增多,且抗生素治疗效果显著。IBD 致病的感染源有细菌、病毒、真菌等,种类繁多。Sartor 提出,普通肠道病原的感染或暴露微生物、环境毒素诱导组织损伤及增加黏膜的通透性,导致继发内源菌群的侵入,使菌群产物,如 PG-PS、脂多糖(lipopolysaccharide,LPS)、甲酰三肽(N-formyl-methionyl-leucyl-phenylalanine,fMLP)进一步增加。炎症性反应在正常人群中是自限性的,可以自愈而没有任何残留损伤。然而,在基因易感性的宿主中免疫反应会不恰当地扩大化,导致肠道慢性炎症性反应。

1. 细菌及细菌产物 目前普遍认为细菌菌落及其产物可能在 IBD 的发病机制中有重要作用。肠道内的异常菌落已经被认识,厌氧菌落的成功培养证明了 CD 患者肠道内比正常对照组有更多的革兰氏阳性(G+)球菌落及革兰氏阴性(G−)杆状菌落。UC 患者的细菌培养与正常对照组的菌落数量相当,但从患者中分离的埃

希菌属与对照组相比有更强的黏附性。细菌细胞的各种产物可以使完好无缺的微生物体产生组织及免疫炎症,这些产物包括 PG-PS、LPS、FMLP 等。这些细菌产物可以激活巨噬细胞,释放细胞因子,导致细胞黏附分子的过度表达,调节迟发型 T 细胞和 B 细胞反应,触发激肽释放及补充性的瀑布反应。这些联动或许可以解释 IBD 的病理生理过程。

2. 病毒 Wakefield 等认为 CD 可能与潜在的麻疹病毒感染有关,并提出长期的肠系膜血管炎导致胃肠道黏膜多灶性缺血梗死,从而导致 CD 的假设。这些损伤组织在电子显微镜下与副黏病毒损伤类似,且免疫组织化学染色及体内麻疹病毒的杂交结果同样支持以上观点。流行病学数据也支持 CD 与麻疹病毒感染有关系。但仍需完善更多的工作来更准确地支持或否决这样的假设。

3. 黏液 肠道黏膜上皮是由上皮细胞排列组成的单层结构,肠道上皮细胞的黏液层是宿主抗细菌免疫反应的第一个保护线。早期的研究表明,特异的黏液在 IBD 患者中可能被消耗,后续研究未能区分 UC、CD 患者及正常对照组人群中的黏膜成分的不同点。IBD 患者的黏液成分可能没有缺陷,但是血凝素黏合剂的改变在 UC 及 CD 患者中被发现,提示可能是细菌的黏附能力及上皮细胞的其他物质改变导致 IBD。

4. 其他 Chiodini 及其同事从一部分 CD 患者中分离培养了结核分枝杆菌。在过去数年里,一个特异的分枝杆菌 DNA 的插入序列——IS900,在 M 分枝杆菌的基因组里面被发现,现在已经被克隆,而且经过 PCR 技术已用于 CD 肠道标本的标记。3%~65% 的 CD 组织中可以发现 IS900。M 结核分枝杆菌与 CD 之间的关系仍不能确定。虽然传统的真菌感染没有被认为是病因机制的一种,但有学者的研究表明酵母菌可能在 CD 的发病机制中有重要作用。

三、临床表现

(一)UC

UC 最常发生于青壮年期,根据我国资料统计,发病高峰年龄为 20~49 岁,性别差异不明显。多数起病缓慢,少数急骤,病程多在 4~6 周以上,发作诱因常为精神刺激、疲劳、饮食失调、继发感染。

1. 消化系统表现

(1)黏液脓血便:是 UC 最常见的症状,急性期常常表现为血性腹泻,可带黏液或脓性分泌物。70% 的 UC 患者在急性期每天约排便 5 次,腹泻轻重不一,轻者每

天 2~3 次,重者每 1~2 小时 1 次,主要原因是结肠炎症。

（2）腹痛:腹痛一般不太剧烈,多位于左下腹或下腹部,性质常为阵发性痉挛性绞痛,伴肠鸣、便意、便后疼痛可暂缓解,有腹痛-便意-便后缓解规律。出现持续性腹痛、腹胀及肠鸣音减弱时,应警惕中毒性巨结肠的发生。

（3）里急后重:当活动性炎症累及肛门、直肠、乙状结肠时,可导致排便紧迫感和排便时痉挛样痛。

（4）腹部包块:在 UC 中较少见。当炎症累及乙状结肠时,偶在体形消瘦的患者中可触及左下腹包块。

2. 全身表现　病程较长者常有乏力、食欲缺乏、消瘦、贫血等;急性发作期常有低热或中等发热,重症可有高热、心率加速等全身毒血症状及水、电解质平衡紊乱等。

3. 肠外表现　UC 患者可出现结节性红斑、坏疽性脓皮病、眼部病变(葡萄膜炎和虹膜炎)、关节病变(关节痛和关节炎)、骶髂关节炎、原发性硬化性胆管炎(primary sclerosing cholangitis,PSC)、胆石症和肉芽肿性肝炎。总体来说,其肠外表现发生率较 CD 低。但 PSC 在 UC 患者中则比在 CD 患者中更常见。

（二）CD

CD 最常发生于青年期,根据我国统计资料,发病高峰年龄为 18~35 岁,男性多于女性(男女患者之比约为 1.5:1)。临床表现呈多样化,慢性腹泻是最常见的临床表现,其他常见症状有腹痛、腹部包块、瘘管形成及乏力、食欲缺乏、发热、体重减轻等。当患者尤其是年轻患者出现这些症状时,应注意考虑 CD 的可能。

1. 消化系统表现

（1）腹痛:常位于右下腹或脐周,间歇性发作,常为痉挛性阵痛伴肠鸣,多于进餐后加重,排便或肛门排气后缓解。腹痛的发生可能与进餐引起胃肠反射或肠内容物通过炎症、狭窄肠段引起局部肠痉挛有关,亦可由部分或完全性肠梗阻引起,此时伴有肠梗阻症状。全腹剧痛和腹肌紧张,提示病变肠段急性穿孔。持续性腹痛预示炎症性病变有所进展,提示炎症波及腹膜或腹腔内脓肿形成。

（2）腹泻:慢性腹泻是 CD 最常见的临床症状,85% 的 CD 患者在急性期出现排便次数增多,粪质变稀,如持续超过 6 周,则自限性感染性腹泻可能性不大,应高度注意 CD 可能。腹泻主要由病变肠段炎症渗出、蠕动增加及继发性吸收不良引起。粪便多为糊状,多无脓血或黏液,病变侵犯结肠下段或直肠时可有黏液血便及里急后重。

（3）腹部包块:以右下腹与脐周多见,肿块边缘不清楚、大小不一、质地中等、有压痛。发生于 10%~20% 的 CD 患者。由于肠粘连、肠壁增厚、肠系膜淋巴结肿大、内瘘或局部脓肿形成所致。固定的腹部包块提示粘连,多已有内瘘形成。

（4）瘘管形成:是 CD 特征性表现,因炎症累及肠壁全层并穿透至肠外组织或器官而形成。分为内瘘和外瘘,前者可通向其他肠段、肠系膜、膀胱、输尿管、阴道、腹膜后等处,后者通向腹壁或肛周皮肤。

（5）肛门周围病变:包括肛周脓肿、肛周瘘管、皮赘、肛裂等病变,有结肠受累者较多见,可为 CD 首发或突出的临床表现。约 10% 的 CD 患者首诊时有肛周瘘管。

2. 全身表现　发热为常见的全身表现之一,与肠道炎症活动及继发感染有关。间歇性低热或中度热常见,少数呈弛张高热伴毒血症。少数患者以发热为主要表现,发生于消化道症状出现之前。

营养障碍由慢性腹泻、食欲减退及慢性消耗等因素所致。主要表现为体重下降,可有贫血、低蛋白血症和维生素缺乏等表现。青春期前患者常有生长发育迟滞。

3. 肠外表现　CD 的肠外表现较多,包括结节性红斑、坏疽性脓皮病、嘴唇水肿样/溃疡样病变、鹅口疮、牙龈黏膜和颊黏膜溃疡、葡萄膜炎和虹膜炎、关节病变(关节痛和关节炎)、骶髂关节炎、肝脏脂肪样变、骨质疏松和骨质疏松症等。据报道 CD 患者肠外表现发生率高达 47%,当病变累及结肠时肠外表现最常发生,其中以肌肉骨骼系统的异常最为常见。

四、诊断

（一）UC

UC 缺乏诊断的金标准,主要基于临床、内镜、病理组织学、影像学改变及外科手术所见共同做出判断,在排除感染性和其他非感染性结肠炎的基础上进行诊断。若诊断存疑,应在一定时间(一般是 6 个月)后进行内镜及病理组织学复查。

1. 临床表现　如前所述。

2. 内镜检查

（1）结肠镜:结肠镜对 UC 的诊断具有重要价值。主要为累及结直肠的连续性、弥漫性病变,部分可累及回肠末端(倒灌性回肠炎)。轻度炎症反应的内镜特征为红斑、黏膜充血和血管纹理消失;中度炎症反应的内镜特征为血管形态消失、出血黏附在黏膜表面、糜烂,常伴有粗糙呈颗粒状的外观及黏膜脆性增加(接触性出血);重度炎症反应内镜下则表现为黏膜自发性出血及溃疡。缓解期可见正常黏膜表现,部分患者可有假性息肉形成,或瘢痕样改变。病变反复发作可出现肠壁增厚、结肠袋变浅变钝或消失、肠腔狭窄、假息肉及黏膜桥形成,甚至可有癌变发生。

（2）染色内镜:内镜下黏膜染色技术能提高内镜对黏膜病变的识别能力,结合放大内镜技术通过对黏膜微细结构的观察和病变特征的判别,有助于 UC 诊断。对病程较长的患者,染色内镜在发现癌前病变和肿瘤病灶方面很有意义。常规肠镜检查中容易漏掉的浅表凹陷型癌或癌前病变则可通过染色黏膜的方法发现病灶。

3. **病理组织学检查** UC 患者的黏膜活检及手术切除标本的组织学改变均主要表现为炎性黏膜弥漫的、局限于黏膜的慢性炎性细胞浸润,主要特点是隐窝浸润,特别是中性粒细胞浸润;杯状细胞黏液分泌减少、隐窝炎/隐窝脓肿及隐窝结构破坏均是 UC 的典型病理表现。组织学可见以下主要改变。

（1）活动期表现:①固有膜内有弥漫性、慢性炎性细胞和中性粒细胞、嗜酸性粒细胞浸润;②隐窝急性炎性细胞浸润,尤其是上皮细胞间有中性粒细胞浸润和隐窝炎,甚至隐窝脓肿;③隐窝结构改变,隐窝大小、形态不规则,分支、出芽,排列紊乱,杯状细胞减少等;④黏膜表层糜烂、溃疡形成和肉芽组织增生。

（2）缓解期表现:①黏膜糜烂或溃疡愈合;②固有膜内中性粒细胞浸润减少或消失,慢性炎性细胞浸润减少;③隐窝大小、形态不规则,排列紊乱;④腺上皮与黏膜肌层间隙增宽;⑤可见帕内特细胞化生(结肠左曲以远)。

4. **影像学检查** 无条件行结肠镜检查的单位可行钡剂灌肠检查。检查所见的主要改变:①黏膜粗乱和/或颗粒样改变;②肠管边缘呈锯齿状或毛刺样改变,肠壁有多发性小充盈缺损;③肠管短缩,袋囊消失呈铅管样。

5. **手术切除标本病理检查** 大体和组织学改变见上述 UC 的特点。手术标本见病变局限于黏膜及黏膜下层,肌层及浆膜一般不受累。

6. **实验室检查** UC 有特异的实验室检查诊断标准,主要用于帮助判断疾病严重程度及活动性。

（1）血液检查:活动期 UC 患者常出现白细胞、血小板、急性反应性蛋白及红细胞沉降率增加。贫血较常见,主要由于失血和缺铁引起。UC 患者由于血小板升高,凝血因子 V、Ⅶ、Ⅷ活性增加及纤维蛋白原增加而存在高凝状态,易出现血栓性栓塞。

（2）粪便检查:肉眼即可见血、脓或黏液。涂片可见红细胞、白细胞。需行病原体(包括细菌、真菌、病毒、寄生虫及其虫卵)检测以排除感染性肠炎。而粪便中钙防卫蛋白由于可稳定反映由中性粒细胞介导的肠道炎症程度,可用于区分 IBD 和 IBS,并反映疾病的活动性。

7. **诊断要点** 在排除其他疾病(详见下述"六、鉴别诊断"部分)的基础上,可按下列要点诊断。

（1）具有上述典型临床表现者为临床疑诊,安排进一步检查。

（2）同时具备上述结肠镜和/或影像学特征者,可临床拟诊。

（3）如再具备上述黏膜活检和/或手术切除标本组织病理学特征者,可以确诊。

（4）初发病例如临床表现、结肠镜检查和组织学改变不典型者,暂不确诊 UC,应予密切随访。

（二）CD

CD 缺乏诊断的金标准,需结合临床表现、实验室检查、内镜检查、影像学检查和组织病理学检查进行综合分析并密切随访。

1. **临床表现** 如前所述。

2. **实验室检查** 用以评估患者的炎症反应程度和营养状况等。初步的实验室检查应包括血常规、C 反应蛋白、红细胞沉降率、血清白蛋白等,有条件者可做粪便钙卫蛋白检测。抗酿酒酵母菌抗体或抗中性粒细胞胞质抗体不作为 CD 的常规检查项目。

3. **内镜检查**

（1）结肠镜:诊断 CD 最重要的手段,结肠镜检查应达末端回肠。典型 CD 内镜下肠道表现为:节段性、非对称性的黏膜炎症,小而深的阿弗他溃疡和纵向溃疡。病程较长时,于回肠末端可见鹅卵石样改变,可有肠腔狭窄和肠壁僵硬等,尚可见结肠黏膜广泛的再生性增生(息肉样病变)。

（2）染色内镜:对 CD 的诊断意义同 UC(见上述 UC 的诊断)。

（3）胶囊内镜:胶囊内镜与其他检查比较的优点是非侵袭性、无痛舒适,可以直接观察到整个小肠表面的黏膜病变、部位及范围。胶囊内镜对小肠黏膜异常相当敏感,但对一些轻微病变的诊断缺乏特异性,且有发生滞留的危险。主要适用于疑诊 CD 但结肠镜及小肠放射影像学检查阴性者。胶囊内镜检查阴性倾向于排除 CD,阳性结果需综合分析并常需进一步检查证实。

（4）小肠镜:目前我国常用的是气囊辅助式小肠镜 (balloon-assisted enteroscopy,BAE)。该检查可在直视下观察病变、取活检和进行内镜下治疗,但为侵入性检查,有一定的并发症发生风险。主要适用于其他检查(如胶囊内镜或放射影像学)发现小肠病变或尽管上述检查阴性而临床高度怀疑小肠病变需进行确认及鉴别者,或已确诊 CD 需要 BAE 检查以指导或进行治疗者。小肠镜下 CD 的病变特征与结肠镜所见相同。

（5）超声内镜：有助于确定病变的范围和深度，发现腹腔内肿块或脓肿。

（6）胃镜：少部分 CD 病变可累及食管、胃和十二指肠，但一般很少单独累及。原则上胃镜检查应列为 CD 的常规检查项目，尤其是有上消化道症状、儿童和 IBD 类型待定患者。

4. 影像学检查

（1）小肠 CT 造影（CT enterography，CTE）/MRI 小肠造影（magnetic resonance imaging enterography，MRE）：CTE/MRE 是迄今评估小肠炎性病变的标准影像学检查，有条件的单位应将此检查列为 CD 诊断的常规检查项目。该检查可反映肠壁的炎症反应改变、病变分布的部位和范围、狭窄的存在及其可能的性质（炎性或纤维性狭窄）、肠腔外并发症，如瘘管形成、腹腔脓肿或蜂窝织炎等。活动期 CD 典型的 CTE 表现为肠壁明显增厚（>4mm）；肠黏膜明显强化伴有肠壁分层改变，黏膜内环和浆膜外环明显强化，呈"靶症"或"双晕征"；肠系膜血管增多、扩张、扭曲，呈"木梳征"；相应系膜脂肪密度增高、模糊；肠系膜淋巴结肿大等。

（2）钡剂灌肠造影：钡剂灌肠造影已被结肠镜检查所代替，但对于肠腔狭窄无法继续进镜者仍有诊断价值。小肠钡剂造影灵敏度低，已被 CTE 或 MRE 代替，但对无条件行 CTE 检查的单位则仍是小肠病变检查的重要技术。该检查对肠狭窄的动态观察可与 CTE/MRE 互补，必要时可两种检查方法同用。X 线所见为多发性、跳跃性病变，病变处见裂隙状溃疡、鹅卵石样改变、假息肉、肠腔狭窄、僵硬，可见瘘管。

（3）经腹超声检查：可发现肿大的淋巴结、脓肿、结节，甚至瘘管。由于其具有无创、可多维观察病灶、简便易行和价格低廉的特点，在 CD 这样需终身随访、多次复查的疾病中的诊断价值及优势明显。欧洲和北美国家已把超声检查纳入 CD 的常规检查，作为 CD 首选的筛查和随访手段。

5. 病理组织学检查

（1）黏膜活检：内镜下取活检最好包括炎症和非炎症区域，以确定炎症是否节段性分布。病变部位较典型的改变有：①非干酪性肉芽肿；②阿弗他溃疡；③裂隙状溃疡；④固有膜慢性炎性细胞浸润、陷窝底部和黏膜下层淋巴细胞聚集；⑤黏膜下层增宽；⑥淋巴管扩张；⑦神经节炎；⑧隐窝结构大多正常、杯状细胞不减少等。非干酪性肉芽肿是诊断 CD 的主要标准之一，但活检标本中该病变发现率仅 36%~50%。

（2）手术切除标本：大体标本可见肠管局限性病变、节段性损害、鹅卵石样外观、肠腔狭窄、肠壁僵硬等特征。病变肠段镜下可见穿壁性炎症、肠壁水肿、纤维化及系膜脂肪包绕等改变，局部淋巴结亦可有肉芽肿形成。手术切除标本中肉芽肿病变发现率达 40%~60%。

6. 诊断要点
在排除其他疾病（详见下述"六、鉴别诊断"部分）的基础上，可按下列要点诊断。

（1）具备上述临床表现者可临床疑诊，安排进一步检查。

（2）同时具备上述结肠镜或小肠镜（病变局限在小肠者）特征及影像学（CTE 或 MRE，无条件者采用小肠钡剂造影）特征者，可临床拟诊。

（3）如再加上活检提示 CD 的特征性改变且能排除肠结核，可做出临床诊断。

（4）如有手术切除标本（包括切除肠段及病变附近淋巴结），可根据标准做出病理确。

（5）对无病理确诊的初诊病例随访 6 个月以上，根据对治疗的反应及病情变化判断，对于符合 CD 自然病程者可做出临床确诊。如与肠结核混淆不清但倾向于肠结核者，应按肠结核进行诊断性治疗 8~12 周，再行鉴别。

五、疾病评估

（一）UC 疾病评估

UC 诊断成立后，需全面估计病情和预后，以制订治疗方案。

1. 临床类型 可分为初发型和慢性复发型。初发型指无既往病史而首次发作，该类型在鉴别诊断中应特别注意，因其亦涉及缓解后如何进行维持治疗的考虑；慢性复发型指临床缓解期再次出现症状，临床上最常见。

2. 严重程度 UC 病情分为活动期和缓解期，活动期 UC 按严重程度分为轻度、中度、重度。改良 Truelove 和 Witts 疾病严重程度分型标准易于掌握，临床上非常实用（表 6-1-1）。

表 6-1-1 改良 Truelove 和 Witts 疾病严重程度分型

严重程度分型	排便/(次·d⁻¹)	便血	脉搏/(次·min⁻¹)	体温/℃	血红蛋白	红细胞沉降率/(mm·h⁻¹)
轻度	<4	轻或无	正常	正常	正常	<20
重度	≥6	重	>90	>37.8	<75% 正常值	>30

注：中度介于轻度、重度之间。

3. 病变范围 推荐采用蒙特利尔分型（表6-1-2），该分型特别有助于癌变危险性的估计和监测策略的制订，亦有助于治疗方案的选择。

表6-1-2 溃疡性结肠炎病变范围的蒙特利尔分型

分型	分布	结肠镜下所见炎症病变累及的最大范围
E1	直肠	局限于直肠，未达乙状结肠
E2	左半结肠	累及左半结肠（脾曲以远）
E3	广泛结肠	广泛病变累及脾曲以近乃至全结肠

肠外表现包括关节损伤（如外周关节炎、脊柱关节炎等），皮肤黏膜表现（如口腔溃疡、结节性红斑和坏疽性脓皮病），眼部病变（如虹膜炎、巩膜炎、葡萄膜炎等），肝胆疾病（如脂肪肝、PSC、胆石症等），血栓栓塞性疾病等。并发症包括中毒性巨结肠、肠穿孔、下消化道大出血、上皮内瘤变、癌变。

（二）CD 疾病评估

CD 诊断成立后，需要进行全面的疾病病情和预后的评估并制订治疗方案。

1. 临床类型 推荐按蒙特利尔 CD 表型分类法进行分型（表6-1-3）。

表6-1-3 克罗恩病（CD）的蒙特利尔分型

项目	标准	备注
确诊年龄（A）		
A1	≤16 岁	
A2	17～40 岁	
A3	>40 岁	
病变部位（L）		
L1	回肠末段	L1+L41
L2	结肠	L2+L41
L3	回结肠	L3+L41
L4	上消化道	
疾病行为（B）		
B1	非狭窄非穿透	B1p3
B2	狭窄	B2p3
B3	穿透	B3p3

注：①L4 可与 L1、L2、L3 同时存在；②随着时间推移，B1 可发展为 B2 或 B3；③p 为肛周病变，可与 B1、B2、B3 同时存在。

2. 严重程度 临床上用克罗恩病活动指数（Crohn's disease activity index，CDAI）评估疾病活动性的严重程度并进行疗效评价。Best 等的 CDAI 计算法被广泛应用于临床和科研（表6-1-4）。CD 活动指数<150 分为缓解期，≥150 分为活动期，其中 150～220 分为轻度，221～450 分为中度，>450 分为重度。

表6-1-4 Best 克罗恩病活动指数计算法

变量	权重
稀便次数（1 周）	2
腹痛程度（1 周总评，0～3 分）	5
一般情况（1 周总评，0～4 分）	7
肠外表现与并发症（1 项 1 分）	20
阿片类止泻药（0 分、1 分）	30
腹部包块（可疑 2 分，肯定 5 分）	10
血细胞比容降低值（正常 1）：男 40，女 37	6
100×（1-体重/标准体重）	1

注：血细胞比容正常值按国人标准。总分为各项分值之和。

CD 肠外病变和并发症的肠外表现可累及口、眼、关节、皮肤、泌尿及肝胆等系统；并发症可有肠梗阻、出血、肠穿孔、瘘管、炎性包块或脓肿等，应分别在诊断中注明。

六、鉴别诊断

（一）UC 鉴别诊断

1. 急性感染性肠炎 多见于各种细菌感染，如志贺菌、空肠弯曲杆菌、沙门菌、产气单胞菌、大肠埃希菌、耶尔森菌等。常有流行病学特点（如不洁食物史或疫区接触史），急性起病常伴发热和腹痛，具有自限性（病程一般为数天至 1 周，不超过 6 周）；抗菌药物治疗有效；粪便检出病原体可确诊。

2. 肠道血吸虫病 有疫水接触史，常有肝脾大。确诊依赖于粪便检查见血吸虫卵或孵化毛蚴阳性；急性期肠镜直乙结肠见肠黏膜有黄褐色颗粒，活检黏膜压片或组织病理见血吸虫卵。免疫学检查有助鉴别。

3. 阿米巴肠病 有流行病学特征，果酱样粪便，结肠镜下见溃疡较深、边缘潜行、间以外观正常的黏膜，确诊有赖于从粪便或组织中找到病原体，非流行区患者血清阿米巴抗体阳性有助于诊断。高度疑诊病例采用抗阿米巴治疗有效。

4. 其他 肠结核、真菌性肠炎、抗生素相关性肠炎（包括假膜性肠炎）、缺血性结肠炎、放射性肠炎、嗜酸性粒细胞性肠炎、过敏性紫癜、胶原性结肠炎、白塞病、结肠息肉病、结肠憩室炎及人类免疫缺陷病毒感染合并结肠病变应与本病鉴别。还要注意结肠镜检查发现的直肠轻度炎症改变，如不符合 UC 的其他诊断要点，常为非特异性，应认真寻找病因，观察病情变化。

5. UC 合并艰难梭菌或巨细胞病毒（cytomegalovirus，CMV）感染 重度 UC 或在免疫抑制剂维持治疗病情处于缓解期的患者出现难以解释的症状恶化时,应考虑合并艰难梭菌或 CMV 感染的可能。确诊艰难梭菌感染行粪便艰难梭菌毒素试验(EIA 检测 Toxin A/B)。确诊 CMV 感染行肠镜下活检 HE 染色找巨细胞包涵体及免疫组织化学,以及血 CMV-DNA 定量。

6. UC 与 CD 鉴别　详见 CD 鉴别诊断部分。

(二) CD 鉴别诊断

1. UC 与 CD 鉴别　根据临床表现、内镜和病理组织学特征不难鉴别(表 6-1-5)。

表 6-1-5　溃疡性结肠炎和克罗恩病的鉴别

项目	溃疡性结肠炎	克罗恩病
症状	脓血便多见	有腹泻但脓血便较少见
病变分布	病变连续	呈节段性
直肠受累	绝大多数受累	少见
肠腔狭窄	少见,中心性	多见,偏心性
内镜表现	溃疡浅,黏膜弥漫性充血水肿、颗粒状,脆性增加	纵向溃疡、鹅卵石样外观,病变间黏膜外观正常(非弥漫性)
活组织检查特征	固有膜全层弥漫性炎症、隐窝脓肿、隐窝结构明显异常、杯状细胞减少	裂隙状溃疡、非干酪性肉芽肿、黏膜下层淋巴细胞聚集

2. 回结肠型 CD 与肠结核的鉴别　回结肠型 CD 与肠结核的鉴别常会相当困难,因为除活检发现干酪样坏死性肉芽肿为肠结核诊断的特异性指标外,两病的临床表现、结肠镜下所见及活检所见常无特征性区别,然而干酪样坏死性肉芽肿在活检中的检出率却很低。因此强调在活检未见干酪样坏死性肉芽肿的情况下,鉴别依靠对临床表现、结肠镜下所见及活检进行综合分析。

以下表现倾向 CD 诊断:肛周病变(尤其是肛瘘/肛周脓肿),并发瘘管、腹腔脓肿,疑为 CD 的肠外表现如反复发作口腔溃疡、皮肤结节性红斑等;结肠镜下见典型的纵向溃疡、典型的鹅卵石样外观、病变累及≥4 个肠段、病变累及直肠肛管。下列表现倾向肠结核诊断:伴活动性肺结核,结核菌素试验强阳性;结肠镜下见典型的环形溃疡、回盲瓣口固定开放;活检见肉芽肿分布在黏膜固有层且数目多、直径大(长径>400μm),特别是有融合,抗酸染色阳性。

其他检查:活检组织结核分枝杆菌 DNA 检测阳性有助肠结核诊断,γ-干扰素释放试验(如 T-SPOT TB)阴性有助排除肠结核。小肠检查如见回结肠病变与近段小肠(末段回肠以近)病变,特别是多节段病变共存,倾向 CD 诊断。

鉴别仍有困难者,予诊断性抗结核治疗,治疗数周(2~4 周)症状明显改善,并于 2 个月后肠镜复查病变痊愈或明显好转,支持肠结核,可继续完成正规抗结核疗程。有手术指征者行手术探查,绝大多数肠结核可在病变肠段和/或肠系膜淋巴结病理组织学检查中发现干酪样坏死性肉芽肿而获病理确诊。

3. CD 与原发性肠道淋巴瘤鉴别　两者均可以肠道溃疡为主要表现且病变部位并无明显差异,通常病程短、单个部位受累、明显隆起性病变、腹腔淋巴结明显肿大(>2cm)时要注意原发性肠道淋巴瘤,活检是确诊依据。

4. CD 与白塞病鉴别　推荐应用白塞病国际研究组的诊断标准:①反复发生口腔溃疡,过去 12 个月内发病不少于 3 次;②反复发生生殖器溃疡;③眼病;④皮肤病变;⑤皮肤针刺试验阳性(无菌穿刺针刺入患者前臂,24~48 小时后出现直径>2mm 的无菌性红斑性结节或脓疱)。确诊需有①加其余 4 项中的 2 项特征。

七、内科治疗

对 IBD 的治疗,目前着眼于控制炎症和调节免疫紊乱,以有效控制疾病发作和维持缓解。传统治疗 IBD 的三大类药物(氨基水杨酸制剂、糖皮质激素、免疫抑制剂)的研究取得了很大的发展,目前仍是治疗 IBD 最常用的药物。随着 IBD 发病机制的深入研究,特别是遗传、免疫学、细胞分子生物学方面的重大进展,使 IBD 的治疗发生了重大的变化,许多治疗 IBD 的新型药物如生物制剂开始应用于临床。

(一) 氨基水杨酸制剂

氨基水杨酸制剂是临床治疗 IBD 并预防其复发最常用的药物,主要适用于轻、中度 UC 及 CD 的诱导缓解;灌肠剂适用于轻、中度结肠远端 UC 患者,尤其适用于病变部位距离肛门 60cm 以内者;栓剂适用于病变在直肠者。氨基水杨酸制剂也可用于轻中度 UC 及 CD 的维持治疗。

(二) 糖皮质激素

糖皮质激素治疗 IBD 的适应证是中、重度 UC 和 CD 或暴发性炎症,以及氨基水杨酸制剂疗效不佳的轻、中度患者,尤其适用于重型活动期及暴发型患者,对急性发作期有较好疗效。

(三) 免疫抑制剂

IBD 治疗常用的免疫抑制剂有嘌呤类药物包括硫唑嘌呤(azathioprine,AZA)及 6-巯嘌呤(6-mercaptopurine,6-MP)、甲氨蝶呤(methotrexate,MTX)、环孢素和他克莫司。免疫抑制剂用于 CD 或 UC 的主要适应证有:糖皮质激素治疗无效或不耐受(出现高血压、骨质疏松和压缩性骨折、糖尿病、精神异常等)的慢性活动性病变者;糖皮质激素依赖的 CD 或 UC 患者;瘘管性 CD 患者;缓解期的维持治疗;术后预防复发。

(四) 生物制剂

生物制剂通过抑制各种炎症因子或者通过抑制炎症细胞向肠道聚集发挥抗炎作用,前者如抗肿瘤坏死因子-α(tumor necrosis factor,TNF-α)制剂、抗 IL-12/IL-23 抗体及 Janus 激酶(Janus kinase,JAK)抑制剂等,后者如抗整合素抗体及 1-磷酸鞘氨醇受体激动剂等。TNF-α制剂以英夫利西单抗和阿达木单抗最常用。乌司奴单抗可拮抗 IL-12/IL-23 共有的 p40 亚基,最早用于治疗银屑病,近几年批准用于治疗 CD。维多珠单抗是一种抗整合素 α4β7 抗体,特异性阻断整合素 α4β7 与胃肠道血管细胞黏附分子结合,抑制炎症细胞向肠道聚集,减轻肠道炎症反应,具有肠道选择性。英夫利西单抗作为临床上正式用于炎症 IBD 治疗的首个生物制剂,其适应证有以下方面。

1. 诱导缓解

(1) 中至重度活动性 CD,经正规治疗即糖皮质激素或免疫抑制剂(AZA、6-MP 或 MTX 等)治疗无效或激素依赖,或不能耐受(禁忌证或严重不良反应)者。

(2) CD 合并肠瘘、肛瘘或直肠阴道瘘,经正规治疗(包括抗生素、免疫抑制剂等)无效者。

(3) 儿童 CD。

(4) CD 的某些肠外表现。

(5) 病情严重的活动性 CD 或 CD 合并瘘,虽未使用过糖皮质激素,但临床上希望病情尽快好转者。

(6) 经正规治疗即糖皮质激素或免疫抑制剂(AZA、6-MP 或 MTX 等)治疗无效的 UC 患者。

2. 维持缓解　经英夫利西单抗治疗有效或取得缓解者继续定期使用以维持缓解。

(五) 抗生素

抗生素在治疗 IBD 的败血症并发症(如脓肿、肛瘘和肛裂、腹膜炎及中毒性巨结肠)中发挥了重要的作用,主要适用于 UC 或 CD 合并感染、CD 肛周病变、预防 CD 术后复发。

(六) 益生菌

IBD 患者肠道内存在菌群失调,正常细菌的数量减少,若给患者补充正常细菌即益生菌,使肠道内菌群失调得到纠正,可使病情缓解,肠道菌群可以影响免疫系统的发育和免疫应答的调节,从而保持肠黏膜的稳态。

八、外科手术

(一) UC

1. 外科治疗原则　内科药物在 UC 的治疗过程中占据主导地位,然而外科手术干预也同为不可或缺的重要组成部分。及时有效的外科手术可以迅速缓解症状、解除并发症、提高患者生活质量,甚或在急症时挽救患者的生命。

2. 手术适应证

(1) 急性重度溃疡性结肠炎进展快、病死率高,治疗目的不是挽救结肠,而是挽救生命,对药物治疗无效的急性重症溃疡性结肠炎,应由多学科讨论确定治疗方案,避免延误手术时机。

(2) 对内科治疗疗效不佳的慢性复发型 UC 推荐及时手术治疗。病变范围广或治疗期间疾病范围逐渐扩大、全身状况恶化(持续贫血或低蛋白血症伴 C 反应蛋白升高)、反复合并艰难梭菌感染、药物不良反应或疾病肠外表现导致的生活质量下降、儿童慢性复发型 UC 导致生长发育障碍均需要及早手术治疗。

(3) 高龄(>50 岁)患者合并症多,延误最佳手术时机增加病死率,早期择期手术比长期药物治疗可获得更好的生存率和经济学优势。因此,对于高龄或有多个合并症的患者,如预计药物治疗失败的风险较高,建议尽早手术。

(4) UC 合并狭窄发生率约 14.2%,其中约 10% 发生上皮内瘤变或癌变。由于取检困难,且结肠炎相关肿瘤浸润性更强,即使内镜活检为阴性或低级别上皮内瘤变也不能排除肿瘤可能,因此对病程长(>8 年)的 UC 合并狭窄,尤其是伴有其他风险因素如 PSC、内镜无法通过并准确取活检者,推荐手术治疗。

(5) 对 UC 癌变、内镜切除不满意和不适宜内镜切除的上皮内瘤变者推荐手术治疗。UC 合并结直肠癌 CRC 或上皮内瘤变时,同时性或异时性多源发肿瘤的发生率较高。边界清楚的高级别上皮内瘤变首选内镜下切除,并根据切除标本的病理结果决定是否补做结肠切除术或定期随访;非腺瘤样异型增生相关病变或肿物的癌变率高,因此推荐手术。内镜下不可见(扁平)的高级别上皮内瘤有 40%~60% 已癌变,推荐手术;内镜下不可见(扁平)的低级别上皮内瘤应采用手术治疗还是内镜下监测尚无定论,需要患者、内镜医师及结直肠外科医师共同讨论决定。

3. 手术时机　UC 常见的并发症包括出血、穿孔、急性肠梗阻及暴发型结肠炎。药物治疗的进步,如英夫利西单抗类药物的出现,显著降低了上述并发症的发生率,从而减少了 UC 对急诊手术的需求。在生物制剂治疗的时代,UC 患者手术治疗的时机仍有争议,尤其是针对急性重度激素抵抗的 UC 患者。消化内科医师认为急性重度激素抵抗的 UC 患者在进行手术前应先试用英夫利西单抗类药物,但外科医师认为长时间、无效的药物治疗可增加患者手术相关并发症的风险,因而更加倾向于早期手术。

4. 手术方式

(1)全结直肠切除+回肠造口术或可控性回肠膀胱术:在明确没有直肠恶变的情况下,可施行本手术。该手术操作相对简单,且术后并发症较少,但是患者术后终身佩戴造口袋,对患者的生活质量有较大的影响,尤其对青少年的生活及心理影响较为明显,目前应用较少。

(2)全结肠切除+回肠直肠吻合术(colectomy with ileorectal anastomosis,IRA):该手术的先决条件为直肠黏膜未发现异常。符合要求的患者相对较少。IRA 的优点是避免了造口,并发症发生率低,排便功能保留较好和生活质量较高;且不会对生育功能造成影响。

(3)全结直肠切除+回肠储袋肛管吻合术:该术式现在是 UC 最常见的择期手术方式。先决条件是患者需有功能正常的肛门括约肌。该手术恢复了肠道的连续性,有较好的贮便功能,患者术后生活质量高,是近年来临床选择最多的术式。目前回肠贮袋的重建方式分为 J 型(较为常用),还有 S 型和 W 型等。

(二) CD

1. 外科治疗原则　CD 的手术治疗常常仅是对其并发症进行处理,且术后复发率相当高。CD 的外科治疗通常是在急症状态或亚急症状态下进行的,围手术期并发症高。因此,对 CD 的手术指征、手术方式及围手术期的护理需要有原则性的把握,否则将较早地出现危及生命的相关并发症、短肠综合征及营养不良等状态。

2. 手术适应证

(1)以纤维性狭窄为主或药物治疗无效的狭窄,可导致反复腹胀、腹痛,伴狭窄近端肠管明显扩张,影响患者进食,恶化营养状况,降低生活质量,推荐择期手术治疗。对于无临床症状的肠狭窄和炎性狭窄,诱导和维持疾病缓解是主要治疗目标,可暂不手术。

(2)穿透型 CD 可形成肠壁深大溃疡,溃疡的存在不但增加机体炎症负荷,增加药物诱导、维持缓解的难度,还常造成肠内瘘、肠外瘘或反复消化道出血,甚至癌变。对于药物治疗效果不佳、病变局限但长期不愈合的 CD 深大溃疡,推荐手术切除;对于 CD 肠内瘘和肠外瘘

患者,即使保守治疗后肠瘘暂时闭合,短期内避免手术,但由于存在肠壁溃疡,肠瘘容易复发,最终多数患者需要手术治疗;诊断明确的 CD 癌变强烈推荐手术,对于诊断困难、不排除癌变但无法获取病理学证据的慢性病灶,推荐手术切除。

(3)CD 肠穿孔伴弥漫性腹膜炎应急诊手术,考虑到腹腔污染对肠吻合的不利影响,急诊手术过程中推荐实施肠造口术。如果肠穿孔面积较小,腹腔污染较轻,可以在密切监测下先尝试保守治疗,争取非手术或择期手术。十二指肠穿孔不宜造口,可以行瘘口修补,并行胃十二指肠置管减压,保证修补口以下部位的肠管通畅,以便术后给予肠内营养。

(4)CD 伴急性消化道大出血发生率为 0.9%~6.0%,发病急,病情重,非手术治疗困难,病死率较高。这类患者多有 CD 反复发作史,诊断较明确,出血部位多在病变最严重处,但仍需要排除其他疾病如胃肠道血管畸形、梅克尔憩室炎等引起的出血。对危及生命的大出血、非手术治疗失败者,强烈推荐急诊手术切除病灶以控制出血。

(5)儿童和青少年 CD 中大部分发生于青春前期或青春期,10%~40% 的 CD 患儿出现生长发育迟滞。如果药物治疗、营养治疗无法有效控制疾病活动且病灶局限者推荐手术切除,可使病情进入缓解期,再积极地给予营养治疗和药物治疗,保证儿童和青少年正常生长发育。

3. 手术时机　需接受手术的 CD 患者往往存在营养不良、合并感染,部分患者长期使用激素,因而存在巨大手术风险。择期手术前推荐进行手术并发症风险评估,对于存在手术并发症风险因素的择期手术患者,强烈推荐进行有针对性的预康复,以消除手术并发症风险因素,减少手术并发症。具体措施包括纠正营养不良、诱导活动期疾病缓解、尽量撤减激素、通过引流和使用抗生素等措施控制腹腔或腹膜外感染等。

4. 手术方式　与 UC 不同(部分 UC 可手术治愈),CD 的手术治疗常常仅是对其并发症进行处理,且术后复发率相当高。其手术方式大致可分为以下两类:

(1)非切除手术:包括狭窄成形术、转流手术、旁路手术、脓肿引流及瘘管切除/修补等。

(2)切除手术:目前肠段切除一般是首选方式。但复发与肠管保留是手术治疗 CD 必须考虑的两个问题。总体来说,由于 CD 本身的疾病特点,复发常随着时间的推移而增多,最终患者可能需要接受多次的肠段切除,而每一次切除都会增加患者出现短肠综合征以及相关代谢性并发症的风险。因此,对于已有肠段切除史的患者,要谨慎施行第二次肠段切除。

(杨鑫　吴现瑞　兰平)

第二节　慢性炎症相关 CRC

IBD 和 CRC 的关联很早就有报道,而 CD 对 IBD 相关 CRC 的促进作用直到 20 世纪 70 年代才得以证实。疾病本身的炎症刺激以及免疫抑制药物的使用往往使 IBD 患者更易发生恶性肿瘤。与散发性 CRC 相比,IBD 相关 CRC 发病年龄较轻,发病率也与 IBD 疾病本身特点及伴随病变有关。另外,IBD 相关 CRC 多为多灶性、平坦、界线不清的病损,呈现典型的炎症—不典型增生—恶性肿瘤过程,发展较快。而由于本身疾病症状的混淆,肿瘤常常较晚才得以明确诊断,预后也较散发性 CRC 差。本节重点对 IBD 相关 CRC 的流行病学、疾病防治和预后等方面进行阐述,以期增加对 IBD 相关 CRC 的认识,并对 IBD 相关 CRC 的诊疗提供帮助。

一、慢性炎症相关 CRC 的现状

据统计,IBD 相关的 CRC 约占每年新发 CRC 的 2%,是 CRC 的危险因素之一。另外,IBD 相关 CRC 的发病风险是普通人群的 2~3 倍,占 IBD 患者全因死亡率的 10%~15%。但研究结果也常因研究地区、研究时期及人群等因素影响而有所差别。一项荟萃分析提示,IBD 患者中 CRC 的标准化发生率是普通人群的 1.7 倍。而随着病程的增加,IBD 相关 CRC 的累积风险逐渐上升。据统计,亚洲 IBD 患者发生 CRC 的累积风险在 10 年、20 年和 30 年分别为 0.02%、4.8% 和 13.9%。近年来,受益于肠镜的规范监测,IBD 相关 CRC 早期肿瘤检出率有所上升;而得益于积极手术治疗和新型药物使用带来的 IBD 疾病活动的良好控制,其发病率呈现一定的下降趋势。不过,这在 CD 和 UC 中的情况稍有差别。

(一) UC

不同的研究显示,UC 患者发生 CRC 的风险波动于 0.9~8.8 倍,而全结肠炎患者发生 CRC 的风险甚至可以高达 23 倍。据一项 2001 年的荟萃分析报道,UC 患者在确诊 10 年、20 年、30 年后发生 CRC 的累积风险分别为 2%、8%、18%。而一项 2014 年的研究结果则显示该风险在 10 年、20 年、30 年后分别是 1%、3%、7%。两项研究的数据在一定程度上说明近年来 UC 患者 CRC 的发病率有下降趋势。另一项研究进一步纳入了 96 447 例 UC 患者及 949 207 名对照患者,结果提示 UC 患者发生 CRC 以及死于 CRC 的风险较对照组高,但随着时间的推移已经大幅下降。

(二) CD

相较于 UC,CD 与 CRC 的关联较晚才被发现。一项基于 14 项相关研究的荟萃分析结果显示,CD 患者发生 CRC 的相对风险为 2.5,而病变累及结肠的患者相应的相对风险则为 4.5。另一项针对病变部位的研究则发现 CD 患者中结肠型病变的患者发生 CRC 的相对风险为 5.6,回结肠型患者的相对风险为 3.2,而回肠型患者的相对风险为 1.0。在不考虑病变累及部位的情况下,CD 患者发生 CRC 的累积风险在 10 年、20 年、30 年后分别为 2.9%、5.6%、8.3%。有趣的是,CD 对直肠的影响较小,其主要增加结肠的癌变风险。但在既往有肛门或肛周病变的患者中,肛门及直肠的癌变风险显著增加。

二、慢性炎症相关 CRC 的预防

为了降低 IBD 相关 CRC 的发生率,对患者的管理取决于对患者个体化的风险评估。然而,既往的研究虽然报道了许多 IBD 相关 CRC 的独立风险因素,但仍然无法可靠精准地预测哪些 IBD 患者会最终发展成 CRC。为了更好地预防 IBD 相关 CRC 的发生,识别 IBD 相关 CRC 的风险因素、探索筛查和监测方案,积极进行药物和手术预防是公认的 IBD 相关 CRC 的重要预防措施。

(一) 风险因素

IBD 相关 CRC 的危险因素主要包括年龄、炎症程度和范围、IBD 确诊时的年龄、是否伴随 PSC 和 CRC 家族史等。

1. **年龄**　对于年龄增长本身是否是 IBD 相关 CRC 的危险因素,并且独立于非 IBD 相关的散发性 CRC 背景,目前结论并不一致。通常认为 IBD 诊断时年龄对 IBD 相关 CRC 发病率有较大影响。在<30 岁确诊的 IBD 患者中,标准化的 CRC 发病率是 30 岁后确诊患者的 4 倍以上。不过,后续研究指出两组中的风险比无明显差异。较年轻的 IBD 发病年龄发生 CRC 的风险增加,更可能反映了疾病持续时间和随着时间的累积炎症,而不是在 IBD 较年轻发病患者中的癌变加速。

2. **疾病的部位和严重程度**　在一项基于人群的研究中,根据结肠炎侵犯程度进行分类研究,发现所有 UC 患者发生 CRC 的相对风险为 2.7,全结肠炎为 5.6,而 CD 结肠炎为 2.1,直肠炎为 1.7。没有明显结肠炎症的患者和局限于直肠的 UC 患者发生 CRC 的风险则没有增加。另外,广泛性结肠病变(CD 中 50% 的结肠累及,或在病程中任何时候 UC 的炎症延伸至脾曲近端)与中度 CD 和左侧 UC 相比,IBD 相关 CRC 发生的风险增加 2~3 倍。

3. **炎症负荷** 多个慢性炎症的替代指标均被证实是 IBD 相关结直肠肿瘤的有效预测因子,包括组织学炎症评分、内镜下炎症评分、狭窄及炎性假瘤等。目前也有部分指南推荐使用这些替代标志物来对患者进行风险分层。但这些替代标志物无法直接可靠地量化患者的炎症负荷。累积炎症负荷(cumulative inflammatory burden,CIB)由此被圣马克研究小组提出用以评估 UC 患者 CRC 的累积风险。计算公式为两次肠镜监测时组织学炎症评分的均值乘以年为单位的监测间隔的长度来计算每个监测间隔的 CIB,最后将所有监测区间的 CIB 相加,得到最终 CIB 得分。据分析,CIB 每增加 10 个单位,发生结直肠肿瘤的风险增加 2.1(95% 置信区间 1.4~3.0)。

4. **家族史** 有 CRC 家族史(而非 IBD 家族史)的 IBD 患者并发 CRC 的风险明显增加。据统计,CRC 家族史可使 IBD 相关 CRC 的发生率升高 2~3 倍。一级、二级亲属都会增加 IBD 相关 CRC 的风险,并且在 50 岁以下确诊的 CRC 患者的一级亲属往往具有更大的风险。

5. **PSC** PSC 是 IBD 相关 CRC 的独立风险因素。与无 PSC 的患者相比,IBD 伴发 PSC 的患者发生 CRC 的风险上升 3~5 倍。相关机制目前尚未完全明确,多考虑与胆汁酸代谢、肠道或胆道微生物改变,以及易导致结肠及胆道肿瘤的全身免疫改变有关。IBD 伴发 PSC 的患者常有较高的结直肠肿瘤检出率,同时该类患者的肠道低度不典型增生更易进展为恶性肿瘤。所有国际相关协会都建议在 PSC 诊断时就开始进行结直肠肿瘤监测,如果诊断为不典型增生,则应采取更积极的监测策略和外科干预措施。

(二)药物预防

IBD 患者抗炎药物的使用可能有助于预防 CRC 的发生,包括氨基水杨酸类、免疫抑制剂、TNF 拮抗剂、熊脱氧胆酸(ursodeoxycholic acid,UDCA)等。值得注意的是,针对 IBD 相关 CRC 的药物预防的证据多来自回顾性研究和非 IBD 人群的经验。

1. **氨基水杨酸类** 目前主流观点认为氨基水杨酸类药物可以降低 UC 患者发生 CRC 的风险(对 CD 尚无明确结论),2017 版欧洲克罗恩病和结肠炎组织(European Crohn's and Colitis Organisation,ECCO)指南也建议 UC 患者(病变不局限于直肠患者)使用美沙拉秦进行药物预防。最近的一项荟萃分析提示,与不使用 5-

氨基水杨酸盐(5-aminosalicylic acid,5-ASA)的 UC 患者相比,5-ASA 可以降低 49%CRC 风险。不过,具体的剂量、起始时间、剂型/给药途径以及产生疗效所需的最小持续时间仍有待研究。值得注意的是,5-ASA 主要作用于炎症相关癌变的早期阶段,因此必须从发病开始持续给药;而一旦肠道出现不典型增生,5-ASA 的作用将大大降低。5-ASA 的预防作用一方面是因为它的抗炎作用,另一方面也与它对多个促癌通路的抑制作用有关。

2. **免疫抑制剂** 疏嘌呤类药物对 IBD 相关 CRC 的预防作用目前并没有定论,包括荟萃分析在内的多个研究结论并不一致。2017 版 ECCO 指南也指出,目前没有足够的证据来推荐或反对使用疏嘌呤类药物进行化学预防。而考虑到长期使用疏嘌呤类药物存在的潜在促癌作用,应相当谨慎地将该药物作为 CRC 预防用药。

3. **TNF 拮抗剂** 包括 TNF 拮抗剂在内的多种生物制剂被广泛用于 IBD 的治疗。考虑到有效的炎症控制可能是降低 IBD 相关 CRC 风险的主要因素,生物制剂或许可以用于 CRC 预防。但目前仅有部分研究结果支持 TNF 拮抗剂的预防作用。而由于高成本、可能的安全隐患以及长期使用对患者造成的不便,通常不建议将 TNF 拮抗剂单独用于 IBD 患者预防 CRC。目前的相关研究多局限于 TNF 拮抗剂,并且多为回顾性分析,因此,生物制剂对于 IBD 相关 CRC 的预防作用尚需更大的临床样本以及前瞻性研究来进一步证实。

4. **UDCA** UDCA 是一种甾体胆汁酸,除了具有增加胆汁流量和改变胆汁酸池疏水指数的作用,还有免疫抑制和抗肿瘤的作用。一项荟萃分析发现"低至中"剂量[<25mg/(kg·d)]UDCA 可以降低 CRC 的发生率,有望用于 IBD 相关 CRC 的预防。在 IBD 和 PSC 患者中,UDCA 的这种作用可能在治疗 4 年后才开始体现。需要注意的是,使用剂量达到 28~30mg/(kg·d)时可能会增加 PSC 患者的肝功能失代偿以及死亡率,还会增加 UC 患者 CRC 的发生率。通常不建议单独将 UDCA 作为 IBD 伴发 PSC 患者的 CRC 预防用药,反而在应用 UDCA 时应注意定期监测,避免大剂量 UDCA 使用的情况。

5. **其他** 许多其他药物,包括非甾体抗炎药、他汀类药物、叶酸和钙/维生素 D 补充剂等均有少量的相关研究。但目前的研究结果无法证明它们在 IBD 相关 CRC 中的保护作用。

(三)手术切除的效果

早期的研究普遍建议 UC 患者在确诊 10 年后进行预防性结肠切除术。但是,结直肠残端仍有发生肿瘤的风险,预防性结肠切除术并不能完全防止结直肠肿瘤的发生。另外,由于对 IBD 相关 CRC 的进一步研究、更有效的药物治疗及内镜技术的应用,结肠镜监测已经取代了 IBD 患者的预防性结肠切除手术。

(四)监测

为了尽早识别不典型增生或早期癌症,以便进行适当的管理、提高生活质量和生存率,多个国际学会就筛查开始和监测间隔时间提供了指南。这些指南有许多共同之处,但也有一些细微差别。在没有伴随 PSC 的情况下,目前的指南建议可根据 IBD 症状出现的时间进行结肠镜筛查,多数情况下为 8~10 年。对于伴随 PSC 患者,应在确诊 PSC 时即开始进行筛查性结肠镜检查,并建议此后每年进行一次肠镜监测。对于没有 PSC 的患者,可根据风险分层每 1~5 年进行 1 次肠镜监测。以2017 版 ECCO 指南为例,建议高风险患者(伴有严重活动性炎症的广泛结肠炎、过去 5 年内发现的狭窄或不典型增生,或确诊年龄<50 岁的 CRC 患者的一级亲属)每年进行肠镜监测;建议中风险患者(广泛性结肠炎伴轻中度活动性炎症、假息肉或确诊年龄>50 岁的 CRC 患者的一级亲属)每 2~3 年进行肠镜监测;建议无中、高风险患者每 5 年进行肠镜监测。

三、内镜治疗

(一)可见的异型增生

在 IBD 相关 CRC 肿瘤发生发展的进程中,可以遵循由无异型增生到不确定性异型增生,再到低级别异型增生(low-grade dysplasia,LGD)、高级别异型增生(high-grade dysplasia,HGD),最终演化为 CRC 的标准规律,也可以由 LGD 和 HGD 直接转变而来(异型增生,定义为一种明确的肠上皮细胞来源的肿瘤性改变,局限于基底膜,不侵犯固有层)。2015 年炎性肠病患者结肠镜息肉检出监测和管理国际共识(Surveillance for Colorectal Endoscopic Neoplasia Detection and Management in Inflammatory Bowel Disease Patients:International Consensus Recommendations,SCENIC)推荐"异型增生相关的病变或肿块"和"腺瘤样肿块"(dysplasia-associated lesion or mass,DALM)的术语不再使用,取而代之的是可见或不可见病变,这种更为简化的描述(源自 Paris 内镜分类)。

值得注意的是,可见病变,在形态学上被描述为息肉样(有蒂或无蒂)或非息肉样(略微隆起、扁平或凹陷),边界分为明显或模糊。其他值得注意的描述,包括上覆溃疡的存在和黏膜下浸润的特征,如凹陷黏膜下注射未能隆起,这些描述可以预测无法进行内镜切除,并

提高对癌症的怀疑。据统计,在 IBD 患者中,64%~92%结直肠异型增生是可见的。根据美国胃肠病协会推荐,可见的异型增生病变,其轮廓清晰,直径<2cm,无浸润性癌特征表现,以及无黏膜下纤维化(内镜下特征,如黏膜凹陷、不规则的表面结构、辐射皱襞或黏膜下盐水注射未能对称隆起等)的病变无论形态如何均可考虑内镜下切除。直径>1cm 的 LGD 需 12 个月后复查肠镜,有蒂或直径<1cm 的 LGD 可 24 个月后复查肠镜。直径>2cm 的病变,目前尚缺乏使用内镜切除的可靠数据,如病变复杂(侧向发育、高度不规则及边界模糊等),多次尝试未能完全切除或局部复发的异型增生,在这种情况下,应避免内镜深部组织活检,减少黏膜下瘢痕形成,以便以后的内镜切除。上述病灶可考虑内镜切除后严密监测(第 1 年每 3~6 个月复查肠镜)或手术治疗。内镜下切除直径>2cm 病变的远期预后,还需要更多的数据支持。病变直径过大、具有浸润性肿瘤特征或黏膜下纤维化的病变,推荐手术治疗。同时 ECCO 推荐,对于息肉样异型增生,只要病变能完全切除,结肠其他部位无非息肉样增生,且无不可见的息肉样增生,内镜下息肉切除术可充分治疗。对于非息肉样异型增生的病变,内镜治疗可以作为一个选择,如果病变可以完全切除,而结肠其他部位没有非息肉样或不可见异型增生的证据,继续规范的结肠镜监测是合理的。其中不确定性异型增生,因患者可能伴有炎症相关的病理改变,因此难以明确是否有异型增生,此时可以先行优化治疗,促进黏膜愈合,3~6 个月复查结肠镜。如果对病变的可切除性有疑问,建议转诊至专门的内镜医师或 IBD 中心。

对于简单病灶的切除,标准的息肉切除技术基本能够满足此类病灶的处理。当病变过大或高度不规则,因结肠的异型增生局限在黏膜而无淋巴转移风险,可考虑内镜黏膜切除术及内镜黏膜下剥离术。当使用内镜黏膜切除术时,>2cm 结直肠病变经常需要分段切除(43%),这与肿瘤复发率增加(高达 20%)有关,而内镜黏膜下剥离术能使这些病变获得更高的整块切除率和更低的复发率。结肠炎相关的异型增生,在实施内镜黏膜下剥离术前应评估病变周围黏膜,其应处于内镜缓解期(Mayo 评分 0~1 分或溃疡性结肠炎内镜下严重程度指数评分 0~2 分),且患者应处于临床缓解期,最好是内镜和组织学缓解期;病灶应满足边界清楚、表面无溃疡、无隆起征及无内镜特征提示浸润性癌等条件。黏膜下纤维化程度是影响内镜黏膜下剥离术成功的关键因素,CD 合并肠道纤维化的患者可能会影响内镜黏膜下剥离术的实施。有研究表明,UC 相关的异型增生出现黏膜下纤维化的概率可能高于散发性结直肠腺瘤,前者发生率为 66.6%~97%,且切除速度较慢。内镜不能切除的情

况参见外科手术。

（二）不可见的异型增生

内镜下不可见的异型增生，即在无可见病灶下，非靶向活检获取提示的异型增生，不可见的异型增生和同时性 CRC 有关。关于不可见异型增生，既往研究多基于落后的内镜设备，难以发现轻微的病灶，这使得不可见异型增生的真正风险很难被估计。既往的数据（1994年）提示，在 312 例患者中有 272 例是不可见异型增生（87%），与此有较大差异的研究（2015 年）报道，纳入的 172 例患者中，仅 16 例患者（9%）提示是不可见异型增生。因此，当非靶向活检显示不典型增生时，CD 患者理应行高清结肠镜检查和色素内镜检查。在 3~12 个月内重复的非靶向活检，经 2 位以上经验丰富的病理医师认证为单一或多灶性 LGD。在高清晰度结肠镜和色素内镜检查发现有不可见的 HGD 或 LGD，患者通常应行手术治疗。基于在 UC 患者癌症进展率的数据，建议患者行保留直肠的全结肠切除术或直肠结肠切除术，目前 CD 相关的临床数据尚缺乏。此外，对于单灶性 LGD 的这一建议存在争议，并且，鉴于现有证据，为特定患者提供规范的内镜监测作为全结肠切除术的替代方案可能是合适的。一项纳入 42 例 UC 合并 LGD 患者的前瞻性研究报道称，19% 的患者（2 例发生癌症和 6 例发生HGD）有 LGD 进展，而 17% 有持续性 LGD，其余 64% 有无限期或未发现异常增生。

四、外科手术

（一）外科手术时机

ECCO 建议 CD 合并 CRC 情况下，应遵循肿瘤手术的原则进行手术，并适当清扫淋巴结。对于结肠狭窄和长期广泛的克罗恩结肠炎，应考虑肿瘤手术的原则，因为术前难以确诊 CRC，并且不建议使用狭窄成形术。美国结直肠外科协会推荐，在常规肠镜检查中发现不可见的异型增生、LGD 或 HGD 的患者，通常应在 3~6 个月由有经验的内镜医师行高清肠镜检查和色素内镜检查，并重复随机活检，如在高清结肠镜和色素内镜检查时发现有不可见的异型增生、LGD 或 HGD 的患者，建议行全结肠切除术或直肠结肠切除术。此外，对于不适合内镜切除或扁平黏膜异型增生、多灶性异型增生或结直肠腺癌，推荐全结肠切除术和回直肠吻合术或全直肠结肠切除术，而不是节段性切除术，因为 CD 患者因 LGD 或 HGD 行结肠切除术，其超过 1/3 的手术标本最终发现多灶性异型增生。现有数据表明，有 14%~40% 行结肠部

分切除术的 CD 患者，最终会发展为异时性 CRC，因此，对于此种情况，建议行全结肠切除或全结肠直肠切除。然而，关于异型增生在 CD 中的许多支持证据，都是基于在使用色素内镜检查和高清白光结肠镜检查之前进行的研究，尚缺乏进一步的研究数据。在行全结肠切除的 CD 患者中，对于保留直肠的患者，每 1~2 年规范的内镜监测是合理的。据报道，只有 0.7% 保留直肠的患者在全结肠切除后回直肠吻合术后发生直肠癌。根据 ECCO 推荐，HGD 伴随 CRC 及进展为 CRC 的可能较高，推荐手术治疗。在一项纳入 600 例 UC 患者的前瞻性研究中，随访的 30 年间，有 19 例（3.2%）患者出现 HGD，11 例患者行结肠切除术，并且术后病理显示有 5 例（45.5%）出现癌变，未行手术的 8 例患者在后继随访中，有 2 例（25%）进展为 CRC。由于非腺瘤样异型增生的隆起病变与异时或同时性结肠癌高度相关，无论活检分析发现的异型增生程度如何（HGD 或 LGD），患者都应行结肠切除术。荟萃分析提示，在纳入 450 例行结肠切除术的 UC-LGD 患者中 17% 有同时性 CRC。

（二）手术方式的选择

UC 患者有两种主要的手术方式，全结直肠切除加永久末端回肠造口或全结直肠切除加回肠贮袋肛管吻合（ileal pouch-anal anastomosis，IPAA）。梅奥诊所发表的一项早期研究数据，着眼于对 UC 相关 CRC 和家族性结肠息肉病的 IPAA 重建，认为在 UC 相关异型增生的背景下，IPAA 是非晚期的远端 CRC 的合理选择。有数据显示，在纳入 343 例行回直肠吻合术（IRA）的 UC 患者中，直肠恶性肿瘤的发生率术后 10 年为 3.2%，20 年为 7.3%。保留直肠的手术方式，如回肠直肠吻合和留有 Hartmann 袋的手术方式，其仍有直肠继续癌变的风险，因此不作为理想选择。由于 CD 患者多灶性异型增生，以及在结肠部分切除后较高的异时性结肠癌发生率的特点，当患者诊断为 CRC 或 HGD 时，建议行直肠结肠切除术。在 CD 患者中，确诊异型增生后，结肠切除和全结肠直肠切除及末端回肠造口是较为常见的手术方式。此外，全结直肠切除和永久性末端回肠造口也解决了严重肛周病变及肛门失禁的问题。因 IPAA 重建需要健康的小肠及相对健康的直肠，结合 CD 小肠及肛周的病变特点，IPAA 不作为 CD 患者可选择的手术方式。

五、慢性炎症相关 CRC 的预后

因内镜监测的介入，IBD 相关 CRC 发病率呈现降低的趋势，且以早期病变（Ⅱ期）为主。但是，在 CD 中 CRC 诊断时仍以进展期多见。IBD 相关 CRC 的预后是

有争议的。有研究报道,UC 相关 CRC 患者和非 IBD 相关 CRC 患者杜克分期分布相似。与非 IBD 相关 CRC 相比,CD 相关 CRC 患者诊断时处于杜克 A 期和 B 期肿瘤的发生率较低(36% vs 42%),杜克 C 期肿瘤发生率较高(31% vs 27%)和杜克 D 期肿瘤(23% vs 21%)。经过 5 年的随访,59% 的 UC 和非 UC 相关 CRC 患者肿瘤所致病死率相同,而 CD 相关 CRC 患者病死率高于非 CD 相关 CRC(62% vs 56%),因 CD 相关 CRC 诊断时多为进展期,预后不如散发性 CRC。从术后并发症来说,IBD 本身可能带来不利影响,有研究报道,IBD 相关的结肠癌手术患者,在住院时间、手术切口感染率、深静脉血栓形成率、术后输血率以及术后 30 天的再入院率等方面,明显高于散发性 CRC 患者,并易发生切口裂开及切口愈合缓慢。近期的研究数据显示,在 IBD 相关 CRC 的化疗方面,IBD 相关 CRC 发病年龄轻,多处于进展期,右半结肠的病变比例较高,2 年生存率显著低于散发性 CRC。

与此不一致的是,梅奥诊所近期一项病例对照研究,纳入 107 例 IBD 合并直肠癌患者,215 例散发性直肠癌患者,数据表明,IBD 合并直肠癌患者和散发性直肠癌患者远期预后相似,IBD 并不影响直肠癌无复发生存率,但是直肠癌合并 IBD 的术后病理相较于散发直

肠癌,显示有更强的淋巴管侵袭及较高的环周切缘阳性率。在 IBD 合并直肠癌的人群中,新辅助化疗的比例较低,IBD 组 II 期和 III 期疾病的新辅助化疗率分别为 28.6%(6/21 例患者)和 53.5%(23/43 例患者),对照组为 60.0%(24/40 例患者)和 87.2%(75/86 例患者)。同时也有研究报道,IBD 相关 CRC 相较于散发性 CRC 可能有治疗延迟的情况,但是,II 期和 III 期无复发生存率和 5 年生存率并无差异,IBD 相关 CRC IV 期患者总的生存率降低。研究表明,IBD 相关 CRC 与微卫星高度不稳定 CRC 的形态相似,对以氟尿嘧啶为基础的化疗有效,此外,IBD 相关 CRC 和散发性 CRC 患者在肿瘤复发率、无进展生存率和总生存率上并无显著差异。

肿瘤靶向药物对 IBD 相关 CRC 的预后及 IBD 病情的影响,少有文献报道。近期有文献报道,在 IBD 合并肿瘤的患者中,免疫检查点抑制剂(抗 PD-1 和抗 CTLA-4)的使用可能增加胃肠道不良事件发生风险,使用抗血管内皮生长因子(vascular endothelial growth factor, VEGF)单抗治疗尚未发现其促进 IBD 疾病活动的表现。在生物制剂时代,各类生物制剂对 IBD 相关 CRC 预后的影响尚待可靠证据。

(钱文伟　温伟伟　李毅　朱维铭)

第三节　慢性炎症促进结肠癌发生的主要分子机制

IBD 是发生在胃肠道原因不明的慢性非特异性炎症性疾病,主要包括 UC 和 CD。IBD 是由环境、遗传易感性、肠道菌群失调、异常免疫应答等多种因素共同作用所致,目前病因和发病机制有待进一步研究。

临床研究显示,10%~15% 的 IBD 患者可以进展为 CRC,即结肠炎相关性结肠癌(colitis-associated cancer, CAC)。CAC 是 IBD 患者的严重并发症之一,其致死率也明显高于散发性结肠癌患者。因此,深入探究 CAC 的发病机制对于结肠癌的预防、早期筛查、临床治疗具有重要的临床意义。

CRC 的发生遵循"正常—腺瘤—癌变"的模式,而 CAC 的发生则遵循"炎症—异型增生—癌变"的过程。IBD 肠道黏膜持续炎症反应是 CAC 发生的核心事件,可导致氧化应激及肠黏膜中激活免疫细胞产生大量炎症因子,引起基因表达异常,促进 CAC 的发生。总体来讲,CAC 发生的机制主要包括以下 4 个方面:炎症因子的产生及其相关信号通路的持续激活、氧化应激及其诱导的基因改变、肠道菌群失调引起的免疫应答紊乱、表观遗传修饰导致的肿瘤相关基因表达异常。

一、炎性因子与相关信号通路

(一) TNF-α

TNF-α 是一种常见的促炎性细胞因子,对维持慢性炎症具有重要作用,与细胞增殖、分化和死亡等多种细胞生物学过程密切相关。TNF-α 主要由活化的巨噬细胞、树突状细胞和 T 细胞产生,通过与 TNF 受体 I 型(TNF receptor type I, TNFR1)和 TNF 受体 II 型相互作用并激活一系列细胞级联反应。TNF-α 主要作用机制如下:通过持续性激活 NF-κB 信号通路,促进 CAC 的发展;通过损伤 DNA 启动肿瘤发生,刺激肿瘤血管生成。动物实验表明,与野生型小鼠相比,氧化偶氮甲烷(azoxymethane, AOM)/葡聚糖硫酸钠(dextran sulphate sodium, DSS)诱导的小鼠 CAC 模型中,TNFR1$^{-/-}$ 小鼠结肠癌发生率和癌细胞数量明显减少。抗 TNF-α 单克隆抗体(英夫利西单抗)可显著抑制 CAC 小鼠模型结肠癌的发生。临床研究表明,IBD 患者肠黏膜中 TNF-α 的表

达显著上调,英夫利西单抗已被证明可有效减轻 IBD 患者的肠道炎性反应,在临床上已经得到广泛应用。

(二) NF-κB 信号通路

NF-κB 是一个转录因子家族,由 p50、p52、p65(RelA)、c-Rel 和 RelB 5 个成员组成。IκB 是 NF-κB 抑制剂,与 NF-κB 在细胞质中形成复合物,阻止 NF-κB 信号通路的激活。IκB 激酶(IKKα、IKKβ、IKKγ)在细胞因子、生长因子、丝裂原、微生物成分等多种因子作用下,调节 IκB 降解,从而导致 NF-κB 通路的激活,促进多种炎症和肿瘤相关靶基因的表达。

NF-κB 是炎症反应的核心调节因子,参与包括 IBD 在内的多种炎症性疾病的发病和几乎所有的免疫反应。NF-κB 促进包括 TNF-α 和 IL-6 在内的各种促炎性细胞因子和趋化因子的表达,参与 IBD 的炎症过程。此外,NF-κB 通过促进血管生成相关基因的表达而调节肿瘤的进展和转移,有助于肿瘤细胞增殖和存活。

临床研究发现,在 IBD 患者的肠黏膜上皮细胞和巨噬细胞中检测到高水平的活化 NF-κB。动物实验表明,上调 NF-κB 信号在促进 CAC 进展过程中发挥着重要作用。与野生型小鼠相比,在 AOM/DSS 诱导小鼠 CAC 模型中,条件性敲除肠黏膜 IKKβ 可导致结肠癌细胞数目显著减少;骨髓免疫细胞中特异性 IKKβ 缺失导致肠黏膜促炎性细胞因子显著降低,从而缓解肠道持续激活的炎症反应,抑制肿瘤的生长。NF-κB 信号通路缺乏可导致肠上皮细胞凋亡增加、抗菌肽表达紊乱、细菌向黏膜移位中断,提示 NF-κB 信号在调节肠上皮完整性和黏膜免疫系统中发挥着重要作用。

(三) IL-6 信号通路

IL-6 在 IBD 及 CAC 的发生过程中发挥重要作用。此外,IL-6 还参与调节肠上皮细胞的存活和增殖能力,在组织稳态和再生中也发挥重要作用。IL-6 通过 NF-κB 依赖的方式由巨噬细胞和效应 T 细胞产生。IL-6 与膜相关蛋白 gp130 相互作用的 IL-6 受体(IL-6Rα)结合,触发 JAK 及其下游的 STAT3、Shp-2-Ras 和 PI3K-AKT 的激活。STAT3 是一种重要的转录因子,通过结合到特定的 DNA 序列,促进细胞周期素 D1、增殖细胞核抗原、存活素、促存活蛋白 Bcl-xL 和 VEGF 等多种基因的转录,从而发挥促癌效应。

研究表明,活动期 IBD 患者肠黏膜固有层中 IL-6 及其受体水平、STAT3、抗凋亡基因 Bcl-2 和 Bcl-xL 的表达明显高于正常组织。在 UC 相关的 CAC 患者的肿瘤组织标本中,IL-6 及 STAT3 的表达水也显著增加。动物实验表明,抑制 IL-6/STAT3 信号通路能显著降低 AOM/

DSS 处理小鼠 CAC 的发生率。IL-6/STAT3 轴还通过激活 IL-22 的表达促进肿瘤的发生。IL-22 主要由 CD4⁺ T 细胞、自然杀伤细胞和 NKT 细胞合成,在肠黏膜愈合、上皮屏障和慢性炎症中发挥着重要作用。IL-22 中和蛋白(IL-22BP)的缺失引起 IL-22 信号持续激活,导致 APC^{Min/CAC} 小鼠结肠癌的发生率明显高于 IL-22 缺失的 APC^{Min/CAC} 小鼠和野生型小鼠,这表明 IL-22 和 IL-22BP 通路调节了肠黏膜愈合和肿瘤的发展。

(四) IL-23/IL17 通路

IL-23 是 IL-12 细胞因子家族的成员之一,由树突状细胞和其他抗原提呈细胞产生,在肿瘤微环境中诱导炎症反应,在肿瘤进展中发挥重要作用。IL-23 在 CAC 患者和 CAC 模型小鼠结肠黏膜中的表达水平显著高于正常肠黏膜组织。IL-23 可提高 Th17 细胞功能的水平,通过诱导 IL-17 的产生而促进结肠炎和结肠癌的发生。

Th17 细胞是 CD4⁺ T 细胞的一种亚群,在调节 IBD 的免疫应答过程中发挥重要作用。Th17 细胞产生多种促炎性细胞因子,如 IL-17A、IL-17F、IL-21 和 IL-22。其中,IL-17A 不仅具有强烈的促炎效应,对结肠癌的形成也有显著促进作用。IBD 患者血清和结肠黏膜中 IL-17 水平升高。在 AOM/DSS 诱导的小鼠 CAC 模型中,IL-17A 缺乏小鼠能显著抑制 STAT3 以及丝氨酸/苏氨酸激酶通路的激活,减少促炎性细胞因子 IL-6 和 TNF-α 的产生,抑制 CAC 的形成。此外,使用 IL-17A 抗体可以显著抑制 AOM/DSS 处理的小鼠 CAC 的发生。IL-23 或 IL-23R 缺陷小鼠结肠黏膜中 IL-17A 等促炎性细胞因子表达显著降低,同时肿瘤发生率也明显降低。综上所述,IL-23/IL17 通路在 IBD 和 CAC 的病理生理过程中发挥重要作用。

二、氧化应激

氧化应激是导致 IBD 肠道持续性炎症反应和炎癌转化的重要机制之一。活动期 UC 和 CD 患者肠道炎症黏膜内含有大量的活性氧(reactive oxygen species,ROS)和活性氮(reactive nitrogen species,RNS),因此一直被认为是一种氧化自由基超载病。ROS 和 RNS 主要由巨噬细胞、中性粒细胞等先天免疫细胞产生,能够促进肠上皮细胞中 DNA 损伤,导致致瘤性基因累积增加,加速癌细胞的形成和生长。此外,ROS 与 DNA 反应可导致染色体断裂,并增加染色体不稳定性,与对照组的 UC 患者相比,异型增生或癌症患者的肠黏膜活检标本端粒缩短的程度明显增加。同时,ROS 产物作为化学信号,直接激活 NF-κB 和 p38/MAPK 通路,进而影响细胞的增殖、分化和凋亡,促进结肠癌的形成。

三、肠道菌群失调

肠道菌群在维持肠道稳态中发挥着重要作用。生理条件下,肠道共生菌绝大多数属于厌氧菌,主要包括拟杆菌门、厚壁菌门、放线菌门和变形菌门,能够保护宿主细胞免受病原体定植,并有助于肠道内形成免疫细胞调节群体。反之,肠道菌群失调则可导致肠道炎症性病变,与 IBD 和 CAC 的发生发展密切有关。研究显示,IBD 患者肠杆菌数量明显增加,厚壁菌门数量减少。与散发性结肠癌患者相比,CAC 患者的肠黏膜中肠杆菌和单胞菌属富集,而具核梭形杆菌和瘤胃球菌属明显减少。

炎症驱动的 CAC 的发生依赖于肠道菌群。研究表明,与正常小鼠相比较,在无菌条件下,CAC 小鼠模型体内几乎不产生肿瘤。此外,采用 CAC 小鼠菌群定植的无菌小鼠的肿瘤发生率和肿瘤负荷显著高于来自健康小鼠的菌群定植者。在 AOM/DSS 小鼠中使用万古霉素可通过中性粒细胞的丢失减少肿瘤的发生。

肠上皮细胞和固有免疫细胞表面常表达 Toll 样受体,可直接识别微生物病原体相关分子模式,二者结合后,通过髓样分化因子 88(myeloid differentiation factor 88, MyD88)依赖性途径激活 NF-κB 等信号通路,引起炎性反应,引起肿瘤发生。研究发现,AOM/DSS 诱导的结肠 CAC 小鼠模型中,TLR4 缺陷小鼠结肠癌发生率显著低于正常小鼠组。在野生型小鼠 CAC 模型中,TLR/MyD88 信号通路的阻断,能通过降低结肠上皮细胞的增殖能力、炎症细胞的浸润,减少 TNFα、IL-17A、IL-6 等促炎性细胞因子的产生,从而缓解肠道炎性反应,抑制肿瘤形成。

大肠埃希菌是肠杆菌科目前研究较多的致癌细菌。通过药物抑制大肠埃希菌的肠道定植,可显著减轻 CAC 小鼠模型肠道炎症和减少肿瘤的发生。一些大肠埃希菌菌株可以产生聚酮合酶(polyketide synthase, PKS)起源的基因毒素 colibactin,导致肠上皮细胞的慢性 DNA 损伤。从大肠埃希菌中删除 *PKS* 基因毒性岛可以减少 AOM 诱导的 $IL\text{-}10^{-/-}$ 和 $APC^{Min}\text{-}IL\text{-}10^{-/-}$ 小鼠的肿瘤的发生。除了基因毒性,PKS 大肠埃希菌定植的小鼠与共生大肠埃希菌定植的小鼠相比,TNF 表达增加,阻断 TNF 信号通路可减少 PKS 大肠埃希菌定植小鼠的结肠炎和结肠癌的进展。

四、表观遗传修饰

表观遗传学是与遗传学相对应的概念。遗传学是指基于基因序列改变所致基因表达水平变化。表观遗传学是指基于非基因序列改变所致基因表达水平变化,如 DNA 甲基化、RNA 干扰、基因组印记、基因沉默、核仁显性、休眠转座子激活等。这里主要介绍 RNA 干扰和 DNA 甲基化在 CAC 发生发展中的作用。

(一) miRNA

miRNA 在包括 IBD 在内的多种免疫介导疾病的调节中发挥核心作用,与 CAC 的发生密切相关。miRNA 是一类由 18~22 个核苷酸组成的小分子非编码 RNA,在转录后水平抑制目标基因的表达,是表观遗传修饰的重要机制之一。具体原理如下:miRNA 通过引导 RNA 诱导的沉默复合体结合到目标 mRNA 分子 3′-非翻译区的互补序列,导致 mRNA 降解或翻译抑制,发挥各种生物学效应。通常一种 miRNA 能够作用于多个靶基因,而一个靶基因也可同时被多种 miRNA 调控,因此形成了错综复杂的 miRNA 调节网络,从而参与细胞免疫应答、增殖、分化、凋亡等各个方面的调节。在 IBD 中,miRNA 可通过干扰 NF-κB、IL23/IL23R、IL-6/STAT3 等炎症信号通路发挥作用,包括 miR-21、miR-26A 和 miR-301A 在内的多种 miRNA 参与 IBD 和 CAC 的发生和发展。

miR-21 是关键的促癌基因之一,在 IBD 患者肠黏膜中表达明显升高,在 CAC 患者肿瘤组织中的表达水平也显著上调。在 DSS 诱导的小鼠结肠炎模型中,抑制 miR-21 的表达可显著减轻结肠炎症反应。有报道显示 UC 中上皮细胞 miR-21 上调可通过增加肠黏膜细胞通透性促进 IBD 的发生。在 AOM/DSS 诱导小鼠 CAC 模型中,与野生型小鼠相比,miR-21 缺失小鼠产生的 IL-6、IL-23、IL-17A 等促炎性细胞因子显著减少,其靶基因肿瘤抑制因子——程序性细胞死亡 4 显著上调,NF-κB 信号通路的激活受到抑制,从而抑制 CAC 的形成。有研究报道,活动期 IBD 患者肠上皮细胞中 miR-301A 表达水平显著升高,miR-301A 通过降低抑癌基因 *BTG1* 的表达,降低小鼠结肠上皮细胞完整性,促进炎症及肿瘤发生。另有研究显示,在 miR-26A 髓细胞特异性过表达的小鼠中,miR-26A 通过抑制 NF-κB/STAT3 的激活和 IL-6 的产生来抑制巨噬细胞激活,进而抑制肠道炎症反应及 CAC 的发生。

(二) DNA 甲基化

DNA 甲基化是指在 DNA 甲基化转移酶(DNA methyltransferase, DNMT)的作用下,在基因组 CpG 岛的胞嘧啶 5 号碳位共价键结合一个甲基基团。CpG 岛是基因组中富含 CpG 二核苷酸的一些区域,主要位于基因的启动子和外显子区域。在正常细胞中,CpG 岛通常是未甲基化的,使基因转录成为可能。然而,在肿瘤细胞中,这些 CpG 岛会发生高甲基化,对肿瘤的发生有重要影响。DNA 甲基化能引起染色质结构、DNA 构象、DNA 稳定性及 DNA 与蛋白质相互作用方式的改变，从而控制基因表达。DNMT 主要包括 DNMT1、DNMT2、DNMT3A、DNMT3B、DNMT3L 等类型，DNMT1 主要作用在于维持甲基化状态，而 DNMT3A 和 DNMT3B 则主要介导 DNA 从头甲基化。

DNA 过度甲基化是 IBD 癌变过程中的典型特征，可直接导致肿瘤相关基因表达静默。既往有研究报道，CD 患者结肠黏膜组织中抑癌基因脆性组氨酸三联体的甲基化修饰水平升高，进而显著降低其蛋白质表达水平，从而导致结肠癌发生风险升高。此外，CD 炎症反应会导致患者肠黏膜 Sox17 和 GATA4、组织因子通路抑制因子 2 等抑癌基因启动子区域的高甲基化，抑制这些基因的表达，导致患者 CRC 高发风险显著提高。除抑癌基因外，CD 患者肠黏膜炎症反应可改变肠道黏膜 Notch4、FUT7、NDRG 家族蛋白 4 等癌症相关调控基因的启动子区域甲基化水平，提高肠道癌症发生风险。在活动期 UC 患者手术切除的肠黏膜组织中，MYOD1、CDH1 和 HPP1 等肿瘤相关基因位点基因的甲基化修饰显著增高，且与炎性反应状态密切相关。通过分析 UC 相关 CAC 患者结肠上皮 CpG 位点 DNA 甲基化水平，发现促肾上腺皮质激素释放激素受体 2 的 DNA 甲基化水平在癌与非癌结肠黏膜组织中具有显著差异，提示促肾上腺皮质激素释放激素受体 2 基因高甲基化修饰可能有助于 UC 患者的结肠癌高危人群筛查。另有研究表明，miR-34b-5p 的 DNA 启动子区域高度甲基化，导致其下游基因 c-myc、CRL4DCAF4E3 连接酶的表达上调，最终导致 CAC 的发生。

综合上述，CAC 发生的核心事件是肠道慢性炎症反应，并涉及免疫反应、氧化应激、肠道菌群和表观遗传修饰等多种病因病机的共同参与。深入研究上述机制，可为 CAC 的预防和早诊早治提供新的方法。

（刘占举　常云丽）

推荐阅读

[1] NG S C, SHI H Y, HAMIDI N, et al. Worldwide incidence and prevalence of inflammatory bowel disease in the 21st century: a systematic review of population-based studies [J]. Lancet, 2017, 390(10114): 2769-2778.

[2] LODDO I, ROMANO C. Inflammatory bowel disease: genetics, epigenetics, and pathogenesis [J]. Front Immunol, 2015, 6: 551.

[3] OOI C J, FOCK K M, MAKHARIA G K, et al. The Asia-Pacific consensus on ulcerative colitis [J]. J Gastroenterol Hepatol, 2010, 25(3): 453-468.

[4] NIKOLAUS S, SCHREIBER S. Diagnostics of inflammatory bowel disease [J]. Gastroenterology, 2007, 133(5): 1670-1689.

[5] TRUELOVE S C, WITTS L J. Cortisone in ulcerative colitis; final report on a therapeutic trial [J]. Br Med J, 1955, 2(4947): 1041-1048.

[6] SATSANGI J, SILVERBERG M S, VERMEIRE S, et al. The montreal classification of inflammatory bowel disease: controversies, consensus, and implications [J]. Gut, 2006, 55(6): 749-753.

[7] BEST W R, BECKTEL J M, SINGLETON J W, et al. Development of a Crohn's disease activity index. National Cooperative Crohn's Disease Study [J]. Gastroenterology, 1976, 70(3): 439-444.

[8] GREUTER T, VAVRICKA S, KÖNIG A O, et al. Malignancies in inflammatory bowel disease [J]. Digestion, 2020, 101(Suppl 1): 136-145.

[9] PORTER R J, ARENDS M J, CHURCHHOUSE A M D, et al. Inflammatory bowel disease-associated colorectal cancer: translational risks from mechanisms to medicines [J]. J Crohns Colitis, 2021, 15(12): 2131-2141.

[10] LUTGENS M W, VAN OIJEN M G, VAN DER HEIJDEN G J, et al. Declining risk of colorectal cancer in inflammatory bowel disease: an updated meta-analysis of population-based cohort studies [J]. Inflamm Bowel Dis, 2013, 19(4): 789-799.

[11] WIJNANDS A M, DE JONG M E, LUTGENS M W M D, et al. Prognostic factors for advanced colorectal neoplasia in inflammatory bowel disease: systematic review and meta-analysis [J]. Gastroenterology, 2021, 160(5): 1584-1598.

[12] BEMELMAN W A, WARUSAVITARNE J, SAMPIETRO G M, et al. ECCO-ESCP consensus on surgery for Crohn's disease [J]. J Crohns Colitis, 2018, 12(1): 1-16.

[13] ALSUGHAYER A, GRASS F, MCKENNA N P, et al. Does IBD portend worse outcomes in patients with rectal cancer? A case-matched analysis [J]. Dis Colon Rectum, 2020, 63(9): 1265-1275.

[14] KAPLAN G G. The global burden of IBD: from 2015 to 2025 [J]. Nat Rev Gastroenterol Hepatol, 2015, 12(12): 720-727.

[15] NAGAO-KITAMOTO H, KITAMOTO S, KAMADA N. Inflammatory bowel disease and carcinogenesis [J]. Cancer Metastasis Rev, 2022, 41(2): 301-316.

[16] POPIVANOVA B K, KITAMURA K, WU Y, et al. Blocking TNF-alpha in mice reduces colorectal carcinogenesis associated with chronic colitis [J]. J Clin Invest, 2008, 118(2): 560-570.

[17] GRIVENNIKOV S I, WANG K, MUCIDA D, et al. Adenoma-linked barrier defects and microbial products drive IL-23/IL-17-mediated tumour growth [J]. Nature, 2012, 491(7423): 254-258.

[18] KOSTIC A D, XAVIER R J, GEVERS D. The microbiome in inflammatory bowel disease: current status and the future ahead [J]. Gastroenterology, 2014, 146(6): 1489-1499.

[19] LIND G E, THORSTENSEN L, LØVIG T, et al. A CpG island hypermethylation profile of primary colorectal carcinomas and colon cancer cell lines [J]. Mol Cancer, 2004, 3: 28.

第七章　肠道菌群与结直肠癌

第一节　肠道菌群

肠道菌群是生活在人体和动物(包括昆虫)消化道中的复杂微生物群。与人体的其他器官相比,肠道拥有最多数量和最多种类的微生物。随着靶向 16S rRNA 焦磷酸测序和非靶向宏基因组测序等现代生物信息学技术的进步,人们对于肠道菌群的认识也越来越全面。人体肠道中的细菌有 1 500 多种,分别属于 50 多个不同的门。其中最主要的是拟杆菌门和厚壁菌门,其次是变形杆菌门、梭形杆菌门、细线菌门、放线菌门和疣微菌门,这些细菌占肠道菌群总数的 90% 以上。由于消化道不同解剖部位之间的 pH、氧气含量、抗菌肽和短链脂肪酸水平及肠蠕动强度不同,因此消化道细菌在不同部位的分布也不同。在胃和小肠中,细菌的种类相对较少,每克肠道物质有 10^3~10^4 个细菌。然而,结肠包含一个分布密集的微生物生态系统,每克肠道物质最多能有 10^{12} 个细菌。

肠道菌群的组成和功能会受到多种外界随机因素或生态因素干扰,包括宿主的遗传、饮食、年龄、出生方式和抗生素的使用。这些外部影响会引起肠道菌群组分发生变化,而肠道菌群的状态也会以各种方式反馈给宿主。肠道菌群对宿主的作用是一把"双刃剑",一方面,肠道菌群在维持正常的肠道生理和健康方面发挥着重要作用,包括通过定植在黏膜表面,产生不同的抗菌物质来保护宿主避免病原体感染、增强宿主免疫系统、参与机体消化和新陈代谢、控制上皮细胞增殖和分化,改变胰岛素抵抗并影响其分泌,通过"脑-肠轴"影响宿主的心理和神经功能。另一方面,大量人体和啮齿动物的研究显示了肠道菌群失调和常见慢性疾病的重要关联,包括癌症、动脉粥样硬化、代谢紊乱、哮喘、自闭症谱系障碍和神经退行性疾病等。然而,对于任何检测到的关联,微生物组变化与疾病发生发展的因果关系尚不明确,或者疾病状态和观察到的微生物组效应是否有第三个因素的参与也尚存疑。

尽管过去 10 年已有大量相关报道,但继续发现肠道微生物群与疾病之间的联系以及靶向肠道菌群调节开发新的疾病治疗方式仍备受关注。肠道菌群调节为旨在将肠道微生物群推向理想状态的干预,包括粪便微生物群移植(fecal microbiota transplant,FMT)、益生菌、益生元治疗及定向饮食干预。由于对肠道菌群的理解有限,目前对于有效且精确的肠道调节方式的开发仍处于起步阶段。

(于君　刘雅利)

第二节　肠道菌群失调与结直肠癌的发生发展

一、肠道菌群与结直肠癌的关系

(一)结直肠癌患者肠道菌群失调

与许多疾病一样,结直肠癌的形成是多因素的,包括遗传、环境与生活方式。遗传性缺陷导致的 CRC 包括林奇综合征、家族性腺瘤性息肉病和波伊茨—耶格综合征(Peutz-Jeghers syndrome)。除了这些遗传条件,数学模型将 70%~90% 的疾病风险归因于环境因素——最显著的是低纤维和高红肉饮食。致病性感染也是许多癌症的公认环境诱因。尽管有证据表明 CRC 中缺乏单一的疾病触发病原体,但一些观察结果引发了学者对微生物群与 CRC 的探究兴趣。不管诱导 CRC 发生的原因是什么,它通常涉及免疫稳态的失衡和肠道菌群的失调,这种刺激是否会引发肿瘤取决于肠道细胞内的一系列基因组是否改变(通常以 *APC*、*KRAS* 或 *PIK3CA19* 等基因突变的形式出现)。值得注意的是,这种遗传改变的发生率会因宿主—微生物群的不良相互作用而增加,如肠道菌群中致病菌比例的上调及上皮屏障的破坏导致微生物转位侵袭,从而诱发炎症或造成 DNA 损伤。

早期的动物研究证明了微生物在 CRC 发展中的作用。早在 20 世纪 60 年代,学者们就在无菌传统啮齿动物模型中使用致癌物研究了肠道微生物群对 CRC 易感性的影响。1967 年发表的一项早期研究表明,肠道微生物在介导苏铁素常规大鼠的致癌过程中起关键作用,而苏铁素能在无菌大鼠中引起癌症。在一项用致癌物质 1,2-二甲基肼同时处理无菌和常规大鼠的实验中,93% 的普通大鼠发展为 CRC 但缺乏肠道菌群的大鼠仅有 21% 发展为 CRC。随后的工作表明,肠道微生物群,包括埃希菌属、肠球菌属、拟杆菌属和梭菌属的特定菌种,可以通过增加 1,2-二甲基肼诱导的异常隐窝病灶来促进 CRC 的发生。此外,将 CRC 患者的粪便转移到小鼠体内可促进无菌小鼠的肠道上皮细胞增殖。在用偶氮甲烷诱导 CRC 形成的过程中,移植了 CRC 患者粪便微生物群的小鼠比接受健康对照组微生物群的小鼠发展出更多的肠息肉。得益于微生物组分析工具包括 16S rRNA 和宏基因组学的发展。通过比较宏基因组学或元分类学,来自香港中文大学的研究发现患有 CRC 的个体相对于健康人群具有不同的肠道菌群分类组成,表现为具有更高的物种丰富度,降低了潜在保护性菌群(如 Roseburia、粪杆菌和双歧杆菌)的丰度,且增加了致癌类菌群(如拟杆菌属、埃希菌属、梭形杆菌属和卟啉单胞菌属)的丰度。最近对 100 名林奇综合征患者的活检分析发现了 CRC 形成的早期微生物变化,包括产生鞭毛蛋白菌群的变化。这些数据为肠道菌群对 CRC 发生发展的重要性提供了证据,并确定了一组可能具有致癌作用的关键菌群。尽管迄今为止关于 CRC 患者和健康对照受试者之间肠道菌群差异的研究缺乏显著的一致性,但多项数据荟萃分析报道了 CRC 发展与几种核心致病菌的关联。纠正包含细菌相互作用和菌群数据过度分散的批次效应后,香港中文大学的研究者通过对 526 个粪便鸟枪法宏基因组数据集进行荟萃分析确定了 CRC 中七种丰度显著增高的细菌,包括:脆弱拟杆菌,一种具有与 CRC 相关的肠产毒性细菌;具核梭形杆菌、微小小单胞菌、不解糖卟啉单胞菌和中间普雷沃菌四种口腔细菌;以及另外两种细菌,芬氏别样杆菌(和食氨基酸热厌氧弧菌。这些富集细菌与 CRC 耗竭细菌的共生网络成负相关,其中包括已开发为益生菌的几种物种,如丁酸生产者丁酸梭菌和乳酸菌嗜热链球菌。2019 年发表的两项关于粪便宏基因组的数据荟萃分析研究进一步扩展了 CRC 中高丰度的核心细菌。在八个地理区域中,多达 29 个细菌物种被确定在 CRC 患者肠道菌群中显著上调。

(二)肠道致病菌与 CRC 的相互作用及其机制

肠道菌群与 CRC 发展的关联中具有几个特异性和重要性的因素,即特定细菌菌株的存在、其组成的变化以及某些菌株的丰度。一些菌株,如具核梭形杆菌和莫氏梭形杆菌,在 CRC 到转移性疾病的早期阶段具有高丰度,而一些菌株,如极小阿托波氏菌和龋齿放线菌,仅在 CRC 早期腺瘤和黏膜内被检测到。与 CRC 相关的最重要的细菌菌株,称为 CRC 相关细菌,是与 CRC 相关的脆弱拟杆菌、大肠埃希菌、粪肠球菌和解胆链球菌,以及具核梭形杆菌、细小单胞菌属、消化链球菌属、卟啉单胞菌属和普氏菌属的菌株,已在 CRC 患者的粪便和肿瘤样本中发现数量增加。越来越多的临床前试验证明了一些细菌,如具核梭形杆菌或脆弱拟杆菌与人类 CRC 发生发展的关联。这种关联可能是通过肠道细菌本身、细菌产生的毒素和/或发酵产物形成的代谢物或者对其他细菌的调节形成的。口腔细菌驻留在生物膜中的能力使它们能够在导致 CRC 发生的易感性条件下(如炎症期间)定植并黏附在结肠上皮细胞上。所有这些都会影响肠道内稳态,导致促炎或抗炎免疫反应,从而影响 CRC 的发生发展。通常,CRC 在逐步发生发展的过程中会有遗传和表观遗传的改变。在这个过程中,肠上皮从正常增殖向过度增殖的转变,称为增生。当发生增生时,肠上皮失去其特有的结构和功能,变成不典型增生。发育异常可导致非恶性腺瘤的发生,称为息肉,最终可能侵入黏膜下层并导致癌症。肠道菌群已被证明在这种腺瘤到癌、肿瘤形成过程中通过多种途径起关键作用。

(三)具核梭形杆菌、肠产毒性脆弱拟杆菌、大肠埃希菌和厌氧消化链球菌等促进结直肠肠癌的机制

尽管尚未明确定义结肠直肠癌的微生物特征,但与邻近正常组织相比,有几种共生细菌已被反复证明在 CRC 组织中富集,它们在结肠癌小鼠模型中也具有促肿瘤活性。其中研究最多的是具核梭形杆菌、肠产毒性脆弱拟杆菌,大肠埃希菌和消化链球菌。此外,某些致病菌种也与 CRC 发病率有关,例如溶食性链球菌和沙门菌肠溶菌。值得注意的是,这些细菌中没有一种普遍存在于所有 CRC 患者中,因此,这些 CRC 相关细菌仍有可能代表可以在肿瘤微环境或癌前病变中快速增长但能够加速肿瘤发展的机会性微生物。

1. **具核梭形杆菌**(*Fusobacterium nucleatum*)

在一项针对 6 名 CRC 患者的小型研究中,梭形杆菌属首次被发现在肿瘤中丰度高于邻近正常组织。随后在来自 CRC 患者的 95 例肿瘤和正常组织的大规模研究中证实了梭形杆菌属(包括具核梭形杆菌)明显富集于肿瘤组织。F. nucleatum 是一种革兰氏阴性厌氧菌,通常存在于口腔中,最初被认为会促进牙龈炎和牙周炎的发生。对来自 11 例 CRC 患者的肿瘤组织和邻近正常组织进行转录组学分析显示,在大多数肿瘤组织样本中 F.nucleatum 不成比例地增加,且与邻近正常组织相比,CRC 肿瘤组织中的 F. nucleatum 转录本增加了约 400 倍。F. nucleatum 在癌前腺瘤组织中也明显增加,这表明 F. nucleatum 可能参与肿瘤的发展。临床前试验表明,F.nucleatum 灌胃 $APC^{Min/+}$ 基因突变 CRC 模型小鼠会增加小鼠肠道肿瘤的生长和数量,并募集肿瘤浸润性免疫细胞形成免疫抑制的肿瘤微环境。在机制上,F.nucleatum 可以分泌黏附素 Fap2,后者可直接与宿主癌细胞表面蛋白 N-乙酰基-d-半乳糖胺(Gal-GalNAc)结合,Fap2 的 Gal-GalNAc 凝集素活性有助于 F.nucleatum 与人类原发性 CRC 肿瘤的结合并伴随肿瘤转移。静脉注射 Fap2 到携带原位结肠肿瘤的小鼠体内可以显著增加肿瘤中 F. nucleatum 的丰度。除介导黏附和侵袭外,FadA 还可以与 E-钙黏着蛋白结合促进后者的磷酸化和内化。同时,下游的 β 联蛋白磷酸化降低导致过量的 β 联蛋白在细胞质中积累,然后易位进入细胞核。FadA/E-钙黏着蛋白/β 联蛋白通路的激活促进了炎症基因(如 NF-κB)和癌基因(如 MYC 和 cyclin D1)的表达。F. nucleatum 通过激活 FadA/E-钙黏着蛋白/β 联蛋白通路还上调了一种与 DNA 损伤相关的多功能酶 chk2 的表达,进一步增加了 DNA 损伤并促进肿瘤生长。Fap2 还可结合并激活免疫检查点抑制剂 TIGIT 的信号转导,减弱抗肿瘤免疫,损害适应性 CD4+ T 细胞、CD8+ T 细胞和先天淋巴细胞(如 NK 细胞)的功能。许多梭形杆菌在其基因组中均表达与 Fap2 高度同源的黏附素,说明其他梭形杆菌属在 CRC 可能存在类似的作用。

同时,F. nucleatum 的 DNA 水平与 CRC 特异性死亡率、近端肿瘤位置和恶性肿瘤分化直接相关。此外,在对 246 例亚洲患者的第二次回顾性分析中观察到,较高水平的具核梭形杆菌 DNA 与微卫星不稳定性(MSI-H)和 CpG 岛甲基化表型(CIMP-H)相关,这些研究表明,CRC 组织中存在的 F. nucleatum 与较差的预后有关。F. nucleatum 在复发患者的肿瘤组织中也具有更高丰度,这表明 F. nucleatum 可以促进化疗耐药。一些动物研究进一步阐明了 F. nucleatum 导致 CRC 化疗耐药的原因。2017 年,国内研究学者首次提出 F. nucleatum 通过激活 TLR4-MYD88 信号通路抑制两个 miRNA miR-18a*、miR-4802 的表达,激活细胞自噬、抑制细胞凋亡,减弱 CRC 细胞对化疗药 5-FU 和奥沙利铂的敏感性,导致患者术后复发。另一研究表明,F. nucleatum 通过激活 TLR4/NF-κB 通路在 CRC 细胞中上调 BIRC3 的表达。通过 BIRC3,一种可以直接抑制半胱天冬酶级联反应并减少细胞凋亡的蛋白质,F. nucleatum 降低了 CRC 细胞对 5-FU 的敏感性。

2. 肠产毒性脆弱拟杆菌(enterotoxigenic Bacteroides fragilis) 脆弱拟杆菌是在结肠普遍定植的一类菌,有报道表明其可垂直传播并且超过 30% 的婴儿在 3 个月大时感染肠道脆弱双歧杆菌。脆弱拟杆菌的菌株可以简单分为产毒和非产毒。非产毒菌株的免疫调节作用已被广泛报道,且无毒的脆弱拟杆菌可以在 CRC 发生的早期富集并影响肿瘤进展。与非产毒菌株相比,肠产毒性脆弱拟杆菌(enterotoxigenic Bacteroides fragilis,ETBF)的特征在于表达锌依赖性金属蛋白酶毒素脆弱拟杆菌肠毒素(Bacteroides fragilis enterotoxin,BFT)。ETBF 会导致儿童炎症性腹泻,并在 20%~35% 的成人中无症状地定植。然而,一项研究表明 ETBF 与结肠癌发生之间存在潜在联系。在 $APC^{MinΔ716/+}$ 小鼠 CRC 及结肠炎相关癌症的偶氮甲烷/葡聚糖硫酸钠(AOM/DSS)模型中,ETBF 定植均可以诱导并促进结肠炎和肿瘤的发生发展。随后,至少有两项研究通过 PCR 显示 CRC 患者粪便中 ETBF 水平的升高。大量研究证明 ETBF 的致病性取决于脆弱拟杆菌肠毒素(BFT)。BFT 是一种 20kDa 基质金属蛋白酶,包括三种同工型:BFT-1、BFT-2 和 BFT-3。其中,BFT-1 和 BFT-2 在 CRC 临床样本中可检测到,并且在 CRC 晚期患者黏膜组织中含量丰富。作为一种多效毒力因子,BFT 直接作用于结肠上皮细胞(CEC)并激活促进肿瘤发生的多条下游通路。BFT 刺激 CEC 增殖,抑制细胞凋亡,诱导表观遗传改变,并驱动免疫失调。这些影响可以为 CRC 起始和发展提供良好的促癌环境。BFT 对宿主细胞最早观察到的作用之一是裂解 CEC 中 E-钙黏着蛋白。E-钙黏着蛋白裂解触发 β 联蛋白入核,从而诱导促癌基因 c-myc 表达和上皮细胞增殖。BFT 促进上皮细胞增殖的另一种机制是通过诱导脆弱拟杆菌相关的 lncRNA1(BFAL1)。BFAL1 激活哺乳动物雷帕霉素靶蛋白(mTOR)通路中的 Ras 同源物,促进 CRC 肿瘤生长。除促进细胞增殖外,BFT 还通过抑制上皮细胞凋亡促进 CRC 发展。BFT 可通过抑制细胞凋亡蛋白 2(c-IAP2)的表达,上调 sulfiredoxin-1(Srx-1)和 MAPK 的表达来抑制上皮细胞凋亡。进一步研究表明,BFT 主要通过 CEC 表达的 GPR35 参与肿瘤的发展。药物拮抗剂、shRNA 干扰和 CRISPR/Cas9 敲除实验表明,靶向 GPR35 可减少 ETBF

介导的 E-钙黏着蛋白切割。

除直接的促癌作用外,ETBF 还可以通过促炎免疫反应参与 CRC 的发展进程。在 $APC^{Min/+}$ CRC 小鼠模型中发现,ETBF 定植可以增加 Th17 细胞和 γδT 细胞。其中 Th17 和 γδT 细胞产生的 IL-17 引发了远端 CEC 中的 IL-17/STAT3/NF-κB 的炎症级联反应,进而产生驱动多形核未成熟骨髓细胞募集的细胞因子,从而在结肠远端产生促炎环境,促进 CRC 发展。有趣的是,在 $BRAF^{V600E}$ CRC 小鼠模型中,ETBF 定植可以促进 CD8$^+$T 细胞浸润增加,进而提高 CRC 小鼠对免疫治疗 PD-L1 治疗的反应性。这些研究结果反映了 ETBF 对宿主免疫系统的调控随宿主遗传学背景的改变而改变,揭示了微生物和宿主遗传学之间的相互作用会影响宿主对免疫治疗的反应性。

3. 大肠埃希菌(Escherichia coli) 大肠埃希菌(E. coli)是一种在胃肠道远端高度流行但丰度不高的革兰氏阴性兼性厌氧菌。几项研究结果表明了 E. coli 与 CRC 发展的关联。在一项研究中,90%~92% 的 CRC 患者具有肿瘤相关细菌,而健康对照人群中肿瘤相关细菌的比例为 3%,其中 62%~77% 的 CRC 患者富含 E. coli。另一项研究发现 71% 的 CRC 患者富集的黏膜相关细菌中,大多数革兰氏阴性黏膜相关细菌是 E. coli。在第三项研究中,在 50% 的腺癌样本中发现了与黏膜相关的 E. coli。大肠埃希菌含有基因毒素,包括细胞毒性坏死因子、细胞致死膨胀毒素、循环抑制因子和大肠埃希菌素(colibactin)。Colibactin 是一种由大肠埃希菌 pks 岛产生的可以破坏 DNA 的次级代谢物。拥有 pks 毒力岛的肠杆菌科成员,包括科氏柠檬酸杆菌、肺炎克雷伯菌和产气肠杆菌,都可以产生 colibactin。pks$^+$E. coli 产生的 colibactin 可以诱导 DNA 双链断裂和链间 DNA 交联。pks$^+$E. coli 与 CRC 的发生成正相关,CRC 患者中 pks$^+$E. coli 的检出率约为 60%,而在健康个体中的检出率约为 20%。pks$^+$E. coli 在肿瘤中的积累可能部分是由于慢性炎症的存在,在肠炎模型小鼠中,与未发生结肠炎的野生型小鼠相比,可自发产生结肠炎的 IL-10 敲除小鼠中 E. coli 定植增加,这表明炎症促进了大肠埃希菌在癌症发生之前的大量繁殖。更重要的是,当用致癌物 AOM 诱导 IL-10 敲除小鼠导致炎症结直肠癌时,pks$^+$E. coli 增加了侵入性肿瘤数量。随后其他研究采用了不同的 CRC 小鼠模型,如 AOM/DSS、$APC^{Min/+}$ 和人类结肠肿瘤异种移植模型,均证明了 pks$^+$E. coli 具有促进 CRC 发展的作用。最近一项研究利用人结肠类器官进一步证明了 pks$^+$E. coli 可以诱导 CRC 相关的基因突变。研究人员通过腔内注射将 pks$^+$E. coli 注射于类器官,并确定了暴露于这种细菌的上皮细胞中的突变积累。类器官亚克隆的全基因组测序(WGS)显示,与 clbQ 缺陷型大肠埃希菌(不能合成大肠埃希菌素)相比,细胞暴露于功能性 pks$^+$E. coli 积累了一种独特的体细胞突变模式。DNA 突变模式主要表现为增加的 T>N 单碱基取代(SBS)。用类器官平台确定了 pks$^+$E. coli 特异性突变模式后,研究人员分析了来自 5 000 多种人类癌症的 WGS 数据,以确定 pks$^+$E. coli 引发的结肠细胞突变特征是否与人类肿瘤中的突变相匹配。来自两个患者队列的数据显示,pks 特异性突变特征存在于多种肿瘤中。与其他类型的癌症相比,在 CRC 中存在的频率更高。这一研究首次揭示了 pks$^+$E. coli 与 CRC 基因突变的直接关系。

4. 厌氧消化链球菌(Peptostreptococcus anaerobius) 厌氧消化链球菌是一种存在于人类肠道和口腔微生物群中的细菌。虽然早有研究报道 P. anaerobius 可以在 CRC 患者粪便中检出,但直到 2017 年才开始研究 P. anaerobius 与 CRC 的关联。在一项包含两组受试者共 255 例正常、腺瘤和 CRC 黏膜的活检中发现,随着正常、腺瘤到 CRC 的疾病进展,P. anaerobius 在黏膜的富集水平显著增加,显示 P. anaerobius 参与了 CRC 的早期发生与发展。同时,从来自 4 个国家(奥地利、法国、德国和美国)的 189 个 CRC 肿瘤组织和 181 个正常结肠组织的微生物组转录组数据发现,CRC 组织中 P. anaerobius 的丰度显著高于正常对照组织。在 AOM 诱导小鼠 CRC 模型中,P. anaerobius 定植可以显著增加肠道腺瘤的数量,促进结肠上皮细胞增殖。体外实验表明,P. anaerobius 可以诱导负责 AMP 活化蛋白激酶(AMPK)信号、胆固醇生物合成和 Toll 样受体(Toll-like receptor,TLR)的基因上调。P. anaerobius 一方面可以激活固醇调节元件结合蛋白(sterol regulatory element-binding protein,SREBP)-2,显著升高结肠癌细胞中的胆固醇水平。另一方面通过与结肠癌表面受体 TLR4 和 TLR2 的相互作用提高了细胞内活性氧化物质的水平,并进一步增强了细胞增殖和胆固醇的合成。与 F. nucleatum 相似,P. anaerobius 可以选择性黏附于 HT-29 和 Caco-2 细胞(CRC 细胞系)表面,从而促进 CRC。研究发现 P. anaerobius 的一种表面蛋白细胞壁结合重复序列 2(PCWBR2)可以通过与宿主细胞表面受体整合素 α2β1 结合从而与结肠细胞产生直接相互作用。整合素 α2β1 受体在 CRC 肿瘤表面上调,进一步促进 P. anaerobius 在肿瘤组织富集。同时,整合素 α2β1 和 PCWBR2 之间的交互作用激活了 CRC 细胞中的关键通路 PI3K-AKT,从而促进细胞增殖并激活 NF-κB。PI3K-AKT/NF-κB 级联反应进一步诱导细胞因子分泌,如 IFN-γ 和 IL-10,形成促炎微环境。P. anaerobius 还可以增加 $APC^{Min/+}$ 小鼠结肠内骨髓来源的抑制细胞,以及与慢性炎症和肿瘤发展相关的中性粒细胞和巨噬细胞数量,减少抗肿瘤 T 细胞的浸润,形成免疫抑制的肿瘤微环境,进而促进 CRC 发展。

(四)肠道菌群失调与宿主基因异常的相互作用

1. 肠黏膜菌异质性与肠道肿瘤异质性 大多数肿瘤都是复杂的生态系统,它们在来自微环境的强大选择压力下出现和进化,其中涉及营养、代谢、免疫和治疗药物。这种压力促进肿瘤微环境的多样化,最终导致一定程度的瘤内异质性,使疾病进展迅速并产生耐药性。瘤内异质性不仅在遗传水平上表现,还在表观遗传、转录、表型、代谢和分泌成分上以一种紧密相连的方式变化。目前研究表明,在不同的癌症中,瘤内微生物的组成和丰度也存在显著差异。值得注意的是,肿瘤内微生物群的组成和功能可能随不同亚型的癌症而不同。这提示肿瘤微环境的异质性与瘤内微生物群之间具有一定关系。因此,分析不同癌症中的瘤内微生物群,了解它们与肿瘤微环境异质性的关系至关重要。最近一项研究通过对来自 CRC($n=36$)或腺瘤($n=32$)患者的 436 份组织样本中的微生物变化和遗传水平变化进行综合分析,显示肿瘤内微生物群落存在异质性,一些 CRC 相关病原菌(如梭形杆菌属、拟杆菌属、细小单胞菌属和普氏菌属)的丰度在单个肿瘤不同部位存在差异。此外,肿瘤内单个微生物丰度会沿着腺瘤-癌序列发生变化。同时,在有和没有 KRAS 突变或微卫星不稳定性的活检组织中,肿瘤内微生物群存在显著差异,其中厚壁菌属中的大部分成员,与 CRC 肿瘤(如消化链球菌和细小单胞菌)和腺瘤(如消化链球菌和梭状芽孢杆菌)的 KRAS 突变成正相关。这说明肿瘤内微生物异质性与遗传改变之间存在关联。

2. 肠黏膜致病菌与结直肠癌基因甲基化 肠道菌群可以通过调节宿主的表观遗传修饰影响 CRC 的发展,这些修饰在不改变潜在遗传密码的情况下调整宿主细胞的转录程序。因此,从某种意义上说,表观遗传修饰提供了一个潜在的重要接口,将微生物群与宿主基因组之间的动态相互作用联系起来。受菌群影响的表观遗传变化包括对 DNA 或组蛋白的修饰,以及对非编码 RNA 的调节。DNA 甲基化是 DNA 甲基转移酶(DNMT)在 CpG 岛(5'-C-p-G-3')上发生的表观遗传学改变的最普遍和基本机制之一。DNMT 对营养供应高度敏感,并受肠道微生物代谢的影响。大量研究表明,肠道菌群可以改变 CRC 相关基因的甲基化模式。在一项比较 ETBF 感染和非感染 $APC^{Min/+}$ 小鼠远端结肠肿瘤的甲基化谱的研究中,研究者在 ETBF 感染小鼠的肿瘤中观察到高甲基化增加和低甲基化减少。肠道菌群的紊乱可诱导宿主基因甲基化,但迄今为止,对特定细菌

调节 CRC 甲基化及其调控机制的研究非常有限。一项基于人群的研究报告称,CRC 组织中高丰度的具核梭形杆菌与高微卫星不稳定性和 CpG 岛甲基化表型有关。在另一项研究中,具核梭形杆菌与野生型肿瘤抑制基因 TP53、错配修复基因 hMLH1 的甲基化、基因组超突变和染色质重塑因子 CHD7/8 的突变相关。通过对 33 个组织活检(5 个正常结肠黏膜组织、4 对腺瘤和腺瘤邻近组织、10 对 CRC 和 CRC 邻近组织)同时进行了 16S rRNA 基因测序和基于甲基-CpG 结合域的捕获测序结果显示,除具核梭形杆菌外,*Hungatella hathewayi* 和 *Streptococcus spp* 分别与肿瘤抑制基因 CDX2 和 MLH1 启动子高甲基化显著相关。细胞系和动物模型验证表明,具核梭形杆菌和 H.hathewayi 上调 DNA 甲基转移酶。在 DNA 甲基化过程中,S-腺苷甲硫氨酸(S-adenosylmethionine,SAM)充当甲基供体。叶酸等微生物代谢物可能参与 5-甲基四氢叶酸的合成,而 5-甲基四氢叶酸本身就是 SAM 的甲基供体。事实上,在人类结肠细胞中,叶酸消耗会诱导整个 DNA 和 p53 区域特异性低甲基化,而常见的微生物属双歧杆菌和乳酸杆菌会产生叶酸。另一项有趣的研究显示,给予双歧杆菌的志愿者在粪便中检测出高浓度叶酸,这表明这种益生菌可能通过产生叶酸来影响 DNA 甲基化模式。

3. 宿主基因通过改变肠道菌群促进肠癌 宿主遗传学决定了肠道菌群的组成和定植范围。例如,宿主通过分泌免疫球蛋白 A(IgA)、抗菌肽和 miRNA 来调节肠道菌的组成。因此,宿主遗传水平的改变对肠道菌群功能的组成具有巨大影响。几项包含约 1 500 名个体的菌群全基因组关联分析(mGWAS)已经确定了人类遗传变异与肠道微生物组之间的许多相关性。这些 mGWAS 支持这样一种观点,即参与免疫、糖消化、饮食偏好或肠道结构的宿主基因可以改变肠道微生物组的组成。角鲨烯环氧酶(SQLE)是胆固醇生物合成中的限速酶。在多个 CRC 研究队列中,与邻近正常组织相比,SQLE 在 CRC 组织中表达上调,并与患者存活率成负相关。最近一项研究表明 SQLE 可以通过影响肠道菌群从而参与 CRC 发展。在小鼠中的过表达 SQLE 引起了几种致病细菌在肠道中富集,包括 *D. fairfieldensis*、*R. erythropolis*、*B. abortus* 和 *C. muridarum*,这些细菌与肠道屏障受损等各种病理过程相关。而具有抗炎和抗肿瘤特性的潜在保护性细菌 *S. violaceusniger* 和 *Pseudomonas sp Leaf* 的丰度则显著降低。将 Sqle 过表达小鼠的粪便移植到 GF 小鼠中显著促进了结肠上皮细胞的增殖,这意味着 Sqle 诱导的肠道菌群失调在 CRC 中起重要作用。含有核苷酸结合寡聚结构域的蛋白 2(NOD2)是胞壁酰二肽的细胞内传感器,胞壁酰二肽是革兰氏阳性菌和革兰氏阴性

菌的细胞壁成分。NOD2 通过激活 NF-κB 和 MAPK 信号通路来刺激免疫反应,从而产生细胞因子、抗菌防御素和共刺激分子来激活 T 细胞。NOD2 缺乏会导致肠道对共生菌群的过度炎症反应。与对照小鼠相比,*NOD2* 基因敲除小鼠更容易患结肠炎,产生较低水平的抗菌防御素,并且含有较高的细菌负荷。*NOD2* 敲除小鼠接受粪便菌群移植的野生型小鼠患结肠炎的风险增加,这证实了由于 *NOD2* 缺乏导致的肠道菌群变化是导致 *NOD2* 缺陷小鼠结肠炎发病率增加的原因。

(五) CRC 相关性危险因素与肠道菌群

吸烟、高脂饮食等通过改变肠道微生态促进 CRC 发生发展。人群中的 CRC 发病率在很大程度上受到饮食和生活方式因素的影响。2017 年世界癌症研究基金会(World Cancer Research Fund,WCRF)和美国癌症研究所(AICR)基于对全球现有研究的系统回顾发表的综合总结报告称,肥胖、低体力活动、不良饮食(如高红加工肉类、低纤维、低全谷物和低钙)、吸烟和酒精会显著增加 CRC 患病风险。肠道菌群作为人体后天形成的一个重要"器官",正常情况下与宿主、外部环境共同建立起一个动态平衡。外界环境因素的改变和机体应激导致的肠道菌群失衡,反过来介导了这些风险因素和 CRC 发生发展的关联。

对 CRC 的地理差异及其与饮食关联的研究表明,超过 90% 的胃肠道癌症归因于饮食习惯。根据世界癌症研究基金会/美国癌症研究所(WCRF-AICR)对前瞻性研究的一项荟萃分析显示,每天红肉和加工肉类摄入量每增加 100g,CRC 风险就会增加 12%(95% 置信区间 1.04~1.21),加工肉类与 CRC 的相关性比红肉更强。红肉和加工肉对 CRC 的影响由致癌化合物和肠道菌群产生的相关代谢物介导,包括红肉中的血红素铁、加工肉中的外源 N-亚硝基化合物、肉中脂肪引起的离子化脂肪酸及肠道菌群产生的次级胆汁酸和氧化三甲胺(TMAO)等。红肉中高含量的胆碱和肉碱,是肠道菌群代谢物三甲胺(TMA)和 TMAO 形成的前体。一项随机对照试验发现,长期摄入红肉使血浆和尿液中 TMAO 水平升高。胆碱-TMAO 通路对 CRC 发展具有重要作用。对粪便样本宏基因组的荟萃分析发现,CRC 患者具有较高水平的 2 种调节 TMA 合成的细菌基因:胆碱 TMA 裂解酶(cutC)和胆碱 TMA 裂解酶激活酶(cutD)。在 CRC 患者中还发现了与 cutC 序列变体相关的菌群富集,包括 *Hungatella hathewayi*、天冬酰胺梭菌、产酸克雷伯菌和大肠埃希菌。除红肉和加工肉外,CRC 的发展与脂肪

摄入量高度相关。2007 年,一项对荷兰队列进行了 7.3 年的随访研究显示,饮食中含量最多的多不饱和脂肪酸亚油酸与 *KRAS* 突变型 CRC 的风险增加相关。在另一项对 62 321 名新加坡华人的前瞻性研究中,女性中饱和脂肪与局部结直肠癌(杜克分期 A 期或 B 期)之间存在剂量依赖性正相关。男性和女性的海洋 n-3 多不饱和脂肪酸(PUFA)摄入与晚期疾病(杜克分期 C 期或 D 期)风险增加有关。最近一项研究首次阐明了高脂饮食对 CRC 的影响主要由肠道菌群介导。研究发现高脂饮食可以增加 2 种不同的 CRC 小鼠模型(AOM 诱导 CRC 小鼠和 *APC*^{Min/+} 小鼠)中肿瘤的数量和大小,但用抗生素耗竭肠道菌群后减弱了高脂饮食促进 CRC 的作用。此外,将食用高脂饮食小鼠的粪便移植到无菌小鼠体内明显促进了 AOM 处理的无菌受体小鼠中结直肠肿瘤的发生,表明肠道菌群在高脂饮食相关的结直肠肿瘤发生中是必不可少的。宏基因组测序显示高脂饮食可以增加小鼠肠道内有害细菌 *Alistipes* 和 *Bifidobacterium animalis* 的丰度,降低益生菌 *Parabacteroides* 的含量。其中有害细菌 *Alistipes* 和 *Bifidobacterium animalis* 可能通过介导 CRC 相关代谢物溶血磷脂酸(lysophosphatidic acid,LPA)和溶血磷脂酰胆碱(lysophosphatidylcholine,LPC)水平的增加促进 CRC。

吸烟是一项重要的致癌因素。早期研究表明,吸烟可以大大增加多种器官(包括肺、口腔、咽、食管、膀胱、肾、子宫颈和胰腺)的癌症风险。2009 年,国际癌症研究机构确定了吸烟与 CRC 风险之间存在关系。香烟烟雾含有多种化合物,这些化合物很容易通过循环系统或直接摄入到达结直肠黏膜,并诱导遗传异常和肠道菌群失调。一项观察性研究的荟萃分析发现 CRC 风险随着年均吸烟量的增加而增加,以及随着开始吸烟年龄的增加而减少(每延迟 10 年减少约 4%,*P*<0.000 1)。最近一项动物研究显示,香烟烟雾可以通过调节肠道菌群增加 CRC 的发生率。该研究将经 AOM 处理的小鼠每天 2 小时暴露于香烟烟雾中以模拟人体吸烟环境,持续 28 周后,暴露于香烟烟雾的小鼠 CRC 发病率和结肠上皮细胞增殖明显增加。将暴露于烟雾的小鼠的粪便移植到无菌小鼠体内后,无菌小鼠结肠上皮细胞增殖增加。机制上,宏基因组数据显示香烟烟雾可以改变肠道菌群结构,包括 CRC 相关细菌 *Eggerthella lenta* 的富集和益生菌 *Parabacteroides distasonis* 和 *Lactobacillus* spp 的减少。此外,暴露于烟雾的小鼠结肠和粪便中细菌代谢物牛磺脱氧胆酸(TDCA)水平显著上升,同时 TDCA 下游 MAPK/ERK 致癌信号显著增强。

二、肠道菌群与临床转化

(一) 肠道微生态与免疫治疗

1. 癌症患者免疫治疗应答者与不应答者菌群各异 在过去 10 年中,免疫疗法已迅速成为多种实体瘤的主要治疗方式,包括一部分 CRC。其中最常用的药物为免疫检查点抑制剂(immune checkpoint inhibitor,ICI)。ICI 目的是通过抑制内在免疫抑制途径来恢复和加强抗癌免疫反应。两种研究最多的 ICI 是针对 CTLA-4 和 PD-1 或其配体 PD-L1 生产的完全人源化单克隆抗体。其中派姆单抗和纳武单抗(阻断 PD-1 的抗体)已于 2017 年获得 FDA 批准,用于治疗错配修复缺陷或具有高水平微卫星的转移性不稳定性 CRC。许多研究通过利用第二代测序技术比较反应者和无反应者的粪便微生物群的多样性和组成,来研究接受 PD-1/PD-L1 阻断治疗的患者的肠道微生物群与治疗反应之间的相关性。在 2018 年一项研究中,研究者通过 16S rRNA 基因测序用抗 PD-1 疗法治疗黑色素瘤个体的肠道和口腔微生物群,口腔微生物组没有揭示有反应个体(定义为根据实体瘤的疗效评价标准 Recist 1.1 的最佳反应或 3 个月无进展疾病)和无反应个体之间的差异。然而,对 43 名患者粪便样本的分析表明,对治疗有反应的个体与无反应者的肠道微生物群的多样性和组成存在差异。对治疗有反应的个体肠道微生物组多样性更高,且富含瘤胃球菌科和粪杆菌属。相比之下,无反应者的肠道微生物组样本多样性较低,而拟杆菌目的丰度较高。来自同一队列的 25 个样本的鸟枪法宏基因组测序证实了有反应患者中粪杆菌的富集。粪杆菌丰度较高的患者生存期显著延长,而拟杆菌的相对丰度与复发风险成正相关。在治疗基线时肠道菌群组成良好的患者在肿瘤中具有较高的细胞毒性 $CD8^+T$ 细胞浸润,细胞毒性 $CD8^+T$ 细胞的预先存在显示具有强抗癌免疫反应。同年,另一项研究报道了对 38 名接受抗 PD-1 治疗的转移性黑色素瘤患者的粪便样本分析。该分析基于 16S rRNA 测序、鸟枪法宏基因组和定量 PCR,确定了许多可以预测对治疗有良好反应的细菌种类,包括长双歧杆菌、产气柯氏菌和粪肠球菌。在另一项包含欧洲和美国接受抗 PD-1 治疗的晚期肺癌、肾癌和尿路上皮癌患者的大型队列研究中,确定了在抗 PD-1 治疗之前或之后不久接受抗生素的患者复发更快并且总生存率低于未接受抗生素治疗的患者,这表明微生物群的整体多样性和特定进化支的存在影响了对免疫治疗的反应性。通过鸟枪法宏基因组测序对 100 名肺癌和肾癌患者肠道微生物群组成进

行分析显示,抗 PD-1 治疗反应者细菌种类 *Akkermansia muciniphila* 显著高于无反应者。肺癌患者粪便样本的培养也显示了无反应患者中溶血性葡萄球菌和金黄色棒状杆菌具有较高丰度以及有反应患者中海肠球菌的明显富集。

2. 应答者特定菌株可显著促进免疫治疗疗效 对 ICI 治疗有反应患者和无反应患者肠道菌群的差异暗示肠道菌群组成与免疫治疗响应相关。同时,将来自抗 PD-1 治疗有反应个体的 FMT 到无菌小鼠可增强抗肿瘤免疫力。从应答者那里接受 FMT 的小鼠瘤内 $CD8^+T$ 细胞水平升高,而从无应答者那里接受 FMT 的小鼠具有更高水平的免疫抑制 $CD4^+T$ 细胞。此研究进一步证明了肠道菌群与免疫治疗反应的关系,并揭示了未来靶向肠道菌群调节以增强免疫治疗响应的新型治疗策略。目前已有很多研究开始探索并分离可提高免疫治疗的活菌或代谢物。主要活化的 $IFN-\gamma^+ CD8^+T$ 细胞和从常规 $CD8^+T$ 细胞分化的记忆细胞在抗肿瘤免疫中具有至关重要的作用,是 ICI 治疗响应中的关键标志。在抗生素治疗或无菌小鼠中,肠道 $IFN-\gamma^+ CD8^+T$ 细胞的频率和数量显著减少,这表明微生物组的特定成员促进了它们在肠道中的积累。从健康人类供体的粪便中鉴定和分离的 11 种细菌菌株的联合体通过 $CD103^+$ 树突状细胞(DC)和 I 类主要组织相容性复合体依赖性途径对 $IFN-\gamma^+ CD8^+T$ 细胞发挥特异性诱导作用。在功能水平上,这 11 种菌株的定植可以提高 CRC 荷瘤小鼠模型中 ICI 的功效,增加 $GranzymeB^+ IFN-\gamma^+ CD8^+T$ 细胞和肿瘤浸润 DC 的水平。基于这项研究,Vedanta Biosciences 正在开发一种用于增强宿主抗肿瘤免疫反应的专利临床候选药物,名为 VE800。VE800 与抗 PD-1 ICI 纳武单抗联合用于治疗选定类型的晚期或转移性癌症已经开始进行首次临床试验。大多数研究阐明广泛的肠道微生物在 ICI 中发挥关键作用,但特定菌群与临床 ICI 效应之间的关联对开发药物至关重要。最近的一项研究表明,假长双歧杆菌通过产生代谢物肌苷来增强 CRC 小鼠的免疫治疗反应。由于免疫疗法对肠道屏障的破坏,使菌群代谢物肌苷可以全身转移,并通过腺苷 A2A 受体激活抗肿瘤 T 细胞。肌苷口服和全身给药均可提高 ICI 疗效,减小肿瘤体积并增强抗肿瘤免疫力。然而,肌苷对促进抗 CTLA-4 治疗反应的作用依赖于 $IFN-\gamma$ 的存在。由于小分子药物比微生物具有更强的成药能力,此研究开发佐剂以提高免疫治疗效果具有重要意义。另一项动物研究显示口服益生菌鼠李糖乳杆菌 GG(LGG)可以通过增加肿瘤浸润性 DC 和 T 细胞增强 PD-1 免疫疗法的抗肿瘤活性,从机制上讲,LGG 通过 DC 中的环磷酸鸟苷-腺苷酸合成酶(cGAS)/干扰素基因刺激因子(STING)/

TANK 结合激酶 1/干扰素调节因子信号轴诱导 IFN-β 产生,从而增强抗肿瘤 CD8⁺T 细胞的活化。相反,幽门螺杆菌是一种常见的定植于胃黏膜的病原体,它有助于胃癌的发展。最近的一项研究表明,幽门螺杆菌感染会降低癌症免疫疗法的有效性。在使用 MC38 结肠腺癌细胞的小鼠异种移植模型中,与未感染的小鼠相比,经抗 CTLA-4 治疗的幽门螺杆菌感染小鼠的肿瘤体积明显更大。从机制上讲,幽门螺杆菌通过使树突状细胞失活和减少肿瘤特异性 CD8⁺T 细胞的数量和激活状态来降低癌症免疫疗法的功效。与这一临床前试验数据一致,两个独立的队列还表明,抗 PD-1 免疫疗法在幽门螺杆菌血清阳性的非小细胞肺癌患者中的疗效较低。

最近,首项关于肠道微生物与免疫治疗的人体临床试验证实,调节肠道微生物组可以恢复黑色素瘤患者对 ICI 的敏感性。10 名以前对免疫疗法没有反应的黑色素瘤患者接受了抗生素治疗,然后移植了两名对纳武单抗表现出完全反应(癌症消退)供体的肠道菌群。其中一名患者表现出完全反应,另外两名患者在 FMT 后表现出部分反应。重要的是,移植响应者的粪便增加了患者体内免疫相关基因的表达和 CD8⁺T 细胞和 CD68⁺细胞(抗原提呈细胞)在肠黏膜中的浸润。

(二)抑癌性益生菌

结肠癌组织中富集的特殊肠道菌群或菌群代谢物可以促进结肠癌的发生发展。近些年的研究表明了一些在结肠癌患者体内缺失的菌群具有抑制结肠癌的作用,被称为"抑癌性益生菌"。这些益生菌发挥抑癌作用的途径包括:①直接释放代谢物抑制肿瘤细胞的增长;②调节宿主抗肿瘤免疫;③通过占据宿主组织和防止病原菌定植来恢复微生物菌群失调并维持肠道微生物平衡,各种研究报告说,摄入特定的益生菌菌株会减少病原体的定植,包括艰难梭菌和金黄色葡萄球菌;④通过产生代谢物,如乳酸和乙酸,或细菌素,降低腔内 pH 来抑制病原体生长并发挥直接的抗菌活性以降低肠道感染和随后的炎症风险。

嗜热链球菌是众多乳酸菌之一,是一种在结肠中发现的强效益生菌,具有促进消化、增强免疫和其他健康益处。重要的是,与健康对照相比,CRC 患者中嗜热链球菌丰度极低,显示嗜热链球菌可能具有抑制 CRC 发展的作用。APCᴹⁱⁿ/⁺和 AOM 诱导小鼠 CRC 模型中,定植嗜热链球菌显著减少了这两种小鼠模型中的肿瘤形成。体外实验表明嗜热链球菌分泌的一种名为 β 半乳糖苷酶的蛋白质可抑制 CRC 细胞集落形成,促进细胞周期停滞,并导致 CRC 细胞凋亡从而阻碍肿瘤生长。CRC 小鼠异种移植模型证明 β 半乳糖苷酶可以抑制肿瘤细胞增殖。另一方面,嗜热链球菌分泌的 β 半乳糖苷酶可以提高两种众所周知的益生菌——双歧杆菌和乳酸杆菌的丰度,这表明益生菌之间存在协同作用。机制上,β 半乳糖苷酶依赖半乳糖的产生改变肿瘤细胞氧化磷酸化,并阻碍 Hippo 途径重编程能量稳态,从而介导嗜热链球菌的肿瘤抑制作用。

作为一种常见的益生菌,乳酸杆菌对 CRC 的保护作用已在小鼠癌症模型中得到验证。在 AOM/DSS 诱导的结肠炎相关癌症模型中,发酵乳杆菌、嗜酸乳杆菌和鼠李糖乳杆菌可以明显减少 CRC 肿瘤的数量。其中,发酵乳杆菌(Lactobacillus fermentum)可以减轻促炎性细胞因子的产生来抑制 CRC 的形成。此外,它可以通过减少拟杆菌的存在来改变肠道微生物群的组成。罗伊氏乳杆菌(Lactobacillus reuteri)可以维持 Lgr5+细胞的细胞数量,刺激肠上皮细胞生长,修复上皮损伤,从而保护肠黏膜屏障的完整性。此外,罗伊氏乳杆菌可以减少柠檬酸杆菌(C. rodentium)的定植,从而改善小鼠的肠道炎症。L. reuteri 对驱动免疫系统的成熟和功能也很重要。例如,罗伊氏乳杆菌可以将膳食色氨酸代谢为吲哚衍生物以激活 AHR,进而下调 Thpok(Th 诱导 BTB/POZ-Kruppel 样因子)转录因子,将 CD4⁺上皮内淋巴细胞重编程为 CD4⁺CD8αα⁺双阳性上皮内淋巴细胞。这些细胞对预防病原体感染和保护肠道上皮屏障至关重要。在雄性和雌性小鼠肠道肿瘤发生模型中,鸡乳杆菌(Lactobacillus gallinarum)显著减少了肠道肿瘤的数量和大小。粪便微生物分析显示 L. gallinarum 处理可以增加 CRC 小鼠中益生菌的富集和减少病原菌的定植。L. gallinarum 培养上清液可以浓度依赖性抑制 CRC 细胞增殖和集落形成,并促进 CRC 细胞和患者来源的 CRC 类器官的细胞凋亡。代谢组学检测出 L. gallinarum 培养上清液和 L. gallinarum 处理的小鼠肠道中吲哚-3-乳酸(ILA)的富集。显示 L. gallinarum 通过代谢产生 ILA 激活 AHR 受体抑制肠道肿瘤发生。以上研究均表明了乳酸杆菌在肿瘤中的潜在治疗用途。

小鼠肠道中的 Faecalibaculum rodentium 及其人源同系物 Holdemanella biformis 是另一种在肿瘤发生过程中代表性不足或丢失的细菌。Faecalibaculum rodentium 和 Hemicrepidius biformis 都产生了 SCFA 代谢物(主要是丁酸盐),通过抑制小鼠和人体中的钙调神经磷酸酶和活化 T 细胞核因子(nuclear factor of activated T cell,NFAT)c3 来控制蛋白质乙酰化和抑制肿瘤细胞增殖。在 APCᴹⁱⁿ/⁺或 AOM/DSS 诱导肠炎相关的 CRC 小鼠模型中,F. rodentium 或其代谢产物的分离物均可以抑制肿瘤生长。类似的,Holdemanella biformis 也可以产生短链脂肪酸且其培养上清表现出抑制 CRC 细胞增长的作用,表明

123

Holdemanella biformis 可能像 *Faecalibaculum rodentium* 一样具有抑制 CRC 的作用，但由于 *Holdemanella biformis* 难以定植到小鼠肠道内，此作用还有待进一步确定。总之，这些抗肿瘤细菌菌株可能作为癌症治疗设计药物的新靶点。

(三) 肠道菌群影响药物治疗疗效

1. 肠道细菌可降解阿司匹林并影响其生物利用度和疗效 肠道细菌拥有数以百万计的蛋白质编码基因，不仅可以处理摄入的营养物质，还可以改变药物的药代动力学。微生物可以直接将药物转化为活性、非活性甚至有毒的代谢物，从而导致获得性耐药性、不良反应和异质性的药物治疗结果。基于微生物对药物的影响，"药物微生物组学"的概念被提出来用于解释药物与微生物的复杂相互作用。药物微生物组学旨在通过改变肠道微生物群和药物反应之间的相互作用来实现对药代动力学(即改变药物吸收、分布、代谢和排泄)或药效学(即改变药物靶点或生物通路导致对药物敏感性不同)的调控。越来越多的证据揭示了肠道微生物群与抗癌药物之间的密切关系，利用微生物群优化癌症治疗已成为个性化医疗的替代途径。

阿司匹林是一种很有前景的 CRC 化学预防药物，特别是对于有心血管疾病风险的人。然而，多项随机对照试验报告显示阿司匹林的总体疗效仍然有限(约为 30%)。研究表明，肠道菌群改变了阿司匹林在小鼠体内的生物利用度，在调节阿司匹林的化学预防效果中具有重要作用。研究者在两种不同的 CRC 小鼠模型($APC^{Min/+}$ 和 AOM/DSS 诱导 CRC)中发现，肠道菌群耗竭(通过抗生素)增强了阿司匹林对 CRC 肿瘤发生的抑制作用。这一发现随后在用 AOM/DSS 处理的无菌小鼠模型中得到验证，发现阿司匹林可显著降低 COX-2 和 PGE2 并减少肿瘤发生。然而，无菌小鼠定植菌群后消除了阿司匹林对 CRC 抑制作用。进一步的分析表明，微生物群耗竭与血浆中阿司匹林水平升高有关。微生物与阿司匹林的共同培养证明了需氧肠道微生物对阿司匹林的降解作用，其中球形赖氨酸芽孢杆菌(*Lysinibacillus sphaericus*)被确定为一种在体外和体内降解阿司匹林的微生物。增加小鼠肠道中球形乳杆菌的丰度不仅降低了阿司匹林的血浆水平，而且削弱了阿司匹林对 CRC 化学预防的功效。这些发现表明，一些微生物，如球形乳杆菌，对阿司匹林具有降解作用，并可能通过降低血浆中阿司匹林的水平来削弱阿司匹林的化学预防作用。另一方面，通过分析服用阿司匹林的 $APC^{Min/+}$ 小鼠粪便中微生物群落的组成，研究者发现阿司匹林可以提高粪便微生物群中双歧杆菌和乳酸杆菌的丰度。移植这些厌氧培养的菌群到 AOM/DSS 处理的无菌小鼠中可以显著减少肿瘤的发生，表明阿司匹林可以通过富集双歧杆菌和乳酸杆菌等益生菌，对预防 CRC 的发展提供一定的保护作用。这项研究的结果具有潜在的临床意义。例如，如果某人体内含有大量可降解阿司匹林的微生物，如 *Lysinibacillus sphaericus*，那么医疗保健提供者在考虑将阿司匹林作为 CRC 的化学预防剂时应谨慎。否则，*Lysinibacillus sphaericus* 介导的阿司匹林失活可能会削弱阿司匹林的预防作用，而阿司匹林引起的胃肠道出血风险可能会越来越高。

2. 肠道细菌对其他化疗药物的影响 除阿司匹林外，瘤内细菌的定植也可影响抗癌化疗药的药效。吉西他滨是一种用于治疗胰腺导管腺癌(pancreatic ductal adenocarcinoma，PDAC)的核苷类似物。然而，吉西他滨的化学抗性在 PDAC 中很常见。研究者发现细菌表达的胞苷脱氨酶的长同工型 CDD-L 能将吉西他滨代谢为无活性的代谢物 2′,2′-二氟脱氧尿苷。超过 98% 的 γ-变形菌具有 CDD-L，它们通常在 PDAC 肿瘤组织中富集，显示细菌表达的 CDD-L 可能介导了部分 PDAC 患者对吉西他滨的抗性。同时，在具有结肠癌皮下模型 MC-26 细胞的小鼠中，向尾静脉注射 CDD 野生型大肠埃希菌可引起吉西他滨耐药，显示这种抗性是由细菌 CDD 对吉西他滨的降解增加引起的。相反，在存在 CDD 缺陷型大肠埃希菌的情况下，吉西他滨不会降解为无活性代谢物并抑制肿瘤生长。此外，在吉西他滨中添加环丙沙星可通过抑制细菌生长来增加吉西他滨的抗肿瘤活性。最近使用秀丽隐杆线虫模型的研究揭示了参与核糖核苷酸、维生素 B_6 和维生素 B_9 代谢的细菌基因可介导 5-FU 化学治疗效果。细菌核糖核苷酸代谢是激活 5-FU 成为细胞毒性 5-氟尿苷所必需的。中断细菌维生素 B_6 和维生素 B_9 的产生可通过抑制核糖核苷酸代谢降低 5-FU 的功效，这项研究表明细菌代谢物对化疗药物存在影响。

(四) 细菌标志物诊断肠癌和腺瘤

微生物标志物用于早期 CRC 的诊断和防治。肠道微生物群的一个新兴转化应用是将其作为 CRC 生物标志物。生物标志物是疾病存在或严重程度的指标。鉴于大量证据表明筛查个体风险可以降低 CRC 发病率和死亡率，所以开发准确且无创的筛查测试有利于降低 CRC 的全球健康负担。肠道微生物组组成的异常与 CRC 的发生和发展有关，这表明肠道微生物组的改变是 CRC 发展的重要病因。此外，对粪便和黏膜样本中微生物群落的分析表明，肠道微生物组的特定变化与 CRC 的不同阶段有关。这些特定的微生物标志物可以有效地将 CRC 患者与健康对照区分开来,表明肠道微生物在 CRC 检测中的诊断潜力。由于性别、年龄、饮食、生活方式、遗传背景和药物使用的差异,个体间的肠道菌群组成差异很大,所以鉴定用于检测 CRC 的候选微生物仍具有挑战性。尽管如此,该领域已经取得了显著进展。早在 2014 年,Zackular 等对 30 例 CRC 患者、30 例结肠腺瘤患者和 30 名健康对照者的粪便菌群进行了表征,以建立 CRC 诊断的分类模型。通过将肠道菌群数据与已知的临床风险因素(如体重指数、年龄和种族)相结合,研究者发现与其他风险因素相比,肠道菌群可以显著提高预测 CRC 的能力。此研究确定了粪便微生物菌群失调与 CRC 诊断之间的相关性。

CRC 中越来越多的宏基因组数据集为开发用于疾病诊断的粪便微生物标志物提供了丰富的信息。2017年,香港中文大学团队对中国队列中 74 例 CRC 患者和54 名健康对照者的粪便样本进行了宏基因组关联研究。研究者发现了两个与 CRC 相关的新物种,*Parvimonas micra* 和 *Solobacterium moorei*,以及 20 个可以显著区分CRC 的微生物基因标志物,其中 4 个基因标志物在法国和奥地利独立队列中得到了进一步验证。用 qPCR 定量其中的两种标志物(具核梭形杆菌的丁酰辅酶 A 脱氢酶基因和微小微单胞菌的 RNA 聚合酶 β 亚单位基因)区分 CRC 与健康对照能实现 0.84 的预测精度。这项研究证明了使用粪便微生物基因标志物建立 CRC 疾病诊断测试是可行的。此外,在几种用作 CRC 的诊断生物标志物的候选细菌中,具核梭形杆菌无论是单独量化还是与其他细菌组合,都可成为一个关键的 CRC 标志物。与单独使用粪便免疫化学检测(FIT)相比,具核梭形杆菌的粪便丰度可以提高 FIT 在检测 CRC 时的灵敏度和特异度。例如,将粪便具核梭形杆菌的丰度与 FIT 相结合可以将 FIT 检测的灵敏度从 73.1% 提高到 92.3%。将具核梭形杆菌、*Bacteroides clarus*、罗斯氏菌和哈氏梭菌与 FIT 联合使用也可以提高诊断 CRC 和结肠腺瘤的灵敏度和特异度。这些方法体现了多靶点测试的优势,即每个成分之间可以互相补充以提供诊断的精确度。这些宏基因组数据也为将微生物生物标志物纳入常规临床试验以帮助诊断提供了重要的依据。

尽管大型队列研究已经确定了微生物用于 CRC 诊断的潜力,但仍然存在局限性,因为大多数研究都集中在晚期 CRC 的检测。腺瘤是 CRC 的主要癌前期病变,一旦确定,可以通过结肠镜切除术切除以阻止后期癌变。因此,检测腺瘤性息肉,特别是晚期腺瘤,对成功预防和减少 CRC 发生具有重要作用。最近,研究人员已经开始探究肠道微生物组在 CRC 早期(包括息肉、腺瘤和其他 CRC 癌前病变)的变化。2019 年,来自日本的一项研究收集了 631 例 CRC 不同阶段患者[包括多发性息肉样腺瘤、黏膜内癌(0 期和 Ⅰ~Ⅳ期)患者和健康对照者]的粪便样本。通过宏基因组和代谢组学评估 CRC发展过程中肠道微生物组和代谢物的差异和功能改变。这项研究表明,具核梭形杆菌、*Atopobium parvulum* 和*Actinomyces odontolyticus* 在多发性息肉样腺瘤和/或 0 期CRC 中显著富集,表明这些细菌可用于早期结直肠腺瘤诊断。除菌群特征外,粪便内代谢物支链氨基酸、苯丙氨酸和脱氧胆酸也被确定为区分 0 期 CRC 患者与健康对照者的有效标志物。

三、肠道菌群代谢与 CRC

(一)CRC 患者肠道菌群代谢组异常

肠道菌群会合成多种代谢物或生物活性化合物,这些代谢物或生物活性化合物有助于促进疾病或维持正常生理功能。这些代谢物是由宿主和微生物制造的内源性化合物以及最终进入结直肠的外源性未消化膳食成分的厌氧发酵产生的。几项研究表明,与健康对照相比,结肠癌患者肠道菌群代谢组发生明显改变,这些代谢物有可能在临床应用中用作 CRC 诊断生物标志物。来自国内的一项研究中,研究者通过对非靶向/靶向血清代谢组学和配对粪便样本的宏基因组测序数据进行综合分析,来开发基于肠道微生物组相关血清代谢物(gut microbiome-associated serum metabolite,GMSM)变化的模型,该模型可以很好地区分 CRC 和腺瘤患者与健康正常个体。在 2019 年一项使用 16S rRNA 基因测序和气相色谱-质谱(GC-MS)对 CRC 患者和健康对照者的粪便样本的微生物组和代谢组进行综合分析的研究中,研究者发现了由于 CRC 相关的粪便菌群失衡,代谢物多胺在 CRC 患者粪便中富集。接着,2020 年的一项研究通过代谢组学和微生物组数据分析的整合,从粪便样本中寻找晚期腺瘤和 CRC 的可能生物标志物。分析结果显示 CRC 患者粪便中胆固醇酯和鞘脂的含量存在差异。此外,CRC 患者中梭形杆菌属、细小单胞菌属和葡萄球菌属增加,而毛螺菌科则减少。这项工作发现了超越现有诊断方法的潜在的早期生物标志物,并将它们与肠道微生物群在 CRC 病因学中已证实的作用联系起来。同年,国内一项研究基于肠道微生物组与体内代谢谱之间的联系,通过代谢组学和 16S rDNA 测序技术研究了大鼠溃疡性结肠炎进展为 CRC 的菌群特征,研究结果表明,亚油酸和 12-羟基-8,10-十八碳二烯酸与肠杆菌科和变形杆菌富集相结合,可以作为溃疡性结肠炎患者发展为CRC 重要生物标志物。此外,肠道微生物代谢物已被证明与结直肠肿瘤发生有关。肠道微生物群通过分解肠道中的不同膳食残留物来提取能量并产生许多影响宿主生理的代谢物。在动物模型中，早期研究表明，肠道微生物群可以通过产生干扰宿主免疫系统并导致基因毒性毒力因子释放的微生物代谢物在CRC发展中发挥作用。肠道菌群产生的代谢物更容易通过黏膜转运，从而调节癌症耐受性和进展。肠道菌群衍生的次级胆汁酸水平升高，尤其是脱氧胆酸，与CRC的产生有关。近几十年来，短链脂肪酸、次级胆汁酸、多胺、吲哚、甲胺、多酚、维生素等都被确定为肠道菌群的独特代谢物。

（二）肠道菌群代谢物与CRC

1. 短链脂肪酸（short-chain fatty acid，SCFA）与CRC SCFA主要包括丁酸盐、丙酸盐和乙酸盐，是肠道微生物发酵不溶性膳食纤维、抗性淀粉、未消化蛋白质和少数多肽产生的主要代谢产物。丁酸盐是结肠细胞的主要能源。而醋酸盐主要通过门静脉循环富集在肝脏中，并通过氧化为肝细胞提供能量。丙酸盐是人体外周血循环中含量最多的一种短链脂肪酸，用于合成谷氨酰胺、谷氨酸和β-羟基丁酸。膳食纤维通过增加厚壁菌门的丰度和降低拟杆菌的丰度来增加肠道中SCFA的浓度，从而减少小鼠模型中CRC的发展和进展。动物实验表明，膳食纤维可以精确且可预测地控制肠道菌群及其代谢活动，并以肠道菌群和丁酸盐依赖性方式防止结直肠肿瘤发生。最常见的产生SCFA的益生菌是丁酸梭菌、双歧杆菌、鼠李糖乳杆菌、嗜热链球菌、罗伊氏乳杆菌、干酪乳杆菌和嗜酸乳杆菌。这些益生菌对CRC的抑制作用均在动物实验中得已验证。丁酸梭菌可通过产生丁酸抑制组蛋白脱乙酰酶（histone deacetylase，HDAC）活性来抑制Wnt/β联蛋白信号通路，从而在小鼠模型中阻止肠道肿瘤的发展。鼠李糖乳杆菌通过CD8⁺T细胞依赖性方式在小鼠模型中降低CRC负担并增强抗肿瘤免疫反应。罗伊氏乳杆菌联合CTLA-4阻断抗体可显著抑制变形杆菌的丰度增加，并在小鼠CRC模型中协调抗肿瘤免疫免疫。此外，*Akkermansia muciniphila*是一种产生SCFA的细菌和潜在的保护性益生菌，可以促进小鼠中M1样巨噬细胞的富集，从而抑制CRC的发生。丁酸作为一种抗炎分子，其在CRC中的作用已被广泛研究。据报道，丁酸盐在细胞内作为HDAC抑制剂发挥作用，以下调IL-663并增强巨噬细胞的抗菌功能。通过抑制结肠细胞和免疫细胞中的HDAC，丁酸可以促进参与信号转导的特定转录因子和蛋白质的高乙酰化，从而导致CRC细胞中促炎性细胞因子的下调、细胞增殖抑制和促进细胞凋亡。丁酸盐的其他重要抗肿瘤作用包括抑制血管生成和抑制肠道病原菌的增殖。一项临床前研究表明，丁酸盐激活过氧化物酶体增殖物激活受体γ（peroxisome proliferator-activated receptor γ，PPARγ）并进一步推动结肠细胞的能量代谢向β-氧化，维持肠腔内的缺氧环境。上皮PPARγ信号还通过抑制NOS2（编码诱导型一氧化氮合酶）表达来限制肠腔内硝酸盐的可用性。丁酸盐的这些作用限制了结肠中潜在致病性大肠埃希菌和沙门菌的过度增殖。此外，在健康或癌前状态下，丁酸盐可作为结肠细胞的主要能量来源，促进其增殖和上皮生长，从而增加隐窝深度，增厚黏膜，增强肠道屏障，有助于预防CRC。

2. 胆汁酸与CRC 胆汁酸是另一类肠道菌群产生的与CRC发展密切相关的代谢物。它们是由肝脏合成的类固醇酸，并由肠道中的细菌代谢为次级形式。主要的次级胆汁酸包括牛磺脱氧胆酸、石胆酸和DCA。大量研究表明DCA与CRC之间存在关联。例如，与健康对照组相比，CRC高风险个体与CRC患者的粪便、肠道和血清中的DCA水平升高。AOM诱导的CRC小鼠模型中，不同浓度的DCA可以促进结肠腺瘤的形成。介导DCA细胞毒性作用的分子机制很复杂。临床前试验表明，DCA阻断了NF-κB信号通路的激活和核转录因子RelA的核转位，从而诱导肠道炎症和肿瘤发生。DCA还可通过促进ROS产生和β联蛋白信号激活，诱导宿主细胞DNA损伤，从而促进CRC的发展。另一种常见的次级胆汁酸——熊脱氧胆酸（ursodeoxycholic acid，UDCA），由梭菌属物种产生，包括无酸梭菌和巴氏梭菌。它的化学结构与DCA非常相似，但与疏水性胆汁酸DCA不同，UDCA已被证明可以阻止结肠癌的发生。长期服用UDCA的结直肠腺瘤患者在切除结直肠腺瘤后复发的可能性较小，结肠上皮的增殖明显减少。UDCA还可以显著降低非典型腺瘤的复发率。UDCA通过多种方式抑制CRC，包括增加胆汁池的亲水性、降低疏水性胆汁酸的浓度及调节结肠癌细胞和结肠癌干细胞（CSC）中的氧化应激。此外，UDCA还可以上调结肠主要组织相容性（MHC）抗原表达，从而增强肿瘤的免疫监视。

（于君 刘雅利）

第三节 肠道菌群与其他器官肿瘤

一、肠道细菌紊乱与肝癌

（一）肝-肠轴

肠道菌群生态失调通常会导致肠道通透性增加并削弱黏液防御，从而增强疾病易感性，不仅引起肠道疾病，而且导致许多肠外器官疾病，包括肝脏疾病。肠道和肝脏之间的相互作用是由门静脉介导的，门静脉允许肠道产生的物质（营养物质和菌群代谢物）转移到肝脏。随后，这些成分进入胆管，并从肝脏返回肠道。这种肠肝循环使肝脏不断暴露于肠源性因子之中。肠道和肝脏之间的这种关系被称为"肝-肠轴"，在肝脏稳态和疾病发作方面具有非常重要的作用。例如，肠道通透性增加与相邻肠上皮细胞之间的紧密连接受损有关，这个现象在一系列肝脏疾病中都可以观察到，表明有肠源性因素影响肝功能。此外，肝损伤与小肠细菌过度生长以及下消化道中的菌群失调有关。同时，来自正常肝脏的胆汁和其他产物在维持肠道菌群稳态方面发挥重要作用。肠道菌群生态失调和肠道屏障损坏通过多种机制促进肝病的进展和肝细胞癌（hepatocellular carcinoma，HCC）的发展，包括：①从失调的微生物群中释放促进癌症和衰老的代谢物，如DCA；②增加肝脏暴露于肠道衍生菌群相关的分子模式（microbe-associated molecular pattern，MAMP），如脂多糖（LPS），进而促进肝脏炎症、纤维化、增殖和抗凋亡信号通路的激活。这些促进癌症的信号通路可以通过以下几种方式被中断：①使用益生菌恢复肠道菌群稳态；②使用抗生素消除促进疾病的细菌并减少MAMP和代谢物从渗漏的肠道中释放；③使用药物改善肠道屏障；④使用细菌代谢抑制剂来减少肠道菌群产生的促癌代谢物。目前，除治疗基础疾病外，没有其他预防HCC的有效手段。大量靶向肝-肠轴的临床前研究启发了人们开发预防HCC药物的一个新方向。此外，几项小规模临床研究表明，诺氟沙星和利福昔明等抗生素可提高肝硬化患者的生存率。靶向肝-肠轴还可以减少啮齿动物的肝纤维化和门静脉高压，以及患者的自发性细菌性腹膜炎和肝性脑病。

（二）肠道细菌紊乱与肝癌的发生发展

非酒精性脂肪性肝病（non-alcoholic fatty liver disease，NAFLD）的患病率主要因肥胖和2型糖尿病而增加，而

动物实验和临床研究已经证实高脂肪或高胆固醇饮食可以诱导NAFLD相关HCC（NAFLD-HCC）的发生。高胆固醇和高脂饮食与肠道菌群失调密切相关。最近在一项应用高脂肪/高胆固醇饮食喂养小鼠诱发NAFLD-HCC的模型中，研究者发现肠道菌群变化发生在脂肪变性、脂肪性肝炎和HCC的各个阶段。其中在NAFLD-HCC小鼠中粘螺旋菌属、脱硫弧菌属、厌氧菌属和脱硫弧菌科依次增加，而双歧杆菌和拟杆菌属被耗尽，同时血清代谢组学结果显示小鼠发病过程中肠道细菌代谢物牛磺胆酸增加和3-吲哚丙酸减少，提示NAFLD-HCC小鼠体内肠道菌群失调。此外，移植高脂肪/高胆固醇饮食喂养小鼠粪便的无菌小鼠表现出肝脏脂质积累、炎症和细胞增殖。这一结果证明了肠道微生物失调导致的代谢组变化参与了HCC进展。另一项非酒精性脂肪性肝炎（non-alcoholic steatohepatitis，NASH）相关HCC的动物实验显示革兰氏阳性细菌细胞壁的成分脂磷壁酸与DCA协同作用，通过肝-肠轴菌群驱动的COX-2途径，在肿瘤微环境中促进NASH相关HCC的发展。这些研究结果意味着肠道菌群变化与HCC进展之间具有显著关联，靶向肠道菌群可以为NAFLD-HCC和NASH-HCC提供有效治疗策略。

二、胃细菌紊乱与胃癌

幽门螺杆菌（*H. pylori*）感染被广泛认为是胃癌发展的最强危险因素。由于新的分子技术可以更好地识别胃部菌群，研究人员开始研究除*H. pylori*以外的细菌在胃癌发展中的作用。最近，研究人员调查了胃病不同阶段的个体的胃微生物群组成如何变化。在香港中文大学的一项新研究中，研究人员关注了中国患者群体（n=81）中从胃炎到恶性肿瘤的发生过程中胃黏膜微生物组的变化，并在另一个中国人群中进行了验证（n=126）。研究人员通过检查浅表性胃炎、萎缩性胃炎、肠化生和胃癌患者（每组约20名患者）的内镜活检样本，发现与其他组相比，胃癌黏膜的微生物组存在显著差异，特别是存在增加口腔细菌种类，如*Peptostreptococcus stomatis*和*Dialister pneumosintes*。接着，一项对6个队列共825个胃癌样本的数据荟萃分析扩大了胃癌相关的菌群紊乱特征，与浅表性胃炎相比，胃癌样本中机会性致病菌梭形杆菌属、细小单胞菌属、韦荣球菌属、普雷沃菌属和消化链球菌属显著富集，而

共生双歧杆菌、芽孢杆菌属和布鲁氏菌则显示耗竭。此研究确定了 8 种与胃癌密切相关的核心菌属,包括韦荣球菌属、戴阿利斯特杆菌属、颗粒链球菌属、草螺菌属、丛毛单胞菌属、金黄杆菌属、希瓦氏菌属、螺杆菌属。这些特征菌群可以用作强有力地区分胃癌和浅表性胃炎的通用生物标志物,曲线下面积可达到 0.85。尽管多项研究确定了胃癌与胃内细菌生态失调存在关联,但除 *H. pylori* 外,其他特定细菌与胃癌的关系及病理机制鲜有报道。总体来说,从有限的动物研究来看,胃部细菌可以通过诱导 DNA 损伤、炎症和免疫抑制,促进胃癌的发生。高胰岛素-胃泌素(INS-GAS)小鼠是最常用的胃癌小鼠模型之一。*H. pylori* 感染后 6 个月可发生胃肠道上皮内瘤变(GIN)。使用这种小鼠模型的一项早期研究表明,与 *H.pylori* 感染的特定无病原体小鼠相比,*H. pylori* 单定植小鼠的 GIN 发育延迟。这些发现表明有除幽门螺杆菌之外的复杂胃微生物群参与促进胃癌的发生。胃微生物参与胃癌发展可能是硝酸盐还原菌通过增加胃中亚硝酸盐和 N-亚硝基化合物的浓度而导致胃恶性肿瘤。一项研究显示,与慢性胃炎相比,胃癌中胃微生物群的功能组成显示出增强的硝酸盐还原酶和亚硝酸盐还原酶功能,这可以促进亚硝酸盐(致癌 N-亚硝基化合物的前体)和一氧化氮(一种 DNA 损伤诱导剂)的产生。这些数据表明胃部菌群对胃癌产生的遗传毒性。此外,有助于硝酸盐或亚硝酸盐代谢的大肠埃希菌、志贺菌、乳酸杆菌和硝化螺菌也在胃癌中丰度增高。因此,这些细菌可能通过促进致癌 N-亚硝基化合物的产生而在胃癌发生中发挥作用。胃部细菌还能通过影响免疫功能从而产生炎症和免疫抑制参与胃癌的发展。在两项独立研究中,痤疮丙酸杆菌在胃癌微环境中显著富集,并被确定为胃癌发展的强风险因素。通过激活自然杀伤细胞家族 2 成员 D(NKG2D)系统和上调促炎性细胞因子 IL-15 的分泌,痤疮丙酸杆菌先前被检测为体显性淋巴细胞性胃炎的触发因素。此外,一些初步研究探讨了胃黏膜菌群与免疫抑制细胞之间的关联。在肿瘤内和肿瘤周围组织中观察到 Treg 细胞和 BDCA2+浆细胞样树突状细胞(pDC)的富集,它们都有助于胃癌中的免疫抑制微环境。同时,相关性分析显示,寡养单胞菌(Stenotrophomonas)和反刍兽月形单胞菌(Selenomonas)的丰度分别与 pDC 和 Treg 细胞成正相关,而丛毛单胞菌和放线菌门 Gaiella 属的丰度分别与 pDC 和 Treg 细胞成负相关。这些发现表明,胃微生物群的改变可能参与免疫细胞群的调节,从而形成了胃癌的免疫抑制微环境。

三、肠道细菌紊乱与脑癌

(一)脑-肠轴

大量研究表明人类肠道菌群可以通过称为"脑-肠轴"的生物定向途径调节中枢神经系统的发育和功能。大脑功能的调节是通过调节神经炎症、神经发生和神经传递等关键过程来实现的。存在于胃肠道中的微生物可以通过合成神经递质[即多巴胺、γ-氨基丁酸(γ-aminobutyric acid,GABA)]和短链脂肪酸(SCFA)或通过调节免疫反应和氨基酸代谢来影响大脑活动。许多体内研究表明,与正常小鼠相比,无菌小鼠的海马中与可塑性、类固醇激素代谢和突触长期增强相关的基因上调。肠道菌群主要通过影响外周免疫来影响脑部疾病进程。肠道细菌在宿主免疫系统的诱导、训练、调节和功能中发挥着重要作用。约 70% 的总免疫系统细胞存在于肠道相关淋巴组织中,其中包括淋巴和淋巴细胞。对无菌小鼠的研究表明,微生物群在炎症反应中起重要作用。与特定的无病原体对照组相比,无菌小鼠肠道固有层中的促炎 Th17 细胞更少。此外,已知几种细菌物种(如乳酸杆菌、变形杆菌、艰难梭菌、肠球菌、脆弱拟杆菌)可诱导不同的免疫细胞群,这些细胞群可发挥促炎和抗炎作用。脆弱拟杆菌已被证明可促进分泌 IL-10 的 Treg 细胞的分化,IL-10 分泌水平上调与神经胶质瘤的进展和侵袭性有关。

(二)肠道细菌紊乱与脑癌的发生发展

肠道菌群通过免疫系统影响脑肿瘤的发生发展。具体而言,微生物群抑制免疫系统和诱导炎症可维持增殖信号,限制细胞死亡,并诱导血管生成和侵袭性。此外,改变的微生物代谢物及其水平可以刺激细胞增殖。大脑的内部免疫功能由小胶质细胞调节。小胶质细胞充当大脑的巨噬细胞,清除病原体和死亡细胞以维持体内平衡。作为大脑免疫的关键调节剂,小胶质细胞可以极化为促炎、破坏性 M1 型或抗炎、组织再生 M2 型。M1 型和 M2 型之间微妙平衡的任何破坏都可能导致脑癌。据报道,来自无菌小鼠的小胶质细胞在表型上不成熟且功能有缺陷。与无特定病原体的动物相比,这些小胶质细胞显著过表达参与激活细胞增殖、刺激细胞周期和抑制细胞凋亡的基因。此外,在没有肠道菌群的条件下,集落刺激因子 1 受体(colony-stimulating factor 1 receptor,CSF1R)阳性的小胶质细胞百分比更高。CSF1R 已被证明在人类的高级胶质瘤中过度表达。这些数据证明了肠道微生物群的参与影响小胶质细胞发展为促癌表型,显示肠道菌群与脑癌发展的关联。肠道菌群产生的代谢物和其他生物活性分子可能会扩散或被主动转运到循环系统并影响全身免疫反应从而参与脑癌的发展。色氨酸(tryptophan,Trp)作为一种必需氨基酸,不能由宿主合成,而必须来自饮食。在肠道中,色氨酸可被宿主酶吲哚胺 2,3-双加氧酶(IDO)1 和肠道菌群共同代谢为犬尿酸原(kynurenine,Kyn),并且 Kyn 能够从肠道传播并穿过血脑屏障(blood brain barrier,BBB)。在大脑中,Kyn 可以进一步代谢成几种不同的产物,包括具有神经毒性的化合物喹啉酸(quinolinic acid,QA)。与人类神经元相比,神经母细胞瘤细胞系中 QA 的产生过多,CNS 肿瘤患者的脑脊液中 QA 升高。除色氨酸代谢产物外,肠道微生物群产生的 SCFA 等代谢物,可减少促炎性细胞因子的分泌并诱导 Treg 细胞发育和 IL-10 分泌。一小部分循环中的 SCFA 也可能进入中枢神经系统,神经炎症期间,可能通过 IL-1、IL-6 和 TNF-α 的作用破坏 BBB 的完整性,但这一结果还有待观察。

(于君　刘雅利)

第四节　小　结

综上所述,人类微生物组是癌症发生、发展进程不可或缺的一部分,特别是在 CRC 中。自 16S rRNA 和宏基因组测序技术的出现以及无菌小鼠模式的建立以来,对肠道菌群在 CRC 发病机制中作用的理解取得了重大进展。与健康个体相比,CRC 的发生发展与肠道菌群的变化具有密切关系。通过大量前瞻性研究以及纵向分析粪便或黏膜组织样本,CRC 相关的核心菌群已经被陆续挖掘,这些细菌可以作为强有力的 CRC 生物标志物,独立或者与传统检测手段结合提高 CRC 诊断精确度。同时,肠道菌群赋予 CRC 易感性,直接与肿瘤相互作用影响肿瘤发展,或调节患者对化疗药物和免疫治疗药物的反应。如今,进一步明确与 CRC 和/或癌前病变(如腺瘤)相关的特定细菌,建立精确的微生物生物标志物以评估结直肠癌风险,或通过操纵微生物组或靶向特定微生物的策略开发产品以用于癌症化学预防已经成为新的肠道菌群研究热点。随着将多组学方法应用于肠道菌群研究并继续改进 CRC 模型获得更多肠道菌群之间以及与宿主的相互作用信息,开发用于 CRC 的微生物疗法和生物标志物将转化为现实。

(于君　刘雅利)

推荐阅读

[1] GOMAA E Z. Human gut microbiota/microbiome in health and diseases:a review [J]. Antonie Van Leeuwenhoek,2020,113(12):2019-2040.

[2] WONG S H,YU J. Gut microbiota in colorectal cancer:mechanisms of action and clinical applications [J]. Nat Rev Gastroenterol Hepatol,2019,16(11):690-704.

[3] WONG S H,ZHAO L,ZHANG X,et al. Gavage of fecal samples from patients with colorectal cancer promotes intestinal carcinogenesis in germ-free and conventional mice [J]. Gastroenterology,2017,153(6):1621-1633.

[4] YU J,FENG Q,WONG S H,et al. Metagenomic analysis of faecal microbiome as a tool towards targeted non-invasive biomarkers for colorectal cancer [J]. Gut,2017,66(1):70-78.

[5] LI S,LIU J,ZHENG X,et al. Tumorigenic bacteria in colorectal cancer:mechanisms and treatments [J]. Cancer Biol Med,2021,19(2):147-162.

[6] WASSENAAR T M. E. coli and colorectal cancer:a complex relationship that deserves a critical mindset [J]. Crit Rev Microbiol,2018,44(5):619-632.

[7] LONG X,WONG C C,TONG L,et al. Peptostreptococcus anaerobius promotes colorectal carcinogenesis and modulates tumour immunity [J]. Nat Microbiol,2019,4(12):2319-2330.

[8] LIU W,ZHANG X,XU H,et al. Microbial community heterogeneity within colorectal neoplasia and its correlation with colorectal carcinogenesis [J]. Gastroenterology,2021,160(7):2395-2408.

[9] XIA X,WU W K K,WONG S H,et al. Bacteria pathogens drive host colonic epithelial cell promoter hypermethylation of tumor suppressor genes in colorectal cancer [J]. Microbiome,2020,8(1):108.

[10] LI C,WANG Y,LIU D,et al. Squalene epoxidase drives cancer cell proliferation and promotes gut dysbiosis to accelerate colorectal carcinogenesis[J]. Gut,2022,71(11):2253-2265.

[11] YANG J,WEI H,ZHOU Y,et al. High-fat diet promotes colorectal tumorigenesis through modulating gut microbiota and metabolites [J]. Gastroenterology,2022,162(1):135-149.

[12] BAI X,WEI H,LIU W,et al. Cigarette smoke promotes colorectal cancer through modulation of gut microbiota and related metabolites[J]. Gut,2022,71(12):2439-2450.

[13] LAU H C H,SUNG J J,YU J. Gut microbiota:impacts on

gastrointestinal cancer immunotherapy [J]. Gut Microbes, 2021,13(1):1-21.

[14] LI Q,HU W,LIU W X,et al. Streptococcus thermophilus Inhibits Colorectal Tumorigenesis Through Secreting beta-Galactosidase [J]. Gastroenterology,2021,160(4):1179-1193.

[15] SUGIMURA N,LI Q,CHU E S H,et al. Lactobacillus gallinarum modulates the gut microbiota and produces anti-cancer metabolites to protect against colorectal tumourigenesis [J]. Gut,2021,71(10):2011-2021.

[16] ZHAO R,COKER O O,WU J,et al. Aspirin reduces colorectal tumor development in mice and gut microbes reduce its bioavailability and chemopreventive effects [J]. Gastroenterology,2020, 159(3):969-983.

[17] DALAL N,JALANDRA R,BAYAL N,et al. Gut microbiota-derived metabolites in CRC progression and causation [J]. J Cancer Res Clin Oncol,2021,147(11):3141-3155.

[18] ZHANG X,COKER O O,CHU E S,et al. Dietary cholesterol drives fatty liver-associated liver cancer by modulating gut microbiota and metabolites [J]. Gut,2021,70(4):761-774.

[19] COKER O O,DAI Z,NIE Y,et al. Mucosal microbiome dysbiosis in gastric carcinogenesis [J]. Gut,2018,67(6): 1024-1032.

[20] DEHHAGHI M,KAZEMI SHARIAT PANAHI H,HENG B, et al. The gut microbiota,kynurenine pathway,and immune system interaction in the development of brain cancer [J]. Front Cell Dev Biol,2020,8:562812.

第八章　结直肠肿瘤的相关实验模型

第一节　结直肠肿瘤的实验动物模型

结直肠癌（colorectal cancer，CRC）的发生和发展较复杂，常呈现正常上皮—腺瘤—腺癌的经典演进过程，受饮食、遗传和表观遗传、代谢、肠道菌群及环境等多种因素的影响。因此，为更好地探索各个因素在 CRC 发生和演进过程中的作用和分子机制，以及为发现诊断标志物和评估药物疗效提供研究手段，建立有效的结直肠肿瘤动物模型具有重要意义。随着科学的进步与发展，实验动物模型也经历了许多建立、筛选与选择的过程，最终小鼠成为最理想的实验动物模型之一。小鼠具有体形小、繁殖快、易于饲养、遗传背景清晰、基因组与人类高度同源等诸多优势和特点，目前应用十分广泛。结直肠肿瘤动物模型根据建模方式的不同，主要分为自发和诱发性肿瘤模型、种植性肿瘤模型、基因工程小鼠实验模型及 CRC 转移模型等。

一、结直肠肿瘤研究常用实验小鼠种类

小鼠是人类疾病研究中最常用、最理想的实验动物模型，随着数十年科学研究的发展，小鼠繁育的品种与品系越来越多，已经成为实验动物中培育品系最多的动物。根据小鼠遗传背景的特点可以分为近交系、封闭群和杂交群等，其中近交系小鼠应用最广。近交系小鼠往往是指全同胞兄妹或亲子代小鼠经过至少连续 20 代以上交配后，98.6% 以上的遗传位点实现纯合状态。因此，近交系小鼠个体间的差异很小，基因型和遗传特征几乎完全相同，对各种实验处理的反应也几乎完全一致，这可以使实验设计的组间比较结果更加可靠和具有说服力，进而在统计学允许的范围内最大限度地降低实验样本量。

在肿瘤研究中，有几种小鼠品系应用最为广泛，如裸鼠、C57BL/6 小鼠、BALB/c 小鼠、SCID 小鼠、NOD/SCID 小鼠等，它们在外观、习性、免疫学状态等方面都存在不同的特点，可以满足不同实验设计的需要。小鼠品系繁多，在此无法全部涵盖，下面就几种常见小鼠品系的特点做简要介绍。

1. **裸鼠**　裸鼠（nude mice）是肿瘤研究领域最常用的实验动物模型之一，因全身无毛而称为裸鼠。1962 年英国科学家 Grist 在非近交系小鼠培育过程中偶然发现个别小鼠无毛，同时伴有先天性胸腺发育不良。1966 年英国科学家 Flanagan 第一次对这种小鼠进行了研究报道，他发现该变异种小鼠在第 11 号染色体上存在一个新的等位基因自发突变，表现为免疫缺陷表型。当时在免疫学研究领域，科学家们曾经尝试通过药物抑制 T 细胞功能或者外科切除胸腺等手段来实现小鼠的免疫缺陷状态，但是免疫抑制的效果均不甚满意，裸鼠的出现迅速成为理想的免疫学、肿瘤学实验动物模型，得到了广泛的应用。

随后，科学家们对裸鼠的基因学、形态学、免疫学等特点展开了深入研究。裸鼠的无毛表型并不是因为毛囊结构的异常，而是毛发在生长过程中会发生卷曲，无法穿透表皮层，因而表现为无毛状态。裸鼠由于没有胸腺，T 细胞无法分化成熟，细胞免疫力低下，对于病毒感染、肿瘤细胞等均无种植排斥反应。该特点有利于肿瘤种植模型的实施，但同时也导致裸鼠的免疫力低下，容易患病毒性肝炎和肺炎，普通环境下仅能存活 6 个月~1 年。但是，裸鼠如果在无特定病原体（specific pathogen free，SPF）的特殊环境下饲养，它的寿命可以延长到与普通小鼠相同，为 18 个月~2 年。

裸鼠这些表型的出现主要是由于 *FoxN1*（forkhead box N1）基因纯合突变导致，*FoxN1* 基因编码的蛋白质是一种转录因子，在小鼠发育过程中参与调节胸腺的发育、血管生成和角化细胞的分化，参与 T 细胞的成熟和抗原的表达。该基因缺失会导致胸腺上皮细胞（thymic epithelial cell，TEC）和 T 细胞前体细胞的分化和增殖障

碍，而 TEC 又是 T 细胞成熟过程中的关键因子。但是，该基因的杂合突变并不会产生可见表型。由于纯合型雌裸鼠的受孕力很低、乳腺发育不良和有食幼仔的习惯，因此裸鼠的繁育一般采用纯合型雄鼠和杂合型雌鼠交配的方式以获得子代。

鉴于免疫缺陷的特点，裸鼠最常应用于肿瘤种植模型，以及在此基础上进行的药物敏感性研究。此外，裸鼠还可以应用于免疫学、病原微生物学和遗传学等研究领域，为科学进步做出了巨大贡献。但是，由于裸鼠仍然有正常的 B 细胞和较强的 NK 细胞免疫应答，不适合白血病、淋巴瘤等血液系统肿瘤的研究，而且 T 细胞会随着小鼠的周龄增长而增强，因此一般常规采用年幼的裸鼠（5~10 周龄）进行实验以提高成瘤率。

2. **C57BL/6 小鼠** 1921 年美国科学家 Little 使用 Abby Lathrop 小鼠通过近亲交配，繁育出数个近交系小鼠，其中第 57 号雌鼠和第 52 号雄鼠交配后产出的后代小鼠被标记为 C57，再根据小鼠毛色的不同进行定义，毛色为黑色者为 C57BL（BL 为 black 的缩写）。1937 年 Little 将 C57BL 父系小鼠进行了品系分离，并将第 6 组亚系命名为 C57BL/6。1947 年，美国著名的 Jackson 实验室从 Little 实验室引进了 C57BL/6 品系小鼠进行繁育，并将小鼠品系的名字命名为 C57BL/6J（J 为 Jackson 实验室的简称）。1951 年，美国国立卫生研究院（National Institute of Health，NIH）从 Jackson 实验室将 C57BL/6J 小鼠的第 32 代子代引进并命名为 C57BL/6N（N 为 NIH 的简称）。至此，C57BL/6 小鼠各种相关亚系命名相对成熟和稳定。

C57BL/6 小鼠是实验研究中应用最广泛的近交系小鼠之一，该品系最大的特点是品系稳定，实验结果可靠性和精度高，可比性好。2002 年 12 月人类完成了 C57BL/6 小鼠的基因组测序，使它成为世界上第一个完成基因组测序的小鼠品系。它的基因组比人类基因组要小，大小约 2.5Gb，预计基因也少于 3 万个。约有 40% 的小鼠基因与人类基因组高度相似，80% 的人类基因可以在该基因组中找到对应的基因。目前，绝大多数基因工程小鼠都是建立在该品系基础之上，各种 Cre 工具鼠也是利用 C57BL/6 小鼠完成构建。在 C57BL/6 小鼠基础上建立起来的实验体系完备，品系资源丰富，因此它也成为研究基因功能的最关键背景鼠之一。

3. **BALB/c 小鼠** 1913 年，美国纽约的 Halsey J. Bagg 将购买的白化小鼠进行近交系繁育，并将自己的名字 Bagg 和白化的英文 Albino 组合起来，给它们命名为 BALB。1935 年该小鼠的近交系繁育已传至第 26 代，George Davis Snell 将该品系小鼠引种到 Jackson 实验室，并在 BALB 的名字后面加了一个小写字母 c，代表毛色基因的隐性上位作用，BALB/c 小鼠的名字也就最终形成。

该品系具有白化、免疫缺陷的特征，品性极为温顺，易于繁育，且雌雄体重差异较小。特别是该品系对致癌物极其敏感，有利于各种类型肿瘤实验模型的建立。近年来，肿瘤免疫治疗成为最热门的研究领域之一，特别是免疫检查点阻断剂（PD-1 抗体等）和过继免疫细胞疗法（CAR-T 等）取得令人瞩目的成果。新的肿瘤免疫药物的研发蓬勃发展，在药物开发过程中，迫切需要理想的肿瘤免疫小鼠模型和人源化小鼠模型，而 BALB/c 就成为最满意的背景鼠。

4. **严重联合免疫缺陷小鼠** 重症联合免疫缺陷（severe combined immunodeficiency，SCID）小鼠是一种 *Prkdc* 基因纯合突变小鼠，该基因纯合突变导致编码免疫球蛋白重链（IgH）和 T 细胞抗原受体（TCR）基因重排异常，抑制 B 细胞和 T 细胞分化成熟，但是小鼠机体的 NK 细胞、巨噬细胞和粒细胞等均功能正常。与裸鼠的单纯 T 细胞功能障碍相比，SCID 小鼠的 B 细胞和 T 细胞均分化障碍，免疫缺陷状态更加严重，可以适用于白血病、淋巴瘤等血液系统肿瘤和寄生虫的相关研究。

5. **非肥胖型糖尿病/重症联合免疫缺陷小鼠** 非肥胖型糖尿病/重症联合免疫缺陷（nonobese diabetic/severe combined immunodeficiency，NOD/SCID）小鼠，是由非肥胖型糖尿病（nonobese diabetic，NOD）小鼠与 SCID 小鼠杂交产出。NOD 小鼠是一种自发性胰岛炎和胰岛素依赖性糖尿病的小鼠，同时伴有固有免疫部分功能缺陷，如巨噬细胞、NK 细胞、DC 细胞、补体系统功能等。NOD 小鼠与 SCID 小鼠杂交产生的 NOD/SCID 小鼠既保留了 SCID 小鼠 T 细胞和 B 细胞功能障碍，又保留了 NOD 小鼠的固有免疫功能障碍，免疫缺陷程度更高，适用于更高要求的实验。由于 NOD 小鼠的糖尿病产生是 T 细胞依赖的，所以它与 SCID 小鼠杂交后不再产生糖尿病症状。

二、自发和诱发性肿瘤模型

（一）自发性肿瘤模型

自发性肿瘤模型是指实验动物未经人为干预处理而自然发生肿瘤的一种模型。由于该模型与人类肿瘤更为相似，能够更好地模拟在自然状态下肿瘤的形成和发展过程，所以在肿瘤的研究领域中具有重要的意义。但是，由于动物自发产生结直肠腺瘤和 CRC 的发生率低、耗时长、耗费大，并且稳定性较差，所以该模型在实际结直肠肿瘤研究中较少应用。

（二）诱发性肿瘤模型

诱发性肿瘤模型是指使用特定物质人为诱导实验动物产生肿瘤的模型，包括饮食诱发性模型等，其中最常见的是化学试剂诱发性模型。由于该模型构建方法相对较为简便、规范和快速，具有较高的成功率和可控性，所以该模型应用较广。

1. **模型建立的常规方法** 目前，二甲肼（1,2-dimethylhydrazine，DMH）及其代谢产物氧化偶氮甲烷（azoxymethane，AOM）是最常见的 CRC 化学诱导剂，可通过口服、皮下注射和腹腔注射等多种途径给药。DMH 是一种间接致癌剂，首先在肝脏内被代谢为 AOM，进而生成活性产物甲基氧化偶氮甲醇，最终进入肠道上皮细胞，通过促进 DNA 烷基化而诱导癌变。AOM 常诱发结肠癌，并表现出与人类结肠癌较为相似的病理和分子特征。相比 DMH，AOM 的致癌效果稳定且高效。因此，在早期研究中人们常使用 DMH，而现在 AOM 应用越来越广泛。Neufert 等在 *Nature Protocols* 上刊文，给予小鼠腹腔注射 AOM（10mg/kg），每周 1 次，连续 6 周，30 周后可观察肠道成瘤。研究显示，小鼠结肠肿瘤的诱导效果受多种因素影响，包括化学诱导剂种类、剂量、给药方式、持续时间及动物品系等。

诱变剂 AOM 联合致炎剂葡聚糖硫酸钠（dextran sulfate sodium，DSS）复合诱导法，即 AOM/DSS 模型，呈现出周期短和成瘤率高等特点，并且能够高度模拟溃疡性结肠炎发展至 CRC 的病理过程，是一种常见的肠炎相关性结直肠癌动物模型。DSS 是一种化学促炎剂，给予小鼠饮用后可引起以血便、腹泻和溃疡等为主要特征的结肠炎症。DSS 诱发结肠炎的具体机制仍不明确，可能与免疫细胞功能障碍、肠道菌群紊乱、黏膜屏障破坏以及 DSS 对结肠上皮的毒性作用等多种因素相关。据 Neufert 等在 *Nature Protocols* 上报道，AOM/DSS 模型组小鼠给予单次腹腔注射 AOM（10mg/kg），连续 3 个循环给予 2.5%DSS 饮水，其中每个循环为 2.5%DSS 饮用 7 天和正常水饮用 14 天，10 周后观察肠道炎症和成瘤情况。AOM/DSS 模型，可建立炎癌转变的动态过程，因此在肠炎相关性结直肠癌研究中发挥重要的作用。

除上述化学试剂外，其他化学诱导剂还包括 N-甲基-N′-硝基-N-亚硝基胍、N-甲基-N-亚硝基脲、N-乙基-N-亚硝基脲和 2-氨基-1-甲基-6-苯基咪唑并［4,5-b］吡啶等，其他化学致炎剂还包括 2,4,6-三硝基苯磺酸等，这些化学诱导剂和化学致炎剂在诱发性肿瘤模型中发挥较为重要的作用。

2. **小鼠品系对成瘤效果的影响** 不同小鼠品系对 AOM 和 DSS 等化学诱导剂的反应差异较大。有研究表明当给予相同剂量的 AOM 腹腔注射和 DSS 溶液口服，BALB/c 小鼠的成瘤率可以达到 100%，但是相同条件下 C57BL/6N 小鼠的成瘤率只有 50%，另外两个品系（C3H/HeN 小鼠和 DBA/2N 小鼠）几乎没有成瘤或仅形成数量很少的腺瘤。因此，在实验设计中，合理选择小鼠品系，设定合适的化学诱导剂处理浓度和时间，对最终是否能够成功建立模型影响较大。

3. **AOM/DSS 模型成瘤的病理特点与分子生物学特征** 结直肠肿瘤的发生一般经历多个病理过程，包括异常腺管、微腺瘤、腺瘤和腺癌等。在 AOM/DSS 模型所形成的结直肠肿瘤中也可以观察到这一系列病理演变过程，包括低级别上皮内瘤变、高级别上皮内瘤变、腺癌等。

有研究表明，小鼠和大鼠 AOM/DSS 模型中所形成的肠道肿瘤与人类结直肠肿瘤的分子生物学特征高度相似，往往也存在 Wnt 信号通路的激活，免疫组化检测提示在小鼠结肠腺瘤中存在 β 联蛋白异常表达，但是 β 联蛋白的突变位点与人类结直肠肿瘤有所不同。此外，APC/β 联蛋白信号通路下游的一些靶基因（*c-myc*、*cyclin D1*、*CDK4* 等）的表达情况也会发生改变。与人类 CRC 相似，AOM/DSS 模型肿瘤中也会存在 *KRAS* 基因的突变等。

虽然化学试剂能够建立与人类结直肠肿瘤具有高度相似性特征的动物模型，但是总体上形成的肿瘤大多处于腺瘤阶段，仅少数为腺癌，除非造模时间足够长。这些模型由于诱导周期长和转移率低等特点，在 CRC 转移机制的研究中仍然会有一定的局限性，因此需要建立其他动物模型以满足相关研究需求。

三、种植性肿瘤模型

种植性肿瘤模型是指将人源或鼠源的肿瘤细胞或组织种植到小鼠体内继续生长的动物模型，该模型具有几个突出的优势，有利于对肿瘤分子机制进行系统深入的研究。第一，有利于实验设计和分组，小鼠个体差异较小，遗传背景相同，小鼠成瘤后，给予干预处理，实验结果更有说服力。第二，易于通过各种手段对肿瘤进行检测和观察。如果是皮下成瘤实验，肿瘤位于小鼠体表，有利于对肿瘤大小、形态进行测量和观察；如果细胞携带一些荧光标记或酶活性，可以进行活体成像，检测肿瘤细胞的成瘤、增殖和转移能力。第三，肿瘤组织可以在同种或同品系动物中连续传代种植，使珍贵的或罕见的肿瘤组织得以保存、扩增并应用于实验研究。第四，实验周期一般不长，实验条件易于控制，实验效率高，稳定性好。目前该模型在肿瘤研究领域的应用十分广泛。

根据肿瘤种植的部位、种属、样本来源等不同，种植性肿瘤模型有许多不同的特点和要求，下面将分别详细加以介绍。

1. 异位和原位种植模型　种植性肿瘤模型根据种植部位不同，可分为异位和原位种植模型。异位种植模型是指将肿瘤细胞或组织种植至小鼠体内与其来源不同的部位，包括皮下、脾、肝、腹腔、门静脉和肠系膜静脉；而与之不同的是，原位种植模型是指将肿瘤细胞或组织种植至小鼠体内与其来源的部位，例如将 CRC 细胞或组织种植至盲肠或直肠原位，以最大限度地保留原有生长环境和生物学特性，进而更加客观地研究 CRC 的演进过程和分子机制。

在异位种植模型中，最常见的是皮下种植模型。CRC 皮下种植模型是指将 CRC 细胞悬液或 CRC 组织块种植于小鼠皮下，进而在小鼠皮下形成癌组织的一种动物模型，接种部位常位于血供较丰富的背部、腋下、腹部或颈部等皮下组织。皮下种植模型的接种方法可分为癌细胞悬液法和癌组织块法。癌细胞悬液法，通常将处于对数生长期的癌细胞重悬于 PBS 溶液中，用注射器吸取一定体积的细胞悬液直接接种于小鼠皮下，一定时间后可于皮肤表面观察到肿瘤的形成。癌组织块法，是指在无菌条件下，先将肿瘤切成体积为 1~2mm³ 小块，接种于小鼠皮下进而观察成瘤。皮下种植模型的成功率受诸多因素影响，包括细胞或组织的类型、数量、活力、注射部位以及小鼠的品系、周龄、免疫和营养状况等。皮下种植模型具有方法简单、成瘤率高、成瘤时间短、便于观察等特点，已成为应用最广泛的肿瘤模型之一，在研究肿瘤的生物行为学、探讨分子机制、评估药物敏感性和制订个体化治疗方案等方面具有突出优势。但是，该模型形成的肿瘤周围通常有纤维膜包绕，所以极少发生转移，因此皮下种植模型不是研究肿瘤转移的有效模型。

为了更好地模拟肿瘤生长环境，研究者们构建了原位种植模型。CRC 原位种植模型是指将 CRC 细胞悬液或组织块种植于小鼠的盲肠或直肠部位，进而研究其原位生长及远处肝转移过程的一种动物模型。根据种植材料的不同，CRC 原位种植模型可分为癌细胞悬液法和癌组织块法。根据种植部位的不同，CRC 原位种植可分为盲肠原位和直肠原位种植模型。临床上，结直肠癌的常见发病位置为结肠和直肠，而 CRC 原位种植模型的接种位置之所以选择盲肠和直肠这两个部位，是由小鼠的解剖结构所决定的，小鼠的结肠壁薄而不易操作，相反小鼠的盲肠膨大且壁较厚、直肠位置较浅而易于操作，这些特征导致该部位具有较高的种植成功率。

在盲肠原位种植法中，研究者通常将小鼠麻醉并暴露其盲肠，使用微量注射器将 50~100μl CRC 细胞悬液缓慢注射至浆膜层，使用酒精棉球轻压注射部位以防止游离癌细胞溢出，最后将盲肠放回原处并关腹。除盲肠浆膜部位外，也可在显微镜下，将 CRC 细胞悬液注射于盲肠黏膜与肌层之间。在无菌条件下，可将来源于患者的 CRC 组织块切成 1mm³ 大小的颗粒后，使用直接缝合或医用 OB 胶粘合的方法将组织块颗粒种植入盲肠浆膜部位。与癌细胞悬液法相比，癌组织块法除能够保留患者真实的肿瘤微环境，还可以避免因接种细胞数量不够而导致成瘤率下降的风险，也可以规避因细胞悬液漏出而引起腹腔广泛转移。因此，实验者会先经皮下成瘤模型，将细胞悬液种植于小鼠皮下，待皮下形成实体瘤后再原位接种至盲肠壁。另外，在癌组织块法中，也可使用盲肠造痿法或造口法，将肿瘤颗粒种植于浆膜后于体外观察成瘤，此种方法与腹腔回纳法相比，具有体外易于观察和取样方便等诸多优势，还可防止因肿瘤细胞脱落、侵袭或种植引起腹腔局部或广泛转移而影响研究结果。

除盲肠原位种植模型外，人们为避免开腹而研发出直肠原位种植模型。在该模型中，小剂量 CRC 细胞悬液经与基底胶混合后，注射于距肛门>5cm 的远端直肠后壁的黏膜下层，进针深度约 1mm。另外，也可经麻醉、肛门切开及暴露直肠壁后，将 CRC 组织块种植于小鼠直肠黏膜下层。相较于盲肠原位种植模型，直肠原位种植模型具有操作简单、对小鼠损伤小和方便观察等特点，但是由于直肠壁较薄存在癌细胞漏出的风险，以及由于直肠梗阻导致小鼠生存期缩短，这些劣势也一定程度上限制了该模型后期的远处肝转移过程。综上所述，原位种植所建立的肿瘤模型与人类 CRC 的发生环境、生长特点及癌细胞通过门静脉循环系统进入肝脏而发生远处转移的过程较为相似，能够较好地模拟 CRC 的原位生长及淋巴结和肝转移过程，在研究 CRC 发生、发展和转移领域中的应用非常广泛。

2. 同种和异种种植模型　种植性肿瘤模型根据肿瘤细胞或组织是否与宿主来源于同一种属，分为同种和异种种植模型。同种种植模型是指将肿瘤细胞或组织种植至同一种属的宿主体内，如将小鼠 CRC 细胞或组织接种至小鼠体内继续生长，由于来源于同一种属，因此该模型可以使用免疫功能正常的宿主小鼠，可应用于肿瘤免疫微环境、免疫耐受和免疫治疗等方面的研究；而异种种植模型是指将肿瘤细胞或组织种植至不同种属的宿主体内，如将人结直肠细胞或组织接种至小鼠体内继续生长，由于来源于不同种属，因此该模型通常使用免疫缺陷小鼠，因此该模型不适用于肿瘤免疫相关研究。

3. 细胞系和患者来源异种种植模型 在异种种植模型中,根据接种材料的不同,分为细胞系来源异种种植模型(cell-derived xenograft,CDX)和患者来源异种种植模型(patient-derived xenograft,PDX)。CDX 是指取对数生长期的人肿瘤细胞系(如 CRC 细胞系)重悬于 PBS 溶液后,接种于免疫缺陷小鼠体内以形成实体瘤。PDX 是指将来源于患者的肿瘤组织经处理后,接种到免疫缺陷小鼠体内而形成实体瘤。相较于 CDX,PDX 被认为与患者来源肿瘤具有较一致的相似度,能够高度保留患者肿瘤的遗传学和病理学特征,因此该模型给肿瘤个体化治疗提供广阔前景(图 8-1-1)。

由于肿瘤异质性和个体化治疗概念的提出,基于 PDX 的临床前研究越来越受到重视。PDX 将患者的新鲜肿瘤组织种植于免疫缺陷小鼠体内以高度保留原发肿瘤的特质,因此在探讨肿瘤生物学表现、药效评估和患者个体化治疗等方面具有重要意义。患者来源标本可使用手术或穿刺获得的患者原发或转移部位组织、腹水中分离的癌细胞或血液中的 CTC。实验动物方面,通常选用免疫缺陷小鼠,包括裸鼠、SCID 小鼠、NOD/SCID 小鼠和 NSG 小鼠(NOD-SCID-IL-2 receptor gamma null)等。接种部位可选择皮下、肾包膜下或原位种植。三种方法各有利弊,皮下种植是 PDX 模型中最常见的一种类型,该方法操作简单,取材方便,能够在体外直接观察肿瘤体积和形态的变化,但是该模型也存在一些缺点,

如种植成功率较低、肿瘤不易于发生远处转移等。第二种为肾包膜下种植,由于肾包膜血供丰富,因此肾包膜下也是较为常见的接种部位,与皮下种植相比,该方法的成功率明显升高,但是由于操作复杂、技术要求高、对小鼠损伤较大以及观察不够直观等也限制了该模型的应用。与患者来源肿瘤一致性最高的模型是原位种植,如将 CRC 组织或细胞接种到盲肠或直肠部位,能够高度保留 CRC 的生长环境而模拟其发生、发展和转移过程,但是由于操作难度更大、成功率较低而限制了其应用。总体来说,PDX 模型能够高度保留患者来源肿瘤组织在病理学和遗传学方面的特征,以及临床预测价值高等优势,在研究肿瘤生物学特征、探讨发生发展机制、药物筛选评估以及个体化治疗方面发挥非常重要的作用,逐渐成为临床前研究领域中首选的理想模型,但成功率不高是难推广的核心问题。

四、基因工程小鼠实验模型

(一)基因工程小鼠的设计原理和发展历程

小鼠与人类的基因组具有高达 95% 以上的相似度,它在育种、传代、繁育、饲养成本等方面具有明显优势,因此成为生物医学研究领域最常用的模式动物之一。随着科学研究的不断深入,野生型小鼠已经无法满足实验研究的需要,基因工程小鼠应运而生,并迅速成为肿

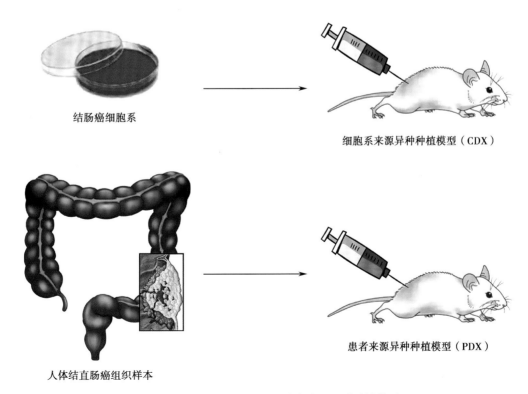

结肠癌细胞系

细胞系来源异种种植模型(CDX)

人体结直肠癌组织样本

患者来源异种种植模型(PDX)

图 8-1-1 结直肠癌细胞系和患者来源异种种植模型

瘤研究领域最热门的体内实验模型。目前的基因工程技术可以对小鼠进行点突变、基因敲除、基因敲入、转基因、定点转基因及人源化等,并且可利用条件性基因打靶技术(Cre-loxP、Flp-FRT 重组酶系统等)进行条件性基因敲除或敲入,实现目的基因的组织特异性表达、药物诱导性表达等,极大程度上为某个基因功能的研究提供强有力的实验手段和充足的体内实验证据。

基因工程小鼠一般建立在 C57BL/6 小鼠品系基础上,发展历程大概经历了四个阶段。第一阶段,人们将目的基因直接导入小鼠受精卵,实现目的基因的过表达,但是这种导入方式具有较大的随机性,成功率偏低,且有可能由于随机插入而影响正常基因的功能。第二阶段,美国的 Mario Capecchi 教授、Oliver Smithies 教授和英国的 Martin Evans 教授将技术进行了改进,根据基因同源重组的原理,可以完成外源基因的定点整合,实现基因敲入或基因敲除,由于该基因编辑技术具有较高的精确性,因此也称为"基因打靶技术",三位科学家也因该技术获得了 2007 年诺贝尔生理学或医学奖。基因打靶技术虽然精确度较高,可实现定点敲入或敲除等基因编辑操作,但还是存在一些不足之处,如对胚胎干细胞(embryonic stem cell,ES)的操作仅能实现小鼠全身基因的敲入或敲除,对重组 ES 细胞进行阳性筛选、阴性筛选等操作的实验成本较高,实验周期较长。第三阶段,科学家们将基因打靶技术进行了改进,Cre-loxP 重组酶系统的应用可以实现基因的组织特异性或时空可控性表达。Cre 工具鼠的大量开发应用使这种组织特异性表达可以涵盖小鼠机体的各个组织或细胞。此外,Cre-loxP、Flp-FRT 等多个重组酶系统协同发挥"分子开关"作用,可以实现更加精密的基因调控操作。第四阶段,CRISPR/Cas9 技术(2020 年诺贝尔化学奖)的开发应用成为了现阶段基因工程小鼠的主流操作技术,针对目的基因设计和构建 gRNA 和 Cas9 表达质粒,可实现目的基因功能区域的定点切割,该技术效率高、周期短、成本低,并且可对目的基因多个位点或多个基因同时进行敲除或敲入操作,优势明显。

(二)基因工程小鼠在结直肠肿瘤研究中的应用

结直肠肿瘤的发病机制十分复杂,除饮食、肥胖、吸烟、运动等病因外,基因突变在很大程度上影响结直肠肿瘤的发生发展。一部分结直肠肿瘤患者表现为遗传性或家族聚集性特点,如家族性腺瘤性息肉病(familial adenomatous polyposis,FAP)患者往往携带 APC 基因的胚系突变,该基因突变导致大部分患者青少年期就会出现大量结直肠息肉或腺瘤,并且一生中癌变的概率几乎是 100%。林奇综合征是一组包含错配修复基因胚系突变的疾病,该类患者发生 CRC 和子宫内膜癌的概率明显升高。此外,P53、KRAS 等基因的突变在肠癌发生发展中也发挥关键性作用。针对如何更加系统深入地研究这些基因的功能,特别是如何提供更加确切可靠的体内实验证据?基因工程小鼠为此提供了最合适的实验模型。

现阶段的基因工程小鼠技术已经可以实现单个或多个基因在小鼠机体内某种组织中特异性表达或敲除,并可实现在药物诱导下的时空特异性表达。原本全身敲除某个基因可能会导致小鼠胚胎死亡,但是新技术则可以避免这种现象的发生,使得今后研究更多基因的功能成为可能。目前应用在 CRC 研究领域的基因工程小鼠种类繁多,涉及的基因众多,在此无法全部涵盖,以下举例介绍几种常见的基因工程小鼠模型。

(三)结直肠肿瘤相关常见基因工程小鼠模型举例

1. *APC* 基因工程小鼠模型 *APC*(adenomatous polyposis coli)基因是 Wnt 信号通路中一个重要的抑癌基因,是结直肠肿瘤中最常见的突变基因之一,约 80% 的散发性结直肠癌患者的肿瘤组织中存在 *APC* 基因突变。同时,*APC* 基因又是 FAP 患者的致病基因,该基因的胚系突变将导致多发性结直肠腺瘤发生和腺瘤癌变率明显升高,且呈常染色体显性遗传。

鉴于 *APC* 基因在结直肠肿瘤发生发展中的重要作用,以该基因为靶点设计构建基因工程小鼠就成为研究肠道肿瘤发生发展过程的最经典的动物模型之一。目前的 *APC* 基因工程小鼠根据构建策略不同,有很多种类型。

1990 年美国威斯康星大学麦迪逊分校的 William Dove 博士首先在 C57BL/6J 背景鼠基础上构建了 C57BL/6J-*APC*$^{min/+}$ 小鼠品系,他们将小鼠 *APC* 基因的第 850 位点产生无义突变,将编码亮氨酸的密码子(TTG)转变成终止密码子(TAG),产生 APC 截断蛋白,导致 APC 蛋白功能失活,使其不能与下游 β 联蛋白结合形成降解复合体,无法有效降低 *cmyc*、*cyclin D1* 等癌基因在细胞内的表达水平,使 Wnt 信号通路持续激活。该类型小鼠会产生肠道多发腺瘤,因此又被称为 Min(multiple intestinal neoplasia)小鼠,它可以有效模拟 FAP 的发病机制,具有自发性、稳定性、可遗传性等特点,是目前国际公认的较为理想的肠道肿瘤研究模型之一,得到了广泛的应用。但是该小鼠模型也有不足之处,它虽然会产生较多的肠道息肉或腺瘤,但是它们最终进展为侵袭性腺癌的极少,这与临床 FAP 患者的疾病发展进程存在不一致。该小鼠模型更适用于研究早期肠道肿瘤的发生、发展和癌前病变的分子机制。

$APC^{min/+}$小鼠一般有 120 天左右的自然生存期,大多数在 9 周龄左右开始出现肠道腺瘤,在整个生存期内每只小鼠肠道会产生约 30 个的息肉性病变,分布在小肠、结肠和直肠,并且伴有黑便、脱肛、贫血、高脂血症、脾大等表现。$APC^{Min/+}$小鼠诞生以后,科学家们还陆续构建了 APC 基因不同突变位点的小鼠模型,如 Δ14、Δ716、Δ1309 和 1638N 等。相比经典的 $APC^{Min/+}$小鼠,$APC^{Δ716}$小鼠会产生更多的肠道微小息肉,平均 300 个/只,但是主要集中在小肠,APC 基因不同位点的突变模型可以满足不同研究的需求。

此外,$APC^{Min/+}$小鼠还可以与其他基因缺陷小鼠进行杂交,通过对子代小鼠基因型的鉴定,筛选出双基因突变小鼠,进而研究另外一个基因在 $APC^{Min/+}$小鼠肠道肿瘤发生中的作用,揭示多个基因突变的协同作用,模拟人类多基因突变累积导致肿瘤发生的过程。例如,$APC^{Δ716}$合并 Cdx2 基因突变小鼠,发生息肉的部位会更多地集中在结肠,而不是小肠,这更加符合人类肠道肿瘤的特点。$APC^{Δ716}$合并 Smad4 基因突变小鼠,肠道腺瘤会很快转变为浸润性腺瘤,但往往不发生转移,可以作为人类肠癌模型进行研究。目前,通过这种途径建立起来的 $APC^{Min/+}$小鼠相关双基因突变小鼠模型已经有 100 余种,广泛应用于各类研究中。

2. β 联蛋白基因工程小鼠模型 APC 基因需要与其他蛋白结合,调控并激活 Wnt 信号通路,介导结直肠肿瘤的发生,因此,除 APC 基因外,该信号通路中的其他关键基因突变可能也会在结直肠肿瘤发生过程中发挥重要作用。β 联蛋白基因就是 APC 下游 Wnt 信号通路的最重要的基因之一。例如,在小鼠肠道上皮中特异性过表达 β 联蛋白的 N 末端截短突变体(δN131 β 联蛋白),维持 β 联蛋白高水平表达状态,就会导致小鼠肠道中产生多发性不典型增生病变,类似 $APC^{Min/+}$小鼠的肠道早期病变。β 联蛋白基因第 3 外显子包含了 β 联蛋白的所有丝氨酸/苏氨酸磷酸化位点,它能够被糖原合成激酶 β(3glycogen synthase kinase 3β,GSK3β)磷酸化而介导 β 联蛋白的降解。如果将小鼠肠道上皮中的该基因的磷酸化位点突变,则会导致 β 联蛋白在肠道上皮中的降解减少,β 联蛋白表达升高,Wnt 信号通路持续激活进而导致小鼠肠道中多发性腺瘤的发生。虽然 β 联蛋白基因工程有一些文献报道,但是与 APC 基因工程小鼠相比要少得多,应用也不是很广泛。

3. 错配修复相关基因工程小鼠模型 错配修复(mismatch repair,MMR)是维持机体基因组稳定性的重要修复系统,它能够对在 DNA 复制过程中发生错误的碱基进行替换修复或小片段修复,而且对 DNA 损伤也

能发挥修复作用。一旦 MMR 功能缺失,将导致基因组错误的累积,肿瘤的发生率会明显升高。林奇综合征就是一组 MMR 基因胚系突变而产生的疾病,最常见发生突变的 MMR 是 MLH1、MSH2、MSH6 和 PMS2 等,由于基因突变的累积,患者一生中罹患 CRC、子宫内膜癌等恶性肿瘤的概率明显升高。

理论上讲,根据 CRC 发生的基因学基础建立的基因敲除小鼠模型是比较理想的研究思路,因此科学家们成功构建了 Mlh1、Msh2 和 Msh6 等基因敲除小鼠。该类型小鼠会出现包括胃肠道在内的多器官肿瘤,且大多数小鼠会在未成年期死于侵袭性淋巴瘤。$Msh2^{-/-}$小鼠的肿瘤表现为高度微卫星不稳定状态,这与林奇综合征患者的肿瘤情况相似。这些基因工程小鼠模型的成功构建为进一步深入研究林奇综合征患者肿瘤的发病机制和治疗靶点提供了良好的实验平台。

4. TGF-β 通路相关基因工程小鼠模型 在人类基因组中,SMAD4 基因和 APC 基因位于不同的染色体,但是在小鼠基因组中,它们同位于小鼠第 18 号染色体,相距约 30cm。如果将 Smad4 突变引入 $APC^{Δ716}$小鼠中,则小鼠腺瘤会进展为侵袭性腺瘤。即使如此,该类型小鼠(cis-APC/Smad4 小鼠)在整个生存期内发生远处转移的概率很小,其发生肿瘤的组织学特点类似于人类的右半结肠癌,并且与 TGF-β 的 II 型受体突变有关。一部分 cis-APC/Smad4 小鼠还会发生十二指肠乳头部位的腺癌,临床上一部分全结肠切除术后的 FAP 患者也会有类似现象发生。

5. 其他基因工程小鼠模型 近年来,除上述常见模型外,CRC 相关的基因工程小鼠模型得到持续开发,种类繁多,在分子机制、药物筛选和治疗等研究领域中发挥越来越重要的作用。笔者所在研究团队也构建了多种基因工程小鼠模型以用于结直肠肿瘤相关研究。例如,Wang 等研究显示,在 AOM 或 AOM/DSS 等化学诱导剂诱导下,一方面,肠道特异性 Hmga2 敲入小鼠能够通过 MDM2/P53 依赖途径促进 CRC 肿瘤的发生和发展;另一方面,该小鼠通过 STAT3/CCL2 途径促进肿瘤微环境中巨噬细胞的招募和 M2 型极化,在结直肠肿瘤免疫逃逸过程中发挥重要作用。另外,Yu 等研究显示,在使用 AOM/DSS 模型诱导或与 $APC^{Min/+}$小鼠杂交后,与 WT 小鼠相比,Mir4435-2hg 敲除能够通过增加多形核髓源性抑制细胞的浸润而重塑免疫抑制微环境,并由此促进结直肠肿瘤的形成与进展。

五、CRC 转移模型

近年来,随着人们对 CRC 病因、分子诊断和治疗方

面的不断探索,CRC患者的生存率有了显著提高,但是CRC的转移仍然是患者死亡的最主要原因之一。根据肿瘤生物学行为的不同,CRC会发生不同部位的转移,包括淋巴转移、肝转移、肺转移、腹膜转移、卵巢转移等,少数患者还会发生脑转移和骨转移。这些转移的发生一方面是由于肿瘤细胞本身的基因突变导致细胞发生上皮-间充质转换,肿瘤细胞在驱动因子的作用下以某种途径脱离原发灶部位;另一方面,肿瘤细胞到达转移部位,与局部微环境相互作用,定植并生长,形成转移灶。深入研究结直肠肿瘤细胞发生转移的分子机制,具有十分重要的科学意义,这就需要构建科学、合理、可行的CRC转移模型。目前,多种CRC转移模型的构建已相对成熟,下面将简要加以介绍。

1. 肝转移模型 结直肠癌肝转移模型分为自发性和实验性结直肠癌肝转移小鼠模型。自发性结直肠癌肝转移小鼠模型,是指将CRC组织或细胞悬液种植于盲肠或直肠部位,原位肿瘤不经过其他干预进而自发转移至肝脏的一种模型,该模型最大限度地模拟了结直肠癌肝转移的过程,即盲肠和直肠原位种植肝转移模型。实验性结直肠癌肝转移小鼠模型,是指人为将CRC细胞注射至脾、肝或门静脉中,以模拟结直肠癌肝转移的过程,包括脾种植肝转移模型、肝种植模型和门静脉/肠系膜静脉注射模型。

盲肠和直肠原位种植肝转移模型,高度模拟了位于盲肠和直肠壁上的CRC细胞通过局部浸润、脱落、侵入血管而通过门静脉系统转移至肝脏的自然过程,是目前最理想的结直肠癌肝转移模型,证据等级较高。但由于其技术要求高且操作复杂的限制,该模型在CRC肝转移的研究领域并未得到广泛推广。

由于脾静脉与肠系膜上静脉相互汇合形成肝门静脉而进入肝脏,因此将CRC细胞注射入脾可构建脾种植肝转移模型,该方法操作简单,并且肝转移率高。根据是否切除脾,脾种植肝转移模型分为脾保留法、脾切除法和半脾模型。脾保留法是指将CRC细胞注射入小鼠脾脏的上极或下极,之后需使用酒精棉球按压注射部位以防止癌细胞外溢,最后将脾复位。该方法操作简单,并且能够保留小鼠脾脏的抗肿瘤免疫功能,应用范围较广,但是由于该模型会引起腹腔内多个肿瘤灶形成,包括肝部位转移灶和脾注射部位的原发肿瘤,进而缩短小鼠存活期而影响实验结果。脾切除法是指将CRC细胞注射入脾后,将其切除。该模型的优势在于,由于不合并有脾肿瘤而导致肝转移成功率升高,表现为肝转移肿瘤数量多且体积大,能较好地模拟CRC根治术后经血行途径发生肝转移的过程。但是由于手术操作复杂以及切脾后破坏小鼠免疫系统等因素会导致其存活率降低。

而半脾模型是一种介于脾保留法和脾切除法之间的改良模型。首先,脾中央使用一次性钛夹夹闭并切断,分成两个带血管蒂的半脾。之后将$100\mu l$左右的CRC细胞悬液注射入脾下极被膜下,待约10分钟即CRC细胞经脾静脉进入肝后,结扎切断脾下极血管并切除脾下极,保留脾上极并将其回复至腹腔内。半脾模型既能保留脾的免疫功能,又能避免脾肿瘤负荷过大对小鼠的损伤,是一种既能发挥脾保留法和脾切除法的优点,又能规避两者缺点的模型。综上所述,脾种植肝转移模型能够较好地模拟CRC细胞侵入门静脉系统后发生肝转移的生物学行为,是研究该过程的一种理想动物模型。

肝种植模型和门静脉/肠系膜静脉注射模型是两种研究CRC晚期转移的模型。肝种植模型是指将CRC细胞悬液直接注射入小鼠肝实质内,或者将CRC组织切成小块后直接种植入肝脏内,进而在肝内形成转移瘤的一种动物模型。门静脉/肠系膜静脉注射模型是指将CRC细胞悬液缓慢直接注射至小鼠门静脉或肠系膜静脉内,通过门静脉系统转移至肝脏的一种动物模型,手术操作较为复杂,需规避因大量、快速注射癌细胞引起的静脉栓塞风险。在结直肠癌肝转移过程中,CRC细胞经历从原发部位脱离、向周围组织发生浸润、侵入血管或淋巴管、在血管中逃避机体免疫杀伤以及通过肠系膜静脉进入门静脉等多个阶段后,最终在肝脏中定植。因此,结直肠癌肝转移是一个多因素调控、由多步骤构成的极其复杂的生物学过程。而肝种植模型和门静脉/肠系膜静脉注射模型虽然转移成功率较高,但是这两种模型仅模拟了结直肠癌肝转移的终末阶段,因此不适用于早期阶段和淋巴道转移领域的研究。

2. 肺转移模型 肺是CRC远处转移的第二大常见部位,仅次于肝。与结直肠癌肝转移相比,结直肠癌肺转移表现出明显不同的生物学特性。直肠中下段癌更易出现肺转移,主要是由于直肠中下段的癌细胞可通过直肠中、下静脉经髂静脉进入下腔静脉而定植于肺。除解剖因素外,其他因素,如肺转移前微环境的形成以及原发灶肿瘤细胞特定基因特征导致的亲靶器官性等,都可能导致结直肠癌肺转移的形成。因此,构建结直肠癌肺转移动物模型具有重要意义,而尾静脉注射肺转移模型是目前该研究领域中应用最广泛的方法。在该模型中,将小鼠固定并扩张其尾静脉后,通常于鼠尾侧面取中下$1/3$至中点处的尾静脉进针,将$100\sim200\mu l$混匀后的CRC细胞悬液直接注射入小鼠尾静脉中,进而在几周后对肺脏中的转移瘤进行观察。尾静脉注射肺转移模型较好地模拟了CRC通过血行途径发生肺转移的生物学过程,具有操作简单、转移率高和可重复性强等特点,在探索结直肠癌肺转移的分子机制和筛选药物等方面具有诸多优势。

3. **腹腔转移模型** 腹腔转移是晚期CRC常见的转移途径,常伴有癌性腹水,与患者不良预后相关。腹腔转移可来源于原发灶中CRC细胞突破浆膜层而扩散,也可来源于手术中癌细胞脱落而种植至腹腔中。脱落之后的CRC细胞在腹腔中通过获得一系列能力,如抗失巢凋亡能力、免疫逃逸能力以及在缺氧环境中生长和转运的能力等,最终在腹腔器官表面或腹膜上定植下来。该模型构建方法简单,小鼠经麻醉后,在无菌条件下取腹部正中切口,将处于对数生长期的CRC细胞悬液注射入腹腔内,关腹,于数天或数周后观察腹腔转移情况。由于该模型最终会导致CRC细胞在腹腔内广泛转移,缺乏转移靶器官的特异性,这个表现在一定程度上限制了该模型的应用。按照CRC的转移途径可分为淋巴转移、血行转移和种植转移三种类型,腹腔种植模型是研究晚期CRC通过种植转移途径发生腹腔转移的一种理想模型,在CRC淋巴转移和血行转移途径的研究领域中具有局限性。

4. **淋巴转移模型** 淋巴转移是CRC的重要转移途径之一,是确定临床分期和决定治疗方案的重要依据,但是淋巴转移机制的研究还不够深入,相对应的动物实验模型也较少。近年来,随着免疫治疗在CRC领域的临床应用,免疫研究相关动物模型的需求日益增多。淋巴结作为机体对抗肿瘤的一道重要免疫防线,近距离接触肿瘤细胞,对肿瘤细胞及其分泌的细胞因子做出反应,并招募免疫细胞发挥抗肿瘤作用。淋巴结中免疫细胞的数量和状态在一定程度上反映了机体肿瘤免疫耐受的程度及可动员的免疫潜能,因此,CRC淋巴转移模型的设计和应用十分具有科学意义和临床转化前景。

目前一个相对比较成熟的CRC淋巴转移模型是将肿瘤细胞直接接种于小鼠的直肠黏膜下,数周后解剖小鼠,观察相应区域淋巴结的转移情况。由于小鼠的直肠壁较薄,接种的技术细节要求较高,一般要选择细的穿刺针,细胞悬液的体积不宜太大,可以选择Matrigel与细胞混合,以降低细胞悬液渗漏的风险,穿刺针在直肠黏膜下潜行一段距离后再注射细胞,注射过程也要缓慢,最好能够看到在直肠黏膜下形成一个透明的小泡。否则,如果穿刺针穿透直肠壁,肿瘤直接接种于腹腔,或者肿瘤细胞未能存留在直肠壁,而是经肛门流出,都很难成瘤成功。

建立淋巴转移模型还要对小鼠的淋巴系统有所了解,有研究报道小鼠直肠引流的第一站淋巴结为髂动脉间淋巴结,第二站淋巴结为髂动脉旁淋巴结,第三站淋巴结为肾门淋巴结。了解这些小鼠淋巴结的分布范围有利于解剖留取准确的样本,完成相关的实验检测。

除了直接将肿瘤细胞注射于直肠黏膜下,还可以将CRC细胞悬液接种于小鼠后肢及后肢爪垫皮下等部位,可在局部引流淋巴结内观察到转移癌组织。这些模型为深入解析早期CRC发生淋巴转移的生物学行为、探索分子机制、筛选诊断标志物、评估药效和发现治疗靶点等方面的研究提供有力的支撑。

5. **脑和骨转移模型** 虽然CRC转移到脑和骨的发生率较低,但是这两种转移方式不仅严重影响患者的生活质量,而且其预后也极差,因此CRC脑和骨转移逐渐受到重视。CRC脑和骨转移模型可使用左心室内、颈动脉内或尾静脉内癌细胞悬液注射法构建。左心室内注射法通常在超声引导下进行,小鼠麻醉后取仰卧位,在左侧胸壁第二肋间距胸骨缘3mm处,以45°向左心室进针3~5mm,待见到明显回血后缓慢将CRC细胞悬液注射入左心室内。颈动脉内注射法常行1~2cm长颈部正中切口,显露一侧颈总动脉后,于颈总动脉分叉下方5~6mm即颈内动脉处以斜角进针,缓慢匀速将CRC细胞悬液注射入颈动脉内。相较于左心室内注射法,颈动脉内注射法对技术的要求相对较低。而尾静脉内注射法的操作虽然相对简单,但是由于器官靶向性较差,在发生脑和骨转移之前就已出现其他器官的转移而影响实验结果。另外,CRC脑和骨转移模型还可构建脑内和骨髓内原位种植模型,但是操作复杂和成功率低的特点限制了这两个模型的推广度。

(吴晶晶　来茂德)

第二节　结直肠肿瘤的体外实验模型

一、结直肠肿瘤类器官实验模型

类器官是指将具有干细胞潜能的细胞或含有干细胞的组织经过体外三维(3-dimensional,3D)培养,形成具有特异性器官样结构的多功能细胞团。类器官是一种由多种细胞类型构成的体外三维培养物,能够较好地模拟体内组织器官的结构和功能,具有自我更新和在体外长期传代培养的特点。患者肿瘤来源类器官是指利用手术切除、活检等方式获得的肿瘤标本经处理后,在特定条件下对肿瘤细胞进行体外培养而建立的3D多细胞群,与患者来源的肿瘤组织具有高度相似性。近年来,类器官和肿瘤类器官技术不断发展。2009年,Sato教授等在添加了EGF、头蛋白(noggin)和R-脊椎蛋白1(R-spondin1)的培育体系中,将小鼠Lgr5+肠道干细胞在体外进行3D培养后,成功诱导出小肠类器官。2011年,该团队通过改良培养条件,成功培育出结肠类器官,并在结肠腺瘤和腺癌中建立结肠肿瘤类器官模型。2015年,van de Wetering教授等建立了由20多例CRC患者来源的肿瘤及邻近正常组织构成的类器官生物样本库,并进行了药物筛选研究。2017年,被Nature Methods评为生命科学领域年度技术,是一种极具发展前景的体外实验模型。

结肠类器官可从手术或活检肠道标本中获得,将切成小段的结肠组织消化、沉降和过滤后,滤过液经离心后弃上清液,沉淀中含结肠隐窝。结肠癌类器官也可取自手术获得的结肠癌标本,并通过类似的方法获得,最后将沉淀物置于基质胶Matrigel中培养,基础培养基中通常含有DMEM/F12、N2、B27、Glutamax、N-acetylcysteine,另外需在基础培养基中额外加入一些细胞因子,如EGF和R-spondin1等。目前,结肠和结肠癌类器官的培养试剂均已商品化。

相较于体外2D细胞培养模型和体内PDX动物模型,类器官作为一种体外3D培养模型具有巨大的优势。类器官最大的优势表现为可在体外稳定传代,能够保持来源组织的形态结构、基因表型、生物学功能和特征,实验操作简便,培养周期较短,通常1~2周即可完成传代,并且可冷冻保存,复苏后还可继续培养。CRC类器官取自手术或活检肿瘤标本,与患者来源肿瘤表现为高度同源,能够保留患者肿瘤组织的异质性,且在传代扩增中维持基因组稳定性,在基础、临床前和临床转化研究领域中均具有广泛的应用前景。

在基础研究领域,一方面CRC类器官可以用以建模,为研究其生物学行为和发生机制提供载体;另一方面,可以将CRISPR/Cas9技术与类器官技术相结合,以研究某个或某组特定基因在CRC发生、发展和演进过程中的功能和机制。

在临床前和临床转化研究领域中,CRC类器官应用价值更大。首先,CRC类器官技术可用于高通量抗肿瘤药物筛选,特别是CRC类器官生物库的建立,能够为个体化治疗提供有力保障,实现精准治疗。其次,肿瘤类器官技术可用于药物毒理学研究,在药物开发过程中,可使用类器官对药物的毒性和药效进行检测和评估,为CRC的新药研发提供参考。另外,还可用于分子诊断标志物的筛选,为临床转化提供证据支持。但是,类器官模型作为一种新兴技术,发展尚未成熟,还存在一定的局限性,具体表现在以下几个方面。第一,缺乏正常肠道或CRC组织的间质成分,包括各种免疫细胞、基质、血管和神经组织等,因此类器官和真正的器官之间区别仍然较大,肿瘤类器官模型无法用于免疫耐受、免疫治疗、肿瘤微环境、血管形成等方面的研究,这也是类器官培养技术亟待解决的问题。第二,优化和降低培养成本,类器官培养过程中常需要加入一些细胞因子等成分,导致培养成本升高,并且不同的培养方法会造成类器官的不同,因此降低类器官的培养成本并优化其培养方案可提升该模型的使用率。第三,类器官能传代,但不能长期传代。第四,到目前为止,仍然有一部分器官和肿瘤组织无法培养出类器官,因此需加大该方面的研究推广力度。

综上所述,正常结肠和CRC类器官技术已发展较为成熟,不仅与患者来源组织器官保持有高度相似的生理、病理和遗传学特征,还具备操作简单和可传代冻存等特点,在肠道正常发育、CRC发生发展机制、药物筛选和个体化精准治疗方面具有非常重要的意义。

(一)类器官实验模型在结直肠肿瘤发生研究中的应用

肿瘤发生的研究相对比较困难,往往涉及少数细胞群的动态演变过程,如何精细模拟这个过程极具挑战性。类器官实验模型可以在一定程度上给肿瘤发生的研究提供帮助。2021年,科学家van Neerven等在Nature上报道,在肠道干细胞群中Wnt信号通路的平衡对于维持肠道局部稳定性、调控肠道上皮细胞快速更新具有重要作用。他们将APC基因突变肠道上皮类器官与野生型(wild-type,WT)肠道上皮类器官共培养,实验结果发现前者会分泌Wnt信号通路的拮抗剂,进而促进野生型类器官分化,而GSK3β抑制剂氯化锂则可以降低这种影响,减少腺瘤形成。类器官模型的应用使肠道肿瘤发生过程的研究变得可视化和可编辑化,有利于揭示其中的分子机制。

(二)类器官实验模型在CRC耐药中的研究应用

CRC患者的死亡原因之一就是对化疗药物不敏感。类器官实验模型作为一种可以建立在临床患者肿瘤样本基础上的体外实验模型,既能够实现最大限度接近肿瘤原发灶药敏特性,又可以兼顾实验成本、检测周期和高通量的要求,是临床药敏检测的理想模型之一。2022年,Ohta教授等在Nature上报道,LGR5+p27+细胞的存在往往是耐药产生的细胞群之一,COL17A1基因表达的上调在维持该群细胞功能中发挥重要作用。在敲除COL17A1基因的类器官实验模型中,LGR5+p27+细胞群占比会明显下降,并且恢复对化疗的敏感性。该研究成果为 CRC 的耐药研究提供了新的思路。

二、CRC 体外血管生成三维模型

Hanahan 等在 *Cell* 发表的综述里阐明,血管生成(angiogenesis)是恶性肿瘤的特征之一。当恶性肿瘤生长到一定体积后,血管生成是维持肿瘤生长的必要条件,一方面新生血管能够为肿瘤提供营养,另一方面新生血管能够带走肿瘤所产生的代谢产物。肿瘤的血管生成是一个受多因素调控及多个信号通路参与的复杂生物学过程。一系列细胞因子与该过程密切相关,包括血管内皮细胞生长因子、成纤维细胞生长因子和血管抑素(angiostatin)等。新生血管生成在肿瘤的发生、发展、转移、演进和复发过程中均发挥重要作用。因此,构建出能够模拟肿瘤血管生成的体外三维模型对研究肿瘤的分子机制以及发现治疗靶点都具有非常重要的意义,抑制血管生成被认为是遏制肿瘤发展的有效治疗策略之一。目前,在该模型中,人们通常使用人脐静脉内皮

细胞(human umbilical vein endothelial cell,HUVEC),经过稳定培养后,置于基质胶中进行 3D 培养,内皮细胞通过其分裂和迁移能力而形成管腔样的新生血管结构,并可在镜下对血管生成进行量化分析。若在该模型中,将 CRC 细胞与 HUVEC 共培养,则可以研究肿瘤细胞对血管生成的影响。另外,在 CRC 中,可利用该模型开发血管生成抑制剂及相关药物,并在血管生成耐药基因的筛选中发挥重要作用。综上所述,该模型方法简单,可操作性强,在肿瘤血管生成领域的研究中应用较为广泛。

三、其他体外实验模型

除上述模型外,多种体外模型也应用于 CRC 相关研究。随着肿瘤研究的深入,越来越多的恶性肿瘤特征不断得以发现,包括促进细胞增殖、抵抗细胞死亡、浸润和转移、能量异常、免疫逃逸、表观遗传重编程和多态微生物组等。在 CRC 中,不同的实验模型可用于不同的恶性肿瘤特征研究,如 Transwell 迁移侵袭实验、细胞划痕实验、软琼脂克隆形成实验、CCK8 细胞增殖实验和流

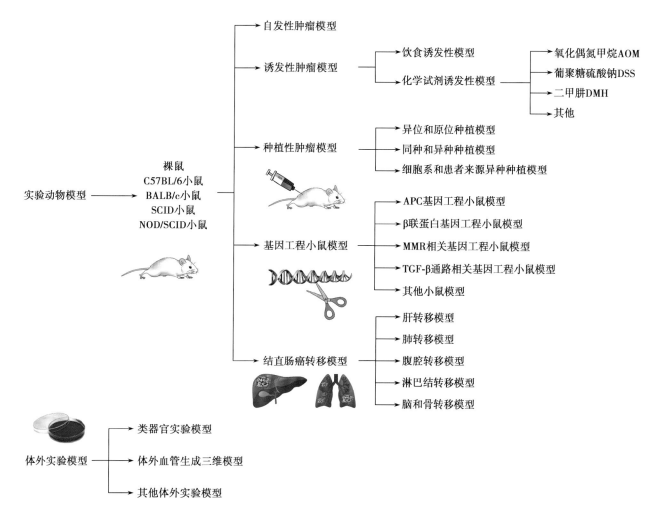

图 8-2-1　结直肠肿瘤的体内、外实验模型

式细胞术等可在体外对 CRC 细胞的迁移、侵袭、增殖、凋亡和细胞周期调控进行分析和检测。另外,体外 CRC 细胞/免疫细胞共培养实验、免疫荧光、流式细胞术和酶联免疫吸附测定法等实验手段在结直肠肿瘤免疫和微环境研究领域中发挥重要作用。由于这些体外模型和实验方法较为常见,此处不展开讨论。

综上所述,多种体内、外实验模型广泛应用于 CRC 研究中,体内模型包括自发和诱发性肿瘤模型、种植性肿瘤模型、基因工程小鼠实验模型以及 CRC 转移模型,体外模型包括 CRC 类器官实验模型、体外血管生成三维模型及其他体外实验模型(图 8-2-1)。各种体内和体外的模型都有其优越性和局限性,应该发现各模型的优势并直视其存在的不足,根据自己的研究需求选择适合的模型。另外,随着新技术和新方法的不断涌现,需要不断学习才能得以提高。我们希望研究者们在将来可以构建更理想的 CRC 体内、外模型,为探索发病机制、揭示生物学行为、发现诊断分子标志物、药物筛选以及临床转化治疗方面提供有效的研究手段和平台。

(王健 来茂德)

推荐阅读

[1] NEUFERT C, BECKER C, NEURATH M F. An inducible mouse model of colon carcinogenesis for the analysis of sporadic and inflammation-driven tumor progression [J]. Nat Protoc, 2007, 2(8): 1998-2004.

[2] DE ROBERTIS M, MASSI E, POETA M L, et al. The AOM/DSS murine model for the study of colon carcinogenesis: From pathways to diagnosis and therapy studies [J]. J Carcinog, 2011, 10: 9.

[3] BISSAHOYO A, PEARSALL R S, HANLON K, et al. Azoxymethane is a genetic background-dependent colorectal tumor initiator and promoter in mice: effects of dose, route, and diet [J]. Toxicol Sci, 2005, 88(2): 340-345.

[4] STIEDL P, GRABNER B, ZBORAY K, et al. Modeling cancer using genetically engineered mice [J]. Methods Mol Biol, 2015, 1267: 3-18.

[5] BURTIN F, MULLINS C S, LINNEBACHER M. Mouse models of colorectal cancer: Past, present and future perspectives [J]. World J Gastroenterol, 2020, 26(13): 1394-1426.

[6] SENDA T, IIZUKA-KOGO A, ONOUCHI T, et al. Adenomatous polyposis coli (APC) plays multiple roles in the intestinal and colorectal epithelia [J]. Med Mol Morphol, 2007, 40(2): 68-81.

[7] AOKI K, TAMAI Y, HORIIKE S, et al. Colonic polyposis caused by mTOR-mediated chromosomal instability in Apc+/Delta716 Cdx2+/− compound mutant mice [J]. Nat Genet, 2003, 35(4): 323-330.

[8] TAKAKU K, OSHIMA M, MIYOSHI H, et al. Intestinal tumorigenesis in compound mutant mice of both Dpc4 (Smad4) and Apc genes [J]. Cell, 1998, 92(5): 645-656.

[9] ROMAGNOLO B, BERREBI D, SAADI-KEDDOUCCI S, et al. Intestinal dysplasia and adenoma in transgenic mice after overexpression of an activated beta-catenin [J]. Cancer Res, 1999, 59(16): 3875-3879.

[10] HARADA N, TAMAI Y, ISHIKAWA T, et al. Intestinal polyposis in mice with a dominant stable mutation of the beta-catenin gene [J]. EMBO J, 1999, 18(21): 5931-5942.

[11] WANG Y, HU L, WANG J, et al. HMGA2 promotes intestinal tumorigenesis by facilitating MDM2-mediated ubiquitination and degradation of p53 [J]. J Pathol, 2018, 246(4): 508-518.

[12] WANG X, WANG J, ZHAO J, et al. HMGA2 facilitates colorectal cancer progression via STAT3-mediated tumor-associated macrophage recruitment [J]. Theranostics, 2022, 12(2): 963-975.

[13] YU H, CHEN C, HAN F, et al. Long noncoding RNA MIR4435-2HG suppresses colorectal cancer initiation and progression by reprogramming neutrophils [J]. Cancer Immunol Res, 2022, 10(9): 1095-1110.

[14] SATO T, VRIES R G, SNIPPERT H J, et al. Single Lgr5 stem cells build crypt-villus structures in vitro without a mesenchymal niche [J]. Nature, 2009, 459(7244): 262-265.

[15] SATO T, STANGE D E, FERRANTE M, et al. Long-term expansion of epithelial organoids from human colon, adenoma, adenocarcinoma, and Barrett's epithelium [J]. Gastroenterology, 2011, 141(5): 1762-1772.

[16] VAN DE WETERING M, FRANCIES H E, FRANCIS J M, et al. Prospective derivation of a living organoid biobank of colorectal cancer patients [J]. Cell, 2015, 161(4): 933-945.

[17] VAN NEERVEN S M, DE GROOT N E, NIJMAN L E, et al. Apc-mutant cells act as supercompetitors in intestinal tumour initiation [J]. Nature, 2021, 594(7863): 436-441.

[18] OHTA Y, FUJII M, TAKAHASHI S, et al. Cell-matrix interface regulates dormancy in human colon cancer stem cells [J]. Nature, 2022, 608(7924): 784-794.

[19] HANAHAN D, WEINBERG R A. The hallmarks of cancer [J]. Cell, 2000, 100(1): 57-70.

[20] HANAHAN D, WEINBERG R A. Hallmarks of cancer: the next generation [J]. Cell, 2011, 144(5): 646-674.

[21] HANAHAN D. Hallmarks of cancer: new dimensions [J]. Cancer Discov, 2022, 12(1): 31-46.

第九章 结直肠癌的靶向治疗和免疫治疗的分子生物学基础

我国结直肠癌（colorectal cancer，CRC）的发病率和死亡率保持上升趋势。2022 年中国癌症统计报告显示：我国 CRC 发病率和死亡率分别位列第二位和第四位。与之相反，美国自 2000 年后在 CRC 发病率和死亡率方面呈现出逐年下降的趋势，这种差异主要与其癌症控制政策、健康生活方式建议、早癌筛查应用、治疗药物研发以及治疗策略改善相关。更加值得注意的是，我国 CRC 患者早诊率低，80% 以上的患者在确诊时已属于中晚期，40% 以上的患者发现时已发生肝肺转移。因此，CRC 已成为严重威胁国民健康的重大疾病。

手术联合化疗或放疗是提高 CRC 患者生存的有效方法。近年来，随着 EGFR 抑制剂（如西妥昔单抗、帕尼单抗）、血管生成抑制剂（如贝伐珠单抗、雷莫芦单抗）和多激酶抑制剂（如瑞戈非尼、呋喹替尼）等靶向药物的发展，晚期 CRC 患者的预后得到进一步改善。此外，靶向 *HER-2* 扩增、*BRAF* V600E 突变的药物也在临床研究阶段显示出积极的疗效。

在此基础上，以靶向 PD-1/PD-L1 通路、CTLA-4/B7-1 通路为代表的免疫治疗进一步改变了 CRC 的治疗前景。继 2015 年首次报道微卫星高度不稳定（microsatellite instability-high，MSI-H）或错配修复缺陷（mismatch repair deficient，dMMR）是免疫检查点抑制剂（immune checkpoint inhibitor，ICI）治疗的敏感人群以来，后续多项研究也证实，ICI 作为后线、一线及新辅助治疗在 MSI-H/dMMR 人群中均取得了突破性疗效。同时，基于 ICI 的双免联合、化疗免疫联合、靶向免疫联合及放疗免疫联合等方案在微卫星稳定（microsatellite stability，MSS）患者中也显示出了一定的疗效。随着人们对免疫微环境的深入研究，其他免疫治疗类型，包括过继细胞治疗（adoptive cell transfer therapy，ACT）、肿瘤疫苗、溶瘤病毒等，也在 CRC 临床研究中取得了突破疗效，值得进一步开发探索。

以上治疗手段的发展，为晚期 CRC 患者提供了更多的治疗选择。然而，如何将丰富的治疗手段转化为患者生存期的最大化延长，需要建立分子生物学特征指导下的 CRC 精准治疗体系。一方面，积极探索不同治疗手段（如免疫治疗与靶向治疗）的最佳联合模式，使更多的患者能够从联合治疗中获益；另一方面，开发出更加精准的生物标志物，实现治疗效果的预测和动态监测。当然，这与当前大力推广的以患者为中心的多学科诊疗模式是不谋而合的。

第一节 结直肠癌的靶向治疗

一、靶向药物的概念

靶向药物是指被赋予了靶向能力的药物及制剂。相对于传统的化疗药物，靶向药物具有选择性好、毒副作用小的优点。传统的化疗药物利用细胞毒性抑制或杀伤快速分裂的细胞，如 CRC 中常用的奥沙利铂等铂类化疗药物、伊立替康等植物类化疗药物及氟尿嘧啶等抗代谢类化疗药物。但传统的化疗药物会同样损伤人体中分裂活跃的正常细胞，如造血细胞、黏膜上皮细胞等，进而产生骨髓抑制、胃肠道反应、肝肾损害等毒副作用。

随着肿瘤分子生物学的发展，越来越多的癌基因、肿瘤特异性抗原（tumor-specific antigen，TSA）和信号通路异常改变被发现。靶向药物通过靶向肿瘤相关的特异性分子靶点精准杀伤肿瘤细胞。根据分子性质，靶向药物可分为大分子类靶向药物和小分子类靶向药物。

大分子类靶向药物利用抗原抗体的特异性结合发挥作用，并根据分子结构可进一步分为单克隆抗体、双特异性抗体和单链抗体等。单克隆抗体是针对肿瘤细胞中一个特定的抗原表位产生的高度均一的抗体，如靶向表面生长因子受体的西妥昔单抗和靶向血管内皮生长因子的贝伐珠单抗。双特异性抗体在单克隆抗体的基础上增加了一个特异性抗原结合位点，可特异性结合两种不同的抗原或者同一抗原两个不同的抗原表位。作为一种工程化抗体，双特异性抗体具有单克隆抗体不具备的优势，如通过靶向两种肿瘤相关抗原（tumor-associated antigen，TAA）可以增强抗体的特异性、降低脱靶毒性；通过靶向两种肿瘤异常活化通路可以增强抗体效用；同时靶向 TAA 和免疫细胞相关抗原，可以增强免疫细胞对肿瘤细胞的杀伤能力等。单链抗体是由抗体重链可变区和轻链可变区通过 15~20 个氨基端的短肽连接而成的一种小分子基因工程抗体。由于去除了原有结构的 Fc 段并保留了抗原结合部位，具有分子量小、穿透能力强和免疫原性弱等优势。此外，单链抗体在嵌合抗原受体 T 细胞（chimeric antigen receptor T cell，CAR-T）治疗中亦得以应用。CAR-T 的嵌合抗原受体由胞外区、跨膜区和胞内区 3 部分组成，其中单链抗体负责识别和结合胞外区目的抗原。

小分子类靶向药物通过竞争性抑制阻断激酶活性发挥作用，如酪氨酸酶抑制剂通过竞争性结合酪氨酸激酶阻断多种底物蛋白酪氨酸残基磷酸化进而抑制肿瘤增殖。

二、CRC 靶向药物的分类、机制和进展

根据药物的分子性质，CRC 靶向药物主要包括单克隆抗体和小分子抑制剂两大类。根据作用靶点的不同，目前被批准使用的 CRC 靶向药物主要可以分为靶向 EGFR 的单克隆抗体、靶向 VEGF/VEGFR 的单克隆抗体、抗血管生成的多靶点小分子抑制剂、靶向 HER-2 的单克隆抗体、靶向 BRAF V600E 的小分子抑制剂等。

（一）以 EGFR 为靶点的靶向治疗

EGFR 属于表皮生长因子受体家族。该家族由 ErbB1（EGFR/HER-1）、ErbB2（Neu/HER-2）、ErbB3（HER-3）和 ErbB4（HER-4）4 个成员组成。EGFR 与 EGF 和 TGF-α 等配体结合后激活，由单体转化为同源或异源二聚体，进而激活 RAS/RAF/MEK/ERK，PI3K-AKT 和 JAK-STAT3 等下游信号通路，最终促使肿瘤的发生和进展。25%~77% 的 CRC 存在 EGFR 过表达，并与预后不良显著相关。左侧 CRC 的 EGFR 表达高于右侧。

CRC 中靶向 EGFR 的西妥昔单抗和帕尼单抗是 FDA 批准的转移性结直肠癌（metastatic colorectal cancer，mCRC）的一线用药，并被 NCCN 和 ESMO 指南建议在 BRAF 和 RAS 野生型的晚期 CRC 患者使用。西妥昔

单抗和帕尼单抗与 EGF 和 TGF-α 等配体竞争性结合 EFGR，阻断 EGFR 通路的激活，进而抑制肿瘤细胞增殖和转移、抑制肿瘤血管生成达到抑制肿瘤进展的目的。相对于鼠-人嵌合抗体的西妥昔单抗，完全人源化的帕尼单抗则不会引起抗体依赖的细胞介导的细胞毒性作用，超敏反应的发生风险也相对较低。但根据 Ⅲ 期 ASPECCT 研究显示，在难治性 KRAS 野生型的晚期 CRC 患者中，帕尼单抗和西妥昔单抗治疗后的总生存期（overall survival，OS）分别为 10.4 个月和 10.0 个月，差异无统计学意义。

（二）抗血管生成靶向治疗

血管生成受促血管生成因子和抗血管生成因子的复杂调控。肿瘤血管生成过程中，促血管生成因子异常过表达使得肿瘤血管异常生成、排列紊乱，进而促进肿瘤的发展和微环境的重塑。CRC 中的抗血管生成的靶向药物包括靶向血管内皮生长因子/血管内皮生长因子受体的单克隆抗体和多靶点小分子酪氨酸激酶抑制剂。VEGF 家族成员主要包括 VEGF-A、VEGF-B、VEGF-C、VEGF-D、VEGF-E 和胎盘生长因子（PlGF）等，其中 VEGF-A 在肿瘤血管生成中发挥重要作用。VEGFR 包括 VEGFR 1、VEGFR 2、VEGFR 3。VEGFR 1 和 VEGFR 2 分布于肿瘤血管内皮细胞，调节肿瘤血管生成，其中 VEGFR 2 发挥主要作用；VEGFR 3 则主要调节肿瘤淋巴管的生成。VEGFR 1 在上皮细胞、炎性细胞和癌细胞中表达。具体功能尚不明确。目前认为 VEGFR 1 在上皮细胞的分化迁移、炎性细胞的激活和浸润中发挥关键作用。此外，VEGFR 1 对 VEGF-A 的亲和力高于 VEGFR 2，VEGFR 1 与 PlGF 结合作用可以控制与 VEGFR 2 结合的 VEGF-A 的数量，从而参与 VEGFR 2 的血管生成调控。VEGFR 2 主要与 VEGF-A 结合发挥作用，结合后胞内段的酪氨酸残基磷酸化，从而激活 PLCγ、RAS/RAF/ERK/MAPK 和 PI3K-AKT 等下游信号通路，最终导致肿瘤新生血管的生成和侵袭、转移的发生。在 CRC 中 VEGF 水平在早期阶段和晚期阶段均升高，在转移发生阶段升高尤为显著。其活性可由 KRAS 和 P53 突变、缺氧诱导因子等因素调控。

贝伐珠单抗是首个被 FDA 批准用于晚期 CRC 患者的第一个抗血管生成药物，靶向循环中 VEGF-A 发挥抗血管生成作用，在一线治疗、二线治疗和维持治疗中的有效性均得以证实。在一线治疗中，有效性不受 KRAS 基因状态的影响。左半和右半 CRC 对贝伐珠单抗的反应均良好。雷莫芦单抗是靶向 VEGFR 2 的单克隆抗体，被批准使用于转移性 CRC 的二线治疗。阿柏西普可以抑制 VEGF 家族的多个成员，如 VEGF-A、VEGF-B 和

PIGF，被批准用于转移性 CRC 的二线治疗。除单克隆抗体外，小分子酪氨酸酶抑制剂同样是抗肿瘤血管生成的有效手段。瑞戈非尼可抑制多种酪氨酸激酶的活性，如 VEGFR、PDGFR、FGFR 和 BRAF 等，被 FDA 批准用于标准化疗耐药的 CRC。在一项Ⅲ期的临床研究中发现，与安慰剂相比，瑞戈非尼在难治性转移性 CRC 能显著延长患者的中位 OS 和无进展生存期（progression free survival，PFS）。呋喹替尼是由我国研发的靶向 VEGFR 1、VEGFR 2 和 VEGFR 3 的 TKI。Ⅲ期 FRESCO 试验显示与安慰剂相比，呋喹替尼的 OS（9.3 个月 vs 6.6 个月，$HR=0.65$，$P<0.001$）和 PFS（3.7 个月 vs 1.8 个月，$HR=0.26$，$P<0.001$）显著延长。基于该结果，2018 年，国家药品监督管理局批准呋喹替尼用于晚期难治性 CRC。

（三）*BRAF* 突变 mCRC 的靶向治疗

位于染色体 7q34 的 *BRAF* 基因编码的丝氨酸/苏氨酸激酶是 RAS/RAF/MEK/MAPK 途径的关键调控分子。*BRAF* 突变后使 BRAF 蛋白持续高度激活，使其不受上游 RAS 蛋白的调控，并不断激活下游 MEK/MAPK 通路，促进肿瘤细胞在增殖、代谢等方面异常改变。约 60% 的黑色素瘤存在 *BRAF* 突变，但 CRC 中 *BRAF* 突变比例不到 10%，其中 *BRAF* V600E 突变比例超过 90%，且在女性和右半 CRC 中更加常见。*BRAF* V600E 突变是由于 *BRAF* 基因第 15 外显子的第 1 799 位核苷酸上胸腺嘧啶突变为腺嘌呤，其编码的氨基酸由缬氨酸变为谷氨酸，使 *BRAF* 活性调高约 500 倍。*BRAF* V600E 突变型和野生型 mCRC 标准化治疗后的中位 OS 分别为 12~14 个月和 29~30 个月。

靶向 *BRAF* 突变的多种小分子抑制剂已被 FDA 批准用于黑色素瘤的治疗，如维莫拉非尼、达拉非尼和恩哥拉非尼。但在难治性 *BRAF* 突变的 CRC 中，靶向 *BRAF* 突变的小分子抑制剂的反应率却仅为 5%。*BRAF* 突变性结直肠癌对维莫拉非尼的 RAF 抑制不敏感是由于 EGFR 介导的 MAPK 信号转导的再激活。多靶点治疗可能是 *BRAF* V600E 的最佳解决方案。多项临床试验证实西妥昔单抗联合 BRAF 抑制剂的治疗效果优于 BRAF 单药治疗。靶向 EGFR、BRAF 和 MEK 的 3 药联合方案的反应率（21%）高于靶向 EGFR、BRAF（10%）和靶向 EGFR、MEK（0）的双药联合方案。BEACON 试验提示，靶向 EGFR、BRAF 和 MEK 的 3 药联合方案的中位 OS 高于靶向 EGFR、BRAF 的双药治疗方案（9.0 个月 vs 8.0 个月）。

（四）*HER-2* 扩增/过表达 mCRC 的靶向治疗

HER-2 与上述的 EGFR 同属于 EGFR 家族成员，故作用机制与 EGFR 相似。*HER-2* 与配体（目前尚不清楚）结合后，由单体转化为异源二聚体，进而激活 RAS/RAF/MEK/ERK、PI3K-AKT 和 JAK-STAT3 等下游信号通路，最终促使肿瘤的发生和进展。*HER-2* 扩增/过表达在乳腺癌（20%~30%）和胃癌（10%~15%）中常见，在晚期 CRC 中仅占 2%~3%，并且与 *RAS* 或 *RAF* 突变无关。*HER-2* 扩增/过表达在左半 CRC 中更为常见。

目前 CRC 中，以 *HER-2* 为靶点的靶向治疗适用于 *KRAS* 野生型 *HER-2* 阳性的晚期 CRC 患者的二线治疗。抗 EGFR 治疗后全基因组血浆 DNA 测序提示，*HER-2* 扩增/过表达可能与 EGFR 单抗耐药相关。临床前研究表明，EGFR 阻断后，*HER-2* 代偿性过表达，且 *HER-2* 和 EGFR 的联合靶向治疗效果优于单一药物治疗。Ⅱ期 HERACLES 试验结果提示，抗 HER-2 治疗可能为抗 EGFR 耐药性结直肠癌提供新的选择：在难治性 *KRAS* 野生型 *HER-2* 阳性的 mCRC 中，双重 *HER-2* 阻断（曲妥珠单抗+拉帕替尼）后，总体缓解率达 30%（8/27）。小样本病例报道提示在对曲妥珠单抗联合帕妥珠单抗获得性耐药的 CRC 患者中，曲妥珠单抗联合拉帕替尼的双重 HER-2 阻断方案可能同样适用。

（五）*KRAS* 突变 mCRC 的靶向治疗

RAS 癌基因家族包括 3 个人类基因 *KRAS*、*NRAS* 和 *HRAS*。其基因编码产物为具有 GTP 水解酶活性的小型 GTP 结合蛋白。RAS 蛋白可催化一系列丝氨酸/苏氨酸蛋白激酶的磷酸化并激活磷酸化的级联反应，激活 MAPK、PI3K-AKT 等信号通路，最终促进细胞的增殖、分化等。*RAS* 基因突变后 RAS 蛋白持续处于活性状态，进而中断上游 EGFR 信号调节并持续激活下游信号。

RAS 基因突变约占 CRC 的一半，且与患者的不良预后显著相关。*KRAS* 突变是 *RAS* 基因突变常见类型，约占 CRC 的 45%，与 EGFR 靶向治疗耐药和不良预后相关。85%~90% 的 *KRAS* 突变集中在 2 号外显子的第 12、13 密码子上；约 5% 发生在 3 号外显子的第 62 密码子上；约 5% 发生在 4 号外显子的第 146 密码子上。

尽管 *KRAS* 突变在 CRC 中较为常见且在 CRC 的诊断、治疗及预后中发挥关键作用，但是由于 KRAS 蛋白对 GTP 具有高亲和力以及缺乏理想的分子结合位点，直接靶向抑制 KRAS 的药物开发一直未取得成功。但近年来靶向 *KRAS* G12C 突变的两种小分子抑制剂 AMG 510 和 MRTX849 在 *KRAS* 突变的 CRC 临床试验中显示出较好的有效性和安全性。在一项Ⅰ期临床研究（NCT 03600883）中，AMG 510 被用于多种 *KRAS* G12C 突变的实体瘤中。其中纳入的 42 例经标准治疗后进展的 *KRAS* G12C 突变 CRC 患者经 AMG 510 治疗后 3 例达到客观缓解、32 例达到疾病控制,中位 PFS 为 4 个月。在一项 I/II 期多中心临床研究中,4 例 KRAS G12C 突变的 CRC 患者接受 MRTX849 后,1 例部分缓解并且耐受性好。

(六)少见靶点的靶向治疗

1. ALK/ROS1 基因重排的靶向治疗 ALK 蛋白由位于 2 号染色体的 ALK 基因编码,是一种受体酪氨酸激酶,属于胰岛素受体超家族。肝素和 ALK 结合后,激活下游的 JAK-STAT、PI3K-AKT、MAPK 等信号通路,调控细胞的生长、转化和凋亡。ALK 基因重排是 ALK 基因最常见的变异形式,占 CRC 的 0.05%~2.5%。CRC 中,ALK 融合的常见伴侣基因包括 EML4、SPTBN1、CAD、SMEK2、STRN、SENPF、MAPRE3、PRKAR1A、C2orf44 和 PPP1R21 等。融合基因编码的 ALK 融合蛋白无须与配体肝素结合即可持续激活下游通路,导致细胞的恶性转化、增殖和转移。

ALK 基因重排的发生率极低,大规模的临床试验较难展开,但是陆续有个案报道提示发生 ALK 基因重排的 CRC 患者可从 ALK 靶向治疗中获益,如 STRN-ALK 基因重排和 CAD-ALK 基因重排等。此外,除 ALK 基因重排外,CRC 中约有 3.4% 的患者发生 ALK 基因拷贝数增加或扩增。ALK 扩增与患者不良预后相关,且对 EGFR 单抗治疗不应答。针对 ALK 基因扩增的 CRC 患者能否从靶向治疗中获益尚无定论,亟待进一步研究。

CRC 中,ROS1 融合报道较少,仅有 1 例 SLC34A2-ROS1 融合和 GOPC-ROS1 融合的个案报道。由于 ALK 和 ROS1 的激酶活性区域有 70% 的相似性,ALK 抑制剂有望用于 ROS1 基因重排 mCRC 患者的治疗。

2. NTRK 基因重排的靶向治疗 神经营养因子受体酪氨酸激酶(neurotrophin receptor kinase,NTRK)基因家族有 NTRK1、NTRK2、NTRK3 三个成员,分别位于染色体 1q22、9q21、15q25 不同区段,并分别编码 TRKA、TRKB 和 TRKC 三种原肌球蛋白受体激酶家族蛋白。TRK 与相应的配体结合后,自身发生二聚化和磷酸化,并激活 MAPK、PLCγ、PI3K-AKT 等下游信号通路,调控细胞的增殖、分化、代谢、凋亡。NTRK 基因重排后,TRK 融合蛋白处于持续激活状态,引发下游信号通路级联反应,驱动肿瘤发生。

在 CRC 中 NTRK 基因重排的比例为 0.2%~2.4%,常见融合有 TPM3-NTRK1 和 LMNA-NTRK1。2017 年美国临床肿瘤学会(American Society of Clinical Oncology,ASCO)和 2018 年欧洲肿瘤内科学会(European Society for Medical Oncology,ESMO)年会报道了 NTRK 靶向药物拉罗替尼针对 NTRK 基因融合的肿瘤患者具有较好的疗效。恩曲替尼和拉罗替尼被 FDA 批准用于 NTRK 融合的 mCRC。

ALK、ROS 和 NTRK 基因重排的 CRC 患者预后较差,对 EGFR 单抗治疗原发性不应答,部分解释了 EGFR 单抗在右半结肠 RAS/BRAF 野生型患者中获益有限的原因。因此,对存在 ALK、ROS 或 NTRK 基因重排的右半结肠病变的患者,除了考虑对应的靶向治疗,一线治疗中使用强化治疗方案如 FOLFOXIRI 联合贝伐珠单抗,可能也是比较合理的选择。

3. 其他少见靶点的靶向治疗 RET 基因融合发生在约 0.4% 的 CRC 患者,在右半 CRC、RAS/RADF 野生型和 MSI-H 的 CRC 患者中更加常见,且与患者的不良预后相关。存在 RET 基因融合的 mCRC 患者预后更差,平均 OS 约 14 个月。目前已有研究显示,多靶点抑制剂普纳替尼和凡德他尼在肠癌 RET 基因融合的人源肿瘤异种移植模型中取得良好效果。

由 MET 原癌基因编码的肝细胞生长因子(HGF)的受体酪氨酸激酶在肿瘤增殖、存活、转移和获得性耐药性中起着至关重要的作用。MET 突变和扩增在 CRC 患者中很少发现,其发生率分别为 2%~5% 和 0.5%~2.0%。尽管已有靶向 MET 的多种抑制剂,但是还未获批用于 CRC。

FGFR2 扩增发生在约 5% 的胃癌中,目前应用 NGS 技术也发现 CRC 患者中存在 FGFR 扩增,但具体比例不详,FGFR/STAT 通路是这类患者的治疗靶点。EGFR 突变在肠癌中很少发生,多发生于 EGFR 单抗西妥昔继发性耐药的患者中。经西妥昔单抗治疗后,一部分患者 EGFR 胞外段发生突变(Ser492),阻止了西妥昔单抗和 EGFR 胞外段的有效结合,下游激活信号通路不能被西妥昔单抗抑制,导致肿瘤发生进展。而 EGFR Ser492 突变不影响帕尼单抗和 EGFR 结合并对下游 EGFR 通路发挥抑制作用,因此,此类突变患者换用帕尼单抗仍然能获得较好的疗效。CDK 基因扩增是癌症中最常见的改变之一,在肿瘤中的发生率为 15%~40%,有研究表明,在 CRC 患者中也存在 CDK 扩增,但具体比例尚不明确。CDK 抑制因子通过靶向细胞周期蛋白,进而阻止肿瘤生长。尽管目前在 CRC 中开展的研究报道较少,但 CDK4/6 抑制因子在乳腺癌中成功应用将会对包括 CRC 在内的许多其他实体肿瘤的治疗产生深远影响。

(卢瑗瑗 聂勇战)

第二节 结直肠癌的免疫治疗

一、ICI

(一) ICI 的分子生物学基础

机体肿瘤免疫的过程包括肿瘤抗原释放和提呈、效应性 T 细胞启动和激活、T 细胞向肿瘤组织迁移浸润、T 细胞识别杀伤肿瘤细胞等 4 个过程。肿瘤免疫的正常进行是肿瘤抗原识别后,共刺激因子和肿瘤免疫相关抑制因素相互作用和平衡的结果。

免疫检查点是指免疫系统中存在的一些抑制性信号通路,机体在正常抗肿瘤免疫应答情况下,共刺激信号和共抑制信号保持平衡,通过调节自身免疫反应的强度来维持免疫耐受。机体在受到肿瘤侵袭时,通常会阻断免疫检查点信号通路从而抑制自身免疫,给肿瘤细胞的生长和逃逸提供机会。CRC 中常见的免疫检查点抑制剂包括 PD-1 抑制剂和 CLTA-4 抑制剂,分别靶向 PD-1/PD-L1 和 CTLA-4/B7-1 两个免疫检查点通路。

PD-1 又称为 CD279,属于免疫球蛋白基因超家族的成员,是表达于免疫细胞细胞膜的含有 288 个氨基酸的跨膜糖蛋白。PD-1 的配体 PD-L1 又称为 CD274,是 B7 家族成员之一,表达在肿瘤细胞和浸润边缘的部分或某些免疫细胞中。T 细胞受体的长时间激活、T 细胞分泌的促炎性细胞因子(如 IFN-γ 和 TNF-α)可以上调肿瘤细胞表面 PD-L1 的表达。PD-1 和 PD-L1 的结合促使 PD-L1 胞内段 ITIM 一级 Src 家族激酶 ITSM 的磷酸化,进一步激活 SHP-2、SHP-1 从而抑制 T 细胞的增殖、激活和 IFN-γ 的释放以防 T 细胞持续异常激活。靶向 PD-1/PD-L1 的 ICI 主要在 T 细胞识别杀伤肿瘤细胞的过程中重新激活 T 细胞并增加其杀伤能力。

CTLA-4 又称 CD152,是由 *CTLA-4* 基因编码的一种跨膜蛋白质,表达于活化的 $CD8^+$ 和 $CD4^+$T 细胞。CTLA-4 与 T 细胞表面的协同刺激分子受体(CD28)具有高度同源性,并与相同的配体 CD86(B7-2)和 CD80(B7-1)结合。细胞表面的 CTLA-4 竞争性抑制 CD28 与抗原提呈细胞表面的 B7 蛋白(CD80、CD86)结合介导的共刺激信号,从而抑制 $CD8^+$T 细胞的免疫活性;另一方面,在 Treg 细胞中,CTLA-4 能提高 Treg 细胞对 $CD8^+$T 细胞的抑制作用。靶向 CTLA-4 的 ICI 主要在肿瘤抗原提呈、效应性 T 细胞启动和激活及免疫微环境调节中发挥作用。

(二) ICI 的临床应用现状

基于 KEYNOTE016 和 Checkmate-142 的结果,ICI 被批准用于 dMMR/MSI-H mCRC 的二线治疗。KEYNOTE016(NCT 01876511)是一项 II 期临床试验,以探究使用帕博利珠单抗在难治性 mCRC 患者中的疗效及安全性。结果发现在 dMMR/MSI-H mCRC 患者中,客观缓解率(object response rate,ORR)和疾病控制率(disease control rate,DCR)分别为 50% 和 89%;在错配修复正常(mismatch repair proficient,pMMR)和微卫星低度不稳定(microsatellite instability-low,MSI-L)的 mCRC 患者中,ORR 和 DCR 分别为 0 和 16%。Checkmate142(NCT 02060188)探究了纳武利尤单抗(联合或不联合伊匹木单抗)在 dMMR/MSI-H mCRC 患者中作为二线治疗的疗效及安全性。纳武利尤单抗单药治疗队列中,中位随访 1 年的 PFS 为 50%、OS 为 73%,中位反应持续时间尚未到达。两药联合中位随访时间为 13.4 个月时,ORR、完全缓解(complete response,CR)率和部分缓解(partial response,PR)率分别为 49%、4% 和 45%。

KEYNOTE177 是一项国际性随机对照临床研究,聚焦于评估帕博利珠单抗作为 dMMR/MSI-H mCRC 一线治疗的疗效及安全性。基于 KEYNOTE177 的结果,帕博利珠单抗被批准使用于 dMMR/MSI-H mCRC 患者的一线治疗。帕博利珠单抗治疗组的 PFS 和 ORR 分别为 16.5 个月和 43.8%。标准治疗组的 PFS 和 ORR 分别为 8.2 个月和 33.1%,且帕博利珠治疗组的副作用更少。

(三) ICI 的探索性研究与展望

ICI 在 dMMR/MSI-H mCRC 患者中的治疗作用显著。进一步的临床探索主要围绕"dMMR/MSI-H CRC 患者中治疗前移"及"pMMR/MSI-H mCRC 患者中,利用联合治疗策略突破 ICI 原发耐药"两个方向展开。

1. ICI 作为一线治疗 Checkmate142 研究除探究免疫检查点抑制剂作为 dMMR/MSI-H mCRC 患者二线治疗的疗效外,还探索了双 ICI 联合作为一线治疗在 dMMR/MSI-H mCRC 患者的疗效。中位随访时间为 13.8 个月时,ORR、DCR 和 *CR* 分别为 60%、84% 和 7%。当中位随访时间为 29 个月时,DCR 仍为 84%,但是 *CR* 从 13.8 个月时的 7% 增长到 13%,ORR 从 60% 增长到 69%。值得一提的是,相比 KEYNOTE177 中采用的帕博利珠单抗的单药治疗,纳武利尤单抗和伊匹木单抗联用有更好的疗效和安全性。

COMMIT（NCT 02997228）是一项Ⅲ期临床研究。在 347 例 dMMR/MSI-H mCRC 患者中探索 mFOLFOX6/贝伐珠单抗联合不联合阿特珠单抗的疗效。目前尚未有结果报告。

2. ICI 治疗前移的探索 NICHE（NCT 03026140）是一项正在进行的Ⅱ期探索性研究。该研究共纳入 40 例Ⅰ~Ⅲ期的结肠癌患者,其中包括可接受切除的 21 例 dMMR 结肠癌患者和 20 例 pMMR 结肠癌患者。dMMR 结肠癌患者术前接受 1 剂伊匹木单抗和 2 剂纳武利尤单抗治疗。治疗结果显示:20 例 dMMR 结肠癌患者均到达 PR,19 例实现主要病理缓解（major pathologic response,MPR）,12 例实现病理学完全缓解（pathologic complete response,pCR）;而 pMMR 组也达到 27%（4/15）的病理缓解率和 20%（3/15）的主要病理缓解率。该结果初步证实了 ICI 作为新辅助治疗的有效性。

VOLTAGE（NCT 02948348）是一项Ⅰb/Ⅱ期单臂前瞻性研究,以研究放化疗后序贯纳武利尤单抗在局部进展期直肠癌中作为新辅助治疗的疗效。VOLTAGE-A 分为包含 37 例 MSS 患者的 A1 队列和包含 5 例 MSI-H 患者的 A2 队列。结果显示,队列 A1 中有 11 例实现了 PCR,14 例取得了 MPR。队列 A2 中,3 例到达 pCR。

3. 免疫检查点抑制剂在 pMMR/MSI-L CRC 中的探索 pMMR/MSI-L CRC 约占所有 CRC 患者的 95%,为了打破高达 95% 的 CRC 患者对 ICI 原发耐药的现状,研究者探索了 ICI 与多种治疗手段联合的策略,以打破其免疫抑制的状态,使更多的免疫细胞进入肿瘤微环境,增强 ICI 的疗效。

（1）双靶点 ICI 联合:研究者证明针对不同靶点的 ICI 联合具有协同抗肿瘤的效果。CCTG CO.26（NCT 02870920）是一项Ⅱ期临床试验,旨在研究在 pMMR/MSI-L CRC 患者中,与最佳支持治疗相比,靶向 PD-L1 的度伐利尤单抗和靶向 CTLA-4 的替西木单抗联合应用的疗效和安全性。结果表明双药联合使中位 OS 延长了 2.5 个月（6.6 个月 vs 4.1 个月）。这也是首项证明双药联合优于最佳支持治疗的临床试验。

（2）ICI 联合放疗:研究表明,放射治疗（radical therapy,RT）会导致免疫原性细胞死亡,引起损伤相关分子模式,从而增加抗原提呈,促进 T 细胞的激活和浸润。损伤相关分子模式释放的分子有癌症相关抗原、炎症因子等。早期临床试验中,ICI 联合放疗的治疗效果不尽如人意。一项单臂Ⅱ期临床试验（NCT 02437071）表明,在 22 例接受免疫检查点抑制剂联合放疗的 pMMR/MSI-L CRC 患者中,仅有 1 例有效。近年来鼓舞人心的结果日益增多。一项Ⅱ期临床试验（NCT 03104439）中,

24 例 pMMR/MSI-L CRC 患者接受双免疫抑制剂联合放疗后,DCR 和 ORR 分别是 29.2%（7/24）和 12.5%（3/24）。VOLTAGE-A1 是一项Ⅰ/Ⅱ期临床研究,纳入的 37 例 MSS 局部进展期直肠癌患者在接受放化疗序贯 ICI 的新辅助化疗后,11 例达到了 pCR,3 例为病理退缩分级 1 级,14 例取得了 MPR。

（3）ICI 联合 MEK 抑制剂:MEK 是 RAS-MAPK 通路的下游效应分子,临床前研究数据表明,抑制 MEK 可以增加癌症相关性抗原和 PD-L1 的表达,继而促进 T 细胞的浸润,从而增加 ICI 的抗肿瘤活性。一项Ⅰb 期的临床研究（NCT 01988896）首先尝试 MEK 抑制剂考比替尼和 PD-L1 抑制剂阿特珠单抗的联合治疗策略。该项研究在 2018 年最终结果提示 84 例患者中仅 7 例有部分反应。虽然该结果说明 MEK 抑制剂与 ICI 有一定的作用,但是随后第二阶段的Ⅲ期临床对照研究 IMBlaze370 无有效事件出现。

（4）ICI 联合抗血管生成剂:抗血管生成剂通过多种途径增加 ICI 的效用,如增加 CD8⁺T 细胞的浸润;上调肿瘤细胞 PD-L1 的表达;减少免疫抑制细胞浸润,如 TAMS 和 Treg 细胞;增强抗原提呈细胞的提呈作用等。一项Ⅰb 期临床研究中,纳入的 14 例 pMMR/MSI-L rCRC 患者接受贝伐珠单抗联用阿特珠单抗的策略,研究效果显示,14 例患者中有 1 例患者实现 OR,9 例患者病情稳定。REGONIVO 研究（NCT 03406871）得到了同样可喜的结果,该研究纳入 25 例 CRC 患者（其中 24 例为 pMMR/MSS,1 例为 dMMR/MSI-H）用以检测纳武利尤单抗联合瑞戈非尼的安全性和有效性,结果显示,ORR 为 33.3%,中位 PFS 为 7.9 个月,12 个月的 PFS 和 OS 分别为 41.8% 和 68.0%。基于此可喜结果,研究者正在扩大队列以进一步明确疗效。

（5）ICI 联合双特异性抗体:双特异性抗体能够靶向肿瘤细胞和 T 细胞上的两种不同的抗原,桥接肿瘤细胞和 T 细胞,进而促进 T 细胞的激活并增加 T 细胞的浸润。CEA-CD3 是首个被报道的对 MSS CRC 患者有效的双特异性抗体。NCT 02650713 结果显示,11 例 MSS CRC 患者经过阿特珠单抗联合 CEA-CD3 治疗后,2 例达到 PR,其余 9 例达到 DCR。除 CEA-CD3 外,双特异性抗体 TRAILR2-CDH17、鸟苷酸环化酶 C（guanylyl cyclase C,GUCY2C/GCC）CD3 和 CD137-PD-L1 在临床前研究中显示出了较好的抗肿瘤特性。

（6）ICI 的其他联合治疗策略:除上述治疗策略外,仍有一些联合治疗的策略值得关注,如联合肿瘤疫苗、溶瘤病毒和粪菌移植。其中溶瘤病毒通过介导肿瘤免疫原性细胞死亡诱发抗肿瘤免疫,从而使"冷肿瘤"转为"热肿瘤",以增强 ICI 的抗肿瘤效应。另外肠道菌群

作用显著,如假长双歧杆菌可以通过释放肌酐促进 T 细胞活性,进而增强 ICI 的抗肿瘤疗效。

二、免疫治疗疗效相关的生物标志

1. 错配修复缺陷/微卫星高度不稳定 错配修复(mismatch repair,MMR)是维持 DNA 保真性的重要手段之一。根据错配修复蛋白缺失状态,CRC 分为 pMMR 型和 dMMR 型两种。MMR 异常引起的插入和缺失突变可以引起微卫星长度的改变。根据微卫星位点的稳定状态,将 CRC 分为 MSS、MSI-L 和 MSI-H 三种。其中,MSS 中的 5 个微卫星位点均为稳定状态,MSI-L 中有且仅有 1 个卫星位点不稳定,MSI-H 中存在 2 个及 2 个以上不稳定的微卫星位点。

不同的错配修复状态多与相应的微卫星不稳定状态相匹配。综合错配修复和微卫星状态,可以将 CRC 分为 dMMR/MSI-H CRC 和 pMMR/MSS/MSI-L CRC 两种。其中约 15% 的 CRC 患者为 dMMR/MSI-H CRC,且 dMMR/MSI-H CRC 所占比例随着肿瘤分期的增加而减小。Ⅱ期、Ⅲ期和Ⅳ期的 dMMR/MSI-H 型分别占相应分期患者总数的 5%~20%、11% 和 5%。dMMR/MSI-H 能一定程度预测不同分期的 CRC 患者的预后。Ⅱ期和Ⅲ期的 dMMR/MSI-H CRC 患者预后好于 pMMR/MSI-L CRC。此外,尽管Ⅳ期 dMMR/MSI-H CRC 患者的预后明显差于 pMMR/MSI-L CRC,却对 ICI 有更好的临床反应。

在 dMMR/MSI-H CRC 中,主要组织相容性复合体(major histocompatibility complex,MHC)Ⅰ类肽包括可被肿瘤免疫细胞识别的新抗原,故肿瘤微环境中有更多的 $CD8^+$ 肿瘤浸润淋巴细胞、T 辅助 1(TH1)、$CD4^+T$ 细胞和巨噬细胞浸润。同时,dMMR/MSI-H 肿瘤细胞的 T 细胞抑制配体明显上调以促进肿瘤细胞免疫逃逸,如 B7 家族的 PD-L1、CD80 和 CD86 等。相反,因为 pMMR/MSI-L CRC 中 MHC Ⅰ类分子几乎与正常细胞无差异,故免疫细胞浸润少,T 细胞抑制配体表达量少,继而导致 ICI 的治疗效果差。

2. 肿瘤突变负荷 肿瘤突变负荷(tumor mutational burden,TMB)是多种实体瘤疗效的独立预测因子。尽管 MSI-H 肿瘤的 TMB 值亦高,但是 TMB 值高的肿瘤中仍然包括部分 MSS 的肿瘤。REGONIVO 的研究者评估了 23 例 CRC 患者的 TMB 状态并根据 TMB 高低水平分组后发现:TMB 高水平组和低水平组的 ORR 分别为 50% 和 35.3%,中位 PFS 分别为 12.5 个月和 7.9 个月。在 CCTG CO.26 中,研究者通过分析血清中的 cfDNA 评估 TMB 水平,将 28 作为"cut off"值将患者分为 TMB 高低两组。发现 TMB 高水平组有更好的 OS。TMB 是非

常有希望的生物标志物,但是仍需更多的数据支持。

3. POLE/POLD1 POLE 和 POLD1 对于 DNA 复制中的校对和保真度至关重要。POLE 和 POLD1 的生殖细胞或体细胞突变会使基因校准功能异常从而导致肿瘤的发生并且增强肿瘤细胞的免疫原性。据统计,约有 7.4% 的 CRC 患者携带 POLE 或 POLD1 的突变,MSS 或 MSI-L 的肿瘤约占携带 POLE 或 POLD1 突变肿瘤的 74%。在 pMMR CRC 中,POLE 突变的 CRC 具有更多的 $CD8^+T$ 细胞浸润,并且免疫检查点的表达水平更高。利用 POLE 或 POLD-1 的表达水平差异有望进一步将 MSS CRC 中可能从 ICI 治疗获益的人群筛选出来。目前探究 POLE 突变在 ICI 治疗中的指导性作用的临床研究有 NCT 03435107、NCT 03827044 和 NCT 03150706。

4. 肿瘤浸润淋巴细胞 肿瘤浸润淋巴细胞(tumor infiltrating lymphocyte,TIL)与 CRC 患者预后相关。相对于 TNM 分期,TIL 具有更好的预后指示作用。免疫评分根据肿瘤边缘及肿瘤中心的 $CD3^+T$ 细胞和 $CD8^+T$ 细胞的密度进一步将肿瘤分为冷肿瘤、热肿瘤。

5. PD-L1 尽管 PD-L1 是目前 ICI 的重要靶点,但 PD-L1 的水平尚未证明与 ICI 的治疗效果相关。KEYNOTE106 的后续分析提示 PD-L1 的表达水平与 ICI 治疗后的 PFS 和 OS 无关。Checkmate142 的后续分析也提示 PD-L1 的表达水平与治疗效果之间无相关性。

6. 肠道菌群 肠道菌群与多种实体瘤中的 ICI 疗效相关。研究证明,假长双歧杆菌、阿克曼菌、约氏乳杆菌等能够增强 ICI 的疗效,这说明肠道菌群的组成有望成为 ICI 治疗的预测标志物。

三、过继细胞治疗

在晚期 CRC 中,ICI 仅表现出对 MSI-H/dMMR 患者的临床应答,而这部分患者仅占比 5%,这意味着大多数 CRC 患者无法从中获益。一部分研究认为 ICI 治疗失败是由于肿瘤局部缺乏充分的淋巴细胞浸润,ACT 作为一种极具潜力的免疫治疗手段,或许能从机制上弥补 ICI 治疗的缺陷,从而扩大免疫治疗在 CRC 患者中的受益人群。ACT 的发现可追溯至 20 世纪 50 年代,伴随着移植物抗肿瘤反应的发现以及 T 细胞在此过程中所起的关键作用,促使人们开始积极探索 T 细胞在抗肿瘤免疫中的作用。20 世纪 80 年代 Rosenberg 团队首次从多种小鼠肿瘤模型中分离出 TIL 并证明了其在小鼠荷瘤模型中的治疗效果,为 TIL 治疗恶性肿瘤的临床应用提供了理论基础。然而,TIL 本身存在的体外长期培养易衰竭、体内无法长期存活等特点,导致接受 TIL 治疗的临床试验的患者退出率超过 50%,极大地阻碍了其

临床应用。而在过去的 20 年中,随着基因编辑和高通量测序技术的出现和广泛应用,推动了更为切实可行的肿瘤反应性淋巴细胞生产方案,ACT 又逐渐进入人们的视野并成为癌症免疫治疗中最有前景的策略之一。目前 CAR-T、T 细胞受体-工程化 T 细胞(T cell receptor-T cell,TCR-T)和 TIL 等疗法已逐渐应用于 CRC 的治疗中。

(一)过继细胞治疗的概念及分类

ACT 是指通过从患者体内收集免疫活性细胞,在体外进行扩增、基因工程改造和功能鉴定,再回输到患者体内达到直接杀伤肿瘤细胞或激发机体的免疫应答杀伤肿瘤细胞的目的。根据是否具有明确的免疫细胞靶点,ACT 可分为特异性免疫细胞治疗和非特异性免疫细胞治疗两大类。其中,特异性免疫细胞治疗包括在经历基因工程改造后提高了细胞对肿瘤抗原的识别能力,可以特异性杀伤肿瘤细胞。除了已广泛应用于临床的 CAR-T 细胞治疗,近年来基因工程改造的 TCR-T、TIL、嵌合抗原受体 NK 细胞(CAR-NK)及嵌合抗原受体巨噬细胞(CAR-M)治疗等新型 ACT 也开始逐渐进入临床。而自体淋巴因子激活的杀伤细胞、自体树突状细胞-细胞因子诱导杀伤细胞(dendritic cell-cytokine induced killer cell,DC-CIK)等非特异性免疫细胞治疗,由于其在临床应用中未表现出良好的治疗疗效,已逐渐被淘汰。

1. **嵌合抗原受体细胞治疗** 嵌合抗原受体(chimeric antigen receptor,CAR)是一种模块化、基因改造合成的抗原受体,具有抗体特性及高效的 TCR 激活信号。CAR 的结构中有 4 个主要组件,分别是抗原结合域、铰链区、跨膜结构域和胞内信号结构域。抗原结合域传统上是由可变重链(VH)、可变轻链(VL)及两者之间的柔性连接物形成的单链可变片段(single-chain variable fragment,scFv),抗原结合域可识别肿瘤抗原,从而实现独立于 MHC 的细胞活化;铰链区能提供足够的灵活性来克服空间位阻,以便结合靶抗原;跨膜结构域负责将 CAR 结构锚定在所转导细胞膜上;胞内结构域通常包括激活区(信号转导结构域)、一个或多个共刺激结构域,信号转导结构域可为细胞增殖活化提供第一信号,共刺激结构域则为细胞的增殖活化提供第二信号。

在 CAR 相关细胞治疗中,CAR-T 是应用最多且技术相对成熟的一种治疗方法。CAR-T 是指通过基因修饰技术,将带有特异性抗原识别结构域及 T 细胞激活信号的 CAR 结构转入 T 细胞,使 T 细胞能以非 MHC 限制的方式直接与肿瘤细胞表面特异性抗原结合而被激活,释放穿孔素、颗粒酶 B 等杀伤肿瘤细胞,同时可释放细胞因子募集人体内源性免疫细胞。CAR-T 的主要优势在于以非 MHC 限制的方式与癌细胞结合,使更多的癌

细胞易受到攻击,且与传统化疗药物等相比,CAR-T 可有效杀伤细胞表面抗原表达量较低的肿瘤细胞,还可形成免疫记忆 T 细胞,获得长效的特异性抗肿瘤效应。但 CAR-T 通常仅识别肿瘤细胞表面表达的特异性抗原,因此能够作为 CAR-T 靶标的抗原相对局限,并且多数 CAR-T 细胞单个肿瘤抗原靶点的特性可致肿瘤产生抵抗发生抗原逃逸。除此之外,CAR-T 在实体瘤中的应用也受到其脱靶效应、局限性肿瘤细胞外附着、免疫抑制微环境对 CAR-T 细胞的抑制效应,以及治疗毒性,如细胞因子释放综合征(cytokine release syndrome,CRS)、CAR-T 相关性脑病综合征等的限制。因此,目前研究人员主要考虑的途径是实现逻辑门控 CAR 和可控制的 CAR。逻辑门控 CAR 是设想实现 CAR 的特异性多蛋白识别,使 CAR-T 细胞能更精确靶向癌细胞并减少抗原逃逸,可供选择的策略基于逻辑门控和条件表达系统:针对特定肿瘤抗原 CAR 的表达依赖于另一种肿瘤抗原受体(如 synNotch 受体)的激活,必须结合多个抗原才能完成 CAR-T 细胞激活。对于可控制 CAR 的实现,目前可通过连接 CD3ζ 和共刺激域分离的受体,即一个受体具有 CD3ζ 激活域,第二个受体具有共刺激域,每个受体识别不同的抗原,只有识别到多抗原才能完成 CAR-T 细胞的活化。对于可控制 CAR,部分设想为在特定刺激(如超声、蓝光)下 CAR 才可激活并表达于 T 细胞表面,在无刺激情况下,CAR-T 细胞则不具备细胞毒性,但这一研究领域目前还尚在初期,许多研究处于概念验证阶段。

除 CAR-T 细胞治疗外,CAR 转导技术还可应用于自然杀伤细胞(natural killer cell,NK)、巨噬细胞等免疫细胞类型中。其中 CAR-NK 是指将 NK 细胞经 CAR 基因修饰,赋予其靶向识别肿瘤细胞的能力。与 CAR-T 细胞相比,CAR-NK 细胞的寿命短,在血液循环中停留时间短,无明显的移植物抗宿主反应,临床上显示出更好的适应性与安全性;此外,活跃的 NK 细胞主要产生 IFN-γ 和粒细胞-巨噬细胞集落刺激因子,对机体无严重毒性影响。在目前的研究中还发现实体瘤对 CAR-NK 细胞治疗更为敏感。

CAR-M 治疗则是将经过基因编辑的特定 CAR 基因植入巨噬细胞内,在 CAR 结构识别结合肿瘤细胞表面特异性抗原后,CAR-M 激活并吞噬肿瘤细胞。除吞噬杀伤作用外,CAR-M 细胞还可释放细胞因子和趋化因子促进 DC 的抗原提呈能力。与 CAR-T 相比,CAR-M 存在诸多优势,如实体瘤微环境渗透、激活适应性免疫应答,以及在恶性实体瘤环境中生存,因此 CAR-M 得以在实体瘤治疗领域中显示出较好的治疗效果。

2. **TCR-T 细胞治疗** 在体内,T 细胞表面的 TCR

可通过与 HLA 的结合来识别异常的蛋白片段,从而对靶细胞发起攻击并杀灭靶细胞。获取某些识别特定肿瘤抗原的 TCR 克隆并转染至自体 T 细胞,从而使这些转染细胞具备对肿瘤的特异性杀伤能力。TCR-T 正是基于这一原理,通过筛选和鉴定能够特异性结合肿瘤抗原的 TCR,将该段基因转染至肿瘤患者自体 T 细胞后回输至患者体内,从而达到治疗肿瘤的目的,目前克隆转导的 TCR 序列主要来自 αβT 细胞。第一代 TCR-T 是从患者 T 细胞中分离出肿瘤抗原特异性识别的 T 细胞亚群,经体外扩增后回输治疗。由于这种 T 细胞克隆数量极少,个体差异很大,因此很难产业化。第二代 TCR-T 是通过克隆上述肿瘤抗原特异性识别的 T 细胞,获取其 TCR 基因序列,再转导至患者的外周 T 细胞,这种方法使得 TCR-T 产业化成为可能。第三代 TCR-T 则是通过优化 TCR 的亲和力,使其能够更好地识别肿瘤抗原,再将其转导至患者 T 细胞,整体提高 TCR-T 的成药性。第四代 TCR-T 是靶向肿瘤新抗原(neoantigen)的高特异性细胞疗法,肿瘤应答和安全性大幅提高,但由于个体突变差异,治疗可及性还有待进一步研究。同时,目前还有通用型 TCR-T 以及基于 γδT 细胞受体的新型癌症免疫疗法,γδT 细胞的 TCR 相比更常见的 αβT 细胞能更好地识别癌细胞的压力信号,进而使 γδT 细胞 TCR 只允许杀死那些有癌症压力信号的细胞,在安全性上可得到进一步完善。

与 CAR-T 细胞只能识别肿瘤细胞表面表达的 TSA 不同,TCR-T 识别 MHC 所提呈抗原,不受抗原是否表达在肿瘤细胞表面的限制,也可识别细胞内抗原或肿瘤新抗原,对肿瘤细胞的精准靶向性更强;此外,TCR-T 更容易向实体瘤内部渗透,而 CAR-T 通常在肿瘤外部附着,不易向内部渗透;由于 TCR-T 特异性表达于 T 细胞表面 TCR 结构,本身来源于正常的人体,不易引起机体的免疫排斥,抗抗体产生的概率低,而 CAR-T 中 CAR 结构是人为改造的基因,机体对 CAR 的排斥会较强,可能会缩短 CAR-T 的存活时间。同时,TCR-T 细胞同样具有免疫记忆功能,可在体内存活较长时间,带来长期的特异性抗肿瘤效应。但 TCR-T 细胞治疗技术在抗肿瘤治疗疗效的完善中仍面临几个关键挑战,如治疗性 TCR 亲和力的增加、共有 TSA 和 TCR 的鉴定、TCR 表达的调节。这些难点的解决将有助于充分发挥 TCR-T 细胞治疗的潜力,在抗肿瘤治疗中发挥更大的作用。

3. TIL 治疗　TIL 治疗是指从肿瘤组织中分离肿瘤浸润淋巴细胞,在体外培养和大量扩增后回输到患者体内的技术。其原理是通过确定患者体内肿瘤细胞的特定突变,利用突变信息找到能有效靶向这些突变进行打击的淋巴细胞,提取并经体外培养扩增等操作后,重新输入患者体内,发挥抗肿瘤作用。TIL 治疗中所分离的淋巴细胞来源于肿瘤组织,识别肿瘤的能力高于血液来源的淋巴细胞,而且是经过天然选择与富集、肿瘤特异性 T 细胞比例高且多样性丰富的群体,具有多靶点、肿瘤趋向、浸润能力强、副作用小等优点。自 TIL 问世以来,最常用于黑色素瘤的治疗,除此之外,也有研究观察了 TIL 在宫颈癌、卵巢癌、肾癌、胃肠道肿瘤、头颈部鳞癌中的治疗疗效,但结果并不显著。

与 CAR-T 和 TCR-T 细胞治疗相比,TIL 治疗存在一定的优势。首先,TIL 是肿瘤组织中分离的肿瘤浸润淋巴细胞,因此可以通过多个靶点激发对肿瘤细胞的细胞毒性反应。其次,由于 TIL 治疗使用的细胞是经过天然选择与富集、肿瘤特异性 T 细胞比例高且多样性丰富的群体,尚未观察到其脱靶效应与 CRS 的出现,因此 TIL 较 CAR-T 和 TCR-T 安全性更高。另外,TIL 的关键点在于体外扩增 T 细胞的数量与质量,无须经过基因编辑修饰与转导,因此成本相对较低。但该技术同样存在一定的缺陷,由于 TIL 体外培养条件要求高,培养时间长,需要新鲜的肿瘤组织、癌性胸腔积液或转移淋巴结,而且并非所有患者标本均可培养出 TIL,因此,其临床应用有待进一步研究。

除此之外,ACT 还包括自体淋巴因子激活的杀伤细胞、细胞因子诱导的杀伤细胞(cytokine-induced killer cell,CIK)等非特异性细胞治疗。但随着基因工程技术的发展,非特异性疗法由于细胞靶向的非特异性、治疗所带来的诸多不良反应以及临床实践中未表现出良好的疗效,已逐渐被淘汰(表 9-2-1)。

(二) ACT 在 CRC 中的临床应用

在过去 20 年中,ACT 在 B 细胞白血病和淋巴瘤等类型的癌症中取得了显著成功。ACT 在实体瘤的探索要追溯到 1988 年,Rosenberg 团队首次在晚期黑色素瘤患者中观察到 ACT 具有一定的治疗效果。从那时起,人们在多种实体瘤中对 ACT 疗效展开了深入的研究,凭借主动免疫具有的显著优点,ACT 目前正成为癌症免疫治疗中最有前景的策略之一。目前正在开发用于 CRC 的 ACT 主要有 3 种形式,包括 TIL、CAR-T 和 TCR-T。

1. TIL　在 20 世纪 50 年代,移植物抗肿瘤反应的发现以及 T 细胞在此过程中所起的关键作用,促使人们开始积极探索 T 细胞在抗肿瘤免疫中的作用。1982 年,这一领域的先驱 Steven Rosenberg 博士首次从多种小鼠肿瘤模型中分离出 TIL,随后证明 TIL 联合 IL-2 在全部的 MC38 结肠腺癌肝转移小鼠和一半的肺转移小鼠中产生疗效,这为 TIL 治疗晚期恶性肿瘤的临床应用点亮了曙光。1988 年,TIL 首次被应用于临床,在转移性黑色

表 9-2-1　不同 ACT 细胞治疗间的对比

	CAR-T	CAR-NK	CAR-M	TCR-T	TIL
细胞	基因修饰 T 细胞	基因修饰 NK 细胞	基因修饰 巨噬细胞	自体抗肿瘤 T 细胞,基因克隆与转换	自体肿瘤浸润淋巴细胞
靶点	多数靶向单个肿瘤抗原	多数靶向单个肿瘤抗原	多数靶向单个肿瘤抗原	靶向单个肿瘤抗原	可同时靶向多个肿瘤抗原
识别抗原的种类	蛋白质、多糖、蛋白多糖	蛋白质、多糖、蛋白多糖	蛋白质、多糖、蛋白多糖	多肽	多肽
识别抗原的细胞部位	细胞膜	细胞膜	细胞膜	细胞核、细胞质、细胞核	细胞核、细胞质、细胞核
MHC 限制性	无	无	无	有	有

注:MHC. 主要组织相容性复合体。

素瘤中的 ORR 达到了 60%。同时,人们也观察到较为矛盾的结果。Gardini 在 20 世纪 90 年代进行了一项临床试验,研究人员通过从结直肠癌患者的肝转移瘤中提取 TIL,在体外用 IL-2 刺激并扩增,然后将 TIL 重新回输到患者体内。14 例结直肠癌肝转移患者接受了该治疗,遗憾的是,TIL 组与传统化疗组的无病生存率(disease free survival,DFS)无显著差异。

目前,许多基于 TIL 的临床研究已经展开,其中一部分研究已经显示了令人激动的结果,已有自体 TIL 产品 LN-145、LN-144 和 LN-145-S1 用于治疗不能切除或转移的黑色素瘤、复发或转移的头颈部鳞状细胞癌和非小细胞肺癌,目前正处于 II 期临床开发阶段。其中 LN-145 在 27 例至少接受过 1 次化疗的晚期宫颈癌患者中显示出了良好的初步疗效,观察到 ORR 为 44%,包括 1 例 CR 和 9 例 PR,FDA 已经授予 LN-145 突破性疗法认定。受此鼓舞,近年来针对 TIL 的试验数量达到了顶峰,其中黑色素瘤仍然是头号肿瘤类型,其次是非小细胞肺癌、卵巢癌和头颈癌。在 CRC 领域,2016 年,Steven Rosenberg 团队在 1 例转移性 CRC 患者的肿瘤浸润淋巴细胞中鉴定了针对突变型 KRAS G12D 的多克隆 CD8+T 细胞应答,在给患者输注限制性肿瘤浸润淋巴细胞(由四种不同的特异性靶向 KRAS G12D 的 T 细胞克隆型组成)后,观察到所有 7 例肺转移病灶的客观缓解。

然而,有几个因素可能会阻碍 TIL 疗法在 CRC 患者中的成功应用。由于 CRC 肿瘤浸润的效应细胞相对较少,因此很难从 CRC 标本中获得足够数量的 TIL。一些研究小组已经致力于通过各种策略在体外有效扩增 TIL,同时改进了 TIL 的分离和增殖技术。另一个问题是肠道内存在菌群,这些菌群经常污染 CRC 标本,这使得从 CRC 肿瘤中培养出 TIL 变得困难。为了绕过这个限制,肿瘤引流淋巴结来源的淋巴细胞(lymph node lymphocyte,LNL)被逐渐开发并进入临床研究。在肿瘤

抗原的刺激下,LNL 比未受累淋巴结的淋巴细胞显示出更强的增殖潜能,可作为无菌肿瘤特异性淋巴细胞的可靠来源。在 20 世纪 90 年代末,Satoh 和 Triozzi 报道了他们通过 LNL 对转移性结直肠癌患者的研究。通过提取患者的 LNL 并在体外扩增,他们观察到经过 LNL 治疗后产生的阳性反应,并且显著延长了患者的生存期。在最近的一项研究中,16 例中晚期 CRC 患者(7 例为 II ~ III 期,9 例为 IV 期)接受了 LNL 治疗,结果显示所有 IV 期患者均有客观缓解,治疗组平均生存期由 0.8 年显著延长至 2.6 年,进一步证明 LNL 在 CRC 临床应用中的有效性和可行性。基于这些有希望的结果,Jin 等对 71 例 CRC 患者(46 例 I ~ III 期患者接受根治性手术,25 例 IV 期患者接受姑息性手术)进行了一项大型 I/II 期临床研究,试验结果表明,LNL 比 TIL 含有更多活化的 CD3+CD69+ 和 CD4+CD69+T 细胞。与对照组相比,LNL 组患者的 OS 显著改善(28 个月 vs. 14 个月),且未观察到任何副作用。TIL 疗法是一种高度个性化的疗法,效应细胞是经过天然选择与富集、肿瘤特异性 T 细胞比例高、多样性丰富的群体。与其他免疫疗法相比,TIL 具有多靶点、肿瘤趋向和浸润能力强、副作用小等优势,是实体瘤治疗的理想选择,前景广阔。除此之外,在成本方面,有业内专家预计,TIL 疗法的价格为 7 万 ~ 8 万美元,低于目前 CAR-T 细胞治疗数十万美元的治疗费用,具有一定的经济优势。

2. CAR-T 在过去的几年里,针对细胞免疫治疗开展的多中心临床试验数量日益增长,其中 CAR-T 细胞治疗是一个有前途的肿瘤治疗手段。然而,不同于 CAR-T 细胞治疗在血液系统肿瘤中的光明前景,CAR-T 细胞治疗实体肿瘤仍然处于较为落后的境地。尽管如此,已有多项针对 CRC CAR-T 细胞治疗的临床试验,表 9-2-2 总结了临床试验的详细信息。大多数试验处于临床 I 期或 II 期,主要研究目标是评估安全性、剂量水平和最大耐受剂量。

表 9-2-2 结直肠癌患者 CAR-T 细胞治疗的临床试验

序号	靶点	代数	共刺激分子	肿瘤亚型	注册号	阶段	例数	结果	进度
1	CD133	1st		结直肠癌	NCT 02541370	I/II	20	尚未报道	完成
2	CEA	2nd	CD28	结直肠癌	NCT 02349724	I	75	G2(n=10):20% 发热(CAR-T 相关) G3/4:淋巴衰竭相关 高剂量的 CAR-T 细胞后发生轻微的 CRS	
3	EGFR	3rd	CD28 41BB	EGFR+ 转移性结肠癌	NCT 03152435	I/II	20		未知
4	EGFR	4th	CD28 41BB	转移性结肠癌	NCT 03542799	I	20		未知
5	EpCAM	2nd	CD28	结肠癌	NCT 03013712	I/II	60		未知
6	HER-2			结直肠癌	NCT 03740256	I	45		招募
7	MSLN	4th		结直肠癌	NCT 04503980	eI	10		招募
8	MUC1			结直肠癌	NCT 02617134	I/II	20		未知
9	NKG2D	NKR-2	DAP10	肝转移	NCT 03310008	I	36		尚未招募
10	NKG2D	NKR-2	DAP10	肝转移	NCT 03370198	I	1		尚未招募
11	NKG2D	1st		转移性结肠癌	NCT 03692429	I	49	13%PR、60%SD 和 27%PD	招募
12	NKG2D	NKR-2	DAP10	结直肠癌	NCT 03018405	I	146		未知
13	NKG2DL			结直肠癌	NCT 04107142	I	10		未知
14	NKG2DL	2nd	4-1BB	结直肠癌	NCT 04550663	I	10		尚未招募
15	CD276			结直肠癌	NCT 05190185	I	18		招募

注:PR. 部分缓解;SD. 病情稳定;PD. 进展性疾病。

CRC CAR-T 细胞治疗中研究最多的靶点是 *CEA* 和 *NKG2DL*，其次是 *EGFR* 和 *HER-2*。第一个 CRC 的 CAR-T 临床试验开始于 2014 年，探索了第二代 CEA-CAR-T 细胞在 CRC 患者中的安全性和有效性，也包括肺癌、胃癌、乳腺癌和胰腺癌患者（NCT 02349724）。在接受 CAR-T 细胞治疗后，10 例既往治疗的进展性疾病患者中有 7 例病情稳定（stable disease，SD），2 例 SD 持续超过 30 周。此外，大多数患者血清 CEA 水平下降，2 例患者出现肿瘤缩小。2 例患者在 CAR-T 细胞治疗后的几个小时内经历了发热，并且在细胞输注后的 1~4 天多次发热，根据需要给予非甾体抗炎药治疗。同样类型的抗 CEA-CAR-T 细胞还在 CEA 阳性结直肠癌伴肝转移患者中进行了研究（NCT 02416466 和 NCT 02850536）。前者通过肝动脉灌注来改善 CAR-T 细胞向肝转移病灶的转运，并且直接经动脉肝灌注有助于降低发生 CRS 的风险，这是一种在 CAR-T 细胞全身注射方案中常见的威胁生命的并发症。第二个试验通过产生有利的压力来克服肿瘤微环境的输注屏障，将 CAR-T 细胞传递到肝转移瘤的效率提高了 5.2 倍。

除了经典靶点，一个由 NKG2D 细胞外区域作为配体结合区域和内源性 DAP10 作为共刺激区域组成的非典型 CAR 已被用于 3 个不同的研究。尽管临床试验尚未报道疗效结果，但 NCT 03018405 试验的初步结果表明，每剂量 CAR-T 细胞展现出良好的安全性。鸟苷酸环化酶 C（guanylyl cyclase C，GCC/GUCY2C）属于受体鸟苷酸环化酶家族中的一员，在胃肠道的液体和离子稳态中起关键作用。近年来研究发现，GCC 在原发性结直肠癌细胞中稳定表达，而在转移性结直肠癌细胞中异常高表达，被认为是转移性结直肠癌的特异性标志分子之一。因此研究人员开发了 GCC19-CAR-T，作为一款自体 CAR-T 治疗产品，被用于治疗复发难治转移型 CRC。公开资料显示，此前 GCC19-CAR-T 在中国进行的针对复发难治型 CRC 患者的临床试验已取得初步成果。研究者累计入组 35 例晚期 CRC 患者，在剂量爬坡试验中接受了 2×10^6/kg 的 GCC19-CAR-T 细胞的 8 例患者中，观察到 ORR 为 50%。2022 年 4 月 19 日，我国开发的实体瘤 CAR-T 产品 GCC19-CAR-T 被 FDA 授予快速通道资格。

多数临床试验使用的是第二代 CAR，但实体瘤的微环境包含丰富的纤维基质和免疫抑制细胞，保护肿瘤组织并抵抗免疫细胞攻击。最新的第四代 CAR 进入临床研究，有望改善这一现状。Tian 开展了能够诱导产生和释放 IL-12 细胞因子 EGFR-CAR-T 细胞治疗结直肠的临床试验（NCT 03542799），它能够调节肿瘤微环境，吸引和激活先天免疫细胞攻击肿瘤。另一种第四代 CAR

是基于 MSLN-CAR-T，同时能够诱导产生和分泌抗 PD-1 的纳米体（NCT 04503980），增加免疫细胞的应答。此外，目前临床试验中有两种针对 CRC 的同种异体基因 CAR-T 细胞治疗（NCT 04107142 和 NCT 03692429）分别于 2019 年和 2020 年启动。两种 CAR-T 细胞治疗都是针对 NKG2D 配体，但不同的策略使它们适合异体使用。

3. TCR-T　T 细胞受体修饰是另一种 ACT，被称为 TCR 转导疗法，与 CAR-T 细胞非常相似，但它们识别抗原的机制却完全不同。在 CAR-T 细胞中，抗体片段用于结合癌细胞表面的特异性抗原。然而，TCR 使用由 α 和 β 肽链组成的异二聚体识别 MHC 分子呈现的多肽片段，不仅能够识别突变后肿瘤细胞产生的细胞表面抗原，还可以识别细胞内抗原或新抗原。第一份关于结肠癌 TCR-T 细胞治疗的研究报告以 CEA 抗原为靶点，发现了一些临床反应的证据，但由于结肠正常细胞中也存在 CEA，因此出现了严重结肠炎。这既证明了 T 细胞治疗转移性结肠癌的可行性，也证明了将 CEA 作为抗原靶向的局限性。继有希望的结果之后，另一种尝试靶向转化生长因子 β 受体 II 型（TGF-βR II）移码抗原（MSI-H 结肠癌中表达）的 mRNA 工程化 T 细胞被开发用于治疗晚期转移性结肠癌患者。然而，由于严重的不良反应，临床试验终止。其他正在进行的 TCR 治疗针对 *KRAS G12V*+肿瘤（NCT 03190941）和 *KRAS G2D*+肿瘤（NCT 03745326），两者都处于临床试验 I 期/II 期，期待在不久的将来带来治疗肿瘤患者的新武器。

T 细胞受体治疗虽然是一种非常有前途的方法，但也面临许多挑战，包括良好的靶点选择、寻找特异性 TCR、最佳 TCR 亲和性筛选、安全性评估等。此外，由于 TCR 治疗高度依赖 MHC 进行抗原提呈，考虑到肿瘤环境中 MHC 分子的下调或突变，带来一定的临床应用局限性。简而言之，TCR-T 细胞治疗已显示出一定的治疗潜力，但仍有许多局限性需要仔细考虑。

其他的 ACT 还包括自体淋巴因子激活的杀伤细胞、CIK 和 DC-CIK。但是相关研究较为零散，病例数有限，往往难以做到严格的双盲和随机，其临床价值仍需要更多的临床试验来验证。曹雪涛教授团队开展的 II 期随机对照临床研究对既往的 DC-CIK 治疗进行改进，将患者自身肿瘤抗原负载 DC 细胞，进而能更有效地诱导机体特异性免疫应答，并联合 mFOLFOX（奥沙利铂+氟尿嘧啶+亚叶酸钙）化疗方案治疗晚期 CRC。主要终点 ORR 获得阳性结果，初步数据显示，DC+CIK 联合化疗组疾病缓解率达 45.1%（32/71），而单纯化疗组为 25.4%（18/71）。细胞因子治疗在肿瘤微环境中增强局部抗肿瘤免疫反应的同时，也会诱导免疫系统的广泛激活，进而诱发治疗相关的毒性反应,甚至导致死亡。因此近年关于CRC单一细胞因子治疗的研究非常有限。

(三) 过继细胞治疗的探索性研究与展望

过继细胞疗法的兴起为晚期难治性肿瘤患者带来了新的希望,但是其制备过程相对复杂,耗时长、花费大,细胞表面缺乏与实体瘤分泌的趋化因子相匹配的受体,造成CAR-T对肿瘤部位的归巢能力差,存在脱靶效应,并且严重的细胞因子风暴也会给患者的治疗带来极大风险,所以ACT在临床的广泛应用还有很长的路要走。

首先,ACT的研究在未来应该着重解决其安全性及有效性问题。提高过继细胞激活程度、提高其增殖能力、延缓细胞衰竭、延长细胞在患者体内的存活时间是未来研究的重点方向之一,可以基于特定肿瘤微环境选择合适靶点,或者联合免疫抑制剂等其他治疗,解除肿瘤微环境的免疫抑制作用,增强CAR-T细胞的浸润和杀伤能力,提升CAR-T细胞的有效性;也可开发一些控制程序来调控细胞活性,通过安装自杀开关对移植细胞进行快速清除,降低细胞毒性,提高治疗安全性;同时可以利用合成生物学方法,优化CAR-T细胞制造,改善CAR-T细胞的代谢适应性,探索预防或逆转T细胞耗竭的新方法。

其次,由于现在使用的CAR-T细胞都来源于自体血液,这使得当前的CAR-T细胞疗法高度个性化。并且由于自体CAR-T细胞的采集耗时久,部分患者的免疫细胞状态无法达到制作CAR-T的标准,导致自体CAR-T细胞疗法的应用受到一定限制。所以通用型CAR-T的开发也是重要的研究方向。该技术主要依赖于基因编辑平台,使用CRISPR技术敲除T细胞中引起免疫排斥的基因,使其成为能够表达靶向癌细胞的CAR-T细胞。通用型CAR-T的上市将会大大降低CAR-T疗法的成本,使这项技术惠及更多的患者。

最后,ACT领域不会孤立发展,最好的肿瘤响应和维持需要ACT结合免疫治疗及化疗等多种治疗的协同作用。相信随着科技的发展,ACT将为肿瘤患者带来新的希望。

四、肿瘤新抗原与肿瘤疫苗

(一) 肿瘤新抗原疫苗的分类及鉴定合成

1. 肿瘤新抗原的概念及分类　肿瘤新抗原(neoantigen)的概念在20世纪90年代就被提出,为肿瘤细胞中存在的突变基因编码异常的蛋白。该异常的

蛋白被降解为肽段之后,肽段被细胞的抗原提呈系统(MHCI)识别,提呈到肿瘤细胞表面,成为肿瘤细胞表面特异性的标志物,理论上体内的免疫系统可以通过识别这些新抗原对肿瘤细胞进行特异性的杀伤。与肿瘤相关抗原(tumor-associated antigen,TAA)和癌-睾丸抗原(cancer-testis antigen,CTA)不同,这些能够激活免疫系统的突变蛋白只表达于肿瘤细胞,称为肿瘤特异性抗原(tumor-specific antigen,TSA);同时由于是肿瘤细胞新产生的抗原,故而被称为新抗原。

新抗原也可以通过病毒感染、选择性剪接和基因重排产生。新抗原为肿瘤细胞所特有,正常细胞中几乎不表达,可区分肿瘤细胞和正常细胞,常具有强免疫原性,因此针对新抗原的治疗不易发生脱靶现象;此外,由于新抗原未经过中枢免疫耐受过程,相较TAA具有更强的免疫原性,这些特点使得新抗原成为肿瘤免疫治疗的优秀靶点。

肿瘤新抗原可分为两类:共享新抗原和个性化新抗原。共享新抗原是指在不同癌症患者中常见的、不存在于正常基因组中的突变抗原。具有高度免疫原性的共享新抗原,有可能被筛选为具有相同突变基因患者的广谱治疗性癌症疫苗。个性化新抗原是指大多数新抗原所特有的、因患者而完全不同的突变抗原。因此,个性化新抗原制剂药物只能特异性地针对每个患者,即个性化治疗。

驱动基因突变的频率表明,靶向其共享新抗原可能会使大部分患者受益。除癌基因外,一些抑癌基因也表现出复发突变,但一般抑癌基因不太可能是共享新抗原的来源,因为它们经常被非复发突变灭活或由于mRNA转录物无义介导的衰变而低水平表达。与个性化新抗原相比,共享新抗原靶向免疫治疗也有利于共享相同新抗原的患者。例如,新抗原预测在早期进行,通常针对每个患者个性化。但只要在患者的肿瘤细胞中检测到这样一种共享新抗原,就可以直接应用到相应的现成新抗原靶向免疫疗法中进行验证和治疗,可以大大缩短研发周期。

新抗原具有较强的免疫原性,可降低肿瘤细胞免疫逃逸的概率。然而,同一肿瘤不同个体中新抗原种类和数量的不同,表现出明显的个体异质性。针对共享新抗原的现成精确免疫治疗将广泛适用于许多患者,并在可扩展性方面相对于个性化新抗原具有巨大优势。但现成的共享新抗原治疗的一个潜在缺点是,没有一个患者可能有一个以上共享新抗原可供靶向。癌症通常有多个个性化新抗原,原则上有助于组合靶向,并降低由于克隆进化过程中抗原丢失而产生治疗抵抗的风险。

因此,新抗原在肿瘤免疫治疗中的应用将趋于个性

化。个体化的癌症疫苗可以单独或与其他疗法联合作用，以增加强度和持久的抗肿瘤作用，提高患者的生存率和生活质量，最终改善癌症患者的治疗结果。个体化癌症疫苗治疗癌症患者的可行性、安全性和免疫原性决定了它将是未来重要的发展趋势。预计在可预见的未来，个体化的癌症疫苗将使大多数患者获得精准治疗。

2. 新抗原的鉴定与个性化疫苗的合成 目前新抗原靶向免疫治疗的框架包括4个主要步骤。首先，通过全外显体测序从患者的肿瘤和正常组织中识别体细胞突变。其次，通过预测主要组织相容性复合体肽结合亲和力的生物信息学算法，预测和优先考虑最有吸引力的新抗原作为免疫治疗的靶点。再次，验证所选新抗原的免疫原性和肿瘤反应性。最后，为选定的新抗原开发个性化的免疫疗法，如个性化的疫苗接种或采用T细胞疗法。

虽然新抗原在肿瘤治疗方面取得了良好的临床进展，但具有免疫原性的新抗原数量较少，且预测比较困难。因此，新抗原领域需要更多优化的算法和验证方法进行准确的预测，以选择更可靠的高免疫原性新表位。目前，肿瘤新抗原的预测准确性仍然是一个亟待解决的问题。肿瘤新抗原预测算法需要考虑很多因素，包括HLA分型、表达、突变分析、预测肽处理、TCR结合力、MHC亲和力、抗原肽-MHC分子复合物（peptide-MHC，PMHC）稳定性、肿瘤新抗原来源等。此外，还包括T细胞识别、TCR分析和免疫细胞分析，以评估T细胞反应。对于新抗原筛选和T细胞反应评估，除了二代测序，还有高分辨率和串联质谱技术以及用于肽预测的生物信息学技术，但基于机器学习和AI技术的预测算法需要使用验证性数据集持续训练，其中数据类型、质量和数量会极大地影响算法精度。因此，数据库的不断积累，特别是已验证的肿瘤新抗原数据，对于提高算法的准确性是极其关键的。肿瘤新抗原筛选联盟是由帕克癌症免疫治疗研究所（Parker Institute of Cancer Immunotherapy，PICI）和癌症研究所（Cancer Research Institute，CRI）发起并形成的。该联盟的目标是为全球新抗原检测建立算法和标准，共同努力预测更精确的抗癌靶点，推进个性化肿瘤疫苗的研究和应用。

用于新抗原鉴定的常用筛选方法可以分为3种。方法一，设计成熟的新肽疫苗疗法。第一步是识别肿瘤特异性突变，与免疫识别相关的突变主要包括具有外显子、内嵌子和融合基因的非同义单核苷酸变异体。配对肿瘤和正常细胞DNA的全外显体测序是识别体细胞突变的最常用方法。通过RNA测序分析鉴定、突变、正交验证和等位基因的表达水平，然后根据预测的与自体HLA Ⅰ类和Ⅱ类的高亲和力对突变进行排序。免疫

表位数据库和分析资源是一个由T细胞表位和工具组成的在线综合数据库，可以用来预测MHC结合。免疫表位数据库和分析资源提供的预测工具包括基于人工神经网络（artificial neural network，ANN）的深度学习模型NETMHC、NETMHCPAN、SMM、SMMPMBEC、ARB、COMBLIB_SIDNEY2008、Pickpocket和Consulnal。合成的新肽的免疫原性必须通过T细胞反应性分析来验证，通过产生抗原负载的自体抗原提呈细胞来刺激T细胞。然后必须检测CD4$^+$和CD8$^+$T细胞的激活标记，包括OX-40、4-1BB、CD170A和IFN-γ。2014年初，小鼠疫苗接种证实了上述途径。

从方法一简化，在挖掘非同义单核苷酸变异体之后，串联合成编码突变的多个微基因，以便在方法二中生成串联微基因（tandem microgene，TMG）构建体。TMG构建体由基因融合在一起的可变数量的微基因组成，每个微基因编码来自内源性蛋白质序列的12个氨基酸两侧的突变。利用编码TMG构建体的质粒作为模板产生体外转录RNA。2014年，Rosenberg团队利用这种方法从一名转移性胆管癌患者中识别出一个ErbB2结合蛋白质（ErbB2 interacting protein，ErbB2IP）突变。再过继转移TIL，其中含有约25%的突变特异性T细胞，患者经历了肿瘤消退。在连续的研究中，他们继续证明10例转移性胃肠道癌患者中有9例的新表位可以被自体TIL识别。

方法三基于数据库和文献识别新表位，无须样本获取。这一策略的关键是高频突变位点的存在。基于这种模式，舒马赫等在弥漫性Ⅱ级和Ⅲ级胶质瘤患者中发现了最常见的突变 *IDH1*（R132H），随后合成了一种针对突变 *IDH1* 的肽疫苗，该疫苗的功能是诱导小鼠的抗肿瘤反应。同样，Platten等发现 *K27M* 突变的Histone-3作为胶质瘤疫苗产生的最佳靶点，证明针对 *K27M* 突变的Histone-3的肽疫苗在MHC人源化小鼠模型中引发突变特异性免疫应答。理论上，其他高频突变，包括 *BRAF*、*RGFR* 和 *KRAS* 也可以作为理想的癌症疫苗靶点。

（二）CRC中的新抗原研究进展

1. SNV衍生新抗原 近年来，基于新抗原的CRC研究获得了很多进展。Bakarurraini等通过癌症基因组图谱（TCGA）队列，利用肿瘤特异性新抗原数据库（TSNAdb）来预测CRC中的新抗原。鉴于 *TTN* 基因是一个大基因，因此它在CRC中拥有最高数量的预测新抗原。同样，*TTN* 基因也是乳腺癌新抗原数量最多的基因之一。*TTN* 编码一种结构蛋白，尽管其与癌症的生物学作用仍有争议，但一些研究表明 *TTN* 基因与免疫学相关。例如，有研究表明，*TTN* 突变能够预测

不同实体肿瘤免疫检查点阻断后的预后。基于抗原的研究，Parkhurst 等的研究表明，突变的 TTN 肽能够诱导 CD8+T 细胞反应，但与其他受试抗原相比，其诱导率较低。除 TTN 外，*MUC16* 基因也被预测会产生大量新抗原。除 CRC 外，其他癌症也被预测会产生更多针对 *MUC16* 基因的新抗原，如胃癌和胰腺癌。研究发现，MUC16 新抗原能够在胰腺癌长期存活者中引发 CD8+T 细胞反应。该研究使用了来自 *MUC16* 基因的两种新肽：MGKSTHTSM 和 VMKHLLSP 肽。

Mennonna 等的一项研究，通过高通量测序在 CRC 样本中发现了新的体细胞突变。除了在 CRC 中发现的常见突变基因，研究人员还在 Smad4 基因中发现了新的突变，发现 Smad4 V370A 表位在体内具有免疫原性，最重要的是，在携带这种突变的患者自体 T 细胞中发现了针对这种特异性突变的循环 T 细胞。Newey 等分析验证了 612 个非沉默突变中的三个新抗原，它们是来自 *U2SURP*、*MED25* 和 *FMO5* 基因的肽，产生的肽长度为 8~11 个氨基酸。

2. MSI　CRC 中移码/插入/缺失突变衍生的新抗原 ICI，如抗 CTLA-4、抗 PD1/PDL1，作为癌症治疗方案的一部分，已使多种癌症的预后显著改善，特别是黑色素瘤和非小细胞肺癌。然而，这种治疗和化疗的疗效仅限于某些癌症类型。CRC 与 MSS 和 pMMR 卵巢癌患者从该治疗中获益不多。

据报道，低错配修复率（MMR）和微卫星不稳定（MSI）的 CRC 患者在 ICI 治疗时表现出比 MSS 和 pMMR 患者更好的预后。这一发现强调了利用患者染色体不稳定性的因素作为一种有效治疗的新方法。高突变负荷的肿瘤存在 dMMR 机制缺陷，导致高 MSI。此外，ICI 治疗 MSI-H CRC 的疗效优于 MSS CRC。由于观察到这种类型的 CRC 有较好的预后，基因组中的移码突变可能导致肿瘤特异性新抗原的合成，这些新抗原能够诱导抗肿瘤反应。据 Ozcan 等报道，大多数 MMR 缺陷的癌症会引起干扰 HLA Ⅰ类抗原提呈的突变，反映了肿瘤发展过程中的免疫监视和主动免疫选择。此外，MSI/dMMR 肿瘤与高 TMB 和高免疫原性新抗原有关，这些新抗原来自移码突变。正如 Maby 等所证明的，移码突变与较高的肿瘤特异性免疫和肿瘤浸润性或/和新抗原特异性 CD8+T 细胞密度之间存在相关性。CRC 组织的 MSI 状态最终影响突变的数量，进而影响可能的新抗原数量。根据 TCGA 数据集，如从癌症免疫图谱中获得的，MSI 的 CRC 比 MSS 组有明显更多的突变和预测的新抗原。

Rospo 等在一组 CRC 细胞系中也表明了这一点，MSI 细胞系比 MSS 细胞系和携带极点基因突变的细胞系具有更高的负荷或突变负荷。在 MSI 肿瘤中，TIL 的百分比高于 MSS 肿瘤，这是由于移码突变的增加。这些移码突变可能产生免疫原性移码突变衍生的新抗原，可以吸引更高的 CD8+T 细胞密度。Tougeron 等的一项研究显示，MSI CRC 肿瘤中 *ACVR2*、*TAF1B*、*ASTE1/HT001* 和 *TGFBR2* 基因突变率最高。此外，他们还表明 TIL 的最高密度与 *ASTE1/HT001* 和 *PTEN* 的突变有关，这与 Maby 等的研究一致，表明当 *ASTE1*、*HNF1A* 或 *TCF7L2* 基因发生突变时，TIL 密度增加。本研究还表明，MSI CRC 具有不同的免疫微环境，由肿瘤新抗原特异性 CD8+T 细胞组成，可用于进一步推进该特异性肿瘤亚群的免疫治疗，包括林奇综合征。

在过去的几十年里，移码衍生肽（frameshift derived peptide，FSP）在 MSI CRC 中的研究一直在进行。最早的研究之一是 *TGFBR2* 基因在 MSI CRC 中的表达。*TGFBR2* 在 90% 左右的 CRC 组织中发生突变，并经常导致缺失或插入。研究人员产生了几种对应基因突变区域的肽，并进行了基于 T 细胞的检测，发现 P538 肽具有最高的免疫潜能。TIL 对 P538 的反应能力以及 MSI 患者 T 记忆细胞的产生证明了这一点。在同一项研究中，研究人员还对 Bax 衍生的突变肽进行测试，但没有观察到阳性结果。随后，同一组能够进行进一步的体外试验，并显示当用相同的 TGFBR2 肽脉冲的抗原提呈细胞重复刺激 T 细胞时，T 细胞能够杀死含有突变肽的细胞系。另一项研究以 *TGFBR2* 突变体中的 3 种不同的多肽为研究对象，成功地证明了 T 细胞诱导的 FSP02 多肽能够以 HLA-A201 依赖的方式裂解携带该突变体的细胞系。此外，从 TGFBR2 衍生的 FSP 的免疫原性也在体内模型和随后的临床试验中得到证实。

除 TGFBR2 外，还对来自突变基因的其他 FSP 进行了检测，如 *OGT*、*HPDMPK*、*D070*、*U79260*、*FLT3L* 等。同样的研究表明来自 *OGT* 和 *U79260* 的 FSP 也具有免疫原性。有趣的是，同组用不同的细胞系（阳性携带突变和 HLA-A201）重复研究来自 *OGT* 的 FSP，用相同肽脉冲的 CTL 能够裂解携带 *OGT* 突变蛋白的细胞系。除此之外，这个小组还鉴定了其他几个来自不同基因的 FSP，如 *caspase 5*、*taf-1b* 和 *ht001*。在检测的 5 个 FSP 中，研究者从 *caspase 5* 中鉴定出一个 FSP，其肽序列为 FLIIWQNTM，能够以 HLA-A201 方式诱导 CTL 介导的裂解。此外，还鉴定了 *MSH03* 基因的免疫原性 FSP。Garbe 等测试了 12 个不同的 FSP，并从 *MSH03* 基因中鉴定了两个 HLA-A0201 限制性细胞毒 T 细胞表位。此外，还发现了一个新的 HLA-A0201 限制性细胞毒 T 细胞表位，该表位来自 *U79260*（FTO）突变区。Speetjen 等进行的一项较大规模的研究表明，使用移码突变抗原在

MSI 癌中常见,包括 CRC、胃癌和子宫内膜癌。该研究从 *TGF-R2-1*、*MARCKS-1*、*MARCKS-2*、*CDX2-2*、*TAF1B-1*、*PCNXL2-2*、*TCF7L2-2* 和 *Baxα-1* 等不同基因中鉴定了 8 个可能感兴趣的移码突变抗原。

3. 融合基因衍生新抗原　迄今为止,大多数基于新抗原的研究都集中在错义突变,以识别免疫原性表位。融合基因提供了一个吸引人的新抗原来源,特别是框架外基因融合。这是因为新的帧外序列的存在可能会产生一个新的开放阅读框架,并随后产生一个可能具有免疫原性的新肽的长序列。Rasthe 等最近的一项研究已从骨肉瘤中鉴定出融合基因衍生的新抗原,本研究优化了一条生物信息学系统,以识别具有潜在新表位的融合转录本。在 Yang 等的另一项研究中,他们鉴定了 DEK-AFF2 融合衍生肽,该肽在低肿瘤突变负担的头颈部癌中引发 T 细胞反应。在 CRC 方面,MSS CRC 携带的融合基因比 MSI CRC 高,胃癌和子宫内膜癌也有相同的表达模式。此外,来自融合基因的候选新抗原比 SNV 和 INDEL 衍生的候选新抗原具有更强的免疫原性。值得注意的是,在 TCGA 队列中,具有最高免疫原性潜力的候选新抗原来自基因融合,从而使它们成为癌症疫苗的更好候选。

4. CRC 中的共享新抗原　多项研究表明,由 SNV 引起的常见突变也能够产生可检测的新肽,并引发特异性免疫反应。例如,Illzumi 等最近的一项研究揭示了一些常见突变基因,如 *KRAS G12* 和 *KRAS G13* 能够刺激健康人外周血单核细胞 PBMC 的免疫应答。结果表明,所合成的多肽能够诱导人白细胞抗原(human leukocyte antigen,HLA)II 类限制性 CD4$^+$T 细胞应答。有研究显示,在 1 779 例 CRC 患者的全外显子组测序中发现了复发的新抗原,在 5 例患者中发现 1 550 个突变,其中 *KRAS G12V*(5.8%)、*KRAS G12D*(8%)、*PIK3CAE545K*(3.5%)、*BMPR2N583TFS44*(2.8%) 和 *PIK3CAH1047R*(2.5%)在转移性泛癌中的突变率较高,可能是肿瘤免疫治疗的靶点。*KRAS* 突变是一个主要的突变,该突变与 CRC 的 Th1 细胞毒免疫抑制有关,为 CRC 的生物学异质性增加了一个新的免疫生物学方面。同样,Veatch 等发现部分非小细胞肺癌患者的 CD4$^+$T 细胞能够识别 *KRAS G12V* 突变肽而不是野生型肽,这与 Quandt 等的另一项研究一致,在该研究中,他们产生了由 *KRAS* 和 *TP53* 中常见突变组成的长肽,并发现了针对携带这些突变的胃肠道肿瘤的更高效应 T 细胞。Lo 等报道了对识别突变 *P53 p.R175H* 的 T 细胞受体(TCR)的鉴定和表征,该突变在癌症患者亚群中共享,他们对一例转移性结直肠癌患者的肿瘤浸润淋巴细胞进行筛查,以识别突变的新抗原,发现 HLA-A*0201-限制性识别突变 *P53*

p.R175H,最小肽表位为 HMTEVVRHC。四聚体分选分离反应性 T 细胞,鉴定出 3 个 TCR。这些 TCR 介导识别卵巢癌、子宫癌和骨髓瘤细胞系,以及 NIH 患者来源的食管腺癌细胞系,该细胞系内源性表达 *P53 p.R175H* 和 *HLA-A*0201*,再用编码 *HLAA*0201* 的逆转录病毒转导后,他们还介导了 *P53 p.R175H* 结肠、乳腺和白血病细胞系的识别。这项工作表明,共同的共享突变表位,如在 P53 中发现的那些,可以引起免疫原性反应,并且 ACT 的应用可以扩展到任何组织学上同时表达 *HLA-A*0201* 和 *P53 p.R175H* 突变的癌症患者。这些研究表明,常见的突变可能比最初认为的更具免疫原性,这为更广泛的人群开辟了一条普遍靶向治疗的新途径。

(三)肿瘤疫苗在 CRC 中的临床应用

肿瘤疫苗,即肿瘤特异性主动免疫治疗,是 20 世纪 90 年代发展起来的肿瘤免疫新疗法。其基本原理是:通过体外分离、提取 TSA 或 TAA,制备不同形式的疫苗注射到肿瘤或肿瘤患者体内,由抗原提呈细胞摄取并提呈给免疫细胞,使机体 T 细胞致敏、活化,生成肿瘤特异性细胞毒性 T 细胞,转移性地结合并杀伤肿瘤细胞。理想中的肿瘤疫苗不仅需活化刺激 CD8$^+$T 细胞,产生肿瘤特异性细胞毒性 T 细胞,而且还要能够活化刺激 CD4$^+$辅助性 T 细胞,并产生功效,最终产生强有力的、持续有效的抗肿瘤免疫效应。

近年来大力发展的肿瘤新抗原疫苗是高度个体化疫苗,相对安全且副作用小,在 CRC 临床研究中展现出了积极的疗效。随着疫苗技术的不断完善,其他的传统肿瘤疫苗类型,如生物大分子疫苗、多肽疫苗、肿瘤细胞疫苗等,也重新引起重视并取得了一定发展。

1. 新抗原疫苗　在体内已观察到诱导有效的新抗原特异性抗肿瘤 T 细胞免疫应答和抑制肿瘤生长的现象。这些临床前试验突出了新抗原免疫疗法作为一种新的治疗策略的潜力。新抗原疫苗的有效性也在 CRC 小鼠模型中得到证实。新抗原疫苗已用于黑色素瘤和胶质母细胞瘤的临床试验,证明疫苗是一种诱导肿瘤特异性 T 细胞应答的安全方法。此外,目前有一些临床试验探索不同类型新抗原疫苗对 CRC 患者的有效性和安全性。

一项针对 *KRAS* 突变肽的初步研究表明,在 7 例 CRC 患者中,只有 2 例在接种疫苗后出现阳性免疫反应。Kloor 等最近进行了一项 I 期临床试验,评估移码肽新抗原疫苗对 dMMR CRC 患者的安全性和免疫原性。该试验使用了基于 *AIM2*、*HT001* 和 *TAF1B* 突变引起的 FSP 新抗原的疫苗,结果显示,所有 22 例 dMMR CRC 患者中至少有一种移码肽疫苗诱导了体液和细胞免疫反应,没有出现严重的疫苗相关不良反应。

通过使用 GM-CFS 作为佐剂来增强对新抗原疫苗的免疫反应的尝试获得了成功。然而，未发现该疫苗对患者疾病进展有利，这可能与免疫调节细胞的增加有关。此外，许多新抗原疫苗已在临床前小鼠模型中进行了试验。Ni 等开发了一种新抗原（Adpgk）纳米疫苗（banNV），使用 Toll 样受体 7/8 激动剂 R848 和 TLR9 激动剂 CpG 作为双佐剂。研究发现，双佐剂新抗原疫苗增加了新抗原的免疫原性，并与抗 PD-1 治疗一起产生了良好的抗肿瘤反应。也有报道称，使用多种新抗原 DNA 疫苗和抗 PD-1 治疗可协同控制 MC38 结肠癌细胞系的生长。Kim 等报道，基于新抗原的 EpiGVAX 疫苗与 5-aza-2′-脱氧胞苷联合使用，可通过诱导新抗原特异性抗肿瘤 T 细胞应答，提高辐照后的全细胞 CRC 疫苗的抗肿瘤效果。Leoni 等最近从 MSI CRC 基因组图谱数据库中选择了 209 个共享 FSP 来生产病毒载体疫苗 nus-209，通过体外实验证实该疫苗可以激活人类 CD8+T 细胞。表 9-2-3 总结了结肠癌领域开展的肿瘤新抗原疫苗临床研究汇总。

2. 树突状细胞疫苗　树突状细胞（dendritic cell，DC）通过白细胞分离得到，是人体内最有效的抗原提呈细胞之一。DC 在细胞因子的培养下成熟，并与外源性肽或肿瘤裂解液混匀，最后输注给患者。DC 疫苗在黑色素瘤和前列腺癌的临床试验中显示出良好效果，在 CRC 中也进行了一系列探索。Rodriguezet 等进行了一项随机对照试验，纳入了 19 例可接受手术的结直肠癌肝转移患者。其中 15 例患者在接受术后辅助化疗后随机分为接种 DC 疫苗组和观察组。DC 疫苗组和观察组的平均 DFS 分别为 25.26 个月和 9.53 个月（95% 置信区间 5.32~18.88）。MelCancerVac 是一种由 DC 组成的疫苗，由 DDM-1.13 的异基因黑色素瘤细胞溶解液混合产生，其 MAGE-A3 高表达，而 MAGE-A3 也是 CRC 中过表达的 TAA。一项 Ⅱ 期试验纳入了 20 例 Ⅳ 期 CRC 患者，每两周接受 10 次皮内接种。尽管该试验的总体结果没有显示出 OS 有很大改善（中位 OS7.4 个月），但 5 例患者 PFS 超过 6 个月，其中 2 例分别超过 27 个月和 37 个月后疾病仍未进展。基于前期数据，计划对 CRC 患者进行进一步的 MelCancerVac Ⅲ 期临床试验，后续结果值得进一步关注。

3. 生物大分子疫苗　基于生物大分子的疫苗包括多肽/全长蛋白疫苗、DNA 疫苗和 RNA 疫苗。蛋白疫苗一般常包含有丰富的免疫原性表位（TAA 或 TSA），可由 MHC Ⅰ/Ⅱ 类分子处理和提呈。在一项纳入 96 例晚期

表 9-2-3　结肠癌领域开展的肿瘤新抗原疫苗临床研究汇总

研究阶段	CRC 分型	治疗策略	联合治疗
Ⅰ期	MMR-p	多聚 ICLC 佐剂新抗原疫苗	瑞弗利单抗（retifanlimab）
Ⅰ/Ⅱ期	MMR-d，MSI-H	接种移码衍生的新抗原负载 DC	—
Ⅰ期	—	新抗原致敏的 DC 疫苗	—
Ⅰ/Ⅱ期	MSS	GRT-C901/GRT-R902（一种新抗原疫苗）	纳武单抗（nivolumab）和伊匹木单抗（ipilimumab）
Ⅰ/Ⅱ期	MSS	GRT-C901/GRT-R902（一种共享新抗原疫苗）	纳武单抗（nivolumab）和伊匹木单抗（ipilimumab）
Ⅰ期	MMR-p	具有多聚 ICLC 的混合突变 *KRAS* 疫苗	纳武单抗（nivolumab）和伊匹木单抗（ipilimumab）
Ⅰ期	—	个性化合成肿瘤相关肽疫苗	咪喹莫特（imiquimod）和帕博利珠单抗（pembrolizumab）
Ⅰ期	—	NANT 新表位酵母疫苗（YE-NEO-001）	—
Ⅰ/Ⅱ期	—	mRNA 个体化新抗原疫苗	—

研究阶段	计划患者数量	研究进展	研究编号
Ⅰ期	12	尚未招募	NCT 04799431
Ⅰ/Ⅱ期	25	启动，尚未招募	NCT 01885702
Ⅰ期	80	招募中	NCT 04147078
Ⅰ/Ⅱ期	214	招募中	NCT 03639714
Ⅰ/Ⅱ期	144	招募中	NCT 03953235
Ⅰ期	30	招募中	NCT 04117087
Ⅰ期	60	招募中	NCT 02600949
Ⅰ期	16	招募中	NCT 03552718
Ⅰ/Ⅱ期	5	已终止	NCT 03480152

CRC 患者的Ⅱ期临床研究中,5 种 HLA-A*2404 限制性肽(RNF43、KOC1、TOMM34、VEGFR 1、VEGFR 2)混合接种与基于奥沙利铂的化疗方案联合应用被证明是安全的。另一项Ⅰ期临床研究表明,KOC1/TTK/URLC10/DEPDC1/MPHOSPH1 联合制备的 HLA-A*2404 限制性疫苗是安全有效的,入组患者平均总生存期可达 9.4 个月。

DNA 疫苗是通过质粒将编码肿瘤抗原的基因序列引入体内,然后,MHC Ⅰ/Ⅱ类分子提呈转录和翻译的产物。此外,DNA 结构还可以通过细胞质传感器激活固有免疫。然而,目前尚缺乏稳定的制造技术来生产可以运输到核膜中的疫苗。此外,由于质粒可以整合到宿主基因组中,这在一定程度上增加了产物的不确定性。

RNA 疫苗是将编码 TSA 的外源基因导入个体内,通过免疫系统合成 TSA 蛋白,诱导机体产生免疫应答。mRNA 疫苗是在体外合成 RNA 编码的肿瘤抗原,mRNA 疫苗进入靶细胞后,可在细胞质内完成翻译而不进入核膜。与 DNA 疫苗相比,mRNA 疫苗更有效,更容易进行个性化的修饰,其生产过程也更为方便。mRNA-4157 是一种基于 mRNA 的肿瘤疫苗,在Ⅰ期临床试验中与 PD-1 单抗联合给药时表现出良好的安全性和临床效率(NCT 03313778)。近期,一项针对 KRAS 阳性肿瘤的疫苗 mRNA-5671 联合 PD-1 单抗治疗微卫星稳定(MSS)肿瘤患者的Ⅰ期临床试验正在启动进行中(NCT 03948763),结果尚未公布。

4. 肿瘤细胞疫苗 肿瘤细胞疫苗是一种利用整个肿瘤细胞或裂解物来启动免疫系统的方法。根据肿瘤细胞的来源,肿瘤细胞疫苗可分为自体细胞疫苗和异体细胞疫苗。其中,自体细胞疫苗对于个体的特异性更强,而异体细胞疫苗生产更方便,从而有利于大规模群体应用。由于未知抗原的大量存在,减少了免疫耐受的可能性。然而,由于肿瘤细胞疫苗还含有部分在正常组织中广泛表达的抗原,可能会引起一定的自身免疫反应。

OncoVax 是 20 世纪 80 年代早期临床试验中研究开展最广泛的 CRC 疫苗,由一种自体癌细胞与芽孢杆菌 Calmette-Guérin(BCG)疫苗组合,先后开展了数项研究证实了这种疫苗作为术后辅助治疗手段的显著效果。ECOG-5383 研究是一项Ⅲ期试验,随机纳入了 412 例 CRC 患者,分别接受手术治疗或手术联合疫苗治疗,共随访 7.6 年,结果显示 DFS 和 OS 差异无统计学意义;进一步亚组分析发现Ⅱ期患者的 OS 和 DFS 确实有一定程度改善。随后,研究者为进一步探索 OncoVax 对Ⅲ期 CRC 患者的临床疗效,通过联合 5-氟尿嘧啶和亚叶酸钙显示出了良好的安全性,在此基础上开展了一项多中心Ⅲ期临床研究,结果值得期待。

粒细胞-巨噬细胞集落刺激因子(granulocyte-macrophage colony-stimulating factor,GM-CSF)基因转染的肿瘤疫苗(gene-transfected tumor vaccine,GVAX)是一种异基因全细胞疫苗,经过改造后可分泌 GM-CSF。在一项针对 pMMR 晚期 CRC 患者的Ⅱ期临床研究中,GVAX 显示出了抗肿瘤反应的调节作用。随后研究者对 GVAX 疫苗进一步改善,在临床前和临床研究中均尝试了表观遗传疗法以达到增强免疫活性的目的(NCT 01966289)。

(四)肿瘤新抗原疫苗的发展瓶颈及展望

随着癌症发病率和死亡率的不断增加,人们征服癌症的愿望也越来越迫切。新抗原疫苗在临床试验中对肿瘤治疗表现出明显的效果,有望成为未来缓解肿瘤发病率和死亡率不断上升的重要药物。它已经引起了免疫治疗领域专家的重视,是未来一个重要的发展方向。然而,新抗原的发展还存在一些制约因素,解决这些问题是新抗原能否得到广泛推广的关键。

1. 抗原数量较少 通常在肿瘤样本中发现数千个非同义基因突变,但最终只有少数符合抗原标准。寻找更有效的抗原是一个需要解决的问题。研究表明,大多数特异性抗原倾向于分布在非编码区。近年来非编码研究的发展也将为新抗原的发现提供帮助。

2. 预测新抗原的筛选方法有待改进 缺乏有效的新抗原筛选方法是阻碍新抗原治疗发展的另一个障碍。目前,预测新抗原的算法正蓬勃发展。随着生物信息技术、人工智能和机器学习的发展,相信这个问题很快就会得到解决。

3. 肿瘤的异质性很难解决 肿瘤在进化过程中是异质性的,因此可能发生突变的基因的每个部分都是不同的。因此,首先从患者身上获取局部肿瘤组织来预测该患者的新抗原可能是一个悖论。利用 1~2 种特异性新抗原对实体肿瘤组织进行完全识别和杀伤仍然是一个难题。

4. 肿瘤疫苗的研发、制备和成本问题 新抗原疫苗的开发周期长被认为是疫苗应用的主要障碍。开发周期长,导致研发成本增加,实验室和企业压力大,不利于疫苗临床应用。参与试验或治疗的患者生存期短,开发周期长,可能导致部分患者因药物开发周期长而无法接受最终治疗。目前,已经开发了许多方法来制备,配方和交付不同的癌症疫苗。然而,从技术上讲,这些疫苗需要在 GMP 条件下生产。最大的挑战,特别是对 mRNA/DNA 等小核酸疗法来说,是传递技术。基于新抗原的治疗大多是个性化的,从最初的基因测序到验证和生产,治疗成本可能非常高。成本仍然是最大的挑战。

(赵晓迪 聂勇战)

推荐阅读

［1］ MISSIAGLIA E，JACOBS B，D'ARIO G，et al. Distal and proximal colon cancers differ in terms of molecular，pathological，and clinical features［J］. Ann Oncol，2014，25（10）：1995-2001.

［2］ FAKIH M，VINCENT M. Adverse events associated with anti-EGFR therapies for the treatment of metastatic colorectal cancer［J］. Curr Oncol，2010，17 Suppl 1（Suppl 1）：S18-30.

［3］ FOLKMAN J. Tumor angiogenesis：therapeutic implications［J］. N Engl J Med，1971，285（21）：1182-1186.

［4］ MARGONIS G A，BUETTNER S，ANDREATOS N，et al. Association of BRAF mutations with survival and recurrence in surgically treated patients with metastatic colorectal liver cancer［J］. JAMA Surg，2018，153（7）：e180996.

［5］ PRAHALLAD A，SUN C，HUANG S，et al. Unresponsiveness of colon cancer to BRAF（V600E）inhibition through feedback activation of EGFR［J］. Nature，2012，483（7387）：100-103.

［6］ PYLAYEVA-GUPTA Y，GRABOCKA E，BAR-SAGI D. RAS oncogenes：weaving a tumorigenic web［J］. Nat Rev Cancer，2011，11（11）：761-774.

［7］ PIETRANTONIO F，DI NICOLANTONIO F，SCHROCK A B，et al. ALK，ROS1，and NTRK rearrangements in metastatic colorectal cancer［J］. J Natl Cancer Inst，2017，109（12）：1-10.

［8］ KEIR M E，BUTTE M J，FREEMAN G J，et al. PD-1 and its ligands in tolerance and immunity［J］. Annu Rev Immunol，2008，26：677-704.

［9］ GORDON S R，MAUTE R L，DULKEN B W，et al. PD-1 expression by tumour-associated macrophages inhibits phagocytosis and tumour immunity［J］. Nature，2017，545（7655）：495-499.

［10］ ANDRÉ T，SHIU K K，KIM T W，et al. Pembrolizumab in microsatellite-instability-high advanced colorectal cancer［J］. N Engl J Med，2020，383（23）：2207-2218.

［11］ LARSON R C，MAUS M V. Recent advances and discoveries in the mechanisms and functions of CAR T cells［J］. Nat Rev Cancer，2021，21（3）：145-161.

［12］ BENMEBAREK M R，KARCHES C H，CADILHA B L，et al. Killing Mechanisms of chimeric antigen receptor（CAR）T cells［J］. Int J Mol Sci，2019，20（6）：1283.

［13］ LICHTENSTEM C R，NGU R K，SHALAPOUR S，et al. Immunotherapy，inflammation and colorectal cancer［J］. Cells，2020，9（3）：618.

［14］ SAHIN U，TURECI O. Personalized vaccines for cancer immunotherapy［J］. Science，2018，359（6382）：1355-1360.

［15］ WELLS D K，VAN BUUREN M M，DANG K K，et al. Key parameters of tumor epitope immunogenicity revealed through a consortium approach improve neoantigen prediction［J］. Cell，2020，183（3）：818-834.

［16］ TRAN E，TURCOTTE S，GROS A，et al. Cancer immunotherapy based on mutation-specific CD4+T cells in a patient with epithelial cancer［J］. Science，2014，344（6184）：641-645.

［17］ SCHUMACHER T，BUNSE L，PUSCH S，et al. A vaccine targeting mutant IDH1 induces antitumour immunity［J］. Nature，2014，512（7514）：324-327.

［18］ YANG W，LEE K W，SRIVASTAVA R M，et al. Immunogenic neoantigens derived from gene fusions stimulate T cell responses［J］. Nat Med，2019，25（5）：767-775.

［19］ KESKIN D B，ANANDAPPA A J，SUN J，et al. Neoantigen vaccine generates intratumoral T cell responses in phase Ib glioblastoma trial［J］. Nature，2019，565（7738）：234-239.

［20］ MIAO L，ZHANG Y，HUANG L. mRNA vaccine for cancer immunotherapy［J］. Mol Cancer，2021，20（1）：41.

第十章 结直肠癌多组学、大数据、人工智能基础

组学分析可以提供不同生命进程或疾病与正常对照相比差异的生物学过程信息。然而单一组学分析往往有局限性,缺乏整体观。随着高通量组学技术的发展,生物学研究已从单一组学层面逐步走向多组学分析。多组学分析整合几个维度水平的组学信息,如基因组、转录组、蛋白质组、表观基因组、代谢组和微生物组等不同分子层面的组学数据,利用组学间的交叉互补,探索彼此之间的内在关联并构建调控网络,深层次理解各个分子之间的调控及因果关系。如肿瘤蛋白质基因组学(cancer proteogenomics)是将基于质谱的蛋白质丰度和翻译后修饰(post-translational modification,PTM)信息与肿瘤组织的基因组、表观基因组和转录组数据相结合的组学技术。基因组学和表观基因组学为解释可能发生的生物过程提供了遗传信息,蛋白质组学则是对已经发生事件的汇总和分析(蛋白质及其修饰是生物表型的最终执行者)。因此,多组学整合分析不仅仅是数据的拼接,更是对肿瘤生物学的分子机制和遗传基础的整体认识,为肿瘤研究提供新思路。

多组学研究的最大挑战在于巨大的数据量和大数据背后生物学机制的复杂性。如何处理含有噪声的多组学大数据,并对这些数据进行组学间的整合分析则是其中的关键。目前主要通过基于机器学习(machine learning,ML)的预测算法进行大数据整合分析,包括有监督和无监督两种主要学习策略。多个研究团队已成功应用于基因表达和DNA甲基化的整合分析,不同的转录组学(即mRNA、miRNA和lncRNA)的整合分析,代谢组学和蛋白质组学的整合分析,转录组、蛋白组和代谢组联合分析等多个应用场景。近年来各种复杂的ML分析方法的应用流程也已逐渐完善,提供了基于给定场景选择适当方法(或方法系列)所需的各种决策步骤。因此,ML目前已广泛应用于多组学整合分析,在疾病诊断、疗效预测、预后和生物标志物识别等研究中发挥越来越重要的作用。

第一节 结直肠癌的多组学研究应用与进展

一、基于组织水平的多组学研究在结直肠癌中的应用与进展

基于组织样本水平的结直肠癌(colorectal cancer,CRC)的多组学研究近年来进展显著,在CRC发病机制解析、筛查与早期诊断、分子分型与预后预测、靶向治疗策略、肝转移机制等领域取得了较多的成果。

1. CRC筛查与早期诊断 结直肠肿瘤(包括癌和腺瘤)患者的肠道菌群组成会发生显著改变,这些变化的菌群可调节局部免疫反应,产生的代谢物可调节肿瘤的发生和进展;同时肠道细菌产生的代谢物可进入身体循环并发挥调节作用,导致结直肠肿瘤患者的血清代谢物明显区别于正常健康个体。因此,通过粪便宏基因组、粪便代谢组和血清代谢组的整合分析,不仅可以揭示肠道微生物组相关代谢物在结直肠肿瘤中的作用,还可以研发基于宏基因组和代谢组学标志物,或基于肠道微生物组相关血清代谢物(gut microbiome-associated serum,GMSM)策略,用于区分结直肠肿瘤与正常健康个体。

国家癌症中心崔巍团队利用血清非靶向代谢组学和肠道菌群宏基因组测序进行整合分析寻找潜在生物标志物,发现有8种GMSM在结直肠肿瘤中发生显著改变,进一步应用靶向代谢组学技术和空间代谢组技术从另外维度确认了研究发现。应用逻辑回归方法基于8种GMSM建立了预测模型,可以准确区分结直肠肿瘤与正常健康个体,在建模队列中的曲线下面积(area under curve, AUC）为 0.98, 在验证队列中 AUC 为 0.92, 明显优于 FOBT/FIT 及临床标志物癌胚抗原（AUC=0.72）。虽然该发现还需进行更严格的验证，但已经展现出让人振奋的临床应用前景。

2. CRC 发病机制解析　癌基因产物如何影响下游信号通路变化造成 CRC 的发生发展一直是生物学研究的重点。早期通过应用抗体或芯片技术的靶向蛋白研究受限于分析广度与深度，无法解析更全面的蛋白调控变化，也无法揭示蛋白质翻译后修饰在其中的角色功能。近年来，利用基于质谱的高深度蛋白质组学以及蛋白质修饰组学并整合转录组等测序技术的多维组学分析，提供了肿瘤发生过程中蛋白调控网络变化全景式解析，进而发现新的调控通路或调控模式，使得研究不再是管中窥豹，而是纵览全局，一目了然。

美国孟菲斯的研究员以两种由致癌受体酪氨酸激酶（PDGFRA D842V 或 TPM3-NTRK1 融合）驱动的 HGG 小鼠模型为研究对象，采用高深度蛋白质组学、磷酸化修饰组学和转录组学的多组学整合研究，发现两种 HGG 肿瘤在 RNA、蛋白及磷酸化层面均具有明显差异。通过 WGCNA 及 one-way ANOVA 等分析技术，找到了不同组学维度上两种 HGG 肿瘤样本中的特征调控通路。在 HGG 模型中激酶的活性相较对照组有较大的不同，从而证明了肿瘤中激酶表达谱及其活性的重编程，其中最值得关注的是 AKT 激酶以及其下游磷酸化信号通路具有较强的激活。随后进一步分析了转录组数据中与激酶相关的转录因子表达水平变化，得到 HGG 肿瘤中特异性的激酶-转录因子调控网络，并且发现相较于 *PDGFRA* 突变，*NTRK* 突变的 HGG 肿瘤模型表现出更强的 AKT 激活活性，且具有更差的预后。最后，通过 CRISPR-Cas9 的方法对发现的一些关键作用基因如转录因子或关键激酶等分别进行敲除筛选，寻找到了潜在的肿瘤治疗靶点。这一研究范式或将为后续的转化医学研究提供新思路。

3. CRC 分子分型　基于蛋白质组学和磷酸化蛋白质组学数据的 CRC 分子分型近年来取得了初步的成果。研究者对 146 例 CRC 患者原发肿瘤和正常组织进行蛋白组学分析，通过共识聚类将 CRC 分成三个分型（CC）：CC1 集中在 RNA 加工和 DNA 错配修复（mismatch repair, MMR）；CC2 集中在细胞外基质-受体整合、黏着斑和免疫相关途径；CC3 集中在 DNA 复制和代谢途径激活。进一步比较三个分型的临床特征，发现三种分型具有不同的无复发生存率，CC3 型 CRC 患者较 CC1 型、CC2 型患者预后差，表明分型是独立预后因素。进一步对患者的原发肿瘤和正常组织进行磷酸化蛋白组学分析，从中发现 1 487 个差异磷酸化位点。进一步通过共

识聚类将其分成 6 个亚型，其中 SC1、SC3、SC5 富含转移性 CRC，SC2、SC4、SC6 富含非转移性结直肠癌。极其有趣的是，磷酸化蛋白组学数据聚类出的亚型能将每种蛋白质组学分型中的转移性和非转移性结直肠癌完全区分。

左右半结肠癌及直肠癌在临床表现、预后、对治疗的反应等方面均存在较大的差异。相比左半结肠癌，右半结肠癌的预后更差。多组学分析在探究左、右半结肠癌及直肠癌的差异本质方面近年来取得了一定的研究进展。通过应用来自癌症基因组图谱（TCGA）、纪念斯隆-凯特琳癌症中心（Memorial Sloan-Kettering Cancer Center, MSKCC）和癌症蛋白质组图谱的数据，对右半、左半结肠癌和直肠癌的体细胞基因组、蛋白质组学的数据进行分析，以了解每种肿瘤亚型独特的分子特征。克隆进化轨迹分析显示，这三种癌症均存在 *APC*、*TP53* 和 *KRAS* 基因突变，提示可能存在共同的起始体细胞分子事件。然而在癌症发生和发展进程中，每个事件在肿瘤发展过程中的作用在三个解剖位置都是不同的，三者在进化轨迹、突变图谱等方面均具有独特性，并不遵守此前建立的结直肠癌从正常黏膜到腺瘤再到癌的 Vogelstein 线性进展模型。热点突变分析发现不同部位均存在新的显著突变基因，如无义突变 *APC R1450**，特异性存在于右半结肠癌。应用癌症蛋白质组数据，分析三个部位肿瘤的蛋白质组共表达网络。结果发现三种癌症中没有出现共同的蛋白，在蛋白质-蛋白质相互作用网络中，几个中心蛋白及其各自相互作用对于每个位置都是唯一的，如在右半结肠癌中起重要作用的中枢蛋白：PEA15（凋亡和 RET 信号转导）、DVL3（细胞增殖）和 PDPK1（生长调节）、BAP1（肿瘤抑制基因）、CASP8（凋亡）、PCNA（DNA 修复）、NRAS（RTK-RAS 途径）；在左半结肠中重要的中枢蛋白：BAP1、BAK1（乳腺癌凋亡和预后）、COG3（蛋白质糖基化/高尔基体功能）、CCNB1（乳腺癌有丝分裂和预后）、SRSF1（小细胞肺癌中 RNA 剪接与预后）、DIRAS3（肿瘤抑制基因）和 LCK（抗凋亡）；直肠癌特有的中枢蛋白包括 LGF1R（增殖、侵袭、转移）、TSC1（细胞生长）、BRCA2（DNA 修复）和 COPS5。

4. 结直肠癌肝转移机制及靶向治疗　中国科学院分子细胞科学卓越创新中心和海军军医大学联合进行的一项研究采用了大量的组学分析技术，系统性分析了 70 例转移性和 76 例非转移性结直肠癌患者的基因组学、蛋白组学和磷酸化蛋白组学特征，发现原发性肿瘤和转移性肿瘤之间基因突变谱高度一致，与以往研究和西方 CRC 患者数据无明显差异，提示转移瘤来自原发肿瘤或同一祖先克隆。然而，原发肿瘤和转移瘤在蛋白质组水平差异显著，这些差异蛋白可将原发瘤和转移

瘤明显区分。转移瘤上调蛋白主要集中在 ECM-受体互作、药物代谢、细胞黏附和紧密连接相关,而下调蛋白则集中在代谢途径、脂肪酸降解、三羧酸循环和氧化磷酸化中。激酶-底物互作的网络分析进一步预测了转移性肿瘤的药物敏感性,为精准治疗提供了新靶点。

肿瘤中蛋白质组学和磷酸化蛋白质组学变化在揭示新的治疗靶点上具有独特优势。通过对来自 110 例 CRC 患者配对肿瘤组织和邻近正常组织的蛋白质组学和磷酸化蛋白质组学进行分析,确定了 CRC 相关蛋白、磷酸位点和激酶活性,包括已知和新鉴定的生物标志物、药物靶点和肿瘤抗原。此外,蛋白质组学数据还将糖酵解增加与 CD8$^+$T 细胞减少相关联,提示抑制糖酵解可能使 CRC 对免疫检查点阻断疗法更加敏感。磷酸蛋白质组学数据还揭示了 RB1 过度磷酸化在促进结肠癌增殖和抑制细胞凋亡方面的双重作用,突出了通过 CDK2 抑制来靶向 RB1 过度磷酸化在该疾病中的独特功效。

二、基于单细胞的多组学研究在 CRC 中的应用与进展

在逐渐解决单细胞组学检测技术面临的高通量样本准备和高灵敏度检测这两大技术难题后,多组学研究也逐渐从组织水平进入了单细胞水平。在单细胞水平进行基因组、转录组和蛋白质组的定性定量分析,更深入探究 CRC 的生物学变化,如 CRC 细胞异质性及演化进程、肿瘤微环境与肿瘤细胞间的相互作用等在组织学水平难以回答的问题。

(一)CRC 癌前病变演进

90% 以上的 CRC 起源于结直肠腺瘤,但这类癌前病变中仅有很少一部分进展为肿瘤,准确判断出有恶变潜力的腺瘤是一个不小的挑战。美国范德比尔特大学 Robert Coffey 教授团队通过对患者同一息肉样本完成单细胞转录组学、基因组学和免疫组织病理学分析,综合分析了来自 62 名参与者的 128 个数据集,发现传统腺瘤源于 Wnt 驱动的干细胞扩张,而锯齿状息肉源于胃化生分化的细胞。这两种路径形成的病变组织具备不同的免疫微环境特征,其中化生起源的锯齿状息肉展现出以 CD8$^+$T 细胞增多为特征的细胞毒性免疫微环境,且这种免疫改变早于肿瘤基因组超突变(hypermutation)的形成。微卫星不稳定 CRC 含有明显的非化生区域,肿瘤细胞在此获得干细胞特性并形成细胞毒性免疫细胞枯竭。该研究在癌前病变演化的问题框架下,展示了基于多组学技术深入挖掘生物学意义的创新路径,为探索肿瘤发展中不同细胞群体差异演化路径给出经典示范,

其中揭示的肿瘤内部基因程序的特征、免疫微环境的差异等,为结直肠息肉的精准分子分型提供了新依据,为 CRC 的精确监测和预防提供了新思路。

(二)CRC 与肿瘤微环境互作

肿瘤微环境中的细胞可能通过与癌细胞的相互作用而促进疾病的进展,但是对于这些细胞被癌细胞转化的程度还知之甚少。我国汤富酬等通过单细胞多组学测序技术,包括单细胞基因组和转录组测序技术,从 21 例结直肠癌患者的肿瘤组织、正常组织、血液和淋巴结样本中分离出单细胞,从 6 例从未罹患癌症的老年人的血液样本中分离出免疫细胞,共产生了超过 15 000 个细胞的 RNA 图谱,以及其中近 13 500 个细胞的 DNA 图谱。这些细胞包括约 1 500 个上皮细胞、2 000 个成纤维细胞、9 000 个免疫细胞和 1 000 多个内皮细胞。研究发现 CRC 微环境中成纤维细胞、免疫细胞和内皮细胞中普遍存在体细胞拷贝数变异,其中肿瘤组织中非整倍体成纤维细胞的比例比正常组织中要高得多,且 7 号染色体拷贝数增加的成纤维细胞克隆尤为富集。此外,多组学分析同时鉴定出了 5 个基因(*BGN*、*RCN3*、*TAGLN*、*MYL9* 和 *TPM2*)为 CRC 预后较差的成纤维细胞特异性生物标志物。

(三)转移性结直肠癌机制解析

为了更好地了解 CRC 的发生与转移,我国汤富酬等多名专家课题组联合开发了一种单细胞多组学测序方法 scTrio-seq2,首次在单细胞分辨率、多组学水平解析了人类 CRC 在发生和转移过程中,基因组拷贝数变异、DNA 甲基化异常及基因表达改变的特点及相互关系。利用该方法,研究团队对来自 12 例 CRC 患者的 1 800 多个单细胞进行了多组学测序,鉴定出每位患者克隆突变产生的遗传谱系,并与基因表达、拷贝数变异和甲化数据联系起来,从而跟踪肿瘤是如何演化成转移性肿瘤的。例如,在一名患者的原发肿瘤中鉴定了 12 个遗传亚系。单细胞测序数据显示,转移性肿瘤的复杂程度低于原发肿瘤,提示转移性肿瘤可能是克隆性的。研究人员还发现,癌细胞基因组 DNA 甲基化谱与遗传谱系呈现高度一致性。虽然甲基化水平在同一遗传亚系保持一致(包括转移性肿瘤),但不同谱系间甲基化水平不同,并且与相邻正常细胞的甲基化水平也不同。提示原发肿瘤和转移瘤 DNA 甲基化水平的差异主要由遗传亚系组成差异导致,而不是转移过程中的甲基化或去甲基化导致。单细胞多组学测序为了解 CRC 的进展和转移过程的分子机制提供了新的见解和信息,为基于 DNA 甲基化的癌症治疗方案也给出了新的启示。

第二节　大数据与 AI 在结直肠癌诊治中的探索与应用

一、结直肠肿瘤大数据

（一）CRC 大数据在医疗信息平台建设中的应用

大数据是具有大通量、高增长和多样化的信息数据，在获取、存储、管理、分析方面的能力超出了传统数据库软件工具的能力范围，无法在单位时间内使用常规软件工具对数据内容进行抓取、管理和处理的数据集合，需要应用新型的处理技术和处理模式才能具有更强决策力、洞察力和流程优化能力的信息数据集，具有大规模的数据、快速的数据流转、多样的数据类型和价值密度低等 4 大特征。

CRC 的发生发展与治疗预后的相关性是大数据在 CRC 诊治中应用的核心关键。因此，建立健全的随访制度、制订数据前瞻性管理的合理方案并对数据进行质量和标准化管理是解决数据缺失、数据孤岛等问题的途径。大数据能将患者的影像数据、病历数据、检验结果、诊疗费用等各类非结构化数据录入系统，建立医疗数据库、信息共享平台、数据实时监测等。在各级医院电子病历、医学影像、临床检验等结构化、非结构化、半结构化数据的分析研究基础上，构建 CRC 预警系统、个体化治疗模型，结合人工智能（artificial intelligence，AI）技术形成对文本、语音、图像进行智能识别的远程智能医疗服务平台，为国家卫生综合管理信息平台、电子健康档案资源库等提供基本数据源，并提供数据源的存储更新和管理来协助宏观政策的制定以及应急卫生事件的处理。

大数据应用于医用健康监测管理系统的设计，该系统能提供个人健康信息管理、健康计划管理、体检信息管理、定期复查提醒以及大数据分析等功能。个人健康信息中，体重、血压、心律等数据是需要实时监测的，尤其对于已出现疾病症状的人群，系统通过对大量的体测数据进行分析和挖掘，分析出使用者当前的身体状况、潜在疾病的预警和疾病发展趋势，进而提供一定的决策信息用于提示预防和治疗。使用者也可通过实时查看健康信息和系统分析的意见来得知身体的整体概况，结合实际情况调整生活作息、饮食、用药或者采取及时就医诊治等措施。

个人监测数据的来源主要通过各类医疗智能传感器、血压计、体温计、心电检测仪等来获得原始的健康数据，再通过成熟的无线传输技术将数据传输到系统平台上进行存储、处理。经处理后的数据信息可以直观地通过互联网或社交媒体、app 为使用者显示。

（二）大数据技术在医药研发中的应用

医药研发单位能通过大数据技术分析疾病的特点与药物的特性，以此来制订更为有效率的新药研发方案。通过数据筛选可以节省药物开发流程和步骤，准确筛选出靶点化合物，精确设计出开发路线，提高研发效率。大数据能提供大量的临床数据和文献信息供研究者分析整合来推动药物研发路线的制订，研究者借由多元化的交叉数据进行排列组合，提出具有可行性的假说并筛选对特定作用靶点具有较高活性的先导化合物来进行验证。同时，可以避免临床试验报告等传统研究方法的样本量小、采样分布有限、落点范围局限等问题。从大数据中挖掘出大量与疾病相关的化合物特性与药物相关的不良反应所获得的交叉比对结果将在新药研发的方法学上更具有针对性。

药物发现主要包括靶点选择及先导化合物的发现和筛选。大数据挖掘和分析技术能寻找具有潜力的先导化合物，提升新药研发效率。通过大数据进行前期研究的文献数据整合分析、药物研发数据集建设和基准化合物库设计等，再进一步利用 AI 的自然语言处理与知识图谱技术实现信息的快速提取。利用自然语言处理技术检索并分析研究文献、专利和临床试验报告等非结构化数据库，寻找与疾病相关的潜在性、容易被忽视的通路、蛋白和机制，提出新的可供验证的证据，从而发现新机制和新靶点，对推动新药研发的知识进行聚类分析，最终提出具有可行性的假说并进行验证。

大数据结合 AI 技术能在药物探索研发上聚焦于靶点发现、晶型预测以及候选药物分子的筛选优化，有助于药物靶标的确立。利用 AI 的认知计算能力可实现预测小分子药物所有可能的晶型，晶型的预测技术也将缩短晶型开发的时间，能更有效地挑选出合适的药物晶型，还可建立虚拟药物筛选模型，检索更快、覆盖范围更广，过滤不适配的化合物，从大量化合物数据中挑选出具有高潜力的候选药物，加速先导化合物的发现和优化以及候选药物分子的产生，缩短研发周期、控制研发成本等。

二、医学 AI

（一）AI 在医疗应用领域

智慧医疗是将 AI 与大数据技术应用于医学诊疗中，通过计算机和深度数据挖掘等技术辅助医师进行病理、临床数据、检测报告的统计，对患者的医疗数据进行归纳分析。计算机通过 AI 进行医学专业知识的学习训练，模拟医师的临床思维和决策逻辑，最终给出可靠的诊断和治疗方案。智慧医疗包含医学影像识别、医用机器人、药物智能研发、智能健康管理等多领域技术，是 AI 及大数据在医疗领域中的核心应用场景。

CRC 有较高的致死率和较差的预后，对人们的健康和社会经济带来巨大影响。针对 CRC 的早期筛查、早期诊断及早期治疗一直是临床工作的侧重点，而 AI 技术与大数据对于在肠癌中实现早诊早治具有广泛的应用性及适配性。AI 技术与大数据主要应用于结肠镜下息肉的实时分类定位、数字化病理图像分析、治疗方案制订及 CRC 预后分析模型等方面，为临床医师提供辅助诊疗意见并构建 CRC 诊疗体系。

AI 技术中的深度学习（deep learning）具有分析大量数据中隐藏特征的能力，包含多维隐层的人工神经网络（artificial neural network，ANN）模型，从数量大、干扰多、结构复杂的数据集中进行特征学习，通过组合低维特征形成高维层次的特征属性，并从中发现人类无法察觉的细节特征及隐藏规律，进而利用大量的结构化数据进行自动学习和训练抽象数据的可视化特征表达，将原始资料处理成可直观理解的知识结构。

近年来，医疗 AI 学科交叉研究已逐渐展开。在深度学习框架下，AI 可以实现定量化的病理诊断、实时影像识别、疾病的预后预测等相关数据分析任务，主要应用于疾病的早期筛查、疾病分级、肿瘤性质判断、病理切片染色分析、预后预测、治疗-反应预测和疾病分期等方面。其中，深度学习在医学影像学识别研究中应用最为广泛，尤其在内镜图像、X 线片图、超声图像、CT 图像、磁共振图像、组织病理切片图像的识别过程中表现优异，并可以根据不同类型的数据进行算法架构的再训练、再应用。

AI 图像识别技术能辅助弥补医师在进行人工读片时产生的主观性偏倚。由于图像中隐含着人眼无法识别的信息维度，导致图像的信息利用率不足，而医疗数据中有超过 90% 的数据来自医学影像，当影像学诊断过于依赖医师的个人主观经验和认知时，在诊断过程中容易产生误判。AI 通过大量经标注后的医学影像数据训练，可以模拟人类专家决策判断，进一步辅助医师进行病灶区域或目标物的定位分类来提高诊断率。

目前根据 AI 辅助系统开发的智能设备可以实时监测患者的生命体征及实验室检查指标，进行分析评估后提出最适宜的健康管理方案。目前在精准医学的健康管理方面主要应用于疾病风险识别提示、专家系统、智能化虚拟护士及实时在线问诊等，并结合大数据信息，可以训练出具有针对性的模型来筛选出最符合病情治疗的药物以及治疗方案，通过多学科的专家经验来为医师提供综合性辅助信息及病情发展的初步预测。

（二）AI 在结肠镜检查中的应用

结直肠镜检查作为首选的 CRC 筛查手段，可以达到早期筛查、早期诊断及早期治疗的临床目的；在疾病早期尽早摘除息肉及癌前病变组织对于降低 CRC 的发病率及死亡率具有明显的临床意义，而结肠镜检查的结果与检查质量取决于内镜医师的操作水平、专业知识、现场因素及目标息肉的性质特征等，传统的结肠镜检查存在一定的息肉漏诊率。息肉漏诊一旦产生，将可能导致漏诊患者间期 CRC 发生率提高，影响其生活质量并降低生存率。肠镜的筛查结果作为主观指标受人为因素影响较大，不同内镜医师的镜下操作水平与临床治疗经验直接影响息肉的检出率和误诊率。个别肿物于肠镜下肉眼难以识别、极易漏诊，甚至隐匿演变为 CRC 致使肠镜检查的息肉漏诊率提高，导致治疗时机的延误或错误治疗方案的实施，影响 CRC 高危人群的生存预后。

由于结肠镜诊断专家经验方面的差异，导致结肠癌诊断的准确度上存在差距，尤其是在非息肉性病变筛查方面。AI 模型可以实时提醒内镜医师避免在结肠镜检查中出现非息肉样息肉等漏诊情况，弥补不同水平医师之间诊断质量的差距，提高 CRC 的早期发现率。AI 模型具有自动特征提取及数据判读能力，不受疲劳等主观因素影响，AI 通过对肠镜的实时影像侦测，对息肉进行实时的位置定位及形态学分类，以此来辅助内镜医师进行肠镜检查，降低漏诊率、减少误诊率，实现标准规范化和统一化。当前诊断 CRC 的常规检查有粪便 DNA 检查、肿瘤标志物、血液检查、结直肠镜检查等，由于其他方法在灵敏度与特异度上均低于结直肠镜检查，结肠镜检查仍作为预防 CRC 的首选方案。

结肠镜检查息肉的漏诊率为 24%~35%，特别是微小腺瘤的诊断存在困难。利用 AI 辅助结肠镜检测技术来改善肠镜筛查效果成为内镜领域的研究热点。已有相关研究表明，通过 AI 辅助结肠镜检查能有效提高内镜下息肉的检出率与降低漏诊率。AI 辅助的结肠镜检查对结直肠息肉有较高检出率和特异度。Urban 等在 2 000 多名结肠镜检查的患者中收集了 8 641 张标注的肠镜图像,建立了一个卷积神经网络(convolutional neural network,CNN)模型,用 20 个结肠镜视频对该模型进行测试,其识别准确率为 96.4%,接受者操作特性曲线下面积 AUC 值为 0.991,假阳性率为 7%。Wang 等利用 AI 辅助技术对 1 058 例患者的结肠镜检查视频进行检测,发现使用 AI 技术可以提高腺瘤检出率约 29.1%,原因在于 AI 模型检测出了更多小的腺瘤性息肉,而对较大的腺瘤性息肉不具显著性优势,增生性息肉的检出率也有所提高。此研究认为在肠道准备良好的情况下,AI 检测组对比人工检测组的腺瘤和息肉检出率较高。多项临床研究通过建立不同类型的 AI 检测模型进行肠镜试验,在测试中发现 AI 模型相较于内镜医师有更高的检测灵敏度,尤其对小的、扁平的、肉眼不易察觉的息肉检出率均有所提高,并具有较高的准确率。

(三) AI 在 CRC 影像学检查中的应用

AI 技术应用在医学影像组学能识别人眼无法观察到的高维影像深层特征,从而辅助临床医师改变目前临床诊断主观性较强、定量信息较少及精神体力不足造成的诊断偏倚情况。通过结合影像组学、实验室检查数据、患者生命体征产生疗效评价和预后评估,在治疗效果评价和预后预测方面能提高 CRC 患者的风险分层、治疗敏感性和准确性,从而有助于临床医师制订个体化治疗方案,促进疗效优化,避免无效、低效或过度治疗。AI 图像识别技术能够显著提高医学影像的可读性,客观地为医师提供病情的综合性参考意见,减少不同医师之间的诊断经验差距,帮助医师做出更为精准的诊断决策。识别图像技术能够提供肉眼无法辨识的图像信息,如色泽、纹理、形态、亮度、质地等特征。经过特征提取后,AI 模型可以对肿瘤进行分类识别或定量评估肿瘤的病变性质,以此来协助临床医师进行肿瘤分期、术前诊断、预后判断以及预测肿瘤复发概率。

医学影像组学是 CRC 分期、分子分型预测、疗效评估和预后预测重要的评估手段。AI 在获取大量标准化的医学标注图像数据后会进行模型的训练,当模型参数及权重训练完成后,会使用图像分割技术对肿瘤图像进行分割并提取形态学和纹理特征,最后会按照设计需求使用如 ANN、logistic 回归模型、支持向量机(support vector machine,SVM)等 AI 技术来建立影像组学预测或分类模型。

MRI 是 CRC 术前检查的手段之一,在对肿瘤的位置、肿瘤浸润深度、淋巴转移程度、周围血管组织是否受侵犯等方面具有显著的检查优势,但是 MRI 结果图像的判读同样受到医师临床经验、专业水平和工作强度的影

响,存在误诊、漏诊的可能性。Trebeschi 等通过深度学习算法开发了一种自动分割模型,利用 140 例直肠癌患者的 MRI 图像建立了训练集,对 MRI 图像进行直肠癌的准确定位和细分化,该自动分割模型具有良好的诊断性能,其细分效果与影像学专家手动勾画出的细分水平相当。同时,在分类方面该模型能够正确分类肿瘤体素(AUC=0.99)。研究证明在训练数据量充足、模型架构合理构建的情况下,AI 能够辅助医师诊疗并能有效减轻医师工作量和降低人为产生的影像学诊断学水平误差,已逐渐发展成为影像组学提取数据信息的一种手段,为肿瘤的个体化诊治增加了更多治疗选择。

基于 AI 的影像组学能挖掘出传统医学影像中无法被人类直观接收和了解的隐含信息,如肿瘤的治疗-反应关系以及疾病预后预测等信息。结直肠肿瘤的诊断可分为定性诊断和分期诊断两部分。定性诊断是指通过全结肠镜检查和病理活检来确定是否存在结直肠肿瘤,而 CT 是评估 CRC 分期诊断的重要指标之一,在 CRC 的定性诊断和分期诊断中都具有重要意义。CRC 的术前定位诊断主要依靠 CT 和 MRI 检查,Fan 等通过提取增强 CT 图像特征来预测肿瘤的微卫星不稳定(MSI)状态,其模型的 AUC 值为 0.688,在结合临床指标后模型 AUC 值达到 0.752,具有一定临床参考意义。Wei 等利用 192 例结直肠癌肝转移患者的 CT 图像来进行 AI 模型的训练,用来评估直肠癌肝转移患者化疗后的有效性预测,其 AUC 值为 0.82,代表模型的预测具有相当的可靠性,也代表了 AI 技术在影像组学具有实际临床应用价值。

在结肠镜方面,AI 已经作为息肉检测的辅助手段得到广泛应用。Masashi Misawa 的团队开发的一套计算机辅助诊断(computer-aided diagnosis,CAD)系统,使用了权威专家对结肠镜的诊断资料作为系统训练样本让 CAD 进行学习,该系统基于学习成果的分析结果显示,其灵敏度、特异度和准确度分别为 90.0%、63.3% 和 76.5%。该系统技术有望拉近不同水平医师之间的诊断质量差距,使诊断平均水平整体提高。CAD 同样也应用在 CRC 的分期诊断中,以及常用于 CT 等影像学技术来进行 CRC 的分期诊断。

(四) AI 在 CRC 病理检查中的应用

病理学诊断是 CRC 确诊的金标准,病理科医师借助显微镜观察病理切片上的细胞学和组织学病变来确定病变类型,具有高度主观性及不可重复性,并且耗费大量时间和精力。由于病理切片信息被保存在载玻片上,无法与计算机和网络数据平台相结合造成数据传递困难、信息处理模式受限,进一步影响了病理学科的整

体发展进程。

当前,AI技术已逐渐广泛应用于病理图像识别领域,间接提高了病理切片的数字化程度。数字病理(digital pathology,DP)采用全玻片数字扫描技术,通过全自动显微镜扫描获得高分辨数字图像,再应用计算机对图像进行高精度、多视野、无缝隙拼接的处理得到全玻片病理图像数据,形成数字切片。AI模型通过对影像组学和病理学图像的分析可以获得片面的预后信息,再结合大数据提供的实验室组学数据,将临床特征与预后状态通过算法进行联系,最终得出准确度高的预后预测系统,为临床医师提供诊治意见。TNM分期系统是国际上最为通用的肿瘤分期系统,被认为是确定各类癌症预后和最佳治疗方案的全球标准,并被临床医师和研究人员广泛使用。Gupta等利用了CRC的TNM分期结合随机森林算法(random forests,RF)预测患者5年内的无病生存期,准确率可达84%。Reichling等基于大量病理切片构建了AI模型,配合大数据分析进行Ⅲ期CRC预后与CD3、CD8免疫浸润的关系研究,在面对大量临床数据时,使用AI模型辅助可以更为有效地帮助病理科医师确定Ⅲ期CRC患者的预后情形。

数字病理图像可应用于各个领域,如临床远程判读、大数据、图像检索、模式识别技术、计算机应用和AI技术等。AI模型可以对数字病理图像内的目标物或区域进行特征提取和定量分析,并转变为高保真度、高通量的数位化数据。AI模型能以迅速、标准化的方式对感兴趣区域目标进行标识勾画、色泽渲染、位置识别及分型分类等,并以结构化的文字语言发出提示,达到辅助病理科医师的作用,如提高诊断效率、减轻工作量、改善医疗工作环境等,最终达到降低误诊率和漏诊率的临床目的。DP通过AI技术可以对病理切片图像中的组织细胞进行识别,判断其良恶性程度。Kainz等在肠道肿瘤的HE染色图像中使用两种不同的CNN分类器模型对图像进行分割识别,良恶性诊断准确率可达95%~98%。Chen等在CRC活检病理图像中应用IL-MCAM模型架构,成功将肠道活检病理良恶性诊断准确率提高至99%。

(五)AI在CRC分子分型与药物研发的应用

AI中的算法如SVM或RF都是在进行药物探索过程中所建立的算法,而基于深度学习的神经网络算法能为药物的属性预测提供新的研究方法。AI的多任务学习特性可以同时查阅多项研究文献和组学数据,并且不会局限于定式的范围里探索,能发现不同于人类认知的研究路径和创新点位。多任务学习的优势在于药物相关属性的预测受益于联合多元学习,从前期研究、靶点

发现、化合物合成、化合物筛选、晶型预测、新适应证发现到受试者招募等研发环节,是一项多维度的数据优化过程,而AI技术能有效地从大量交叉数据及分析环境中筛选出合适的目标化合物。随着分子病理学及个体化治疗的发展,CRC的诊断和治疗进入了分子分型水平。Guinney等使用RF结合CRC患者的基因组数据,初步形成了目前CRC的共识分子亚型(consensus molecular subtype,CMS),包括CMS1(免疫型)、CMS2(经典型)、CMS3(代谢型)及CMS4(间质型)等4个亚型。Popovici等应用深度卷积神经网络模型成功地从常规HE染色的组织学图像中识别出了CRC的分子亚型。深度学习中的卷积神经网络具有从输入数据中进行特征提取和学习的能力,而HE染色图像中包含了足够的信息来预测CRC的CMS分子亚型,在HE染色图像中应用AI识别CRC分子亚型具有较高的临床研究及应用价值。

临床研究发现,MSI-H或dMMR型CRC患者接受新辅助化疗的治疗效果较差,MSI/MMR伴随检测已经是CRC临床病理诊断的常规项目之一,用于筛选不同免疫治疗模式的敏感人群。Echle等开发了一种深度学习系统,使用HE染色载玻片检测携带dMMR或MSI的CRC标本来训练AI系统自动检测,该系统经训练后的验证特异度达67%,灵敏度达95%,检测效果较佳。Yamashita等运用深度学习模型,在预测HE染色CRC数字图像中的MSI方面超过了经验丰富的病理科医师,该模型可作为一种自动筛查工具,在MSI/MMR检测时对患者进行分流,从而节约了大量检测相关的医疗资源和人力成本。

(六)当前AI在CRC诊疗中存在的应用问题

当前医学AI的研究成果在临床转化应用方面所面临的主要问题在于临床数据量的不足及神经网络架构过于复杂而无法应用于一般医疗场景,需要使用特定、高效且昂贵的硬件设备才能运行。而在深度学习研究中,研究者面临的最大问题点在于数据标注质量的参差不齐和数据量的严重短缺。上述条件限制了AI模型的性能以及临床上广泛应用的可能性。传统的深度学习架构需要数以万计经标注后的数据量来进行训练,如果数据量不足或训练集数据质量带有的噪声(noise)过多则容易产生过拟合现象,这将大幅降低神经网络的性能表现。此外,传统的深度学习网络需有大量图像或数据来支持卷积神经网络的学习,导致模型的神经网络层数加深,参数量过于庞大,进而增加硬体设备的负荷及运行效率,对计算机的图像处理器提出了更高的需求,间接影响AI的普及应用转化。如何从基础的方法学角度

开始探索,剖析 AI 系统的构建方式,提出更新型的 AI 架构或模型,使之具备大规模普及应用的能力,是当前所需要克服的技术难点。

三、未来趋势及展望

CRC 的诊治仍然有医疗水平及技术经验参差不齐等局限性。AI 结合大数据技术在结肠镜检查影像学检查、病理检查、手术辅助、治疗方案和临床数据分析等方面均产生了广泛的应用前景,可以辅助临床医师进行 CRC 的筛查、诊断、治疗和预后分析,构建新型的诊疗体系。AI 在图像识别、自然语言提取、药物研发、智能医疗器械开发、预后预测等方面的应用能力不断提升,在未来 CRC 的诊治中势必会承担更重要的任务。在提高诊断疗效的同时,还有望提高 CRC 诊断的准确率,突破当前 CRC 临床分期和疗效评估的瓶颈,提升早诊早治的临床水平,在一定程度上推动结直肠学科的进步与发展。

（丁克峰　肖乾　黄予怀）

推荐阅读

［1］ MANI D R,KRUG K,ZHANG B,et al. Cancer proteogenomics:current impact and future prospects［J］. Nat Rev Cancer,2022,22（5）:298-313.

［2］ REEL P S,REEL S,PEARSON E,et al. Using machine learning approaches for multi-omics data analysis:A review［J］. Biotechnol Adv,2021,49:107739.

［3］ YACHIDA S,MIZUTANI S,SHIROMA H,et al. Metagenomic and metabolomic analyses reveal distinct stage-specific phenotypes of the gut microbiota in colorectal cancer［J］. Nat Med,2019,25（6）:968-976.

［4］ CHEN F,DAI X,ZHOU C C,et al. Integrated analysis of the faecal metagenome and serum metabolome reveals the role of gut microbiome-associated metabolites in the detection of colorectal cancer and adenoma［J］. Gut,2022,71（7）:1315-1325.

［5］ WANG H,DIAZ A K,SHAW T I,et al. Deep multiomics profiling of brain tumors identifies signaling networks downstream of cancer driver genes［J］. Nat Commun,2019,10（1）:3718.

［6］ LI C,SUN Y D,YU G Y,et al. Integrated omics of metastatic colorectal cancer［J］. Cancer Cell,2020,38（5）:734-747.

［7］ IMPERIAL R,AHMED Z,TOOR O M,et al. Comparative proteogenomic analysis of right-sided colon cancer,left-sided colon cancer and rectal cancer reveals distinct mutational profiles［J］. Mol Cancer,2018,17（1）:177.

［8］ VASAIKAR S,HUANG C,WANG X,et al. Proteogenomic analysis of human colon cancer reveals new therapeutic opportunities［J］. Cell,2019,177（4）:1035-1049.

［9］ DARMANIS S,GALLANT C J,MARINESCU V D,et al. Simultaneous multiplexed measurement of RNA and proteins in single cells［J］. Cell Rep,2016,14（2）:380-389.

［10］ LEE J,HYEON D Y,HWANG D. Single-cell multiomics:technologies and data analysis methods［J］. Exp Mol Med,2020,52（9）:1428-1442.

［11］ CHEN B,SCURRAH C R,MCKINLEY E T,et al. Differential pre-malignant programs and microenvironment chart distinct paths to malignancy in human colorectal polyps［J］. Cell,2021,184（26）:6262-6280.

［12］ ZHOU Y,BIAN S,ZHOU X,et al. Single-cell multiomics sequencing reveals prevalent genomic alterations in tumor stromal cells of human colorectal cancer［J］. Cancer Cell,2020,38（6）:818-828.

［13］ BIAN S,HOU Y,ZHOU X,et al. Single-cell multiomics sequencing and analyses of human colorectal cancer［J］. Science,2018,362（6418）:1060-1063.

［14］ 张向阳,陈玲,赵曼. 大数据挖掘和分析在健康医疗领域的应用［C］. 中华医学会第二十三次全国医学信息学术会议,2022:148-150.

［15］ ZHANG L,WANG H,LI Q,et al. Big data and medical research in China［J］. BMJ,2018,360:j5910.

［16］ LECUN Y,BENGIO Y,HINTON G. Deep learning［J］. Nature,2015,521（7553）:436-644.

［17］ 徐楷文,王培培,吴斌. AI 在结直肠癌诊治中的应用［J］. 实用肿瘤杂志,2022,37（1）:29-32.

［18］ HWANG M,WANG D,WU C,et al. A fuzzy segmentation method to learn classification of mitosis［J］. IJFS,2020,22（1）:1653-1664.

［19］ BIBBINS-DOMINGO K,GROSSMAN D C,CURRY S J,et al. Screening for colorectal cancer:US preventive service task force recommendation statement［J］. JAMA,2016,315（23）:2564-2575.

［20］ URBAN G,TRIPATHI P,ALKAYALI T,et al. Deep learning localizes and identifies polyps in real time with 96% accuracy in screening colonoscopy［J］. Gastroenterology,2018,155（4）:1069-1078.

［21］ WANG P,XIAO X,GLISSEN BROWN J R,et al. Development and validation of a deep-learning algorithm for the detection of polyps during colonoscopy［J］. Nat Biomed Eng,2018,2（10）:741-748.

［22］ CHEN P J,LIN M C,LAI M J,et al. Accurate classification of diminutive colorectal polyps using computer-aided analysis［J］. Gastroenterology,2018,154（3）:568-575.

［23］ BADRINARAYANAN V,KENDALL A,CIPOLLA R. SegNet:a deep convolutional encoder-decoder architecture for image segmentation［J］. IEEE Trans Pattern Anal Mach Intell,2017,39（12）:2481-2495.

［24］ AHN S B,HAN D S,BAE J H,et al. The miss rate for colorectal adenoma determined by quality-adjusted,back-to-back colonoscopies［J］. Gut Liver,2012,6（1）:64-70.

［25］REICHLING C,TAIEB J,DERANGERE V,et al. Artificial intelligence-guided tissue analysis combined with immune infiltrate assessment predicts stage Ⅲ colon cancer outcomes in PETACC08 study［J］. Gut,2020,69（4）:681-690.

［26］陆崴,孙微,金银华. 人工智能在结直肠癌诊断及评估中的研究进展［J］. 现代实用医学,2021,33（9）:1126-1129.

临床篇

第十一章　胚胎学、生理学与解剖学

第一节　胚胎学

胚胎学,是研究生物个体的发生过程及其规律的学科。研究内容包括生命孕育,胚胎演化过程,发育各阶段的形态生理演变特征,发育过程中对于生活条件的适应、变异和遗传以及个体发育与种系发育的统一法则等问题。人体胚胎学是研究人类个体发生与器官形成过程的科学。系统阐释人体胚胎的早期发生和主要器官的正常形成过程,了解该学科有助于理解可能发生的异常与畸形,构建空间思维能力,以发展的观点认识人体器官的发生规律,并能根据临床先天畸形案例推导其相应的胚胎学成因。

胚胎学与人体解剖学虽然作为两门独立的学科,但它们之间存在密切联系。前者归为微观结构学,后者则属于宏观结构学,两者属于不同层次的形态学范畴,是两者最本质的区别。在实际的临床工作中,会遇到很多临床疾病是由组织下的微观改变进而导致解剖下的宏观改变,再引起一系列的临床表现。近年来随着手术设备分辨率的不断提高,以膜解剖等为代表的概念和技巧逐渐受到重视,临床工作者越来越重视胚胎学相关知识的学习。

一、消化系统胚胎发育

人胚第 3~4 周时,随着圆柱状胚体的形成,卵黄囊顶部的内胚层被包卷入胚体内,形成原始消化管,其头段称为前肠,尾段称为后肠。与卵黄囊相连的中段称为中肠。中肠将分化为从十二指肠中段至横结肠右 2/3 部的肠管;后肠主要分化为从横结肠左 1/3 部至肛管上段的肠管。这些器官中的黏膜上皮、腺上皮和肺泡上皮均来自内胚层,结缔组织、肌组织、血管内皮和外表面的间皮均来自中胚层。

(一)肠的发生

肠是由胃以下的原始消化管分化而成。肠最初为一条直管,以背系膜连于腹后壁。肠的生长速度快,导致肠管向腹部弯曲形成 U 形中肠袢,其顶端连于卵黄蒂。肠系膜上动脉走行于肠袢系膜的中轴部位。以卵黄蒂为分界线,中肠袢分为头支和尾支,尾支近卵黄蒂处形成一突起,称为盲肠突,为小肠和大肠的分界线,是盲肠和阑尾的原基。

在胚胎发育第 6 周,肠袢生长迅速,由于肝、肾的发育,腹腔容积相对较小,致使肠袢突入脐带内的胚外体腔,即脐腔,形成生理性脐疝。肠袢在脐腔中生长的同时,以肠系膜上动脉为轴逆时针 90° 旋转(从腹面观)使肠袢由矢状位转为水平位,头支从上方转到右侧,尾支从下方转到左侧。第 10 周,由于腹腔容积增大,肠袢陆续从脐腔返回腹腔,脐腔闭锁。在肠袢退回腹腔的过程中,头支在先,尾支继后,继续逆时针旋转 180°,头支的头端转至左侧,头支演化为空肠和回肠的大部分,占据腹腔的中部;尾支的头端转向右侧,演化为结肠,位居腹腔周边。盲肠突最初位于肝下,后降至右髂窝,升结肠形成。盲肠突的近段发育为盲肠,远段形成阑尾。降结肠尾段移向中线,形成乙状结肠。第 6 周以后,卵黄蒂退化闭锁,脱离肠袢,最终消失。

(二)直肠的发生与泄殖腔的分隔

后肠末段的膨大部分为泄殖腔,其腹侧与尿囊相连。腹侧尾端以泄殖腔膜封闭。第 6~7 周时,尿囊与后肠之间的间充质增生,形成尿直肠隔。它向尾端生长,形成一镰状隔膜突入泄殖腔内,最后与泄殖腔融合,将泄殖腔分隔为腹侧的尿生殖窦与背侧的原始直肠。尿生殖窦参与泌尿生殖管道的形成。原始直肠分化为直肠和肛管上段。泄殖腔膜也被分为腹侧的尿生殖窦膜和背侧的肛膜。肛膜的外方为外胚层向内凹陷形成的肛凹。第 8 周末,肛膜破裂,肛管相通。肛管的上段上皮来源于内胚层,下段上皮来源于外胚层,两者之间以齿状线分界。

二、融合筋膜的形成

升结肠的脏腹膜与后腹膜融合固定,形成右侧 Toldt 筋膜。右侧 Toldt 筋膜的外界为升结肠外侧 Toldt 白线,内界为肠系膜上静脉(superior mesenteric vein,SMV)右侧缘,下界为小肠系膜根,上界为十二指肠水平部下缘。横结肠系膜与升结肠系膜相连续并"镶嵌"于胰腺下缘背侧,再向腹侧反折。横结肠系膜右侧部分与十二指肠水平部及胰头表面的腹膜融合,构成胰前 Fredet 筋膜。Fredet 筋膜也是融合筋膜,其两侧分别是胰腺脏层筋膜与横结肠的脏层筋膜,内界是 SMV 和胃结肠干。右侧 Toldt 筋膜向上在十二指肠水平部前方与胰前 Fredet 筋膜相延续,在十二指肠水平部后方与胰后 Treitz 筋膜相延续。大网膜由胃大弯发出,与横结肠附着、延伸、反折,继续包绕胰腺,形成网膜囊。横结肠系膜左侧部分与延展的大网膜相接触,形成融合筋膜。此处的大网膜称为外科学意义上的横结肠系膜前叶,而真正的横结肠系膜称为横结肠系膜后叶。网膜囊的前壁由胃结肠韧带后叶、胃脾韧带后叶、胃后壁的浆膜和小网膜后叶的腹膜所构成;后壁由左侧横结肠系膜前叶、胰体尾部前被膜和胰腺上缘的后腹膜构成;左界为脾门,右界为横结肠系膜前叶到大网膜的反折线。

在胚胎发育过程中直肠无明显旋转,直肠后方在胚胎早期无腹膜覆盖,因此其后方不存在 Toldt 融合筋膜。这可以解释为何直肠癌手术内侧入路的第一刀容易走深层面,且在分离直肠固有筋膜时需不断将"天花板"上的神经、生殖血管、输尿管游离。直肠后方无融合筋膜,但存在一个直肠后间隙,是由肠系膜下动脉与左右髂动脉形成了一个底朝盆腔的三棱锥结构,由疏松结缔组织填充形成一个空间。在自然状态下,直肠后间隙呈前后两层筋膜并行的扁鱼口形,腹侧的筋膜是直肠固有筋膜,背侧的筋膜是腹下神经前筋膜。在手术中也发现 Toldt 筋膜止于髂动脉外侧,而在直肠后方缺如。在腹下神经前筋膜前方游离,能避免神经、生殖血管、输尿管的损伤,是直肠后方游离的正确层面。

三、临床意义

近年来,膜解剖理论越来越受到重视,系膜解剖、筋膜解剖及膜解剖等理论学说逐渐被接受和传播。但不同膜解剖理论之间的相互交织使"如何正确进行全结肠系膜切除术(complete mesocolic excision,CME)"这一看似已有定论的话题又变得混沌起来。CME 遵循的操作要点:完整锐性游离结肠系膜,高位结扎系膜血管,并清扫系膜根部淋巴结。关于 CME 手术的正确层面、血管结扎部位和清扫边界等问题又成为学者们争议的话题。在人类胚胎的生长发育过程中,由于前、中、后肠的旋转以及大网膜的伸展,使肠系膜逐渐从单一平面变成螺旋状排列,形成了复杂的三维结构。肠系膜与后腹膜、肠系膜与肠系膜发生接触和融合,形成各种融合筋膜。理解胚胎时期胃肠道发育过程中各种融合筋膜的形成以及血管空间位置的变化,有助于在 CME 中精细分离融合筋膜、高位结扎血管、切除足够长度的肠管和彻底清扫淋巴结。

(姜争　魏然　李硕峰)

第二节　生理学

一、结肠生理

结肠是消化道的重要组成部分,对维持机体的健康发挥着重要作用,结肠的生理功能包括营养物质的消化和代谢、水和电解质的吸收、贮存粪便和控制排便以及功能调节,深入了解和认识结肠的生理功能对结直肠肿瘤的诊治和康复具有重要意义。

(一)消化与代谢

除上消化道对营养素起主要的消化作用外,结肠也参与部分营养素的消化和代谢,包括复杂糖类(多为可溶性植物残渣、纤维)和未被小肠吸收的蛋白质。和上消化道不同,结肠中的消化以厌氧菌发酵作用为主。复杂糖类终产物为短链脂肪酸,短链脂肪酸又称挥发性脂肪酸,指碳链中碳原子数小于 6 个的有机脂肪酸,包括丁酸盐、丙酸盐、醋酸盐等。其中醋酸盐含量最多,约占 60%,丁酸盐含量较少,但对维持结肠功能至关重要。结肠黏膜无法从血液中获取养分,其主要能量来源是短链脂肪酸中的丁酸盐、氨基酸、多胺、生长因子等。除此之外丁酸盐还能发挥免疫功能,同时促进上皮细胞的增殖、分化和修复,影响上皮细胞对水和电解质的吸收。丁酸盐可以阻止结肠发生癌变:研究发现结肠腺癌患者体内产生的丁酸转运蛋白相较于未发病者明显减少,在体外培养癌细胞,实验发现丁酸盐可以促进癌细胞分化、诱导凋亡、抑制增殖。短链脂肪酸主要在近端结肠被菌群分解。小肠内不能吸收的蛋白质在远端结肠内被发酵,其产物如氨、酚类、吲哚类和硫可能与结肠癌发生有关。

近端结肠的胚胎起源是中肠,而远端结肠的胚胎起源是后肠。在形态和功能方面,近端结肠呈囊状,主要发挥储存作用;远端结肠呈管状,主要功能类似管道输送。

(二) 水、电解质的吸收

结肠对水和电解质的吸收主要发生在升结肠和横结肠。正常情况下,约 2L 液体进入肠道,最终仅 150~200ml 的液体随粪便排出体外,故在生理状态下,约 90% 的液体被结肠重吸收。而这种高效率的水吸收能力,以结肠对电解质的吸收为基础。

结肠具有吸收 Na^+ 和 Cl^- 的作用,每天进入结肠的食糜中 Na^+ 的浓度可达 130~140mmol/L,而粪便中的 Na^+ 浓度仅为 40mmol/L,说明约 95% 的 Na^+ 在结肠中被重吸收。因此,结肠切除后,患者极易出现脱水和低钠血症。Na^+ 的转运通道位于肠上皮细胞,不同节段的细胞膜上,有不同的离子通道参与转运,故存在极性和节段差异性。近端结肠上皮细胞存在 Na^+/H^+ 通道,远端结肠和直肠上皮细胞存在电压门控性钠通道。同时,细胞膜上存在钠钾 ATP 酶主动运输 Na^+,使 Na^+ 从肠腔被吸收,形成渗透压力梯度。K^+ 与 Na^+ 换而被排入肠腔内;碳酸氢根与 Cl^- 交换进入肠腔,参与肠道内有机酸的中和。

结肠的水、Na^+ 吸收主要由肾上腺皮质分泌的醛固酮调节。另外,生长抑素、$\alpha2$ 肾上腺受体及短链脂肪酸也可参与其中,发挥促进作用。

(三) 结肠的运动

结肠的运动功能是其他两个结肠功能的基础,有多种运动形式,少且慢,对刺激反应较迟缓。功能上,右半结肠收缩使内容物彻底混合,有助于吸收;左半结肠收缩使粪便缓慢移动,储存粪便等待适当的排便时机。

1. **袋状往返运动** 是由结肠壁环形肌无规律收缩引起的,在空腹和安静时最常见。收缩使结肠出现结肠袋,肠腔内压力升高,袋中内容物向前、后两个方向做短距离位移,但并不向结肠远端移动。其主要作用是将肠内容物充分混合,促进水的吸收。

2. **分节或多袋推进** 跟袋状往返运动不同,分节推进时,环形肌有规律地收缩,可将结肠袋内容物向邻近肠管推移。如果是多个结肠袋同时收缩,将内容物缓慢推进至下一段肠管,则被称为多袋推进运动。这种运动常见于进食后、副交感神经兴奋时或服用拟副交感神经药时。

3. **推进收缩** 分为高振幅推进收缩(high-amplitude propagated contraction,HAPC)和低振幅推进收缩(low-amplitude propagated contraction,LAPC)。

HAPC 可将体积较大的粪便向远端推进,每天可发生 5~6 次,产生的压力变化常高于 100mmHg。超过 95% 的推进活动向远端进行,其中仅有 1/3 可起排便作用。35% 的 HAPC 发生于早上起床后,约 50% 发生于早餐后。肠鸣音被认为可能是由这种收缩活动导致的。

LAPC 目前了解较少,每天约发生 100 次,产生 4~50mmHg 的压力变化。主要功能可能是运送液态食团和气体。睡眠清醒后、餐后发生频率增加。

(四) 结肠的功能调节

1. **外源性神经调控和激素** 外源性神经系统通过交感神经、副交感神经和体神经调控结肠。从食管到结肠左曲的消化道由迷走神经传出的副交感神经支配,剩余的结肠和直肠由骨盆神经丛发出的 S_2~S_4 副交感神经纤维支配。其分泌的胆碱能神经递质起兴奋作用。交感神经由肠系膜上、下丛(T_9~T_{12})及上腹下丛(T_{12}~L_2)支配,其分泌的去甲肾上腺素起抑制作用。控制肠道的激素极为复杂,如促肾上腺皮质激素释放激素、促胃液素、缩胆囊素等通过影响中枢神经、自主神经或直接作用于肠道,调节其运动。

2. **肠道自主神经调控** 肠道的功能调节还具有自主性,由肠神经系统调控。主要可分为肌间神经丛[奥尔巴克神经丛(Auerbach plexus)]和黏膜下神经丛[迈斯纳神经丛(Meissnar plexus)]两类神经节丛。前者位于环形肌和纵形肌之间,调节两层肌肉的运动。后者对于控制黏膜分泌和黏膜血流量起重要作用。肠信号传入肠神经系统,通过中间神经元、传出神经元,影响肠道的功能。

二、直肠肛管生理

直肠、肛管的主要生理功能是排气、排便和控便。因直肠与结肠组织结构相似,解剖位置毗邻相关,和结肠功能类似,直肠也具有吸收分泌功能。本文主要介绍其排气、排便、控便作用。

(一) 肠道内的粪便与气体

1. **粪便形成** 结肠不产生消化酶,而是其中厌氧菌起消化、代谢作用。每 24 小时有 500~1 000ml 的食糜通过回盲瓣进入盲肠。其中的水、电解质、营养素主要在右半结肠吸收。正常人体的粪便储存在乙状结肠中,直肠瓣以及耻骨直肠肌收缩形成的肛直角,起阻止粪便进入的作用。粪便含有食物中不消化的纤维素、结缔组织、上消化道的分泌物、上皮细胞和细菌。

2. **气体**　结肠内气体 60%~70% 是经口吞入的空气,其余则为细菌发酵产生的。在正常状态下,肠内气体可使结肠轻度膨胀,有助于肠道蠕动。当气体过多时肠壁被动扩张,牵拉肠神经丛而导致腹痛。继续扩张可使肠壁血管轻度受压,从而影响吸收功能。肠内气体向上可通过食管排出(呃逆),向下可由肛门排出。

(二) 排便与控便的解剖、机械因素

1. **直肠动力**　直肠蠕动与结肠蠕动的方式相似。一些结肠的蠕动传递至直肠诱发排便。但直肠的蠕动又略有不同。主要差异在于直肠会出现直肠复合运动(rectal motor complex,RMC),即每隔 60~120 分钟会出现一次强力的时相性收缩,其频率为 3~10 次/min,持续数分钟。它常局限于一个较短的直肠节段中,分别向远端和近端传递,引起结肠和肛管的收缩,主要作用可能是抑制排便。

2. **肛管周围肌肉**

(1) 肛门外括约肌(external anal sphincter,EAS):EAS 是随意肌,由慢收缩的横纹肌组成。主要功能是产生最大收缩压,也参与形成部分肛管收缩压,但由于迅速疲劳仅能维持 1 分钟左右。EAS 受来自 S_2~S_4 神经纤维组成的阴部内神经双侧支配。其运动神经元位于脊髓 Onurf 运动神经核。

(2) 肛门内括约肌(internal anal sphincter,IAS):IAS 主要由非自主的平滑肌组成,延续于直肠的环形肌层,是肛管静息压的主要来源,构成肛管静息压的 55%。肛管静息压随年龄的增长、女性分娩次数的增加而降低,呈波动性变化,其本质是一种自发的低幅度慢波,频率为 6~20 次/min,肛管远端比近端频率高。肛管的慢波活动及直肠的压力波大于肛门静息压表明肛管的慢波活动有助于粪便自制。支配 IAS 的神经有交感神经和副交感神经,其中交感神经纤维来自盆内脏神经,副交感神经纤维来自 S_2~S_4 神经。交感神经起兴奋作用,副交感神经起抑制作用。

(3) 耻骨直肠肌:耻骨直肠肌参与形成肛直角,具有控制阀的功能,使得粪便不易漏出。

3. **贮袋功能**　当排便时机不适宜时直肠可扩张,暂时储存粪便,达到延迟排便的目的。直肠感觉神经的分布、对粪便的容积耐受及直肠的顺应性都对这一功能的实现起重要作用,任何一个因素的异常都可能导致大便失禁。

(三) 排便与控便

排便过程开始于肠内容物进入直肠,当其充满直肠时会刺激耻骨直肠肌和盆底肌的压力感受器,发出冲动传入腰骶部脊髓的低级排便中枢,并上传至大脑额上回和前扣带回产生便意。

1. **排便**　环境许可时,大脑皮质即发出冲动使排便中枢兴奋性增强,诱发直肠肛门抑制反射,使 IAS 舒张。同时还需要关闭声门以增加胸腔压力;收缩膈肌、腹肌、盆底肌,增加腹腔内压力,促进粪便排出。当排便反射的任一环节受到破坏,如腰骶段脊髓受压或阴部神经受损、EAS 损伤等,都会造成排便发生障碍,导致大便失禁。

2. **控便**　当需要延迟排便时,EAS 及肛提肌主动收缩,引起直肠肛管兴奋反射,阻止粪便排出。直肠扩张的感觉由 S_2~S_4 神经的副交感神经传入,运动神经通过阴部神经传出。但若经常抑制便意,则使压力感受器逐渐失去敏感性,加之粪便在结肠内停留过久,水分被过多地吸收而使粪便干硬,造成排便困难。

(刘正　姜得地　白峻阁)

第三节　结肠解剖学

结肠癌的解剖学近十几年来得到飞速发展。特别是"全结肠系膜切除术(complete mesocolic excision,CME)"理念的提出,让广大结直肠外科医师愈发认识到精准解剖手术平面、完整游离间隙、恰当清扫淋巴结、清晰辨认血管是进行结肠癌根治手术最重要的四大要素。本节将从结肠系膜(膜平面)解剖、结肠后间隙的认识、淋巴转移途径与范围以及胃结肠干的解剖变异等四方面,系统地阐述结肠癌解剖学方面的最新进展。

一、结肠系膜(膜平面)解剖研究进展

过去的传统观点认为,肠系膜尤其是结肠系膜是不连续、零散分布的,左/右结肠系膜通常不存在。然而,从 19 世纪开始,关于肠系膜解剖结构的认识逐渐发生了转折。维也纳解剖学家 Toldt 早在 1879 年即研究了结肠系膜,认为升/降结肠系膜是人体的正常结构,该区域结肠系膜与后腹膜相"融合(fusing/merging)",两者间

存在一个明确的筋膜平面,即现在解剖学所称的 Toldt 筋膜。随着结直肠手术技术的进步,尤其是在 1909 年 Jamieson 和 Dobson 强调结肠癌手术需同时切除相应淋巴结后,外科医师发现在结肠切除术中,可以探索和拓展一个无血管平面,显著减少手术出血量和降低手术风险。该手术平面实际上就位于结肠系膜与 Toldt 筋膜之间。

然而,近几十年来一直都没有团队研究系膜准确的解剖结构,直到 2012 年 Coffey 团队系统性、详细地报道了结肠系膜的结构,并随后进行了大量系列研究。其研究认为:①结肠系膜从回盲部到直肠与乙状结肠结合处是连续的,即结肠系膜是连续组织;②近端直肠起源于直肠系膜和乙状结肠系膜交界处;③Toldt 筋膜出现于结肠系膜与后腹膜相附着的位置,如右结肠系膜、左结肠系膜及乙状结肠系膜固定部等;而横结肠系膜和乙状结肠系膜游离部并不存在 Toldt 筋膜,即 Toldt 筋膜所在平面可将结肠系膜完全从后腹膜中分离;④Toldt 筋膜也存在相应的血管和淋巴系统,包括淋巴结和淋巴管,但是 Toldt 筋膜内淋巴系统与结肠系膜淋巴管的相互引流关系仍不清楚;⑤结肠系膜从十二指肠到直肠水平均是连续的,即小肠系膜与结肠系膜和直肠系膜是连续性的组织结构,解剖学、组织学、放射学等研究均确认了肠系膜的连续性。该结论具有重要的临床指导意义,也是 CME 和全直肠系膜切除术(total mesorectal excision,TME)的解剖学和组织学依据。

文献报道相应的解剖学和组织学研究,与 Coffey 团队结果相一致,结肠系膜与腹膜相附着的部位被两层连续的间皮细胞和一层结缔组织分隔。如图 11-3-1 所示:两层间皮细胞分别来自结肠系膜和后腹膜,结缔组织即为 Toldt 筋膜。Toldt 筋膜是结肠及结肠系膜切除时的一个重要的解剖标志,也是一个天然的无血管手术平面,通过该层面可完整和安全地切除结肠,该结构是几乎所有结直肠手术的解剖基础。

随着研究的深入,肠系膜的功能也逐渐明确,包括:①维持和稳定腹膜内所有消化器官的位置;②调节局部和全身代谢,参与部分代谢性疾病的发生与发展,如动脉硬化、2 型糖尿病、高血压和肥胖等;③参与胚胎时期腹腔器官的发生。因此,包括 Coffey 在内的部分学者提出将肠系膜定义为一个新的人体器官。而"新器官"概念也可能改变结肠癌现有诊疗方法。例如,结肠癌转移及分期的标准,既往结直肠癌 TNM 分期,结肠系膜淋巴结转移属于局部淋巴结转移,若将肠系膜作为一个独立的器官,结肠系膜淋巴结转移则可看作为远处转移,将改变患者 TNM 分期,继而影响后续患者的临床治疗手段。因此,以解剖学为基础的系膜研究仍有待深入,或许未来以肠系膜为核心的临床治疗,包括手术、放疗及分子靶向治疗等将会成为结肠癌治疗的主要方式。

二、结肠后间隙的认识

(一)右结肠后间隙

右结肠后间隙(right retro-colic space,RRCS)是 CME 所涉及的重要解剖间隙之一,是存在于升结肠系膜脏层筋膜和后壁腹膜之间的一个各向交通的少血管间隙,其内填充疏松结缔组织。术中在该间隙内进行拓展,可确保右半结肠系膜的完整性。

从胚胎解剖学的角度看,RRCS 即为右侧的 Toldt 间隙,其上界为十二指肠环的下缘(向上被胰十二指肠分为胰十二指肠前 Fredet 间隙和后 Treitz 间隙);内侧界为肠系膜上静脉右缘;外侧界为回盲部、升结肠和结肠右曲与后腹膜的愈着缘(即右结肠旁沟);尾侧界为肠系膜根部下缘。前方为升结肠系膜,后方为后壁腹膜(图 11-3-2)。该间隙前后径为 2~5mm。BMI>24kg/m^2 的患者,该间隙较疏松,易于解剖;BMI<18kg/m^2 的患者,该间隙薄且致密,结肠系膜紧密附着于后腹膜,术中解剖相对困难。

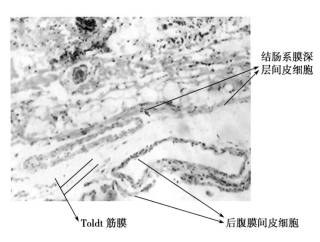

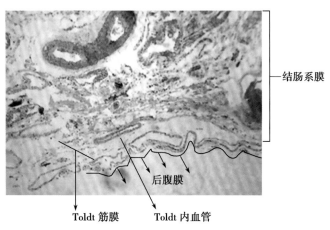

图 11-3-1　结肠系膜组织学结构

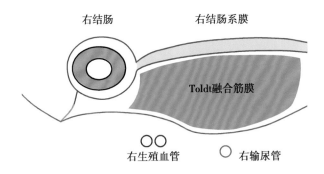

图 11-3-2 右结肠后间隙的解剖示意图

蓝色区域.右结肠后间隙(Toldt间隙,位于结肠系膜的脏层筋膜和后腹壁的壁层筋膜之间)。

RRCS 具有极其重要的临床意义,因其与右半结肠癌根治术的手术入路及手术层面密切相关。右半结肠 CME 手术入路主要分尾侧入路和中间入路。①尾侧入路:在右侧结肠旁沟可见 Toldt 线。该线为结肠系膜(系膜内脂肪呈黄色)和壁腹膜(呈白色)的分界线,又常被引述为"黄白线"。沿此线切开,可顺利进入 Toldt 间隙,即 RRCS(图 11-3-3)。②中间入路:切开回结肠系膜后,见其背侧疏松组织即进入 Toldt 间隙,即 RRCS。$T_{1~2}$ 期肿瘤,癌组织尚未侵袭肠壁,则可在右 Toldt 间隙内游离,层面清晰,易于拓展;若肿瘤浸润较深,达到 $T_{3~4}$ 期,则可在"黄白线"外侧切开后腹膜,进入后壁腹膜和肾前筋膜(Gerota 筋膜)之间的间隙。后壁腹膜是抵御结肠癌侵袭的又一屏障。若 T_4 期肿瘤侵袭后腹膜,则需要打开肾前筋膜,切除部分肾周脂肪。

术中维持在 RRCS 内解剖是 CME 成功的关键。为顺利进入并维持解剖间隙,术中应仔细辨别组织间颜色差异(肠系膜和后壁腹膜颜色不同),注意解剖间隙是否为疏松结缔组织(腹腔镜下呈白色发丝样,有学者称为"天使之发"),观察层面上下微血管走行(RRCS 内少血

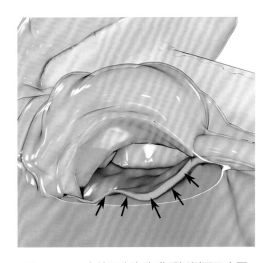

图 11-3-3 右结肠旁沟腹膜反折侧面示意图

箭头示绿色层面为右结肠后间隙;白色线为 Toldt 线。

管,肠系膜内和后腹膜内血管走行不同),时刻注意筋膜表面是否完整光滑,有无脂肪组织突出等。实践证明,沿此间隙轻柔分离,能够将右半结肠系膜从后壁腹膜上完整游离,既保证了结肠系膜脏层筋膜的完整性,符合肿瘤学原则,又保持了后壁腹膜的完整性,避免了其后方肾脏、输尿管、性腺血管等重要结构的损伤,是右半结肠 CME 的理想解剖间隙/手术平面。

(二)横结肠后间隙

对结肠后方间隙的认识是保证 CME 质量的前提。除前文所述 RRCS 外,另一重要间隙即横结肠后间隙(transverse retrocolic space,TRCS)。该间隙与 RRCS 相延续,即位于横结肠系膜背侧的 Toldt 间隙。其头侧又与胃后壁与胰腺之间的系膜间间隙相贯通(图 11-3-4)。该间隙涉及的血管较多,后方又有胰腺、十二指肠等重要脏器,易于损伤。同时结肠系膜的脏层筋膜与后腹膜脏器的壁层筋膜在此处的粘连通常致密,因此造成TRCS 的拓展较 RRCS 困难,稍有不慎,在分离时容易对系膜完整性造成破坏。

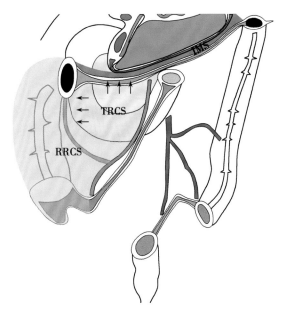

图 11-3-4 右半结肠 CME 的主要手术间隙

RRCS.右结肠后间隙;TRCS.横结肠后间隙;IMS.系膜间间隙。

TRCS 的内侧边界为肠系膜上血管,外侧边界为十二指肠降部,头侧边界为横结肠系膜根部,尾侧边界为十二指肠水平部,其腹侧面为横结肠系膜的背侧,背侧面为胰十二指肠前筋膜(图 11-3-5)。

横结肠后间隙内的解剖较为复杂,这一区域内涉及的主要血管包括肠系膜上动静脉、中结肠动静脉,胃结肠干及其属支(如胃网膜右静脉、胰十二指肠上前静脉、右结肠静脉、上右结肠静脉等)。由于血管变异多元化,

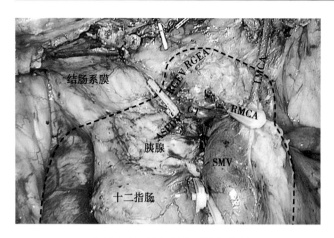

图 11-3-5　横结肠后间隙的解剖

SMV. 肠系膜上静脉；RMCA. 结肠中动脉右支；LMCA. 结肠中动脉左支；RGEA. 胃网膜右动脉；RGEV. 胃网膜右静脉；GT. 胃结肠干；ASPDV. 胰十二指肠前上静脉；虚线标记范围. 横结肠后间隙及该间隙内的主要血管、组织。

横结肠后间隙类似于人的指纹，从某种意义上是右半结肠 CME 的"指纹与印章"，具有解剖特异性。在拓展横结肠后间隙时如不能辨清血管走行及位置，容易造成血管损伤、出血等血管相关并发症，同时，出血时钳夹、凝闭等操作也容易造成横结肠后间隙深部组织，如胰腺、十二指肠等的副损伤。

在腹腔镜右半结肠 CME 中，横结肠后间隙通常是从尾侧向头侧分离的，在进入该间隙时，首先会在 SMV 的左下方遇到中结肠动脉，在根部离断结肠中动脉后，其背侧常会有中结肠静脉或其分支走行，故在解剖血管时要多加注意。向外侧继续游离，可以看到胃结肠干在胰腺表面走行并汇入 SMV。该部位血管较精细，操作时要注意轻柔，建议将胃结肠干的各属支部分离辨清后再进行分支离断。胃结肠干的出血通常比较难处理，切忌盲目钳夹，如果不能立即止血，可以尝试先用小纱布填塞止血，在彻底游离周围组织后，再进行止血操作。胃结肠干有时比较难寻找，而大部分患者的右结肠静脉比较固定，这时可以通过胃结肠干外侧结肠系膜内的右结肠静脉，逆行寻找胃结肠干所在部位。

如果从尾侧向头侧拓展横结肠后间隙遇到困难，则可以尝试从头侧经系膜间间隙向尾侧拓展横结肠后间隙，通过上下结合的游离方式，可以较为安全地完成横结肠后间隙的拓展和游离（图 11-3-6）。

三、淋巴转移途径与清扫范围

（一）D₃ 淋巴结清扫

我国《结直肠癌诊疗规范（2020 年版）》指出，区域

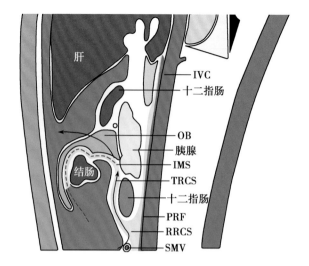

图 11-3-6　横结肠后间隙进入途径的矢状位观

IVC. 下腔静脉；OB.omental bursa, 网膜囊；IMS. 系膜间间隙；TRCS. 横结肠后间隙；PRF. 腹横筋膜；RRCS. 右结肠后间隙；SMV. 肠系膜上静脉。

淋巴结包括肠旁、中间和系膜根部淋巴结三站，其中系膜根部淋巴结含义等同于中央淋巴结。这三站区域淋巴结的范围，日本大肠癌处理规约中有明确的描述。结肠肿瘤，因其属于肠系膜上、下动脉系统所属结肠，因此实施区域淋巴结清扫的范围应包括以下三站。①肠旁淋巴结清扫（第一站）：根据实际肿瘤血管供血情况不同，切除两端相应长度的肠管；②中间淋巴结清扫（第二站）：清扫沿肿瘤供血有关的主要和次要动脉分布的淋巴结；③中央淋巴结清扫（第三站）：清扫肠系膜上动脉发出与肿瘤供血有关的结肠动脉起始部分布的淋巴结，或清扫肠系膜下动脉起始部至左结肠动脉之间的，沿肠系膜下动脉周围分布的淋巴结（图 11-3-7）。

在何种情况下，清扫范围需达到第三站淋巴结，即 D₃ 淋巴结清扫的适应证，日本大肠癌诊疗规范中也有明确规定：以术前评估或术中探查的淋巴结转移情况或肿瘤浸润肠壁深度为依据。术前评估或术中探查发现可疑淋巴结转移者，需行 D₃ 淋巴结清扫。术前评估或术中探查未发现淋巴结转移者，依据肿瘤浸润肠壁深度确定淋巴结清扫范围：cT₂ 期结直肠癌（浸润至固有肌层者），至少需行 D₂ 淋巴结清扫，也可选择行 D₃ 淋巴结清扫；cT₃、cT₄ₐ、cT₄ᵦ 期结直肠癌，需行 D₃ 淋巴结清扫。我国《结直肠癌诊疗规范（2020 年版）》中也明确指出 T₂₋₄，N₀₋₂，M₀ 结直肠癌需行 D₃ 淋巴清扫。需要指出的是，D₃ 淋巴结主张的清扫范围，并不包括幽门下区淋巴结清扫和胃网膜区淋巴结清扫。

（二）D₃ 根治术与 CME 对淋巴清扫的认识

CME 与 D₃ 根治术各有侧重，从各自不同角度阐述了对结肠肿瘤根治的理解。

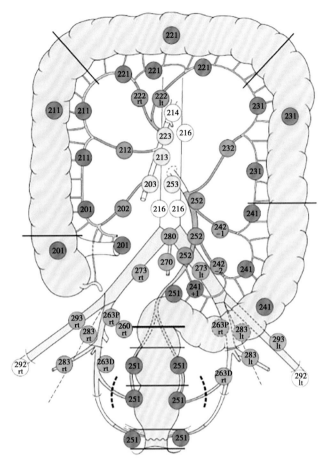

图 11-3-7 结直肠的淋巴引流

如前所述,在手术适应证上,日本的大肠癌处理规约提出:术前、术中疑有淋巴结转移,或术前术中评估肿瘤浸润达固有肌层及以上者,可以/应当行 D_3 淋巴结清扫。我国《结直肠癌诊疗规范(2020 年版)》中也明确指出 T_{2-4},N_{0-2},M_0 结肠癌需行 D_3 淋巴清扫。而 CME 则要求实施于所有病例。

在清扫范围上,CME 虽然更强调完整系膜的切除,但除此之外,也对供应血管的高位结扎提出了要求。而这些由肠系膜上动脉发出与肿瘤供血相关的结肠动脉(回结肠动脉、右结肠动脉或中结肠动脉)起始部的淋巴结,正是处于 D_3 淋巴清扫要求范围内的中央淋巴结。但仔细分析其内涵,仍有不同之处,具体表现为:①CME 更强调系膜的完整性,因此,其对血管的处理更倾向于高位结扎,而对于 D_3 淋巴结清扫而言,是允许既保留血管进行低位结扎,同时又进行支配动脉的中央组淋巴结清扫的,但这种操作,通常会不可避免地切开需保留的血管表面的系膜脂肪组织,造成该处系膜完整性受损;②West 等的研究表明,CME 的切除标本肠管长度大于 D_3 根治术,其可能的原因为 CME 更强调支配血管的高位结扎,因此,通常需要切除更多肠管以保障剩余肠管具有充分血供;③CME 对位于结肠右曲或横结肠的右半

结肠癌,还有额外的淋巴清扫要求,包括更多的网膜乃至更多的区域淋巴结,如幽门下区淋巴结和胃网膜区淋巴结;而日本的 D_3 淋巴清扫范围却并不包含这些区域的淋巴清扫要求。因此,从系膜、肠管和网膜等多个角度来观察 CME 和 D_3 根治术的差别后,从最终切除标本的结果来看,CME 可能比 D_3 根治术的切除范围更大、更彻底,理论上更接近肿瘤根治原则的要求,但已有的临床研究均尚未见两种手术远期疗效的差异,有待进一步随机对照试验加以验证。

(三) D_3 淋巴结清扫内侧界

无论是 D_3 淋巴结清扫还是 CME,除系膜完整性外都强调了血管根部淋巴结的清扫。然而右半结肠 D_3 淋巴结清扫的范围存在一定的争议,尤其是淋巴结清扫的内侧界。

现阶段主流的观点是将 SMV 左侧作为右半结肠 D_3 淋巴结清扫的内侧界。有研究发现右半结肠的淋巴引流很少跨越 SMV 前方向左引流,故术中无须裸化肠系膜上动脉(superior mesenteric artery,SMA),围绕外科干进行淋巴结清扫,并裸化 SMV,沿 SMV 左侧缘切断起自 SMA 主干的各结肠供血动脉即可达到 D_3 淋巴结清扫的要求。然而根据日本结直肠癌研究学会(Japanese Society for Cancer of the Colon and Rectum,JSCCR)对于中央组淋巴结的定义,中央组淋巴结分布于各结肠动脉起点周围。右半结肠各供血动脉(左结肠动脉、右结肠动脉、中结肠动脉)发自 SMA,根据上述定义中央组淋巴结分布应与位于 SMA 上各结肠动脉起点处。而以 SMV 左侧为内侧界不能有效地清扫上述淋巴结而无法满足 D_3 淋巴结清扫的要求。因此,有学者提出应以 SMA 左侧作为 D_3 淋巴结清扫的内侧界,可充分清扫结肠动脉根部淋巴结。Hohenberger 的研究中指出右半结肠癌的 CME,术中需充分暴露 SMV 和 SMA 以高位结扎各结肠供血动脉。Nesgaard 等报道右半结肠的淋巴引流管在动脉束之间向左穿过 SMV 直至 SMA,并认为应将 SMA 左侧作为右半结肠 D_3 淋巴结清扫的内侧界。

文献报道的一项多中心回顾性研究,纳入了自 2013 年 1 月—2018 年 12 月在国内 5 个结直肠癌中心行腹腔镜右半结肠癌 D_3 淋巴结清扫的 1 278 例患者。经过倾向评分匹配后,根据手术方式分为 SMA 组(307 例)和 SMV 组(614 例)。两组的清扫区别在于显露或不显露 SMA(图 11-3-8)。

研究结果显示,两组患者的围手术期指标基本无显著差异。但是 SMA 组中乳糜漏的发生率明显高于 SMV 组(9.4% $vs.$ 2.6%,$P<0.001$)。SMA 组中术后淋巴结总数(24.65 $vs.$ 23.02,$P=0.001$)和中央组淋巴结数目(3.70

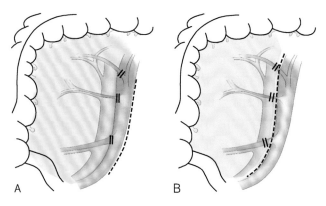

图 11-3-8　两组手术方式差异示意图

A. 不显露 SMA；B. 显露 SMA。

vs. 1.81，*P*<0.001）显著多于 SMV 组，SMA 组中央组阳性淋巴结数目明显多于 SMV 组（0.13 *vs.* 0.03，*P*=0.005），而肠周阳性淋巴结（1.13 *vs.* 1.32，*P*=0.245）及中间组阳性淋巴结（0.15 *vs.* 0.08，*P*=0.188）两组之间无显著差异。在Ⅲ期患者中，SMA 组倾向于获得更好的无病生存期（disease-free survival，DFS）（*P*=0.056）。在针对Ⅲ期患者 DFS 的多因素分析中，人们发现沿 SMA 左侧行 D_3 淋巴结清扫是独立保护性因素。

SMA 表面覆盖丰富的淋巴组织及神经，以 SMA 左侧为 D_3 淋巴结清扫内侧界术中解剖 SMA 主干时可能损伤上述淋巴组织及神经，导致术后胃肠功能紊乱、乳糜漏、腹泻等。Thorsen 等研究显示 D_3 淋巴结清扫会导致术后排便次数增多。基于上述问题，有学者提出以 SMA 中线作为 D_3 淋巴结清扫的内侧界。刁德昌教授团队研究了以 SMA 中线为 D_3 淋巴结清扫的内侧界，同时保留 SMA 表面自主神经的手术可行性和临床价值，结果显示此手术方式可有效预防神经损伤导致的术后胃肠道功能紊乱及术后乳糜漏的发生。此外，有文献报道采取以 SMA 中线作为清扫的中线，裸化 SMA 右侧，并清扫 203、213、223 组淋巴结，结果术后并发症并无明显增多。

目前临床上对于 D_3 淋巴结清扫内侧界尚无统一的定论，主流的观点仍是以 SMV 左侧作为内侧界进行 D_3 淋巴结清扫。以 SMA 左侧或中线作为内侧界，有其解剖学依据和临床价值。但目前尚无大型前瞻性的多中心临床研究证实上述手术方式可提高右半结肠癌患者的生存率。

四、胃结肠干的解剖变异

胃结肠干最早在 1868 年由 Henle 教授提出并加以描述，当时他将胃网膜右静脉与上右结肠静脉汇合而成的静脉干命名为胃结肠干，并指出胃结肠干在胰腺的下方汇入 SMV。随后在 20 世纪初，法国的 Descomps 教授

发现胰十二指肠上前静脉也同样汇入并成为胃结肠干的属支之一。之后，随着中结肠静脉和右结肠静脉也被发现可以汇入形成胃结肠干的属支，越来越多的相关研究开始出现，证实了胃结肠干是一个解剖变异较复杂的血管结构，其属支主要包括胃网膜右静脉、胰十二指肠上前静脉、右结肠静脉、上右结肠静脉、中结肠静脉、副中结肠静脉，甚至还包括回结肠静脉。

掌握胃结肠干精确的解剖分型对于手术医师十分必要。有研究开展了针对胃结肠干解剖特征及分型的多中心临床研究，在大样本数据下研究胃结肠干具体解剖分型比例情况。研究收集了全国 26 个中心从 2018 年 1 月—2019 年 12 月的 583 例行腹腔镜右半结肠癌 D_3 根治术的病例，在所有病例中，共有 567 例（97.3%）患者存在胃结肠干，有 16 例（2.7%）患者不存在胃结肠干，也就是说，这 16 例患者的胃网膜右静脉、胰十二指肠上前静脉及结肠支都是单独汇入 SMV 的。

胃结肠干的分型可以根据结肠属支的数量一共可以分为 0 型、Ⅰ型、Ⅱ型、Ⅲ型四型，Ⅳ型为特殊分型，没有形成胃结肠干。在所有存在胃结肠干的 567 例病例中，0 型共有 80 例（14.1%）；Ⅰ型共有 302 例（53.3%）；Ⅱ型共有 153 例（27.0%）；Ⅲ型共有 32 例（5.6%）（图 11-3-9）。

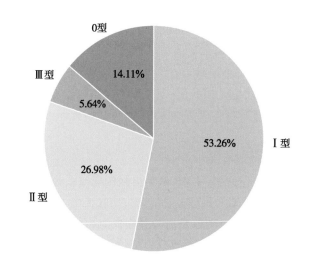

图 11-3-9　各型胃结肠干出现的比例

在 302 例Ⅰ型病例中，共有 253 例（83.4%）由右结肠静脉汇入，出现概率最高，其余依次为 32 例（10.6%）上右结肠静脉、14 例（4.6%）中结肠静脉、4 例（1.3%）副中结肠静脉。

在 153 例Ⅱ型病例中，出现概率最高的属支组合是右结肠静脉+上右结肠静脉，共有 64 例（41.8%）；其次是右结肠静脉+中结肠静脉，共有 55 例（35.9%）；右结肠静脉+副中结肠静脉共有 26 例（17.0%）；上右结肠静脉+副中结肠静脉共有 4 例（2.6%），右结肠静脉+回结

肠静脉共有 2 例（1.3%）。

31 例Ⅲ型病例中，最常见的是右结肠静脉+上右结肠静脉+中结肠静脉组合，共有 17 例（54.8%）；右结肠静脉+上右结肠静脉+副中结肠静脉组合，共有 11 例（35.5%）；右结肠静脉+中结肠静脉+副中结肠静脉组合，共有 2 例（6.5%）；最后是右结肠静脉+上右结肠静脉1+上右结肠静脉2，共有 1 例（3.2%）。

胃结肠干的平均长度为 8.3mm（1~25mm），各个分型的胃结肠干长度无差异。

有基于尸体、影像学资料的研究显示，胃结肠干的

出现率为 69%~89%。也有文献报道，胃结肠干出现率为 97.8%，明显高于其他研究，出现率的升高，可能主要归功于腹腔镜视野下对血管辨识的清晰度和直观性；在所有汇入胃结肠干的结肠静脉属支中，右结肠静脉是最常见的，在此针对胃结肠干解剖特征及分型的多中心临床研究中，Ⅰ~Ⅲ型右结肠静脉都是主要组成，另有研究中，右结肠静脉的出现率为 10.7%~63.3%，这一差异可能与腹腔镜手术下的放大图像和清晰视野有关。

（冯波 蔡正昊）

第四节 直肠解剖学

直肠近端在 S_3 平面与乙状结肠相接，远端在齿状线处与肛管相连，外科医师常以肛管直肠环的上缘作为直肠与肛管的分界，直肠长约 15cm。根据到齿状线的距离区分为下段（1~5cm）、中段（5~10cm）及上段（10~15cm）。直肠与乙状结肠没有截然的分界，但形成结肠带的纵形肌至直肠渐变为均匀分布，因此直肠缺乏结肠带与肠脂垂，直肠前壁的纵形肌可形成束带，斜向腹侧尾侧走向会阴中心腱，并移行为直肠尿道肌。直肠上 1/3 的前面及两侧均有腹膜覆盖，而中 1/3 仅前方有腹膜覆盖。腹膜向前反折后覆盖于膀胱或子宫后壁，形成腹腔的最低点，称为直肠膀胱陷凹（男性）或直肠子宫陷凹（女性），也是腹部恶性肿瘤细胞容易脱落种植之处。新生儿的腹膜反折可低至前列腺下缘水平，成年后逐步上升。直肠的两个侧方腹膜反折距离肛门较远，活体测量的研究显示，前方腹膜反折距离肛门男性平均约9.7cm，女性平均约 9cm，MRI 能良好地显示腹膜反折位置及与肿瘤关系。腹膜反折位置与经肛门肿瘤局部切除以及肿瘤的侧向淋巴引流有关，日本依据腹膜反折位置将直肠癌区分为反折上型（Ra）和反折下型（Rb）。直肠下 1/3 段全段位于腹膜外。直肠下段为直肠壶腹，直肠有 3 个环形的半月形皱襞形成的直肠瓣，上下的直肠瓣相对不恒定，中间的直肠瓣恰位于腹膜反折下方，由右、前向肠腔内突出，有助于经肛手术时定位直肠肿瘤与腹膜反折的关系，同时在上段直肠行吻合时，也可能阻挡吻合器的进入，在直肠被完全游离后，直肠瓣消失。

一、直肠的动脉血供

直肠接受来自肠系膜下动脉（直肠上动脉）及髂内动脉系统（直肠中动脉及直肠下动脉）的供血。

（一）直肠上动脉

直肠上动脉始于肠系膜下动脉分出左结肠动脉后，在乙状结肠系膜内垂直下降，可继续分出多支乙状结肠动脉。在 S_3 椎体前方，分出左右两个主要分支，两分支开始走行于直肠后方，后由两侧走向直肠前方，发出的终末支血管穿过肠壁肌层，在黏膜下可与直肠下动脉的上升支形成吻合。

（二）直肠中动脉

关于直肠中动脉出现的概率及其直径大小，文献报道差异非常大。其出现率可为 12%~97%，可由直肠系膜的侧前方或侧后方汇入。有文献报道也将自 Walsh 神经血管束走向直肠系膜的血管称为直肠中动脉。也有观点认为，直肠中动脉常与膀胱下动脉（或阴道动脉）共干，向直肠系膜发出多支短而细的分支，尸体解剖时这些细小分支易被忽略，但在经灌注的尸体标本及手术中能清晰看到来自髂内血管供应直肠的细小血管。Sato 等观察到髂内血管周围的结缔组织增厚形成一个封套，认为其内脏分支是构成盆腔内脏器官的侧韧带的主要成分。广义来讲，在腹膜反折以下，来自髂内血管并穿过下腹下丛（Walsh 神经血管束）及其所在的腹下神经前筋膜，参与直肠下段供血的所有分支均属于直肠中动脉，从而形成直肠下段走向侧方间隙的血管淋巴通道。

（三）直肠下动脉

直肠下动脉为双侧阴部内动脉的终末支，走行出 Alcock 管后，穿过坐骨肛门窝，至侧方穿入肛管上部，供应肛门内外括约肌、肛管及肛周皮肤，其上升支走向于黏膜下，与直肠上血管的终末支吻合。

（四）骶正中动脉

骶正中动脉起自腹主动脉分叉处的背侧,沿骶尾骨正中下降,末段向直肠系膜远端发出多个细小分支供应直肠,终末支参与肛管血供。该动脉与同名静脉并行,走行于骶前筋膜后方,并与骶外侧静脉形成网状吻合,构成骶前静脉丛,手术中骶前筋膜被破坏后,容易受到损伤,导致严重出血。

二、直肠的静脉与淋巴回流

直肠与肛管的静脉回流分别经直肠上静脉至门静脉系统,中下段直肠也可经直肠中静脉、直肠下静脉等回流至髂内静脉,最终至体循环系统,因此低位直肠癌发生肺转移的概率高于上段直肠癌及结肠癌。中上段直肠的淋巴回流主要汇入肠系膜下淋巴结及腹主动脉周围淋巴结。腹膜反折以下段直肠的淋巴回流可向上至肠系膜下淋巴结,也可沿直肠中血管至髂内淋巴结。肛管段齿状线以上的淋巴回流仍以向上及侧方为主,齿状线以下可回流至腹股沟浅淋巴结。

三、直肠系膜及周围筋膜

直肠系膜是一个外科手术学名词,并不具有经典系膜定义的两层腹膜覆盖,它用来描述由直肠周围的血管、淋巴、脂肪组织以及包绕在其周围的直肠固有筋膜构成的完整的筋膜封套。中低位直肠癌,在直肠固有筋膜外分离以完成TME,能最大限度地避免残留直肠系膜脂肪及可能存在其中的微小癌灶,从而显著降低了直肠

癌术后的局部复发率,改善了生存质量及更好地保护了术后的泌尿生殖功能(图11-4-1)。

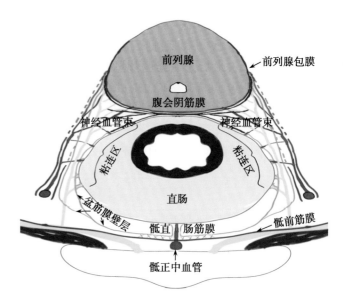

图11-4-1　直肠周围筋膜的移行、微血管与神经支配

粘连区．微血管及神经纤维穿过盆筋膜壁层的内层供应直肠,导致直肠的2~5点和7~10点方向直肠固有筋膜与盆侧前、侧后壁粘连。骶直肠韧带即骶直肠筋膜。

（一）直肠系膜及盆腔筋膜的系统性认识

Sato等提出人体躯干筋膜的发育均呈内外对称的"洋葱皮样"的膜样层次结构(图11-4-2A),按该理论,腹横筋膜或腹壁内筋膜延续覆盖整个腹盆腔壁,而位于腹横筋膜与腹膜间的腹膜外脂肪,被分为深、浅两层筋膜,深浅两层筋膜是腹主动脉及分支血管走行的神经血管通道,走向胃肠道内脏的血管及周围脂肪组织为深筋

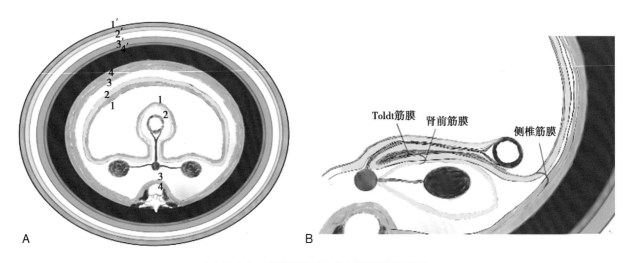

图11-4-2　腹壁筋膜结构分层移行的示意图

A. 显示腹膜外筋膜层次与皮下筋膜层次的对称分布,注意其将皮下浅筋膜及腹膜外筋膜分为浅层（2′、3）及深层（3′、2）,两层间为血管神经通道,其中腹膜外筋膜深层延续为消化道器官系膜及深筋膜;B. 显示包裹肾脂肪囊的肾前筋膜并非直接由前腹壁的腹膜下筋膜移行而来,Toldt筋膜是升降结肠后腹膜与肾前腹膜融合后的遗迹。

膜包裹,走向并贯穿体壁的血管为前筋膜包裹。直肠固有筋膜与结肠固有筋膜均来源于腹膜下筋膜深层,这些筋膜包裹肠系膜下血管、神经及淋巴组织,也是恶性肿瘤沿脉管播散、浸润的通路,这也是全直/结肠系膜切除术能提高癌根治性的基本胚胎发育及解剖基础。当升降结肠固定于后腹壁后,胚胎早期的结肠系膜后方腹膜与后腹壁的腹膜发生融合,从而形成介于结肠固有筋膜与 Gerota 筋膜间的融合筋膜(Toldt 筋膜),Toldt 筋膜将结肠后的筋膜间隙区分为两个平面,即系膜筋膜平面及 Toldt 筋膜后平面,在结肠固有筋膜未受肿瘤累及时,手术分离平面维持在系膜筋膜平面,保留 Toldt 筋膜,即可完整切除结肠系膜"封套"。而腹膜下筋膜深层覆盖在腹主动脉前方,紧贴后腹膜向下延续为腹下神经前筋膜,也可能随直肠中动脉及其分支分布至直肠系膜表面(图 11-4-2B)。

(二)直肠系膜筋膜

　　直肠系膜筋膜又称直肠固有筋膜,为起源于后肠,包绕直肠周围脂肪、血管、神经、淋巴结及淋巴管的一层筋膜,在直肠系膜后方,该筋膜厚而明显,但在系膜前方,该筋膜变得非常菲薄,并被腹会阴筋膜所覆盖。Heald 等曾经认为腹会阴筋膜后方无外科可分离层面。但一些组织学及解剖学研究均显示腹会阴筋膜与直肠系膜筋膜是不同来源的两层筋膜。新近的研究显示直肠系膜筋膜并非一个完整的封套,该封套在直肠系膜的侧方及侧前方存在中段,也可出现多层筋膜结构,盆腔自主神经可非常靠近该筋膜,但位于壁层筋膜内部。直肠系膜筋膜外为无血管的疏松结缔组织间隙,该间隙在直肠前方及后方最为明显,分别称为直肠前间隙及直肠后间隙。因此最靠近直肠系膜筋膜的平面既能保证系膜的完整切除,又能很好地保护盆自主神经。Heald 等曾经认为直肠系膜终止于肛管上方2~3cm 处,沿直肠固有筋膜分离自然而然会分离到裸化的直肠管壁,即直肠最远端并无脂肪组织覆盖。但在腹腔镜下仅于直肠与前列腺(或阴道)间发现无血管区,而在最远端直肠的侧方及后方,无论术中观察或组织学观察均能看到此处直肠肠壁外有较多细小血管走行,为骶正中血管及骶外侧血管走向直肠肛管交界区域的末梢分支。在冠状位上,薄层高分辨 MRI 显示直肠系膜的结缔组织与括约肌间隙之间自然延续,结缔组织逐渐变薄,并无直肠系膜的突然终止。从这个意义上讲,TME 应该终止于肛提肌裂孔,即看到耻骨直肠肌或耻尾肌的头侧边缘,而不是仅在前壁看到裸化的直肠肌层(按传统描述,距离肛提肌裂孔可有1~2cm)。

(三)腹下神经前筋膜

　　腹下神经前筋膜是由 Kinugasa 命名的一层包绕腹下神经及其分支的筋膜,向后延续覆盖在骶前筋膜前方,并分隔直肠后为直肠后间隙与骶前间隙。向前方可能延续为腹会阴筋膜的后叶,并与直肠系膜筋膜紧密粘连。TME 应在直肠系膜筋膜及腹下神经前筋膜间进行。腹下神经前筋膜可能与输尿管位于同一筋膜层次,有文献报道将其合并称为输尿管腹下神经筋膜。近期的研究显示该筋膜可分为前后两层,包绕腹下神经,向前延续包绕输尿管,可进而包绕下腹下丛的内外侧,并进而与包绕阴道、膀胱等内脏器官筋膜相延续,因此认为仍应将该层筋膜命名为盆筋膜壁层。在侧方淋巴结清扫时,该筋膜的显露对于髂内淋巴结的完整清扫及下腹下丛的保护具有重要意义。

(四)骶前筋膜

　　骶前筋膜为位于骶前静脉丛前方的一层筋膜,向侧方延续可分为多层筋膜,包绕下腹下丛,延续为肛提肌表面筋膜,包绕阴部内神经及血管等。在直肠系膜的侧后方,覆盖下腹下丛的骶前筋膜与腹下神经前筋膜及直肠固有筋膜粘连。

(五)骶直肠筋膜

　　骶直肠筋膜又称 Waldeyer 筋膜,在 S_4 水平,骶前腹下神经前筋膜与直肠系膜筋膜间存在增厚与不同致密程度的粘连,需要锐性切断该致密粘连,才能准确进入肛提肌上间隙。钝性分离容易导致骶前静脉因牵拉受到损伤。但在组织学上并不能观察到腹下神经前筋膜与直肠系膜筋膜间有任何筋膜连接。

(六)腹会阴筋膜

　　腹会阴筋膜最早被描述为位于前列腺、精囊与直肠系膜间的两层筋膜融合而成的致密膜样结构。该筋膜在男性更为明显,在女性中又称直肠阴道筋膜,其厚度及分层情况在不同个体中变异极大,在男性精囊与前列腺交界部位最为增厚,向头侧该筋膜变得非常薄,常难与直肠系膜筋膜分辨。向尾侧,该筋膜移行为前列腺后包膜或与其融合,更尾侧该筋膜分层并融入会阴中腱。胚胎发育的第 11~16 周,远端直肠周围的腹膜腔消失,原始直肠与尿生殖膈中充填疏松且较厚的间充质组织,这些组织在后期随着生殖器官及直肠的发育而膨胀,因压力诱导而形成不同致密程度的腹会阴筋膜,这一理论能很好解释在大体上观察到的筋膜厚薄及层次上存在变异,且在两侧该筋膜的多层结构更加明显。腹会阴筋膜向两侧分出的多层筋膜包绕、穿过神经血管束,其后叶向后与腹下神经前筋膜相延续,并在直肠系膜的2点及10点方向与直肠系膜筋膜致密粘连。在腹会阴筋膜后叶的前方能观察到神经节细胞以及两侧下腹下丛的交通支,保持在腹会阴筋膜前过度分离,容易导致神经血管束损伤出血及海绵体神经分支的损伤。因此,在精囊远端需要及时切断该筋膜,将手术平面变更为其后方的直肠前间隙,才能降低盆自主神经损伤风险。

（七）直肠侧韧带

关于是否存在直肠侧韧带及韧带的组成目前仍有争议。支持存在侧韧带的观点认为,侧韧带主要位于两个方向,一是直肠系膜的前侧方(2点及10点方向),在这个部位常能观察到多支直径为1~2.5mm的直肠中动脉分支进入;另一部位为直肠系膜的后侧方(4点及8点方向),常能观察到下腹下丛的直肠分支进入。目前更主流的观点认为在上述部位能观察到直肠系膜筋膜与腹会阴筋膜或腹下神经前筋膜与骶前筋膜的融合或致密粘连。中国医学科学院肿瘤医院及其他机构的研究均发现在这两个部位可能有多支细小的直肠中血管以及自主神经纤维穿过下腹下丛或神经血管束,进入直肠系膜,这些进入直肠的细小血管及神经分支为壁层筋膜所包裹,后者进而与直肠系膜筋膜融合,这些小血管神经支配可能是导致壁层筋膜与脏层筋膜间致密粘连的部分原因。在腹腔镜放大的情况下,有机会切断这些结构,完整松解两层筋膜间的粘连,并不能观察到恒定的侧韧带结构。但当手术分离平面位于腹会阴筋膜前方,加上对直肠系膜的过度牵拉时,很容易导致盆侧壁,包括神经血管束的结构被牵拉突向直肠,形成底边在盆壁、尖端向直肠系膜的三角形组织束结构,这可能导致被误认为是直肠侧韧带。综合现有组织学、手术发现及解剖学研究,将直肠侧韧带理解为位于直肠系膜侧前方及侧后方的筋膜间致密粘连更为合理。而直肠中动脉发出的多个细小分支血管穿出下腹下丛并走行在直肠系膜表面时更容易辨认,可以作为辨认直肠系膜筋膜与壁层筋膜间隙的良好标志。

四、直肠的自主神经支配

（一）交感神经

支配直肠的交感神经起源于L_1~L_3,经过相应交感神经节后,在腹主动脉旁及肠系膜下动脉周围形成肠系膜下丛,并发出分支沿肠系膜下动脉支配乙状结肠与直肠。肠系膜下丛的神经纤维沿腹主动脉下行,在腹主动

脉分叉下方及骶骨岬前方形成上腹下丛,并进而分出左右腹下神经,紧贴腹下神经前筋膜走向两侧下腹下丛。左右腹下神经更加贴近直肠系膜筋膜,而远离骶前筋膜,因此分离平面应靠近直肠系膜筋膜,以避免损伤左右腹下神经。左右腹下神经在汇入下腹下丛前可发出单独的一支神经支配精囊及输精管。腹下神经可发出多个分支参与下腹下丛的构成。

（二）盆腔副交感神经丛（下腹下丛）

参与下腹下丛的副交感神经起源于S_2~S_4神经干,其发出部位距离骶孔平均约2.5cm。副交感神经干与腹下神经分支汇合形成下腹下丛,又称盆丛,位于腹膜反折下2~3cm的盆侧壁,或位于男性精囊尾部的外后方,被包裹在阴道及前列腺精囊侧方的盆内脏筋膜中,呈菱形结构。自下腹下丛发出的神经纤维呈扇形均匀分布或集结成束支配膀胱、前列腺、阴道、外生殖器以及肛管等。自下腹下丛走向结肠的副交感神经有两条路径,首先可沿腹下神经上行,然后再伴随肠系膜下动脉的分支分布,其次可穿越直肠后间隙,直接进入上段直肠或乙状结肠系膜。肠系膜下丛、上腹下丛或腹下神经的损伤将导致射精功能障碍及性欣快感障碍。而下腹下丛及神经血管束的损伤则引起排尿困难、尿失禁、勃起功能障碍及排便功能障碍等。

（三）Walsh 神经血管束

下腹下丛发出至前列腺及外生殖器海绵体的神经分支与走向前列腺与外生殖器的神经与膀胱下血管的多个分支伴行,在前列腺基底部各分支较分离,在前列腺的中下段为筋膜包裹成束,被称为泌尿生殖神经血管束或Walsh神经血管束。该神经血管束走行于前列腺的后外侧,位于腹会阴筋膜的前方。自该神经血管束发出多支血管穿过腹会阴筋膜前叶,供应前列腺,发出多支血管穿过腹会阴筋膜后叶,供应直肠,从而将神经束固定于直肠系膜与前列腺的缝隙内。其内神经纤维的分布可呈新月形沿前列腺外侧分布,也可分布相对弥散,在尾侧其走行可接近中线。其末梢支在尿道的前侧及侧后方穿过尿生殖膈,供应阴道海绵体。在行前列腺切除时,切除腹会阴筋膜的方式,容易导致部分神经损伤。而直肠手术,在前列腺及以下水平,总是应该在腹会阴筋膜的后方分离神经血管束与直肠系膜(位于下腹下丛尾侧的直肠系膜)。在远端直肠,神经血管束后方的腹会阴筋膜后叶常变得并不明显,组织学研究只在部分患者看到神经血管束后方有完整的筋膜覆盖。在女性,神经血管束,夹于腹会阴筋膜与耻骨宫颈韧带间。总结不同性别的研究,Walsh神经血管束位于腹会阴筋膜的

前后叶与盆内脏筋膜(或直肠旁筋膜)构成的三角形结构中。组织学研究发现在盆内脏筋膜内,盆腔自主神经总是位于阴道旁静脉丛的前内侧,在行侧方淋巴结清扫时,保护阴道或膀胱下静脉的完整性,即能最大限度地保护下腹下丛的功能。

(王自强)

第五节　肛管及肛周解剖学

肛管可分为解剖学肛管和外科学肛管。解剖学上认为肛管是肠道的一部分,上自齿状线,下至肛门缘,长1.5~2cm,而肛门部疾病主要发生在齿状线上下1.5~2cm,长3~4cm,故称为外科学肛管。肛管内上部为移行上皮,下部为复层扁平上皮。肛管周围被强韧的肌肉所环绕,由于肌肉群的持续性收缩,使肛管在外形上呈现为前后方向的缝状结构。直肠肛管周围的肌肉组织可以看成是两个管状结构,外管包绕内管。内管是平滑肌,由内脏自主神经支配;外管呈漏斗形,由骨骼肌组成,躯体神经支配。

齿状线是直肠与肛管的交界线。胚胎时期,齿状线是内、外胚层的交界处。故齿状线上、下的血管、神经及淋巴来源都不同,是重要的解剖学标志,并在临床上有重要意义。括约肌间沟位于齿状线与肛缘之间,是肛门内括约肌下缘与肛门外括约肌皮下部的交界处,外观不甚明显,直肠指检时可触及一浅沟,称为白线。

肛管后方与周围肌肉和尾骨关系紧密;肛管两侧为坐骨肛门窝和直肠下血管和神经;男性肛管前方为尿道,掌握这一毗邻关系对行直肠腹会阴联合切除非常重要;女性肛管前方为会阴中心腱和阴道后壁的最下段。在直肠与肛管周围有数个间隙,是感染的常见部位。间隙内充满脂肪结缔组织,由于神经分布很少、感觉迟钝,故发生感染时一般无剧烈疼痛,往往在形成脓肿后才就医。由于解剖位置与结构上的关系,肛周脓肿容易引起肛瘘,故有重要的临床意义。

一、肛管解剖学

(一) 肛管内壁

肛管内壁在不同水平面由不同类型的上皮组织覆盖。约在肛管的中段,有一条波浪形的分界线,称为齿状线,距离肛缘约2cm。在肛管中,齿状线以上的组织形成纵向的柱状结构,有6~14个,称为肛柱。肛柱基底之间有半月形皱襞,称为肛瓣。肛瓣上方与肛柱下端共同围成的小隐窝称为肛窦,肛窦开口向上,内含有分泌黏液的腺体。窦内容易积存粪屑,易于感染而发生肛窦炎,严重者可形成肛瘘或坐骨肛门窝脓肿等。

齿状线将肛管分为上下两部分,它们的结构和神经血管供应均不同。这是它们起源于不同胚层的结果:齿状线以上起源于胚胎后肠,齿状线以下起源于前胚层的外胚层。

直肠黏膜为粉红色,紧邻齿状线上方的黏膜颜色为深紫色或玫红色,这是由于其下方为内痔静脉丛。皮下组织松散地附着在内痔静脉丛上,并呈放射状扩展。齿状线以下并不是真正的皮肤组织,因为其缺乏皮肤附属结构(如毛发、皮脂腺、汗腺等)。齿状线以下的苍白、敏感、菲薄、光滑且有光泽和弹性的组织称为肛膜,长约1.5cm。在肛缘水平,肛管内壁增厚、色素沉着,并且有毛囊、腺体和其他的皮肤组织特征。

(二) 肛管移行区

上段肛管黏膜被覆柱状上皮,齿状线以下肛管被覆鳞状上皮。然而这并不是绝对的。齿状线以上6~12mm,有一片由柱状上皮逐渐过渡为鳞状上皮的区域,存在柱状上皮、鳞状上皮和移行上皮,这一区域称为肛管移行区(ana transitional zone,ATZ)或泄殖腔区,其组织类型极为多变。

ATZ细胞由4~9层细胞构成,包括基底细胞、柱状细胞、立方形细胞、非角化鳞状上皮细胞和肛门腺组织。ATZ上皮同时含有硫黏蛋白和唾液黏蛋白。ATZ柱状上皮变体中的黏蛋白模式和肛管上皮中的模式相同,而与结直肠上皮中的模式并不相同。鉴于肛管组织学结构的复杂性,在其中发展的上皮肿瘤的组织病理学有所不同。它们可能是:①腺癌:包括直肠型、肛门腺型、肛肠瘘相关型和佩吉特病;②鳞状肿瘤:包括尖锐湿疣、扁平发育不良、鳞癌及其变种;③内分泌肿瘤。

(三) 肛门腺

通常肛管中肛门腺的平均为6个(3~10个)。每个腺体由分层排列的柱状上皮构成,黏液分泌细胞或杯状细胞散在分布于腺上皮层,直接开口于齿状线处的肛隐窝。

组织化学提示,肛门腺是由分泌腺泡和不分支的导管组成的简单腺体,后者是主要成分。腺泡是黏液性的,黏液细胞在衬里上皮(多细胞上皮内腺体)中以巢形式出现,或以与导管相邻的腺泡结构(上皮周围黏液腺)的形式出现。

(四)直肠肛管肌

肛门内括约肌围绕肛管的上 2/3,它是由肠壁中不自主的圆形平滑肌增厚形成的。肛门外括约肌为围绕肛管下 2/3 的随意肌(因此与肛门内括约肌重叠)。在直肠和肛管的交界处,有一个肌肉环,由肛门内、外括约肌和耻骨直肠肌融合而成,直肠指检可触及。直肠环形平滑肌向下延伸并增厚环绕于直肠末端,这一肌肉结构称为肛门内括约肌。肛门内括约肌的下缘略高于肛管外括约肌的下缘,位于齿状线下方 1.0~1.5cm。肛门内括约肌属于不随意肌。肛门外括约肌是围绕肛管的环形横纹肌,属于随意肌,按其纤维所在位置分为皮下部、浅部和深部。皮下部位于肛管下端的皮下,门内括约肌的下方;浅部位于皮下部的外侧深层,而深部又位于浅部的深面,它们之间有纤维束分隔。肛门外括约肌组成三个肌环:深部为上环,与耻骨直肠肌合并,附着于耻骨联合,收缩时将肛管向上提举;浅部为中环,附着于尾骨,收缩时向后牵拉;皮下部为下环,与肛门前皮下相连,收缩时向下牵拉。三个环同时收缩将肛管向不同方向牵拉,加强肛门括约肌的功能,使肛管紧闭。

肛管直肠环水平,部分肛提肌纤维和耻骨直肠肌纤维与直肠纵肌融合。此外,还与盆筋膜共同构成联合纵肌。联合纵肌形成后于肛门内、外括约肌间下行。部分纵形肌纤维横向穿过肛门外括约肌下部至肛周皮肤,形成肛门皱皮肌。Fine 和 Lawes 描述位于肛门内括约肌内表面的纵形肌纤维,称其为肛门黏膜下肌层,也可能来源于联合纵肌。部分肌纤维横穿肛门内括约肌并插入至肛瓣深面,称为黏膜悬韧带。另有部分肌纤维横穿肛门外括约肌,形成坐骨肛门窝横膈。在一项关于联合纵肌的解剖和功能研究中,Lunnis 和 Phillips 认为联合纵肌功能包括有助于维持肛门的形态,形成肛门内、外括约肌复合体,辅助排便时使肛门外翻,支撑肛垫,并且也是肛周感染扩散的决定性因素(图 11-5-1)。

(五)血管神经分布

由于不同的胚胎起源,齿状线上下区域分别具有独立的供应结构。齿状线作为一个重要的解剖学标志,其上下区域的血管、神经及淋巴来源均不同。

齿状线之上的动脉血液供应来自直肠上动脉(肠系膜下动脉的分支)。静脉血通过内痔丛流入直肠上静脉(至肝门静脉系统)。淋巴回流至腰椎(腹主动脉旁)淋巴结。交感神经主要包括肠系膜下丛,而副交感神经主要包括盆腔内脏神经和下腹下丛。

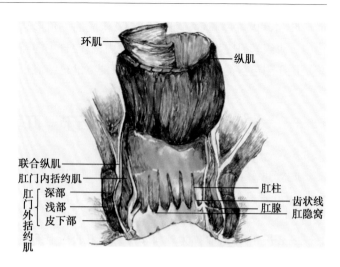

图 11-5-1 肛管解剖示意图

齿状线之下的动脉血液供应来自中部(髂内动脉分支)和直肠下动脉(来自髂内动脉的阴部动脉分支)。静脉血通过外痔丛流入直肠中静脉和直肠下静脉(至体循环)。淋巴回流至腹股沟淋巴结。阴部神经负责感觉神经支配。

运动神经支配:肛门内括约肌由交感和副交感神经共同支配,神经走行路径同直肠下段神经分布。副交感神经对肛门内括约肌有舒张作用。肛管外括约肌由阴部内神经的直肠下神经分支和 S_4 神经的会阴分支支配。阴部神经伴随阴部内动、静脉穿过坐骨大孔,跨过骶棘韧带。阴部神经位于坐骨肛门窝侧壁,发出直肠下神经,与直肠下血管一起穿过坐骨肛门窝到达肛门外括约肌。掌握阴部神经和阴部内动脉之间的毗邻关系对于术中分离及神经松解是非常重要的。31% 的个体中,来自 S_4 神经的会阴分支直接支配肛门外括约肌。

感觉神经支配:肛管感觉由阴部神经分支直肠下神经支配。肛管上皮感觉神经末梢分布非常丰富,尤其是在齿状线附近。肛缘至齿状线上 1.5cm 可感受到疼痛。肛管能够感知触摸、寒冷和压力刺激。

二、肛周解剖学

(一)盆底肌

肛提肌宽大而菲薄,占据了盆底的大部分,由 S_4 神经支配。传统上认为肛提肌由 3 块肌肉组成,分别是髂尾肌、耻尾肌和耻骨直肠肌。肛提肌起自骨盆两侧壁、斜行向下止于直肠壁下部两侧,左右联合呈向下的漏斗状,对承托盆腔脏器、帮助排粪、括约肛管有重要作用。

1. 耻骨直肠肌 耻骨直肠肌起源于耻骨联合的背面和尿生殖膈筋膜的浅层,沿直肠肛管交界向背侧延伸,紧邻直肠后方与对侧的耻骨直肠肌相连,形成一个

U 形祥,将直肠悬吊至耻骨。

2. **髂尾肌**　髂尾肌起源于坐骨棘和闭孔内肌筋膜的后部,向下、向后和向内延伸,穿入 S_4~S_5、尾骨和肛尾缝中,与肛管并无连接。

3. **耻尾肌**　耻尾肌起源于闭孔内筋膜前半部和耻骨后部,两侧肌纤维向下、向后、向中间相互交联,两侧肌纤维的连接线称为肛尾缝。部分后侧的肌纤维直接附着于尾骨尖或者 S_5。同时耻尾肌也有部分肌纤维参与联合纵肌的组成。两侧耻骨肌纤维向后,向下和向内延伸成一个椭圆形的空隙,称为肛提肌裂孔,裂孔中有下端直肠,尿道前列腺部、阴茎背静脉(男性)、阴道、尿道(女性)通过。裂孔内通过的脏器外附着盆筋膜,维持解剖位置,尤其直肠肛管交界处筋膜较为致密,称为 Hiatal 韧带(裂孔韧带)。该韧带被认为可使裂孔中通过的脏器运动与肛提肌收缩相互协调。

(二)肛管直肠周围间隙

1. 肛提肌以上的间隙

(1)骨盆直肠间隙:在直肠两侧,左右各一,位于肛提肌之上,盆腔腹膜之下。

(2)直肠后间隙:位于中上段 2/3 直肠与骶骨之间,其前界为直肠深筋膜,后界为骶骨前筋膜,两侧为直肠侧韧带。直肠后间隙上方与腹膜后间隙相延续,下方以骶直肠筋膜为界,骶直肠筋膜从 S_4 水平附着至直肠,距直肠肛管交界 3~5cm。

2. 肛提肌以下的间隙

(1)肛周间隙:肛周间隙位于肛缘周围,紧邻肛管。向外侧,它与臀部皮下脂肪组织相通,但受限于联合纵肌。向内侧,它延伸至肛管下端齿状线水平。同时肛周间隙也与括约肌肌间隙相延续。

(2)坐骨肛门窝:坐骨肛门窝呈金字塔形,尖部位于闭孔内肌筋膜的肛提肌起始部;下界是会阴部的皮肤;前界由会阴浅、深横肌和尿生殖膈下筋膜的后界组成;后界是臀部皮肤;内侧壁由肛提肌和肛门外括约肌组成;外侧壁几乎是垂直的,由闭孔内肌、坐骨和闭孔肌筋膜组成;底部(下界)是横膈膜,将坐骨肛门窝与肛周间隙隔开。

(林国乐)

推荐阅读

[1] 孙凌宇,杨冬冬　郑宏群. 各种膜解剖理论——互斥还是包容[J]. 中华胃肠外科杂志,2020,23(7):643-647.

[2] 林谋斌,刘海龙　江慧洪,等. 结直肠手术膜解剖理论体系的探索[J]. 中华胃肠外科杂志,2021,24(7):575-581.

[3] 罗斌,王康. 膜解剖理论指导下的结肠癌根治术[J]. 中华胃肠外科杂志,2021,24(7):581-586.

[4] 王杉. 从胚胎和解剖学角度认识完整结肠系膜切除术[J]. 中华结直肠疾病电子杂志,2013,2(1):6-9.

[5] 池畔,王枭杰. 左半结肠切除术的争议和基于膜解剖的脾曲游离技巧[J]. 中华结直肠疾病电子杂志,2017,6(4):284-289.

[6] BECK D E,ROBERTS P L,SACLARIDES T J,et al. 美国结直肠外科医师学会结直肠外科学(第 2 版)[M]. 马东旺,姜军,王西墨,译. 北京:北京大学医学出版社,2013:23-43.

[7] HAMER H M,JONKERS D,VENEMA,K,et al.Review article:the role of butyrate on colonic function [J]. Aliment Pharmacol Ther,2008,27(2):104-119.

[8] GIVEL J C,MORTENSEN N J,ROCHE B. 结直肠肛门疾病临床实践指南(第三版)[M]. 王天宝,王锡山,傅传刚,译. 广州:广州科技出版社,2016:25-33.

[9] TAZOE H,OTOMO Y,KAJI I,et al. Roles of short-chain fatty acids receptors,GPR41 and GPR43 on colonic functions [J]. J Physiol Pharmacol,2008,59(Suppl 2):251-262.

[10] DALLA PRIA H R F,TORRES U S,VELLONI F,et al. The mesenteric organ:new anatomical concepts and an imaging-based review on its diseases [J]. Semin Ultrasound CT MR,2019,40(6):515-532.

[11] LIANG J T,HUANG J,CHEN T C,et al. The Toldt fascia:a historic review and surgical implications in complete mesocolic excision for colon cancer[J]. Asian J Surg,2019,42(1):1-5.

[12] NESGAARD J M,STIMEC B V,SOULIE P,et al. Defining minimal clearances for adequate lymphatic resection relevant to right colectomy for cancer:a post-mortem study [J]. Surg Endosc,2018,32(9):3806-3812.

[13] 苏向前,张成海. 腹腔镜右半结肠癌 CME 根治术与策略[J]. 中华普外科手术学杂志(电子版),2017,11(2):95-98.

[14] 陈孝平,汪建平,赵继宗. 外科学[M]. 9 版. 北京:人民卫生出版社,2018.

[15] DAVID E B,STEVEN D W,JANICE F R. 结直肠肛门外科学[M]. 北京:中国科学技术出版社,2021.

[16] MURANAKA F,NAKAJIMA T,IWAYA M,et al. A comparative immunohistochemical study of anal canal epithelium in humans and swine,focusing on the anal transitional zone epithelium and the anal glands [J]. Anat Rec(Hoboken),2018,301(5):796-805.

第十二章 临床病理学

第一节 癌前病变

结直肠癌的癌前病变指被证实与结直肠癌发生密切相关的病理变化,包括普通型结直肠腺瘤、息肉病伴异型增生、广基锯齿状病变、传统锯齿状腺瘤及炎性肠病(inflammatory bowel disease,IBD)相关异型增生等。《消化系统肿瘤 WHO 分类(第 5 版)》中称为前驱病变。

目前认为,结直肠癌的发生有四条基本途径,包括经典的腺瘤—癌途径,锯齿状病变途径,IBD—异型增生—癌途径,以及 *de novo* 途径(正常结直肠黏膜未经其他病变直接发生癌),其他可能途径还有 Peutz-Jeghers 息肉、幼年性息肉等病变伴异型增生—癌途径。不同的结直肠癌发生途径对应着不同的分子通路和癌前病变(图 12-1-1)。本节重点介绍目前认识较明确的前三条途径相应的癌前病变,即普通型结直肠腺瘤、锯齿状病变和 IBD 相关性异型增生。

一、普通型结直肠腺瘤

(一)定义

普通型结直肠腺瘤是由异型增生上皮构成的良性癌前肿瘤性病变。"普通型"用于和锯齿状病变区别。

(二)发生部位

分布于整个结直肠。

(三)临床特征

大多无症状,特别是直径≤1cm 者。较大的腺瘤可出现症状,具体症状取决于息肉的大小和位置。出血最常见,尤其在左半结肠。严重出血与腺瘤大小、有无蒂

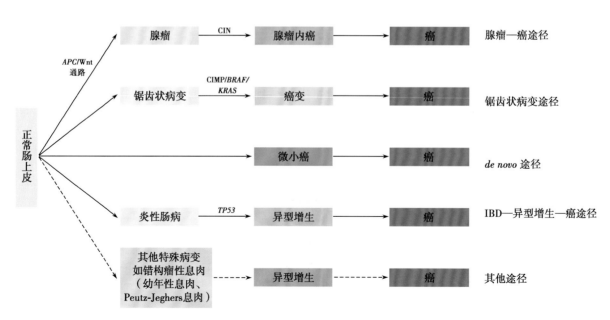

图 12-1-1 结直肠癌发生途径及相关癌前病变示意图

CIN. 染色体不稳定性;CIMP. CpG 岛甲基化表型;IBD. 炎性肠病。

和绒毛状结构等因素有关。其他症状有排便习惯改变、里急后重、大便失禁、直肠脱垂和缺铁性贫血等。腺瘤足够大时可导致肠梗阻或肠套叠。堵塞阑尾口的盲肠腺瘤可出现类似急性阑尾炎的症状。

分泌性腺瘤是绒毛状腺瘤的一种少见特殊类型,通常发生在远端结直肠。液体和富含电解质的黏液分泌过多,患者出现大量水样腹泻,导致水电解质失衡和血尿素氮升高(McKittrick-Wheelock 综合征)。腺瘤切除后这些症状均可消失。

(四)流行病学

普通型结直肠腺瘤的发病率在世界各地差异较大,是我国结肠镜切除息肉的主要部分。散发性腺瘤的高发地区与结直肠癌相同。患病率随年龄增长而增加,40~49 岁年龄组和 50~59 岁年龄组的患病率分别为 12% 和 41.3%~69%;在百岁老人中可高达 88%。男性发病率高于女性,分别为 61.6% 和 38.4%。

(五)发病机制

腺瘤—癌途径一般经历以下几个阶段。

1. **形态学改变前期**　结直肠黏膜形态学正常,其干细胞或祖细胞出现分子异常。早期事件涉及 Wnt 信号通路功能异常,常通过 APC 突变导致蛋白截断,β-联蛋白降解障碍而在核内积聚,异常调节 Wnt 信号。

2. **形态学改变早期**　出现单隐窝异型增生(单隐窝腺瘤),经过度和不均衡的隐窝分裂,发展为寡隐窝腺瘤。单隐窝腺瘤和寡隐窝腺瘤常可见于 APC 基因胚系突变引起的家族性腺瘤性息肉病(familial adenomatous polyposis, FAP)。

3. **形态学进展期**　腺瘤持续生长,体积增大;异型程度增高,出现高级别异型增生。该过程由克隆种群的选择优势、肿瘤进展相关的关键基因和信号通路的改变决定。如癌基因 KRAS 突变,激活 MAPK 信号通路导致生长失调;18 号染色体上 SMAD4 的缺失或突变,阻断转化生长因子-β(transforming growth factor-β, TGF-β)生长抑制通路;抑癌基因 PTEN 缺失或突变、癌基因 PIK3CA 和其他癌基因的突变激活,导致 PI3K 通路异常,抑制肿瘤细胞凋亡,增强其存活能力。

4. **恶变期**　少数腺瘤获得侵袭和转移能力。TP53 基因改变多为热点突变,使 p53 蛋白功能出现异常,导致细胞在发生 DNA 损伤和应激时,不能通过 BAX 和其他蛋白诱导凋亡,或不能通过 p21 使细胞周期停滞,从而存活,获得永生能力,即癌变。

(六)大体特征

根据大体生长方式,腺瘤可分为息肉(polyploid growth, PG)型和非息肉(non-polypoid growth, NPG)型。对应结肠浅表性病变的巴黎内镜分类,PG 型包括有蒂型(0-Ⅰp)、亚蒂型(0-Ⅰsp)和无蒂型(0-Ⅰs,隆起高度 >2 倍正常黏膜层厚度);NPG 型则包括表面隆起型(0-Ⅱa)、表面平坦型(0-Ⅱb)和表面凹陷型(0-Ⅱc)。此外,直径 >1cm 的水平方向浅表性生长的大肠肿瘤称为侧向发育型肿瘤(laterally spreading tumor, LST)。LST 根据表面形态又可分为颗粒型(包括颗粒均一型和结节混合型)和非颗粒型(包括平坦隆起型和假凹陷型)(图 12-1-2)。

NPG 型腺瘤在体积较小时就可出现高级别异型增生,尤其是表面凹陷型,可快速进展为深部浸润性癌。日本的一项关于结直肠腺瘤和早期结直肠癌的大型结肠镜研究中,NPG 型腺瘤发生比例为 44.5%;在直径 <1cm 的腺瘤中,黏膜内及黏膜下浸润癌的发生率分别为 NPG 表面凹陷型 40.9%,NPG 表面平坦型 0.2%,PG 型 1.3%。在 LST 中,黏膜下癌发生比例最高的为假凹陷型,其次为结节混合型,颗粒均一型和平坦隆起型较低。

不同组织学亚型的腺瘤具有不同的大体特征。典型的管状腺瘤表现为球形、有蒂或无蒂的病变(图 12-1-3),其表面被相互连通的裂隙分成小叶,提示恶变的特征有中央凹陷、溃疡或质地变硬。绒毛状腺瘤的表面常凹凸不平,伴明显的乳头状叶片,大体一般呈粗短蒂型或无蒂型(图 12-1-4),也可见扁平地毯样形。腺瘤的大小与组织学类型相关,直径 <1cm 的腺瘤中,91% 为管状腺瘤,2% 为绒毛状腺瘤;当直径 >2cm 时,绒毛状腺瘤占比达 12%。管状绒毛状腺瘤常比管状腺瘤大,平均直径为 1.9cm。

(七)组织学

普通型结直肠腺瘤具有增殖失调和缺乏表面成熟的能力两个基本生物学特征。增殖失调的组织学表现是位于正常隐窝基底部的增殖带上移,有丝分裂象及病理性核分裂象可分布于整个腺体,凋亡小体出现在隐窝基底部。腺瘤上皮细胞的分化成熟异常表现为腺瘤性上皮所含的嗜碱性不完全分化的杯状细胞和吸收细胞可均一分布在腺腔表面至整个肠隐窝,这与正常隐窝中细胞表面成熟的渐进分化模式形成不同,在正常情况下随着细胞上移向腔面分化成熟,细胞获得更多的嗜酸性胞质,核质比也进一步降低。

根据绒毛状结构的比例可将普通型腺瘤分为三个亚型。①管状腺瘤(图 12-1-5A、图 12-1-5B):绒毛状结构占比 <25%,异型增生上皮呈腺管状,长度不一,腺体密度增加;②绒毛状腺瘤(图 12-1-5C、图 12-1-5D):绒毛状结构占比 >75%,总体生长方式为纤细的指状突起或

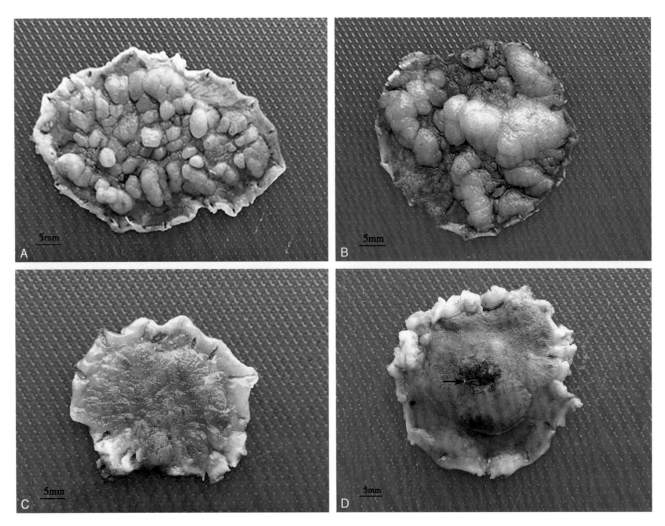

图 12-1-2　侧向发育型肿瘤大体分型

A. 颗粒均一型,此例组织学为管状腺瘤,低级别异型增生;B. 结节混合型,此例组织学为管状腺瘤,局部高级别异型增生;C. 平坦隆起型,此例组织学为管状腺瘤,低级别异型增生;D. 假凹陷型,白色箭头指示病变表面的浅凹陷,此例组织学为管状腺瘤癌变,伴黏膜下浸润。

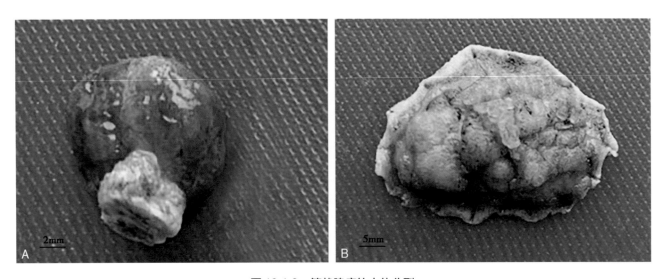

图 12-1-3　管状腺瘤的大体分型

A. 0-Ip 型,有蒂息肉,头部呈球形;B. 0-Is 型,无蒂息肉。

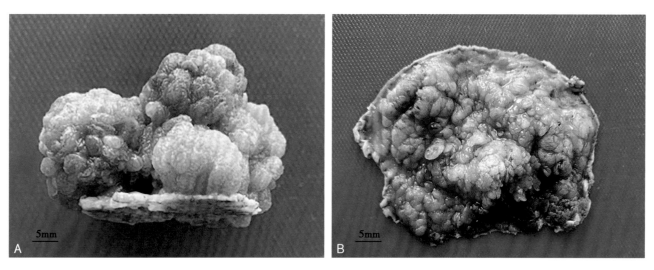

图 12-1-4 绒毛状腺瘤的大体分型

A. 0-Ⅰsp 型,亚蒂息肉,表面分叶状;B. 0-Ⅰs 型,无蒂息肉,呈扁平隆起。

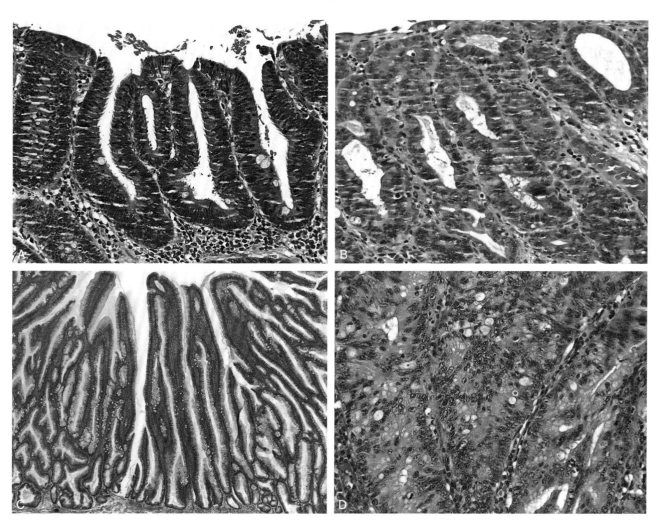

图 12-1-5 管状腺瘤和绒毛状腺瘤的组织学图像

A. 管状腺瘤,低级别异型增生(100×);B. 管状腺瘤,高级别异型增生(200×);C. 绒毛状腺瘤,低级别异型增生(40×);D. 绒毛状腺瘤,高级别异型增生(200×)。

绒毛垂直从黏膜肌层发出直达腺瘤顶端,绒毛的长度至少是正常结直肠黏膜厚度的 2 倍;③管状绒毛状腺瘤:绒毛状结构占比 25%~75%。

根据细胞和结构的异型程度,将普通型腺瘤分为低级别异型增生(low grade dysplasia,LGD)/低级别上皮内瘤变(low-grade intraepithelial neoplasia,LGIN)和高级别异型增生(high grade dysplasia,HGD)/高级别上皮内瘤变(high-grade intraepithelial neoplasia,HGIN)两级。对应过去的三级法,LGD/LGIN 包括轻度和中度异型增生,HGD/HGIN 包括重度异型增生和原位癌。

LGD(图 12-1-5A、图 12-1-5C)的特征是假复层异型上皮,与邻近的正常黏膜上皮有截然的边界,没有复杂腺管结构,细胞极性保留,细胞核拉长呈笔杆状,垂直于基底膜,一般不超过上皮高度的一半。HGD(图 12-1-5B、图 12-1-5D)的特征是肿瘤细胞核极性丧失,核变圆,呈空泡状,核仁明显,核质比增高,可伴多形性;结构上可见腺体融合、复杂筛状、微乳头状芽进入管腔或管腔内坏死;但肿瘤细胞仍局限在基底膜内,无间质浸润。

普通型腺瘤的基本组织学诊断标准为:①上皮有异型增生(低级别/高级别);②组织学结构为管状/管状绒毛状/绒毛状;③缺乏真正的浸润。

普通型腺瘤中会出现一些特殊的细胞类型和改变,如神经内分泌细胞增生、鳞状分化(鳞状桑葚胚)、透明细胞等,大多无已知的临床意义,但组织学上需与浸润性癌相鉴别。2.5%~3.5% 的普通型腺瘤会出现肿瘤性上皮错位/迷入黏膜下层,多发生于乙状结肠的较大有蒂腺瘤。蒂部的反复扭转会导致腺瘤出血、炎症和溃疡,使腺瘤上皮通过黏膜肌层迷入黏膜下层,呈假浸润。

(八)预后和预测

大多数普通型腺瘤不会继续经由腺瘤—癌顺序进展,故人群中腺瘤发病率高于结直肠癌。但腺瘤的数量越多,体积越大,绒毛状结构比例越高,高级别范围越广,发展成癌的概率越大。

为制定合适的随访策略,国际人口筛查比较计划依据人群结肠镜基线检查结果和监测过程中发展为进展期肿瘤的可能性,将患者分为两大风险组:①低危组,检出 1~2 个直径 <1cm 的管状腺瘤;②高危组,检出进展期腺瘤,或腺瘤数量 >3 个。进展期腺瘤的定义为满足以下任一特征的腺瘤:①直径 >1cm;②存在绒毛结构;③存在高级别上皮内瘤变或黏膜内癌。进展期腺瘤的切除对大肠癌的预防作用最大,是人群筛查的目的。进展期腺瘤的检出与同时性或异时性多发腺瘤的发生风险也高度相关,需缩短随访间期。

二、结直肠锯齿状病变和息肉

(一)定义

结直肠锯齿状病变和息肉是以上皮锯齿状结构为特征的一组结直肠病变和息肉,根据组织学形态和分子特征,分为增生性息肉(hyperplastic polyp,HP)[包括微泡型增生性息肉(microvesicular type hyperplastic polyp,MVHP)和富于杯状细胞型增生性息肉(goblet cell-rich type hyperplastic polyp,GCHP)]、广基锯齿状病变(sessile serrated lesion,SSL)、广基锯齿状病变伴异型增生(sessile serrated lesion with dysplasia,SSLD)、传统锯齿状腺瘤(traditional serrated adenoma,TSA)和未分类锯齿状腺瘤等亚型。

(二)发生部位

HP 和 TSA 多发生在远端结直肠,70%~80% 的 SSL 发生在近端结肠,尤其是广基锯齿状病变伴异型增生。

(三)临床特征

锯齿状病变和息肉多无症状,在内镜检查时偶然发现。大多呈无蒂息肉,很少引起出血,因此粪便隐血试验不是其有效的筛查方法。

(四)流行病学

在接受结直肠镜筛查的患者中,锯齿状息肉占检出息肉的 30%~40%,其中最常见的是远端 HP;SSL 和 TSA 的检出率分别是 2%~8%、0.1%~0.7%。值得注意的是,约 50% 的 SSL 患者同时合并普通型腺瘤。锯齿状病变和息肉发病率随年龄增长而增高,无明显性别差异。

(五)发病机制

高达 30% 的结直肠癌通过锯齿状病变途径发生。其中 SSL 和 TSA 被认为是癌前病变。锯齿状病变途径是遗传学(如 BRAF 突变、KRAS 突变)和表观遗传学(如 CpG 岛甲基化表型)的改变,共同推动正常肠黏膜发生息肉,出现异型增生,最后向结直肠癌发展的恶性转化过程。

HP,尤其是近端结肠的 MVHP,是 SSL 的前驱病变。MVHP 和 SSL 起始于 BRAF 的激活突变。SSL 的多个 CpG 岛广泛甲基化即 CpG 岛甲基化表型(CpG island methylator phenotype,CIMP)促进异型增生的出现,并发展为癌。其 MLH1 启动子甲基化,发生在约 75% 的 SSLD,表现为错配修复缺陷(mismatch repair deficient, dMMR）。其余错配修复完整的 SSLD 多与 *TP53* 基因突变相关。

TSA 可由 GCHP 和部分 MVHP 发展而来，有三条分子途径：①*BRAF* 突变和高水平 CIMP，多发于右半结肠；②*KRAS* 突变和低水平 CIMP，多发于左半结肠；③*BRAF* 和 *KRAS* 野生型，由未知的分子事件引起。TSA 还有高频的 *RSPO* 基因家族融合和 *RNF43* 突变，使 Wnt 信号转导增强及 CIMP 发生。

（六）大体及组织学特征

1. 增生性息肉 HP 常为多发的直径 <5mm 的扁平小息肉，一般边界清（图 12-1-6A），但近端结肠 HP 边界多不清。HP 隐窝浅表上皮呈锯齿状，隐窝基底呈漏斗状狭窄，隐窝间隔均匀，增殖局限于隐窝基底部。细胞分化成熟，无异型性。HP 分为 MVHP 和 GCHP 两种类型，曾有的第三种类型少黏液型增生性息肉已在《消化系统肿瘤 WHO 分类（第 5 版）》中删除。MVHP 由微泡上皮细胞（细胞质丰富，含有细小的顶端空泡）和数量不等的杯状细胞组成，锯齿状改变明显且局限于隐窝的上 2/3，隐窝横切面腺腔呈星芒状（图 12-1-6B、图 12-1-6C）。GCHP 主要由杯状细胞构成，隐窝较周围正常腺体更高、更宽，偶尔会出现分支或扭曲。表面上皮锯齿状改变轻微，隐窝横切面腺腔星形结构不明显（图 12-1-6D）。此两种 HP 亚型的临床意义尚未明确。

2. 广基锯齿状病变 SSL 曾称广基锯齿状腺瘤/息肉（Sessile Serrated Adenoma/Polyp，SSA/P）。SSL 内镜下呈苍白、边界模糊的广基扁平病变（图 12-1-7A），表面常覆黏液，直径 >5mm。SSL 结构上与 MVHP 类似，呈锯齿状，具有特征性的隐窝结构（图 12-1-7B、图 12-1-7C），定义为至少具有以下一个组织学特征：①隐窝沿黏膜肌层水平生长，呈 L 形或倒 T 形；②基底部（隐窝下 1/3）扩张；③锯齿状结构延伸至隐窝基底部；④不对称性增殖。现认为存在 ≥1 个明确的结构扭曲的锯齿状隐窝即可诊断 SSL。锯齿状隐窝可穿透黏膜肌层迷入黏膜下层，通常与黏膜下脂肪瘤或淋巴复合体相关，而非肿瘤浸润。SSL 和 MVHP 还可出现不寻常的间质增生，类似神经束膜细胞，可能是邻近锯齿状上皮相关的反应性改变，而非真正的间质肿瘤，无临床意义（图 12-1-7）。

3. 广基锯齿状病变伴异型增生 异型增生是部分 SSL 进展为癌过程中的一个短暂步骤。异型增生成分与 SSL 成分通常界限分明（图 12-1-8A），并比普通型腺瘤更具异质性。结构变化包括绒毛状结构，隐窝拉长，隐窝拥挤伴复杂分支、筛状、与背景 SSL 相比腔缘锯齿增多或减少等。肠型（腺瘤样）异型增生的形态类似普通型腺瘤中的异型增生；锯齿状异型增生的腺体保留锯齿状结构，圆形不典型核、核仁明显、核分裂象易见、胞质嗜酸性；微偏型异型增生与周围 SSL 相比，形态改变较轻微，锯齿状结构通常减少，细胞可具有高黏液性，或轻

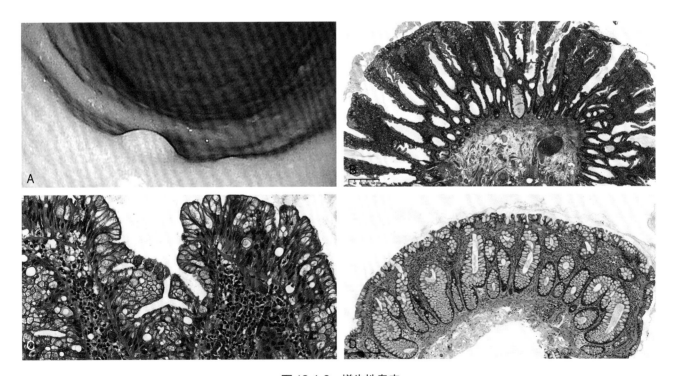

图 12-1-6 增生性息肉

A. 内镜下呈无蒂扁平隆起，边界清，直径 <5mm；B. 微泡型增生性息肉，隐窝拉长笔直，基底部狭窄，隐窝上 2/3 的锯齿状结构明显；C. 微泡型增生性息肉的表面上皮呈典型的锯齿状结构，由微泡上皮细胞和杯状细胞构成；D. 富含杯状细胞的增生性息肉，隐窝增宽增高，杯状细胞数量多，表面上皮轻微锯齿状结构。

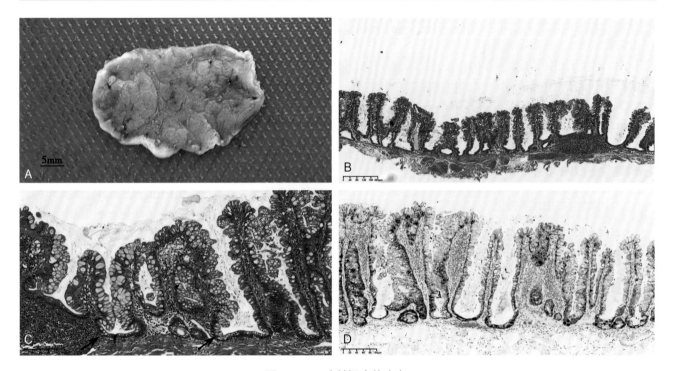

图 12-1-7　广基锯齿状病变

A. 大体呈广基扁平病变,为侧向发育型肿瘤(平坦隆起型);B. 隐窝沿黏膜肌水平生长,隐窝基底部扩张;C. 隐窝呈倒 T 或 L 形(箭头所示),锯齿状结构延伸至隐窝基底部;D. 免疫组织化学染色 BRAF(VE1)显示胞质阳性。

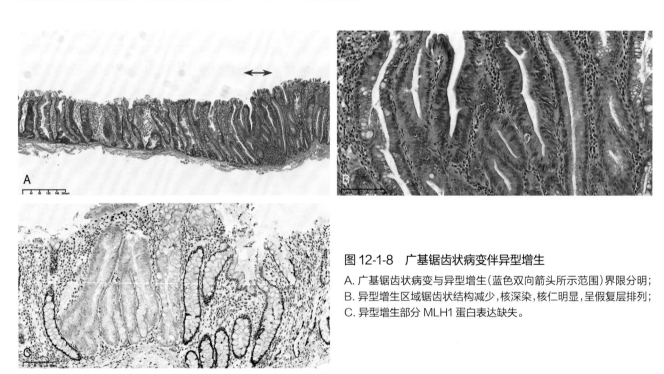

图 12-1-8　广基锯齿状病变伴异型增生

A. 广基锯齿状病变与异型增生(蓝色双向箭头所示范围)界限分明;
B. 异型增生区域锯齿状结构减少,核深染,核仁明显,呈假复层排列;
C. 异型增生部分 MLH1 蛋白表达缺失。

度嗜酸性;非特殊型异型增生形态上出现细胞和结构的异型,但无法归类于上述三种的异型增生(图 12-1-8B)。部分 SSLD 的异型增生成分会出现 MLH1 蛋白表达缺失,可帮助辨识(图 12-1-8C)。

4. 传统锯齿状腺瘤　TSA 一般病灶较大,直径常 >10mm,呈绒毛状外观,多数有宽蒂,但近端结肠 TSA 较为扁平(图 12-1-9A)。TSA 具有两个最显著的组织学特

征(图 12-1-9B、图 12-1-9C):①裂隙状锯齿结构(类似正常小肠黏膜中的狭窄裂隙);②高柱状上皮细胞,伴丰富的嗜酸性细胞质和笔杆状细胞核。除此之外,TSA 常见异位隐窝(ectopic crypt formation,ECF),指隐窝不再锚定于黏膜肌,而是沿着 TSA 突起的绒毛侧面分布(图 12-1-9D)。ECF 最初认为是 TSA 独有的,后发现在 HP 或 SSL 中也可发生。约 50% 的 TSA 邻近可见其他

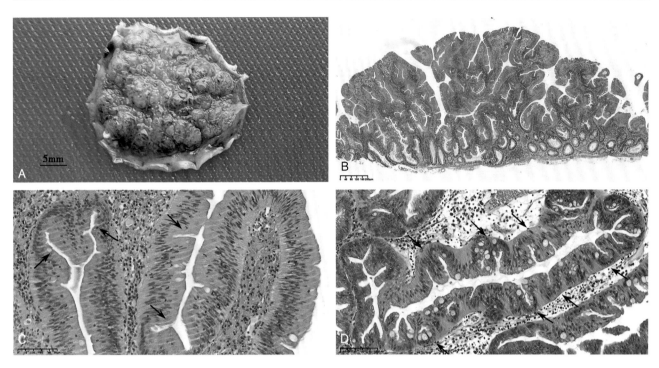

图 12-1-9　传统锯齿状腺瘤

A. 扁平型 TSA，大体 0-Ⅰs+Ⅱa，呈绒毛状；B. 低倍镜下呈指状或绒毛状突起；C. 细胞具有嗜酸性胞质，笔杆状细胞核；裂隙状的锯齿结构（箭头所示）；D. 肠上皮隐窝沿着腺管侧面分布形成异位隐窝（箭头所示）。

锯齿状病变，如 MVHP、GCHP 或 SSL。TSA 有恶性潜能，可进展出现异型增生。目前对 TSA 伴异型增生这类病例尚无明确的监测指南。

5. 未分类锯齿状腺瘤　有些具有锯齿状结构异型的息肉难以归类为以上的锯齿状病变类型。未分类锯齿状腺瘤包括了近年文献报道的锯齿状管状绒毛状腺瘤（serrated tubulovillous adenoma，STVA）、富于黏液/杯状细胞型 TSA（mucin-rich/goblet cell-rich traditional serrated adenoma，MrTSA）、浅表锯齿状腺瘤（superficially serrated adenoma，SuSA）等。并认为 MrTSA 可能是 *BRAF* 突变、微卫星稳定（microsatellite stable，MSS）结直肠癌的癌前病变，而 STVA 和 SuSA 可能是 *KRAS* 突变、MSS 结直肠癌的癌前病变。

（七）预后和预测

HP 没有明显的恶性潜能，推荐间隔 5~10 年进行肠镜复查。SSL、TSA 和直径 >1.0cm 的锯齿状息肉会增加患异时性大体积锯齿状息肉的风险，后者会增加患结直肠癌的风险，应缩短随访时间间隔。

三、结直肠炎性肠病相关性异型增生

（一）定义

结直肠炎症肠病相关性异型增生是指与 IBD 相关的一种局限于基底膜内肠上皮的明确肿瘤性病变。

（二）发生部位

溃疡性结肠炎（ulcerative colitis，UC）的异型增生多发生在左半结肠，直肠与乙状结肠占 44%~72%，与 UC 的好发部位一致。克罗恩病（Crohn disease，CD）的异型增生较均匀分布于结肠全长，超过 80% 的病例附近可见癌。

（三）流行病学

IBD 相关性结直肠癌是 IBD 最严重的并发症之一，尤其在 UC 中。UC 相关性结直肠癌的发病率是散发性结直肠癌的 4~10 倍，平均发病年龄早于后者 20 年。长期 UC 的结直肠癌总体发病率为 0.85%，UC 确诊后 10 年、20 年、30 年的结直肠癌发病率分别为 0.02%、4.81%、13.91%。

UC 患者发生异型增生和/或结直肠癌的危险因素包括累及范围广、发病年龄早、病程长、并发原发性硬化性胆管炎、结直肠癌家族史、内镜下和组织学炎症严重。此外，出现肠阻塞或病程长且未切除病变肠段的患者也应引起重视。在对 IBD 伴结肠狭窄的手术标本研究中，发现 LGD、HGD 和结直肠癌的比例，在 UC 或 IC（Indeterminate Colitis，未分类型结肠炎）患者中分别为 2%、2% 和 5%，在 CD 患者中分别为 1%、0.4% 和 0.8%。

（四）发病机制

IBD 相关的癌变遵循"炎症—异型增生—癌"途径，被认为是由结肠内持续的炎症，以及遗传、免疫、感染和其他环境因素等综合导致的。反复的黏膜炎症是 IBD 肠道肿瘤形成的主要诱因。炎性微环境可通过增加氧化应激导致直接的 DNA 损伤，激活上皮细胞的存活和抗凋亡途径，促进肿瘤细胞持续生长、迁移和侵袭，刺激新血管生成。通过产生致突变的 DNA 加合物（加速细胞衰老）和增加免疫反应，进一步促进组织损伤，从而参与肿瘤的发生、发展。IBD 中的肠道菌群也可产生反应性代谢物和致癌物。由于氧化 DNA 损伤和上皮细胞更新加快，导致端粒缩短而产生非整倍体。应答促炎性细胞因子的胞苷脱氨酶诱导的突变酶激活可诱导 TP53 基因突变，后者发生在 60%~89% 的 IBD 相关性结直肠癌中。与腺瘤—癌途径不同，在此途径中 TP53 基因突变发生的时间较早，多是起始突变，甚至可能在组织学上可观察到异型增生之前。炎症还可促进表观 DNA 修饰，从而破坏关键的稳态基因功能，包括 DNA 修复过程。抑癌基因和 DNA 错配修复基因启动子区域的高甲基化是基因沉默的一种表观遗传学机制，有助于肿瘤的发生，并可能是此途径发生的第一步。部分 IBD 相关性结直肠癌有较高的肿瘤突变负荷，多和 dMMR 相关，偶尔与 POLE DNA 聚合酶的校对功能缺陷相关。与散发性结直肠癌相比，IBD 相关性结直肠癌的 MYC 扩增更多，APC 和 KRAS 突变较少。

（五）大体特征

无明显特征性改变，部分病变肉眼识别困难。需要内镜多部位取材评估 IBD 中异型增生的存在。内镜下异型增生病灶可分为不可见病变（即在内镜无明显病变的情况下，通过非靶向活检，组织病理学诊断为异型增生）和可见病变（即内镜检查中可发现的异型增生病变）。可见病变表现多样，包括息肉型（有蒂型和无蒂型）和非息肉型（表面隆起型、表面平坦型和表面凹陷型）。内镜下高级别异型增生多发现于直肠和乙状结肠，病灶多发红，呈表面平坦型或表面隆起型。

（六）组织学

Riddell 分级系统将 IBD 相关性异型增生分类为无异型增生、不确定性异型增生、异型增生（低级别和高级别）。异型增生为明确的肠上皮肿瘤性改变，不仅是癌前病变，也可伴有更深层组织的直接浸润。不确定性异型增生指组织学上难以鉴别是真正的肿瘤性异型增生，还是活动性炎引起的反应性改变，需在治疗活动性炎

病变（3~6 个月）后进行复查。表面成熟是区分有无异型增生的重要组织学改变，表现为隐窝基底部细胞核拥挤深染，向着隐窝表面方向，细胞核间距增大，染色变浅，胞质增多，核质比变小。表面成熟缺乏提示有异型增生。

异型增生形态学上包括结构和细胞的改变（图 12-1-10）。结构改变包括腺体拥挤，背靠背的生长模式，绒毛状结构、腺体不规则及融合。细胞改变包括细胞核增大深染，拥挤复层，多形性，核仁增大，核分裂象增多，核质比高，极性消失。胞质多呈嗜碱性，杯状细胞黏蛋白减少，无表面成熟。

根据异型增生结构和细胞的异常程度，IBD 相关性异型增生的分级同普通型腺瘤，分为低级别和高级别异型增生。LGD 边界清楚，缺乏表面成熟，腺体形态可类似腺瘤，细胞核呈长杆状，主要位于上皮下半部。HGD 隐窝结构异常更显著，可呈筛状；上皮细胞排列完全失去极向，细胞层次更多，占据上皮全层；细胞核大、多形性，以圆形或卵圆形为主，核仁明显。免疫组织化学染色标记，如 p53 蛋白在细胞核弥漫表达、细胞角蛋白 CK7 弥漫强表达等，可帮助诊断异型增生。

IBD 除了常见的肠型（普通型）异型增生，还有以下几种特殊亚型的异型增生，包括高黏液性异型增生、杯状细胞缺乏型异型增生、隐窝细胞异型增生或终末上皮分化型异型增生、异型增生伴潘氏细胞分化、异型增生伴幽门腺分化、广基锯齿状病变样异型增生、传统锯齿状腺瘤样异型增生、锯齿状异型增生、非特殊类型等。IBD 相关性异型增生特殊亚型有各自的临床病理学、分子及临床危险性特征。其中异型增生伴潘氏细胞分化最常见，占特殊亚型的 51%，占所有 IBD 相关性异型增生的 13%。异型增生伴潘氏细胞分化和广基锯齿状病变样异型增生多发生在右半结肠。杯状细胞缺乏型异型增生在左、右半结肠发生率相当，而高黏液性异型增生、隐窝细胞异型增生和传统锯齿状腺瘤样异型增生则多发生在左半结肠。高黏液性异型增生和隐窝细胞异型增生合并原发性硬化性胆管炎的比例较高（29%~43%）。与普通型异型增生相比，高黏液性异型增生、隐窝细胞异型增生和杯状细胞缺乏型异型增生发生 HGD 或结直肠癌的危险度更高，具有普通型 HGD 的分子改变特征（如非整倍体和/或 KRAS 突变）。

（七）预后和预测

目前认为异型增生是预测 IBD 患者结直肠癌发生风险最重要的因素。75%~90% 的 IBD 相关性结直肠癌患者有异型增生的病史。另外，并非所有的 LGD 患者在发展成结直肠癌之前都会经过一个可观察到的 HGD 阶段。

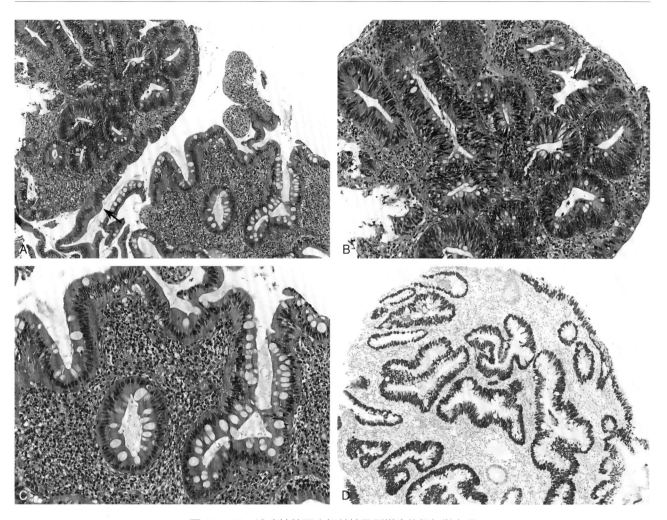

图 12-1-10　溃疡性结肠炎相关性异型增生的组织学表现

A. 溃疡性结肠炎相关性异型增生位于左上部,与右下部炎性反应性改变有清晰的边界(箭头处)(100×);B. 溃疡性结肠炎低级别异型增生,细胞核拥挤深染,呈笔杆状,极性存在(100×);C. 溃疡性结肠炎炎性反应性改变,胞质丰富、嗜酸性,细胞核略拥挤,杯状细胞略减少(200×);D. 溃疡性结肠炎低级别异型增生区域 p53 蛋白核弥漫强表达(100×)。

　　IBD 相关性异型增生的治疗要根据其自然进程和生长模式。与息肉样病变相比,非息肉型/不可见病变不完全切除的进展风险更高,LGD 向 HGD 或结直肠癌的进展率和复发率也更高。如果 LGD 或 HGD 的病变在内镜下可辨识,能完整切除,病变切缘阴性及随机活检无异型增生,则患者可进行监测。如果随机活检组织中出现 LGD,则至少每 3~6 个月进行一次监测;若在内镜活检过程中随机发现多灶 LGD,或随访过程中反复发现 LGD,则建议行结肠切除术。若在随机活检中检测到 HGD 时,经内镜及病理专科医师进行复诊,没有发现可切除的病灶,则需要进行结肠切除术。

(许晶虹　杨琦　姜珊珊　陶思琪)

第二节　肿瘤发生部位

　　根据发生部位,结直肠癌分为右半结肠/近端结肠(包括盲肠、升结肠和横结肠)癌、左半结肠/远端结肠(结肠左曲至乙状结肠)癌和直肠癌。但横结肠和直肠的左右侧划分目前仍存在争议。根据胚胎起源,横结肠近端 2/3 属于右半结肠,起源于中肠,而横结肠远端 1/3 以及直肠属于左半结肠,起源于后肠。中肠、后肠的不同起源导致其在胚胎发育的细胞迁移、分化过程中呈现不同的基因表达模式,是左、右半结直肠癌差异的生物学基础。其中直肠癌虽然在基因组学层面与左半结肠无法区分,但在解剖学、流行病学和外科治疗上有别于结肠癌。

　　左半结肠癌和直肠癌的发病率较右半结肠癌高,但呈现降低趋势,而右半结肠癌的发病率逐年升高。我国从 1980 年起就已发现结直肠癌发病位置移向近端,即肿瘤部位右移,直肠癌的比例从20世纪80年代的71.2%下降至20世纪90年代的66.7%,同时期升结肠癌及横结肠癌的比例则持续上升,从10.9%上升至15.2%。目前这种发病率变化原因不明,可能与结肠癌内镜诊断水平提高以及病因学变化有关。

在临床上,右半结肠癌好发于女性,其癌前病变常具有扁平的大体特征(如广基锯齿状病变),内镜检出率低;进展期大体多呈隆起型或溃疡型肿块,突向肠腔生长,但因右半结肠具有肠壁薄、易扩张的特点,一般症状隐匿,以贫血等全身症状为主,诊断偏晚,晚期预后较差。左半结直肠癌的癌前病变多为PG,内镜检出率高;进展期大体多为环绕结直肠管腔的浸润型或缩窄型病变,常较早引起粪便性状、排便习惯改变,或出现腹痛等梗阻症状,诊断分期早于右半结肠癌。在组织病理学上,黏液腺癌、印戒细胞癌及低分化腺癌等不良组织学类型更多见于右半结肠癌。两者转移模式也有区别,右半结肠癌淋巴结转移常为跳跃式,远处转移多为网膜、腹膜转移,而左半结直肠癌淋巴结转移多为三站淋巴结的序贯转移,远处转移靶器官更多见于肝、肺。

左、右半结直肠癌在遗传学、表观遗传学、转录组学和蛋白组学水平上各有特征。右半结肠癌的发生多通过微卫星不稳定性(microsatellite instability,MSI)途径,与遗传性非息肉病性结直肠癌相关;左半结直肠癌的发生多通过染色体不稳定性途径,富集 KRAS、PIK3CA 等突变和 EGFR、HER2 扩增,与 FAP 相关。共识分子亚型1(consensus molecular subtypes,CMS1)(MSI 免疫型)和CMS3(代谢型)在右半结肠癌中占比较高,而 CMS2(经典型)和 CMS4(间质型)在左半结直肠癌中占比较高。分子特征的偏侧性是左、右半结直肠癌生物学行为、化疗靶向药物疗效和生存预后差异的根本原因。

左、右半结直肠癌在胚胎发生、解剖生理、流行病

学、组织病理、分子生物学及治疗预后等方面的差异总结见表12-2-1。

表 12-2-1　左、右半结直肠癌差异总结表

项目	右半结肠(癌)	左半结直肠(癌)
胚胎起源	中肠,与空肠、回肠同源	后肠,与膀胱、尿道同源
解剖特点	肠腔大而薄,易扩张;由肠系膜上动脉供血,经肠系膜上静脉回流	肠腔较小;由肠系膜下动脉供血,经肠系膜下静脉回流,直肠下静脉可直接回流入下腔静脉
生理特点	水电解质吸收功能;pH=5.5,胆盐及胆汁酸浓度较高,富含产乙酸菌及硫还原菌	分泌肠液润滑固体粪便;pH=6.5,胆盐及胆汁酸浓度较低,富含产甲烷菌及硫还原菌
好发人群(散发性肠癌)	老年女性	男性多,平均年龄较右半结肠癌患者小
临床症状	全身症状为主	梗阻症状为主
首诊分期	较晚	较早
好发转移部位	腹膜、淋巴结	肝、肺
肿瘤生长方式	以外生性生长为主	以浸润性生长为主
优势组织学类型	黏液腺癌、髓样癌	管状腺癌
相关遗传综合征	林奇综合征	家族性腺瘤性息肉病
预后	Ⅰ、Ⅱ期预后较左半结肠癌好	Ⅲ、Ⅳ期预后较右半结肠癌好
分子表型	错配修复缺陷/高微卫星不稳定性/CpG 岛甲基化表型	染色体不稳定性
靶向药物优选	血管内皮生长因子抑制剂	表皮生长因子受体抑制剂

(许晶虹　杨琦)

第三节　大体病理

根据《消化系统肿瘤 WHO 分类(第 5 版)》,结直肠癌的定义是结直肠黏膜上皮来源、具有恶性形态学特征的细胞和/或结构穿透黏膜肌层进入黏膜下层。当具有恶性特征的黏膜病变局限于黏膜内时,推荐使用高级别上皮内瘤变或黏膜内瘤变(黏膜内癌)的诊断术语。这一类的病变,临床上不同的医师对此的理解不同,可能会采取不同的治疗。在实际工作中,部分医师可能会采取比较激进的治疗方式。但需要注意的是,这一类病变在切除干净后并无转移风险,因此建议临床加以区分,避免过度治疗。

较小的癌灶(直径 1~2cm)在大体上可表现为红色颗粒状、盘状或息肉状,不同程度地隆起于黏膜表面,肉眼外观与腺瘤十分相似。此时,肿瘤组织可由癌、腺瘤及增生的间质纤维结缔组织共同组成,三者的比例决定了肿瘤的颜色、质地;当癌组织逐渐取代腺瘤时,肿瘤的质地逐渐变硬,颜色渐苍白。

结直肠癌可表现为多种大体类型,并且这些类型可以合并存在。

1. **隆起型** 表现为肿瘤的主体向肠腔内突出,表面常发生坏死或溃疡。巨大的隆起型肿块常发生于回盲部或升结肠等部位,占据大部分管腔,但发生在盲肠等较为宽阔部位的隆起型肿块在临床上也可不出现梗阻症状。

2. **溃疡型** 表现为肿瘤浸润肠壁形成深达或贯穿肌层的溃疡,溃疡周边可与周围黏膜平齐,或略高于周围正常黏膜。根据溃疡的外观及生长情况,可进一步分为局限溃疡型和浸润溃疡型两个类型。肿瘤外观似火山口,中央坏死形成深溃疡,溃疡周边隆起呈环堤状,称为局限溃疡型;溃疡底大,向肠壁深层浸润性生长,与周围组织界限不清,溃疡周边斜坡状隆起,称为浸润溃疡

型。通常溃疡型肿块临床上较少出现梗阻症状,透壁肿瘤的溃疡,或伴有中央坏死时,可能会造成肠穿孔或腹膜炎。

3. **浸润型** 肿瘤常绕肠壁一周,表面不形成结节状肿物,在切面上可以观察到肿瘤向肠壁各层弥漫浸润,使局部肠壁增厚导致管腔狭窄,引起肠道梗阻。

大部分结直肠癌的大体肉眼观常表现为均质的白色/灰白色肿块,伴有较多黏液成分时(如组织学类型为黏液腺癌等),在大体上肿瘤常呈半透明状,可伴有明显的黏液感。

(盛伟琪 翁微微)

第四节 组织学类型

2019 年出版的《消化系统肿瘤 WHO 分类(第 5 版)》对于结直肠上皮源性肿瘤的分类如下(表 12-4-1)。

表 12-4-1 结直肠癌 WHO 组织学分类

腺癌,非特指类型	低黏附性癌
特殊类型腺癌	印戒细胞癌
锯齿状腺癌	髓样癌
腺瘤样腺癌	腺鳞癌
微乳头状癌	未分化癌
黏液腺癌	伴肉瘤样成分的癌

绝大部分(超过 90%)的结直肠癌为腺癌,镜下可见不同程度的腺管分化。分化好的癌细胞多呈高柱状结构,异型性较低,形态上类似于正常的结直肠上皮细胞;而分化差的癌细胞则为低柱状、立方状、多边形或不规则形态,胞质较少,核质比增高,异型性明显,核分裂象易见。

结直肠腺癌,非特指类型(not otherwise specified,NOS)是最为常见的组织学亚型(约占 80%)。根据 2017 版美国病理学家协会指南推荐,结直肠腺癌,NOS 根据肿瘤组织的腺管形成比例可分为四级,与结直肠腺癌的组织学分型中的高、中、低和未分化相对应(表 12-4-2)。《消化系统肿瘤 WHO 分类(第 5 版)》则将结直肠腺癌,NOS 分为低级别(高-中分化)和高级别(低分化)两类。肿瘤内部可存在异质性,进行组织学分级时,应以组织学分化较差的区域为准。不推荐根据肿瘤浸润前沿的组织学形态进行组织学分级,以免受到如肿瘤出芽等因素的影响。但如果观察到肿瘤出芽,提示预后较差。

除此之外,目前已经发现一些具有特殊形态的结直

表 12-4-2 结直肠癌组织学分级与组织学分型的关系

分级	组织学分型	腺管形成
1 级	高分化腺癌	>95%
2 级	中分化腺癌	50%~95%
3 级	低分化腺癌,黏液腺癌,印戒细胞癌	5%~<50%
4 级	未分化癌	<5%

肠腺癌组织学类型,可能与其特殊的临床、病理以及分子特征具有一定的相关性。

(一)黏液腺癌

当结直肠腺癌中的细胞外黏液成分 >50% 时,称为黏液腺癌(图 12-4-1),黏液内漂浮的恶性上皮细胞,可形成腺泡状、腺管状、条索状、散在单个分布,或呈印戒细胞形态等。上皮成分的成熟程度决定了肿瘤的组织学分化程度及组织学分级。关于黏液腺癌是否预后更差目前尚存在争议,总体来说,黏液腺癌患者虽然整体伴有预后不良的因素(如年轻组患者分期更晚、进展更

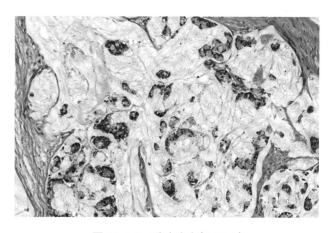

图 12-4-1 黏液腺癌(200×)

快、区域淋巴结转移率高等），但整体预后并不一定更糟，而只有存在肿瘤级别高、伴有神经/脉管侵袭、肿瘤出芽高等因素时，才与预后更差显著相关。此外，黏液腺癌中发生高微卫星不稳定性（microsatellite instability-high，MSI-H）的比例明显升高。当肿瘤的黏液成分 <50% 时不应归入黏液腺癌，应诊断为具有黏液成分的癌。

（二）印戒细胞癌

当结直肠腺癌中 >50% 的成分含有明显的细胞内黏液时，称为印戒细胞癌（图 12-4-2），典型的印戒细胞癌细胞内黏液挤压并使细胞核移位。这一亚型是发生在结直肠癌的少见高侵袭性亚型，其发生率仅为 1%，且更好发于年轻患者，多见于近端结肠。这一亚型初次诊断时通常已经处于进展期，常已伴有区域淋巴结或远处器官转移，因此整体预后显著差于腺癌，NOS与黏液腺癌。这类肿瘤发生 MSI 的比例较高，可高达 20%~43.4%，因此可能获益于程序性死亡受体配体 1（programmed death-ligand 1，PD-L1）抑制剂。当含有细胞内黏液的肿瘤成分 <50% 时，应诊断为具有印戒细胞癌成分的癌。需要注意的是，结直肠原发的印戒细胞癌并不多见，需要首先排除由邻近器官（如胃等）播散或转移的可能。

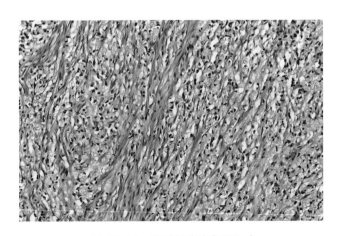

图 12-4-2　印戒细胞癌（200×）

（三）髓样癌

这一亚型的结直肠癌的发生率极低，仅为 0.03%。其形态学特征是恶性上皮细胞呈合体状，细胞核空泡状，间质内伴有大量淋巴细胞和中性粒细胞浸润（图 12-4-3）。尽管这一类肿瘤的组织学分型常表现为低分化或未分化形态，但通常边界较清，呈推挤性或局部浸润性生长，仅少数病例可伴有淋巴结转移或远处转移，通常预后较好。结直肠髓样癌伴发 MSI 的比例较高，最常与 *BRAF* 突变伴随出现，加上肿瘤内部 CD8⁺T 细胞增

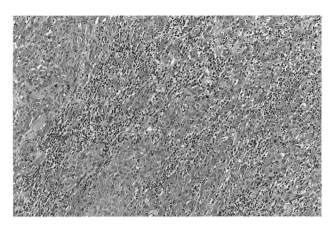

图 12-4-3　髓样癌（200×）

多，程序性死亡受体配体 1（programmed death-1，PD-1）表达上调，提示这一类肿瘤很有可能从 PD-1 抑制剂的免疫治疗中获益。需要注意的是，这一类型的结直肠癌在免疫组织化学染色中表现为 CDX2 和细胞角蛋白 20 的异常失表达，神经内分泌肿瘤标志物也通常为阴性，在一定程度上会给诊断增加难度。

（四）锯齿状腺癌

锯齿状腺癌在形态学上与锯齿状腺瘤较为相似，表现为锯齿状的腺体，肿瘤细胞核质比较低，部分可含有黏液成分。锯齿状腺癌约占结直肠腺癌的 7.5%。源自传统锯齿状腺瘤恶变的锯齿状腺癌常表现为 MSS 或低度微卫星不稳定性（microsatellite instability-low，MSI-L）；源自无蒂锯齿状病变恶变者则更常表现为 MSI-H。目前认为 CIMP 和 *BRAF* 基因突变是锯齿状途径的主要发生机制。

（五）微乳头状癌

小簇状肿瘤细胞位于间质形成的类似血管的间隙中，部分肿瘤细胞巢呈极向倒转。当结直肠腺癌中的微乳头成分≥5% 时即可诊断为微乳头状癌（图 12-4-4）。

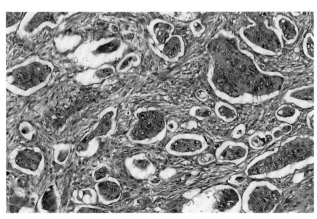

图 12-4-4　微乳头状癌（400×）

根据文献报道,这一亚型的发生率为5%~20%。微乳头状癌是一种高度侵袭性的亚型,具有很高的淋巴结转移率,并经常发生淋巴管、血管或神经侵袭,因此相较于传统类型的结直肠腺癌预后更差。

(六)腺瘤样腺癌

这一亚类曾称绒毛状腺癌或浸润性乳头状腺癌,其组织学特征是≥50%区域的肿瘤表现为低级别绒毛状腺瘤的形态。这类肿瘤常呈推挤性生长,间质促结缔组织增生反应少见。这一亚型在活检中常被诊断为腺瘤,因活检取材表浅,很难确定有无浸润成分,诊断十分困难。腺瘤样腺癌的*KRAS*突变率较传统型腺癌高,但其预后通常较好。

(七)腺鳞癌

与发生在消化管其他部位的腺鳞癌相似,肿瘤同时具有腺癌和鳞癌的特征(图12-4-5)。这一亚型十分罕见,关于结直肠原发腺鳞癌的发生,存在几种假说:①肠黏膜内的异位鳞状细胞巢发生恶性转化;②隐窝基底处的多能干细胞可直接分化为恶性的鳞状细胞;③正常腺上皮可转化为恶性的鳞状细胞;④肿瘤性腺上皮也可直接转化为恶性的鳞状细胞。诊断结直肠原发性腺鳞癌需首先除外其他部位的鳞状细胞癌直接侵犯或转移可能。结直肠原发腺鳞癌出现肝、肺转移的概率较高,预后通常较差。

(八)伴肉瘤样成分的癌

少数结直肠癌可出现部分区域呈未分化或肉瘤样

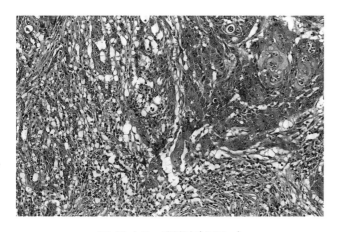

图12-4-5 腺鳞癌(200×)

形态,如含有梭形细胞成分或部分瘤细胞具有横纹肌样特征(图12-4-6)。这类肿瘤通常体积较大,肿瘤细胞胞质丰富,胞质内富含嗜酸性小体。肿瘤细胞常为失黏附,掩埋于黏液样间质中。可以出现多少不等的多形性、梭形细胞,伴有多少不等的腺管形成。免疫组织化学染色或分子检测提示部分肿瘤可出现SWI/SNF复合体家族成员蛋白的缺失,如SMARCA4、SMARCA2、和/或SMARCB1、ARID1A等。如出现SMARCAB1(INI1)蛋白的缺失具有诊断意义。这类患者通常预后较差。

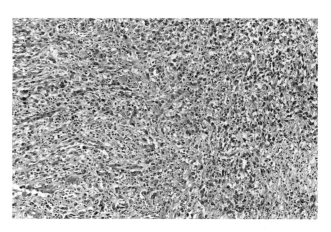

图12-4-6 伴肉瘤样成分的癌(200×)

(九)未分化癌

这类肿瘤在形态学、免疫表型及分子生物学等方面除了具有上皮来源肿瘤特征外,缺乏特定分化方向。结直肠未分化癌的诊断十分困难,最终诊断可能需要基于临床病史、肿瘤标志物、影像学检查、广泛取材、免疫组织化学染色及分子检测等进行综合考量。

在实际工作中,结直肠癌通常不是以单一的形态特征出现,常可出现肿瘤内部组织学形态的异质性,或同一患者同时具有两个或多个肿瘤的情况。具有异质性的肿瘤,出现两种或两种以上的组织学类型:①如两种成分比例相当,建议将预后较差的肿瘤置于首位,如印戒细胞癌,伴高分化腺癌;②如一种成分的比例较少,比例较少的成分为分化较差的成分时,应在诊断中列出,如中分化腺癌,部分为黏液腺癌;③如较少的成分为高分化成分,可不列入诊断。同时存在多个肿瘤的情况,应针对每个肿瘤分别进行诊断,建议将主要病变置于首位。

(盛伟琪 翁微微)

第五节　分子病理学

一、结直肠癌的分子发病机制

（一）结直肠癌分子途径

结直肠癌是一组具有一系列基因组和表观基因组改变的常见恶性肿瘤，多由良性息肉转变而来。普遍认为，在这一过程中，抑癌基因失活及癌基因激活是关键性的过程。目前主流观点认为良性病变向癌的进展过程有三种途径：①染色体不稳定（chromosomal instability，CIN）；②CpG岛甲基化表型（CpG island methylator phenotype，CIMP）；③微卫星不稳定（microsatellite instability，MSI）。这些途径是由多个遗传事件和表观遗传事件串联而成的。

大多数结直肠癌患者表现为CIN（65%~85%），多出现于腺瘤癌变中。尽管CIN发生的确切分子机制尚不清楚，但包括重复和非整倍体在内的较大染色体畸变、*TP53*基因突变和其他抑癌基因突变被认为是CIN癌形成的原因。此外，研究表明，癌基因应激诱导的基因组不稳定性、端粒侵蚀和DNA低甲基化可能在诱导结直肠癌发生CIN中发挥作用。与MSI的患者相比，CIN的患者预后相对较差，尤其是在早期结直肠癌。

启动子CpG岛高甲基化引起的表观遗传不稳定性是结直肠癌中另一个公认的途径，通常与锯齿状病变癌变相关。DNA异常甲基化基本上存在于所有结直肠癌中，但10%~20%的患者表现出CpG位点的极高异常甲基化频率，通常表现为具有高水平CIMP。根据CIMP水平，结直肠癌可分为高CIMP和低CIMP结直肠癌组，并伴有不同的癌前病变。与低CIMP组相比，具有高CIMP的患者预后较差。当考虑MSI时，伴有MSI的高CIMP患者生存率较高。

MSI是一种由DNA错配修复（mismatch repair，MMR）活性丧失引起的超突变表型，占所有结直肠癌的12%~15%。其中，2%~3%的MSI阳性结直肠癌与林奇综合征（Lynch syndrome）相关，其余结直肠癌为散发性或获得性。主要的区别是，大多数散发性MSI肿瘤通过*MLH1*基因启动子的高甲基化发展，而林奇综合征肿瘤主要通过*MMR*基因（包括*MLH1*、*MSH2*、*MSH6*和*PMS2*）的种系突变获得MSI。散发性MSI结直肠癌常与锯齿状病变途径相关，常携带*BRAF* V600E突变，而林奇综合征患者不携带*BRAF*突变。MSI被证明与更好的预后和更少的转移有关。MSI-H或dMMR也可预测对基于氟尿嘧啶的辅助治疗和免疫治疗的反应。近年来，帕博利珠单抗作为一种PD-1抑制剂免疫治疗药物，已被美国食品药品管理局批准用于MSI-H或dMMR结直肠癌的治疗。

（二）结直肠癌的分子分型

肿瘤是一类具有不同分子特性的异质性疾病，具有不同分子特性的肿瘤其临床治疗效果也不尽相同。近年来，肿瘤的分子分型正逐渐从突变为中心的分子分型向以转录组为基础的分子分型转变。其中一些基于转录组的分子分型系统已显示出与临床特征的较高关联性。

2014年，结直肠癌亚型联盟通过对六个现有亚型系统进行分析，将结直肠癌分为四个分子亚型（CMS1~4），每个CMS亚型所涉及的基因或分子途径都是唯一的。

1. CMS1（MSI免疫型）　约14%。以MSI、高水平CIMP、弥漫性免疫浸润和*BRAF* V600E突变为特征；复发后生存率较低。

2. CMS2（经典型）　约37%。以上皮特征、CIN、活化Wnt和MYC信号通路为特征。

3. CMS3（代谢型）　约13%。特点是代谢途径失调、*KRAS*突变、CIMP和CIN低水平以及混合MSI状态。

4. CMS4（间充质型）　约23%。以上皮间质转化通路上调、TGF-β激活、血管生成、基质浸润为特征；与更差的无复发率和总生存率相关。

约13%的结直肠癌患者不能归入这四个CMS分型中，表明存在多个CMS或肿瘤内异质性的混合表型。

（三）遗传性结直肠癌

遗传性结直肠癌综合征可分为非息肉病（林奇综合征和家族性结直肠癌）和息肉病综合征。林奇综合征由DNA错配修复系统功能障碍引起，其特征是肿瘤中的微卫星区域相对于健康组织的扩张或收缩（MSI）。另外，这些肿瘤在免疫组织化学染色上显示错配修复蛋白的缺陷。然而，MSI并不是林奇综合征的特有改变，约15%的散发性结直肠癌也表现出MSI。由于腺瘤—癌途径的加速，林奇综合征患者建议在20~25岁接受1~2年一次的结肠镜检查。此外，这些患者中子宫内膜癌和其他恶性肿瘤的发病率明显上升（例如小肠癌、胃癌、卵巢癌、肾盂癌、输尿管癌和肝胆系统癌）。

二、结直肠癌预后及治疗相关分子

（一）微卫星不稳定性

除了遗传性结直肠癌,MSI 检测可以提供有效的预后信息和治疗反应。MSI 状态或 MMR 表达在结直肠癌在内的多种肿瘤中与免疫检查点抑制剂敏感性相关。根据微卫星的不同状态可将患者分为 MSI-H、MSI-L 和 MSS 三种。通常采用美国国家癌症研究所推荐的 5 个微卫星位点进行检测,当≥2 个微卫星位点显示 MSI,即可诊断为 MSI-H;1 个显示 MSI,可诊断为 MSI-L;没有任何位点显示 MSI,即 MSS。

根据一个集合了 32 项研究（共有 7 642 例结直肠癌患者）的系统评价显示,有 MSI-H 的患者预后比 MSS 的患者好（总生存期的危险比为 0.65）。此外,MSI 患者似乎不能从氟尿嘧啶化疗方案中获益。

（二）*KRAS*、*NRAS* 基因突变

RAS 基因是一种原癌基因,其家族成员包括 *KRAS*、*HRAS* 和 *NRAS*,编码的两种 G 蛋白,参与表皮生长因子受体（epidermal growth factor receptor,EGFR）的信号转导,调控细胞生长、分化、增殖和存活。当基因发生突变,就会导致细胞增殖信号转导异常,使细胞具有恶性潜能。研究发现人类不同恶性肿瘤中 *RAS* 基因的突变频率差异很大,其中 *KRAS* 是最常见的突变。40%~50% 的结直肠癌患者存在 *KRAS* 点突变,3.8% 的结直肠癌患者存在 *NRAS* 基因点突变,*HRAS* 突变率较低,其中 95% 以上的突变发生在 G12、G13 和 Q61 三个位点。多项临床研究表明,*RAS* 基因作为 EGFR 信号通路中最容易发生突变的分子,可以预测 EGFR 抑制剂的疗效,*RAS* 野生型的晚期结直肠癌患者能从 EGFR 抑制剂治疗中明确获益,总生存期和无病生存期均延长,突变的患者则没有这种效应,使用 EGFR 抑制剂（西妥昔单抗或帕尼单抗等）靶向治疗没有临床意义。

RAS 基因状态是结直肠癌肝转移行肝切除术后重要的预后因子。*KRAS* 突变型患者的中位生存期明显比野生型患者差、肝转移切除术后发生肺转移的概率显著增高。有数据显示,*KRAS* 突变型患者在肺转移瘤切除术后更易复发,也与更广泛转移相关。总之,*RAS* 突变型患者预后差,术后复发风险高,但 *RAS* 突变目前还未能作为判断转移灶是否应该切除的标准。

（三）*BRAF* 基因突变

BRAF 基因作为 RAF-MEK-ERK 信号转导通路中的重要成员,在肿瘤细胞增殖、分化和凋亡等方面发挥重要作用,参与着结直肠癌的发生与发展。在亚洲结直肠癌患者中,*BRAF* 突变率为 5.4%~6.7%。*BRAF* V600E 在转移性结直肠癌患者中的突变率为 8%~12%,并且几乎与 *RAS* 突变不重叠。未突变 *BRAF* 基因的蛋白产物的激活发生在 EGFR 途径中已激活的 KRAS 蛋白的下游;突变的 *BRAF* 基因的蛋白产物被认为具有组成性活性,因此可以通过西妥昔单抗或帕尼妥单抗抑制 EGFR。

BRAF 基因状态检测对结直肠癌患者的预后评估也具有一定的指导意义。*BRAF* V600E 与结直肠癌预后差、生存期短相关。可疑为林奇综合征的患者,如检测到 *MLH1* 突变,则必须检测 *MLH1* 甲基化或 *BRAF* V600E 突变检测。如患者出现 *BRAF* V600E 突变,则不能确诊为林奇综合征。

临床指南推荐对临床确诊为复发或转移性结直肠癌患者进行 *KRAS*、*NRAS* 基因突变检测,以指导肿瘤靶向治疗。*BRAF* V600E 突变状态的评估应在 *RAS* 检测时同步进行,以对预后进行分层,指导临床治疗。推荐对所有结直肠癌患者进行 MMR 表达或 MSI 检测,用于林奇综合征筛查、预后分层及指导免疫治疗等。*MLH1* 缺失的 dMMR 型肿瘤应行 *BRAF* V600E 突变分子和/或 *MLH1* 甲基化检测,以评估发生林奇综合征的风险。

（四）其他分子标志物

除上述常用于结直肠癌检测中的分子标志物外,其他一些新兴的分子标志物的临床意义及靶向治疗应用仍有待进一步研究。

1. *Her-2* *Her-2* 是 EGFR 基因家族成员,其作为结直肠癌的原癌基因之一,可通过激活 RAS-RAF-MEK 和 PI3K-AKT-mTOR 通路,抑制肿瘤细胞凋亡,促进肿瘤新生血管形成。结直肠癌中 *Her-2* 扩增/过表达的总体发生率为 1.3%~12.4%。经标准治疗失败后的结直肠癌患者可进行 *Her-2* 扩增/过表达的检测,如检测到 *Her-2* 扩增/过表达,则患者可接受 *Her-2* 抑制剂靶向治疗。目前,结直肠癌 *Her-2* 的检测方法和判断标准均来自临床研究方案,尚未建立经过权威机构认证的、作为伴随诊断的检测流程和判读标准。

2. *NTRK* 基因融合 *NTRK* 基因融合在结直肠癌中比较罕见,发生率为 0.35%。*NTRK* 抑制剂仅对携带 *NTRK* 基因融合的患者有效,而对突变患者无效。免疫组织化学是一种有效、快速的初筛方法,免疫组织化学阳性的肿瘤需使用荧光原位杂交、聚合酶链反应或高通量测序方法进一步验证。由于 *NTRK* 基因融合发生率极低,目前仅推荐在标准治疗失败后或筛选临床研究的患者中进行检测。

（王云帆 薛卫成）

第六节　播散途径与转移

结直肠癌不仅可在原发部位浸润生长、累及邻近组织或器官,而且还可以通过多种途径转移至全身脏器。

一、局部浸润和直接侵袭

结直肠癌的发展过程中,随着肿瘤体积的不断增大,肿瘤细胞可沿着组织间隙或神经鞘膜浸润生长,可直接侵袭周围相邻的器官或组织(图 12-6-1),如直肠癌可累及膀胱,结肠癌可累及腹壁或其他器官等。

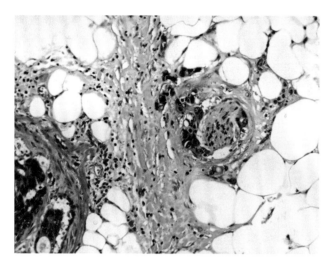

图 12-6-1　直肠癌神经侵袭(200×)

结直肠癌局部浸润和直接侵袭的机制可大致分为如下的过程:①肿瘤细胞表面表达的细胞黏附分子减少从而导致细胞之间移位分离;②肿瘤细胞还通过表达更多的层粘连蛋白受体,并且分布于整个肿瘤细胞的表面,使其与基底膜的黏附程度增加;③在与基底膜粘连后,肿瘤细胞可分泌多种蛋白酶,溶解细胞外的基质成分,从而引起与其相黏附的基底膜结构受损,导致肿瘤细胞的扩散;④肿瘤细胞通过阿米巴样运动穿过基底膜的薄弱点,在穿越基质的过程中仍会分泌蛋白酶,加重间质内结缔组织的溶解,又进一步促进了肿瘤细胞的扩散。

二、转移

结直肠癌可以从原发部位侵袭淋巴管路、血管或体腔,转移至全身其他部位,形成同样类型的肿瘤。

(一)淋巴转移

结直肠癌的淋巴引流途径可分为三站:①第一站,肠壁及肠旁淋巴结;②第二站,肠系膜血管旁淋巴结;③第三站,肠系膜血管根部淋巴结。其转移方式多为按照淋巴回流途径的回流性转移。在特定情况下,也可发生跳跃性转移或逆流性转移。肿瘤细胞进入淋巴管路后(图 12-6-2),通过淋巴引流首先到达局部引流区域,肿瘤细胞先聚集于边缘窦,然后累及整个淋巴结,使淋巴结肿大,质地变硬。肿瘤组织侵出被膜,可使相邻淋巴结融合成团。局部淋巴结发生转移后,可继续转移至淋巴循环下一站的其他淋巴结,最后可以经胸导管进入血流,继发血行转移。

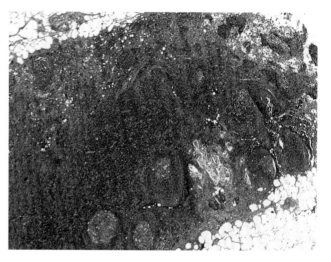

图 12-6-2　结肠癌淋巴结转移(40×)

(二)血行转移

癌细胞侵袭血管后,可随着血流到达全身各处器官,继续生长,形成转移瘤。静脉壁薄弱,同时血管内压力偏低,故肿瘤细胞多经静脉进入血液循环。少数也可经淋巴管间接进入血液循环。结直肠癌最常见为肝、肺转移,也可见骨、脑等其他脏器转移。肿瘤细胞可通过侵入门静脉系统发生肝转移(图 12-6-3),也可以通过侵入肺静脉系统发生肺转移。

(三)种植性转移

结直肠癌发生种植转移多见于黏液腺癌或印戒细胞癌。当肿瘤侵袭肠壁全层时,肿瘤细胞可以脱落,播

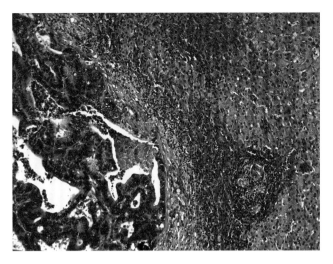

图 12-6-3 结肠癌肝转移（200×）

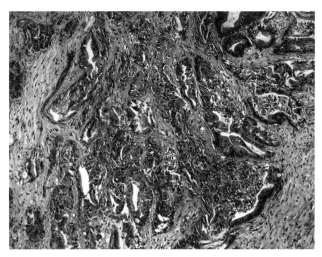

图 12-6-4 结肠癌腹膜转移（200×）

散至腹盆腔内其他器官的表面，形成一个或多个转移灶。常见的转移部位包括大网膜、腹膜（图 12-6-4），腹盆腔器官如卵巢等。

侵袭转移的发生是结直肠癌重要的生物学特点，也是导致患者不良预后的重要原因。目前证实已有多种基因在结直肠癌的侵袭转移中发挥重要作用，如在结直肠癌转移患者的原发灶中，黏附分子 CD44 的表达水平显著高于无远处转移发生的原发灶，*nm23* 基因在结直

肠癌不同组织亚型以及结直肠癌发展的不同阶段表达存在差异性，基质金属蛋白酶（matrix metalloproteinase，MMP）通过介导细胞外基质的降解，在肿瘤细胞侵袭和转移过程中发挥重要作用。组织金属蛋白酶抑制物（tissue inhibitor of metalloproteinase，TIMP）家族中的 TIMP-2 所组成的复合物抑制 MMP 家族所有成员的水解活性，阻止肿瘤的侵袭和转移。

（刘骞）

推荐阅读

［1］ MJ A，FUKAYAMA M，DS K，et al. WHO Classification of tumours of the digestive system ［M］. Lyon：IARC Press，2019：170-173.

［2］ YANG Y，HAN Z H，LI X，et al. Epidemiology and risk factors of colorectal cancer in China ［J］. Chin J Cancer Res，2020，32（6）：729-741.

［3］ DUVVURI A，CHANDRASEKAR V，SRINIVASAN S，et al. Risk of colorectal cancer and cancer related mortality after detection of low-risk or high-risk adenomas，compared with no adenoma，at index colonoscopy：a systematic review and meta-analysis ［J］. Gastroenterology，2021，160（6）：1986-1996.

［4］ PAI R K，BETTINGTON M，SRIVASTAVA A，et al. An update on the morphology and molecular pathology of serrated colorectal polyps and associated carcinomas ［J］. Mod Pathol，2019，32（10）：1390-1415.

［5］ HASHIMOTO T，TANAKA Y，OGAWA R，et al. Superficially serrated adenoma：a proposal for a novel subtype of colorectal serrated lesion ［J］. Mod Pathol，2018，31（10）：1588-1598.

［6］ 叶子茵，肖书渊，李增山，等. 中国炎症性肠病病理诊断专家指导意见［J］. 中华炎性肠病杂志，2021，5（1）：5-20.

［7］ CHOI W T，YOZU M，MILLER G C，et al. Nonconventional dysplasia in patients with inflammatory bowel disease and colorectal carcinoma：a multicenter clinicopathologic study ［J］. Mod Pathol，2020，33（5）：933-943.

［8］ BARAN B，MERT OZUPEK N，YERLI TETIK N，et al. Difference between left-sided and right-sided colorectal cancer：a focused review of literature ［J］. Gastroenterology Res，2018，11（4）：264-273.

［9］ GUINNEY J，DIENSTMANN R，WANG X，et al. The consensus molecular subtypes of colorectal cancer ［J］. Nat Med，2015，21（11）：1350-1356.

［10］ KORPHAISARN K，MORRIS V，DAVIS J S，et al. Signet ring cell colorectal cancer：genomic insights into a rare subpopulation of colorectal adenocarcinoma ［J］. Br J Cancer，2019，121（6）：505-510.

［11］ OKUGAWA Y，GRADY W M，GOEL A. Epigenetic alterations in colorectal cancer：emerging biomarkers ［J］. Gastroenterology，2015，149（5）：1204-1225.

［12］ BENSON A B，VENOOK A P，AL-HAWARY M M，et al. Colon Cancer，Version 2.2021，NCCN clinical practice guidelines in oncology ［J］. J Natl Compr Canc Netw，2021，19（3）：329-359.

［13］ 袁瑛. 结直肠癌及其他相关实体瘤微卫星不稳定性检测中国专家共识［J］. 实用肿瘤杂志，2019，34（5）：381-389.

［14］ DEKKER E，TANIS P J，VLEUGELS J L A，et al. Colorectal

cancer［J］. Lancet,2019,394（10207）:1467-1480.

［15］YOSHINO T,ARNOLD D,TANIGUCHI H,et al. Pan-Asian adapted ESMO consensus guidelines for the management of patients with metastatic colorectal cancer:a JSMO-ESMO initiative endorsed by CSCO,KACO,MOS,SSO and TOS［J］. Ann Oncol,2018,29（1）:44-70.

［16］GUO T A,WU Y C,TAN C,et al. Clinicopathologic features and prognostic value of KRAS,NRAS and BRAF mutations and DNA mismatch repair status:A single-center retrospective study of 1,834 Chinese patients with Stage Ⅰ-Ⅳ colorectal cancer［J］. Int J Cancer,2019,145（6）:1625-1634.

［17］ZHANG C,ZHANG L,XU T L,et al. Mapping the spreading routes of lymphatic metastases in human colorectal cancer ［J］. Nat Commun,2020,11（1）:1993.

［18］PRETZSCH E,BÖSCH F,NEUMANN J,et al. Mechanisms of metastasis in colorectal cancer and metastatic organotropism: hematogenous versus peritoneal spread［J］. J Oncol,2019, 2019:7407190.

第十三章 临床表现

第一节 结肠癌的临床表现

结肠癌的临床表现具有多样性及非特异性。根据结肠癌发生位置可将其分为右半结肠（盲部、升结肠、结肠右曲及横结肠右 2/3）癌和左半结肠（横结肠左 1/3、降结肠及乙状结肠）癌。从解剖上讲，结肠从近端盲肠至远端乙状结肠的管腔逐渐变窄，右半结肠管腔直径大于左半结肠。右半结肠主要由肠系膜上动脉供血，血供较肠系膜下动脉供血的左半结肠更为丰富。从胚胎起源上讲，右半结肠来源于胚胎的中肠，而左半结肠来源于后肠。从组织学类型上讲，右半结肠癌隆起型多见，而左半结肠癌浸润型多见。从分子特征上讲，右半结肠更多通过微卫星不稳定途径发生癌变，而左半结肠癌更多与染色体不稳定途径相关。左、右半结肠的不同特征造成了结肠癌临床表现的多样性及非特异性（表 13-1-1）。

（一）粪便性状及排便习惯的改变

粪便性状及排便习惯的改变为结肠癌最常见且最早出现的症状。粪便性状的改变表现为便血、黏液便、脓液便、粪便不成形以及粪便变细。便血通常为便后纸上带血，不伴有粪便颜色的改变，少见暗红色便及黑便，粪便隐血试验常为阳性。但约 1/3 已确诊的结肠癌患者，血红蛋白水平正常，粪便隐血试验结果为阴性。黏液便常表现为粪便表面附着透明、稍黏稠的黏液，多由肿瘤自身分泌导致，病理类型多为黏液腺癌。脓液便则多由肿瘤局部感染导致。粪便不成形以及粪便变细多由肠腔狭窄以及肠道菌群紊乱导致。排便习惯改变包括排便次数增加、腹泻、便秘、腹泻与便秘交替、肛门坠胀及里急后重感等，与饮食无关，对症口服药物治疗症状缓解不明显。由于左半结肠的肠腔较右半结肠小，且左半结肠癌以浸润型多见，粪便性状及排便习惯改变更易发生于左半结肠癌患者。

（二）腹痛及腹胀

由于右半结肠管腔较大，肿瘤多为隆起生长，当肿瘤过度长大后极易引起局部坏死及感染，腹痛症状较左半结肠更为多见。腹痛常表现为持续性隐痛或胀痛。由于内脏神经定位的不确切性，患者常不能准确指出腹

表 13-1-1 结肠癌常见症状特点

症状	特点	左右半结肠癌差异
粪便性状及排便习惯改变	最常见且最早出现的症状，常与饮食无关，对症口服药物治疗症状缓解不明显	左半结肠癌多见
腹痛及腹胀	常表现为位置不确切的持续性隐痛或胀痛。腹胀常与腹痛伴随出现，也有部分结肠癌患者以腹胀为首发症状。当合并梗阻或穿孔时，腹痛及腹胀程度明显加重	右半结肠癌多见
腹部包块	当结肠癌进展到中晚期，瘤体过大或体型消瘦的患者可触及腹部包块。由于回盲部和乙状结肠较为游离，包块活动度大，更容易被较早触及	右半结肠癌多见
肠梗阻	常为慢性、低位、不完全性肠梗阻。梗阻原因多为肿瘤阻塞肠腔，也可因肿瘤穿透肠壁与其他器官及组织粘连引起。严重者可出现中毒性巨结肠	左半结肠癌多见
肠穿孔	多见于溃疡型结肠癌患者，常因长时间梗阻引起，若穿孔较小，可被周围组织粘连包裹形成腹腔脓肿，进一步进展可形成内瘘或肠外瘘	左半结肠癌多见
下消化道出血	多来源于瘤体表面渗血，以慢性失血为主，当肿瘤侵袭重要血管可导致大出血，表现为失血性休克	右半结肠癌多见
全身症状	主要由肿瘤出血、感染以及自身消耗引起	右半结肠癌多见

痛所在部位。腹胀常与腹痛伴随出现,也有部分结肠癌患者以腹胀为首发症状。当肿瘤合并不完全性肠梗阻时,腹痛及腹胀程度会加重,常为阵发性绞痛,伴排便困难、恶心、呕吐等症状。当肿瘤合并肠穿孔时,可表现为腹部剧烈压痛、反跳痛及肌紧张等腹膜炎征,严重者可出现高热、意识模糊、低血压等感染性休克的症状。

(三)腹部包块

当结肠癌进展至中晚期,瘤体过大或体型消瘦的患者可于腹部触及包块,常为肿瘤本身,部分为梗阻肠腔内聚积的粪便,大多质地较硬。由于回盲部和乙状结肠较为游离,包块活动度大,更容易被较早触及。当肿瘤浸润肠壁或与周围组织粘连时包块较固定,不可推动,常伴有压痛。部分右半结肠癌患者由于早期症状隐匿且不典型,常延误诊断,待肿瘤进展至中晚期时以腹部包块为首要症状就诊。

(四)肠梗阻

由于肠腔较为狭窄,肿瘤多为浸润型,加之流经的粪便更为干结,肠梗阻多见于中晚期左半结肠癌患者,常为慢性、低位、不完全性肠梗阻。梗阻原因多为肿瘤阻塞肠腔,也可为肿瘤穿透肠壁与其他器官及组织粘连。结肠癌导致的肠梗阻多表现为腹痛、腹胀、排便困难或粪便变细,伴或不伴恶心、呕吐等。当肿瘤位于回盲部引起不完全性肠梗阻时,可仅表现为右下腹疼痛,易与阑尾炎混淆,应警惕。当结肠癌引起完全性肠梗阻时,因为回盲瓣的作用,肠内容物只能从小肠进入结肠,导致闭袢性肠梗阻,肠壁压力急剧上升,除表现为剧烈腹胀,腹部持续性绞痛阵发性加剧,肛门停止排气排便外,严重者可因细胞内液外渗和细菌易位,表现为大量血性腹水以及低血容量性休克。当发生绞窄时,可因坏死肠管毒素吸收进一步诱发感染性休克,甚至中毒性巨结肠。

(五)肠穿孔

肠穿孔多见于溃疡型结肠癌患者,常因长时间梗阻引起,多见于左半结肠癌。一旦发生穿孔,患者常表现出腹部压痛、反跳痛及肌紧张等腹膜炎体征。若穿孔较小,近端肠腔没有梗阻,肠内容物流入腹腔的量少且缓,可被周围组织粘连包裹形成腹腔脓肿,表现为发热、可触及明显压痛的腹部包块。腹腔脓肿进一步进展可引起其他部位肠道穿孔形成内瘘或穿透腹壁形成肠外瘘。

(六)下消化道出血

结肠癌引起的出血多来源于瘤体表面渗血,以慢性失血为主,表现为黑便、头晕、乏力、心悸、睑结膜及甲床苍白等,多见于右半结肠癌。长期慢性失血可导致缺铁性贫血。因此,任何男性或非经期女性出现缺铁性贫血时,应该积极从胃肠道寻找出血原因,便于早期诊断。由于回盲瓣的存在,结直肠癌的出血极少引起呕血。当每天出血量>5ml时,粪便隐血试验为阳性;当每天出血量>50ml时,可表现为黑便。当肿瘤侵犯重要血管可导致一次出血量>400ml,患者除出现便血等症状外,还可出现头晕、心悸、乏力等症状;短期内出血量>1 000ml时,患者可出现脉搏细速、四肢湿冷、意识模糊、血压测不出等失血性休克的表现。出血发生在右半结肠时,粪便常表现为典型黑色外观,此时需与补充铁剂后的黑色粪便相鉴别;出血位于左半结肠时,血液可与或不与粪便相混,表现为血便或粪便带血。

(七)全身症状

结肠癌的全身症状主要由肿瘤出血、感染以及自身消耗引起,多见于右半结肠癌患者,可表现为贫血、乏力、消瘦、发热、食欲减退等,且抗生素等相应对症治疗疗效不佳。晚期患者可出现腹水、肝脾大、四肢及面部水肿、锁骨上淋巴结肿大以及恶病质等。

(八)局部侵犯症状

部分结肠癌可能侵袭输尿管,出现单侧或双侧输尿管梗阻、扩张、肾盂积水以及肾功能减退等,严重者可出现肾衰竭;乙状结肠癌也可引起结肠膀胱瘘或结肠阴道瘘。乙状结肠癌穿透肠壁可侵袭膀胱,出现尿频、尿急、尿痛、气尿以及粪尿等症状;在女性患者中,肿瘤侵袭阴道可以出现阴道疼痛、阴道分泌物混有气泡及粪渣等症状。此外,结肠癌直接浸润肠壁及周围腹壁还可引起肠道内瘘或肠外瘘等。

(九)远处转移症状

肠系膜上静脉和肠系膜下静脉汇入门静脉,因此结肠癌最常转移至肝脏,其次为肺脏。左、右半结肠癌在肝脏转移发生率上没有明显差异,左半结肠癌发生肺转移的概率高于右半结肠癌。当肿瘤出现远处转移时,可出现转移部位的相应症状。肝转移时,可出现恶心、呕吐、食欲减退、黄疸、肝功能异常、肝区压痛等;肺转移时,可出现咳嗽、咳痰、胸闷、胸痛、呼吸困难,甚至咯血等;腹膜转移时,可出现腹痛、腹水、肠梗阻等;骨转移时,可出现转移部位的骨痛,或肿瘤导致的病理性骨折;其余罕见转移包括脑转移、肾上腺转移、皮下转移等。

（十）神经内分泌癌的临床表现

部分结肠癌患者的病理类型为神经内分泌癌。神经内分泌癌分为非功能性和功能性两类。非功能性神经内分泌癌多无特异性临床表现，患者常由于腹痛、排便习惯改变、便血、贫血等就诊而发现。然而，功能性神经内分泌癌除与结肠癌共有的临床表现外，还具有内分泌功能，可以合成、储存及分泌如 5-羟色胺、嗜铬蛋白等生物活性胺以及胺类激素，可引起面色潮红、腹泻、腹痛、喘息、低血压、心动过速、肝大、支气管痉挛等类癌综合征的表现。

（十一）副肿瘤综合征

副肿瘤综合征是由肿瘤细胞产生的一些活性物质，引起人体的一些症状和体征，这些症状和体征通常与原发性肿瘤或转移灶没有直接的关系。副肿瘤综合征的症状出现有时比原发性肿瘤更早，其通常表现为皮肌炎、黑棘皮病、坏死松解性游走红斑、过度色素沉着、高钙血症、粒细胞增多以及累及运动和感觉通路的神经病变等。结肠癌引起的副肿瘤综合征比较少见。

（程勇　胡茜玥）

第二节　直肠癌的临床表现

一、症状

直肠癌早期常无明显症状。随着病灶的进展，多逐渐出现如下症状。

（一）便血

粪便经过肿瘤时可致出血，通常表现为粪便表面带血、黏液，如合并感染可呈脓血便。便血是直肠癌最常见的症状，约 73% 的患者为首发症状。直肠癌便血常为暗红色或鲜红色。肿瘤的位置越低，出血的颜色越接近于鲜血的颜色。出血量与肿瘤性质无明显关系，与肿瘤的严重程度也无必然联系。良性肿瘤或非肿瘤病变也可发生大出血，而恶性肿瘤可仅有粪隐血试验阳性。

痔疮患者便血的特点和肛管、直肠癌不同，其粪便带血常在粪便表面，血不与粪便混合，血液呈鲜红色。而肛管、直肠癌患者的便血常为混合性，在粪便中混有脓血、黏液等成分，并常带有坏死组织，以此鉴别。出现便血症状者，应结合肠镜等检查进一步明确诊断，以免延误诊治。

（二）直肠刺激症状

由病变部位刺激直肠导致的一系列症状，包括便意频繁、排便习惯改变、排便前肛门下坠感、里急后重、排便不尽感，晚期可有下腹疼痛。排便习惯改变主要是排便次数的改变包括腹泻、便秘、腹泻与便秘交替、排便不尽、排便困难等。腹泻是指排便频率增加，粪便稀薄和/或含有异常成分，一般次数为每天 3 次以上。便秘是指排便次数减少，每 2~3 天或更长时间排便 1 次、无规律性，粪便干结，质地较硬，可伴有排便困难感。有时欲排便而无粪便排出，只排出少量血液或黏液。

（三）肠腔狭窄症状

肿瘤进展导致肠腔狭窄，开始时为粪便进行性变细、变形，常有槽沟，当造成肠管部分梗阻后，可出现腹痛、腹胀、腹部不适、肠鸣音亢进等不完全性肠梗阻表现。腹痛根据疼痛时间可表现为阵发性疼痛和持续性疼痛；根据疼痛的性质可表现为隐痛、钝痛、胀痛或绞痛。

腹膜反折以上的直肠癌存在肠穿孔可能。在穿孔发生之前常伴有不同程度的肠梗阻，如腹胀、腹痛、肛门停止排便排气等前驱症状，在此基础上突发腹部剧痛、全腹压痛及反跳痛、板状腹、发热或全身中毒症状者，应考虑穿孔可能。

（四）侵袭周围组织症状

肿瘤发展至局部晚期，可侵袭周围组织出现相应症状。如侵袭前列腺、膀胱，可出现尿频、尿急、尿痛、血尿等。侵袭阴道，可出现阴道异常分泌物、直肠阴道瘘等。侵袭骶前神经，可出现骶尾部剧烈持续性疼痛等。

（五）全身症状

体重减轻及消瘦是直肠癌常见的全身症状，因长期腹胀腹痛，导致消化吸收功能降低，引起营养不良、体重明显减轻，严重者消瘦、贫血等，晚期患者可表现为恶病质。

（六）转移性肿瘤症状

详见本章第三节。

二、体征

（一）直肠指检

直肠指检是初步诊断、早期发现直肠癌最重要的方法，80% 以上的中低位直肠癌均可以在直肠指检时触及。直肠指检时可触及质地坚硬、表面凹凸不平的突出肿块，早期可移动，若与黏膜下层及肌层粘连则不易推动；有时可触及边缘向外翻的溃疡，质脆，指套上带血迹。晚期可触及狭窄环，严重者手指不能通过狭窄环。若肿瘤位于前壁，男性患者应注意肿瘤与前列腺的关系；女性患者应注意肿瘤与阴道的关系，必要时应同时行直肠、阴道双合诊检查。若为高位直肠癌，则需在按压下腹部的同时行直肠指检。直肠指检应记录肿物的方位、大小、硬度、形状与肛缘的距离以及指套染血情况。

（二）腹股沟淋巴结肿大

腹股沟淋巴结肿大多见于累及齿状线以下的直肠癌，提示肿瘤可能含有鳞癌成分。

（三）晚期体征

出现肠梗阻时可有腹痛、腹胀、肠鸣音亢进等体征。出现转移性肿瘤者，可表现为营养不良或恶病质等；根据肿瘤转移部位不同可存在相应体征，如肝转移可表现为肝大、黄疸、移动性浊音等，详见本章第三节。

（孔大陆　胡茜玥）

第三节　复发、转移的临床表现

一、结直肠癌复发

临床上，复发性结直肠癌通常是指结直肠原发性肿瘤经过根治性治疗（包括手术、放疗及免疫治疗等）后，毗邻原肿瘤部位再次发生的局部或区域性病变。结直肠癌复发通常发生于初始治疗后的 1 年后，与多种危险因素相关，如切缘处肿瘤细胞残留、原发性肿瘤穿透浆膜及肿瘤细胞直接蔓延等。有研究指出更晚的肿瘤分期、肿瘤位于左半结肠、原发性肿瘤梗阻/穿孔等与更高的结直肠癌复发率相关，术后辅助化疗与结直肠癌复发的相关性仍存在争议。

（一）局部复发的临床表现

局部复发的症状与原发性结直肠癌类似，主要表现如下。

1. 排便习惯及粪便性状改变　为复发性结肠癌最常见的症状，多表现为排便次数增加，可有粪便性状改变，多为稀便，或稀便、干结粪便均有出现，或腹泻、便秘症状交替。粪便中可混有黏液，当病变破溃时可混有血液而出现黏液血便。直肠癌复发较常见粪便形状改变，软便通过肿瘤复发部位时，表面可出现凹槽，当肿瘤环肠腔生长导致管径缩小时，可出现粪便明显变细。

2. 粪便带血及黏液血便　是直肠癌局部复发的常见症状，多因肿瘤破溃导致，合并局部感染时可表现为黏液脓血便，需注意与非肿瘤性病变导致的黏液脓血便相鉴别。

3. 腹痛、腹胀　当病变发展，肿块体积较大、占据肠腔内较多管腔时，可因肠内容物通过困难引起近端肠腔扩张，导致患者感觉腹胀；进而刺激肠管内分布的自主神经引起钝痛，疼痛可通过排便缓解。

4. 腹部包块　当复发病灶继续发展、肿瘤负荷较大时，部分腹部脂肪浅薄或肿瘤位置表浅患者可自行触及腹部包块，形态因复发肿瘤情况不同而表现各异，活动度随肿瘤是否累及邻近脏器而表现不一。

5. 肠梗阻　当复发肿瘤导致肠腔明显缩窄，肠内容物完全无法通过肿瘤部位肠管时，可出现进行性加重的腹部胀痛，肛门停止排气、排便等症状。梗阻时间较长的患者可有呕吐粪性液的表现。部分患者因长期禁食或肠腔内渗透压改变、体液丢失等，可经肛门排出水样液，但缺乏正常的肠道蠕动，需与腹泻相鉴别。

6. 直肠刺激症状　便意频繁或便后不尽感，排便习惯改变，多为排便次数增加，多者可达每天十余次，伴肛门坠胀感，且排便后症状无明显缓解，严重时可有局部疼痛。

7. 肛门赘生物　当复发肿瘤距离肛缘较近时，若肿瘤体积较大，可脱出于肛门外，表现为肛门口赘生物。该类病变通常伴有表面溃破，形态不规则，触之质地较硬，基底部多位于肛缘以上且相对固定，可因累及邻近结构而伴有触痛，需与常见肛门赘生物，如外痔等相鉴别。

8. 全身症状　当患者长期荷瘤生存时，可因肿瘤破溃出血及营养消耗而出现睑结膜及甲床苍白、进行性活动耐量降低等贫血表现，同时还可有消瘦、双下肢水肿、皮下脂肪减少等营养不良表现,严重时患者可表现为恶病质。

结直肠癌复发时通常起病隐匿,早期无明显特异性体征。当肿瘤进展时,部分患者可触及腹部包块。当患者出现肠梗阻表现时,体格检查可有相应表现,如腹部饱满或膨隆,散在压痛,肠鸣音减弱或亢进,闻及气过水声等;严重时可见胃型或肠型。当出现肿瘤或近端肠管坏死穿孔,可有肌紧张、板状腹、腹部压痛及反跳痛等急腹症表现。中低位直肠癌局部复发时,直肠指检可较确切触及复发肿瘤,通过直肠指检可明确肿瘤在肠腔内占据的位置、距肛缘的距离、大小、形状、基底部活动度等。侧方及后方复发的直肠癌,触诊时需注意分辨病变与骨性骨盆间的毗邻关系。前方复发的病例,若为男性患者,直肠指检时要判断病变与前列腺的关系,若为女性患者,则可配合双合诊明确病变是否累及子宫和阴道。

(二)区域复发的临床表现

区域复发通常指在原发结直肠癌根治性治疗后,在区域淋巴结回流范围内出现的疾病复发,部分情况下与转移较难鉴别。该类复发通常与外科手术时淋巴结清扫范围不彻底有较大的相关性。

1. **结肠癌区域复发** 结肠癌区域复发起病较为隐匿,多在例行复查时发现,早期可无明显临床表现;随病变发展,即使局部病灶较大,通常也较少出现典型临床表现。

2. **直肠癌区域复发** 直肠癌区域复发是较为常见的一种直肠癌复发类型。低位直肠癌好发侧方淋巴结转移,因此侧方淋巴结复发在低位直肠癌术后也同样较为常见。该类病变早期通常不伴有明显的临床表现,当复发病灶进一步发展,导致淋巴管堵塞或累及邻近神经、输尿管等结构时,才会出现相应临床表现,如下肢疼痛、活动障碍及输尿管走行区胀痛等。当原发病灶累及肛管、齿状线部位时,可出现腹股沟淋巴结的复发,通常表现为腹股沟区淋巴结的无痛性肿大,病变进展时可融合成团;体格检查可仅触及腹股沟区质硬结节,活动度随复发病灶与毗邻组织间关系不同而有所不同。浅表区域淋巴结转移可采用超声检查初步诊断,而侧方淋巴结及其他区域引流淋巴结转移则常需要采用CT、MRI及PET/CT检查等进行诊断。

二、结直肠癌转移

转移性结直肠癌通常指原发于结直肠的恶性肿瘤播散于结肠、直肠以外的器官。结直肠癌转移可分为同时性与异时性,以发现转移病灶与原发病灶的时间间隔是否大于6个月作为判断依据。结肠癌与直肠癌的转移模式具有一定的差异性,除肝脏为两者最为常见的转移部位外,直肠癌更易发生肺转移及神经系统转移,而结肠癌有相对更高的腹膜转移概率。转移性结直肠癌的生存期与原发病灶的T或N分期有相关性。

(一)肝转移

肝转移为最为常见的结直肠癌转移模式。临床表现多不典型,仅当肝转移病灶进展、肿瘤负荷较大时,可出现肝区疼痛、肝大、肝区肿块、黄疸、皮肤瘙痒等症状;严重时,如合并门静脉癌栓形成,可有脾大、腹水、静脉侧支循环开放等类似肝硬化的临床表现。类似于原发性肝癌,结直肠癌肝转移可诱发肝性脑病、上消化道出血、转移瘤结节破裂出血及继发感染等严重并发症。肝脏彩超、腹部CT及MRI等检查可提示肝转移病灶的存在,钆塞酸二钠MRI检查可更为有效地分辨肝脏良性结节与转移瘤。

(二)肺转移

肺转移为较常见于直肠癌的转移模式。多无典型临床表现,即使病灶广泛分布于肺部,因转移瘤较少累及主支气管、胸膜等,通常无明显症状。偶可见咳嗽、咯血、胸痛及呼吸困难等非特异性表现。通常能通过胸部CT等影像学检查发现。

(三)卵巢转移

结直肠癌卵巢转移又称卵巢克鲁肯贝格瘤,为一类特殊的卵巢转移性肿瘤,多见于T$_{4a\sim4b}$期结肠癌的肿瘤转移。早期无明显症状,多于随访检查时发现。一旦出现症状,多表现为腹胀、腹部包块及腹水等。肿瘤多发双侧性。妇科超声、腹部CT及MRI可识别病灶。

(四)骨转移

直肠癌骨转移较结肠癌骨转移更为常见,中轴骨,外周扁骨、长骨等均可发生骨转移。早期症状多不典型,可有局部肌肉酸胀、疼痛等临床表现,未及时治疗可导致病理性骨折。全身骨扫描检查可有效识别骨转移瘤。

(五)腹膜种植转移

腹膜种植转移更常见于T$_{4a\sim4b}$期结肠癌。早期无典型临床表现,随肿瘤进展可能出现腹痛、腹水、腹部包块等,触诊时可有腹壁柔韧感,转移结节较大时也可扪及包块。腹膜种植转移可通过 CT、MRI 等影像学检查发现,PET/CT 检查可从代谢功能上协助判断腹膜结节是否为转移性病灶。

(六) 非区域淋巴结转移

非区域淋巴结转移指超出常规病变引流区域的继发性淋巴结肿瘤性病变,如腹主动脉侧方淋巴结、腹膜后淋巴结、肝胃间隙淋巴结及锁骨上淋巴结等。出现锁骨上等浅表淋巴结转移时,可于相应区域触及皮下肿大质硬或融合结节;深部淋巴结转移通常无特异临床表现,仅当病变进展时可能出现疼痛及相邻脏器受累表现。

(七) 脑、脊髓转移

脑、脊髓转移是相对少见的结直肠癌转移,常见于大脑中动脉分布区,也可见小脑、脊髓转移。随着肿瘤进展,该类患者可出现类似原发性颅脑肿瘤、脊髓肿瘤的表现,如头痛、呕吐、视盘水肿等颅内压增高表现,以及癫痫发作、幻觉产生、神经分布区异常感觉等中枢神

经系统刺激症状,严重时可表现为中枢神经系统受损症状、神经内分泌功能紊乱及颅内或脊髓肿瘤危象等。该类病变通常可通过相应部位的 CT 及 MRI 检查发现。

(八) 肾上腺转移

肾上腺转移是较多见于直肠癌的一类转移模式。相较于原发性肾上腺肿瘤多合并内分泌功能异常,转移性肾上腺肿瘤通常不伴有激素水平异常。因此该类转移较难通过临床表现鉴别,通常需 CT、MRI、PET/CT 等影像学检查手段结合患者原发病灶诊断及治疗情况综合考虑进行诊断。

(九) 其他部位转移

多为罕见部位转移,如肌肉、心脏、子宫、胆道、眼等部位。该类转移模式并非常见模式,通常需与相应部位的原发恶性肿瘤相鉴别,并结合病理活检结果方能证实为结直肠癌转移。症状及体征无特异性,与相应部位原发性肿瘤相似。

(燕锦　胡茜玥)

推荐阅读

[1] 柳俊刚,黄晓量,张丽华,等. 左右半结肠癌患者临床病理特征的比较[J]. 结直肠肛门外科,2021,27(3):240-243.

[2] SHEN H,YANG J,HUANG Q,et al. Different treatment strategies and molecular features between right-sided and left-sided colon cancers[J]. World J Gastroenterol,2015, 21(21):6470-6478.

[3] 李景南,赵莉,郑威扬,等. 结肠癌近 20 年临床特点的变迁分析[J]. 中华内科杂志,2010,49(3):226-229.

[4] WALTER F M,EMERY J D,MENDONCA S,et al. Symptoms and patient factors associated with longer time to diagnosis for colorectal cancer:results from a prospective cohort study[J]. Br J Cancer,2016,115(5):533-541.

[5] RASMUSSEN S,HAASTRUP P F,BALASUBRAMANIAM K,et al. Predictive values of colorectal cancer alarm symptoms in the general population:a nationwide cohort study[J]. Br J Cancer,2019,120(6):595-600.

[6] HREINSSON J P,JONASSON J G,BJORNSSON E S. Bleeding-related symptoms in colorectal cancer:a 4-year nationwide population-based study[J]. Aliment Pharmacol Ther,2014,39(1):77-84.

[7] SAWICKI T,RUSZKOWSKA M,DANIELEWICZ A,et al. A review of colorectal cancer in terms of epidemiology,risk factors,development,symptoms and diagnosis[J]. Cancers (Basel),2021,13(9):2025.

[8] HØYDAHL Ø,EDNA T H,XANTHOULIS A,et al. Long-term trends in colorectal cancer:incidence,localization,and

presentation[J]. BMC Cancer,2020,20(1):1077.

[9] AMRI R,BORDEIANOU L G,SYLLA P,et al. Variations in metastasis site by primary location in colon cancer[J]. J Gastrointest Surg,2015,19(8):1522-1527.

[10] SAMUELS N,APPLBAUM Y H,ESAYAG Y. Paraneoplastic necrotizing myopathy and dermatomyositis in a patient with rectosigmoid carcinoma[J]. Rheumatol Int,2013,33(6): 1619-1621.

[11] 吴春晓,龚杨明,顾凯,等. 2016 年上海市结肠直肠癌发病和死亡情况与 2002—2016 年间的变化趋势分析[J]. 外科理论与实践,2021,26(4):325-335.

[12] 中国抗癌协会大肠癌专业委员会. 中国结直肠癌性别、年龄和部位变化趋势——19 家医院 31 246 例初步分析[C]// 中西医结合学会会议. 第十三届全国中西医结合大肠肛门病学术会议暨第三届国际结直肠外科论坛论文汇编. [出版地不详:出版者不详],2009:20-25.

[13] ZHENG R S,ZHANG S W,ZENG H M,et al. Cancer incidence and mortality in China,2016[J]. J Natl Cancer Cent,2022,2(1):1-9.

[14] 汤钊猷,蒋国梁,邵志敏,等. 现代肿瘤学[M]. 3 版. 上海:复旦大学出版社,2011:966-969.

[15] 陈孝平,汪健平,赵继宗. 外科学[M]. 9 版. 北京:人民卫生出版社,2018:390-394.

[16] LISKA D,STOCCHI L,KARAGKOUNIS G,et al. Incidence, patterns,and predictors of locoregional recurrence in colon cancer[J]. Ann Surg Oncol,2017,24(4):1093-1099.

［17］FAKIH M G. Metastatic colorectal cancer：current state and future directions［J］. J Clin Oncol，2015，33（16）：1809-1824.

［18］BILLER L H，SCHRAG D. Diagnosis and treatment of metastatic colorectal cancer：a review［J］. JAMA，2021，325（7）：669-685.

［19］RIIHIMÄKI M，HEMMINKI A，SUNDQUIST J，et al. Patterns of metastasis in colon and rectal cancer［J］. Sci Rep，2016，6：29765.

第十四章 影像学诊断

第一节 X线检查和诊断

随着电子计算机体层扫描（computed tomography, CT）、磁共振成像（magnetic resonance imaging, MRI）、腔镜和腔内超声等检查手段的日益发展和普及，X线检查在结直肠癌筛查及诊疗中的应用逐渐减少，但它仍以检查便捷、能够动态观察和可床旁操作的优势在急诊和术后随诊中占有一席之地。根据是否引入对比剂可将X线检查分为平片检查和造影检查。本节将对结直肠癌筛查及诊疗过程中可能应用到的X线检查及其相关影像表现进行简要介绍。

一、X线平片

（一）胸部正侧位X线平片

胸部X线平片在结直肠癌的常规检查中已逐渐被胸部CT所取代，目前更常用于急诊、胸部CT无法配合完成者以及术后床旁摄影。对于结直肠癌患者而言，胸部X线平片最大的意义在于发现肺转移或胸椎、肋骨转移；如有肠穿孔或肠梗阻，胸部X线平片拍摄范围内可能观察到横膈下游离气体或肠管扩张及气液平面；腹膜炎症可刺激出现双侧胸腔积液及双下肺渗出改变。此外，床旁胸部X线平片还常用于观察中心静脉置管的走行，气管插管、胸腔引流管的位置等。

（二）腹部立位X线平片

腹部立位X线平片对于肿瘤原发病灶的检出及诊断并不敏感，但可显示重要的继发性改变，尤其在诊断肠梗阻、肠穿孔等急症方面便捷且准确率高，是急诊最常使用的检查手段；床旁腹部立位X线平片对于结直肠癌术后肠道蠕动功能恢复的动态评估、腹腔置管位置的观察等也具有优势。此外，腹部立位X线平片还能显示腹水、腹腔肿物、腰骶椎及骨盆骨质病变等。

1. **正常影像学表现** 腹腔内散在肠气，肠管无扩张，双侧膈下无游离气体，双侧腹脂线及腰大肌影显示清晰，腰骶椎及骨盆未见异常骨质破坏。

2. **肠穿孔的影像学表现** 双侧或单侧横膈下方新月形气体影（注意与胃泡影及间位结肠内气体影鉴别）。若积气被小网膜囊包裹，可表现为胰胃间隙内低密度气体影。有时容易遗漏极少量游离气体，若患者临床症状明显，需进一步行CT观察。

3. **肠梗阻的影像学表现**

（1）机械性肠梗阻：多由结肠肿瘤部位肠管狭窄、僵硬导致，典型X线表现为可见明确梗阻点，梗阻近端结肠明显扩张，宽度超过6cm，扩张肠管内可见气-液平面，可呈阶梯状排列，小肠通常不受影响，梗阻远端肠管未见充气（图14-1-1A）。患者表现为阵发性绞痛、肠鸣音亢进等。

（2）麻痹性肠梗阻：多由于术后肠管蠕动减慢或神经刺激、腹膜炎等原因导致，通常表现为全结肠扩张积气，小肠和胃也可扩张，可无明确梗阻点。急性腹膜炎者可见腹水征，表现为腹部膨隆、腹腔密度增高以及腹脂线显示模糊，部分患者可出现横膈活动受限、肋膈角变钝等胸腔积液征象（图14-1-1B、图14-1-1C）。患者通常表现为腹部持续钝痛，肠鸣音减弱或消失等。

二、X线造影

（一）对比剂钡灌肠造影

现代气钡双重对比剂造影起源于20世纪60年代中期的日本，相较于以往单纯钡灌肠检查，其增加气体对比，X线下气体充盈、肠腔膨胀后形成负性背景，配合少量高黏度、高浓度钡液即可描绘肠腔各壁全貌、肿瘤部位和范围以及更多的黏膜细节，有助于黏膜炎症和早

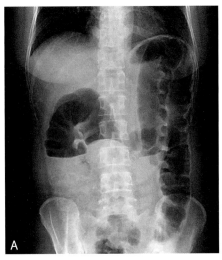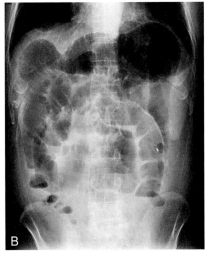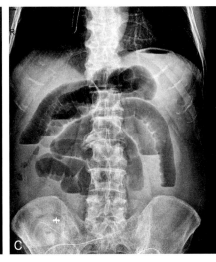

图 14-1-1　肠梗阻 X 线图像

A. 乙状结肠癌,近端结肠梗阻扩张,可见液平面,小肠未见明确扩张;B、C. 结肠癌术后,麻痹性肠梗阻,结肠和小肠均扩张,可见阶梯状液平面,其中图 C 可见左侧膈下新月形气体影,为术后腹腔积气。

期肿瘤病变的观察。但由于双重对比剂钡灌肠造影检查时间长、辐射剂量大、对检查者依赖程度高、患者耐受度差,且无法反映肿瘤浸润深度和肠壁外情况,目前该检查已越来越多地被 CT 仿真结肠镜替代,但在早期肠黏膜病变以及放化疗后肿瘤退缩反应细节的显示上仍具有一定优势,也可用于肠镜检查存在禁忌证,或者因肠腔狭窄、肠镜难以通过但需要观察狭窄近端结肠情况的患者。《中国临床肿瘤学会(CSCO)结直肠癌诊疗指南(2020 版)》中推荐双重对比剂钡灌肠造影可作为筛查和诊断结直肠癌的方法,但不能用于结直肠肿瘤的分期,黏膜下和外压性病变的鉴别诊断仍需借助 CT 检查进一步明确。

1. 检查禁忌证　禁忌证包括可疑肠坏死穿孔、肠出血、中毒性巨结肠,结肠镜活检后 1 周内,溃疡性结肠炎急性发作期,急症、虚弱或无法配合检查者;肠梗阻者需谨慎选择。

此外,为了降低肠道张力、便于观察,通常在检查开始前肌内注射抗胆碱药,但有心脏病、青光眼或前列腺肥大患者禁用此类药物。

2. 摄片　摄片应包括全结肠,需多体位、多角度动态观察双对比图像,以全面观察结肠各壁。因结肠位置变异较大,尤其是乙状结肠和盲肠,应根据患者肠管实际位置调整体位,必要时做加压相。

3. 正常 X 线表现

(1)位置:直肠相对固定,乙状结肠及盲肠位置变异较大。

(2)管腔宽度:充盈时 4~6cm,从右向左逐渐变细。

(3)肠壁:轮廓光滑,结肠袋从右向左逐渐变浅,直肠无结肠袋。

(4)活动度:横结肠和乙状结肠活动度较大。

(5)黏膜皱襞:除直肠外,多为横向皱襞,可显示黏膜表面的无名沟和无名小区,宽约 2mm。

4. 异常 X 线表现

(1)位置改变:通常由肠腔外结构的变化引起,如肠系膜和腹膜后淋巴结推压或肠系膜炎症粘连牵拉。

(2)肠腔改变:结直肠肿瘤突向腔内生长或浸润导致,多为局限性不规则环形狭窄,病变两端界限清楚,狭窄近端的肠腔可因梗阻而扩张。需与外压性病变导致的肠腔狭窄相鉴别。

(3)肠壁改变:肿瘤浸润引起的肠壁增厚、不规则虫噬样破坏,僵硬及蠕动异常。

(4)黏膜皱襞改变:肿瘤浸润导致黏膜增粗紊乱、纠集或中断。

(5)充盈缺损:常见于肿块型病变,边缘不规整、呈菜花样或分叶状,可有不规则钡斑、龛影。

(6)龛影:常见于溃疡型病变,多为腔内龛影,界限清楚、底部不规则、周围常伴有明显隆起环堤,溃疡较大时,环堤可不完整。

(7)肠梗阻:为肿瘤引起的继发性改变,梗阻时应谨慎选择造影检查。完全梗阻时,钡剂充盈至梗阻点远端受阻、突然截断,若梗阻不完全时,可有少量钡剂进入近端。

5. 良性或癌前病变

(1)息肉和腺瘤:体积较小的光滑突起,形态多样,炎症性和增生性息肉多为类圆形或椭圆形;管状腺瘤多小于 1cm,有或无蒂;绒毛状腺瘤多为扁平或宽基底无蒂突起,呈分叶状、桑葚状或地毯状。双重对比剂钡灌肠造影通常表现为相应形状的充盈缺损或环形钡斑,肠壁柔软、扩张,肠道蠕动正常。

（2）息肉病:多为家族遗传性综合征,具有全身症状,在结直肠表现为多发息肉,双重对比剂钡灌肠造影可见全结肠弥漫多发充盈缺损、环形钡斑,部分可恶变。常见的有家族性结肠多发息肉症和波伊茨-耶格综合征（Peutz-Jeghers syndrome）。

6. 早期结肠癌 癌组织局限于黏膜或黏膜下层。根据病理分型可有不同的双重对比剂钡灌肠造影表现。

（1）Ⅰ型（隆起型）:又分为Ⅰp型（带蒂隆起型）、Ⅰs型（广基底隆起型）。前者最常见,双重对比剂钡灌肠造影表现为突出于黏膜表面1~3cm不规则充盈缺损,轮廓毛糙、可呈分叶状;后者表现为高大广基底隆起,基底可有切迹。

（2）Ⅱ型（表浅型）:又分为Ⅱa型（表浅隆起型）、Ⅱb型（表浅平坦型）和Ⅱc型（表浅凹陷型）。Ⅱa型多呈硬币状充盈缺损,0.5~2cm,无蒂,局部黏膜紊乱或中断;Ⅱb型与周围黏膜高度基本持平,仅表现为黏膜局部紊乱或中断,较难发现;Ⅱc型表现为表浅的龛影,局部黏膜紊乱或中断。

（3）Ⅲ型（凹陷型）:较深的腔外龛影,表面不规整,局部黏膜紊乱,多浸润黏膜下层。

7. 进展期结肠癌 癌组织浸润超过黏膜下层。根据结直肠癌的分期和大体病理表型,双重对比剂钡灌肠造影可呈现出不同表现（图14-1-2）。

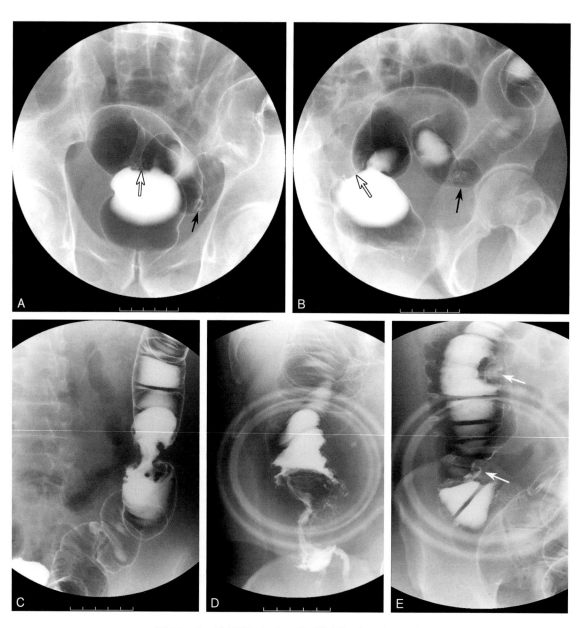

图14-1-2 进展期结肠癌双重对比剂钡灌肠造影图像

A,B. 仰卧位（A）和侧卧位（B）多角度显示直肠上段肿块型癌（白色箭头）和乙状结肠腺瘤（黑色箭头）,正面观察为不规则钡斑,切线位观察为充盈缺损;C.降结肠局限溃疡型癌,表现为"苹果核"征;D.回盲部浸润溃疡型癌,累及回盲瓣和末段回肠,伴肠套叠;E.家族性息肉病,回盲部和升结肠起始部双原发癌（白色箭头）,多发结肠息肉。

（1）肿块型（Borrmann Ⅰ型）：肿瘤多呈不规则分叶状或菜花样，肿块突向肠腔内生长，双重对比剂钡灌肠造影表现为边界清楚、轮廓不规则的充盈缺损，伴周围黏膜破坏，可偏于管壁一侧或环绕整个肠壁，形成偏心性管腔狭窄。动态观察可见病变段肠壁僵硬、扩张度较差。

（2）局限溃疡型（Borrmann Ⅱ型）：以溃疡为主的病变，双重对比剂钡灌肠造影表现为腔内不规则充盈缺损伴不规则龛影及环堤，与周围黏膜分界截然。典型 X 线表现为"苹果核征"，即狭窄段两端的肩样隆起为溃疡环堤，中央管腔狭窄段为溃疡形成的癌性通道，局部肠壁僵硬、扩张程度差。

（3）浸润溃疡型（Borrmann Ⅲ型）：肿瘤向肠壁深层浸润，形成广泛、深大的溃疡。双重对比剂钡灌肠造影表现为较大且不规整的腔内龛影，沿肠管长轴分布，边缘有不规则充盈缺损、狭窄，龛影周围的环堤可不完整、边界模糊，局部肠壁僵硬，结肠袋消失。

（4）弥漫浸润型（Borrmann Ⅳ型）：肿瘤沿肠壁浸润，致肠壁明显增厚、肠腔狭窄。双重对比剂钡灌肠造影多表现为管腔向心性狭窄，轮廓不光整，动态观察可见管壁僵硬、不扩张、蠕动减少，易出现肠梗阻。

8. 鉴别诊断

（1）生理性或痉挛性收缩：肠壁柔软，黏膜光滑连续，动态观察下肠管可扩张、蠕动正常。

（2）肠内容物：粪块、钡絮、气泡等。通常可随着体位和双重对比的变化而移动，加压后气泡可消失。

（3）结直肠黏膜下或外压性病变：①脂肪瘤，最常见，位于黏膜下层，突入肠腔，部分可有蒂；双重对比剂钡灌肠造影表现为光滑、柔软的充盈缺损，加压后形态可改变；②淋巴瘤，多起源于黏膜下层淋巴滤泡，好发于回盲部和直肠；双重对比剂钡灌肠造影表现为病变处狭窄、充盈缺损或局限性扩张，范围较广，黏膜表面多发小结节状充盈缺损和浅龛影，肠壁僵硬程度低于结肠癌，梗阻少见；③肠壁外病变压迫，双重对比剂钡灌肠造影表现为肠管受压移位，呈偏心性狭窄，可见多发弧形压迹，局部肠管成角、固定，黏膜紊乱但无破坏，肠壁柔软。

（二）静脉肾盂造影

目前极少用于结直肠癌相关检查，《中国临床肿瘤学会（CSCO）结直肠癌诊疗指南（2020 版）》中明确指出不推荐术前常规进行静脉肾盂造影检查，其仅适用于怀疑结直肠癌原发灶或转移淋巴结侵袭尿路者。影像学表现主要为结直肠癌引起的间接改变，如肿瘤或腹膜后、盆腔淋巴结压迫输尿管导致输尿管局部受压狭窄、上游扩张积水，膀胱受压（外压性改变）或受侵改变（黏膜不规整）等。

（赵青）

第二节　CT 检查和诊断

CT 是一种常用的影像学检查手段，广泛应用于全身各部位疾病的诊断及鉴别诊断。自 20 世纪 70 年代全身 CT 诞生以来，随着扫描技术的不断发展、更新，CT 的扫描时间短、密度分辨率高及多平面重建等优势越来越突出，使其对于胃肠道病变的诊断具有重要价值。其中，CT 是初诊结肠癌患者的首选检查手段，也是具有 MRI 检查禁忌证的直肠癌患者的常用检查方式。通过 CT 检查能够对结直肠癌原发灶、周围淋巴结状态及远处转移情况等进行综合判断，还有助于判断原发灶及转移灶的辅助治疗效果。此外，CT 对于其他预后相关的影像特征如壁外血管侵袭（extramural venous invasion，EMVI）等也具有一定的诊断价值。基于上述，通过 CT 检查得到的有价值信息，能够为结直肠癌患者的个体化、精准化治疗提供重要的影像学依据。

一、结肠癌 CT 检查和诊断

（一）结肠癌 CT 影像学表现

1. 结肠癌原发灶 CT 影像学表现　结肠癌依据其生长方式、发展阶段不同，具有相应的影像学表现。早期结肠癌常表现为结肠腔内局限性软组织结节（图 14-2-1），有时 CT 很难检出早期结肠癌，需结合多平面重建图像仔细观察、避免漏诊。随着其侵袭深度的增加，逐渐形成溃疡、沿肠壁浸润性生长，中晚期结肠癌常表现为肠壁不规则、非对称性增厚，增强扫描显示，增厚的肠壁多呈均匀或不均匀轻中度强化，同时伴有肠壁僵硬、肠腔狭窄等改变（图 14-2-2）。特殊病理类型的结肠癌，CT 具有一定的诊断意义，如黏液腺癌，由于肿瘤内部含有不同程度的黏液成分，平扫 CT 中黏液成分呈低密度，增强扫描表现为低强化。进展期结肠癌穿透肠壁易侵袭邻

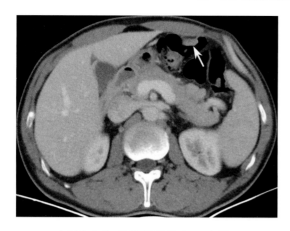

图14-2-1　早期横结肠癌 CT 图像

箭头.早期横结肠癌。

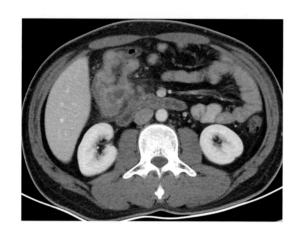

图14-2-2　晚期结肠右曲癌 CT 图像

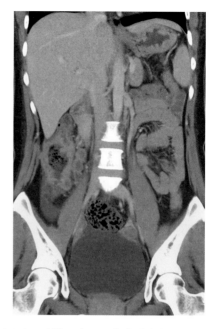

图14-2-3　升结肠癌周围多发肿大淋巴结 CT 图像

近器官、结构,如结肠右曲癌易侵袭十二指肠降部、肝脏下缘、胆囊;结肠左曲癌易侵性胰尾、脾脏、胃体大弯侧;乙状结肠癌易累及膀胱、邻近小肠,其中女性患者易累及子宫。此外,由于肿瘤生长过大,部分患者可出现肠梗阻、肠套叠、肠穿孔等并发症。

结肠的区域淋巴结包含位于肠脂垂内的结肠淋巴结、位于邻近肠壁的结肠旁淋巴结,位于系膜中部血管旁的系膜血管淋巴结,以及系膜根部淋巴结。结肠癌原发灶周围常伴有多发大小不等的淋巴结(图14-2-3),包括转移性及反应增生性淋巴结,既往多采用淋巴结大小、内部及边缘情况等指标进行区分,然而小淋巴结也可能是转移性,肿大淋巴结也可能是反应增生性,因此目前影像学无法准确区分两类淋巴结。另外,结肠周围可出现不规则的实性肿瘤沉积,即癌结节。

除原发灶及周围淋巴结之外,其他与结肠癌预后相关的影像因素也逐渐成为近年来的研究热点。CT 图像中发现与肿瘤相连的肠壁外血管腔内出现异常软组织密度影即为 CT 检出壁外血管侵袭(computed tomography detected extramural venous invasion,ctEMVI),已被证实为结肠癌患者预后不良的重要危险因素。结肠癌原发灶

周围脂肪组织内常伴有多发条索影,是 CT 检查中常见的影像学表现,这可能是由肿瘤刺激肠系膜形成的慢性炎性反应及肿瘤浸润性生长导致的。肿瘤负荷越大,其周围脂肪组织内条索影的检出率越高。此外,升结肠及降结肠后缘无浆膜覆盖的区域,肿瘤与后腹膜之间的距离小于 1mm 即为腹膜后手术切缘阳性,这可能会造成手术切缘阳性、无法达到完全切除,需提示临床医师手术过程中格外注意手术切缘。

2. 结肠癌常见转移灶影像学表现　结肠癌常见的转移部位包括肝、肺、腹膜后、腹膜等。其中,肝是最常见的转移部位,是癌细胞通过门静脉系统血行转移至肝脏导致的,转移灶可为单发或多发,表现为低强化或环形强化的结节、肿块(图14-2-4)。肺转移常表现为单发或双肺多发大小不等、边界清楚的实性结节(图14-2-5)。结肠癌常发生腹膜后淋巴结转移,其属于非区域性淋巴结转移,表现为腹主动脉旁的肿大淋巴结(图14-2-6)。此外,少数晚期结肠癌可出现腹膜种植转移,表现为腹膜异常增厚、条索影及软组织结节等,严重时可呈"污迹征"(图14-2-7)。

3. 结肠癌 CT 分期　CT 对于判断肿瘤浸润深度(T 分期)、淋巴结是否转移(N 分期)、是否存在远处转移(M 分期)具有重要价值。

(1)T 分期:根据肿瘤浸润肠壁深度进行判断,CT 无法清晰显示肠壁各层,因此仅能根据下述影像学表现大致判断。T_1 期肿瘤常表现为肠腔内局限性占位且肠壁规则,肿瘤浸润最深处与肠壁外缘之间可见低强化带;T_2 期肿瘤表现为肠壁局限性增厚或肿块,外膜面清晰;T_3 期及 T_{4a} 期均表现为肠壁不均匀增厚、突破肠壁轮

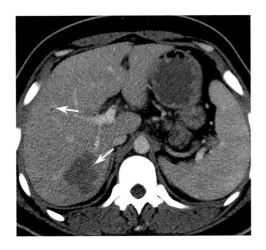

图 14-2-4　结肠癌肝转移 CT 图像

箭头 . 肝右叶 2 个低强化转移灶。

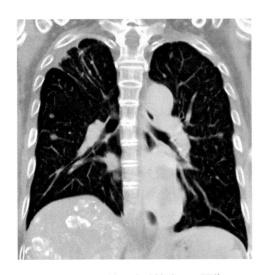

图 14-2-5　结肠癌肺转移 CT 图像

廓，存在浆膜的区域，很难通过 CT 准确区分两者，无浆膜覆盖区域即升、降结肠后缘，仅存在 $T_{1\sim3}$ 期；T_{4b} 期肿瘤表现为肿瘤侵袭邻近器官、结构。值得注意的是，回盲部癌累及回肠属于肿瘤的肠壁内浸润，并不影响 T 分期，仍应诊断为 T_3 期、而非 T_{4b} 期。

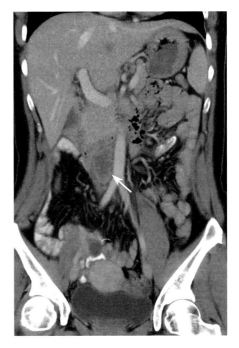

图 14-2-6　结肠癌腹膜后淋巴结转移 CT 图像

箭头 . 腹主动脉旁肿大淋巴结。

（2）N 分期：根据转移区域淋巴结数目进行判断。N_0 即无区域淋巴结转移，N_1 即 1~3 枚区域淋巴结转移，N_2 即超过 4 枚区域淋巴结转移。既往研究曾采用下述影像学指标进行判断：淋巴结径线，如短径超过 9mm 或 10mm、短径与长径之比超过 0.8，形态学如内部密度不均匀、边缘不规则，分布方式如簇状分布，强化程度超过 100HU 等，但上述指标判断的准确性有限。总之，目前尚无统一、公认的影像学 N 分期判断标准。

（3）M 分期：综合判断全身有无远处转移。M_0 即无远处转移，M_1 即存在远处转移。通过胸部、腹部及盆腔 CT 进行全面观察，即能判断 M 分期。

（二）鉴别诊断

早期结肠癌需与结肠良性病变进行鉴别，中晚期

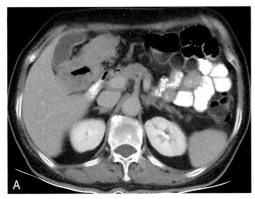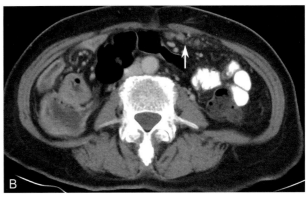

图 14-2-7　结肠癌腹膜转移 CT 图像

A. 结肠右曲癌；B. 箭头示腹膜转移结节。

结肠癌需与结肠炎性病变及其他常见恶性肿瘤进行鉴别。

1. 结肠息肉 CT能够检出的结肠息肉相对较大，多局限于肠腔内，边缘光滑完整，但有时与T_1期结肠癌难以鉴别，需结合病理判断。

2. 克罗恩病 可发生于消化道的任何部位，但多发生于回肠末端及右半结肠。CT具有相对特异性的影像学表现为病变呈节段性、非对称性分布，系膜对侧可有假憩室样改变，肠系膜血管呈梳样征，部分可形成瘘管或窦道。

3. 肠结核 是感染结核分枝杆菌引起的肠道特异度炎症，常好发于回盲部，表现为较长节段的肠壁增厚，回盲部短缩、回盲瓣固定。此外，还需结合患者的结核病史、实验室检查进行诊断。

4. 溃疡性结肠炎 病变多累及远端肠管如乙状结肠、直肠，也可逆行向上累及整个结肠，呈连续性、对称性、均匀性肠壁增厚，肠管僵直、管腔狭窄呈铅管征改变。

5. 结肠淋巴瘤 包括原发于结肠的淋巴瘤及继发性淋巴瘤，前者多累及回盲部，后者则以乙状结肠居多，病变范围常较广、肠壁明显增厚、呈均匀低强化、肠腔明显扩张、柔软，部分常伴有腹盆腔肿大、融合的淋巴结。

二、直肠癌CT检查和诊断

CT是直肠癌常用的影像学检查手段，临床实践中主要用于具有MRI检查禁忌证直肠癌患者的分期诊断，检出远处转移灶，判断原发灶及转移灶的辅助治疗效果。然而，CT并非直肠癌患者的首选检查方式，与MRI相比，其具有分期诊断不够准确，对于低位直肠癌与周围结构关系的判断价值有限等劣势。

（一）直肠癌CT影像学表现

1. 直肠癌原发灶CT影像学表现 直肠癌的位置是根据肿瘤下缘与肛缘之间的距离进行判断，距离>10cm、5~10cm、<5cm分别为上段、中段及下段直肠癌。与结肠癌的影像学表现类似，不同发展阶段的直肠癌具有不同的影像学征象。早期直肠癌多为肠腔内局限性肿块，边界清楚、边缘光滑；中晚期直肠癌表现为直肠壁不均匀增厚，外缘不规则，增强扫描呈均匀或不均匀强化，直肠系膜脂肪组织模糊、伴多发条索影；晚期直肠癌浸润性生长易侵袭犯邻近器官、结构，如膀胱、前列腺、精囊、子宫、阴道、邻近肌肉等，表现为直肠与相应器官、结构的脂肪间隙消失，且伴有异常强化。接受术前新辅助治疗的局部进展期直肠癌，治疗后会出现肿瘤体积缩小、分期降期，内部出现纤维化反应或胶原反应等改变（图14-2-8）。

直肠系膜内、供血及引流血管走行区（直肠血管、肠系膜下血管及双侧髂内血管）的淋巴结属于直肠癌的区域淋巴结，是外科手术可以切除的淋巴结。双侧闭孔区、髂外和髂总血管走行区、腹股沟区及腹膜后的淋巴结均属于直肠癌的非区域淋巴结，为远处转移的范畴。转移淋巴结的判断，尚无统一的判断标准，目前临床实际中主要是根据淋巴结大小及形态进行判断。此外，癌结节是直肠系膜内与肿瘤主体不相连的、沿血管走行分布的不规则实性结节，内部并无残留淋巴结组织病理学结构。目前并没有影像学标准能够准确地区分转移淋巴结及癌结节。

与结肠癌类似，直肠癌CT图像中也可检出ctEMVI，即与肿瘤相连的血管腔内出现软组织影，且伴有不同程度管腔增粗、管壁毛糙（图14-2-9），EMVI阳性是直肠癌预后不良的独立危险因素。包绕直肠及直肠系膜的脏层筋膜即为直肠系膜筋膜（mesorectal fascia，MRF），其对应于外科手术中的环周切缘。原发灶、转移淋巴结、癌结节、EMVI等包含肿瘤成分的结构与MRF距离小于1mm，则为MRF阳性（图14-2-10），其也被证实为直肠癌局部复发的高危因素。然而在CT图像中无法清晰显示

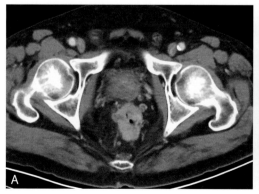
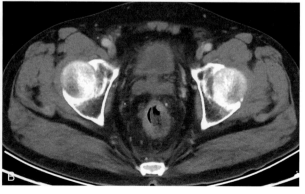

图14-2-8 接受新辅助治疗前后直肠癌CT图像

A. 新辅助治疗前；B. 新辅助治疗后。

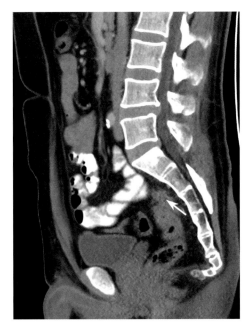

图 14-2-9 直肠癌 CT 检出壁外血管侵袭阳性图像
箭头.与肿瘤相连的壁外血管侵袭阳性。

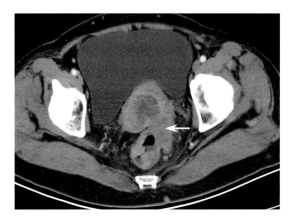

图 14-2-10 直肠癌环周切缘阳性 CT 图像
箭头.肿瘤侵犯、突破直肠系膜筋膜累及子宫。

出 MRF 的完整结构,尤其对于低位直肠癌,因此会造成对 MRF 状态的判断过度或不足。

2. 直肠癌常见转移灶影像学表现 直肠癌常见的远处转移部位包括肝、肺、腹膜后、脑、骨等,与结肠癌相同,最常见的转移部位是肝。直肠癌转移灶的影像学表现与结肠癌相似,肝脏的微小转移灶,为避免出现漏诊的情况,需调整 CT 窗宽、窗位仔细观察,必要时结合 MRI 进一步明确;单发的肺转移灶,可随访观察结节是否增大以与良性结节鉴别;直肠癌脑转移及骨转移相对较少,脑转移需仔细观察脑实质内及脑膜是否存在异常强化,必要时需结合头部 MRI;骨转移常表现为溶骨性骨质破坏,部分可形成软组织肿块。

3. 直肠癌 CT 分期 CT 无法清晰显示直肠壁各层次,且对于低位直肠癌,其空间位置狭小,很难准确地判断肿瘤侵袭深度,因此 CT 对于直肠癌分期诊断的价值有限,但对于无法接受 MRI 者,CT 是直肠癌分期的主要检查手段。

(1)T 分期:根据肿瘤侵袭肠壁的深度进行判断。T_1 期肿瘤局限于肠壁内,肠壁外缘光滑;T_2 期肿瘤常为肠腔内肿块或肠壁局限性增厚,外膜规则;T_3 期为肿瘤突破肠壁轮廓向直肠系膜内浸润性生长;T_{4a} 期即肿瘤侵袭邻近腹膜;T_{4b} 期即肿瘤侵袭邻近器官、结构。其中需注意的是,腹膜仅存在于上段直肠的前方及两侧,CT 轴位及矢状位图像中能够发现腹膜反折处,因此只有上段直肠癌侵袭前方或两侧的腹膜时,才存在 T_{4a} 期;肿瘤位于上段直肠后方或中下段直肠无腹膜覆盖的区域时,只存在 T_3 及以下分期。另外,肿瘤侵袭肛门内括约肌为

肿瘤沿肠壁内直接浸润性生长,诊断为 T_3 期;肿瘤侵袭肛门外括约肌或肛提肌时属于侵袭邻近结构,诊断为 T_{4b} 期。

(2)N 分期:根据区域淋巴结转移数目进行判断。N_0 即无区域淋巴结转移;N_1 期即出现 1~3 枚区域淋巴结转移,其中 1 枚淋巴结转移为 N_{1a} 期,2~3 枚淋巴结转移为 N_{1b} 期;无区域淋巴结转移,但直肠周围伴有癌结节时判断为 N_{1c} 期,若同时存在区域淋巴结转移及癌结节,则癌结节应算为转移淋巴结数目进行分期;N_2 期即出现 4 枚以上区域淋巴结转移,其中 4~6 枚淋巴结转移为 N_{2a} 期,超过 7 枚淋巴结转移为 N_{2b} 期。目前临床实践中常用的转移淋巴结判断标准为淋巴结短径不足 5mm,且同时出现形态类圆形、内部信号不均匀、边缘不规则时,判断为转移;淋巴结短径 5~9mm,且伴有上述形态学指标中任意两条,则判断为转移;淋巴结短径超过 9mm,无论有无形态学异常,即可判断为转移。然而应用上述标准,判断 N 分期的准确性也并不高。

(3)M 分期:判断全身有无远处转移。M_0 即无远处转移,M_1 即存在远处转移。值得注意的是,髂外血管旁、闭孔区淋巴结转移为远处转移,而髂内血管旁淋巴结转移则需按照 N 分期判断。

(二)鉴别诊断

直肠癌需与黏膜起源肿瘤、黏膜下肿瘤、肠道炎性病变及其他少见病变相鉴别。

1. 直肠腺瘤 是常见的直肠黏膜起源的良性肿瘤,表现为局限性肠腔内结节,边界清楚、边缘光滑,有时较大的腺瘤很难与早期直肠癌鉴别,最终需依靠病理诊断。

2. 直肠淋巴瘤 发生于直肠的淋巴瘤多为继发性,肠壁明显匀称增厚,累及节段相对较长,肠管柔软、肠腔明显扩张,平扫呈均匀软组织密度,增强扫描呈均

匀低强化,其他部位可有融合肿大淋巴结。

3. 直肠间质瘤 消化道间质瘤最常见于胃、小肠,其次是结直肠。最常见的影像学表现为边界清晰、黏膜下起源的肿块,可伴局部肠壁增厚,增强扫描呈均匀或不均匀强化,很少发生淋巴结转移。

4. 溃疡性结肠炎 好发于直肠及乙状结肠,也可逆行累及降结肠等,肠壁明显增厚,病变范围广泛、连续,肠腔僵直呈铅管样改变。

5. 直肠海绵状血管瘤 是一种少见的良性血管源性病变,多表现为肠壁弥漫明显增厚,增强扫描呈轻度强化,CT 图像中检出高密度静脉石具有诊断意义。此外,MRIT$_2$ 加权像中肿瘤呈不均匀高信号也具有特异性。

6. 直肠黑色素瘤 较为罕见,可发生于直肠及肛管,可表现为局部肿块或肠壁增厚,MRIT$_1$ 加权像中肿块呈高信号有助于诊断。

(孙应实 管真)

第三节 MRI 检查和诊断

MRI 是目前国内外指南推荐的直肠癌首选影像检查手段,由于其具有良好的空间分辨率与软组织分辨率,因此对于直肠癌的疗前分期、疗后随诊、新辅助治疗的疗效评价具有重要的价值。受呼吸运动、肠道蠕动及肠腔内气体干扰,目前 MRI 尚不作为结肠癌的常用影像检查方式。

一、直肠癌 MRI 检查前准备及检查序列

(一)直肠检查前准备

盆腔 MRI 检查前建议禁食 4 小时以上;检查前 1~2 小时可应用一支开塞露做局部肠道清洁,以减少肠内容物对于观察肿瘤病灶的影响,同时肠道黏膜呈水肿状态,有利于观察肠壁的解剖结构;检查前肌内注射山莨菪碱抑制肠道蠕动(存在禁忌证者除外)。

此外,目前直肠 MRI 检查前是否需进行肠道充盈,尚缺乏统一的意见。肠腔适度充盈的优点是易于显示病变、观察病变全貌,以及评价新辅助治疗的效果。然而,肠腔过度充盈会对直肠系膜产生一定的压力,可能会缩短肠壁至系膜筋膜的距离,造成对 MRF 状态判断过度。

(二)直肠常用检查序列

1. 必备检查序列

(1)非脂肪抑制、小视野高分辨 T$_2$ 加权像:至少需包括斜轴位(垂直于肿瘤长轴)与矢状位,斜轴位高分辨 T$_2$ 加权像图像可清晰显示直肠壁层次结构(图 14-3-1);矢状位高分辨 T$_2$ 加权像测量肿瘤下缘距肛缘的距离以判断肿瘤位置(图 14-3-2)。直肠下段或肛管肿瘤建议加做小视野冠状位 T2 加权像,以便更清楚地观察肿物与齿状线、肛门括约肌、肛提肌及盆底的关系,这是基线与新辅助治疗后评价肿瘤最关键的序列。

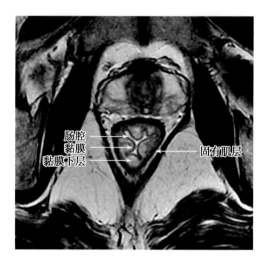

图 14-3-1 斜轴位高分辨 T$_2$ 加权像图像

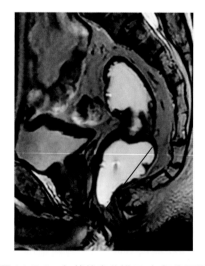

图 14-3-2 矢状位高分辨 T$_2$ 加权像图像

(2)弥散加权成像:对于直肠癌的分期、新辅助治疗后疗效评价具有重要意义。

(3)其他常规序列:包括全盆腔的 T$_1$ 加权像、T$_2$ 加权像脂肪抑制序列等。T$_1$ 加权像便于观察肿瘤内部有无出血、辅助观察肿瘤内部是否含黏液成分,以及盆腔

其他组织及骨盆骨质的情况；T₂加权像脂肪抑制序列便于观察系膜、盆壁及腹股沟淋巴结的情况，以及盆腔其他脏器、结构的情况。

2. **推荐检查序列**　目前增强扫描尚不是指南要求的必备 MRI 检查序列，但越来越多的证据显示增强序列在直肠癌的诊疗中具有重要的价值。例如，增强序列对于直肠癌的基线分期，尤其是在早期直肠癌的识别与分期中优于常规 T₂ 加权像（图 14-3-3、图 14-3-4）。此外，增强序列被证实在新辅助治疗后的肿瘤再分期中也具有重要价值。因此，无增强扫描禁忌证的患者，在必备检查序列的基础上，建议加做直肠增强 MRI。

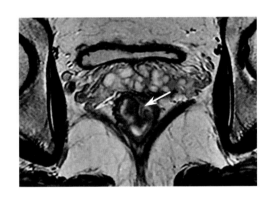

图 14-3-3　早期直肠癌（T₁ 期）高分辨 T₂ 加权像图像

箭头 . 黏膜下层顶端局部不规整，提示局部侵袭。

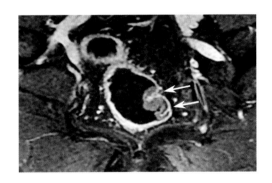

图 14-3-4　早期直肠癌增强 MRI 图像

上方箭头示肿瘤内见强化带略欠规整，提示肿瘤侵袭，病理证实为 T₁ 期；下方箭头示肿瘤内黏膜下强化带规整，病理证实为原位癌。

二、直肠癌影像学表现

（一）直肠癌基线 MRI 评价

基线 MRI 评价内容主要包括肿瘤位置、生长方式、大小等；肿瘤下缘距肛缘（或齿状线）的距离；肿瘤是否含黏液成分；肿瘤侵袭肠管周径；肿瘤浸润肠壁深度；有无肌壁外血管侵袭；直肠系膜筋膜的状态；区域及远处淋巴结的情况（图 14-3-5~图 14-3-10）。

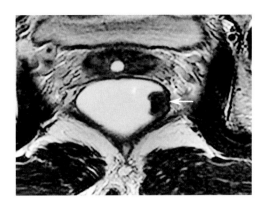

图 14-3-5　T₂ 期直肠癌

箭头示肿瘤侵犯低信号固有肌层，局部肌层信号欠规整。

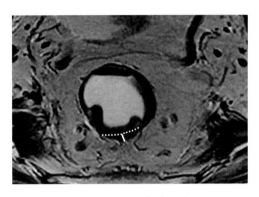

图 14-3-6　T₃ 期直肠癌

白点 . 固有肌层边界；白线 . 肿物侵出肠壁的最大距离（根据距离进行 T₃ 期亚分期）。

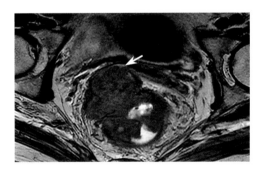

图 14-3-7　T_{4b} 期直肠癌

箭头示肿瘤侵袭阴道后壁。

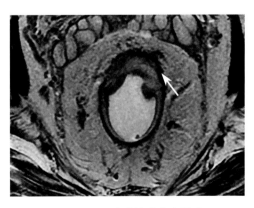

图 14-3-8　含黏液成分直肠癌

箭头示肿瘤内部信号明显增强，提示含黏液成分，为黏液腺癌或印戒细胞癌。

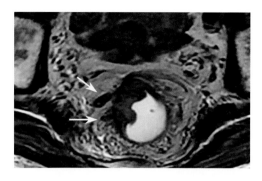

图 14-3-9　壁外血管侵袭阳性

箭头．肠壁外血管侵袭阳性。

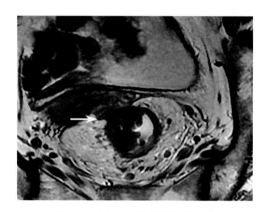

图 14-3-10　直肠系膜筋膜阳性

箭头．直肠癌向前侵袭前筋膜。

为了便于影像医师在分析图像与诊断的过程中考虑全面、避免漏项，推荐使用直肠癌 MRI 结构式报告（表 14-3-1）。

（二）直肠癌新辅助治疗效果评价

直肠癌新辅助治疗后的 MRI 检查序列与初诊检查基本相同，重点观察肿瘤治疗后的退缩情况，可以参考磁共振肿瘤退缩分级（magnetic resonance imaging tumor regression grade，mr-TRG）（表 14-3-2、图 14-3-11）。同时，基于 MRI 的影像组学与人工智能技术在直肠癌新辅助治疗的疗效评价中也取得了一定的进展。

三、直肠癌鉴别诊断

直肠癌的主要鉴别诊断包括直肠腺瘤、间质瘤、神经内分泌肿瘤、子宫内膜异位症等。

（一）直肠腺瘤

直肠腺瘤具有不同的病理类型，分为管状腺瘤、绒毛状腺瘤、锯齿状腺瘤、混合型腺瘤等，可具有多样的外观与特征。腺瘤可以表现为带蒂息肉状、宽基息肉状、地毯状或肠壁增厚型，其中带蒂息肉状腺瘤多为良性，

后三种需警惕恶变的可能。此外，腺瘤的恶变与病灶的大小也有直接关系，大于 2cm 的病灶需警惕腺瘤恶变，需积极地随诊或及时处理。

由于直肠肠壁黏膜下层含有丰富的血管，增强 MRI 存在黏膜下强化带可能提示病灶为腺瘤或早期（T_1 期）直肠癌，对于此类病灶可进行局部切除。

（二）直肠间质瘤

直肠间质瘤是最常见的直肠间叶组织来源的肿瘤，发病率位于胃、小肠之后的第三位，其中老年人多见。直肠间质瘤起源于直肠黏膜下，可表现为壁内外生长或壁外生长为主的肿物，常大小不一，多呈类圆形，也可呈哑铃形或不规则形，边界清楚，内部信号均匀或伴囊变、坏死，增强扫描呈不同程度的强化。

（三）直肠神经内分泌肿瘤

直肠神经内分泌肿瘤起源于肠壁黏膜或黏膜下，大多为非功能性，临床表现不典型，起病较为隐匿，根据病理分化及生物学行为的不同分为低级别（G1，高分化），中级别（G2，中分化）及高级别（G3，低分化）三组。G1 级直肠神经内分泌肿瘤多体积较小、边界清楚，内部信号较均匀，囊变、坏死相对少见。随着肿瘤体积增大、坏死增多，常与直肠癌难以鉴别，病理多为 G2 与 G3 级，增强扫描直肠神经内分泌肿瘤的强化程度常高于直肠癌。此外，需注意同时观察肿瘤侵袭情况、淋巴结及远处转移情况以及其他部位有无同源多发病灶。

（四）直肠子宫内膜异位

子宫内膜异位多发生在育龄期女性。发生在直肠的子宫内膜异位症，常伴有随月经周期的便血。影像学表现为病变位于子宫体水平的直肠前壁，肠壁不规则增厚，可与前面子宫体粘连，增强扫描与子宫肌层强化相仿。

四、直肠癌随诊

（一）直肠癌新辅助治疗后随诊

新辅助治疗后初步判定为临床完全缓解的病例，应密切行 MRI 随诊。随访过程中，需注意与既往 MRI 资料进行仔细对比，肿瘤所在位置的异常信号区范围进一步缩小，提示病情稳定；一旦发现局部有信号或体积的变化如软组织饱满或出现类似肿瘤信号，需及时结合临床实验室检查、肠镜检查等，排除肿瘤复发。另外，注意观察系膜、盆壁、腹股沟淋巴结以及骨盆骨质的情况。

接受直肠癌根治术的患者，术后直肠 MRI 检查需重

表 14-3-1　直肠癌 MRI 结构式报告

	姓名	性别	年龄	影像号	病案号	检查日期
		检查项目	直肠 MRI		临床诊断	

肿瘤 T 分期

病变定位

腹膜反折	[　]腹膜反折以上、未受累
	[　]腹膜反折以下、未受累
	[　]跨腹膜反折、未受累
	[　]腹膜反折受累

参照肿瘤下缘至肛缘距离定位	[　]上段直肠癌:10~15cm
	[　]中段直肠癌:5~10cm
	[　]下段直肠癌:5cm 以内

大小测量

肿块型	斜轴位测量:___mm ×___mm	矢状位测量(纵径):___mm
肠壁浸润型	斜轴位测量肠壁最厚:___mm	矢状位测量(纵径):___mm
病变环绕肠周径	<1/4 周　　　　1/4~<1/2 周　　　　1/2~<3/4 周　　　　3/4~1 周	

肿瘤浸润程度描述(T 分期)

T$_1$:肿瘤侵袭黏膜下层

T$_2$:肿瘤侵袭固有肌层,但未穿透固有肌层外膜

T$_3$:肿瘤穿透固有肌层外膜,到达直肠周围系膜脂肪内[　]mm

　　T$_{3a}$:肿瘤穿透肌外膜 <1mm

　　T$_{3b}$:肿瘤穿透肌外膜 1~<5mm

　　T$_{3c}$:肿瘤穿透肌外膜 5~15mm

　　T$_{3d}$:肿瘤穿透肌外膜 >15mm

T$_{4a}$:肿瘤侵袭腹膜或浆膜(上段直肠)

T$_{4b}$:肿瘤侵袭毗邻脏器

备注

淋巴结 N 分期(需综合淋巴结边缘、形态、内部信号特征评价)

[　]直肠上动脉周围淋巴结	可疑淋巴结数量:	最大短径:
[　]直肠系膜筋膜内淋巴结	可疑淋巴结数量:	最大短径:
[　]髂内血管旁淋巴结	可疑淋巴结数量:	最大短径:

备注:

[　]髂外血管旁淋巴结	可疑淋巴结数量:	最大短径:
[　]腹股沟淋巴结	可疑淋巴结数量:	最大短径:

备注

直肠系膜筋膜状态	[　]阳性:前、后、左、右	导致直肠系膜筋膜阳性的原因:肿瘤、淋巴结、癌结节、壁外血管侵袭
	[　]阴性	

备注:

直肠壁外血管侵袭(EMVI):	[　]有:前、后、左、右	部位:参考肿瘤定位(上段、中段、下段)
	[　]无	

备注

其他异常征象 [　]提示黏液腺癌可能

诊断意见:mrT_ N_ M_,直肠系膜筋膜(　　　),直肠壁外血管侵袭(　　　)

表14-3-2　磁共振肿瘤退缩分级相应影像学表现

mr-TRG 分级	MR 影像表现
1	影像学完全退缩:无肿瘤残存证据
2	治疗反应良好:以纤维化为主,无明显的肿瘤残存证据或极少量肿瘤残存
3	治疗反应中等:50% 以上的肿瘤组织被纤维化或黏液取代,但仍有肿瘤残存
4	治疗反应不良:大部分为残余肿瘤,仅可见少部分纤维化或黏液成分
5	治疗无反应:肿瘤组织无明显变化,与治疗前相仿

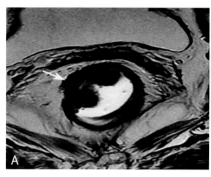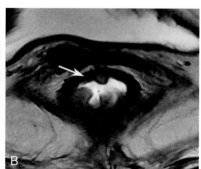

图14-3-11　磁共振肿瘤分级1级图像

A. 新辅助治疗前;B. 新辅助治疗后复查,肿瘤明显退缩,肿瘤信号消失,原肿瘤区域仅局部
见少量T$_2$加权像低信号影;MRI 评价为磁共振肿瘤分级1级,病理证实为病理学完全缓解。

点观察吻合口是否通畅、有无吻合口瘘、有无吻合口或残端肿瘤复发、有无区域及盆壁淋巴结转移等,以及有无盆腔及肛周炎症等。

(二) 远处转移随诊

肝是直肠癌患者最常见的远处转移器官,虽然 CT 与 MRI 均有助于诊断肝转移,但与 CT 相比,MRI 发现肝转移的灵敏度与特异度均较高。CT 不能明确诊断的肝转移灶、需明确肝转移灶数目与部位的患者,建议行肝 MRI 检查进一步明确。

少数直肠癌患者可以发生脑、骨转移。MRI 是诊断脑转移首选的影像检查手段。一旦怀疑骨转移,建议行 MRI 检查,并结合骨扫描与临床信息综合诊断。

（张红梅　万丽娟　彭文静　陈爽　赵瑞　刘祥春）

第四节　核素/分子影像检查和诊断

结直肠癌在全球范围内的发病率持续增长,过去数十年中,结直肠癌诊疗主要依赖 CT、MRI 及超声等传统影像技术。近年来 PET/CT、PET/MRI 检查技术在结直肠癌诊疗过程中的应用价值逐渐被证实。

与反映形态学变化的传统影像技术不同,PET/CT、PET/MRI 显像可借助正电子核素标记的放射性药物(即显像剂)反映肿瘤代谢或特异度受体的变化情况,且较形态学变化更早出现,有助于早期发现病变和判断疗效。众多核医学显像剂中,临床应用最广泛的是 ^{18}F 氟代脱氧葡萄糖(^{18}F-fluorode-oxyglucose,^{18}F-FDG),作为葡萄糖类似物,可反映体内不同组织器官对于葡萄糖的摄取及代谢情况。由于恶性肿瘤的生物学行为使得其能量代谢旺盛,对葡萄糖的摄取程度较高,这主要与肿瘤细胞的葡萄糖转运蛋白表达增高、己糖激酶的活性上调以及葡糖-6-磷酸酶活性下调等机制相关。

临床研究和临床实践表明,^{18}F-FDG PET/CT、PET/MRI 检查在结直肠癌早期诊断、分期、指导放疗、预测疗效和再分期等方面发挥重要作用。也有不少研究者尝试应用新型核医学显像剂反映肿瘤其他代谢途径及特异度受体分布情况,从而辅助结直肠癌的诊断和疗效评估。

一、^{18}F-FDG PET/CT、PET/MRI 显像在结直肠癌中的应用

(一) 诊断

肠镜活检是结直肠癌早期诊断的"金标准",但其

对于年老体弱者、伴有肿瘤导致肠管狭窄、肠镜难以通过及严重并发症者具有一定的困难和风险。针对伴有便血、排便习惯改变及腹痛等典型消化道症状的患者，^{18}F-FDG PET/CT 检查可辅助结直肠病灶的良恶性判断，主要依靠的半定量指标是最大标准摄取值（maximum standard uptake value，SUV$_{max}$），有研究认为 SUV$_{max}$ 明显增高可辅助判断病灶的良恶性。^{18}F-FDG PET/CT 检查中偶发结直肠异常摄取时，癌胚抗原（carcinoembryonic antigen，CEA）>3.4ng/ml，SUV$_{max}$>8.0 及合并转移是结直肠癌诊断的危险因素。完全肠梗阻的患者，由于肠镜无法通过病灶部位，更加显出 ^{18}F-FDG PET/CT 对于了解近端肠管浸润情况以及诊断重复癌的重要性，也为是否能达到根治性手术切除提供重要的参考依据。^{18}F-FDG PET/CT 结果阴性的患者可以排除近端浸润性结肠癌，而显像结果阳性的患者需要结合病灶的 SUV$_{max}$、大小、形态及其他检查结果综合评估其浸润情况。

此外，肠管的局灶性摄取可能与肠管蠕动和示踪剂在肠管内正常排泄导致的生理性摄取，肠道炎症及出血，二甲双胍等特殊药物应用等原因有关，这些常导致 ^{18}F-FDG PET/CT 检查出现假阳性。研究认为，单纯依赖 SUV$_{max}$ 增高来区分结直肠偶发异常摄取病灶的良恶性证据不足，^{18}F-FDG PET/CT 检查意外发现的结直肠局灶性摄取，在 CT 没有异常改变的情况下，不推荐进行内镜检查或常规监测。但另有研究表明，结直肠局灶性摄取中癌症和癌前病变占比为 52% 和 64%~76%，因此部分学者建议，^{18}FDG PET/CT 检查意外发现的结直肠局灶性摄取均应推荐行结肠镜检查。

（二）分期

全面且准确的术前评估、分期是决定结直肠癌治疗方案的关键，将直接影响患者的预后。结直肠癌的 T 分期主要依据病灶大小、肿瘤浸润深度和邻近结构受累情况进行判断。^{18}F-FDG PET/CT 检查分辨率有限，因此对于 T 分期应用价值不高。^{18}F-FDG PET/MRI 检查软组织分辨率较高，可评估肠壁及肿瘤浸润范围，因此对 T 分期的判断有一定帮助。研究表明，^{18}F-FDG PET/MRI 在评估肿瘤大小方面优于 MRI。

^{18}F-FDG PET/CT 可以提供淋巴结的形态和代谢情况，有助于评估区域以及远处淋巴结的转移情况。^{18}F-FDG PET/CT 对于体积较小的转移淋巴结检测灵敏度较低、特异度相对较高。Lee 等研究显示，^{18}F-FDG PET/CT 对转移淋巴结检出的灵敏度、特异度和准确性分别为 44%、84%、67%。一项基于 409 例患者的荟萃分析发现，^{18}F-FDG PET 或 ^{18}F-FDG PET/CT 进行 N 分期的诊断灵敏度较低（43%），特异度中等（88%）。^{18}F-FDG PET/MRI 可在一定程度上提高转移淋巴结诊断的灵敏度，尤其是较小的转移淋巴结。

^{18}F-FDG PET/CT 对于结直肠癌患者远处转移的诊断具有重要的临床应用价值（图 14-4-1），可使患者避免不必要的手术或者射频消融等治疗。Lee 等研究提示 ^{18}F-FDG PET/CT 对结直肠癌远处转移灶的检出灵敏度、特异度及准确性分别为 79%、94%、93%。荟萃分析结果表明，^{18}F-FDG PET/CT 对结直肠癌肝转移灶（colorectal liver metastases，CRLM）检测的灵敏度低于 MRI 和增强

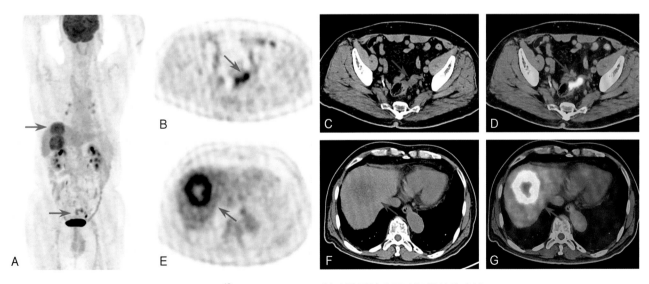

图 14-4-1 ^{18}F-FDG PET/CT 辅助检测结直肠癌远处转移病灶

A. ^{18}F-FDG PET/CT 全身最大密度投影图；B. 直肠癌原发灶横断面 PET 图像；C. 直肠癌原发灶横断面 CT 图像；D. 直肠癌原发灶横断面 PET/CT 融合图像；直肠上段肠壁增厚，肠腔狭窄，伴放射性摄取增高，SUV$_{max}$ 为 5.5；E. 结直肠癌肝转移灶横断面 PET 图像；F. 结直肠癌肝转移灶横断面 CT 图像；G. 结直肠癌肝转移灶横断面 PET/CT 融合图像；肝 SVII/VIII 稍低密度肿物，大小约为 6.9cm×5.6cm，内见坏死，伴环形高摄取，SUVmax 为 8.9；红色箭头. 显示病灶。

CT（66%*vs.* 89% 和 79%），但特异度更高（86%*vs.* 81% 和 67%）。其中，直径小于 1cm 的肝转移灶，最佳诊断手段仍为增强 MRI。[18]F-FDG PET/MRI 检出 CRLM 的病灶数明显多于 CT 及单独 PET 检查，但与增强 MRI 的检出结果差异无统计学意义。此外，[18]F-FDG PET/CT 对于肺转移诊断的阳性预测值（90%）、阴性预测值（94%）较高。

（三）指导放疗

放疗是结直肠癌重要的治疗方式之一，通常放疗靶区的勾画主要依赖 CT，但近年来 ^{18}F-FDG PET/CT 辅助放疗靶区勾画也受到越来越多的关注和临床认可，它可以减少不同操作者之间勾画的差异。目前有很多 ^{18}F-FDG PET/CT 靶区勾画的方式，其中最受认可的是使用自动勾画工具，勾画摄取值大于 40%SUV_{max} 的区域。[18]F-FDG PET/CT 的另一个应用热点是调强适形放射治疗（intensity-modulated radiation therapy，IMRT）的剂量调整。IMRT 可以降低非肿瘤组织的放射毒性同时提高肿瘤组织的病理缓解率。经 PET 证实且 SUV_{max}>2 的复发病灶，IMRT 可以在不增加正常组织并发症的前提下加大肿瘤区域的照射剂量。依据 ^{18}F-FDG PET/CT 制定的放疗计划改变了 12% 患者的肿瘤分期以及 4% 患者的靶区勾画。近年来，核医学更是尝试开发新型显像剂，揭示肿瘤区域内的增殖、糖酵解、缺氧及坏死等问题，辅助放疗靶区勾画的个体化和准确性。

（四）疗效评价

接受新辅助放化疗的局部晚期结直肠癌患者，治疗疗效对于其预后具有重要影响。鉴于治疗后肿瘤代谢改变通常早于肿瘤体积改变，因此 ^{18}F-FDG PET/CT（PET/MRI）可以较好地评估新辅助治疗效果（图 14-4-2）。

不同研究结果汇总分析提示，[18]F-FDG PET/CT 参数评估及视觉分析预测疗效的灵敏度、特异度分别为 73%、77%。有研究表明疗后 SUV_{max} 及其变化率（ΔSUV_{max}）可以预测病理肿瘤缓解情况，且与患者的生存情况显著相关。为了尽量避免治疗过程中肿瘤周围炎性反应的影响，部分研究提议在放化疗早期进行疗效评价。治疗无效的早期识别，可以避免治疗相关的毒副作用，同时指导医师及时更换有效的治疗方案。除了传统的放化疗，[18]F-FDG PET/CT 也可以用于 CRLM 钇-90（[90]Y）放射性栓塞治疗术后的疗效评价和 CRLM 射频消融术后残余病灶的检测。直接接受根治性切除手术的结直肠癌患者，[18]F-FDG PET/CT 也有一定的应用价值。Ogawa 等对 325 例此类患者研究发现，总病变糖酵解量（total lesion glycolysis，TLG）是总生存期的独立预后因素，且高 TLG 患者与低 TLG 患者的 5 年生存率存在明显差异（92.1%*vs.* 70.1%）。

^{18}F-FDG PET/CT 在结直肠癌疗效评价的实际应用中仍然存在一些问题。例如，不同研究得到的 ΔSUV_{max} 阈值差异很大（35%~60%），且新辅助治疗后 ^{18}F-FDG PET/

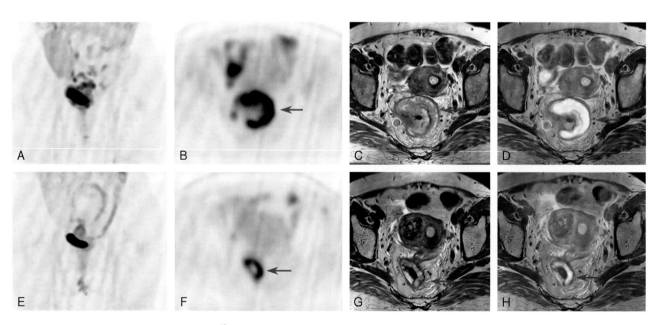

图 14-4-2　[18]F-FDG PET-MRI 辅助结直肠癌新辅助治疗疗效评价

A. 盆腔局部 PET 最大密度投影图；B. 原发灶横断面 PET；C. 原发灶横断面 MRI T_2 加权像；D. 原发灶横断面 PET-MRI 融合图像，基线 ^{18}F-FDG PET-MRI 示直肠中上段肿瘤伴高摄取，SUV_{max} 为 7.3；E. 盆腔局部 PET 最大密度投影图；F. 原发灶横断面 PET；G. 原发灶横断面 MRI T_2 加权像；H. 原发灶横断面 PET-MRI 融合图像：新辅助治疗后术前 ^{18}F-FDG PET-MRI 示原发灶体积缩小，[18]F-FDG 摄取减少，SUV_{max} 为 5.0，影像学评效为部分缓解；红色箭头 . 显示病灶。

CT 评效检查时间点存在争议。通常最佳复查时间为治疗后 6~10 周,但是分期较晚的患者(>T_{3b} 期),治疗方案复杂,复查时间可能要大于 16 周。因此美国国立综合癌症网络(national comprehensive cancer network,NCCN)指南并未推荐 ^{18}F-FDG PET/CT 用于监测术前新辅助治疗情况,其确切价值仍有待更大样本量的研究加以证实。

(五)评价肿瘤复发及远处转移

多数结直肠癌患者治疗后仍面临复发转移的风险,约 40% 患者在根治性手术后 2 年内复发,最常见的局部复发部位为吻合口或骶前区域。局部复发者,^{18}F-FDG PET/CT 鉴别肿瘤复发和局部纤维化的效能明显优于增强 CT。伴有远处转移者,^{18}F-FDG PET/CT 的诊断结果相当准确,荟萃分析结果表明,^{18}F-FDG PET/CT 对于肝外转移灶的诊断效能优于 CT,其诊断假阳性率和假阴性率都很低(小于 3%)。良好的诊断效能使 ^{18}F-FDG PET/CT 有助于结直肠癌患者的治疗决策,既往研究显示,^{18}F-FDG PET/CT 能够协助 6.5% 临床Ⅲ期和 12.7% 临床Ⅳ期患者诊疗计划的优化。

针对根治性术后 CEA 增高的结直肠癌患者,如果增强 CT 无阳性发现时,推荐应用 ^{18}F-FDG PET/CT 探测复发转移灶。荟萃分析显示,此类患者 ^{18}F-FDG PET/CT 和增强 CT 探测复发转移灶的灵敏度分别为 94% 和 51%,特异度分别为 93% 和 90%。根治性术后 CEA 正常的结直肠癌患者,^{18}F-FDG PET/CT 也有一定帮助,大于 1/3 的复发患者术后 CEA 正常,但是 ^{18}F-FDG PET/CT 可发现阳性病灶。

(六)预测预后

^{18}F-FDG PET/CT 代谢参数可以帮助评估患者预后。SUV_{max} 可有效预测总生存率,且 SUV_{max} 越高生存率越低;肝转移灶 SUV_{max}/肝本底 SUV_{max}>4.3 提示患者预后较差。

此外,也有研究尝试应用 ^{18}F-FDG PET/CT 代谢参数进行结直肠癌患者的分子分型,HER2 表达阳性者,其 SUV_{max} 明显高于 HER2 表达阴性者;以病灶 SUV_{max} 的 50% 为阈值勾画肿瘤代谢体积可以较好地预测微卫星不稳定性,其灵敏度、特异度分别为 92.9%、66.7%;*Kras* 基因突变型原发肿瘤 SUV_{max} 比野生型高 1.5~1.7 倍,以 SUV_{max}13 或 14 作为阈值,预测原发灶 *Kras* 基因突变的准确性为 75%;肿瘤 TLG 和程序性死亡受体配体 1(programmed death-ligand 1,PD-L1)的表达水平之间存在显著相关性,且 PD-L1 高表达及高 TLG 是无进展生存期的独立危险因素,但是其相关机制仍有待进一步探索。

二、^{18}F-FDG PET 显像的不足

(一)常见的假阳性

腺瘤、感染、炎性病变、特定药物应用及生理性摄取是 ^{18}F-FDG PET/CT 检查中出现假阳性的主要原因。如治疗糖尿病的二甲双胍可以使 ^{18}F-FDG 在肠道聚集增加,进而影响结肠病变的检出。此外,结直肠癌术后、放疗后,正常脏器(主要是小肠、膀胱、精囊、前列腺、子宫等)可发生移位,这些结构的非肿瘤性摄取易与复发灶贴近或重叠,单独依靠 ^{18}F-FDG PET/CT 难以作出正确判断,需要结合增强 CT、MRI 中病变的准确定位及形态学特征进行鉴别。

(二)常见的假阴性

造成假阴性的常见原因包括肿瘤太小,小于 2 倍 PET 系统分辨率;低糖代谢肿瘤如早期结直肠癌、黏液性肿瘤及印戒细胞癌等。

三、非 FDG 核医学显像在结直肠癌中的应用

(一)抗 CEA 放射免疫显像

自 1978 年首次实现临床转化以来,国内外研究者均尝试利用 ^{131}I、^{111}In 或 ^{99m}Tc 等放射性核素标记 CEA 单克隆抗体或抗体片段进行结直肠癌放射免疫显像(radioimmunoimaging,RII),其可以辅助检出 CEA 升高患者的原发灶、转移淋巴结及远隔脏器转移,有助于优化部分患者的治疗决策。2007 年姚等对 36 例结直肠癌术后可疑局部复发的患者以 ^{99m}Tc 标记的抗 CEA 单克隆抗体 CL-58 为探针进行 RII 检查,检出阳性率为 86.11%,灵敏度为 100%、特异度为 83.33%。2020 年 Touchefeu 等首次尝试使用抗 CEA 重组双特异度单克隆抗体 TF2 和 ^{68}Ga 标记的组胺-琥珀酰-甘氨酸肽 IMP288 进行结直肠癌转移患者的免疫 PET,结果证实其具有良好的诊断效能,灵敏度、特异度分别为 88%、100%。

(二)3-脱氧-3-^{18}F-氟代胸苷

3-脱氧-3-^{18}F-氟代胸苷(3-deoxy-3-^{18}F-fluorothymidine,^{18}F-FLT)是一种胸腺嘧啶类似物,参与增殖细胞在细胞周期 S 期的 DNA 合成,因此被认为是反映肿瘤细胞增殖状态的 PET 示踪剂。2013 年,Nakajo 等比较 ^{18}F-FLT

和 ^{18}F-FDG 对原发病灶及转移淋巴结的诊断效能,发现原发病灶的 ^{18}F-FLT 摄取均低于 ^{18}F-FDG,但两者对转移淋巴结的诊断效能差异无统计学意义。

(三) 成纤维细胞激活蛋白抑制剂

成纤维细胞激活蛋白抑制剂(fibroblast activating protein inhibitor,FAPI)与肿瘤相关成纤维细胞的分布情况相关,与多种恶性肿瘤结合水平较高,而与正常组织器官结合水平较低,成为近年来备受国内外关注的新型广谱肿瘤显像剂。^{68}Ga-FAPI PET/CT 检测原发肿瘤、淋巴结转移及远处转移的灵敏度均高于 ^{18}F-FDG PET/CT,且在大多数原发和转移灶中摄取程度更高;^{68}Ga-FAPI PET/CT 探测肿瘤复发/转移/进展的准确性 93.9%、灵敏度 100%,均高于常规影像学检查(如 CT、MRI)。

(四) 其他示踪剂

20 世纪 90 年代,有研究者尝试应用 ^{18}F-氟尿嘧啶(^{18}F-fluorouracil, ^{18}F-FU)辅助筛选可适于动脉灌注化疗的 CRLM 患者,监测疗效并预测预后。此后,反映其他代谢途径的新型显像剂也常有报道,但均限于较小样本量的临床转化研究。^{11}C-4DST 与 ^{18}F-FDG 检测原发病灶的 SUV_{max} 均增高,且两者显著相关,但 ^{11}C-4DST 摄取水平显著低于 ^{18}F-FDG。应用反映肿瘤谷胱甘肽生物合成/氧化还原平衡途径的新型显像剂 ^{18}F-FSPG 进行初步临床转化研究,发现该显像剂可用于探测结直肠癌患者复发转移病灶,虽然其 SUV_{max} 低于 ^{18}F-FDG,但肿瘤/本底比值高于 ^{18}F-FDG。

(李图　周欣)

第五节　超声检查和诊断

一、结直肠肿瘤的超声检查方法

超声是一种经济、方便、无辐射的检查方法,超声诊断仪器在各层级医院普遍存在、应用范围广泛。目前,内镜检查是诊断结直肠肿瘤的"金标准",CT、MRI 是评价结直肠肿瘤的首选检查手段。但是,随着超声医师诊断经验的积累、超声新技术的发展及新超声仪器的推广,超声诊断结直肠肿瘤的准确性及实用性进一步提高。此外,超声对肠道疾病引起的急腹症具有重要诊断价值,已成为诊断结直肠肿瘤常用的检查方法之一。

(一) 经腹超声

一般采用 3~5MHz 的凸阵探头,小儿、瘦弱及肿瘤位置表浅者可采用更高频率的探头。肠道准备一般需在前 1 天晚餐进食流食,睡前服用缓泻药,检查当天再行清洁灌肠。进行乙状结肠及直肠检查时,充盈膀胱可以更好地辅助检查。急腹症患者,无特殊条件限制。检查时,首先按照结直肠的体表投影,按顺序进行全面扫查,然后对可疑病灶区域进行重点扫查,并在必要时适当加压及变换体位检查。

(二) 经直肠超声

在临床中,直肠超声已广泛应用于直肠癌的诊断及术前分期。探头包括传统的双平面探头、端扫式探头以及 360° 环形探头,探头频率为 7~10MHz。检查前患者可以口服缓泻药,并使用开塞露清洁肠道。检查时,患者取左侧卧位,医师先行直肠指检,初步判断肿瘤位置及狭窄程度。然后,采用耦合剂或生理盐水扩张肠腔,缓慢插入探头,显示直肠肠壁的各层结构及周围情况。三维经直肠超声可以更好地呈现肿瘤的形态及邻近空间结构,有助于临床诊断。

(三) 超声造影

超声造影是指将对比剂注入外周静脉内,进而观察病变及肠壁血流灌注情况的检查方法。通过后处理软件,可在超声造影范围内选定可疑区域,并进行定量分析以辅助诊断。欧洲医学和生物学超声学协会联合会的普遍共识是可采用超声造影评估肠道肿瘤的血供情况,并且研究表明超声造影增强强度为直肠癌肿瘤血管生成提供了非侵入性的生物标志物。

(四) 弹性成像

弹性成像是对组织施加一个外力,使组织的位移、应变、速度的分布产生一定改变。利用超声成像方法,结合数字信号处理或数字图像处理技术,可量化组织的相对硬度,有助于良恶性肿瘤的鉴别诊断、临床分期及疗效评估。

(五) 超声内镜

超声内镜是将微型超声探头安置在内镜的顶端,在探查肠黏膜病变的同时,又可以探查黏膜下病变,弥补了纤维内镜的不足。此外,研究表明超声内镜辅助结直肠肿瘤 T 分期的准确率为 82%~90%,其中判断 T_1 分期的准确率可达 95%~100%。因此,超声内镜被越来越多地应用于临床诊断及结直肠肿瘤的术前分期。

二、结直肠肿瘤的超声诊断

结直肠肿瘤起病隐匿、临床表现特异性较低,尤其是结肠肿瘤,早期不易被发现。近年来结直肠癌的发病率仍居高不下,早期诊断和早期治疗具有重要意义。超声检查可以清晰地显示肠壁层次结构,有助于确定肿瘤位置,评估肿瘤大小、性质、肠壁浸润及周围淋巴结转移情况,是筛查结直肠肿瘤的方法之一。

(一)定位诊断

根据临床需求选择不同的超声检查方法,经腹超声检查可以根据结直肠的体表位置及邻近组织器官对肿瘤进行大致定位诊断,经直肠超声检查及超声内镜可以进行更精准的肿瘤定位诊断。

(二)定性诊断

1. **结直肠癌** 起源于结直肠黏膜上皮的恶性肿瘤,便血是最常见的临床表现,右半结肠癌者多便暗红色血,左半结肠癌者多便鲜红色血;直肠癌多表现为黏液血便及粪便变细。

(1)结直肠癌声像图的基本特征

1)肠壁增厚:肠壁局限性不均匀增厚,超声发现时厚度多为 1.0~5.0cm。进展期周边多呈低回声,中心为肠腔内气体强回声,呈假肾征。

2)肠壁僵硬:肠蠕动减弱或消失,可有肠腔狭窄。

3)梗阻征象:肿瘤致肠腔变窄,近端肠道扩张,内容物滞留。

4)转移征象:淋巴结肿大和肝脏等器官转移。

(2)声像图分型

1)肿块型:肿瘤呈结节样、菜花样向肠腔内突起,基底较宽,表面凹凸不平,可见不规则强回声斑。请作者审核;彩色多普勒血流成像(color Doppler flow imaging,CDFI)多表现为分布杂乱的丰富血流信号(图 14-5-1)。

2)溃疡型:肿瘤表面可见火山口样溃疡形成,表面表现为不规则中等或强回声。CDFI 显示基底部血流信号较丰富。

3)浸润型:肠壁局限性增厚,呈低回声,中央为气体强回声,形成假肾征(图 14-5-2)。环形累及肠壁时易引起肠腔变窄,导致肠梗阻。CDFI 显示肠壁增厚,可探及较丰富的血流信号。

4)混合型:包含上述两种及以上超声征象。

(3)直肠癌超声 T 分期(ultrasonic staging,UT):多采用 Beynon 标准。

1)UT_1 期:肿瘤局限于黏膜下层内。超声表现为内部黏膜层高回声(第 1 层高回声)和/或黏膜肌层低回声不完整,但黏膜下层高回声(第 2 层高回声)完整(图 14-5-3)。

2)UT_2 期:肿瘤侵袭固有肌层,但未突破浆膜层。超声表现为固有肌层低回声不完整,但浆膜层高回声(第 3 层高回声)完整(图 14-5-4)。

3)UT_3 期:肿瘤侵袭浆膜层及直肠周围纤维脂肪组织。超声表现为浆膜层高回声不完整,可见不规则锯齿状低回声向外突起(图 14-5-5)。

4)UT_4 期:肿瘤侵袭邻近器官、结构。超声可见前列腺、阴道等部位受侵,脏器周围正常高回声带消失,与肿瘤无明显分界(图 14-5-6)。

2. **结直肠息肉** 分为腺瘤性息肉和非腺瘤性息肉

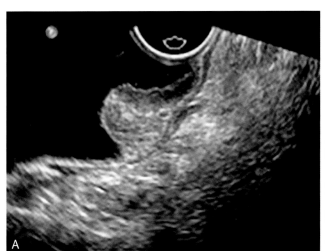
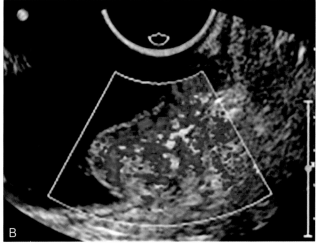

图 14-5-1 直肠癌(肿块型)

A. 经直肠超声检查探及低回声结节,突向肠腔内,边界清晰;B. 彩色多普勒血流成像显示内部血流信号丰富且杂乱。

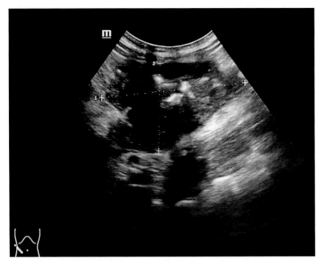

图 14-5-2　结肠癌（浸润型）

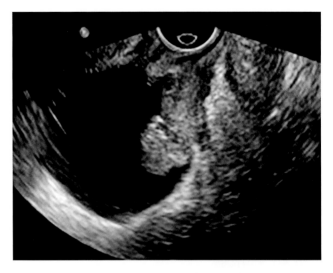

图 14-5-5　直肠癌（UT$_3$ 期）

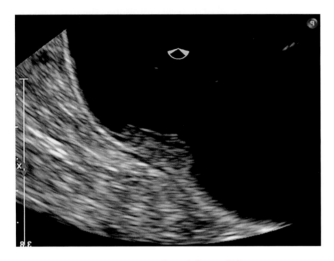

图 14-5-3　直肠癌（UT$_1$ 期）

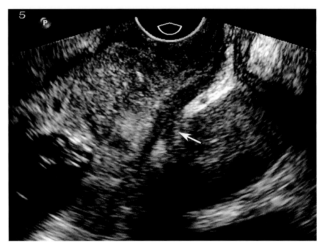

图 14-5-6　直肠癌（UT$_4$ 期）

箭头示肿瘤侵袭前列腺。

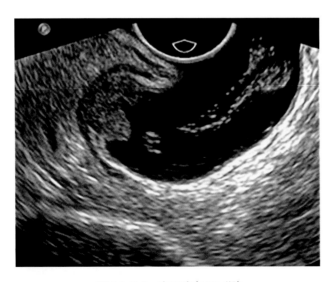

图 14-5-4　直肠癌（UT$_2$ 期）

两类。根据组织学结构，腺瘤性息肉可分为管状腺瘤、绒毛状腺瘤和管状绒毛状腺瘤；非腺瘤性息肉包括炎性息肉、增生性息肉和错构瘤性息肉。

经直肠超声表现为自肠壁黏膜层向内生长的低回声、等回声或高回声，呈圆形、椭圆形或分叶形（图 14-5-7A），边界清晰。根据成分不同，内部回声可均匀或不均匀，腺瘤性息肉有蒂，基底部肠壁结构显示清晰。CDFI 显示，典型息肉底部可见束状血流信号，呈树枝状，分布规则（图 14-5-7B）。

3. 结直肠间质瘤　间质瘤是起源于卡哈尔间质细胞的肿瘤，具有一定恶性潜能，大肠发病率低于 5%。根据 2008 年美国国立卫生研究院（National Institutes of Health，NIH）会议共识，依据肿瘤的部位、大小、核分裂象，将间质瘤分为极低危、低危、中危、高危四类。

（1）经直肠超声：表现为圆形、分叶形或不规则形的低回声，多向腔外生长（图 14-5-8A）。不同危险度分

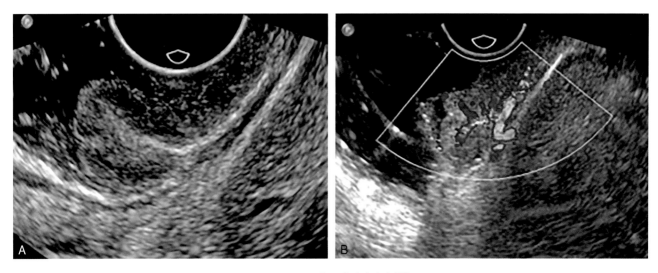

图 14-5-7 直肠息肉(腺瘤样)

A. 经直肠超声检查探及肠壁分叶状低回声,边界清晰,肠壁结构完整;B. 彩色多普勒血流成像显示肿瘤底部树枝状分布的血流信号。

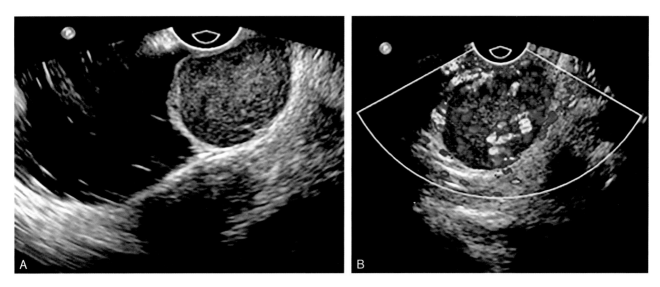

图 14-5-8 直肠间质瘤

A. 经直肠超声检查探及肠壁肌层内类圆形低回声,边界清晰,内部回声不均匀;B. 彩色多普勒血流成像显示肿瘤内血流信号丰富。

类的间质瘤超声表现不同。

1)低危:体积≤5cm,边界清楚,内部回声多均匀。

2)中高危:不规则分叶状,边界清晰或不清晰,内部回声不均匀,可见无回声区或多发小片状、线状气体强回声。

3)恶性间质瘤:多形态不规则,边界不清晰,活动度差,可侵袭周围结构,可伴腹腔淋巴结及实质脏器的转移。

(2)CDFI:内部血流多较丰富,部分肿瘤内可见粗大血管(图 14-5-8B)。结直肠间质瘤起源于肌层,腔内超声探查肠壁黏膜层及黏膜下层结构完整。

4. 结直肠淋巴瘤 胃肠道淋巴瘤是起源于胃肠道黏膜下层或固有层淋巴组织的恶性肿瘤,大多数为非霍奇金淋巴瘤。发生部位以胃和小肠多见,结直肠罕见。

临床表现无明显特异性,与肿瘤大小有关,体积较大时可在腹部触及包块,严重时可发生肠梗阻等急腹症。

根据声像图表现分类。

(1)浸润型:表现为肠壁弥漫性或局限性增厚,呈低回声,中心见气体强回声,无明显肿块形成。

(2)肿块型:类圆形或分叶状肿物,多向腔外生长,边界多清晰,内部回声均匀或不均匀,加大增益内部可呈多结节状,溃疡形成时可见不规则斑片状强回声。

(3)肠系膜型:外生性肠系膜肿块,呈分叶状或不规则状,边界欠清,内部无气体样强回声。

(4)混合型:包含以上 2 种及以上表现,多见于晚期。

当淋巴瘤体积较大时,易引起肠腔动脉瘤样扩张,而狭窄少见。此外,病变周围可见肿大淋巴结。CDFI

显示肿瘤内部血流信号多较丰富。

结直肠常见肿瘤超声鉴别诊断详见下表(表14-5-1)。

超声引导下肿瘤穿刺活检是在超声仪器实时监控引导下对人体肿瘤进行穿刺以取得细胞学及病理学诊断的方法。目前,超声引导下结直肠肿瘤穿刺活检技术可在术前获得准确的病理结果,以指导下一步治疗方案,已在临床中广泛应用。随着超声造影技术的发展,超声造影引导下穿刺活检可以有效避开肿瘤出血坏死区,对肿瘤内部的活性区域进行精准化穿刺,以提高穿刺活检的成功率,减少穿刺取材次数及并发症的发生。

表14-5-1 结直肠常见肿瘤超声鉴别诊断

项目	结直肠癌	结直肠息肉	结直肠间质瘤	结直肠淋巴瘤
肠壁	不同程度的肠壁连续性中断	完整	黏膜层及黏膜下层完整	结构不清晰
回声	低回声	低回声/等回声/高回声	多为不均匀或稍高回声	多为高回声
边界	基底部不清楚	清楚	低危者清楚,中高危者多不清楚	清楚/不清楚
形态	类圆形/不规则/肠壁增厚	类圆形/分叶状	类圆形/不规则形	类圆形/不规则/肠壁增厚
CDFI	丰富、杂乱	树枝状血流信号	多丰富,可见粗大肿瘤血管	多丰富
周围及淋巴结情况	T_3 及 T_4 期肿瘤侵袭周围组织及脏器	(−)	恶性者可伴邻近组织浸润、淋巴及远处转移征象	常伴周围淋巴结肿大

注:CDFI. 彩色多普勒血流显像。

(王勇)

推荐阅读

[1] MANG T. Colorectal cancer:role of imaging in screening[J]. DerRadiologe,2019,59(1):23-34.

[2] 中华人民共和国国家卫生健康委员会. 中国结直肠癌诊疗规范(2020年版)[J]. 中华外科杂志,2020,58(8):561-585.

[3] AHN H,WON LEE J,JANG S H,et al. Prognostic significance of imaging features of peritumoral adipose tissue in FDG PET/CT of patients with colorectal cancer[J]. Eur J Radiol,2021,145:110047.

[4] HOPE T A,GOLLUB M J,ARYA S,et al. Rectal cancer lexicon:consensus statement from the society of abdominal radiology rectal & anal cancer disease-focused panel[J]. Abdom Radiol(New York),2019,44(11):3508-3517.

[5] AL-SUKHNI E,MILOT L,FRUITMAN M,et al. Diagnostic accuracy of MRI for assessment of T category,lymph node metastases,and circumferential resection margin involvement in patients with rectal cancer:a systematic review and meta-analysis[J]. Ann Surg Oncol,2012,19(7):2212-2223.

[6] YE F,ZHANG H M,LIANG X,et al. Preoperative MRI evaluation of primary rectal cancer:intrasubject comparison with and without rectal distension[J]. Am J Roentgenol,2016,207(1):1-7.

[7] 中国医师协会结直肠肿瘤专业委员会诊疗技术专委会,中华医学会放射学分会腹部学组. 直肠癌MR扫描及结构式报告规范专家共识[J]. 中华放射学杂志,2021,55(11):1121-1127.

[8] 吴子健,周明瑶,郑朝旭,等. 直肠神经内分泌肿瘤的诊断与治疗研究进展[J]. 中华肿瘤杂志,2020,42(6):438-444.

[9] RYMER B,CURTIS N J,SIDDIQUI M R,et al. FDG PET/CT can assess the response of locally advanced rectal cancer to neoadjuvant chemoradiotherapy:evidence from meta-analysis and systematic review[J]. Clin Nucl Med,2016,41(5):371-375.

[10] MEMON S,LYNCH A C,AKHURST T,et al. Systematic review of FDG-PET prediction of complete pathological response and survival in rectal cancer[J]. Ann Surg Oncol,2014,21(11):3598-3607.

[11] 郭仲秋,程超,刘启志,等. 18F-FDG PET/CT相关代谢参数对结直肠癌 *Kras* 基因突变的预测价值[J]. 中华核医学与分子影像杂志,2019,39(2):86-90.

[12] GOLDENBERG D M,DELAND F,KIM E,et al. Use of radiolabeled antibodies to carcinoembryonic antigen for the detection and localization of diverse cancers by external photoscanning[J]. N Engl J Med,1978,298(25):1384-1386.

[13] DOERR R J,ABDEL-NABI H,KRAG D,et al. Radiolabeled antibody imaging in the management of colorectal cancer. results of a multicenter clinical study[J]. Ann Surg,1991,214(2):118-124.

[14] YAO Y F,YANG Z,LI Z F,et al. Immunoscintigraphy of local recurrent rectal cancer with 99mTc-labeled anti-CEA monoclonal antibody CL58[J]. World J Gastroenterol,2007,13(12):1841-1846.

[15] TOUCHEFEU Y,BAILLY C,FRAMPAS E,et al. Promising clinical performance of pretargeted immuno-PET with anti-CEA bispecific antibody and gallium-68-labelled IMP-288 peptide for imaging colorectal cancer metastases:a pilot study

［J］. Eur J Nucl Med Mol Imaging, 2021, 48（3）: 874-882.

［16］ NAKAJO M, NAKAJO M, KAJIYA Y, et al. Diagnostic performance of ^{18}F-fluorothymidine PET/CT for primary colorectal cancer and its lymph node metastasis: comparison with ^{18}F-fluorodeoxyglucose PET/CT［J］. Eur J Nucl Med Mol Imaging, 2013, 40（8）: 1223-1232.

［17］ CHEN H, PANG Y, WU J, et al. Comparison of［^{68}Ga］Ga-DOTA-FAPI-04 and［^{18}F］FDG PET/CT for the diagnosis of primary and metastatic lesions in patients with various types of cancer［J］. Eur J Nucl Med Mol Imaging, 2020, 47（8）:

1820-1832.

［18］ PANG Y Z, ZHAO L, LUO Z M, et al. Comparison of ^{68}Ga-FAPI and ^{18}F-FDG uptake in gastric, duodenal, and colorectal cancers［J］. Radiology, 2021, 298（2）: 393-402.

［19］覃春霞, 宋杨美惠, 刘芳, 等. ^{68}Ga-FAPI PET 对结直肠癌再分期的诊断价值及对治疗决策的影响［J］. 中华核医学与分子影像杂志, 2021, 41（12）: 717-721.

［20］德吉, 杨锦林, 王一平. 超声内镜对早期结直肠癌术前分期准确性的 Meta 分析［J］. 现代消化及介入诊疗, 2021, 26（9）: 1128-1135.

第十五章 实验室检查

第一节 概 述

实验室检查在结直肠肿瘤的筛查、辅助诊断、疗效监测、预后评估、个体化用药、患者状态评估等方面都发挥重要作用。近年来,随着分子生物学技术的不断进步,各种新型生物标志物在结直肠肿瘤精准诊疗中的应用备受关注。

一、实验室检查在结直肠肿瘤筛查和辅助诊断中的应用

早发现、早诊断、早治疗是降低癌症死亡率和提高生存率的主要策略。近年来,我国结直肠癌的发病率及死亡率呈上升趋势且增长迅速,严重威胁人民群众的健康。结直肠癌早期多无自觉症状,临床表现不典型,导致85%以上的患者发展至晚期才被确诊。在《中国癌症预防与控制规划纲要(2004—2010)》中也将结直肠癌列为重点防治的8种癌症之一,采取行之有效且适合我国国情的筛查策略,提高早诊早治率,降低疾病负担,是亟待解决的重要问题。

结直肠肿瘤筛查是指在无肿瘤和癌前病变病史的人群中发现早期结直肠癌和癌前病变的过程。研究发现,多数结直肠肿瘤的发生是关联一系列组织学、形态学和遗传学异常的累积过程。由癌前病变进展至结直肠癌一般需要5~10年。在癌变前及时采取正规有效的手段进行干预可大幅提高患者的生存率及改善患者的生存质量。因此,通过人群筛查有效检出结直肠肿瘤并进一步诊治,有助于改善疾病预后。

结肠镜检查是诊断结直肠癌的"金标准",在早期发现结直肠癌及癌前病变中起不可替代的作用。但结肠镜检查是一种侵入性检查,有出血等多种并发症发生风险,且在我国尚存在医疗资源相对不足、分布不均等现状,因此,其作为结直肠癌的筛查手段进行推广受到一定的限制。而实验室检查以采样方便、操作简便、无创

或微创等优势,在结直肠癌筛查中发挥重要作用。目前用于结直肠癌筛查和辅助诊断的实验室检查主要包括基于粪便和血液的实验室检查。

(一)基于粪便的实验室检查

当前,粪便隐血试验和粪便基因检测已经列入多个结直肠癌筛查指南。

1. **粪便隐血试验** 粪便隐血试验(fecal occult blood test,FOBT)是通过检查粪便中携带的红细胞、微量血红蛋白或转铁蛋白判断患者有无消化系统出血,在早期识别消化道出血性疾病,尤其是在早期发现结直肠癌方面具有不可替代的临床应用价值,也是目前应用最为广泛的结直肠癌筛查方法。FOBT的检测方法有化学法粪便隐血试验和免疫法粪便隐血试验。化学法粪便隐血试验筛查肿瘤及进展期腺瘤的灵敏度较低,易受饮食成分影响,假阳性率与假阴性率较高,且在人群筛查中的参与率不如免疫法粪便隐血试验高,近年来已逐步被免疫法粪便隐血试验替代。免疫法粪便隐血试验可针对性地检测人血红蛋白抗原成分,不受膳食、动物血红蛋白的干扰。此外,由于上消化道出血后胃蛋白酶降解了血红蛋白的珠蛋白成分,导致血红蛋白或红细胞变性,使其抗原性发生改变。因此,与化学法粪便隐血试验相比,免疫法粪便隐血试验诊断下消化道出血的灵敏度和特异度更高,在筛查结直肠癌及进展期腺瘤等癌前病变中具有独特优势。免疫法粪便隐血试验又有定量和定性检测两种方式。定量检测可以对血红蛋白阳性阈值进行灵活调整,结果更为客观。《中国结直肠癌筛查与早诊早治指南》推荐结直肠癌筛查人群每年进行1次免疫法粪便隐血试验。目前,我国组织的一些人群性筛查项目中,单轮次免疫法粪便隐血试验筛查的参与率较高,长期重复筛查的参与率证据仍较缺乏。

2. **粪便基因检测** 粪便基因检测是指通过实验室

技术检测粪便脱落细胞中的基因甲基化或突变等改变，进而评估患癌风险；也可联合免疫法粪便隐血试验进行风险评估，以提高结直肠癌筛查的灵敏度。粪便基因检测通常需要具备分子生物学检测平台，在大规模人群结直肠癌筛查中的应用尚不成熟。《中国结直肠癌筛查与早诊早治指南》推荐，有条件的地区和特定筛检目标人群，可每3年进行1次免疫法粪便隐血试验-DNA联合检测。

（二）基于血液的实验室检查

肿瘤标志物是常用的血液学指标，基于循环肿瘤DNA（circulating tumor deoxyribonucleic acid, ctDNA）的血液基因甲基化和突变等检测及循环肿瘤细胞（circulating tumor cell, CTC）是近年来兴起的新标志物，小分子RNA及新的蛋白分子标志物也逐渐走向临床。

1. **肿瘤标志物**　在肿瘤发生和增殖过程中，由肿瘤细胞合成、释放或是机体对肿瘤细胞反应而产生的肿瘤标志物，可进入血液和其他体液而被定量或定性检测。目前与结直肠癌相关的传统肿瘤标志物包括癌胚抗原（carcinoembryonic antigen, CEA）、糖类抗原19-9（carbohydrate antigen 19-9, CA19-9）、糖类抗原242（carbohydrate antigen 242, CA242）、糖类抗原72-4（carbohydrate antigen 72-4, CA72-4）等。但因为肿瘤标志物的特异度和灵敏度有限，不建议将其作为结直肠癌的筛选工具。《中国结直肠癌诊疗规范（2020年版）》将CEA及CA19-9列为推荐的结直肠癌辅助诊断指标。部分CEA不升高的结直肠癌患者，CA72-4、CA242等肿瘤标志物也有一定的应用价值。临床实践表明，多个肿瘤标志物联合检测或与其他新型标志物联合检测可提高其灵敏度和特异度，从而提高肿瘤辅助诊断的准确率。肿瘤标志物联合应用的研究也一直是国内外结直肠癌研究的热点。

2. **血液分子标志物**　随着蛋白、代谢及分子生物学技术的进步，结直肠癌相关的新的分子标志物不断涌现。基于ctDNA的血液基因甲基化和突变等新型分子标志物在结直肠癌筛查及辅助诊断中得到了更多的临床验证。较早应用于临床的是 Septin 9 基因甲基化检测。临床研究提示，血浆 Septin 9 基因甲基化可作为结直肠癌的分子标志物，但其对早期结直肠癌和晚期腺瘤诊断的灵敏度尚需验证。

新的蛋白标志物如环氧合酶-2、人半胱氨酸蛋白酶抑制剂S、内皮细胞特异性分子-1、基质金属蛋白酶、基质金属蛋白酶抑制剂-1等，在相关研究中表现出较好的灵敏度和特异度，未来有望用于结直肠癌的辅助诊断。CTC、基因类标志物如 RAS、BRAF、微卫星不稳定性（microsatellite instability, MSI）、p53、APC、c-myc 及其他突变基因的检测在结直肠癌辅助分期、分子分型等方面也有较广阔的应用前景。

此外，血液及粪便的小分子RNA、代谢标志物，粪便菌群标志物、尿液标志物等指标及其检测技术在结直肠癌临床应用研究方面也有报道，在结直肠癌的筛查和辅助诊断中的临床价值也备受关注。

二、实验室检查在结直肠癌监测和预后评估中的应用

肿瘤标志物的动态监测是结直肠癌治疗和复发监测的主要实验室检查手段。《中国结直肠癌诊疗规范（2020年版）》中提出，结直肠癌患者在诊断和治疗前、评价疗效和随访时须检测外周血CEA、CA19-9；有肝转移的患者建议检测甲胎蛋白（alpha-fetoprotein, AFP）；疑有腹膜、卵巢转移的患者建议检测糖类抗原125（carbohydrate antigen 125, CA125）。诊疗规范中虽未提及CA242、CA72-4等肿瘤标志物，鉴于单个肿瘤标志物的灵敏度和特异度不足，如条件允许可以在治疗监测中进行多个肿瘤标志物联合检测。通常在成功治疗如肿瘤完全切除或有效放化疗后，肿瘤标志物即明显降低，若降低至参考范围内或较治疗前水平降低95%以上，提示肿瘤治疗有效。若治疗后肿瘤标志物浓度下降但仍持续在参考范围以上，提示有肿瘤残留和/或肿瘤转移。

治疗前CEA、CA19-9水平，或治疗前后比值等可用于评估结直肠癌预后。治疗前高表达水平，常提示疾病程度较重，患者预后较差。结直肠癌相关基因如 BRAF 基因等新型的生物标志物也可用于结直肠癌的预后评估。BRAF 基因位于 EGFR/促分裂原活化的蛋白激酶信号通路 KRAS 基因的下游，5%~10%的结直肠癌患者发生突变导致 BRAF 基因异常激活。有研究发现，部分 BRAF 基因突变的患者，其无复发生存期及总生存期（overall survival, OS）显著缩短。此外，EGFR 基因过表达与结直肠癌较差的预后相关，长链非编码RNA（long noncoding RNA, lncRNA），肿瘤干细胞等生物标志物也可用于评估结直肠癌的预后。

在检测肿瘤标志物进行结直肠癌动态监测的同时，可进行血、尿、粪便常规检查，FOBT，血生化、电解质及肝肾功能检查等，监测和综合评估患者基本状况。

三、实验室检查在结直肠癌个体化用药和伴随诊断中的应用

恶性肿瘤具有异质性的特点，在治疗过程中如能为患者提供适合的个体化治疗方案，可在临床获益的同时，减少药物毒副作用。其中基于肿瘤生物标志物的分

子分型、分子诊断等是个体化治疗的前提,高效低毒的分子靶向药物是个体化治疗的关键。伴随诊断是一种与靶向药物相关的体外诊断技术,主要通过检测人体内蛋白、突变基因的表达水平等,在不同类型的疾病人群中筛选出最佳用药人群,保证药物的有效性与安全性。

与结直肠癌个体化用药伴随诊断相关的生物标志物包括 *KRAS*、*BRAF*、*P13KCA*、*PTEN* 等。野生型 *KRAS* 基因的检测可用于提示患者能否受益于表皮生长因子受体(epidermal growth factor receptor,EGFR)的抗体治疗。*KRAS* 下游编码基因如 *BRAF*、*P13KCA*、*PTEN* 等的突变也可能会影响治疗反应。《中国结直肠癌诊疗规范(2020 年版)》中指出,结直肠癌治疗前应明确 *RAS* 基因状态,并且在确定为复发或转移性结直肠癌时,推荐进行 *KRAS*、*NRAS*、*BRAF* 基因检测。西妥昔单抗、帕尼单抗等 EGFR 抑制剂类药物的使用,与 *RAS* 及 *RAF* 等基因状态密切相关,因此,基因检测对结直肠癌指导用药非常关键。此外,《中国临床肿瘤学会(CSCO)结直肠癌诊疗指南(2020 版)》也提出有关个体化治疗伴随诊断建议,如标准治疗失败的结直肠癌患者,在有条件的情况下,可以进行 *HER-2* 基因扩增或 *NTRK* 基因融合状态检测,指导后续治疗药物选择等。

伴随诊断对检测方法的灵敏度和特异度要求较高,仪器性能、试剂质量、样本来源、处理时间、保存方式、操作人员的熟练程度等均可能影响结果的判定。严格的生产标准、行业准则、检测过程质量控制都是需重点关注的问题。

四、实验室检查在结直肠癌免疫状态评估中的应用

肿瘤的发生与机体的免疫功能状态,尤其是细胞免疫状态密切相关。随着免疫治疗的逐渐开展,肿瘤患者的免疫功能测定对了解病情、评价疗效、判断肿瘤的发展及预后、指导治疗等方面均有重要的参考价值。评估机体免疫功能状态的常用指标,包括 T 细胞及其亚群测定,自然杀伤细胞(natural killer cell,NK)活性测定,T 细胞介导的细胞毒试验,以及免疫球蛋白、补体、细胞因子[如白介素 2(interleukin-2,IL-2)、IL-6、肿瘤坏死因子(tumor necrosis factor,TNF)、干扰素(interferon,IFN)、转化生长因子-β(transforming growth factor,TGF-β)]测定等。

机体免疫功能对抑制和监控肿瘤进展具有重要作用,其中 T 细胞各亚群代表的细胞免疫功能与恶性肿瘤的发生发展密切相关。CD4$^+$T 细胞主要通过分泌细胞因子调节机体抗肿瘤免疫状态,CD8$^+$T 细胞作为效应细胞特异性杀伤肿瘤细胞,其水平变化会影响机体对肿瘤的抵御能力。

免疫球蛋白水平测定通常包括 IgG、IgA 和 IgM 水平测定。其中,IgG 可结合巨噬细胞发挥吞噬和调理作用;IgA 是黏膜防御的重要分子;IgM 除具有较强的激活补体和调理吞噬功能的作用,还可通过补体介导促进机体的吞噬作用。免疫球蛋白水平异常表明体液免疫功能受到损害。有研究发现,结直肠癌术后复发组患者的血清 IgG、IgA、IgM 水平明显低于对照组,提示结直肠癌术后复发患者存在体液功能异常,可能与手术创伤有关。

结直肠癌术后、放疗或药物治疗过程中可定期监测 T 细胞及其亚群水平和功能、免疫球蛋白水平、补体水平、细胞因子变化趋势等,综合评估患者免疫功能状态,合理调整或制定治疗方案。

(闫存玲 崔巍)

第二节 结直肠肿瘤常见肿瘤标志物

一、肿瘤标志物的概述

1978 年,Herberman 在美国肿瘤免疫诊断会上提出肿瘤标志物的概念。肿瘤标志物存在于肿瘤患者的组织、体液和排泄物中,可以采用免疫学、生物学、化学的方法检测到。从理论上说,影像检查能发现 1g(10^9 个癌细胞)以上的实体瘤,肿瘤标志物可以检查出 1mg(10^6 个癌细胞)的肿瘤,若按照肿瘤倍增时间为 60 天计算,肿瘤标志物可以比影像学早 2 年左右发现肿瘤。在肿瘤发生、发展的早期,影像学检查还没有出现阳性结果时,血液中肿瘤标志物可能已经有不同程度升高。因此,肿瘤标志物的检测被认为是早期发现肿瘤最有价值的指标。实验室肿瘤标志物检测是肿瘤患者诊断、治疗、随诊监测的重要检查手段之一,肿瘤标志物动态检测已贯穿肿瘤筛查、辅助诊断、预后评估、疗效观察和复发监测全过程,甚至对部分肿瘤的诊断和治疗起关键作用。

(一)肿瘤标志物的定义

肿瘤标志物是在恶性肿瘤的发生和增殖过程中,由肿瘤细胞本身所产生的或由非肿瘤细胞经肿瘤细胞诱

导后合成的,反映肿瘤存在和生长的一类物质,包括蛋白质、激素、酶(同工酶)、多胺及癌基因产物等。

(二)理想的肿瘤标志物

理想的肿瘤标志物应具备如下特点:①灵敏度高;②特异度高;③器官特异性高;④半衰期短;⑤肿瘤标志物的浓度与肿瘤的大小及分期相关,有助于肿瘤分期和预后判断;⑥存在于体液、细胞或组织中特别是血液中,便于检测。遗憾的是,迄今发现的肿瘤标志物很少能满足上述条件。

(三)肿瘤标志物的分类

肿瘤标志物来源广泛,按照肿瘤标志物的性质,可以分为以下几种。①胚胎抗原类:如 AFP、CEA;②糖蛋白类抗原:又可分为两类,即高分子黏蛋白类肿瘤标志物(如糖类蛋白 CA125、CA15-3)和血型类抗原肿瘤标志物(如糖类蛋白 CA19-9、CA72-4 等);③酶和同工酶:如神经元特异性烯醇化酶、前列腺特异性抗原等;④激素类:如降钙素、人绒毛膜促性腺激素等;⑤特殊蛋白质类:如鳞状细胞癌抗原、组织多肽特异性抗原(tissue polypeptide specific antigen, TPS)等;⑥癌基因蛋白类:如 ras 蛋白、p53 抑癌基因蛋白等;⑦其他肿瘤标志物:如唾液酸、多胺等。

二、常用的结直肠肿瘤标志物

(一)结直肠肿瘤标志物

1. **癌胚抗原**　CEA 于 1965 年在人类结直肠癌组织中被发现,是目前研究和应用最广泛的结直肠癌肿瘤标志物。肿瘤分期越晚,或结直肠癌发生远处转移和复发时,CEA 的阳性率越高。CEA 是由 641 个氨基酸组成,分子量为 180~200kD,属于细胞表面的糖蛋白家族,主要存在于成人癌组织以及胎儿的胃肠管组织中,是一种较广谱的肿瘤标志物。妊娠 2 个月起,CEA 存在于胎儿的消化系统中,胎儿出生后其浓度明显下降。但在成人多种肿瘤组织中,可出现 CEA 的表达,并分泌于体液中。在临床上,CEA 可用于结肠癌、直肠癌、肺癌、乳腺癌、食管癌、胰腺癌、胃癌、转移性肝癌等常见肿瘤的辅助诊断;甲状腺髓样癌、胆管癌、泌尿系恶性肿瘤等,血清 CEA 也可出现不同程度的升高。妊娠、良性肺疾病、胃肠道炎症、肝炎、肝硬化等,血清 CEA 也可有不同程度的升高,因此,CEA 一般不用于无症状人群的肿瘤筛查。血清 CEA 水平也是判断肿瘤预后的因素之一,血清 CEA 持续升高,常提示预后不良。

2. **糖类抗原 19-9**　CA19-9 是一种大分子糖蛋白,属 Lewis 血型抗原类肿瘤标志物,是用结肠癌细胞株 SW1116 细胞表面分离的单唾液酸神经节糖苷脂作为抗原,制成相应的单克隆抗体 1116-NS-19-9,用此单克隆抗体识别的肿瘤相关抗原即为 CA19-9。CA19-9 的主要组织来源为胎儿的胰腺、胆囊、肝脏、肠,成人的肺、肝脏和胰腺。CA19-9 是目前临床常用的胰腺癌、胆道等恶性肿瘤的肿瘤标志物,正常人血清浓度一般 <37U/ml。CA19-9 升高主要见于胰腺癌、消化道肿瘤,也可见于胃癌、肝癌、胆囊癌、胆管癌等。3%~7% 的胰腺癌患者为 Lewis 抗原阴性血型结构,不表达 CA19-9,故此类胰腺癌患者检测不到 CA19-9 水平的异常。此外,良性肺部疾病、良性胃肠道疾病、子宫内膜异位症、卵巢囊肿、肝病、肾衰竭、胰腺炎、胆道感染、胆道梗阻、胆汁淤积等也会有 CA19-9 升高。因此 CA19-9 的术前检测最好在胆道减压完成和胆红素恢复正常后进行。虽然 CA19-9 不是灵敏度很高的结直肠肿瘤标志物,但其特异度尚可,如出现阳性结果应予以高度重视。

3. **糖类抗原 242**　CA242 是由 Lindolm 等在 1985 年分离出来的,识别 CA242 的抗体来源于直肠癌细胞系 Colon205,是一种唾液酸化的鞘糖脂类肿瘤相关抗原,可用于胰腺癌、胃癌及结直肠癌等消化道恶性肿瘤的辅助诊断、疗效监测和预后评估。与 CA19-9 相比,CA242 具有相似的灵敏度,更高的特异度。在不同良恶性疾病下,CA242、CA19-9 抗原决定簇出现的机会并不相同。恶性肿瘤时两种抗原决定簇的出现较正常明显增多。良性疾病尤其是良性肝、胰、胆道疾病时,CA19-9 常升高,而 CA242 不升高。CA242 诊断恶性肿瘤的特异度比 CA19-9 更高。

4. **糖类抗原 72-4**　CA72-4 是一种高分子黏蛋白,具有多个抗原决定簇,因其可被两个不同的单克隆抗体 B72.3 和 CC49 通过双位点放射免疫分析识别而被命名为 CA72-4。其中 B72.3 是以乳腺癌肝转移灶的细胞膜富集片段制备的鼠类抗体,对正常组织具有有限的反应,对非上皮恶性肿瘤没有反应;CC49 是以结肠癌培养细胞产生的肿瘤相关糖蛋白 72 抗原为免疫原制备的抗体。CA72-4 水平的升高主要见于胃肠道肿瘤、卵巢肿瘤。临床上常用于胃癌的辅助诊疗,对结直肠癌、胰腺癌等消化道肿瘤和卵巢癌也具有重要的参考价值。

5. **组织多肽特异性抗原**　TPS 是细胞角蛋白(cytokeratin, CK)18 片段上的 M3 抗原决定簇,是组织多肽抗原 35 种抗原决定簇之一,分子量为 12~43kD。CK 是上皮细胞骨架上的组成成分,也是上皮源性恶性肿瘤细胞中间丝的组成成分,属于上皮细胞特有的成分,而内皮细胞、淋巴细胞、纤维细胞等其他组织中不存在

CK。血清中 TPS 水平的高低可在一定程度上反映肿瘤细胞的增殖活性，是一种肿瘤活性依赖型广谱肿瘤标志物，但器官特异性较差。在治疗过程中，血清 TPS 浓度降低表示疗效好，病情稳定或好转；反之，预示病情进展，可提前预告病情恶化。因此，TPS 在肿瘤的早期诊断、治疗监测、病情随访和预后判断中有重要作用。血清 TPS 水平增高可见于结直肠癌、乳腺癌、卵巢癌等恶性肿瘤。

（二）器官转移肿瘤标志物

肝脏是结肠癌远处转移的主要器官，腹腔也是结直肠癌直接浸润和种植的常见部位，甚至引起癌性腹膜炎，出现腹水。出现肝脏转移时，需关注甲胎蛋白等肝脏肿瘤标志物的变化，出现卵巢转移和腹腔种植时，需关注 CA125 等肿瘤标志物的改变。

1. 甲胎蛋白 AFP 是胎儿发育早期由肝脏和卵黄囊合成的一种由 591 个氨基酸组成的糖蛋白，其基因编码在基因组内的定位是连续的。妊娠约 12 周以后，卵黄囊退化，胎肝成为 AFP 的主要合成场所。胚胎 12~14 周，AFP 合成达到高峰，胎儿出生后，基因表达关闭。新生儿时期 AFP 的血清浓度很高，1 岁时降至 10~20μg/L，成人血清中 AFP 的浓度很低。当肝细胞发生恶变时，AFP 基因表达开放，AFP 明显升高，是临床上辅助诊断原发性肝癌的重要指标。血清 AFP 检测联合肝脏超声检查可作为原发性肝癌高危人群筛查的重要指标，尤其对于 HBV 和/或 HCV 感染者以及有原发性肝癌家族史者。血清 AFP 是当前肝癌诊断和疗效监测的常用且重要的指标。血清 AFP≥400μg/L 持续超过 1 个月，或≥200μg/L 持续 2 个月，在排除妊娠、活动性肝病和生殖系胚胎源性肿瘤后，应高度怀疑肝癌，需做 B 超检查，必要时做 CT/MRI 和活组织检查等以明确诊断。血清 AFP 检测被广泛用于肝癌预后、疗效和复发监测。高浓度的血清 AFP，提示预后不良；肝癌手术后，血清 AFP 浓度下降至参考区间内，表示手术有效；若血清 AFP 仅有部分下降，表示手术不彻底或已有转移病灶。血清 AFP 升高也可见于生殖系胚胎源性肿瘤，如睾丸非精原细胞瘤、卵黄囊瘤、恶性畸胎瘤等；还可见于其他恶性肿瘤，如胃肝样腺癌、结直肠癌等。

2. 异常凝血酶原/去饱和-γ-羧基-凝血酶原（des-gamma-carboxy prothrombin，DCP） DCP 是最早由日本学者从肝癌患者中检出的一种缺乏凝血活性的异常凝血酶原，可由维生素 K 缺乏或拮抗剂Ⅱ诱导的蛋白质。DCP 是结构上不成熟的凝血酶原，与正常凝血酶原的区别在于其肽链 N 端 10 个谷氨酸残基没有形成完全羧化状态。正常肝细胞微粒体内，在依赖维生素

K 的 γ 谷氨酰羧化酶及辅酶维生素 K 依赖型环氧合酶和维生素 K 还原酶作用下，凝血酶原结构第 26、25、16、29、20、19、14、32、7、6 位谷氨酸残基被依次羧化为 γ 羧基谷氨酸，形成凝血酶原。肝癌时可能由于癌细胞维生素 K 缺乏或对其利用障碍，造成依赖维生素 K 的酶活性降低，不能完全羧化谷氨酸残基。其中任何一个谷氨酸残基没有被羧化，都将形成不成熟的凝血酶原，即 DCP。这些不成熟的肽链释放入血，不但缺乏正常凝血酶原的功能，还可能产生与癌细胞增殖相关的一些生物学效应。DCP 是肝细胞癌的有效肿瘤标志物。在肝脏肿瘤患者，DCP 与 AFP 鉴别肝细胞癌患者能力类似；DCP 与 AFP 联合检测有助于提高诊断灵敏度，减少漏诊。

3. 糖类抗原 125 CA125 是 1981 年由 Bast 等用卵巢囊腺癌细胞系作抗原制成的 OC125 而得名，是一种分子量 200kD 以上的大分子多聚糖蛋白。CA125 是卵巢癌的肿瘤标志物，其水平升高也见于输卵管腺癌、子宫内膜癌、子宫颈癌、结肠癌、胰腺癌、乳腺癌和肺癌等肿瘤性疾病和某些良性疾病患者。卵巢转移和腹腔种植的结直肠癌患者也会出现 CA125 升高。血清 CA125 多与肿瘤病程进展有关，可用于病情监测和疗效评估。血清 CA125 持续升高提示预后不良。

三、肿瘤标志物的临床应用和联合检测

（一）临床应用

1. 结直肠癌的筛查和辅助诊断 血清 CEA、CA19-9、CA242 等肿瘤标志物不用于无症状人群的结直肠肿瘤的筛查，但其浓度变化在一定程度上有助于结直肠癌的辅助诊断。血清 CEA 对结直肠癌辅助诊断的效能优于 CA19-9。血清 CA19-9 明显升高常提示疾病的恶性转化。单独用来诊断结直肠癌诊断灵敏度和特异度较高的血清肿瘤标志物排序为 CA242、CEA、CA19-9。

2. 结直肠癌的监测 血清 CEA 和 CA242 水平升高与结直肠癌的 Dukes 分期呈正相关。CEA、AFP 和/或 CA125 是判断结直肠癌预后的指标之一，治疗后血清 CEA 持续升高，提示预后不良。一般结直肠癌术后 4~6 周血清 CEA 逐渐下降至正常水平，如无明显下降，提示手术不彻底，如再次升高提示肿瘤复发或转移。复发的结直肠癌患者多出现 CEA 水平升高。对临床分期为Ⅱ期或Ⅲ期的结直肠癌患者，在接受手术治疗或因转移灶接受全身性治疗后，应每 3 个月检测 1 次血清 CEA 水平，持续 3 年。美国临床生物化学学会（National Academy of Clinical Biochemistry，NACB）及欧洲肿瘤标志物组织（European Group on Tumor Marker，EGTM）的专家推荐

将连续监测 CEA 浓度值增高 30% 作为具有阳性意义的界定,但需在 1 个月内复查确认,如第 2 次 CEA 检测仍存在明显升高,则患者应继续进行其他的确证检查。除连续监测 CEA 浓度值增高 30% 之外,CEA 浓度少量升高(如连续 3 次检测每次均升高 15%~20%)也提示需进行临床干预。低 CEA 浓度并不能排除肿瘤进展,除了 CEA 检测以外,需进行其他检查,如 CT、X 线、结肠镜检查等。进展期结直肠癌患者进行全身治疗时,需要常规定期监测 CEA 水平。在排除治疗引起 CEA 假性升高后,CEA 浓度增高常提示肿瘤进展。结直肠恶性肿瘤根治手术后血清 CA19-9 水平下降,若定期监测发现血清 CA19-9 水平成倍升高则考虑疾病复发或进展。

(二)联合检测

同一肿瘤或不同类型肿瘤可有一种或几种血清肿瘤标志物浓度异常;同一血清肿瘤标志物浓度异常也可在不同肿瘤中出现。因此,合理选择两项或几项灵敏度高、特异度互补的血清肿瘤标志物联合检测,对于结直肠肿瘤的高危人群筛查、辅助诊断、预后评估、疗效监测和复发转移预警等具有重要临床价值。CEA 与 CA19-9 联合检测可提高诊断结直肠癌的灵敏度。血清 CA242、CEA、CA19-9 联合检测可以提高结直肠癌诊断的灵敏度和特异度,并对判断是否有其他脏器转移或复发也有一定的意义,可作为结直肠癌术后疗效判断和预后评估的参考指标。肿瘤标志物联合检测灵敏度和特异度较高的组合依次为 CA19-9+CA242+CEA、CA19-9+CEA+CA72-4、CA242+CEA、CA19-9+CEA。

(三)注意事项

1. 肿瘤标志物的检测结果不能作为肿瘤诊断的"金标准",需要结合患者病史、症状和体征,以及其他检查结果,包括组织病理学、影像学(CT、MRI 和超声等)、内镜等,按照相关诊疗规范,作出肿瘤诊断。单次肿瘤标志物检测结果升高不能用于肿瘤复发的诊断,可在一定时间内重复检测。

2. 正确解读肿瘤标志物的检测结果,强调肿瘤标志物动态监测的重要性,但应注意不同检测系统、不同实验原理、不同检测方法的检测结果可能存在差异。多数肿瘤标志物的常规检测方法如化学发光法、酶联免疫吸附试验、荧光免疫法和放射免疫法等,均基于抗原抗体的免疫特异性,且肿瘤标志物的结构复杂,不同检测系统所用试剂的抗体针对的抗原位点有可能不同,从而导致测定存在差异。为保证检测结果的可比性,在肿瘤标志物连续检测、判断疗效或复发监测时应使用同一检测系统进行。

3. 每个肿瘤患者对于各种肿瘤标志物都有各自的基础水平,以此作为监测的基础水平进行动态检测,将肿瘤标志物在治疗监测期与其基础水平之间的百分比变化作为判断标准,有时比采用参考区间上限值更有临床意义。

四、肿瘤标志物检测的影响因素

患者的生理状态、病理状态以及服用的药物可能影响肿瘤标志物检测结果;患者抽血前的准备以及抽血后标本的质量、标本转运到实验室的处理方式等因素也可能影响肿瘤标志物的结果。实验室采用的检测方法可能存在干扰也可能影响肿瘤标志物的结果。

(一)生理因素

1. **年龄**　血清 CEA 随年龄增长显著升高,老年人血清 CA19-9 可升高,血清 CA125 水平随着年龄的增长和绝经逐渐下降。婴幼儿 TPS 水平高于成人。

2. **激素水平**　男性血清 CEA 中位数高于女性。妊娠期女性血清 CEA、CA125、AFP 可升高。部分女性在月经期 CA125 和 CA19-9 可升高。此外,CA125 水平随月经周期变化表现出周期性的变化,故应避免在月经期进行 CA125 检测。对于妊娠期女性,TPS 随孕龄增长进行性增高。

3. **吸烟和饮酒**　吸烟者血清 CEA 水平会升高,且升高程度与吸烟量、吸烟持续时间呈正相关。长期饮酒的健康男性 CEA 水平高于非长期饮酒或不饮酒人群。

(二)病理因素

良性胃肠道疾病,胰腺、良性肝和肺疾病,胆道排泄不畅、胆汁淤积、重症感染及肾疾病等,可导致 CEA 升高,但血清浓度一般不超过 10ng/ml,其中肾衰竭是常见原因。良性肺疾病、良性胃肠道疾病、子宫内膜异位症、卵巢囊肿、肝疾病、肾衰竭、胰腺炎、胆道梗阻、胆汁淤积等可见 CA19-9 升高。良性胃肠道疾病也见 CA72-4 升高。肺部感染、良性妇科疾病、肝疾病、肾衰竭等非肿瘤疾病也会引起 CA12-5 升高。

(三)药物因素

某些细胞毒性药物(如氟尿嘧啶)可使 CEA 暂时性升高。阿维 A、丹参酮ⅡA 磺酸钠等可导致 CEA 降低。服用秋水仙碱、灵芝孢子粉/虫草类、螺旋藻、非甾体抗炎药、糖皮质激素或奥美拉唑等也会导致 CA72-4 升高。华法林和某些广谱抗生素会导致 DCP 假阳性。使用二甲双胍的 2 型糖尿病老年患者可能具有较低的 CA19-9 水平。

（四）标本因素

呼吸道分泌物、唾液和汗液等污染标本,可使 CA19-9 和 CEA 升高。采集的血液标本反复冻融,会使 CA19-9 测定结果下降。长期冷冻储存的标本,其 AFP、CEA、CA125、CA19-9 测定结果也会下降。

（五）检测相关因素

在检测过程中,凡是能改变被检测物浓度或改变被检测物与其相应检测抗体结合能力的物质,均可能对检测结果造成干扰,因此,需注意识别和排除潜在的交叉反应、携带污染、钩状效应等干扰因素,这些因素会导致结果的假性升高或降低。采用单克隆抗体和动物免疫血清治疗过的患者,因嗜异性抗体的存在,会引起肿瘤标志物假性升高或降低。类风湿因子、生物素等也会因为检验方法的不同对不同肿瘤标志物的检测结果产生干扰。

（齐志宏　崔巍）

第三节　结直肠肿瘤分子标志物

一、用于诊断筛查的分子标志物

（一）遗传性结直肠癌相关分子标志物

尽管大部分结直肠癌呈散发,但据估计仍有 10%~30% 的结直肠癌患者具有家族聚集现象,且 5%~6% 的遗传性结直肠癌发病与研究较为明确的多种遗传综合征直接相关。目前较为明确的遗传性结直肠癌主要有五类,不同遗传性结直肠癌有其特有的临床表现及分子标志物,根据患者情况,可选血液（5ml 以内）、唾液（2ml）、口腔拭子等样本类型进行检测。

询问肿瘤家族史和肠道息肉情况进行风险评估,结合分子标志物对遗传性结直肠癌进行综合诊断,可帮助医务人员及时采取筛查及干预措施,降低患者及其家属患大肠癌的风险,实现早诊早治。

1. 林奇综合征相关分子标志物　林奇综合征（Lynch syndrome）是临床上最常见的遗传性大肠癌综合征,已经明确的致病基因包括错配修复（mismatch repair,MMR）基因家族成员的胚系突变,如 *MLH1*、*MSH2*、*MSH6*、*PMS2* 等。其中 *MLH1* 和 *MSH2* 基因胚系突变是最为常见的致病突变,占所有林奇综合征基因变异的 80% 以上。

MMR 基因可以识别并修复 DNA 复制或重组过程中产生的碱基错配,以及小片段 DNA 的插入缺失,当 *MMR* 基因失效时,DNA 的错配结果会在基因组中具有高突变特性的微卫星的重复核苷酸序列区积累,造成 MSI。疑似林奇综合征或林奇综合征高危家族成员建议行 MSI 或 MMR 蛋白表达检测。MSI 检测,目前以多重荧光聚合酶链反应结合毛细管电泳技术为主,通过对相关细胞 DNA 微卫星区的扩增或缩减来决定 MSI 状态,根据不同的状态表现可以将患者分为高微卫星不稳定性（microsatellite instability-high,MSI-H）、低微卫星不稳定性（microsatellite instability-low,MSI-L）和微卫星稳定（microsatellite stable,MSS）。当 5 个微卫星位点中有 ≥2 个微卫星位点显示 MSI,判定为 MSI-H;当显示 1 个 MSI 时,判定为 MSI-L;当没有任何位点显示 MSI,判定为 MSS。MMR 蛋白的检测,目前通用的检测方法为免疫组织化学（immunohistochemistry,IHC）检测,该方法需同时检测前面提到的 4 个 MMR 蛋白,当其中超过 1 种蛋白表达缺失时,诊断为错配修复缺陷（mismatch repair deficient,dMMR）;当所有蛋白均表现为阳性时,诊断为错配修复正常（mismatch repair proficient,pMMR）。两种检测方法虽有不同,但重叠度很高,通常来说,dMMR 相当于 MSI-H,pMMR 相当于 MSI-L 或 MSS。除了以上检测,临床上也会通过高通量测序（high-throughput sequencing,HTS）多基因检测进行遗传评估,以便同时评估所有潜在或疑似高风险的基因,或与治疗、预后等相关的各基因,且随着基因检测的技术优化和成本降低,越来越多的实验室检测开始选择 HTS 作为诊断筛查的检测手段。

但需要注意的是,虽然 MMR/MSI 检测是林奇综合征的常规筛查手段,但并不是所有的 MMR/MSI 检测异常的患者都是林奇综合征,在散发性结直肠癌中 10%~15% 的患者存在体细胞 MLH1 蛋白的缺失,表现为 MSI-H,但非林奇综合征患者,可能是由 *BRAF* 突变引起的体细胞基因启动子区域的甲基化。散发性的结直肠癌通常伴随 *BRAF* V600E 突变,因此若 IHC 检测发现 MLH1 蛋白结果异常时,应进行 *BRAF* V600E 突变或 *MLH1* 启动子甲基化的检测以初步确定是林奇综合征还是散发性结直肠癌,MSI-H 且未出现 *BRAF* 突变的患者,有必要进一步确认是否为林奇综合征。

2. 其他遗传性结直肠癌相关分子标志物　*APC* 基因的胚系突变可引起家族性腺瘤性息肉病（familial

adenomatous polyposis，FAP），疑似 FAP 或 FAP 高危家族成员建议行 APC 基因检测。但 APC 基因突变患者不能完全指征 FAP，在部分非 FAP 的散发性结直肠肿瘤中同样检测到有部分存在的体细胞嵌合 APC 突变，提示 APC 基因突变与结直肠癌的高度风险存在相关性。MUTYH 基因编码蛋白参与 DNA 的损伤修复，主要参与碱基切除修复的相关过程，当 MUYTH 基因发生突变时，碱基切除修复失败可最终导致癌症发生，若检测到 MUTYH 基因突变提示 MUTYH 相关性息肉病（MUTYH-associated polyposis，MAP）。STK11 基因的胚系突变引起激酶功能丧失可能导致波伊茨-耶格综合征（Peutz-Jeghers syndrome，PJS），该基因突变在 PJS 患者中仅占 50%~80%，不能完全指征 PJS 的遗传判断。SMAD4 或 BMPR1A 基因的胚系突变导致可能引起幼年性息肉病综合征（juvenile polyposis syndrome，JPS），约占临床诊断为 JPS 患者的 50%。婴儿型幼年性息肉病通常伴有复发性染色体 10q22q23（包括 BMPR1A 及通常相邻的 PTEN）缺失，PTEN 突变会导致蛋白失活，进而激活 PI3K/AKT 信号通路，最终导致肿瘤的发生。

（二）结直肠癌筛查诊断相关分子标志物

从进展期腺瘤发展为结直肠癌需要经历漫长的时间，因此对结直肠癌及其癌前病变进行相关的早筛、早诊可以显著降低结直肠癌的发病率和死亡率。目前应用于结直肠癌筛查的分子标志物可以通过收集患者的粪便和外周血，测定特定基因突变、表观遗传修饰及相关微 RNA（mircoRNA，miRNA）的变化检出，同时，结合免疫化学法粪便隐血试验的检测信息，综合判断是否存在肿瘤。

1. 粪便基因检测 结直肠肿瘤细胞会不断脱落至肠腔中，粪便筛查便依赖于这些脱落的肿瘤 DNA。KRAS、APC、p53 是结直肠癌中突变频率最高的基因，也是与结直肠癌发生、发展密切相关的基因。其中第一个应用于粪便基因检测的是 KRAS 基因，但其也仅在小于 50% 的患者中被检出。由于肿瘤的异质性，多靶点 DNA 联合检测可提高诊断效能。在肿瘤早期及进展期，粪便 DNA 的检出率均高出粪便隐血试验的检出率。

此外，随着对 DNA 甲基化研究的不断深入，发现在结肠息肉和不同阶段结直肠癌患者的 DNA 中存在特异性甲基化改变。目前研究较多的结直肠癌相关甲基化异常基因包括 SDC2、BMP3、NDRG4、SEPT9 及 VIM 等。多项研究结果表明，粪便样本 SDC2 甲基化对结直肠癌诊断价值较高。国内外已有多款基于粪便 DNA 甲基化的试剂盒被批准上市。近年来多利用多个甲基化位点联合基因突变作为结直肠癌早期诊断的分子标志物以提高阳性率。

2. 血液基因检测 近年来，随着液体活检技术的不断更新，加上血液检测的便捷性使应用血液进行 DNA 检测成为结直肠癌早期诊断的方法之一。来源于外周血的循环 DNA 可以检测反映肿瘤细胞的基因突变、拷贝数变化、MSI 及 DNA 修饰状态的改变，这使循环 DNA 逐渐成为更有发展潜力的生物标志物。

目前，SEPT9 基因甲基化是研究较多且已进入应用阶段的结直肠癌辅助诊断血液分子指标。SEPT9 编码一类参与细胞多种生命活动的鸟苷三磷酸结合蛋白，其有多个可变剪切转录本，不同转录产物的启动子区域的甲基化会导致不同肿瘤的癌变。通过定量聚合酶链反应检测血液中甲基化的 SEPT9 DNA 可以用于结直肠癌的筛查。

此外，APC、GATA5、SFRP2、hMLH1 和 p16 等，也被发现可用于早期结直肠癌检测，但均需扩大样本量来证实数据的可靠性。来源于血液的 DNA，其优势在于取样便捷、创伤小、患者接受度高。但其不足之处在于来源于血液的肿瘤 DNA 缺乏组织特异性，异常的甲基化基因不仅来源于结直肠癌还有可能来自于其他组织的其他病变。

3. 其他相关分子标志物 除上述基于粪便或血液的 DNA 突变及甲基化检测方法外，其他多种依赖粪便或体液的分子标志物也在逐步研发中，如多种非编码 RNA（miRNA、lncRNA），循环肿瘤细胞及肠道菌群等。越来越多的临床试验证实上述分子标志物可用于结肠癌的早期预警。现以研究较多的 miRNA 以及近年来逐渐成为热点的肠道菌群微生物为例展开介绍。

miRNA 是一类由 17~25 个核苷酸组成的单链非编码 RNA，通过 mRNA 的翻译参与多种细胞生理功能，在人类多种肿瘤的发生、发展阶段发挥作用。实时荧光定量聚合酶链式反应是 miRNA 的常用检测方法。在腺瘤到结直肠癌的演进过程中会表达不同的 miRNA。同时，miRNA 非常稳定，有利于保存和检测，除组织来源的 miRNA 外，血清、血浆、唾液、尿液和粪便中也可检测到稳定存在的 miRNA。因此，miRNA，如 miR-92、miR-21 和 miR-135a 等，作为肿瘤早期筛查、早期发现的肿瘤生物标志物具有一定的临床开发前景。

近年来，随着宏基因组学被广泛地应用于肠道微生物的研究，越来越多的肠道菌群变化被确定为与结直肠癌的发生呈正相关。具核梭形杆菌与粪便中的共生梭菌都能预测大肠腺瘤和早期结直肠癌的发生，粪便中的三种梭杆菌联合免疫化学法粪便隐血试验检测作为结直肠癌的标志物具有一定诊断效能。但是，由于缺乏大型前瞻性的队列研究，距离投入临床实际应用仍有许多困难需要克服。

二、用于伴随诊断的分子标志物

近年来,结直肠癌的伴随诊断被广泛纳入指南,并推动临床诊疗,提示患者对药物的疗效,从而优化患者药物选择。靶向、免疫用药的伴随诊断通常可选Sanger测序法、聚合酶链反应和HTS等检测方法。在样本类型中,可选组织样本或血液样本,通常在组织样本可选、肿瘤细胞较为丰富的情况下,可优先考虑采用组织标本进行检测,但如果组织标本可及性差,且考虑肿瘤异质性等原因,可采用血液样本通过循环肿瘤DNA进行检测。

(一) 靶向治疗相关分子标志物

1. RAS 基因点突变 RAS家族基因编码鸟苷三磷酸酶,参与EGFR的信号转导,当RAS基因发生突变时,促使下游的信号通路被组成性激活,导致肿瘤细胞的增殖发展。KRAS和NRAS是RAS家族的两个编码基因,结直肠癌,约50%的患者发生KRAS突变。临床研究证实,RAS基因突变是早期结直肠癌患者的不良预后因素,尤其在MSS的患者中。在转移性结直肠癌中,RAS基因突变与患者较短的生存时间也显著相关。此外,RAS基因突变的转移性结直肠癌患者,难以从EGFR抑制剂(西妥昔单抗或帕尼单抗)治疗中获益,因此只有RAS野生型的患者适合进行EGFR抑制剂治疗。不止如此,RAS基因突变也是EGFR抑制剂治疗过程中的耐药因素之一,这就促使临床有必要在EGFR抑制剂治疗的不同阶段进行RAS基因突变的动态监测,从而精准指导后续治疗。RAS基因突变的存在也与转移性结直肠癌中其他靶向治疗药物的耐药性相关,包括HER-2过表达患者中的抗HER-2靶向治疗。

临床中通常将RAS基因检测作为常规必检项。RAS基因点突变可以采用的检测方法包括Sanger测序法、聚合酶链反应和HTS。检测标本为肿瘤组织标本,鉴于外周血液循环游离DNA(circulating free DNA,cfDNA)液体活检目前尚缺乏特异性验证和可靠的重复试验,目前仅推荐cfDNA液体活检作为临床研究的探索性应用。此外,《中国临床肿瘤学会(CSSC)结直肠癌诊疗指南(2022版)》建议在检测报告中明确基因状态(如野生、突变或可疑),使用HTS等定量检测方法检测RAS基因突变时,建议以5%作为突变丰度的截断值。

2. BRAF 基因点突变 BRAF基因位于RAS基因下游,编码丝/苏氨酸蛋白激酶,广泛参与了细胞增殖、分化、迁移、存活和血管生成等关键细胞调控过程。BRAF基因突变患者占所有结直肠癌患者的8%~12%,

BRAF V600E突变是最常见的突变类型。多项临床研究证实,BRAF基因突变是转移性结直肠癌患者的不良预后因素。相对于BRAF基因突变的转移性结直肠癌患者,BRAF野生型患者的中位生存期可延长2~3倍。此外,存在BRAF基因突变的患者对EGFR抑制剂治疗的疗效有限,因此BRAF野生型的转移性结直肠癌患者更适合接受EGFR抑制剂治疗。最新研究显示,BRAF基因突变的转移性结直肠癌患者,可在BRAF抑制剂与EGFR抑制剂的联合治疗中显著获益。《中国临床肿瘤学会(CSCO)结直肠癌诊疗指南(2022版)》推荐,既往接受过一线或二线化疗的BRAF基因突变患者,可以采用伊立替康+西妥昔单抗+维莫非尼(BRAF抑制剂),或者西妥昔单抗+BRAF抑制剂±MEK抑制剂的联合治疗方案。

BRAF基因突变检测通常也作为结直肠癌患者的常规检测项。与RAS基因点突变的检测方法相似,BRAF基因点突变可以采用的检测方法也包括Sanger测序法、聚合酶链反应和HTS。

3. Her2 扩增/过表达 Her-2基因属于受体酪氨酸激酶的ERBB家族,可通过激活RAS-RAF-MEK和PI3K-AKT-mTOR通路,抑制肿瘤细胞凋亡,促进肿瘤新生血管形成。回顾性临床研究发现,Her-2扩增的转移性结直肠癌接受西妥昔单抗治疗的疗效较差,证实Her-2扩增可作为EGFR抑制剂治疗的疗效预测因子。目前,NCCN指南推荐标准治疗失败的Her-2阳性的结直肠癌患者可进行抗Her-2药物的靶向治疗。Her-2扩增/过表达状态的检测可以采用IHC、荧光原位杂交(fluorescence in situ hybridization,FISH)和HTS,但其判读标准仅来自临床研究,尚未建立经过权威机构认证的、作为伴随诊断的判读标准。IHC、FISH和HTS检测Her-2扩增/过表达的标本类型为肿瘤组织。

4. 融合基因(NTRK、ALK、BRAF、RET、ROS1)检测 NTRK融合的转移性结直肠癌患者,可以从NTRK小分子抑制剂(拉罗替尼或恩曲替尼)的治疗中显著获益。NCCN指南、CSCO指南常规推荐NTRK融合检测,但NTRK融合基因突变频率低,仅为0.35%。NTRK融合突变,中华人民共和国国家药品监督管理局已批准拉罗替尼用于治疗携带NTRK融合基因的成人和儿童实体瘤患者。除NTRK外,结直肠癌患者常见的融合基因包括ALK、BRAF、RET、ROS1等。在个案中,针对ALK重排的患者,使用塞瑞替尼取得了良好的效果。

检测NTRK融合的方法包括IHC、FISH和HTS,IHC是一种快速、有效的初筛方法,但由于IHC可能存在假阳性结果,需要使用FISH或HTS进一步验证。IHC、FISH和HTS检测NTRK融合的标本类型为肿瘤组织。

（二）免疫治疗相关分子标志物

在结直肠癌的临床治疗中，免疫治疗的应用日益广泛，目前临床上主要针对dMMR/MSI-H进行检测，dMMR/MSI-H的患者，推荐给予免疫药物。此外，肿瘤突变负荷（tumor mutation burden，TMB）、POLE/POLD1也被认为是免疫治疗的分子标志物，通过检测TMB、POLE/POLD1可以进一步判断免疫治疗的潜在获益人群。同时，免疫药物的选择还需综合考虑与免疫治疗正负向相关标志物及免疫超进展标志物，从而综合预判免疫治疗的效果，制定治疗方案。

1. **MSI表型** dMMR/MSI-H是不同分期结直肠癌患者的预后生物标志物，MSI-H的早期结直肠癌患者，其预后一般优于MSS患者。Ⅱ期结直肠癌患者，MSI-H患者可能无法在氟尿嘧啶辅助治疗中获益，且患者预后较好，因此不推荐氟尿嘧啶用于辅助化疗，建议所有Ⅱ期患者均应进行MMR/MSI检测。然而，转移性结直肠癌患者，dMMR/MSI-H则提示预后不良。

一系列的临床研究证实，在转移性结直肠癌患者中，dMMR/MSI-H的患者对免疫检查点抑制剂的响应程度更高，因此dMMR/MSI-H可作为免疫检查点抑制剂疗效预测的生物标志物。结直肠癌患者应尽早行MMR/MSI检测，dMMR/MSI-H的患者，在转化治疗或姑息性治疗中可考虑使用PD-1抑制剂。

2. **肿瘤突变负荷** dMMR/MSI-H是结直肠癌免疫治疗的可靠生物标志物，但是并非所有dMMR/MSI-H的患者均可以从免疫治疗中获益。TMB为肿瘤基因组中所评估基因的编码区的体细胞突变个数，用平均每一百万个碱基中突变的总数来表示。在多种实体肿瘤中，TMB已被证明是免疫检查点抑制剂治疗疗效的独立预测因子，结合TMB检测可以更好地帮助临床筛选免疫治疗潜在获益人群，扩大获益人群患者。在一项泛癌种MSI-H对比高肿瘤突变负荷（tumor mutation burden-high，TMB-H）的研究中发现，MSI-H与TMB-H人群并不完全重合。MSS的结直肠癌患者进行免疫治疗相较于TMB-H的患者能获得更好的疗效。TMB可通过HTS进行检测。美国食品药品管理局于2020年6月批准了免疫检查点抑制剂用于治疗高肿瘤突变负荷（TMB≥10mut/Mb）的既往治疗后疾病进展无法切除或转移性实体瘤患者，但此研究中进行疗效评估的患者中并无结直肠癌患者。由于在结直肠癌患者中，TMB与免疫检查点抑制剂治疗疗效的相关数据并不充分，目前在结直肠癌患者中尚不推荐常规行TMB检测。

3. **POLE/POLD1基因突变** POLE/POLD1基因突变提示基因组稳定性受损，其在结直肠癌患者中的突变频率约为7.4%，POLE/POLD1基因突变的患者OS较野生型的患者显著延长，且这一结果同样适用于POLE/POLD1突变且MSS的患者。POLE/POLD1基因突变的结直肠癌患者出现MMR基因突变和高肿瘤突变负荷的比例高于POLE/POLD1野生型人群。此外，相对于POLE野生型结直肠癌，POLE基因突变的结直肠癌呈现更高的CD8⁺T淋巴细胞浸润，以及PD-L1、PD-1和CTLA-4的高表达，这将提高相应人群的免疫原性，可能会成为未来结直肠癌免疫治疗疗效预测的生物标志物。MSS的患者可进一步检查POLE/POLD1的突变情况以评估选择免疫药物。

4. **免疫治疗正负向疗效及超进展分子标志物** 在免疫治疗的过程中，还存在多种免疫治疗正相关预测标志物，如p53、KRAS等基因突变，表现为对免疫药物更敏感，生存获益更长，但尚缺乏足够的临床数据，不作为主要推荐。反之，有研究报道B2M、JAK1/2、STK11、PTEN等基因变异则可能通过影响PD-L1表达、抗原提呈过程、淋巴细胞浸润性等特征或方式，导致患者对免疫药物敏感性变差，影响免疫治疗疗效。除已有报道的这些免疫正负向基因外，还有与免疫正负向疗效预测相关的分子标志物。除此之外，在免疫治疗中还存在免疫超进展现象，即患者在免疫治疗后，出现肿瘤加速生长，这类患者预后最差，在临床中需重点关注。目前已经有报道的与超进展相关的分子标志物包括MDM2、MDM4、EGFR、DNMT3等。其中，MDM2/4的扩增研究最多，MDM2/4参与p53信号通路，其过表达在肿瘤免疫逃逸中具有潜在影响，是超进展的潜在预测生物标志物，现已经研发MDM2抑制剂——AMG232可靶向MDM2，克服T细胞介导的免疫抵抗，降低免疫治疗后发生超进展的风险。

（三）结直肠癌ctDNA-微量残留病检测

随着HTS检测技术敏感度等性能的不断改善，ctDNA的检测应用领域逐渐从晚期诊断拓展到早期预测。特别是近年来国内外多项微小残留病灶（minimal residual disease，MRD）的研究与应用，MRD正在迅速被接受和推广。MRD是指患者经治疗疾病达到完全缓解后，用传统影像学或实验室方法不能发现的病灶。通常建议可稳定检测突变丰度≥0.02%的ctDNA，且至少覆盖所有Ⅰ/Ⅱ类体细胞突变。

目前，ctDNA已经被NCCN指南推荐用于辅助指导Ⅱ期和Ⅲ期结肠癌患者的辅助治疗，并作为Ⅰ～Ⅲ期结肠癌患者术后复发风险增高的分子标志物。在CSCO指南中也提示基于ctDNA的检测，可以提前预警术后复发转移。在美国国家癌症研究所结直肠癌工作组撰写的白皮书中对 MRD 检测也提出了主要建议,认为 ctDNA 与疾病复发呈强相关,提示 ctDNA 是 MRD 的可靠指标;相对于微滴式数字 PCR(droplet digital PCR,ddPCR),推荐基于 HTS 的多基因测定作为 MRD 检测的优选方法,并提示了检测时间点。MRD 的研究提示 ctDNA 阳性是术后或辅助化疗后不良预后的标志物;相比于影像学监测,ctDNA-MRD 监测可以更早地提示复发。大量对 ctDNA 指导治疗的研究正在开展,研究重点聚焦于术后指导Ⅱ期和Ⅲ期患者的辅助化疗方案选择。

三、指导个体化用药的基因多态性

结直肠癌的诊疗在不断创新发展,但化疗仍然是结直肠癌治疗不可或缺的手段。目前结直肠癌的化疗主要以氟尿嘧啶类、铂类和喜树碱类药物为主,因为化疗药物对细胞不加选择损伤,给患者带来了严重的毒副作用。在临床实践中,同一药物在不同患者间的有效性与安全性存在着巨大的差异,随着基因测序的发展,这一差异的原因逐渐被揭晓。单核苷酸多态性(single nucleotide polymorphism,SNP)是目前研究最广泛的遗传变异类型,一些 SNP 通过基因转录、基因翻译和 RNA 剪接,以及细胞中的 RNA 稳定性潜在影响基因功能,进而导致这类独特的基因组个体组成的人群表现出不同的药物反应。通过对患者胚系基因组序列中的化疗药物相关基因多态性位点的检测,可以部分地提示化疗的敏感性及毒副作用。以下介绍目前重要的化疗药物相关基因多态性。

(一) UGT1A1 基因多态性

伊立替康是系统治疗转移性结直肠癌的一线药物之一,可以明显延长患者的无疾病进展期和 OS,提高化疗效果。但有研究表明,伊立替康可导致剂量蓄积性毒性,导致不良反应,如中性粒细胞减少症、腹泻等,严重者甚至导致死亡。

UGT1A1 基因编码尿苷二磷酸葡糖醛酸转移酶 1A1,是伊立替康活性产物代谢的关键酶,伊立替康在体内由羧酸酯酶水解后转化成活性形式 7-乙基-10-羟基喜树碱(SN-38),SN-38 在肝脏内代谢后的产物可排出体外或随胆汁排入肠道。在肠道中,肠道细菌分泌的 β-葡糖醛酸酶可以水解 SN-38 在肝脏内代谢后的产物并再次生成 SN-38,破坏肠道黏膜导致迟发性腹泻,若肠道中表达 UGT1A1,发生这种反应的风险则降低。

UGT1A1 包含 30 多种变体,与启动子区 TA 序列重复次数有关,野生型 UGT1A1*1 基因启动子不典型 TATA 盒含有 6 个 TA 重复序列,在亚洲人群中有 15%

的患者存在 UGT1A1*28,UGT1A1*28 变异型包含 7 个 TA 重复序列,该变异型患者的 UGT1A1 酶活性下降。UGT1A1*28/*6 的基因多态性在药物毒性方面有广泛的研究,这两个位点都显示出与伊立替康毒性的相关性。UGT1A1*28 突变位点与伊立替康治疗的副作用有关,如中性粒细胞减少症和腹泻。有研究表明,与野生型患者相比,UGT1A1*1/*28 杂合突变的患者使用伊立替康后,粒细胞减少的风险达 12.5%,而 UGT1A1*28/*28 纯合突变的患者,粒细胞减少风险达 50%。在一项荟萃研究分析中发现,当使用低剂量($<150mg/m^2$)或中剂量($150\sim250mg/m^2$)伊立替康时,UGT1A1*28/*28 与野生型患者的风险比类似;当使用高剂量($\geqslant250mg/m^2$)时,其风险比增高。在 PubMed 数据库检索显示,东亚人群还存在一种特有的突变型,其发生第 1 外显子 211G>A(UGT1A1*6 位点多态性)的突变,当患者发生 UGT1A1*6 突变时,UGT1A1 酶的活性也会显著下降。通过对 UGT1A1*28/*28、UGT1A1*6/*6 和 UGT1A1*6/*28 的患者浓度-时间曲线下面积分析发现,与其他 UGT1A1 基因的二倍型的曲线下面积比较,SN38G/SN38 的浓度-时间曲线下面积明显减小,且 UGT1A1*6 或 *28 突变对伊立替康药代动力学的影响几乎等效,患者发生严重粒细胞减少的风险明显增高。此外,研究发现 UGT1A7 和 UGT1A9 变异型也会影响 SN-38 的代谢,进而影响伊立替康的疗效和药物不良反应。

推荐采用化疗的结直肠癌患者,可以进行基因检测,明确患者的基因型,从而结合特征图谱,根据患者个体对治疗的耐受情况而进行调整,制定更适合患者的用药方案。临床上常用检测标本为外周血淋巴细胞或口腔黏膜细胞,检测方法包括聚合酶链反应、全基因组 SNP 微阵列芯片、质谱法(mass spectrometry,MS)和 HTS。

(二) ABCB1 基因多态性

ABCB1 基因编码 P 糖蛋白,是人类三磷酸腺苷结合盒转运体(adenosine triphosphate binding cassette transporter,ABC transporter)超家族成员之一,是一种转运蛋白和通道蛋白,起着外排泵作用。有研究显示,ABCB1 基因多态性对 P 糖蛋白的表达、功能以及人群对疾病的易感性有潜在影响。ABCB1 蛋白编码区中三个最常见的 SNP 是 rs1128503、rs2032582 和 rs1045642,这三个 SNP 已成为许多药代动力学和疾病关联研究的焦点,但结果也存在一定争议。

转运体 ABCB1、ABCC2 和 ABCG2 也参与伊立替康及其代谢产物的转运,当转运体的转运功能下降时,伊立替康的血药浓度和疗效也会受到影响。但目前这些基因变异对伊立替康毒副作用的影响还没有明确定论，有待进一步研究。

推荐使用化疗治疗的结直肠癌患者，可以进行基因检测，明确患者的基因型，从而结合特征图谱，制定更适合患者的用药方案。盐酸伊立替康的剂量应该根据患者个体对治疗的耐受情况进行调整，并给出相应的剂量调整方案。临床上常用检测标本为外周血淋巴细胞或口腔黏膜细胞，检测方法包括聚合酶链反应、全基因组SNP微阵列芯片、MS和HTS。

（三）*DPYD/TYMS* 基因多态性

氟尿嘧啶和卡培他滨已被广泛用于结直肠癌患者的治疗，但与此同时，氟尿嘧啶类药物也可产生较为严重的不良反应。卡培他滨在体内经过一系列代谢后可形成氟尿嘧啶，氟尿嘧啶是一种细胞周期特异性药物，主要作用于DNA合成期。

DPYD 是嘧啶代谢途径中的关键基因，参与氟尿嘧啶类药物的代谢过程，DPYD酶的功能活性也决定着氟尿嘧啶的功能发挥。DPYD酶的遗传多态性引起DPYD酶缺失或活性降低，*DPYD*2A*（IVS14+1G A；c.1905+1G>A；rs3918290）基因型是最常见的突变形式。有研究报道，使用氟尿嘧啶类药物的化疗患者进行基于

DPYD*2A 的前瞻性基因分型，结合DPYD酶活性和氟尿嘧啶药代动力学相关性，分别制定、调整化疗方案，可在不影响有效性的情况下，提高化疗的安全性与经济性。临床上常用的检测标本为外周血淋巴细胞或口腔黏膜细胞，检测方法包括聚合酶链反应、全基因组SNP微阵列芯片、MS和HTS。

（四）*TYMS* 基因多态性

与氟尿嘧啶类药物功能发挥相关的另一个关键基因是 *TYMS*，*TYMS* 基因编码胸苷酸合成酶，是氟尿嘧啶的靶向酶。*TYMS* 的启动子和增强子区含有28个可变数目的串联重复序列多态性碱基对，通常以双重（2R）或三重（3R）的形式存在。在一项前瞻性研究中，通过对 *TYMS* 进行检测，将患者分为A组（3R/3R）、B组（2R/3R 和 2R/2R），针对两组人群进行剂量爬坡试验，最终研究表明，3R/3R患者的最大耐受剂量和推荐剂量分别为 $1\ 625mg/m^2$ 和 $1\ 500mg/m^2$。在亚洲人群中3R/3R是优势基因型，直接使用高剂量的氟尿嘧啶或卡培他滨可能导致患者发生严重的不良反应而不可耐受。结直肠癌患者，建议行基因检测进行分子分型，以进行剂量调整，从而使患者更安全有效地进行药物治疗。

（任丽　张静雅）

第四节　结直肠癌的免疫功能分析

近年来，免疫治疗已成为继手术治疗、化学疗法、放射疗法和靶向治疗之后又一种治疗结直肠癌的重要手段。其中免疫检查点通过对免疫反应进行调节，促进肿瘤细胞发生免疫逃逸，在肿瘤的发生、发展中发挥重要作用。以程序性死亡受体1（programmed death-1，PD-1）/程序性死亡受体配体1（programmed cell death-Ligand 1，PD-L1）为代表的免疫检查点抑制剂在结直肠癌尤其是dMMR/MSI-H的结直肠癌治疗中发挥重要作用。免疫系统发挥肿瘤监视和清除作用，而结直肠癌细胞通过多种机制抑制机体的免疫功能，两者的相互作用对结直肠癌的发生、发展至关重要。因此，动态监测结直肠癌患者尤其是免疫治疗患者机体的免疫状态尤为重要。

如前所述，目前临床现有免疫监测或免疫治疗相关标志物主要包括基于肿瘤细胞及浸润免疫细胞的PD-L1表达水平、浸润免疫细胞谱、MSI及肿瘤突变负荷等。相比肿瘤组织，外周血免疫监测具有独特的优势：①非侵入性，具有更好的样本可及性；②可重复取样，实现对患者进行动态实时连续监测；③实现多参数检测，外周血免疫检测手段的多样性以及方法的优越性，可通过多参

数提供更精细、更全面的评估指标，反映肿瘤与宿主免疫反应之间相互作用的复杂性；④整体评估机体免疫状态，肿瘤的异质性导致因为取材不均出现结果偏倚，不能反映真实全面的免疫反应，而外周血免疫指标可以更好评估机体整体免疫状态。

一、淋巴细胞亚群数量和功能监测

（一）淋巴细胞亚群分子标志物及抗肿瘤免疫活性

经典免疫学将淋巴细胞主要分为T细胞、B细胞和NK细胞三类。随着学科的发展，越来越多的淋巴细胞亚群被鉴定和细分出来，它们有独特的免疫特性与功能，在肿瘤免疫中介导不同免疫应答和病理过程。根据外周血中不同亚群特异性表达的分子标志物不同，利用流式细胞术可以进行定量和定性检测。

1. T细胞

（1）抗肿瘤免疫活性：T细胞介导的细胞免疫应

答是机体抗肿瘤最重要的途径。T 细胞为抗原特异性杀伤肿瘤细胞，并具有主要组织相容性复合体（major histocompatibility complex，MHC）限制性。其中，细胞毒性 T 细胞（CD8$^+$T 细胞）是抗肿瘤免疫最主要的效应细胞，其抗肿瘤免疫机制包括穿孔素-颗粒酶途径，Fas/FasL 途径，分泌多种细胞因子如 γ 干扰素（interferon-γ，IFN-γ）、TNF 间接杀伤肿瘤细胞。辅助性 T 细胞（CD4$^+$T 细胞）产生各种细胞因子如 IL-2、IFN-γ 等，虽然也具有一定的直接杀伤肿瘤细胞的作用，但更重要的是辅助其他效应细胞如 CD8$^+$T 细胞、NK 细胞的活化和效应功能。

（2）数量及功能表型监测：初始 T 细胞在识别肿瘤抗原后需要活化、增殖，最终分化为效应细胞和记忆细胞才能发挥抗肿瘤作用，而肿瘤通过多种机制诱导 T 细胞的免疫抑制，导致 T 细胞发生耗竭，因此，除外淋巴细胞的数量，进一步检测淋巴细胞的免疫活性，可以更加准确地反映机体的免疫状态。

1）活化增殖表型的选择：CD28、CD69、CD25、HLA-DR、CD38、Ki-67。T 细胞的活化需要双重信号刺激，其中，CD28 的表达是 T 细胞活化所必需，它与抗原提呈细胞（antigen-presenting cell，APC）的某些协同刺激分子（如 B7）结合后提供协同刺激信号，与抗原特异性信号一同启动初始 T 细胞的活化。CD69 是 T 细胞活化的早期标志物，初始 T 细胞基本不表达，初始 T 细胞活化后 3~12 小时呈时间依赖性增加，24 小时左右达到高峰。CD25 是 IL-2 受体的 α 链，在调节性 T 细胞和静息记忆 T 细胞表面呈组成性表达，在初始 T 细胞基本不表达，初始 T 细胞活化后在 24 小时内表达上调，并在几天内保持升高。CD25 是 T 细胞接受 IL-2 刺激，进入快速克隆增殖的关键分子。HLA-DR 是 MHC Ⅱ类分子抗原，参与 CD4$^+$T 细胞的抗原提呈，在 T 细胞静息时基本不表达，在免疫应答 T 细胞活化晚期表达，常用于评估总 T 细胞的活化情况。CD38 由初始 T 细胞组成性表达，在静息记忆 T 细胞中下调，在活化 T 细胞中升高。Ki-67 是一种核蛋白，在细胞分裂中发挥重要的调控作用，是反映 T 细胞增殖的常用指标。在 T 细胞中进一步检测上述活化增殖表型可以反映 T 细胞的活化情况。

2）免疫记忆表型的选择：CD45RO、CD45RA、CCR7。初始 T 细胞在被肿瘤抗原激活后最终会分化为效应 T 细胞和记忆 T 细胞，效应 T 细胞是抗肿瘤免疫的直接效应细胞，但会因克隆收缩或肿瘤抑制机制发生凋亡，而记忆 T 细胞可长期存活，在再次接受抗原刺激后迅速分化成效应 T 细胞，介导抗肿瘤免疫应答，对维持机体持续的抗肿瘤免疫至关重要。外周记忆 T 细胞是一群异质性很强的群体，包括效应记忆 T 细胞、中央记忆 T 细胞、干细胞记忆 T 细胞等，利用表面分子标志物

CD45RO/CD45RA/CCR7 可以检测外周血中记忆 T 细胞的水平。

3）效应表型的选择：IFN-γ、颗粒酶、穿孔素。CD8$^+$T 细胞杀伤肿瘤的一种机制是直接接触肿瘤细胞，通过释放穿孔素在肿瘤细胞膜上打孔，并向肿瘤细胞内释放颗粒酶，导致肿瘤细胞凋亡。CD8$^+$T 细胞还可以通过释放细胞因子如 IFN-γ 等间接杀伤肿瘤细胞。IFN-γ、颗粒酶、穿孔素是 T 细胞尤其是 CD8$^+$T 细胞发挥肿瘤杀伤作用最主要的效应分子，检测外周血 CD8$^+$T 细胞 IFN-γ、颗粒酶、穿孔素的表达情况可以反映 T 细胞的效应功能状态。

4）抑制表型的选择：PD-1、CTLA-4、Tim-3、LAG-3。肿瘤细胞可以诱导免疫抑制性分子及其受体在 T 细胞及其他免疫细胞、肿瘤细胞上的表达，从而抑制 T 细胞的功能，导致 T 细胞耗竭，最终发生肿瘤免疫逃逸。目前 T 细胞相关的免疫抑制分子和途径包括 PD-1/PD-L1、Tim-3/Galectin-9、LAG-3/LSECtin、CTLA-4/B7 等，其中 PD-1/PD-L1 途径是肿瘤免疫抑制的经典途径，在结直肠癌患者中，同样也存在 PD-L1/PD-1 在肿瘤细胞和免疫细胞中高表达的情况，并且利用 PD-L1/PD-1 抑制剂阻断可以明显抑制 dMMR/MSI-H 结直肠癌患者的肿瘤进展。PD-1 属于 CD28 家族，主要表达于 T 细胞、B 细胞、NK 细胞及多种肿瘤细胞。PD-L1 是 PD-1 的主要配体，主要表达于活化的 T 细胞及 B 细胞、APC、单核巨噬细胞及多种肿瘤细胞等。在肿瘤病理情况下，肿瘤细胞高表达 PD-L1，并诱导其他免疫细胞如 CD4$^+$T 细胞、APC 等高表达 PD-L1，诱导 CD8$^+$T 细胞等高表达 PD-1，高表达的 PD-L1 与 T 细胞上的 PD-1 结合后，可以抑制 T 细胞受体的信号转导，诱导 T 细胞耐受；抑制 T 细胞的增殖和活性，诱导其发生凋亡；诱导 T 细胞发生耗竭，以高表达抑制性受体如 PD-1、Tim-3 等；低表达效应分子；细胞杀伤功能、增殖能力和生存能力下降。因此，检测外周血中 T 细胞，尤其是 CD8$^+$T 细胞抑制分子的表达情况，同时结合上述效应表型可以准确地反映 T 细胞的效应功能状态。

2. B 细胞　B 细胞介导体液免疫应答，参与抗肿瘤免疫。B 细胞可以针对肿瘤抗原产生特异性抗体，也可以提呈肿瘤抗原、分泌多种细胞因子以辅助 T 细胞介导的抗肿瘤免疫应答。B 细胞的抗肿瘤免疫机制包括激活补体系统溶解肿瘤细胞、通过抗体依赖细胞介导的细胞毒作用和调理作用辅助 NK 细胞和巨噬细胞等破坏肿瘤细胞、封闭肿瘤细胞上的某些受体，以及使肿瘤细胞的黏附性能改变或丧失等方式而阻止其生长和转移等。外周血 B 细胞的数量在一定程度上反映机体体液免疫应答的水平。

3. NK 细胞 NK 细胞介导固有免疫应答,是固有免疫系统抗肿瘤的主力效应细胞。NK 细胞是非特异性杀伤肿瘤细胞,无 MHC 限制性,对于免疫原性弱、不能有效激发适应性免疫应答的肿瘤尤为重要。其抗肿瘤免疫机制包括穿孔素-颗粒酶途径、Fas/FasL 途径、释放细胞毒性因子、抗体依赖细胞介导的细胞毒作用等。外周血 NK 细胞的数量在一定程度上反映机体固有免疫应答的水平。

4. 调节性 T 细胞 调节性 T 细胞是一群具有免疫抑制功能的 T 细胞,主要分为胸腺来源的自然调节性 T 细胞和在外周由初始 T 细胞诱导形成的诱导调节性 T 细胞。自然调节性 T 细胞在胸腺 T 细胞发育过程中,由 CD4 单阳性细胞发育转化而来,一般认为它主要识别自身抗原;诱导调节性 T 细胞由外周初始 CD4$^+$T 细胞在 TGF-β 和 IL-2 作用下诱导形成,在特定器官如肠道高度富集,一般认为它主要识别外源性抗原。在正常情况下,调节性 T 细胞在维持免疫自我耐受和免疫稳态过程中发挥重要作用。在肿瘤病理情况下,肿瘤细胞诱导多种促炎性细胞因子、趋化因子等释放,促进调节性 T 细胞活化、增殖并使其在肿瘤组织聚集。调节性 T 细胞介导的免疫抑制靶点包括固有免疫应答和适应性免疫应答的多类免疫细胞,具体来说,它可以抑制 CD4$^+$T 细胞的活化和增殖,改变辅助性 T 细胞(helper T cell,Th 细胞)分化方向和细胞因子分泌;抑制 CD8$^+$T 细胞的活化和效应功能;抑制 B 细胞的增殖和免疫球蛋白的产生与类别转换;抑制 NK 细胞的细胞毒性;抑制树突状细胞的成熟和功能等。其中,调节性 T 细胞表达的膜分子 CTLA-4 和 LAG-3 等以及分泌的细胞因子 IL-10 和 TGF-β 等使其发挥免疫抑制功能,导致肿瘤免疫逃逸至关重要的分子。调节性 T 细胞在结直肠癌发生、发展中的作用除抑制抗肿瘤免疫外,还涉及促进血管生成和调控肿瘤细胞增殖等方面。在结直肠癌患者中,调节性 T 细胞在外周血中的比例增高,在肿瘤组织中也高于正常组织和周围组织,在离肿瘤最近的区域淋巴结高于远处淋巴结和非区域淋巴结。

(二)淋巴细胞数量和功能监测在结直肠癌诊疗中的价值和应用现状

1. 判断机体整体免疫状态 通过流式细胞术精确定位外周血淋巴细胞亚群的水平以及功能状态,可以对肿瘤患者进行整体免疫评估。持续监控患者各治疗阶段免疫功能的变化,对寻找潜在的生物标志物、指导治疗方案、评估肿瘤治疗效果及预后均具有重要价值。

2. 辅助诊断肿瘤 淋巴细胞质和量的下降是肿瘤发生、发展的重要因素之一。通常,肿瘤患者的整体免疫功能低下,在多种恶性肿瘤中,外周血常以 T 细胞、B 细胞、NK 细胞绝对数的减少为特征,而相对数的变化并不明显。同时,在结直肠癌患者中,调节性 T 细胞在外周血中的比例增高。此外,研究表明,消化道肿瘤患者外周血 CD8$^+$T 细胞表面 PD-1 的表达较健康对照组明显上调,且与肿瘤分期呈正相关,结直肠癌患者外周血 CD4$^+$T 细胞表面 CTLA-4 的表达与肿瘤分期呈正相关。监测外周血淋巴细胞的数量及免疫抑制分子的表达情况可以辅助诊断肿瘤,判断疾病进展。

3. 评估预后 结直肠癌患者外周血淋巴细胞尤其是 T 细胞的基线水平与预后呈正相关,独立预后评估指标包括总淋巴细胞绝对数(常用中性粒细胞/淋巴细胞或血小板/淋巴细胞的比值指示);T 细胞、CD8$^+$T 细胞、CD4$^+$T 细胞的绝对数,NK 细胞绝对数;CD4$^+$T/CD8$^+$T 比值、Th1/Th2 比值、CD8$^+$T/调节性 T 细胞比值等。有文献报道,B 细胞在结直肠癌外周血中的绝对数减少,但未发现其与患者预后的显著相关性。调节性 T 细胞在结直肠癌外周血中的比例增高,但调节性 T 细胞水平与患者预后的相关性还不明确,部分报道之间存在差异,可能是不同研究检测的调节性 T 细胞亚群不同造成的。

4. 指导治疗、监测疗效及预测肿瘤复发 结直肠癌患者外周血淋巴细胞基线水平与治疗响应率呈正相关。一项对西妥昔单抗治疗的转移性结直肠癌患者的研究发现,NK 细胞基线水平高患者的治疗响应率更高。另一项新辅助化放疗联合手术治疗局部晚期直肠癌患者的研究发现,CD4$^+$T 细胞、CD8$^+$T 细胞基线水平高患者的治疗响应率更高。

常规肿瘤手术、放疗和化疗可引起肿瘤患者免疫功能抑制,在临床随访中动态监测外周血淋巴细胞亚群数量及功能的变化,有助于监测手术、放化疗对于肿瘤患者的免疫损伤情况,判断肿瘤的发展。结直肠癌患者经治疗后,免疫功能恢复情况与预后呈正相关。研究表明,经手术治疗的结直肠癌患者,NK 细胞活力恢复慢或持续低下者,肿瘤复发转移率明显增高,预后较差;NK 细胞活力正常或恢复较快者,预后较好。如果监测过程中发现患者免疫功能骤然下降,如 T 细胞数量减少,预示肿瘤有复发的可能。此外,一项对包括结直肠癌在内的多种肿瘤患者的研究,在化疗前后监测外周血淋巴细胞亚群比例的变化,发现化疗后外周血 B 细胞比例及 CD4$^+$T/CD8$^+$T 比值降低明显的患者,总生存率较低。外周血淋巴细胞亚群数量及功能状态也可以作为肿瘤患者治疗过程中使用免疫增强剂(如胸腺肽、干扰素等)的指征。

5. 免疫治疗相关伴随诊断 中华人民共和国国家药品监督管理局于 2021 年批准 PD-/PD-L1 抑制剂用于

转移性或不可切除的 dMMR/MSI-H 的结直肠癌患者,而在此之前 PD-/PD-L1 抑制剂已于 2018 年率先应用非小细胞肺癌、黑色素瘤,截至目前,PD-1/PD-L1 抑制剂已广泛应用于十余种恶性肿瘤的免疫治疗。尽管,PD-1/PD-L1 抑制剂是肿瘤免疫治疗革命性的里程碑,但其临床应用仍存在一定的难点,其一便是缺乏有效可靠的伴随诊断指标:①缺乏有效的预测免疫治疗疗效、判断预后的生物标志物;②缺乏早期预测免疫相关不良事件(immune-related adverse event,irAE)发生的生物标志物等。下面将结合肿瘤免疫理论知识和目前已有研究数据,综合评判外周淋巴细胞数量及功能监测在 PD-1/PD-L1 抑制剂治疗中伴随诊断的价值及应用现状,为寻找结直肠癌免疫治疗潜在的伴随诊断指标提供线索和思路。

(1)预测免疫治疗疗效,评估预后:PD-1/PD-L1 抑制剂在各种恶性肿瘤中的客观应答率仅为 20%~30%。在相对具有免疫治疗优势的 dMMR/MSI-H 结直肠癌患者中,客观应答率也仅约 40%,如何通过有效的生物标志物,筛选出潜在的受益人群是免疫治疗伴随诊断迫切需要解决的问题。

PD-1/PD-L1 通路的抑制不仅会阻断肿瘤内部的免疫抑制,一些重要的外周免疫细胞也参与其中,并与免疫治疗的应答程度密切相关。多项研究表明,外周免疫细胞尤其是 T 细胞的数量、分化状态及活化状态与 PD-1/PD-L1 抑制剂治疗的疗效相关,可以作为预测免疫治疗疗效、判断预后的潜在生物标志物。最新发表的一项多中心队列研究首次证实,外周血 CD4⁺T 细胞比例和 CD4⁺/CD8⁺T 细胞比值是预测 dMMR/MSI-H 的结直肠癌患者 PD-1 抑制剂免疫治疗反应和生存结局独立的潜在生物标志物。该研究表明,CD4⁺T 细胞比例和 CD4⁺/CD8⁺T 细胞比值较低的患者对 PD-1 抑制剂反应更好,可进一步选择该亚群患者接受 PD-1/PD-L1 抑制剂一线治疗。未来前瞻性临床试验若得到验证,外周血 CD4⁺T 细胞比例和 CD4⁺/CD8⁺T 细胞比值将有望真正地应用于临床,指导 MSI-H/dMMR 的结直肠癌患者 PD-1/PD-L1 抑制剂的合理使用。另一项多中心的荟萃分析纳入了全球多个国家共 743 例恶性肿瘤患者,发现外周记忆 CD8⁺T 细胞的水平在接受免疫检查点抑制剂治疗的肿瘤患者中与 OS、无进展生存期呈正相关,而在接受非免疫治疗的肿瘤患者中没有相关性,提示记忆 CD8⁺T 细胞的水平是免疫检查点抑制剂预测疗效、评估预后的潜在生物标志物。此外,一项对晚期非小细胞肺癌的前瞻性研究发现,外周血基线 CD8⁺T 细胞的水平可用于预测 PD-1/PD-L1 抑制剂治疗的持久临床获益,单独使用准确率达 70%,与其他标志物如 PD-L1 相似;与外周血

ctDNA 检测联合使用,准确率达 90%。

(2)早期预测 irAE 的发生:PD-1/PD-L1 抑制剂是肿瘤免疫治疗领域的重大突破,但是随着其临床应用迅速增加,irAE 也相应增多,研究显示,在接受 PD-1/PD-L1 抑制剂治疗的消化道肿瘤患者中,39.3% 的患者出现 irAE。irAE 几乎累及机体的每个器官系统,还会发生致死性较高的心脏毒性和神经毒性等,寻找早期预测 irAE 的生物标志物,指导临床提前干预显得尤为重要。解除 PD-1/PD-L1 的免疫抑制导致机体免疫稳态紊乱包括 T、B 细胞过度活化、细胞因子表达异常等,是 irAE 发生的一个重要机制,因此从淋巴细胞数量及功能监测的角度出发,通过评估机体整体免疫状态,去寻找预测结直肠癌患者 irAE 发生的生物标志物是必要和可行的。

PD-1 抑制剂治疗在 dMMR/MSI-H 的结直肠癌患者中的使用经验有限,目前外周血淋巴细胞指标作为标志物的临床证据尚不足。但在首批开展 PD-1 抑制剂治疗的黑色素瘤患者中,多项研究表明,外周免疫细胞尤其是 T 细胞的分化和功能状态与 irAE 的发生相关,可以作为预测 irAE 发生的潜在早期标志物。在一项黑色素瘤的前瞻性研究中,学者分析了 40 多种外周免疫细胞亚群,共 87 个免疫特征与 irAE 的相关性,发现活化的 CD4⁺ 和 CD8⁺T 细胞(活化表型:CD38⁺ 或 HLA-DR⁺),以及效应记忆 CD4⁺ 和 CD8⁺T 细胞(记忆表型:CD45RA⁻ CD45RO⁺CCR7⁻)有望成为预测 irAE 的早期生物标志物。在另一项黑色素瘤的回顾性研究中,学者发现中央记忆 CD4⁺T 细胞(记忆表型:CD197⁺ CD45RA⁻)与 CD14 单核细胞联合检测可预测免疫检查点抑制剂治疗后发生免疫性肝炎的可能性。

二、细胞因子水平监测

(一)外周血常用细胞因子在炎症及肿瘤免疫中的活性

细胞因子是由免疫细胞及其相关细胞产生的一类具有多种生物学活性的小分子蛋白质的总称,在免疫细胞发育分化、免疫应答每个阶段、免疫自稳中发挥至关重要的作用。机体抗肿瘤免疫应答依赖于多种激活性细胞因子如 IL-2、IL-12、IFN-γ 等。在肿瘤病理情况下,肿瘤细胞本身可以分泌多种促炎性细胞因子,也可以诱导其他免疫细胞异常分泌细胞因子如 IL-6、IL-10、TGF-β 等,既可以直接促进肿瘤生长和转移,更重要的是与免疫抑制通路和免疫抑制细胞共同形成免疫抑制环境,介导肿瘤免疫逃逸,促进肿瘤的发展。

目前外周血中比较明确的反映机体抗肿瘤免疫和

肿瘤免疫抑制的指标包括 IL-2、IL-6、IL-8、IL-10、IL-12、TNF-α、IFN-γ、TGF-β 等，其细胞来源、在炎症和肿瘤免疫中的活性见表 15-4-1，可通过流式微球检测技术（cytometric bead array，CBA）、化学发光平台和酶联免疫吸附试验等方法进行检测。

（二）细胞因子水平监测在结直肠癌诊疗中的价值和应用现状

1. **判断机体整体免疫状态**　通过监测细胞因子尤其是免疫激活细胞因子和免疫抑制细胞因子的水平，可以在一定程度上反映患者的免疫状态和抗肿瘤免疫能力。持续监控患者各治疗阶段的细胞因子谱水平，有助于综合判断肿瘤患者免疫功能状态的变化，对于指导治疗方案和评估肿瘤治疗效果及预后均有重要意义。

2. **辅助诊断肿瘤**　与正常对照组相比，结直肠癌患者外周血中免疫激活细胞因子 IL-12、IFN-γ 水平降低；免疫抑制细胞因子和促肿瘤细胞因子 IL-6、IL-8、IL-10、TGF-β 水平增高，监测外周血细胞因子的水平可辅助结直肠癌的诊断。

3. **评估预后**　结直肠癌患者外周血中免疫抑制细胞因子和促肿瘤细胞因子 IL-6、IL-8、IL-10、TGF-β 水平与肿瘤分期、肿瘤大小、疾病进展等呈正相关，与患者预后呈负相关。尤其，外周血 IL-10 水平的显著增高以及伴随的免疫抑制是恶性肿瘤进展的普遍特征。而免疫激活细胞因子在晚期患者中降低更为明显，尤其，外周血 IFN-γ 水平低下常预示着恶性肿瘤相关的免疫功能障碍。监测外周血细胞因子的水平可评估患者预后。

4. **免疫治疗相关伴随诊断**

（1）早期预测 irAE 的发生：如前所述，在接受 PD-1/PD-L1 抑制剂治疗的消化道肿瘤患者中，约 40% 的患者出现 irAE，而细胞因子表达异常本身就是 irAE 发生的一个重要机制。除淋巴细胞外，监控外周血细胞因子水平也可以早期预测 irAE 的发生。多项研究表明，在黑色素瘤等多种实体恶性肿瘤中，外周血基线细胞因子水平以及 PD-1/PD-L1 抑制剂治疗前后细胞因子水平的变化均与 irAE 的发生相关，可以作为预测 irAE 发生的潜在早期标志物。其中，高基线水平的 IL-2、粒细胞集落刺激因子（granulocyte colony stimulating factor，G-CSF）等，

表 15-4-1　外周血常用细胞因子来源及免疫活性

细胞因子	主要来源	在炎症和肿瘤免疫中的活性
IL-2	主要由活化的 Th1 细胞产生；CD8+T 细胞和树突状细胞也可产生	促进 CD8+T 细胞和 NK 细胞的活化增殖分化以及细胞杀伤作用；促进 CD4+ 初始 T 细胞分化成 Th1；调节性 T 细胞发育和维稳过程中的重要因子。已被批准用于转移性肾癌及黑色素瘤患者的治疗
IL-6	主要由单核巨噬细胞、Th2 细胞、血管内皮细胞、成纤维细胞产生。许多肿瘤细胞包括结直肠癌细胞也能诱导产生	促炎性细胞因子重要的一员，参与促进炎症反应；通过调节肿瘤相关标志物和多种信号通路调控肿瘤凋亡、生存、增殖、转移；摆脱免疫控制和促进血管生成等，在恶性肿瘤的发生、发展中起重要作用
IL-8	主要由单核巨噬细胞和内皮细胞分泌，恶性肿瘤细胞包括结直肠癌细胞也能诱导产生	是重要的免疫抑制因子，不仅可以促进肿瘤进展，参与肿瘤血管生成，还具有招募免疫抑制细胞抑制抗肿瘤免疫应答的能力，更与肿瘤的耐药密切相关
IL-10	主要由 Th2、Th17 和部分调节性 T 细胞产生，CD8+T 细胞、B 细胞和固有免疫系统中的肥大细胞、中性粒细胞、树突状细胞等也可产生。许多肿瘤细胞包括结直肠癌细胞也能诱导产生	介导免疫抑制的细胞因子，包括抑制抗原提呈细胞的抗原提呈，抑制 T 细胞的增殖和效应细胞因子的分泌从而抑制细胞免疫；抑制 Th1 细胞因子的分泌，促进 Th2 细胞的转化，改变 Th1/Th2 平衡等
IL-12	主要由树突状细胞、单核巨噬细胞、B 细胞以及其他抗原提呈细胞产生	被认为是最强的 NK 细胞激活因子，是 T 细胞和 NK 细胞产生 IFN-γ 的必要条件，能促进 NK 细胞和 CD8+T 细胞的增殖和杀伤活性；促进 Th1 细胞的转化，调节 Th1/Th2 平衡，在抗肿瘤免疫中起重要作用
IFN-γ	主要由 Th1 细胞、活化 CD8+T 细胞、NK 细胞以及 NKT 细胞产生	具有直接抑制肿瘤细胞增殖，增加表面主要溶组织性抗原和 TNF 表达；抗肿瘤血管生成；抑制免疫抑制因子 TGF-β 产生；增强肿瘤细胞的 Fas/FasL 凋亡途径等多种抗肿瘤作用
TNF-α	主要由单核巨噬细胞、树突状细胞、肥大细胞、活化的 T 细胞和 NK 细胞产生，肿瘤细胞组成性少量产生	是一种促炎性细胞因子，具有免疫调节和促炎活性，活化单核巨噬细胞，提高其杀伤活性，诱导多种黏附因子的表达和细胞化学趋化素的产生，对维持肿瘤内部的炎性环境至关重要。另外，可通过与靶细胞膜上 TNF 受体结合，实现其细胞毒性，诱导肿瘤细胞死亡
TGF-β	机体多种细胞均可产生，如成骨细胞，肾脏、骨髓和胎肝的造血细胞；T 细胞或 B 细胞活化后表达增高；肿瘤细胞通常大量产生	被认为是肿瘤细胞分泌的主要免疫抑制因子，抑制多种细胞因子如 IL-2、IFN-γ 等的产生，从而抑制 T 细胞、B 细胞的活化、增殖和分化，抑制 CD8+T 细胞和 NK 细胞的杀伤活性，也是调节性 T 细胞分化中所必需的细胞因子

注：IL-2. 白介素-2；IFN-γ. γ 干扰素；TGF-β. 转化生长因子 TGF-β；TNF. 肿瘤坏死因子。

低基线水平的趋化因子包括CXCL9、CXCL10、CXCL11和CCL19与irAE的发生相关;PD-1/PD-L1抑制剂治疗后IL-6水平的增高、IL-8水平的迅速降低、CXCL9、CXCL10水平的持续降低与irAE的发生相关。由于PD-1抑制剂治疗在dMMR/MSI-H的结直肠癌患者中的使用经验还有限,上述细胞因子在预测结直肠癌患者irAE发生中的确切临床数据还有待积累。

(2)监测细胞因子风暴的发生,及时指导治疗:细胞因子风暴又称细胞因子释放综合征(cytokine release syndrome,CRS),是一种罕见但严重的irAE,通常在治疗后2周内出现,表现为无感染发热、血流动力学不稳定和多器官功能障碍。发病原因主要是解除PD-1/PD-L1免疫抑制导致机体免疫稳态紊乱,免疫效应细胞被过度激活,细胞因子大量释放,出现细胞因子风暴,导致毛细血管渗漏、弥散性血管内凝血等,其中IL-6是一个关键的介质。在报道出现CRS的PD-1/PD-L1抑制剂免疫治疗的肿瘤患者中,几乎均出现外周血IL-6水平的增高,大多伴随其他细胞因子如TNF-α、IFN-γ、IL-10等增高。因此,监测PD-1/PD-L1抑制剂免疫治疗前后外周血细胞因子尤其是IL-6水平的变化,结合其他检测指标如C反应蛋白及临床指征,可以预测细胞因子风暴的发生,及时指导临床采取相应的治疗措施如类固醇、IL-6抑制剂等。

三、骨髓来源的抑制性细胞数量监测

(一)骨髓来源的抑制性细胞在肿瘤免疫抑制中的活性

骨髓来源的抑制性细胞(myeloid-derived suppressor cell,MDSC)是一群异质性细胞,是树突状细胞、巨噬细胞和/或粒细胞的前体。在正常情况下,这些前体细胞会迁移至不同的外周器官,并分化为成熟的树突状细胞、巨噬细胞和/或粒细胞,发挥正常的免疫功能。在肿瘤病理情况下,肿瘤细胞诱导的多种促炎性细胞因子、生长因子、免疫抑制性因子的释放,使MDSC分化受阻,在血液、次级淋巴器官、骨髓及肿瘤微环境中积聚并激活。激活的MDSC具有免疫抑制能力,通过多种机制抑制固有免疫应答和适应性免疫应答。MDSC介导肿瘤免疫抑制的机制至少包括以下方面:①抑制CD4$^+$和CD8$^+$T细胞的活化和功能;②驱动和招募调节性T细胞;③诱导巨噬细胞极化为肿瘤促进的M2表型;④抑制NK细胞的活化和细胞毒性。

既往研究表明,在结直肠癌患者中,外周血和肿瘤组织中MDSC的比例增高、数量显著增多,且与患者TNM分期、有无淋巴结转移或复发转移密切相关,而根

治性切除可以显著减少外周MDSC和降低调节性T细胞的比例。在结直肠癌患者中,血清血管内皮生长因子的表达水平显著升高,且与MDSC介导的免疫抑制相关。在小鼠结直肠癌模型中,已证实MDSC通过介导免疫抑制导致结直肠癌的免疫逃逸:①去除MDSC可以显著抑制肿瘤生长;②MDSC在肠癌组织中高募集,且与导致MDSC聚集的关键起始G-CSF的高水平相一致,特异性抗体消除G-CSF可显著减少MDSC的迁移和增殖,抑制肿瘤生长;③MDSC以依赖于IFN-γ的方式上调IL-10和TGF-β的表达从而诱导调节性T细胞的增殖;④MDSC高表达缺氧诱导因子1α(hypoxia-inducible factor 1α,HIF1α),参与介导MDSC对T细胞的免疫抑制;⑤MDSC可抑制CD8$^+$T细胞的抗原识别和效应功能。

(二)外周MDSC数量监测方法

MDSC亚群包括多形核髓源性抑制细胞(polymorphonuclear myeloid-derived suppressor cell,PMN-MDSC),单核样髓源性抑制细胞(monocytic myeloid-derived suppressor cell,M-MDSC),早期阶段髓源性抑制细胞(early-stage myeloid-derived suppressor cell,e-MDSC)。每种亚群的鉴定有各自至少需要满足的表型特征,在此基础上可以补充其他标志分子。PMN-MDSC至少要满足的表型特征为CD14$^-$ CD11b$^+$ CD15$^+$(或CD66b$^+$);M-MDSC至少要满足的表型特征为CD11b$^+$ CD14$^+$ HLA-DR$^{low/-}$CD15$^-$;e-MDSC至少要满足的表型特征为CD3$^-$ CD14$^-$ CD15$^-$ CD19$^-$ CD56$^-$ HLA-DR$^-$ CD33$^+$。通过不同MDSC特有的表型特征,利用流式细胞术可以进行定性和定量检测。

(三)MDSC数量监测在结直肠癌诊疗中的价值和应用现状

1. 辅助诊断肿瘤 与正常对照组、多种慢性感染和炎症患者相比,结直肠癌患者外周血中MDSC的比例增高、数量显著增多,以PMN-MDSC亚群为主,监测外周血PMN-MDSC的水平可辅助结直肠癌的诊断。

2. 评估预后 结直肠癌患者外周血中MDSC,尤其是PMN-MDSC亚群的水平与癌症分期、转移或复发密切相关,是结直肠癌发展的危险因素,监测外周血PMN-MDSC的水平可评估结直肠癌患者预后。

3. 指导治疗,监测疗效 有研究表明,在转移性结直肠癌患者中,FOLFOX方案(氟尿嘧啶+奥沙利铂)化疗与贝伐珠单抗的联合治疗能有效地减少外周血PMN-MDSC的数量,并且PMN-MDSC数量减少的患者预后更好,提示监测转移性结直肠癌患者联合治疗前后PMN-MDSC的水平变化,可以判断疗效,评估预后。

4. 预测免疫治疗疗效,辅助筛选潜在受益人群 大

量研究表明,在多种恶性肿瘤中,MDSC 均可以抑制免疫检查点抑制剂治疗的疗效,一方面是基于前面介绍过的MDSC 强大的免疫抑制能力,另一方面它可以促进肿瘤血管生成、诱导缺氧等,均导致肿瘤对免疫检查点抑制剂的抵抗。大量动物实验模型和临床试验已经表明,靶向 MDSC 以阻断其活性可以改善肿瘤个体对免疫检查点抑制剂治疗的反应。临床研究数据表明,在黑色素瘤等多种恶性肿瘤中,患者外周血中低水平的 MDSC,尤其是 M-MDSC 亚群与免疫检查点抑制剂治疗后的良好预后相关,提示外周血 M-MDSC 的水平可预测免疫治疗疗

效,筛选潜在受益人群。

综上所述,外周免疫监控可以整体评估机体的免疫状态,在肿瘤的发生、发展以及免疫治疗中连续监测、综合评估外周免疫指标,可以辅助肿瘤诊断、筛选免疫治疗受益人群、预测 irAE 的发生、进行疗效监测和预后评估等,在结直肠癌的诊疗中具有非常重要的价值。但目前,该领域还没有明确的专家共识和临床指南,需要进一步研究和更多临床数据,建立综合评估模型,才能有望真正广泛服务于临床。

（肖琳　崔巍）

推荐阅读

［1］刘正,王锡山. 国内外结直肠癌筛查的对比分析及启示［J］. 中华结直肠疾病电子杂志,2022,11（1）:18-23.

［2］国家癌症中心中国结直肠癌筛查与早诊早治指南制定专家组. 中国结直肠癌筛查与早诊早治指南［J］. 中国肿瘤,2021,30（1）:1-28.

［3］中华医学会检验医学分会分子诊断学组. 早期结直肠癌和癌前病变实验诊断技术中国专家共识［J］. 中华检验医学杂志,2021,44（5）:372-380.

［4］周剑,张恒春,王锡山. 生物标记物在结直肠癌早期诊断及预后评估中的研究进展［J］. 国际遗传学杂志,2012,35（6）:345-349.

［5］中国临床肿瘤学会指南工作委员会. 中国临床肿瘤学会（CSCO）结直肠癌诊疗指南 2020 版［M］. 北京:人民卫生出版社,2020:1-115.

［6］张建业,翟爱霞,窦豆,等. 2010 至 2018 年国家自然科学基金对检验医学领域肿瘤标志物项目资助情况分析及展望［J］. 中华检验医学杂志,2019,42（9）:807-812.

［7］中华人民共和国国家健康委员会. 常用血清肿瘤标志物检测的临床应用和质量管理:WS/T 459——2018［S］.［出版地不详:出版者不详］,2018.

［8］中华医学会检验分会,卫生部临床检验中心,中华检验医学杂志编辑委员会. 肿瘤标志物的临床应用建议［J］. 中华检验医学杂志,2012,35（2）:103-116.

［9］李岩. 合理应用结直肠癌血清肿瘤标志物的临床检测［J］. 中华医学杂志,2008,88（29）:2023-2024.

［10］柯星,沈立松. 肿瘤标志物检测的溯源性研究进展［J］. 中华预防医学杂志,2021,55（4）:545-550.

［11］中国临床肿瘤学会结直肠癌专家委员会,中国抗癌协会大肠癌专业委员会遗传学组,中国医师协会结直肠肿瘤专业委员会遗传专委会. 结直肠癌及其他相关实体瘤微卫星不稳定性检测中国专家共识［J］. 中华肿瘤杂志,2019,41（10）:734-741.

［12］中国临床肿瘤学会（CSCO）结直肠癌专家委员会. 结直肠癌分子标志物临床检测中国专家共识［J］. 中华胃肠外科杂志,2021,24（3）:191-197.

［13］中国临床肿瘤学会指南工作委员会. 中国临床肿瘤学会（CSCO）结直肠癌诊疗指南 2022［M］. 北京:人民卫生出版社,2022:31.

［14］National Comprehensive Cancer Network. Clinical Practice Guidelines in Oncology. Colon Cancer（NCCN Guidelines®）（2022 Version 1）.［EB/OL］（2022-02-25）［2022-07-03］. https://www.nccn.org/.

［15］National Comprehensive Cancer Network. Clinical Practice Guidelines in Oncology. Rectal Cancer（NCCN Guidelines®）（2022 Version 1）.［EB/OL］（2022-02-25）［2022-07-03］. https://www.nccn.org/.

［16］KAZAMA K,OTAKE J,SATOYOSHI T,et al. Distribution of regulatory Tcells and other phenotypes of T-cells in tumors and regional lymph nodes of colorectal cancer patients［J］. In Vivo,2020,34（2）:849-856.

［17］CHENG Y K,CHEN D W,CHEN P,et al. Association of peripheral blood biomarkers with response to anti-PD-1 immunotherapy for patients with deficient mismatch repair metastatic colorectal cancer:a multicenter cohort study［J］. Front Immunol,2022,13:809971.

［18］CZAJKA-FRANCUZ P,FRANCUZ T,CISOŃ-JUREK S,et al. Serum cytokine profile as a potential prognostic tool in colorectal cancer patients - one center study［J］. Rep Pract Oncol Radiother,2020,25（6）:867-875.

［19］LIMAGNE E,EUVRARD R,THIBAUDIN M,et al. Accumulation of MDSC and Th17 cells in patients with metastatic colorectal cancer predicts the efficacy of a FOLFOX-bevacizumab drug treatment regimen［J］. Cancer Res,2016,76（18）:5241-5252.

［20］BRONTE V,BRANDAU S,CHEN S H,et al. Recommendations for myeloid-derived suppressor cell nomenclature and characterization standards［J］. Nat Commun,2016,7:12150.

第十六章　筛查和早诊早治

第一节　筛查概述

一、筛查的概念

筛查的目的是通过快速检查等方法,来识别无症状群体中未被识别的癌症或癌前病变。早期诊断则是对有癌症症状的癌症患者进行早期鉴别。筛查和早期诊断都是癌症全面防治的重要组成部分,但是两者在资源、基础设施要求、效果和成本上都有根本的不同。与早期诊断的不同之处在于,筛查是对表面健康、没有症状的人群进行潜伏期癌症和癌前病变的评估,大多数人的检测结果都是阴性的。

筛查是一个完整的流程,而不仅是实施某一个检验、检测或步骤。筛查流程包括通知和邀请目标人群来参与筛查,实施筛查,跟进筛查结果以及对筛查结果异常的人进行进一步检查,确保及时进行病理学诊断、分级及给予患者有效的治疗,然后通过常规的评估来改进整个筛查流程。一次筛查包括从邀请目标人群到治疗患者的整个过程,需要计划、协调和监测评估。

在理论上,所有肿瘤在早期阶段都能治愈,因此筛查对提高肿瘤患者生存率的贡献是非常肯定的。但综合考虑疾病的生物学特性及成本效益等多方面因素,在实践中仅有部分肿瘤筛查获益明显。美国癌症学会(American Cancer Society,ACS)筛查指南涉及的病种包括结直肠癌、子宫颈癌、乳腺癌、子宫内膜癌、前列腺癌和肺癌。结直肠癌筛查是指在无症状人群中发现早期结直肠癌和癌前病变的过程。多数散发性结直肠癌从癌前病变进展到癌一般需要5~10年,这为疾病的早期诊断和临床干预提供了重要时间窗口,因此结直肠癌是为数不多的能够通过人群筛查有效检出并治疗,从而降低发病率和死亡率的恶性肿瘤之一。

二、筛查的利与弊

世界卫生组织发布的《癌症早期诊断指南》中指出,筛查的益处包括通过筛查提前检测并治疗可以降低目标人群的潜在发病率;降低疾病诊断分级(一般是在比早期诊断更早的阶段);快速有效的筛查并有效治疗可以降低死亡率,但不能保证效果可以持续很多年(一般 <10 年)。同时指出,筛查对整个目标人群存在潜在危害:一般情况下,大多数筛查结果阳性的人都没有癌症或癌前病变,但这需要额外的检查和程序,可能导致并发症、增加心理负担以及浪费医疗资源,可能造成过度诊断和过度治疗。

《中国结直肠癌筛查与早诊早治指南》归纳总结指出,结直肠癌筛查与早诊早治是降低人群结直肠癌死亡率的有效措施。但筛查也存在不良结局事件,包括筛查过程中造成的焦虑、筛查技术造成的损伤、过度诊断造成过度治疗及副作用等危害以及间期癌发生的可能。

三、筛查人群

有证据表明结直肠癌存在多种危险因素,可分为可改变的危险因素及不可改变的危险因素两类。可改变的危险因素包括肥胖、缺乏体育锻炼、吸烟、大量饮酒、膳食纤维和钙摄入不足、红肉和腌制食品食用过多等,减少这些危险因素在结直肠癌预防中起着不可或缺的作用。在启动结直肠癌筛查时,应讨论可改变的危险因素,以进一步降低结直肠癌发病的风险。

不可改变的危险因素包括年龄、炎性肠病史、既往腹部辐射暴露史、高危息肉史及结直肠癌家族史(包括非遗传性结直肠癌家族史和遗传性结直肠癌家族史)。例如,一级亲属患有结直肠癌的人群,患结直肠癌的风险是普通人的 2~4 倍。因此，针对拥有这些不可改变但对结直肠癌发病影响高危因素的人群，筛查就变得尤为重要，因为预防无法起到作用。

诸多结直肠癌筛查的指南或共识，都明确定义了一般筛查人群及高危筛查人群，以提高筛查效率，降低筛查成本，更好地指导筛查工作的开展。以国家癌症中心中国结直肠癌筛查与早诊早治指南制定专家组制定的《中国结直肠癌筛查与早诊早治指南》为例，不具有以下 5 种风险因素的人群定义为一般风险人群，即患癌风险处于平均或较低水平的人群：①一级亲属具有结直肠癌病史（包括非遗传性结直肠癌家族史和遗传性结直肠癌家族史）；②本人具有结直肠癌病史；③本人具有肠道腺瘤病史；④本人患有 8~10 年长期不愈的炎性肠病；⑤本人粪便隐血试验阳性。

在世界范围内，各国制定的结直肠癌筛查指南或共识中关于人群风险分类的标准略有差异，但均把有无结直肠癌家族史作为判定风险程度的一个重要指标。基于结直肠癌家族史种类不同，《中国结直肠癌筛查与早诊早治指南》将高危筛查人群细分为散发性结直肠癌高危人群及遗传性结直肠癌高危人群。另外，已患有结直肠癌或结直肠腺瘤的人群应纳入肿瘤随访管理，另案对待。针对不同的筛查人群，指南中推荐意见的证据分级不同，推荐的筛查起止年龄、筛查方式方法也不尽相同。

四、筛查起止年龄

国外制定的结直肠癌筛查指南普遍将 50~74 岁作为一般风险人群的筛查年龄，76~85 岁人群根据健康状况及个人意愿选择是否参加筛查，85 岁以上人群获益明显低于风险故不再建议参加筛查。随着社会经济的发展，癌症登记工作的完善，结直肠癌发病风险在不同人群中的差异也有明显变化，指南对筛查年龄的界定也有相应的变化。基于研究证据的更新，美国癌症协会于 2018 年将一般风险人群的筛查起始年龄降低到 45 岁。

20 世纪 70 年代，中国海宁直肠癌普查将 30~74 岁人群作为筛查对象。20 世纪 90 年代初，嘉善结直肠癌筛查则将 40~74 岁人群作为筛查对象。基于国家癌症中心的最新数据，我国结直肠癌人群发病率在 30~80 岁为上升趋势，40 岁开始上升加速，50 岁上升加速更为显著，80 岁后转而下降，城市发病率总体高于农村。目前国内的指南或共识大多建议将 40~74 岁的一般人群作为我国结直肠癌筛查对象，城市人群则为优先筛查对象，暂不推荐对 75 岁以上人群进行筛查。

以上筛查起止年龄的适用对象为一般风险人群，目前我国关于遗传性结直肠癌高危人群的研究证据仍较少。中国抗癌协会家族遗传性肿瘤专业委员会发布的《中国家族遗传性肿瘤临床诊疗专家共识（2021 年版）》对遗传性非息肉病性结直肠癌（如林奇综合征）及遗传性息肉病性结直肠癌［如家族性腺瘤性息肉病（familial adenomatous polyposis，FAP）］等人群的筛查流程、筛查年龄、筛查及治疗方式等均提出了详尽的专家组意见。

五、结直肠癌筛查实践

（一）国外结直肠癌筛查实践

自 20 世纪 60 年代，美国就开始了结直肠癌的筛查。美国癌症协会的结直肠癌风险预测模型显示，1975—2000 年，美国结直肠癌发病率下降 22%，50% 因为危险因子的暴露度降低，50% 因为筛查的开展；死亡率下降 26%，34.6% 因为危险因子暴露度的降低，53% 因为开展筛查，11.5% 因为治疗手段的改善；2000—2015 年，美国 50 岁以上人群结肠镜检查的比例从 21% 提高到 60%。2018 年美国 50~75 岁人群中约 68.8% 参与了结直肠癌的筛查计划。总体来讲，2020 年美国结直肠癌的死亡率较 1975 年将下降达 50%，结直肠癌发病率的下降主要归因于筛查中结肠镜检查的运用。

2004 年，作为国家癌症筛查计划的一部分，韩国引入了结直肠癌筛查计划，并持续扩大筛查规模，至 2018 年结直肠癌的终身筛查率约为 77%；加拿大于 2005 年制定了加拿大癌症控制战略，开始开展结直肠癌筛查项目，截至 2012 年，50~74 岁人群中约 55.2% 接受了结直肠癌的筛查。澳大利亚在 2006 年开始执行国家肠癌筛查计划，到 2020 年，所有 50~74 岁的澳大利亚人每 2 年接受 1 次筛查，自筛查实施以来，与结直肠癌相关的死亡率和发病率都有所降低。作为公共卫生政策，日本于 1992 年启动了结直肠癌筛查项目，当时的方法只选择了粪便隐血试验，随后加入了结肠镜结合钡剂灌肠，近年来结肠镜检查已成为常规检查，截至 2019 年，47.8% 的男性与 40.9% 的女性接受了结直肠癌筛查。

（二）我国结直肠癌筛查实践

20 世纪 70 年代初，中国海宁和嘉善就最早开展了结直肠癌筛查项目。2005 年，海宁和嘉善成为中国最早一批的全国结直肠癌早诊早治示范基地。郑树教授基于嘉善、海宁的早筛工作，提出了中国《大肠癌早诊早治项目技术方案》，并于 2018 年牵头发布了中国结直肠肿瘤早诊筛查策略专家共识，推荐"提高人群筛查率，提高早期肿瘤检出率"为短期目标，"降低人群结直肠癌死亡率和发病率"为最终目标。

作为国家重大公共卫生服务专项，我国于2012年启动了城市癌症早诊早治项目，在全国城市范围内针对五大高发的癌症（肺癌、乳腺癌、结直肠癌、上消化道癌和肝癌）开展免费的筛查。结直肠癌早诊早治项目的筛查，采取问卷调查风险评估和肠镜检查两步筛查模式，通过问卷调查居民的饮食史、疾病史和家族史等识别结直肠癌的高危人群，缩小需要肠镜检查的人群规模，再对高危人群进行结肠镜检查。所有结肠镜检查中发现的息肉样病变和溃疡给予组织活检或摘除处理，所有病变的诊断及转归判定以结肠镜检查和病理检查结果为依据，经过病理确诊后，根据治疗原则及随访原则，为患者提出治疗和随访建议。

截至2015年，城市结直肠癌早诊早治项目在中国16个省（自治区、直辖市）中的22个城市招募了近138.16万名40~69岁的合格参与者筛查，约18.29万名参与者通过既定的风险评分系统被评估为结直肠癌的高危人群，随后被推荐进行结肠镜检查。最终只有2.56万名参与者按照建议进行了结肠镜检查，参与率仅为14.0%。最终结果显示，共检出结直肠癌65例，检出率为0.25%；进展期腺瘤785例，检出率为3.07%；非进展期腺瘤2 091例，检出率为8.17%；增生性息肉1 107例，检出率为4.32%。总体来讲，结直肠癌的检出率随着年龄的增长而增高，男性的检出率更高。年龄、性别、结直肠癌家族史、加工肉类的摄入和吸烟等因素被认为与结直肠癌的发病相关。

项目实施至2017年时，已覆盖全国18个省（自治区、直辖市）的38个城市，近267.97万名40~74岁的居民参与了所有项目基线调查。通过问卷调查及高危人群评估模型发现，42.72万名居民属于结直肠癌高危人群，然而最终只有7.37万人接受了进一步的结肠镜检查，参与率仅为17.25%。鉴于参与率相对较低，在高危人群中使用结肠镜筛查的诊断率并不理想。结肠镜检查可以直接观察病灶状态，进行病理诊断和镜下治疗，是目前最为有效和可靠的结直肠癌筛查方法。然而因其为侵入性检查，依从性低是目前普遍存在的问题。研究显示，结直肠癌筛查依从性低的主要因素包括害怕肠镜准备太复杂、害怕肠镜检查痛苦、工作忙没时间，而结直肠癌家族史、主观认为自己是结直肠癌高危人群是有助于提高依从性的因素。粪便隐血试验作为一种非侵入性方式，可以提高依从性。基于前期结果数据及专家团队建议，结直肠癌早诊早治项目于2016年开始为拒绝进行结肠镜检查的结直肠癌高危人群增加了粪便隐血试验，丰富了筛查方案，多项措施的联合应用，使项目

的知名度和民众的癌症筛查参与率逐年提高，筛查效益得以提高。

六、我国结直肠癌筛查的思考

我国人口基数庞大，结直肠癌发病率逐年上升，未来随着社会经济的发展和人口老龄化，结直肠癌造成的社会及经济负担将持续加重。我国结直肠癌发病率与死亡率的总体升高与社会发展密切相关，可以说是必经阶段，这与美国1991年之前的情况十分相似。发达国家已经经历了这一过程，并探索了可行的预防及筛查方案以减轻结直肠癌的负担。

韩国在通过筛查后，发现结直肠癌的发病率已经处于快速上升的阶段。而在加拿大，经过筛查、治疗与控制，结直肠癌的总体发病率有所下降，但年轻群体的发病率却呈现上升趋势。随着结肠镜筛查的进行，近20年来美国结直肠癌的死亡率持续降低。但值得注意的是，美国总体结直肠癌发病率快速下降的数据中，掩盖了自20世纪90年代中期以来，55岁以下人群发病率每年近2%增长的事实，美国癌症协会于2018年将一般风险人群的筛查起始年龄降低到45岁。结直肠癌发病年轻化的趋势在我国同样存在，但如果一味地将筛查起始年龄前移，很显然不符合筛查的成本效益要求。

结直肠癌筛查需要综合考虑政策执行力、人群依从性、成本效益等因素，效益显现也需要长期随访。鉴于结肠镜筛查的巨大成本以及诊断和治疗实施的局限性，在大多数发展中国家开展大规模的筛查工作是不合理的，调查问卷筛查、粪便及血液学检查结合结肠镜检查等综合性的筛查计划为控制日益加重的负担提供了选择。作为发展中国家，在借鉴发达国家经验的同时，我国更需要根据实际国情，制定有效的预防措施、具有成本效益的综合筛查策略和个体化的早诊早治方案。

结直肠癌的防控需要国家、社会、医务工作者及广大群众多方面的共同努力，以促使我国结直肠癌的发病率与死亡率稳步下降。在国家层面上，需要改善社会及医疗大环境，建立健康系统，实施国家癌症防控计划。医务工作者在保证医疗业务规范化的同时，更应该引导公众提高防癌意识，重点推广筛查及早诊早治项目。广大群众应该提高自我认知，提高筛查的依从性，改善生活环境及生活习惯，共同建立并完善中国结直肠癌的防控体系。

（徐忠法　甄亚男）

第二节　筛查方案

一、人群风险分类

(一) 一般风险人群

一般风险人群指患癌风险处于平均或较低水平的人群。目前,关于一般风险人群的定义在全球各国家所制定的结直肠癌筛查指南或共识中的标准具有一定的差异。大多数指南将有无结直肠癌家族史作为判定风险程度的一个重要指标。例如,美国胃肠病学会和美国结直肠癌多学会工作组均将无结直肠肿瘤家族史者划分为一般风险人群,但欧洲结直肠癌筛查指南工作组认为有结直肠癌家族史但未表现为遗传综合征的个体也应划分为一般风险人群。有结直肠恶性肿瘤史、肠道腺瘤史或患有长期不愈的炎性肠病的患者,其结直肠癌发病风险增高。世界胃肠病学组织、美国医师学会、美国预防服务工作组和美国国立综合癌症网络(national comprehensive cancer network,NCCN)也将这些指标纳入人群风险判定过程。此外,为对个体结直肠癌发病风险进行更精确及个性化估计,亚太结直肠癌筛查工作组开发了一套亚太区结直肠癌风险评分,综合了年龄、性别、家族史及吸烟情况并对每个因素赋予一定的权重,将得分为 1 分及以下的个体定义为一般风险人群。相比国外指南给出的定义,国内现有结直肠癌筛查专家共识中对于结直肠癌风险人群的判定更为复杂,增加了个体疾病史和结直肠癌可疑临床症状或体征的限定,并将粪便隐血试验与基于高危因素的问卷调查结果相结合来确定一般风险人群。

(二) 一般高危人群

以下 6 种情况之一,可作为高危人群①有消化道症状:如便血、黏液便及腹痛者,不明原因贫血或体重减轻;②曾有结直肠癌病史者;③曾有结直肠癌的癌前病变者(如结直肠腺瘤、溃疡性结肠炎、克罗恩病、血吸虫病等);④一级亲属有结直肠癌病史者;⑤一级亲属有结直肠息肉病史者;⑥有盆腔放疗史者。

(三) 遗传性结直肠癌高危人群

遗传性结直肠癌高危人群主要分为两类,第一类为非息肉病性结直肠癌,包括林奇综合征和家族性结直肠癌 X 型林奇样综合征;第二类是息肉病性结直肠癌综合

征,包括 FAP、MUTYH 相关性息肉病、遗传性色素沉着消化道息肉病综合征、幼年性息肉病综合征和锯齿状息肉病综合征等。林奇综合征是最常见的遗传性结直肠癌综合征,占所有结直肠癌的 2%~4%。是常染色体显性遗传,可引起结直肠及其他部位(如子宫内膜、卵巢、胃等)肿瘤。目前已明确的林奇综合征相关致病基因包括错配修复(mismatch repair,MMR)家族中的 MLH1、MSH2、MSH6、PMS2 及 EPCAM 基因。林奇综合征临床常用筛查标准包括 Amsterdam 诊断标准 I、II 等。面对中国家庭规模小型化的现状,全国遗传性大肠癌协作组于 2003 年提出了中国人林奇综合征家系标准,即家系中至少有 2 例组织病理学明确诊断的结直肠癌患者,其中至少 2 例为一级亲属关系,并且符合以下任一条件:①家系中至少 1 例为多发性结直肠癌患者(包括腺瘤);②家系中至少 1 例结直肠癌初诊年龄 <50 岁;③家系中至少 1 例患林奇综合征相关肠外恶性肿瘤(包括胃癌、子宫内膜癌、小肠癌、输尿管癌、肾盂癌、卵巢癌和肝胆管系统癌)。

通过对林奇综合征患者肿瘤组织一些特殊的分子病理特征进行错配修复基因突变的分子筛查,即免疫组织化学染色检测 MMR 蛋白是否缺失和聚合酶链反应检测微卫星不稳定性。推荐进行临床筛查与分子筛查,免疫组织化学染色提示错配修复缺陷(mismatch repair deficient,dMMR)或高微卫星不稳定性(microsatellite instability-high,MSI-H)高度怀疑林奇综合征的患者,进行胚系基因突变的检测。如若检测到 MLH1、MSH2、MSH6、PMS2 或 EPCAM 中任一基因的胚系致病突变,即可确诊为林奇综合征。家族史符合 Amsterdam 标准,但肿瘤组织免疫组织化学染色提示 MMR 蛋白完整表达、微卫星稳定性且未检测到以上 5 个基因突变的结直肠癌患者,被称为家族性结直肠癌 X 型;若肿瘤组织免疫组织化学染色提示 dMMR 或 MSI-H,但无胚系 MMR 基因或 EPCAM 致病突变的患者,被称为林奇样综合征。

腺瘤息肉综合征包括经典型 FAP、衰减型 FAP 和 MUTYH 相关性息肉病。FAP 是以位于 5q21 位点的 APC 基因胚系突变为特征的常染色体显性遗传病,发生率占所有结直肠癌病例的 1%。最主要的致病基因是 APC 基因,经典型 FAP 患者(息肉数超过 100 枚),还可能同时发生胃息肉、十二指肠息肉以及先天性视网膜色素上皮细胞肥大、硬性纤维瘤、骨瘤等消化道外症状。

典型 FAP 患者多从青少年到青年时期开始发病,到 50 岁时患结直肠癌风险近乎 100%;衰减型 FAP 临床表型较轻(息肉数 10~99 枚)。

MUTYH 相关性息肉病(*MUTYH*-associated polyposis,MAP)是一种由 *MUTYH* 双等位基因胚系致病突变导致的常染色体隐性遗传病。同时 *APC* 基因突变检测阴性,MAP 与衰减型 FAP 的临床表现相似,大多数 MAP 患者息肉遍布全结肠,一般超过 10 枚,2/3 患者息肉数量少于 100 枚。肠道表型有典型的多发性腺瘤样息肉(其息肉类型也可以是增生性或无蒂锯齿状息肉)或无伴发肠道息肉的结直肠癌。

遗传性色素沉着消化道息肉病综合征是一种由 *LKB1*(*STK11*)基因胚系突变引起的、以特定部位皮肤黏膜色素斑和胃肠道多发错构瘤息肉为特征的常染色体显性遗传病。幼年性息肉病综合征是一种由 *BMPR1A* 或 *SMAD4* 基因突变引起的、以胃肠道(主要是结直肠)多发幼年性息肉为特征的常染色体显性遗传病。

锯齿状息肉病综合征是一种以结肠内多发和/或较大的锯齿状息肉为临床特征的遗传病,锯齿状病变中存在 *KRAS* 和/或 *BRAF* 基因体细胞突变,但核心突变基因尚不明确。具体的遗传性结直肠癌分类信息见表 16-2-1。

表 16-2-1 遗传性结直肠癌分类

类别	名称	突变基因
非息肉病综合征	林奇综合征	MMR 基因家族(*MLH1*,*MSH2*,*MSH6* 和 *PMS2*)
	家族性结直肠癌 X 型	尚未明确
腺瘤性息肉综合征	家族性腺瘤性息肉病	*APC*
	MUTYH 相关性息肉病	*MUTYH*
非腺瘤性息肉病综合征	遗传性色素沉着消化道息肉病综合征	*LKB1*(*STK11*)
	幼年性息肉病综合征	*BMPR1A* 和 *SMAD4*
	锯齿状息肉病综合征	尚未明确

二、筛查方法

结直肠癌的筛查应根据各地区的结直肠癌疾病负担、医疗资源及个人危险因素选择适当的筛查方式。目前的筛查方法主要包括问卷风险评估、粪便隐血试验、结肠镜、多靶点粪便 DNA 检测、结肠 CT 模拟成像、血浆 *Septin9* 基因甲基化检测、粪便 M2 丙酮酸激酶(M2 pyruvate kinase,M2-PK)蛋白检测、胶囊内镜、PET/CT、钡剂灌肠双重对比造影等。每种方法都有各自的优缺点,也没有证据证明一种技术显著优于另一种技术,不论采

用何种技术,均有防治效果,主要目标就是提高人群筛查率。下面分别将各种技术详细介绍如下。

(一)粪便隐血试验

粪便隐血试验(fecal occult blood test,FOBT)是结直肠癌无创筛查的最重要手段,包括化学法和免疫化学法。

1. **化学法粪便隐血试验** 愈创木脂粪便隐血试验是目前最常用的化学法粪便隐血试验,具有价格低廉、检测便捷等优点,人群筛查参与率相对较高,研究证实其能降低结直肠癌的死亡率。但愈创木脂粪便隐血试验检出结直肠癌及其癌前病变的灵敏度较低,故无法显著降低结直肠癌的发病率。此外,其检测结果易受食物、药物等多种因素干扰,假阳性率相对较高。近年来已逐步被免疫化学法粪便隐血试验所取代。

2. **免疫化学法粪便隐血试验(fecal immunochemical test,FIT)** 免疫化学法粪便隐血试验利用人血红蛋白抗原抗体反应的原理进行检测,克服了化学法产品的不足,特异度、灵敏度及阳性预测值明显提高,检测结果不受食物或药物的影响,更适用于人群筛查。免疫化学法粪便隐血试验有多种检测方法,主要包括胶体金法、乳胶凝集比浊法以及酶联免疫法等,其中以定性的胶体金试纸在我国结直肠癌筛查中的应用最为广泛,且以连续两个粪便样本的免疫化学法粪便隐血试验成本效益更佳,改善采样装置及检测模式有助于提高受检率。乳胶凝集比浊法可量化测定粪便中低浓度的血红蛋白,具有自动化分析、通量高、判读客观、阳性界值可灵活调整等优点,在西方发达国家使用较多,我国也有小范围开展。目前推荐每年进行 1 次免疫化学法粪便隐血试验。荟萃分析结果提示免疫化学法粪便隐血试验筛检出结直肠癌的灵敏度和特异度分别为 79% 和 94%。在无症状风险升高人群中,免疫化学法粪便隐血试验诊断结直肠癌的灵敏度和特异度分别为 93% 和 91%。免疫化学法粪便隐血试验的主要不足是检出进展期腺瘤的灵敏度偏低,一般仅为 20%~30%,在高危人群中也不足 50%。推荐筛查周期为 1 年 1 次。

(二)结肠镜检查

结肠镜检查在结直肠癌筛查中占据独特而不可替代的地位,是整个结直肠癌筛查流程的核心环节,推荐有条件的地区采用规范化结肠镜检查行早期结直肠癌的筛查,尤其是高危人群,推荐筛查周期为 5~10 年 1 次。以美国为代表的少数发达国家采用结肠镜检查进行一步法筛查,大多数采用两步法的国家将其作为所有初筛阳性者的后续确证检查。结肠镜下活检或切除标本的

病理检查是结直肠癌确诊的"金标准",镜下切除癌前病变可降低结直肠癌的发病率和死亡率。结肠镜可直接观察结直肠腔内壁,是发现肠道肿瘤最敏感的方法,但结肠镜检查仍有一定漏诊率,漏诊病例的病变主要发生在近端结肠,以锯齿状息肉和平坦腺瘤类型为主。获得良好的肠道准备,进行规范的结肠镜操作和精细耐心的镜下观察是降低病变漏诊率的重要措施。因此,结肠镜检查对受检者和内镜医师都有较高要求。结肠镜检查前需要进行饮食限制和严格的肠道清洁准备,未接受镇静/麻醉结肠镜检查的部分受检者需承受较大痛苦,导致其依从性不佳。另外,结肠镜检查的直接与间接费用也会影响人群参与筛查的意愿;而且结肠镜检查属于侵入性检查,有一定的并发症发生率,目标人群常由于畏惧而拒绝结肠镜检查。国内外研究数据显示,即使是粪便隐血试验阳性者,随后进行结肠镜检查的比例也仅为30%~40%。即使在美国等发达国家也远未实现适龄人群的结肠镜普查,考虑我国结肠镜资源相对不足且分布不均,直接结肠镜筛查可作为个体化筛查的重要手段予以宣传推广,但不适宜应用于大规模人群普查。将适龄人群进行有效分层和精准初筛,在充分浓缩的高危人群中进行结肠镜检查并不断提高受检依从性,是更符合中国国情的人群筛查策略。

高质量的结肠镜检查是保证筛查效果的关键。目前较为公认的高质量结肠镜检查标准包括:①良好的肠道准备率应 >85%。目前已有多种肠道准备评分量表,如波士顿量表和 Ottawa 量表等;很多研究表明,受试者肠道准备一般和较好时,结肠镜对腺瘤的检出率显著高于肠道准备不充分者;在结肠镜检查报告中,必须描述肠道准备状况。②盲肠插镜率 >95%。完整完成全结肠镜检查对保证结肠镜检查质量具有重要意义;有研究表明盲肠插镜率 >95% 的内镜医师,其受检者的间期癌发病率显著低于盲肠插镜率 <80% 的内镜医师所治疗的患者。③退镜时间应至少保证 6 分钟。既往研究表明,与平均退镜时间 <6 分钟的内镜医师相比,退镜时间 >6 分钟者的腺瘤检出率显著提高,而中位退镜时间为 9 分钟的内镜医师的腺瘤检出率最高;鉴于我国国情,筛查时结肠镜检查退镜时间应该保证 >6 分钟。④腺瘤检出率应该 >20%。其中,男性 >25%,女性 >15%。腺瘤检出率是评价结肠镜检查质量的重要指标。国外研究表明,腺瘤检出率每增加 1%,相应的间期癌发病率将降低 3%。以上标准来源于美国多学会结肠镜质量控制推荐意见。但由于目前我国 40 岁以上一般风险人群中筛查性结肠镜检查的腺瘤检出率研究报道较少,且我国结直肠肿瘤的发病率和患病率均低于美国,是否需要调低推荐界值仍需要进一步的研究证据。

(三)乙状结肠镜筛查

乙状结肠镜可检查降结肠、乙状结肠及直肠,对肠道准备要求低,在部分欧美国家用于结直肠癌筛查,而在我国应用较少。近期一项纳入 170 432 例受检者的大样本量随机对照试验显示,乙状结肠镜筛查可显著降低人群结直肠癌的发病率和死亡率,其中发病率下降 35%,死亡率下降 41%。一项纳入了 4 项随机对照试验的荟萃分析表明乙状结肠镜检查可降低 31% 的远端结直肠癌发病率以及 46% 的远端结直肠癌死亡率。但由于乙状结肠镜自身的局限性,其对近端结肠肿瘤的发病率无明显降低作用。我国一项研究显示,中国患者中 38% 的结肠腺瘤和 42% 的结直肠癌位于近端结肠,提示乙状结肠镜检查会遗漏大量结肠病变。因此目前不推荐使用乙状结肠镜进行结直肠癌筛查,目前中国乙状结肠镜筛查相关应用较少,但借鉴国外已发表的成熟经验,在有条件的地区可以开展基于乙状结肠镜的筛查工作。

(四)结肠胶囊内镜筛查

胶囊内镜检查具有无痛苦、方便快捷等优点。目前有少数研究尝试将结肠胶囊内镜用于结直肠癌筛查。一项早期研究表明,胶囊内镜对大于 1cm 结肠息肉的诊断灵敏度为 60%,对结直肠癌的诊断灵敏度仅 74%,约 2% 的结肠胶囊内镜操作失败,8% 的受检者出现不良事件。虽然近期的研究提示,其新一代产品的诊断效能有所改善,但由于发现病变后无法取活检的局限性,仍需行结肠镜确诊。综合成本效益考虑,目前国内暂不推荐用于结直肠癌人群筛查。

(五)多靶点免疫化学法粪便隐血试验-DNA 检测

粪便 DNA 检测主要针对结直肠脱落细胞的基因突变和/或甲基化等特征,有单靶点和多靶点方案,也可与免疫化学法粪便隐血试验联合检测形成个体综合风险评分,将综合评分超过预设阈值的受检者定义为高风险人群,需要进行结肠镜检查。该检测具有无须特殊设备、无须限制饮食、无创等优点,有望应用于人群普查,近年来成为研究的热点之一。近期一项大规模临床研究发现,对于结直肠癌的诊断,多靶点免疫化学法粪便隐血试验-DNA 联合检测(包括免疫化学法粪便隐血试验与 *KRAS* 突变、*NDRG4* 甲基化和 *BMP3* 甲基化)比免疫化学法粪便隐血试验灵敏度更高(92.3% *vs.* 73.8%),特异度略低(86.6% *vs.* 94.9%),可检出更多的进展期腺瘤及有意义的锯齿状病变。一项在美国和加拿大开展的纳入 9 989 例受试者的前瞻性验证研究报道此多靶点粪便免疫化学法粪便隐血试验-DNA 检测对于结直肠癌和进展期腺瘤的诊断灵敏度分别为 92.3%（95%CI：83.0%~97.5%）和 42.4%（95%CI：38.9%~46.0%）。与国外相比，该技术在国内虽然起步较晚，但一直在不断探索中。如人类肠 SDC2 粪便基因检测试剂盒目前已获国家药品监督管理局批准用于肠癌检测，临床试验数据显示，该试剂盒可以检测出 84.2%（315/374）的结直肠癌，特异度达 97.9%（821/839），其中对于可根治的 I~II 期肠癌检出率达 86.7%（137/158）。国内另一项多中心临床研究（共纳入 500 例患者，其中 132 例结直肠癌患者）显示，采用人类 SFRP2 和 SDC2 基因甲基化联合检测试剂盒（荧光聚合酶链反应）联合检测粪便中人源 SDC2 和 SFRP2 基因甲基化，诊断结肠癌和进展期腺瘤的灵敏度分别达 97.7% 和 57.9%，显著高于免疫化学法粪便隐血试验（69.7% 和 21.1%，$P<0.05$），区分良性息肉、其他肿瘤或非癌性结肠病变的特异度也显著高于免疫化学法粪便隐血试验（90.5%$vs.$ 73.0%）。粪便 DNA 检测用于人群早期结直肠癌筛查的主要缺点在于价格相对偏高，筛查间期尚不确定，且需要中心实验室检测，在大规模人群结直肠癌筛查中应用尚不成熟，目前国内尚无粪便 DNA 检测的大样本人群筛查数据，也缺乏多轮粪便 DNA 检测筛查的长期随访研究结果。目前仅推荐用于倾向于非侵入性筛检技术且有检测条件的受检者使用，综合现有的研究证据和国内外指南/共识建议，推荐有条件的地区和特定筛检目标人群，可每 3 年 1 次或 1 年 1 次多靶点免疫化学法粪便隐血试验-DNA 联合检测，粪便检测阳性者应行结肠镜检查明确病理。今后值得在国内开展大样本人群筛查研究以明确粪便 DNA 检测在结直肠癌筛查中的确切价值，验证最适合国人的分子靶点，并推荐最适宜的筛查间期。

（六）结肠 CT 成像

结肠 CT 成像又称 CT 仿真结肠镜，是指受检者在经过肠道准备后，用气体充盈扩张清洁的结肠，然后进行全结肠的仰卧位及俯卧位薄层 CT，对获得的二维图像进行三维重建，观察整个结肠的情况。此技术对结直肠癌的发病率和死亡率的影响尚缺乏数据证实。其检测出直径≥1cm 的腺瘤的灵敏度为 66.7%~93.5%，特异度为 86.0%~97.9%，对无蒂息肉的检测逊于结肠镜检查。CT 检查的缺点为需肠道准备、操作相对复杂、检查费用昂贵，同时存在假阳性、放射线危害、人群接受度低等诸多问题。因此，暂不推荐适用于大规模的人群筛查，仅推荐用于无法完成结肠镜检查的病例，或作为临床辅助诊断的手段。推荐在有条件的地区，可每 3~5 年进行 1

次结肠 CT 成像检查。

（七）血浆 Septin9 基因甲基化检测

Septin9 基因甲基化是结直肠癌早期发生发展过程中的特异性分子标志物，最近我国一项大规模临床试验发现其诊断结直肠癌的灵敏度和特异度分别为 74.8% 和 87.4%，阳性预测值为 5.2%，阴性预测值为 99.5%，均高于免疫化学法粪便隐血试验。但 Septin9 基因对于癌前病变（结直肠腺瘤、息肉及进展期腺瘤）的诊断灵敏度和特异度不足，用于筛查结直肠癌，但尚缺乏相关获益的研究数据。不推荐用于人群筛查，可作为个体化诊断的选择与补充。

（八）粪便丙酮酸激酶检测

肿瘤细胞中 M2-PK 的过表达可促进大分子的生物合成，进而影响肿瘤增殖和转移。一项纳入 17 项研究共 12 116 例受检者的荟萃分析表明，结直肠癌患者粪便中 M2-PK 的水平显著高于健康人群，其灵敏度为 80.3%，特异度为 95.2%，均明显高于 FOBT，目前尚待国内临床研究验证其筛查效果。

血浆 Septin9 基因甲基化检测、粪便 M2-PK 蛋白检测、胶囊内镜、PET/CT、钡剂灌肠双重对比造影等，这些方法也有应用于结直肠癌早筛早诊的研究报道，但由于存在一些缺陷而未被推广。

三、筛查技术方案

结直肠癌早诊筛查可针对不同的个体和人群选择适合的技术或综合应用不同的技术，以达到最低的成本和最大的获益。好的技术方案不仅需高效发现早期肿瘤，而且需要获得受筛者的认同，使更多人愿意接受筛查和早期诊断。

（一）一般人群筛查

结直肠癌的发病率随年龄的增长而上升，大多数欧美国家把 50~75 岁作为结直肠癌筛查的目标年龄段。76~85 岁人群根据个人健康状况和预期寿命选择是否参与筛查，85 岁以上则不再建议筛查。近年来，美国癌症协会根据流行病学数据和数学模型研究，建议从 45 岁开始结直肠癌筛查。郑树教授基于在浙江嘉善、海宁开展的大肠癌早筛工作提出了中国的《大肠癌早诊早治项目技术方案》，将筛查对象确定为 40~74 岁的当地居民（包括 40 岁和 74 岁）。结直肠癌筛查的成本效益研究结果也显示，在 40~74 岁人群开展结直肠癌早筛的成本效果比符合世界卫生组织的标准。因此，推荐我国结直肠肿瘤筛查对象为 40~74 岁的一般人群。而筛查模式主要以人群筛查与伺机筛查有机结合。结直肠癌风险评估根据危险因素进行风险分层可简便快速筛选出高危受检者,具有重要临床意义。国内的结直肠癌筛查高危因素量化问卷(表 16-2-2)凝聚了我国结直肠癌高发现场筛查工作的宝贵经验,尤其适合筛选出有症状、有家族史和高危病史的人群,在我国使用范围广,顺应性良好,是社区筛查的常用风险分层系统,但尚有简化优化的空间。筛查方案,推荐每 5~10 年 1 次直接行结肠镜检查。如被筛查对象拒绝直接接受结肠镜检查,采用问卷风险评估和免疫化学法粪便隐血试验进行初筛,再对初筛阳性者(高危人群或免疫化学法粪便隐血试验阳性)行结肠镜检查。结肠镜检查的依从性是限制筛查效果的重要因素。问卷风险评估和免疫化学法粪便隐血试验阳性者可进一步行多靶点粪便 DNA 检测,多靶点粪便 DNA 检测阳性者行结肠镜检查,可进一步浓缩高危人群,提高结肠镜下肿瘤检出率,减少不必要的结肠镜检查。

表 16-2-2　结直肠癌筛查高危因素量化问卷

符合以下任何一项或以上者,列为高危人群

一、一级亲属有结直肠癌史

二、本人有癌症史(任何恶性肿瘤病史)

三、本人有肠道息肉史

四、同时具有以下两项及两项以上者

1. 慢性便秘(近 2 年来便秘每年在 2 个月以上)

2. 慢性腹泻(近 2 年来腹泻累计持续超过 3 个月,每次发作持续时间在 1 周以上)

3. 黏液血便

4. 不良生活事件史(发生在近 20 年内,并在事件发生后对调查对象造成较大精神创伤或痛苦)

5. 慢性阑尾炎或阑尾切除史

6. 慢性胆道疾病史或胆囊切除史

伺机筛查风险问卷适合于到医院就诊个体的早诊筛查,一般由专业医务人员使用(表 16-2-3)。亚太结直肠筛查评分及其修订版(年龄、男性、结直肠癌家族史、吸烟和肥胖)作为筛选结直肠癌和进展期腺瘤高风险人群的工具更为简洁易用,适用于我国无症状人群,已得到较为广泛的验证。基于我国无症状人群年龄、性别、吸烟、结直肠癌家族史、体重指数和自诉糖尿病的评分系统可预测结直肠腺瘤、进展期腺瘤和结直肠癌的总体风险,有助于后续筛查方案的选择。推荐选用结直肠癌筛查评分/问卷进行结直肠癌风险评估,提高筛查参与率,浓缩高危人群,指导筛查方法选择。进行伺机筛查时,无症状一般个体参照人群筛查年龄范围,可酌情放宽,作为人群筛查未覆盖的年轻和高龄个体的补充,推

荐规范化全结肠镜检查为伺机筛查精筛手段。有相关症状和体征的个体,特别是便血、黏液血便、排便习惯改变、不明原因贫血、体重减轻等报警症状的个体,则不设年龄限制。

表 16-2-3　伺机筛查风险问卷

以下 6 种情况之一,可作为高危个体

一、有消化道症状,如便血、黏液便及腹痛者;不明原因贫血或体重减轻

二、曾有结直肠癌病史者

三、曾有结直肠癌癌前病变者(如结直肠腺瘤、溃疡性结肠炎、克罗恩病、血吸虫病)

四、一级亲属有结直肠癌病史者

五、一级亲属有结直肠息肉病史者

六、有盆腔放疗史者

(二)高危人群筛查技术方案

高危人群,如果 1 个一级亲属 <60 岁时被诊断为结直肠癌或进展性腺瘤,或者 2 个一级亲属患结直肠癌或进展性腺瘤,建议从 40 岁开始或比家族中最早确诊结直肠癌的年龄提前 10 年开始,每 5 年进行 1 次结肠镜检查。研究显示,溃疡性结肠炎患者发生结直肠癌的风险显著高于正常人群,多数癌变发生于全结肠炎患者。合并原发性硬化性胆管炎的溃疡性结肠炎患者的结直肠癌发生率更高。因此,所有溃疡性结肠炎患者最迟应在症状出现 8 年后接受肠镜筛查,并接受全结肠多部位活检;广泛性溃疡性结肠炎患者在初次筛查后,每 1~3 年接受肠镜检查,两次肠镜检查结果阴性者可延长间隔时间,在症状出现 20 年后,可间隔 1~2 年复查;全结肠溃疡性结肠炎患者进行肠镜检查时,应每隔 10cm 取 4 个象限样本进行活检;染色内镜检出异型增生的灵敏度高;原发性硬化性胆管炎患者应在确诊后,即开始每年接受肠镜检查;肠镜筛查宜在溃疡性结肠炎病情缓解期进行,若治疗后未达到缓解,也不宜无限期拖延。

(三)遗传性高危人群筛查

林奇综合征患者患结直肠癌的风险为 8.7%~61%,其中 *MLH1*、*MSH2* 突变携带者的患癌风险(33%~61%)相比 *MSH6*、*PMS2* 突变携带者更高(8.7%~44%)。因此,多项指南推荐 *MLH1*、*MSH2* 突变携带者从 20~25 岁或比家族中最年轻患者发病年龄提前 2~5 年开始接受结肠镜随访;而推荐 *MSH6*、*PMS2* 突变携带者从 25~30 岁或比家族中最年轻患者发病年龄提前 2~5 年开始接受结肠镜随访。

家族性结直肠癌 X 型患者患结直肠癌的风险低于林奇综合征,其标化发病率比分别为 2.3(95%*CI*:

1.7~3.0）和 6.1（95%*CI*:5.2~7.2），且发病年龄晚 10 岁左右。欧洲肿瘤内科学会（European society for medical oncology，ESMO）推荐家族性结直肠癌 X 型患者起始筛查年龄为 40 岁或比家族中最年轻患者发病年龄提前 10 年；美国临床肿瘤学会（American society of clinical oncology，ASCO）推荐起始筛查年龄比家族中最年轻患者发病年龄提前 10 年。典型 FAP 家系中的高危人群从 10~11 岁开始接受结肠镜筛查，每 1~2 年做 1 次结肠镜，并且持续终身，轻型 FAP 家系的高危人群应从 18~20 岁开始，每 2 年做 1 次结肠镜，并且持续终身。

典型 FAP 患者多从青少年到青年时期开始发病，到 50 岁时患结直肠癌风险近乎 100%；衰减型 FAP 患者是典型 FAP 的一种变种，患结直肠癌的年龄晚于 FAP。因此 NCCN、ASCO、ESMO 均推荐典型 FAP 患者从 10~11 岁、衰减型 FAP 患者从 18~20 岁开始接受结肠镜检查。基因检测可以明确致病基因和突变位点。若未发现 *APC* 基因胚系致病突变，应进一步完成 *MUTYH* 基因胚系突变检测。经典型 FAP 患者，如果经常规基因检测手段仍未检测到 *APC* 或 *MUTYH* 胚系致病突变，建议患者

行高通量多基因或全外显子组测序以明确致病基因。

MAP 平均发病年龄为 50 岁左右，因此多数指南推荐 MAP 患者接受结肠镜筛查的起始年龄为 40 岁或比一级亲属患结直肠癌的诊断年龄提前 10 岁。另外，NCCN、ESMO 对其他息肉性综合征患者推荐了起始筛查年龄，遗传性色素沉着消化道息肉病综合征为 18~20 岁；幼年性息肉病综合征患者为 15 岁，锯齿状息肉病综合征患者为 40 或 45 岁。目前我国关于遗传性结直肠癌高危人群相关的研究证据较少。

总之，结直肠癌筛查与防治不仅是一个医学问题，更是一个依托于政策支持、由社会各界共同参与解决的社会问题。我国政府高度重视民生，关注肿瘤防控工作，随着《健康中国行动（2019—2030 年）》提出的纲领逐步落地实施，我国的结直肠癌筛查与防治工作必将由点到面、循序渐进、科学有效地逐步推广、落实，形成稳定、持续开展有组织的筛查方案，最终达到群众真正受惠、节约国家医疗卫生支出、提高公共卫生与临床医疗科研水平的目的。

（徐忠法　王若谷）

第三节　早期肠癌诊断方法

一、生物标志物诊断

结肠镜、免疫化学法粪便隐血试验等筛查手段应用于人群筛查时存在一定的局限性，如有创操作、人群依从性较差、对操作人员技术水平要求较高等。随着对结直肠癌发生发展中遗传学和表观遗传学变化的深入了解以及生物检测技术的不断进步，人体血液、粪便和尿液等体液中的肿瘤细胞、DNA、RNA、蛋白质、T 细胞受体及微生物等作为结直肠癌筛查和早期诊断生物标志物的潜能备受关注，这些标志物具有采样简便、风险较小等特点，有望成为下一代新型结直肠癌筛查和早期诊断的检测靶点。

（一）血液标志物

血液或血清中生物标志物诊断法虽仍处于发展的初期，但由于操作简单、成本低、患者易接受、准确性高的特点，使其成为高性价比的结直肠癌筛查手段。

1. 循环肿瘤 DNA 标志物　循环肿瘤 DNA（circulating tumor deoxyribonucleic acid，ctDNA）指血液中游离的肿瘤组织 DNA，可来源于肿瘤组织坏死、凋亡、循环肿瘤细胞溶解释放或肿瘤细胞的直接分泌。其表观遗传学的

变化可作为恶性肿瘤诊断和复发监测的手段。

（1）DNA 异常甲基化:DNA 甲基化参与基因表达调节，且基因的异常甲基化常与疾病发生有关。*Septin9* 基因 5′ 端调控区 CpG 岛的高度甲基化与结直肠癌发生密切相关，具有较高的特异度，可作为结直肠癌早诊标志物。美国食品药品管理局（food and drug administration，FDA）于 2016 年批准首个基于血浆中 *Septin9* 启动子甲基化的量化检测的结直肠癌筛查试剂盒。结直肠癌筛查试剂盒对 3 000 余份血浆样本的检测结果显示，其对结直肠癌检出率为 60%~70%。2013 年 Timothy 等在一项对 8 000 多名无症状患者血浆 *Septin9* 检测的研究中，发现检出 67% 的结直肠癌患者。国内 Jin 等的临床研究纳入 476 例受试者，结果显示血浆 *Septin9* 检出结直肠癌的灵敏度和特异度分别为 74.8% 和 87.4%，均高于免疫化学法粪便隐血试验（58.0% 和 82.4%）。

除 *Septin9* 基因甲基化之外，还有许多 DNA 甲基化具有作为结直肠癌筛查和早期诊断标志物的潜能，如 *BCAT1*、*IKZF1*、*APC*、*VIM*、*NEUROG1*、*ALX4* 等。

（2）DNA 突变:随着分子生物学的进步，结直肠癌的诊断和治疗已经进入分子分型水平，结直肠癌中最常见的突变包括 *APC*、*TP53*、*KRAS*、*BRAF* 等，它们可通过干扰关键信号通路的功能促进肿瘤发生，包括 Wnt、

EGF、MAPK、PI3K、TGFb 信号通路。超过 85% 的结直肠癌患者存在 *APC* 突变，但 *APC* 用于诊断 CRC 的灵敏度相对有限（14%~30%）。而 *TP53* 突变出现较晚，不适用于结直肠癌筛查和早期诊断，所以目前血液突变 DNA 分子检测多用于指导结直肠癌治疗方案选择及预后评估。

2. RNA 标志物

（1）微 RNA：微 RNA（microRNA，miRNA）稳定性相对较高，不易被 RNA 酶降解和受高温、极端 pH 的影响，其作为生命过程的重要调控分子，与肿瘤密切相关，是一种具有潜力的生物标志物。2009 年 Ng 等通过实时荧光定量聚合酶链反应检测了结直肠癌患者、高级别腺瘤患者和健康对照组的血浆样本中 12 个 miRNA 的水平，发现 miR-29a 联合 miR-92a 检测对结直肠癌和晚期腺瘤的灵敏度分别为 83.0% 和 73.0%，特异度分别为 84.7% 和 79.7%，结果表明 miR-29a 和 miR-92a 联合检测对结直肠癌和晚期腺瘤具有重要的诊断价值。Herreros-Villanueva 等将 miR-19a、miR-19b、miR-15b、miR-29a、miR-335 和 miR-18a 联合使用时，其对结肠癌的诊断灵敏度和特异度高达 85% 和 90%，高于单个 miRNA 检测性能。总的来说，通过单个 miRNA 分子诊断结直肠癌的表现较好，多靶点联合使用可进一步提升诊断性能。然而，来自不同研究的不同生物标志物 panel 缺乏一致性，仍需进一步研究，以找到诊断性能最佳的 miRNA 组合。

（2）长链非编码 RNA：长链非编码 RNA（long noncoding RNA，lncRNA）是长度超过 200 个核苷酸的非蛋白质编码 RNA 家族的成员，其通常以组织或发育阶段特异性的方式表达，具有组织特异性和细胞特异性，而且具有较好的稳定性。目前已有许多利用 lncRNA 诊断结直肠癌的研究，如 Barbagallo 等通过检测血清外泌体中 lncRNA UCA1 和 circHIPK3 含量来诊断结直肠癌，其灵敏度可达 100%，特异度为 70%。另一项病例对照研究证据表明 ZFAS1、SNHG11、LINC00909 及 LINC00654 4 种 lncRNA 的组合诊断早期结直肠癌的曲线下面积（area under the curve，AUC）可达 0.935。

（3）蛋白标志物：随着样品制备技术和检测技术的进步，蛋白质组学的灵敏度已经显著提高，有许多新兴蛋白成为潜在的诊断分子。一项关于外周血结直肠癌蛋白组学生物标志物的荟萃分析指出，MST1/STK4、S100A9、TIMP1 蛋白对结直肠癌具有良好的诊断性能。同样，多蛋白联合检测可提高对结直肠癌的诊断性能，在 1 项包含 37 例结直肠癌患者及 137 例健康对照的病例对照研究中对 13 种蛋白联合诊断结直肠癌的效能进行评价，结果表明组合物诊断结直肠癌的 AUC 为 0.91，

诊断灵敏度为 87%，特异度为 81%。

（4）其他：除上述研究较多的分子标志物外，外排体、核小体、代谢物等未来也可能运用于结直肠癌筛查和早期诊断。

（二）粪便标志物

1. DNA 相关标志物　肠道的碱性环境有利于 DNA 保存和提取，而且肠癌患者粪便中还含有大量的癌细胞和肿瘤来源的游离 DNA，故结直肠癌相关粪便 DNA 检测是一项极具潜力的无创检测方法。目前对粪便 DNA 的研究主要集中在 DNA 甲基化中，*SFRP2* 甲基化是第一个被报道的结直肠癌相关粪便 DNA 甲基化标志物，其对结直肠癌筛查的灵敏度为 79%（95%CI：75%~82%），特异度为 93%（95%CI：90%~96%），而且 *SFRP2* 甲基化还可以筛查结肠息肉患者，其灵敏度为 43%（95%CI：38%~49%），特异度为 94%（95%CI：91%~97%）。随后，*NDRG4*、*SFRP2*、*BMP3* 等基因甲基化也陆续被报道可用于结直肠癌的早期诊断。

在单基因、多基因组合检测技术上，研究者进一步尝试开发免疫化学法粪便隐血试验-DNA 联合检测技术。Imperiale 等结合粪便隐血试验和多分子标志物（包括 *KRAS* 基因突变、*NDRG4* 和 *BMP3* 甲基化）构建新型免疫化学法粪便隐血试验-DNA 检测技术，并在 4 482 例筛查人群中验证其诊断性能，结果显示其对结直肠癌和腺瘤的诊断灵敏度均高于免疫化学法粪便隐血试验（92.3%*vs.* 73.8%，42.4%*vs.* 23.8%），但特异度略有降低。该技术已于 2014 年获得 FDA 批准用于结直肠癌筛查，且被国际指南推荐。

2. miRNA 标志物　2010 年 Link 等利用直接 miRNA（direct miRNA analysis，DMA）技术在粪便中发现 miRNA，其中 miR-21 和 miR-106a 异常表达。随后，Wu 等发现在结直肠癌患者的粪便中，miR-21 和 miR-92a 水平显著升高，而且 miR-92a 的灵敏度可达 71.6%，特异度达 73.3%，证实粪便 miRNA 检测是一种稳定的、具有高重复性的方法。此外，粪便 miRNA 检测效果较少受隐血、抗生素使用等因素的影响。Phua 等报道结直肠癌粪便 miR-451 含量不受粪便中血液含量的影响；Yau 等实验也证明粪便中 miR-221 和 miR-18a 含量在有无抗生素摄入情况下的差异无统计学意义。

3. 微生物组标志物　随着 16Sr RNA 测序技术、宏基因组和代谢组测序技术的发展，肠道菌群作为新一代生物标志物在结直肠癌早筛中的潜力得到进一步挖掘。Guo 等研究证实，柔嫩梭菌群和双歧杆菌属的比值可作为结直肠癌的诊断参考指标，其诊断结直肠癌的灵敏度为 84.6%，特异度为 92.3%。Wong 等利用多靶点组合技

术,将具核梭形杆菌与免疫化学法粪便隐血试验联合,其诊断结直肠癌的 AUC 高达 0.95,灵敏度为 92.3%。

(三)其他标志物

除血液和粪便之外,尿液、胸腔积液、唾液也被广泛应用于临床检测。研究表明尿液中多种物质,如 DNA 甲基化、挥发性有机物、蛋白质代谢物等均有可能成为结直肠癌诊断标志物,但多数候选标志物在人群筛查中的诊断效能仍需进一步研究评价。

生物标志物检测作为一种无创或微创的检测手段,具有更加便捷、安全、经济的优点。随着分子生物学的不断发展,检测技术的不断更新,新的、各种组合形式的肿瘤标志物将会不断涌现,未来肿瘤标志物在诊断结直肠癌方面将具有更广阔前景。

二、内镜诊断

肠镜包括电子纤维结肠镜/乙状结肠镜和硬质直肠镜等。结肠镜用于多种下消化道疾病的临床诊断,是发现肠道肿瘤最敏感的检查方法。结肠镜配合放大技术、染色技术、窄带成像技术(narrow band imaging,NBI)及人工智能等多种先进技术在临床上进行应用,极大地提高了早期肠癌的检出率。结肠镜能够插入至回肠末端的位置,通过对肠腔整体直观且全面的检查,临床医师可更加仔细地观察黏膜形态,根据肠镜下病变的形态对其作出初步的诊断。结肠镜下活检后进行病理学检查是目前诊断早期结直肠癌的"金标准"。因此应重视结肠镜的检查质量,进行充分的检查前肠道准备工作。另外,应由受过专业系统训练且经验较丰富的内镜医师进行检查,严格记录肠镜检查过程及拍照。若未在肠镜下行组织活检或者其他治疗,退镜时间也应大于6分钟。

早期结直肠癌是指癌组织局限于黏膜层及黏膜下层,但未累及固有肌层,无论是否存在淋巴结转移。黏膜下层分为 sm1、sm2 及 sm3 三层。其中癌组织累及黏膜下层上 1/3 为 sm1 浸润,累及黏膜下层中 1/3 为 sm2 浸润,累及黏膜下层下 1/3 为 sm3 浸润。

所有可疑出现癌变的结直肠肿瘤均应进行仔细观察,若条件允许应以放大内镜技术、染色内镜技术、NBI 及人工智能辅助临床医师对病变的性质及可能浸润深度进行判断。

早期肠癌的内镜下表现及分型常参考巴黎分型标准(图 16-3-1)。

(1)Ⅰ型(隆起型):包括有蒂型(Ⅰp 型)、广基无蒂型(Ⅰs 型)。

(2)Ⅱ型(浅表型):主要分为浅表隆起型(Ⅱa 型)、

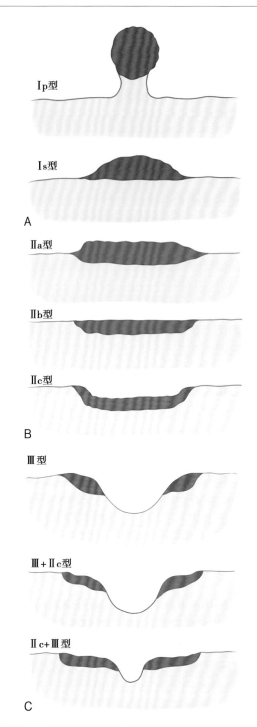

图 16-3-1　早期结直肠癌内镜下分型(巴黎分型,2005 年)

A. 早期结直肠癌Ⅰ型(隆起型);B. 早期结直肠癌Ⅱ型(浅表型);C. 早期结直肠癌Ⅲ型(凹陷型)。

浅表平坦型(Ⅱb 型)、浅表凹陷型(Ⅱc 型)、浅表隆起+凹陷型(Ⅱa+Ⅱc 型)和浅表凹陷+隆起型(Ⅱc+Ⅱa 型)。

(3)Ⅲ型(凹陷型):也称为溃疡型(Ⅲ型),又根据凹陷的面积占比分为Ⅲ+Ⅱc 型和Ⅱc+Ⅲ型。这两种类型统称为溃疡+浅表凹陷型。

(4)侧向发育型肿瘤:特点为肿瘤体积较大,但以偏侧向发育生长为主,浸润深度较浅。侧向发育型肿瘤(lateral spreading tumor,LST)分为颗粒型与非颗粒型,不同亚型的恶变潜能不同,非颗粒型 LST 相比于颗粒型 LST 具有更高的恶变率,与肿瘤的大小无关。非颗粒型 LST 分为扁平隆起型和假性凹陷型,扁平隆起型对应 Ⅱa 型息肉,假性凹陷型对应 Ⅱa+Ⅱc 型息肉;其中假性凹陷型发生黏膜下侵犯的概率较高。颗粒型 LST 又分为颗粒均一型与结节混合型,颗粒均一型对应 Ⅱa 型病变,结节混合型对应 Ⅱa+Ⅰs 型病变;结节混合型恶变率高于颗粒均一型(图 16-3-2)。

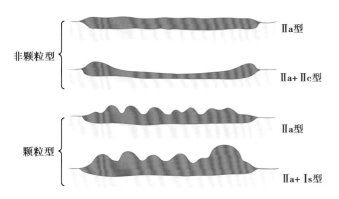

图 16-3-2　侧向发育分型肿瘤分型(2008 年)

电子染色内镜技术结合放大技术可以仔细观察癌变可疑病灶的黏膜腺管开口以及毛细血管,初步判断其良恶性及浸润深度。临床上针对不同的改良内镜技术和观察对象,应采用相对应的分型辅助病灶诊断。腺管开口形态分型适用于使用放大内镜观察结直肠病变黏膜腺管开口的分型;NBI 放大内镜下黏膜毛细血管分型采用 Sano 毛细血管模式分型;电子染色内镜结合放大内镜采用日本内镜窄带光成像技术专家小组(Japan narrow-band imaging expert team,JNET)分型;仅应用电子染色内镜无放大内镜者应采用 NBI 国际内镜下(narrow band imaging international colorectal endoscopic,NICE)分型。

结肠镜检查是诊断早期癌和微小癌的最佳方法,操作需要一定的熟练程度和观察技术。在结肠镜检查过程中,需重视黏膜色泽是否存在变化、血管网是否消失、病灶表面是否存在糜烂和凹凸不平的现象,以降低早期肠癌的漏诊率,给予患者在内镜下微创治疗早期肠癌的机会,提高患者术后的生存质量。

三、早期肠癌影像学诊断

结直肠癌起病较为隐匿,早期通常没有明显的临床表现,因此当出现明显症状时通常已经到中晚期。为早期、有效而准确地对结直肠癌进行诊断与治疗,在利用电子结肠镜进行诊断的同时,临床医师也需要借助于其他影像学检查对肿瘤进行诊断和分期。因此,影像学技术的发展与应用也成为诊断早期结直肠癌不可或缺的重要组成部分,常用的检查方法主要包括 CT、MRI、超声内镜及气钡双重造影。

(一)平扫或增强 CT

早期结肠癌患者的影像学诊断,可考虑行清洁肠道后的腹部或盆腔增强 CT,在进行分期诊断时可考虑加做胸部平扫或增强 CT;早期直肠癌患者的影像学诊断,可考虑使用盆腔平扫或增强 CT。其中胸部 CT 主要用于颈胸部淋巴结的诊断与鉴别诊断。早期结直肠癌 CT 影像学的表现主要包括:①平扫 CT 检查时,肿瘤主要表现为等密度或混杂密度软组织肿块影;②增强 CT 检查时,肿瘤主要表现为动脉期病灶强化,静脉期强化程度较动脉期稍减低,合并坏死时常表现为不均匀强化。当患者存在静脉造影禁忌证时,建议行腹/盆腔增强 MRI 加非增强胸部 CT 进行诊断。

(二)MRI

MRI 是直肠癌诊断与术前检查的首选影像学检查方法,可帮助明确肿瘤的具体位置、TNM 分期、直肠系膜筋膜状态,以及是否伴有肠壁外血管侵袭等与预后密切相关的重要因素。怀疑为早期直肠癌患者,可行增强 MRI,进一步明确 T 分期以便筛选适合肿瘤局部切除的患者,推荐盆腔 MRI 作为直肠癌患者的诊断方法。直肠系膜筋膜的判断,盆腔高分辨 MRI 为最优方法。直肠癌的临床 T 分期诊断,MRI 优于 CT。早期直肠癌的 MRI 影像学表现主要包括:①T_1 加权像主要表现为等信号或稍低信号,T_2 加权像表现为均匀信号、不均匀信号或稍高信号,当肿瘤内发生坏死时则表现为高信号,增强扫描时病变强化明显;②直肠黏液腺癌的 T_1 加权像多为低信号或稍低信号,T_2 加权像多为混杂高信号,增强扫描呈不均匀的强化;③直肠癌在 b=50s/mm^2 时的弥散加权成像(diffusion weighted imaging,DWI)呈等信号或稍高信号,且信号随 b 值的增加而逐渐增高。当患者存在 MRI 禁忌证时,建议行盆腔平扫及增强 CT 进行诊断。

(三)超声内镜

超声内镜可以为结直肠癌的具体生长情况提供一个直观的评价,能用于观察肿瘤大小、辅助判断浸润深度以及与邻近器官的关系,同时还能用于观察周围淋巴结情况、鉴别肠道其他良性疾病、预测病情发展趋势和检测术后复发等。超声内镜的使用可以为临床医师的手术决策提供更为科学的依据。直肠癌患者可行超声内镜检查,明确早期直肠癌 T 分期,对淋巴结转移也有一定诊断价值。目前,指南推荐可使用超声内镜对早期直肠癌进行(T₂ 期及以下)分期诊断,其效果优于 MRI。早期肠癌的超声内镜影像学表现主要包括部分肿瘤主体呈低回声,肠壁层次结构模糊、消失、扭曲、中断或增厚;结直肠肿块呈不规则的低回声影,向肠腔内外突出或位于肠壁内;可侵袭周围器官和淋巴结。此外,超声内镜可显示黏膜面及黏膜以下各层组织的变化,据此判断早期结直肠癌的浸润深度。①黏膜内癌:病变局限在第 1、2 层内,表现为第 1 层不平,或隆起突出,第 2 层低回声带中可见点状回声或中位回声肿块,第 3 层以下无异常改变;②黏膜下层癌:癌组织浸润达黏膜下层时可以看到第 3 层强回声带出现不整、薄层化及断裂破坏图像。

(四) 气钡双重造影

气钡双重造影检查是诊断结直肠癌的补充手段,推荐气钡双重 X 线造影作为诊断结直肠癌的方法,但不能用于结直肠癌分期,怀疑有肠梗阻的患者应当禁止使用该检查。结肠癌患者的钡灌肠 X 线表现主要包括肿块部位的充盈缺损,肠腔狭窄,黏膜皱襞破坏等征象。气钡双重造影可以作为因肠腔狭窄等原因肠镜检查无法进镜时的补充,气钡双重造影对于患者结直肠癌的诊断以及预后情况的评估具有一定的价值。

四、其他诊断方法

(一) 基因检测

近年来,随着分子生物学技术的发展,对结直肠癌发病机制的研究不断深入,揭示结直肠癌是多基因多步骤发展性的肿瘤,可以通过基因检测辅助内镜等方法提高其检出率。

1. p53 基因 人类 *p53* 基因属于人体重要的抑癌基因,位于 17 号染色体(17p13.1),由 11 个外显子和 10 个内含子组成,主要存在于细胞核内,分为野生型(wild type-*p53*,WT-*p53*)和突变型(mutant type-*p53*,MT-*p53*)。*WT-p53* 与调控细胞生长周期、调节细胞转化、DNA 复制、诱导细胞程序性死亡有关。MT-*p53* 主要是与 WT-*p53* 竞争并抑制其活性,从而加快肿瘤细胞的生长。在结直肠癌癌前病变和早期结直肠癌阶段,*MT-p53* 高表达,常提示患者的病变处于进展期。p53 的突变和过度表达可以作为临床早期腺瘤良恶性的鉴别手段。同时,研究表明,随着早期结直肠癌的进展,*p53* 基因的表达呈正相关的增高,从而提示 *p53* 还与结直肠癌浸润深度、分化及分期相关。

2. APC 基因 *APC* 基因是结直肠癌常见的突变基因之一,*APC* 基因编码的蛋白质称为 APC 蛋白,主要存在细胞膜和胞质内,最重要的功能就是直接参与 Wnt/β-catenin 信号转导途径,激活核内靶分子。*APC* 基因的突变将导致此信号通路处于激活状态,促使细胞无节制增生,启动结肠腺瘤细胞增殖及癌变。*APC* 基因是结直肠癌发生的早期事件,可以通过粪便检测 *APC* 基因,简单便捷地诊断结直肠癌。同时,APC 蛋白截短可以作为诊断早期结直肠癌的标准,其还对腺瘤的分型有指导作用。

3. DCC 基因 *DCC* 是抑癌基因,在正常情况下对结直肠起保护作用。研究提示,*DCC* 基因在结直肠癌组织中的表达明显减少或缺失,但在腺瘤组织中的表达与正常结直肠黏膜组织无异,从而提示 *DCC* 基因缺失或失活是结直肠腺瘤向癌转变的一个促进因素。

4. RAS 基因 *RAS* 基因家族分为 *KRAS*、*HRAS*、*NRAS*,作用广泛,人体内大多数细胞都可以表达。*RAS* 基因的突变在结直肠细胞癌变过程中起始动作用,突变产生具有致癌活性的 p21 蛋白,通过 RAS 信号转导通路,激活下游信号分子,持续刺激细胞生长、发育、增殖,引起细胞恶变。*KRAS* 基因突变有一定的特异性,目前可通过血液和粪便联合监测 *KRAS* 基因突变,从而作为早期结直肠癌无创的筛查方法。

2021 年中国抗癌协会临床肿瘤学协作专业委员会结直肠癌诊断指南建议基因突变检测可采用 DNA 直接测序法或突变扩增阻滞系统法。通量更高、速度更快的高通量测序(high-throughput sequencing,HTS)也逐步运用于临床基因检测。指南提出使用获得认证的 HTS 技术平台和检测产品,经过严格的质量控制,执行规范的操作流程,才能确保检测结果的准确性,并需要在检测报告中明确基因状态(如野生、突变或可疑)。

(二) 自体荧光成像检测

不同病变阶段肠道组织的结构和病理特征存在显著差异。通过观察病变过程中各层组织结构的自体荧光强度分布情况,可以从分子水平上揭示结直肠癌与正常组织的差异。目前,自体荧光成像以无损、实时、灵敏度高等优点已成为早期结直肠癌诊断应用的技术之一。

人体组织自体荧光主要来源于基质或细胞中的氨基酸、结构蛋白、酶和辅酶、脂肪、维生素和卟啉等。正常组织在癌变过程中,其结构和成分发生改变,从而导致荧光物质的浓度等发生变化,因此可根据组织自体荧光特性的差异区分正常和癌变组织。

自体荧光内镜:可在普通白光、自体荧光和窄带成像模式之间快速切换,不仅可以实现大面积组织荧光检查,还可以通过共焦微探头获得显微图像。研究提示自体荧光成像(autofluorescence imaging, AFI)对平坦型病变的检出率更有优势,且对升结肠息肉的漏诊率低于白光内镜。但是,自体荧光信号较弱,且仍然受检查医师对颜色判别的主观影响,故自体荧光成像对早期结直肠癌的诊断特异度较低,这也是目前制约该技术临床推广的瓶颈之一。

(徐忠法　鲁守堂)

第四节　结直肠癌前病变及早癌的内镜治疗

结直肠癌的癌前病变主要包括结直肠息肉性病变、炎性肠病及缺血性肠炎等疾病,其中与内镜治疗密切相关的是结直肠息肉性病变。

从结肠直肠黏膜表面突出到肠腔的息肉状病变,在未确定病理性质前均称为息肉。结直肠息肉的分类法目前意见比较一致,基本按 Morson 分类法。该分类的优点是把结直肠息肉中与结直肠癌关系密切的肿瘤称为腺瘤。腺瘤根据形态及恶变倾向不同,分为管状腺瘤、绒毛状腺瘤和混合型腺瘤等。①管状腺瘤:最常见,约占腺瘤总数的 80%,一般有蒂、球形或梨形,表面光滑或有很浅的裂沟,明显充血发红,部分可见充血斑,使表面形成虎斑样。一般直径约为 1cm,大者可达 3cm 以上。在息肉的蒂邻近黏膜处可见白斑,成簇分布。瘤体主要由管状腺体组织组成,蒂由血管和结缔组织组成,表面覆盖一层黏膜。②绒毛状腺瘤:较管状腺瘤少见,约占腺瘤的 10%,好发于老年人,50 岁以下罕见。绒毛状腺瘤大部分无蒂,菜花样,少数呈亚蒂绒球样。表面不光滑,可见细绒毛状突起,充血、水肿、糜烂,质软而脆,易出血,常伴糜烂,表面常附大量黏液。一般直径大于 2cm。好发于直肠、乙状结肠。好单发,本型恶变率极高,为 40%~50%。③混合型腺瘤:由腺管和绒毛两种成分组成,故又称绒毛管腺瘤。大部分系管状腺瘤不断长大,腺上皮出现绒毛状生长形成混合型。在组织学上 Shinya 标准是以管状腺瘤为基础,绒毛成分超过 25%;或以绒毛状腺瘤为基础,腺管成分超过 25%,均属本类型。

早期结直肠癌指浸润深度局限于黏膜及黏膜下层的任意大小的结直肠上皮性肿瘤,无论有无淋巴结转移。肿瘤浸润局限于黏膜层者称为黏膜内癌,浸润至黏膜下层但未侵袭固有肌层者称为黏膜下癌。

根据日本大肠癌研究会早期结直肠癌大体形态分类标准决定是否可以进行内镜下治疗,只有黏膜层及黏膜下层轻微浸润的病变才有可能进行内镜治疗。目前,随着放大内镜和色素内镜的应用,根据腺管开口结构的不同,准确定位活检,早期结直肠癌已被大量发现。在临床实际工作中,内镜下病灶切除后复查常有部位不符的情况发生,为了避免出现上述问题,发现病变后可在内镜下进行局部点墨(10g/L 无菌墨汁在病变旁 2cm 或对侧),也可保证病变部位的再现性,该方法安全可靠。

一、术前准备

(一) 评估病情

所有患者术前需完善血常规、血生化、凝血功能、心电图检查,必要时完善动态心电图、超声心动图、肺功能检查等,排除严重心肺及肝肾功能障碍等禁忌证,了解患者的过敏史,患者术前必须行凝血功能检查,如有异常应予以纠正后再行治疗。服用抗凝血药的患者,停药 5~7 天,必要时应请相关学科协助处理,原发病高危风险患者需经专科医师评估酌情停药并参考相关指南。术前应充分行肠道准备。充分的肠道准备可确保手术中视野清晰,而且一旦发生穿孔,也可降低腹腔感染的概率。

(二) 肠道准备

肠道息肉的内镜治疗前需进行肠道准备,准备方法同一般肠镜检查前准备。结肠镜诊断的准确性和治疗的安全性很大程度上取决于肠道准备的质量。《中国早期结直肠癌筛查及内镜诊治指南(2014,北京)》推荐服用 2~3L 聚乙二醇电解质等渗溶液,采用分次给药的方式进行肠道准备。理想的清洁肠道时间不应超过 24 小时,内镜诊疗最好于口服清洁剂结束后 4 小时内进行,不能获得充分肠道清洁的患者,可以清洁灌肠或第 2 天再次进行加强的肠道准备。有条件的单位可在肠道准备时给予祛泡剂口服。

(三) 知情同意

向患者及家属详细讲述内镜切除治疗的相关事项,签署知情同意书。内镜医师应让患者及家属了解内镜治疗的原因、治疗的方法以及治疗时可能面临的风险。

应告知患者及其家属,医师会尽职尽责、全心全意地进行检查和治疗,患者在检查和治疗过程中、检查或治疗后可能发生下列并发症。如麻醉意外,下颌关节脱位,黏膜损伤与感染,术中或术后出血(必要时可能需手术干预),消化道穿孔(必要时可能需手术干预),病灶切除不完全或基底部有恶变(必要时需进一步行根治性手术等治疗),术中及术后会发生心、肺、肝、肾等重要脏器损害,心搏骤停等,以及其他难以预料的情况。患者及其家属对在内镜治疗过程中可能出现的并发症或难以预料的危险情况表示完全理解后,内镜医师方可进行内镜治疗。

(四)术前用药

术前可给予解痉药(需排除解痉药应用禁忌证)。肠蠕动活跃者,应用解痉药可减少肠蠕动,以便于消化道息肉的圈套和高频电切治疗,减少并发症出现可能。

二、内镜治疗

目前常用的内镜下切除术主要包括高频电切法、内镜黏膜切除术(endoscopic mucosal resection,EMR)及内镜黏膜下剥离术(endoscopic submucosal dissection,ESD)等。原则上,没有淋巴结转移或淋巴结转移风险极低、使用内镜技术可以完整切除、残留和复发风险低的结直肠黏膜病变均适合进行内镜下切除。

(一)高频电息肉切除术

高频电息肉切除术主要适用于:①带蒂的消化道息肉;②直径小于2cm的无蒂的消化道息肉;③多发性消化道息肉,数目较少,散在分布。

较小的有蒂息肉可采用直接圈套的方法治疗。大的息肉有时无法观察到息肉的蒂部,这时可用肠镜头部或活检钳推动息肉,暴露息肉的蒂部,也可通过改变体位、调节肠腔内气体量使息肉的蒂部暴露。广基息肉的高频电切术,较为安全的方法是先进行黏膜下注射生理盐水,形成液体垫,使息肉隆起,再行高频电切。较大的息肉也可采用分块电切的方法进行治疗,一次治疗不能完全切除时也可采用分期、分块高频电切的方法,这样相对安全。

(二)内镜黏膜切除术

EMR是由内镜息肉切除术和内镜黏膜注射术发展而来的一项内镜技术。EMR的目的是切除部分黏膜,深度可达黏膜下组织,因此可起治疗黏膜病变的作用。此后随着内镜技术的进步和内镜器械的改进及发明,EMR不断得到改进与创新,透明帽法、套扎器法、分片切除法等内镜下手术方法不断问世,在临床上获得广泛应用。

从理论上讲,没有淋巴结转移、浸润程度较浅以及采用内镜手术可以安全、完整地切除的消化道局部病变,都是EMR的适应证,但具体应根据临床实际情况区别对待。具体操作方法为在病变远侧端边缘开始注射,以免在近侧端注射后病变隆起而影响对远侧端的观察,然后在病变侧及近侧端注射。注射的液体量根据病灶大小而定,并可在操作中重复注射。因注射液体扩散较快,注射后应尽快行圈套切除。应尽可能一次性整体切除,大的病变可分次切除,但也应争取在一次操作中完成分次切除。准确地吸入、套扎是完全切除的关键。切除后,应观察创面数分钟,如无出血方可退出内镜;有出血者,可用电凝探头进行电凝止血,术后24小时内应严密观察有无再出血。

病灶较大、不能一次圈套切除者,可先将主要病灶切除,然后将周围小病灶分次切除,即分片切除法。凹陷性的病灶,注射后隆起不明显者,可采取分次切除法清除病灶。巨大、平坦的病变,黏膜下注射后分片切除顺序为下消化道从肛侧向口侧。大于2cm的巨大、平坦病变,以上传统的EMR方法通常只能分片切除,分片切除的可能结果是病变残留和复发。为避免分片切除法产生的病变残留,在进行黏膜下注射后,可先用针形切开刀切开病变周围正常黏膜,再用圈套器连续、分块地电切病变,即"注射—预切—分块圈套"电切,在治疗过程中反复进行黏膜下注射,调整病变于6点位置以利于圈套。完整切除病变后应用氩离子凝固术处理创面小血管和所有岛状的隆起病变。

(三)内镜黏膜下剥离术

ESD是在EMR基础上发展起来的新技术,对不同部位、大小、浸润深度的病变,在进行黏膜下注射后使用特殊电刀,逐渐分离黏膜层与固有肌层之间的组织,将病变黏膜及黏膜下层完整剥离的方法。

没有淋巴结转移、血行转移的消化道局部病变,理论上都可以进行ESD切除,虽然目前ESD治疗的指征仍有争议,但一般认为只要没有固有肌层浸润、无淋巴结和血行转移,不论病变位置及大小,ESD均能切除。现在认为以下情况适用于ESD治疗:消化道巨大平坦息肉,如直径大于2cm者推荐ESD治疗,可一次完整切除病变;早期癌,可结合染色内镜、放大内镜、超声内镜检查,确定早期癌的浸润范围和深度,局限于黏膜层和没有淋巴结转移的黏膜下层早期癌,ESD治疗可以达到外科手术同样的根治效果。

ESD具体操作方法(图16-4-1)。

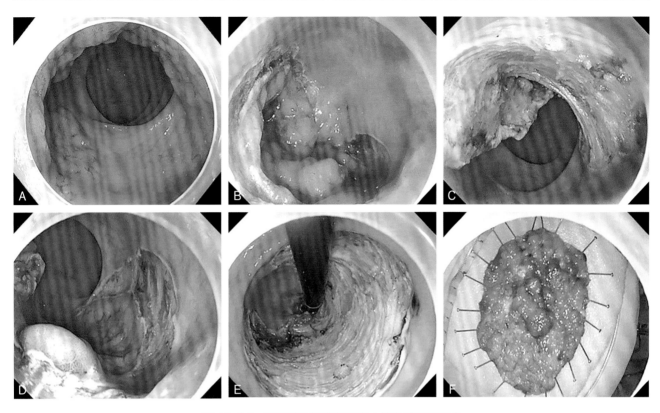

图 16-4-1　直肠侧向发育型息肉内镜黏膜下剥离术

A. 直肠下段(距肛门 6cm 以下至齿状线)见一侧向发育型息肉,表面结节状,绕肠约 2/3 周;B. 黏膜下注射后,切开病灶边缘;C. 逐步剥离病变;D. 继续剥离病变至完整剥离病灶;E. 创面烧灼处理;F. 病理结果显示管状腺瘤伴低级别上皮内瘤变,局灶伴高级别上皮内瘤变,病变范围约 7.3cm×4.8cm,黏膜肌未见累及,未见神经侵袭及脉管内瘤栓,基底切缘阴性。

1. **确定病变范围、性质和浸润深度**　通常采用内镜下黏膜染色技术加放大内镜观察腺管开口类型,有条件的医院可以采用 NBI 加放大内镜的方法,初步判断是否为肿瘤上皮以及肿瘤的浸润深度。为了预防发生结直肠穿孔时肠内容物漏至肠管外腹腔内,应在施行 ESD 之前吸尽肠腔内多余的肠液,同时改变患者体位,促使肠液向病变相反方向流动。这种体位变换方法对于利用病变重力进行的 ESD 而言也极为有益。

2. **标记**　在明确了病变范围、性质和浸润深度,确定可以进行 ESD 治疗时,由于结直肠病变一般边界较为清晰,可直接应用高频切开刀距病灶边缘约 0.5cm 处进行一圈的电凝标记,必要时在 NBI 或普通靛洋红染色技术的辅助指引下,明确标记范围。直肠中上段以上的病变,为防止标记时导致损伤,可采用氩离子凝固术进行标记,或病变与正常黏膜界限清楚时,也可不做标记。

3. **黏膜下注射**　结直肠壁比胃壁薄而柔软,因此,ESD 穿孔风险较高,不易安全实施 ESD,但可通过局部注射液体抬举病变的方式在一定程度上降低风险。目前可供黏膜下注射的液体包括生理盐水、甘油果糖、透明质酸等。在注射液中加入少量靛洋红和肾上腺素可以显著提高注射效果及作用,其中靛洋红可使黏膜下注射的区域更清晰,使黏膜下层和肌层很好地分离;而肾上腺素可以收缩小血管,减少术中出血。

4. **切开病变周围黏膜**　顺利预切开病变周围黏膜是 ESD 治疗成功的关键步骤。在结直肠病变时,由于正常黏膜与病变黏膜的厚度不同,进行局部黏膜下注射后,病变与正常黏膜的分界更加清晰。充分完成局部注射后,准备切开前再次确认所选择的切开线是否有利于下一步内镜操作。一般切开线选择由口侧开始,顺时针方向沿标记点外侧缘使用高频切开刀或设定切开刀的尖端 1~2mm,完全接触黏膜状态下切开。切开中应注意在保证看见切开刀尖端处于安全状态下进行操作。一般不对黏膜做整圈切开,而是切开至可以一气呵成的剥离范围,完成这一范围病变的剥离后再逐次切开黏膜进行剥离。特别是治疗时间较长的大型病变和伴有瘢痕病变时,如整圈切开后即使追加黏膜下局部注射,注射液仍会自切开的创口漏出,无法形成隆起,不能确保手术安全。因此,第 1 阶段不可做整圈切开。在切开过程中一旦发生出血,冲洗创面明确出血点后,用切开刀直接电凝出血点,或应用热活检钳钳夹出血点电凝止血。

5. **剥离**　可以根据病变的不同部位和术者操作习惯,选择应用 Hook 刀、Dual 刀或黏膜切开刀等沿黏膜下层剥离病变。开始剥离时,应把剥离刀贴于切开边缘内侧(肿瘤侧),反复小幅度地进行剥离。完成一定范围的剥离后,再逐次切开黏膜进行剥离。进一步进行剥离时,内镜先端透明帽可以整个伸入黏膜下层形成的空间,这样不仅可以保证黏膜下层良好的视野,同时还能适度牵动、推拉黏膜下层的纤维,使之易于剥离。治疗时间较长的病变,在剥离过程中需反复进行黏膜下注射,始终保持剥离层次在黏膜下层。在完成一定程度剥离时,可通过变换体位来利用重力剥离并卷起肿瘤,以便于进一步剥离。剥离中可以通过拉镜或旋镜沿病变基底切线方向进行剥离。皱襞及弯曲部的病变及大型病变,可以利用透明帽和体位变换进行剥离。当病变不能充分暴露时,可采用牙线辅助牵引,使病变充分暴露,在内镜下直视化操作,降低出血、穿孔发生率,提高剥离效率。低位直肠病变,常需要采用胃镜或肠镜倒镜进行剥离。

在剥离过程中必须有意识地预防出血。较小的黏膜下血管,可应用切开刀直接电凝止血;而较粗的血管,可用热活检钳钳夹后电凝血管。在黏膜剥离过程中一旦发生出血,应用生理盐水冲洗创面,明确出血点后应用切开刀直接电凝止血或热活检钳钳夹出血点电凝止血,上述方法如不能成功止血,还可以采用金属止血夹夹闭出血点,但此方法通常影响后续的黏膜下剥离操作,故较少应用。

术中一旦发生穿孔,可应用金属止血夹自穿孔两侧向中央缝合裂口后继续剥离病变,或应用金属夹联合尼龙绳荷包缝合裂口;也可先将病变剥离再缝合裂口。ESD 操作时间较长,消化道内积聚大量气体,气压较高,有时较小的肌层裂伤也会造成穿孔。因此,在 ESD 过程中必须时刻注意抽吸消化道内气体。

6. 创面处理 病变剥离后,创面及创缘经常可见裸露的小血管或在剥离过程中未能彻底处理的出血点,可应用切开刀、热活检钳或氩等离子体凝固术进行电凝,预防术后出血。必要时应用止血夹夹闭血管,预防迟发性出血。局部剥离较深、肌层有裂隙者,金属夹缝合裂隙当属必要。较大创面者,笔者常规留置引流管减压引流处理,如直肠和乙状结肠病变创面附近可留置肛管减压引流,靠近右半结肠、升结肠处病变,可留置鼻胆管越过创面减压引流,从一定程度上降低局部肠腔压力,大大降低术后迟发性穿孔及出血的发生率。

7. 切除标本的组织学处理 为提高病理学诊断的准确性,在将标本浸泡于 4% 甲醛液前需展平,并用细针固定标本的四周(黏膜的下层面紧贴于固定板上),测量病变大小。以 2mm 间隔连续平行切片,然后对完整切除的标本进行详尽的病理学检查,确定其浸润深度、病变基底和切缘有无肿瘤累及、有无淋巴管、血管浸润等,根据病理诊断结果判断是否需追加外科手术。

三、并发症及其处理

(一) 并发症

结直肠病变的内镜下切除虽然属于微创手术,但仍存在一定的并发症发生率,主要包括出血、穿孔、电凝综合征、狭窄等。

1. 出血 术中出血指术中需要止血治疗(如电凝或止血夹止血)的局部创面出血;术后出血指术后 2 周内需急诊留观、住院或干预处理(再次肠镜、血管造影栓塞或外科手术)的出血,多发生在术后 48 小时内。术中出血多为自限性,少量渗血可电凝处理,喷射性出血可使用金属夹止血。出血的主要原因通常是因为电凝不足,尤其是蒂部较粗的息肉,其中央的血管未得到充分的电凝引起出血。圈套器收得太快和机械切割息肉时也会引起出血。在收紧圈套时切忌用力过猛,尤其是蒂部较细的息肉,收紧过快,在没有充分电凝的情况下,机械性切割息肉会引起出血。电凝过度,使组织损伤较深,焦痂脱落后形成较深的溃疡也可引起迟发性出血。因此,掌握圈套收紧的力度以及合理使用电凝、电切是防止出血的关键。

大多数术后出血是自限性的,迟发性出血不常见。若术后 2~3 天出血,如果出血量较少,可继续观察,出血量较多时,应再次行内镜检查,根据出血的情况,在内镜下做相应的止血治疗。手术后 1 周内出血量一般较少,注意适当休息即可。

2. 穿孔 术中穿孔多能即刻发现,而操作结束后腹部 X 线片发现膈下游离气体、CT 发现腹腔游离气体等,应考虑为术后穿孔。防止穿孔发生的关键是高频电切时不要太靠近息肉的基底部以及不要过度电凝。高频电切、电凝后局部温度相当高,如果残留的息肉蒂部明显发白,则局部可能出现坏死、穿孔。如果太靠近管壁将蒂部完全切除,也有穿孔的可能。在视野不清的情况下盲目地切除是发生穿孔的主要原因,有时甚至将息肉蒂部周围的正常黏膜一起套入。有蒂部的息肉不易发生穿孔,而基底部较广的息肉治疗不当极易发生穿孔。基底部注射后进行高频电切以及分期、分块进行高频电切,可有效预防穿孔。切除后如发现创面较深且有可能发生穿孔者,可应用金属夹进行夹闭,并留置肠腔内减压管(包括肛管、鼻胆管)减压处理,留院观察,以便尽早发现穿孔并及时处理。临床怀疑穿孔者,在影像学确证前即可立即开始经验性治疗。怀疑和确诊穿孔的患者,应密切监测生命体征,补液、静脉应用广谱抗生素。外科手术的适应证是内镜修补困难或失败,持续肠内容物漏出导致的腹膜炎,一般穿孔超过 4 小时而未行内镜下夹闭处理的患者,建议外科手术治疗。

3. 电凝综合征　电凝综合征又称息肉切除术后综合征或透壁综合征,表现为结肠镜病变高频电切除后出现的局限性腹痛、发热、白细胞增多、腹膜炎,而无明显穿孔征象。研究表明高血压、病变较大、形态平坦是电凝综合征的独立危险因素。直肠及乙状结肠病变术后电凝综合征发生风险较低,而位于其他肠段及直径 >30mm 的病变术后需密切观察。电凝综合征的患者一般采取静脉补液,使用广谱抗生素,禁食直至症状消失,通常预后良好。

4. 术后狭窄　内镜术后狭窄多见于食管病变术后,结直肠病变发生狭窄的可能性较低,一般在术后 1 个月内发生,主要发生在病变范围较广、累及范围大于肠壁 1/2 周的患者。狭窄患者出现的主诉多不典型,一般以便秘、腹痛为主,多数患者在使用泻药后症状可以缓解。部分术后较短时间内发生的狭窄可能是由黏膜充血水肿尚未消除,或者黏膜修复仍未完成引起,若患者症状较轻,可以继续观察 1~2 个月,狭窄能自行缓解。部分狭窄是由损伤部分肌层引起,多出现在病变范围较大,切除程度较深的患者中,此类狭窄是由瘢痕组织形成引起,需要球囊扩张治疗。需要警惕的是,术后复发也是狭窄的可能因素,在行二次肠镜检查时要注意观察,必要时取活检以明确诊断。

(二) 术后处理

1. 术后用药　术后第 1 天禁食;密切观察血压、脉搏、呼吸等生命体征的变化,进行必要的实验室检查,如临床表现及相关检查无异常,术后第 2 天进食流质饮食或软食。术前评估切除范围大、操作时间长、肠道准备差、穿孔风险高的患者,可以考虑预防性使用抗菌药物。参考《抗菌药物临床应用指导原则》,应选用第二、三代头孢菌素类抗菌药物,可加用硝基咪唑类抗菌药物。术后用药总时间一般不超过 72 小时,但可酌情延长。评估认为出血风险较大者,可酌情使用止血药物。

2. 术后标本处理　术后对整块切除的标本进行冲洗和展平,黏膜面朝上固定于平板上,观察、测量并记录新鲜标本的大小、形状、颜色、硬度等肉眼所见的黏膜病变,区分口侧断端和肛侧断端,拍照后将标本黏膜面朝下全部浸没于固定液中并送检。病理申请单中应向病理医师提供详细的临床病史、推测的浸润深度、临床诊断及关注点。病理学取材、制片染色及规范化的病理学报告参见《中国消化内镜活组织检查与病理学检查规范专家共识(草案)》。

3. 术后追加外科手术的指征　当垂直切缘阳性时,需追加外科手术;如存在以下征象,建议行肠切除+淋巴结清扫术:①黏膜下浸润深度≥1 000μm,淋巴管、血管浸润阳性;②低分化腺癌,印戒细胞癌或黏液癌,浸润最深部位有高级别上皮内瘤变,带蒂息肉有蒂浸润。日本 2 项大规模多中心研究对行内镜切除的黏膜下浸润结直肠癌患者进行长期随访,发现垂直切缘阴性、中或高分化腺癌、无淋巴血管侵袭及黏膜下浸润深度 <1 000μm 的患者(低危组)在内镜切除术后追加与不追加外科手术者远期预后相当,而高危组特别是高危直肠癌患者推荐追加外科手术。

4. 术后随访　结肠息肉/腺瘤切除术后随访:根据国内外相关共识意见,并结合我国的实际情况,初次结肠镜检查为肠道准备良好、到达回盲部、保证足够退镜时间的高质量结肠镜检查,并完整切除所有病变,考虑结肠息肉/腺瘤切除术后随访的年限间隔随息肉/腺瘤的病理类型、大小、数量分别为 1~3 年。若初次结肠镜检查质量较低,可适当缩短随访间隔时间。癌前病变术后应行内镜随访,术后第 1 年及第 2 年各行内镜检查 1 次,以后每 3 年 1 次连续随访。早癌内镜治疗后,术后第 6、12 个月定期内镜随访,并行肿瘤标志物和相关影像学检查,无残留或复发者以后每年 1 次连续随访,有残留或复发者视情况继续行内镜下治疗或追加外科手术切除,每 3 个月随访 1 次,病变完全清除后每年 1 次连续随访。

(钟芸诗　刘思德)

推荐阅读

[1] 刘正,王锡山. 国内外结直肠癌筛查的对比分析及启示 [J]. 中华结直肠疾病电子杂志,2022,11(1):18-23.

[2] MONTMINY E M,JANG A,CONNER M,et al. Screening for colorectal cancer [J]. Med Clin North Am,2020,104(6):1023-1036.

[3] SIEGELR L,MILLER K D,GODING S A,et al. Colorectal cancer statistics,2020[J]. CA Cancer J Clin,2020,70(3):145-164.

[4] BIBBINS-DOMINGO K,GROSSMAN D C,CURRY S J,et al. Screening for colorectal cancer:US preventive services task force recommendation statement [J]. JAMA,2016,315(23):2564-2575.

[5] WOLF A M D,FONTHAM E T H,CHURCH T R,et al. Colorectal cancer screening for average-risk adults:2018

guideline update from the American Cancer Society［J］. CA Cancer J Clin,2018,68(4):250-281.

［6］ CHEN H D,LI N,REN J S,et al. Participation and yield of a population-based colorectal cancer screening programme in China［J］. Gut,2019,68(8):1450-1457.

［7］ 徐忠法,甄亚男. 中国结直肠癌防控策略思考［J］. 结直肠肛门外科,2019,25(6):629-634.

［8］ KATZ L H,BURTONCHASE A M,ADVANI S,et al. Screening adherence and cancer risk perceptions in colorectal cancer survivors with Lynch-like syndrome［J］. Clin Genet,2016, 89(3):392-398.

［9］ WOLF A,FONTHAM E,CHURCH T R,et al. Colorectal cancer screening for average-risk adults:2018 guideline update from the American Cancer Society［J］. CA Cancer J Clin,2018,68(4):250-281.

［10］ WONG M C,LAM T Y,TSOI K K,et al. A validated tool to predict colorectal neoplasia and inform screening choice for asymptomatic subjects［J］. Gut,2014,63(7):1130-1136.

［11］ PETIT J,CARROLL G,GOULD T,et al. Cell-free DNA as a diagnostic blood-based biomarker for colorectal cancer:a systematic review［J］. J Surg Res,2019,236:184-197.

［12］ BARBAGALLO C,BREX D,CAPONNETTO A,et al. LncRNA UCA1,upregulated in CRC biopsies and downregulated in serum exosomes,controls mRNA expression by RNA-RNA interactions［J］. Mol Ther Nucleic Acids,2018,12:229-241.

［13］ XU W,ZHOU G,WANG H Z,et al. Circulating lncRNA SNHG11 as a novel biomarker for early diagnosis and prognosis of colorectal cancer［J］. Int J Cancer,2020,146(10):2901-2912.

［14］ CHEN X,SUN J Y,WANG X,et al. A meta-analysis of proteomic blood markers of colorectal cancer［J］. Curr Med Chem,2021,28(6):1176-1196.

［15］ JONES J J,WILCOX B E,BENZ R W,et al. A plasma-based protein marker panel for colorectal cancer detection identified by multiplex targeted mass spectrometry［J］. Clin Colorectal Cancer,2016,15(2):186-194.

［16］ IMPERIALE T F,RANSOHOFF D F,ITZKOWITZ S H, et al. Multitarget stool DNA testing for colorectal-cancer screening［J］. N Engl J Med,2014,370(14):1287-1297.

［17］ REX D K,BOLAND C R,DOMINITZ J A,et al. Colorectal cancer screening:recommendations for physicians and patients from the U.S. multi-society task force on colorectal cancer［J］. Gastroenterology,2017,153(1):307-323.

［18］ ALTOBELLI E,ANGELETTI P M,LATELLA G. Role of urinary biomarkers in the diagnosis of adenoma and colorectal cancer:a systematic review and meta-analysis［J］. J Cancer, 2016,7(14):1984-2004.

［19］ SCHIRRIPA M,LENZ H J. Bio-marker in colorectal cancer ［J］. Cancer,2016,22(3):156-164.

第十七章 肿瘤分期

第一节 术前与治疗前的临床分期

分期是表示肿瘤严重程度的指标,对于临床实践,分期的主要价值在于评价预后进而指导制定治疗方案。结直肠癌来说,一般分为Ⅰ期、Ⅱ期、Ⅲ期和Ⅳ期。要了解分期,首先要了解结直肠癌的转移途径:①局部浸润,结直肠癌首先直接向肠壁深层浸润性生长,向肠壁纵轴浸润发生较晚。在结直肠癌中,主要以肿瘤在肠道深层浸润的层次来评估浸润的范围,当肿瘤突破浆膜层时,可侵袭邻近器官,如子宫、膀胱、输尿管等。②淋巴转移,结直肠癌主要以淋巴转移为主。结肠癌首先转移至结肠壁和结肠旁淋巴结,再转移至肠系膜血管周围和肠系膜血管根部淋巴结;上段直肠癌向上沿直肠上动脉、肠系膜下动脉及腹主动脉周围淋巴结转移,下段直肠癌以向上方和侧方转移为主。③远处转移,结肠癌可以通过血液和种植播散两种途径发生远处转移,结肠癌血行转移多见于肝,其次为肺、骨等;直肠癌则多沿门静脉转移至肝,也可由髂静脉转移至肺、骨和脑等。结肠癌脱落细胞可以在腹膜、卵巢等发生种植转移。

到目前为止,评估患者预后生存状况最有效的指标是由美国癌症联合委员会(American Joint Committee on Cancer,AJCC)制定的恶性肿瘤国际临床病期分类(TNM)方法。Ⅱ、Ⅲ期直肠癌患者约占患者总数的70%,其预后转归是值得关注的重要问题。尽管标准手术治疗及基于一线药物的化疗已成功使60%的Ⅱ、Ⅲ期患者达到临床治愈标准,但仍有40%~50%患者复发,多为远处转移,最终死于继发疾病。即使预后相对较好的Ⅱ期患者,仍有20%患者发生肿瘤复发并最终死亡。结直肠癌的发病过程是一个缓慢的病理过程,疾病的复发、死亡风险与初次诊断时肿瘤的分期密切相关。近年来的研究已经显示,通过在疾病早期阶段进行群体筛选检查并进行干预治疗可以有效降低结直肠癌的死亡风险。

TNM分期前加入不同前缀,表示不同临床意义,如cTNM是临床分期,pTNM是病理分期;前缀y用于接受新辅助治疗后的肿瘤分期(如ypTNM),病理学完全缓解的患者分期为$ypT_0N_0M_0$。在本节中,着重探讨术前与治疗前的临床分期。

(一)结肠癌

结肠癌早期症状不典型,常以身体消瘦、水肿、低热等为首发症状,导致部分患者就诊时病情已进入中晚期。结肠镜检查的普及,早期结肠癌检出率大大提高。电子结肠镜检查联合活检病理学检查是诊断结肠癌的"金标准",但是仍无法准确判断结肠癌的TNM分期。

常用的结肠癌分期评估的影像学手段包括超声、CT以及钡剂肠道造影等,钡剂肠道造影在显示黏膜表面病变上优势显著,但是不能有效反映患者肠腔外以及肠道壁上的病变;CT可以清楚显示患者结肠病变情况,在患者病情评估中发挥重要作用。腹部CT经由不同角度观察病灶情况,同时通过仪器配套后处理软件对患者病灶、结肠癌疾病进展以及附近组织受侵情况进行准确分析,获取患者肠道内外腔病变、病灶与附近器官之间关系、是否存在淋巴结转移或远处转移等信息,可为患者手术前TNM分期提供有效影像学依据。多层螺旋CT检查甚至可以作为结肠癌筛查技术的有益补充。

CT可以提供病灶的信息,提高病灶的检出率,常用于结肠癌术前与术后复发诊断。结肠癌CT成像特点:①结肠壁厚度增大:正常人结肠壁厚约为2.3mm,而结肠癌患者常出现肠壁增厚的情况,且多为不规则局限性和弥漫性增厚,肠壁厚度可达9~20mm;②结肠管腔内肿块:由于结肠癌会形成肿块,结肠癌肿块在结肠腔内呈偏心性生长,而且形态不规则,显示分叶状,肿块密度均匀,可出现密度较低的坏死区域;③结肠管腔狭窄:如果患者病情严重,会使结肠壁持续增厚,这时患者结肠管腔会出现不规则狭窄的情况,肠壁厚度出现不对称性增长,结肠出现异常形态;④结肠肠壁出现强化现象:当患者结肠肠腔内出现肿块或肠壁出现增厚时,CT显示异常强化,如果患者肿块不均匀,肿块显示为密度低的坏死区域;⑤周围组织器官浸润:如果患者肿块发生在结肠腔内,其CT诊断显示,肠壁外缘呈光滑锐利性;若肿块穿透肠壁,CT显示肠壁边缘模糊或出现索带影像;如果癌细胞转移,累及周围组织或器官,其在器官表面会出现较薄的脂肪层;⑥远处转移:当结肠癌持续发展并向远处转移时,最常见的就是影响肝脏,其发生率超过70%,还可能向子宫、脑、骨、肾上腺、卵巢、肺等器官转移。

CT对于T分期的判断准确度在很大程度上受到肠内容物的影响,为了提高其分辨力,CT检查前一晚建议服用泻药;在检查前90分钟开始服用250ml 20%甘露醇+1 750ml水;每20分钟服用250ml至检查前10分钟;检查前10分钟肌内注射东莨菪碱抑制胃肠蠕动(推荐首选),山莨菪碱说明书未明确适应证(推荐次选);在影像检查前推荐进行呼吸训练,良好的呼吸控制有助于减轻运动伪影,提高图像质量。

腹部CT对肠壁分层情况显示不佳,难以对病灶炎症以及浸润所致的病理变化予以确定,不能正确对肿瘤病灶侵袭肌层乃至黏膜下层的情况进行区分,提示腹部CT对T_1和T_2期结肠癌诊断存在局限,而对T_3和T_4期结肠癌的分辨率较高,所以T_3和T_4的诊断符合率明显优于T_1和T_2期。

研究表明,早期结肠癌的淋巴结转移率为7%~15%,随着癌灶浸润深度的增加,淋巴结转移率增高,浸润超过2/3黏膜下层时淋巴结转移率达23%~38.5%。淋巴结的大小和形态被认为是淋巴结转移与否的评价标准,CT检测淋巴结短径>10mm为淋巴结转移的阳性标准。随着影像学技术的发展,转移的淋巴结检出率逐渐升高,所检出淋巴结的短径也缩短为5mm。最近有研究发现,在直肠癌患者中,以短径为5mm作为淋巴结转移标准,其灵敏度为68%,特异度为78%。然而以短径为5mm作为判定早期结肠癌淋巴结转移的标准,其灵敏度为50%,特异度为81.6%,较低的灵敏度说明早期结肠癌中转移的淋巴结可能存在更短的短径。

腹部CT可以清楚显示位于大血管根部、盲肠回流部位肠旁以及肠上淋巴结,而位于中间的淋巴结,如中结肠血管肠系膜内部淋巴结由于肠管交叠重复以及血管显像情况不佳使其难以被发现,CT判断淋巴结转移情况准确与否是N分期诊断中的难点。相关研究中主要通过淋巴结征象如密度和大小等相关信息判断淋巴结转移情况,但是其最终结果差异较大。

结肠癌病灶多会向肝、卵巢、肺部等多部位远处转移,其中尤以肝远处转移占比最高,应用腹部增强CT可以有效显示。腹部增强CT对M_0分期与M_1分期诊断价值均较高,其与病理诊断结果的一致性甚至高于80%,提示腹部增强CT对于M分期诊断价值高。

虽然腹部增强CT对患者的病灶位置、形状、尺寸、侵袭范围、淋巴结情况、远处转移等均可有效显示,但是其难以区分早期恶性肿瘤和良性肿瘤,也不能有效区别病灶是否侵袭浆膜层,这些是腹部增强CT存在的主要问题,仍需要进一步深入研究。

(二)直肠癌

对于直肠癌而言,除CT外,MRI及直肠腔内超声(endorectal ultrasonography,ERUS)为临床常用的直肠癌术前分期方法。与CT相比,后两者对浸润深度、肠周淋巴结转移的诊断准确性较高,而且无创伤、无辐射,故为直肠癌患者术前分期的首选方法。直肠癌的预后与肿瘤浸润深度、转移淋巴结数量及环周切缘(circumferential resection margin,CRM)密切相关。直肠癌T分期的判断基于肿瘤浸润深度,术前T分期的判断常采用ERUS、MRI、CT等影像学技术。研究表明,对T分期的判断,ERUS及MRI皆优于CT,对T_2及以下分期,ERUS优于MRI。直肠癌术前分期的研究中普遍存在过高分期的现象,原因为组织炎性反应产生的改变与肿瘤组织浸润较为相似,在图像上难以鉴别。ERUS不仅可以用于T、N分期,还可以提供直肠系膜浸润程度、CRM和肿瘤位置等信息。这些信息有助于预测预后和制定治疗方案。此外,对于直肠系膜筋膜的判断,盆腔高分辨率MRI是最优的检查。

肿瘤位置对于ERUS检测肿瘤分期准确性的影响存在争议。既往研究发现,ERUS检测对于距肛缘6cm内的直肠癌的T分期准确性较好;但也有研究显示对下段直肠癌T分期的准确性为68%,而中段及远段分别为76%和88%。下段直肠癌分期准确性偏低的原因可能为:①由于直肠壶腹的限制,硬式探头无法全面检查,特别是当肿瘤位于后壁,探头无法与肿瘤垂直,从而限制了分期的准确性;②在肛管上缘的正常直肠壁解剖层次通常显示欠清。此外,接受新辅助治疗的患者MRI和ERUS对直肠癌分期的诊断准确性均低于直接手术患者。

(三)转移性结直肠癌

结直肠癌的远处脏器转移,按照发生率自高至低依次为肝、腹膜、肺、骨等。晚期结直肠癌的精准诊断决定了个体化治疗方案的制定,因此,分辨远处脏器是否发生转移以及转移状态对于指导临床医师后续诊治实践非常重要。弥散加权成像(diffusion weighted imaging,

DWI）是对活体水分子运动进行检测的成像技术，根据 DWI 序列当中的表观扩散系数（apparent diffusion coefficient，ADC）值来对水分子的扩散程度进行定量测量，ADC 值高时则说明水分子为自由扩散的状态，ADC 值低时则说明水分子扩散受到阻碍。磁共振成像用于肝转移瘤的诊断以及鉴别也需要依靠 ADC 值，当 ADC 值较高时极有可能为良性病变，ADC 值较低时则为恶性病变，主要是因为恶性肿瘤病变细胞具有较大的密度，水分子弥散受到阻碍，因此其运动速度降低，ADC 值也会随之降低。对不同肝转移瘤进行诊断时会发现其 ADC 值存在一定的差异，主要是因为不同转移瘤的病理特征、细胞排列、病变程度以及血供都不同。研究显示磁共振成像诊断肝转移瘤的灵敏度、特异度、准确性、阳性预测值和阴性预测值分别为 92.11%、97.92%、95.35%、97.22% 和 94.00%，可见磁共振成像对于诊断肝转移瘤具有较高的价值。超声造影（contrast-enhanced ultrasound，CEUS）也是目前临床常用的诊断结直肠癌肝转移的方法。有研究显示 CEUS 与 CT 均可有效显示结直肠癌肝转移影像学特征，但 CEUS 对结直肠癌肝转移灶血流灌注的诊断价值更高。

来源于腹盆腔恶性肿瘤的腹膜转移癌（peritoneal metastatic carcinoma，PMC）一直是临床治疗的难题。近年来研究表明，肿瘤细胞减灭术加腹腔热灌注化疗能有效延长患者生存期。判断 PMC 程度的标准是腹膜癌指数（peritoneal carcinomatosis index，PCI），现通用 Sugarbaker 评分系统评估腹盆腔 9 个区域和 4 个小肠区域的荷瘤程度，PCI 也是预测生存的重要指标，PCI<20 者接受肿瘤细胞减灭术联合腹腔热灌注化疗后获益的可能性更大。在现有的术前无创性评估 PCI 的方法中，常根据 CT 征象得出 CT-PCI，如果 CT-PCI 与术中 PCI 有较好的吻合度，则将有助于更好地选择患者，制定治疗计划，避免不必要的手术探查。然而，常规 CT 辨别 PMC 的准确率较低，直径小于 1cm 的腹膜转移结节，CT 诊断的灵敏度仅为 25%~50%，除了常规 CT 检查外，还可以考虑进行 PET/CT 检查，其灵敏度和特异度分别为 78%~97% 和 55%~90%。MRI 特别是应用 DWI 以辅助小转移灶的检出，其灵敏度和特异度分别为 90% 和 95.5%。除非出现癌性淋巴管炎、大面积胸膜转移等，结直肠癌肺转移患者通常不会出现呼吸道症状和体征。因此，推荐采用高分辨率胸部 CT 对结直肠癌肺转移进行检查，不建议采用其他影像学检查，如胸部 X 线和 MRI。推荐采用胸部增强 CT 诊断纵隔及肺门淋巴结转移。

（姜争　魏然）

第二节　新辅助治疗后的病理分期

一、新辅助治疗后的 pT 分期

pT 肿瘤浸润的深度是测量活的肿瘤细胞浸润深度，接受新辅助治疗患者的肿瘤标本中若存在无细胞的黏液池、坏死或纤维化，不应视为肿瘤残存。

二、新辅助治疗后的 pN 分期

pN 发生转移的淋巴结数量：在接受新辅助治疗的病例中，淋巴结中若存在无细胞黏液、坏死或纤维化，不视为残留肿瘤淋巴结转移。但对这些发现可以给出描述性评论表明可能对治疗有反应，或和临床、影像的分期相关。

AJCC 和美国病理学院（College of American Pathologist，CAP）建议至少检出 12 个淋巴结以准确分期。但术前接受化疗的患者，可能无法收集 12 个淋巴结。接受新辅助治疗病例，需要的最少淋巴结数量尚缺乏统一标准。SEER 数据库中对 I 期或 II 期直肠癌患者的分析发现，随着检出淋巴结数量的增加，整体生存率也会有所改善。检出淋巴结数量可能因患者年龄、性别、肿瘤分级和肿瘤部位而异。II 期结直肠癌如果最初发现的淋巴结少于 12 个，建议再次反复寻找更多潜在淋巴结。如果仍未找够 12 个淋巴结，报告中应表明对淋巴结进行了广泛寻找。接受新辅助治疗的直肠癌患者的平均淋巴结数量明显少于单纯手术治疗的患者（13 个 *vs.* 19 个，$P<0.05$；7 个 *vs.* 10 个，$P<0.001$）。接受新辅助治疗患者的标本中只有 20% 能够找到足够的淋巴结（12 个）。但对于接受新辅助治疗患者而言，检出更少的淋巴结可能是治疗反应更显著和预后更好的标志。接受新辅助治疗的患者，究竟需要检出多少淋巴结才能进行准确病理分期，目前尚不清楚，其临床意义也有待进一步研究。但无论手术病理结果如何，接受术前新辅助治疗的患者可能都需要在术后进一步治疗。

三、新辅助治疗后的治疗反应评价

目前对于治疗反应的评估主要基于肿瘤的原发灶，

但区域淋巴结或任何远处的转移部位也可能存在类似的治疗反应。虽然区域淋巴结或远处转移灶的治疗反应并不影响对肿瘤治疗反应的评分，但是建议在病理报告中进行描述性评论，或与临床分期、影像学表现相关。

若肿瘤的病理治疗反应为完全缓解，需要保证肿瘤区域（ypT_0）和区域淋巴结（ypN_0）没有活的肿瘤成分。在这种情况下，应对整个肿瘤床全部取材和进行组织学评估。

目前针对新辅助放化疗后肿瘤退缩分级（tumor regression grade，TRG）方法主要包括 NCCN、AJCC、Mandard、Becker、Dowrak/Rödel 等标准，主要依据放化疗后残留肿瘤成分以及纤维化的比例来进行病理学退缩反应的分级。

NCCN 指南、AJCC 和 CAP 指南主要对肿瘤的反应进行分级，根据 Ryan 结直肠癌评价方案改良的四级评分系统，改良 Ryan 肿瘤退缩评分方案为：0 级表示无癌细胞残留（完全反应），1 级表示单个或小簇状癌细胞残留（接近完全反应），2 级表示残余癌细胞伴显著肿瘤退缩，但多于单个或小簇状癌细胞（部分反应），3 级表示广泛癌细胞残存，肿瘤无明显退缩（反应差或无反应）。

Mandard 分级标准于 1994 年提出，应用于食管癌同期放化疗后疗效的病理学评估，反应分级为 5 级。TRG 1 级，无癌细胞残留；TRG 2 级，癌细胞极少量残留；TRG 3 级，纤维化反应超过癌细胞；TRG 4 级，癌细胞超过纤维化反应；TRG 5 级，几乎无反应。后将 TRG 2 级和 TRG 3 级合并为 TRG 2 级，TRG 4 级和 TRG 5 级合并为 TRG 3 级，即形成三级标准。

Becker 三级分级标准与 Mandard 三级分级极为相似，Becker 分级中的 TRG 1b 级归入 TRG 2 级，即为 Mandard 3 级分级。

Dowrak/Rödel 5 级标准是以纤维化区域 25% 和 50% 为节点，分为 TRG 0~4 级。无反应为 TRG 0 级；<25% 的肿瘤区域纤维化为 TRG 1 级；25%~50% 的肿瘤区域纤维化为 TRG 2 级；>50% 的肿瘤区域纤维化为 TRG 3 级，完全缓解为 TRG 4 级。

四、新辅助联合免疫治疗后病理疗效评价

病理学完全缓解（pathologic complete response，pCR）定义为新辅助治疗诱导的原发性肿瘤或清扫的淋巴结中没有残留的存活肿瘤细胞。

主要病理学缓解（major pathologic response，MPR）定义为新辅助治疗诱导的术后标本病理检测残留肿瘤细胞≤10%。但是，MPR 只针对原发病灶，并不关注淋巴结的情况，且临界值的确立尚需更多数据证明。结直肠癌 MPR 对应 Mandard 分级的 TRG 1 级（完全缓解）或 TRG 2 级（接近完全缓解）。

联合放疗和免疫治疗提高肿瘤退缩也是研究的热点。术前诱导的系统性免疫反应可使机体产生长期免疫记忆，而术后患者因肿瘤的切除无法产生免疫介导的持续的抗肿瘤效应。因此，新辅助免疫治疗有一定合理性。近年来，有几项小样本研究均提示其临床应用前景。VOLTAGE-A 试验是首个探索放化疗序贯免疫治疗在微卫星稳定（microsatellite stable，MSS）直肠癌新辅助治疗中价值的研究。队列 A1 中 37 例 MSS 患者有 11 例（30%）达到了 pCR，另有 3 例达到 TRG 1 级，1 例达到临床完全缓解进行等待观察。另一项国内多中心研究显示，错配修复正常（mismatch repair proficient，pMMR）/MSS 结直肠癌患者通过联合免疫的新辅助治疗后，pCR 率高达 32.4%，MPR 率达 58.8%。

国家肿瘤质控中心肺癌质控专家委员会发布的《非小细胞肺癌新辅助治疗疗效病理评估专家共识》中指出，可以在合理辨认瘤床（瘤床是指治疗前原始肿瘤所在的部位，新辅助治疗后可能出现瘤床辨认困难的情况），标本固定，规范化取材后，确定 pCR 或 MPR。该共识建议使用≤10% 作为 MPR 的临界值，并指出与普通标本相比，新辅助病理标本评估过程复杂，准确性和一致性需要进一步提高。此建议标准在结直肠癌中的应用尚待进一步研究。

（邹霜梅）

第三节　复发后再治疗分期

肿瘤的复发是患者死亡的最主要原因。30%~50% 的结直肠癌患者在根治术后仍会出现复发，其中 80% 的患者复发转移发生在术后 3 年内，95% 的复发转移出现在 5 年内。因此术后的规律随访对于结直肠癌的复发监测及复发后再分期极为重要。结直肠癌复发包括局部复发及远处转移，远处转移约占 78%，局部复发约占

18%，两者皆有约占 4%。

结直肠癌术后局部复发是指在经过根治性（R0）手术切除以后，在原来肿瘤的瘤床周围、肠周组织或系膜、区域淋巴结或肠道吻合口部位出现的与原发肿瘤病理学同源的肿瘤再生长。直肠癌，尤其是局部进展期直肠癌因其局部解剖结构的复杂性，手术难度通常较大，术

后局部复发率高于结肠癌,达到 10%。直肠癌的局部复发存在多种分类方式,目前临床应用较为广泛的是 Leeds 分类法。根据复发病灶在盆腔内的累及范围分为中央型、侧壁型、骶侧型和混合型(表 17-3-1)。

表 17-3-1　直肠癌局部复发的 Leeds 分类法

分型	定义
中央型	病灶局限于盆腔内脏器或结缔组织,并未累及骨质结构
骶侧型	病变位于骶前间隙,毗邻或侵袭骶骨
侧壁型	病变累及侧盆壁的结构,包括坐骨大孔、穿过此处至梨状肌和臀部的坐骨神经
混合型	骶侧型和侧壁型混合

根据 AJCC 第 8 版,可通过 TNM 系统对复发性结直肠癌进行再次分期,并标注为 rTNM。但对于接受过根治手术后局部复发的患者来说,通常难以对 T 分期及 N 分期进行再评估,因此根据是否可根治性切除将局部复发病灶分为初始可切除与初始不可切除。局部复发的直肠癌需由经验丰富的多学科会诊(multidisciplinarytreatment,MDT)进行可切除性的评估,并决定最优的治疗方案。初始可切除患者建议行手术治疗联合围手术期放化疗;初始不可切除的患者则建议行全身系统治疗联合放疗,治疗后再评估手术的可切除性。目前认为不可切除的局部复发病灶包括:①广泛侵袭侧盆壁;②侵袭髂外血管;③侵袭坐骨大切迹、坐骨神经;④侵袭 S_2 水平及以上。

腹部增强 CT 及盆腔增强 MRI 对于复发病灶的检出及可切除性的评估具有重要的价值。增强 CT 对于盆腔的可疑新生肿物具有较强的检出能力,通常在增强图像上表现为异常强化的团块。增强 CT 的检查花费较低,且可排除腹腔内其他部位的远处转移,可作为局部复发的筛查。CT 对于骨盆内骨性结构侵袭破坏的评估具有较高的准确性,但对软组织的分辨能力较差,常无法区分炎性改变(如术后的瘢痕及纤维化等)与复发病灶。在明确诊断及判断病灶的毗邻关系以用于评估可切除性上,盆腔增强 MRI 具有更好的优势。在 MRI 图像上,纤维化组织通常表现为长 T_1 短 T_2 信号,而复发病灶常表现为高信号。相较于传统序列,DWI 则可以更为准确地诊断复发病灶。值得注意的是,复发病灶的影像学图像应动态进行观察,以获得更加准确的信息。PET/CT(PET/MRI)常被用于评估病灶的良恶性,以及发现其他影像学检查难以发现的隐匿性复发转移病灶,对于复发病灶的检出及诊断具有较高的灵敏度与特异度。但 PET/CT(PET/MRI)价格较为高昂,难以常规开展。

结直肠癌的远处转移较局部复发更为常见。肝、肺及腹膜是最常见的转移部位。依据第 8 版 AJCC 结直肠癌 TNM 分期,远处转移的结直肠癌患者均为Ⅳ期,即 M_1。根据转移部位的不同与多寡,细分为:①M_{1a},1 个位置或脏器转移,不伴腹膜转移;②M_{1b},≥2 个位置或脏器转移,不伴腹膜转移;③M_{1c},腹膜转移,伴或不伴其他脏器转移。MDT 治疗模式对于远处转移的评估与治疗决策具有重要价值。

15%~25% 的结直肠癌患者在接受根治术后可发生异时性肝转移。经 MDT 评估,可将肝转移患者分为初始可切除、潜在可切除以及不可切除三类。初始可切除的患者,建议行以手术治疗为主联合围手术期新辅助/辅助化疗的治疗模式。潜在可切除的患者,高强度化疗结合靶向治疗的转化治疗可为手术争取机会。不可切除的患者,应采用化疗结合靶向治疗、免疫治疗等多种综合治疗以控制肿瘤。在结直肠癌术后患者的随访过程中,应常规进行肝超声和腹部增强 CT 等影像学检查对肝转移进行筛查。肝超声或腹部增强 CT 高度怀疑的肝内病灶应进行肝增强 MRI 检查。肝 MRI 可较好地鉴别肝转移灶与其他占位性病变(如原发性肝癌、肝囊肿以及肝血管瘤等)。肝转移灶在 MRI 平扫呈稍长 T_1、稍长 T_2 信号结节,在增强下表现为门静脉期的环形强化,DWI 上表现为稍高信号。但对于直径 <1.0cm,尤其是直径 <0.5cm 的肝转移灶的显示仍有待进一步提高。

肺是仅次于肝的结直肠癌第二常见转移部位,直肠癌相较结肠癌更容易出现肺转移。胸部高分辨率 CT 对于肺转移灶的筛查及诊断具有重要价值。肺转移灶的典型影像表现为双肺外带及下野多发的大小不等的实性结节。但肺转移灶通常表现多样,尤其是单发者,与原发性肺癌或肺良性结节的鉴别存在难度。胸部 CT 无法明确性质的肺结节,建议进行密切随访,必要时行 PET/CT 或活检。

4%~19% 的结直肠癌患者在接受根治术后发生腹膜转移。PCI 分期系统目前被广泛用于对结直肠癌腹膜转移肿瘤负荷的标准化评估。PCI 分期系统共 13 区。其中根据腹部 9 分法将腹部分为脐区、右季肋区、上腹区、左季肋区、左腰区、左腹股沟区、下腹区、右腹股沟区、右腰区 9 区。同时将小肠分为上段空肠、下段空肠、上段回肠、下段回肠 4 区。评分方法:0 分,未见肿瘤;1 分,肿瘤直径≤0.5cm;2 分,0.5cm< 肿瘤直径≤5cm;3 分,肿瘤直径 >5cm,融合成团。腹部增强 CT 是诊断腹膜转移的主要影像学手段,典型表现为腹膜、系膜的增厚和强化。CT-PCI 评分被用于量化腹膜转移的严重程度,为减瘤手术提供参考。对于直径 <0.5cm 的腹膜转移灶 CT 检出能力较差,因此对于腹膜转移的严重程度常处于低估的状况。

除上述转移外,淋巴结转移、骨转移以及脑转移在临床上也不少见。相应的影像学检查如浅表淋巴结超声、骨 ECT、头部 MRI 等对于相应部位转移的评估与分期十分重要。同时，也应该意识到，随着结直肠癌诊疗技术的飞速进步，MDT 对于结直肠癌复发后再分期以及后续治疗策略的制定是必不可少的。

（丁克峰）

第四节　中国临床病理分期方案

我国的结直肠癌呈现如下几个特征：①直肠癌发病率比结肠癌高，约占结直肠癌的 60%；②中青年人比较多，小于 30 岁的患者占比例比较高，占 10%~15%；③中低位直肠癌比例高，占直肠癌总数的 60%~75%；④中晚期比例较高，此类患者占全部结直肠癌患者的80%~90%，5%~10% 的患者会侵袭邻近组织或器官。

结合我国特有的疾病流行病学特点，参考第 8 版国际抗癌联盟（Union for International Cancer Control，UICC）/AJCC 结直肠癌 TNM 分期，中国抗癌协会大肠癌专业委员会在临床工作中对于中晚期结直肠癌的分期进行了深入思考并开展了系列研究，提出了修改建议，本文就目前局部晚期及全身晚期结直肠癌的分期优化进行探讨。

晚期结直肠癌主要可分为局部晚期结直肠癌、局限性转移性结直肠癌、全身转移性结直肠癌三类。其中局部晚期结直肠癌是指肿瘤穿透肠壁全层侵袭邻近组织器官需要进行联合脏器切除者；局限性转移性结直肠癌主要是指Ⅲ期患者，即发生淋巴结转移；而全身转移性结直肠癌则代表Ⅳ期结直肠癌患者，最常见的是肝、肺、腹膜以及远处淋巴结转移等。

对于局部晚期结直肠癌患者而言，联合脏器切除手术虽然是当前唯一可以进行根治的治疗手段，但是该手术创伤较大，常伴随不同程度的术后并发症，给患者带来较大的痛苦。与此同时，随着近年来手术技术发展、治疗理念更新以及各种新药在临床上的应用，人们对于局部晚期结直肠癌的治疗有了进一步认识。局限性远处转移或种植的患者，通过手术进行切除，并联合腹腔热灌注化疗等形式进行治疗，可达到根治；全身转移性结直肠癌患者的治愈率也显著提高。

结直肠癌患者的预后取决于诸多方面，其中最重要的就是就诊时的临床病理分期，明确的临床病理分期对于评估预后、指导治疗均有重要意义。目前我国的结直肠癌临床病理分期普遍采用的是国际通用的 UICC/AJCC 提出的 TNM 改良分期法，在第 8 版结直肠癌 TNM 分期中，T_4 期被分为 T_{4a}（肿瘤穿透脏腹膜）和 T_{4b}（肿瘤直接侵袭或粘连于其他器官和结构）。然而，T_{4b} 的划分仍然不能与患者的预后评估相对应。笔者曾对 1990 年 1 月至 2004 年 7 月在哈尔滨医科大学附属肿瘤医院既往就诊且临床病理及随访资料完整的病例进行了回顾分析。行联合脏器切除手术的原发Ⅱb 期结直肠癌患者 287 例，同期笔者医院Ⅱb 期无局部浸润结直肠癌 120 例（结肠癌和直肠癌各 60 例），以及Ⅲa 期结直肠癌 140 例（结肠癌 80 例、直肠癌 60 例）。对三组资料进行统计分析，结果显示，联合切除组 159 例（55.4%）相关脏器为癌性浸润，其他 128 例（44.6%）相关脏器为炎性浸润。比较癌性浸润组与炎性浸润组资料的 1、3、5 年存活率，两者在 1 年存活率上差异无统计学意义，而在 3、5 年存活率上，差异具有统计学意义。Mohan 等系统回顾了 1 575 例采用多器官联合切除术的大肠癌患者，总的 5 年生存率达 50.3%，提示 R0 切除是患者获得长期生存的前提。也有文献报道，结直肠癌联合脏器切除者，术后病理证实受累器官为癌性浸润的发生率为 49.0%~72.5%。回顾近 10 年来文献报道，在手术探查时，结直肠癌患者有周围浸润转移的病例中仅 40%~70% 经病理组织学证实有癌性浸润，而 30%~60% 为炎性浸润。有学者认为，在探查时如能将结直肠癌与周围浸润脏器钝性分离，一般可认为是炎性浸润，对不能钝性分离者才行联合脏器切除。以上研究结果提示，在局部晚期同一期别的结直肠癌病例中，受累器官为癌性浸润和非癌性浸润者的远期预后存在着明显的不同，但根据目前的 TNM 改良分期法两者却同属于Ⅱc 期。据此，目前的临床病理分期似有不妥之处，建议应将两者从分期上区别对待。是否可以将Ⅱ期患者由目前的两个亚期划分为三个亚期，增设Ⅱd 期。第 8 版 UICC/AJCC 结直肠癌 TNM 分期虽然对于 T 分期进行细化，但在病理分期中并没有体现。建议将 T_4 划分为 T_{4a}（肿瘤穿透肠壁全层，无组织器官侵袭），T_{4b}（肿瘤穿透肠壁全层，侵袭邻近器官和结构，组织病理学证实为炎性浸润）和 T_{4c}（肿瘤穿透肠壁全层，侵袭邻近器官和结构，组织病理学证实为癌性浸润）三个亚分期。因此在原有基础上Ⅱ期患者可被分为Ⅱa 期（$T_3N_0M_0$），Ⅱb 期（$T_{4a}N_0M_0$），Ⅱc 期（$T_{4b}N_0M_0$）和Ⅱd 期（$T_{4c}N_0M_0$）（表 17-4-1）。

由于解剖学的特点，发生在直肠的肿瘤，向前方，在男性患者容易侵袭膀胱、精囊和前列腺，在女性则容易侵袭阴道后壁、子宫颈；向侧方容易累及输尿管和盆壁；向后方侵袭骶骨和尾骨。在结肠癌中，乙状结肠癌容易

表 17-4-1　关于术后临床病理分期的建议

分期		特征
Ⅱ期		
Ⅱa 期	$T_3N_0M_0$	
Ⅱb 期	$T_{4a}N_0M_0$	T_{4a}:肿瘤穿透肠壁全层未侵袭邻近组织器官
Ⅱc 期	$T_{4b}N_0M_0$	T_{4b}:肿瘤穿透肠壁全层侵袭邻近组织器官,病理组织学证实为炎性浸润者
Ⅱd 期	$T_{4c}N_0M_0$	T_{4c}:肿瘤穿透肠壁全层侵袭邻近组织器官,病理组织学证实为癌性浸润者
Ⅳ期		
Ⅳa 期	任何 T,任何 NM_1R0	M_1R0:有远处转移灶,可 Ⅰ 期同时切除,临床无癌灶残留者
Ⅳb 期	任何 T,任何 NM_1R1	M_1R1:有远处转移灶,无法 Ⅰ 期同时切除或未切除;侵袭局部组织器官,术中未能完整切除有癌灶残留者也属此期

侵袭膀胱底部和小肠,左半结肠癌容易侵袭脾门、胰尾部、肾脏等,右半结肠癌则容易侵袭周围的胰腺、十二指肠,甚至胃壁。尽管针对每一种情况的手术方式不尽相同,但是在围手术期贯彻的治疗策略和手术原则却基本一致。术前判断结肠癌是否突破作为保护屏障的浆膜层对治疗方案的选择尤为重要,结肠癌穿透脏腹膜侵袭其他脏器时,应辅以放化疗。而炎性浸润则可避免联合脏器切除。结肠癌术前分期最常用的方法为 CT 结肠成像,但在 CT 征象中,脂肪组织的炎性浸润与癌性浸润有很多相似之处,均表现为肠壁浆膜面毛糙、肠周脂肪间隙模糊等,易导致对 T 分期的误判,这也是临床面临的重要难题。

近年来兴起的肿瘤 CT 纹理分析技术,通过分析图中各像素局部特征及空间分布,得到图像灰阶分布特征及空间特征,进而对医学图像中像素强度和空间分布特点进行数学分析与运算,获取量化病灶异质性的相关参数,可为肿瘤异质性的评估提供无创影像学生物标志。癌性浸润与炎性浸润的纹理参数差异的病理基础在于恶性肿瘤的生长通常伴有瘤周小血管的急剧增生,以及大量肿瘤细胞浸润,淋巴引流系统遭到破坏,相比单纯炎症反应的脂肪组织成分复杂,这些微环境的变化难以被传统影像征象反映,纹理分析却可将其捕获放大,结肠癌侵袭肠周脂肪会致其纹理特征有别于单纯的炎性浸润。基于上述原理,相信在未来,通过肿瘤 CT 纹理分析技术可以大幅提高术前鉴别炎性浸润与癌浸润的概率,进而指导肿瘤的精准治疗。

对于全身转移性结直肠癌而言,尽管第 8 版 UICC/AJCC 结直肠癌 TNM 分期将腹膜转移单独划分为 M_{1c},但是考虑治疗对于晚期患者的影响,建议按照肿瘤是否能够完整切除将Ⅳ期患者进一步划分为 M_1R0(有远处转移灶,但是已 Ⅰ 期切除,临床无癌灶残留患者)和 M_1R1(有远处转移灶,但是无法 Ⅰ 期同时切除或者未切除)。笔者对 1997—2004 年结直肠癌伴肝转移的 126 例临床病理及随访资料进行了统计分析,22 例同时切除肝转移灶的患者与 104 例手术未切除肝转移灶的患者的 1、3、5 年存活率及生存曲线显示,Ⅰ期同时性切除与非 Ⅰ 期同时切除的生存期差异有统计学意义,这也说明同属于Ⅳ期结直肠癌伴肝转移的患者,同时切除肝转移灶者的生存期明显优于未行同期切除者,两者在临床病理分期上同样应予以区别对待。(表 17-4-1)

关于以上临床病理分期的思考,因病例样本单中心研究的局限性,可能会存在一定的偏差,需要广大同道进一步加以研究论证,使结直肠癌的临床病理分期更趋规范合理,能够更加准确地评估患者的预后,更加科学地指导临床治疗。肿瘤临床分期的定义,更多的意义在于精准预测患者的预后并进一步指导个体化治疗。

(王锡山　姜争　魏然)

推荐阅读

[1] National Comprehensive Cancer Network. Clinical Practice Guidelines in Oncology. Rectal Cancer(NCCN Guidelines®)(2022 Version 1).[EB/OL](2022-02-25)[2022-07-03].https://www.nccn.org/.

[2] National Comprehensive Cancer Network. Clinical Practice Guidelines in Oncology. Colon Cancer(NCCN Guidelines®)(2022 Version 1).[EB/OL](2022-02-25)[2022-07-03].https://www.nccn.org/.

[3] AMIN M B,EDGE S B,GREENE F L,et al. AJCC Cancer Staging Manual [M]. 8th ed. New York:Springer,2017.

[4] 刘新志,熊振,肖斌毅,等. 基于多中心真实世界数据的 CRC 联合免疫治疗的新辅助治疗安全性及其疗效[J].中华胃肠外科杂志,2022,25(3):219-227.

[5] 国家肿瘤质控中心肺癌质控专家委员会. 非小细胞肺癌新辅助治疗疗效病理评估专家共识[J]. 中华病理学杂志,2021,50(9):1002-1007.

[6] LEE S,MA C,SHI Q,et al. Potential mediators of oxaliplatin-induced peripheral neuropathy from adjuvant therapy in stage

Ⅲ colon cancer:findings from CALGB(Alliance)/SWOG 80702[J]. J Clin Oncol,2023,41(5):1079-1091.

[7] MLECNIK B,BIFULCO C,BINDEA G,et al. Multicenter international society for immunotherapy of cancer study of the consensus immunoscore for the prediction of survival and response to chemotherapy in stage Ⅲ colon cancer[J]. J Clin Oncol,2020,38(31):3638-3651.

[8] CHENG L,ENG C,NIEMAN L Z,et al. Trends in colorectal cancer incidence by anatomic site and disease stage in the United States from 1976 to 2005[J]. Am J Clin Oncol,2011,34(6):573-580.

[9] ALEKSANDROVA K,PISCHON T,JENAB M,et al. Combined impact of healthy lifestyle factors on colorectal cancer:a large European cohort study[J]. BMC Med,2014,12:168-172.

[10] 中华人民共和国国家卫生健康委员会. 中国结直肠癌诊疗规范(2020年版)[J]. 中华外科杂志,2020,58(8):561-585.

[11] 中国医师协会外科医师分会,中华医学会外科学分会胃肠外科学组,中华医学会外科学分会结直肠外科学组,等. 中国结直肠癌肝转移诊断和综合治疗指南(2020版)[J]. 中华消化外科杂志,2020,19(12):1229-1242.

[12] XU W,HE Y Z,WANG Y M,et al. Risk factors and risk prediction models for colorectal cancer metastasis and recurrence:an umbrella review of systematic reviews and meta-analyses of observational studies[J]. BMC Med,2020,18(1):172.

[13] BOYLE K M,SAGAR P M,CHALMERS A G,et al. Surgery for locally recurrent rectal cancer[J]. Dis Colon Rectum,2005,48(5):929-937.

[14] GRESS D M,EDGE S B,GREENE F L,et al. AJCC cancer staging manual[M]. 8th ed. Berlin:Springer International Publishing,2017:3-30.

[15] MITRY E,GUIU B,COSCONEA S,et al. Epidemiology, management and prognosis of colorectal cancer with lung metastases:a 30-year population-based study[J]. Gut,2010,59(10):1383-1388.

[16] 中国医师协会外科医师分会多学科综合治疗专业委员会,中国抗癌协会大肠癌专业委员会. 结直肠癌肺转移多学科综合治疗专家共识(2018版)[J]. 中国肿瘤临床,2019,46(2):51-63.

[17] KAHN K L,ADAMS J L,WEEKS J C,et al. Adjuvant chemotherapy use and adverse events among older patients with stage Ⅲ colon cancer[J]. JAMA,2010,303(11):1037-1045.

[18] CHAN J A,MEYERHARDT J A,NIEDZWIECKI D,et al. Association of family history with cancer recurrence and survival among patients with stage Ⅲ colon cancer[J]. JAMA,2008,299(21):2515-2523.

[19] RAHBARI N N,BORK U,MOTSCHALL E,et al. Molecular detection of tumor cells in regional lymph nodes is associated with disease recurrence and poor survival in node-negative colorectal cancer:a systematic review and meta-analysis[J]. J Clin Oncol,2012,30(1):60-70.

[20] YOSHII S,NOJIMA M,NOSHO K,et al. Factors associated with risk for colorectal cancer recurrence after endoscopic resection of T_1 tumors[J]. Clin Gastroenterol Hepatol,2014,12(2):292-302.

[21] LO D S,POLLETT A,SIU L L,et al. Prognostic significance of mesenteric tumor nodules in patients with stage Ⅲ colorectal cancer[J]. Cancer,2008,112(1):50-54.

[22] CHALABI M,FANCHI L F,DIJKSTRA K K,et al. Neoadjuvant immunotherapy leads to pathological responses in MMR-proficient and MMR-deficient early stage colon cancers[J]. Nat Med,2020,26(4):566-576.

第十八章　外科治疗

第一节　手术发展史

外科手术是治疗肿瘤最古老的方式之一,但是,最早可追溯到 18 世纪,外科手术的方式没有发生很大的变化,主要受限于解剖学知识以及无法控制出血、疼痛和感染。在这几千年的时间里,外科手术令人望而生畏,只有在其他治疗手段无效时,人们才会选择外科手术。在没有麻醉、没有消毒技术的时代,外科手术通常针对可以看见的部位,如皮肤、四肢等。腹部手术因在绝大多数情况下会导致腹膜炎,甚至死亡而被外科医师视为禁忌。

18 世纪,随着工业革命的到来,世界迎来了第一次科技大爆炸,在这样一个背景下,医学飞速进步,麻醉学、输血技术、无菌术以及抗生素相继出现,结直肠肿瘤外科也得到了迅速发展。

一、从解剖学到肠造口

解剖学的发展为结直肠肿瘤手术提供了理论基础。在长期的经验中,人们发现肠道损伤通常包括死亡、自发痊愈或形成瘘管三种后果。部分患者的瘘管成为排便的通道,从而存活下来。1710 年,Alexis Littré 观察 1 例因肛门闭锁死亡的婴儿尸体时提出在腹部做一个切口并将肠道缝合至腹壁上。直至 1776 年,法国 Henri Pillore 才完成了第一台真正意义上的造口术。在这之后,乙状结肠造口、横结肠双腔造口与回肠袢式造口也相继问世。这些术式的发明很好地缓解了结直肠肿瘤患者的急性肠梗阻症状。然而,人们发现,尽管肠梗阻症状得到缓解,但这些患者常在手术后数月死亡。

二、减状手术

肠造口术并没有大幅度延长直肠癌患者的生存期,

人们开始尝试外科切除直肠的原发病灶以治愈疾病。1809 年,美国 Ephraim McDowell 在他家中对 1 例患者进行了巨大卵巢肿瘤切除术,拉开了肿瘤外科治疗的序幕。

在结肠癌方面,1823 年,Reybard 完成了第 1 例乙状结肠癌局段切除术并且吻合成功。直在 1880 年,仅有 10 例结肠切除术被记载,其中 7 例患者术后由于各种原因死亡。1880—1890 年,外科医师们又陆续完成了 48 例结肠切除术,但是病死率高达 45%。1890 年,Mikulicz 完成了 16 例结肠外置手术,仅有 1 例死亡。

由于直肠周围结构较结肠复杂,直肠癌的局段切除术应用晚于结肠癌。1826 年,法国 Lisfranc 成功完成了第 1 例经后入路直肠癌切除术,之后他又陆续完成 8 例,并对其进行了报道。1875 年,Kocher 报道了通过切除尾骨及部分骶骨以更好地暴露术野,在完成病灶切除后,将结肠下拉与肛门缝合的术式。该方法被德国 Kraske 进一步完善,命名为 Kraske 手术。

三、根治性手术

1882 年,美国外科医师 William Stewart Halsted 在长时间的研究及实践中发现癌细胞除了局部浸润生长,还可经淋巴引流扩散至周围区域淋巴结,形成区域淋巴结转移。根据此理念,他发明了将原发癌和区域淋巴结整块切除的乳腺癌根治术,自此,乳腺癌的生存率大幅度升高。Halsted 发明的乳腺癌根治术奠定了肿瘤外科治疗的两大基本原则,即肿瘤整块切除和淋巴结清扫,成为肿瘤外科发展史上的里程碑。而结直肠肿瘤的手术治疗也很好地借鉴了这种模式,诞生了一系列经典术式,结直肠肿瘤外科也进入了根治性手术时代。

1. Miles 手术　20 世纪前,直肠癌的手术治疗基本是通过会阴切开进行的,腹膜破裂是引起并发症的主要原因,腹膜破裂引起的腹膜炎是严重的并发症,也是患者死亡的重要因素。虽然通过会阴切除直肠肿瘤,但肿瘤的复发率超过 90%。1884 年德国 Vincent Czerny 施行了首例腹会阴联合切除,但是患者术后死亡。英国的 William Ernest Miles1899 年成为助理外科医师后,便开始研究直肠癌手术方式的改进。通过长达 10 年的术中及尸检的详细观察,Miles 发现直肠癌复发主要转移至髂血管水平的淋巴结,这说明仅切除远端直肠是不够的。1908 年,他提出了肿瘤沿淋巴向上、向下及侧向扩散的圆柱理论,并设计发明了腹会阴联合切除术,即 Miles 手术,切除范围包括盆腔内的结肠、直肠、盆腔结肠系膜内的淋巴结、肛周皮肤及坐骨肛门窝脂肪等。Miles 手术将直肠癌的术后复发率从 90% 降至 29.5%,但是并发症的发生率增高、永久造口导致的术后生存质量较差增加了患者的痛苦。

2. Dixon 手术 1897 年 Harrison Cripps 经腹为卵巢肿物侵袭直肠的患者进行了切除手术,拉开了直肠低位前切除手术的序幕。1910 年,美国外科医师 Donald Balfour 描述了一种通过开腹进行直肠前切除的技术,但由于吻合口漏发生率高,该技术未得到广泛认可。那时,Miles 手术已逐渐成为直肠癌治疗的"金标准",但是所有患者都需要进行永久性造口,给医师和患者带来了巨大困扰。而且,人们逐渐意识到上段直肠淋巴结很少向下引流,因此,直肠癌前切除术在理论上不会增加术后复发率。1948 年,Claude Dixon 设计发明了经腹直肠前切除吻合术——Dixon 手术。这种方法在完整切除直肠系膜的同时,手工完成结肠和直肠的端端缝合,保留了肛门括约肌的功能,并且多个研究表明其疗效与 Miles 手术相当。Dixon 手术逐渐成为治疗中、高位直肠癌的标准术式。

3. Hartmann 手术 1921 年,法国 Henri Albert Hartmann 报道了著名的 Hartmann 手术。Hartmann 选取了 2 例梗阻性乙状结肠癌患者,通过开腹进行了乙状结肠切除、远端直肠封闭及近端结肠造口。手术后 2 例患者就像接受了普通阑尾手术一样。后来,Hartmann 报道了 34 例接受 Hartmann 手术的患者,其中 3 例死亡,手术死亡率仅为 8.8%。Hartmann 手术至今仍被用于直肠癌伴急性肠梗阻和晚期姑息性切除的治疗。

4. Bacon 手术和 Parks 手术 20 世纪前中期,距肛缘 12cm 处的直肠癌,公认的手术方式是肠段切除并立即吻合,以恢复肠道的连续性。距肛缘 7cm 以内的直肠癌,普遍接受并推荐的手术方式是 Miles 手术。但距肛缘 7~12cm 的直肠癌,其手术方式存在分歧。1931 年,Babcock 在 Hochenegg 的基础上发明了一种直肠拖出

切除术。1945 年,Harry Bacon 对其进行改良,并命名为 Bacon 手术:剥离肛管内膜并切开肛门括约肌,将游离的近端结肠自肛门拖出,缝合关闭切开的肛门括约肌,并在 10 余天后切除多余的结肠。但由于操作困难,术后结肠远端坏死、肛管及括约肌损伤等并发症发生率高等原因,该术式并没有得到很好的推广,后多被直肠癌低位前切除、吻合器吻合取代。

1972 年,Parks 改良了拖出式切除法,并命名为 Parks 手术,经腹将肿瘤切除后,利用肛门牵开装置,经肛门将结肠与肛管缝合。这种方法避免了肛门外翻与肛门括约肌损伤,也避免了二期切除多余结肠的麻烦。

5. 括约肌间切除术 1977 年 Parks 再次报道了一种新的直肠切除方法——括约肌间切除术(intersphincteric resection, ISR),经腹入路分离直肠到达盆底后,会阴组经肛门直视下切开至肛门内、外括约肌之间,随后向上游离至肛提肌,与腹组会合。其设计的初衷是用于因炎性肠病而需要做全结肠、直肠切除的患者的肛门切除,手术仅切除肛门内括约肌,保留肛门外括约肌和周围组织,从而达到避免会阴部切口长期不愈合的目的。此后,该术式又结合了结肠肛管吻合技术,发展成为一种保留肛门外括约肌的术式,可以获得足够的远端切缘,从而达到肿瘤根治及保留肛门的目的,主要用于低位的没有侵出肛门内括约肌的直肠癌、低恶性度直肠肿瘤和直肠良性肿瘤的保肛治疗,也用于盆腔特别狭窄、位置稍高的直肠癌的保肛治疗。Braun 报道了 1977—1987 年完成的 63 例 ISR,其术后复发率及 5 年生存率与 Miles 手术相当,更重要的是,术后肛门控制排便功能良好者高达 85%。

6. 联合脏器切除术和全盆腔脏器切除术 1948 年,Brunschwig 首次将盆腔切除术描述为晚期子宫颈癌的姑息性手术。我国多数结直肠癌患者就诊时已处于局部晚期,并且 4%~10% 的直肠癌患者术后会发生局部复发,50% 以上发生在术后 2 年内。随着外科器械的进步、外科医师的能力与技巧的提高,以及其他学科如麻醉科、输血科、血管外科等的发展,人们对局部晚期或复发的结直肠癌的治疗展开了积极探索,希望通过多器官联合切除来为这些患者带来治愈的机会。结直肠癌的联合脏器切除是指局部晚期或复发的结直肠癌患者,将原发灶联合周围受侵脏器进行完整切除,最大限度地保证肿瘤 R0 切除,从而降低肿瘤的局部复发率,提高远期生存率。

四、功能外科

手术技术的不断发展大大延长了结直肠肿瘤患者

的生存时间,但是人们不仅仅满足于此。随着外科理念的改变、设备的更新和手术技术的进步,外科手术的发展趋势逐渐向微创化、功能化的方向发展。肿瘤的功能外科是指在手术根治肿瘤的基础上,最大限度地减少组织损伤,并最大限度地保留器官及其功能。

1. **全直肠系膜切除术与结肠全系膜切除术** 1982年,Heald提出了直肠癌手术中的"安全航道"——全直肠系膜切除术(total mesorectal excision,TME)原则,他认为直肠癌术后局部复发的原因是远侧直肠系膜内存在微小癌灶,为了防止局部复发应当切除直肠系膜直至肛管,遵循TME原则能够完整地切除直肠癌及其局部浸润的病灶。1986年Heald报道了115例患者TME术后的随访结果。整体而言,患者术后5年存活率达到87.5%,并且5年内局部复发率降至3.7%。基于TME理念,2009年Hohenberger教授提出了全结肠系膜切除术(complete mesocolic excision,CME)的理念,他认为与直肠癌一样,在结肠中,淋巴结转移主要沿供血动脉的淋巴引流。

2. **腹腔镜手术** 1806年,法兰克福Philipp Bozzini创造了一种用于阴道、直肠和口腔的器械,可用于检查,也可在较小程度上用于手术。Bozzini设计的内镜装置被认为是现代内镜的起源。此后,内镜不断被改进,但都是基于人体本身的自然腔道如口腔、阴道等,直到1901年,才出现了第一次腹腔镜检查。1983年,英国外科医师Wickham提出微创外科的概念后,腹腔镜手术迅速发展。1991年,美国Jacobs完成了首例腹腔镜结直肠手术。腹腔镜下结直肠癌手术的优势在于切口小、视野清晰及患者术后恢复快等,但是,腹腔镜结直肠癌手术操作技术相对较复杂,加上发展初期技术欠成熟、器械不完善,其学习曲线时间相对较长。如今,在经历了30余年的发展后,腹腔镜结直肠癌手术已经能够达到手术切缘阴性和彻底淋巴结清扫,与开腹患者相比,腹腔镜结直肠癌手术患者的生存率与局部复发率没有明显差异。

3. **经自然孔道内镜手术** 除创伤小外,人们逐渐关注术后伤口美观的问题。2007年,法国Marescaux团队完成了世界首例腹部无瘢痕的经阴道内镜胆囊切除术。术中除在脐部插入气腹针以维持气腹外,腹部没有其他手术切口。这是在人体内完成的第1例真正临床意义上的经自然腔道内镜手术(natural orifice transluminal endoscopic surgery,NOTES)。2010年我国学者完成了2例经阴道直肠肿瘤切除术,实现了NOTES在直肠癌治疗中的突破。NOTES是一种全新的技术,为微创外科注入了新的活力。但是,关于NOTES的前景,大家看法不一。由于器械、适应证等因素的限制,NOTES在临床开展受到很大的制约,仍有待完善。

4. **经肛全直肠系膜切除术** 经肛全直肠系膜切除术(transanal total mesorectal excision,TaTME)是一种基于NOTES理念的手术,2010年Sylla报道第1例TaTME。该手术采取经肛入路、自下而上的解剖策略,在游离中低位直肠时,操作距离更短、更直接,降低了游离远端直肠难度,提高了直肠系膜标本质量。另外,手术标本可直接经肛门取出,避免了腹部切口,创伤小、美观。然而,在2019年,由于该术式存在局部复发率高、复发时间短等问题,挪威卫生部门宣布暂停了TaTME的使用。TaTME的发展仍需更多循证医学证据,开展TaTME的医院应严格把握适应证以及规范的手术操作。

5. **经自然腔道取标本手术** 近10年来,经自然腔道取标本手术(natural orifice specimen extraction surgery,NOSES)从一颗微创新星逐渐成为微创外科领域的热议话题。它的出现弥补了NOTES的不足,同时兼具良好的操作可行性和微创性。从未来的发展趋势和目前的微创技术水平而言,NOSES也许是从外科根治性向功能性过渡中的一个必然的发展阶段。与常规腹腔镜手术相比,NOSES具有以下优势:①术野暴露更加清晰;②术后离床时间及排气时间缩短;③术后疼痛轻微;④腹壁美容效果良好;⑤腹壁功能障碍少;⑥减轻患者心理压力;⑦增加患者自信心;⑧改善社会心理状态。经过不断的探索与思考,第四版NOSES专著《经自然腔道取标本手术学》中总结了20余种结直肠NOSES术式,覆盖了结直肠的各个部位。目前NOSES已经成为一个理论体系,包括了一系列术式,不仅限于结直肠肿瘤,还包括胃、小肠、肝胆、泌尿及妇科肿瘤等,其可行性、可及性及规范性都得到了广泛认可,但适应证较为严格。

结直肠外科的变迁历经了数千年的发展,但主要发生在近300年内,从肠造口、减状手术、根治性手术到功能外科,这期间有许多经典的术式沿用至今,汇聚了一代代结直肠外科医师的智慧。近年来,随着科学技术的进步,新的技术、器械及操作平台等使结直肠手术呈现安全化、一体化、多功能化及智能化的特点,推动结直肠肿瘤外科的发展。

(顾晋 杨勇 黄安)

第二节 肿瘤外科治疗原则

外科手术是治疗肿瘤最古老、最有效的方法之一，尤其是对以局部病变表现为主的结直肠肿瘤，在多数情况下外科手术能根治局部病灶。通过外科手术及术后病理检查，可以直接且确切地反映结直肠肿瘤的浸润程度、浸润范围、脉管瘤栓、神经侵袭及淋巴结转移等情况，得到正确的病理分期，指导进一步治疗。然而，手术也会对正常组织器官造成损害，术后可能发生相关并发症或功能障碍，对患者的生存质量造成影响。随着肿瘤外科技术及设备的快速发展，术前检查手段更加完备，术前分期更加准确，综合治疗模式更为完善；内镜、射频、介入、微创外科及器官移植等先进技术的广泛应用，使肿瘤外科进入了微侵袭的精准治疗时代。同时，随着肿瘤治疗向细胞分子水平迈进，结直肠肿瘤生物学特性认识的逐步深入及放疗、化疗等辅助治疗手段的发展，结直肠肿瘤外科的基本概念、治疗理念发生了巨大变化。目前，建立在以解剖学、病理学、生物学、免疫学和社会心理学基础上的现代肿瘤外科学，已经替代了以解剖学为基础的传统外科学。结直肠外科手术与其他治疗手段相结合的多学科综合治疗模式已成为结直肠肿瘤治疗的标准化模式。因此，外科原则确立和严格遵循对结直肠肿瘤的治疗至关重要。

一、充分术前评估

由于肿瘤手术通常切除范围较大，对机体破坏性较大，为避免误诊误治，手术前获得明确诊断极为重要。肿瘤的诊断包括病理诊断、临床诊断及相应的病理分级、临床分期。

（一）术前尽可能获得病理组织学或细胞学诊断

恶性肿瘤的外科治疗通常创伤较大且致残率高，如局部晚期结直肠癌有时会切除多个邻近器官或组织；直肠癌经腹会阴切除术后失去肛门需永久肠造口等。因此，施行这类手术前必须有明确的组织病理学依据，以免因误诊造成无法挽回的后果。如中低位直肠癌的患者，术前通过内镜活检，可获得病理组织学诊断。然而临床部分病例术前难以获得明确的病理诊断，这时可以通过术中活检并送快速冷冻病理检查，以确定肿瘤的性质，并根据病理诊断结果采用恰当的治疗手段，从而保障外科治疗最大限度地遵循手术损伤效益比原则（surgical risk-benefit balance principle，SRBBP）和肿瘤功能外科原则（function preservation in oncology surgery principle，FPOSP）。

肿瘤外科治疗方案的制定需要严格按照肿瘤的病理生理学特点，对不同的组织病理学采取不同的治疗方式。如肛管鳞癌常首选放疗，因此术前获取组织病理学诊断至关重要。

（二）术前尽可能明确临床诊断与分期

临床诊断与分期能够清楚地反映患者的具体病情，指导临床选择适当的治疗方法。如结直肠肿瘤患者，若活检病理检查结果为恶性，且经过其他相关检查，发现有脑、骨等多脏器转移，临床分期为Ⅵ期时，应通过多学科讨论，综合患者的病情确定诊疗计划；若直肠癌患者的影像学检查显示，肿瘤局部浸润严重，与周围组织关系密切，属局部晚期，临床可通过术前放化疗，使病变降期后再评估手术治疗可行性。因此在外科治疗前，通过内镜、影像学及实验室等检查手段，完成肿瘤的定性与分期，据此制定治疗方案，不仅能避免盲目或不必要的手术，同时还能为患者带来最大可能的手术获益。因此临床诊断与分期至关重要。

二、外科手术原则

（一）手术损伤效益比原则与肿瘤功能外科原则

对于多数实体瘤而言，手术治愈肿瘤的希望最大，因此术式的选择非常重要。SRBBP是指手术切除肿瘤造成的创伤和损伤与组织、器官及身体获益的比较判定，即哪些患者该做手术，该做什么样的手术，让患者在最小的损伤下获得最大的收益。实际上，肿瘤切除的范围应遵循两个"最大"原则，即最大限度地切除肿瘤保证根治和最大限度地保留正常组织和器官功能，也就是FPOSP。近年来，随着的肿瘤功能外科理念的逐步深入和技术手段的提高，肿瘤微创治疗迅猛发展。结直肠癌的微创治疗因其诸多优势，成为很多肿瘤患者的外科治疗首选。例如，结直肠癌肝转移患者若肝功能较差，行部分肝切除后肝功能无法代偿时，只能选择其他治疗方式。肿瘤外科手术时遵循的FPOSP是关注肿瘤患者的临床结局，尤其是术后生存质量。SRBBP是外科医师心中的一杆秤，正确评估损伤与效益后选择适当的手术应用于合适的患者。

（二）无菌无瘤操作原则

肿瘤外科除要遵循普通外科的无菌操作,充分暴露术野,避免损伤需保留的正常组织等原则外,还要遵循无瘤原则。

1. **探查由远及近,动作轻柔** 上腹部肿瘤,应先探查盆底,然后逐步向上腹部探查,最后探查肿瘤。下腹部肿瘤,探查顺序则相反。其他部位肿瘤的探查顺序也是如此,即由远及近。探查时动作一定要轻柔,切忌大力挤压肿瘤以防止肿瘤细胞脱落播散。腹腔镜辅助下的手术探查原则与上述内容基本一致。

2. **不接触隔离技术** 在操作过程中尽可能避免直接接触肿瘤。如有已破溃的体表肿瘤,穿透浆膜的胃肠道肿瘤等,应先用纱布覆盖、包裹,减少或避免肿瘤细胞脱落和种植。

3. **肿瘤血管的优先处理原则** 术中应首先处理肿瘤供应血管,并在根部结扎切断动脉和静脉。其目的是减少术中肿瘤细胞进入血液循环的可能性,减少肿瘤血行转移。

4. **尽量锐性分离、少用钝性分离** 锐性分离解剖较为清楚,特别使用电刀或超声刀可使小的淋巴管或血管封闭,降低癌细胞进入脉管的概率,同时具有杀灭癌细胞的功能。钝性分离则容易挤压肿瘤,导致肿瘤播散。

5. **整块切除** 整块切除是指手术操作应沿肿瘤周围的正常组织间隙向中央区解剖,切忌切入肿瘤内部。淋巴结的清扫也应由远及近,这样可以减少因术中挤压导致肿瘤细胞沿淋巴管向更远的淋巴结转移。

6. **肿瘤切除后的无瘤处理原则** 肿瘤切下后应更换手套、使用过的器械,创面用大量无菌蒸馏水浸泡冲洗,以消灭可能脱落的肿瘤细胞。根据术中情况可以采用术区灌洗化疗,预防肿瘤播散或种植。

三、外科治疗方案制定

一旦通过病理诊断或临床诊断与分期确定可行手术治疗,就需要制定恰当的手术方案。患者年龄、生理状况、肿瘤生长部位、病理组织学特点、外侵程度、能否根治性切除等均为制定手术方案的重要依据。一般可根据以下情况制定手术方案。

（一）重视肿瘤局部和机体整体的关系

依据肿瘤的病理及生物学特性选择手术方式,彻底切除肿瘤,力争达到手术治愈。一般而言,早期局限性肿瘤,手术切除可达满意的效果,但中晚期肿瘤患者,伴有局部侵袭或远处转移,手术不但无法达到根治,反而会损害机体的功能或器官的完整性,并且手术虽然可能会在一定程度上减轻肿瘤负荷,但是却降低了机体抗肿瘤免疫功能。因此,在拟采取外科手段治疗肿瘤时,应当重视机体和肿瘤局部的关系,既要满足对肿瘤局部的切除,也要保证对机体功能最大限度地保留。

病理类型不同的肿瘤,其生物学特性也不同,如上皮源性恶性肿瘤的淋巴转移率较高,因此此类肿瘤在治疗原发灶的同时应考虑清扫相应区域的淋巴结,绝大部分结直肠癌属于上述情况。间叶来源的肿瘤以血行转移为主,应强调局部扩大切除,如胃肠道间质瘤等。另外,结直肠肿瘤有时表现为多原发灶,此时应适当扩大手术切除范围并尽量保证切缘干净。因此,既要对肿瘤局部进行精准判定,也要对机体自身器官对手术打击的耐受性进行评估。切忌"成功的手术,失败的治疗"的发生。

（二）严格掌握手术适应证和禁忌证

严格掌握适应证是肿瘤外科手术安全进行的基础,总体而言,需根据患者的病情评估患者是否应该接受手术、外科医师的技术能否完成手术以及患者能否耐受手术。应基于肿瘤的诊断治疗指南,严格进行手术适应证的筛选。罹患恶性肿瘤者以老年人为主,但是高龄患者器官功能减退,且常合并其他慢性疾病,给手术带来较大风险。原则上,高龄、合并症多、身体状况差的患者,需谨慎选择手术,不宜施行较大手术。恶病质患者属于手术禁忌证。在个别情况下,患者一般情况很差,但是经手术治疗病情可能改善。如肠癌患者合并完全梗阻或大出血等,虽然病情严重,但通过手术可完全切除病灶、改善患者症状,因此患者术后情况反而可能好转。对于肿瘤外科而言,最重要的是严格把握手术适应证和禁忌证,切忌"为了技术而技术"。

随着对肿瘤生物学特征的了解不断深入,人们对肿瘤外科的治疗观念有所转变。肿瘤外科治疗的对象不仅是局部的肿瘤,而是全身性的疾病。在肿瘤外科治疗过程中,应当考虑手术并发症、患者术后生存质量、器官功能丧失和保护,以及患者精神心理状态。目前,肿瘤外科趋向于缩小手术范围、重视保留功能,并结合多学科综合治疗,简而言之是由传统的"解剖型手术"向"功能外科型手术"逐步过渡。必须认识到外科在肿瘤治疗中的作用是重要的,但却不是唯一的。外科医师对手术适应证的正确掌握和手术技术的充分发挥关系患者的预后和生存质量。一名优秀的肿瘤外科医师,并不是能做多大的手术,而是知道患者应该接受什么样的手术。

（王锡山 赵志勋 关旭）

第三节　术前准备与手术平台选择

一、术前准备

术前准备的目的,是使结直肠癌患者能安全度过围手术期,减少术后并发症、缩短住院时间及促进康复。近年来,随着人们对加速康复外科(enhanced recovery after surgery,ERAS)理念认识的逐步深入,使 ERAS 在结直肠外科领域的应用有了较多的循证医学证据。通过对近年文献的总结,结合循证医学证据,促进 ERAS 在结直肠癌外科领域的应用,参考《中国加速康复外科临床实践指南(2021版)》等指南和专家共识,总结概括结直肠癌的术前准备,主要包括以下八个方面。

(一)术前宣教

采用不同形式对结直肠癌患者进行针对性的术前咨询、指导和宣教。针对不同患者,采用卡片、手册、展板和多媒体等不同形式讲解麻醉、手术及围手术期处理等注意事项,尤其是对拟行肠造口的结直肠癌患者,需行包括肠造口护理及其相关并发症处理等内容的宣教,以缓解患者的焦虑、紧张情绪,提高患者依从性,更好地配合实施,包括术后早期进食和早期下床活动等。

(二)术前戒烟和戒酒

吸烟可使人体组织氧合减少,增加切口感染、血栓栓塞及肺部感染等并发症风险,与术后住院时间和死亡率显著相关。有研究显示,术前戒烟超过 4 周可显著缩短术后住院时间、降低切口感染等并发症的发生率。戒酒可显著降低术后并发症的发生率。戒酒 2 周即可明显缩短出血时间,一般推荐术前戒酒 4 周。

(三)术前预康复

1. 术前风险评估与干预　拟行手术的患者,通过术前一系列干预措施改善机体生理及心理状态,以增强对手术应激反应的耐受。术前应全面筛查患者营养状态、心肺功能及基础疾病,必要时经相关科室会诊予以针对性会诊、处理。审慎评估手术指征、麻醉与手术的风险及患者耐受性等,针对患者伴随疾病及可能的并发症制定相应预案。合并肝脏疾病及黄疸患者,应特别关注凝血功能、有无合并低蛋白血症及血胆红素水平等情况。老年患者,应进行肺功能评估。术前应全面评估和改善患者的器官、系统功能状态,减轻焦虑、调整睡眠。

(1)术前心理干预:结直肠癌患者术前常存在焦虑或抑郁,可使用医院焦虑抑郁量表评估患者心理状况,必要时进行干预。

(2)术前衰弱评估:老年患者应进行术前衰弱评估;衰弱是因生理储备下降导致的抗应激能力减退的非特异性状态,术前衰弱评估及有效干预可降低术后死亡率,可使用临床衰弱量表进行衰弱评估及术前干预。

(3)术前认知功能评估:老年患者,应进行精神神经等认知功能的评估;在围手术期,患者尤其是老年患者的认知功能受损可增加术后并发症发生和死亡的风险,谵妄、痴呆和抑郁是认知功能评估的关键因素;术前可使用简易智力状态检查量表和蒙特利尔认知评估量表进行认知功能评估,可作为术后评估的基线参考值,必要时请专科医师会诊、协助诊治。

(4)纠正术前贫血:贫血可导致住院时间延长,显著增加急性肾损伤发生率、病死率及再入院率;应常规行血常规检查,对贫血情况进行评估及干预。

2. 术前康复训练　术前康复训练是 ERAS 的重要措施,针对性术前康复训练有助于提高患者的功能储备,减少术后并发症,促进患者术后康复,预康复措施应贯穿于围手术期的全程。

(1)预防性镇痛:术前根据手术类型行预防性镇痛,可缓解术后疼痛,降低术后谵妄风险及减少术后镇痛药物的剂量。术前用药包括非甾体抗炎药(nonsteroidal anti-inflammatory drug,NSAID)和选择性环氧合酶-2 抑制剂等。

(2)术前锻炼:围手术期体力活动减少是导致术后不良预后的独立危险因素。术前进行活动耐量评估,制定锻炼计划,提高功能储备。

(3)抗血栓治疗:术前用 Caprini 评分对结直肠癌患者行静脉血栓栓塞(venous thromboembolism,VTE)风险评估,通过机械性措施预防 VTE,对中高危患者围手术期用机械性措施联合药物预防 VTE。

(四)术前营养支持

1. 术前应行营养风险筛查　合并营养风险的结直肠癌患者[营养风险筛查 2002(nutritional risk screening 2002,NRS 2002)评分≥3 分],制定营养诊疗计划,包括营养评定、营养干预与监测。当存在下述任一情况时应予术前营养支持:①6 个月内体重下降 >10%;②NRS 2002 评分≥5 分;③体重指数(body mass index,BMI)

<18.5kg/m² 且一般状态差；④血清白蛋白浓度 <30g/L。

2. 首选经消化道途径　如口服及肠内营养支持，当经消化道不能满足需要或无法经消化道提供营养时可行静脉营养。术前营养支持一般为 7~10 天，存在严重营养问题的患者可能需要更长时间，以改善营养状况，降低术后并发症的发生率。

(五) 术前肠道准备

良好的肠道准备是结直肠手术成功的关键因素之一。肠道准备是指包括控制饮食、导泻、灌肠及联合口服抗生素的一系列方法，这一概念最早在 20 世纪 50 年代提出，对减少术中污染、为手术创造相对无菌环境、减少腹腔感染及预防吻合口并发症具有十分重要的作用。传统的肠道准备理念认为，理想的肠道准备应达到以下目标：①使结肠完全空虚，没有粪块残留；②操作安全、简便、快速；③有效减少结直肠内细菌数量；④刺激性小，患者耐受度良好；⑤不影响患者水、电解质平衡；⑥对肠道影响小。临床常用的机械性肠道准备方式主要包括清洁灌肠和口服药物两种。

1. 清洁灌肠　清洁灌肠是术前肠道准备中常用的操作之一，具有操作简便、不良反应小、患者痛苦少、肠道准备效果好等特点。

2. 口服药物　目前临床上应用较多的肠道准备药物是复方聚乙二醇电解质散，其属于肠道反应较剧烈的药物。一般在手术前数天，嘱咐患者进食不含纤维素、易消化的半流质饮食或软食；术前 1 天嘱患者口服流质或肠内营养制剂，可减少成形粪便产生；术前 1 天口服复方聚乙二醇电解质散导泻，可更容易排出肠道内粪便。在应用过程中应注意水和电解质的补充，避免出现水、电解质紊乱。蓖麻油、液状石蜡、小剂量番泻叶具有起效缓和的特点，可配合流质饮食共同应用于存在不完全性肠梗阻患者的肠道准备。存在完全性肠梗阻的患者，则不能通过药物导泻行机械性肠道准备，以免加重病情。

Kehlet 于 2001 年首次提出 ERAS 理念。近年来该理念的广泛应用，不仅缩短了结直肠癌患者术前禁食、禁水的时间，口服药物行机械性肠道准备也不再被认为是结直肠癌术前准备中必不可少的环节。ERAS 理念认为，机械性肠道准备会使结直肠癌患者术前丢失大量体液，引起水、电解质紊乱，延迟消化道功能的恢复。此外，一部分研究发现，肠道准备对结直肠癌患者术后吻合口并发症发生率和切口感染率不产生显著影响，同样没有改善患者预后，因此关于无肠道准备的临床研究陆续在国内外开展，证明了无肠道准备并不增加并发症的发生率，但仍存在一定的非一致性和不确定性，主要

原因是目前仍缺乏统一的肠道准备标准及预防性抗生素应用方案。但一些特殊的结直肠癌术式，如 NOTES、NOSES、TaTME 等，存在较多肠腔内的手术操作步骤，良好的肠道准备不仅是术中无菌操作的有力保障，还能提供清晰的肠腔内视野，因此肠道准备这一环节仍是必不可少的。

(六) 术前禁食及口服无渣饮料

限期手术的结直肠癌患者，如无合并肠梗阻，麻醉诱导前 6 小时可进食不含脂肪及蛋白质类的非油炸固体食物，术前 2 小时可口服无渣碳水化合物饮料。

(七) 麻醉前用药

术前不常规使用镇静药，中、重度焦虑患者，可选用药物治疗。

(八) 预防感染

预防感染的措施较多。术前皮肤准备、肠道准备、抗生素应用等都具有预防感染的作用。结直肠癌手术患者应在术前 30~60 分钟预防性静脉滴注抗生素。

二、手术平台选择

科技革新有助于新型手术技术的发展，并已在某些领域改变了手术治疗标准。从最初的开放手术，到由蜡烛和反光镜组成的反光装置，再到如今世界范围内采用机器人手术系统，外科领域在过去 150 年一直在稳步地持续革新中。微创手术的理念已被证明，可改善患者近期及远期预后，但结直肠手术领域并未完全采纳微创方法，这也反映了腹腔镜手术的一些局限性。腹腔镜下结直肠手术在患者预后和可行性方面并未显示出足够显著的优势，因此还无法完全替代标准的开放手术。

目前，我国结直肠癌手术平台主要包括以下三种：①开腹手术平台；②腹腔镜手术平台；③机器人手术平台。应该基于实施手术的医院实际情况选择相应的手术平台，并根据不同医院的医疗状况、手术团队、患者肿瘤情况和经济状况等具体情况综合考虑。

(一) 开腹手术平台

开腹手术仍然是最基本的选择。配套设备不足的基层单位，肥胖、合并肠梗阻、肿瘤巨大、再次手术等困难病例，开腹手术是相对安全的选择。

(二) 腹腔镜手术平台

相对于标准的外科开腹手术而言，腹腔镜手术以其

更轻的伤痛、更佳的内环境稳定状态、更准确的手术效果、更短的住院时间以及更好的心理效应等优点，越来越多地被医师及患者广泛接受。

腹腔镜手术对大部分患者是一种安全、微创的选择，许多大型随机对照临床试验证明了腹腔镜结直肠切除术在良、恶性结直肠癌中的可行性、安全性和肿瘤学可靠性。

并非每个结直肠癌患者都适合腹腔镜手术，需要掌握腹腔镜结直肠癌手术的禁忌证，如心肺功能无法耐受长时间气腹患者，严重的肥胖患者，严重的盆腔或腹腔粘连患者，肿瘤合并完全性肠梗阻或肠穿孔患者，侵袭周围器官的结肠癌（cT_{4b}）患者等。

医院应具备高清的腹腔镜手术设备；手术团队应经过规范培训，具备丰富的手术经验，或在专科医师指导下实施手术。

常见的腹腔镜平台如下。

1. 2D 腹腔镜平台　2D 腹腔镜平台是各级医院最常见的设备，近年来在分辨率、显像清晰度等方面均有显著提高，但在手术操作中仍缺乏纵深感，主刀医师需要根据镜头移动，器械位置和光源、影子等，将 2D 手术平面假想成 3D 空间进行手术操作。

2. 3D 腹腔镜平台　随着科技进步，3D 腹腔镜手术显示系统的问世，可使外科医师观察到更清晰的立体图像，便于精细解剖，提高肿瘤切除率，更好保留括约肌的功能，改善患者术后生存质量。根据多中心对 3D 腹腔镜平台的应用体验，发现 3D 立体显像可更好地辨认解剖结构，更精细地进行膜解剖操作。在结直肠癌根治术中，打开 Toldt 间隙、辨认融合部等时，3D 影像可提高主刀医师对解剖结构的辨认度，避免术中出血，更加有效地保护神经等。

3. 4K 超高清腹腔镜平台　4K 腹腔镜显像技术，能在传统高清腹腔镜系统基础上，提供更加高清真实的手术视野，弥补以往常规腹腔镜在影像方面的不足，增强对手术视野细节的描述，将更加清晰、真实且优于裸眼所见手术视野呈现于大荧幕中，是微创外科腹腔镜视觉平台发展与革新的"新宠"。

结直肠癌手术中的图像质量，影响外科医师对淋巴脂肪组织的辨认和对血管、神经的解剖，容易造成术中误损伤，进而延长手术时间、增加术中及术后并发症。如在直肠癌手术中，超高清分辨率能清晰显示自主神经，从而有助于术中更好保护泌尿生殖系统的神经功能，显著减少患者术后排尿困难和性功能障碍的发生。4K 腹腔镜系统的手术适应证与传统高清腹腔镜相同。

随着腹腔镜视觉平台的发展与革新，目前已进入一个微创外科时代，推动整个外科从传统开放手术到微创手术的理念革新和技术变革。3D、4K 腹腔镜的应用，给微创外科带来新的视角，推动手术朝精准解剖和功能保护的方向发展，使更多的结直肠癌患者受益。

4. 荧光腹腔镜平台　实际上，荧光腹腔镜不是单独手术平台。吲哚菁绿荧光成像技术（indocyanine green fluorescence imaging technology，IGFIT）在既往开腹手术中已有应用，随着腹腔镜外科的迅速发展，IGFIT 作为一种外科导航技术，被引入腹腔镜手术平台，近年来逐渐应用于结直肠癌手术。目前在结直肠癌领域，荧光显像技术主要用于早期病灶定位、肠系膜间和侧方淋巴结的显示，以及肝转移瘤边界的精确定位。一些研究表明，荧光腹腔镜可作为一种淋巴结示踪手段，有助于区分淋巴结和非淋巴软组织，以增加术中对血管和神经的保护，并提高淋巴结清扫的准确性，提高阳性淋巴结检出率，从而提高根治度，减少术后复发。同样，采用荧光显像系统，自由切换吲哚菁绿荧光融合影像与高清腹腔镜画面，绿色荧光及蓝光模式加画中画实时显示，可明确肝表面或肝被膜下转移瘤的部位、大小及数量，显示转移瘤边界，术中根据肝残留面有无荧光残留，可实时指导结直肠癌肝转移瘤 R0 切除。

5. 减孔及单孔腹腔镜平台　自腹腔镜手术成为结直肠癌推荐手术方式以来，减少创伤、加速患者康复始终是外科医师不懈追求的目标和努力的方向。传统腹腔镜结直肠癌根治术需要 5 个 Trocar，由主刀医师、助手和扶镜手共同完成手术。为进一步减少患者手术切口和手术创伤，节约腹腔镜手术的人力、物力，以传统腹腔镜结直肠癌根治术为基础的各种腹腔镜改良术式层出不穷，其中经自然腔道内镜手术及单孔腹腔镜手术成为研究热门，但受其操作难度所限，其学习性及推广性受到一定约束。为更好地从传统腹腔镜向其过渡，减孔腹腔镜结直肠癌根治术进入外科医师的视线，凭借其比单孔腹腔镜手术的难度低和与单孔腹腔镜手术相差无多的微创效益，得到广大外科医师的青睐。

减孔腹腔镜结直肠癌根治术是在传统腹腔镜结直肠癌根治术的基础上，减少 Trocar 数目，以单人进行手术操作为基础，主要包含三孔腹腔镜结直肠癌根治术和单孔加一孔的腹腔镜结直肠癌根治术，两者在建立腹腔镜操作平台的方法上略有不同。三孔腹腔镜结直肠癌根治术一般在脐周置入 Trocar 放置内镜镜头，另外两个操作 Trocar 置于腹壁同侧，需遵循病灶位置处于两个 Trocar 位置三角顶点的原则；也可将镜头 Trocar 和操作 Trocar 皆放置于脐孔周围，从而达到类似于单孔腹腔镜的手术效果。单孔加一孔腹腔镜结直肠癌根治术是在脐孔处先做一个 3~5cm 的小切口，置入单孔腹腔镜装置，再根据手术部位选择适当的位置置入一个操作

Trocar 辅助手术操作。左半结肠癌、乙状结肠癌及直肠癌根治术，多在右下腹置入辅助操作 Trocar；右半结肠癌根治术，多选择在脐下 5cm 置入辅助操作 Trocar。

相较于传统腹腔镜和减孔腹腔镜结直肠癌根治术，单孔腹腔镜结直肠癌根治术可进一步减少创伤、提高美容效果，有助于患者术后早期康复，符合 ERAS 理念；隐匿性切口可基本达到腹部无痕化的视觉效果，能满足部分患者的美容要求，但对外科医师的手术技术要求更高，需熟练精细的操作技巧，并在技术条件成熟的特定结直肠人群中开展。单孔腹腔镜结直肠癌根治术一般采用绕脐入路方式，在脐周做 3~5cm 的小切口置入单孔腹腔镜装置。中低位直肠癌，可选择耻骨联合上切口入路，以减少骶骨岬对手术视野和操作影响；既往有腹部手术史的患者，可根据具体情况，选择原手术切口入路，当患者在术前已计划做肠造口时，也可选择在造口部位做切口入路，从而达到无痕的目的。

（三）机器人手术平台

机器人手术平台是腹腔镜手术平台的进阶选择，目前国内最常见的机器人手术平台是达芬奇机器人手术平台，已更新至第四代达芬奇 Xi 系统。相较第三代达芬奇 Si 系统及更早版本，第四代达芬奇 Xi 系统的机械臂体积小、重量轻、安装更为便捷，并配备可旋转吊臂，移动范围更大，基本覆盖整个腹部，一次定位连接即可进行多个区域手术。

机器人系统克服传统腹腔镜技术的许多局限性，如放大 10~15 倍高清 3D 图像、独特的可转腕结构，进行 540° 旋转及具有动作校正和抖动过滤功能的高自由度机械臂，有利于在狭小空间进行复杂、精准操作，在缩短学习曲线的同时将结直肠癌手术的精度提高到新的高度。由于机器人手术系统的独特优势，它不仅适合男性、肥胖、盆腔狭窄和接受放疗、化疗后手术难度大患者需保留自主神经功能的中、低位直肠癌根治术，且可安全地进行直肠癌扩大根治术，如侧方淋巴结清扫和全盆腔廓清术（complete pelvic exenteration）等。

机器人手术的优势：①机器人手术较传统腹腔镜手术学习曲线更短；②无论是否具有腹腔镜结直肠癌手术经验的外科医师都能熟练掌握；③机器人手术在肥胖的结肠癌患者较传统腹腔镜手术更具优势；④机器人结肠癌手术患者术后肠功能的恢复和住院时间也更短，具有一定的经济效益。

但人们也应认识到达芬奇机器人手术平台的不足：①达芬奇机器人相比于传统腹腔镜结肠手术的优势并不是绝对的；②机器人手术费用明显高于腹腔镜或开腹手术；③手术时间长，机器人手术短期效益未见明显提

高，但从长期看，机器人结肠癌手术比相应腹腔镜或开腹术更具成本效益；④机器人手术可通过在生存质量、器械成本和术后并发症等方面达到一定阈值，在成本效益上超过腹腔镜；⑤机器人手术费用高，并非所有患者都能接受，机器人手术也仅局限于一些经济发达地区，这成为机器人目前推广困难的最主要问题。

机器人手术复杂，开展机器人结直肠癌手术，应建立和培训一个固定的手术团队，包括床旁助手和手术室相关人员，完成模拟训练，尽量减少不必要的变化；建立一套完整的机器人结直肠癌手术的标准化程序和模块，不断优化操作流程。

与开腹、腹腔镜结直肠癌手术相比，机器人结直肠癌手术并发症的发生率和死亡率都较低。与腹腔镜结直肠癌手术相比，机器人手术的术后感染、肠瘘和血栓等并发症更常见，术后肺炎、吻合口漏和肠梗阻等不常见。

达芬奇机器人系统由于其特殊的手术平台，对患者的体位摆放、机械臂安置和 Trocar 孔布局具有一定要求，下面根据《机器人结直肠癌手术中国专家共识（2020版）》进行简单叙述。

1. 机器人辅助腹腔镜直肠癌和乙状结肠癌根治术

（1）体位：患者取头低足高、右倾卧位的剪刀位或改良截石位，可适当降低患者左腿高度，防止与机械臂碰撞。

（2）达芬奇 Si 系统及更早版本机械臂和 Trocar 孔的布局：镜头孔 C 置于脐右上方 3~4cm 处；机械臂操作孔 R1 置于右侧麦氏点，即脐与右髂前上棘连线中外 1/3 处；机械臂操作孔 R2 置于左锁骨中线，平镜头孔处；机械臂操作孔 R3 置于左腋前线，平镜头孔处；机械臂操作孔 R4 置于剑突下方 3~4cm，中线和右锁骨中线中间处；辅助孔 A 置于机械臂操作孔 R1 的垂线，平镜头孔处（图 18-3-1）。

（3）达芬奇 Xi 系统机械臂和 Trocar 孔的布局：4 个操作孔基本沿一直线排列，自左肋弓下缘与左锁骨中线交点至右髂前上棘；操作中心置于肿瘤部位；多采用 R2 作为镜头孔，置于脐上方；其他操作孔间隔 6~8cm；R1 距离肋缘及 R4 距离右髂前上棘应在 2cm 以上；辅助孔 A 多置于右锁骨中线外侧，与 R3、R4 等距（图 18-3-2）。

2. 机器人辅助腹腔镜左半结肠癌根治术

（1）体位：患者取头低足高、右倾卧位的剪刀位或改良截石位，可适当降低患者左腿高度，防止与机械臂碰撞。

（2）达芬奇 Si 系统及更早版本机械臂和 Trocar 孔的布局：镜头孔 C 于脐右上方 3~4cm 处；机械臂操作孔 R1 置于右侧麦氏点，即脐与右髂前上棘连线中外 1/3 处；机械臂操作孔 R2 置于剑突下方 3~4cm，中线稍偏右侧，

必须位于横结肠上方;机械臂操作孔 R3 置于耻骨联合上方 3~4cm 中线处;辅助孔 A 置于右锁骨中线外侧,镜头孔和机械臂操作孔 R2 中间的水平位置(图 18-3-3)。

(3)达芬奇 Xi 系统机械臂和 Trocar 孔的布局:可采取与直肠癌和乙状结肠癌根治术类似的布局(图

18-3-4)。

3. 机器人辅助腹腔镜右半结肠癌根治术

(1)体位:患者取头低足高 10°~15°,左倾 10°~15° 的仰卧位。

(2)达芬奇 Si 系统及更早版本机械臂和 Trocar 孔

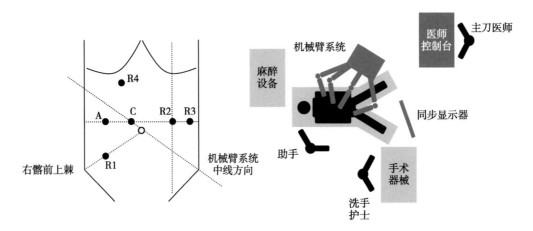

图 18-3-1　达芬奇 Si 系统及更早版本机器人直肠癌和乙状结肠癌根治术 Trocar 及机械臂布置

A. 辅助孔;C. 镜头孔;R1~R4. 机械臂操作孔。

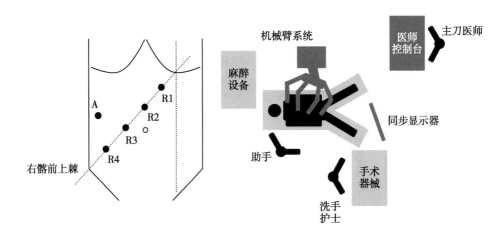

图 18-3-2　达芬奇 Xi 系统机器人直肠癌和乙状结肠癌根治术 Trocar 及机械臂布置

A. 辅助孔;R2. 镜头孔;R1、R3、R4. 机械臂操作孔。

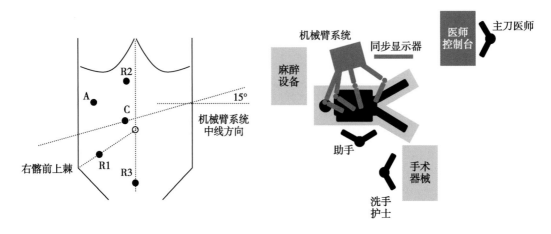

图 18-3-3　达芬奇 Si 系统及更早版本机器人左半结肠癌根治术 Trocar 及机械臂布置

A. 辅助孔;C. 镜头孔;R1~R4. 机械臂操作孔。

的布局:镜头孔 C 置于脐左下方 3~4cm 处;机械臂操作孔 R1 置于左锁骨中线肋缘下 7~8cm 处;机械臂操作孔 R2 置于中线耻骨联合上方 6~8cm 处;机械臂操作孔 R3 置于右侧麦氏点,即脐与右髂前上棘连线中外 1/3 处;辅助孔 A 置于机械臂操作孔 R1 下方 6~8cm,左锁骨中线外侧,距镜头孔 >8cm(图 18-3-5)。

(3)达芬奇 Xi 系统机械臂和 Trocar 孔的布局:可采取两种特有的布置方法。①第一种方法。4 个操作孔基本沿一直线排列,自耻骨联合上方 4~5cm 至左肋弓下缘与左锁骨中线交点;多采用 R2 作为镜头孔,其他操作孔间隔 6~8cm;R4 距离肋缘应在 2cm 以上;辅助孔 A 多置于左锁骨中线外侧,与 R2、R3 等距。②第二种方法。4 个操作孔于耻骨联合上方 3cm 处水平排列,或略呈一弧线;多采用 R2 作为镜头孔,其他操作孔间隔 6~8cm;R1、R4 距离两侧髂脊应在 2cm 以上;辅助孔 A 多置于 R4 外侧(图 18-3-6)。两种方法的优劣尚无定论。

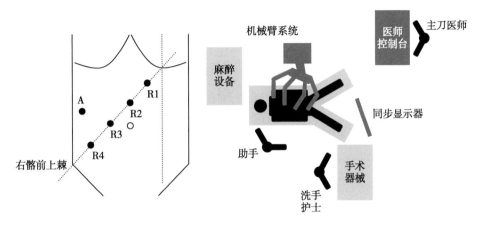

图 18-3-4 达芬奇 Xi 系统机器人左半结肠癌根治术 Trocar 及机械臂布置

A. 辅助孔;R2. 镜头孔;R1、R3 和 R4. 机械臂操作孔。

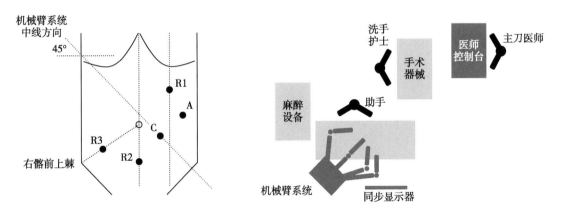

图 18-3-5 达芬奇 Si 系统及更早版本机器人右半结肠癌根治术 Trocar 及机械臂布置

A. 辅助孔;C. 镜头孔;R1~R4. 机械臂操作孔。

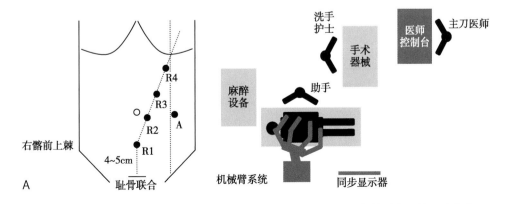

图 18-3-6 达芬奇 Xi 系统机器人右半结肠癌根治术 Trocar 及机械臂布置的两种方法

A. 第一种方法(A 为辅助孔,R2 为镜头孔,R1、R3、R4 为机械臂操作孔)。

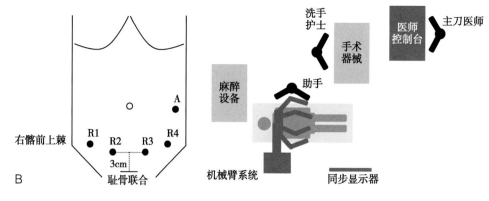

图 18-3-6（续）

B. 第二种方法（A 为辅助孔，R2 为镜头孔，R1、R3、R4 为机械臂操作孔）。

未来不同领域的新科技将不断与机器人技术相结合，虚拟现实技术可同时整合多个数据源和创造拥有多个手术单位的协作场景。若将来人工智能的发展使系统具有认知能力，机器人手术系统则能够感知具体的手术场景并做出相应的反应。

（赵任　庄竞）

第四节　麻醉和围手术期处理

结直肠肿瘤是我国高发恶性肿瘤。结直肠肿瘤患者常伴有其他脏器的合并症，面临相应的围手术期风险，高质量的围手术期管理能够加速结直肠肿瘤患者的术后康复、改善预后，其处理要点如下。

一、术前阶段

（一）患者宣教

包括戒烟（至少麻醉前 4~8 周）、戒酒（至少麻醉前 4 周）、改善营养状态、肠道准备及感染控制等。

（二）麻醉前评估

结直肠肿瘤患者进行术前评估的目的是根据患者术前合并的疾病及身体状况制定最佳治疗方案。

1. **美国麻醉医师协会（American Society of Anesthesiology，ASA）分级标准评估**　对结直肠肿瘤患者的身体条件与合并症进行总的麻醉前评估（表 18-4-1）。

表 18-4-1　美国麻醉医师协会分级标准

分级	身体状况
I级	体格健康患者
II级	患有轻微系统疾病
III级	患有严重系统疾病，但功能在代偿范围内
IV级	患有严重系统疾病，功能失代偿，面临生命危险
V级	濒临死亡，不论手术与否均难以维持 24 小时

2. **心血管疾病评估**　根据纽约心脏协会（New York heart association，NYHA）心功能分级评估患者心功能状态（表 18-4-2）。

表 18-4-2　纽约心脏协会心功能分级

分级	心功能状态
I级	体力活动不受限；日常活动不引起疲劳、心悸或晕厥
II级	体力活动轻度受限；日常活动可引起疲劳、心悸或晕厥
III级	体力活动显著受限；强度小于日常活动的行为即可引起疲劳、心悸或晕厥；静息时无症状
IV级	不能进行任何体力活动；静息时即有症状

术前是否安装心脏起搏器，主要考虑有症状的心律失常、传导异常的位置两个因素（表 18-4-3）。严重心律失常者，术中需要备体外除颤及经皮心脏起搏，以防不测。

3. **呼吸系统评估**　是否患有哮喘或需要长期治疗的慢性阻塞性肺疾病（chronic obstructive pulmonary disease，COPD），或在过去 6 个月内有过急性加重或进展的 COPD；是否存在气道解剖异常或曾接受气道手术病史；是否患有需要家庭氧疗或监护的慢性呼吸窘迫（表 18-4-4）。

4. **内分泌系统评估**　是否患有 1 型糖尿病、活动性甲状腺疾病、肾上腺疾病等。术前评估应注重评估器官损伤和血糖控制。严重的甲状腺功能亢进症（简称甲亢）或甲状腺功能减退症（简称甲减），可能会增加围手

表 18-4-3　安装心脏起搏器的指征

分级	具体表现
I 级指征 *	窦性心动过缓伴有心动过缓的相关症状(心率常 <40 次/min 或经常窦性停搏)
	有症状的心脏变时功能不全(窦房结病变或传导阻滞)
	三度完全性房室传导阻滞
	严重二度房室传导阻滞(连续两个 P 波脱失)
	有症状的二度 I 型或 II 型房室传导阻滞
	二度 II 型房室传导阻滞伴有 QRS 波群增宽或慢性双束支传导阻滞,无论有无症状
II 级指征 *	窦性心动过缓(心率 <40 次/min)伴有心动过缓症状,但心动过缓与症状之间无明确联系
	窦房结功能异常,出现无法解释的晕厥
	清醒患者长期心率 <20 次/min

注:* I 级情况下,起搏器绝对有效;II 级情况下,起搏器可能需要。

表 18-4-4　肺部并发症风险增加的危险因素

吸烟史(仍在吸烟)
美国麻醉医师协会评分大于 2
年龄 >70 岁
慢性阻塞性肺疾病
预期延长的手术(>2 小时)
计划行全身麻醉(尤其是气管内插管)
白蛋白 <3g/dl
运动储量小于步行 2 个街区或上一层楼
体重指数 >30kg/m²

术期风险。若患者行急诊手术,甲亢患者应使用 β 受体拮抗剂、抗甲状腺药和类固醇治疗。甲状腺替代治疗和丙硫氧嘧啶等抗甲状腺药物,手术当日需持续用药。

5. **神经肌肉系统疾病评估**　是否有癫痫发作史或其他明显的中枢神经系统疾病史,肌病或其他肌肉肌病病史。该类结直肠肿瘤患者的术前评估应主要关注呼吸系统和功能障碍程度,尤其是吞咽困难和呼吸困难。检查吸入空气条件下的血氧饱和度和直立位血压及心率。

表 18-4-5　营养风险筛查 2002 初筛表

初步筛查	是	否
体重指数 <18.5kg/m²		
最近 3 个月内有无体重减轻		
最近 1 周内有无膳食摄入量减少		
患者病情是否严重(如进入重症监护室、大手术后等)		

注:如果任何一个问题的答案为"是",则按表 18-4-6 进行最终筛查;如果所有问题的答案为"否",每隔 1 周要重新进行筛查;如果患者被安排有大手术,则要考虑预防性营养治疗计划避免大手术所伴随的风险。

6. **化疗与放疗史**　询问结直肠肿瘤患者是否接受化疗、放疗等,是否出现放化疗的并发症。化疗可造成心肌病,博来霉素具有肺毒性作用,长春新碱和顺铂可导致周围神经病,环磷酰胺可引起血肿。

7. **术前营养状况评估**　结直肠癌患者实施规范化营养治疗首先要筛查营养风险,进而准确评估营养状况,并及时给予营养治疗。NRS 2002 是由欧洲肠外肠内营养学会于 2002 年提出并推荐使用的一种营养状况评估方法,包括初筛表和终筛表(表 18-4-5、表 18-4-6)。初筛表包括 4 个问题,简单地反映住院患者的营养状况;终筛表比较详细地评估患者营养状况,根据饮食、体重指数、疾病损伤状况的风险及年龄而定。其中,终筛表得分为 NRS 2002 评分的总得分,总得分≥3 分者存在营养风险,<3 分者暂无营养风险。

8. **血栓和栓塞预防术前推荐意见**　术前根据病史、凝血指标及下肢多普勒超声等检查进行详细静脉血栓栓塞风险评估,静脉血栓栓塞中度以上风险的患者,与患者及家属进行充分沟通,术中应加强管理,并给予高度重视。

9. **术前禁食禁水方案**　术前 2 天鼓励结直肠肿瘤患者多饮水且食用糖类丰富的餐食,从而保证患者围手术期处于最佳的合成代谢状态,进而有利于术后伤口愈合和尽快恢复到术前状态。建议无胃肠道动力障碍患

表 18-4-6　营养风险筛查 2002 终筛表

分值/分	营养状况	疾病严重程度
0 分	营养状况正常	正常营养需求
1 分	3 个月内体重丢失 >5% 或近 1 周摄食量比正常需要量减少 25%~50%	慢性疾病急性加重、慢性疾病发生骨折、肿瘤、糖尿病、肝硬化、血液透析、慢性阻塞性肺疾病
2 分	2 个月内体重丢失 >5% 或体重指数 18.5~20.5kg/m²,或近 1 周摄食量比正常需要量减少 50%~75%	比较大的腹部手术、卒中、严重肺炎、血液系统恶性肿瘤
3 分	1 个月内体重丢失 >5%(或 3 个月内体重减轻 15%)或体重指数 <18.5kg/m²,加上受损的基本营养状况或近 1 周摄食量比正常需要量减少 75%~100%	脑损伤、骨髓移植、加强监护病房患者

总分=营养状况评分+疾病严重程度评分+年龄评分(年龄≥70 岁加 1 分)

者术前 6 小时禁食固体饮食,术前 2 小时禁食清流质。若患者无糖尿病史,推荐手术 2 小时前饮用 400ml 含 12.5% 糖类的饮料,可减缓饥饿、口渴、焦虑情绪,降低术后胰岛素抵抗和高血糖的发生率。

二、术中处理

(一)麻醉药物选择原则

优先选用短效的麻醉药物用于全身麻醉诱导和全身麻醉维持,如丙泊酚、芬太尼或舒芬太尼、瑞芬太尼、顺阿曲库铵或罗库溴铵等。滴定式给药能够减少麻醉药物的副作用和避免作用时间延长。靶控输注可提高全静脉麻醉诱导和维持中麻醉药的可控性,使静脉麻醉药的应用更为方便和精确。

神经阻滞已经成为多模式镇痛一个重要的部分,其镇痛对机体的影响小、对凝血功能的要求低,采用超声引导下行腹横筋膜阻滞或腰方肌阻滞,与术中和术后的镇痛药叠加,以达到理想的镇痛效果。

(二)肺保护性通气策略

全身麻醉手术中不适当的通气策略会造成术中呼吸机相关的肺损伤(肺不张、气压伤等),增加术后肺部并发症,有证据显示,术中使用保护性肺通气策略可以减少肺损伤及术后肺部并发症的发生。

1. **诱导时通气策略** 患者采用头高位 30° 体位下实施面罩给氧通气,尤其是针对肥胖患者,此体位能够使患者获得更多的氧储备,也可以采用无创正压通气或持续正压通气,可以提高诱导时氧分压,延长置入喉镜时的无通气安全时间。

2. **压力控制通气** 压力控制通气较容量控制通气在腹腔镜手术中有助于减少气道压,增加氧合,减少气压伤的发生。

3. **延长吸呼时间比** 由于吸气时间延长,在较低吸气峰压时能保持较高的平均气道压,提高功能残气量,防止肺泡萎陷,减少肺内分流,增加肺顺应性。

4. **呼气末正压通气** 腹腔镜手术中由于气腹的影响加重了患者的肺泡塌陷,使用中等量呼气末正压通气(6~8cmH$_2$O)可使肺泡复张。

5. **小潮气量通气** 采用较小的潮气量(6~8ml/kg),减轻气道压力,从而减轻压力及剪切力导致的机械损伤和肺部炎性反应。小潮气量并不影响患者的氧合,并且可降低非急性呼吸窘迫综合征的发生率,小潮气量联合呼气末正压通气可降低肺不张的发生率。

6. **肺复张技术** 机械通气患者每隔 30~45 分钟实施一次手法肺复张,从而复张萎陷的肺泡。术中根据患者的具体情况和呼吸机的类型个体化实施。

7. **控制吸入气氧气浓度** 吸入气氧气浓度 <0.4,同时保持血氧饱和度不低于 94%,高吸入气氧气浓度仅用于低氧血症时的紧急处理。

(三)液体管理

监测每搏量变异度、脉压变异度和脉搏变异指数以指导围手术期容量治疗。采用肺动脉导管,连续监测肺动脉压、中心静脉压、右心腔内压力、肺动脉楔压,用热稀释法测定心排血量,测定混合静脉血氧饱和度,与外周动脉压、心率、动脉血氧含量等结合可计算心内分流量、全身血管和肺血管阻力、氧供与氧耗等一系列参数,评价心肺功能和病变的严重程度。全身麻醉诱导时发生低血压(平均动脉压降低 >20% 基础值)的患者,一次输入 5~7ml/kg 的晶体液。开腹手术的结直肠肿瘤患者持续输入 3ml/(kg·h)的晶体液,行腹腔镜手术的患者持续输入 2ml/(kg·h)的晶体液,维持尿量不低于 0.5ml/(kg·h)。给予液体治疗之后心排血量仍然无明显改善(提高未达到 10%)的患者则建议给予升压药,当心指数 <2.5L/(min·m^2)时,则应使用正性肌力药。

(四)术中监测

除心电图、血氧饱和度、血压、体温、尿量等常规监测项目外,应该对患者进行脑电双频指数(bispectral index,BIS)监测,术中维持 BIS 为 40~60,以及肌松监测。经食管超声心动图监测适用于术中评估急性、持续性危及生命的血流动力学紊乱,其中包括心室功能及其决定因素不确定,并对治疗无反应的情况。

三、术后处理

(一)术后疼痛管理

推荐使用多模式镇痛策略,实施多模式镇痛策略能够促进结直肠肿瘤患者术后恢复,将控制术后疼痛的镇痛优势最大化。应该个体化评估每位结直肠肿瘤患者术后疼痛的监测情况(表 18-4-7),并制定相应镇痛方案。

1. 开腹手术的结直肠肿瘤患者,建议术前实施硬膜外置管连续镇痛;涉及右侧结肠切除的患者,可于 T$_7$~T$_9$ 水平实施硬膜外穿刺置管;涉及左侧结肠和直肠切除的患者,可于 T$_9$~T$_{10}$ 水平实施硬膜外穿刺置管。硬膜外镇痛药物建议采用 0.2% 罗哌卡因 3ml/h 持续泵注。硬膜外导管通常于术后第 2 天拔除。

表 18-4-7　结直肠肿瘤患者术后镇痛监测与记录项目

术后镇痛药物监测
药物名称、浓度、剂量
患者自控镇痛泵参数设置：背景输注剂量、单次注射剂量、锁定时间
给药总量：包括无效和有效剂量的总数
限量设置：如 1 小时内限制给药剂量
额外补充镇痛药物
常规监测
生命体征：体温、心率、血压、呼吸频率
镇痛：静息和活动时的疼痛水平、疼痛的缓解情况
额外药物的使用
副作用
心血管系统：低血压、心动过缓或心动过速
呼吸状况：呼吸频率、镇静水平
恶心和呕吐、瘙痒、尿潴留
神经系统检查
运动阻滞或功能和感觉水平的评估
硬膜外感染、血肿等严重并发症的证据

2. 实施腹腔镜手术的结直肠肿瘤患者，建议术前实施双侧超声引导腹横肌平面阻滞（transverse abdominis plane block, TAPB），药物使用 0.5% 罗哌卡因共 20~30ml；气腹建立后，可在腹主动脉两侧明视下行腹腔神经丛阻滞，注射 0.375% 罗哌卡因共 15~20ml，以减轻内脏痛。

3. 实施硬膜外镇痛的患者可以在拔除硬膜外导管后口服非甾体抗炎药（如布洛芬等）、加巴喷丁、氨酚羟考酮片等。实施 TAPB 的患者，在可以进食后即口服镇痛药；如内脏痛较重，进食前可以复合静脉滴注非甾体抗炎药和/或 β 受体激动剂。使用非甾体抗炎药的患者需密切关注其引起的消化道、心脑血管、肾脏、吻合口漏等不良反应。

4. 术后阿片类镇痛药物建议仅用于出现暴发痛的患者。

（二）围手术期并发症处理

1. **恶心、呕吐的防治**　5-羟色胺 3（5-hydroxytryptamine 3, 5-HT3）受体拮抗剂、地塞米松、氟哌利多或氟哌啶醇是预防术后恶心呕吐（postoperative nausea and vomiting, PONV）最有效且副作用小的药物。不同作用机制的治疗药物联合用药的防治作用优于单一用药。

如果在三联疗法（如 5-HT3 受体拮抗剂、地塞米松、氟哌利多或氟哌啶醇）预防后患者仍发生 PONV，则在用药 6 小时内不应重复使用这三种药物，应换用其他镇吐药。如果 PONV 在术后 6 小时以后发生，可考虑重复给予 5-HT3 受体拮抗剂、氟哌利多或氟哌啶醇，剂量同前。不推荐重复使用地塞米松。

2. **谵妄的处理**　谵妄是一种以意识水平的改变和最初的注意力紊乱为特征的急性状态。减少术后谵妄的麻醉管理要素包括术中维持足够的氧供和血流灌注，及时纠正患者的血糖和电解质异常，尽可能避免使用中枢性抗胆碱药、苯二氮䓬类药物、哌替啶。治疗谵妄，氟哌啶醇为首选药物，0.5~1.0mg 肌内注射，峰值效在 20~40 分钟后出现，观察 30~60 分钟后可根据需要重复注射。

3. **急性肾损伤**　如果结直肠肿瘤患者 48 小时内出现肾功能急剧下降，表现为血清肌酐（serum creatinine, Scr）上升 >0.3mg/dl 或 Scr 上升 >50%，或尿量减少，即尿量 <0.5ml/（kg·h）并持续 6 小时以上，则定义为急性肾损伤。急性肾损伤最常见的原因是急性肾小管损伤，急性肾损伤的治疗主要是支持性的。治疗的目的是维持体液和电解质平衡、提供营养支持、预防或治疗并发症。

（郑晖　王强）

第五节　消化道吻合方式及重建技术

近年来，随着外科技术和医疗器械的发展、手术理念及方式的更新，结直肠肿瘤切除后的消化道吻合及重建方式在原有的基础上有了一定程度的变化和改进。现就目前临床中较常用的几种吻合重建方式进行简要概述。

一、结直肠手工吻合

随着手术器械的改进以及普及，结直肠手术的重建方式也由传统的手工吻合逐渐改为自动吻合器或缝合器械进行重建，年轻外科医师的手工吻合机会逐渐减少。但是当腹腔内的粘连较为严重，或者肠管游离长度受限、器械吻合出现故障时，手工吻合还是一种不可或缺的技能。

外科医师可以在缝合的过程中利用手的触觉明确肠壁厚度、水肿情况及脆弱程度，根据实际肠管情况调节缝线张力。在肠管间口径不一致时，可以适当地按照比例调整缝合间距。此外，手工吻合后的肠管形态、肠内容物移动及结肠系膜形态均比较接近生理状态。本节就比较常用的 Gambee 法和 Albert-Lembert 法进行概述。

1. **缝线选择** 手工吻合时,缝线是最基本的手术材料之一。根据缝线的材质分为可吸收性缝线和不可吸收性缝线,根据形态可分为单丝线和多丝线,近年来倒刺线也常被用于胃肠道吻合的共同开口关闭中。理想的缝线应该具备以下几个特点:①强有力的抗张力;②直径均一;③组织反应少;④可吸收性等。

2. **最适愈合部位** 1812年Travers首先报道消化道创伤治愈最迅速的部位是浆膜。该理念一直影响着外科医师,1826年Lembert团队本着该理念开发的浆膜对合吻合方式一直沿用至今。1887年之后,Halsted发现黏膜下层也具有较强的治愈力及支撑力,且愈合早期黏膜下层具有丰富的血管交通网,因此黏膜下层的重要性也逐渐显现。现在以黏膜下层对合为主的消化道重建理念逐渐被广大外科医师接受。

3. **常见种类以及特征** Gambee法主要是以肠管断端黏膜与黏膜、黏膜下层与黏膜下层、浆膜肌层与浆膜肌层接合为特点的最具代表性的吻合方法之一。Albert-Lembert法是以浆膜接合、全层内翻的双层缝合为特点的吻合方法之一(表18-5-1)。

(1)Gambee法:1951年创立的Gambee原法,其肠系膜侧采用Albert的单层内翻全层结节缝合。现在逐渐改为Gambee新缝合法,即后壁为垂直褥式缝合,进针顺序为后壁全层—对侧全层—对侧黏膜—黏膜,在管腔内打结。前壁进针顺序为前壁全层—黏膜—对侧黏膜—对侧全层,打结在管腔外。后壁的垂直褥式缝合可以很确切地将浆膜面在内的全层缝合,在实际操作过程中可以用蓝色灭菌笔标记浆膜面,有助于防止漏缝浆膜层。前壁缝合时应将黏膜-黏膜下层与浆肌层鉴别开。可用蓝色笔标识浆膜面,再用尖刀划开浆肌层,靠近保留侧肠管黏膜-黏膜下层用直剪离断剩余肠壁,预留2~3mm黏膜-黏膜下层即可。过多地保留黏膜-黏膜下层可能妨碍前壁的Gambee法缝合视野(图18-5-1、图18-5-2)。

(2)Albert-Lembert法:浆肌层缝合多为结节缝合,连续缝合也可以,但是需要避免边距过大、间距过小、缝线拉得太紧可能造成的局部血供不良、管腔狭窄,因此浆肌层缝合时收线不宜过紧(图18-5-3)。

表18-5-1 Gambee法与Albert-Lembert法的特征

特征	吻合方法	
	Gambee法	Albert-Lembert法
吻合层次	单层吻合	全层缝合(Albert法)与浆肌层(Lembert法)内翻双层吻合法
接合方式	层与层断端接合	浆膜接合
理论基础	黏膜下层是创伤愈合反应最适层	全层缝合抗张力比较好,止血效果好
优点	吻合口隆起较少,很难引起狭窄 黏膜断端正确接合,防止糜烂 单层缝合,组织挫伤少,防止过剩的肉芽组织增生	浆肌层缝合加固吻合口 接合力度大,防止吻合口撕裂
缺点	缝合技术稍微复杂,只有一层吻合,要求对每针缝合都要准确	治愈过程相对缓慢,缝合组织向内腔突出,容易造成吻合口狭窄

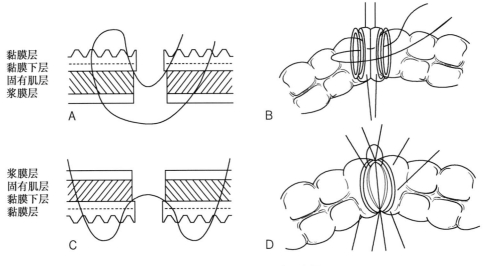

图18-5-1 Gambee法示意图

A.后壁进针顺序;B.后壁垂直褥式缝合;C.前壁进针顺序;D.前壁Gambee法缝合。

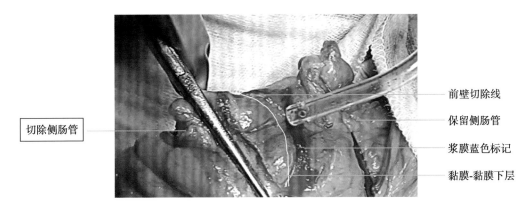

图 18-5-2 Gambee 法中前壁多切除些黏膜

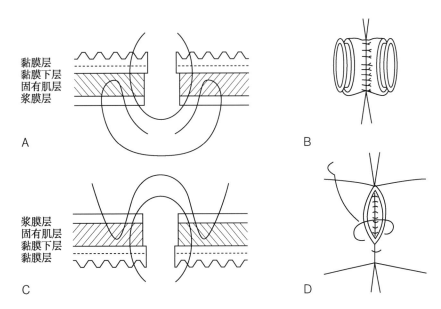

图 18-5-3 Albert-Lembert 法示意图

A. 后壁进针顺序;B. 后壁 Lembert 法缝合;C. 前壁进针顺序;D. 前壁 Albert 法缝合。

二、结肠器械吻合

1. **功能性端端吻合** 1968 年 Steichen 团队最先报道功能性端端吻合(functional end to end anastomosis,FEEA),至今该法成为最为广泛使用的小肠-结肠,结肠-结肠重建方法之一(图 18-5-4)。根据重建时肠管的开放状态与否,分为开放法、半闭合法、闭合法三种类型。

(1)开放法:先离断口侧与肛门侧的肠管后,取出标本。用第一把直线切割闭合器插入两侧肠管,在肠系膜对侧进行侧侧吻合,之后再用第二把直线切割闭合器关闭共同开口。该法全部敞开肠管,可以有效地观察吻合口出血情况,及时止血,但因管腔暴露太多,有肠管内污染物漏出的风险。

(2)半闭合法:标本取出之前,在肛门侧及口侧肠系膜对侧开一小孔,用第一把直线切割闭合器插入两侧肠管进行吻合,之后再用第二把直线切割闭合器把小切开孔处及标本侧一并离断,完成吻合。该法相对来说开放口径比较小,不容易造成肠内容物渗漏。

(3)闭合法:先用直线切割闭合器离断肛门侧及口侧肠管,取出标本。再切开肠管闭合端的一个小切口进行侧侧吻合,之后再用一个直线切割闭合器关闭共同开口。该法有 2 处钉与钉的相交点,需要加固缝合防止漏。

上述三法在关闭前均需要仔细止血,且建议缝合几针作为支持线,防止关闭共同开口时有遗漏。但也不能过于牵拉支持线,防止吻合口狭窄。三种方法的优缺点见表 18-5-2。

2. **三角端端吻合** FEEA 操作简单已经被广为使用,虽说是功能性的,但其实际是侧侧吻合,偶尔会扭曲折叠造成肠梗阻,对于习惯手工吻合的外科医师来说多少有些抵触。因其可达到与手工吻合相似的效果,且肠管长度受限的患者体外吻合时采用三角端端吻合相对较容易,近年来三角端端吻合逐步被推广。

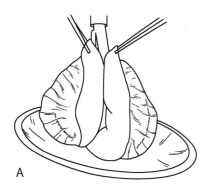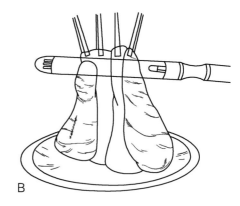

图 18-5-4　功能性端端吻合

A. 肠管侧侧吻合；B. 关闭共同开口。

表 18-5-2　三种功能性端端吻合的特点

特点	吻合方法		
	开放法	半闭合法	闭合法
钉仓	2~3 枚	2~3 枚	4 枚
优点	开放肠管,可直视下止血降低钉仓成本	防止肠内容物外漏,降低钉仓成本	防止肠内容物外漏,肠管口径差影响小
缺点	可能造成肠内容物渗漏,肠管口径差影响大	吻合钉出血很难观察到	吻合钉出血很难观察到,吻合钉成本高
钉相交点	1 处	1 处	2 处

　　结肠与结肠的三角吻合口径差异不明显,比结肠与小肠的三角吻合要简单,尤其适用于腹腔镜下横结肠切除、乙状结肠切除等肠管提出到体外比较短的病例。如果体外肠管非常短,后壁可以选择为内翻缝合,前壁为外翻缝合。当然如果肠管有一定的长度,可以稍微翻转,则建议均采用外翻缝合,这样手术技巧比较简单且不容易造成肠管内翻狭窄。后壁内翻吻合时,首先在肠壁两侧稍靠后缝合 2 针支持线,再在后壁中央全层缝合 1 针支持线。总共 3 针支持线提拉后壁,用直线切割闭合器闭合后壁。注意观察勿将前壁肠管夹进来,确保该处为唯一的肠管内翻,注意彻底止血。接下来缝合剩下的 2/3 肠壁,全层外翻式缝合 3 针支持线,用直线切割闭合器闭合肠管一周。注意观察每次闭合钉与钉要确切xi 相交点,防止吻合口漏。为了防止吻合口狭窄,一般

不常规包埋吻合钉,仅对钉与钉相交点进行浅缝合加固即可（图 18-5-5）。

　　回肠末端与结肠吻合时,可以适当地向肠管壁侧倾斜离断肠管,可以减少一部分口径差。若差别仍较大,则可以继续沿肠管纵轴方向切开 1.5cm 左右,这样保证结肠与回肠口径相似。FEEA 与端端三角吻合的特点见表 18-5-3。

三、直肠双吻合

　　Knight 与 Griffen 于 1980 年首先报道了双吻合法（double stapling technique, DST）,是指用直线切割闭合器离断乙状结肠或直肠,再用环形吻合器行直肠与近端结肠吻合,即一个闭合加一个吻合,因此称为双吻合

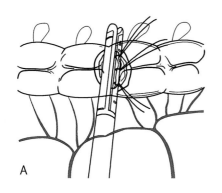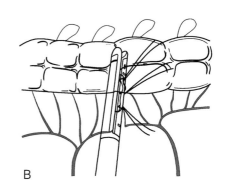

图 18-5-5　三角端端吻合

A. 后壁内翻吻合；B. 前壁外翻吻合。

表 18-5-3　功能性端端吻合与三角端端吻合的特点

特点	吻合方法	
	功能性端端吻合	三角端端吻合
吻合方式	侧侧吻合	端端吻合
使用钉仓	2~4 枚	3 枚
肠管长度要求	较长	稍短
吻合口狭窄	可能性小	概率相对大
优点	可能扭曲、引起梗阻	肠管开放程度大,可能造成术野污染
缺点	便于掌握、推广	接近肠管生理状态

法。DST 分为端端双吻合（end to end anastomosis double stapling technique,EEA-DST）和端侧双吻合（side to end anastomosis double stapling technique,SEA-DST）。有文献报道,SEA-DST 保留了一部分结肠盲端,因此术后直肠储物功能比端端吻合稍微大些,可以缓解直肠前切除综合征（anterior resection syndrome,ARS）。

处理肠系膜是 EEA-DST 的关键操作之一。吻合口血供良好是防止发生吻合口漏的重要原因之一。因此在处理直肠肛侧系膜时,尽量保护好进入直肠壁的垂直动脉。在垂直动脉之间的等高线上游离系膜,才不会使系膜游离成螺旋状,保证左右侧直肠壁血供均等（图 18-5-6A）。离断肠管时为了避免肿瘤在吻合口种植,应首先用肠管阻断夹夹闭肠管（图 18-5-6B）,经肛充分冲洗远端肠管后,将平行阻断夹放入直线切割闭合器垂直肠管进行离断（图 18-5-6C）。直肠离断位置较高时一般可以一次离断,腹膜返折以下的直肠离断时,可以选用 45mm 直线切割闭合器。体外切除病变后,观察肠管大小,一般选用 29mm 环形吻合器,吻合口位置较低时,建议选用 25mm 环形吻合器,避免吻合器太大,使肛提肌或肛门皮肤卷入吻合口（图 18-5-6D）。

吻合后观察远近断端的肠管圈是否全层完整。常规进行测漏试验,如果有气体漏出,则在张力点进行缝合加固。EEA-DST 的漏气点绝大多数在吻合钉与钉的相交处,SEA-DST 多在左侧壁肠系膜对侧与直肠吻合的张力点,低位直肠 DST 后可放置经肛减压管,防止肛门外括约肌闭锁,保持吻合口为常压状态。

SEA-DST 与 EEA-DST 相比较,各有其优缺点（图 18-5-7、表 18-5-4）。端端吻合比较接近肠管生理,一般不会造成肠管盲端。临床上最多见的还是端端吻合。EEA-DST 需要的口侧肠管长度相对来说要短。为了防止吻合口血供减少,口侧肠管断端周围的系膜处理应特别小心,不宜过多离断边缘血管。

行 SEA-DST 时,口侧肠管游离长度相对较长。因为其在肠系膜对侧肠壁打开一小孔进行吻合,所以不

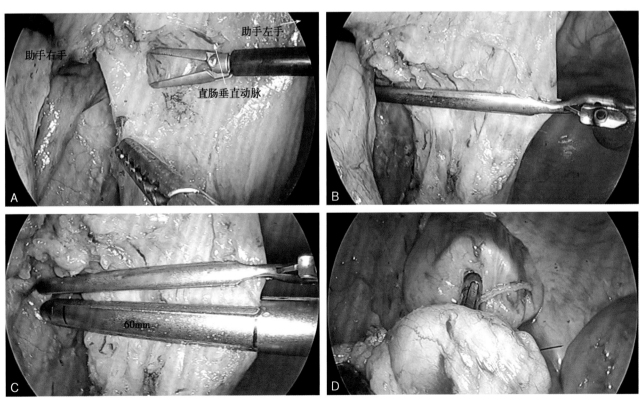

图 18-5-6　直肠双吻合步骤

A. 游离直肠系膜;B. 使用肠管阻断夹夹闭肠管;C. 离断肠管;D. 进行双吻合。

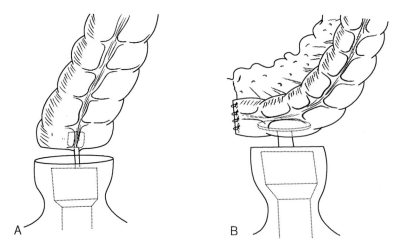

图 18-5-7　直肠端端双吻合与侧端双吻合
A. 直肠端端双吻合；B. 直肠侧端双吻合。

表 18-5-4　端端吻合与侧端吻合特点

特点	吻合方法	
	端端双吻合	侧端双吻合
吻合方式	端端吻合	侧端吻合
吻合处血供	最缺血区	避开缺血区
开放肠管	较大，污染可能性大	较小，防止污染
肠管长度要求	较短	稍长
肠管口径差影响	较大	较小
肠系膜处理	需要	无须
肠系膜张力	有	无
肠管张力点	钉与钉相交点	左侧壁肠系膜对侧与直肠相交点
系膜侧憩室患者	需要避开	不用担心
注意事项	肠系膜处理注意保护直动脉	盲端不宜过长

需要处理肠管断端系膜，且保证断端肠管的血供充足。结肠憩室的患者进行侧端吻合时，因为憩室多发生于肠系膜侧，侧端吻合恰好可以避免吻合线在憩室上，降低吻合口漏的风险。此外，侧端吻合时，一般选择距离肠管断端 2~3cm 处切开肠系膜对侧肠管壁。这样可以预留一段肠管作为储袋，可能会减少 ARS 的发生。

腹腔镜结肠手术与传统开腹手术相比，具有切口小、术后疼痛少、美容效果好等优点，被广泛推广。但肿瘤巨大且患者高度肥胖的病例，在取出肿瘤以及重建肠管时，需要延长腹部切口。近 10 余年，随着胃肠肿瘤微创腹腔镜技术逐渐普及，腹部无辅助切口的 NOSES 不断推广和应用，完全腹腔镜下消化道重建技术逐渐兴起。文献报道完全腹腔镜下吻合并不会增加患者的腹腔内感染、肿瘤的腹腔内播散等，且有可能减少因取出标本所需的腹壁切口长度以及降低切口疝的发生。其次，体内吻合可以减少游离肠管的长度，横结肠和结肠左曲肿瘤，体内吻合优势更大。特别是右半结肠癌根治术时，体内吻合可避免体外重建拖拽肠管导致的撕裂横结肠系膜血管，同时可以降低系膜扭转的发生率。在处理肠系膜与离断肠管时，建议有一定的时间差。按照口侧肠管系膜处理—肛门侧肠管系膜处理—口侧小肠离断—肛门侧小肠离断的先后顺序，这样等待一段时间后，肠管的缺血区域会变得更加明确，选择血供比较好的肠管区进行吻合会更安全。

笔者所在单位中国医学科学院肿瘤医院结直肠外科在进行体外重建时，多采用半闭合法 FEEA，但是体内吻合则采用 Ovelap 法。下面以右半结肠癌术中的 Overlap 法重建为例对 Overlap 法重建的技术要点进行详细介绍。

首先回肠断端与横结肠断端的肠系膜对侧进行吻合，观察有无张力，如果张力过大，可以适当游离回肠系膜根至十二指肠水平部附近。横结肠的大网膜附着处也向结肠左曲游离。回肠断端 6cm 处与横结肠断端固定 1 针，确保吻合口在肠系膜对侧（图 18-5-8A）。肠管背侧放置一纱布，防止肠内容物外漏。回肠系膜对侧肠壁打开 5mm 小孔（图 18-5-8B），吸净回肠内容物。同样方式打开结肠系膜对侧肠管壁，确认进入肠腔后用吸引器吸净结肠内容物（图 18-5-8C）。打开小孔时建议助手两把钳子与术者左手钳子牵拉肠管成三角形，术者右手可用超声刀或分离钳尖端带电一次打开肠壁全层，这样可以防止肠壁夹层。直线切割闭合器 60mm 钉仓侧置入小肠，金属底座侧放入横结肠内进行侧侧吻合。此时助手将吸引器靠近吻合口，随时吸引外溢的肠内容物（图 18-5-8D）。观察吻合口有无出血，如果有吻合钉渗血，则

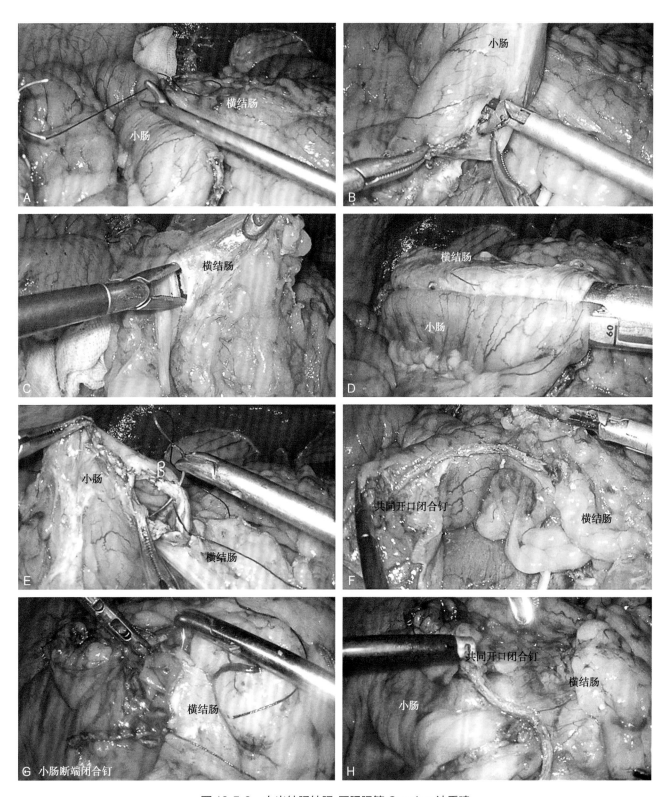

图 18-5-8　右半结肠结肠-回肠肠管 Overlap 法重建

A. 横结肠断端与回肠断端固定 1 针；B. 回肠末端肠系膜对侧打开小孔；C. 结肠系膜对侧打开小孔；D. 肠管侧侧吻合；E. 直线 overlap 法缝支持线，吻合钉与钉处缝合 1 针；F. 直线 overlap 法关闭共同开口后图像，与吻合口钉垂直，原来的小肠断端钉被一并切除；G. 三角 overlap 法缝支持线，结肠与小肠断端钉缝合 1 针；H. 三角 overlap 法共同开口关闭后图像，与小肠吻合钉垂直。

用电凝吸引器的柔凝模式彻底止血。从手术流程化的稳定性来讲，建议使用器械关闭共同开口。根据吻合口最终的形态可以分为三角 Overlap 法和直线 Overlap 法。直线 Overlap 法是垂直于回肠断端与横结肠激发直线切割闭合器，在关闭共同开口的同时，离断回肠末端缝合钉。同样需要缝合 3 针作为支持线（图 18-5-8E），分别是共同开口边缘的结肠与结肠、前后层吻合钉、回肠与回肠（图 18-5-8F）。此时自动切割闭合器需要调整好角度，垂直回肠末端，从结肠系膜对侧朝向回肠末端，注意不宜过多夹闭结肠壁，防止结肠流出道的狭窄。直线 Overlap 法因没有钉与钉的相交点，因此一般不需要特意加固缝合。三角 Overlap 法吻合时则把吻合口钉附着侧向对角拉开，中央处的回肠断端吻合钉与结肠缝合 1 针作为中央支持线（图 18-5-8G）。共同开口两角各缝合一针，共 3 针支持线。直线切割闭合器平行于横结肠关闭共同开口（图 18-5-8H），这样肠管吻合线与共同开口关闭线呈等边三角形。回肠断端钉与共同开口钉相交点加固 1 针。如果因为肠管长度过短，吻合时可以选择在 40mm 处吻合。此时，为了防止吻合口狭窄，不建议用器械关闭共同开口，可以用倒刺线全层连续缝合后再做浆肌层加固包埋。

本节主要介绍了结直肠手术传统的手工吻合法、常用的腹腔镜手术体外肠管吻合法及双吻合技术的技术要点。随着机器人手术、NOSES 等微创手术的大力推广，全腹腔镜下吻合技术被越来越多的临床医师应用和掌握，其优势也逐渐显现并被临床研究所证实。相信在今后这种吻合方式会有更好的应用前景。

（王锡山　陈瑛罡）

第六节　结肠癌的外科治疗

除部分早期结肠癌可以通过内镜切除治疗外，结肠癌的外科治疗主要为根治性手术。因肿瘤部位、数量、分期不同，可采用术式、肠管切除范围及淋巴结清扫程度也不尽相同。本节将按照肠管切除范围的不同，将结肠癌手术分为右半结肠癌根治术、横结肠癌根治术、左半结肠癌根治术、乙状结肠癌根治术和全结肠切除术五种术式，分别进行阐述。

一、右半结肠癌根治术

传统的右半结肠癌根治术（右半结肠切除术）已有百年历史。近 30 年来，腹腔镜右半结肠癌根治术迅猛发展，手术技术已经非常成熟，手术入路、手术步骤已普及化、程序化，并得到国内外结直肠外科医师的广泛认同。大量高质量随机对照试验已证实，腹腔镜右半结肠癌根治术对比传统开放右半结肠癌根治术，在降低并发症发生率、缩短住院天数等方面有明显的优势，同时也能获得与之相当的肿瘤学疗效。在此背景下，腹腔镜右半结肠癌根治术正朝规范化、精准化的方向发展。因此，这里仅介绍腹腔镜右半结肠癌根治术的相关热点。另外，病变位于结肠右曲和横结肠右半的结肠癌，传统上认为应施行右半结肠癌扩大根治术，其切除范围与清扫范围均有别于一般的右半结肠癌根治术，将在横结肠癌根治术中进行阐述。

（一）手术适应证

适用于病变位于盲肠、升结肠的结肠癌。

（二）手术原则

遵循 FPOSP 和 SRBBP。切除病灶部位及所属区域淋巴结，达到肿瘤根治和器官功能保护兼顾的目的。基本要求如下：①具体技术平台和术式的选择应基于规范的高质量的术前影像分期、多学科团队的前瞻性决策和医疗中心的实际能力；②手术团队应有充分的腹腔外科手术经验或在结肠专科医师指导下实施手术，如需扩大手术范围，应配置泌尿外科、肝胆胰外科和妇科等手术团队；③实施手术的单位应有相应的病理技术支撑，可完成术中快速冷冻病理检查、局部和根治手术标本规范评估以及常规病理报告；④根治手术应实现安全的切缘和合理的区域淋巴结清扫，建议使用 CME 原则。

（三）手术平台选择

应基于实施手术的医疗单位的实际情况选择手术技术平台。开腹手术是基本的选择。医疗单位应具备实施开腹手术的器械和设备。无高质量腹腔镜或经过严格、规范培训人员的基层单位以及肥胖或再次手术等困难病例，实施开腹手术是安全的选择。腹腔镜手术对于大部分患者是一种安全的选择，开展单位应具备 2D 高清、3D 等设备。手术团队应经过严格、规范的培训，有充分的腹腔镜手术和腹腔手术经验，或在有相应经验的专科医师指导下实施手术。侵袭周围器官的 T_{4b} 期结肠癌，不建议行腹腔镜或机器人等微创手术。机器人手术平台是腹腔镜手术的进阶选择，目前多局限于有达芬奇机器人的区域医疗中心。机器人手术的高清显示和仿生机械臂可能更利于精准解剖和深部缝合,但同时费用也较高。

(四) 术前评估

在手术前需要准确评估肿瘤部位、大小及浸润深度。结肠肿瘤患者一般通过腹部增强CT进行检查评估。肿瘤病灶小、尚未侵袭浆膜或肿瘤已切除的结肠肿瘤患者,由于术中腹腔镜下肿瘤定位困难,术前或手术时需通过一定技术手段辅助定位肿瘤位置,目前常用结肠CT三维重建、经内镜注射染色剂等方法实现肿瘤定位。

(五) 手术方法

1. 手术切除范围 切除范围包括横结肠右半、升结肠、回盲部,并根据结肠癌位置切除部分末端回肠,然后做回结肠吻合。

2. 手术入路 目前包括中间、外侧、头侧入路,根据患者病情、解剖条件等确定。①中间入路:由右半结肠系膜血管根部开始解剖,由内向外游离系膜和右半结肠;②外侧入路:由右结肠旁沟进入解剖间隙,由外向内先游离结肠和系膜,再处理系膜血管;③头侧入路:从打开右侧胃结肠韧带起始,于胰腺下缘切开横结肠系膜,进入右侧横结肠后间隙,再由中间处理肠系膜上血管及其分支,从外侧打开右侧结肠旁沟。

3. 手术基本步骤

(1) 患者体位与医师站位(以腹腔镜为例):患者仰卧分腿位,铺巾后根据腹腔探查肿瘤的位置,调整体位为头高足低10°~15°,左倾10°~15°。该体位可使小肠在重力作用下移至左侧,暴露右侧结肠系膜。主刀医师位于患者左侧,第一助手和扶镜手分别位于患者右侧及足侧。显示器位于患者头侧(图18-6-1)。

(2) 通常采用5孔法(A~E):Trocar 位置如下。A观察孔(12mm),放置于脐下3cm;B主操作孔1(12mm),

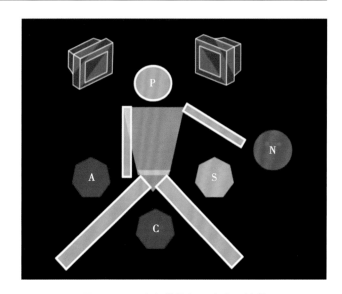

图18-6-1 患者体位与手术人员站位

P. 患者;A. 助手;C. 扶镜手;S. 主刀医生;N. 器械护士。

放置于左侧肋缘下3~5cm,锁骨中线处;C主操作孔2(5mm),放置于左髂前上棘与脐连线中外1/3处;D助手孔1(5mm),放置于右肋缘下3cm锁骨中线处;E助手孔2(5mm),放置于右髂前上棘与脐连线中外1/3处;腹腔内手术部分完毕后取绕脐6cm切口行标本取出及吻合(图18-6-2)。

(3) 联合中间入路

1) 将大网膜和横结肠稍微向头侧牵拉后即可显露小肠系膜和右结肠系膜的前叶。助手左手提起中结肠血管根部,右手提起回结肠血管,在回结肠血管与肠系膜上血管的交角处打开结肠系膜,寻找Toldt间隙(图18-6-3)。

2) 以肠系膜上静脉(superior mesenteric vein,SMV)为主线,自尾侧向头侧逐步打开血管鞘,逐步裸露SMV、肠系膜上动脉(superior mesenteric artery,SMA)及其分支,清扫外科干,并将分支依次结扎,包括回结肠血管、右结肠动静脉、中结肠动脉分支(图18-6-4)。

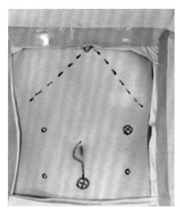
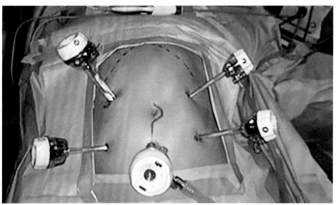

图18-6-2 Trocar 位置

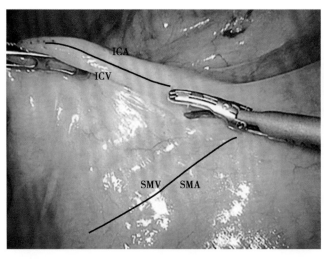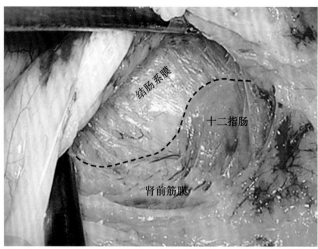

图 18-6-3　中间入路的起步

SMV. 肠系膜上静脉；SMA. 肠系膜上动脉；ICA. 回结肠动脉；ICV. 回结肠静脉。

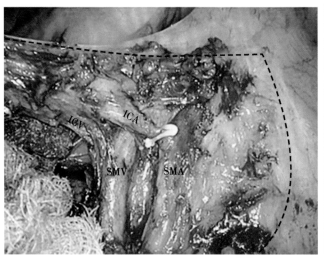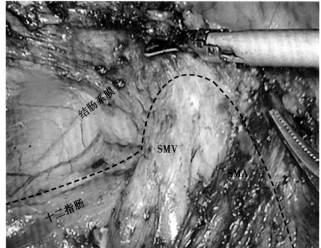

图 18-6-4　中间入路的血管解剖

SMV. 肠系膜上静脉；SMA. 肠系膜上动脉；ICA. 回结肠动脉；ICV. 回结肠静脉。

3）解剖中结肠静脉（middle colic vein，MCV）根部及胰腺下缘。进一步寻找和拓展右结肠后间隙（right retrocolic space，RRCS）及横结肠后间隙（transverse retrocolic space，TRCS）（图 18-6-5）。

4）自胃网膜血管弓外打开胃结肠韧带，自上而下解剖中结肠血管及胃结肠干（图 18-6-6）。

5）游离结肠右曲，自上而下打开右结肠旁沟系膜附着，与 RRCS 相贯通，游离右半结肠。

（4）完全中间入路

1）起步同联合中间入路，在回结肠血管与肠系膜上血管的交角处打开结肠系膜，寻找 Toldt 间隙。以 SMV 为主线，自尾侧向头侧逐步打开血管鞘，逐步裸露 SMV、SMA 及其分支，清扫外科干，并将分支依次结扎，包括回结肠血管、中结肠动脉右支、MCV。

2）进一步解剖胃结肠干及其分支。自胰腺下缘"爬坡"，由横结肠系膜根部进入系膜间间隙（inter mesenteric space，IMS）。这个步骤中，胃结肠干的解剖是难点，也是决定整个右半结肠手术质量关键步骤。以下为两种较为常见的胃结肠干的解剖变异：①右结肠静脉（right colic vein，RCV）一支结肠静脉汇入胃结肠干（图 18-6-7）；②RCV 和 MCV 两支结肠静脉汇入胃结肠干（图 18-6-8）。

3）虽然胃结肠干的解剖变异较多，但在实际临床工作中，RCV 汇入胃结肠干最为常见。在充分拓展 RRCS 后，可以根据 RCV 的走行，精确地反向寻找到胃结肠干，完成胃结肠干的解剖分离。胃结肠干多粗短，直接结扎易导致胰腺表面分支出血，腹腔镜下较难安全有效止血，故笔者常规倾向于分别结扎其属支。

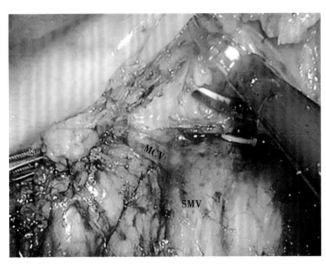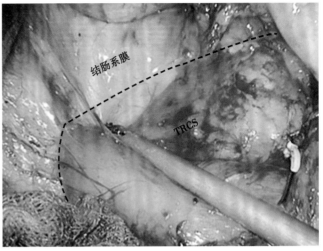

图 18-6-5　中间入路拓展右结肠后间隙和横结肠后间隙

SMV. 肠系膜上静脉;MCV. 中结肠静脉;TRCS. 横结肠后间隙。

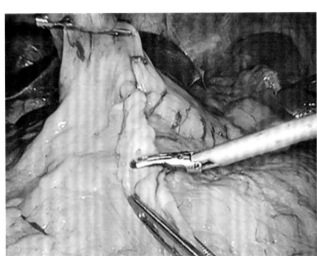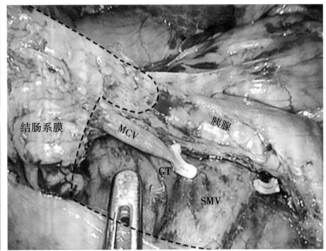

图 18-6-6　头侧入路解剖中结肠血管及胃结肠干

SMV. 肠系膜上静脉;MCV. 中结肠静脉;GT. 胃结肠干。

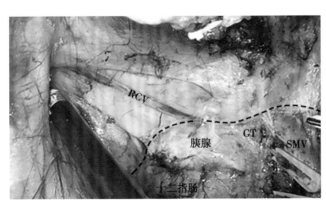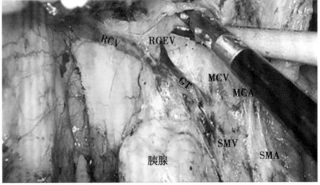

图 18-6-7　右结肠静脉一支结肠静脉汇入胃结肠干

SMV. 肠系膜上静脉;GT. 胃结肠干;RCV. 右结肠静脉;SMA. 肠系膜上动脉;MCV. 中结肠静脉;MCA. 中结肠动脉;RGEV. 胃网膜右静脉。

4）游离结肠右曲,自上而下或自下而上打开右结肠旁沟系膜附着,与 RRCS 相贯通,游离右半结肠。

（5）尾侧联合中间入路

1）助手提起阑尾与回盲部,术者自尾侧打开右结肠旁沟腹膜返折线,进入 Toldt 筋膜与结肠系膜间的天然外科平面,即 RRCS。此间隙内无重要的器官与复杂结构,分离相对容易、安全。助手将肠系膜向左侧牵引,

术者自尾侧向头侧扩展 RRCS（图 18-6-9）。

2）术者继续向头侧内侧扩展 RRCS 至结肠右曲水平,同时向内侧暴露十二指肠,此为进入 TRCS 的标志（图 18-6-10）。手术进行至此,转向传统中间入路。

3）以回结肠血管［回结肠静脉（ileocolic vein,ICV）,回结肠动脉（ileocolic artery,ICA）］在肠系膜表面投影为解剖标志,打开结肠系膜,可与其后方已打开的 RRCS

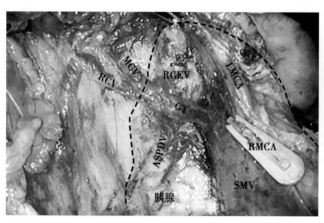
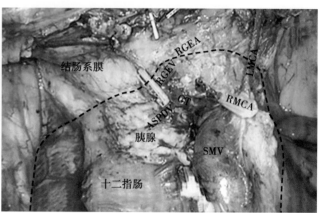

图 18-6-8 右结肠静脉和中结肠静脉两支结肠静脉汇入胃结肠干

SMV. 肠系膜上静脉;GT. 胃结肠干;ASPDV. 胰十二指肠上前静脉;RCV. 右结肠静脉;RGEA. 胃网膜右动脉;MCV. 中结肠静脉;RMCA. 中结肠动脉右支;LMCA. 中结肠动脉左支;RGEV. 胃网膜右静脉。

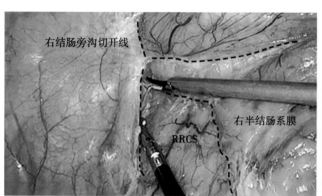
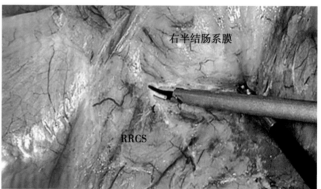

图 18-6-9 尾侧入路的起步

RRCS. 右结肠后间隙。

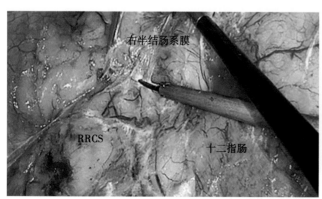
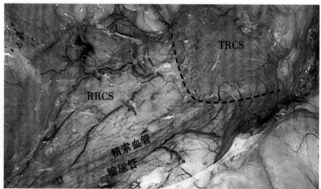

图 18-6-10 尾侧入路拓展右结肠后间隙

RRCS. 右结肠后间隙;TRCS. 横结肠后间隙。

间隙汇合(图18-6-11)。传统完全中间入路,年轻外科医师在寻找并拓展 RRCS 时通常难以精准把握手术层面,层面过深容易进入肾前筋膜后方损伤其后的输尿管、精索血管等重要结构,层面过浅进入结肠系膜容易导致出血。而在此术式中,RRCS 已在尾侧入路时充分打开,已经寻找到外科平面,后续操作更加便捷。

4)以 SMV 为主线,自尾侧向头侧逐步打开血管鞘,逐步裸露 SMV、SMA 及其分支,清扫外科干,并将分支依次结扎,进一步解剖胃结肠干及其分支,此时的步骤同完全中间入路。

(6)翻页式入路:右半结肠的游离过程中,常会出现解剖层次出错,血管辨识不清等现象。右半结肠手术及解剖上有一定复杂性,如外科平面拓展、SMV 属支辨别和解剖、胃结肠干解剖等,因此腹腔镜右半结肠 CME 比左半结肠 CME 的难度要高。基于传统的中间入路,笔者团队提出了一种新的优化方案,即翻页式中间入路

(图18-6-12)。

1)解剖起始点与传统中间入路相同,助手左手提起中结肠血管根部,右手提起回结肠血管,在回结肠血管与肠系膜上血管的交角处打开结肠系膜,沿肠系膜上静脉左侧一路向头侧分离,直到胰腺下方。助手提起结肠系膜,如翻书样展开,术者暴露肠系膜上静脉表面,并自尾侧至头侧沿途显露肠系膜上动静脉各分支根部,包括回结肠动静脉、右结肠动静脉、胃结肠干、中结肠动静脉等,暂不离断各分支(图18-6-13)。

2)确认肠系膜上动静脉各分支位置后,从回结肠血管的两侧向外侧拓展右结肠后间隙,此时要注意保证结肠系膜完整,同时要避免层面过深进入肾前筋膜层面,损伤后腹膜下的生殖血管及输尿管;向上拓展横结肠后间隙,此时可以分步从根部离断肠系膜上血管各分支,离断中结肠血管根部后进入横结肠后间隙,仔细解剖胃结肠干及各属支,避免损伤血管。向上在胰腺表面

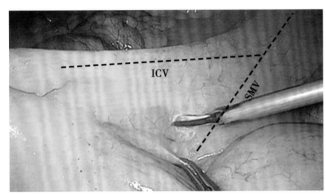
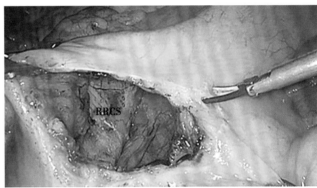

图 18-6-11 切开系膜与右结肠后间隙相贯通

RRCS. 右结肠后间隙;SMV. 肠系膜上静脉;ICV. 回结肠静脉。

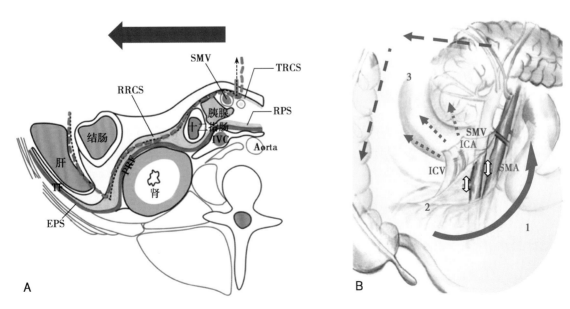

图 18-6-12 翻页式中间入路的示意图

A. 水平位观;B. 冠状位观;RRCS. 右结肠后间隙;TRCS. 横结肠后间隙;RPS. 胰后间隙;SMV. 肠系膜上静脉;SMA. 肠系膜上动脉;ICA. 回结肠动脉;ICV. 回结肠静脉。

"爬坡"，以达到横结肠系膜完整切除的目的。拓展时如遇到困难，可以结合头侧入路从系膜间间隙向横结肠后间隙方向拓展（图18-6-14）。

3）助手提起阑尾，并将升结肠向上向左侧牵拉展开，术者从回盲部外侧向上打开右结肠旁沟系膜附着，并与内侧右结肠后间隙相贯通；助手左手提起胃窦部，右手将肝区向下压，术者打开横结肠系膜附着后，整块移除肿块及相应右半结肠肠段。

（7）右半结肠癌根治术的消化道重建：消化道重建可以采用小切口辅助下完成，或采用完全腹腔镜下完成。小切口辅助下可行回肠结肠吻合，可包括端端吻合、侧侧吻合（图18-6-15）及端-侧吻合。完全腹腔镜下多采用直线切割闭合器行侧侧吻合，包括顺蠕动（Overlap法）和逆蠕动（FEEA法）。共同开口可在腹腔镜下使用可吸收线行间断或连续缝合关闭，或使用倒刺线连续缝合关闭。

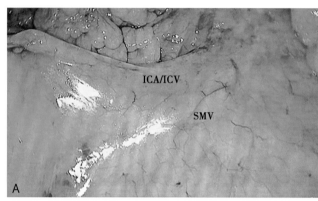
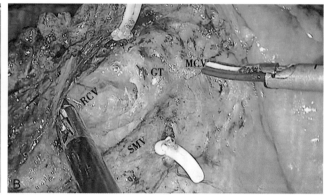

图18-6-13　翻页式中间入路的起步

A. 拓展前；B. 拓展中；SMV. 肠系膜上静脉；ICA. 回结肠动脉；ICV. 回结肠静脉；RCV. 右结肠静脉；GT. 胃结肠干；MCV. 中结肠静脉。

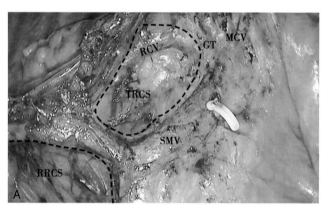
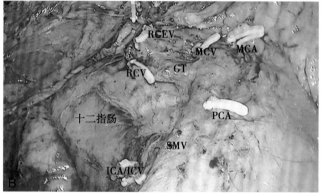

图18-6-14　翻页式中间入路的间隙拓展

A. 分别拓展RRCS和TRCS；B. 完成间隙拓展并贯通；RRCS. 右结肠后间隙；TRCS. 横结肠后间隙；SMV. 肠系膜上静脉；ICV. 回结肠静脉；ICA. 回结肠动脉；RCV. 右结肠静脉；GT. 胃结肠干；MCV. 中结肠静脉；MCA. 中结肠动脉；RGEV. 胃网膜右静脉。

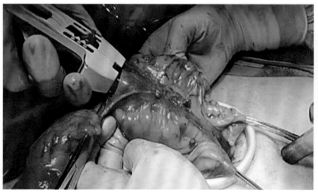
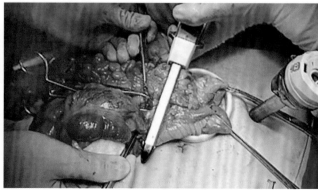

图18-6-15　小切口辅助回肠结肠侧侧吻合

（8）荧光显影导航腹腔镜右半结肠癌根治术：近年来，近红外荧光显影技术在外科领域蓬勃兴起，在此技术引导下的外科手术称为荧光显影导航手术（fluorescence imaging-guided surgery，FIGS）。FIGS 在右半结肠手术中的主要应用范围包括判断吻合肠管血供、淋巴结绘图定位及转移病灶示踪等。随着 FIGS 在结直肠癌治疗中的应用领域不断扩展，这种术中荧光显像实时导航技术在提高手术精准性、降低手术并发症等方面具有极大的应用价值。

1）术前 1 日行肠镜检查，见肿瘤位于升结肠，于肿瘤旁四象限黏膜下层注射吲哚菁绿（indocyanine green，ICG）1.0mg/ml，每点各 1ml。

2）进入患者腹腔后，进行腹腔探查，明确有无肝脏、腹膜等转移。开启荧光导航模式，辅助进行肿瘤定位，见荧光最浓聚处提示肿瘤位于升结肠中段，与术前 CT 定位相符；同时确定手术范围，灰阶荧光腹腔镜视野下确定清扫边界，符合 CME 要求（图 18-6-16）。荧光腹腔镜视野下可示踪普通腹腔镜视野无法发现的淋巴结（图 18-6-17）。

3）助手提起阑尾与回盲部，术者自尾侧打开右结肠旁沟腹膜返折线，即黄白交界线，进入 Toldt 筋膜与结

肠系膜间的天然外科平面，即 RRCS。助手将肠系膜向左侧牵引，可见 RRCS 与结肠系膜因 ICG 浓度差异产生荧光灰阶强弱差异，引导层面的找寻与解剖（图 18-6-18）。自尾侧向头侧、自右侧向左侧逐步拓展结肠右曲，显露十二指肠，完成 RRCS 拓展。

4）以回结肠血管（ICV、ICA）在肠系膜表面投影为解剖标志打开结肠系膜，可与其后方已打开的 RRCS 间隙汇合（图 18-6-19）。而在荧光腹腔镜视野下，RRCS 及结肠系膜因 ICG 浓度差异产生荧光灰阶强弱差异，在与尾侧入路已拓展的 RRCS 进行贯通会师时亦有荧光显影进行引导，使手术更加安全、便捷。

5）以 SMV 为主线，自尾侧向头侧逐步打开血管鞘，逐步裸露 SMV、SMA 及其分支，清扫外科干，并将分支依次结扎，进一步解剖胃结肠干及其分支。在荧光显影引导下完全拓展 RRCS，内侧完全暴露十二指肠，自此进入 TRCS。此时可见清扫范围外的结肠系膜完全无荧光显影，进一步证实已按 CME 原则完全切除系膜（图 18-6-20）。

6）经头侧打开胃结肠韧带，拓展胃大弯侧系膜（即幽门下区）及横结肠系膜间的天然无血管间隙（即 IMS），逐步游离横结肠至结肠右曲。与已拓展完毕的 TRCS、

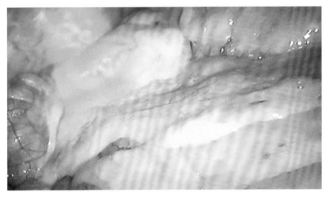
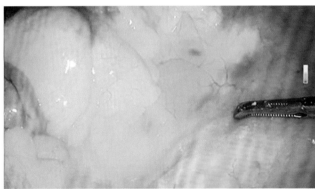

图 18-6-16　荧光腹腔镜探查

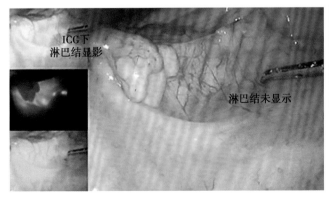
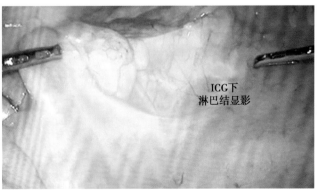

ICG 下
淋巴结显影

淋巴结未显示

ICG 下
淋巴结显影

图 18-6-17　荧光腹腔镜淋巴结示踪

ICG. 吲哚菁绿。

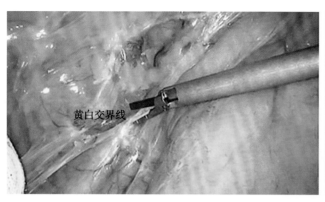
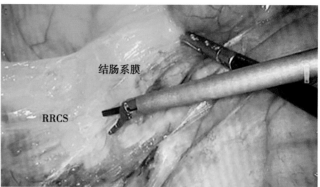

图 18-6-18 尾侧入路拓展右结肠后间隙（荧光引导）

RRCS. 右结肠后间隙。

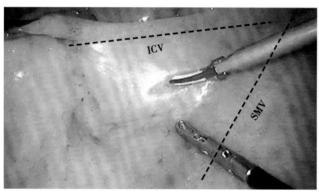
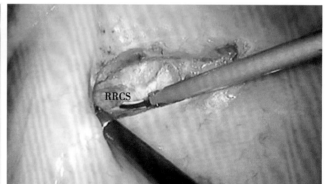

图 18-6-19 切开系膜与右结肠后间隙会师（荧光引导）

RRCS. 右结肠后间隙；SMV. 肠系膜上静脉；ICV. 回结肠静脉。

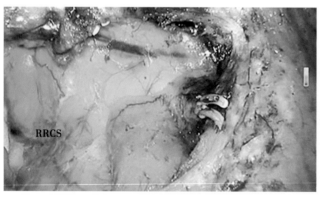
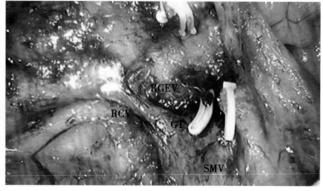

图 18-6-20 拓展右结肠后间隙和横结肠后间隙（荧光引导）

RRCS. 右结肠后间隙；TRCS. 横结肠后间隙；SMV. 肠系膜上静脉；RCV. 右结肠静脉；GT. 胃结肠干；RGEV. 胃网膜右静脉。

RRCS 相贯通。自此完成整个右半结肠及其完整系膜的游离与清扫。荧光腹腔镜视野下未见明显荧光浓聚残留，证实系膜完整切除（图 18-6-21）。

7）标本离体后在荧光腹腔镜视野下仍可见系膜及淋巴结示踪显影，由此可在荧光显影引导下进行淋巴结检材与剥离（图 18-6-22）。

4. 手术要点

（1）联合中间入路与完全中间入路的选择：通过完全中间入路，从下往上游离结肠系膜，一气呵成，理论上更加符合 CME 原则。同时可避免联合中间入路反复上下翻转肠管及系膜，造成上下解剖层次的不同而不能达到 CME 要求。因此，腹腔镜右半结肠 CME，采用完全中间入路是更好的选择。但在临床工作中，还是要具体情况具体分析，结合实际情况选择合适的手术方式。一些胃结肠干解剖困难、中结肠血管变异的病例，适时地选择联合中间入路，上下结合辨清血管走行，有助于安全精准地完成手术。对于初学者而言，联合入路能够帮助术者更加准确地辨别解剖结构，保证手术安全，在对局

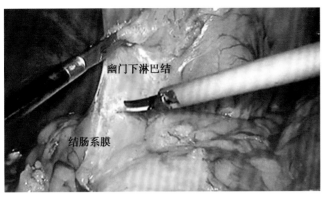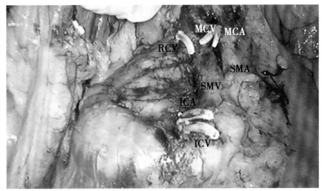

图 18-6-21　完成右半结肠游离（荧光引导）

SMV. 肠系膜上静脉；SMA. 肠系膜上动脉；ICV. 回结肠静脉；ICA. 回结肠动脉；RCV. 右结肠静脉；MCV. 中结肠静脉；MCA. 中结肠动脉。

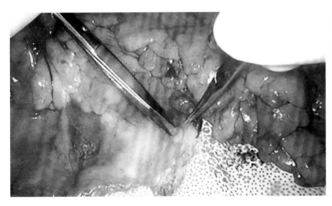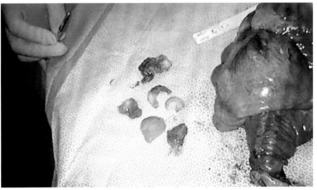

图 18-6-22　在荧光引导下完成淋巴结检材与剥离

部解剖不够熟悉的阶段，联合入路值得推荐。

（2）完全中间入路的要点与难点：胰腺下缘"爬坡"，完全中间入路须由下往上拓展 TRCS，由横结肠系膜根部进入 IMS，而胰腺下缘的辨认与"爬坡"是完全中间入路的关键步骤之一。误入胰腺后方及损伤胰腺实质造成出血及相应的血管并发症是完全中间入路的潜在风险。因此正确辨认胰腺下缘，掌握"爬坡"时机显得尤为关键。沿 SMV 清扫外科干后，寻找胃结肠干，而后者显露提示胰腺下缘已经非常接近，此时应向前上方解剖，做好"爬坡"准备；胃网膜右静脉显露则提示进入 IMS 的时机已经到来，可沿此静脉左缘解剖，较易进入 IMS。

（3）尾侧联合中间入路的优势：该术式先以回盲部为起点，自下而上、由外向内拓展 RRCS，随后显露TRCS；而后转向中间入路，以 SMV 为主轴由下而上依次解剖、结扎肠系膜根部血管。此术式简化了完全中间入路 CME 起步阶段分辨 Toldt 筋膜与结肠系膜间隙的技术难点，同时采用完全中间入路进行系膜血管根部离断清扫淋巴，操作更简便、更安全，右半结肠系膜脏层筋膜也保持完整，符合 CME 原则。与中间入路相比，在一些特定的病例，如较肥胖、系膜层次较难寻找的患者，能够更加容易准确地寻找到正确的层面，有利于右半结肠 CME 高质量完成。

（4）翻页式中间入路的优势：在临床工作中，腹腔镜右半结肠全系膜切除还是会遇到一些麻烦：①术者在手术过程中会不经意间遇到杠杆效应，这可能会造成术中一些重要器官组织受损；②中间入路需要沿着肠系膜上静脉表面向头侧解剖，但肠系膜上动静脉的分支多且复杂，常会遇到解剖变异，尤其是胃结肠干更为复杂易出血，因此将所有动静脉属支显露辨认清楚后再逐个结扎能保证血管完全性；③右结肠后间隙和横结肠后间隙是右半结肠恶性肿瘤手术最为重要的两个外科学平面。血管充分辨认离断后拓展相关外科平面能增加最终肠管游离的安全性，同时也相对容易。

翻页式中间入路在以下几个方面存在优势：①避免了传统中间入路拓展层面时可能产生的杠杆效应，避免血管损伤；②使肠系膜上动静脉的各个属支更直观，更容易辨认；③可以从别的途径进入并拓展横结肠后间隙及右结肠后间隙；④避免为了拓展层面和解剖血管而反复翻转结肠，避免违反不触碰原则，对助手的要求相对较小。

（5）FIGS 应用于右半结肠淋巴结和清扫范围示踪：

ICG 因其独特的理化特性,经肿瘤旁注射后能在引流淋巴系统内产生显影效果。应用 FIGS 技术实现淋巴结示踪对结肠癌的微创化、精细化治疗是一项具有广阔前景的新技术,但将该技术作为常规尚需解决如下问题。①需明确其应用指征,淋巴结显影的特异度和灵敏度随肿瘤 T 分期的进展逐渐下降,因此,如何精准判断肿瘤 T 分期(通过 CT、MRI、超声内镜等)成为确定是否应用该技术的关键;②实施方法也有待规范,ICG 注射部位(黏膜下或浆膜下)、注射时间(术前或术中)、注射浓度、注射剂量、活检淋巴结病理检查方式存在较大争议;③该技术被认为较传统染色法对肥胖患者有更高的应用价值,但尚缺乏高质量大样本随机对照试验证实;④经静脉注射 ICG 显影区域外淋巴结或癌结节的技术不应归于此类,需要在研究中加以规范及统一。

(6)3D、4K 腹腔镜右半结肠癌根治术的优势和特点:在右半结肠手术中,3D 腹腔镜的高清晰分辨率加上立体效果,除了在血管分离、淋巴清扫时给术者带来更清晰的画面,更能辨清组织结构的前后层次,腔隙结构辨认更精确,血管壁损伤机会大大减少。由于 CME 的提出,右半结肠手术越来越强调对 Toldt 间隙、胰十二指肠前间隙的辨认和解剖;3D 腹腔镜的 3D 定向感和纵深感,使手术者对层面的把握和维持具有更为确切的视觉体验。各个间隙的筋膜组织和不同脂肪结构差别在 3D 视野下显现明显,极容易辨认,发生间隙层次判断错误的概率降低,手术进程也会顺利许多。右半结肠手术解剖的难点之一,即胃结肠干的解剖,由于其分支变异多,发出方向为 3D 立体构象。在以往 2D 腹腔镜视野下,对这种立体构象的辨识是缺失的,在解剖这些分支时,由于对后方(纵深方)的距离判断不够精准,极有可能造成对后方分支的误损伤,导致出血。而 3D 腹腔镜的应用,对于这一操作难点具有很强的现实意义。

此外,随着全腹腔镜下消化道重建技术的不断发展,越来越多右半结肠手术开始尝试全腹腔镜下的吻合。3D 腹腔镜特有的立体视野,可使缝合、打结等精确定向动作更好地实施,大大加快了腹腔镜下共同开口关闭或缝合加固等操作,并使其完成质量更高。已有一项囊括了 18 项前瞻性或回顾性研究(其中 5 项为随机对照试验)的大宗荟萃分析表明,3D 腹腔镜可降低包含腹腔镜下缝合操作的手术并发症发生率。可见其在腹腔镜右半结肠手术的消化道重建中也具有很强的实用价值。

右半结肠毗邻结构相对较多,周围解剖关系复杂。4K 腹腔镜系统下手术视野的分辨率和细腻程度大大增高,对右半结肠尤具优势。如呈现"黄白交界"特性的膜与膜之间的交界线,可在 4K 显示下更为清晰;通过对膜表面微血管走向的清晰辨识,可对膜的辨认能力进一步加强,使主刀医师更加精准地进行完整系膜切除。

横结肠后间隙的解剖和拓展是右半结肠手术中的难点之一,该区域因变异较多的胃结肠干的存在,而被称为右半结肠切除术中的"指纹结构"。在 4K 高清腹腔镜系统下,胰腺表面的右结肠静脉、胃网膜右静脉、胰十二指肠上前静脉等各个分支可有更为清晰的辨认和预判,在结扎处理这些分支或选择性地保留某一分支时,可避免不必要的损伤;同时,因 4K 腹腔镜对色彩的显示更为丰富,可使手术者利用胰腺组织、脂肪组织在 4K 下的细微色差对这些组织进行分辨。因此在该区域手术时,对此区域内的胰腺组织与淋巴脂肪组织之间的辨别更加清晰确切,尤其当遇到系膜脂肪肥厚,或系膜淋巴结肿大的患者,可有助于避免在该部位游离解剖时对胰腺的误损伤,或误入系膜内破坏系膜完整性。

(冯波 蔡正昊)

二、横结肠癌根治术

横结肠癌根治术并不是一种术式,而是指针对位于横结肠(包括结肠右曲、结肠左曲)的结肠癌进行根治性手术的统称。通常,根据肿瘤的具体位置以及实际手术时切除肠管的范围,又分为横结肠癌根治性切除术、右半结肠癌扩大根治术、保留回盲部的右半结肠癌扩大根治术和左半结肠癌扩大根治术等。在临床实践中,较常使用的是右半结肠癌扩大根治术和左半结肠癌扩大根治术这两种术式。下面以腹腔镜下右半结肠癌扩大根治术为例进行介绍。

(一)手术适应证

适用于位于结肠右曲、右半横结肠的结肠癌。

(二)手术原则

同右半结肠癌根治术。

(三)手术平台选择

同右半结肠癌根治术。

(四)术前评估

同右半结肠癌根治术。

(五)手术方法

1. **手术切除范围** 切除范围包括横结肠右中 2/3、升结肠、回盲部,然后做回结肠吻合。

2. **手术入路** 同右半结肠癌根治术。

3. 手术基本步骤

（1）患者体位与医师站位：同腹腔镜右半结肠癌根治术。

（2）Trocar位置：同腹腔镜右半结肠癌根治术。

（3）术前探查：进入患者腹腔后，进行腹腔探查，除肠管探查明确肿瘤定位、侵袭程度，以及有无肝脏、腹膜转移外，尤其要注意探查是否存在幽门下区淋巴结和胃网膜区淋巴结转移。因为结肠右曲癌及横结肠癌可能会存在幽门下区淋巴结（No.204）和胃网膜区淋巴结（No.206）转移（图18-6-23）。这两组淋巴结又被合称为幽门下胃网膜淋巴结（infrapyloric and gastroepiploic lymph nodes，IGLN）或胃结肠韧带淋巴结（gastrocolic ligament lymph nodes，GCLN）。

（4）尾侧入路起步：与腹腔镜右半结肠癌根治术一样，可以采用尾侧入路。由于肿块位于横结肠或结肠右曲，远离起步区域，使分离间隙和拓展层面更为便捷。助手提起阑尾与回盲部，术者自尾侧打开右结肠旁沟腹膜返折线进入Toldt筋膜与结肠系膜间的天然外科平面，即RRCS。助手将肠系膜向左侧牵引，术者自尾侧向头侧扩展RRCS至结肠右曲水平，同时向内侧暴露十二指

肠，此为进入TRCS的标志（图18-6-24）。手术进行至此，转向传统中间入路。

（5）中间入路处理血管：以回结肠血管（ICV、ICA）在肠系膜表面投影为解剖标志，打开结肠系膜，可与其后方已打开的RRCS间隙汇合。术者继而以SMV为主线，自尾侧向头侧逐步打开血管鞘，逐步裸露SMV、SMA及其分支，清扫外科干，并将分支依次结扎，进一步解剖胃结肠干及其分支，拓展TRCS（图18-6-25）。

（6）清扫IGLN：进展期的结肠右曲癌或横结肠癌，是否常规清扫IGLN尚存一定争议。按国内大部分学者认可并采用的右半结肠扩大根治术的要求，应对其进行常规清扫。而本例患者在探查时已发现IGLN存在明显肿大，因此必须清扫。沿胃网膜血管弓内清扫距肿瘤10~15cm的胃网膜区淋巴结，结扎胃网膜右动静脉根部，清扫幽门下淋巴结（图18-6-26）。

（7）吻合：完全腹腔镜下采用直线切割闭合器行侧侧吻合（顺蠕动Overlap法）。在腹腔镜下使用倒刺线连续缝合关闭共同开口（图18-6-27）。

4. 手术要点

（1）结肠右曲及右半横结肠癌三种术式的比较

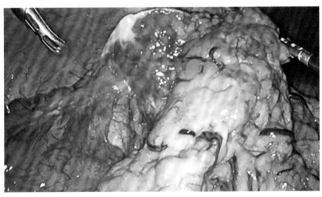
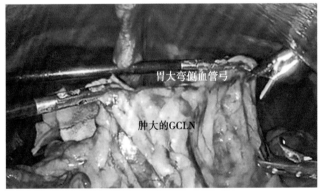

图18-6-23 探查肿块及幽门下区、胃网膜区淋巴结

GCLN. 胃结肠韧带淋巴结。

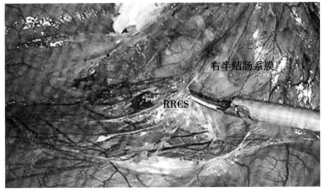
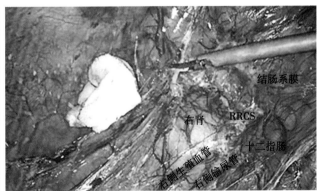

图18-6-24 尾侧入路拓展右结肠后间隙

RRCS. 右结肠后间隙。

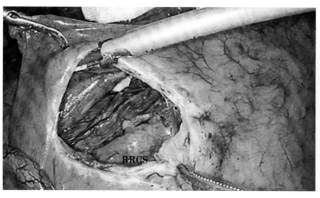
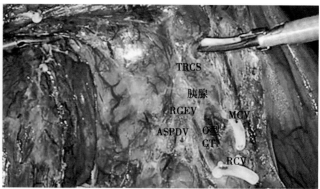

图 18-6-25 中间入路处理血管

RRCS. 右结肠后间隙;TRCS. 横结肠后间隙;GT. 胃结肠干;ASPDV. 胰十二指肠上前静脉;RCV. 右结肠静脉;MCV. 中结肠静脉;RGEV. 胃网膜右静脉。

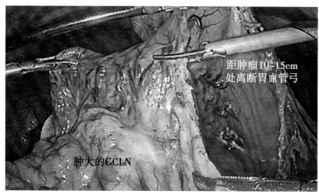
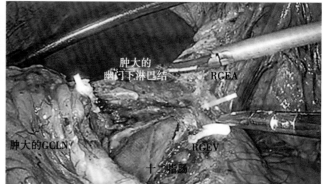

图 18-6-26 清扫 IGLN

GCLN. 胃结肠韧带淋巴结;RGEV. 胃网膜右静脉;RGEA. 胃网膜右动脉。

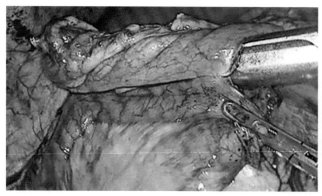
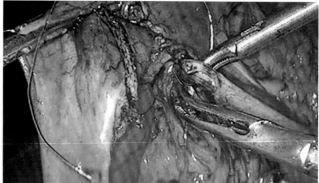

图 18-6-27 完成游离、清扫及消化道重建

1)D₃根治术:日本结直肠癌学会在 20 世纪 80 年代提出了右半结肠癌 D3 根治术。该术式强调中央淋巴结清扫,要求清扫肠系膜动脉根部水平。同时强调胃大弯侧淋巴结(日本学者称为 No.204 淋巴结)和幽门下淋巴结(日本学者称为 No.206 淋巴结)不属于结肠区域淋巴结,除非术前诊断或术中发现转移,否则一般不做预防性扩大淋巴清扫。

2)CME:对结肠右曲和右半横结肠癌的切除范围

及淋巴清扫区域有明确的建议。根部结扎结肠中血管并清扫根部淋巴结;根部结扎胃网膜右血管并清扫其根部淋巴结(即幽门下淋巴结);沿胃网膜血管弓内清扫距肿瘤 10~15cm 的胃大弯侧淋巴结,即完整清扫 IGLN。

3)右半结肠癌扩大根治术:与标准的右半结肠癌根治术相比,扩大右半结肠癌根治术 D₃淋巴结清扫增加了三方面内容。清扫结肠中血管周围并根部结扎;清扫幽门下淋巴结、根部结扎胃网膜右血管;胃大弯血管弓内切除右半侧大网膜，完整切除胰头十二指肠前筋膜。

可以看出，在IGLN清扫问题上，中国学者与欧洲学者认识较为接近，与日本学者存在一定分歧。

（2）IGLN清扫的争议

1）IGLN包含区域的争议：幽门下淋巴结（No.206）清扫无争议；胃网膜区淋巴结（No.204）的争议主要是其左侧边界的划定。CME要求按照肿瘤位置测量10~15cm作为清扫的左侧界，而并非以胃结肠韧带的中点作为清扫的左侧界；笔者团队认为，肿瘤位置不同，清扫的边界也应相应地变化，因此更推崇CME原则；部分学者认为IGLN还应当包括胰头浅部淋巴结（即胰十二指肠上前静脉旁淋巴结），但目前尚未得到认可。

2）IGLN转移率的争议：幽门下淋巴结转移率为2%~12.5%，胃网膜区淋巴结转移率为4.1%~9%，IGLN的转移率为3.5%~17.8%，且结果均来源于小样本回顾性研究。

3）IGLN转移的危险因素：研究之间存在较大差异，尚未明确其转移的独立危险因素，与研究均为小样本回顾性研究有关。IGLN转移可能与肿瘤的结肠系膜转移与周围神经侵袭相关，但也在部分病例中观察到跳跃转移。

4）IGLN转移的临床预判：目前大多数研究报道的IGLN转移灶均较小，直径多在1cm以下（3~15mm）。同时，Uematsu等所报道的IGLN阳性病例均未出现血浆癌胚抗原（carcinoembryonic antigen，CEA）的升高。这些研究结果表明，常规的术前影像学诊断及肿瘤标志物检测很可能难以判断IGLN的转移情况。因此，外科医师通常需要通过肿瘤的位置、分期、IGLN转移的危险因素等信息进行综合判断，并在必要时借助术中淋巴结示踪等技术，从而确定淋巴结清扫范围。

5）IGLN转移的预后价值：部分学者认为其转移与肿瘤的直接浸润有关，与T_{4b}期肿瘤的预后价值相当；有学者仍将其视为区域淋巴结，与N1~2期肿瘤的预后价值相当；也有学者考虑为远处转移，即与M_1肿瘤的预后价值相当。然而，根据现行的结肠癌TNM分期标准，IGLN并不属于结肠区域淋巴结，应属于远处转移。清扫IGLN是否能有效改善结肠癌患者远期临床预后，有待更高级别临床研究证实。

（冯波 蔡正昊）

三、左半结肠癌根治术

由于结肠的不同解剖段存在着生理上的差异，不同亚部位癌变率也不同，其中左半结肠癌是一种常见的结肠癌。因左半结肠肠腔较窄，且左半结肠癌多为浸润型，常引起环状狭窄，故左半结肠癌的临床表现主要为急、慢性肠梗阻。根据癌症的分期，目前左半结肠癌的常见治疗方法包括内镜治疗、传统外科手术切除等。与传统手术相比，腹腔镜手术具有术后胃肠道功能恢复快、安全性高、患者痛苦较轻、失血量少等优势，使其在临床上得到了广泛应用。

（一）手术适应证

适用于结肠左曲和降结肠的结肠癌。

（二）手术原则

同右半结肠癌根治术。

（三）手术平台选择

同右半结肠癌根治术。

（四）术前评估

同右半结肠癌根治术。

（五）手术方法

1. **手术切除范围** 切除范围包括横结肠左半、降结肠、并根据降结肠癌位置高低切除部分或全部乙状结肠，然后做结肠间吻合。

2. **手术入路** 目前包括中间、外侧、头侧入路，根据患者病情、解剖条件等确认。①中间入路：由左半结肠系膜血管根部开始解剖，由内向外游离系膜和左半结肠；②外侧入路：由左结肠旁沟进入解剖间隙，由外向内先游离结肠和系膜，再处理左半结肠系膜血管；③头侧入路：从打开左侧胃结肠韧带起始，于胰腺下缘切开横结肠系膜，进入左侧横结肠后间隙，再由中间处理肠系膜下血管及其分支，从外侧打开左侧结肠旁沟。

3. **手术基本步骤**

（1）患者体位与医师站位（以腹腔镜为例）：患者仰卧分腿位，头低足高15°~30°，气腹建立后向右侧倾斜15°~30°。该体位可使小肠在重力作用下移至右侧，暴露左侧结肠系膜。主刀医师位于患者右侧，第一助手位于患者左侧，扶镜手位于术者左侧。显示器位于患者足侧。

（2）Trocar位置：观察孔，脐下缘置入12mm Trocar；主操作孔，右锁骨中线平髂前上棘水平处置入12mm Trocar；辅助操作孔，操作孔对侧相应部位及双侧肋缘下3cm腹直肌外缘置入5mm Trocar。

（3）术前探查：脐孔穿刺并建立气腹。首先检查穿刺孔内有无出血，腹腔脏器有无损伤，腹腔内有无粘连。

然后探查肝脏和脾脏,看是否有表面转移,其次探查盆腔内是否有转移,若为女性患者,应仔细检查卵巢,探查卵巢的位置、大小、浸润、囊肿。探查区域淋巴结和结肠在其他部位的分布。

(4)肠系膜下血管淋巴结清扫:左侧横结肠癌中,淋巴结转移出现在结肠周围和沿中结肠动脉(middle colic artery,MCA)、右结肠动脉(right colic artery,RCA)区域,有些出现在左结肠动脉(left colic artery,LCA)区域周围。肿瘤浸润越深,淋巴结转移的概率就越高。pT_4 和 pT_3 期的肿瘤患者的主淋巴结转移概率虽然很低,但仍存在较高的风险。如果检查未明确发现淋巴结转移,则应依据肿瘤的肠壁浸润深度等判断淋巴结的具体清扫范围。cT_1 期的结肠癌,应优先进行 D_2 淋巴结清扫;cT_2 期,至少应进行 D_2 淋巴结清扫;$cT_3 \sim cT_{4a}$ 期和 cT_{4b} 期,应优先进行 D_3 淋巴结清扫。如果通过术前评估或术中淋巴结探查发现有淋巴结转移的情况,则应进行 D_3 淋巴结清扫。

从中间选择由内而外、由下向上的手术路径,辅助者分别牵拉降结肠-乙状结肠和直肠-乙状结肠交界至外上侧和外下侧,可以更好地辨认腹主动脉分叉处。从骶骨岬水平开始,沿腹主动脉剥离肠系膜,应注意将肠系膜下动脉(inferior mesenteric artery,IMA)后束神经及腹膜后组织向后推动,避免造成腹下神经损伤,裸化 IMA 及肠系膜下静脉(inferior mesenteric vein,IMV)并清扫周围淋巴结及脂肪组织。

(5)游离乙状结肠血管和左结肠血管:IMA 是人体腹腔中一条重要的动脉,起始于腹主动脉分叉的上方,发出 LCA、乙状结肠动脉(sigmoid artery,SA)和直肠上动脉(superior rectal artery,SRA)三条分支。沿 IMA 根部向远端游离,显露 LCA、SA,清扫血管周围淋巴结,并将其根部用 Hem-o-lok 夹离断(图 18-6-28)。降结肠中下段的进展期肿瘤,可选择直接从 IMA 根部 1~2cm 处

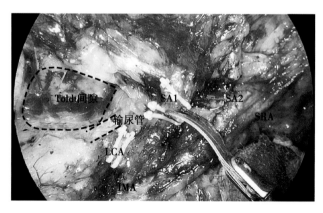

图 18-6-28　腹腔镜下左半结肠癌根治术乙状结肠动脉结扎
SA1. 乙状结肠动脉第一支;SA2. 乙状结肠动脉第二支;LCA. 左结肠动脉;IMA. 肠系膜下动脉;SRA. 直肠上动脉。

用 Hem-o-lok 夹离断。提起根部断端向外侧游离,向上分离至十二指肠悬韧带,在胰腺下缘横向切断 IMV(图 18-6-29)。横断血管时尽量用腹腔镜下剪刀,避免超声刀产生热量过高,损坏血管夹。

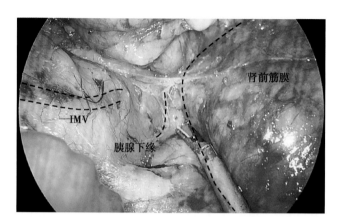

图 18-6-29　腹腔镜下左半结肠根治术中肠系膜下静脉与胰腺下缘的解剖关系

IMV. 肠系膜下静脉。

(6)游离左半结肠系膜:从左侧 IMV 开始,在左侧精索血管或卵巢血管和左输尿管的表面完整抬起左侧 Toldt 筋膜,并清扫存在于肠系膜中的淋巴脂肪组织(图 18-6-30)。

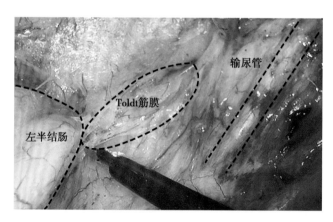

图 18-6-30　腹腔镜下左半结肠根治术游离左半结肠系膜

(7)分离左侧腹膜:将乙状结肠和降结肠提拉至右上侧,从下至上切开乙状结肠的侧腹膜、左结肠旁沟后腹膜,从而与前面系膜剥离处贯通。随后,沿腹后壁继续游离降结肠外侧,向近端分离至脾区。

(8)分离左胃结肠韧带:患者取头高足低位,向上牵拉胃部,向下牵拉横结肠,从胃网膜血管弓中间部分开始,随后沿胃网膜左动脉的下缘分离胃结肠韧带。裸化中结肠血管左支,并清扫血管周围淋巴结,使用 Hem-o-lok 夹离断其根部。

(9)游离肠道:向右下侧轻柔牵拉降结肠,以免过度

拉扯引起脾包膜撕裂。随后切断脾结肠韧带和膈结肠韧带,沿胰腺下缘切断横结肠系膜,从而游离左半结肠。评估肿瘤下方切除范围,一般肿瘤下缘预切线在直肠和乙状结肠交界或直肠上段为宜。沿 IMA 走行向下游离,至骶骨岬水平横向切断乙状结肠系膜或直肠系膜,其中直肠上动静脉远端宜用血管夹夹闭。分离系膜至乙状结肠肠壁,裸化肠壁 2cm 后切割闭合乙状结肠。

(10)分离切除左半结肠:脐下开 4cm 左右切口,放置切口保护套,取出游离的左半结肠,距肿瘤至少 10cm 处离断,切除肿瘤、肠段及对应系膜,切除标本送常规病理检查(图 18-6-31)。随后行横结肠-乙状结肠吻合。应确保吻合后肠壁无扭转,无明显张力。

(11)腹腔冲洗及引流管放置:重新建立气腹,用生理盐水仔细冲洗腹腔,并检查创面有无出血、肠管有无张力、吻合口有无漏等,检查无活动性出血后,可于左结肠旁沟放置 1 根引流管,由左下腹穿刺孔引出。关腹,结束手术。

(12)保留神经的高位结扎 IMA 鞘内分离:结扎 IMA 是左半结肠及直肠癌手术中的一个关键步骤(图 18-6-32)。从主动脉发出 IMA 的起始处结扎称为高位结扎,在 IMA 发出 LCA 以远结扎 IMA 称为低位结扎。基于肿瘤学、技术及解剖学的考虑,IMA 的结扎位置目前

尚有争论。虽然目前尚无一致的证据表明 IMA 高位结扎可带来生存获益但其可能提高淋巴结切除率和肿瘤分期的准确性。尽管 IMA 高位结扎导致远端结肠血供的减少,但它同时有助于进行无张力的低位吻合。事实上,IMA 高位结扎和低位结扎的吻合口漏发生率差异无统计学意义。随着腹腔镜手术的普及,腹腔镜下高位结扎 IMA 较低位结扎 IMA 更便捷,且不延长手术时间、不增加出血量。

肠系膜下丛(inferior mesenteric plexus,IMP)右侧束离 IMA 根部相对较远,与 IMA 根部无交叉,IMP 左侧束与 IMA 紧密相连,参与 IMA 血管鞘的构成。IMP 左侧束不能从 IMA 血管鞘分离。只有当 IMA 血管鞘被剥离时,IMP 左侧束才能从 IMA 分离。

日本大肠癌规约中建议对术前临床分期 T_2 期及以上和存在淋巴结转移的直肠癌患者行 IMA 根部淋巴结清扫,即 D_3 淋巴结清扫。最新版《美国结直肠外科医师协会结直肠癌诊疗指南》中推荐,怀疑 IMA 根部淋巴结转移的患者应行 IMA 高位结扎和血管根部淋巴结清扫。因此,IMA 低位结扎可能并不适用于这部分患者。Yang 等则推荐在 IMP 左侧束与 IMA 主干交叉点以远的一段距离进行 IMA 高位结扎以保护 IMP 左侧束,但该术式能否保证 No.253 淋巴结的完整切除,及其肿瘤学结果仍

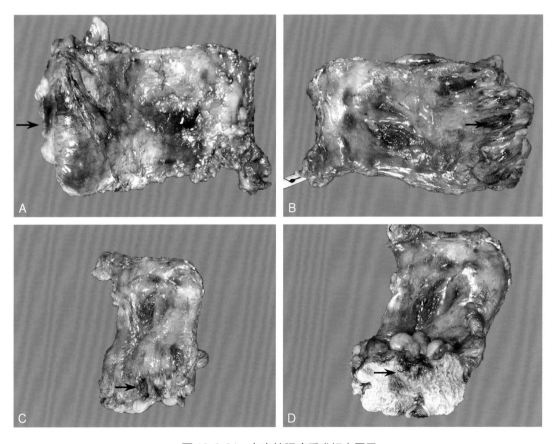

图 18-6-31　左半结肠癌手术标本展示

A. 左半结肠癌标本正面观;B. 左半结肠癌标本背面观;C. 左半结肠癌标本侧面观;D. 左半结肠癌标本剖面观。

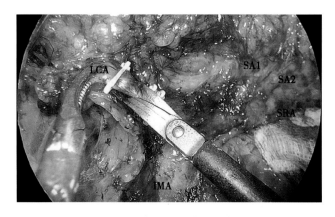

图 18-6-32　腹腔镜下结扎左结肠动脉
IMA. 肠系膜下动脉;LCA. 左结肠动脉;SA1. 乙状结肠动脉第一支;
SA2. 乙状结肠动脉第二支;SRA. 直肠上动脉。

需进一步验证。而有学者认为术中应将 IMP 左侧束从 IMA 的背面充分游离以防止损伤,但该方法未从 IMA 鞘内分离,不可避免对 IMP 左侧束造成损伤。为了更好地达到肿瘤学与功能学的平衡,保留神经的高位结扎 IMA 鞘内分离及部分保留 IMA 左侧血管鞘,不仅可以彻底地清扫 IMA 根部的淋巴结,同时也很好地保护了 IMP 左侧束。

(六) 术后并发症

1. 吻合口漏　吻合口漏是左半结肠癌术后的常见并发症之一,其发生率为 2.5%~6.6%。良好的血供是吻合口愈合的重要条件之一。术中过度游离结肠系膜、损伤结肠系膜血管或边缘弓血管,过度切除肠旁脂肪组织,缝合过密或过于稀疏均可能引起断端血供不良,进而影响吻合口愈合。此外,吻合口存在张力是吻合口漏的常见原因之一。部分患者术后早期排气或术前肠道准备不佳、肠道内容物较多,引起术后早期吻合口张力较大同样易引起吻合口漏。此外,吻合部位肿瘤残留、患者体弱营养情况不良,伴有糖尿病、自身免疫性疾病等系统性疾病均被视为吻合口漏的危险因素。

充分的肠道准备是预防吻合口漏的重要措施,在治疗上可依据病期采用肠梗阻导管、肠镜下支架置入等机械手段和药物干预相结合,尽量减少肠腔内容物以减少吻合口污染、水肿的可能。体弱的患者应在术前加强营养支持,积极控制系统性疾病以促进患者愈合能力。在吻合时,应确保吻合口两端肠管无明显张力,吻合口血供充足,在加固吻合口时应避免缝合过密。一旦确诊吻合口漏,应采取积极有效的治疗方式及早治疗。一般治疗包括禁食、胃肠减压、肠外营养支持、积极的抗感染治疗等。引流管引流的量、色、是否有气体等是评估吻合口漏严重程度的重要依据,应注意动态评估。经非手术治疗无效的吻合口漏应及时行近端肠管造口术以引流

肠内容物,保持远端清洁促进愈合。

2. 术后出血　术后腹腔出血是左半结肠癌术后常见并发症,其发生率为 0.5%~5%。依据出血部位,术后出血可分为腹腔内出血和消化道内出血。系膜血管的吻合夹或缝扎线节脱落是腹腔内出血的常见原因,这类出血的出血量通常较大,可能危及生命。术区创面止血不彻底、术中未结扎挛缩血管、腹腔感染等同样是出血的常见原因。此外,引起出血的全身因素包括凝血因子缺乏、血小板功能障碍等。术后消化道内出血常见于吻合口出血,常见原因包括吻合钉脱落、抗凝过度等。左半结肠癌术后消化道内出血量较少时仅表现为粪便表面附少量黏液带血,出血较急时可见大量鲜红色血液自肛门涌出。吻合口距肛门较远时血液隐匿于肠腔内而表现为腹胀、肛门排出鲜血或血块伴血容量减少表现。术前全身评估及术中仔细止血是预防术后出血的重要手段,存在凝血功能异常的患者应积极纠正凝血功能,接受抗凝治疗的患者应及时停用或替代抗凝药物。大部分患者出血较少,通常只需对症处理,如出血量较大,可静脉给予止血药物,对于腹腔内大出血的患者,应在积极补液、抗休克治疗的同时尽早手术探查。消化道内出血的患者,可冰盐水灌肠处理,如出血仍无法停止,可通过内镜评估出血部位,通过电凝、钛夹等方式止血。

3. 输尿管损伤　输尿管是左半结肠癌术中容易损伤的器官,发生率为 0.7%~5.7%。左半结肠癌术中输尿管医源性损伤的常见部位为输尿管盆段及乙状结肠后方的输尿管腰段,尤其易发生于输尿管距膀胱 5cm 范围内。损伤可分为离断或部分离断、结扎、挫伤、切除等。输尿管损伤在术中多难以发现,在术后表现为手术切口漏液、腹部囊性包块、伤侧肾积水、疼痛、血尿等。术中解剖层次不清是导致输尿管损伤的主要原因。左侧输尿管在解剖上毗邻乙状结肠,在游离乙状结肠时可能剪伤腰段输尿管;IMA 走行于左侧输尿管的前内侧,在游离系膜血管时可能将输尿管一并提起、结扎引起误伤。此外,在处理直肠侧韧带时也可能损伤输尿管;过度剥离输尿管周围筋膜组织也可能引起输尿管缺血坏死或挫伤。因此,熟悉输尿管解剖、术中视野充分暴露、操作时正确处理层面、细致分离显露输尿管是避免其术中损伤的重点。已经发生的输尿管损伤,应及时处理。术中如发现腹盆腔存在尿液则提示输尿管离断,如发现输尿管变硬扩张则提示输尿管结扎。单纯输尿管破裂者可行输尿管修补术联合腹膜外置管引流。输尿管高位离断者可行输尿管端端吻合术联合输尿管支架置入术并置管引流。如切断输尿管近膀胱处则行输尿管-膀胱内置入术,置入支架支撑。

4. 术后感染　结肠癌术后感染发生率约为 6.1%，依据感染部位可分为切口感染、腹腔感染及全身感染。肥胖、糖尿病和营养情况较差是切口感染的常见危险因素。腹腔感染的常见原因包括术前肠道准备较差、术中肠腔开放，肠内容物外溢、术后吻合口漏及引流不畅等。依据感染的局限程度及全身情况需进行针对性处理。切口感染需要将创口敞开引流、清除坏死组织，待切口肉芽新鲜、红肿缓解后进行二期缝合；腹腔感染如症状较轻，可选用抗感染药物对症治疗并加强营养支持，如症状明显，可选用腹腔冲洗引流。肠漏导致的严重腹腔感染，可行手术治疗，修补近端造口并清洁腹腔。

（七）特殊手术情况

结肠癌扩大根治术——联合脏器切除和多脏器切除。

1. 联合脏器切除　联合脏器切除是指因肿瘤侵犯（炎性或癌性）周围脏器，整块切除 2 个以上相邻脏器的切除术。如结肠癌侵袭十二指肠且无远处转移者行右半结肠联合胰十二指肠切除术，根据肿瘤累及范围，通过切除邻近脏器实现阴性切缘。

2. 多脏器切除　多脏器切除是指肿瘤转移至远隔脏器，因根治要，行 2 个以上脏器的切除术（如结肠癌同时出现肝转移、局限腹膜转移等），通过多部位同期手术达到 R0 切除的目的。

（丁克峰　李军　韦敬苏）

四、乙状结肠癌根治术

乙状结肠癌的发病率较高，是我国常见的结肠肿瘤之一。在乙状结肠癌的早期临床阶段，部分患者会出现便血、排便习惯改变等。手术治疗主要包括传统的开放手术和腹腔镜手术。随着科学技术的进步，相关研究提示相较于传统开放手术，腹腔镜手术的患者术后恢复更好。

（一）手术适应证

适用于乙状结肠的结肠癌。肿瘤位于降结肠、乙状结肠交界处按降结肠癌处理，直肠、乙状结肠交界处按直肠癌处理。

（二）手术原则

同右半结肠癌根治术。

（三）手术平台选择

同右半结肠癌根治术。

（四）术前评估

同右半结肠癌根治术。

（五）手术方法

1. 手术切除范围　首选的手术切除范围是相应结肠肠段加区域淋巴结清扫。区域淋巴结清扫必须包括肠旁、中间和系膜根部淋巴结。要根据乙状结肠的长短和肿瘤所在的部位，分别采用切除整个乙状结肠和全部降结肠，或切除整个乙状结肠、部分降结肠和部分直肠，做结肠直肠吻合。

（1）切除肿瘤在内的两侧足够长度的肠管及相应系膜，肿瘤两侧切除肠管均应≥10cm。

（2）根部解剖出 IMA 并切断，若肿瘤偏乙状结肠下段可保留 LCA，离断直肠上动脉；若肿瘤偏乙状结肠上段，可自 IMA 根部继续向上解剖至乙状结肠动脉第一支后，分别离断 LCA 和乙状结肠动脉，保留直肠上动脉与乙状结肠动脉第二、三支。

（3）清扫 IMA 根部及周围淋巴结及相应系膜淋巴结。

2. 手术入路　主要有中间入路和外侧入路。①中间入路：通过切开后腹膜，分离肠系膜游离切断乙状结肠血管。中间入路解剖层次清晰，更有利于术者进行系膜血管游离，更有效地保护输尿管，防止误伤。但中间入路应注意处理乙状结肠系膜时的解剖层次，防止误伤输尿管。②外侧入路：术者基于 Toldt 线切开侧腹膜，并由外向内分离肠系膜，对术者，尤其是初学者而言，能够减少手术失误引起的术中出血等，提高手术成功率。

3. 手术基本步骤

（1）患者体位与医师站位（以腹腔镜为例）：患者取仰卧、截石位，臀部垫高。放置 Trocar 后抬高左侧，头低足高位。主刀医师位于患者右侧，第一助手和扶镜手分别位于患者左侧和右侧。显示器位于患者足侧。

（2）Trocar 位置：观察孔，脐或脐下缘置入 12mm Trocar；主操作孔，右侧髂前上棘内侧置入 12mm Trocar；辅助操作孔，左、右侧脐旁腹直肌外缘及左侧髂前上棘置入 5mm Trocar。

（3）术前探查：应仔细探查肝脏、胃肠道、腹膜、子宫及附件、膀胱、盆底及肠系膜血管淋巴结等情况，评估肿瘤是否有远处转移等情况。探查时应动作柔和，可使用大肠钳辅助探查，防止探查引起损伤。若肿瘤较大或局部明显侵袭时，应注意避免触碰肿瘤，以防医源性肿瘤播散。

（4）肠系膜根部分离：乙状结肠系膜长度较长，移动度较大。首先，分离左侧腹壁与系膜外侧的粘连融合部分。游离乙状结肠外侧壁,一般从降结肠外侧游离至盆腔上段直肠左侧。然后,将乙状结肠拉至腹腔,展开系膜侧,即可暴露 IMA 根部。

暴露 IMA 根部后,提起乙状结肠系膜,自髂嵴处打开系膜根部内侧黄白交接处(浆膜),向上跨过右侧髂总动脉至腹主动脉右前方,最后到达 IMA 根部上方。向下打开乙状结肠系膜根部内侧的浆膜至直肠右侧腹膜。仔细寻找 Toldt 筋膜,注意解剖血管及淋巴结,如上所述。分离乙状结肠系膜(图 18-6-33),截断相关血管后,腹腔镜下完成乙状结肠的游离工作。

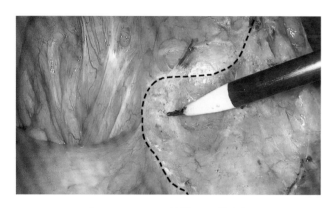

图 18-6-33 乙状结肠系膜分离

虚线. 分离的肠系膜边缘。

清晰正确的手术解剖层面是乙状结肠癌手术成功的保证。正确的手术解剖层面,能够有效避免术中出血等问题,并有助于系膜等切除,以达到乙状结肠癌根治的目的。在肠癌手术的解剖层面中,Toldt 线及腹膜间隙是腹腔镜乙状结肠癌根治术的重要解剖标志。沿 Toldt 线处切开侧腹膜,随后将左半结肠向中线侧翻转,即可进入 Toldt 间隙,该间隙无血管穿行,从而术中可以有效保留肠系膜及肾前筋膜的完整性,并能够明显降低术中出血的风险。

(5)肠系膜下血管解剖及相关淋巴结清扫:IMA 发出三条分支,LCA、SA 和 SRA(图 18-6-34)。中间入路进入 Toldt 间隙后,可通过轻柔提拉 SRA 辨认 IMA 起始部。明确 IMA 起始部后继续沿 IMA 起始部腹主动脉前侧切开浆膜层,随后将 IMA 起始部淋巴结(No.253 淋巴结)推至 IMA 处,进行起始部血管裸化。No.253 淋巴结是指 IMA 起始部至第一分支发出部位的淋巴结总称,习惯性称为第三淋巴结。乙状结肠以及直肠上 1/3 的淋巴经循环引流至 IMA 根部淋巴,直肠中下段的淋巴则通过 SRA 引流至 IMA 根部淋巴,研究发现乙状结肠和直肠部位的淋巴结转移率为 3.6%~8.6%,也是乙状结肠癌淋巴转移的重要途径。对于 IMA 根部淋巴结边界的定义并没有明确的共识,目前普遍认为,IMA 根部淋巴结的

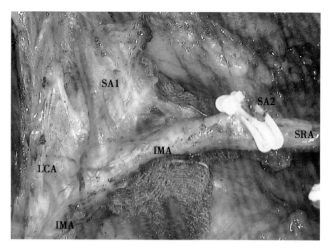

图 18-6-34 肠系膜下动脉血管分支

IMA. 肠系膜下动脉;LCA. 左结肠动脉;SA1. 乙状结肠动脉第一支;SA2. 乙状结肠动脉第二支;SRA. 直肠上动脉。

范围以 IMA 根部表面结肠系膜为平面,内侧至 IMA,外侧至 IMV,尾侧至 LCA 根部水平(如 LCA 缺如则至第一支分支发出处),头侧至 IMA 根部水平。淋巴结清扫应以此范围进行清扫。剥离 IMA 根部血管外膜后,将动脉血管外膜和其周围的淋巴结组织分至远端,即完成淋巴结清扫。使用血管夹闭合 IMA 根部血管后离断,随后继续沿 Toldt 间隙向外、上侧分离,切除系膜根部淋巴、脂肪组织,分离出 IMV,血管夹闭合管后离断。

血管的解剖及血管根部淋巴结的清扫是乙状结肠癌手术的关键。处理乙状结肠血管时,根据肿瘤位置的不同可分为高位结扎(IMA 的起始部结扎)和低位结扎(LCA 分叉远端结扎)。当肿瘤位于直肠乙状结肠交界处时,高位结扎 IMA 操作简单,可以将 IMA 根部淋巴结整块切除。但此两种情况都必须同时清扫 IMA 根部淋巴结。IMA 分离时应注意从其根部进行裸化,便于后续的血管离断。如有必要可解离血管外膜,这样有利于解剖 IMA 的分支血管。同时应注意,根部离断血管时应注意保护肠系膜下丛左右束支,该神经支位于动脉后方走行。

值得注意的是,SA 一般有 2~6 支,与 LCA 形成吻合动脉弓。但最下支 SA 与 SRA 缺乏动脉弓,因此手术结扎血管时应避免结扎 SRA。结肠壁的血液供应主要来源于边缘血管弓。因此,边缘血管弓的完整性是确保肠管存活率的关键。横结肠与降结肠的边缘血管弓在结肠左曲处吻合被称为脾区薄弱点,即 Griffiths 关键点。若术中发现吻合薄弱或缺如,则需保留 LCA 并低位结扎 IMA。因最下支 SA 与 SRA 缺乏动脉弓,被称为 Sudeck 危险区,在手术过程中处理血管时,应分离、结扎 LCA 并保留 SRA 主干(图 18-6-35)。当术中需要低位结扎 IMA 时,推荐清扫 IMA 根部的淋巴结。

目前根据 IMA 分支血管与 IMA 根部起始点之间的

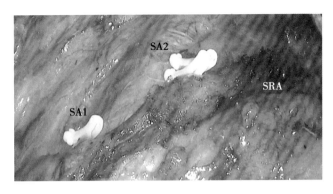

图 18-6-35　腹腔镜下乙状结肠癌根治术中结扎乙状结肠动脉分支,保留直肠上动脉

SA1.乙状结肠动脉第一支;SA2.乙状结肠动脉第二支;SRA.直肠上动脉。

关系,将 IMA 分为四型。①Ⅰ型(直乙共干型):LCA 首先分出,之后 SA 与 SRA 共干分出;②Ⅱ型(左乙共干型):IMA 先分出一支,为 LCA 与 SA 的共干支,SRA 为单独一支,接着共干支分为上升的 LCA 和下降的 SA;③Ⅲ型(全共干型):LCA、SA 和 SRA 于 IMA 处同一点分出,然后各自行走于系膜内;④Ⅳ型(无左型):缺少 LCA,IMA 直接分出 SA 和 SRA。目前研究发现Ⅲ型患者最多,Ⅳ型患者最少。值得注意的是,IMV 的解剖位置常与 LCA 交错,一般情况下 IMA 与 IMV 在根部距离最远。IMV、胰腺下缘、LCA 组成 IMV 关键三角,三角区域内可能存在 LCA 和肠系膜上动脉吻合动脉弓(Riolan 动脉弓),是二级血管结构,负责远端结肠血供。

　　IMA 分型对于肠癌术中的血管结扎具有重要的意义。如Ⅰ型 IMA 的直肠癌患者,常在显露 LCA 起始部时,即可离断 IMA,这样在保留血供的同时,也节约了手术时间;Ⅱ型 IMA 的患者,在显露 IMA 根部后,需要进一步解剖分离 LCA 与 SA 共干处,进而离断 SA 和 SRA;Ⅲ型 IMA 的患者,首先要显露 SA 与 SRA 共干,并同时断离 SA 和 SRA;Ⅳ型患者,手术常采取术中 IMA 根部

结扎方式。由此可见,IMA 的分型对于血管的结扎离断具有重要指导作用。

　　(6)乙状结肠及系膜分离:助手将乙状结肠向外上侧牵拉,继续分离 Toldt 筋间隙,直至与外侧分离的层面贯通,分离至盆腔筋膜的脏层与壁层处,从而方便乙状结肠和系膜的游离。值得注意的是,输尿管和生殖系统血管位于腹后壁深筋膜内,在分离乙状结肠时一定要保证腹后壁深筋膜的完整,防止术中损伤输尿管和生殖血管。

　　(7)肿瘤切除:肠道切除部位一般应位于肿瘤上下缘 10cm 以上。从肠管根部分离乙状结肠系膜,分离盆腔脏层和壁层筋膜间隙至距肿瘤下缘 10cm 处。随后使用切割闭合器离断远端肠管。测量近端肠管切割点(可适当标记,如使用钛夹等),注意保证无张力吻合。下腹部做 5cm 左右切口,可根据肿瘤大小适当延长切口长度。将近端肠管拖出,从标记点切除肠管及系膜,肿瘤样本送病理检测(可根据实际需要进行术中快速冷冻病理检测)。碘附棉棒消毒近端肠管后,埋放吻合器的砧钉座,缝合后将近端肠管放回腹腔,重建气腹。

　　(8)肠管吻合:重建气腹,生理盐水灌洗远端肠管,扩肛后置入吻合器,腹腔镜下观察中心杆位置,自远端肠管闭合线处穿出,并与近端砧钉座吻合(图 18-6-36)。此时应重点检查肠管张力大小、有无扭转等问题,以防影响吻合效果,引起吻合口漏等术后并发症。目前,乙状结肠的吻合主要包括降结肠乙状结肠吻合,乙状结肠间吻合及直肠乙状结肠吻合三种。吻合完成后,拔出砧钉座,检查肠壁切割是否完整。吻合口处可放置引流管。温生理盐水冲洗后,关腹,完成手术。乙状结肠肿瘤的立体标本见图 18-6-37。

　　(9)保留 LCA 的重要术式:目前在乙状结肠癌结扎 IMA 的术式中,保留 LCA 的术式逐渐被认可。

　　1)保留 LCA 术式有如下优点:①降低吻合口漏的

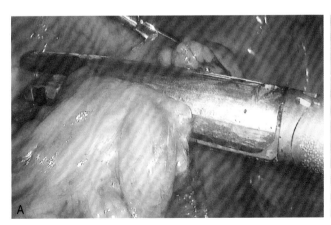

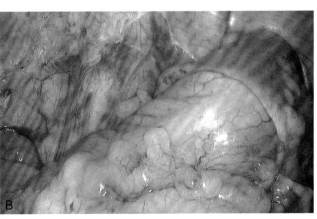

图 18-6-36　腹腔镜下乙状结肠癌根治术吻合

A.腹腔镜下切割闭合器离断肠管;B.腹腔镜下吻合器吻合肠管。

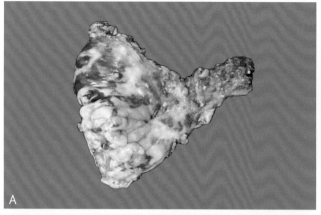
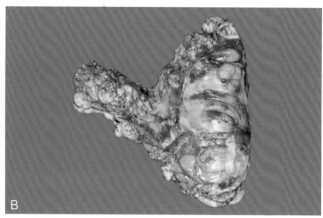
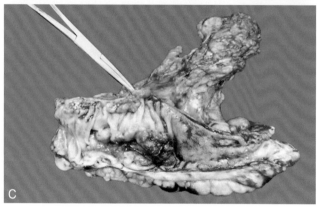

图 18-6-37　乙状结肠癌标本

A. 乙状结肠癌标本正面观;B. 乙状结肠癌标本背面观;C. 乙状结肠癌标本剖面观。

风险,吻合口漏是肠癌术后较为严重的并发症,且与肠吻合口处的血供密切相关,保留 LCA 能够有效改善吻合口血供从而预防吻合口漏的发生;②存在 Griffiths 关键点的患者,保留 LCA 能够保护吻合口近端的血供;③保留 LCA 的术式具有肿瘤学安全性。No.253 淋巴结彻底完整地清扫是保留 LCA 术式的关键。根据既往研究显示,在保留 LCA 术式中,No.253 淋巴结彻底完整地清扫可达到与不保留 LCA 术式相似的效果,这一结果表明保留 LCA 术式具有安全性和可行性。

2)保留 LCA 的适应证:①高龄或合并代谢性疾病的患者;②新辅助治疗后的直肠癌患者;③存在多原发结直肠癌风险的患者;④降结肠旋转的患者。

3)保留 LCA 的禁忌证:①IMA 根部淋巴结转移风险较高的患者;②吻合口张力过高的患者。

4)保留 LCA 的术式操作要点:①No.253 淋巴结清扫流程。头侧从十二指肠水平部开始至 IMA 血管根部见的系膜组织;内侧起始自 IMA 血管起始部至 LCA 起始部区段,进行血管裸化,在裸化时应尤其注意 IMA 血管右侧的淋巴和脂肪组织(图 18-6-38);尾侧从 LCA 血管起始部到 IMV 血管的交叉处之间区域血管端进行裸化;外侧主要为 IMV 血管的内侧缘部分;腹主动脉与 IMA 血管夹角之间组成的系膜区域;血管裸化完成后所剩余的肠系膜组织需要完整切除。②推荐保留 IMA 的动脉鞘部分。解剖 IMA 的动脉鞘时,引起术中出血及术

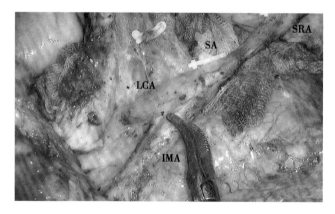

图 18-6-38　腹腔镜下乙状结肠癌根治术左结肠动脉裸化与保留

IMA. 肠系膜下动脉;LCA. 左结肠动脉;SA. 乙状结肠动脉;SRA. 直肠上动脉。

后假性动脉瘤形成的风险高,因此在解剖该部分动脉鞘时更应谨慎。③注意自主神经保护。清扫 No.253 淋巴结时,要以 IMA 血管为中心,在术中牵引 IMA 血管蒂后,能够较好地将肠系膜下神经丛进行腹侧牵引。值得注意的是,当解剖结构辨识不清楚时,容易损伤肠系膜下神经丛,因此需仔细辨别。

(六)术后并发症

1. 切口感染及裂开　切口感染是乙状结肠癌术后常见的并发症之一。切口积液,患者营养不良、低蛋白

血症及贫血是引起切口感染的主要原因。术中应全程注意无菌原则,如有必要应行减张缝合。术后应用腹带加压包扎。术后腹部切口的皮下感染应尽早切开引流,定期换药。此外,术后应注意补充白蛋白等,术后可短期使用抗生素预防感染。

2. 吻合口漏　良好的吻合口血供是预防吻合口漏的关键,为保证吻合口血供,高位乙状结肠癌手术可保留直肠上动脉和1~2支乙状结肠动脉,低位乙状结肠癌手术可保留LCA。此外,降低张力及避免感染也能有效降低吻合口漏的发生率,如充分游离肠管、良好营养状况和充分的术前准备等。

3. 术后出血　术后应放置引流管,定期观察引流液的量和性质。如引流液的量较大,呈血性,且患者存在早期休克症状,应积极进行补液、抗休克治疗。如病情持续恶化,应及时探查止血,行二次手术。

4. 肠梗阻　乙状结肠切除过多时,膀胱后可出现较大的空隙,若小肠坠入其中可与周围粘连形成梗阻。一般肠梗阻以非手术治疗为主,若非手术治疗无明显好转,病情恶化,则应及时手术探查。

5. 造口相关并发症

(1) 造口脱垂:造口脱垂常见于横结肠造口,主要由肠管套叠引起,少数患者由腹腔内压升高导致。应根据患者个体情况,合理选择造瘘口类型、构造及直径。术后密切注意患者腹腔内压力情况,一旦发现异常升高,则立即明确原因,及时处理。

(2) 造口旁疝:多见于肥胖患者,主要由腹壁切口较大、腹壁肌肉相对薄弱引起。肥胖患者术后可用腹带固定。

(3) 造口周围皮肤炎/造口旁脓肿:多由造口袋贴合不当,导致粪便刺激皮肤引起,长期可引起造瘘口周围皮肤感染、化脓。应定期更换一次性造口袋,使用软膏涂抹造口周围皮肤,有红肿热痛等脓肿先兆表现时应充分引流,降低发生脓肿的风险。

(4) 造口狭窄:原因包括切口过小、造口回缩、造口部分坏死、造口肠管张力过大、造口旁瘢痕增生等,多发生于黏膜与皮肤相连处。若发生造瘘口狭窄,则需采取长时间扩张;若仍无效,则根据实际情况重新造瘘。

(5) 造口回缩:主要是由结肠游离不充分、腹腔内结肠张力过高、造瘘口处结肠过短等原因导致,多见于袢式结肠造口。造瘘口处腹壁切口不可过大,腹壁外的肠管长度以3~4cm为宜。

(6) 造口坏死:造成坏死的原因主要包括血液供应不足、造口肠管张力较大、腹壁切口较小等。伴有肠梗阻、肠壁水肿等患者,应根据患者个体情况适当增大腹壁切口,以防影响血供。术后严密观察造口的血供,若

发现血供欠佳,应及早明确其发生原因并给予针对性处理。

(七) 特殊手术情况

1. 可切除性乙状结肠癌伴远处转移

(1) 可切除性肝转移:手术完全切除结肠癌原发灶和肝转移灶仍是目前能治愈结肠癌肝转移的最佳方法,可切除的结肠癌肝转移患者,均应在合适的时间接受手术治疗。

(2) 可切除性肺转移:推荐R0切除;肺外有不可切除病灶时不建议行肺转移灶切除;肺转移灶切除后余肺必须能维持足够的肺功能;肺外可切除转移灶可同期或分期处理。

(3) 可切除性卵巢转移:明确结肠癌卵巢转移的患者,推荐行双侧子宫附件切除,如侵袭子宫则加行子宫切除术;不推荐预防性切除外观正常的卵巢。R0切除后推荐术后化疗。

2. 姑息性治疗　无法根治并伴有明显临床症状的患者,如肠梗阻、腹痛或持续性消化道出血等,手术重点不再局限于根治性切除,而是尽可能减轻患者的痛苦并延长生存期。在患者全身及腹部情况允许的条件下,应在症状缓解的前提下争取根治性或姑息性切除。不能切除的患者,可通过近端肠造口术或短路手术解除梗阻。

(丁克峰　李军　韦敬苏)

五、全结肠切除术

全结肠恶性疾病较为少见,常见的发病机制多与遗传因素相关,如家族性腺瘤性息肉病(familial adenomatous polyposis,FAP)、MUTYH相关性息肉病(MUTYH-associated polyposis,MAP)、炎性肠病相关结直肠癌、遗传性非息肉病性结直肠癌。此外,少数散发性肠癌患者在确诊时呈不同肠段的双原发甚至多原发肿瘤,或在疾病发展过程中出现不同部位的结肠癌再发。全结肠或结肠多发癌患者的临床表现及病程具有较大异质性。初始可切除的全结肠或结肠多发癌患者,传统的局段性肠癌根治术常伴有较高的肿瘤再发风险,这类患者外科治疗的目的是争取肿瘤根治、延长患者生存期并改善患者生存质量。

(一) 手术适应证

全结肠切除手术的适应证为:①非手术治疗无效的炎性肠病以及怀疑合并恶变者;②FAP、遗传性非息肉病性结直肠癌、MUTYH相关性息肉病等全结肠受累的具

有高度恶变概率的遗传性疾病;③全结肠多段同时性或异时性受累的多原发癌等。以 FAP 及遗传性非息肉病性结直肠癌患者为例,依据确诊时的病期,可将外科手术的目的分为治疗性(已出现癌变)或预防性。同样,全结肠切除术中的操作因病期及治疗目的有所区别,恶性病变,应彻底清扫潜在累及淋巴结,并充分注意无瘤原则及整体切除原则;预防性的、尚处于良性阶段疾病的全结肠切除术,可结合术者操作习惯靠近结肠处理系膜和血管。

(二) 手术方法

1. **手术切除范围** 依据患者全结肠病变的范围、病期及身体情况,主流的手术切除范围包括全结肠切除、大肠次全切除(subtotal colectomy,STC)及全结直肠切除(total proctocolectomy,TPC)等(图 18-6-39)。全结肠切除的范围包含部分末段回肠、盲肠、升结肠、横结肠、降结肠及乙状结肠;STC 及 TPC 则分别切除自末段回肠至部分直肠或全部直肠;依据疾病是否侵袭下段直肠,手术方式可分为全结肠切除联合末段回肠-直肠吻合术(total colectomy with ileorectal anastomosis,IRA)、全结直肠切除联合回肠造瘘术及重建性结直肠切除术(restorative proctocolectomy,RPC)联合末段回肠储袋-肛管吻合术(ileal pouch-anal anastomosis,IPAA)等。

2. **术式选择** 除常规的胸腹部 CT 及一般情况评估外,患者的生育需求、术前仔细的肠镜评估以及患者对后续随访的依从性是决定术式的重要因素(表 18-6-1)。以 FAP 患者为例,直肠病变相对较轻、直肠息肉较少(少于 20 颗)和轻表现性家族性腺瘤性息肉病患者,有生育需求的女性患者,可考虑行 IRA。IRA 具有良好的围手术期安全性且对患者排便控便功能和性功能保护较好,但仍需在术后对残余直肠进行长期随访。据统计,接受 IRA 的患者术后直肠癌的再发率达 15%~40%。直肠病变较重(直肠腺瘤大于 3cm、重度异型增生、直肠癌或有盆底肌累及)的患者则不宜行 IRA。RPC 是对该类患者最常用的术式,但相较 IRA,RPC 具有更高的并发症发生率。TPC 需要永久性回肠造瘘,影响患者的生存质量及腹壁美观,且盆底解剖可能导致术后性功能及泌尿系统功能改变,因此仅适用于伴有低位直肠癌的全结肠病变患者、伴有肛门括约肌功能不良、因肠系膜纤维瘤无法行回肠袋重建或无法将用于重建的回肠袋拖至盆底的患者。

表 18-6-1 全结肠切除术式决策的影响因素

影响因素	具体包括
患者因素	年龄、性别、体重指数、既往手术史
	病变严重程度
	生育需求
	对造瘘的接受程度
疾病因素	息肉等病变的数量及分布
	是否已出现癌变或转移性疾病
	纤维瘤性病变
	轻表现性家族性腺瘤性息肉病/ MUTYH 相关性息肉病

3. **不同手术方法** 随着器械及腹腔镜微创外科技术的发展,全结肠切除的技术不断演进。在操作平台上,全结肠切除术从传统的开放手术向手助腹腔镜、全腹腔镜操作发展,机器人辅助全结肠切除术也走向普及;在腹腔镜操作孔的选择上,单孔腹腔镜下全结肠

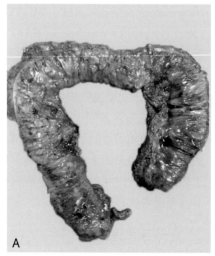
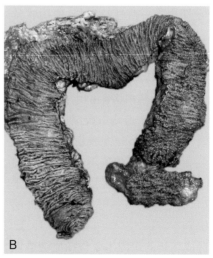

图 18-6-39 全结肠切除术后标本

A. 家族性腺瘤性息肉病患者全结直肠切除术标本;B. 家族性腺瘤性息肉病患者全结直肠切除术标本剖面观。

切除技术也有部分中心展开探索。需指出的是操作平台及术式的选择在很大程度上取决于术者的经验及操作偏好,不同中心的平台、术式及术中入路的选择差异较大。

(1)传统腹腔镜手术:腹腔镜技术在全结(直)肠切除术中得到越来越多的应用,其可操作性、安全性及对术后功能学预后的保护作用已被业界认可且满足患者对腹壁美观的需求。常规的腹腔镜全结肠切除术采用从近端向远端的操作顺序。以头-尾侧操作的中间入路为例,在探查腹盆腔排除转移性病灶后,先于十二指肠水平部下方游离并离断回结肠血管,随后从内侧向外游离右半结肠及后腹膜间的粘连。经中间入路离断中结肠血管、进入小网膜囊并离断中结肠血管及回结肠血管中的结肠系膜结构进而充分游离右半结肠。术者换位至对侧后转为游离乙状结肠,打开肠系膜下血管后方并拓展至直肠后平面。随后离断肠系膜下血管并进一步向结肠左曲游离左半结肠,分离左结肠血管并结扎离断。接受全结肠切除术的患者,将标本经下腹切口取出;接受全直肠切除术的患者,沿用传统腹腔镜下直肠癌根治术操作并联合回肠造口术、回肠袋重建及吻合等(图18-6-40)。

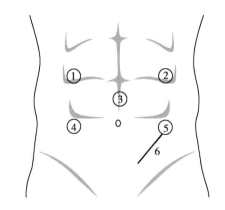

图18-6-40 传统腹腔镜 Trocar 位置示意图
1、2、4、5. 操作孔;3. 腔镜观察孔;6. 标本取出切口。

(2)手辅助腹腔镜手术:相较于全腹腔镜手术操作,手辅助腹腔镜技术学习曲线较短、操作难度相对较低。在切口选择上,手辅助腹腔镜全结肠切除术在下腹经腹直肌建立约8cm的横向切口置入手辅助操作平台,并在左右侧腹及腹正中建立腹腔镜操作孔(图18-6-41)。其术中操作流程同传统腹腔镜技术。

(3)单孔腹腔镜手术:单孔腹腔镜全结肠切除术是近年出现的依赖多通道单孔腹腔镜操作平台的术式。全结肠切除的患者,该平台通常经脐置入;全结直肠切除的患者,手辅助操作平台通常经预定的回肠造瘘处置入。该术式对操作器材及术者的经验要求较高,且在深

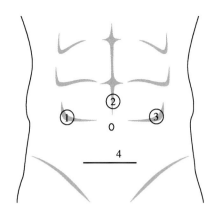

图18-6-41 手辅助腹腔镜技术 Trocar 位置示意图
1、3. 腹腔镜器械操作孔;2. 观察孔;4. 手助腹腔镜平台切口/标本取出口。

部操作时存在器材相互干扰、视角不佳、缺乏对侧牵引导致张力不足等制约因素,在 STC 或 TPC 中应用相对较少。

(4)机器人辅助手术:在机器人手术技术较为成熟的中心,机器人辅助全结肠的应用日益增多。相较传统腹腔镜器械,机器人操作臂在盆腔等狭小空间内的解剖更为精细,因此在患者的功能保护方面具有潜在优势。良好的操作孔布局对机器人辅助 TPC 或 STC 非常重要:为满足 STC 或 TPC 较广的术野,依据术者的操作习惯,常于右上腹置入 8mmTrocar 孔、于右下腹置入 12mmTrocar 孔、于左下方置入 2 个 8mmTrocar 孔并在耻骨上方置入辅助的 5mmTrocar 孔。在头侧操作时,常以左下腹靠内侧 Trocar 孔作为观察孔;依据机器人平台的不同,在转至尾侧操作时,术者常需调整机器人停泊位置并以右上腹 Trocar 孔作为观察孔(图18-6-42)。

(5)回肠储袋的选择及制作:全结肠切除术后回肠储袋的成形术多种多样,最常见的包括 J 形储袋、S 形储袋、W 形储袋及 Kock 储袋(K 形储袋,又称回肠有节制性造口术)。在原有术式的基础上又有多种改进技术,如基于 J 形储袋的 D 形储袋等。不同的成形术有各自的优势,对于括约肌功能不全的患者,Kock 在 1969 年报道了开口于腹壁的 K 形储袋,该储袋在腹壁处带有"奶嘴样"结构,患者可通过经腹壁开口置入软质导管引流等方式主动实现排便控制;随着技术及患者对保留肛门功能需求的发展,肛门括约肌功能完好的患者,回肠袋-肛门吻合术逐渐成为主流术式。J 形储袋是最简易最常用的储袋形式,将末段 30~40cm 的回肠对折,使 J 形储袋反折的长度为 15~25cm,在反折处行一小切口,置入直线切割闭合器行反折两侧肠腔的侧侧吻合。封闭 J 形储袋的顶端并加固,然后将储袋拖至盆底,采用手工吻合或吻合器吻合的方式与肛门吻合。J 形储袋容量相较其他储袋小,因此反折长度过短可能引起排便频繁;J 形

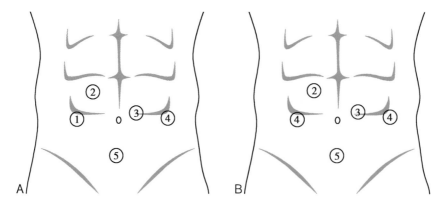

图18-6-42　机器人辅助全结肠切除术 Trocar 位置

A. 右半结肠操作时器械臂布置;B. 左半结肠、直肠操作时机械臂布置;1、2、4.机器人臂操作孔;3.观察孔;5.辅助操作孔。

储袋残端是发生瘘的主要部位。Selvaggi 等对 J 形储袋进行改良,通过将 J 形储袋残端与反折另一端回肠侧壁吻合形成回路,从而降低了储袋残端瘘的发生率,并将这种术式定义为 D 形储袋。体态肥胖、肠系膜较短的患者可能更适合做 S 型储袋,该类储袋利用三段约 15cm 的末段小肠构建储袋,其特征是将三段小肠间浆肌层缝合,随后切开肠壁,行前、后壁全层连续缝合并加固。S 形储袋较 J 形储袋多纳入 2~5cm 回肠与肛管吻合,因此系膜向盆底下拉较少即可完成吻合,有利于降低吻合口张力。为改善 J 形储袋术后排便频繁带来的不便,Nicholls 等在 20 世纪 80 年代中期报道了采用四重末端小肠相互叠加形成的 W 形储袋。该术式在 20 世纪应用相对较多,但其术后并发症发生率高,近年来已较少应用。储袋的选择与多种因素有关,如患者的手术指征及疾病情况(预防性全结肠切除术或根治性全结肠切除术),是否行黏膜剥除术,肛门括约肌功能,技术条件(如体重指数、肠系膜长度、残留肛管长度)等。

储袋-肛管吻合的高度一般控制在肛缘水平上 3cm,吻合方式通常为吻合器吻合或手工吻合。在使用吻合器吻合时应注意避免扭转肠系膜,女性患者应避免夹入阴道壁引起储袋-阴道瘘。部分 FAP 或炎性肠病的患者,需要行黏膜剥除术以降低疾病复发风险,这类患者则一般采用手工吻合,牵拉开肛门后在直视下切除全部肠黏膜并行储袋-肛管吻合,女性患者,储袋-肛管前壁的吻合应谨慎,避免储袋-阴道瘘。但有文献指出,黏膜剥除-手工吻合较吻合器吻合术后储袋相关并发症更多,接受黏膜剥除的患者远期便秘的发生率更高。

(三) 术后管理

全结(直)肠切除术创伤相对较大,围手术期应注意体液管理,注意循环及灌注情况,依据血浆白蛋白情况确定胶体液及晶体液的比例;注重合并的系统性疾病的管理,特别是合并的心脑血管疾病、糖尿病的控制;患者在术后短期常伴有便频、腹泻等表现,围手术期应注意水电解质管理,注意调节酸碱平衡;全结肠切除术移除较大部分肠段及具有重要吸收功能的末端回肠,因此术后应注意营养管理,适当补充维生素、蛋白质及脂肪乳剂;预防深静脉血栓,合理物理及药物抗凝,预防血栓等并发症。

(四) 术后并发症

1. 直肠残端癌　直肠残端癌是全结肠癌患者最严重的肿瘤学并发症。以 FAP 患者为例,约 6.5% 接受 IRA 的患者出现直肠残端癌,其中位进展时间为 13 年。接受全结肠切除的炎性肠病患者,直肠残端癌的再发率为 1.9%,在遗传性非息肉病性结直肠癌患者中直肠癌再发率约 11%,其中位进展时间约为 13 年(158 个月)。术后随访中发现的直肠早期癌可选择内镜下摘除并依据病理决定后续治疗方案,病情较重的直肠残端癌则需再次手术,但该类患者的总体预后仍差于散发性直肠癌患者。

2. 小肠梗阻　围手术期小肠梗阻的发生率为 5%,术后远期小肠梗阻的发生率可达 12.9%。小肠梗阻的常见原因为术后粘连。有证据提示腹腔镜手术对术后小肠梗阻具有预防效果,但仍存在争议。回肠袋的拉伸、扭转、嵌顿均可导致术后非粘连性小肠梗阻。禁食、胃肠减压等非手术治疗对小肠梗阻有缓解作用,严重的小肠梗阻需要外科治疗。此外,吻合口狭窄也是导致小肠梗阻的因素。吻合口狭窄可发生于约 16% 的接受回肠袋-肛管吻合的患者,常见原因为血供不良、吻合口张力因素、盆腔感染性等。

3. 回肠袋相关并发症　回肠袋相关并发症是 RPC 术后常见并发症,其发生率为 30%~60%。严重的回肠袋相关并发症可能导致再次手术、回肠永久性造瘘及切除回肠袋。

回肠袋相关感染（pouch-related septic complication，PRSC）:PRSC 在接受全结肠切除的患者中总体发生率约为 20%。PRSC 的常见临床表现为便意急迫、排便频率增加、血便、腹部不适等。全身表现包括发热等。肠镜及活检病理是确诊 PRSC 的"金标准"。PRSC 的病因多为吻合口漏、盆腔脓肿及回肠袋瘘。PRSC 多见于炎性肠病患者，在术后 1 年内发生率为 20%~24%，其在 FAP 患者中发生率较低，约为 9%。PRSC 的高危因素包括糖皮质激素的使用、BMI>30kg/m^2、患者年龄 >50 岁、炎性肠病病史及术者操作因素。PRSC 的治疗取决于临床经验及小规模的临床研究。急性 PRSC，抗感染治疗大多有效。据报道甲硝唑、环丙沙星等的有效率可达 70%，因此 2~4 周的抗感染药物治疗是急性 PRSC 的一线治疗方式。非抗感染药物治疗手段包括布地奈德口服或灌肠、口服益生菌等。慢性反复发作的 PRSC，2~4 周的低生物利用率的口服抗感染药物（如利福昔明）联合环丙沙星可获得大于 80% 的客观反应率。抗感染药物依赖性 PRSC 的治疗，现缺乏大样本临床研究数据，小样本研究提示糖皮质激素类如布地奈德、倍他米松等具有不错的效果。常规治疗无效的患者可尝试联合免疫抑制剂，如英夫利西单抗、阿达木单抗等。其他治疗方法包括粪菌移植、食疗等。

RPC 术后便秘是 S 形袋及 W 形袋术后常见的并发症，其发生率分别为 29.6% 和 20.0%。该症状常与储袋成形术中使用的肠段长度过长以及术后远期储袋肠管过度扩张引起输出袢梗阻有关。轻症患者可通过储袋置管减压缓解症状，输出袢梗阻明显、症状反复的患者需要接受储袋重建术甚至切除储袋、永久性造瘘。

4. 消化道漏　吻合口漏的发生率约为 2.9%。吻合口漏多发生于回肠袋-肛管吻合口或回肠-直肠吻合口，少部分可发生于回肠袋残端或回肠侧壁吻合处。皮质激素的使用、炎性肠病及患者年龄是吻合口漏的危险因素。术中确保吻合口及回肠袋血供、降低吻合口张力是预防吻合口漏的关键。回肠袋瘘的发生率约为 4%，常见于女性患者的回肠袋-阴道漏，偶可见回肠袋残端-皮肤漏及回肠袋-膀胱漏。典型的回肠袋-阴道漏的自愈率仅为 47%，因此常需要外科治疗。术后盆腔脓肿的发生率 4.8%~8%，常见表现为脓血症、切口感染及腹痛。吻合口漏、炎性肠病等是术后盆腔脓肿的危险因素。抗感染、充分引流或外科治疗，以及针对炎性肠病的免疫调节治疗是盆腔脓肿的常规治疗方法。

（丁克峰　李军　戴思奇）

第七节　直肠癌的外科治疗

一、经肛局部切除

直肠肿瘤经肛局部切除是指完整切除肿瘤及周围部分正常组织，是在保证根治性切除的前提下最小范围的切除术，具有微创、没有皮肤切口、并发症少、恢复快等特点，适用于中低位的直肠良性肿瘤或早期恶性肿瘤，低危险因素的早期直肠癌，局部切除术甚至可以代替传统的根治性手术。

目前经肛局部切除主要包括传统经肛局部切除、经肛内镜下微创外科手术（transanal endoscopic microsurgery，TEM）和经肛微创手术（transanal minimally invasive surgery，TAMIS）三种。

（一）分类

1. 传统经肛局部切除　传统经肛局部切除是经肛直视下直接切除直肠肿物。根据肿瘤在肠壁的位置，选用截石位或折刀位，麻醉后充分扩肛，肛门拉钩暴露肿瘤，距肿瘤 1cm 完整切除肿瘤。传统经肛门局部切除术受肛门括约肌和狭窄骨盆的限制，有时视野暴露受限，手术操作困难。完整切除肿瘤的难易程度受肿瘤距肛缘的距离、占肠壁周径比例、大体类型，以及患者的年龄和肥胖程度等众多因素影响。

2. TEM　TEM 是一种借助特殊器械经肛门切除肿瘤的手术方法，使用具有放大功能、双眼视角和 3D 视野的直肠镜，在直肠内建立恒定气压的情况下，对更近端的直肠病灶进行精准的全层切除和缝合，不受肛门括约肌和狭窄骨盆的限制。TEM 集内镜、腹腔镜和显微外科 3 种技术特点于一身，手术显露良好、切除精确、能切除较高位置的直肠肿瘤（20cm 以内），并能获取高质量的标本，进行准确的病理分期。TEM 在技术上有一定难度，需要接受一定的培训和练习后方可熟练掌握。

3. TAMIS　随着单孔腹腔镜手术（single incision laparoscopic surgery，SILS）的发展，Atallah 等于 2009 年将 TEM 与单孔腹腔镜手术相结合，提出 TAMIS 的概念。该类手术借助经肛多通道单孔平台、传统腹腔镜器械和气腹机，最初用于经肛门切除直肠良性疾病，后来逐步用于直肠癌保肛手术。该手术可避免大手术及其相关并发症,对术后肛门功能和生存质量影响较小,应用日益广泛。

(二) 手术适应证

局部切除的适应证主要取决于切除方法的可行性和局部切除的合理性。在进行经肛局部切除前,外科医师需对直肠肿瘤进行认真评价,明确以下关键信息:肿瘤大小、距肛缘和肛门直肠环的距离、在直肠腔内的方向(如前后和偏侧性)、环周受累的程度、梗阻的程度、与直肠壁的固定程度、肛门括约肌受累的程度和肛门括约肌张力等。准确的术前评估和肿瘤分期是经肛局部切除效果的保证。

1. 切除方法的可行性 传统经肛局部切除一般要求肿瘤在距肛缘 8cm 以内,否则经肛切除十分困难,可能造成切穿肠壁或术后切除区漏,导致腹膜炎。经肛局部切除一般还要求肿瘤的基底直径 <3cm,因为局部切除要求切缘距离肿瘤 >1cm,两者结合切除直径 >4cm 的肿瘤后重建比较困难。

2. 局部切除的合理性 能够经腹保肛切除的恶性肿瘤仍然以经腹切除为好。无法保肛的低位直肠肿瘤,在无法确定肿瘤性质和程度时,可先经肛进行肿瘤的局部广泛切除(距肿瘤 1cm),然后对切除的标本进行详细的病理检查,了解肿瘤大小、生长方式、浸润深度、肿瘤细胞类型、腺瘤类型、血管淋巴管神经有无肿瘤侵袭,最后决定是否需要进行肛门改道的大手术。可能保肛的中低位直肠癌,局部切除要慎重,以免损失下切缘而丧失保肛机会。

经肛局部切除要求如下:①肿瘤距肛缘 <8cm;②肿瘤 <肠管周径 30% 或直径 <3cm;③可获得满意切缘(距病灶 >3mm);④T_1 期肿瘤;⑤高-中分化肿瘤;⑥无血管淋巴管浸润或周围神经侵袭;⑦治疗前直肠 MRI 和/或超声肠镜未见淋巴结肿大的证据;⑧无法耐受经腹手术的 T_2 期肿瘤;⑨若使用 TEM 或 TAMIS,局部切除直径 >8cm 的病变在技术上是可行的。

(三) 标本的病理评估和后续治疗

一定要认真处理经肛局部切除术后的标本并进行详细的病理检查。外科医师应将切下标本的周边展平并用大头针固定在塑料泡沫板上,以便病理科医师进行肿瘤切缘和基底的评估。如果病理检查发现不良特征,建议进行更大范围的根治性切除。

经肛局部切除术后的标本行病理检查具有以下不良特征时,需要行挽救性直肠癌根治术:①肿瘤组织学分化差;②脉管浸润或神经侵袭;③切缘或基底阳性;④肿瘤黏膜下层浸润 >1 000μm 或 pT_2 期肿瘤。

如不接受挽救性手术,应行放化疗。荟萃分析的结果表明,与经肛门局部切除后经腹切除相比,经肛门局部切除后放化疗(无经腹切除)可能具有更高的局部复发率。

近年来,接受新辅助放化疗的直肠癌患者越来越多,部分患者新辅助治疗后肿瘤退缩甚至达到完全缓解,有学者尝试采用局部切除治疗这些新辅助治疗后的直肠癌患者。一项纳入 237 例直肠癌新辅助治疗后接受局部切除的研究指出,ypT_0 期患者的局部复发率为 0,远处转移率为 4%;ypT_1 期患者的局部复发率和远处转移率分别为 2% 和 7%;ypT_2 期患者的局部复发率和远处转移率分别为 7% 和 7%;ypT_3 期患者的局部复发率和远处转移率高达 21% 和 12%。因此,经肛局部切除用于新辅助治疗后的病例,若术后病理学检查显示切缘阳性或分期较晚,需考虑追加手术。

(四) 操作步骤和技术要点

1. 传统经肛门局部切除 该术式不需要特别的手术器械和设备,经肛门充分暴露手术视野是该手术成功的关键。术前应充分、全面地评估直肠肿瘤的位置,选择合适的手术体位(截石位或折刀位),麻醉状态下充分松弛肛门括约肌,肛门拉钩暴露肿瘤,距直肠肿瘤 1cm 处上下左右缝牵引线,采取边切边缝的手术方式既可以控制手术切除范围,又能防止组织回缩,从而保证手术切除及缝合效果。经肛门局部切除要保证有足够的手术切除范围,早期直肠癌,要求保证距病灶 1cm 的水平切缘,并且进行全层切除,若有肠壁缺损,应反复冲洗后予以缝合。

2. TEM 该术式需要特殊的内镜外科系统,包括特殊的直肠镜、专用的手术器械和显像系统。患者麻醉成功后,摆好合适的体位并消毒铺巾,充分扩肛后插入直肠镜,仔细观察病灶的形态、大小,将直肠镜放置到合适位置并妥善固定,保持 CO_2 充气状态,调节 CO_2 充气速率和直肠腔内的 CO_2 压力,以防结肠过度扩张。然后,选用针形电刀或弯头超声刀、抓钳、吸引器等专用手术器械。术中需根据病变性质选择合适的切缘(良性病变切缘距病灶边缘至少 0.5cm,恶性或高度怀疑恶性的病变则需距病变边缘至少 1cm),先用针形电刀在病灶四周电灼标出切缘,然后将电灼点连成切线,先在病变一侧加深切口(推荐右侧),切口深度依据病情而定,若为良性病变应切至黏膜下层或深浅肌层,若为恶性病变则需切至肠壁外脂肪,即行全层切除。从切口加深处开始,先顺时针沿预标记切线,逐渐将包含病灶在内的整块肠壁完整切除。操作时建议遵循从右向左、由浅入深、由远(肛门侧)及近的步骤,可使手术更容易。切除可选用针形电刀或弯头超声刀,后者产生的气雾消散较快、止血效果更好。腹膜返折以上直肠前壁的病变,行全层切除应小心谨慎,尽量避免切入腹腔。如果不慎切入腹腔应即刻行腔内缝合修补,术前充分的肠道准备和熟练的腔内缝合技术是修补成功的关键。病灶切除以后手术创面经仔细止血、冲洗后在腔内予以连续缝合关闭。腔内缝合是 TEM 的难点之一,尤其是缝合较大肠壁缺损时,术者需经专业培训并熟练掌握内镜下缝合技术。

3. TAMIS　术前同样需准备好所需的特殊腹腔镜器械,麻醉扩肛后经肛置入腹腔镜操作平台,准确标记病灶安全切缘,若为良性病变(如腺瘤),选择在黏膜下层切除即可得到阴性切缘,但恶性病变,需要保持距病灶 1cm 的水平切缘,并且进行全层切除。直肠后壁肿瘤,通常需要切除少量的肠周脂肪组织,不仅可保证全层切除,而且利于病理评估肿瘤旁淋巴结转移情况。相对来讲,当病灶位于中、上段直肠前壁时,切除时更易破入腹腔,这与腹膜返折的位置有关,一旦破入腹腔,患者要改为“陡峭”的头低足高位,以利于内脏离开盆腔。尽管这些破口大多可以经肛缝合关闭,但有时会造成直肠腔内的术野无法维持,此时,应立即中转经腹入路来辅助关闭破口。也有学者主张将患者改为俯卧位,以限制气腹向腹腔蔓延。接近齿状线的病灶,可联合应用 TAMIS 和传统经肛门局部切除手术,先使用肛门牵开器暴露病变远端,顺利切开后再置入腹腔镜操作平台,应用 TAMIS 切除剩余病变,这样既有利于暴露,也可最大限度地防止标本破裂。

经肛门局部切除手术具有创伤小、术后恢复快及住院时间短等优势,但在临床实践中需严格把握手术适应证,选择合适患者并合理选择具体手术方式,才能够获得满意的临床疗效。

(郑洪途　徐烨)

二、经肛门直肠腹腔镜下微创手术

局部切除术的安全性仍然存在争议。如果术后能够通过病理证实肿瘤的基底部没有肿瘤浸润、病理组织分化良好、同时没有脉管和淋巴管浸润,实施内镜下的早期肿瘤局部切除术已经证实可以达到治愈效果。2011 版《NCCN 结直肠癌临床实践指南》和《国家卫健委中国结直肠癌诊疗规范》均推荐 TEM 作为早期直肠癌的经肛局部切除技术。但与传统手术和腹腔镜手术相比,内镜下的局部切除术判断 N 分期是比较困难的。如果术中能够同时切除淋巴结则对术后进一步精确分期有更大价值。T_1 期肿瘤是否需要切除淋巴结目前还存在争议,有关肿瘤复发和淋巴结转移的对照研究还比较少。有文献报道在早期结直肠癌患者中淋巴结转移率为 10%,肝转移率为 7%,肺转移率为 9%。T_2 期结直肠癌患者淋巴结转移率为 12%~25%。笔者所在医院有关这方面的资料显示,T_1 期结直肠癌患者淋巴结转移率为 3%,T_2 期患者淋巴结转移率为 12%。

TEM 不仅是经肛局部切除直肠肿瘤的一种新方法,而且是一种可以切除低位、中位和高位早期直肠癌的直肠腹腔镜微创外科技术。和传统的经肛局部切除技术相比,TEM 具有手术视野清晰、切除精确、创伤小、复发率低、并发症少、费用低和住院时间短等优势,能更大程度地保留肛门是人们关注的热点。在严格的病例选择和准确的术前分期的前提下,TEM 是一种安全的、可靠的治疗低度风险 T_1 期直肠癌的微创外科技术,已经被写入《NCCN 结直肠癌临床实践指南》及《国家卫健委中国结直肠癌诊疗规范》并得到同行的认可。

早在 1983 年德国 Buess 教授就在文献中报道了它的研究及临床使用情况。TEM 为手术提供了一个理想的视野,主要是使用了一台具有 3~6 倍放大功能的立体直肠显微镜,手术的器械有足够的长度进行直肠内任何部位的操作。直肠镜的前端有一个 40° 的角度,要切除的肿瘤要放在视野的正下方,从而增加操作的空间。

(一) 手术适应证

适应证为:①宽基的或无蒂的直肠腺瘤;②分化良好或中等分化的早期直肠癌(pT_1 期);③直肠的其他肿瘤或周围病变,如胃肠道间质瘤、神经内分泌肿瘤等;④年老或高危患者的姑息性切除;⑤直肠的良性狭窄或吻合口狭窄和漏的处理;⑥直肠肿瘤放化疗后的评估;⑦NOSES 或 TaTME 手术平台。

(二) 术前与术后评估

TEM 术前应该有明确的病理诊断(包括组织学类型、分化程度、浸润深度等),如果证实是癌就应当确定肿瘤是否已经浸润到了黏膜下层,这部分患者术后全部标本都要送病理检查,以便进一步确定肿瘤的病理类型、分化程度及浸润深度。应该尽可能做全瘤切片,对肿瘤的危险因素和手术方法要进行评估,从而决定是否需要做补救手术。直肠腔内超声分期和直肠 MRI 分期是目前最常用的术前分期方法,两者综合分析可提高术前分期的准确性。目前,直肠腔内超声在分辨直肠壁各层的细微结构,反映肿瘤浸润肠壁的深度、范围、扩散方向及相邻脏器受累程度等方面具有特殊价值,其优点是方法简便、迅速、费用低、无放射性损害、无须特殊准备。直肠超声对 T_{1-2} 期肿瘤更有优势。精准 MRI 在 N 分期、环周切缘(circumferential resection margin,CRM)、肠壁外血管侵袭和黏液腺癌评估等方面优于超声,若条件允许,两者结合评估更好。早期直肠癌的局部切除常依据Haggitt分期法,即1~3级适合TEM,4级应谨慎行TEM。如果采用Sm分期标准,则Sm1、Sm2适合TEM,如果病理报告黏膜下层浸润深度是Sm3,应该慎重选择TEM。若病理报告提示肿瘤出芽也应该重视,必要时应该加做根治性手术。同时,术前术者需了解肿瘤部位、大小,从而决定手术体位。因此,术前选择适合TEM的患者是重点,如果发现肿瘤已经发生转移,应该采取合适的治疗方案。文献报告,T_1M_1的患者预后较T_4M_1患者差,早期直肠癌发生转移预示其结局更差。

(三)手术方法

1. **术前准备** 患者的术前准备同结直肠切除术一样,要进行肠道准备。要评估患者的肛门功能,要告知患者可能出现的并发症(创面感染、裂开、出血),以及中转开腹或腹腔镜切除直肠病变的可能性。

2. **麻醉与体位** 通常采用硬膜外麻醉或全身麻醉。患者摆放的体位要考虑肿瘤在肠壁的位置,手术用的立体直肠腔镜前端有一个40°的角度,要切除的肿瘤最好要放在手术视野的底。因此,患者的体位不是固定的,术前必须通过内镜确定好肿瘤的位置。

3. **手术步骤** TEM使用的是显微立体直肠腔镜成像系统和2D腔镜图像系统。它也是经自然腔道的单孔手术器械,因此受空间限制,具有筷子效应,器械通常都有一定角度防止操作时相互干扰。这些器械包括组织抓钳、针型电刀、剪刀、针持、银夹钳和注水吸引装置。这些器械大部分可以连接高频电凝或双极电凝,组织抓钳和电刀均配备左右手不同方向。目前也开发了四合一器械,将电切、电凝、注水和吸引放在一个器械上完成,以减少术中频繁更换器械。麻醉成功后,患者根据术前确定的肿瘤部位摆好体位。将直肠腔镜插入直肠并固定在可以自由调整角度的马丁臂上,首先在辅助观察窗下通过冷光源照明观察直肠肿瘤,并根据肿瘤的部位调整好直肠镜的位置。然后将全部操作器械安装在直肠镜的操作平台上,包括放大显微镜和2D腔镜图像系统。手术用的器械(组织抓钳、高频电刀和注水、吸引器),冲洗目镜用的注水管,CO_2气体的注入和直肠内气压装置的连接均固定在操作平台和直肠腔镜上。为防止气体的泄漏,操作平台上使用带有单向阀的硅橡胶密封圈,持续的CO_2注入是TEM腹腔镜外科手术必需的。安装好上述器械后,首先要标记欲切除肿瘤的边缘,常用电凝刀在要切除的肿瘤边缘做标记,通常早期直肠癌据肿瘤边缘1cm,再用高频电刀切开组织,为了操作方便,常从视野正下方自3—6—9—12点的顺序开始切开组织,用组织抓钳轻轻牵拉要切除病灶的正常边缘,用

高频电刀在要切除的层次进行分离,如果出血可以用单极电凝止血。TEM做直肠壁的全层切除相对容易,做黏膜下的切除相对困难,可以通过黏膜下注射降低分离难度。如果肿瘤靠近肛门括约肌或腹膜返折要特别小心,以减少并发症的发生。无论如何,治愈性的切除是最重要的。切除肿瘤后,肠壁的创面通常进行缝合关闭,可以做连续缝合关闭创面,创面两头用银夹打结,中间也可以断开缝合,以减少创面裂开。如果切除后手术创面较大无法闭合,可以开放创面,但会使愈合时间延长,同时有直肠狭窄的可能,术后可以早期使用激素减少狭窄。可以考虑降低肠腔内的CO_2压力降低缝合难度。术后肿瘤的复发率为5%~8%,与肿瘤大小、浸润深度有关。并发症主要是术后创面出血或感染,发生率约为3%。创面裂开比较常见,可能与局部切除术后创面张力更高有关,患者有肛门下坠感,一般无须处理,通常术后3个月内均可以愈合。若TEM术后没有并发症,一般可在术后3天出院。

(夏立建)

三、Dixon手术

Dixon手术最早由美国学者Claude Dixon于20世纪30年代提出,用以治疗距离齿状线20cm以内的乙状结肠癌和直肠癌(主要是上段直肠癌)。在此之前,无论从肿瘤学预后或手术学安全性考虑,大部分学者认为大肠末端肿瘤一期切除并肠道连续性重建的手术不够安全与彻底。因此,20世纪30年代前,此类手术大多分近端结肠造口、病变切除和结肠造口关闭三个步骤进行。Dixon手术在切除乙状结肠癌和高位直肠病变后,直接进行原位吻合,获得了良好的肿瘤学预后和功能学预后(主要是排便功能)。随着对直肠癌肿瘤生物学特性认识的深入和吻合器械的发展,Dixon手术能覆盖的直肠癌的肿瘤位置越来越低,包含低位与超低位直肠前切除术。从肿瘤根治理念上,1982年英国学者Heald提出并报道的TME使直肠癌术后局部复发率降至3.3%,TME成为中低位直肠癌手术的"金标准"。从技术上,近年来各种微创技术,包括腹腔镜系统和机器人系统逐步发展和普及。Dixon手术的发展更加合理、规范、微创。

(一)分类

根据术后吻合口位置,主要分为四种。

1. **直肠前切除术(anterior resection,AR)** 吻合口位于腹膜返折水平以上。

2. **低位直肠前切除术(low anterior resection,LAR)** 吻合口位于腹膜返折水平以下。

3. 超低位直肠前切除术（ultra-low anterior resection，ULAR） 吻合口距离齿状线小于 2cm。

4. 经括约肌间直肠前切除术 吻合口位于括约肌间隙。

（二）手术适应证和手术禁忌证

1. 手术适应证 包括：①$cT_{1\sim2}N_0M_0$ 的早期直肠癌或有放化疗禁忌者推荐直接手术；②$cT_{3\sim4}$ 和/或 cN+患者推荐先行术前新辅助放化疗后评估可达 R0 切除术者；③$cT_{3\sim4}$ 和/或 cN+，但不适合放疗者，推荐在 MDT 到整合医学（HIM）讨论下决定是否直接行根治性手术治疗，或行单纯新辅助化疗后评估手术可行性。

2. 手术禁忌证 包括：①距肛缘 12cm 以内的直肠癌，术前分期发现环周切缘侵袭或阳性可能的局部晚期直肠癌；②急性肠梗阻或肿瘤穿孔的患者，不适合行腹腔镜手术；③全身情况差，伴发其他严重疾病，无法耐受全身麻醉者。

（三）术前准备

1. 肠道准备。术前 1 天流质饮食，术前 6 小时禁食固体食物，2 小时禁饮；术前晚口服 5% 葡萄糖溶液 1 000ml，术前 3 小时口服 5% 葡萄糖溶液 300ml；术前 1 天推荐行机械性肠道准备，口服抗生素，不常规留置胃管。

2. 纠正低蛋白血症和贫血，戒烟 1~2 周。

3. 手术麻醉后，留置气囊导尿管。

（四）手术方法

1. 体位和手术人员站位 采用截石位，两髋关节微屈，外展 45°，双膝关节高度低于腹部水平，臀部应垫高。腹腔镜手术的手术人员站位，IMA 根部淋巴结清扫和盆腔手术时，主刀站于患者右侧，第一助手站于患者左侧，头低 30°，以便于将小肠推挡至右上腹，暴露 IMA 根部，扶镜手可站在主刀同侧或患者头侧；游离结肠左曲时，第一助手站于患者两腿间，扶镜手站于主刀与第一助手之间，监视器转至患者的左侧和头侧。患者改头高 30° 并右倾，以便于将小肠推挡至右侧腹，暴露 IMV 根部及结肠左曲。

2. Trocar 位置 采用 5 孔法，脐上缘放置 10~12mm Trocar（A），充气后置入 30° 腹腔镜作为观察孔，平右髂前上棘内两横指处水平置入 10~12mm Trocar 为主刀主操作孔（B），于右锁骨中线、脐水平或略高置入 5mm Trocar 为主刀副操作孔（C）；于左髂前上棘与脐连线中点处置入 10~12cm Trocar 为第一助手主操作孔（D），于脐中线耻骨上两横指处置入 5mm Trocar 为第一

助手副操作孔（E）（图 18-7-1）。笔者团队的 Trocar 位置与国内大多数医师采用的主刀与第一助手 Trocar 位置对称分布不同，优点是第一助手通过 E 操作孔便于显露左侧 Toldt 间隙及分离盆底。腹腔镜手术部分完毕后根据手术需要选择切口取出标本。

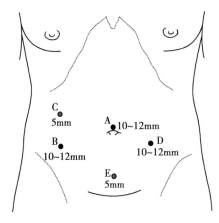

图 18-7-1　Trocar 位置示意图

A. 观察孔；B. 主刀主操作孔；C. 主刀副操作孔；D. 第一助手主操作孔；E. 第一助手副操作孔。

3. 手术切除范围 ①清扫 IMA 根部 No.253 淋巴结（是否保留 LCA，据实际情况而定）；②中位直肠癌（肿瘤距肛缘 7~12cm）可行 TSME（切除肿瘤远端 >5cm 直肠及其系膜），低位直肠癌（肿瘤距离肛缘≤7cm）应行 TME，切除肿瘤远端肠管≥2cm，切缘距肿瘤 1~2cm 者，建议术中冷冻病理证实切缘阴性，并完全切除直肠系膜。

4. 手术基本步骤

（1）中间入路分离左腹膜后间隙（图 18-7-2）：全面探查腹腔，若患者为女性，先行子宫悬吊，在分离左侧 Toldt 间隙时，寻找膜桥——即右侧直肠旁沟。为了便于显露右侧直肠旁沟，先将乙状结肠黏着于左髂窝的粘连分离松解。第一助手分别用 Babcock 钳抓持骶骨岬上方的乙状结肠和 Allis 钳（经耻骨上孔）抓持直肠上动脉血管蒂，使乙状结肠呈扇形展开（图 18-7-3）。利用超声刀空洞化效应，使膜桥浮起，沿此自然皱褶从下向上切开至小肠系膜根后左转，在高张力状态下可见透亮的左腹

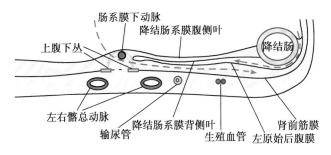

图 18-7-2　左侧 Toldt 间隙、膜桥及中间入路示意图

虚线示中间入路。

膜后间隙,利用主刀的左手肠钳和助手的 Allis 钳分别撑入该间隙使其呈帐篷样提起,主刀用超声刀逐步分离该间隙,可见腹主动脉前方覆盖于肾前筋膜下的肠系膜下丛,及其左侧输尿管和生殖血管(图 18-7-4)。该间隙分离的要点是要避免进入肾前筋膜后方的 IMP、左输尿管和生殖血管后方间隙,从而避免损伤神经和输尿管。

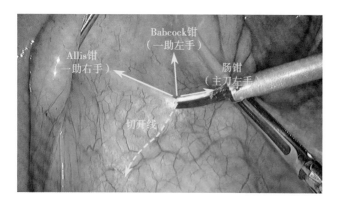

图 18-7-3　三角显露法力学方向和钳位

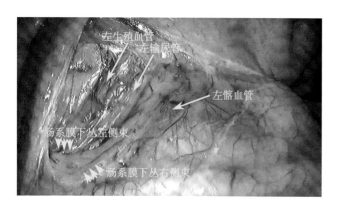

图 18-7-4　左侧 Toldt 间隙全景

(2)IMP 显露与保护,IMA 根部淋巴结(No.253 淋巴结)清扫:术中可根据肿瘤分期、No.253 淋巴结的转移风险和是否肿大,个体化决定清扫策略。肿瘤分期和肿瘤位置是 No.253 淋巴结转移的最强相关因素。从肿瘤部位上说,直肠癌的 No.253 淋巴结总体转移率为 3.3%,乙状结肠癌为 6.7%。①术前 cTNM 分期为 I 期($T_{1\sim2}N_0M_0$),不论肿瘤位置高低,文献报道不会发生第 3 站淋巴结转移,可不清扫 No.253 淋巴结,或仅清扫 IMP 水平以上的 No.253 淋巴结,清扫时,在两侧髂总动脉夹角处,可见灰白色的上腹下丛(superior hypogastric plexus,SHP),自下向上利用超声刀分离至 IMA,可见 IMP 包绕其周,在其远端骨骼化分离 IMA,在距 IMP 0.5cm 处切断 IMA(图 18-7-5)。②术前 cTNM 分期为 Ⅱ~Ⅲ 期,特别是中高位直肠癌,发生 No.253 淋巴结转移的概率较高。文献报道Ⅲ期直肠癌发生 No.253 淋巴结转移率最高可达 10% 左右,故应清扫 IMP 水平以下

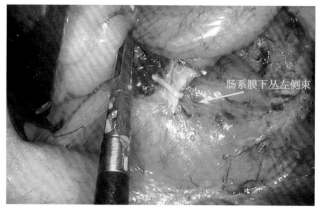

图 18-7-5　清扫 IMP 水平以上 No.253 淋巴结

的 No.253 淋巴结,可采用鞘内分离技术(图 18-7-6)。这一部位的手术要点是防止 IMP 损伤、十二指肠空肠曲损伤和淋巴漏。清扫时先不必显露 IMA,而是在沿 SHP 向上显露 IMP 左右侧束下方相交点夹角,用超声刀慢挡切开,显露腹主动脉,沿其表面将 IMP 右侧束向头侧分离解剖,可自然显露 IMA 根部,沿 IMA 左侧壁鞘内用超声刀慢挡向上削切,即可使 IMA 与 IMP 左侧束彻底分离,可有效避免神经损伤。如未见明显肿大淋巴结,则清扫 IMA 周围 1cm 范围即可,如见明显多个肿大淋巴结,则沿腹主动脉表面向头侧清扫,最高可近十二指肠空肠曲下缘,即左肾血管水平(无论是否清扫 No.253 淋巴结,均应在处理 IMA 前,显露十二指肠空肠曲,以免损伤而未发现,造成术后十二指肠空肠漏等严重并发症)。分离腹主动脉及 IMA 时,要用超声刀慢挡凝切,以防术后淋巴漏。在距 IMA 根部 0.5cm 处切断 IMA(图 18-7-7)。③LCA 的保留指征,适用于术中不准备行肠造口者;或乙状结肠系膜肥厚、短窄,剪裁时易损伤系膜血管(难以辨认边缘血管)者;高龄伴全身严重基础病者;左半结肠旋转不良者。无论是否在 IMP 以上或以下分离保留 LCA,均应先充分游离左腹膜后间隙,以保证左半结肠系膜背侧面的完整性,再行 LCA 分离保留。

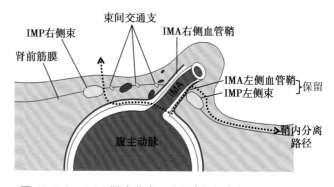

图 18-7-6　IMA 鞘内分离示意图(腹主动脉、IMA 横断面)

IMA. 肠系膜下动脉;IMP. 肠系膜下丛。

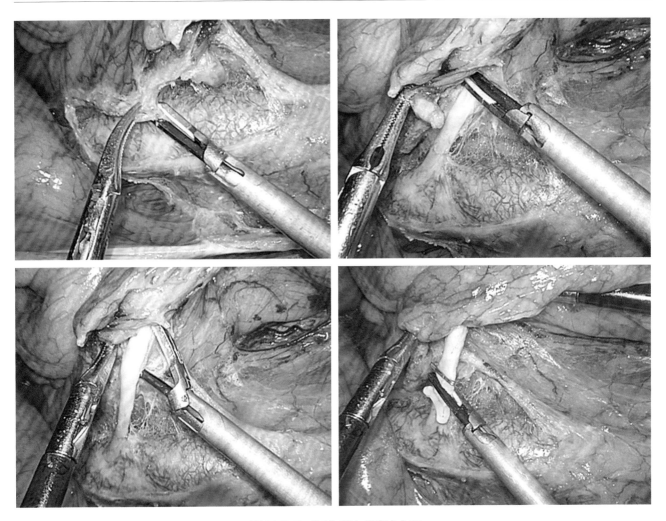

图 18-7-7 IMA 鞘内分离术中图

（3）乙状结肠系膜裁剪和结肠左曲分离:应注意部分患者 LCA 升降支的分叉点接近 IMV,在 IMV 根部切断时损伤分叉点(或 LCA 降支)可导致远端乙状结肠部分缺血,可能造成术后吻合口近端肠坏死引起吻合口漏,故一定要确认其分叉点位置,在其近端切断(图 18-7-8)。

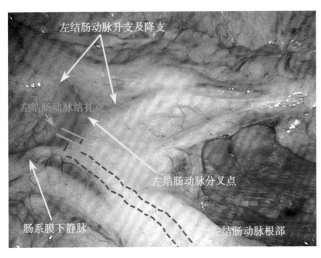

图 18-7-8 左结肠动脉升支、降支及分叉点

此后,在近十二指肠空肠曲下方游离 IMV,予以切断。当术中判断近端的乙状结肠无法拖至盆底,需行结肠左曲游离,采用"三路包抄"方式游离结肠左曲。

（4）直肠环周分离次序:结合直肠环周膜解剖结构特点,推荐先分离直肠后间隙,然后分离前间隙,最后分离侧方间隙(图 18-7-9)。

（5）直肠后间隙分离(图 18-7-10):①显露 SHP 与直肠后间隙,通过对抗牵引,显露骶骨岬下方疏松的直肠后间隙,在分离前,循 IMP 从上往下至骶骨岬,可见灰白色的 SHP,这一段神经在肉眼上常难以辨认,故一定要使直肠后间隙清晰显露,紧贴直肠固有筋膜背侧向下锐性分离,方可避免损伤 SHP。②显露双侧腹下神经与切断直肠骶骨筋膜,由直肠后间隙进入肛提肌上间隙至盆底。采用隧道式分离法,在骶骨岬下方找到直肠后间隙,以中线为中心,沿直肠固有筋膜和腹下神经前筋膜之间类似"削苹果"向两侧直肠旁沟方向锐性分离,并逐步向下切开两侧直肠旁沟腹膜,在分离过程中可见双侧腹下神经从直肠后方走向两侧直肠旁沟,通常左腹下神经较深(图 18-7-11)。应将两侧直肠旁沟皱褶分离成

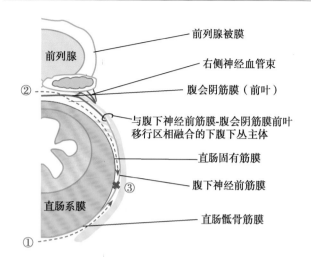

图 18-7-9　直肠侧方间隙分离最佳顺序

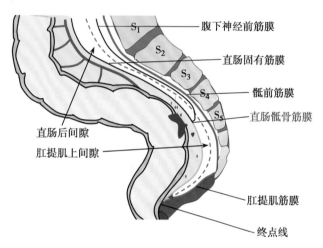

图 18-7-10　直肠系膜周围筋膜及 TME 术中直肠后方间隙分离切割线模式图(矢状面)

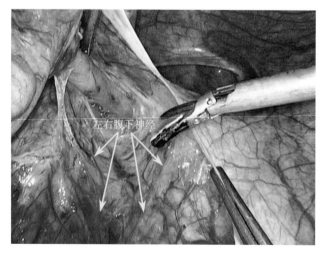

图 18-7-11　隧道式分离,显露双侧腹下神经,"削苹果"式分离

似帐篷样膜结构,再逐步切开两侧至腹膜返折,如在未找到腹下神经之前即盲目切开直肠旁沟腹膜,则偏内易进入直肠系膜内,偏外易损伤神经。当分离达腹膜返折

下对应的直肠后间隙时,若疏松间隙突然消失,用超声刀削切有阻力,分离界面不清,即到达直肠骶骨筋膜,用电刀切开,可见进入一白色疏松间隙,即切断了直肠骶骨筋膜进入了肛提肌上间隙(图 18-7-12)。如遇阻力沿直肠骶骨筋膜表面向上切开进入直肠系膜内,为错误路线,可见骶前大片脂肪组织残留。

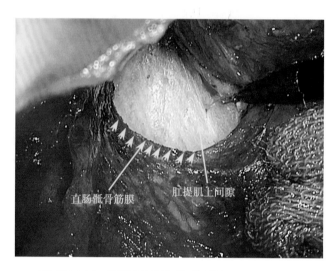

图 18-7-12　切断直肠骶骨筋膜,进入肛提肌上间隙

(6)直肠前间隙分离:采用保留部分腹会阴筋膜的路径最佳(图 18-7-13),不仅保持了直肠前方完整的环周切缘,适用于直肠各方位的肿瘤,而且保留了部分与神经血管束(neurovascular bundle,NVB)关系密切的腹会阴筋膜,保护了 NVB,扩大了小骨盆底空间。分离时,由侧方间隙沿腹膜返折上 1cm 处弧形切开,界面正确,可见疏松间隙,即为腹会阴筋膜前间隙(图 18-7-14)。应注意,如在腹膜返折线上 >1cm 处切开,若为男性易分离至精囊上方,若为女性则易损伤阴道后壁导致出血,故要避免。当沿疏松腹会阴筋膜前间隙向下分离,可见灰白色、光滑的腹会阴筋膜,若切破可见脂肪组织显露。沿腹会阴筋膜表面从中央向两侧纵向或横向用超声刀

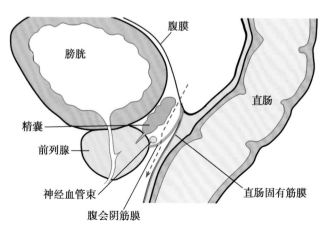

图 18-7-13　保留部分腹会阴筋膜示意图

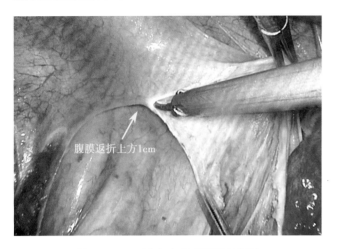

图 18-7-14 进入腹会阴筋膜前间隙

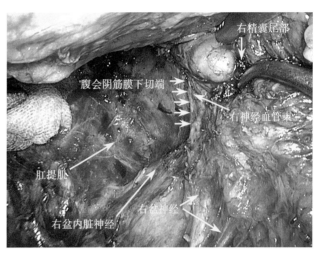

图 18-7-16 右侧神经血管束术中图（神经血管束精囊部）

推动及快挡切削，若为男性将两侧精囊完全显露即可，若为女性，腹会阴筋膜前间隙较致密，难分离，助手的左手 Allis 钳要提紧阴道后壁，难以提拉时可改用吸引器向下推挡。主刀的左手钳抓紧已切开的腹膜返折（若在腹膜返折底部切开就无从提拉形成对抗牵引），使腹会阴筋膜前间隙清晰显露，便于分离。若肿瘤未侵袭腹会阴筋膜，可在距精囊底部上 0.5cm 处 U 形离断腹会阴筋膜（图 18-7-15）。若为女性可在距腹膜返折 5cm 处 U 形离断腹会阴筋膜，并及时弧形内拐，从而保护两前侧方 NVB（图 18-7-16），若肿瘤侵犯腹会阴筋膜，应在腹会阴筋膜前方分离，导致不可避免损伤 NVB，故术前 MRI 示肿瘤位于直肠前壁者，尽可能先行同步放化疗（CRT）后再手术。

（7）直肠侧方间隙分离：该间隙分离是 TME 难点。在充分分离直肠前、后间隙后，侧方间隙从上到下的距离大大缩短。右直肠侧方间隙分离时，助手持 Babcock 钳抓持直肠拖向头侧偏左牵拉，其左手吸引器将直肠侧壁挡向左侧。主刀左手钳持小纱布团将盆壁向右侧

推挡，此时可见右下腹下丛被牵拉呈"<"形，用超声刀慢挡沿着"<"形顶点已离断的腹会阴筋膜下切端从上向下切开与其相延续的腹下神经前筋膜，类似于剥橘子皮，可保护前外侧的 NVB 与下腹下丛（图 18-7-17~图 18-7-19）。从 NVB 发出支配直肠系膜的直肠支，应及时予以完全凝闭，避免切割部分管壁导致出血，在止血过程中导致 NVB 前列腺部损伤（图 18-7-20）。此处是大多数医师分离迷失方向的地方，从上向下分离较从下向上分离容易找到侧前方间隙，因为 S_4 以下直肠后方在直肠骶骨筋膜被切断后为融合筋膜（直肠固有筋膜+腹下神经前筋膜），侧方间隙下半部仍为融合筋膜，所以从下向上难以分离，强行分离则易分离至下腹下丛导致损伤；融合筋膜在侧方上半部重新分开为直肠固有筋膜与腹下神经前筋膜，因此在侧方间隙顺着已分离的腹会阴筋膜后间隙从上向下比从下向上更容易分开，找到"神

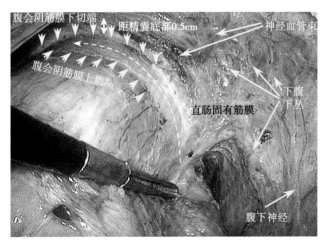

图 18-7-15 在距精囊底部上 0.5cm 处 U 形离断腹会阴筋膜前叶

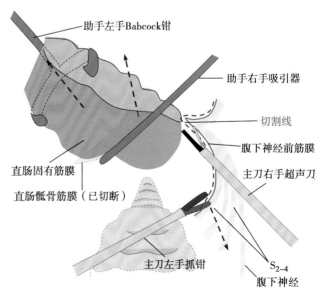

图 18-7-17 右盆侧后方间隙分离示意图

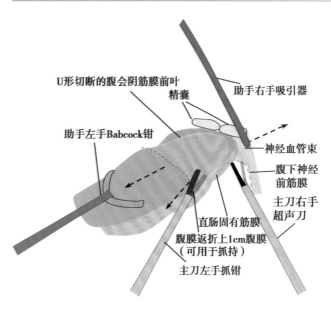

图 18-7-18　右盆侧前方间隙分离"神圣平面"示意图

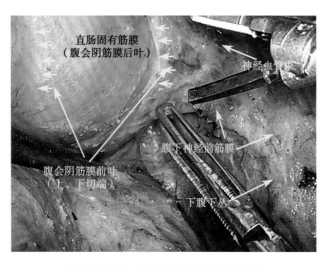

图 18-7-19　右盆上前侧方分离完成图

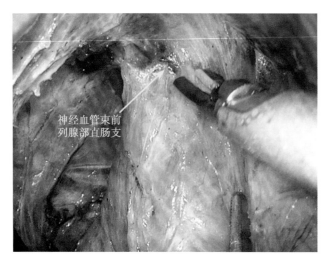

图 18-7-20　神经血管束前列腺部发出直肠支的术中图(前列腺中部水平)

圣平面"。当分离至肛提肌腱弓水平时,可见灰白色的骶前筋膜后叶延续为肛提肌筋膜,此时 NVB 逐渐前移。同法分离左直肠侧方间隙。

(8)直肠末端系膜的分离——TME 终点线的显露和解剖:造成 TME 末端系膜切除不全的主要原因,通常是在尚未解剖至直肠系膜的终点即开始裸化直肠。显露终点线,有助于直肠末端系膜的完整切除。终点线是环绕肛提肌裂孔的白线。分离过程中,在直肠环周间隙分离基础上,通过锐性推扎,可在肛提肌筋膜表面观察到类似腹膜后间隙分离时的灰白色 Toldt 线结构,为直肠固有筋膜与肛提肌筋膜之间的间隙。在该间隙指引下,容易保持正确分离平面,将该线钝性推移至不能移动为止,即为肛提肌裂孔边缘。分离过程中尽可能使用超声刀分离,因电刀易使膜破裂(图 18-7-21)。

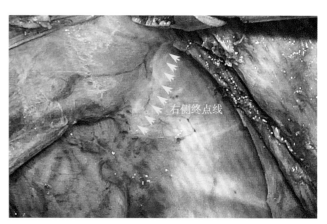

图 18-7-21　右侧终点线(女性)

(9)直肠切断和吻合:重新用硬直肠管状镜定位,根据 TME 原则,用长 5cm 的丝线(中位直肠癌)或 3cm 丝线(低位直肠癌)测量下切缘。通过助手吸引器与主刀超声刀沿直肠壁交替分离、剔除直肠系膜,裸化肠管。其中末端直肠前壁与直肠后壁仅附有少量脂肪组织,要特别小心,极易损伤或穿透损伤肠壁。扩肛至可容纳 5 个指尖通过,再给予 10%250ml 稀碘附冲洗直肠至清水流出为止(中位闭合应在肿瘤下方先行布带结扎阻断,再行直肠远端冲洗,低位闭合则无法行肿瘤下缘阻断)。可根据肠壁厚度选择闭合钉高度。尽可能采用一次闭合,如需两次闭合,预估两次闭合切割汇合点靠近直肠残端边缘时,应减少第一次闭合肠管组织,调整至预估的两次闭合重叠点置于直肠残端中央(以便吻合时吻合器穿刺锥由此穿出切除)。注意闭合切割线以远直肠残端裸区保留约 1.0cm 为基准,特别是女性,以防止术后直肠阴道漏。取出标本时,中位直肠癌可经腹壁切口取出或行 NOSES 取出,低位直肠癌可经右侧腹肠造口处取出。吻合时,如直肠残端距肛缘很近(通常≤2cm),

则宜选用直径较小的吻合器（通常为25mm），这样吻合器头部易置入，可避免大号吻合器将齿状线切除，如行一次直肠吻合切断，穿刺锥可从闭合线中央穿出；如为二次闭合切断，穿刺锥应从两次闭合重叠处穿出，如肿瘤远切端<1cm，应向着肿瘤的环周方位，将穿刺锥调整后于该处穿出，可多切除该处远切缘肠管，使远切端>1cm，避免术后吻合口部位直肠癌复发。女性要避免将阴道后壁夹入（导致术后直肠阴道瘘）。吻合后应行充气试验，并常规检查吻合口，防止术后吻合口出血。放置双套管引流，高龄、营养状态差、伴发全身严重疾病、糖尿病、长期吸烟、CRT后、老年女性且吻合口距离肛缘<4cm者，建议行预防性肠造口；吻合口距肛缘5cm左右、有糖尿病、CRT后、拒绝造口者，应经肛放置大号肛管。

（池畔　王枭杰）

四、Hartman 手术

使用Hartmann手术治疗结直肠癌，最初的术式为乙状结肠切除术，直肠残端闭合，不进行肠道吻合，近端结肠造口。该术式避免了结肠吻合，可以明显地降低乙状结肠切除术的并发症发生率和死亡率。然而，手术也不可避免地增加了造口的可能，导致生存质量降低。随着技术的进步，这种手术方式的适应证扩展至降结肠癌和直肠癌。

（一）手术适应证

在急诊情况下，当患者状况（低血压休克、需要损伤控制剖腹手术、心肺功能不良、严重的基础病）或肠组织状况（严重炎症、结肠梗阻伴扩张）导致结肠吻合面临较高的并发症风险时，该手术不仅快速、简单、有效，并且保留了最终进行造口还纳、恢复肠道连续性的可能性。

择期的结肠癌或直肠癌手术，Hartmann手术适应证已十分有限，使用该手术已变得少见。主要适用于结直肠癌伴有肠腔狭窄，导致近端肠道扩张，水肿；严重基础病或先前存在大便失禁的患者；术后需要选择化疗，尤其是同时性肝转移为了避免手术可能延迟全身治疗的患者，可以考虑采用该术式。

应当指出，对于择期手术来说，选择Hartmann手术应充分考虑患者的全身情况、肿瘤相关因素，谨慎实施。择期手术选择该术式的还纳比例远低于急诊手术，因为择期手术的选择通常都是医师主动放弃了吻合。

基于Hartmann手术较高的造口率，在择期结肠癌手术中，初始行结肠造口减压后进行第二阶段切除/吻合术，或结肠切除吻合后进行保护性造口，可能适用于条件更有利的梗阻性结直肠癌，从而替代Hartmann手术。

（二）术后吻合口相关并发症的处理

在择期直肠手术中，吻合口漏的发生率为1%~24%。研究显示，当进行保护性造口时，症状性吻合口漏的发生率较低，在大多数吻合口漏病例中可以避免再次手术。然而，在吻合完全中断或左半结肠缺血坏死的情况下，二次手术时，Hartmann手术可能是唯一的选择。

二次手术时选择Hartmann手术，应明确告知患者，再次吻合恢复肠道连续性的可能性更小，特别是直肠癌低位前切除的患者。Maggiori等报道了11例低位结直肠或结肠肛管吻合术后出现吻合口漏的患者，需要再次手术，这11例再次手术的患者中有3例接受了Hartmann手术，没有1例恢复肠道连续性。Parc等发表了一系列19例患者的研究，这些患者在发生腹膜炎的吻合口漏后接受了Hartmann手术，其中8例患者无法恢复肠道连续性。

（三）术后还纳

如前所述，无论何种原因，当采用Hartmann手术治疗结肠癌时，最终多需再次手术造口还纳，并进行肠吻合，以恢复肠道连续性的可能性。Chéreau等的系列研究显示，不足40%的梗阻性左半结肠癌患者，在Hartmann手术后最终进行了再吻合。

Hartmann手术与造口还纳手术的中位时间间隔为5~7个月。癌症患者可能需要进行术后化疗，因此癌症患者的造口还纳时间可能更长，中位间隔时间为12.6个月。时间间隔长，可以让腹盆腔炎症最大限度地消退，但也可能导致直肠残端萎缩，使其在Hartmann手术后还纳更难被定位和解剖，从而增加盆腔解剖时损伤直肠的风险。而如果时间间隔过短，可能会因盆腔的炎症粘连、水肿、渗血，增加内脏损伤的风险。一般认为，6个月以上的时间间隔是必要而且相对安全的。在进行Hartmann手术，并且认为有可能还纳时，可将2根非吸收性缝线缝在远断端的两个角上，用来悬吊直肠残端，一方面有助于防止还纳手术前残端萎缩和缩入骨盆，另一方面有助于还纳术中寻找残端，并最大限度地降低解剖过程中尿路损伤的风险。此外，可以经肛门置入吻合器，或用盐水充盈膀胱，以便识别直肠残端。

是否进行造口还纳，应进行个体化的评估。如果患者的ASA评分≥3分（即患者有重度的系统性疾病，麻醉风险较高时），年龄>75岁，存在转移癌风险，患者拒绝，技术上无法在直肠残端置入吻合设备等，均不应考虑还纳。

近年来，随着腹腔镜技术的日益成熟，腹腔镜手术还纳也逐渐被更多医师选择，其并发症较少，平均住院时间更短,但相应的技术难度也较开腹手术更大。Hartmann 术后还纳后,仍会出现吻合口相关并发症,如吻合口漏的发生率为 5%,术后出血为 3%,吻合口狭窄为 6% 等。

Hartmann 手术,作为一种手术方式,在直肠癌术后发生吻合口相关并发症时仍有一定的应用价值,虽然其第一次操作可能相对简单、安全,但其还纳仍要审慎选择。

(李明)

五、腹会阴联合切除手术

腹会阴联合切除手术是外科发展史上的一个里程碑,1908 年由 Miles 提出。在此之前的直肠癌切除以局部经会阴切除肿瘤,多数病例在短期内就会出现局部复发或淋巴结转移,Miles 在临床观察和尸体解剖的基础上,提出了对病变部位和周围淋巴引流区域整块切除的手术方式,极大地提高了直肠癌的手术治疗效果。

(一) 手术适应证

适用于距离肛门 4cm 之内的直肠癌,无法在切除肿瘤并保证远端切缘病理阴性的情况下完成吻合者;全身状态可以耐受者;无远处转移者。

(二) 手术方法

1. **手术切除范围** 包括直肠及全部直肠系膜,肛管及其周围皮肤和脂肪组织,部分乙状结肠及系膜,肠旁、中间、中央组淋巴结;会阴部的切除范围:前方为会阴部中点,后方达尾骨尖,两侧为坐骨结节。

2. **手术关键步骤**

(1)采用截石位或改良截石位,采用下腹正中切口(开放)或建立气腹。

(2)中间入路,牵拉乙状结肠系膜,在乙状结肠系膜与后腹膜交界(黄白交界)处切开,进入融合筋膜(Toldt)间隙,向上游离至 IMA 根部,清扫 IMA 根部淋巴结,注意保护肠系膜下丛和双侧腹下神经。

(3)游离乙状结肠左侧生理性粘连,内侧入路向左侧拓展间隙,显露左侧输尿管和左侧生殖血管。

(4)游离直肠后间隙和肛提肌上间隙,紧贴直肠固有筋膜进行分离,注意保持正确的解剖平面,防止层面过深损伤骶前静脉。

(5)沿腹膜返折处切开,游离直肠前方间隙,根据肿瘤位置和浸润情况确定腹会阴筋膜离断位置,保护 NVB。

(6)游离直肠两侧间隙,注意保护双侧腹下神经和下腹下丛。

(7)经会阴部切口,自下而上沿盆壁游离,离断肛提肌,与腹腔游离平面汇合,经会阴部移除标本。

(8)关闭盆底腹膜,完成乙状结肠造口,放置会阴引流。

(三) 技术要点

1. 进入融合系膜间隙,保持正确的操作平面,超声刀紧贴直肠固有筋膜进行游离,全程、网络化保护自主神经,对术后患者排尿功能、排便功能、性功能的恢复有重要意义。

2. 会阴部游离与腹腔游离宜保持在同一层面,游离直肠前方间隙时,注意保护尿道。

(刘骞)

六、Bacon 手术

Bacon 手术由美国直肠外科医师 Bacon 在 1945 年提出,是经腹游离直肠、乙状结肠后将直肠肿瘤切除,保留肛门内外括约肌,并清除坐骨肛门窝淋巴组织及肛提肌(图 18-7-22),经肛门拖出游离结肠,待结肠浆膜与肛管愈合后,切除多余结肠的一种术式。1954 年周锡庚教授团队在我国开展该术式后,保留肛提肌和坐骨肛门窝组织的直肠拖出切除术式逐步形成(图 18-7-23)。现演变为经肛门拖出标本的腹腔镜手术,最终发展为 NOSES-I 式 E 法。

(一) 手术适应证

1. **低位直肠癌** ①c/ycT$_{1-3}$Nx;②中-高分化;③肿瘤下缘距齿状线 1cm 以上,肿瘤累及肠壁不超过 1/2 圈;④双吻合器吻合困难。

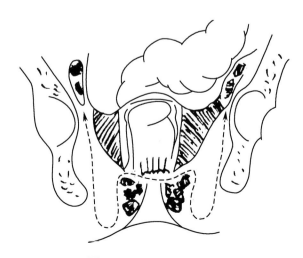

图 18-7-22　Bacon 手术

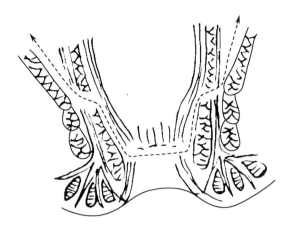

图 18-7-23　改良 Bacon 手术

2. 低位直肠息肉　可疑恶变且未侵袭齿状线。

3. 直肠良性肿瘤　肿瘤大、基底广、下界接近齿状线且不能行前切除或局部切除。

4. 直肠阴道瘘　瘘口大、盆腔炎症轻且非手术治疗无效。

（二）手术方法

改良 Bacon 手术的腹腔内操作基本与低位直肠系膜全切除手术操作相同，但是盆腔深部及会阴部操作有其独特之处。手术关键步骤如下。

1. 盆腔最低处暴露　按直肠全系膜切除原则游离至直肠系膜终点，操作中显露 NVB、腹会阴筋膜、下腹下丛、男性精囊或女性阴道壁，直至显露肛门内外括约肌间沟，直肠后壁分离时需切断肛尾韧带。

2. 经肛门与盆腔术区汇合　充分扩肛至 6 指，放射状外翻缝合肛管，暴露齿状线，或使用盘状肛门拉钩（图 18-7-24）；距肿瘤下界 1cm 荷包缝合肠管，环周切开直肠齿状线黏膜，向外、向上分离，与盆腔汇合。

3. 拖出结肠　将直肠顺势经肛门拖出，经腹明确

盆腔内结肠无扭转、系膜无张力；距肛缘 5~10cm 处裸化后切割闭合结肠，移除标本；外置结肠浆膜与肛门皮肤环周间断缝合 4~6 针，最后开放肠腔。

4. 肛门成形　一期术后 2~4 周行二期拖出肠段切除，肛门成形术。

（三）技术要点

1. 术中意外及处理

（1）经肛管拖出乙状结肠前，评估乙状结肠及其系膜长度及直肠系膜肥厚程度，判断是否可拖出肛门外。

（2）拖出直肠-乙状结肠时勿用暴力拖出，避免损伤肠旁血管弓。

（3）若肿瘤过大，拖出困难时，在截石位肛管 6 点处切开肛管直肠环，拖出后缝合切开部位。

（4）肠系膜拖出张力过大时，游离结肠左曲。

2. 一期手术并发症预防及处理

（1）肛门外结肠段血运异常：使用改善微循环药物，同时谨防菌血症及败血症，若有高热症状，需尽早使用抗生素，肠镜探查结肠黏膜血运线，及时切除坏死组织。

（2）肛门外结肠段回缩：坏死平面位于肛门括约肌环头侧时易引起盆腔感染及盆腔内脓肿，应立即行横结肠造口术，待局部情况好转后再对回缩的结肠进一步处理；若盆腔内"新直肠"缺血坏死，需急诊切除坏死肠管。

（3）自截：肛门外的结肠段坏死脱落，截断处逐渐形成环状瘢痕，密切观察，无须进一步处置（图 18-7-25）。

（4）盆腔血肿、脓肿：可能为靠近齿状线的直肠黏膜剥离后创面止血不彻底及引流不通畅导致，故术前肠道准备、肿物下肠管荷包缝合及放置引流管可有效预防。

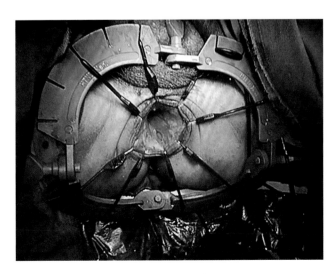

图 18-7-24　齿状线暴露

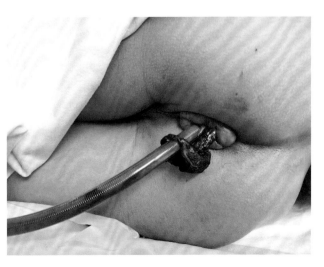

图 18-7-25　体外结肠自截

3. 肛门成形术后并发症的预防及处理

（1）结肠-肛管愈合处环状狭窄：由于肛管括约肌和肛提肌收缩，容易引起愈合处瘢痕挛缩导致狭窄。肛门成形术后 7~10 天开始扩肛，每天 1 次；3 周后根据狭窄的倾向，每天 1 次至每 3 天 1 次，持续约 1 年。

（2）肛门外结肠脱垂、黏膜外翻：由肛管齿状线下的皮肤切除过多、肛门外拖出的结肠切除不足或二期手术太迟导致。肛门外脱垂结肠，可用管型吻合器切除脱垂黏膜，同时行肛缘皮肤紧缩处理（截石位 6 点、12 点和 3 点位肛缘皮肤扇形切除缝合）（图 18-7-26）。

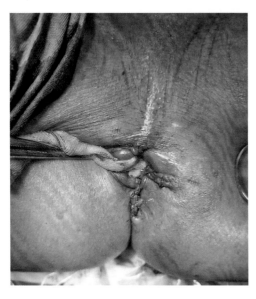

图 18-7-26　肛缘皮肤处理

（3）局部复发的预防：在肿瘤下界 1cm 荷包缝合，可降低肿瘤细胞脱落种植风险及肠内容物污染术区的风险；拖出时，需保证直肠系膜筋膜完整，避免挤压、损伤手术标本。

（4）直肠阴道瘘：术中损伤阴道后壁可能导致直肠阴道瘘，若无明显感染可加强引流保守治疗，严重时需手术治疗。

Bacon 手术提供了一种特殊的肠道重建方式并降低了术后吻合口漏的风险。随着腹腔镜使用，盆腔深部操作更加精准，改良 Bacon 手术越来越被外科医师接受。手术适应证从直肠癌逐步扩展至良性疾病，以自体组织补片提供了一种治疗直肠阴道瘘的方法。目前从中国医师协会结直肠肿瘤专业委员会 NOSES 专业委员会数据库山西分中心数据库的病例随访记录来看，控便功能较好的病例约占 2/3，经提肛锻炼、药物治疗后，控便功能可改善的病例占 1/3，极少病例因控便功能差或大便失禁被迫接受改道手术。

（江波）

七、直肠癌侧方淋巴结清扫

直肠癌侧方淋巴结清扫究竟能否给患者带来临床获益，是否可以被放化疗取代，在国际和国内一直存在争论。事实上，这是理念与技术问题，理念是该不该做，这将遵循客观规律；技术是能不能做，是外科技巧与水平问题。就技术而言，关于整块切除，更是难以做到。无论开放手术还是常规腹腔镜手术，常规做法均是将标本切除后再进行淋巴结清扫。NOSES 概念提出以后，其标本取出尽量整块一次取出，这促使人们思考，如何做到整块切除，在哪一部分能够将侧方及闭孔清除的淋巴组织与直肠完整连在一块，常规手术入路是无法完成的。因此，王锡山教授率先在国际上提出王氏入路法腹腔镜直肠癌侧方淋巴结整块清扫扩大根治术。《中国直肠癌侧方淋巴结转移诊疗专家共识（2019 版）》对直肠癌侧方淋巴结转移的诊断标准、治疗模式、手术指征、操作规范等进行了 21 项推荐，极大地规范了直肠癌侧方淋巴结清扫的临床使用。

（一）常规腹腔镜分步法侧方淋巴结清扫术

1. 手术适应证　中低位直肠癌，T_3 分期以上，影像学明确提示直肠侧方存在肿大淋巴结，高度怀疑为侧方转移的病例建议清扫。影像学检查以 MRI 最为准确，MRI 测量短径达到 5mm 为公认的拟诊标准，结合其他临床病理因素作出诊断，其中最重要的是分化不良和系膜内淋巴结转移。

2. 手术切除范围　包括髂内血管周围的髂内组和闭孔周围的闭孔组淋巴结。

3. 手术关键步骤

（1）距输尿管腹膜投影外侧 1~2cm 切开腹膜，游离包绕着输尿管、腹下神经筋膜、下腹下丛的输尿管腹下神经筋膜，牵拉向内侧，建立侧方清扫的内侧边界（图 18-7-27）。

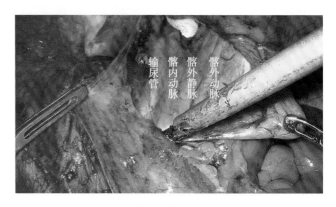

图 18-7-27　切开输尿管腹下神经筋膜

（2）沿髂外静脉边缘寻找髂腰肌，沿着髂外动静脉、髂腰肌和闭孔内肌表面盆筋膜壁层筋膜向肛提肌腱弓游离，建立侧方清扫外侧边界。

（3）沿膀胱壁向髂内动脉方向解剖，以脐动脉索为解剖标志，游离膀胱腹下神经筋膜，区分髂内组和闭孔组。

（4）围绕闭孔神经、闭孔动静脉进行闭孔组淋巴结清扫，清除膀胱腹下神经筋膜和盆筋膜壁层之间淋巴脂肪组织。

（5）清除腹下神经前筋膜和膀胱腹下筋膜之间淋巴脂肪组织，根据淋巴结转移情况离断膀胱上、下动静脉，完成髂内组淋巴结清扫（图18-7-28）。

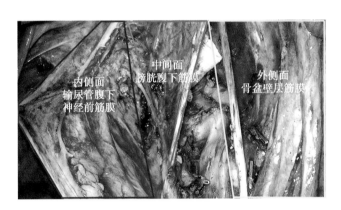

图18-7-28 侧方淋巴结清扫术后视野

（6）整块移除标本，彻底止血，放置引流。

（二）王氏入路法腹腔镜直肠癌侧方淋巴结整块清扫扩大根治术

1. 手术适应证及手术切除范围 与常规侧方淋巴结清扫一致。此方法完美地达到直肠标本及侧方淋巴结整块切除的目的。

2. 手术关键步骤 手术入路及切除顺序与常规手术均有不同，主要步骤如下。

（1）第一刀切入点：患者取头低足高位，将小肠移至右上腹部，充分显露整个盆腔。术者用超声刀在髂外动脉与输精管交界处（男性），或卵巢悬韧带交界处（女性）行第一刀，肥胖、结构辨认不清者可在髂外动脉与腹股沟腹膜返折处行第一刀（图18-7-29）。

（2）确定切除范围：第一刀切开后，可沿髂外动脉、髂总动脉、下腔静脉的外侧至腹主动脉前，将后腹膜打开，注意保护右侧输尿管，然后在第一刀切入点向内、向下沿输精管走行，打开腹膜至盆底直肠腹膜返折处，注意勿损伤输尿管下段，要点是只打开后腹膜（图18-7-30）。

（3）清扫右侧闭孔及右侧髂动脉区：沿髂外动脉的外侧分离，紧贴血管，由外向内、上下结合，始终坚持整

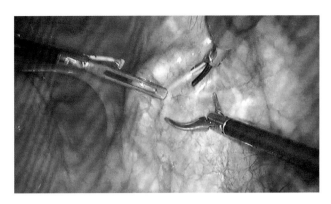

图18-7-29 第一刀切入点

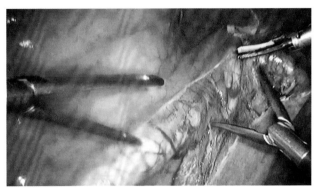

图18-7-30 沿右侧髂总动脉前方打开后腹膜

块切除原则，再沿髂外静脉表面上下分离，由静脉向下、向内分离至闭孔内，至闭孔神经上、下游离，注意保护神经，动作轻柔，将闭孔内结缔组织整体向内推，分离髂内动脉各分支。此时，可见闭孔神经、髂内动脉分支、膀胱上动脉、膀胱下动脉、闭孔动脉，有时可见臀上动脉。此时闭孔清扫完毕，可在闭孔内塞一小纱布，一方面压迫止血，另一方面起到阻挡组织的作用（图18-7-31~图18-7-35）。

（4）游离右侧输尿管：从右侧髂总血管的上方分离出输尿管，将其用吊带标志、提拉。用输尿管钳提拉，沿其走行向下方分离，这是侧方淋巴结缔组织能整块切除的关键。在输尿管的后方打开，将侧方组织绕过输尿管

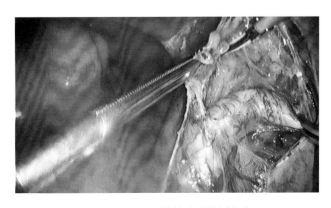

图18-7-31 沿髂外动脉外侧分离

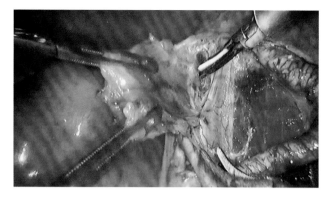

图 18-7-32　沿髂外静脉上下分离

外侧、前方,向内侧推离。这样可保证闭孔组织通过后腹膜与直肠完整地连接在一起。输尿管全程游离后,可进一步向直肠系膜的间隙游离(图 18-7-36、图 18-7-37)。

(5)清扫右髂总动脉、下腔静脉及游离骶前间隙:将右侧输尿管拉向外侧,沿着髂总动脉表面向内、向上游离,沿下腔静脉表面向上、向内分离切割,注意保护十二指肠水平部。同时,进一步游离骶前、直肠系膜后间隙(图 18-7-38、图 18-7-39)。

(6)清扫腹主动脉、结扎 IMA:在下腔静脉表面向内分离至腹主动脉右侧,再从右侧髂总动脉表面向内、

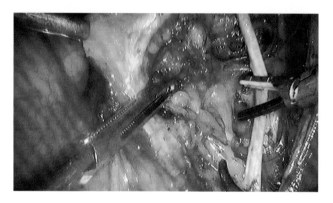

图 18-7-33　游离完闭孔内淋巴结缔组织,将其整体向内推

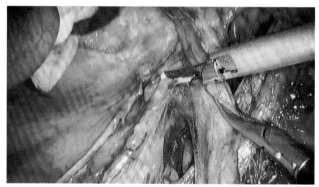

图 18-7-36　沿输尿管走行向下方游离

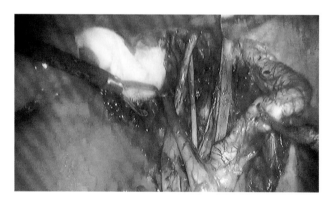

图 18-7-34　闭孔区各血管、神经分支

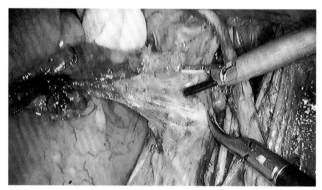

图 18-7-37　绕过输尿管,将侧方组织向内侧推离

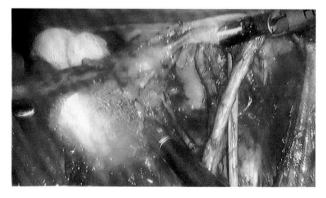

图 18-7-35　髂内动脉各分支

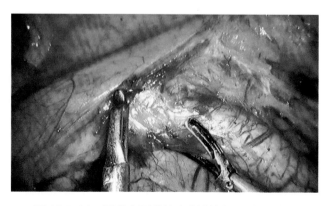

图 18-7-38　沿着右侧髂总动脉继续向上、向内游离

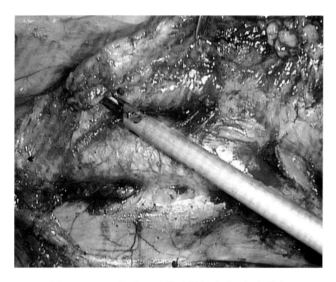

图 18-7-39　沿着下腔静脉继续向上、向内游离

向上分离,同时将下腔静脉前方清扫的淋巴结缔组织推向内侧,以达整块切除。显露 IMA 根部,裸化 IMA 根部 1cm 即可(图 18-7-40~图 18-7-42)。

(7)结扎肠系膜下静脉:结扎切断 IMA 后,水平向左外侧游离解剖。寻找 Toldt 筋膜、左侧输尿管,在其前方显露肠系膜下静脉,将其结扎切断,在此间隙向下游离至左侧髂总动脉上方 2cm(图 18-7-43、图 18-7-44)。

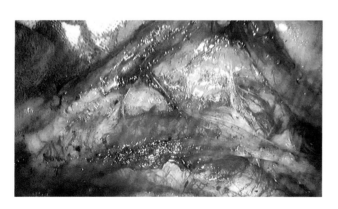

图 18-7-40　清扫腹主动脉前方淋巴结缔组织

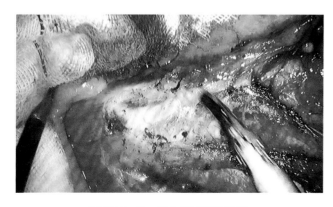

图 18-7-41　裸化肠系膜下动脉

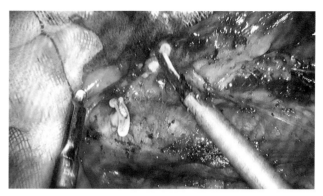

图 18-7-42　结扎切断肠系膜下动脉

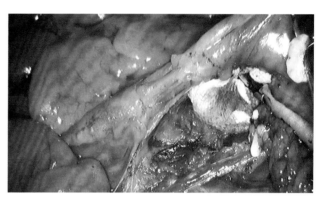

图 18-7-43　裸化肠系膜下静脉

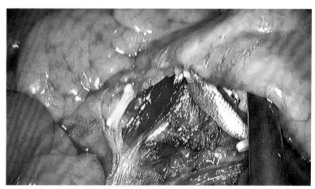

图 18-7-44　结扎切断肠系膜下静脉

(8)清扫左髂总动脉、髂内动脉、髂外动脉:切断肠系膜下静脉后,将肠系膜断端提起,向下分离至髂总动脉上方。横断 Toldt 筋膜,将左侧输尿管分离、提起(可用吊带提起保护)。沿着腹主动脉、左侧髂总动脉表面向下、向左外侧清扫,在左输尿管的后方,向左侧髂内动脉分离清扫,向左侧髂外动脉分离至中部(图 18-7-45~图 18-7-48)。

(9)进一步游离直肠系膜后间隙:沿骶前间隙尽量游离至最低位点(图 18-7-49、图 18-7-50)。

(10)游离乙状结肠粘连带。

(11)确定左侧整块扩大清扫腹膜标志:将左侧后

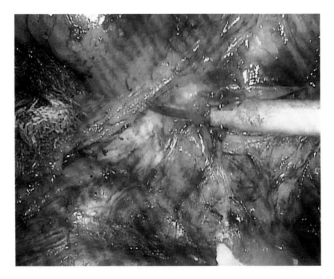

图 18-7-45　沿左侧髂总动脉上方分离

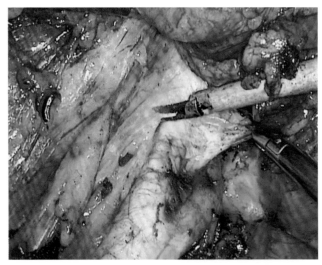

图 18-7-48　在左侧输尿管下方,向左侧髂外动脉分离

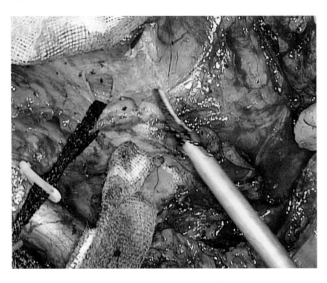

图 18-7-46　分离、提起左侧输尿管

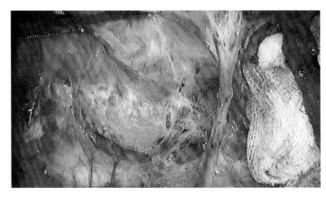

图 18-7-49　继续向直肠后间隙游离

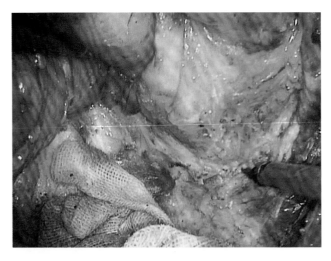

图 18-7-50　直至肛提肌平面

腹膜自左侧髂总动脉、向左侧髂外动脉游离至腹股沟反折点。然后,从此反折点沿左侧输精管,向下向内游离至盆底直肠腹膜返折处,与右侧相通。至此整块切除范围如同蝴蝶的翅膀(图 18-7-51、图 18-7-52)。

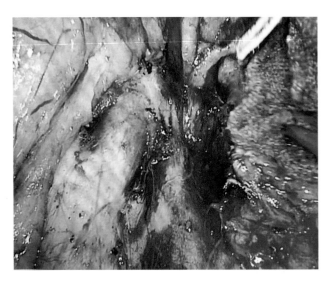

图 18-7-47　在左侧输尿管下方,向左侧髂内动脉分离

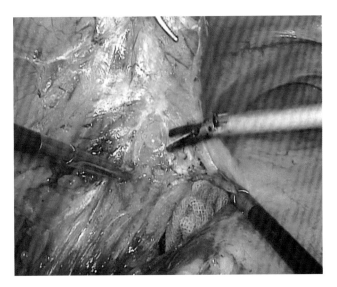

图 18-7-51 确定左侧腹膜切除范围

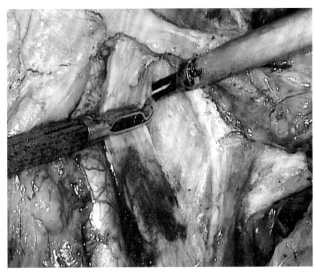

图 18-7-53 沿髂外动脉、髂外静脉分离闭孔区组织

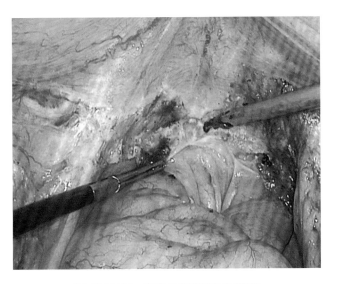

图 18-7-52 左右盆底腹膜相互贯通

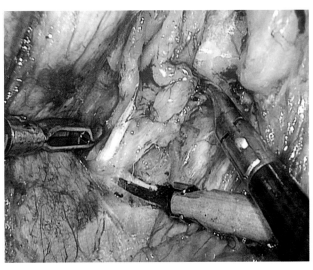

图 18-7-54 沿髂外静脉与髂内动脉夹角处分离继续分离闭孔区组织

（12）清扫左侧闭孔区：确定扩大清扫范围后，沿髂外动脉、髂外静脉向闭孔区分离至闭孔神经。在髂外静脉与髂内动脉夹角处分离，将整个闭孔区淋巴结缔组织推向前方，清楚显露闭孔神经、髂内动脉分支和闭孔动脉等（图 18-7-53）。

（13）游离左侧输尿管：当左侧闭孔侧方淋巴腹腔结缔组织清扫完成后，在左侧髂总动脉处提起输尿管吊带。在其后方向下分离，同时将侧方清扫的组织经输尿管前方，借助后腹膜连在一起，推向内侧。向下充分游离输尿管至与输精管相交处。至此，淋巴结整块清扫和直肠系膜游离基本完成（图 18-7-54~图 18-7-56）。

（14）进一步裸化直肠远端至肿瘤下缘：根据肿瘤的位置、大小、病理性质、浸润程度来决定完成。

（15）经自然腔道取出切除标本、完成消化道重建：见图 18-7-57~图 18-7-59。

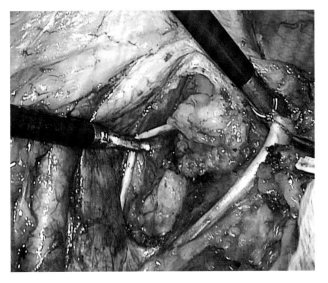

图 18-7-55 将整个左侧闭孔区结缔组织推向前方

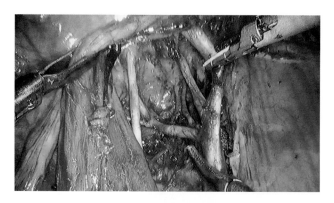

图 18-7-56 左侧闭孔区各血管分支、神经

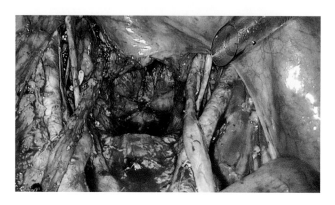

图 18-7-57 盆腔冲洗,检查有无出血

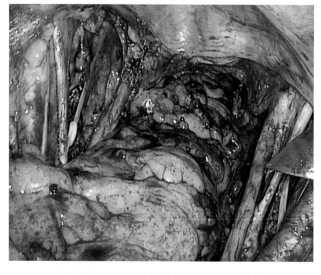

图 18-7-58 检查乙状结肠系膜有无扭转

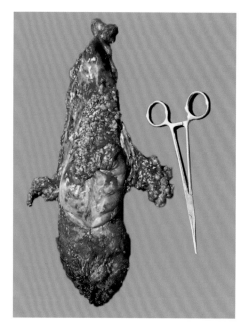

图 18-7-59 术后标本

团队密切配合、要求术者具有立体的解剖思维,从第一刀切入点的选择到侧方整块清扫、再到侧方清扫标本如何与直肠标本连接,均需要术前详细预案。

(王锡山 刘骞 陈海鹏)

八、直肠癌保留神经手术

直肠癌在人群中的发病率不断升高。诊断技术的提高和以 TME 为中心的放疗、化疗等治疗手段的多样化、有效化,使结直肠癌的 5 年总体生存率超过 60%,早期结直肠癌 5 年生存率更是能达到 90%。因此,直肠癌患者术后的生存质量得到了更多的关注,其中泌尿功能、性功能和肛门功能是影响生存质量的重要因素。日本土屋教授首次介绍了保留盆腔自主神经的直肠癌根治性手术,随着时间的推移,这项手术越来越得到胃肠外科医师的重视,但是 TME 术后直肠癌患者的泌尿功能和心功能障碍发生率仍较高。随着对解剖理解的加深和高清化手术设备的发明应用,人们对直肠癌保留神经手术也有了更进一步的理解。

(一) 盆腔自主神经解剖

直肠癌 TME+自主神经保留(autonomic nerve preservation,ANP)手术中需要保留的与泌尿功能和性功能障碍相关的自主神经主要包括 IMA 根部的交感神经丛、上腹下丛、双侧腹下神经、盆内脏神经、下腹下丛、NVB和分布至肛提肌的神经(levator ani nerve,LAN)。以往对盆腔自主神经的研究主要通过尸体解剖进行。细小的神经分支由于被药物浸泡导致其变形,缺乏血液营养

(三) 技术要点

1. 需熟知髂总动静脉,髂内、外动静脉及其主要属支的构成和分布,深入了解盆腔自主神经的走行和分布。

2. 沿着标志性解剖结构建立清扫的明确边界,防止清扫过度和清扫不足。

3. 王氏入路法整块清扫扩大直肠癌根治术,是真正意义上以肿瘤整块切除为原则,这种手术方式要求手术

供应而萎缩,不容易清晰显示,与活体中的盆腔自主神经的形态和分布存在一定差异。Röthlisberger 和 Aurore 等通过使用硫醇固定技术,使盆腔神经丛的小神经分支也得到清晰呈现,可以观察到盆腔自主神经之间主干存在相互的吻合支,并非单纯的树枝状分布,而是网络状分布(图 18-7-60)。

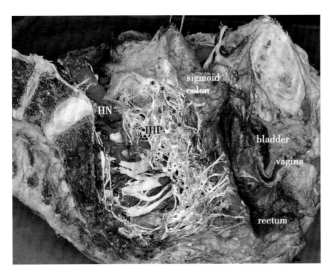

图 18-7-60 网络状分布的盆腔自主神经

HN. 腹下神经;SN. 感感神经;S$_1$. 第 1 骶神经;S$_2$. 第 2 骶神经;S$_3$. 第 3 骶神经;S$_4$. 第 4 骶神经;IHP. 下腹下丛;sigmoid colon. 乙状结肠;bladder. 膀胱;vagina. 阴道;rectum. 直肠。

IMA 根部的交感神经主要围绕并沿肠系膜上动脉分布,在暴露肠系膜上动脉时需要精细操作。上腹下丛是混合神经纤维,具有交感神经和副交感神经的成分,主要分布于 L$_5$~S$_1$ 椎体。上腹下丛在骶骨岬水平下分成左右腹下神经,沿直肠侧壁分布。盆内脏神经为 S$_2$~S$_4$ 神经发出的副交感神经分支,分别汇入左右腹下神经。腹下神经分为数个主干分支走向直肠侧壁,呈云雾状分布,发出到盆腔侧壁和直肠小的神经分支。NVB 在前列腺后外侧,NVB 内的神经支配海绵体、直肠、前列腺、肛提肌或阴道,因此避免 NVB 损伤对人体泌尿功能和性功能的实现具有重要意义。它被腹会阴筋膜的后层覆盖。腹会阴筋膜为直肠和膀胱、精囊、前列腺或阴道壁之间的筋膜。在男性,其前方紧贴膀胱底部、输精管壶腹、精囊和前列腺;在女性,前方为子宫颈和阴道。有研究提示腹会阴筋膜与直肠之间存在一层疏松结缔组织,为 TME 在前方的分离层面。LAN 是阴部神经丛的一个分支。该神经在骨盆壁层筋膜(提肛筋膜)和肌肉之间下行,其分支支配肛提肌。该神经的损伤容易导致大小便失禁。Kinugasa 等的研究提示,环绕直肠存在 3 层筋膜结构,包括直肠固有筋膜、腹下神经前筋膜和盆腔壁层筋膜。腹下神经在腹下神经前筋膜和盆腔壁层筋膜

之间走行。腹下神经前筋膜在盆腔侧壁延伸向前,与腹会阴筋膜在直肠前侧方相互融合,因此 TME 手术平面应选择直肠固有筋膜和腹下神经前筋膜之间,而不是腹下神经前筋膜和盆腔壁层筋膜之间。在正确的平面进行手术,可以避免上腹下丛、腹下神经、盆内脏神经、下腹下丛的损伤,降低 TME 术后排尿和性功能障碍发生率。除了在正确的筋膜间隙操作,熟悉盆腔自主神经的可能变异,对直肠癌保留神经术具有重大意义。有研究提示,上腹下丛在 60% 的手术标本中到达骶骨岬,而在 40% 的标本中,继续穿过骨盆边缘直到 S$_1$。他们发现约 25% 的受试者可发现副腹下神经,它起源于上腹下丛下缘的内侧,继续向内侧进入骶前空间。盆内脏神经除来自 S$_2$~S$_4$ 的神经外,与下腹下丛相连,该研究中 18% 的标本显示额外的骨盆内脏神经来自 S$_1$。一般来说,自主神经的形式、广度和排列具有很大的个体差异,这可能是造成不同个体的泌尿功能和性功能差异的重要影响因素。近年来,由于影像学技术的进展,部分研究开始利用 MRI 的独特优势,探索如何通过 MRI,对健康人或术前患者的盆腔自主神经成像,以求更好地展示在正常活体情况下的盆腔自主神经的分布与供应,使其对直肠癌保留神经技术更具有指导意义。

(二)直肠癌术后泌尿和性功能障碍发生率

根据相关文献报道,直肠癌术后性功能障碍率为 5%~90%。Min-Hoe Chew 等的综述提示直肠癌术后泌尿功能障碍率为 27%,性功能障碍率为 11%~55%。Lange 等的研究提示直肠癌术后超过 50% 的患者出现性功能损伤,包括射精障碍和阴道变干、性交困难,超过 1/3 的患者出现泌尿功能障碍。由于腹盆腔自主神经比较纤细且在不同人中存在一定的变异,在开放 TME 时,比较难观察到,导致开放 TME 术后泌尿和性功能障碍的发生率比较高。随着高清手术设备如 2D 腹腔镜、3D 腹腔镜和达芬奇机器人手术系统的发明,它们能提供放大的视野,3D 腹腔镜和达芬奇机器人手术系统还能提供立体的图像,使术者能更加清晰地观察到术中的解剖结构。在高清放大的视野下进行 TME 保护神经手术,意味着能更好地保护器官功能。但多项旨在对比腹腔镜和机器人手术组 TME 术后泌尿和性功能的研究得到的结果并不十分一致。有研究显示,3D 腹腔镜和达芬奇机器人手术后排尿功能障碍发生率分别为 20%~30% 和 20%~30%;性功能障碍发生率分别为 2.7%~56.5% 和 0~36%。Kim 等的研究则提示,达芬奇机器人组术后 1 年泌尿和性功能障碍发生率与腹腔镜组无明显差异,但在术后 6 个月时泌尿和性功能障碍发生率明显低于腹腔镜组,提示机器人组术后恢复更快。Galata 等的研究

则提示达芬奇机器人组的患者在术后 1 年的泌尿和性功能恢复更好。而 Luca 等的两个随机对照试验的结果并不一致,其中一个结果显示达芬奇机器人组泌尿和性功能障碍发生率低于腹腔镜组,另一个则无差异。总体上,不同的研究提示达芬奇机器人 TME 优于或不劣于腹腔镜。但无论是通过腹腔镜还是达芬奇机器人手术系统进行 TME 保留神经手术,其术后仍有一定的泌尿和性功能障碍。因此,单纯依靠手术设备的进步仍不足以很好地保护直肠癌手术中的自主神经,必须建立更规范、更精确的手术操作步骤,以降低直肠癌患者术后的泌尿和性功能障碍发生率,提高其术后生存质量。

(三)手术适应证

直肠癌保留神经手术并不适用于所有的直肠癌患者,而当前关于该手术的适应证仍没有统一的标准。直肠癌保留神经手术必须以保证直肠癌手术根治性为前提,若单纯为了保护神经而以根治性作为代价,则本末倒置。因此,必须首先保证根治性的相关指标如远切缘、近切缘、环周切缘。根据直肠癌保留神经手术的特点,结合文献与自身经验,总结出该术式的适应证:①无远处转移,肝脏可切除的寡转移可在行直肠癌保留神经手术的同时切除寡转移灶;②术前分期为 T_{1-3},无侵性腹下神经前筋膜;③直肠前壁肿瘤未侵袭腹会阴筋膜;④侧方淋巴结无转移。总的来说,直肠癌保留神经手术需要先保证根治性,再保留功能性。

(四)技术要点

目前直肠癌保留神经手术,主要根据 Sugihara 提出的分型,Ⅰ型为完全保留盆腔自主神经;Ⅱ型为切除腹下神经丛,保留双侧盆腔神经丛;Ⅲ型为切除腹下神经丛,保留一侧盆腔神经丛;Ⅳ型为完全切除盆腔自主神经。

1. 直肠癌 TME 中保护神经,在正确的筋膜层次分离尤为重要。首先在腹主动脉分叉处,根据筋膜层次、颜色和血管的走行,找准分离的筋膜层次进行分离(图 18-7-61)。可以看到上腹下丛(图 18-7-62)。沿分离切口一直至 IMA 的起点。可以观察到一部分交感神经干以网状方式缠绕在 IMA 的根部,另一部分沿 IMA 延伸,形成血管神经鞘。将腰内脏神经的乙状支(尤其是右腰内脏神经的分支)分开,同时保留腹下神经筋膜(ureterohypogastric nerve fascia,PHGNF)和腹下神经(hypogastric nerve,HGN)网络。裸化并剪断 IMA 后,助手抓住 IMA 的远端并将其向腹侧缩回,以延长结肠系膜和 PHGNF 之间的解剖平面。沿乙状结肠系膜和 PHGNF 之间的分离空间横向分离至乙状结肠系膜的侧壁,可以观察到左侧输尿管和左侧性腺血管位于 PHGNF 下方,两

侧光滑,膈膜见管,没有暴露脂肪组织(图 18-7-63)。随后,可以在这个空间中放置一块纱布作为横向边界的标记。从乙状结肠外侧进行分离并充分游离乙状结肠。

2. 将直肠向头侧和腹侧移动固定后,继续在直肠固有筋膜和 PHGNF 之间进行直肠后壁的分离,一般可以观察到双侧的腹下神经(图 18-7-64)。有时,HGN 发出 3~5 个主要分支,延伸至盆侧壁和直肠系膜(图 18-7-65、图 18-7-66)。

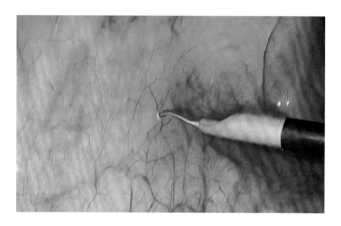

图 18-7-61　TME 手术第一刀的位置

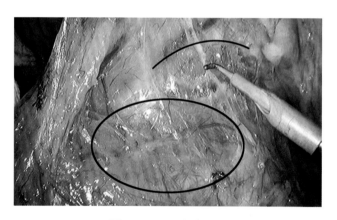

图 18-7-62　上腹下丛
沿黑色曲线分开,即两个筋膜的间隙。上腹下丛及其伴行血管呈网络状(黑色椭圆形区域)。

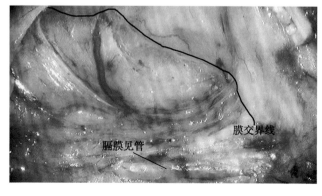

图 18-7-63　膈膜见管
沿黑色曲线分开,即两个筋膜的间隙。

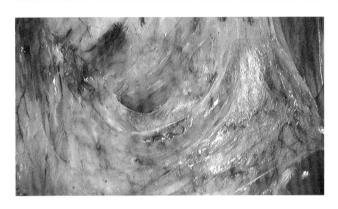

图 18-7-64　直肠后壁分离层次

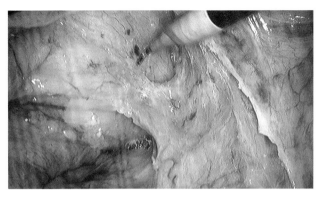

图 18-7-67　直肠侧壁分离层次

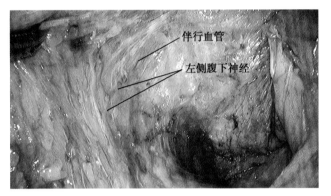

图 18-7-65　左侧腹下神经

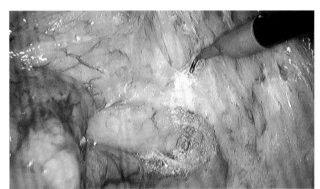

图 18-7-68　直肠侧壁盆丛分布

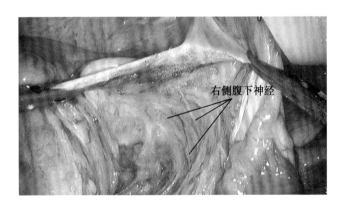

图 18-7-66　右侧腹下神经

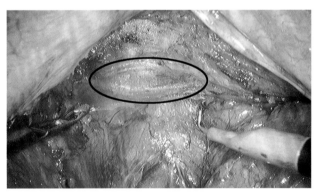

图 18-7-69　直肠前壁神经血管束分布（黑色椭圆形区域）

3. 沿直肠固有筋膜和 PHGNF 之间继续分离至直肠外侧间隙,在直肠侧后壁,在部分患者中可以观察到 HGN 和 S_2~S_4 发出的盆内脏神经。充分游离外侧韧带的前外侧间隙和后外侧间隙（图 18-7-67）,最后切断外侧韧带。在正确的间隙分离后,在直肠侧壁可以看观察下腹下丛,粗细不一,不同神经之间发出分支相互吻合,呈网络状（图 18-7-68）。

4. 将下腹下丛至直肠的分支切断,同时保留精囊、前列腺和海绵体的神经（图 18-7-69）。在直肠前侧壁和前壁分离中,若直肠肿物未侵袭腹会阴筋膜,沿直肠固有筋膜和腹会阴筋膜之间的间隙进行分离（图 18-7-70）,在腹会阴筋膜的外侧充分保护 NVB。

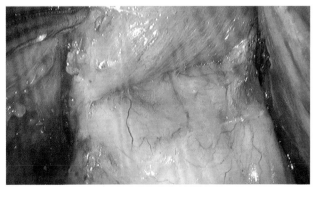

图 18-7-70　直肠前壁腹会阴筋膜

5. 直肠低位前切除完成后,在肿瘤下缘以下≥5cm处解剖直肠系膜。使用内线缝合器横切直肠。使用标准双吻合器方法进行吻合。

6. 神经的走行层次与变异情况,对TME保护自主神经极其重要。在直肠癌TME分离过程中,会发现自主神经系统之间存在紧密的联系,难以将不同部位的神经清晰地区分,它们是一个整体,盆腔自主神经并不是单纯的树枝样主干和分支,而是主干与分支之间,发出吻合支相互吻合,呈网络状分布。同时需要注意自主神经周围有伴行的血管营养供应。对某个可疑存在神经侵袭的直肠癌患者进行大体标本染色,可见血管附着在自主神经的表面,与之伴行(图18-7-71)。在直肠癌保留神经手术中,沿直肠固有筋膜和PHGNF之间的间隙分离,不仅能保留自主神经的主干和分支,还能保留供应的滋养血管。

尽管直肠癌保留神经手术已经得到一定的推广,但如何对直肠保留神经技术进行评价暂时仍没有明确标准。拟结合临床经验和文献报道,制定初步标准:①标本干净。术后标本直肠系膜完整、干净,没有神经纤维。标本干净是当前客观的评价方式之一,通过术后的病理切片,明确直肠癌保留神经手术没有切掉不该切掉的神经,进而从侧面验证体内自主神经的形态完整性。②解剖完整。术后1年磁共振神经成像提示盆腔自主神经

行程完整。随着对MRI的研究加深,发现其在神经成像方面具有其他影像学检查无可比拟的优势。部分研究开始探讨磁共振盆腔自主神经成像,结果提示磁共振神经成像序列能良好展示盆腔自主神经的形态。有技术条件的单位,可以在患者术前及术后1年进行磁共振神经成像检查,对比直肠癌患者在进行直肠癌保留神经手术前后的盆腔自主神经影像学形态变化,明确术中是否做到对自主神经的完好保护。③功能完好。术后1年患者的功能评估结果与术前相比差异无统计学意义。当前评估泌尿和性功能主要通过表格评分,包括国际前列腺症状评分(international prostate symptom score,I-PSS)、国际勃起功能指数问卷表(international index of erectile function,IIEF)或国际勃起功能指数问卷表-5(international index of erectile function-5,IIEF5),女性性功能指数(femal sexual function index,FSFI)等,以及膀胱残余尿量和最大尿流率等。既往文献提示,通常在术后1年内,患者的泌尿和性功能逐渐恢复,在1年后达到比较稳定的水平。因此选用术后1年的泌尿和性功能评分,可以最大程度地对比直肠癌患者术前术后的泌尿和性功能评分是否存在差异,完成对直肠癌保留神经手术的评价。

要着重于神经解剖形态的完整性评估,形态是功能的基础,但形态的完整也有可能存在功能的缺失,如术中损伤供应神经的血管导致神经的缺血性损伤,或超声

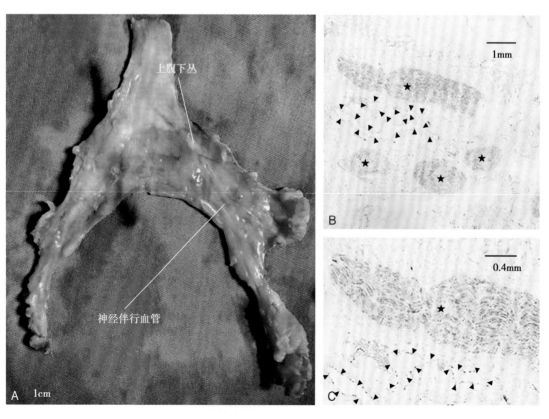

图18-7-71 盆腔自主神经与血管伴行

A. 术中大体标本,可见腹下神经及其伴行血管;B. 4倍镜下组织染色;C. 10倍镜下组织染色。★.神经,▲.血管。

刀的热损伤等,可能神经形态没明显变化但其功能已经缺失。因此需要结合功能的评分,膀胱残余尿量和最大尿流率是评判患者泌尿功能的客观指标之一。但是性功能的评估主要通过问卷调查,容易受患者情绪、认知、主观意志等影响,因此将客观评价与主观评价相结合,可以更好地评估患者术后的泌尿功能和性功能,更好地评估直肠癌保留神经手术。

(韩方海)

第八节 创新术式

一、结直肠肿瘤经自然腔道取标本手术

20 世纪末国际上开展的几项结直肠癌腹腔镜手术的大样本前瞻性随机对照试验,结果证实腹腔镜手术在远期疗效方面有着不劣于传统开放手术的 5 年生存率和局部控制率,在术后肠道功能恢复、围手术期并发症发生率、术后疼痛等近期疗效方面,更是明显优于传统开放手术。因此,在国内外大的医疗中心,以腹腔镜手术为代表的微创手术已经在结直肠癌外科治疗中,占据了主要地位。

随着微创设备、外科器械及手术理念等方面的发展,如何在结直肠癌常规腹腔镜手术基础上进一步减少患者损伤,逐步成为结直肠外科关注的热点之一。在结直肠癌淋巴结清扫区域、血管结扎离断水平、系膜游离范围、肠管切除长度及消化道重建方式等方面,腹腔镜手术与传统开放手术均无明显差异,两者最主要的差别就是腹腔镜手术腹壁取标本的辅助切口长度较传统开放手术显著缩短。腹壁切口的大小与患者疼痛、术后恢复及切口并发症发生率密切相关。因此,能进一步减少患者损伤、术后腹壁没有辅助取标本切口的 NOSES 应运而生。

(一)定义及相关技术概念

NOSES 是指利用腹腔镜器械、达芬奇机器人操作系统、TEM 平台或软质内镜等设备,完成腹腔内的手术操作(淋巴结清扫、血管离断、肿瘤切除和消化道重建),然后通过自然腔道(直肠、阴道等)取出标本的腹壁无辅助切口的手术。该手术与常规腹腔镜手术最大的区别就在于手术标本经自然腔道取出,无须腹壁取标本的辅助切口,术后腹壁仅存留几处微小穿刺套管孔瘢痕。目前,可以开展 NOSES 的胸、腹、盆腔内器官主要涉及结直肠、胃、小肠、肝胆、胰腺、食管及泌尿生殖系统器官。尽管口腔-食管通道理论上可用于取标本,但由于结直肠为下消化道器官,经口腔取标本尚不推荐。

在结直肠外科领域,NOTES 与 TaTME 是两种炙手可热的微创新技术。这两种技术涉及经自然腔道手术操作,导致很多学者将这两者的概念与 NOSES 混淆。因此,很有必要再强调一下 NOTES 与 TaTME 的概念,进而能更准确理解 NOSES 概念。NOTES 是指经口腔、胃、结直肠、阴道、膀胱、食管等自然腔道进入腹腔、胸腔等,进行各种手术操作,包括探查活检、肿物切除、消化道重建、心包膜开窗等操作。NOTES 的特点是体表无任何可见瘢痕,所有手术操作均经自然腔道完成。TaTME 是指利用 TEM 或 TAMIS 平台,采用由下而上的操作路径,并遵循 TME 原则实施的经肛腔镜直肠切除手术。TaTME 的特点主要是经肛门逆向游离直肠系膜、腹壁无切口瘢痕。

为了建立一个更系统完整的经自然腔道手术体系,笔者将 NOSES、NOTES 与 TaTME 三者的关系进行了统一与整合。由于 NOTES 的标本取出途径也是经自然腔道,从这个角度讲 NOTES 也应算作 NOSES 的一部分。NOSES 与 NOTES 是两个广义的外科学概念,适用于各种组织器官,而 TaTME 则是仅局限于中低位直肠的狭义外科学概念,TaTME 强调的是经肛门入路,并采用自肛门逆向操作来完成全直肠系膜的游离和切除,并经肛门将标本取出,从这个角度讲 TaTME 也应算作 NOTES 的一部分。

随着对 NOSES 认识的加深,为了规范相似手术方式的命名,笔者提出了借道 NOSES 与类 NOSES 概念。借道 NOSES 是指使用腹腔镜器械、TEM 平台或软质内镜等设备完成腹腔内所有手术操作,标本取出时,借道于必要切口,如:直肠标本经回肠保护造口切口取出、多脏器切除标本经单一切口完成标本取出,这一类手术也体现了 NOSES 的微创理念,最大程度减少了患者的腹壁创伤。类 NOSES 是指使用腹腔镜器械、TEM 平台或软质内镜等设备完成腹腔内手术操作,包括标本切除与消化道重建等,在无法避免腹壁取标本的辅助切口时,可以任意选择经腹壁隐蔽切口(脐部切口、下腹部横向小切口等),原手术切口(剖宫产、阑尾手术切口)等腹壁隐蔽切口取标本的手术。该手术与 NOSES 具有相似的微创效果,并具有疼痛轻、恢复快、美容效果好等多个优点,故名类 NOSES。

(二)分类

1. **根据取标本途径不同分类** 结直肠肿瘤 NOSES

主要分为经直肠肛门取标本和经阴道取标本两种。①经直肠肛门取标本:又可以细分为经直肠断端取标本和经直肠中上段前壁切口取标本;②经阴道途径:一般指于阴道后穹隆处横向打开阴道后壁取标本。

2. 根据取标本方式不同分类 可以分为三类。①外翻切除式:下段直肠肿瘤的标本外翻体外切除;②拖出切除式:中段、下段直肠肿瘤的标本拖出体外切除;③切除拖出式:中段、上段直肠和结肠肿瘤的标本体内切除拖出。不同方式具有不同的操作特点和技巧,但影响取标本方式最关键的因素就是肿瘤位置。

(三) 命名

结直肠肿瘤 NOSES 结合肿瘤部位、取标本途径和方式,在 NOSES 的命名体系下,共分为十大类术式,而随着取标本技术和消化道重建方法的创新,某些术式又衍生出不同的方式,如针对低位直肠癌,衍生出了七种不同方法;针对右半结肠切除,根据取标本途径的不同,衍生出了三种方法。结合上述因素和恶性肿瘤的术式特点及病案检索、临床资料统计的便捷性等因素,结直肠癌 NOSES 对不同术式进行了中文命名(表 18-8-1)。

(四) 手术适应证与相对禁忌证

严格把握手术适应证是顺利开展手术、让患者从治疗中获益的最关键因素。NOSES 经过狭小的自然腔道取标本,一定对患者特点、肿瘤特性等有特殊要求。根据中国《结直肠肿瘤经自然腔道取标本手术专家共识(2019 版)》,开展结直肠癌 NOSES 的适应证包含以下几方面。

1. 结直肠 NOSES 主要基于腹腔镜平台完成,因此,结直肠癌 NOSES 适应证首先要满足腹腔镜手术的基本要求,即患者能够耐受全身麻醉及二氧化碳气腹手术、手术医师具有丰富的腹腔镜操作经验、术中需要进行全

腹腔探查、需考虑术前对病灶进行定位等要求,该手术不能用于局部晚期肿瘤、不适用于肿瘤引起的急性肠梗阻和肠穿孔等。

2. NOSES 需要经相对狭小的自然腔道取标本,因此对适应证另有特殊要求。该特有适应证主要针对经自然腔道取标本这一操作环节,因此主要涉及标本大小、肿瘤浸润深度和患者 BMI 三方面因素。根据《结直肠肿瘤经自然腔道取标本手术专家共识(2019 版)》,结直肠肿瘤 NOSES 特有适应证主要包括肿瘤浸润深度以 T_{2-3} 为宜;经直肠 NOSES 的标本肿瘤环周直径 <5cm 为宜;经阴道 NOSES 的标本肿瘤环周直径 <7cm 为宜。相对禁忌证包括肿瘤局部病期较晚、病灶较大、肥胖患者(BMI≥30kg/m²)。

(1) 标本大小:标本大小是决定标本能否经自然腔道取出的最关键限制因素,但应当注意到标本大小虽然和肿瘤大小密切相关,但不等同于肿瘤大小。手术标本主要包括肿瘤组织、切除肠管及系膜组织,因此评估标本能否经自然腔道取出,不仅要考虑肿瘤大小,还要评价肠管和系膜情况。标本能否经自然腔道取出,或如何选择取标本途径,最主要的决定因素是标本中肿瘤的最大环周径,环周径主要是指手术标本中肿瘤在肠道圆形环周上的长度,其与标本长度等因素无关。经直肠取标本要求标本环周直径 <5cm 为宜,经阴道取标本要求环周径 <7cm 为宜。不同个体自然腔道的解剖结构存在一定差异,不同医师取标本的熟练程度也有区别,因此,很难精确对所有情况进行统一界定,术者需要结合患者和自身的实际情况进行灵活选择。

(2) 肿瘤浸润深度:肿瘤浸润深度也是 NOSES 适应证选择的一个重要参考指标。T_2 和 T_3 期肿瘤是 NOSES 的主要适用范围。此外,良性肿瘤、原位癌、T_1 期肿瘤伴病灶较大而无法经肛或内镜下局部切除或局部切除后肿瘤切缘阳性的病例,也是 NOSES 的适应证。目前不

表 18-8-1 结直肠肿瘤经自然腔道取标本手术命名

术式简称	手术名称	取标本途径	肿瘤位置
NOSES I 式(A~G 法)	腹部无辅助切口经肛门取标本的腹腔镜下低位直肠癌根治术	直肠	低位直肠
NOSES II 式(A、B 法)	腹部无辅助切口经直肠拉出切除标本的腹腔镜下中位直肠癌根治术	直肠	中位直肠
NOSES III 式(A、B 法)	腹部无辅助切口经阴道拉出切除标本的腹腔镜下中位直肠癌根治术	阴道	中位直肠
NOSES IV 式	腹部无辅助切口经直肠拖出标本的腹腔镜下高位直肠癌根治术	直肠	高位直肠/乙状结肠远端
NOSES V 式	腹部无辅助切口经阴道拖出标本的腹腔镜下高位直肠癌根治术	阴道	高位直肠/乙状结肠远端
NOSES VI 式(A、B 法)	腹部无辅助切口经肛门拖出标本的腹腔镜下左半结肠癌根治术	直肠	左半结肠/乙状结肠近端
NOSES VII 式	腹部无辅助切口经阴道拖出标本的腹腔镜下左半结肠癌根治术	阴道	左半结肠/乙状结肠近端
NOSES VIII 式(A~C 法)	腹部无辅助切口经阴道拖出标本的腹腔镜下右半结肠癌根治术	阴道	右半结肠
NOSES IX 式	腹部无辅助切口经肛门拖出标本的腹腔镜下全结肠切除术	直肠	全结肠
NOSES X 式	腹部无辅助切口经阴道拖出标本的腹腔镜下全结肠切除术	阴道	全结肠

建议对 T_4 期肿瘤开展 NOSES,一方面由于 T_4 期肿瘤在常规腹腔镜手术中的开展仍存在争议,另一方面考虑 T_4 期肿瘤有在自然腔道肿瘤种植的风险。尽管在经自然腔道取标本过程中,术者会采取各种措施将标本和自然腔道进行隔离,但在《结直肠肿瘤经自然腔道取标本手术专家共识(2019版)》中仍不建议对 T_4 期肿瘤常规开展 NOSES。

(3)BMI:患者 BMI 也是取标本的一个重要限制因素。BMI 越高,其系膜肥厚程度越高,取标本难度也越大。因此,BMI $\geqslant 30kg/m^2$ 的重度肥胖患者,不建议常规开展 NOSES。但在临床中,也会遇到一些患者尽管其BMI 很高,但内脏脂肪含量并不高,因此其肠系膜体积不大。这种情况,不能仅通过 BMI 进行判断,还需在术中结合肠管和肠系膜的实际情况进行综合评定。肥胖患者切口相关并发症的发生风险高,如对这些患者开展NOSES,将明显降低切口相关并发症的风险,这也将使肥胖患者更加获益。

3. NOSES 手术方式的选择,一定要注意规范性及适应范围,尤其是各种不同直肠 NOSES 术式的选择,如外翻切除式主要用于低位直肠肿瘤的外科治疗,拉出切除式主要应用于中位直肠切除,切除拖出式的适应范围最广泛,包括高位直肠、乙状结肠、左半结肠、右半结肠以及全结肠的切除。在外翻切除直肠标本的操作中,需要将直肠系膜向盆底进行充分游离,此举既能满足低位直肠 TME 的操作要求,也便于肿瘤顺利经肛门翻出体外。然而,如将外翻切除适用于中、高位直肠肿瘤,甚至是乙状结肠肿瘤,这将导致直肠系膜的过度游离,增加下腹下丛的损伤风险,增加直肠前切除综合征的可能。因此,在进行结直肠 NOSES 时,术式选择一定要严格区别不同的适用范围。

4. 尽管目前尚无明确证据显示经阴道取标本结直肠 NOSES 的阴道后穹隆切口会影响女性生育功能及其他生理功能,但目前不建议对未婚、未育或已婚计划再育的女性开展经阴道 NOSES。

5. 结直肠癌伴有远处转移或其他部位的病变,需同时手术切除的患者,进行 NOSES 时一定要慎重把握适应证。在多脏器切除术中,NOSES 的手术适应证要求更为严格,不仅要求结直肠肿瘤局部未累及其他脏器、肿瘤大小在要求的范围内,同时其他部位病变也需要满足可同期手术切除的指征,在术前还需要对各个器官功能进行充分评估,判断患者是否能够耐受手术,在手术前应进行多学科诊疗(multi-disciplinary treatment,MDT),选择最佳的治疗方案。局部病期较晚,或其他病变无法手术切除的结直肠肿瘤患者,不建议行 NOSES。

(五)手术方法

1. 自然腔道术前准备

(1)直肠准备:随着快速康复理念的兴起,关于无肠道准备的临床研究陆续在国内外开展,并有研究逐渐证实无肠道准备并不升高并发症发生率,但目前的研究存在一定的非一致性和不确定性,原因是很多研究缺乏统一的肠道准备标准及抗生素预防应用方案。NOSES,肠道准备这一环节是不可缺少的,这也是术中无菌操作的有力保障。拟行 NOSES 的患者行术前肠道准备,可参考如下方案:①饮食调整,术前 3 天开始半流质饮食,术前 2 天全流质饮食,术前 1 天禁食,根据患者营养状态给予至少 1 天静脉营养支持;②口服泻药,无梗阻症状的患者,目前常用方法为术前 1 天口服泻药;③术前灌肠,至少术前 1 天清洁灌肠。

(2)阴道准备:常规结直肠手术,无须进行阴道消毒。但经阴道 NOSES,需对阴道进行充分术前准备和严格消毒。在美国,只有聚维酮碘批准在阴道中使用。由于聚维酮碘是水溶性的,可减少对皮肤和黏膜的刺激,也很少引起疼痛或过敏反应。拟行经阴道 NOSES 的患者,可采用如下方案进行阴道准备:术前 3 天使用 3‰碘附冲洗阴道,每天 1 次;手术当天,冲洗阴道后,再用3‰碘附仔细对子宫颈进行消毒;术区消毒时,外阴、阴道及肛门周围等部位需要在原有基础上再消毒 2 次。结合以上操作可以确保阴道无菌环境。

2. 手术关键步骤

与常规腹腔镜结直肠肿瘤手术相比,结直肠肿瘤 NOSES 没有用于帮助取出标本和进行消化道重建的腹部辅助切口,因此其关键步骤包括全腹腔内消化道重建、经自然腔道取标本和严格的无瘤无菌操作三个方面。

(1)全腹腔内消化道重建:消化道重建是结直肠肿瘤手术中最重要的环节之一,与术后患者的恢复情况和并发症的发生率密切相关。总体来说,根据消化道重建的方法可分为手工吻合和器械吻合,其中,器械吻合又分为使用圆形吻合器吻合和线性吻合器吻合。根据消化道重建的方式又可分为端端吻合、端侧吻合及侧侧吻合,其中,根据吻合口两端肠管蠕动的方向,侧侧吻合又分为同向蠕动侧侧吻合和异向蠕动侧侧吻合。目前临床上使用的各种吻合方式均为在此基础上结合不同的吻合特点进行相应命名,如功能性端端吻合、功能性侧侧吻合等。

在传统开放手术及常规腹腔镜辅助手术中,消化道重建这一环节均在体外直视下完成,而在 NOSES 中,这一环节需要借助腹腔镜设备在体内完成,因此需要术者具备熟练的腹腔镜操作技术和默契的团队配合技巧,同时需要经历一定数量病例的学习曲线阶段。尽管体内消化道重建的技术要求高、操作相对复杂,但和体外吻合相比,不仅具有很多优势,如减少术中术后吻合口处肠系膜的张力、降低吻合口两端系膜扭转的风险等,而且不延长手术时间及增加并发症,目前在临床中获得越来越多的应用。

(2)经自然腔道取标本:用于取出结直肠肿瘤标本的自然腔道主要包括肛门直肠、阴道和食管口腔三个。尽管 NOSES 体表没有取标本的辅助切口,但经自然腔道取标本过程中,一定也会损伤自然腔道。如何减少对自然腔道的损伤,是 NOSES 必须面对的问题。因此在选择取标本途径时,必须遵循 FPOSP 和 SRBBP。例如,直肠和乙状结肠肿瘤手术以经肛门取标本最为合适,如肿瘤较大无法经肛门取出、或肿瘤位于远离直肠的升结肠或横结肠,则可考虑经阴道取标本较为合适。结直肠肿瘤一般不考虑经食管口腔取标本。

肛门括约肌平时处于收缩状态,较大直径的物体难以通过,但在给予肌肉松弛药的全身麻醉状态下,肛门括约肌松弛后可容纳较大物体通过,因此只要把握手术适应证,经肛门取出标本极少引起肛门括约肌损伤。从已有的研究结果来看,总体仅 1.5% 的患者术后出现了一定程度的肛门功能障碍。因此,NOSES 只要严格把握手术适应证、术中充分扩肛、标本取出过程中避免暴力牵拉、仔细轻柔操作,可有效防止肛门括约肌损伤。

女性的阴道是 NOSES 的另一种重要取标本途径。与经肛门直肠取标本相比,经阴道取标本也具有一定优势,即该方法可以用于肿瘤较大、标本无法经直肠取出的患者。经阴道取标本的阴道切口位置可选择阴道后穹隆,因为截石位时,后穹隆是阴道最低位置,是阴道最易扩张的部分,也是腹腔镜下最容易暴露的部位。此外,后穹隆位置深在,周围神经分布少,目前认为不会影响患者术后性功能,同时已有的资料也显示目前没有术后性功能障碍的病例报道。

(3)无瘤无菌操作:经狭小的自然腔道取标本,术中需要在腹腔内打开带有细菌的自然腔道,同时取标本的过程中难免挤压触碰肿瘤,因此如何确保无瘤无菌操作一直都是 NOSES 面临的最主要技术性问题。虽然无瘤无菌操作也一直是传统开放手术及常规腹腔镜手术需要面临的考验,但 NOSES 的很多操作对无菌术和无瘤术提出了更新的挑战。不过随着腹腔镜技术的熟练和操作的规范化,NOSES 目前完全符合肿瘤外科在无瘤无菌操作方面的要求。

在结直肠癌 NOSES 一系列手术过程中,首先,术者需要遵守严格的无瘤无菌原则,这也是任何肿瘤外科手术的基本前提;其次,术者及助手应当熟练掌握腹腔镜手术操作技术,尤其是消化道重建及标本取出步骤,这也是高质量完成 NOSES 的必要条件。

确保严格的 NOSES 无瘤无菌操作需要注意以下几方面:①术前充分肠道准备是 NOSES 无菌操作的基础,包括口服泻药及术前清洁灌肠;②充分掌握手术中的操作技巧,如肿瘤整块切除、器械与肿瘤组织"零接触"、腹腔镜下碘附纱布条的运用、打开自然腔道前的碘附盐水冲洗管腔、碘附盐水和蒸馏水冲洗术区、取标本保护套的使用等一系列操作技巧,均能有效控制腹腔感染和肿瘤种植的发生。目前的资料显示,结直肠 NOSES 术后腹腔感染的发生率仅为 0.8%,这也表明只要做到术前充分准备、术中掌握操作技巧,NOSES 术后的腹腔感染风险完全可控。

(六)优势

结直肠 NOSES 采用经自然腔道取标本,具有以下优势。

1. **减少患者心理压力,增加患者治愈疾病的信心** 传统开放手术术后腹壁上一般会有 20cm 左右的切口,即使是常规腹腔镜手术,术后腹壁也有 6cm 左右的切口,而腹腔镜 NOSES 只有几个穿刺孔,虽然腹壁切口不会影响生存率,也不会增加严重术后并发症发生率,但腹壁切口可增加患者精神压力和术后切口并发症发生率,难以完全回归正常生活,而 NOSES 则可通过避免腹壁辅助切口,进一步降低手术和疾病对患者心理等方面的影响,增加患者信心,有助于患者更快更好地重新回归社会。

2. **加快患者康复,减少术后并发症** 结直肠肿瘤的 NOSES 没有腹壁辅助切口,减轻了术后疼痛,患者麻醉苏醒后就可以下床活动,而术后早期活动,可以避免静脉血栓的发生并促进胃肠功能恢复,更早恢复进食,术后疼痛轻不影响咳嗽、咳痰,可降低肺部感染的概率。

3. **增加美容效果及功能保全** 结直肠肿瘤 NOSES 术后腹壁没有辅助切口,从远期来看,可避免瘢痕增生形成的"蜈蚣足"等改变,腹壁更加美观,且可避免切口疝等影响腹壁功能的并发症,而低位直肠癌 NOSES 的外翻等操作,不仅能确保肿瘤下切缘的安全性,还能增加保肛的机会,因此更符合现代肿瘤外科功能保全的要求,进一步提高患者的生存质量。

4. **术野清晰,提高手术安全性** 结直肠肿瘤 NOSES 与传统开放手术及常规腹腔镜手术相比,所有操作均在腹腔镜视野下进行,术野显露充分,操作确切可靠,因此可提高手术安全性。

5. **无特殊器械及设备要求,易于操作和普及** 从外科医师角度来讲,由于结直肠肿瘤NOSES使用的是常规微创手术器械,大大提高了外科医师对该手术的操控性和适应性,也更有利于外科医师对技术要领的学习和掌握,从而易于该系列术式的大范围推广应用。

6. 降低保肛手术的难度 在NOSES Ⅰ式A、B法中,其中一个最主要的技术特点就是经肛门将直肠标本翻出体外,在体外直视下一次性闭合肿瘤远端直肠。与常规腹腔镜低位直肠癌手术相比,NOSES Ⅰ式A、B法通过将直肠外翻至体外后,肠管内壁即可暴露于直视下,进而可以准确判断肿瘤下切缘位置,避免了下切缘阳性的发生;同时,当直肠翻出体外后,操作空间变大,术者可以在体外用闭合器一次性完成直肠远端的离断;因此,NOSES Ⅰ式外翻法降低了低位/超低位保肛手术的难度,使一部分因操作困难无法保肛的患者获得了保肛的机会。

7. 术后疼痛轻、恢复快 术后疼痛轻,患者围手术期麻醉药及镇痛药的使用相应减少,可缩短肠外营养应用的时间和减少使用剂量;术后快速康复也会缩短住院时间,加快床位周转,提高床位使用率,节约医疗成本。同时由于患者不适感轻微,术后自我护理能力也会增强,这也可以间接减少护理成本。因此,NOSES在节约医疗成本、加快床位周转、减少护理成本等方面也有潜在的卫生经济学价值。

(王锡山 周海涛 关旭)

二、经肛全直肠系膜切除术

(一)手术适应证与手术禁忌证

1. 手术适应证 包括:①中低位直肠癌,尤其是距离肛缘5cm以下的低位直肠癌;②上段直肠肿瘤,但与周围器官如膀胱或子宫、精囊等粘连紧密,经腹入路难以明确肿瘤下缘者;③弥漫性海绵状血管瘤等累及直肠下段及肛管的各种良性疾病;④有腹部手术史腹腔粘连者。

2. 手术禁忌证 包括:①有肛门狭窄或损伤史,难以置入经肛操作平台者;②广泛远处转移,无法完整切除肿瘤者;③全身状态和各脏器功能不能耐受麻醉和手术者。

(二)手术方法

1. 术前准备

(1)心理准备:TaTME是一种超低位保肛新术式,对大部分患者而言是一种陌生的手术。患者在术前难免产生疑虑及精神紧张,医护人员应耐心与患者及家属

进行沟通及心理疏导,宣教TaTME的手术原理、优势及可能存在的手术风险。

(2)肠道准备:TaTME需经肛门操作,要求患者术前必须进行机械性肠道准备,避免术中污染。建议术前服用泻药,彻底清洁肠道。

2. 患者体位及手术人员站位

(1)患者体位:患者术中取改良截石位,双下肢抬高且外展,头低足高、床右侧15°倾斜(图18-8-1)。臀部略突出手术床平面以便充分显露肛门,患者右侧大腿需较对侧降低15°~20°,保证肛门侧有足够的操作空间,同时在手术床尾放置经肛操作平台。

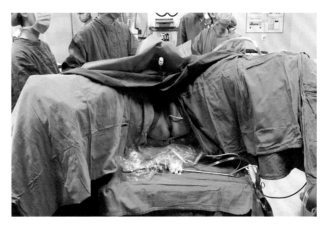

图18-8-1 患者体位

(2)手术人员站位:腹部操作组人员站位同腹腔镜直肠癌手术站位,经肛组扶镜手位于主刀左侧,主刀位于患者两腿之间。经肛组显示器放置在患者头侧,经腹组显示器放置在患者左腿外侧(图18-8-2)。若为完全经肛全直肠系膜切除术,则无须放置经腹组显示器。

3. 手术步骤

(1)充分扩肛:在良好的麻醉下充分扩肛后,碘附

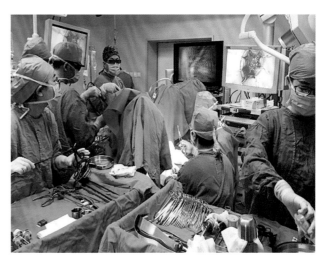

图18-8-2 手术人员站位

冲洗肛管及肠腔,使用肛门拉钩牵开肛门,充分暴露(图18-8-3)。肛门牵开器的拉钩较为锋利,容易扎破手套及患者皮肤,建议使用时拉钩钩入患者肛门周围组织不宜过浅,避免术中撕脱,同时需做好自我相关防护。

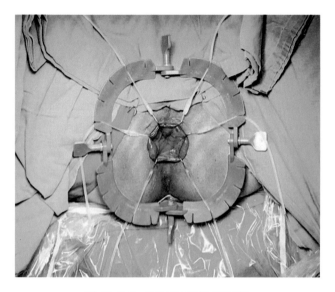

图 18-8-3　肛门牵开器暴露肛门

(2)荷包缝合:超低位直肠癌或肿瘤已累及肛管的患者,应先分离肠壁周围组织再行荷包缝合。中低位直肠癌,可先用半圆形肛门窥器辅助暴露肿瘤,在直视下与肿瘤下缘 1~2cm 处行荷包缝合,隔绝肿瘤(图 18-8-4)。荷包缝合建议 4~6 针完成,上一针的出针点为下一针的进针点,避免出现空隙。缝荷包过程进针次数过多,容易导致局部黏膜损伤,术中在牵拉作用下可能导致荷包破裂。同时,荷包缝合进针深度应在黏膜层和肌层内,不宜超过肠壁全层,避免在术中分离肠壁的过程中切断荷包缝合线,导致荷包破裂。

(3)经肛操作平台建立:荷包缝合后,充分冲洗远端肠腔后环形依次分层切开肠壁全层。置入经肛操作平台,用恒压气腹机或自制恒压装置建立气腹腔(压力维持在 12~15mmHg)。低位直肠癌患者,需在直视下游

离 4cm 左右,可根据肿瘤位置切除部分或全部肛门内括约肌,进入肛门内外括约肌间隙,再置入经肛操作平台和手术器械。中位直肠癌患者,可在荷包缝合后直接放入操作平台,或在置入操作平台后,腹腔镜下行荷包缝合。

(4)游离直肠周围间隙:游离前先用电钩灼烧直肠黏膜环形标记切缘(图 18-8-5),避免术中切缘偏离荷包中心。考虑直肠与其前方、后方组织粘连紧密,建议从侧方开始从里往外全层切开。在切开肠壁的过程中,由于荷包收紧作用,使联合纵肌及肠壁纵行肌呈放射状(图 18-8-6),当切开放射状的肌纤维后即可观察到盆膈上筋膜,此时已进入游离层面。在此层面向前方和后方扩展,同时向头侧推进。向前方拓展的过程中,前方进入腹膜会阴筋膜间隙;后方则进入直肠后间隙。在低位直肠癌手术中,由括约肌间隙向上推进进入前方直肠间隙的过程中,男性需切断直肠尿道肌(图 18-8-7),女性需切断直肠阴道肌(图 18-8-8)。继续沿间隙由下而上游离直肠系膜,直至与腹部操作组会合,即完成经肛全直肠系膜游离。

(5)肠系膜下血管游离及结扎:若为经腹经肛联合全直肠系膜切除术,操作同常规腹腔镜手术,由经腹组完成肠系膜下血管游离及结扎。若为完全经肛全直肠系膜切除术,在完成全直肠系膜的游离后,从右侧进入

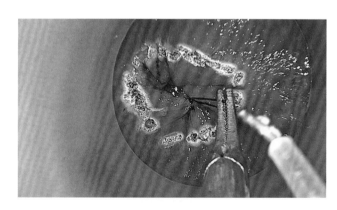

图 18-8-5　标记切缘

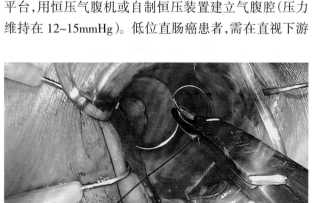

图 18-8-4　直视下行荷包缝合

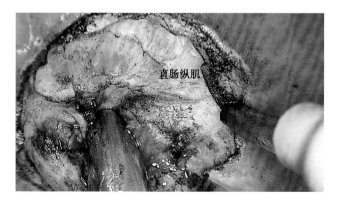

直肠纵肌

图 18-8-6　直肠纵肌

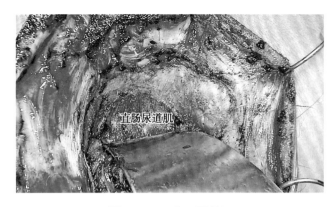

图 18-8-7　直肠尿道肌

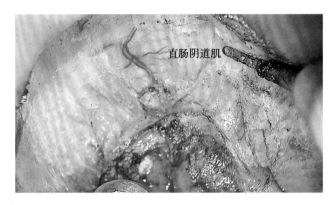

图 18-8-8　直肠阴道肌

腹腔(左侧乙状结肠系膜与后腹膜组织间隙较为紧密,不易找到平操作面)。将游离直肠向腹侧翻转,继续紧贴直肠固有筋膜向上游离至左右髂总动脉交叉处近端2cm 左右,可见 IMA 根部从腹主动脉发出,于 IMA 根部将其结扎并切断。在游离过程中,注意避免暴力牵拉导致血管损伤,同时注意保护双侧下腹神经和下腹下丛。

(6)标本移除:充分游离乙状结肠系膜后移去经肛操作平台,置入切口保护套,经肛拖出直肠癌手术标本。若标本过大经肛取出困难,需从腹部另做切口取出。无论采用何种方式取出标本,均需按照肿瘤根治原则裁剪结肠系膜,保证近切缘距离肿瘤近端 10cm 以上。离断直肠后清洗腹腔及盆腔,仔细检查创面有无出血,并及时处理出血。同时检查肠管系膜方向,确保无肠系膜扭转。

(7)消化道重建:根据远切缘距离齿状线的距离,确定采用吻合器吻合或手工吻合重建消化道。若远切缘距齿状线 2cm 以上,可用吻合器重建消化道,即先将吻合器钉头置入近端肠管,肛侧肠管则行荷包缝合,将荷包线收紧并固定在已置入近端肠管的钉头的中心杆上,再次确认肠管及肠系膜无扭转后,将吻合器与钉头中心杆对接,完成端端吻合,取出吻合器并检查吻合口是否完整。若远端肠管距齿状线小于 2cm,可在半圆形肛门窥器辅助暴露下,用 3/0 或 2/0 倒刺线进行肠道连

续全层吻合。

4. 术中注意要点

传统腹腔镜下直肠癌根治手术的游离顺序为由外而内,即从切开腹膜开始,至切断肠管、切开黏膜结束。直肠的后方层面为左侧 Toldt 间隙在盆腔的延续,直肠后方的游离应在此平面进行。至 $S_3 \sim S_4$ 水平时,由于盆筋膜脏层反折形成直肠骶骨筋膜,又称 Waldeyer 筋膜,将直肠后方间隙分隔为直肠固有筋膜和直肠骶骨筋膜之间的直肠后间隙及直肠骶骨筋膜和盆筋膜壁层之间的骶前间隙。直肠骶骨筋膜在盆腔两侧覆盖于髂内血管、输尿管、腹下神经及盆神经表面,最后终止于两侧的盆筋膜腱弓,在肛提肌表面延续为盆膈上筋膜。注意在直肠后方游离时,切开直肠骶骨筋膜后,游离直肠后间隙时要靠直肠一侧,避免进入骶前间隙损伤骶前静脉丛引起大出血。直肠前方的层面可以沿腹膜返折处切开,由此进入腹膜会阴筋膜间隙。在男性,前列腺尖部水平以下的直肠部分,直肠前壁的纵行肌部分肌束与尿道括约肌相互融合,形成直肠尿道肌。切断直肠尿道肌后方可进入内外括约肌间隙。在女性,中下段直肠纵行肌与阴道括约肌之间融合形成直肠阴道肌,但是该肌较男性直肠尿道肌菲薄,术中难以辨认。在直肠侧方,盆内脏神经由 S_1 水平向侧上方发出的神经纤维及下腹神经向直肠两侧发出的神经纤维汇合组成下腹下丛。下腹下丛发出神经分支从直肠侧方进入直肠系膜,并与进入系膜的血管及纤维结缔组织形成直肠侧韧带,导致直肠侧方筋膜平面不像后方光滑,难以找到确切的平面。

与常规腹腔镜下直肠癌手术游离顺序不同,经肛入路操作的游离的顺序由切开肠管黏膜开始(图 18-8-9),至切开腹膜使盆腔与腹腔相通结束。位于肛提肌裂孔附近的低位直肠肿瘤,需先分离内外括约肌间隙,依次切开肛管黏膜、肛门内括约肌、联合纵肌后方能进入内外括约肌间隙(图 18-8-10)。位于腹膜返折与肛提肌裂孔之间的直肠肿瘤,需要依次切开直肠黏膜、黏膜下层、直肠肌层方可进入直肠前间隙和后方的盆膈上间隙。

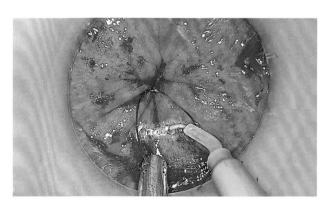

图 18-8-9　切开黏膜

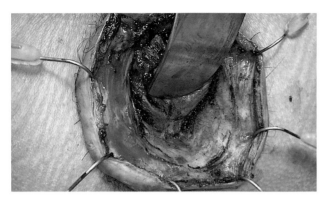

图 18-8-10　内外括约肌间隙

由括约肌间隙进入前方直肠前间隙,在男性需离断直肠尿道肌,女性则需离断直肠阴道肌。沿该间隙向腹腔方向分离,直至腹膜返折。由括约肌间隙向头侧分离进入盆膈上间隙过程中,在后方需离断 Hiatal 韧带(图 18-8-11)。进入盆膈上间隙后,在截石位 5 点和 7 点方位,通常存在直肠下动脉与直肠系膜间的交通支(图 18-8-12)。在寻找平面时,需注意其出血。盆筋膜脏层纤维反折与直肠固有筋膜在 S_4 水平融合形成直肠骶骨筋膜,在此处经肛操作时应注意,分离平面尽量靠近骶前。而经腹手术分离此处时,常在靠近直肠系膜一侧分离。

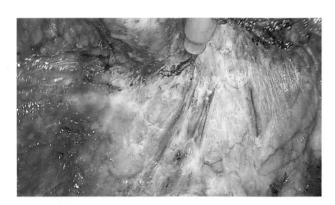

图 18-8-11　Hiatal 韧带

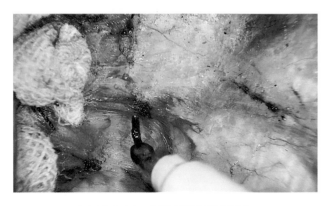

图 18-8-12　直肠系膜血管交通支

(三) 经肛手术解剖间隙

经肛手术中,由尾侧向头侧分离直肠系膜所涉及的筋膜间隙包括内外括约肌间隙;前方,直肠前间隙;后方,盆膈上间隙、直肠后间隙。

1. 内外括约肌间隙　内外括约肌间隙是经肛手术时面对的第一个重要解剖间隙,尤其是在低位直肠癌(图 18-8-13、图 18-8-14)。内外括约肌在胚胎发育过程中,是由不同胚层细胞产生的。肛门内括约肌是直肠环形肌在直肠-肛管末端的延续,长 3~5cm,在胚胎发育过程中,由包绕后肠的脏壁中胚层在泄殖腔末端发育而来(属于平滑肌成分);而肛门外括约肌起源于会阴中心腱,会阴中心腱是体壁中胚层的尿直肠隔在与泄殖腔膜融合后形成的;会阴中心腱向前发育形成会阴浅横肌、坐骨海绵体肌、球海绵体肌(属于骨骼肌成分)。

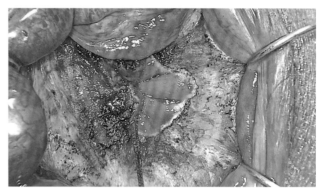

图 18-8-13　低位直肠内外括约肌间隙

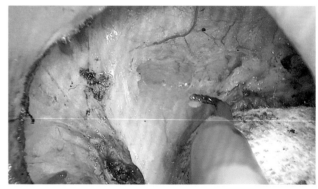

图 18-8-14　进入直肠前间隙

经肛手术时,解剖内外括约肌间隙的正确入路应在联合纵肌外侧。内外括约肌性质的不同,肛门外括约肌属骨骼肌,在电刺激下有收缩表现,而联合纵肌大部分成分为平滑肌,电刺激时收缩不明显。因此,应用电刀更容易寻找解剖层面。

2. 直肠前间隙　直肠前间隙由腹会阴筋膜构成,位于直肠固有筋膜与前列腺、阴道脏层筋膜(腹会阴筋膜前叶)之间,是经肛手术直肠前壁的解剖平面。该间隙头侧起于腹膜返折深面,尾侧终止于男性直肠尿道肌,女性终止于直肠阴道肌。两侧由包含神经、血管分支的直肠侧韧带穿行,与直肠后间隙分隔开。经肛手术时,离断直肠尿道肌(男性),向下轻推钝性分离便可进入该筋膜间隙(图 18-8-14)。不同于男性,女性直肠阴道肌与阴道后壁粘连紧密(图 18-8-15、图 18-8-16),肌束较薄,切深有损伤穿孔的风险。在腹会阴筋膜间隙两侧常有膀胱下动脉与直肠系膜之间的交通支穿行,术中注意避免损伤。在分离直肠前间隙时,应保证腹会阴筋膜前叶的完整,若肿瘤侵袭应一并切除,这是保证正确解剖层面的关键。

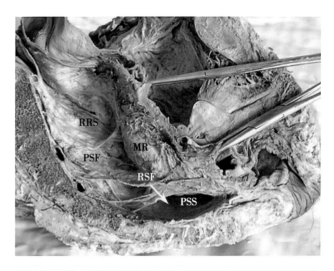

图 18-8-17　经肛入路和经腹入路切断直肠骶骨筋膜的位置

RRS.retrorectal space,直肠后间隙;PSF. presacral fascia,骶前筋膜;MR.mesorectum,直肠系膜;RSF.rectosacral fascia,直肠骶骨筋膜;PSS. presacral space,骶前间隙。

18-8-18),方可正确地进入直肠后间隙。经肛手术分离直肠后间隙相对困难,主要是因为经肛视野中直肠后间隙形似陡坡斜向头侧,同时还需要防止游离的直肠妨碍视野,手术暴露相比经腹操作困难。向头侧继续分离至 S_3 水平后,由于骶前坡度增加,此时需前方将腹膜返折打开,将直肠远端推向前上方,便可更好地显露直肠后间隙。在侧方,腹下神经更靠近直肠固有筋膜,因此在经肛手术离断直肠侧方腹膜时,同骶前解剖一样(图 18-8-19、图 18-8-20),应尽量靠近直肠系膜侧离断以便保护腹下神经。

4. 盆膈上间隙　盆膈上间隙是盆膈上筋膜与直肠固有筋膜之间的组织间隙,头侧起始于直肠骶骨筋膜,尾侧终止于 Hiatal 韧带。盆膈上间隙与前方的腹会阴筋膜间隙在直肠侧韧带尾侧相通,盆膈上筋膜表面有神经血管束行走,相对容易识别(图 18-8-21、图 18-8-22)。经肛手术时,盆膈上间隙是一个相对安全和容易分离的解剖间隙。因其周围无血管及重要脏器毗邻,且解剖间隙相对疏松。因此在打开层面的过程中,侧方是一个相

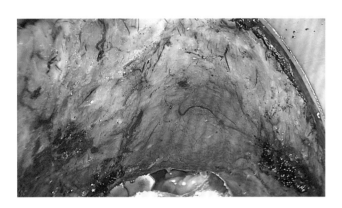

图 18-8-15　阴道后壁

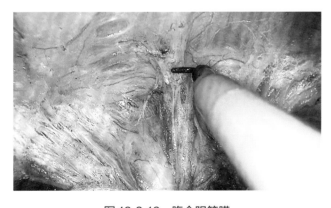

图 18-8-16　腹会阴筋膜

3. 直肠后间隙　直肠后间隙位于直肠固有筋膜与直肠骶骨筋膜之间,头侧于骶骨岬处与左侧 Toldt 间隙相延续,尾侧止于直肠骶骨筋膜,两侧止于直肠两侧腹膜。经肛手术时,在离断直肠骶骨筋膜后由盆膈上间隙进入直肠后间隙,经肛手术相对于经腹手术时,会在更靠近直肠骶骨筋膜的根部离断(图 18-8-17)。这是由于该筋膜从头侧向尾侧斜向前下方走行的解剖结构造成的。在术中沿盆膈上间隙游离至 S_4 水平附近时,相对疏松的解剖间隙变得致密起来,便是直肠骶骨筋膜的根部。分离时需靠着直肠固有筋膜一侧切开该筋膜(图

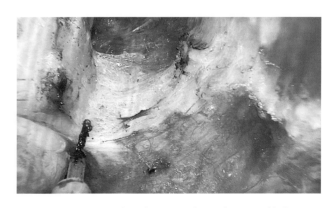

图 18-8-18　靠近直肠系膜侧打开直肠骶骨筋膜

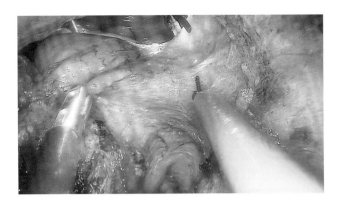

图 18-8-19　直肠侧方

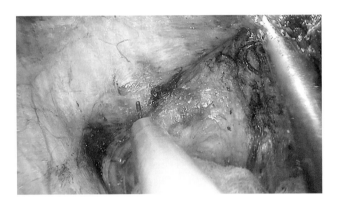

图 18-8-20　直肠侧方神经血管束

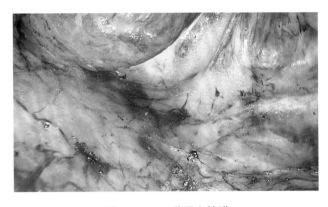

图 18-8-21　盆膈上筋膜

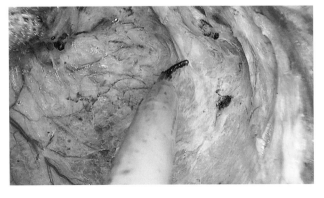

图 18-8-22　盆膈上筋膜表面神经血管束

对容易进入的方向（图 18-8-23）。分离技巧：三角顶点分离法，即术中牵拉直肠时，靠近直肠固有筋膜的地方视为顶点，盆壁尚未分离的组织视为三角形底边，正确的切开部位为顶点附近，此处是受尚未游离组织牵拉，张力最大的部位（图 18-8-24）。

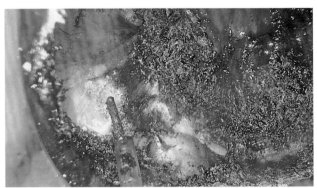

图 18-8-23　由直肠侧方组织进入层面

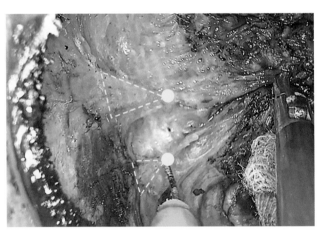

图 18-8-24　在顶点切开直肠系膜

（揭海清　罗双灵　康亮）

三、腹腔镜辅助极低位直肠癌经肛适形保肛术

随着对极低位直肠周围组织相关解剖和直肠癌肿瘤生物学行为的不断认识，以及外科设备和器械的不断进步，促进了低位直肠癌保肛理念的变化，部分极低位直肠癌患者可以在保证肿瘤学疗效的基础上避免切除肛门的痛苦。笔者从既往根据肿瘤距肛缘的距离来判断能不能保肛，转变为通过应用新辅助治疗及术前高分辨率 MRI 的精准评估，从而决定该不该保肛。笔者在对低位直肠局部解剖及生理功能的深入认识基础上，结合 ISR、TaTME 等技术的优势，提出了一种极低位直肠癌功能性保肛新术式——适形保肛手术（conformal sphincter preservation operation, CSPO), 在临床实践中取得了较为满意的效果。

(一) 手术适应证与手术禁忌证

1. 手术适应证 包括:①术前电子结肠镜及活检病理明确为直肠高分化或中分化腺癌者;②肿瘤下缘距齿状线≤3cm者;③直肠指检提示肿块可推动,肿瘤直径<3cm,占肠腔周径小于1/3周者;④盆腔增强MRI提示环周切缘阴性,未侵袭内外括约肌间隙或肛提肌者;⑤经新辅助治疗后符合上述条件者;⑥术前肛门功能良好者。

2. 手术禁忌证 包括:①术前病理提示低分化、未分化及黏液腺癌者;②盆腔增强MRI提示肛提肌浸润者;③直肠指检提示肿瘤固定,肿瘤超过肠腔1/3周径者;④术前肛门括约肌功能不佳者;⑤心、脑、肺、肾功能差,基础疾病多,美国麻醉医师协会(American Society of Anesthesiologists, ASA)评分>3分,无法耐受全身麻醉或手术者。

(二) 手术方法

1. 患者体位 患者取改良膀胱截石位。

2. Trocar位置及手术人员站位

(1) Trocar位置:采用5孔法。腹腔镜镜头孔(12mm),脐上1cm;术者主操作孔(12mm),脐与右侧髂前上棘连线中外1/3处;术者辅助操作孔(5mm),脐右侧稍高10cm处;助手主操作孔(5mm),脐水平左上方腹直肌外缘;助手辅助操作孔(5mm),脐下3~5cm处(图18-8-25)。

(2) 手术人员站位:术者站位于患者右侧,助手站

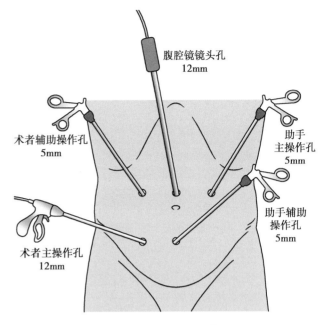

图18-8-25 Trocar位置

位于患者左侧,扶镜手站立于术者同侧(图18-8-26)。

3. 手术步骤

(1) 腹腔探查及体位调整

1) 腹腔探查顺序:按顺时针探查,回盲部、阑尾、升结肠、结肠右曲、肝脏、胆囊、横结肠、大网膜、降结肠、乙状结肠、膀胱顶、膀胱直肠陷凹或直肠子宫陷凹、子宫及双侧附件、空肠及回肠。探查时需特别注意粘连、充血、水肿、脓液及包块。

2) 体位调整:进入腹腔后通常采用头低足高右侧倾斜的改良截石位,此体位可以使小肠向右上腹移动,有利于术野显露(图18-8-27)。

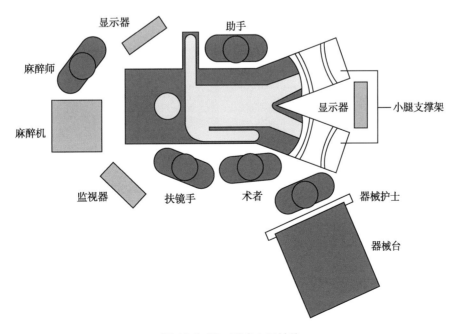

图18-8-26 手术人员站位

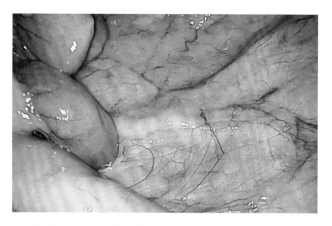

图 18-8-27　将小肠推至右上腹,显露肠系膜血管根部

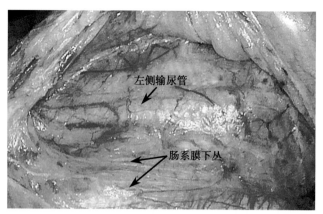

图 18-8-29　拓展左侧 Toldt 间隙

（2）手术入路:采用中间入路法,助手采用 Babcock 钳在骶骨岬水平抓紧直肠向上提拉,另一手使用无损伤抓钳将 IMA 投影区腹膜及血管提向头侧,而主刀的辅助肠钳抓住右直肠旁沟外的腹膜,使拟切开的直肠系膜保持良好的张力,从下向上切至小肠系膜根后左转,即可见一水平的疏松间隙——左侧 Toldt 间隙(图 18-8-28)。

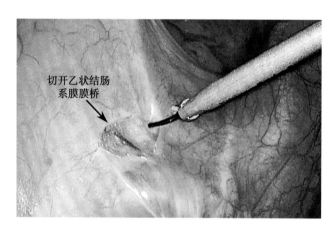

图 18-8-28　切开乙状结肠系膜膜桥,进入左侧 Toldt 间隙

（3）分离拓展左侧 Toldt 间隙:沿打开的 Toldt 间隙,分别向上方、下方和左侧扩大间隙。向左分离达左结肠旁沟,向上分离达 IMA 根部。仔细分离该间隙,避免过浅或过深(图 18-8-29)。过浅容易进入乙状结肠系膜,破坏系膜完整性,过深则易损伤深部的肠系膜下丛、左侧输尿管及左侧生殖血管。

（4）清扫 No.253 淋巴结并保留 LCA:分离并裸化 IMA,自其根部水平向左清扫 No.253 淋巴结,向左清扫至肠系膜下静脉内侧缘,向远端清扫至 LCA,同时裸化 LCA。适形切除的患者,术者常规保留 LCA(图 18-8-30),在 LCA 的远端离断 IMA。如 LCA 起始部距 IMA 根部较远或动脉管径非常纤细,则不予保留。然后在肠系膜下静脉收纳左结肠静脉的远端结扎切断肠系膜下静脉(图 18-8-31)。

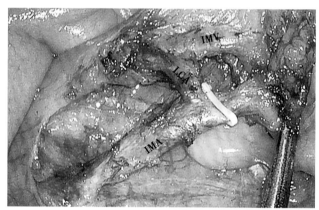

图 18-8-30　保留左结肠动脉

IMV. 肠系膜下静脉;LCA. 左结肠动脉;IMA. 肠系膜下动脉。

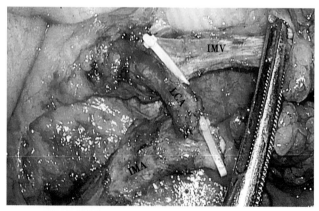

图 18-8-31　离断肠系膜下静脉

IMV. 肠系膜下静脉;LCA. 左结肠动脉;IMA. 肠系膜下动脉。

（5）裁剪乙状结肠系膜:离断血管后,助手用抓钳将已切断的 IMA 向腹侧提起,术者用钝锐结合的方法进一步向左侧、头侧及尾侧拓展左结肠后间隙。然后术者用左手钳抓紧已切断的 IMA 根部并向右侧牵拉,助手抓住乙状结肠系膜使其呈扇形展开,然后从上向下游离乙状结肠系膜。继续向下游离 1~3 支乙状结肠血管,用 Hem-o-Lok 夹闭合远端后用超声刀离断。乙状结肠系膜裁剪的标准就是要保留边缘血管弓,使结肠能够被拉至盆底行无张力吻合。肥胖、乙状结肠系膜较短或乙状结肠旋转不良的患者,在离断 IMA 时尤其要注意避免损伤边缘血管弓。

(6)游离乙状结肠外侧:左结肠旁沟腹膜返折(左侧 Toldt 线)是指自乙状结肠第一曲外侧与左侧腹壁之间的粘连带至膈结肠韧带的一条"黄白交界线",是外侧游离乙状结肠和降结肠的解剖学标志。粘连带是左结肠旁沟腹膜返折的尾端和结肠外侧解剖的腹膜切开点,由此切开左侧 Toldt 线,然后从下往上切开左结肠旁沟腹膜返折(图 18-8-32)。

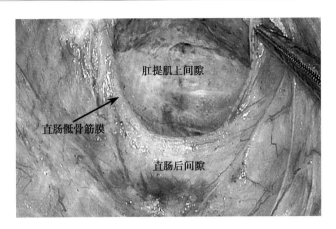

图 18-8-33　直肠后方间隙

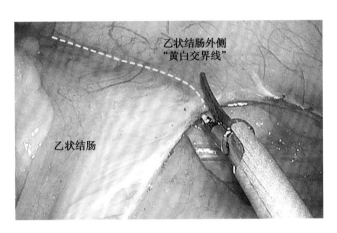

图 18-8-32　沿乙状结肠外侧"黄白交界线"游离

(7)进入并拓展直肠后方间隙:助手先用右手抓钳抓住已切断的肠系膜下血管及系膜,向头侧牵拉,左手用肠钳将直肠系膜挡向肛侧和腹侧,即可见到骶骨岬下方疏松的直肠后间隙,沿此间隙向下锐性分离。在直肠后间隙以中线为中心沿直肠系膜表面类似"削苹果"向两侧锐性分离。继续向远端分离时,需锐性离断直肠骶骨筋膜,由直肠后间隙进入肛提肌上间隙(图 18-8-33)。在直肠后方分离时,需注意避免损伤两侧的腹下神经(图 18-8-34)。

(8)直肠前方的分离:目前直肠前方间隙的游离方法有两种,一种是在腹膜返折上方切开腹膜,进入腹会阴筋膜前方,此法需横断腹会阴筋膜后再进入直肠前间隙;另一种是直接在腹膜返折最低点处切开腹膜,从腹会阴筋膜后方直接进入直肠前间隙中。

1)腹会阴筋膜前方入路:主刀向头侧提拉绷紧直肠,助手则用肠钳向前方推开切开线上方的腹膜,在腹膜返折线上 0.5~1cm 处弧形切开,显露精囊,即可见精囊后方的疏松间隙。沿着疏松的间隙向尾侧锐性分离,直至见到灰白光滑的腹会阴筋膜,在精囊下缘用超声刀切开腹会阴筋膜进入直肠前间隙(图 18-8-35)。女性的直肠前间隙较难分离,助手的左手无损伤抓钳要用力推

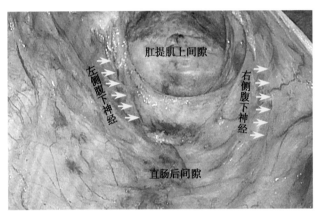

图 18-8-34　直肠后方分离时注意保护双侧腹下神经及下腹下丛

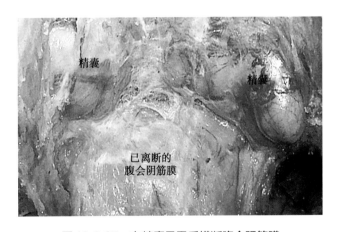

图 18-8-35　在精囊显露后横断腹会阴筋膜

开阴道后壁,主刀的左手钳抓紧切开的腹膜返折向下方提拉直肠,这样有利于直肠前间隙的显露(图 18-8-36)。

2)腹会阴筋膜后方入路:主刀和助手仍旧按上述方法保持张力,用超声刀在腹膜返折最低点处切开腹膜,直接进入腹会阴筋膜和直肠固有筋膜之间的直肠前间隙(图 18-8-37)。有研究显示,腹会阴筋膜前方存在诸多来自下腹下丛的神经交通支,这些神经交通支的损伤会影响患者术后排尿功能及性功能。这种后方入路

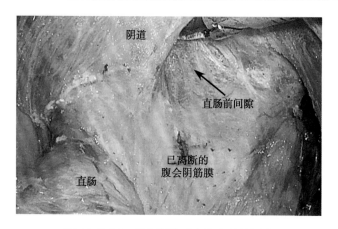

图 18-8-36　进入阴道后方的直肠前间隙

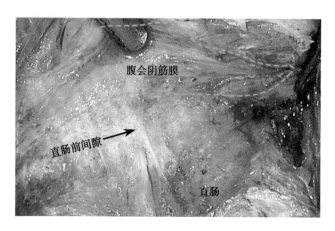

图 18-8-37　在腹会阴筋膜后方进入直肠前间隙

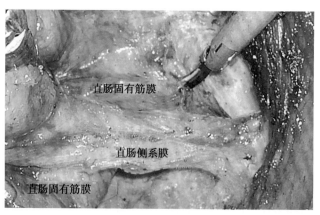

图 18-8-38　直肠侧系膜

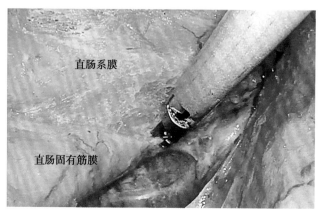

图 18-8-39　直肠固有筋膜在侧方并不完整

可以完整地保护腹会阴筋膜前方的下腹下丛分支,从而最大限度地保护泌尿生殖系统功能。

两种入路各有利弊。腹会阴筋膜前方入路能够更轻松找到正确的直肠前间隙,避免找错层面,但可能存在损伤腹会阴筋膜前方神经交通支的可能,有研究显示采用腹会阴前方入路患者的术后勃起功能评分更低。腹会阴筋膜后方入路能更好地保护泌尿生殖器官的神经及功能,但分离过程中易进入直肠前方系膜中,破坏系膜完整性。

(9)直肠侧方的分离:当直肠前后方分离完成后,会发现直肠侧方存在一处相对致密的结构,该结构连接直肠与侧盆壁,也就是传统意义上的直肠侧韧带。笔者通过相关研究发现,这种传统意义上的侧韧带结构是由直肠前后方的直肠固有筋膜包绕脂肪、中直肠动脉、淋巴管及下腹下丛直肠支构成,这一结构将下段直肠固定于侧盆壁,是沟通直肠与侧盆壁的桥梁。因此笔者结合系膜定义及膜解剖相关理论,将直肠侧方这一结构命名为直肠侧系膜(图 18-8-38)。

直肠在侧方并不是由直肠固有筋膜完整包裹的(图18-8-39),因此直肠侧方的分离通常很难找到如前方或后方一样明确的间隙,分离原则是紧贴直肠前后方的直肠固有筋膜表面逐步向侧方推进,最终完成前后汇合。

(10)直肠末端分离终点:继续向下游离,很快便会到达肛提肌水平,包绕末端直肠的肛提肌裂孔就是全直肠系膜切除的分离终点。在后方,直肠固有筋膜与肛提肌表面筋膜融合增厚,形成 Hiatal 韧带固定直肠末端,在其两侧肛提肌裂孔表面形成白色筋膜样组织,此即为直肠后方的分离终点(图 18-8-40)。在前方,直肠固有筋膜与前方的腹会阴筋膜终止于会阴中心腱的地方融合,也形成白色的筋膜结构,此为直肠前方的分离终点(图 18-8-41)。手术分离至此,就已完成了全部直肠系膜

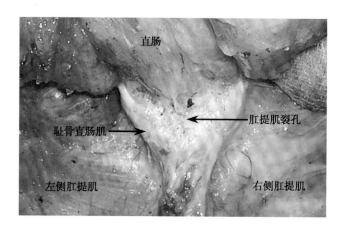

图 18-8-40　直肠后方分离终点

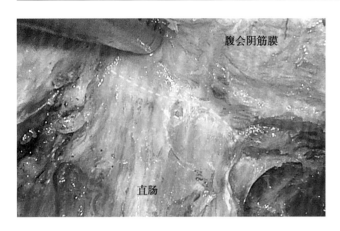

图 18-8-41 直肠前方分离终点

的游离,同时 CSPO 的腹腔内操作已基本完成。

(11)经肛适形切除:腹腔内操作完成后转至会阴部操作。充分扩肛后用生理盐水冲洗肛门,放置 Long-Star 拉钩,置入扩肛器,在直视下根据肿瘤位置设计斜行切除线,总体原则是切除线距肿瘤下缘及侧缘 1cm,由肿瘤侧向对侧斜行向上,使肿瘤对侧保留更多齿状线及肠壁(图 18-8-42)。沿切除线做一荷包,在荷包远端用电刀逐层切开肠壁,最终在腹腔内汇合(图 18-8-43)。

将直肠完全离断后,由于肿瘤对侧保留了更多肠壁,可见肿瘤对侧肠壁切缘与肛缘距离较肿瘤侧更远(图 18-8-44、图 18-8-45)。用生理盐水充分冲洗创面,然后将直肠及肿瘤经肛门拖出,在肿瘤上方 10cm 处裸化乙状结肠系膜,离断乙状结肠,移除肿瘤(图 18-8-46)。

(12)完成吻合:再次用生理盐水冲洗残端,采用 3-0 可吸收线将乙状结肠与直肠进行间断缝合,完成吻合(图 18-8-47)。吻合后,检查吻合口无活动性出血,用油纱包裹碘附纱布填塞于肛门。低位直肠远端肠壁"寸土寸金",经肛适形切除常规采用手工吻合,可避免使用吻

合器时产生吻合圈从而浪费部分肠壁。如患者肿瘤位置相对较高,适形切除后远端留有较多肠壁,可考虑使用 25 号管状吻合器完成吻合(图 18-8-48)。

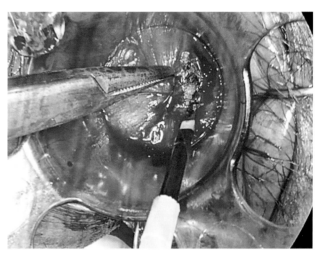

图 18-8-43 在荷包远端逐层切开肠壁

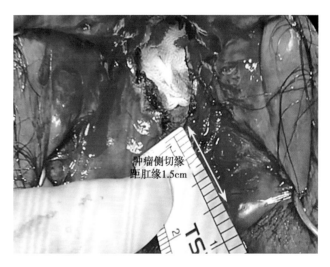

肿瘤侧切缘
距肛缘1.5cm

图 18-8-44 肿瘤侧肠壁切缘距肛缘距离

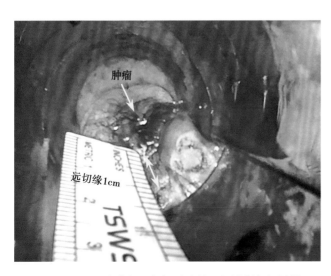

肿瘤

远切缘1cm

图 18-8-42 在直视下根据肿瘤位置设计斜行切除线

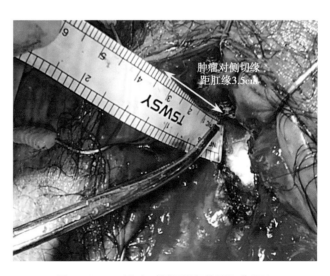

肿瘤对侧切缘
距肛缘3.5cm

图 18-8-45 肿瘤对侧肠壁切缘距肛缘距离

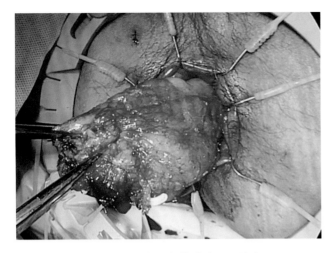

图 18-8-46　经肛门拖出直肠及肿瘤

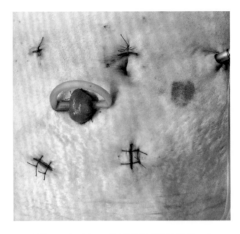

图 18-8-49　术后腹部切口及造口

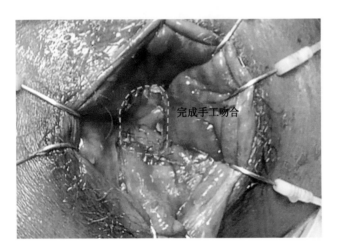

完成手工吻合

图 18-8-47　完成手工吻合

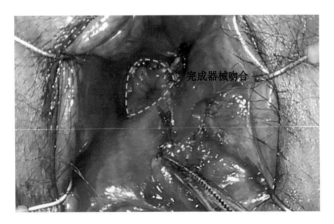

完成器械吻合

图 18-8-48　完成器械吻合

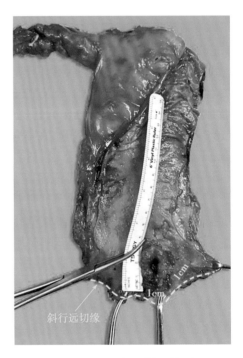

斜行远切缘 　1cm　1cm

图 18-8-50　直肠癌切除标本

（13）行预防性末端回肠造口：重建气腹，生理盐水冲洗盆腔，检查盆腔内无活动性出血，放置双套管引流。在右下腹造口定位处做一 3cm 切口，将距回盲部 20cm 处末端回肠经切口提出，行预防性末端回肠造口（图 18-8-49）。关闭各个戳卡孔，手术结束。

（14）标本展示：见图 18-8-50。

（三）技术要点

1. CSPO 保留括约肌间隙的意义　保护神经和肌肉对于直肠癌术后的肠道功能、泌尿功能及性功能至关重要。当将注意力集中到肠道最后的 5cm 时，对于该区域解剖生理的深入了解和完美保护，对术后功能的保留和改善起至关重要的作用。研究发现，在内外括约肌间隙中存在大量的自主神经纤维以及感受器小体（图 18-8-51），同时，直肠的外纵肌在直肠末端会发出许多纵行的纤维，穿过括约肌间隙及肛门外括约肌一直延伸至皮下（图 18-8-52）。这些结构在协调肛门肌肉运动、稳定肛管方面起重要作用。ISR 在术中进行了广泛的括约肌间沟分离，损伤了括约肌间沟中的神经纤维及感受小体。CSPO 则在观察到肛提肌裂隙的入口即停止分离，一方

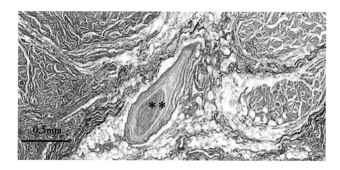

图 18-8-51　内外括约肌间隙中的感受器小体（＊＊部分）

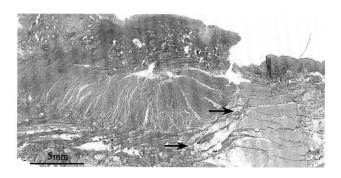

图 18-8-52　直肠外纵肌的穿行纤维（黑色箭头）

面游离至肛提肌裂孔水平已基本达到了全直肠系膜切除的要求，另一方面不对括约肌间隙进行分离可以保护这些神经纤维和感受器小体，从而最大限度地保护肛门功能，这也是 CSPO 和 ISR 最大的区别（图 18-8-53）。目前，CSPO 术后 Wexner 评分为（5.9±4.3）分，与 ISR 比较的多中心回顾性对照研究显示，CSPO 组患者术后的肛门功能满意度明显优于 ISR 组。

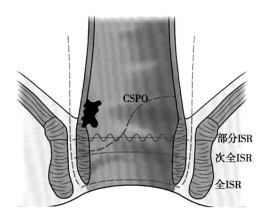

图 18-8-53　适形保肛手术（红线）与经括约肌间切除术（蓝线）的切除范围

CSPO. 适形保肛手术；ISR. 经括约肌间切除术。

2. CSPO 术中直肠侧方切缘的安全性　超低位直肠癌手术，远切缘 1cm 是保证肿瘤学安全性的基础。CSPO 也是保证远切缘至少 1cm，但当设计斜行切除线时如何保证侧方切缘的安全性也是 CSPO 早期开展和推广过程中的关注点。

低位直肠癌侧方浸润相关病理学研究结果显示，在肿瘤的 3、5、7 和 9 点方向发生侧方浸润的比例分别为 34.9%、26.5%、32.5% 和 37.4%，差异无统计学意义（$P>0.05$），说明肿瘤可以沿肠壁侧方浸润且无方向性差异。四个点位侧方浸润距离的中位数均为 0mm，四分位数间距分别为 1mm、0.5mm、0.55mm、1mm。第 5 位百分位数（P_5）均为 0mm，第 95 位百分数（P_{95}）分别为 2.5mm、1.6mm、2.6mm、2.5mm，各点位间浸润距离差异无统计学意义（$P>0.05$）。这一结果表明肿瘤沿肠壁侧方浸润生长的距离极少超过 5mm，与肿瘤向远端肠壁浸润的特点较相似。因此，在实际手术中采用 1cm 的侧方切缘完全能够保证切缘阴性。目前对 2011—2018 年在海军军医大学第一附属医院（上海长海医院）肛肠外科实施 CSPO 患者的随访结果显示，3 年 OS 率和 DFS 率分别为 100% 和 83.9%。随后与 ISR 比较的多中心回顾性对照研究显示，ISR 组的 3 年 OS 率和 DFS 率分别为 92.8% 和 88.6%，CPSO 组与 ISR 组的差异均无统计学意义。

因此，CSPO 是一种安全可行的极低位直肠癌保肛手术，其肿瘤学和功能学的结果是可以接受的。无论是 ISR 还是 CSPO，都将保肛手术推向了极限，但无论哪种手术方式都没有达到最理想的状态。任何一种手术方式都有其适应证与禁忌证，只有在把握好手术适应证的前提下，才能将手术的优势最大化，从而使患者获益最大化。

（张卫　朱晓明　于冠宇）

四、ISR 术式改进

现代外科的经典 ISR 一般用于极低位直肠癌的极限保肛，手术需要从腹腔将直肠完全游离至直肠纵肌与外括约肌的间隙，然后在会阴部完成消化道重建。ISR 最早由 Parks 教授于 1977 年报道用于炎性肠病的治疗，其描述的手术细节和适应证虽然与现代外科治疗直肠癌有所不同，但奠定了 ISR 用于直肠癌超低位保肛治疗的基础。1994 年，Schiessel 教授首次报道 ISR 用于直肠癌的手术治疗，成为经典的直肠癌低位保肛手术方式。

随着腹腔镜技术的飞速发展，学者对盆底肛门的解剖认知更加清楚，ISR 学习曲线也相应地缩短，更多的外科医师开展了低位直肠癌的 ISR 保肛手术。目前，多数学者将 ISR 分为部分切除、次全切除和完全切除三种术式。国内张卫教授提出了超低位直肠癌的 ISR 适形切除，主张根据肿瘤侵袭肛门内括约肌的范围和环周程度进行切除，可理解为仅切除靠肿瘤侧部分肛门内括约肌，而完整保留非肿瘤侧肛门内括约肌及黏膜的术式；

张宏教授对 Hiatal 韧带、联合纵肌和肛门内外括约肌进行了重新梳理，提出肛门内括约肌的上界是直肠纵肌分出 Hiatal 韧带的水平，而非传统意义的耻骨直肠肌；随着 TaTME 和腹腔镜技术的广泛应用，池畔教授也在国内提出腹腔镜下从头侧向尾侧经腹盆腔途径分离括约肌间隙的部分 ISR，采用双吻合技术，而非手工吻合方式，完成结肠与肛门吻合。笔者结合对盆腔解剖的认识和腹腔镜手术的经验总结了 ISR 保肛手术的相关手术技巧和观点。

（一）相关解剖

高质量 ISR 的前提是对盆底肛管结构解剖的熟悉。无论如何改良 ISR，都避不开几个重要解剖结构，如直肠纵肌、Hiatal 韧带、裂孔韧带、肛尾韧带、肛门内括约肌及外括约肌等。其中直肠纵肌与其他各个重要结构均发生了密切的解剖关系，将整个肛管的肌性结构联合为一个整体，从而发挥功能。

直肠的环形肌层至肛管处逐渐增厚并演变为肛门内括约肌，肛门内括约肌的平均厚度为 4.5~5.9mm，向尾侧终止于括约肌间沟。直肠的纵行肌层向下走行时接受耻骨直肠肌的肌纤维并融合构成联合纵肌，直肠纵肌在肛门内、外括约肌之间走行，并于肛管的上部及下部，分别向前及向后发出肌纤维，覆盖、插入或穿越横纹肌骨盆及肛门外括约肌，止于会阴中心腱和尾骨的腹侧与背侧，从而起锚定直肠与盆底、肛管的作用。这种锚定关系的模式图如图 18-8-54 所示，锚定关系发生在两个平面，直肠肛提肌裂孔上口平面，纵肌覆盖肛尾缝及插入耻骨直肠肌，形成广义的裂孔韧带，在直肠肛提肌下口平面，纵肌向内、向下及向外均发出纤维，从而形成如锁扣的工字形结构，将直肠卡于肛门外括约肌的上下方，同时也如"树根插入土壤"，将内侧的肛门内括约肌

及外侧的肛门外括约肌联合形成一个整体，发挥作用。具体来讲：①在直肠前方，直肠纵肌向前演变为直肠尿道肌，与尿道括约肌相延续，向下穿过肛门外括约肌皮下部，止于肛周皮肤，向前下走行于会阴体外括约肌上部，止于会阴中心腱与球海绵体间的疏松结缔组织；②在直肠后方，直肠纵肌向后发出的肌纤维覆盖在肛尾缝的表面，并插入耻骨直肠肌，最终覆盖于尾骨筋膜表面，这一部分到尾骨的平滑肌结构构成连接尾骨与直肠的狭义的裂孔韧带，韧带的表面有骶正中血管走行，骶正中血管在该部位分支供应直肠系膜及肛管，由于肛提肌上间隙在偏离正中方向非常疏松，被钝性分离后，正中的裂孔韧带及骶正中血管周围组织形成韧带样结构，被多数外科医师称为"肛尾韧带"，与肛管下部的肛尾韧带并非同一结构；在肛管下部的直肠纵肌向内穿过肛门内括约肌终止于肛管黏膜下，起固定及回缩肛垫的作用，向尾侧穿过肛门外括约肌至皮下形成皱皮肌，向后正中穿过肛门外括约肌后，肌纤维转变为弹力纤维，固定于尾骨背侧，向后发出的纤维束在解剖学上被命名为肛尾韧带。在肛管的侧方及肛管的中部，直肠纵肌也发出纤维连接及插入肛门外括约肌，并进入坐骨肛门窝。但除在裂孔上方的裂孔韧带（狭义裂孔韧带及直肠尿道肌）外，其余部位插入或穿越肛门外括约肌的平滑肌结构，成人后，均逐步退化，演变为弹力纤维或胶原纤维结构。因此，经腹侧进入括约肌间隙，需要在后方切断狭义的裂孔韧带，走行至耻骨直肠肌表面，而从侧方进入括约肌间隙，分离至肛提肌的内层边缘时，只能观察到白色菲薄的纤维膜，以及少数从肛提肌向直肠走行的微血管。

直肠纵肌起锚定直肠及肛管的重要作用，将直肠平滑肌与盆底骨骼肌连接为一个整体。认识清楚直肠纵肌的作用，对准确理解肛管的解剖，找准 ISR 的解剖平面，具有重要意义。

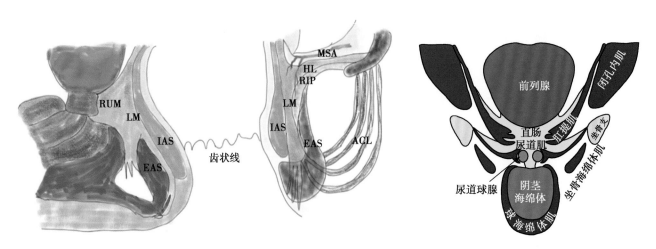

图 18-8-54 直肠纵肌与裂孔韧带、肛管及尿生殖膈的关系

RUM. 直肠尿道肌；LM. 直肠纵肌；IAS. 肛门内括约肌；EAS. 肛门外括约肌；MSA. 骶正中动脉；HL. 裂孔韧带；RIP. 肛尾缝；ACL. 肛尾韧带。

（二）手术适应证与手术禁忌证

1. ISR 目前已较为普遍地开展，文献报道的指征大同小异，根据肿瘤的浸润深度、距肛距离、肛门外括约肌受累、新辅助治疗等情况总结如下。

（1）手术适应证：①直肠下 1/3 距肛 2~6cm 肿瘤；②肿瘤在直肠壁内或仅浸润肛门内括约肌；③术前肛门括约肌功能及排便功能良好；④T_{3-4} 新辅助治疗降期；⑤无远处转移。

（2）手术禁忌证：①未分化肿瘤；②括约肌功能不良或肛门外括约肌受侵；③新辅助治疗不敏感。

2. 笔者单位结合 ISR 实际开展情况，掌握的手术适应证如下。

（1）肛管未累及：环周切缘阴性；年龄≤75 岁；(y)$cT_{1-3}N_xM_0$；肛门功能良好。

（2）肛管累及：联合纵肌未受侵；年龄≤75 岁；(y)$cT_{1-3}N_xM_0$；肛门功能良好。

小范围肛门外括约肌切除受侵并非绝对禁忌证，若条件允许可行切除部分外括约肌的 ISR。

（三）手术关键步骤

ISR 应由经验充足的结直肠外科医师实施。经过 30 年的发展，经典 ISR 已有多种改良术式出现，包括张卫教授提出的适形切除、池畔教授提出的经腹头侧向尾侧分离切除；使用器械的侧端双吻合、经肛拖出的手工吻合；常规的结肠与肛门端端吻合、J 形储袋吻合、结肠与肛门端侧吻合等。极低位直肠癌，手工吻合可以获得足够的远切缘，获得更好的肿瘤学和功能学疗效，同时能够减少吻合钉的刺激和异物感，在笔者单位应用更多。

1. **腹腔部分的游离**　首先，腹腔部分游离应尽可能达到直肠更低位，最好进入括约肌间隙。直肠后间隙的充分游离应等待直肠与两侧下腹下丛间的粘连被充分游离后。在直肠系膜侧后方沿肛提肌表面轻推，分离直肠与肛提肌筋膜，至能看到 TME 终点线，即肛提肌筋膜在肛提肌裂孔平面的折叠线，此处还能观察到从肛提肌向直肠走行的微小血管。切断该处微小血管即可进入到括约肌间隙，即直肠纵肌与肛门外括约肌的间隙，沿肛提肌裂孔边缘向后正中分离，依次切断骶正中血管及裂孔韧带，即可从后方进入括约肌间隙，此时可观察到沿直肠环形走行的耻骨直肠肌。狭义裂孔韧带可疑受累或新辅助治疗后裂孔韧带存在纤维化者，可自尾骨尖开始，完整切除狭义的裂孔韧带，应保证在疏松间隙或切除部分柔软的骨骼肌纤维，此时可观察到两侧呈 V 形走行的耻尾肌，以及在直肠后方环绕直肠的耻骨直肠肌。狭义的裂孔韧带被完整游离后，建议缝合两侧的耻尾肌，以缩小肛管的上口，理论上有助于维持更好的肛门外括约肌肌力。

充分游离直肠后方才能获得直肠前间隙的充分牵拉暴露，由于 NVB 在前列腺尖端及尿道膜部的后外侧穿出盆底前不断向直肠发出小的分支，且此处 NVB 内血管常膨大，前间隙游离时极易导致出血。要做到前侧间隙的充分游离，可结合采用两种方法：①前正中显露直肠裸区后向侧方分离，显露 NVB 走行直肠的细小血管分支；②牵拉直肠耻骨肌向外侧，沿括约肌间隙向前方分离，逐次切断走向直肠的小血管，至在 2 点和 10 点方向观察到耻骨直肠肌为止。进入括约肌间隙后是否继续游离取决于肿瘤位置高低和判断经腹闭合肠道的可能性。通常在后正中方向切断裂孔韧带后，距齿状线的距离仅为 2~5mm，此时经肛切除肛管段直肠已无太大难度，笔者更主张采用经肛手工吻合的方式，双吻合的方式应在确保能获得安全切缘的情况下实施，且在肛管范围内吻合对后期生存质量的影响尚不明。裂孔韧带的直肠纵肌被完全切断后，常可直接观察到痔静脉，显示分离平面已接近齿状线（图 18-8-55）。

2. **肛门部分的游离及重建**　经肛侧游离时需要充分暴露肛门，使髋关节屈曲大于 90°，臀部超过床沿。肛门暴露可以采用常规缝线牵引肛周皮肤（肛周均匀缝 8 针线牵开）或利用盘状拉钩暴露。仔细缝合荷包是避免前壁穿孔的重要措施，通常荷包缝合在肿瘤下缘 1cm 以上，缝合时可用 Allis 钳提起黏膜，以便准确在黏膜下层进行缝合，应避免缝针过深导致在括约肌间隙分离时缝线被切断，少数极低位置无法行荷包缝合时可先切开黏膜再行荷包缝合。拟定切除时，尽可能保留更长的移行区黏膜及肛门内括约肌。采用 Allis 钳钳夹黏膜，电刀或超声刀（适用于痔疮严重病例）环形切开黏膜至黏膜下，充分止血。以便辨认齿状线下方增厚的环形肌层，在后正中予以切断，将直肠牵拉向前方，仔细辨认直肠纵肌纤维并予以切断，将电刀调到较小功率，在靠近肛门外括约肌时，可观察到肌肉收缩，该步骤分离应避免持续锐性切割，而应钝性锐性结合，方能准确找到肛门外括约肌与直肠纵肌之间的间隙。从正后方优先分离更易于与盆内会师。将示指插入腹腔后，将肠壁向外翻出，即可快速切断肛门内括约肌（直肠壁），也可更准确掌握与肿瘤的距离，避免过多切除肛门内括约肌，在手指的指引下可快速切断肛管段的直肠壁（图 18-8-56）。

手工吻合前，检测肛管松弛长度，肛管可容 3 指插入即可，肛管过度松弛的患者，可以在后方缝合两侧的耻尾肌及耻骨直肠肌，缩小肛管；结肠与肛门缝合时，应采取深缝合，保证缝到联合纵肌及部分肛门外括约肌。

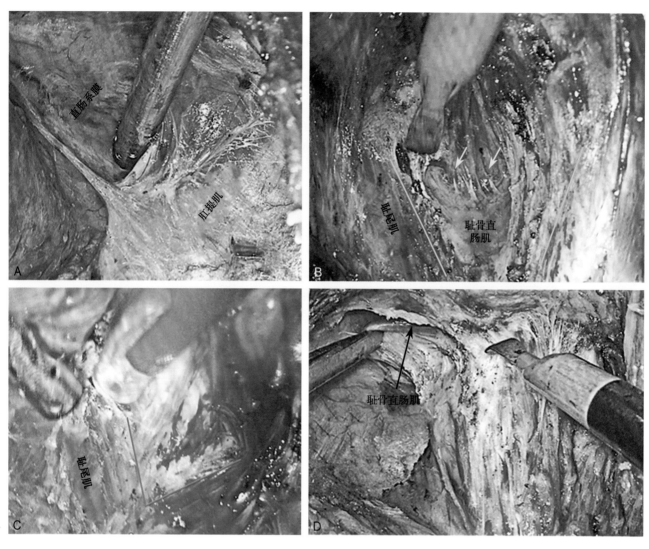

图 18-8-55　腹腔部分的游离

A. 采用吸引器沿肛提肌表面分离至直肠肛提肌裂孔边缘；B. 直肠后方在裂孔韧带表面分离至括约肌间隙，注意Ⅴ形走行的耻尾肌及其间的耻骨直肠肌走行不一致，黄箭头示肛门外括约肌走向直肠的微血管；C. 完整切除肛尾韧带后见到Ⅴ形走行的耻骨直肠肌，表面缺乏白色的平滑肌层；D. 直肠前侧方显露耻骨直肠肌上边缘。

首先在 3、6、9、12 点方向用可吸收线缝合，以缝线作为牵引，四个象限各加缝 3 针。

　　建议常规行预防性造口，以降低吻合口漏风险，避免肛管处黏膜愈合不良形成难愈性溃疡或瘘管，保障肛门远期功能。术后应常规定期扩肛，以避免肛管狭窄。

（四）手术疗效

　　荟萃分析报告 ISR 的局部复发率为 5.8%，5 年 DFS 为 80.2%，与低位直肠癌结局相当。另一项长达 8 年的随访发现 ISR 与其他保肛手术相比，DFS 无显著差异。日本倾向性评分配比研究对比 ISR 和 APR 术后的生存情况，结果显示两组患者 5 年 DFS 率（ISR：69.9%，APR：67.9%）相近。ISR 的安全性方面，较大样本结果显示 ISR 的吻合口漏发生率为 9.5%，吻合口狭窄发生率为 5.2%。ISR 术后对生存质量的影响主要表现为疼痛和大便失禁，放疗可使生存质量进一步变差。端端吻合、J 形储袋吻合或端侧吻合等不同吻合方式可能对生存质量的影响较小。

（王自强　魏明天）

五、保留回盲部的腹腔镜右半结肠癌根治术

　　目前，右半结肠癌根治/扩大根治术是治疗包括盲肠、升结肠、结肠右曲及横结肠近端等右半结肠癌的有效手段。传统右半结肠癌根治/扩大根治术为保障切缘阴性及足够的淋巴结清扫，切除范围包括肿瘤以远 10cm 结肠、回盲部及部分末段回肠。然而，这种术式忽视了对回盲部生理功能的保留，很难符合当前重视脏器功能保护的精准诊疗要求。

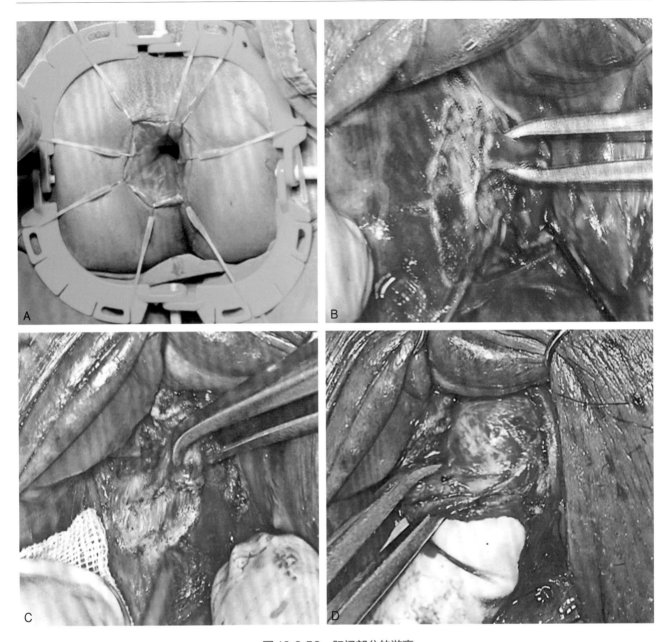

图 18-8-56 肛门部分的游离

A. 盘状拉钩暴露肛管;B. 切开黏膜层后暴露其下的环形肛门内括约肌;C. 切开肛门内括约肌后显露其下的直肠纵肌纤维;D. 手指引导翻出含肛门内括约肌与直肠纵肌。

回盲部包括末端回肠、阑尾、回盲瓣、盲肠及其对应的系膜血管。其中,回盲瓣作为单向活瓣能够阻止结肠内容物反流回小肠;阑尾具有丰富的淋巴滤泡,是重要的消化道免疫器官。研究表明,回盲部具有维持消化道菌群结构稳定、调节肠道排空节律、调节肠道免疫微环境等多种生理功能,在消化道术后患者的短期恢复及长期康复中具有重要作用。因此,特定部位的右半结肠癌患者,探究一种保留回盲部的术式具有重要的临床价值。

(一)手术适应证

适用于位于结肠右曲、横结肠近端的结肠癌。

(二)手术方法

1. 患者体位与手术人员站位 患者取仰卧分腿并左倾 10°~15° 位,铺巾后根据手术操作顺序,将体位调整为头高足低或头低足高 10°~15° 位,该体位可使小肠在重力作用下移至左侧,暴露右侧结肠系膜,并有利于头侧和尾侧操作。主刀医师及扶镜手位于患者左侧,第一助手位于患者右侧。显示器位于患者头侧。

2. Trocar 位置 同传统右半结肠癌根治术,采用 5 孔法(A~E)。A 观察孔(12mm),放置于脐下 3cm;B 主操作孔 1(12mm),放置于左侧肋缘下 3~5cm,锁骨中线处;C 主操作孔 2(5mm),放置于左髂前上棘与脐连线中外 1/3 处;D 助手孔 1(5mm),放置于右肋缘下 3cm 锁骨中线处;E 助手孔 2(5mm),放置于右髂前上棘与脐连线中外 1/3 处;腹腔内手术部分完毕后取绕脐 6cm 切口行标本取出及吻合。

3. 手术步骤　为了便于回结肠血管的骨骼化清扫,采用尾侧入路。

(1)尾侧入路:助手提起阑尾及回盲部,展平末端回肠系膜,暴露"黄白交界线",术者自尾侧打开右结肠旁沟腹膜返折线,进入 Toldt 筋膜与结肠系膜间的天然外科平面,即 RRCS。此间隙内无重要的器官与复杂结构,分离相对容易、安全。助手将肠系膜向左侧牵引,术者自尾侧向头侧扩展 RRCS(图 18-8-57)。

术者继续向头侧内侧扩展 RRCS 至结肠右曲水平,同时向内侧暴露十二指肠水平部及降部,切开原始固有筋膜,进入胰头前方及 TRCS(图 18-8-58)。将回肠末端系膜自其附着处游离至十二指肠水平部,充分游离回结肠动静脉。然后转向传统中间入路。

(2)中间入路:以回结肠血管(ICV、ICA)和 SMV 在肠系膜表面投影为解剖标志,打开结肠系膜,与后方 RRCS 汇合后,向内侧顺延至回结肠血管根部,于此处暴露 SMV 并进入其鞘内间隙。将回结肠血管周围淋巴脂肪组织骨骼化清扫至结肠支及盲肠支分叉处,保留回结肠血管主干,离断 RCA(如果存在)及结肠支血管(图 18-8-59)。

继续以 SMV 为标志,沿其鞘内间隙自尾侧向头侧逐步打开血管鞘,依次显露 RCA/RCV(如果存在)、MCA/MCV、胃结肠干及其属支,并结扎离断 RCA/RCV、MCA/MCV、上右结肠静脉(图 18-8-60),此时的步骤同传统右半结肠癌根治术中间入路。

(3)头侧入路:头侧入路操作同传统右半结肠癌根治术,进行胃结肠韧带、结肠右曲及胃结肠间隙的分离。在完成右半结肠游离后,使用切割闭合器闭合近端肠管(图 18-8-61)。

(4)标本取出及消化道重建:采用小切口辅助下取出标本,并进行消化道重建。利用盲肠天然的盲端,在此处开窗置入吻合器柄,远端置入吻合器抵钉座,行端端吻合(图 18-8-62)。

(三)手术疗效

初步的临床实践显示,腹腔镜保留回盲部的右半

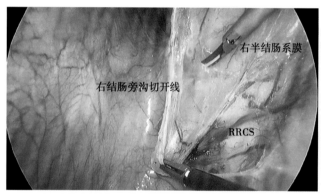
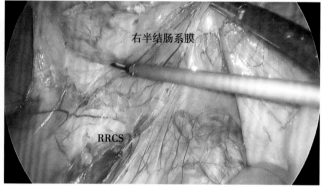

图 18-8-57　尾侧入路

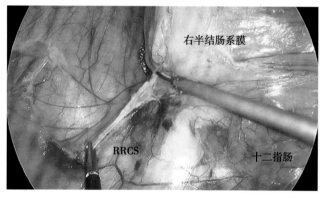
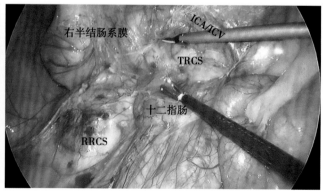

图 18-8-58　尾侧入路拓展右结肠后间隙

RRCS. 右结肠后间隙;TRCS. 横结肠后间隙;ICA. 回结肠动脉;ICV. 回结肠静脉。

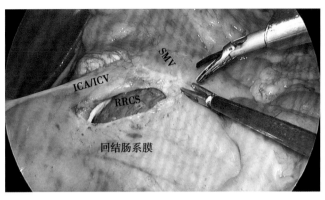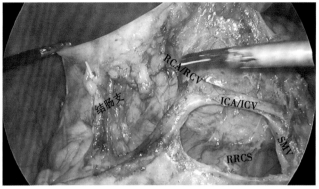

图 18-8-59 回结肠系膜开窗与回结肠动脉/回结肠静脉骨骼化清扫

RRCS. 右结肠后间隙；ICA. 回结肠动脉；ICV. 回结肠静脉；SMV. 肠系膜上静脉；RCA. 右结肠动脉；RCV. 右结肠静脉。

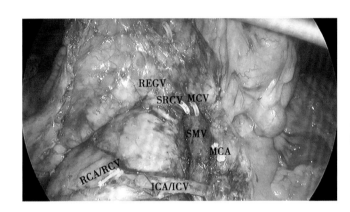

图 18-8-60 中间入路血管解剖

ICA. 回结肠动脉；ICV. 回结肠静脉；RCA. 右结肠动脉；RCV. 右结肠静脉；SMV. 肠系膜上静脉；REGV. 胃网膜右静脉；SRCV. 上右结肠静脉；MCV. 中结肠静脉；MCA. 中结肠动脉。

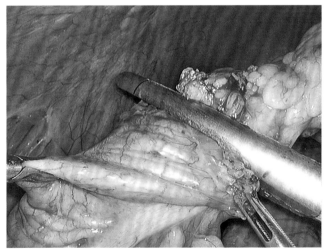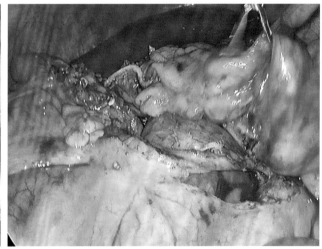

图 18-8-61 标本离断

结肠癌根治术能够完成足够的淋巴结清扫，虽然手术时长略有延长，但在出血量、围术期并发症发生率等方面与传统根治术无显著差异。因此，该术式同时满足了右半结肠癌根治术的肿瘤学及外科学安全性，在短期安全性上与传统术式相当，同时具备潜在的功能学优势。尽管临床上初步观察到了该术式的优势，但其对患者术后消化道功能学与组织学预后的影响及对应的作用机制并不了解，有待进一步的研究证实。另外，该术后的长期安全性还有待于多中心随机对照试验的证实。

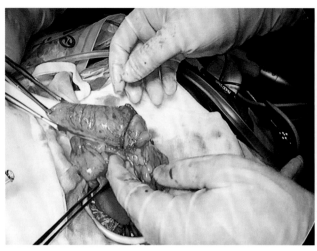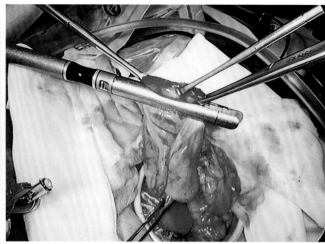

图 18-8-62　小切口辅助结肠端端吻合

（丁克峰）

第九节　联合脏器切除术和多脏器切除

一、腹腔镜下右半结肠癌联合胰十二指肠切除术

局部进展期结肠癌的定义尚存争议。多数学者的共识是肿瘤浸透肠壁全层侵袭周围邻近组织或器官，无远处脏器转移，可能需要行联合脏器切除者，TNM 分期定义为 $cT_{4b}NxM_0$ 者。右半结肠癌因其发生部位、解剖生理特点、病理特征，临床症状比较隐秘，不易早期发现，因此常表现为腹部包块，肿瘤体积通常比较大，又因其与邻近脏器解剖关系的特殊性，在临床工作中，局部进展期右半结肠癌侵袭邻近脏器者并不少见，常需行扩大根治术治疗。位于盲肠、近端升结肠的肿瘤容易侵袭腹壁和腹膜后组织，尽管瘤体巨大，但行扩大根治术的难度尚可；而发生于结肠右曲的肿瘤，因与十二指肠、胰腺、肝脏的解剖关系密切，使扩大根治术的难度增加，甚至需要联合胰十二指肠切除、肝部分切除等高风险手术。本节以 1 例结肠癌侵袭十二指肠、胰头的病例为例，简要阐述腹腔镜右半结肠癌联合胰十二指肠切除术。

（一）手术适应证与手术禁忌证

1. 手术适应证　适用于局部晚期右半结肠癌，侵袭胰头、十二指肠，无远处转移。

2. 手术禁忌证

（1）绝对禁忌证：①既往腹部手术史，腹腔内粘连严重，腹腔镜相关器械无法进腹者；②合并急性肠梗阻、消化道穿孔，腹壁或腹腔内存在严重感染者；③难以纠正的严重凝血功能障碍，或合并易引发出血的基础性疾病者；④伴随严重的心、肺、脑等主要脏器功能不全，全身情况差，不能耐受全身麻醉及不能耐受长时间二氧化碳气腹的患者。

（2）相对禁忌证：①重度肥胖（$BMI>30kg/m^2$），导致肿瘤暴露困难者；②肿瘤体积较大、分离困难者。

（二）手术方法

1. 患者体位　患者取水平仰卧分腿位，按照个人操作习惯，主刀站于患者左侧，助手站于患者左侧，扶镜手站于患者两腿之间（图 18-9-1）。

2. Trocar 位置　采用常规 5 孔法。腹腔镜镜头孔（10mm Trocar），位于脐下 4cm 处；术者主操作孔（12mm Trocar），位于左上腹，左侧腋前线肋缘下 2cm；术者辅助操作孔（5mm Trocar），位于左下腹，左侧锁骨中线平脐；助手主操作孔（12mm 或 5mm Trocar），位于脐与右侧髂前上棘连线中外 1/3 交界处；助手辅助操作孔（5mm Trocar），位于右锁骨中线肋缘下 2cm（图 18-9-1）。

3. 手术步骤

（1）腹盆腔探查：依次探查腹盆腔，明确无肝脏、腹膜及肠系膜转移灶，探查肿瘤位置，根据术前影像及术中探查决定手术方式。

（2）手术入路选择：手术入路包括内侧入路、外侧入路和尾侧入路。

（3）游离 RRCS：患者取头低位，右侧高位，助手提起

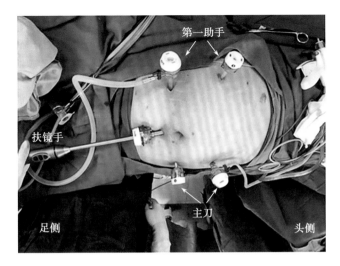

图 18-9-1 手术体位及 Trocar 位置

回盲部及回肠系膜,术者自尾侧切开回盲部及回肠系膜与腹膜粘连,切开右结肠旁沟腹膜返折线(图 18-9-2),进入 Toldt 筋膜与结肠系膜间的天然外科平面(RRCS)。助手将结肠系膜向头侧牵引,术者自尾侧向头侧扩展 RRCS。尾侧入路通常层次偏深,位于 Toldt 筋膜深方,至十二指肠水平,可见结肠右曲肿瘤与十二指肠段关系密切,难以分开,并向后累及肾周脂肪囊(图 18-9-3)。于十二指肠水平部下缘切开腹膜后筋膜,显露下腔静脉及腹主动脉,进入胰头十二指肠后方间隙,显露右侧生殖血管及右侧输尿管,此处可见双管交叉(图 18-9-4)。右侧生殖血管从外侧走向内侧,汇入下腔静脉。沿输尿管表面继续向头侧游离,进入肾门水平,确认输尿管与肿瘤位置。继续向头侧游离,完全从内侧入路切开结肠右曲附着的膜桥。确认肾门未受侵袭,转向外侧、头侧扩展 RRCS,切除全部肾前脂肪囊,仅保留肾固有被膜,并完全游离结肠右曲。

(4)Kocher 切口探查:继续沿下腔静脉及主动脉前方游离十二指肠胰头背侧,行 Kocher 切口(图 18-9-5),向头侧至肝十二指肠韧带后方,内侧至肠系膜上动脉起始部位,确认十二指肠降部受侵范围及肿瘤与后方大血管的关系(图 18-9-6)。

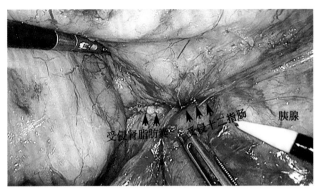

图 18-9-3 结肠右曲肿瘤侵袭十二指肠,并累及肾周脂肪囊

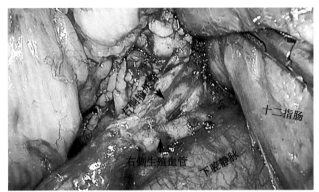

图 18-9-4 右侧生殖血管及右侧输尿管交叉

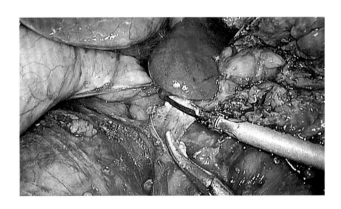

图 18-9-5 显露十二指肠受侵之外侧壁

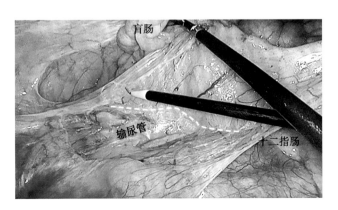

图 18-9-2 切开右结肠旁沟腹膜返折线

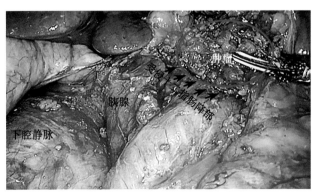

图 18-9-6 十二指肠降部长段受侵

（5）右半结肠中央血管结扎及 D_3 淋巴结清扫:患者取头高 15°,右高 15° 体位,将右半结肠按原解剖位置摆正。将大网膜掀向头侧,助手分别提起横结肠中血管系膜左右侧,向腹侧垂直牵拉,可见十二指肠升部及中结肠动脉走行,于其左侧、胰腺下缘横结肠系膜附着处切开系膜,进入小网膜囊,切开后可见胃体后壁及胰腺被膜,此窗口为横结肠游离的左侧边界。助手右手肠钳提起回结肠血管蒂,于其下方切开结肠系膜(图 18-9-7),可轻易与其后方已打开的 RRCS 间隙汇合(图 18-9-8),通过两个系膜窗口的连线较容易确定 SMV 走行,用电钩或超声刀自头侧向尾侧分层切开肠系膜上静脉表面的腹膜、脂肪组织及血管鞘(图 18-9-9),并依次结扎处理 ICV(图 18-9-10)、ICA(图 18-9-11)、MCA 与 RCA 共干(图 18-9-12)及 MCV(图 18-9-13)。

（6）游离胃结肠韧带及离断横结肠:将大网膜复位,助手提起胃体大弯侧,可见疏松无血管的胃结肠韧带,此处容易离断胃结肠韧带,自左向右切开胃结肠韧带,在肿瘤远端 10cm 处离断胃网膜血管弓,并紧邻胃大弯侧弓上离断胃结肠韧带。提起中结肠动脉断端,用直线切割闭合器离断横结肠(图 18-9-14)。探查肿瘤发现,肿瘤累及十二指肠降部左侧壁,并累及部分胰头组织(图 18-9-15)。

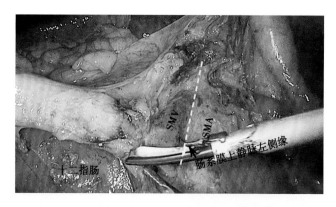

图 18-9-9　清扫肠系膜上动脉及肠系膜上静脉表面淋巴和脂肪组织

SMV. 肠系膜上静脉;SMA. 肠系膜上动脉。

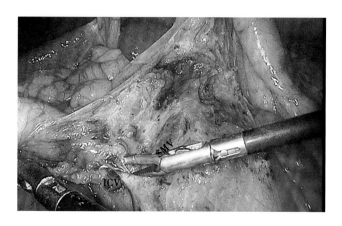

图 18-9-10　离断回结肠静脉

SMV. 肠系膜上静脉;ICV. 回结肠静脉。

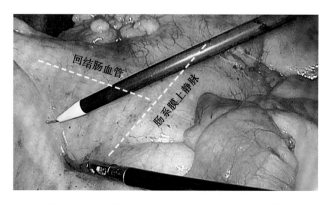

图 18-9-7　回结肠血管和肠系膜上静脉投影线

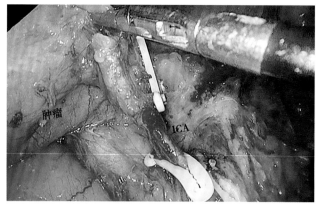

图 18-9-11　离断回结肠动脉

ICA. 回结肠动脉。

（7）探查胰腺后方肠系膜上静脉是否受侵:肠系膜上静脉胰颈段在静脉前壁常没有分支,较易分离,显露SMV。轻抬胰颈下缘,以超声刀仔细锐性分离,在胰腺下缘可见从左侧汇入 SMV 的小分支,以超声刀直接离断。向上可见自左侧汇入的脾静脉,与 SMV 汇合形成门静脉(图 18-9-16)。胰腺下缘 SMV 右侧壁可见胃结肠干汇入(图 18-9-17),用丝线、血管夹双重结扎离断,防止大出血。

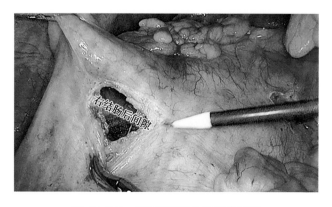

图 18-9-8　切开回结肠血管下缘系膜

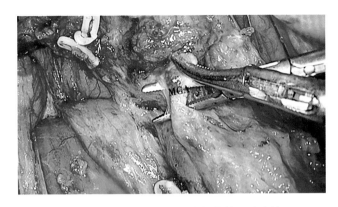

图 18-9-12 离断中结肠动脉与右结肠动脉共干

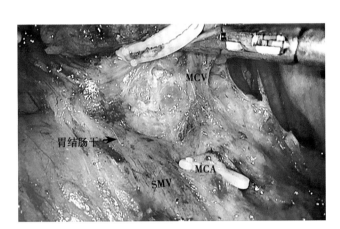

图 18-9-13 离断中结肠静脉

MCV. 中结肠静脉;MCA. 中结肠动脉;SMV. 肠系膜上静脉。

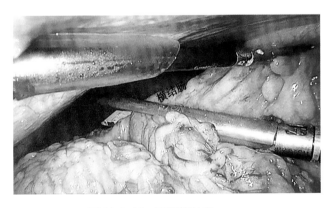

图 18-9-14 离断横结肠

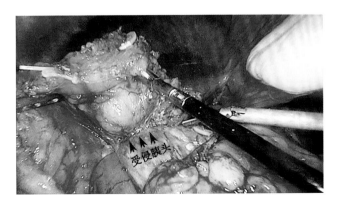

图 18-9-15 显露肿瘤与十二指肠左侧壁与胰腺关系

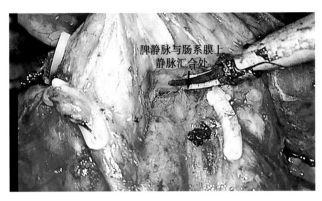

图 18-9-16 脾静脉与肠系膜上静脉汇合

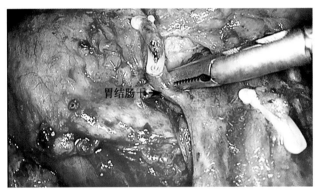

图 18-9-17 分离胃结肠干

（8）游离十二指肠水平部：尾侧入路已经显露并分离十二指肠水平部,将近端空肠向左侧牵拉,显露肠系膜下静脉及十二指肠悬韧带(图 18-9-18),予以松解,处理近端 10cm 空肠的系膜,用直线切割闭合器离断空肠(图 18-9-19),紧邻肠壁处理十二指肠水平部系膜血管,将空肠、十二指肠升部经肠系膜血管后方拉至右侧。

（9）离断胃十二指肠动脉与淋巴结清扫：显露胆总管,清扫胆总管前方淋巴脂肪组织,解剖胆囊三角,显露胆囊管汇合处,逆行完成胆囊的游离,结扎切断胆囊动脉,胆囊管可先保留。切开肝胃韧带,进入小网膜囊,此处常有变异的副肝左动脉入肝,如果粗大,建议保留。处理胃角处小弯侧血管弓,保留胃左动脉主干,用直线

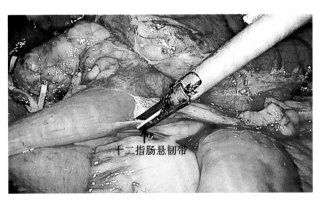

图 18-9-18 离断十二指肠悬韧带

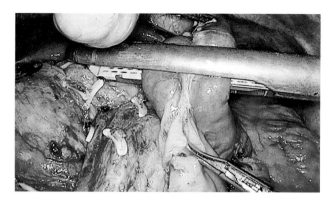

图 18-9-19 离断空肠近端 10cm 处

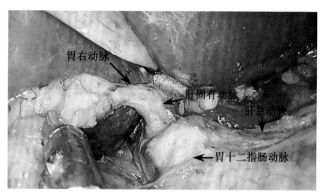

图 18-9-22 清扫肝固有动脉周围淋巴结、幽门上淋巴结,离断胃右动脉

切割闭合器完成胃体离断(图 18-9-20),将远端胃翻向右侧。此时可清楚显露胰腺上缘肝总动脉起始部,依次沿动脉鞘外清扫肝总动脉前淋巴结(图 18-9-21)、肝固有动脉周围淋巴结、幽门上淋巴结,根部离断胃右动静脉(图 18-9-22),显露胃十二指肠动脉,仔细分离,双重结扎切断(图 18-9-23),提起断端,显露后方门静脉起始部,并继续向第一肝门方向显露门静脉前壁。

(10)游离胰颈及钩突部:胰腺上下缘充分游离后,显露胰颈段门静脉前壁,抬起胰颈下缘,使用吸引器钝性分离。用超声刀自下而上切割胰颈被膜及实质(图 18-9-24),至头侧 1/3 处偏后方时改为剪刀分离,尽可能显露和保护胰管,部分创面渗血可用双极电凝止血(图 18-9-25)。

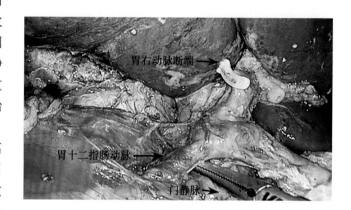

图 18-9-23 游离胃十二指肠动脉

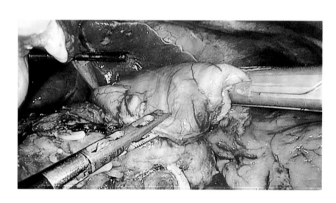

图 18-9-20 离断胃体

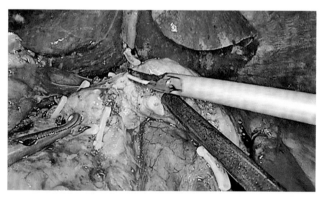

图 18-9-24 离断胰颈

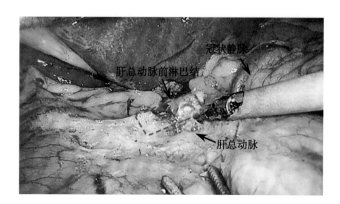

图 18-9-21 清扫肝总动脉前淋巴结淋巴结

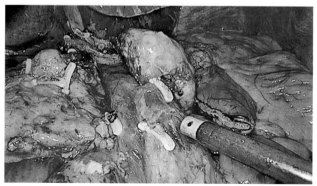

图 18-9-25 胰颈离断后的视野

助手将离断的十二指肠水平部向右侧牵拉,术者自下而上先游离钩突与肠系膜上静脉右侧壁间的薄片组织,胰十二指肠下静脉通常与空肠第一支静脉共干后汇入肠系膜上静脉背侧,少数情况也可以单支或前后两支直接汇入肠系膜上静脉,分支断(图18-9-26),保留空肠静脉第一支,继续向头侧推进,可见1~3支钩突小静脉汇入门静脉,分别结扎切断,最后在胰腺上缘游离出向门静脉右侧壁汇入的胰十二指肠上静脉(图18-9-27),结扎切断,完全离断钩突。

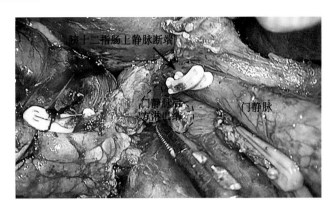

图18-9-28 清扫门静脉后方淋巴结

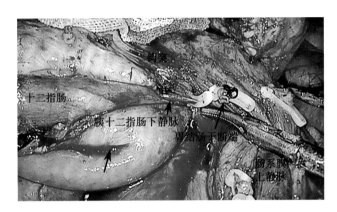

图18-9-26 离断胰十二指肠下静脉

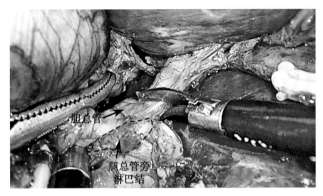

图18-9-29 清扫胆总管旁淋巴结

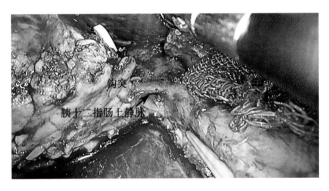

图18-9-27 游离胰十二指肠上静脉

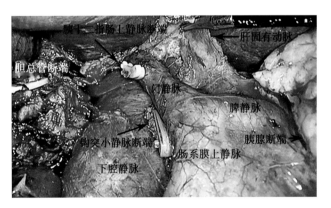

图18-9-30 标本离断后的肝十二指肠韧带处视野

(11)胆总管的离断与肝十二指肠韧带淋巴结清扫:处理完胰腺钩突,将整体标本向右侧牵拉,此时,容易显露并清扫肝十二指肠韧带尤其是门静脉后方淋巴结(图18-9-28),同时沿胆总管壁清扫胆总管旁淋巴结(图18-9-29),暴露胆囊三角并打开,显露胆囊动脉、胆囊管,分别结扎切断,将胆囊从胆囊床、胆囊管向下游离至胆总管,离断胆总管,至此完成腹腔镜下标本的离断,标本离断后创面见图18-9-30~图18-9-32。

(12)消化道重建:胰十二指肠切除术(Whipple手术)被认为是普外科最复杂的经典手术,腹腔镜D3右半结肠切除联合胰十二指肠切除术可谓是腹部手术的极限操作,而全腹腔镜下的消化道重建更是增加了操作难度。按胰、胆、胃与空肠吻合顺序不同,分为Child手术

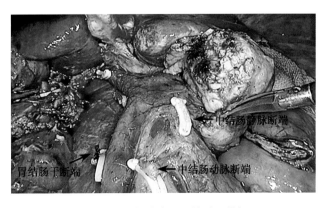

图18-9-31 标本离断后的胰颈处视野

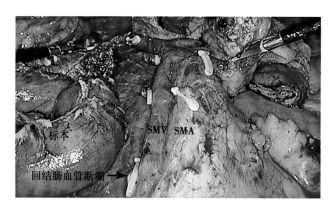

图 18-9-32　标本离断后的右半结肠血管断端视野

SMV. 肠系膜上静脉；SMA. 肠系膜上动脉。

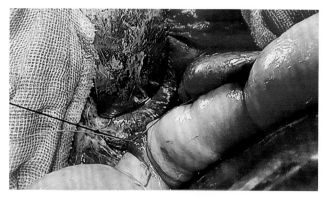

图 18-9-34　胆肠吻合

（胰肠、胆肠、胃肠），Whipple 手术（胆肠、胰肠、胃肠）和 Cattell 手术（胃肠、胰肠、胆肠）。如发生胰漏，Whipple 手术胆汁会激活胰酶，加重胰酶局部腐蚀作用，因此，Child 手术胃肠道重建应用最广。消化道重建尤为关键，包括胰肠吻合、胆肠吻合、胃空肠吻合和回结肠吻合四部分。

1）胰肠吻合：一般采用胰管对黏膜的端侧吻合，先用电钩在空肠对系膜缘拟吻合处开孔，使用 4-0 不可吸收线将空肠浆肌层与胰腺断端后部间断缝合 3 针，再行主胰管后壁与空肠开孔全层间断缝合。经主胰管断端置入胰管引流管 4~5cm，再将引流管经空肠开孔置入肠腔 5~6cm，达到主胰管与空肠黏膜的精准对合，再行主胰管前壁与空肠壁全层间断缝合，最后行吻合口前方胰腺实质与空肠浆肌层间断缝合（图 18-9-33）。

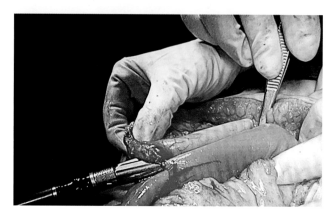

图 18-9-35　胃空肠吻合

开，按照系膜方向将回肠、横结肠断端对齐，用 60mm 直线切割闭合器行回肠横结肠功能性端端吻合，用闭合器关闭共同开口（图 18-9-36）。

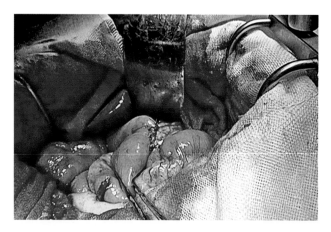

图 18-9-33　胰肠吻合

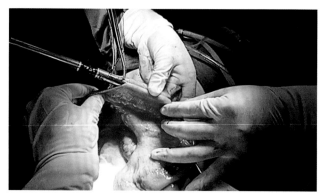

图 18-9-36　回结肠吻合

2）胆肠吻合：使用 4-0 可吸收线或 4-0 不可吸收线间断或连续缝合胆总管后壁，经吻合口置入胆管支撑管后，行前壁间断缝合，针距 2mm（图 18-9-34）。

3）胃空肠吻合：残胃断端胃大弯侧切开，在胆肠吻合口远端 40cm 处切开空肠，使用 60mm 直线切割闭合器行侧侧吻合，缝合关闭共同开口（图 18-9-35）。

4）回结肠吻合：分别将回肠、横结肠对系膜端处切

（13）取标本切口

1）经腹取标本：一般将下腹观察孔扩大，使用下腹正中约 6cm 小切口，切口的大小、位置，要兼顾标本大小、美容和便利的手术原则。

2）经阴道拖出标本：将患者体位调整为头低足高位，将子宫悬吊，充分显露阴道后穹隆。充分消毒后，助手将压肠板置入阴道，轻轻顶起后穹隆处作为标识。术

者横向切开阴道后穹隆,助手将切口牵开器置入阴道后穹隆切口,同时用卵圆钳经牵开器或经主操作孔将无菌塑料保护套送入腹腔,助手经牵开器将标本及保护套拖出体外。标本取出后用蒸馏水、稀碘附及生理盐水反复冲洗盆腔。3-0倒刺线连续缝合关闭阴道后穹隆切口。

(三)技术要点

1. 右半结肠癌侵袭十二指肠的探查要点

(1)充分完善术前检查:术前常规 CT 检查,怀疑结肠肿瘤与十二指肠关系密切时,应该进一步做腹部 MRI 或十二指肠镜检查,了解十二指肠受侵情况,包括受侵部位、炎性浸润或癌性浸润、受侵范围及深度。十二指肠受侵是从浆膜向黏膜发展,如果出现结肠十二指肠内瘘或呕吐粪样胃内容物常提示受侵较为严重,可能需要联合胰十二指肠切除。而行此类扩大手术的前提是除外其他部位远处转移,术前评估能达到 R0 切除,因此有条件时还应做 PET/CT 检查。

(2)术中探查要点:本例手术展示了尾侧入路对于判断升结肠肿瘤与腹膜后脏器组织关系是最合理的入路。在探查的同时,可以很好显露下腔静脉、十二指肠、右肾、右输尿管等重要脏器,初步评估可切除性,同时利于层面由浅入深、由深入浅自由转换,而一旦发生出血,操作空间较大,容易进行钳夹、缝扎等处理。十二指肠受侵的病例,在十二指肠水平部下缘常规切开腹膜后筋膜,完成类似 Kocher 切口的游离,将胰十二指肠整体游离,从尾侧入路可探查受侵部位下缘的边界;完成 Kocher 切口后,将右半结肠联合胰十二指肠掀起可判断受侵部位与十二指肠外侧壁的关系;如果考虑能耐受联合胰十二指肠切除术,可按照本例先完成右半结肠血管离断及横结肠离断后探查肿瘤与十二指肠内侧界的关系;如果不考虑胰十二指肠切除术,可仅通过中间入路进行胰十二指肠前间隙探查,但通常肿瘤较大,局部炎症明显,不预先离断结肠血管的探查范围有限。此类患者,笔者建议选择性离断右结肠血管或中结肠血管进行探查,先保留回结肠动静脉,以留有余地。十二指肠头侧受侵范围的探查,常需离断胃网膜血管弓,紧邻胃大弯侧向十二指肠方向离断网膜分支,从头侧探查十二指肠受侵范围。总之,从内外上下不同角度探查可以做到对十二指肠器官功能的最大保护,避免不必要的扩大切除。

2. 右半结肠癌侵袭十二指肠的手术原则

右半结肠侵及十二指肠的部位及范围决定了手术方式,文献报道将受侵程度分为三型。①Ⅰ型:肿瘤侵袭范围 <2cm,肿块较活动;②Ⅱ型:肿瘤侵袭十二指肠直径 >2cm,受累部分比较固定,十二指肠周围组织可同时受累;③Ⅲ型:肿瘤穿透十二指肠壁,形成肿瘤性穿孔、内瘘。手术

方式选择的原则:只要结肠肿瘤未侵犯胰腺且距十二指肠乳头 >2cm,原则上无须行胰十二指肠切除术。Ⅰ型肿瘤侵袭范围 <2cm 或仅浆膜或部分肌层受侵时,可距病灶 0.8~1.0cm 处行受侵部位的楔形切除,或单纯行十二指肠肠壁浆肌层切除术,采用纵切横缝、浆肌层加固的方法可以降低手术风险。Ⅱ型受累范围较大,切除十二指肠较多,切除后剩余部分直接缝合后可能会形成狭窄或瘘,文献报告有用带血管蒂的回肠瓣修补或空肠十二指肠 Roux-en-Y 吻合进行修补。笔者曾对 5 例Ⅰ型病例在腹腔镜下直接用切割缝合器离断十二指肠壁,均取得满意的效果,无 1 例发生吻合口漏或狭窄。若术中怀疑十二指肠局部狭窄,也可加做胃空肠吻合。十二指肠球部受侵的病例,右半结肠联合胃大部切除也是一个安全的术式。

(王锡山 汤坚强)

二、腹腔镜下右半结肠癌根治联合肝转移瘤切除

(一)手术适应证与手术禁忌证

1. 手术适应证

(1)结肠原发病灶:①肿瘤位于回盲部、升结肠、结肠右曲或横结肠右半侧;②肿瘤没有侵袭周围脏器,以不穿透浆膜为宜;③经自然腔道取标本,需术中判断肠管连同系膜和瘤体最大直径 <5cm。

(2)肝转移瘤:①原发病灶和肝转移瘤均能达到 R0 切除,并且能保留足够的残肝功能(残存肝体积一般要求 >50%);②肝转移瘤直径 ≤3cm,数目 ≤6 个;③肿瘤位于肝表面或周边,与肝大血管及二级分支血管无密切关系;④肝门淋巴结无须清扫。

2. 手术禁忌证

(1)结肠原发病灶:①合并急性肠梗阻、穿孔等需要急诊手术者;②患者一般状态或心肺功能较差,不能耐受腹部大手术者。

(2)肝转移瘤:①肝转移瘤位于肝实质内不易切除者;②侵袭肝大血管及其二级分支血管者。

(二)术前评估

1. 原发病灶 肠镜示距肛门 65cm 处有一肿物,占肠腔 2/3 周,阻塞肠腔导致无法继续进镜(图 18-9-37)。肠镜病理回报腺癌。CT 平扫示升结肠管壁不规则增厚,病变累及浆膜面,系膜内多发肿大淋巴结。

2. 肝转移瘤 肝胆脾 256 排增强 CT 示肝Ⅲ、Ⅶ、Ⅷ段各有 1 枚转移瘤,最大直径 27mm(图 18-9-38)。

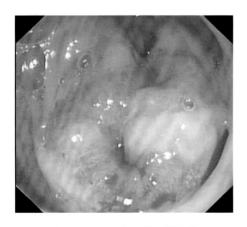

图 18-9-37　电子结肠镜图像

3. 临床诊断及多学科评估　术前诊断为结肠腺癌（cT_3NxM_{1a}）Ⅳa 期,肝多发转移瘤。术前经 MDT,认为患者属于结肠癌肝转移初始可切除组,且符合手术适应证,无禁忌证,可以考虑优先进行同期手术切除,术后补充全身治疗。

（三）手术方法

1. 患者体位及手术人员站位　麻醉满意后,患者取头高、右高、足低分腿平卧位,常规消毒铺单。术者站位于患者左侧,第一助手站位于患者分腿处,扶镜手站位于术者同侧。

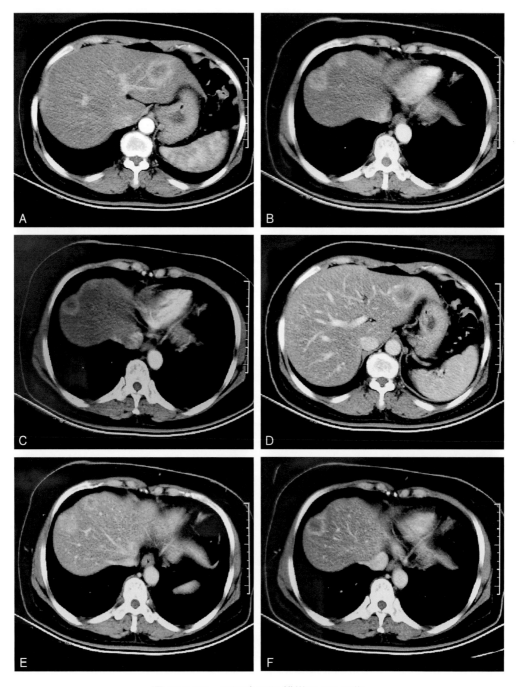

图 18-9-38　肝胆脾 256 排增强 CT 图像

2. Trocar 位置 在脐下置入 10mm Trocar,安置 30° 斜面腹腔镜头,在左上、右下腹置入 12mm Trocar 为主操作孔,左下、右侧腹中部置入 5mm Trocar 为副操作孔。肝转移瘤切除可经剑突下和中腹部加置 2 个 5mm Trocar(图 18-9-39)。放置 Trocar 过程顺利,无副损伤,气腹压力值设定为 12mmHg。

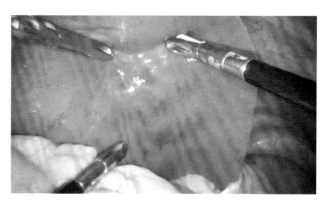

图 18-9-41 探查可见肝Ⅲ段转移瘤

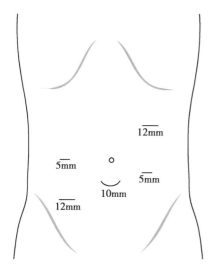

图 18-9-39 Trocar 位置示意图

3. 手术步骤

(1)肿瘤探查:探查于肝脏表面可见肝Ⅶ段(图 18-9-40)和肝Ⅲ段转移瘤(图 18-9-41),肝Ⅷ段转移瘤可触及,位于肝组织浅表。升结肠肿瘤位于升结肠近结肠右曲处,局部被大网膜覆盖粘连,肿瘤侵袭浆膜(图 18-9-42)。因术前已制定联合切除计划,需在结肠癌根治术基础上行肝转移瘤切除,遂先行结肠癌根治术。

(2)结肠癌根治术:具体实施过程与完全腹腔镜下右半结肠癌根治术步骤相同。游离及切除采用内侧入路,由内向外、从下向上先处理血管的原则。

1)沿肠系膜上动静脉走行处打开结肠系膜(图 18-9-43),依次解剖出回结肠动静脉,在血管根部裸化 1~2cm,用血管夹夹闭,超声刀切断(图 18-9-44)。

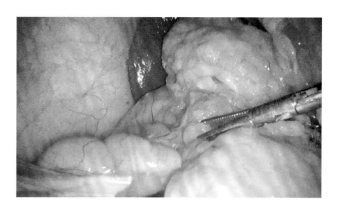

图 18-9-42 探查结肠原发病灶

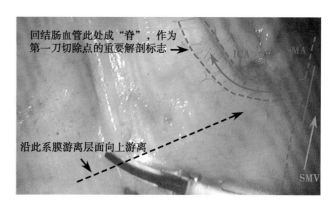

图 18-9-43 右半结肠系膜切入点
ICA. 回结肠动脉;SMA. 肠系膜上动脉;SMV. 肠系膜上静脉。

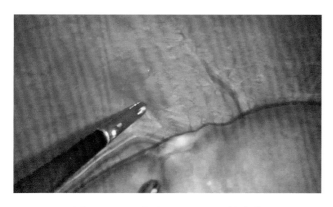

图 18-9-40 探查可见肝Ⅶ段转移瘤

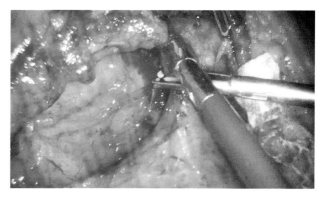

图 18-9-44 分离切断回结肠动静脉

2）沿十二指肠表面 Toldt 筋膜间隙，向外、向上分离，分离至胰头表面可见右结肠动脉，于血管根部以血管夹夹闭、切断（图 18-9-45）。

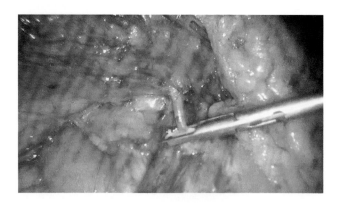

图 18-9-45　分离切断右结肠动脉

3）继续向上游离，仔细处理胃结肠干，切断右结肠静脉。处理中结肠动静脉根部，切断中结肠动脉右支及中结肠静脉。血管处理完毕后（图 18-9-46），将横结肠及大网膜拉下来，进入网膜囊。

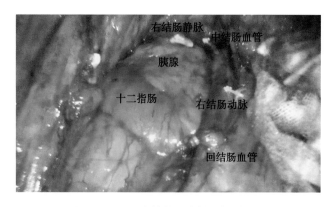

图 18-9-46　血管处理完毕后解剖关系

4）在胃网膜血管弓外分离切断胃结肠韧带，沿胃网膜右动静脉弓向十二指肠、胰头游离，清扫 No.6 淋巴结至胃网膜右动静脉根部，沿结肠外侧自结肠右曲至髂窝，切开后腹膜，将升结肠从腹后壁游离。注意勿损伤十二指肠腹膜后部、输尿管、肾脏、生殖血管。

5）进一步分离系膜至横结肠预切线，进一步处理末端回肠系膜至预切线，至此完成切除右半结肠，包括部分回肠、末段盲肠、升结肠、右半横结肠及相应的系膜组织。

6）在腹腔镜下经回肠和横结肠预切线处切开 0.5cm，置入镜下直线切割闭合器，行回肠横结肠侧侧吻合（图 18-9-47），更换钉仓后横向切断回肠及横结肠闭合盲端，完成吻合（图 18-9-48）。标本置入标本袋内，并以可吸收线加固缝合吻合口，确认吻合口无出血，无渗漏，吻合口通畅。

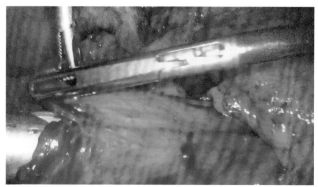

图 18-9-47　回肠-横结肠行侧侧吻合

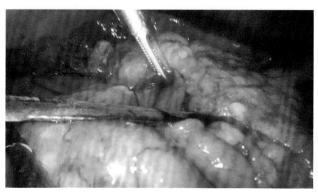

图 18-9-48　横向切断闭合盲端

（3）肝转移瘤切除：术者站位于患者左侧，用 1 根乳胶管通过小网膜孔，缠绕肝十二指肠韧带，以备入肝血流阻断（图 18-9-49）。

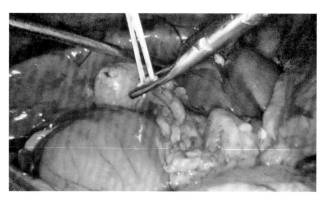

图 18-9-49　入肝血流阻断操作

1）抬起右肝，松解肝周围韧带，充分暴露右肝，在距肿块边缘约 1.0cm 处做切缘（图 18-9-50），以滴水双极电凝配合超声刀分离肝实质，所遇血管或胆管以血管夹结扎，完整切除肝Ⅶ、Ⅷ段转移瘤（图 18-9-51、图 18-9-52）。

2）进一步行肝左外叶切除，分离切断肝圆韧带、镰状韧带及冠状韧带（图 18-9-53），距镰状韧带左侧 1.0cm 处切开肝包膜（图 18-9-54），从左纵沟向肝组织深部分

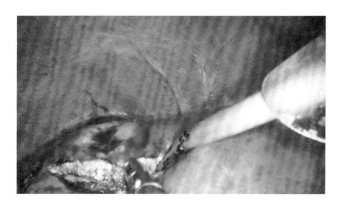

图 18-9-50 肝转移瘤切缘选择

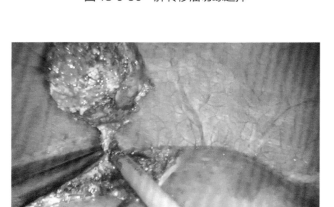

图 18-9-51 完整切除肝Ⅶ段转移瘤

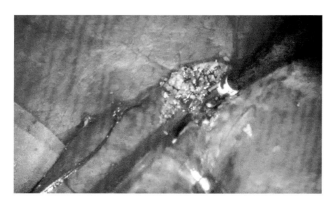

图 18-9-52 完整切除肝Ⅷ段转移瘤

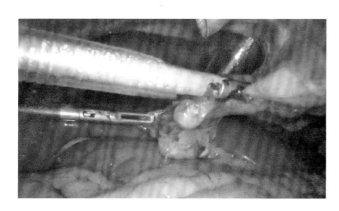

图 18-9-53 分离镰状韧带

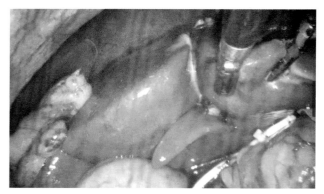

图 18-9-54 肝左外叶切除入路

离,以滴水双极电凝配合超声刀分离肝实质,所遇血管或胆管以血管夹结扎,应用血管切割闭合器闭合门静脉分支及肝动脉分支(图 18-9-55)。

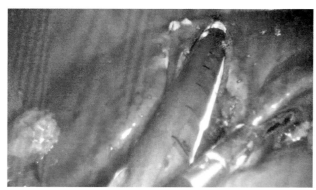

图 18-9-55 血管切割闭合器切断门静脉分支

3)完整切除肝左叶,将所切肝转移灶及肝左外叶标本分别置入标本袋,肝断面彻底止血,检查无出血和胆漏。于盆腔和肠吻合处、肝下留置引流管,经 Trocar 孔引出体外。

(4)标本取出

1)经腹壁切口取出:绕脐或取右侧经腹直肌切口,长度 4~5cm,逐层切开进腹,取出结肠原发病灶和肝转移瘤标本。

2)经阴道取标本:助手冲洗并消毒阴道后,经阴道指引,术者于腹腔镜下切开阴道后穹隆约 4.0cm,将标本袋分次移出体外。镜下连续缝合阴道后穹隆切口。

(5)病理结果及标本展示:术后病理为 $pT_3N_{1b}M_{1a}$ 期,原发灶、肝转移瘤切缘均阴性,达到 R0 切除。标本照片见图 18-9-56。

(四)技术要点

1. **肠癌肝转移的手术策略** 结直肠癌伴同时性肝转移患者,如果原发灶及转移灶均为初始可切除者,是

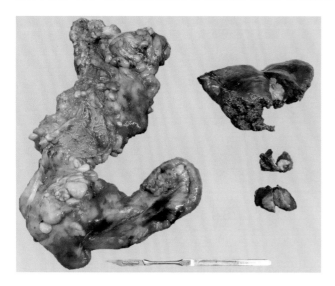

图 18-9-56 手术标本图片

否同期切除尚有一定争议。通常包括三种策略：①经典的分期切除，即先切除原发灶，再行化疗后行肝转移瘤切除；②同期手术切除；③肝脏优先原则，即先切除肝转移瘤，再切除原发灶。随着技术的进步，肝转移瘤的大小、数目、部位、分布等已不再是影响判断结直肠癌肝转移患者是否适宜手术的单一决定因素。是否进行同期切除应当根据原发和转移病灶的特点、患者的全身状况、手术的难易程度及手术团队的经验等多方面因素，经多学科团队充分讨论后作出个体化的选择。同期切除一般需要满足以下几个条件：①结直肠癌原发灶能够根治性切除；②根据肝解剖学基础和病灶范围，肝转移瘤可以 R0 切除，且要求保留足够的肝功能（剩余肝体积≥50%）；③患者全身状况允许，没有不可切除的肝外转移病变，或仅为肺部结节性病灶，但不影响肝转移瘤切除决策的患者。

2. 肝转移瘤切缘问题 肝转移瘤的切除，既往指南大多推荐切缘 >1cm 作为标准。但近年研究发现，只要切缘阴性，即使距离肿瘤切缘 <1cm 也不会增加局部复发风险，其总生存时间及无疾病生存时间与切缘 >1cm 者并无差异。研究显示，即使是 R1 切除，其远期的疗效也优于单纯化疗的患者，尤其是腹腔镜肝转移病灶的切除主要采用超声刀等能量平台工具，不仅具有很好的术中止血作用，同时切缘的烧灼损毁组织可深达 1cm 以上，可以有效减少切缘阳性，更好地达到 R0 切除效果。

（王贵玉）

三、直肠癌肺转移

肺部转移已成为仅次于肝脏的直肠癌第二常见转移部位。北京大学肿瘤医院 1996—2017 年的回顾性资料显示，肺转移病例占所有转移性结肠直肠癌患者的 32.9%，初发肺转移患者达 24.5%。初发肺转移患者中，单纯性肺转移占 37.7%~44.5%，其中有 21.1%~32.5% 的患者可以接受肺转移灶的根治性治疗。我国直肠癌肺部转移的诊断和治疗是一项重要的临床问题。

按照肺转移灶和原发灶的出现时间，肺转移可分为同时性肺转移和异时性肺转移。同时性肺转移的定义为在初始直肠癌分期检查时发现的肺转移，异时性肺转移的定义为基线检查后发现的肺转移；按照肺转移和其他远处转移的先后顺序，分为初发性肺转移和非初发性肺转移。初发性肺转移的定义为肺脏作为首个远处转移脏器，非初发性肺转移的定义为在其他转移性疾病诊疗过程中出现的肺转移，属于异时性肺转移；按照是否伴随肺外转移，分为单纯性肺转移和非单纯性肺转移。单纯性肺转移不伴有肺外转移，非单纯性肺转移伴有肺外转移。

直肠癌肺转移的诊断手段目前推荐高分辨率胸部 CT 检查，推荐采用增强胸部 CT 诊断纵隔及肺门淋巴结转移。胸部 CT 检查无法明确性质的肺结节，可结合风险因素、随访情况，必要时在 CT 引导下行结节穿刺病理学检查，以明确转移灶病灶性质。国内有些医院对性质不明肺结节进行 CT 引导下穿刺活检，对转移癌的诊断准确率可达到 90% 以上。

直肠癌发生肺转移的主要治疗方法包括手术治疗、放疗、化疗、介入治疗、免疫治疗等，本节主要介绍手术治疗。有 9.4%~12.2% 的肺转移患者适合进行局部治疗，目前认为适合进行局部治疗的患者，手术是获益最明确的局部治疗方式。现有的大多数回顾性研究结论，支持手术治疗优于单纯放化疗，切除肺内病灶后，患者 5 年生存率为 35%~70%，10 年生存率为 20%~30%。

（一）手术适应证与手术禁忌证

1. 手术适应证 包括：①经全身检查证实为孤立性肺转移，肺转移灶可 R0 切除；②除肺外无其他转移灶，或肺外有其他转移灶，但可同期或分期 R0 切除；③肺转移灶切除后余肺必须能维持足够的肺功能（预计术后第 1 秒用力呼气容积≥1.0L）；④全身重要脏器如心肝肾等功能检查可耐受手术，且其他功能能满足手术要求；⑤直肠病灶稳定或可 R0 切除。

2. 手术禁忌证 包括：①肺转移灶不能 R0 切除（多发转移或双肺广泛转移）；②直肠病灶不能 R0 切除；③肺外有不可切除转移病灶；④肺转移灶切除后余肺不能维持足够的肺功能；⑤患者其他脏器功能不能满足手术要求。

（二）手术分类

1. 按切除范围分类　可分为：①楔形切除；②肺段切除；③肺叶切除；④全肺切除。

2. 按手术途径分类　可分为：①腔镜辅助下手术；②开放手术；③机器人辅助下手术。

（三）手术原则

按专家共识，肺转移病灶的手术切除首选亚肺叶切除，如楔形切除或肺段切除，但由于肿瘤较深，位于肺门或考虑纵隔淋巴结有转移等情况时，则行肺叶切除。转移癌极少出现淋巴结转移，故手术不常规行淋巴结清扫。若怀疑淋巴结转移，则术中可行淋巴结活检或清扫。可切除性肺转移，推荐行 R0 切除。肺外有不可切除病灶时不建议行肺转移灶切除。肺转移灶切除后余肺必须能维持足够的肺功能。

1. 同时性肺转移　同时性肺转移均为初发肺转移，这部分患者的治疗不仅需要考虑转移灶的治疗，也需兼顾原发灶的处理。各转移灶和原发灶可以根治性切除，技术上可达到无疾病状态（no evidence of disease，NED）的患者进行所有病灶的根治性治疗。无法达到 NED 的患者，通常先给予全身系统药物治疗，再根据治疗情况综合决定是否行肺局部病灶的处理。

2. 初发异时性肺转移　异时性肺转移主要包括原发灶切除术后出现的转移，在术前新辅助治疗期间出现的肺转移。如肺转移灶能达到 R0 切除，无手术禁忌证，建议手术切除。若局部复发同时伴有肺转移，在局部复发可再次行根治性治疗（如 R0 切除）时，则可将局部复发病灶等同于原发灶进行处理，治疗原则参考同时性肺转移；若局部复发无法行根治性治疗，则将其等同于不可切除的转移灶进行处理。术前新辅助治疗期间出现的肺转移，此时的治疗原则参考同时性肺转移。

3. 非初发性肺转移　非初发性肺转移均为异时性转移。这部分患者既往已接受过较长期的药物治疗，疗效相对较低，患者的体力状态较差，应该进行综合评估和治疗，一般不建议肺转移灶手术。

（四）手术方法

1. 经胸腔镜辅助肺切除术（左肺）　常用的有单孔、2 孔或 3 孔法，是目前临床常用于治疗肺转移癌的手术方法。

（1）麻醉方法：全身麻醉。

（2）手术体位：右侧卧位 90°。

（3）Trocar 位置：左胸第 7 肋间腋中线处做 1cm 切口为观察孔，置入胸腔镜，经左胸第 4 或 5 肋间腋前线处做 3cm 切口为主操作孔，副操作孔 1 个 1~2cm 切口，具体位置因每个医师习惯不同而不同选择。

（4）手术步骤：探查胸腔情况，进行肿瘤定位，判断手术切除范围，楔形、肺段或肺叶切除，是否需要淋巴结清扫。以肺段切除为例，卵圆钳向前上方牵引左上肺，暴露斜裂，电凝钩沿肺动脉切开斜裂胸膜至斜裂上极，游离左肺靶段动脉，用切割闭合器切断左肺靶段动脉。游离左上肺靶段支气管。用切割闭合器切断左肺靶段支气管。沿肺静脉向远端游离，于发出部位结扎切断左肺靶段静脉，切除肺段。若淋巴结考虑转移，一并切除。胸腔内彻底止血，蒸馏水反复冲洗胸腔，麻醉师鼓肺证实无漏气。于第 7 肋间腋中线处置入胸腔闭式引流管。

2. 开放肺切除术（左肺）　开放手术治疗肺转移癌，目前临床已少用。

（1）麻醉方法：全身麻醉。

（2）手术体位：右侧卧位 90°。

（3）手术切口：左胸第 4 或 5 肋间开胸。

（4）手术步骤：探查胸腔情况，进行肿瘤定位，判断手术切除范围，楔形、肺段或肺叶切除，是否需要淋巴结清扫。肺叶切除手术操作过程如下。剪开纵隔胸膜，游离出靶肺叶静脉主干，予以结扎、缝扎、切断。游离出靶肺叶动脉，各属支分别予以结扎、缝扎、切断。斜裂完整，游离出靶肺叶支气管，近端用支气管闭合器闭合，切除肺叶。若同时发现区域淋巴结考虑转移，视情况尽可能一并切除。胸腔内彻底止血，蒸馏水反复冲洗胸腔，经麻醉师鼓肺证实支气管残端无漏气。于第 7~8 肋间腋中线放置胸腔闭式引流管。

3. 达芬奇机器人手术辅助操作系统（左肺）　最常用的为 3 孔或 4 孔法，达芬奇胸部手术最常用的是 5、7、8、8 肋间打孔。

（1）麻醉方法：全身麻醉。

（2）手术体位：右侧卧位 90°。

（3）达芬奇机器人手术辅助系统操作前准备：左胸第 8 肋间腋后线处做 10mm 切口为观察孔，置入摄像系统，经左胸第 5 肋间腋前线处做 8mm 切口为操作孔（1 臂），经左胸第 8 肋间肩胛下角线处做 8mm 切口为操作孔（2 臂），辅助操作孔 1 个 8mm 切口（观察孔前方第 7 肋间），具体位置因每个医师习惯不同而不同选择。

（4）手术步骤：置入达芬奇机器人镜头及机械臂。探查胸腔情况，进行肿瘤定位，判断手术切除范围（楔形、肺段或肺叶切除，是否需要淋巴结清扫）。以左肺上叶切除为例，首先打开前纵隔胸膜，游离左上肺静脉，使用腔内切割闭合器闭合切断，然后游离出左上肺支气管，使用腔内切割闭合器闭合左上肺支气管，游离左上肺动脉，用腔内切割闭合器闭合切断。剩余肺裂用腔内切割闭合器闭合切断,移出左上肺。胸腔内彻底止血,冲洗胸腔,鼓肺观察肺膨胀情况及有无漏气。于右侧腋中线第7肋间置胸腔闭式引流管。

(五) 随访

结直肠癌肺转移所有病灶在根治性切除或局部毁损性治疗后达到 NED 时,均推荐定期随访。

1. 病史和体检及 CEA、CA19-9 检测,每 3 个月 1 次,共 3 年,然后每 6 个月 1 次,共 5 年,5 年后每年 1 次。

2. 胸部平扫或增强 CT,腹/盆腔增强 CT 或 MRI,每 6 个月 1 次,共 3 年,然后每年 1 次,共 5 年。

3. 原发灶切除术后 1 年内行肠镜检查;推荐术后 3 年复查肠镜,之后每 5 年 1 次。如术前肠镜未完成全结肠检查,建议术后 3~6 个月行肠镜检查。随访过程中,一旦肠镜发现晚期腺瘤(绒毛状息肉,息肉直径 >1cm 或高级别上皮内瘤变),则应在 1 年内重复肠镜检查。如果患者发病年龄小于 50 岁则应行更频繁的肠镜检查。

4. PET/CT 不是常规推荐的检查项目,怀疑复发或远处转移的患者,可考虑行 PET/CT 检查以帮助判断。

(罗琪)

四、左半结肠联合胰体尾脾切除术

T$_{4b}$ 期是结肠癌复发的高危因素,CACA 建议行多学科诊疗(MDT)到整合医学(HIM)讨论决定治疗方案。局部可切除的肿瘤,可直接手术或选择新辅助治疗后再行手术切除;判断为潜在可切除的肿瘤,建议行化疗或化疗联合靶向治疗进行转化治疗后,再次评估手术可能性。联合脏器切除对于局部晚期结肠癌患者的预后仍具有重要的意义,其中肿瘤的 R0 切除是手术治疗的核心,切忌行姑息性大手术。

左半结肠癌以浸润型居多,易引起肠管狭窄,以梗阻症状、排便习惯及粪便性状改变等症状为主。其中结肠左曲癌发病率仅占结直肠癌发病率的 2%~5%,侵袭胰体尾者更为少见。侵袭胰体尾的结肠左曲癌,若术前经 MDT 团队评估可行 R0 切除,则手术仍是降低肿瘤局部复发率、改善患者远期生存的最佳选择。下文将针对结肠左曲癌侵及胰体尾的手术方式进行阐述。

(一) 手术适应证与手术禁忌证

1. **手术适应证**　适用于局部晚期结肠左曲癌,侵及胰体尾,无远处转移。

2. **手术禁忌证**　包括:①肿瘤范围大,浸润周围重要脏器、组织或重要血管,无法整块 R0 切除者;②远处转移或腹腔广泛种植者;③身体状况差,无法耐受复杂

手术者。

(二) 手术方法

1. **手术切除范围**　左半结肠、胰体尾及脾脏。若肿瘤侵袭胃壁或左肾周脂肪囊,可联合切除。

2. **麻醉、体位与切口**

(1) 麻醉方式:全身麻醉或全身联合硬膜外麻醉。

(2) 手术体位:患者取平卧位或功能截石位。

(3) 切口:①开腹手术,可选中上腹正中切口或左旁正中切口加/不加左侧肋缘下切口。②腹腔镜手术,通常采用 5 孔法。

3. **手术步骤**

(1) 探查与手术方案制定:在充分术前检查评估肿瘤情况和术前讨论明确手术方案的基础上,探查分为三步。

1) 常规探查:进腹后,常规观察肝脏、胆囊、胃、脾脏、大网膜、结肠、小肠和腹盆腔腹膜有无肿瘤种植和腹水。

2) 肿瘤探查:判断肿瘤具体位置、大小、侵袭范围、活动度等,判断是否需要联合脏器切除及能否 R0 切除。

3) 解剖范围的判定:根据结肠肿瘤侵袭的情况判定联合切除脏器的数目及切除范围。

(2) IMA 根部处理:距离肿瘤下缘 5~10cm 处以血管夹标记,确定下切缘。提起 IMA 根部,沿乙状结肠膜桥切开乙状结肠系膜,小心分离 Toldt 间隙,用超声刀向上、向外侧、向下充分拓展 Toldt 间隙,显露左侧输尿管并加以保护。显露 IMA 根部,清扫 No.253 淋巴结。沿 IMA 游离显露 LCA,于 LCA 根部结扎离断。继续向上分离,根据血管夹标记,决定离断乙状结肠动脉支数。离断肠系膜下静脉末梢支。分离过程中注意保留左侧上腹下丛(又称左侧腰内脏神经)。

(3) 内侧入路的左半结肠系膜分离:沿肠系膜下静脉向上继续游离,直至胰腺下缘,继续向上、向外拓展 Toldt 间隙,于胰腺下缘离断肠系膜下静脉根部。

(4) 乙状结肠系膜裁剪及降结肠的游离:沿预切线裁剪乙状结肠系膜,裸化预切断处,用直线切割闭合器离断乙状结肠。沿左侧结肠旁沟充分游离降结肠至脾结肠韧带。

(5) 游离胰腺前间隙,探查肿瘤侵袭胰腺范围:游离胰腺周围间隙,探查结肠肿瘤与胰腺及脾脏的侵犯关系,显露中结肠动静脉,清扫中结肠动静脉根部淋巴结,结扎离断中结肠血管左支,如肿瘤侵袭较重可行根部结扎,沿胰腺后间隙进一步游离,充分显露胰腺体尾部及脾脏血管(图 18-9-57)。

(6) 离断胃结肠韧带,行弓内游离:距离结肠肿瘤近

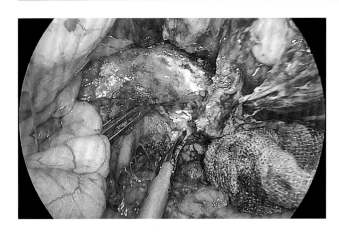

图 18-9-57　沿 Toldt 筋膜游离胰后间隙，可见肿瘤侵袭胰尾部

端 10cm 处横断胃大弯血管弓，进入网膜囊。于弓内、距胃大弯壁 0.5cm 处离断网膜血管弓血管分支至脾门，解剖显露胃网膜左血管根部，在脾血管远端离断胃网膜左血管。继续向结肠左曲游离，离断胃短血管（图 18-9-58）。

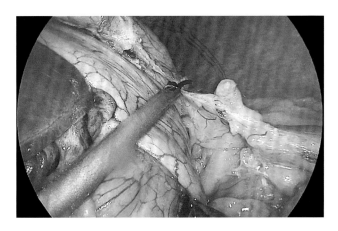

图 18-9-58　胃网膜弓内离断胃结肠韧带

（7）离断肿瘤近端横结肠：肿瘤近端 10cm 处为拟切断处。裁剪横结肠系膜至边缘动脉弓，结扎边缘血管弓，裸化拟切断处肠管，用直线切割闭合器离断横结肠（图 18-9-59）。

（8）离断胰腺颈部：分离并离断脾动脉，于胰腺下缘完全游离胰腺颈部后方肠系膜上静脉。分离解剖胰腺背侧组织，打通胰后隧道，悬吊胰腺，直线切割闭合器离断胰腺颈部及脾静脉，连续缝合胰腺断端（图 18-9-60~图 18-9-64）。

（9）游离胰体尾及脾脏：向脾侧牵拉胰体尾，游离胰腺后侧的后腹膜间隙（根据肿瘤侵袭范围决定是否切除左肾上腺及左肾筋膜）。沿胰腺背侧向侧方游离脾周韧带。

（10）游离断脾膈韧带：继续向上游离，离断膈结肠韧带及膈脾韧带，完成肿瘤整块切除（图 18-9-65、图 18-9-66）。

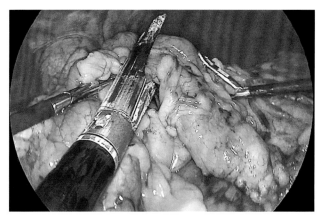

图 18-9-59　肿瘤近端 10cm 离断横结肠

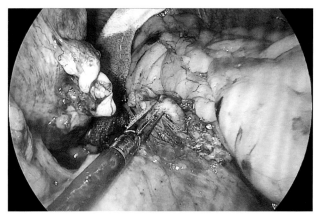

图 18-9-60　胰腺上缘游离脾动脉

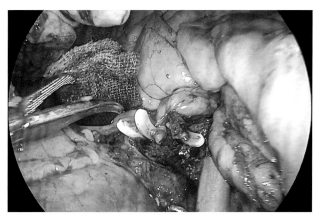

图 18-9-61　离断脾动脉

（11）消化道重建：确保肠管无扭转，用直线切割闭合器行横结肠-乙状结肠端侧吻合或侧侧吻合，可吸收线间断加固吻合口。检查吻合口是否通畅、有无出血。行腹腔冲洗后，术区放置引流管经腹壁引出，关腹。

（三）技术要点

左半结肠联合胰体尾脾切除是复杂联合脏器切除手术，术前应该进行影像评估及 MDT 到 HIM 讨论，评估

389

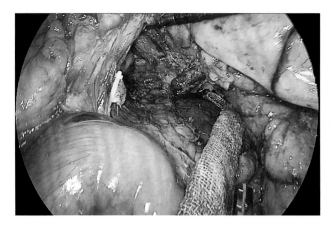

图 18-9-62　游离胰后间隙

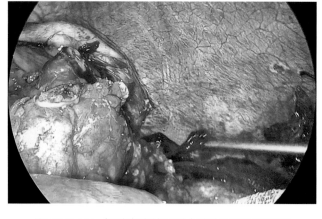

图 18-9-65　切除左半结肠联合胰体尾脾后的视野

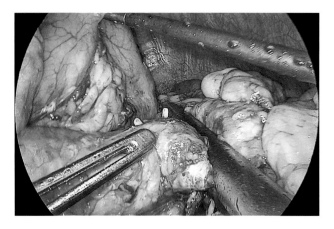

图 18-9-63　离断胰体尾及脾静脉

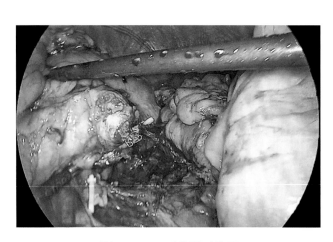

图 18-9-64　离断的胰体尾

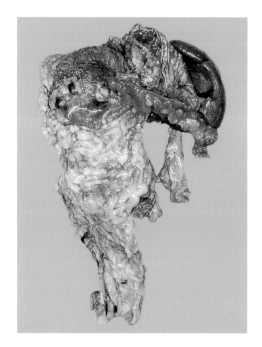

图 18-9-66　手术标本

患者术前状态是否耐受手术打击,向患者及家属交代手术风险及意外,并应该进行充分的术前准备。术者应该具有立体的解剖思维,以整块 R0 切除为手术原则。该手术术区解剖结构复杂,相关血管分支较多,需要一一处理,需要术者具备扎实的普通外科基础,在目前分科精细化的大背景下,对现在的年轻医师也提出了新的挑战。

联合脏器切除手术的起止点、手术入路选择,需要

手术团队认真进行术前讨论,笔者经验建议采用"先外后内,先易后难"的基本思路,灵活实施手术,联合脏器切除手术肿块局部占位效应一般都比较明显,采用外侧入路逐步拓展间隙,显露如输尿管、生殖血管等重要的解剖结构更为容易,先做容易的地方,为下一步整块切除打下基础。

血液供应是肿瘤生长的重要基础,针对联合脏器切除笔者建议行肿瘤周围血管造影检查,明确肿瘤血液供应途径,为术中血管处理提前做好准备,如左半结肠联合胰体尾脾脏切除,需要进行左结肠动静脉、中结肠动静脉、脾动静脉、胃后及胃短血管等诸多血管处理,对手术团队提出很高的要求。

根据目前外科手术学的研究,膜解剖理念非常重要,良好间隙的寻找也是基于膜解剖的认识基础之上的。在手术过程中应用立体的解剖思维将左半结肠、

胰体、胰尾、脾作为一个整体去游离,而不用去分离脾结肠韧带或游离结肠左曲。胰后间隙分离后可初步判断肿瘤可切除性,若可根治切除,应首先离断横结肠系膜血管及肿瘤近端横结肠,此时脾动脉及胰体尾的分离显露将更容易。离断胰体尾后,采用中间向外侧,沿着胰腺背侧 Toldt 筋膜间隙的顺序游离脾肾及脾膈韧带。

(王锡山　汤坚强　陈海鹏　张筱倩)

五、右半结肠切除术联合肾切除术

升结肠癌以及横结肠近结肠右曲部位癌侵袭周围器官多为局部晚期,手术进行联合脏器切除是可能获得长期生存的有效手段。根据文献报道,这一类型结肠癌侵袭的周围器官多为胰腺、十二指肠、肝脏等单一器官或多个器官,侵袭右侧肾脏者极其罕见,可能与结肠癌的生物学行为有关。右肾癌侵袭升结肠的情况有个别报道,升结肠癌同时性伴发右肾肿瘤的亦也有个别报道。下文就这一少见情况进行前瞻性介绍,仅介绍腹腔镜手术部分。

(一) 手术适应证

1. 右半结肠切除术联合右肾切除术　包括:①升结肠癌及横结肠近结肠右曲癌($T_{1-3}N_{0-2}M_0$),同时伴发右肾恶性肿瘤($T_{1-2}N_0M_0$),无远隔转移,影像学评估有切除指征的患者;②右肾癌侵袭升结肠,无远隔转移的患者。

2. 右半结肠切除术联合右肾部分切除术　包括:①升结肠癌及横结肠近结肠右曲癌($T_{1-3}N_{0-2}M_0$)合并右肾良性肿瘤,有手术适应证的患者;②升结肠癌及横结肠近结肠右曲癌($T_{1-3}N_{0-2}M_0$)合并右肾恶性肿瘤的孤独肾、对侧肾功能不全的患者(绝对适应证);③升结肠癌及横结肠近结肠右曲癌($T_{1-3}N_{0-2}M_0$)合并右肾恶性肿瘤,肾肿瘤位置表浅,位于肾周,以外生为主,直径小于4cm 的患者。

(二) 手术方法

1. 患者体位及 Trocar 位置

(1) 初始体位:头低足高位。

(2) 初始 Trocar 位置:观察孔位于脐上;主操作孔位于左侧麦氏点;副操作孔位于脐与耻骨联合连线中点偏下;助手操作孔位于脐与剑突连线中点偏右。

(3) 肾切除阶段体位及追加 Trocar:切断结肠后,术中更改体位,垫高患侧,腰部以下身体呈 30°。按照右肾切除术的要求重新安置 Trocar,观察孔为原观察孔,主操作孔(12mm)在观察孔外侧 5~7cm 处,位置略高,辅助

孔一个在髂前上棘内上 2cm 处,一个在肋弓下缘同一水平线处。

2. 腹腔镜右半结肠切除术联合右肾切除术

(1) 探查和右半结肠切除:结肠切除应在肾脏切除前进行。关于右半结肠切除术的手术步骤和手术入路详见本章第六节"右半结肠癌根治术",可根据术者的习惯和术中的具体情况酌情运用。这里需要注意的是,同时性双原发癌应先切除结肠,后切除肾脏,不要求整块切除;如为单一脏器原发癌侵袭周围器官,要切断结肠后,将标本向同侧腹膜牵引,再游离肾脏,做到整块切除。完全移除标本后,再进行消化道重建。

(2) 右肾切除术

1) 右肾切除时的结肠周围韧带游离:右肾切除术要求腹膜切开,应向头部方向切开至结肠右曲水平,包括右侧三角韧带、右前方的冠状韧带及肝横结肠韧带。完成右半结肠切除后已切断肾结肠间结缔组织并完全游离结肠和部分十二指肠,此时肾脏因为重力下坠而与肝脏分离。

2) 游离输尿管和肾脏:充分移开结肠后,即可见到腰大肌。输尿管通常位于腰大肌内侧缘与下腔静脉及腹主动脉外侧缘之间,生殖腺血管的深面。蠕动的输尿管有助于区分此两种结构。找到输尿管后,可用一根带子绕过输尿管牵拉帮助游离,必要时结扎切断生殖腺血管。提起输尿管使其保持一定张力,向上游离至肾下极和肾门。肾背侧暂不游离,有利于肾门血管的分离。注意此时暂时不要切除输尿管,游离肾脏时,可通过牵引输尿管提起肾脏。在肾下极处切开肾筋膜和肾脂肪囊,沿肾脂肪囊内侧游离肾脏的下极、背侧、腹侧和上极,最后至肾门外的肾周脂肪。

3) 游离和结扎肾蒂:提起输尿管及肾下极,辨认进入肾门的血管,可用吸引器分离肾血管。若分离时出血,可结扎、切断生殖腺血管、腰动静脉及其属支,如不出血无须结扎。将分离器伸入肾、输尿管与腰大肌间隙,向下托起肾脏下极,显露肾门。拉直肾蒂血管,仔细分离肾门脂肪,分离肾动脉、肾静脉。值得注意的是,应向前提起肾蒂,在其上方小心地分离肾静脉。再于静脉的后上方将动脉分离。因肾脏已基本全部游离,可将肾脏转动一定角度以便于肾蒂血管分离。也可在头侧先游离肾动脉,术者左手利用分离钳夹住肾上极向前牵拉,使肾蒂保持一定张力,右手(右手优势者)可用吸引器杆轻柔地钝性分离肾门脂肪,分离肾动脉后再紧贴血管外膜游离,长度约 3cm。然后,再在肾动脉和肾盂间分离静脉。动脉壁厚,静脉壁薄,分离静脉时动作更要轻柔。肾蒂分离时要保持术野清晰,出血少时可用吸引器吸出,出血多时可用干纱布压迫止血,等待片刻后再

继续手术,尤其在肾上极靠近肾门处。也可用超声刀完成上述操作。分离肾动脉、肾静脉后,可用血管夹处理血管,一般保留端上2个,切除端上1个,然后切断血管。也可用直线切割闭合器处理血管,在使用直线切割闭合器前,需要游离足够大的空间,否则容易造成血管撕裂导致大出血,具体方法为先游离肾上极,再沿腰大肌分离肾脏背侧至肾上极,使肾蒂前、后有足够的空间容纳直线切割闭合器。如需做淋巴结清扫,此时可清除肾血管周围和下腔静脉与腹主动脉之间的淋巴结和脂肪组织。

4)切除肾脏:处理完肾蒂血管后,沿腰大肌表面分离肾脏背侧,显露并切断输尿管,游离肾上极时,用超声刀或血管夹结扎肾上腺动脉,将肾上腺同肾脏一起切除。标本可经由下腹正中Trocar孔做横切口取出,也可经阴道取出(女性),经阴道取出标本理论具可行性,暂未见报道。

(3)消化道重建:具体的消化道重建术式见本章第六节"右半结肠癌根治术"。下文简单介绍功能性侧侧吻合技术。这种吻合式在经阴道取出标本手术中,可能具备一定的优势。

1)直线切割闭合器离断末端回肠(图18-9-67)。

2)直线切割闭合器离断横结肠(图18-9-68)。

3)将标本放在盆腔或肝脏膈面后,进行消化道重建。首先,按照系膜方向摆顺肠管(图18-9-69)。

4)缝1针牵引线。第1针距肠管残端1~2cm(图18-9-70)。第2针距第1针6~7cm(图18-9-71)。

5)提拉第2针牵引线,在其下方将回肠及横结肠肠壁开口(图18-9-72)。

6)将直线切割闭合器的两臂经肠壁开口处分别置入回肠及横结肠,调整2针牵引线,使远端回肠及横结肠顺畅紧密对拢排列,完成击发,退枪(图18-9-73、图18-9-74)。

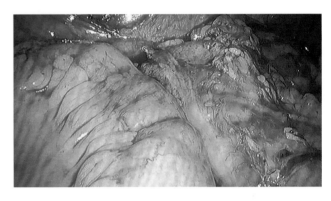

图18-9-69 腹腔镜下右半结肠切除术中重建前按照系膜方向摆放肠管

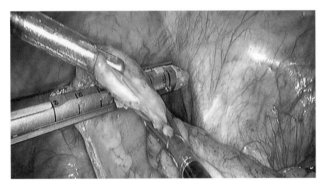

图18-9-67 腹腔镜下右半结肠切除术中直线切割闭合器离断末端回肠

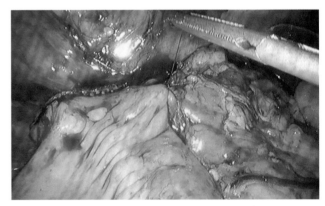

图18-9-70 腹腔镜下右半结肠切除术中第1针牵引线

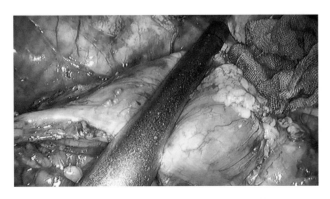

图18-9-68 腹腔镜下右半结肠切除术中直线切割闭合器离断横结肠

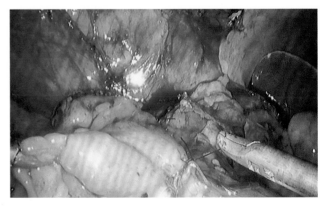

图18-9-71 腹腔镜下右半结肠切除术中第2针牵引线

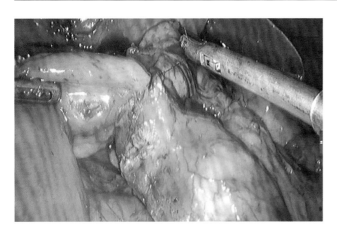

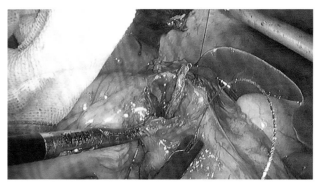

图 18-9-75 腹腔镜下右半结肠切除术中进行腔内吻合后连续缝合共同开口

图 18-9-72 提拉第 2 针牵引线,在其下方将回肠及横结肠肠壁开口

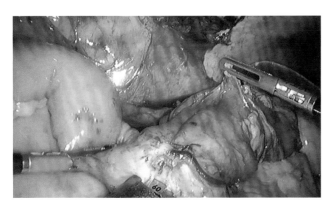

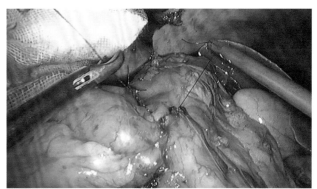

图 18-9-76 腔内吻合连续缝合共同开口完成状态

图 18-9-73 腹腔镜下右半结肠切除术中进行腔内吻合待击发状态

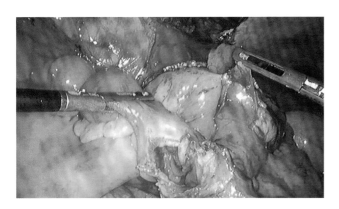

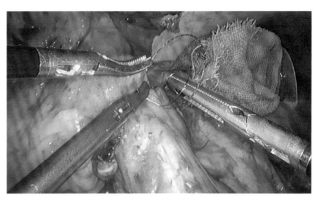

图 18-9-77 腔内吻合连续缝合共同开口后连续浆肌层包埋共同开口

图 18-9-74 腹腔镜下右半结肠切除术中进行腔内吻合击发完成状态

7）提拉第 2 针牵引线,进行全层连续缝合,由底端向牵引端进行(图 18-9-75、图 18-9-76)。

8）至第 2 针牵引线处时,肠壁已完全闭合,与牵引线残端打结后进行回缝,连续浆肌层包埋,直至底端(图 18-9-77)。

9）检查无渗漏和出血后,吻合口下方回肠及横结肠浆肌层间断加固 2 针,完成吻合(图 18-9-78)。

10）吻合技巧及注意事项:①两人即可完成手术。头低足高位利用肠管本身的重力,使术野显露良好。主刀与助手位于患者同侧(左侧),助手左手持镜,右手进行辅助,显示器位于手术者对侧。在实施右肾切除术时,体位变换简单易行。②两针牵引线在本吻合方法中作用明显,要注意以下几个方面:浆肌层缝合,入针点和出针点不是位于对系膜缘正中,在横结肠侧在近右 1/3 处,回肠侧在近左 1/3 处,这样有利于给吻合提供足够的面积,避免将系膜钉入吻合口。剪线时可以预留一长一

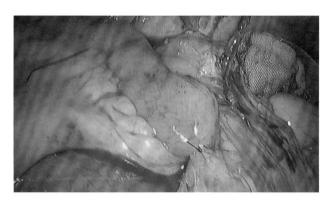

图 18-9-78　腹腔镜下右半结肠切除术中进行腔内吻合完成后状态

短,提拉长头,有利于牵引。③肠道开口可使用超声刀或电钩,电钩更为方便快捷。开口不要过大,能置入吻合器的臂即可。④吻合时一定要提拉调整牵引线,务必使肠壁顺畅对拢。⑤关闭肠壁开口时,倒刺线可以加快缝合速度,开口较小,因此 1 根倒刺线足够完成回缝,最后回缝至底端时,注意要将底端进针处包埋。⑥不关闭系膜裂孔。

（4）冲洗检查腹腔:确定无活动性出血后,放置 2 根引流管,1 根于腹膜后,1 根于结肠吻合口下方,经 Trocar 孔引出。

3. 腹腔镜右半结肠切除术联合右肾部分切除术

（1）右半结肠切除术:结肠切除应在肾脏切除前进行。关于右半结肠切除术的手术步骤和手术入路详见本章第六节"右半结肠癌根治术",可根据术者的习惯和术中的具体情况酌情运用。

（2）右肾部分切除术

1）阻断右肾动脉:先清除腹膜后脂肪,于肾周筋膜外沿腰大肌表面向内分离至肾门,游离肾动脉,不必游离肾静脉。用血管阻断钳进行阻断;如习惯外置止血带,需在腋后线约平脐水平放置 Trocar,将止血带穿绕肾动脉,经该 Trocar 引出体外,穿过 1 根 24 号橡胶管,将橡胶管经 Trocar 推至肾门附近,留置备用。

2）显露肿瘤:切开肾周筋膜和肾脂肪囊,在肾实质表面用超声刀钝性和锐性结合分离肾脏与肾脂肪囊间隙,所有粘连用超声刀切割,充分显露肿瘤。

3）切除肿瘤:疑为恶性肿瘤时,距肿瘤边缘 0.5cm 从正常肾实质切割。明确为良性肿瘤时,紧贴瘤体包膜分离直至完全切除肿瘤。

4）肾实质创面止血:肿瘤切除后,检查创面并仔细止血。如遇较大出血,可暂时阻断肾动脉,清除血凝块,显露出血部位,用双极电凝、钛夹或腔内缝合进行止血。也可使用可吸收止血纱布压迫创面,再喷洒纤维蛋白凝胶。

5）修补集合系统:切除肿瘤过程中如进入集合系统,需用腔内缝合技术修补破损处。

6）缝合肾实质缺损处:止血纱布填塞肾实质缺损处并用 8 字缝合固定,降低气腹压力,确认无活动性出血。

（3）消化道重建:如前所述。

（4）冲洗检查腹腔:确定无活动性出血后,放置 2 根引流管,1 根于腹膜后,1 根于结肠吻合口下方,经 Trocar 孔引出。

（三）术后管理

1. 遵循已发布的加速康复围手术期护理计划。

2. 气管插管拔管前拔除胃管,术后限制静脉液体,术后第 1 天进流食,第 2 天半流食,术后第 1 天拔除导尿管。

3. 尽量减少阿片类镇痛药使用,可使用非甾体抗炎药。

4. 术后可酌情皮下注射低分子量肝素。

（四）注意事项

1. 术前影像学检查阅片以指导手术方案(解剖标志、肿瘤侵袭脏器受累情况),如肿瘤侵袭邻近脏器如胰腺、十二指肠、肝脏等,要及时更改手术方案或重新制定治疗计划。

2. 手术前 1 天进行机械性肠道准备,肠梗阻患者除外。

3. 术前不安置胃管,如需安置胃管,在气管插管拔管前拔除胃管。

4. 预防性应用抗生素。

5. 本手术属于非成熟的、非标准化的手术。实施者可根据本人的认知程度和所在医院科室的配合程度,酌情进行合理选择,如患者体位、Trocar 位置、手术入路、根治程度及吻合方式等具体技术细节。

(赵紫罡　李鑫)

六、全盆腔脏器切除

盆腔廓清术(pelvic exenteration,PE)始于 20 世纪 50 年代,Thompson 和 Howe 报道了第 1 例局部晚期直肠癌(locally advanced rectal cancer,LARC)行 PE。然而,由于手术过程的复杂性和高并发症发生率,直到 20 世纪 90 年代,PE 逐渐才成为一种被广泛接受的外科技术。其术后近期及远期并发症发生率有所降低、无瘤生存率大大提高,但不同机构报道的生存结局存在很大差异。造成这一结果的主要原因是治疗策略的差异,目前世界范围内关于 PE 术前评估、可切除性评判标准和手术技术等方面仍存在很大差异。

PE是一种用于治疗晚期原发性或局部复发性盆腔恶性肿瘤的外科手术。手术切除2个及以上的盆腔脏器，包括膀胱、子宫和输卵管、阴道、直肠、盆腔血管和神经、骨盆骨。根据盆腔解剖结构，PE主要分为前盆廓清术（anterior pelvic exenteration，APE）、后盆腔廓清术（posterior pelvic exenteration，PPE）和全盆腔廓清术（complete pelvic exenteration，CPE）三种手术方式。APE是指切除上段直肠、内生殖器官和膀胱，保留下段直肠。PPE是指切除内生殖器官和直肠，保留膀胱。CPE是指切除所有盆腔器官，包括直肠、膀胱以及内生殖器官（男性前列腺和精囊，女性子宫、卵巢和阴道）的外科技术。CPE最早于1948年由康奈尔大学外科教授Brunschwig首次报道用于晚期子宫颈癌的姑息性切除，以改善患者生存质量。目前CPE已成为结直肠肿瘤、妇科肿瘤、泌尿系肿瘤、盆腔软组织肿瘤的治愈性治疗手段。如病变累及骶骨，还需行骶骨切除术并重建盆腔骨性结构，则为CPE加骶骨切除重建术。

CPE手术切除范围广，技术难度高，因此围手术期并发症发生率及死亡率均较高。但随着影像学技术、手术技术、围手术期护理水平的提高，以及对手术患者的选择更加合理，通过多学科协作完成CPE，使CPE的并发症发生率及死亡率均明显降低。

（一）手术适应证与手术禁忌证

1. 手术适应证　CPE适用于膀胱、输尿管、前列腺及后尿道受侵的患者，通过CPE可达到根治性切除的局部进展期直肠癌或局部复发直肠癌。患者应无重要脏器功能障碍（中度以上）；患者和家属理解此类手术并有较强的治疗意愿。术者应具备丰富的临床经验及娴熟的手术技巧，进行充分的术前准备。

2. 手术禁忌证　包括：①$S_1 \sim S_2$水平以上的神经根受累；②近端骶骨（$S_1 \sim S_2$）侵袭（相对禁忌证）；③主动脉旁淋巴结受累；④肿瘤包绕髂外血管；⑤肿瘤侵袭超过坐骨大切迹；⑥不可切除的盆腔外疾病；⑦盆壁环周受累。

当存在这些因素时，通常无法实施潜在治愈性手术。但目前也有成功进行联合骶骨切除的CPE及半骨盆切除的报道。然而此类手术的围手术期并发症发生率较高，需要在有经验的中心严格筛选合适的患者后进行。

（二）手术方法

1. 患者体位及切口

（1）患者体位：患者取仰卧、膀胱截石位，通过马镫形腿架来支持髋部、膝部和大腿。腹腔探查后调整为头低足高位。

（2）腹部切口：取下腹正中切口，长度需足以探查上腹部和下腹部，必要时可向上延长切口；也可采用腹腔镜微创手术。

2. 手术步骤

（1）腹盆腔探查：系统地探查横膈、肝、胆囊、胃、脾、网膜、大肠、小肠及盆腹腔腹膜，探查是否存在转移性病灶及其他原发肿瘤。检查盆腔，确认肿瘤是否突破腹腔或转移至盆腔腹膜、子宫附件。仔细触诊腹膜后区域和腹主动脉旁区域，检查是否存在转移性淋巴结。

（2）游离直肠上段、乙状结肠：分离乙状结肠系膜与左侧腹壁先天性粘连，将乙状结肠向右侧牵引，沿肠系膜基底部切开乙状结肠左侧后腹膜至乙状结肠系膜根部。向右侧牵拉直肠，显露直肠固有筋膜及直肠后间隙。沿直肠固有筋膜向内侧分离，注意保护腹下神经。向上分离至乙状结肠系膜根部。同样方法切开乙状结肠系膜右侧后腹膜至系膜根部，并与左侧贯通。

（3）结扎肠系膜下血管：向上游离乙状结肠系膜至IMA根部，清扫IMA根部淋巴结至LCA水平。在LCA起始点下低位结扎或IMA根部高位结扎，切断IMA。

（4）游离直肠及膀胱侧方：沿小骨盆内侧壁切开膀胱侧方腹膜。游离输尿管，距肿瘤2cm以上切断输尿管。分离膀胱外侧与盆壁间疏松组织，结扎输精管、膀胱血管，游离至前列腺侧方。

（5）游离直肠后壁、侧方：沿直肠后间隙锐性分离直肠后方，由中央至两侧分离至直肠侧韧带后方。于S_4水平切开直肠骶骨筋膜，进入肛提肌上间隙，游离直肠后壁至肛提肌水平。沿直肠固有筋膜外缘切断直肠侧韧带，直肠侧韧带中有直肠中动脉穿行，注意止血。

（6）膀胱、前列腺的侧方、前方游离：沿盆侧壁切开前列腺外侧盆内筋膜，于前列腺与盆壁肌肉间游离前列腺侧壁。分离膀胱前壁与耻骨联合间的疏松组织，显露耻骨前列腺韧带，小心分离结扎阴茎背静脉丛及膀胱前列腺静脉丛。继续向下分离至尿道膜部，于直肠壁前方分离尿道，切断并结扎尿道远端。

（7）会阴部操作：丝线双层荷包缝闭肛门，环绕肛门做梭形切口，前段切口至会阴中间，后至尾骨尖，两侧至坐骨结节内侧。女性患者切口应包括阴道及尿道。沿臀大肌前缘、坐骨结节内侧缘、会阴浅横肌后缘清除坐骨肛门窝内脂肪至肛提肌下方。结扎并切断直肠下动脉。于尾骨尖前方切断肛尾韧带，切开后方肛提肌，前方切开尿生殖膈，与腹腔会师，整块移除标本（图18-9-79）。

（8）尿路重建：可选择输尿管皮肤造口、回肠代膀胱、原位膀胱等方式。

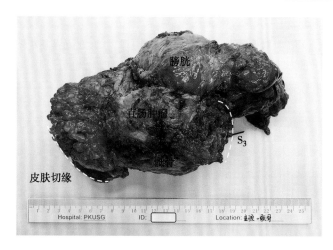

图 18-9-79　全盆腔廓清术术后标本

（9）消化道重建：通常选择乙状结肠单腔造口。若肿瘤未侵袭肛门括约肌，可根据术中情况行结肠肛管吻合重建消化道。

（10）盆底及会阴区重建：CPE 后应力争关闭盆腔间隙，可降低术后盆腔感染、小肠粘连性肠梗阻等并发症的发生率。盆腔缺损，过去可采用大网膜、腹膜或网膜带填入盆腔缺损处等方法防止小肠坠入盆腔，但网膜、腹膜常不足以完全覆盖盆腔的粗糙面。使用带蒂肌肉皮瓣是修补会阴及盆腔缺损的重要途径，该方法适用于 CPE 术前或术中曾行放疗，或术后盆腔会阴缺损大、愈合困难需重建阴道的患者。可采用的会阴肌皮瓣（perineal myocutaneous flaps，PMF）包括腹直肌、臀大肌、大腿肌及双侧阔筋膜张肌等（图 18-9-80）。

（三）手术策略的优化

研究证实 PE 如果能够获得明确的阴性切缘，可以带来良好的生存预后。然而，PE 术后切缘的定义，仍然存在混淆。一种是传统的 R0 概念，目的是在剥离平面切缘（radial margin，RM）>0mm 切除而不暴露肿瘤，另一种是基于 CRM 概念的阴性切缘，目的是切除 RM>1mm。近年来，在一些研究中，CRM 被认为是 PE 术后良好生存和局部控制的预测因素；对 LARC 和局部复发直肠癌（locally recurrent rectal cancer，LRRC）的单独分析表明，LRRC 患者可能需要比 LARC 患者更远距离的切缘。Koh 等回顾性分析了 210 例接受 PE 的 LRRC 患者，得出的结论是，当 RM 为 0.5mm 时，增加切缘宽度并不会带来生存获益，但会改善局部控制率。因此 RM 为 1.0mm 是预测局部控制的最佳切缘。

有研究表明治疗后影像学上与肿瘤接触的纤维化区域应被认为具有恶性潜能，应纳入扩大切除范围。因此，无论新辅助治疗后的分期如何，根治性切除的操作平面应根据治疗之前在影像学检查发现的最大可能的疾病范围进行计划。

（四）术后并发症及处理

既往文献报道 TPE 术后 30 天病死率为 2% 左右。术后并发症发生率为 37%~100%。最常见的手术相关并发症是切口裂开/感染（39%）、肠瘘（10%）、生殖泌尿道瘘（8%），以及肠麻痹/小肠梗阻（11%）。

1. 空盆腔综合征　空盆腔综合征是近年来临床上较为关注的 PE 术后并发症，包括小肠梗阻、腹腔内疝形成或盆腔脓肿等，发生率约为 10%，占所有术后并发症的 40%。目前可以使用生物补片、腹直肌皮瓣、腹膜或者硅胶假体进行盆腔重建，但有文献报道，使用肌皮瓣、腹膜及假体进行盆腔重建的方式有较高的切口感染发生率及死亡率，需谨慎选择。笔者的经验建议使用生物补片来重建盆底。将补片覆盖固定在骨盆腔入口，上面覆盖大网膜，于补片下方放置引流管。可以有效地防止小肠坠入盆腔，并缩小液体积聚的空间（图 18-9-81）。

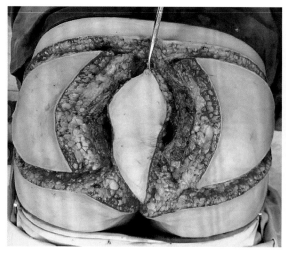
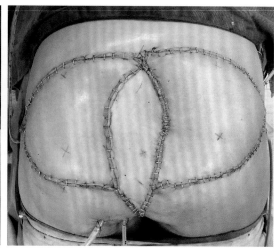

图 18-9-80　盆底及会阴区重建

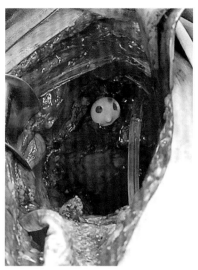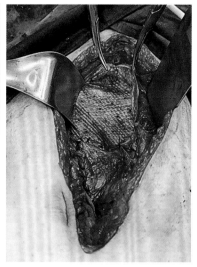

图18-9-81　盆腔廓清术后应用生物补片修补盆腔及引流管放置方法

2. 泌尿系统并发症　CPE 术后最常见的泌尿系统并发症包括尿路感染（40%）和尿瘘（16%）。术后尿瘘的高危因素包括切缘阳性、切除范围过大、合并心血管疾病和既往盆腔放疗史等。

TPE 术后尿瘘的处理应个体化。经治疗后仍存在脓毒症或引流量增多同时尿量减少者，应高度怀疑术后尿瘘。可通过引流液生化检查、影像学检查明确诊断。术后 6 天内出现的尿瘘，建议进行再次手术治疗，迟发性尿瘘可选择经皮肾造瘘术等尿流改道方式治疗。

3. 术后营养不良　CPE 术后患者的整体营养状况显著恶化，有研究表明 CPE 患者出院时的营养不良率（51%）是手术时（24%）的 2 倍。出院后患者的营养状况可能会进一步恶化。导致术后营养不良的主要因素是术后肠梗阻。通常术后第 1 天开始进行全肠外营养，并保证足够的能量摄入。一旦患者能耐受肠内营养，应尽早开始。有证据表明，与未接受肠内营养支持的营养不良患者相比，肠内营养支持可明显改善患者术后体重减轻和握力下降等情况。

（顾晋　杨勇　丁长民）

七、后盆腔脏器切除术

约 10% 的直肠癌临床分期为 cT_{4b}，术前检查提示肿瘤与邻近脏器界限不清，术后病理可分为炎性粘连或癌性浸润。此部分患者虽局部分期较晚，但常无远处转移，临床诊治较为棘手，常需 MDT 和多脏器联合切除。女性直肠癌患者因特殊的生理结构，直肠癌向前方粘连或侵袭的首要脏器为子宫、双侧附件或阴道后壁，直接累及膀胱相对少见，据文献报道，女性直肠癌侵袭生殖器官的发生率高达 18%，联合直肠、子宫、卵巢、阴道等

整块切除的 PPE 是目前广为接受的治疗方案，也是患者获得临床治愈的唯一机会。PPE 因涉及普通外科及妇科，手术难度大，并发症发生率也高于传统 TME。

PPE 有不同的手术分型系统。按照是否保留肛门，分为肛提肌上后盆腔廓清术（supralevator posterior pelvic exenteration）和肛提肌下后盆腔廓清术（infralevator posterior pelvic exenteration）；按照肿瘤侵袭妇科器官的位置及是否保留肛门分为四型（图18-9-82）：Ⅰ型为子宫或宫颈受侵，阴道壁完好，可以行联合子宫切除，阴道断端缝合，肛门保留手术；Ⅱ型为上段阴道受侵型，可行子宫及上段阴道切除，阴道缝合修补，肛门保留手术；Ⅲ型为下段阴道受侵，可行直肠肛门联合阴道后壁切除，阴道成形术；Ⅳ型为阴道后壁大范围受侵型，阴道后壁切除后仅保留阴道前壁，需行（肌）皮瓣成形，V-Y 成形或股薄肌肌瓣成形等。

随着腹腔镜技术的不断进步，腹腔镜及机器人后盆腔廓清术（laparoscopic/robotic posterior pelvic exenteration，LPPE/RPPE）时有文献报道，并显示出较好的近期优势及肿瘤学结局，部分患者甚至经会阴或阴道取出标本，完美实现腹部无切口 NOSES。2006 年 Lakshman 等报道了腹腔镜低位直肠前切除联合子宫、双侧输卵管、卵巢切除术（即 LPPE）用于治疗子宫内膜异位症、乙状结肠癌侵袭卵巢输卵管、直肠癌侵犯子宫各 1 例患者的情况，手术时间为 180~270 分钟，术中出血量为 100~200ml，术后住院时间为 3~4 天，3 例患者均未出现手术相关并发症。2011 年 Puntambekar 等报道了 10 例腹腔镜 PPE 治疗妇科恶性肿瘤的研究，平均手术时间为 210 分钟，平均住院天数为 9 天，平均失血量为 360ml。2013 年 Puntambekar 等报道了 1 例经阴道取标本及结直肠手工吻合的全腹腔镜 PPE 治疗局部进展期直肠癌的情况。

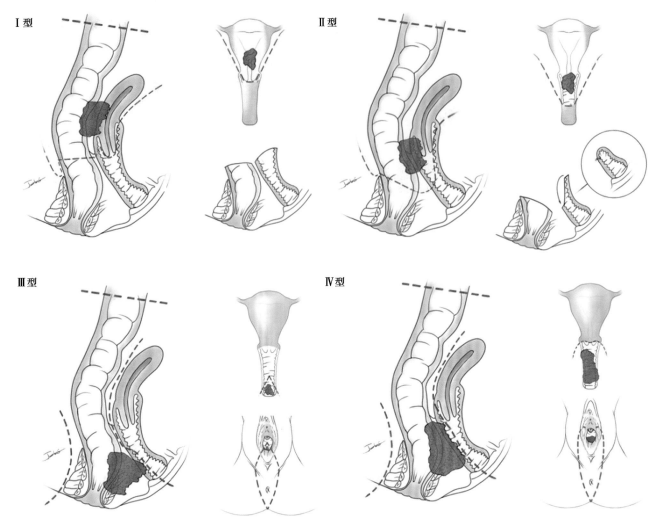

I 型　　　　　　　　　　　　　　　II 型

III 型　　　　　　　　　　　　　　IV 型

图 18-9-82　后盆腔廓清术的四种分型

2018 年池畔等报道了 1 例机器人 PPE 治疗进展期直肠癌。2019 年印度 Pokharkar 等报道了 7 例 LPPE 用于治疗女性局部进展期直肠癌的研究,4 例出现术后并发症,无围手术期死亡病例,提示 LPPE 治疗局部进展期直肠癌技术上可行。2020 年国内汤坚强团队报道了 15 例局部进展期直肠癌行 LPPE,平均手术时间为 268.3 分钟,中位术中出血量为 100ml,术后并发症发生率为 13.3%,均少于 Pokharkar 所报道的 408.6 分钟及 700ml,提示 LPPE 仍存在一定技术难度,在有较多 PE 及腹腔镜手术经验的中心开展可提高其安全性。

(一) 手术适应证与手术禁忌证

1. 手术适应证　包括:①女性局部进展期直肠癌或乙状结肠癌或局部复发直肠癌;②肿瘤局部或复发后侵袭子宫或阴道后壁。

2. 手术禁忌证　包括:①心肺疾病不能耐受手术;②广泛转移者、肿瘤性腹水;③S_2 水平以上骶骨受侵、骨性骨盆受侵;④髂外血管受侵,下肢进行性水肿;⑤坐骨神经痛。

(二) 手术方法

1. 患者体位、Trocar 位置及手术人员站位

(1) 患者体位:采用改良 Lloyd-Davis 体位,头低右侧低位。腹腔镜操作时可将右侧腿架放低,避免术者右手操作器械与患者右腿之间的干扰。需要会阴部操作的病例,建议使用可调节式腿架有利于会阴区操作。

(2) Trocar 位置:一般采用 5 孔法,与腹腔镜直肠手术 Trocar 位置类似。

(3) 手术人员站位:术者站于患者右侧,助手站于患者左侧,扶镜手站于术者同侧或头侧。会阴区操作时术者坐于两腿之间,助手坐于其右侧。

2. 手术步骤

(1) 常规探查:探查腹腔,观察肝脏、胆囊、胃、脾脏、结肠、小肠、大网膜和盆腔有无肿瘤种植。直肠指检探查肿瘤的具体位置、大小;阴道指检确认阴道壁受侵范围。根据术前影像及术中探查决定手术方式。

（2）第一刀切入点：助手提起直肠乙状结肠系膜，呈扇形展平，向腹侧及左侧保持张力，主刀左手钳住腹膜往右侧牵拉，电钩切开膜桥，利用电钩或超声刀空泡效应，可清晰见到膜间隙被气体充盈展开（图18-9-83）。

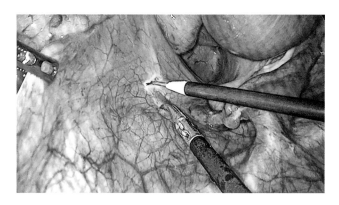

图 18-9-83　第一刀切开点

（3）IMA根部的游离与离断：助手上提，高张力的状态下可见直肠固有筋膜背侧与腹下神经前筋膜间的疏松间隙，切断两者间的纤维条索及肠系膜下丛、上腹下丛的乙状结肠支。主刀左手钳轻轻夹起腹下神经，对抗牵引，沿神经导向于腹下神经前筋膜前间隙向尾侧游离直肠，向外侧拓展间隙显露左侧输尿管。沿着IMA头侧切开主动脉前方腹膜，进入左结肠后间隙，清扫No.253淋巴结，根部结扎处理IMA（图18-9-84），离断后继续向左侧拓展Toldt筋膜间隙将变得简单，直至显露降结肠背侧或左侧腹壁，并夹闭IMV阻断静脉回流（图18-9-85）。

（4）直肠后间隙的游离：助手用右手肠钳夹持直肠系膜的左侧缘，左手钳夹直肠系膜右侧缘，将直肠系膜向腹侧顶起展平；主刀左手用肠钳轻轻牵拉腹下神经前筋膜，或轻推直肠固有筋膜，将直肠固有筋膜和腹下神经前筋膜间隙分开，可见位于背侧的腹下神经前筋膜内网状的血管纹理。通常先在中线6点方向游离，向两侧扩大到4~8点位置。至S_3水平，可见直肠后间隙变窄，不

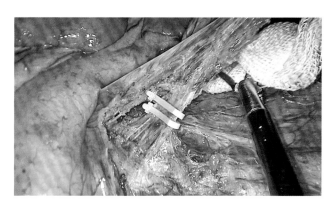

图 18-9-84　根部离断肠系膜下动脉

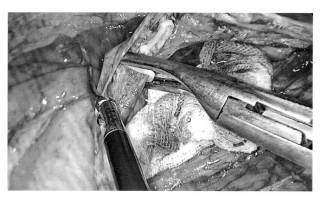

图 18-9-85　夹闭肠系膜下静脉

易分离，此时应考虑直肠骶骨筋膜融合位置，切开直肠骶骨筋膜，可见其后更加疏松的"天使之发"（图18-9-86），隐约可见骶前筋膜后叶深方的骶前静脉走行，继续向肛侧游离，可见肛提肌及肛尾韧带。

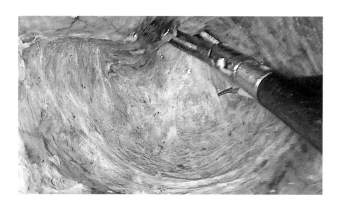

图 18-9-86　切开直肠骶骨筋膜，进入骶前间隙

（5）乙状结肠及上段直肠的游离：电钩分离乙状结肠先天粘连，顺利完成左右会师，助手右手钳将乙状结肠向右侧牵拉，可见左侧直肠旁沟及腹膜返折，沿此线切开膜桥（图18-9-87）。将乙状结肠向左牵拉，显露右侧直肠旁沟，同法切开右侧膜桥。

（6）直肠前方、侧方间隙的游离：腹膜返折近端10cm系牵引带，捆绑直肠，助手左手钳夹持系带向头侧

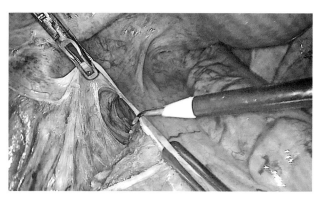

图 18-9-87　切开左侧膜桥

反向牵引,助手右手钳顶起阴道后壁,游离直肠前间隙,可见阴道后壁偏右侧约2cm范围局部受侵,难以分开,阴道指检确认受侵(图18-9-88);将直肠向右上腹牵拉,显露直肠左前侧方间隙,约10点方向,予以分离至肛提肌平面;离断左侧直肠侧韧带及多数情况下9点走行的直肠中动脉,完成左侧方的分离(图18-9-89);同法离断右侧直肠侧韧带。

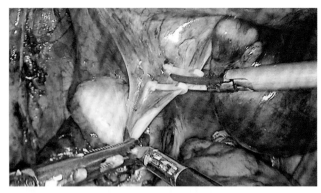

图18-9-90　离断输卵管

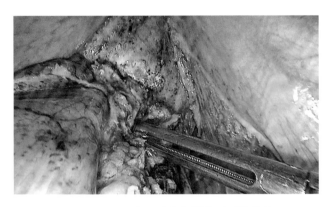

图18-9-88　直肠肿瘤向前累及阴道后壁

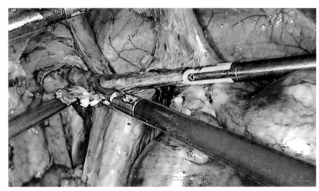

图18-9-91　双极电凝后离断卵巢固有韧带

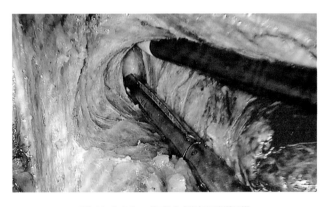

图18-9-89　分离左侧直肠侧韧带

(7)子宫韧带及血管的离断:依次离断左侧输卵管(图18-9-90)、卵巢固有韧带(图18-9-91)、子宫阔韧带(图18-9-92)、子宫动脉(图18-9-93),双极电凝处理子宫颈旁组织及子宫静脉丛,沿着阔韧带前叶至膀胱腹膜返折,向下分离膀胱阴道前间隙,显露宫颈及阴道前壁(图18-9-94);同法处理右侧。

(8)阴道的离断:阴道前壁未受肿瘤侵袭,卵圆钳指引下切开阴道前壁、左右侧壁(图18-9-95),可见肿瘤累及阴道后壁并形成溃疡,沿阴道两侧壁下行(图18-9-96),至肿瘤下缘1cm然后横断阴道后壁(图18-9-97),离断时在直肠指检指引下操作,离断阴道后即可见后方完整的直肠前壁(图18-9-98)。

(9)标本切除与消化道重建:用直线切割闭合器在肿瘤下方2cm处切断肠管(图18-9-99),视情况决定是

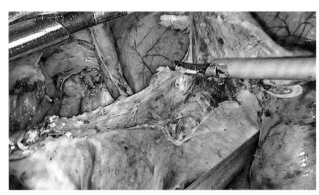

图18-9-92　离断子宫阔韧带

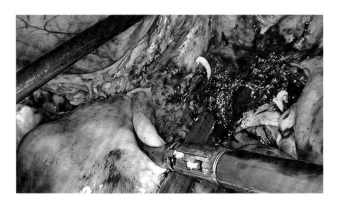

图18-9-93　子宫颈旁离断子宫动脉

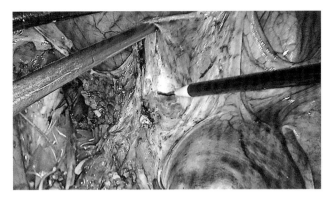

图 18-9-94　显露子宫颈及阴道前壁

否游离结肠左曲。经下腹辅助切口或阴道取出标本,近端 10cm 离断结肠后放置吻合器抵钉座,腔镜下缝合阴道断端(图 18-9-100),经肛门置入管状吻合器,完成降结肠与直肠的端端吻合(图 18-9-101)。检查吻合环的完整性,并充气试验检查吻合口是否渗漏,留置盆腔引流管(图 18-9-102)。术后标本见图 18-9-103。

(三) 技术要点

本例手术展示了Ⅱ型 PPE(上段阴道受侵型)的手术技巧及解剖结构。除直肠相关解剖结构外,展示了妇

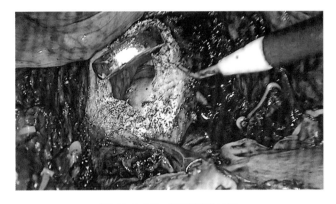

图 18-9-95　切开阴道前壁

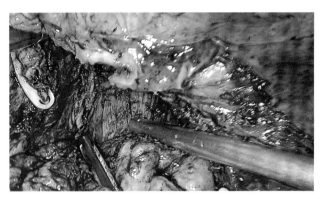

图 18-9-98　完全离断阴道后,显露直肠前壁

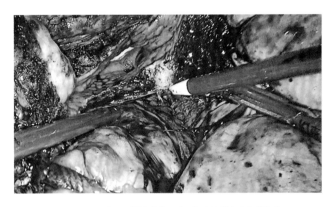

图 18-9-96　沿阴道侧壁下行分离至肿瘤下缘 1cm

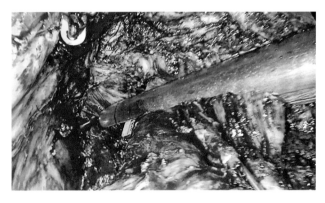

图 18-9-99　内镜用直线切割闭合器离断直肠

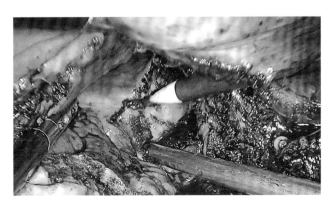

图 18-9-97　受侵阴道壁下缘 1cm 横断阴道后壁

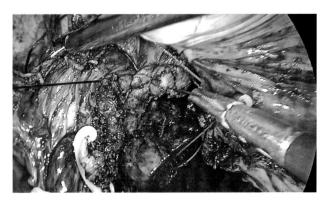

图 18-9-100　腔镜下倒刺线缝合阴道断端

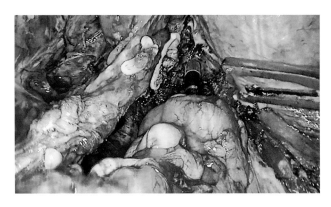

图 18-9-101　降结肠直肠端端吻合

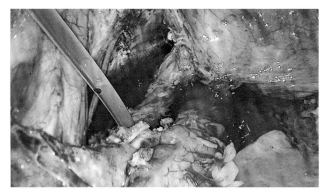

图 18-9-102　留置盆腔引流管

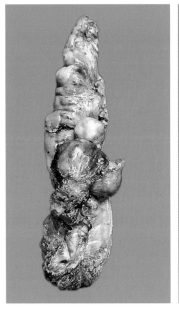

图 18-9-103　标本展示

科器官,如输卵管、卵巢固有韧带、子宫阔韧带、子宫动脉等解剖结构,阴道邻近脏器的结构,如何分离阴道时勿损伤直肠,以及阴道断端的重建及直肠吻合,既体现了肿瘤根治性又体现了器官功能保护的原则。本病例无术后膀胱功能不良发生,可能机制在于本组先行直肠后方及前方间隙游离,利用前后间隙会师的办法来确定侧方间隙平面,且游离输尿管时注意保护输尿管腹下神经平面,避免了在下腹下丛辨认不清条件下导致的误损伤,腔镜视角下可更好保护下腹下丛。

(汤坚强)

第十节　急诊手术

结直肠肿瘤的急诊手术主要针对结直肠肿瘤引起的急腹症,如肠梗阻、急性消化道大出血及肠穿孔等,其发生率为 15%~30%。其中,由梗阻引起的急诊手术占78%,肠穿孔占 10%,出血占 4%。从发生部位来看,直肠癌需要进行急诊手术的病例约为 5.9%,而结肠癌相对更容易引起并发症,需要急诊手术的约占 21.7%。肿瘤位于左半结肠和乙状结肠易发生肠梗阻,而位于结肠左曲的肿瘤更容易发生肠梗阻,也有报道乙状结肠和盲肠是常见肿瘤穿孔部位。此外,接受急诊手术的结直肠肿瘤患者年龄要大于择期手术的患者。临床需要根据病情严重程度及患者的身体状况决定是否采取急诊手术。首先,要根据患者的主诉、临床症状、体征及病史,结合相关辅助检查结果作出初步诊断,根据病情缓急及严重程度制定治疗方案。结直肠肿瘤患者因正在或已经接受过放化疗及靶向治疗,有不同程度的骨髓抑制,当肿瘤侵袭大血管或肿瘤坏死脱落造成消化道大出血,甚至肠穿孔危及生命时,需要采取急诊手术。此外,有部分患者初诊时并不明确是否存在肿瘤引起的消化道大出血,因此需要进行必要的检查来进一步明确诊断,如直肠指检、腹部体格检查有无可疑包块,肿瘤标志物如CEA等有无升高等。结直肠肿瘤引起的消化道穿孔,常有急性腹膜炎体征,立位腹部 X 线片提示膈下游离气体等,CT 可观察到肿瘤所在部位及肠系膜水肿、局部渗出征象,有部分患者因穿孔部位被大网膜包裹并局限,会出现腹盆腔等部位的脓肿等,因此是否采取急诊手术需要充分结合患者各方面情况进行准确判断。结直肠肿瘤急诊手术以抢救生命为主要目的,应遵循损伤控制理念,快速有效控制病情,以降低死亡率。本节重点阐述结直肠肿瘤所致出血、穿孔等需急诊手术的相关内容。

一、结直肠肿瘤合并出血的急诊手术

结直肠肿瘤并发消化道大出血较少发生,主要由原发灶瘤体自发破裂和/或转移灶瘤体破裂导致,放化疗尤其是靶向药物治疗也会引起消化道出血。此外,也有结直肠肿瘤行内镜切除造成出血,肿瘤侵袭邻近组织器官形成内瘘并发消化道出血的报道。应结合临床表现、病史、体格检查、实验室化验及影像学检查做好鉴别诊断。

(一) 手术适应证与手术禁忌证

1. **手术适应证** 包括:①结直肠肿瘤患者出现大量持续性便血,或者解大量黑便,初诊时有血流动力学不稳定,并有早期休克表现者;实验室检查排除其他原因导致的血红蛋白减少及血细胞比容明显降低等;②经药物、内镜或者介入栓塞治疗无效的结直肠肿瘤出血者;③正在接受放化疗的结直肠肿瘤患者出现难治性消化道大出血者;④结直肠肿瘤行内镜下切除术,如内镜黏膜下剥离术后发生消化道出血经非手术治疗无效者。

2. **手术禁忌证** 包括:①合并严重心、肺、肝、肾等重要脏器功能障碍无法耐受手术的患者;②接受过放化疗和/或免疫治疗合并重度骨髓抑制者;③恶病质患者。

(二) 手术方法

一般采取急诊剖腹探查术,常规采用腹正中切口开腹,切口的选择应能够同时顾及上消化道和下消化道的探查。首先,探查腹盆腔有无腹水,必要时进行腹腔脱落细胞学检查,探查腹膜及肝脏表面有无可疑结节。检查整个消化道(包括胃、十二指肠、小肠及结直肠)有无异常,并观察消化道管壁及其系膜有无水肿、出血、扭转及粘连,必要时行直肠指检或双合诊来明确直肠有无包

块及出血。术中无法明确出血部位时,可以考虑行术中内镜检查来进一步明确出血部位(图 18-10-1)。

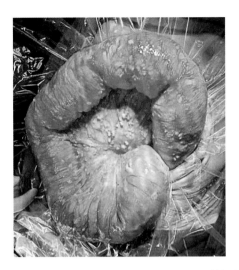

图 18-10-1 结肠癌出血穿孔并发腹腔种植转移

结肠肿瘤致消化道出血,如果探查发现原发肿瘤能够姑息性切除,建议行原发灶切除,并根据肠管条件考虑是否行一期肠吻合术。一般情况下,由于结直肠肿瘤导致消化道出血,未行充分的肠道清洁准备,加之肠管管壁水肿,一期吻合后发生吻合口漏的风险较高,建议根据不同情况分别处理。若为回盲部肿瘤、升结肠及结肠右曲肿瘤并发出血,若探查后能够一期切除,可行末端回肠与横结肠一期吻合;横结肠肿瘤切除后,若能一期吻合,可根据术中情况考虑行回肠末端预防性造口;结肠左曲肿瘤、降结肠肿瘤、乙状结肠肿瘤切除后,根据肠管具体情况,可以考虑行近端结肠造口,远端封闭。如果肠管水肿不严重,肠道清洁度尚好,也可以行一期结肠吻合,或者加回肠末端预防性造口术。

中上段直肠肿瘤合并出血患者,若术中探查原发肿瘤能够切除,建议切除原发肿瘤,并考虑一期吻合和/或回肠末端预防性造口。下段直肠肿瘤若能切除原发灶,可以考虑行腹会阴联合切除术(Miles 手术)或 Hartmann 手术,即近端乙状结肠造口,远端肠管封闭。

此外,术中探查发现结直肠肿瘤无法切除时,可以考虑肿瘤近端肠造口(如乙状结肠双腔造口、横结肠双腔造口、回肠末端小肠双腔造口等),将肿瘤侧肠管旷置。肿瘤段肠管供应血管是否行结扎术,考虑有引起肠坏死的风险,故行血管结扎术需谨慎。

(三) 注意事项

接受过放化疗的结直肠肿瘤患者,由肿瘤引起的消化道出血,需要评估肿瘤原发灶的可切除性和(肝)转移灶的治疗情况,如全身情况允许,可以同期行原发灶和

转移灶的切除,待患者术后康复尽早接受全身治疗。

结直肠肿瘤合并出血的患者,一般会有不同程度的贫血和营养不良表现,此外,部分患者会合并糖尿病、高血压等心肺疾病,应充分评估患者的全身情况。急诊手术以抢救生命及减轻症状为主要目的,避免盲目扩大手术范围,造成围手术期并发症发生风险增高。

结直肠肿瘤合并出血的患者,是否可以采取腹腔镜探查或机器人手术探查,目前缺乏高级别循证医学证据。当出血部位已明确,且原发肿瘤评估可以完整切除时,可以在有经验的医院尝试采用腹腔镜或机器人探查,并完成原发灶切除及消化道重建。

二、结直肠肿瘤合并肠穿孔的急诊手术

穿孔是与结直肠癌相关的需要急诊手术的第二大常见原因,其发生率为2.6%~12%。穿孔主要由肿瘤累及或侵袭肠壁全层导致,也有部分患者因肠梗阻致肠壁缺血坏死导致,穿孔部位可发生于肿瘤部位,也可发生于肿瘤所在部位的近端肠管(图18-10-2)。此外,也有结直肠肿瘤肠道支架置入术后并发肠穿孔的报道。医源性肠穿孔主要包括患者在接受纤维结肠镜检查过程中及术后发生的肠穿孔。肠穿孔常导致肿瘤播散,并发腹膜炎或腹盆腔脓肿等,有报道穿孔是结直肠癌最具致死性的并发症之一,穿孔引起继发性腹膜炎的病死率为30%~50%。应结合临床表现、病史、体格检查、实验室检查及影像学检查做好鉴别诊断。

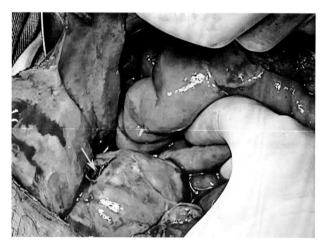

图18-10-2　乙状结肠癌穿孔并形成肠间脓肿

(一) 手术适应证与手术禁忌证

1. 手术适应证　包括:①经肠镜检查确诊的结直肠肿瘤以及正在接受放化疗的结直肠肿瘤发生肠穿孔并有急性腹膜炎临床表现者;②腹部包块合并有膈下游离气体表现,且排除上消化道疾病及炎性肠病导致的肠穿孔者。

2. 手术禁忌证　包括:①合并心、肺、肝、肾等重要脏器功能障碍无法耐受急诊手术的患者;②正在或曾接受过放化疗或免疫治疗合并重度骨髓抑制的患者;③恶病质患者。

(二) 手术方法

一般采取急诊剖腹探查术,常规采用腹正中切口开腹,切口的选择应能够同时兼顾上消化道和下消化道的探查。首先,探查腹盆腔有无腹水,必要时进行腹腔脱落细胞学检查,探查腹膜及肝脏表面有无可疑结节。检查整个消化道(包括胃、十二指肠、小肠及结直肠)有无异常,并观察消化道管壁及其系膜有无水肿、出血、扭转及粘连,必要时行直肠指检或双合诊来明确直肠有无病变。

在明确穿孔部位后,评估病灶有无手术切除的可能,若原发病灶能够切除,建议姑息性切除病灶,并根据肠管条件考虑是否行一期肠吻合术。一般情况下,由结直肠肿瘤导致的肠穿孔,会造成腹腔污染,术后感染风险增高,因此不建议一期肠吻合,若进行一期肠吻合,建议行预防性回肠末端造口(图18-10-3、图18-10-4)。此外,因术前无法实施肠道清洁准备,加之肠管管壁水肿,一期吻合后发生吻合口漏的风险较高,建议行近端肠管造口,远端肠管封闭。近结肠左曲发生的肠穿孔易引起腹膜炎症状,其概率是形成局部脓肿的2倍。当该部位病灶引起穿孔时,其近端肠管(尤其是盲肠)容易发生缺血和坏死,这种情况在合并糖尿病的患者中更为明显。回盲部肿瘤、升结肠及结肠右曲肿瘤,若探查发现能够

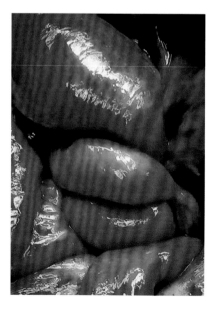

图18-10-3　结肠癌梗阻并穿孔术中探查情况

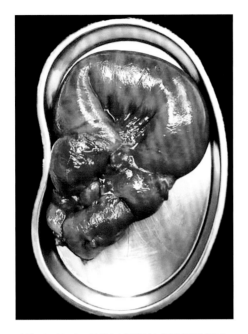

图 18-10-4 结肠癌梗阻并穿孔切除标本

一期切除,可以考虑行结肠次全切除术,回结肠或者回肠-直肠一期吻合;结肠左曲肿瘤、降结肠肿瘤、乙状结肠肿瘤切除后,若肠管水肿严重,一般情况下不允许一期肠吻合,可以考虑行近端结肠造口,远端封闭。如果一般情况允许,肠管水肿不严重,肠道清洁度尚好,也可以考虑一期肠吻合,并行回肠末端预防性造口术。中上段直肠肿瘤合并穿孔患者,若术中探查发现原发肿瘤能够切除,建议切除原发肿瘤,并考虑行 Hartmann 手术,即近端乙状结肠造口,远端肠管封闭。

结直肠肿瘤导致肠穿孔合并腹盆腔脓肿,需要行脓肿清除术及腹盆腔冲洗引流术,术后给予抗生素治疗及营养支持等治疗。此外,术中探查发现结直肠肿瘤无法切除时,可以考虑行穿孔修补术或大网膜填塞术,并于病灶处留置冲洗引流管,术后进行病灶部位持续的冲洗引流。肿瘤较大、穿孔部位感染严重者,可以采取肿瘤近端肠造口(如乙状结肠双腔造口、横结肠双腔造口、回肠末端小肠双腔造口等),将肿瘤侧肠管旷置,同时进行充分的冲洗引流,以降低术后发生严重感染的风险。

(三) 注意事项

结直肠肿瘤导致肠穿孔,常会引起腹盆腔肿瘤播散,发生腹膜转移的风险大大增高,此类患者一般预后不良,预期生存时间较短,故此类患者术后应尽早接受全身治疗。若术中发现腹膜种植转移,在条件允许的医院,可以考虑进行腹腔热灌注化疗及细胞减灭术。因肠穿孔引起腹盆腔脓肿或感染的风险增高,术中需要留置冲洗引流管,术后持续冲洗引流,避免或降低术后发生炎性肠梗阻的风险。此外,结直肠肿瘤合并穿孔的患者,一般会有不同程度的贫血和营养不良表现,部分患者合并糖尿病、高血压等心肺疾病,应充分评估患者全身情况。急诊手术以抢救生命及减轻症状为主要目的,避免盲目扩大手术范围,造成围手术期并发症发生风险增高。

三、结直肠肿瘤其他急诊手术

结直肠肿瘤除会引起出血、穿孔等并发症需要急诊手术外,还有极少数病例会出现肠扭转、套叠、内疝、肠坏死及肠瘘等并发症需要急诊手术(图 18-10-5、图 18-10-6)。

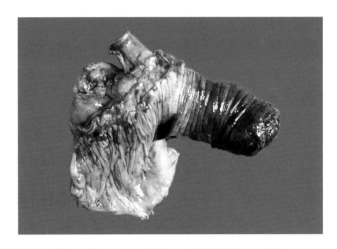

图 18-10-5 结肠癌导致末端回肠套叠入回盲部

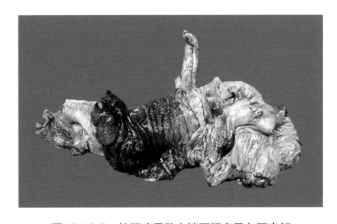

图 18-10-6 结肠癌导致末端回肠套叠入回盲部

横结肠和乙状结肠完全被腹膜包裹,活动度较大,部分横结肠癌和乙状结肠癌患者由肿瘤原因造成肠扭转,临床表现为急性腹痛甚至腹膜炎体征,需要急诊手术。回盲部肿瘤和乙状结肠末端肿瘤由于解剖学特点,肿瘤近侧肠管痉挛性蠕动并套叠入远端肠管内,临床会出现肠套叠的症状和体征,如腹部包块、腹部压痛、果酱样粪便等,腹部增强 CT 将有助于诊断,此类患者若合并有肠坏死和肠梗阻表现,也需要行急诊手术。升结肠或横结肠肿瘤会引起闭袢式肠梗阻,由于肠腔内压力的急剧增高,可能引起肠坏死,若临床出现肠坏死征象,需要进行行急诊手术,以挽救生命。

结直肠肿瘤导致消化道大出血或肠穿孔时,肿瘤分期一般较晚,预后差,但是为了挽救生命,常需急诊手术治疗。但是,结直肠肿瘤引起的出血、穿孔及肠梗阻等急诊手术后并发症的发生率及死亡率均较高,因此手术前应进行必要的评估并制定治疗预案,避免延误手术时机危及生命。同时,术中要充分考虑患者的局部和全身情况,既解决局部并发症同时兼顾肿瘤的综合治疗。

(杨春康 燕速)

推荐阅读

[1] 张明光,王锡山.结直肠外科术式的发展历程及挑战[J].中华医学杂志,2021,101(44):3620-3624.

[2] HALL D E, ARYA S, SCHMID K K, et al. Association of a frailty screening initiative with postoperative survival at 30, 180, and 365 days[J]. JAMA Surg,2017,152(3):233-240.

[3] 中国研究型医院学会机器人与腹腔镜外科专业委员会,中国医师协会内镜医师分会腹腔镜外科专业委员会,中华医学会外科学分会腹腔镜与内镜外科学组.结直肠癌4K腹腔镜手术操作标准专家共识(2020版)[J].中华消化外科杂志,2021,19(5):465-477.

[4] SIMPSON J C, BAO X, AGARWALA A. Pain management in enhanced recovery after surgery(ERAS)protocols[J]. Clin Colon Rectal Surg,2019,32(2):121-128.

[5] CAVALLARO P, BORDEIANOU L. Implementation of an ERAS pathway in colorectal surgery[J]. Clin Colon Rectal Surg,2019,32(2):102-108.

[6] BOLLO J, TURRADO V, RABAL A, et al. Randomized clinical trial of intracorporeal versus extracorporeal anastomosis in laparoscopic right colectomy(IEA trial)[J]. Br J Surg,2020,107(4):364-372.

[7] 山口茂树,平能康允,王利明.など 結腸の機能的吻合法とは一手縫い端々吻合,三角吻合,機能的端々吻合[J].外科,2019,81(Suppl 4):458-461.

[8] 池畔,王枭杰.基于膜解剖的腹腔镜与机器人结直肠肿瘤手术学[M].北京:人民卫生出版社,2019:150-197.

[9] HARTMANN H. Note sur un procede nouveau d'extirpation des cancers de la partie du colon[J]. Bull Mem Soc Chir Paris,1923,49:1474-1477.

[10] GENTILE V, FERRARESE A, MAROLA S, et al.Peri-operative and post-operative outcomes of perforated diverticulitis Hinchey Ⅱ and Ⅲ:open Hartmann's procedure vs.laparoscopic lavage and drainage in the elderly[J]. Int J Surg,2014,12(Suppl. 2):S86-S89.

[11] 江波,卢艳军,刘海义,等.经自然腔道取标本改良 Bacon 术在低位直肠癌中的应用[J].腹腔镜外科杂志,2018,23(11):827-830.

[12] GUAN X, JIAO S, WEN R, et al. Optimal examined lymph node number for accurate staging and long-term survival in rectal cancer:a population-based study[J]. Int J Surg,2023,109(8):2241-2248.

[13] BUUNEN M, VELDKAMP R, HOP W C, et al. Survival after laparoscopic surgery versus open surgery for colon cancer:long-term outcome of a randomised clinical trial[J].Lancet Oncol,2009,10(1):44-52.

[14] LACY A M, GARCÍA-VALDECASAS J C, DELGADO S, et al. Laparoscopy-assisted colectomy versus open colectomy for treatment of non-metastatic colon cancer:a randomised trial[J]. Lancet,2002,359(9325):2224-2229.

[15] FENG B, LING T L, LU A G, et al. Completely medial versus hybrid medial approach for laparoscopic complete mesocolic excision in right hemicolon cancer[J]. Surg Endosc,2014,28(2):477-483.

[16] LIBERALE G, BOHLOK A, BORMANS A, et al. Indocyanine green fluorescence imaging for sentinel lymph node detection in colorectal cancer:a systematic review[J]. Eur J Surg Oncol,2018,44(9):1301-1306.

[17] FENG B, SUN J, LING T L, et al. Laparoscopic complete mesocolic excision(CME)with medial access for right-hemi colon cancer:feasibility and technical strategies[J]. Surgical Endoscopy,2012,26(12):3669-3675.

[18] FENG B, LING T L, LU A G, et al. Completely medial versus hybrid medial approach for laparoscopic complete mesocolic excision in right hemicolon cancer[J]. Surgical Endoscopy,2014,28(2):477-483.

[19] Guan X, Hu X, Jiang Z et al,. China NOSES Alliance. Short-term and oncological outcomes of natural orifice specimen extraction surgery(NOSES)for colorectal cancer in China:a national database study of 5055 patients[J]. Sci Bull(Beijing). 2022 Jul 15;67(13):1331-1334. doi:10.1016/j.scib.2022.05.014. Epub 2022 May 19.

[20] 王锡山.经自然腔道取标本手术学[M].4版.北京:人民卫生出版社,2021.

第十九章 复发结直肠癌的外科治疗

第一节 复发结肠癌的外科治疗

一、复发的因素

结肠癌术后的局部复发多在术后 6 个月至 2 年发生,特别是在术后 6 个月至 1 年。左半结肠肿瘤、$T_{3~4}$ 肿瘤、淋巴结阳性、中低分化腺癌或黏液腺癌、术前血清 CEA>5ng/ml、肠梗阻、切缘阳性及未接受辅助化疗的患者更容易发生局部复发。手术操作对复发也有很大影响,局部切除范围不足,肠外淋巴结清扫不彻底,术前、术中未严格遵循无瘤操作技术可能会导致复发。要严格掌握无瘤操作原则,规范手术操作,避免术中反复探查挤压肿瘤,引起肿瘤细胞脱落进入血液循环导致播散和转移,特别是盲目采用小切口进行钝性分离,不可避免地挤压刺激肿瘤。

无瘤技术:①术野显露充分,探查先按肝、脾、胰腺、胃、小肠、结肠的顺序,避免接触和挤压肿瘤;②先结扎肠管,向肠腔和癌灶肠管供应血管内注入氟尿嘧啶 30mg/kg,用氟尿嘧啶胶封闭癌灶浆膜面,在清除淋巴结过程中防止癌细胞种植;③要在根部预先结扎切断肿瘤的供应血管,以阻断癌细胞的血行转移;④按不同病变部位力求做到右半切除、左半切除完整切除。复发患者多数首先表现为血清癌胚抗原的动态升高,以后相继出现消化道出血、腹痛、腹部包块以及肠梗阻等症状。因此结直肠癌术后 2 年内应每 3 个月复查 1 次,复查项目主要包括:①有无相应的临床症状,如会阴部疼痛、局部肿块、腹部下坠感、排便习惯改变、粪便性状改变等;②直肠和阴道指检;③粪便隐血试验;④癌胚抗原检测;⑤腹部超声检查;⑥胸腹盆 CT 检查;⑦结肠镜检查。

二、复发的分型分类

复发包括两类:一是结肠癌术后全身脏器再次出现

与原发肿瘤相关的肿瘤,包括肝、肺、骨骼等的转移癌及局部复发;二是特指初次手术范围内的再发,而其他脏器的复发则包括在转移范畴。

根据结肠癌术后复发部位可分为吻合口复发、结节性复发、腹腔内复发及混合型复发。吻合口复发指肿瘤复发位于吻合口及其附近的肠管,可向腔内、腔外生长,伴或不伴周围组织浸润。多因术前灌肠、术中挤压导致肠腔内癌细胞脱落,种植于吻合口或其附近的黏膜或肿瘤两端肠管切除长度不够,切缘有癌细胞残留引起。结节性复发指腹腔内孤立的结节样复发,由于初次手术结肠系膜切除不足或腹腔内转移淋巴结清扫不够引起。腹腔内复发是指腹腔内浆膜表面的肿瘤复发,常为多发性或弥漫性,由原发肿瘤已经穿透浆膜或术中癌细胞散落于腹腔、盆腔引起。混合型复发指局部及肝、肺等组织同时复发。

三、手术方式

只要具备手术条件均采取手术治疗,其目的是缓解症状,改善生存质量,在有可能的情况下进行治愈性切除。然而,有相当一部分结肠癌的局部复发位于原肿瘤的部位,即原肿瘤床,复发后其局部解剖结构发生显著变化,再手术时腹腔广泛粘连使手术难度增高,在明确诊断后,应做充分的术前评估以确定可切除性及切除范围。

肿瘤复发的再手术时机应遵循肿瘤治疗的原则,在适应证范围内尽早施行,而早期发现是尽早手术并取得良好效果的关键。在再次手术患者的选择以及判断肿瘤是否能够进行根治性切除方面,尽管单纯通过结肠镜、双重对比剂钡灌肠造影、CT、MRI 等检查术前尚难以高度准确地进行预测,但是上述检查在评估肿瘤是否复发、复发的类型和部位、复发肿瘤与周围脏器的关系等方面具有重要的作用,手术探查仍然是唯一能够确定肿瘤是否可以被完全切除的方法。

CT 诊断结肠癌及术后复发结肠癌的检出率、灵敏度、特异度与手术病理诊断结果比较,差异无统计学意义;CT 诊断结肠癌 T 分期、N 分期检出率低于病理检查结果,差异有统计学意义;CT 诊断 M 分期检出率与病理检查结果比较,差异无统计学意义。因此,结肠癌术前诊断及术后复发性评估诊断实施中应用 CT 诊断,对于患者病灶临床检出具有显著应用价值,且可有效反映病灶转移情况,为手术治疗方案及预后治疗实施提供完善诊疗依据,应用价值显著。

局部复发结肠癌(locally recurrence colon cancer,LRCC)常用的手术方式包括根治性切除和姑息性手术,后者又包括姑息性切除、短路手术或梗阻肠管近端造口术等。再次手术时应注意:①了解首次手术方式,如首次手术为姑息性切除,再次手术多不能行局限性癌灶切除,只能行短路吻合或肠道造瘘,对这类患者只能以减轻患者痛苦及改善生存质量为目的;②要了解首次手术的病理和时间,首次手术的组织学恶性程度越高,首次手术时间间隔越短,则再手术切除的机会越小;③手术前应全面了解各重要脏器的功能,有无其他疾病;④手术前应纠正水电解质及酸碱平衡紊乱,纠正贫血、低蛋白血症等;⑤手术中应耐心细致,避免医源性损伤;⑥复发癌若侵袭腹壁软组织,则切除后需行腹壁缺损修补;⑦再手术时,可行术中静脉化疗和局部低渗温热水冲洗创面,以消灭循环系统中或腹腔等的癌细胞,减少全身转移及复发的可能。

四、并发症

Chesney 等报道了 117 例 LRCC 接受再手术切除的患者,50% 的患者行全身多脏器切除,最常见的附加脏器切除为小肠、腰肌和输尿管。术后的中位住院时间为 9 天。30 天内没有死亡病例,住院超过 30 天的患者也没有住院死亡病例。40 例(34%)患者发生了术后并发症,其中 35% 的并发症评分为 Clavien-Dindo Ⅲ级或更高。并发症主要包括手术部位浅表感染、尿路感染、长时间肠梗阻、输尿管狭窄。

Braun 等报道了 203 例 LRCC 患者,113 例行手术治疗,共有 42 例(37.2%)患者出现术后并发症,其中 24 例(21.2%)患者需要通过手术处理。最常见的手术并发症是 14 例(12.4%)需手术处理的术后出血(Clavien-Dindo Ⅳ级)。其次是 10 例(8.8%)腹壁创面愈合障碍(Clavien-Dindo Ⅲ级)及 5 例(4.4%)需要干预处理的吻合口漏(Clavien-Dindo Ⅲ级)。较少见的手术并发症包括脓肿、瘘管、胰腺炎、腹膜炎、腹部切口裂开等。术后死亡率较低,3 例(2.7%)患者在术后 30 天内死于感染性疾病和随后的多器官衰竭。

Chesney 等在 2016 年的综述中提到 6 项研究报道了 30 天术后死亡率,每项研究 0~3 例死亡,总体死亡率为 2.1%(377 例患者中有 8 例)。6 项研究共报道了 282 例患者的术后并发症情况,其中 117 例(41.5%)出现并发症。各研究报道的并发症发生率差异很大(21%~68%),大多数并发症被认为是轻微的,严重并发症包括败血症、呼吸衰竭、肠瘘、胰瘘、吻合口漏和伤口并发症。在 3 项报道住院时间的研究中,中位住院时间为 9~14 天。

五、预后

2021 年,Uchino 等报道了 1997—2013 年在 Aichi 肿瘤中心医院接受根治性手术的 Ⅰ~Ⅲ期结肠癌患者 735 例,有 104 例(14.1%)患者出现复发,其中 94 例发生在单个器官,59 例患者行根治性切除术。无论左、右半结肠癌复发,接受根治性切除的患者比接受姑息性治疗的患者有更高的 5 年总生存率(右半结肠癌复发:42.2% vs. 0;左半结肠癌复发:71% vs. 15.9%;$P<0.001$)。与左半复发性结肠癌的患者相比,右半复发性结肠癌的患者的总生存期(overall survival,OS)更差(5 年 OS:42.2% vs. 71%;$P=0.03$)。

2021 年,Chesney 等报道了 1993—2017 年在多伦多大学附属的三个专业癌症中心接受 LRCC 根治性手术治疗的 117 例患者。对病史、结肠镜、CEA 和影像学进行随访,评估 OS、癌症特异性生存期(cancer-specific survival,CSS)和复发时间。结果显示,中位随访时间为 53 个月,5 年生存率为 75%(95%CI:68%~84%),10 年生存率为 69%(95%CI:59%~79%),5 年的 CSS 为 78%(95%CI:70%~86%),10 年的 CSS 为 72%(95%CI:63%~83%),5 年复发率为 22%(95%CI:14%~31%),10 年复发率为 27%(95%CI:16%~39%),阴性切缘(R0)与改善 OS 相关(风险比 3.33,95%CI:1.85~6.00,$P<0.01$)。

2020 年,Jarrar 等报道了 1999—2017 年在 Cleveland 诊所接受 LRCC 根治性手术治疗的 52 例患者,记录人口统计资料、手术细节和结果数据。入选患者平均年龄 62 岁。最常见的复发部位是吻合口(48%)。R0 切除占 68%。吻合口复发患者的 OS 较其他部位更长(71.6 个月 vs. 40.8 个月,$P=0.05$)。

2019 年,Braun 等报道了 1990—2011 年 Schleswig Holstein 大学医院 203 例 LRCC 患者,中位无病生存期为原发肿瘤切除后 23 个月。113 例患者接受了复发肿瘤切除的手术治疗,其中直肠原发肿瘤 63 例(56%),结肠原发肿瘤 50 例（44%）。69 例（61%）患者获得了根治性切除（R0）。未发生远处转移的 R0 切除患者的中位 OS 为 91 个月。与不能完全切除复发肿瘤的患者相比，这些患者有更好的 OS（$P<0.001$）。R0 切除伴全身转移患者与 R1（$P=0.794$）或 R2（$P=0.422$）切除患者的 OS 差异无统计学意义。

2016 年，Chesney 等通过 MEDLINE、EMBASE 和 Cochrane CENTRAL 的系统检索分析了 LRCC 根治性手术患者的预后。共纳入 9 项回顾性、非对照队列研究，总计 550 例患者接受 LRCC 根治性切除术，结果采用随机效应模型进行汇总。结果显示，3 年总生存率为 58%（95%CI：39%~76%），5 年总生存率为 52%（95%CI：32%~72%）。相比之下，R1 切除（$n=60$）与低生存率相关：3 年总生存率为 27%（95%CI：12%~41%），5 年总生存率为 11%（95%CI：2%~25%）。R2 切除（$n=86$），3 年总生存率为 11%（95%CI：5%~7%），无 5 年生存率。

现有的文献表明，LRCC 手术切除是安全的，约 50% 的患者在接受根治性切除（R0）后有望长期生存。然而，尚不能确定这些良好的结果是患者选择的结果，还是可以归因于切除。应进行纳入所有 LRCC 患者的前瞻性研究以提供更高质量的证据。

（汪欣）

第二节　复发直肠癌的外科治疗

一、分型

局部复发模式对于治疗策略和预后有明显的影响。为了便于治疗和比较结果，对复发直肠癌的复发模式进行了分类。有效的分型系统需要基于 MRI 的盆底解剖分割与界面，目前有多种局部复发直肠癌（locally recurrence rectal cancer，LRRC）的分类方法可以进行 LRRC 的可切除性判断和预后预测。LRRC 常见分型包括以下几种。

1. **梅奥医学中心分类系统**　根据是否有疼痛和肿瘤固定于骨盆前部、骶部、骨盆左侧和右侧等不同部位将患者分为几组。疼痛被细分为无症状的疼痛、有症状但无痛和伴有症状的疼痛。肿瘤固定被细分为不固定在任何部位和固定在 1、2 或 3 个部位（表 19-2-1，图 19-2-1）。

表 19-2-1　梅奥医学中心分类依据及结局

分类	依据			结局
梅奥医学中心（Mayo Clinic）	症状	S0	无症状	无疼痛症状患者的预后更理想
		S1	有症状但无疼痛	
		S2	有疼痛等症状	
	肿瘤固定程度和方向	F0	无粘连固定	固定方向多的患者术后并发症发生率高，生存率较差
		F1	与 1 个方向结构固定	
		F2	与 2 个方向结构固定	
		F3	与 ≥3 个方向结构固定	

2. **纪念斯隆-凯特琳癌症中心（MSKCC）分类系统**　基于复发的解剖位置，将其分为中心型、前向型、后向型和侧方型。①中心型：不累及骨盆前壁、后壁、侧壁，包括低位前切除术后吻合口复发；经肛门或经括约

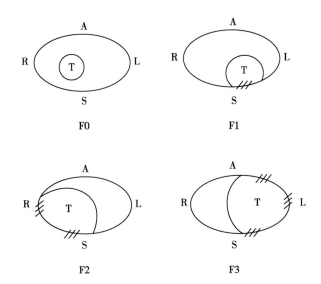

图 19-2-1　梅奥诊所局部复发直肠癌分型示意图

肌切除后局部复发；腹会阴切除术（abdominal-perineal resection APR）术后会阴复发；②前向型：侵袭膀胱、阴道、子宫、精囊或前列腺；③后向型：侵袭骶骨和尾骨；④侧方型：侵袭骨盆腔侧壁或侧壁结构，包括髂血管、盆腔内的输尿管、外侧淋巴结、盆腔自主神经和侧壁肌肉组织。

3. **Leeds 复发分类**　是目前在临床上采用最广泛的分类方法。包括中央型、侧壁型、骶骨型和复合型。①中心型：肿瘤局限于盆腔器官和结缔组织而未累及骨性盆腔；②骶骨型：肿瘤位于骶前间隙并毗邻或侵袭骶骨；③侧壁型：肿瘤累及盆腔侧壁结构，包括坐骨大孔、梨状肌和臀部区域的坐骨神经；④复合型：同时有骶骨受累和侧壁复发。

4. **北京大学第一医院 F 分型**　将骨盆划分为前方、两侧盆壁和骶骨 4 个方向，根据盆壁累及程度分为以下 4 型。①F0：无累及盆壁，肿瘤累及邻近脏器，或向

前方侵袭泌尿、生殖器官或小肠;②F1:肿瘤累及一个方向的盆壁(骶骨、两侧盆壁之一);③F2:累及两个方向的盆壁;④F3:累及3个方向的盆壁(图19-2-2)。

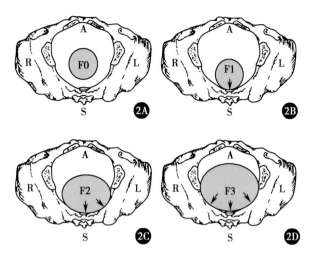

图19-2-2 北京大学第一医院局部复发直肠癌F分型示意图

A. 前方;S. 骶骨方向;L. 左侧盆壁;R. 右侧盆壁;黑色箭头. 肿瘤累及方向。

二、适应证

尽管复发直肠癌行外科手术切除有治愈的可能性,但是手术相对复杂,难度高,需要多学科协作,且并发症的发生率较高,因此应在有经验的中心开展,严格掌握适应证。目前不推荐进行姑息性盆腔联合脏器切除术,因为减瘤手术并不能给复发直肠癌的患者带来获益。推荐仅当局部症状明显并且病灶比较局限时才考虑姑息性手术。

1. 局部复发结肠癌手术适应证 ①没有不可切除的远处转移灶;②淋巴结转移限于盆腔内;③患者身体状况良好,无严重心肺疾病,能够接受手术;④术前评估为可R0切除,或者有可行术中放疗的微小残留病灶的R1切除。

2. 局部复发直肠癌手术禁忌证 ①侵袭第一骶椎或腰椎;②广泛的骨盆侧壁受累,如骨盆环周受侵;③肿瘤侧方侵袭坐骨切迹;④肿瘤包裹髂总血管或髂外血管;⑤伴有不可切除的远处转移灶。

三、手术方式

(一)根据局部复发直肠癌累及不同方向将盆腔分为4个部分,有利于评估手术方式以及预判手术难度

1. 前型和中心型 前方可能受侵的结构包括子宫、

阴道、膀胱、精囊、前列腺和尿道。孤立的前方病灶,可以采取微创手术方式(腹腔镜或机器人)。在女性患者中,由于女性生殖系统的阻挡,泌尿器官可免于受侵,而可仅行后盆腔脏器切除,包括子宫、子宫颈和受侵的阴道连同直肠一起切除。单独累及阴道,当后穹隆未受侵时,可单独进行阴道后壁切除术,然后重建阴道后壁。全盆腔脏器切除术(total pelvic exenteration,TPE)依然是广泛的前方泌尿生殖器官受侵的标准治疗方式,该方法需要切除所有盆腔器官,因此需要泌尿重建。

2. 后型 骨盆后方的主要受侵结构包括骶骨、骶前静脉丛和骶前筋膜。孤立的直肠系膜筋膜受侵而未穿透骶前脂肪者,切除骶前筋膜已可获得足够切除范围。如果肿瘤侵袭骶骨S_3以下,可行低位骶骨切除,并不影响神经功能。S_3以上的高位骶骨切除术,根据切除平面的不同,会有相应的内脏神经功能损伤和下肢运动障碍。

3. 侧方型 肿瘤向侧方侵袭是最具挑战性的分型,在手术切除之前,必须熟悉侧方的神经、血管和肌肉-腱膜结构,以避免医源性损伤和最大限度地减少出血。根据术前MRI显示的肿瘤侧方侵袭程度来确定手术平面,可以切除相应的髂内血管、肌肉-腱膜结构。

4. 会阴型 会阴型意味着肿瘤扩散至肛提肌、坐骨肛门窝脂肪、会阴和臀部的皮下组织及皮肤。通常需要通过肛提肌外切除来获得足够的切缘,可以通过截石位经腹-会阴联合完成,也可通过俯卧位完成会阴部的操作。盆腔及会阴的缺损可引起术后伤口愈合不良等并发症,可选择性进行盆底-会阴的重建。可用带蒂大网膜、生物补片、带蒂肌肉皮瓣等方法修补缺损。

(二)根据肿瘤复发的位置和前述分型,联合脏器切除的主要术式可分为以下几种

1. 全盆腔脏器切除 全盆腔脏器切除手术复杂,需整块切除所有盆腔内脏器,包括直肠、膀胱、输尿管下段、内生殖器官(男性为前列腺、精囊,女性为子宫、阴道),若髂内血管受侵,通常可一并切除。常需要胃肠外科、泌尿外科、妇产科、整形外科、血管外科等多学科合作。肿瘤下缘距肛缘超过5cm的病例,可选择保肛。在切除手术中,可使用直肠后间隙,耻骨后间隙(又称膀胱前间隙、Retzius间隙),输尿管/髂血管/闭孔内肌梨状肌层面三个不同解剖平面或间隙。直肠后间隙和膀胱前间隙是相对安全且易于操作的区域,侧方根据肿瘤累及范围、侧方淋巴结转移情况可酌情选用不同平面。

2. 后盆腔脏器切除 女性直肠癌侵袭子宫或阴道壁的病例可选择此术式,需整块切除直肠、子宫、受侵阴道壁等,若肿瘤侵袭子宫附件或绝经女性,可联合附件

切除。有条件的病例可使用妇产科举宫杯托举子宫,有助于辨认阴道穹隆、膀胱子宫间隙及子宫动脉。手术应尤其注意避免输尿管损伤,谨记"桥下流水"解剖结构,主动从近端开始显露输尿管,有助于降低输尿管损伤的发生率。阴道断端行单纯封闭即可,缺损较大者使用带蒂皮瓣进行阴道重建可改善生存质量,通常并发症发生率低,且在阴道重建后,许多女性都可以进行阴道性交。

3. 联合骶尾骨切除　直肠癌局部后向侵袭,累及骶前软组织,未累及骶骨骨质,推荐经腹或腹会阴联合根治性切除,在根治性手术切除前提下保留骶骨完整性,仅切除骶前组织;肿瘤主体侵袭骶骨(S_2/S_3 关节面以下),推荐经骶尾部入路行 R0 切除,即患者俯卧位,切除部分受累骶骨及骶前组织,根治性切除肿瘤。既往骶骨受累尤其是高位(S_1/S_2)骶骨受累被认为是手术的相对或绝对禁忌证,研究发现,R0 切除是预测预后的最重要因素,R1 切除的生存率也优于 R2 切除。澳大利亚单中心大样本的联合骶骨切除资料显示,高位骶骨切除与低位骶骨切除 R0 切除率相当,虽然高位骶骨切除术后的神经系统缺陷程度更高,但不影响生存,功能结局和生存质量也可接受。因此,高度筛选后的患者,联合骶骨切除乃至高位骶骨切除是安全可行的,还能给患者带来生存获益,但手术时必须以 R0 切除为首要目标。

4. 低位前切除术后复发行腹会阴联合切除　直肠癌行低位前切除(即 Dixon 手术)后局部吻合口复发病例易早期发现,肿瘤相对较小,若浸润范围不大,且未侵袭周围脏器,可考虑再次行根治性腹会阴联合切除术(即 Miles 手术),其 5 年生存率最高,可接近 50%,是所有盆腔复发中预后最佳的类型。解剖结构改变、前次手术粘连及肿瘤侵袭等因素使常规全直肠系膜平面消失,环周切缘也难以评价,极大增加手术难度。目前原发直肠癌环周切缘以 1mm 为标准。复发直肠癌,其环周切缘标准,或者系膜切缘标准,仍需更多研究来进一步明确,但争取各种标准下的 R0 切除仍是改善预后的关键,建议手术医师对标本进行详细标注,以帮助病理医师明确判断。

5. 姑息性手术　姑息性盆腔联合脏器切除术,并不能给复发性直肠癌的患者带来获益,仅为了解除梗阻或出血等明显局部症状时才考虑。此类手术以缓解症状为主要目的,有明显的肿瘤灶残余,没有达到根治性切除。

(三) 盆腔脏器切除手术相关泌尿系的重建

1. 输尿管重建　肿瘤侵袭输尿管,可行输尿管切除端端吻合;下段输尿管切除可行输尿管膀胱再植或膀胱瓣成形后输尿管膀胱再植;长段缺损可考虑输尿管断端

与对侧输尿管吻合,或肠代输尿管吻合,或输尿管皮肤造口。

2. 膀胱部分切除术　肿瘤侵袭膀胱底,行膀胱部分切除修补术;一侧输尿管开口处受侵,建议行输尿管膀胱部分切除,膀胱修补及输尿管再植术;膀胱容量不足时,可酌情行膀胱扩大术。

3. 全膀胱切除术　膀胱三角或前列腺受侵切除膀胱者,可考虑行回肠膀胱术、输尿管皮肤造口、旷置结肠代膀胱、原位新膀胱等。

4. 前列腺切除术　可考虑行全膀胱前列腺切除,行回肠膀胱术、输尿管皮肤造口或旷置结肠代膀胱;或仅切除前列腺、精囊,行膀胱颈尿道吻合或膀胱永久造瘘。

5. 膀胱造瘘　高位骶骨切除等导致支配排尿的神经损伤;仅切除前列腺后行膀胱永久造瘘。

(四) 全盆腔脏器切除手术

TPE 是盆腔脏器切除术的一种,是指切除盆腔内肿瘤、内生殖器官、膀胱、远侧输尿管、直肠及部分乙状结肠、转移淋巴结、盆底腹膜、肛提肌及外阴,并做消化道及尿路重建。1948 年,Brunschwig 首次将盆腔切除术作为复发子宫颈癌、子宫内膜癌的姑息性手术。1950 年,Brintnall 等报道了第 1 例局部晚期直肠癌的盆腔内脏切除术。直到 20 世纪 80 年代,Wanebo 等发表了 10 例 LRRC 患者接受盆腔切除术和骶骨切除术的结果后,该手术才被提议用于局部复发直肠肿瘤。随着时间的推移,TPE 手术的住院时间、30 天内并发症发生率、再次手术率、死亡率方面没有明显增加;根治性切除(R0 切除)率、骨切除率和皮瓣重建率越来越高,输血需求减少。目前 LRRC 的 R0 切除率为 60%~80%。

1. 术前评估　术前评估包括病史,尤其是影像学检查结果和既往手术记录。现病史需评估患者是否有骨盆疼痛、便血或排便习惯改变等 LRRC 常见的临床症状;既往史关注泌尿系统和性功能病史,以及任何提示坐骨神经和泌尿系统受累的病史。收集之前所有的影像学资料并详细了解初次手术方案,如时间、术式、辅助治疗细节、肿瘤病理、术后情况。直肠指检和阴道检查有助于评估低位 LRRC 的位置和活动度,最终通过内镜下活检、直肠内超声或 CT 引导活检确认 LRRC 诊断。评估患者是否存在手术适应证和禁忌证。根据患者实际情况以及个人意愿,结合 LRRC 患者手术适应证与禁忌证最终决定手术方案。推荐对所有的 LRRC 患者进行腹腔镜探查,因为约 30% 的病例伴有腹膜转移,以减少不必要的创伤。

2. 手术操作要点和步骤　由于复发直肠癌异质性很强,术前根据"因人而异,因病施治"的原则,针对患

者的具体情况,进行个体化的多学科会诊确认治疗方案流程;拟行手术治疗的患者,根据其肿瘤的来源及侵犯范围,确定手术方式及所需的相关手术科室。具体操作步骤以全盆腔脏器切除为例进行叙述。

(1)取截石位,开腹手术选择下腹正中绕脐切口(右绕脐为佳),若为腹腔镜手术,取脐上观察孔 Trocar,右下腹麦氏点附近置入主操作孔 Trocar,其内上约一拳距离置入副操作孔 Trocar,左下腹基本对称位置置入辅助孔 Trocar(可根据团队习惯灵活选择辅助孔位置)。

(2)探查腹腔,证实无肝脏及腹膜广泛种植转移,确认肿瘤侵袭范围,决定行全盆腔脏器联合切除术。

(3)游离直肠,分为直肠后间隙及侧方间隙的游离。

1)游离左侧方间隙(图 19-2-3):打开乙状结肠及其系膜与左侧腹壁的先天愈着,进入 Toldt 间隙,将乙状结肠及直肠上段向右上方牵引,沿 Toldt 间隙向右侧游离至左侧输尿管水平或与右侧会师。向尾侧打开直肠旁沟,辨认并保护左侧下腹下神经、下腹下丛,紧贴神经平面向尾侧游离至盆筋膜水平。

2)游离直肠后间隙(图 19-2-4):将乙状结肠及直肠上段向左上方牵引,打开右侧直肠旁沟及乙状结肠系

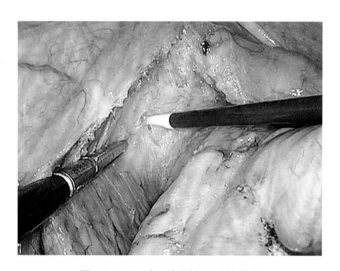

图 19-2-3　直肠左侧方间隙的游离

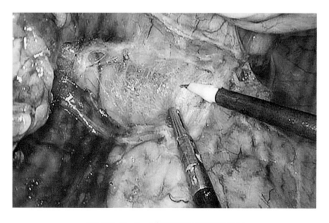

图 19-2-4　直肠后间隙的游离

膜基底部,分辨并保护上腹下丛,进入 Toldt 间隙,向左侧游离至与左侧会师或左侧生殖血管水平。向左上方托举直肠,辨认并保护盆内脏神经,沿直肠后间隙游离直肠后壁至盆筋膜水平。

3)游离右侧方间隙(图 19-2-5):打开直肠后间隙后,向右侧辨认并保护右侧下腹下神经、下腹下丛,紧贴神经平面向尾侧游离至盆筋膜水平。

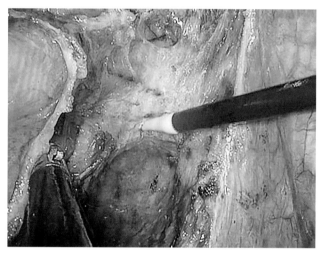

图 19-2-5　直肠右侧方间隙的游离

值得一提的是,直肠后间隙为 Toldt 间隙向骶前的延续,侧方间隙却是区别于直肠癌根治的全直肠系膜间隙,根据术中探查的情况,可以是全直肠系膜间隙,也可以是超出了 TME 范围的盆腔侧方淋巴结外侧间隙。一般情况下,开腹手术优先游离左侧间隙,进而游离直肠后间隙,最后游离右侧间隙。腹腔镜手术中,优先游离直肠后间隙,其次是两侧间隙。但实际手术中,因为盆腔占位通常较大,这三个步骤都是交替操作,逐步向尾侧推进。

(4)游离膀胱、前列腺、精囊。

(5)根据病理类型,选择清扫侧方淋巴结(图 19-2-6)。

1)全盆腔脏器联合切除:自髂总、髂外动脉外侧背侧开始,沿着髂腰肌游离,保护生殖股神经,将髂外动脉及静脉掀起,进入闭孔区域,沿着闭孔内肌筋膜游离 No.283 淋巴结的外侧界,显露闭孔内肌、闭孔动静脉及神经,直至肛提肌腱弓水平;打开动脉鞘裸化髂外动脉、髂总动脉,并向内侧和下方锐性分离,向下方打开髂外静脉鞘;于髂内外动脉分叉处找到闭孔神经近端,全程显露并保护闭孔神经,显露髂内动脉主干,沿其表面逐渐向尾侧依次显露并根部结扎切断脐动脉、膀胱上动脉(可与前者共干)、闭孔动脉、子宫动脉(女性)及膀胱下动脉及静脉,(或可自臀上动脉发出点远端结扎切断髂内动脉)清扫侧方淋巴结,与标本一并移除。

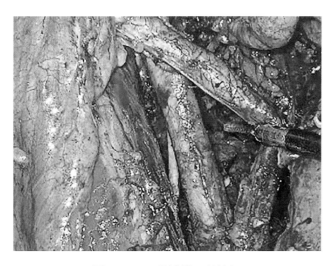

图 19-2-6 侧方淋巴结清扫

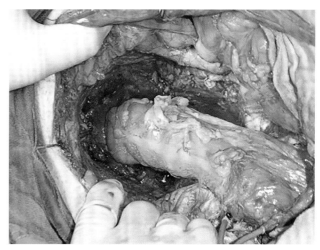

图 19-2-7 乙状结肠直肠端端吻合

2）后盆腔脏器联合切除：辨认髂外动脉及输尿管，沿脐内侧襞外侧，切开盆腹膜，上至跨过输精管（子宫圆韧带）2cm，下至输尿管跨髂外动脉外侧。于输尿管外侧辨认输尿管腹下神经筋膜外层面，用超声刀沿此间隙向后向下仔细分离，显露 S_4 神经根或梨状肌筋膜，需至少保留一侧输尿管腹下神经筋膜；自髂总动脉、髂外动脉外侧背侧开始，沿着髂腰肌游离，保护生殖股神经，将髂外动脉及静脉掀起，进入闭孔区域，沿着闭孔内肌筋膜游离 No.283 淋巴结的外侧界，显露闭孔内肌、闭孔动静脉及神经，直至肛提肌腱弓水平；打开动脉鞘裸化髂外动脉、髂总动脉，并向内侧和下方锐性分离，向下方打开髂外静脉鞘；于髂内外动脉分叉处找到闭孔神经近端，全程显露并保护闭孔神经，显露髂内动脉主干，沿其表面逐渐向尾侧依次显露脐动脉、膀胱上动脉（可与前者共干）、闭孔动脉、子宫动脉（女性）及膀胱下动脉及静脉，清扫侧方淋巴结并整块移除。

（6）重建，包括泌尿系统重建及消化道系统重建。

1）泌尿系统重建：根据术中情况可选择部分膀胱切除重建，输尿管皮肤造口及回肠膀胱。

2）消化道系统重建：包括保留肛门的乙状结肠直肠吻合、保留肛门外形的乙状结肠皮肤造口及会阴切除后的乙状结肠皮肤造口及盆底重建。①保留肛门的乙状结肠直肠吻合（图 19-2-7）。近端乙状结肠置入管状吻合器钉砧，远端使用稀碘附水和生理盐水冲洗直肠残端后，置入管状吻合器行端端吻合。该消化道重建方式适用于保证安全切缘的前提下，远端仍可有直肠保留，吻合口无张力的情况下。②保留肛门外形的乙状结肠皮肤造口（图 19-2-8）。可以保证安全切缘并保留部分直肠或肛管的患者，若其因结肠长度限制而不能吻合或吻合后张力过大，或患者因一般情况差，不能承受吻合口漏的风险，则可以选择该消化道重建方式。乙状结肠

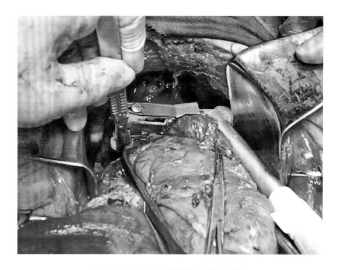

图 19-2-8 乙状结肠皮肤造口

皮肤造口位置选择于脐与髂前上棘连线内 1/3 处，切开直径 2~3cm 圆形皮肤，切除皮下脂肪至前鞘，十字切开前鞘，分离腹直肌至后鞘，纵向打开后鞘及腹膜，开口可容两指。建议可吸收线间断缝合前鞘、后鞘、腹膜，保留缝线。根据患者胖瘦情况，拉出乙状结肠高出皮表 4~6cm，再用之前保留的缝线将乙状结肠缝合固定于前鞘、后鞘及腹膜。将造口结肠断端外翻固定于造口皮肤真皮层，使造口高出腹壁 1~2cm 为宜。③会阴切除后的乙状结肠皮肤造口及盆底重建（图 19-2-9）。全盆腔脏器切除一般建议切除会阴，但其创伤相对较大。肛门双荷包缝合关闭，根据切除范围确定切口前端，后端至尾骨尖，两侧至坐骨结节内侧缘，距肛门 3~4cm 做梭形切口，沿坐骨结节内缘、会阴浅横肌后缘分离至肛提肌下方，切断位于尾骨尖前方的肛尾韧带，靠近盆壁切开髂尾肌、耻尾肌、耻骨直肠肌，达盆筋膜，与腹盆部会师。前壁根据切除范围，向上切开尿生殖膈，与腹盆部会师。移除标本。在会阴部放置盆腔引流，间断缝合皮肤皮下

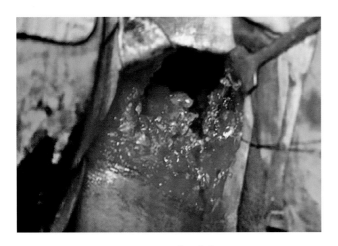

图 19-2-9 会阴部切口

脂肪组织关闭切口即可。乙状结肠造口参见保留肛门外形的乙状结肠皮肤造口。会阴部切口可以直接缝合，大网膜足够时可用大网膜覆盖低位盆腔，也可用人工生物补片填充盆腔。若会阴部切口过大而无法直接缝合或缝合后张力过大者，可请整形外科专家行带蒂肌皮瓣，包括垂直腹直肌皮瓣、股薄肌皮瓣、臀大肌皮瓣。有文献报道盆腔及会阴的缺损可导致术后伤口愈合减慢，引起肠梗阻甚至穿孔等并发症，因此认为盆腔及会阴缺损的修补对于术后的愈合是极其重要的，但是盆腔及会阴重建也会增加相关并发症的发生率。笔者认为，单纯的盆腔缺损无须刻意填充，并不增加术后并发症的发生率，而会阴皮肤的严重缺损通常需要自体肌皮瓣修复。

（7）清点器械敷料，检查腹腔内有无出血、副损伤，有无肿瘤残余（图 19-2-10），必要时可放置钛夹标记，以便于后续放疗定位，关腹（图 19-2-11，图 19-2-12）。因该手术较大，建议尽可能地关闭腹膜，逐层确切关闭前鞘层、皮下组织、表皮层。关闭切口后再外翻乙状结肠造口。

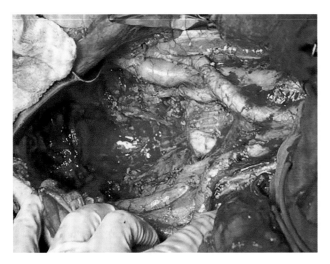

图 19-2-10 全盆腔脏器联合切除术野

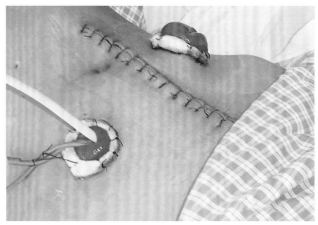

图 19-2-11 全盆腔脏器联合切除开腹手术后切口

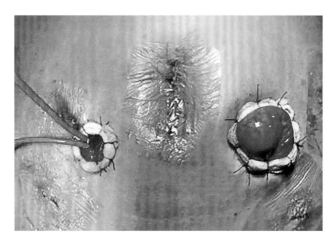

图 19-2-12 全盆腔脏器联合切除腔镜手术后切口

（五）要点解析

1. 打开腹主动脉旁腹膜后间隙对于确定治疗的可切除性是至关重要的。打开盆腔腹膜（从骶骨岬沿骨盆边缘至膀胱即肿瘤最靠近骨盆侧壁的一侧）才能确定肿瘤的活动度及是否可切除。

2. 外侧盆腔解剖注意保护生殖股神经及闭孔神经，这些结构外侧无淋巴结。

3. 骶前静脉（包括骶前静脉丛及骶椎椎体静脉）、盆壁侧方髂内静脉及其分支、耻骨后前列腺静脉丛（Santorini 静脉丛）术中易出现大出血，术中注意遵循先易后难、先中后侧、先游离出髂内动静脉、锐性分离原则，降低出血风险。若出现不易控制的大出血，先压迫，继续手术移除瘤体后再行进一步止血，必要时需要纱布填塞。

四、并发症

尽管盆腔脏器切除术可以将死亡率控制在较低水

平（2%~5%），LRRC患者TPE术后并发症发生率较高，为41.6%~86%，并且进行泌尿系统切除的患者的术后并发症发生率显著高于未进行泌尿系统切除的患者，这种差异与泌尿系统重建密切相关。常采用Clavien-Dindo分级对术后并发症进行评估，ⅢA级及以上被视为严重并发症。ⅢA级及以上并发症的发生率在不同的报道间差异较大，Bogner等对63例LRRC患者TPE术后的研究中，发现73%的患者至少有一种术后并发症，Clavien-Dindo ⅢA级及以上的患者，7例患者需要额外的介入治疗（Clavien-Dindo ⅢA级，11.1%），26例患者因并发症需要再次手术（Clavien-Dindo ⅢB级，41.3%），7例患者出现至少一个器官衰竭的脓毒症并发症（Clavien-Dindo ⅣA级，11.1%），2例患者出现多器官衰竭（Clavien-Dindo ⅣB级，3.2%）。

LRRC患者TPE术后的并发症主要包括全身感染、手术相关并发症、泌尿系统相关并发症及其他并发症。

1. 全身感染 包括术后的腹腔、盆腔感染，以及呼吸道感染和泌尿系统感染。Blake等对642例接受盆腔切除术的患者进行了长期随访，241例患者（37.5%）术后出现了败血症，131例患者（20.4%）出现呼吸系统感染，111例患者（17.2%）出现泌尿系统感染。术后的腹盆腔感染与手术创面大、渗出多，且引流不畅密切相关。

而呼吸道感染与手术时间长、呼吸道分泌物多、呼吸机使用时间过长、术后伤口疼痛导致咳嗽排痰困难等密切相关。术后的泌尿系统感染，多由回肠膀胱不通畅或输尿管逆行感染导致。

2. 手术相关并发症 是术后最常见的并发症，包括伤口感染、伤口裂开、出血、吻合口漏、肠梗阻、窦道或瘘管形成、盆腔积液、腹腔或盆腔脓肿、造口并发症、腿间隔综合征、肠缺血等。

3. 泌尿系统相关并发症 包括高引流量、肾功能紊乱、肾积水、输尿管肠狭窄、急性肾衰竭。Kazi等对100例尿流改道的TPE患者进行回顾性分析，以研究早期和晚期泌尿系统并发症的发生情况，30例患者出现了泌尿系统重建相关的并发症。早期并发症患者10例，发热（20%）、伤口裂开（10%）、高引流量（50%）或肾功能不全（20%）；晚期并发症患者26例，14例出现肾积水，11例出现输尿管狭窄，1例出现非梗阻性肾功能不全。TPE后的尿流改道与高泌尿系统并发症发病率相关。没有任何单一因素，包括既往放疗、复发性疾病、吻合类型或失血，可以预测泌尿系统并发症的发生情况。

4. 其他并发症 盆底会阴修复相关并发症，如肌皮瓣分离、感染、坏死、瘘管形成、生物补片感染等。

（汪欣）

第三节 整形修复手术

一、肿瘤整形外科学简介

肿瘤外科学是用手术方法将肿瘤切除，对大多数早期和较早期的实体肿瘤而言，手术仍然是首选的治疗方法。而整形外科学是现代外科学的一门分支学科，主要研究和治疗人体体表组织、器官的畸形或缺损，以达到恢复其生理功能和外部形态的目的。肿瘤整形外科学是肿瘤外科学与整形外科学相互融合的产物，在肿瘤外科学和整形外科学发展的基础上，通过融合肿瘤综合治疗手段以及显微外科技术，充分尊重肿瘤患者对生命尊严、对生存质量的需求，逐步形成并发展起来的交叉学科。作为一门新兴的学科，肿瘤整形外科学的发展史见证了整形外科的进步，经历了整形外科与肿瘤外科的结合，包含着显微外科等技术的发展与应用。

肿瘤根治性切除后，常遗留大而深的创面，甚至可能伴随着血管、神经、肌腱的暴露，器官外形及功能的缺失，肿瘤治疗过程中伴随的放射治疗、药物化疗对上述创面的愈合会产生负面影响，这类患者的创面修复通常

较为困难，尤其是口腔颌面部、胸壁、乳腺和会阴部等对外形和功能要求较高的部位更是如此。这种创面用一般的外科方法是难以修复的，必须借鉴整形外科技术，使缺损部位的外观和功能获得较为满意的恢复。随着肿瘤治疗理念的发展，肿瘤患者在延长生存期乃至获得治愈的同时，也希望拥有完整的形体和健全的功能，以便以积极的心态参加社会活动。而整形外科学的发展为肿瘤整形外科学的产生奠定了基础；肿瘤外科根治手术后带来的毁容、组织与器官缺损及肿瘤患者对完整健全功能的渴望，为肿瘤整形外科学的产生提供了"土壤"。在缺乏组织修复技术之前，许多局部晚期肿瘤患者由于根治手术之后组织缺损无法修复而失去了手术治疗的机会；即使勉强接受了根治性手术，也可能由局部软组织的缺损导致严重的毁容或器官功能缺陷。如今，由于整形外科提供了大量的组织修复技术，不但保证了根治手术的完成，提高了局部的切除率，而且达到了修复局部组织缺损与功能重建的目的。在颈部、口腔颌面部以及乳房肿瘤等多个领域的肿瘤治疗中，肿瘤根治性切除术后一期重建手术已经得到广泛开展，在根治

肿瘤的同时,获得器官外形及功能的恢复,可以很好地改善患者的术后生存质量,更好地回归社会。近年来,全国各大肿瘤中心都分别建立了整形外科修复团队,整形外科医师也积极地投入肿瘤切除术后患者的修复重建。在这样的背景下,肿瘤外科学与整形外科学相结合成为当今医学发展的必然趋势,具有广阔的发展前景。

二、穿支皮瓣的基本概念

穿支皮瓣(perforator flap)是指仅以管径细小的皮肤穿支血管(穿动脉和穿静脉)供血的轴型皮瓣。穿支皮瓣的特征是以穿支血管为蒂,而不论其来源如何(肌肉、肌间隔)。手术中需解剖游离穿支血管,即直接供养皮瓣的血管蒂不是深部主干血管。穿支皮瓣是从其供养血管的角度命名的,与皮瓣(组织瓣)的组织构成(皮下组织皮瓣、筋膜皮瓣、筋膜脂肪瓣等)无关。穿支皮瓣是显微外科皮瓣移植的新发展,符合组织移植"受区修复重建好,供区破坏损失小"的原则,但是对术者的显微外科技术要求更高。穿支皮瓣技术使皮瓣移植实现了供区选择自由化、皮瓣切取微创化、皮瓣受区与供区美观化,达到了"成活、功能、外形和供区微创"的完美统一。

穿支皮瓣的解剖学基础包括穿支血管、穿支体区及穿支血管吻合支等。穿支血管(perforator vessel)是指由源血管(source vessel)发出、穿经深筋膜为皮下组织和皮肤供血的营养血管。包括两类:①肌间隔(隙)穿支(septocutaneous perforator),经肌间隔(隙)穿过深筋膜到达皮下组织和皮肤,多存在于肌肉细长的四肢肌间隙(位于功能相同的肌肉之间)或肌间隔(位于肌群与肌群之间)的部位,分开肌间隔(隙)可见到穿支血管起自深部主干动脉。肌间隔穿支供养的皮瓣称为肌间隔(隙)穿支皮瓣(septocutaneous perforator flap)。②肌皮穿支(musculocutaneous perforator),经过深层的肌肉后再穿过深筋膜到达皮下组织和皮肤,切开深筋膜后可通过向肌肉深层追踪解剖获得较长较粗的血管蒂。肌皮穿支供养的皮瓣称为肌皮穿支皮瓣(musculocutaneous perforator flap)。每一穿支血管及其分支呈树形分布所能到达的最大解剖学区域称为穿支体区(perforasome)。其所对应的外科概念为该穿支皮瓣所能切取的最大范围,即在形态学上所能见到的穿支动脉的分布范围,是穿支皮瓣最基本的解剖学供区(anatomic territory)。相邻穿支血管的分支之间会形成很多联系沟通。其吻合类型有三种:①不减少口径的真性吻合;②逐渐减少口径的阻力性吻合;③在正常情况下尚未开放的潜在性吻合。而且穿支血管在经过深筋膜向浅层走行的过程中,相邻的穿支间发出分支,形成具有一定方向性的链式血管吻合,从而使皮肤组织的血流具有鲜明的方向性。皮肤链式血管丛以深筋膜表面、皮神经、浅静脉周围和真皮下层最为密集。在相邻穿支供区的交界线上,存在着一个血流压力的平衡点,当一侧穿支血管闭塞或被阻断引起血流压力下降时,另一侧穿支血管内的血流就会跨越原来的吻合部位,向压力低的一侧供血,由此跨越了解剖学上的供区。在临床上即为皮瓣成活的面积。

穿支皮瓣有很多设计方法:①带蒂穿支皮瓣(pedicled perforator flap),在受区创面的周围设计切取穿支皮瓣,进行带蒂局部转位,具有无须进行显微外科血管吻合的优点。临床以偏心设计的穿支血管蒂螺旋桨样岛状皮瓣(perforator pedicled propeller flap)最为常用,可旋转覆盖与供区相对180°的创面。②游离穿支皮瓣(free perforator flap),在身体任何具有穿支血管的部位切取穿支皮瓣进行游离移植,该皮瓣对显微外科血管吻合技术要求更高。③自由设计的穿支皮瓣(free-style perforator flap),是一种穿支皮瓣设计理念,是指在任何具有穿支血管的供区部位,均可逆向切取穿支皮瓣(先解剖出穿支,再向深部追踪解剖),而不必术前知道该穿支血管的来源。术前应用可靠的技术手段(如多普勒超声、CT血管成像等)确定穿支血管部位和直径,以及熟练的逆向解剖操作技术,对自由设计的穿支皮瓣非常重要。④多叶穿支皮瓣(polyfoliate perforator flap):在同一个血管体区(供区)内切取的包含有多个同一种类的独立皮瓣(皮肤)、但又共同起源于一个较大的上级母体(源)血管蒂的一组穿支皮瓣,仅需吻合一组血管蒂[即母体(源)血管]即可移植2个以上的皮瓣。包括双叶穿支皮瓣、三叶穿支皮瓣等。⑤嵌合穿支皮瓣(chimeric perforator flap):在同一个血管体区(供区)内切取的包含多个不同种类的独立组织瓣(如肌肉、皮肤、骨骼等),但又共同起源于一个较大的上级母体(源)血管蒂的一组穿支皮瓣,称为嵌合穿支皮瓣,是复合组织瓣(compound flap)的一种。仅需吻合一组血管蒂(即母体血管)即可移植2块以上的组织瓣;⑥血流桥接穿支皮瓣(flow-through perforator flap),利用穿支的源血管,在修复创面的同时重建受区主干血管或为其他组织瓣提供血管吻合部位,将其串联成一个序列进行移植,称为血流桥接穿支皮瓣。其特征是血管蒂较长较粗,远近两端均可吻合,如股前外侧穿支皮瓣的旋股外侧动脉降支。⑦穿支皮瓣的外增压(supercharge)与内增压(turbocharge),临床切取超过一个血管体区的大面积皮瓣时(如联体超大皮瓣),为保证其成活,可以在其最远侧进行血管吻合建立辅助的血液循环。如将远侧的穿支血管与皮瓣以外的受区血管进行吻合，称为外增压，包括动、静脉，单独动脉，单独静脉吻合称为超引流；如与皮瓣近侧自身血管蒂的另外分支进行吻合，称为内增压。在临床上穿支皮瓣还有很多不同的组合方法，如由2个穿支皮瓣修复一个创面的方法常被称为接吻皮瓣，以另一个穿支皮瓣修复供瓣区的方法常被称为接力皮瓣。

穿支皮瓣的手术成功与否，术前穿支血管的定位与选择至关重要。目前有很多的术前导航技术，可以很好地定位和选择优势穿支血管，降低手术难度，提高手术成功率。方法包括多普勒超声、CT血管造影、红外技术以及吲哚菁绿造影等。然后，再根据解剖学知识及穿支血管的走行方向和血管链方向，设计皮瓣的轴心线与安全切取的最大面积。穿支皮瓣多逆行切取，术中先确认穿支血管，再沿其向深部追踪解剖。手术操作应遵循"步步为营、留有后路、确保成功"的原则。术后监护应观察穿支皮瓣术后的供区、受区，处理原则类似于传统轴型皮瓣，但其血管蒂细小，手术操作相对复杂，血管危象发生率较传统皮瓣更高。因此，术后应严密监护，注意鉴别动脉危象与静脉危象、血管痉挛与血栓形成，并及时进行相应的处理。

当今皮瓣移植不能仅以皮瓣成活、创面愈合为目标，应该充分考虑皮瓣移植的得失比(得，受区的功能与外形恢复；失，供区的功能与外形损害)。因此，穿支皮瓣应用的基本原则为以最小的供区功能与外形损害获得最佳的受区功能和外形恢复，即最大得失比原则。以次要部位修复主要部位是皮瓣移植永恒不变的原则，皮瓣高质量成活是穿支皮瓣应用的前提和基础，在此前提和基础上应重视皮瓣受区功能与形态的重建和减少供区外观与功能的损害。皮瓣移植既要考虑创面部位、大小、形态、深浅、是否合并死腔与感染、局部感觉与运动功能重建要求、受区血管、创面周围软组织条件等情况，也要综合评估供区皮肤色泽、质地、弹性、移动度、松弛度、皮下脂肪厚度、失用性肌萎缩程度、供区血管、皮神经支配等，还应参考患者全身情况、年龄、性别、职业及本人特殊要求，尽可能做到"缺多少补多少、缺什么补什么"，实现受区创面的三维立体美学修复和供区创面的直接闭合，创面修复不禁锢于先局部后远位、先带蒂后游离的传统创面重建阶梯原则，但在创面修复获得同等得失比的前提下，应遵循"能近勿远、先易后难、先简后繁"的原则。

三、腹壁修复方法

结直肠癌晚期的腹壁转移和复发，常表现为腹壁隆起性肿瘤和造口周围肿瘤复发两种。前者可以是穿透整个腹壁的明确瘤体甚至伴有破溃和出血，也可以皮下肿物为主要表现形式，此时借助影像学方法和穿刺活检可以明确诊断，而后者通常易于识别。

(一) 适应证

1. 肿瘤外科医师判定可以切除的复发肿瘤。
2. 患者一般情况满足手术安全性的要求。
3. 有适宜的供区。

(二) 手术关键步骤

1. 确认获得阴性切缘。

2. 修复材料的选择 结直肠癌腹壁复发肿瘤的切除常伴有肠切除及肠吻合，有些还涉及泌尿生殖系统器官的切除和各种腹壁造瘘，因此多属于污染性手术。污染性手术在修复腹膜层时，应选择组织相容性高和一旦感染便于移除的材料。笔者推荐使用由八层结构重叠而成的异种脱细胞真皮基质(图19-3-1,图19-3-2)，其优点是具有很高的强度、粘连发生率低、一旦伤口感染只需要局部去除便可(图19-3-3)。

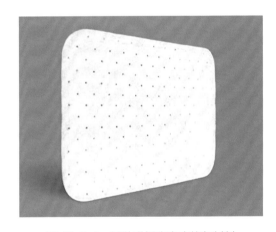

图 19-3-1 异种脱细胞真皮修复材料

图 19-3-2 异种脱细胞真皮修复材料的八层结构

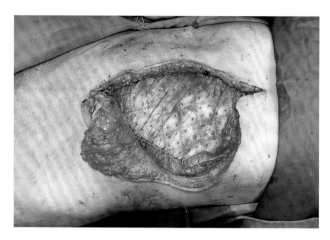

图 19-3-3　使用异种脱细胞修复材料修复腹膜层,图示为缝合后

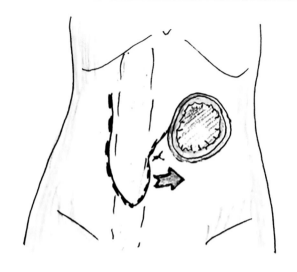

图 19-3-4　右侧腹直肌肌皮瓣
此皮瓣为上腹部缺损常用皮瓣。

3. 皮瓣的选择　传统整形外科推荐用于腹壁缺损的皮瓣不多,大部分集中于以腹壁下动脉和腹壁上动脉为蒂的躯干部皮瓣(图 19-3-4)以及阔筋膜张肌肌皮瓣和股前外侧皮瓣为代表的大腿来源皮瓣(图 19-3-5)。近年来,随着穿支皮瓣技术的不断进步,腹壁缺损可选的皮瓣也逐渐增多。同时,显微外科技术的进步也使修复方法变得更加自由。

1)病例 1:阔筋膜张肌肌皮瓣修复造口周围癌切除术后巨大腹壁缺损(图 19-3-5)。

2)病例 2:逆向穿支螺旋桨接吻皮瓣结合阔筋膜张肌肌皮瓣病例(图 19-3-6~图 19-3-10)。

(三)要点解析

1. 确保切缘阴性应该作为修复手术的前提条件之一。

2. 无瘤技术应成为整体手术成功的必备条件。

3. 在确保无瘤技术的前提下,修复手术开始之前应重新消毒铺巾,并更换所有手术器械。

4. 术前导航技术有利于提高皮瓣的可靠性,并且大大缩短手术时间。

5. 修复手术应本着无张力缝合的原则,因此在皮瓣设计时应大于缺损面积 20% 左右。

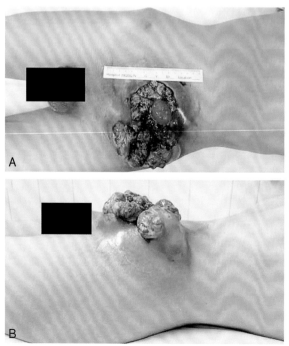
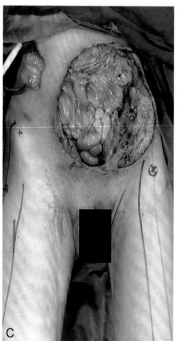
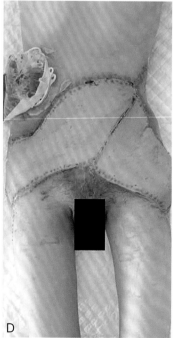

图 19-3-5　造口周围复发,肿瘤扩大切除术后腹壁巨大创面以双侧阔肌膜张肌肌皮瓣修复。A、B. 造口肿瘤侵及下腹壁,表面有溃疡和感染(A,从前面;B,从外侧)。C. 造口肿瘤切除术后巨大腹部缺损;D. 术后 2 周腹部伤口愈合良好。

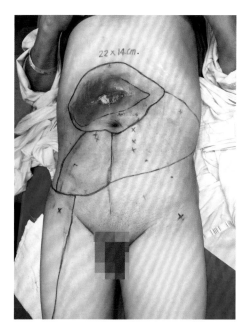

图 19-3-6　腹壁肿瘤及术前设计（实图）

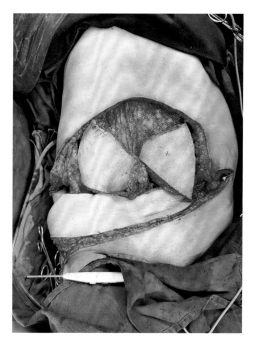

图 19-3-8　右腿阔肌膜张肌肌皮瓣逆时（实图）

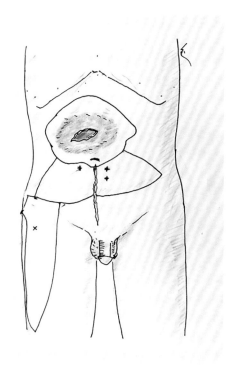

图 19-3-7　腹壁肿瘤及术前设计（示意图）

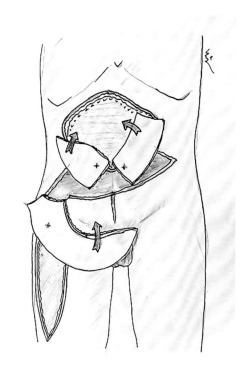

图 19-3-9　右腿阔肌膜张肌肌皮瓣逆时（示意图）

蓝色箭头示逆向穿支螺旋桨皮瓣的旋转方向。

6. 限于供区条件不佳，伤口缝合后确有张力的情况下，可置患者于屈髋或半坐位以改善血液循环和确保伤口愈合。其限制体位可于 1 周后缓慢解除。限制体位期间注意预防骶尾部压力性损伤。

四、会阴区修复

会阴区域的复发性直肠癌，需要对会阴皮肤和盆腔器官进行广泛的根治性切除，如全盆腔切除和骶骨切除，造成盆腔空洞，使患者容易发生盆腔脓肿、瘘管形成、肠梗阻和会阴伤口愈合不良等并发症，称为空骨盆综合征。术前放疗也增加会阴伤口愈合不良的风险。目前认为合理的方式是使用带血管蒂的组织来消除死腔，关闭会阴伤口。

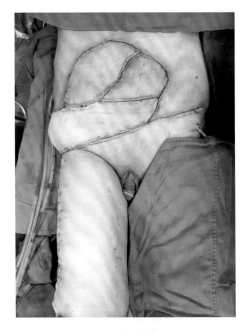

图 19-3-10　腹壁修复后正面观

（一）特别强调此区域修复面对的四个主要问题

1. **空骨盆综合征**　会阴重建手术应在考虑充分的皮肤覆盖会阴缺损的同时，尽量缩小死腔体积，从而降低术后并发症风险，改善生存质量。会阴缺损重建皮瓣类型的选择取决于缺损的特点、周围组织活性，以及患者的手术史和合并疾病，应个性化选择皮瓣类型。

腹直肌皮瓣是目前最常用的盆腔缺损重建方法，它需要将肌肉、覆盖的脂肪和皮肤转移到会阴区域，从而提供足够容量的组织来填补盆腔间隙。然而，这有时可能不适合结肠造口术、泌尿造口术或任何其他既往腹部手术的患者。此外，这种方法有时会导致腹壁闭合困难、术后腹壁切口疝。如果肿瘤涉及会阴的大片区域，臀肌皮瓣的内侧会随肿瘤一起被切除，单纯臀肌皮瓣难以到达盆腔深部缺损处。Oomen 等研究表明臀肌皮瓣不适合应用于重建深度超过 8cm 的会阴缺损。需要注意的是，盆腔手术结扎髂内血管导致部分断流，臀肌皮瓣血供可能会受到影响。股薄肌皮瓣可提供充分的血管化体积填塞盆腔，也具有一定的抗感染能力。但是，股薄肌的体积较小，股薄肌的"牺牲"可能会导致伸腿无力。

多数文献支持使用各种填塞方法预防空骨盆综合征。常用的填塞方法及其并发症发生率见表 19-3-1，可根据患者的具体情况选择适宜的填塞方法。

2. **骶骨外露**　需行部分骶骨切除结合盆腔脏器切除的患者，各种假体和球囊的填塞会导致破裂的风险，应尽量避免。肌皮瓣和/或大网膜填塞是可以选择的修复方法（图 19-3-11～图 19-3-20）。

表 19-3-1　不同的填塞方法及其并发症发生率

填塞方法	并发症发生率特点
补片修复	肠梗阻、肠瘘和疝的发生率都比较低
乳房假体填塞	肠梗阻、肠瘘和疝的发生率都比较低
肌皮瓣填塞	肠梗阻、肠瘘和疝的发生率都比较低，但有较高的会阴部伤口合并症发生率
大网膜填塞	会阴部伤口感染率较高（40%）
产科球囊	会阴伤口裂开和小肠梗阻的发生率最高
硅胶组织扩张器	盆腔积液率高（20%）

3. **大面积的皮肤和软组织缺损**　当肿瘤侵袭肛周及会阴部皮肤和软组织时，需要遵循肿瘤外科的基本原则，即切除肿瘤和周围 2.5~3cm 的皮肤和软组织。所形成的巨大组织缺损通常需要妥善修复。在此种情况下，各种肌皮瓣和穿支皮瓣成为必然的选择。

4. **会阴区修复后导致的髋关节活动受限**　患者会经历长时间的不能下蹲，有部分患者甚至无法坐在沙发上，严重影响患者的生存质量。

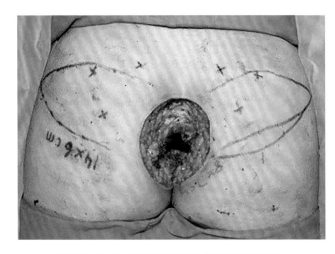

图 19-3-11　骶骨部分切除术后及皮瓣设计

蓝色标记为双侧臀下动脉穿支投影。

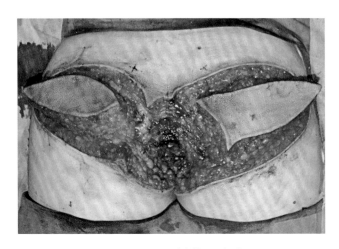

图 19-3-12　皮瓣切取完成

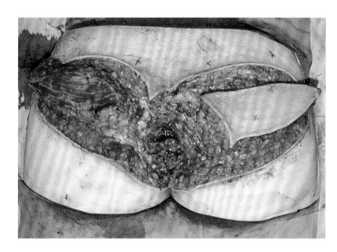

图 19-3-13 左侧皮瓣去表皮

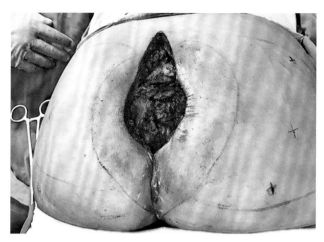

图 19-3-16 切缘周围皮肤呈放射性皮炎改变

划线内区域需要扩大切除。

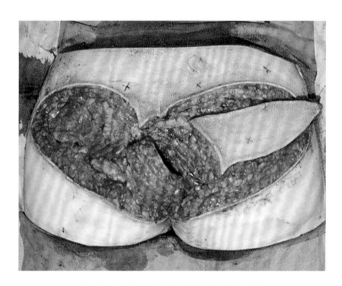

图 19-3-14 左侧皮瓣翻转填塞空腔

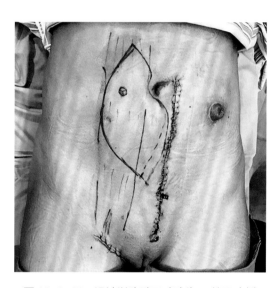

图 19-3-17 设计以腹壁下动脉为 T 的肌皮瓣

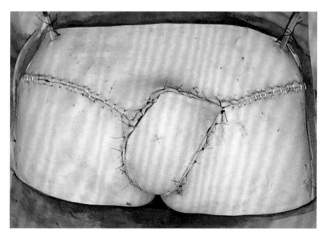

图 19-3-15 右侧皮瓣旋转修复,创面缝合完成后

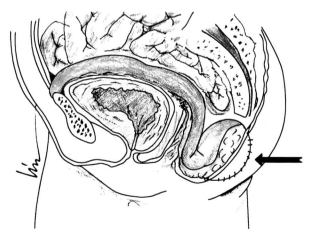

图 19-3-18 将肌皮瓣经腹腔牵拉并翻折至臀部创面

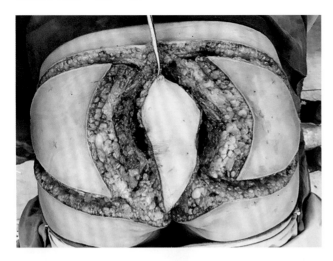

图 19-3-19　中央显示已完成反转的腹直肌肌皮瓣双侧为臀上动脉穿支推挤皮瓣

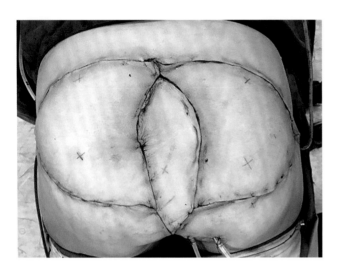

图 19-3-20　创面修复缝合完成

（二）会阴区内衬式修复方法

针对以上四个问题，笔者首创内衬式修复方法。该方法以穿支皮瓣为理论基础、以会阴区解剖学研究为技术支撑、以术前导航和术中探测技术为保障，所形成的修复理念和相应的技术路线均为首创，为复发性直肠癌的提供了一种崭新的选择。

1. 冰球杆穿支皮瓣技术　该技术把会阴部缺损理解成一个类似圆锥形空腔，根据空腔的表面积设计穿支皮瓣的大小。依缺损位置不同，分别基于会阴部四组穿支血管而形成穿支皮瓣，皮瓣沿皮纹走向设计形成类似于冰球杆的形状，故命名为冰球杆穿支皮瓣。

冰球杆穿支皮瓣可以选择的血管穿支分别为阴部外动脉穿支皮瓣、阴部内动脉穿支皮瓣、闭孔动脉前支穿支皮瓣和股深动脉穿支皮瓣（图 19-3-21、图 19-3-22），该皮瓣突破了传统局部皮瓣长宽比例的限制，其长宽比例可以超过 5∶1，结合臀上动脉穿支推进皮瓣可以完成会

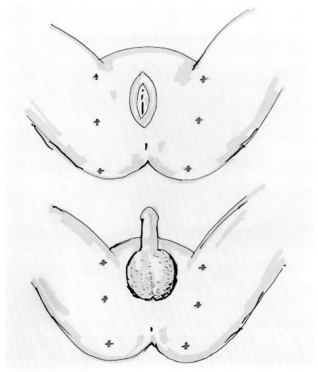

图 19-3-21　阴部外动脉闭孔动脉前肢和股深动脉穿支皮瓣的穿支血管分布情况

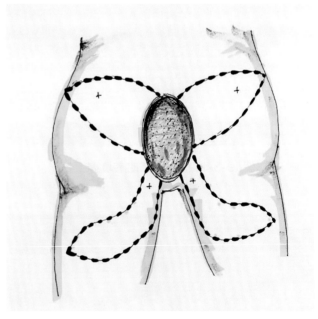

图 19-3-22　"冰球杆"皮瓣和臀上动脉推进皮瓣的设计

阴部巨大缺损和锥形凹陷的修复。

2. 冰球杆穿支皮瓣手术适应证　①会阴部及骶部巨大皮肤和软组织缺损；②骶骨切除术后骨质外露；③空骨盆综合征。

3. 术前导航　此类患者大多合并伤口感染，有些患者还进行过放射治疗，因此在切除边缘寻找穿支点应格外小心。在临床上多采用手持式多普勒超声进行检查，它的

缺点是无法精确描述穿支血管的方向、管径和流速。彩色多普勒超声血流仪部分克服了这些缺点,它可以描述血液流速、血管直径,缺点是仍然无法探测深部血管的走行情况以及与肿瘤的关系。自 2015 年开始,笔者所在的北京大学第一医院和北京大学首钢医院组建的多学科团队应用 CT 三维成像系统成功地解决了探测血管与肿瘤的关系以及深部血管走行的术前导航问题(图 19-3-23)。

用骨盆内放置负压引流管或会阴部创面负压引流海绵等伤口负压治疗方式(negative pressure wound therapy,NPWT),NPWT 推荐压力为 100mmHg。

(三)病例展示

1. **病例 1** 复发性直肠癌,以闭孔动脉前支冰球杆穿支皮瓣修复(图 19-3-25~图 19-3-28)。

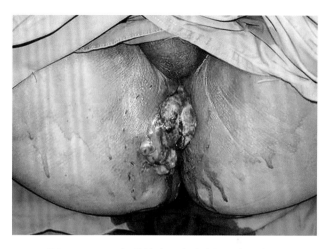

图 19-3-25 复发性直肠癌肿瘤侵犯会阴皮肤

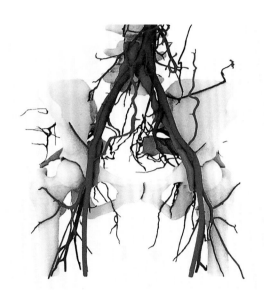

图 19-3-23 使用 CT-3D 成像系统进行术前导航显示穿支血管的走行

4. **要点解析** ①确保切缘阴性;②无瘤操作技术;③修复手术开始之前应重新消毒铺巾并更换所有手术器械;④术前导航技术有利于提高皮瓣的可靠性,并且大大缩短手术时间;彩色超声多普勒血流仪和 CT 三维重建联合使用效果更佳;⑤修复手术推荐在俯卧位下进行,更换体位时注意保持无菌操作,理想的翻身时间应小于 25 分钟;⑥由于个体差异,穿支皮瓣的安全长度各有不同,术中推荐采用吲哚菁绿荧光成像方法对皮瓣的成像范围进行观察并果断切除血供欠佳部分(图 19-3-24);⑦内衬式修复术后的固定尤为重要,可采

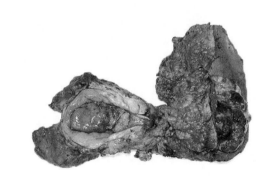

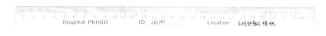

图 19-3-26 切除术后标本

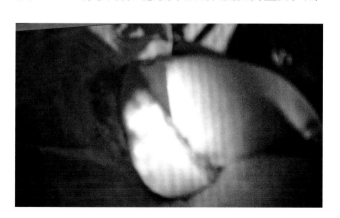

图 19-3-24 红外成像系统显示皮瓣尖端血运不佳

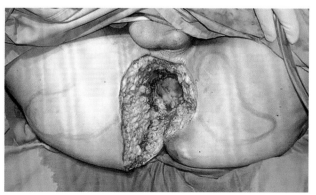

图 19-3-27 闭孔动脉前肢穿支皮瓣设计

2.病例2 复发性直肠癌骶骨部分切除及广泛软组织切除。异种脱细胞真皮基质修复盆底见图 19-3-29;股深动脉冰球杆穿支皮瓣和臀上动脉推进皮瓣见图 19-3-30;会阴修复术后见图 19-3-31。

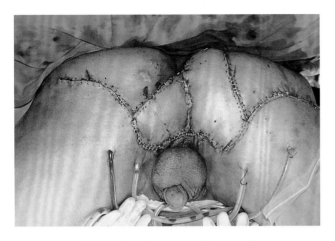

图 19-3-28 修复完成(俯卧位观)

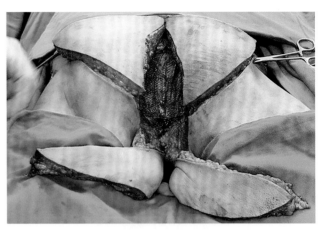

图 19-3-30 双侧"冰球杆"皮瓣及臀上动脉推进皮瓣游离完成

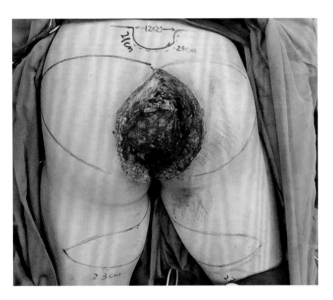

图 19-3-29 生物补片修复盆底及皮瓣设计

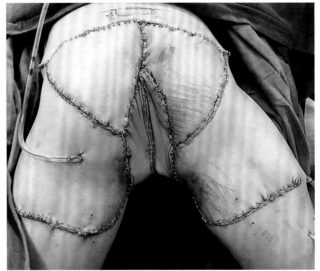

图 19-3-31 修复完成,屈髋及双腿外展几乎不受影响

(温冰)

推荐阅读

［1］ TAYLOR W E,DONOHUE J H,GUNDERSON L L,et al. The Mayo Clinic experience with multimodality treatment of locally advanced or recurrent colon cancer［J］. Ann Surg Oncol,2002,9（2）:177-185.

［2］ ELFERINK M A,VISSER O,WIGGERS T,et al. Prognostic factors for locoregional recurrences in colon cancer［J］. Ann Surg Oncol,2012,19（7）:2203-2211.

［3］ CHESNEY T R,NADLER A,ACUNA S A,et al. Outcomes of resection for locoregionally recurrent colon cancer:a systematic review［J］. Surgery,2016,160（1）:54-66.

［4］ UCHINO T,OUCHI A,KOMORI K,et al. The prognostic relevance of primary tumor sidedness to surgical treatment for recurrent colon cancer［J］. Surg Today,2021,51（1）: 94-100.

［5］ NEKI K,ETO K,KOSUGE M,et al. Identification of the risk factors for recurrence of stage Ⅲ colorectal cancer［J］. Anticancer Res,2019,39（10）:5721-5724.

［6］ JARRAR A,SHETH R,TIERNAN J,et al. Curative intent resection for loco-regionally recurrent colon cancer:cleveland clinic experience［J］. Am J Surg,2020,219（3）:419-423.

［7］周晓,曹谊林,胡炳强.肿瘤整形外科学［M］.杭州:浙江科学技术出版社,2013.

［8］唐举玉,魏在荣,张世民,等.穿支皮瓣的临床应用原则专家共识［J］.中华显微外科杂志,2016,39(2):105-106.

［9］KOURAKLIS G. Reconstruction of the pelvic floor using the rectus abdominis muscles after radical pelvic surgery［J］. Dis Colon Rectum,2002,45(6):836-839.

［10］LEE P,TAN W J,BROWN K G M,et al. Addressing the empty pelvic syndrome following total pelvic exenteration: does mesh reconstruction help？［J］. Colorectal Dis,2019, 21(3):365-369.

［11］DAVIDGE K M,RAGHURAM K,HOFER S O,et al. Impact of flap reconstruction on perineal wound complications following ablative surgery for advanced and recurrent rectal cancers［J］. Ann Surg Oncol,2014,21(6):2068-2073.

［12］WITTE D Y S,VAN RAMSHORST G H,LAPID O,et al. Flap reconstruction of perineal defects after pelvic exenteration:a systematic description of four choices of surgical reconstruction methods［J］. Plast Reconstr Surg,2021,147(6):1420-1435.

［13］STEIN M J,KARIR A,HANSON M N,et al. Pelvic reconstruction following abdominoperineal resection and pelvic exenteration:management practices among plastic and colorectal surgeons［J］. J Reconstr Microsurg,2022,38(2):89-95.

［14］BRODBECK R,HORCH R E,ARKUDAS A,et al. Plastic and reconstructive surgery in the treatment of oncological perineal and genital defects［J］. Front Oncol,2015,5:212.

［15］CHONG T W,BALCH G C,KEHOE S M,et al. Reconstruction of large perineal and pelvic wounds using gracilis muscle flaps ［J］. Ann Surg Oncol,2015,22(11):3738-3744.

［16］SINGH M,KINSLEY S,HUANG A,et al. Gracilis flap reconstruction of the perineum:an outcomes analysis［J］. J Am Coll Surg,2016,223(4):602-610.

［17］HANASONO M M,SKORACKI R J,YU P R. A prospective study of donor-site morbidity after anterolateral thigh fasciocutaneous and myocutaneous free flap harvest in 220 patients［J］. Plast Reconstr Surg,2010,125(1):209-214.

［18］JOHNSON Y L,WEST M A,GOULD L E,et al. Empty pelvis syndrome:a systematic review of reconstruction techniques and their associated complications［J］. Colorectal Dis,2022, 24(1):16-26.

［19］DAYANI F,SHECKTER C C,ROCHLIN D H,et al. System-level determinants of access to flap reconstruction after abdominoperineal resection［J］. Plast Reconstr Surg, 2022,149(1):225-232.

［20］CARBONI F,FEDERICI O,GIOFRE' M,et al. Empty pelvis syndrome:the use of breast prosthesis in the prevention of complications［J］. Colorectal Dis,2019,21(11): 1321-1325.

第二十章　癌性肠梗阻

第一节　癌性肠梗阻的定义和分类

一、定义

肠梗阻是指各种原因引起的肠内容物通过障碍。癌性肠梗阻是恶性肠梗阻的一种,它通常指癌症侵袭和播散引起的肠管广泛粘连成团导致的肠梗阻。广义的癌性肠梗阻指肿瘤患者所发生的一切癌症相关的肠梗阻,其中不仅包括由癌症本身占位直接引起的机械性肠梗阻,也包括癌症患者因手术或放疗后、化疗后、低钾血症及体弱衰竭等引起的肿瘤相关功能性的肠梗阻。

二、分类

(一)按梗阻原因分类

1. 机械性肠梗阻　由某种原因引起肠腔狭窄或不通,使肠内容物不能通过或部分通过,是临床上最为常见的梗阻类型。常见的原因包括肠壁本身(如肠肿瘤、炎症性狭窄、肠套叠等),肠壁外(如腹腔粘连带压迫、肠外肿瘤压迫、疝嵌顿等),肠壁内(如蛔虫、异物、粪块等)。

2. 动力性肠梗阻　由神经抑制、毒素刺激或血运障碍引起肠壁肌运动紊乱,使肠蠕动丧失或痉挛,导致肠内容物不能正常运行。常见的原因包括麻痹性肠梗阻(如腹腔手术后、腹膜炎、腹部创伤等),痉挛性肠梗阻(如急性肠炎、肠道功能紊乱等),血运性肠梗阻(如肠系膜血栓、肠血管受压等)。

(二)按梗阻部位分类

1. 癌性小肠梗阻　癌性小肠梗阻常是结直肠癌复发或广泛转移的结果。最常见的原因是肿瘤在腹腔内广泛播散引发小肠系膜粘连成团,造成肠管成角导致机械性肠梗阻。癌性小肠梗阻还可能发生在结直肠癌手术后粘连,其中最常见的是低位直肠癌腹会阴联合切除术后游离的小肠降至盆腔最低点引发的机械性小肠梗阻。治疗上,在非手术治疗无效的情况下常需要手术治疗。

2. 癌性结肠梗阻　癌性结肠梗阻一般以机械性肠梗阻为主,麻痹性肠梗阻相对少见。结肠梗阻以左半结肠为多。如果右半结肠发生梗阻,由于回盲瓣关闭,肠内容物只能进入,形成闭袢性肠梗阻,肠管扩张过多会使肠壁变薄,血液供应减少,容易发生坏死、穿孔。

3. 癌性直肠梗阻　由于梗阻部位较低,患者症状以腹胀为主,梗阻早期时腹痛症状不明显。患者表现为渐进性腹胀,特别是老年患者,癌性直肠梗阻进展相对缓慢,患者常以便秘为最初表现,一部分患者后期表现为排便次数增多、肛门下坠感,常是低位直肠癌不完全性肠梗阻的表现。相对于其他部位的梗阻,由于直肠癌的特殊部位,特别是低位直肠癌,周围有肠系膜包绕,发生坏死和穿孔的概率较低。

(三)按梗阻的病因数量分类

1. 单一病因肠梗阻　单一病因肠梗阻通常因某一种原因引起,针对引起梗阻的这一原因进行治疗后,梗阻通常可缓解。狭义的癌性肠梗阻大多是肿瘤的局部晚期症状,部分患者可能是肿瘤终末期的症状之一。

2. 复杂病因肠梗阻　复杂病因肠梗阻通常其致病原因多而复杂。复杂病因肠梗阻主要分以下三种:①病因相同但梗阻部位不同,如肿瘤种植转移引起的肠管多发梗阻,包括小肠及大肠的多处梗阻;②病因不同但梗阻部位相同,如肠扭转造成肠绞窄引起的肠梗阻,既包括肠道扭转后肠道狭窄造成的机械性肠梗阻,又包括肠管血运障碍引起的动力性肠梗阻;③病因不同且梗阻部位不同,如机械性肠梗阻伴低钾血症的患者,既包括动力性又包括机械性肠梗阻。复杂病因肠梗阻治疗方法也较为复杂,多需要经过多学科诊疗及协作。

（张睿　庄孟）

第二节　单一病因的结直肠肿瘤性肠梗阻

一、概述

单一病因的结直肠肿瘤性肠梗阻,主要是指原发性结直肠肿瘤引起的肠道内腔阻塞,导致肠管狭窄或闭塞,出现肠道内容物排出受阻或完全不能通过,而造成的不全性或完全性肠梗阻。引起肠梗阻的结直肠肿瘤,绝大多数是结直肠癌,因此又称癌性大肠梗阻(malignant large bowel obstruction,MLBO)。

MLBO 患者占大肠癌患者的 8%~34%,如不及时处理可危及生命,因此应立即进行干预。结直肠癌的发病比较隐匿,发展缓慢,临床症状出现较晚,容易被忽视,一旦出现梗阻,病情发展比较迅速。MLBO 患者,发病后一段时间摄入明显减少,肠功能不同程度受损,机体处于较差的临床状态,因此术后并发症的发生率和死亡率常较高。

根据肠梗阻的程度可分为不完全性肠梗阻和完全性肠梗阻。不完全性肠梗阻一般通过限制饮食、补液治疗、对症治疗等非手术治疗可以缓解。完全性肠梗阻需要紧急处理,关键是尽快解除梗阻,实现肠道再通,避免肿瘤穿孔或梗阻近端的肠管穿孔。另外,按肠梗阻的部位,将结直肠肿瘤引起的肠梗阻分为右半结肠梗阻和左半结肠梗阻。肠梗阻的部位不同,其临床特点有所不同,处理方法也有所区别。

MLBO 的治疗,主要是以手术治疗为主的综合治疗。传统的手术治疗,一般为分期手术,包括一期肠切除和临时性肠造口,然后根据患者情况,二期手术进行造口闭合和消化道重建。目前的手术治疗,一般首先行自膨型金属结肠支架(self-expandingmetal stent,SEMS)置入术,根据作用又称桥接手术(bridge to surgery,BTS),作为急诊手术的一种替代治疗方法,这样可以将急诊手术转化为限期手术,从而降低手术风险、术后并发症发生率和死亡率。

二、治疗

(一)术前准备

1. 维持水、电解质、酸碱平衡及肠外营养支持　结直肠肿瘤引起的肠梗阻,绝大多数为低位肠梗阻。由于肿瘤的存在,患者处于高消耗状态,一般都存在营养不良。术前禁饮、禁食时间较长,患者水、电解质和营养物质的摄入量减少。同时由于梗阻的存在,肠道对水、电解质吸收能力下降,大量肠液积聚在肠腔内,进一步加重了体液丢失。而急诊手术的创伤应激则会进一步加重患者水、电解质紊乱,而术后伤口愈合和身体恢复会使患者对营养的需求明显增加。因此,术前必须对肠梗阻患者的电解质和营养物质的状况进行全面评估,并及时纠正水、电解质紊乱和酸碱平衡失调,给予充分和必要的营养支持。一般不主张术前输血,只有在急性大出血或慢性失血使血红蛋白低于 80g/L 时,才考虑输血治疗。

2. 有效的胃肠减压　结直肠肿瘤导致的低位肠梗阻,由于梗阻位置比较低,且为闭袢性肠梗阻,大量肠内容物主要积聚在结肠肠腔内。此时,胃肠减压只能吸出少量胃液和吞咽入胃的气体,通常不会明显改善梗阻的腹痛、腹胀等症状。

盲肠和升结肠肿瘤引起的近端结肠梗阻,随着梗阻加重,常会使回盲瓣的反流功能受损,结肠内容物反流入小肠内,导致小肠扩张。出现近端小肠扩张时,胃肠减压才会有效,此时减压可以达到降低肠腔内压和预防肠壁坏死的目的。有时近端小肠内容物过多,而胃肠减压效果不佳时,也可以考虑使用肠梗阻导管,可以有效引流小肠内容物,缓解腹痛、腹胀等症状,为手术创造良好的条件。具体使用参见本章第四节。

3. 防治感染　发生结直肠梗阻时,肠腔内大量细菌繁殖。肠壁血液循环障碍,造成肠黏膜屏障功能受损,肠腔内细菌容易易位至肠外,导致肠源性感染(又称细菌易位)。易位的细菌以革兰氏阴性杆菌(大肠埃希菌)为主,同时也有多种革兰氏阳性球菌(如葡萄球菌、链球菌)及厌氧菌等。因此需要及早使用广谱抗生素。

4. 生长抑素的使用　生长抑素或生长抑素类似物(如奥曲肽),可以抑制胰腺及胃肠道的内、外分泌,抑制多种胃肠激素释放。通过减少胃肠道分泌调节胃肠道功能,减少肠道运动、消化液分泌、内脏血流,增加肠壁对水和电解质的吸收,从而有效减少肠内容物,控制 MLBO 相关的恶心、呕吐症状。在 MLBO 发生的早期,生长抑素类似物还可能通过抑制 MLBO 病理生理过程中的"分泌—扩张—运动"过程,从而逆转 MLBO 进展。国外有研究证实,与传统抗胆碱药相比,生长抑素类似物能有效降低恶心、呕吐的严重程度,减少消化液分泌量。

5. 重视合并症的处理,防止围手术期重要脏器功能衰竭 老年人是结直肠癌的高发人群,结直肠癌引起的急性梗阻在老年患者中比较常见。这些患者常伴有一种或多种合并症,如原发性高血压、糖尿病、心脏病和慢性肺疾病,而且大部分患者的心、肝、肺、肾等重要脏器的功能处于失代偿状态,因此围手术期一定要注意监测和维护,以降低术后并发症发生率和病死率。

6. 术前肠道准备 急性结直肠癌梗阻患者需要禁饮食,口服泻药会加重其症状和病情,不建议通过服用泻药行肠道准备。润滑肠道适用于不完全性肠梗阻的患者,可给予香油、液状石蜡、乳果糖口服液等缓泻药,对肠梗阻的缓解非常有效。术前灌肠建议用温盐水低压灌肠,少量多次灌洗,如有不适立即停止。温盐水低压灌肠,一方面可以清洗梗阻以下肠道内的残存粪便,另一方面可以促进肠道蠕动,有利于肠道功能的早期恢复。

(二) 自膨型金属结肠支架置入术(桥接手术)

1990 年,Dohmoto 等首次将 SEMS 置入术用于结直肠癌梗阻患者的姑息性治疗,取得了良好的疗效。因 SEMS 具有较好的顺应性和收缩性,且置入后不影响肠道蠕动,这种优质的特性使其在临床上被广泛使用。1994 年,Cwikiel 等将 SEMS 用于 BTS。在左半结肠 MLBO 的治疗中,与急诊手术相比,通过 SEMS 术前减压后再限期手术,不仅取得了良好的短期效果,同时获得了更好的长期预后。基于左半结肠 MLBO 的 BTS 报道连续发表,证明其与急诊手术相比肿瘤学结果无显著差异。2020 年 4 月,《欧洲胃肠内镜学会指南》中,推荐了左半结肠 MLBO 的 BTS 治疗方案。右半结肠 MLBO 是否可以采用 SEMS 实施 BTS,目前尚存有争议。但最近荟萃分析显示,右半结肠 MLBO 患者,先 BTS 后再行限期手术,与急诊手术相比可显著降低死亡率和术后并发症发生率。目前认为无论是左半结肠 MLBO,还是右半结肠 MLBO,先行 SEMS 置入术,再限期行开放或腹腔镜下肠癌根治术,都是安全、有效、可行的,但是对于手术时机的选择,应根据患者全身情况及肠道恢复情况而定。

(三) 术中肠道准备

若 BTS 实施困难,急诊手术术中也可行结肠灌洗,用于结肠一期病灶切除吻合术,有助于清除肠管内粪便、细菌,进而减少内毒素吸收,减轻肠壁水肿,减少吻合口漏的发生。可在梗阻近端放置冲洗管,使用生理盐水、碘附溶液等反复冲洗肠道,以达到类似肠道准备的效果。也可使用改良的术中灌洗方式,如结扎病变肠管远端和近端,在结扎的近端切断结肠并置于腹腔外,连接粗螺纹管后结扎固定,另一端引入塑料袋内;切除阑尾,经阑尾根部接入导尿管,冲开气囊,从导尿管注入温生理盐水,充分灌洗近端结肠,至冲洗液清亮为止。回顾性分析发现,结肠灌洗可达到类似非梗阻性左半结肠癌患者充分肠道准备的效果。

(四) 手术方式的选择

1. 桥接手术后的一期切除吻合术 由于 BTS 的应用,大部分的左半结肠 MLBO 和部分右半结肠 MLBO 通过 SEMS 的支撑作用,可以立即解除肠道梗阻,减压效果明显;肠道再通后,经过充分的肠道准备,将原来的急诊手术转化为限期手术。再通后肠道清洁和肠壁水肿减轻,为一期切除吻合手术创造了条件。

BTS 后的手术时机选择,一般建议在 BTS 后 10~14 天,此时近端肠管中的肠内容物基本排净,且肠壁水肿明显减轻。根据患者全身情况和肿瘤术前分期情况,酌情选择开放或腹腔镜结直肠癌根治术。

2. 急诊手术 在经过以上积极治疗后梗阻没有得到有效缓解;或者治疗期间患者病情加重,出现心率快、体温高、腹部疼痛等症状加剧或出现腹部压痛和反跳痛等急性腹膜炎表现,腹部 CT 或腹部立位 X 线片提示有膈下游离气体,诊断为肠穿孔或可疑肠穿孔,应该立即进行急诊手术。

结直肠癌合并肠梗阻时,手术应以解除梗阻为前提,尽可能行根治性手术。慢性不完全性肠梗阻,经过充分的术前肠道准备后,进行根治性一期切除吻合术效果良好。但发生急性完全性肠梗阻时,由于结肠肠壁变薄、血液供应变差,在回盲瓣的作用下,易出现闭袢性肠梗阻。结肠内容物多为半固态或固态,细菌含量高,一期切除吻合易出现感染和吻合口漏。而且大多数急性完全性肠梗阻患者年龄大、肿瘤局部分期较晚、免疫功能低下,对急诊手术的耐受力极差,容易出现各种术中、术后并发症,死亡率较高。因此对未经肠道准备的完全性急性肠梗阻行一期肠切除吻合术一定要慎重。近年来,随着广谱抗生素的发展和临床应用、术中肠道减压和灌洗技术的不断进步,以及手术技术的经验积累,大多数结直肠癌合并肠梗阻的患者都能做到一期切除吻合。

(1) 右半结肠癌急诊手术

1) 腹腔探查:腹腔镜技术成熟的单位,可先行腹腔镜探查。若探查后发现腹腔镜手术困难,可剖腹探查,开腹后,保护切口,快速判断肿瘤位置和梗阻部位肠管情况,确定有无肠穿孔。

2)有效快速肠管减压:肠管减压在肠梗阻患者的治疗中非常关键,减压方法一定要安全、简单、快速。一般采取以下快速减压方法,用8号普通气管插管作为减压管;在肠管的预定减压处预置荷包线,把肠内容物向两边推挤,用肠钳夹闭,保证预置荷包线处肠管空虚;切开1cm左右的切口,将气管插管(减压管)插入,收紧荷包线固定减压管,注气使气管插管前面的气囊扩张;提起荷包线和减压管,将吸引器插入减压管内,即可快速吸引减压。过程中应注意,如有食物残渣堵塞吸引器,要及时清理,一般10~15分钟即可快速有效地完成减压。在整个操作过程中,由于荷包线和气囊的双重固定作用,可以确保不会渗漏,符合无菌原则。减压完成后,在原荷包线外围1~2mm再次预置荷包线,待拔出减压管后,收紧荷包,将肠管减压时的唇样切口内翻扎紧。

3)手术方式:如结肠肿瘤可以根治切除,遵循无瘤原则行右半结肠根治性切除术。如肿瘤无法根治,可以考虑行右半结肠姑息切除术、小肠结肠短路手术、小肠或盲肠造瘘手术等。

(2)左半结肠癌及直肠癌的急诊手术　传统的手术方式是分期手术。先在梗阻近端行结肠造口解除梗阻,在充分肠道准备后,二期行肿瘤切除,同时行肠吻合术。这种手术方式弊端较多,已基本被摒弃。近年来,多数学者主张急性左半结肠癌梗阻行一期切除吻合术。术中充分的减压和有效的灌洗是保证一期肠切除吻合成功和避免吻合口漏的前提,合理的围手术期处理则是手术成功的重要措施。

MLBO患者行急诊手术后,吻合口漏是严重的术后并发症。为保证吻合口愈合,防止吻合口漏发生,注意做到以下措施:①坚持"上要空、中要正、下要通"的三原则;②注意术中快速有效的减压冲洗,应用前述减压方法,一般可以达到要求;③消化道重建和吻合口加固。在进行结肠-结肠(直肠)的消化道重建时,必须保证吻合口血供良好、无张力。在使用吻合器时,注意缓慢拧紧,防止组织挤压损伤。MLBO患者一般存在近端肠壁水肿,远端肠壁相对正常,因此在吻合口加固时,应用U形缝合,从远端肠壁进针、近端肠壁出针(远进近出),再反手从近端肠壁进针、远端肠壁出针(近进远出),结扎的结落在远端肠壁上,不会引起切割,保证加固确切有效。另外,术后定期扩肛,必要时放置肛门引流管持续减压;放置腹腔引流管时,注意在平卧位最低点(脾肾隐窝)和站立位最低点(直肠膀胱/子宫陷凹)均要放置引流管,保证引流充分;术后应用抗生素、肠外和/或肠内营养,必要时应用生长抑素。

近年来,有学者将低位直肠癌行保肛手术同时行回肠或横结肠保护性造口的经验应用于左半结肠梗阻患者。在左半结肠梗阻患者一期吻合后,存在吻合口漏的高危因素时,行回肠或横结肠保护性造口。

此外,并非所有的患者都适合一期吻合。如果患者一般情况差、高龄、合并严重的心肺功能障碍,或者经以上处理后一期吻合仍有极大的不确定因素,就应该选择Hartmann手术或分期手术。如果肿瘤局部分期较晚,而且患者无法耐受较大手术,也可以选择各种短路手术或单纯造口术。

(刘海义　庄孟)

第三节　复杂性肠梗阻

一、概述

引起复杂性肠梗阻的原因很多,其中包括:腹部多次手术导致解剖结构的紊乱、严重感染后的局部肠间隙脓肿,经过多次放疗导致的局部放射性肠炎,腹腔温热化疗导致的腹腔广泛炎症,多次外科手术后置管引流导致的局部组织结构破坏,外科手术根治后巨大缺损植入的各种人造组织补片,化疗置入的各种药物泵等。这些均会导致腹腔脏器严重粘连,进而引起梗阻,这种肠梗阻即使在开腹手术的情况下,也感到无从下手。如需进行再手术时,手术的复杂性及风险都很大,再次手术前,通常需要充分的术前评估。

二、治疗

(一)术前准备

肠梗阻的患者进行常规的胃肠减压是非常有必要的,如果减压效果不佳,可考虑行肠梗阻导管减压。如果减压有效,患者的症状和体征会有明显的改善。减压的目的是通过吸出胃肠道内的气体和胃肠液,以降低肠腔内的压力,从而减少肠腔的细菌和毒素的吸收,同时减轻肠壁水肿。这样不仅可以减轻患者的临床症状,而且可以加快患者术后恢复、减少并发症的发生。纠正水、电解质紊乱、酸碱失衡和蛋白水平是极为重要的术前治疗措施。由于复杂性肠梗阻的患者一般多天无法经口进食，常伴有严重的营养不良和水、电解质失衡。大多数临床医师在行静脉营养支持时，以晶体液治疗为主，胶体液的输入量通常偏少。因此，术前除了纠正水、电解质紊乱，还应该适当地输入血浆、白蛋白等。如果时间允许，将患者的水、电解质、蛋白水平等调整到接近正常的水平，不仅增加手术的安全性，也有助于患者术后的恢复。复杂性肠梗阻的患者，梗阻时间一般较长，身体较为虚弱，因肠壁循环障碍和肠黏膜屏障功能损伤，易导致肠道细菌移位。肠道内细菌和毒素也可直接透过肠壁到达腹腔和血液，从而发生感染和中毒。更严重者，由于腹胀导致膈肌升高，影响肺部气体交换，容易合并肺感染。故应给予抗菌药物防治感染，临床首选广谱抗菌药物如广谱头孢菌素类，以及抗厌氧菌的甲硝唑等。待控制感染后，再进行手术，可以降低手术风险。伴有剧烈腹痛的复杂性肠梗阻的患者，为减轻症状，常需要应用解痉药减轻症状，生长抑素或生长抑素类似物来减少消化液分泌，为成功地进行手术争取时间。

通过详细询问病史，结合影像学检查结果，基本可明确肠梗阻的发病原因。经过充分的影像学评估，明确梗阻原因和梗阻部位，尤其关注肠道多处梗阻。复杂性肠梗阻，如果腹腔粘连严重，常难以判断梗阻的远近端，肠梗阻导管有时会有一定的指示作用。同时，术前和患者及家属充分沟通也十分重要，充分告知手术风险，降低患者和家属对手术效果的预期也有利于客观看待急诊手术的效果。

（二）术中处理

目前，手术治疗仍然为复杂性肠梗阻患者的首选治疗手段，但是，手术治疗要在保证患者生命体征的情况下进行。手术治疗的疗效仍有争议。国外有报道称，手术治疗可能带来更多不良的并发症。据报道，手术治疗梗阻症状缓解率为42%~85%，并发症的发生率为9%~90%，死亡率为9%~40%，复发率为10%~50%。也有学者认为，如术后生存时间大于2个月，可作为肿瘤姑息性手术治疗有效的标志之一。因此，掌握手术指征，及时、适时地手术是治疗成败的关键之一。

手术处理复杂性肠梗阻时，切除引起梗阻的原发病灶为首选治疗措施，如原发病灶无法切除，应以解决梗阻、减轻症状为主。肠梗阻的主要治疗方法包括肠梗阻导管、肠梗阻支架、肿瘤根治术、肿瘤减灭术、肠造瘘术、肠捷径手术和肠粘连松解术等。但是复杂性肠梗阻患者的病因较为复杂，因此要具体分析其原因，甚至通过多种方法并用来解决问题。根据笔者的经验，处理复杂

性肠梗阻时仍要遵从肿瘤学手术原则，即首先为根治性原则，其次为功能性原则，再次为减症原则。必要时，临床多学科综合团队的合作十分重要，可以邀请涉及困难手术的技术团队，如妇科肿瘤外科、泌尿肿瘤外科以及骨盆外科等专家充分讨论，确定手术方法。因此，根据以上原则，手术主要分为以下几种。

1. 保功能的根治性手术 复杂性肠梗阻的患者在诊断时通常为晚期或经过了多次手术治疗，因此要做到既保功能又达到根治性切除的可能性较小，但也要积极争取。手术方式主要分为以下几种。

（1）切除原发病灶，肠管一期吻合：适合原发病灶可以达到R0切除，且肠管水肿不明显的患者。但在行肠管一期吻合前，必须对肠道进行肠减压且进行肠道灌洗，保证肠道的相对无菌。这种手术方式是解决肠梗阻最理想的方法，但是缺点是术后发生吻合口漏等并发症的风险较高。肿瘤引起多处肠管梗阻，包括小肠梗阻和大肠梗阻，通常闭祥区的肠管水肿明显，非闭祥区的肠管无明显水肿，因此在切除原发灶后，可以考虑行肠管一期吻合。

（2）切除原发病灶，肠管二期吻合：原发病灶可以达到R0切除，但肠管水肿明显，呈铅管状，无法行一期吻合的患者，可以行肿瘤切除，肠管远端关闭，近端造瘘术，二期适时行肠吻合术。

（3）切除原发病灶，预防性造口：如果原发病灶可以达到R0切除，且肠管的水肿程度可以达到吻合标准且患者年轻，一般状态可，可在肠吻合后行预防性造口。造口位置一般可以选择在小肠或横结肠。

2. 根治性治疗为主的手术 适合局部病期较晚，为了达到根治性切除，需要行联合脏器切除手术的患者。如腹会阴联合切除术、后盆或全盆脏器切除术等。

3. 减症性手术 腹腔转移广泛、腹腔炎症严重、粘连成团的广泛性粘连等导致原发病灶无法切除的患者，应该以减症性手术为主。术式包括肠造瘘术、肠捷径手术结合肠粘连松解术。手术的关键点为保留足够长的小肠，仔细辨认肠管远近端，仔细检查近端有无狭窄等。这些都需要术者在手术中仔细分析，必要时请多学科会诊。也可以在术前进行影像学定位和肠梗阻导管定位等，都可以在术中起一定的提示作用。

另外，还有几种特殊类型的肠梗阻，如绞窄性肠梗阻通常在机械性肠梗阻的基础上还存在一定的血运障碍，这种肠梗阻通常需要急诊处理，但由于术前准备有限，通常以切除原发灶后行二期肠管吻合为主。又如多发梗阻病灶引起的肠梗阻，术中需要仔细探查和考量，为患者争取最大的手术获益，避免术后患者短期再次出现梗阻。

复杂的多次手术患者,腹腔内粘连广泛,实行必要的手术切除后,为避免粘连性肠梗阻再次发生,可考虑实施肠排列手术。

(三) 术后恢复

由于病史较长或多次手术打击,复杂性肠梗阻患者通常合并营养、免疫和胃肠功能障碍。为促进患者早日康复,应结合患者的实际情况给予综合治疗,通常包括营养支持、补液、抗感染、免疫和其他对症支持治疗。

1. 术后营养支持及补液　患者术前多合并严重的营养障碍,主要由长期经口进食不足、肠道吸收功能性减低、机体消耗增加和肠外营养支持不够等原因导致。因此,术后营养支持对患者预后至关重要。由于术后早期胃肠功能尚未恢复,主要通过肠外营养补充各种营养。常用途径包括锁骨下静脉穿刺置管、经外周静脉放置中心静脉导管、完全植入式静脉输液港等。根据每天监测的生命体征、中心静脉压及尿量等指标,计算每天输液量及输液种类,并适当地补充胶体液,如血浆、人血白蛋白、羟乙基淀粉等。只要胃肠道功能恢复,如排气、排便,即可给予肠内营养,而且越早越好,最后过渡至完全肠内营养。常用途径包括鼻胃管、肠营养管或直接经口进食。选择肠内营养制剂的顺序为整蛋白制剂、短肽类制剂、氨基酸制剂。建议以每天热量需要量计算用量。现代快速康复的理念也建议尽早地进行肠内营养支持,对患者的术后康复有积极的促进作用。

2. 抗感染治疗　复杂性肠梗阻术后的患者,身体较为虚弱,肠壁循环功能障碍,肠黏膜屏障功能损伤,易导致肠道细菌移位,再加上手术的打击,易产生感染。更严重者,腹胀导致膈肌升高影响肺部气体交换,容易合并肺感染。故应给予抗菌药物。在临床中,最好根据药物敏感试验的结果选用相应的抗菌药物,也可选用广谱抗菌药物如广谱头孢菌素类,以及抗厌氧菌的甲硝唑等。但应注意,过度应用抗菌药物可能会带来肠道菌群失调的危险。

3. 营养免疫治疗　术后患者处于高分解代谢状态,易造成营养不良及非特异性免疫功能缺陷,手术的创伤加重了免疫功能损害。术后营养免疫治疗可以降低损伤后机体免疫反应、控制炎性反应、改善氮平衡和蛋白质合成。营养免疫制剂主要包括谷氨酰胺、精氨酸、ω-3 脂肪酸、核苷酸、中链甘油三酯、膳食纤维等。必要时可给予胸腺肽等免疫制剂。

4. 术后主要并发症的治疗

(1) 吻合口漏:多发生在术后 7~10 天。根据吻合口漏的分级标准,可分为 A 级漏、B 级漏和 C 级漏。A 级漏和 B 级漏经积极的非手术方法一般可治愈。经非手术方法处理无效的 A 级漏和 B 级漏,以及 C 级漏,应及时行手术治疗,通常采用肠造口术等。吻合口漏的发生多与术前及术后全身营养状态低下;原发病造成的局部条件不良,如放射性肠炎、克罗恩病等造成愈合能力差;肠道内容物较多,增加吻合口污染机会;手术缝合包埋等造成肠管血运不佳等因素有关。

(2) 腹腔感染:主要原因是术中分离粘连时肠管破损,造成肠内容物污染腹腔,以及术后腹腔内炎性渗出引起继发感染,也与手术暴露、操作时间长有一定的关系。因此,术中分离粘连时要操作轻柔,避免肠管破损,如局部粘连致密分离困难,可行局部肠管切除。术中加强冲洗及术后积极抗感染、加强引流等。

(3) 脏器损伤:若肠管粘连广泛而紧密、分离困难,强行分离易造成周围脏器的损伤,如血管、输尿管、膀胱、胰腺、胆囊和邻近肠管等损伤。因此,最好在术前就做好准备工作,如行输尿管支架管、血管支架等,从而在术中起一定的提示作用。也可在分离到邻近脏器时,对非肿瘤性粘连采取分块切除,减少对周围脏器的损伤。一旦脏器受损,术中应及时发现,减少再次手术对患者的创伤。

(张睿　庄孟)

第四节　肠梗阻导管在肠梗阻治疗中的应用

一、肠梗阻导管的发展演变

肠梗阻导管的内镜或介入治疗,在临床肠梗阻诊治中已经成为针对粘连性肠梗阻不进行外科性治疗时,不可或缺的保守性疗法。相对于胃管只能吸引胃内积存液体和胃液而言,使用肠梗阻导管可插入小肠内,对咽下的空气、异常发酵产生的气体以及分泌亢进积存的胃液和肠液直接进行吸引,从而可达到积极地缓解肠梗阻的目的。

二、肠梗阻导管的适应证和禁忌证

(一) 经鼻型肠梗阻导管的适应证和禁忌证

1. 适应证　经鼻型肠梗阻导管(图20-4-1)适用

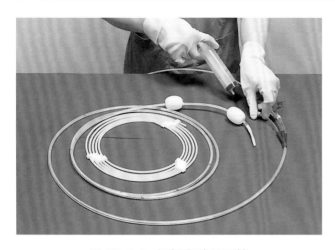

图 20-4-1 经鼻型肠梗阻导管

于单纯性粘连性肠梗阻,特别是外科手术后的粘连性肠梗阻。肠梗阻导管虽然不适用于绞窄性肠梗阻,但对轻度的粘连引起的扭转以及肠内容物增加造成的肠管扩张形成的局部循环不良等,也有通过减压得到缓解的病例。

2. 禁忌证　①一般而言,肠梗阻导管需要患者自身肠道蠕动带动导管下行,因此肠蠕动消失的患者为相对禁忌证;②有血管栓塞等血运障碍性患者是肠梗阻导管的绝对禁忌证。绞窄性肠梗阻也不推荐使用肠梗阻导管而应及早进行外科手术治疗。

(二) 经肛门型肠梗阻导管的适应证和禁忌证

1. 适应证　针对结直肠癌性梗阻,术前进行肠管减压、改善肠管扩张的经肛门插入法也得到广泛应用。经肛型肠梗阻导管(图 20-4-2)最适合用于有手术计划的左半结肠癌或直肠癌患者,术前快速缓解梗阻,为手术创造条件。

2. 禁忌证　完全性肠梗阻患者。

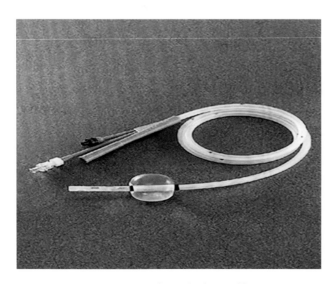

图 20-4-2 经肛型肠梗阻导管

三、肠梗阻导管规范治疗——经鼻肠梗阻导管内镜下插入法

1. 肠梗阻导管经鼻插入至胃内(带导丝)。

2. 从口腔下胃镜,在胃中分别用活检钳或圈套器夹住头端,送导管通过幽门,当最后标识通过幽门时,前端水囊已过十二指肠悬韧带。

3. 水囊注水 15ml 后,先撤胃镜,X 线下观察肠梗阻导管位置正确后,慢慢撤出导丝。依照此法也可在术中留置肠梗阻导管,对肠壁及腹壁不会造成损伤。

4. 确定留置位置后,向球囊内注入 30ml 灭菌蒸馏水,连接 Y 形接头进行肠内冲洗和减压。

四、肠梗阻导管的观察与护理

(一) 置管治疗的观察护理项目

导管通过幽门后,到达肠梗阻部位通常需要 1~2 天。

1. 要多次观察由鼻腔到导管固定处的导管长度,保持一定余量。

2. 置管后患者腹痛、腹胀的缓解情况。

3. 腹围缩小的程度:每天测量腹围(平脐水平腹部的周径),以置管前为 100%,置管后腹围与之对比。

4. 观察记录减压导管的液体出入量及判断导管有无堵塞。注意:引流量=引出量-冲洗量。

5. 临床医师注意必要时观察腹部 X 线平片的变化。

(二) 置管后饮食

在肠梗阻期间首先要禁食。大多数文献报道,一般情况下,置管后 24~48 小时,患者腹痛、腹胀症状明显缓解。所有患者自 72 小时起可进食少量流质饮食并逐渐加量(少食多餐),同时口服肠道抗生素。置管 5~6 天后基本可以停止静脉输液,恢复全肠内营养。

(三) 拔管条件及方法

单纯粘连性肠梗阻病例,采用鼻肠减压管插入治疗后,多数 3 天内即可起效,梗阻症状缓解或解除。肠梗阻症状改善后,即使腹部的透视照片气体图像消失也不要立即拔管。将导管夹闭,在透视显示症状没有恶化的情况下,开始饮水,再次通过透视观察如果症状没有恶化,即可以拔管。

在正常情况下,前水囊在到达引流位置时要放掉部分水,拔出导管前,要常规抽净前水囊。拔管过程中尽量边拔边吸引肠内容物液体。不要在较强负压下拔管是非常重要的,容易吸附肠黏膜造成肠套叠。如果怀疑肠黏膜被吸附到侧孔上,可反向注入少量空气解除吸附。

(四)置管后中转手术指征

如果导管无法前行,肠管的扩张没有改善,肠梗阻导管插入后 4~5 天排液量大于 500ml,需通过 CT 再次确认,若绞窄或腹水量增加或肠壁肥厚提示病情恶化,应不失时机地采取紧急手术。

置管后 1 周症状没有改善时要考虑进行手术。如果有改善倾向时,可再观察留置导管 1 周,可避免手术。

(窦利州)

推荐阅读

[1] 成红艳,李苏宜.恶性肠梗阻的诊治进展[J].肿瘤学杂志,2014,20(8):625-630.

[2] CARRARO P G,SEGALA M,CESANA B M,et al. Obstructing colonic cancer:failure and survival patterns over a 10 year follow up after one stage curative surgery[J].Dis Colon Rectum,2001,44(2):243-250.

[3] DE SALVO G L,GAVA C,PUCCIARELLI S,et al. Curative surgery for obstruction from primary left colorectal carcinoma:primary or staged resection?[J].Cochran Database of Syst Rev,2002(1):CD002101.

[4] MANCEAU G,VORON T,MEGE D,et al. Prognostic factors and patterns of recurrence after emergency management for obstructing colon cancer:multivariate analysis from a series of 2120 patients[J].Langenbecks Arch Surg,2019,404(6):717-729.

[5] SAIDA Y,SUMIYAMA Y,NAGAO J,et al. Long-term prognosis of preoperative"bridge to surgery"expandable metallic stent insertion for obstructive colorectal cancer:comparison with emergency operation[J].Dis Colon Rectum,2003,46(10):S44-S49.

[6] AMELUNG F J,DRAAISMA A,CONSTEN E C J,et al. Self-expandable metal stent placement versus emergency resection for malignant proximal colon obstructions[J].Surg Endosc,2017,31(11):4532-4541.

[7] TANIS P J,PAULINO P N R,VAN HOOFT J E,et al. Resection of obstructive left-sided colon cancer at a national level:a prospective analysis of short-term outcomes in 1,816 patients[J].Dig Surg,2015,32(5):317-324.

[8] MERCADANTE S,PORZIO G. Octreotide for malignant bowe obstruction:twenty years after[J].Crit Rev Oncol Hematol,2012,8(3):388-392.

[9] WATARI H,HOSAKA M,WAKUI Y,et al. A prospective study on the efficacy of octreotide in the management of malignant bowe obstruction in gynecologic cancer[J].Int J Gynecol Cancer,2012,22(4):692-696.

[10] SHIMA Y,OHTSU A,SHIRAO K,et al. Clinical efficacy and safety of octreotide(SMS201-995)in terminally ill Japanese cancer patients with malignant bowel obstruction[J].Jpn I Clin Oncol,2008,38(5):354-359.

[11] CWIKIEL W,ANDREN-SANDBERG A. Malignant stricture with colovesical fistula:stent insertion in the colon[J].Radiology,1993,186(2):563-564.

[12] VAN HOOFT J E,VELD J V,ARNOLD D,et al. Self-expandable metal stents for obstructing colonic and extracolonic cancer:European Society of Gastrointestinal Endoscopy(ESGE)Guideline-Update 2020[J].Endoscopy,2020,52(5):389-407.

[13] YANG S Y,PARK Y Y,HAN Y D,et al. Oncologic outcomes of self-expandable metallic stent as a bridge to surgery and safety and feasibility of minimally invasive surgery for acute malignant colonic obstruction[J].Ann Surg Oncol,2019,26(9):2787-2796.

[14] MATSUDA A,MIYASHITA M,MATSUMOTO S,et al. Comparison of long-term outcomes of colonic stent as"bridge to surgery"and emergency surgery for malignant large-bowel obstruction:a meta-analysis[J].Ann Surg Oncol,2015,22(2):497-504.

[15] HUANG X,LV B,ZHANG S,et al. Preoperative colonic stents versus emergency surgery for acute left-sided malignant colonic obstruction:a meta-analysis[J].J Gastrointest Surg,2014,18(3):584-591.

[16] SHINTARO K,AKIHISA M,TAKESHI Y,et al. Colonic stent as a bridge to surgery versus emergency resection for rightsided malignant large bowel obstruction:a meta analysis[J].Surg Endosc,2022,36(5):2760-2770.

[17] 刘玉村,高付升,万远廉,等.急性癌性结肠梗阻的诊断与治疗[J].中国实用外科杂志,1998(11):28-29.

[18] 汪建平.大肠癌并急性结肠梗阻的处理[J].中国实用外科杂志,2000,20(8):13-15.

[19] COSTA G,RUSCELLI P,BALDUCCI G,et al. Clinical strategies for the management of intestinal obstruction and pseudo-obstruction.A Delphi Consensus study of SICUT(Società Italiana di Chirurgia d'Urgenza e del Trauma)[J].Ann Ital Chir,2016,87:105-117.

[20] RAHBARI NN,WEITZ J,HOHENBERGER W,et al. Definition and grading of anastomotic leakage following anterior resection of the rectum:a proposal by the International Study Group of Rectal Cancer[J].Surgery,2010,147(3):339-351.

[21] 姚宏伟,傅卫,袁炯,等.肠内全程导管减压法用于术后早期炎性肠梗阻治疗的研究[J].中国实用外科杂志,2006,26(12):949-951.

第二十一章 化学治疗

第一节 基本概况

化学治疗,简称化疗,是指通过使用化学治疗药物杀灭癌细胞从而达到治疗目的。化疗、放疗及手术治疗是肿瘤的三大治疗手段,但与后两者不同的是,化疗作为一种全身性的治疗手段,无论采用口服还是静脉用药,化疗药物都会随着血液循环遍布全身的绝大部分器官和组织,理论上能够针对所有的肿瘤病灶发挥作用;而放疗或手术治疗仅能够针对局部的肿瘤病灶发挥作用。因此,在结直肠癌的全程治疗中,化疗发挥着不可替代的作用。

一、化疗的分类

(一) 新辅助化疗或放化疗

新辅助化疗是指对临床表现为局限性、可以采用手术切除的肿瘤,在手术前先行化疗,目的是尽可能地控制原发病灶,使局部肿瘤缩小、降期,增加手术根治切除的概率或减少手术造成的损伤,从而尽可能地保留正常器官的功能。同时,新辅助化疗还可以早期杀灭可能存在的微小转移灶,降低手术后复发转移的风险,延长患者的生存期。通常情况下,新辅助化疗是针对无远处转移的患者进行的。但是在转移性结直肠癌中,若所有的肿瘤病灶(原发病灶及远处转移病灶)能够通过包括手术、放疗、射频消融等手段达到完全毁损的效果,这些毁损性治疗之前的化疗也称新辅助化疗。

有时,新辅助化疗与放疗联合或作为放疗的增敏剂,形成新辅助放化疗,进一步提高疗效。目前,新辅助化疗或放化疗已广泛用于消化系统肿瘤的治疗,可显著提高手术 R0 切除率以及器官保全率,改善患者的预后及生存质量,部分患者在新辅助化疗或放化疗后甚至可以达到病理学完全缓解。

(二) 辅助化疗

辅助化疗是在有效的局部治疗(根治性手术或放疗)后采用的化疗,是肿瘤根治性治疗的重要组成部分,其目的是针对可能存在的微小转移灶,尽可能地减少或延缓复发转移。研究显示,结直肠癌在根治性手术(或放疗等其他毁损性手段)前已经存在超出局部治疗范围之外的微小转移灶,这也是局部治疗后肿瘤复发转移的重要原因。原发灶去除后,残余的肿瘤细胞生长加速,生长比率增高,对化疗药物的敏感性也随之增加;且肿瘤体积更小,更易被杀灭,治愈的可能性增高。结直肠癌对化疗药物的敏感性相对较高,辅助化疗的价值也得到了高级别循证医学证据的支持。在临床上,必须根据病理分期、基因分型以及患者的全身情况,在根治性局部治疗后尽早制定相应的方案进行辅助化疗,以尽可能地提高治愈率。

(三) 姑息性化疗

大部分结直肠癌的早期症状不明显,诊断困难,因此很多结直肠癌患者在诊断时就已经处于无法根治的阶段。此外,还有部分患者尽管接受了根治性手术,但仍出现术后的转移复发。对此类初诊无手术指征的晚期患者或术后复发和/或转移的患者,姑息性化疗是主要治疗手段,其主要目的是有效控制肿瘤引起的症状,改善患者的生存质量,减轻患者的痛苦,并尽可能延长患者的生存期。姑息性化疗应避免治疗过度而使患者的生存质量下降。

对于结直肠癌而言,长期使用较强的化疗方案导致患者的耐受性变差、不良反应增多,因此在使用某一强度较大的化疗方案治疗一段时间后,达到最佳疗效且处于疾病稳定状态时,可以采用低强度、低毒性的药物进行维持治疗,从而延长患者的无进展生存期

（progression-free survival，PFS），减少不良反应，延缓肿瘤相关症状的复发时间，提高患者的生存质量。

除全身性化疗外，还有选择性动脉化疗及针对癌性胸腔积液、腹水的浆膜腔内灌注化疗，也能够达到控制局部疾病的目的。但这些手段均无法使肿瘤得到根治，因此属于姑息性治疗的范畴。

二、化疗药物的基本介绍

近年来，随着新的抗肿瘤药物的不断上市和治疗方案的不断改进，药物治疗在肿瘤治疗中的地位也日益提高。药物治疗在半个多世纪前于姑息性肿瘤治疗中起步，到如今已成为肿瘤综合治疗的主要手段。在临床上，取得良好化疗疗效的前提是制定合理的化疗方案，包括用药时机、药物选择和配伍、剂量、疗程、间隔时间等。合理使用化疗药物涉及药物的药理作用和代谢动力学、肿瘤的生物学特征、肿瘤细胞的增殖动力学、患者的肿瘤分期和身体状况等多个方面因素；应考虑化疗的适应证和禁忌证、化疗方案的基本组成、常用化疗方案的由来、标准化方案的规范应用，化疗方案或药物调整的基本原则等。

（一）化疗药物的适应证和禁忌证

1. 适应证

（1）已无手术和其他毁损性根治性手段指征的晚期结直肠癌，或术后和/或放疗后复发、转移的患者，作为化疗的首选对象。

（2）手术切除和/或局部放疗后的辅助化疗和/或术前新辅助化疗。

（3）全身性化疗疗效较差，但可通过特殊给药途径或特殊给药方法获得较好疗效的患者，如结直肠癌肝转移可采用肝动脉给药，癌性胸腔积液、腹水和心包积液者，可采用浆膜腔内给药。

（4）身体状况良好、各重要脏器功能基本正常、无对药物过敏史的患者，患者及家属知情同意。

2. 禁忌证

（1）一般情况差，年老体弱，卡氏体力状态评分（Karnofsky performance scale，KPS）<50分，心肺功能严重不全，无法耐受化疗者。

（2）骨髓造血功能差，如严重贫血，白细胞计数低于$2.0×10^9$/L，或血小板计数低于$50×10^9$/L者（骨髓转移者引起的异常不属于此限制）。

（3）肝肾功能明显异常者。

（4）需要使用抗感染药物治疗的活动性感染。

（5）肿瘤原发部位穿孔或严重的活动性出血。

（6）精神病患者或不能充分配合者。

（7）孕妇。

（8）过敏体质患者应慎用，对所用的化疗药物过敏者应禁用。

（二）化疗方案组成的基本原则

1. 单药化疗有效者，优先考虑高效的药物。

2. 联合化疗时，构成方案的各药应该是单独使用时证明对该种肿瘤有效的化疗药物。

3. 尽量选择作用机制和耐药机制不同、作用时相各异的药物组成联合化疗方案，以便于更好地发挥协同作用。

4. 尽可能地选择毒性反应不同的药物联合，以免毒副作用叠加。

5. 所设计的联合化疗方案应经严密的临床试验证明具有疗效和安全性。

6. 如存在循证医学证据，化疗可联合靶向治疗或免疫治疗，发挥协同作用。

（三）化疗方案和药物调整的基本原则

患者在接受化疗之前，诊断必须明确。诊断不明确者，原则上不进行化疗。通常根据肿瘤发生的部位、肿瘤负荷量、组织学类型，以及患者的体表面积、体力状况、外周血白细胞与血小板计数、肝肾功能以及心功能状况等指标综合分析，准确选择化疗方案，确定药物剂量。

1. 体表面积 体表面积是决定药物剂量的基本参考因素，具体数值可根据患者的身高、体重进行推算，临床上一般使用的简易公式为体表面积=[身高（cm）+体重（kg）-60]/100。

2. 体力状况 根据表21-1-1的两种评分标准判定患者的体力状况，体力状况较好者可接受化疗，较差者应慎用化疗。

3. 外周血白细胞、血小板计数 通常患者的外周血白细胞>$4.0×10^9$/L，血小板>$100×10^9$/L时可以进行化疗。低于此数值但又必须进行化疗，或存在中性粒细胞减少伴发热的危险因素时，可考虑减少用药剂量和/或使用白介素-11或重组人血小板生成素及重组人粒细胞刺激因子（或聚乙二醇化重组人粒细胞刺激因子），预防性使用重组人粒细胞刺激因子（或聚乙二醇化重组人粒细胞刺激因子）可降低非髓性恶性肿瘤患者中性粒细胞减少症的发生率，防止化疗延迟，增加化疗的相对剂量强度。

4. 肝功能状况 氨基转移酶、胆红素升高是重要指标，这些指标又与是否存在肝转移有关。初次药物治疗前，要求患者的肝功能基本正常；如果存在肝转移状

表 21-1-1　体力状况评分标准

分值/分	KPS	Zubrod-ECOG-WHO（ZPS）	分级/级
100	正常,无症状及体征	正常活动	0
90	能进行正常活动,有轻微症状及体征		
80	勉强进行正常活动,有一些症状或体征	有症状,但几乎完全可以自由活动	1
70	生活能自理,但不能维持正常生活和工作		
60	生活能大部分自理,但偶尔需要别人帮助	有时卧床,但白天卧床时间不超过50%	2
50	常需要人照料		
40	生活不能自理,需要特别照顾和帮助	需要卧床,白天卧床时间超过50%	3
30	生活严重不能自理		
20	病重,需要住院和积极支持治疗	卧床不起	4
10	重危,濒临死亡		
0	死亡	死亡	5

态,肝功能异常仅表现为氨基转移酶升高,且此异常考虑为肿瘤转移导致,可以在氨基转移酶升高不超过正常值的5倍范围内、胆红素不超过正常值的1.5倍范围内采用高效且肝损伤小的药物治疗。化疗后出现药物性肝损伤时,应待肝损伤基本恢复,并根据具体损伤情况调整药物或减量。

5. 心功能状况　在结直肠癌中使用较多的氟尿嘧啶类药物、靶向药物及免疫治疗药物可引起心肌损害,严重者可发生心力衰竭,其发生率与药物的总剂量有关。因此在应用上述药物时需预先评估患者的心功能状态,防止心肌损伤的发生。

6. 肾功能状况　肾功能损伤时化疗药物的剂量调整见表21-1-2。

表 21-1-2　肾功能损伤时化疗药物的剂量调整

肌酐清除率/ml·min⁻¹	血清肌酐/mol·L⁻¹	尿素氮/mol·L⁻¹	顺铂	其他①
>70	>132.6	>7.2	100%	100%
70~50	132.6~176.8	7.2~14.3	50%	75%
<50	<176.8	<14.3	停药	50%

注:①蛋白尿≥3g/24h 也应调整剂量。

三、规范的检查

（一）检查的目的和方式

一旦患者确诊为结直肠癌,既要通过合适的辅助检查手段迅速确定患者的肿瘤部位、肿瘤分期、组织学类型,制定合理的治疗方案,又要根据药物疗效和不良反应进行后续治疗调整,才能使患者最大获益。

（二）药物治疗时的辅助检查

1. 辅助治疗的检查　辅助治疗针对的是根治术后的肿瘤患者。根治术后的患者实施辅助治疗前,应根据手术病理结果判断准确的病理类型和肿瘤分期,根据不同的分期和病理类型选择相应的辅助治疗方案。在辅助治疗前,常规的实验室检查和器械检查如血常规、尿常规、粪便常规及隐血试验、肝肾功能、常规心电图都是不可或缺的;消化系统肿瘤易产生水、电解质平衡紊乱,因此血生化检查非常必要。一旦出现水、电解质平衡紊乱者,需纠正后方可进行化疗,严重者甚至考虑择期化疗。化疗前及进行中的相关影像学检查(如胸部X线片、腹部超声、CT,必要时行MRI或PET/CT检查)非常重要,可及时发现一些术后早期复发或转移的病灶,一旦发现病灶则考虑术后复发转移,辅助化疗中出现者则说明辅助治疗失败,应按照姑息性治疗原则进行。另外,肿瘤标志物检查如CEA、CA19-9等在辅助治疗过程中对疗效评估及预后判断也具有重要的参考价值。内镜检查对发现术后腔内复发、了解吻合口狭窄原因等尤为重要,此时通过影像学检查常不能发现。但是检查频率不可过频,如没有症状或特殊需要,一般第1年1次,以后的检查频率根据肿瘤类型有所不同。老年患者还应检查心肺功能,心肺功能严重不全者慎用或禁用化疗药物。

在药物治疗过程中,还应及时复查血常规、肝肾功能,评估当前的化疗方案对骨髓的影响以及肝脏、肾脏不良反应,出现严重的骨髓抑制或肝肾功能损伤者需调整化疗方案。肿瘤患者自初诊开始,就应当实行较为严格的随访制度,一方面用以评估药物的安全性及患者的预后,另一方面可判断患者的复发转移情况。原则上2年内每3个月1次,2年后每6个月1次,持续到第5年,以后每年 1 次。

2. 姑息性治疗的检查　姑息性治疗主要应用于手术后复发转移者，或无手术治疗机会的晚期消化道肿瘤患者。其辅助检查的原则与辅助化疗患者的检查原则类似。但考虑到此类患者的一般情况相对较差，较易出现骨髓抑制、贫血、水电解质平衡紊乱、肝肾功能不全等情况，因此在治疗前应首先检查患者的血常规、血生化、肝肾功能及营养状态是否适合标准的化疗方案，以上检查出现异常者应及时纠正，营养状况较差者可给予肠内、肠外营养支持。特别是多程化疗后的患者，骨髓储备功能和身体耐受性都明显差于初治患者，在选择药物时要注意明确病理类型、基因状态（如 *RAS*、*BRAF*、*MSI*），为化疗方案的制定、分子靶向药物的选择提供依据。另外，进行相关的影像学检查（如胸部 X 线片、腹部超声、CT、全身骨显像，必要时行 MRI 或 PET/CT 检查），作为治疗前的分期、治疗中的疗效评判也是必不可少的环节。血清肿瘤标志物作为辅助的预后判断和疗效评价指标也具有重要价值。

四、不良反应

（一）不良反应分类

1. 根据出现时间分类　可分为急性不良反应、近期不良反应及远期不良反应。①急性不良反应：药物使用后即刻到 24 小时内出现的不良反应，如过敏、局部刺激、恶心、呕吐、发热等；②近期不良反应：使用抗肿瘤药物后 4 周内出现的反应，如骨髓抑制、脱发、口腔炎、腹泻、脏器功能受损等；③远期不良反应：使用抗肿瘤药物 4 周后出现的不良反应，如迟发性心脏毒性、甲状腺功能减退、肾上腺功能减退、迟发性骨髓抑制、诱发肿瘤、免疫功能抑制、不孕、不育等。

2. 根据局部反应和全身不同系统分类　抗肿瘤治疗的全身反应几乎可以累及所有系统，包括血液系统、心血管系统、消化系统、呼吸系统、泌尿生殖系统、皮肤、神经系统、内分泌代谢系统和骨骼肌肉系统。在临床上，急性和近期不良反应较常见，也容易引起重视并得到处理。随着肿瘤治疗疗效的提高，近年来在长期生存的患者中，远期不良反应如治疗相关的心脏毒性等日益受到重视。

部分不良反应为大部分抗肿瘤药物共同具备的，如恶心和呕吐等消化道反应、骨髓抑制、肝肾功能受损等；有一些不良反应则是相关药物比较特异性的，都应熟练掌握，如奥沙利铂相关的神经毒性、伊立替康引起的胆碱能综合征及腹泻等。

（二）不良反应程度及其处理原则

世界卫生组织（World Health Organization，WHO）、美国食品药品管理局（Food and Drug Administration，FDA）及中国国家药品监督管理局等机构均对抗肿瘤药物的不良反应有多种表述，根据其与药物药理作用有无关系分为 A 型和 B 型。A 型是指剂量相关的不良反应，可以被预测，发生率高而死亡率低，如常见的化疗药物剂量限制性毒性；B 型是指剂量不相关的不良反应，难以预测，发生率低，但死亡率高。两型不良反应，采取的应对措施不一样，前者可根据实际情况减少药物使用剂量；而后者一般停药，不再使用。

根据毒副作用与药物的因果相关性，可将评价标准分为 5 级，包括肯定有关、可能有关、可能无关、无关、无法判定。该评价标准可应用于指导医师对于不良反应的判断，综合评估肿瘤的病情。

目前用于评估药物不良反应严重程度的标准主要包括 WHO 的抗癌药常见毒副作用分级标准以及美国国立卫生研究院出版的常见不良反应事件评价标准（common terminology criteria for adverse event，CTCAE）。目前临床上常使用 CTCAE 进行不良反应分级，在抗肿瘤药物的临床试验中更是以 CTCAE 分级标准来描述药物的安全性。该系统采用国际医学用语词典标准的描述性术语对抗肿瘤药物治疗过程中任何不利或非预期的症状、体征、异常实验室检查和疾病进行等级（严重程度）划分，包括 1~5 级（可表述为轻度、中度、重度、危急及死亡），应用于抗肿瘤药物不良反应的记录和描述。使用该系统不仅可以定性和定量地记录药物的毒副作用，更因其标准化的描述使不同的肿瘤治疗中心在抗肿瘤药物毒副作用描述、记录和交流方面有了统一的语言，利于抗肿瘤药物的应用和研发。

临床上使用抗肿瘤药物一旦出现不良反应，处理原则包括：①判断不良反应与药物使用的相关性；②评估不良反应的严重程度，并采取停药或减量等措施；③及时对症支持处理，采取必要的抢救措施。

抗肿瘤药物停药或减量等措施，可酌情参考，但临床上需要根据病情及疗效综合调整，切忌生搬硬套：①发生 1 级不良反应，继续原剂量使用抗肿瘤药物；②发生 2 级不良反应，暂停使用抗肿瘤药物，经积极对症支持处理后，恢复至 0~1 级不良反应，继续原剂量使用抗肿瘤药物；③发生 3~4 级不良反应，则暂停使用抗肿瘤药物，待恢复至 0~1 级不良反应，降低 1 个剂量等级（10%~20%）使用抗肿瘤药物；④降低 2~3 个剂量等级，如果仍发生 3~4 级不良反应，则停止使用该种药物；⑤但具体的不良反应还需要分别对待，如疲劳、脱发、性欲改变、皮肤干燥等不良反应如认为不可能变得更严重或威胁生命,可以原剂量使用药物;⑥过敏反应、空腔脏器穿孔、出血、血栓、顽固性高血压、重要脏器功能衰竭等不良反应,一旦出现就可能要永久停药。

五、常用的疗效评估

影像学检查、临床症状和体征、肿瘤标志物是常用来进行疗效评估的手段,在临床上应该综合考虑,避免仅根据单一因素判断治疗的效果。

(一)肿瘤病灶的影像学评估

为了便于评估肿瘤的整体情况,在临床上常用可重复性好的检查(CT 或 MRI)进行肿瘤大小的测量,并将病灶分为可测量病灶和不可测量病灶。整体而言,可测量病灶包括长径≥10mm 的非淋巴结病灶和短径≥15mm 的淋巴结病灶;不可测量病灶包括长径<10mm 的非淋巴结病灶和短径≥10cm 但<15mm 的淋巴结病灶,以及真正意义上不可测量的病灶(如腹水、胸腔积液、心包积液;骨病灶、软脑膜转移灶;炎性乳腺癌;皮肤或肺的癌性淋巴管转移;影像学方法不能重复比较的,仅能通过体格检查发现的腹部包块、腹腔脏器肿大)。需要说明的是,在实体瘤疗效评价标准 1.1(response evaluation criteria in solid tumour,RECIST 1.1)中,治疗前短径<10mm 的淋巴结不被认为是恶性肿瘤病灶;但是基于 MRI 的评估中,恶性淋巴结的判断不仅基于大小,还会依据淋巴结边缘是否光滑、内部信号情况等综合判断,因此,即使短径<10mm 的淋巴结可能会被 MRI 认为是恶性的,因此在实践中也属于不可测量病灶。

(二)靶病灶和非靶病灶的确定和评估

在可测量病灶中,应当根据病灶的大小和可重复测量性在尽可能多的转移器官中选取代表性的病灶作为靶病灶,要求靶病灶总数不超过 5 个,每个器官选取的靶病灶数目不超过 2 个。靶病灶的评估分为完全缓解(complete response,CR),部分缓解(partial response,PR),疾病稳定(stable disease,SD)和疾病进展(disease progression,PD)。具体评价标准见表 21-1-3。

将未被选为靶病灶的可测量病灶记录为非靶病灶,不可测量病灶也全部被记录为非靶病灶。具体评价标准见表 21-1-4。

若一位患者仅存在靶病灶或非靶病灶,则可按照上述方法评估;但在临床工作中,大多数患者同时存在靶病灶和非靶病灶,此时,需要依据表 21-1-5 综合评估整体疗效。

表 21-1-3　靶病灶实体瘤疗效判断标准

疗效	RECIST1.1 标准(肿瘤最长径的总和)
CR	肿瘤完全消失,病理性淋巴结病灶短径缩小至<10mm;且肿瘤标志物正常
PR	肿瘤未完全消失,但缩小超过 30%
SD	肿瘤未完全消失,但缩小不足 30%,或增大未及 20%
PD	肿瘤增大超过 20%,且增大超过 5mm,或出现新病灶

注:CR. 完全缓解;PR. 部分缓解;SD. 疾病稳定;PD. 疾病进展。因消化系统肿瘤常发生腹膜转移,腹膜转移一般影像学检查难以准确评价疗效,需要医师根据患者的综合状况进行评估。如仅一个靶病灶的最长径增大≥20%,而记录到的所有靶病灶的最长径之和增大未达 20%,则不应评价为 PD。

表 21-1-4　非靶病灶实体瘤疗效判断标准

疗效	RECIST1.1 标准(肿瘤最长径的总和)
CR	非靶病灶消失,病理性淋巴结缩小至短径<10mm,且肿瘤标志物正常
非 CR/非 PD	一个或多个非靶病灶存在,和/或肿瘤标志物高于正常上限
PD	非靶病灶明确进展,或出现新病灶

注:CR. 完全缓解;PR. 部分缓解;SD. 疾病稳定;PD. 疾病进展。

表 21-1-5　实体瘤整体疗效判断标准

靶病灶	非靶病灶	新病灶	整体疗效
CR	CR	无	CR
CR	非 CR/非 PD	无	PR
PR	CR 或非 CR/非 PD	无	PR
SD	CR 或非 CR/非 PD	无	SD
PD	任何	任何	PD
任何	PD	任何	PD
任何	任何	有	PD

注:CR. 完全缓解;PR. 部分缓解;SD. 疾病稳定;PD. 疾病进展。

(三)其他疗效评估指标

1. **生存质量(quality of life,QOL)评估**　KPS(表 21-1-1)、QOL 综合评级及治疗相关症状的缓解。

2. **无疾病生存期(disease-free survival,DFS)**　接受根治性治疗(包括手术及其他局部毁损治疗)至疾病复发的时间。

3. **无进展生存期(progression free survival,PFS)**　接受目标药物治疗之日至疾病进展或死亡的时间。

4. **疾病进展时间**　从患者开始治疗之日至病灶出现进展的时间。

5. **总生存期(overall survival,OS)**　从患者治疗之日至死亡或失访的时间。

(沈琳　王正航)

第二节 结直肠癌治疗中常用的化疗药物

总体而言,针对结直肠癌的化疗药物主要包括氟尿嘧啶类、奥沙利铂、伊立替康、雷替曲塞。本节仅介绍在结直肠癌中获批适应证的化疗药物,并着重介绍这些药物在临床使用过程中的特殊不良反应(常见不良反应及相应处理同化疗药物的整体处理原则)。

一、氟尿嘧啶类

(一) 静脉用氟尿嘧啶

氟尿嘧啶类药物属于抗代谢药物,是尿嘧啶的同类物。主要为氟尿嘧啶(fluorouracil,FU),1957 年首次应用于临床,是最早被公认的治疗结直肠癌的有效药物,60 余年以来一直作为转移性结直肠癌的骨架化疗药物。

氟尿嘧啶作为胸苷酸合成酶(thymidylate synthetase,TS)抑制剂类细胞毒性药物,在肿瘤细胞内转变为氟尿嘧啶脱氧核苷酸,从而抑制脱氧胸苷酸合成酶,阻止脱氧尿苷酸甲基化变为脱氧胸苷酸来影响 DNA 合成。同时,氟尿嘧啶可转化为 5-氟尿嘧啶核苷,作为伪核苷代谢产物掺入到 RNA 中,继而干扰蛋白质合成,对细胞周期也有一定影响。氟尿嘧啶的代谢酶为二氢嘧啶脱氢酶(dihydropymidine dehydrogenase,DPD),故部分存在 DPD 缺乏的患者,体内氟尿嘧啶无法正常代谢,可能产生严重毒性。

氟尿嘧啶主要通过静脉给药,分为静脉注射和静脉滴注两种方式;因氟尿嘧啶的半衰期只有数分钟,故采用持续静脉输注的方式有助于维持较长时间的有效药物浓度。就不良事件发生率而言,静脉注射给药有较高的 3~4 度中性粒细胞缺乏发生率(31% *vs.* 4%),而接受持续静脉输注给药者发生手足综合征的概率更高(34% *vs.* 13%)。

(二) 口服氟尿嘧啶衍生物

为寻求更简便的给药方式,口服剂型一直是氟尿嘧啶类药物的研发重点。氟尿嘧啶直接口服后在胃肠道内快速降解而无法发挥疗效,故口服剂型的主要策略在于研发氟尿嘧啶的前体药物。1967 年第一代氟尿嘧啶口服制剂替加氟(tegafur,FT)由 Hiller 等合成,作为氟尿嘧啶的前体药物,具有较高的生物利用度,可被细胞色素 P450 同工酶转化为氟尿嘧啶。临床研究结果也显示替加氟 $1g/(m^2 \cdot d)$ 连续使用 21 天与静脉注射氟

尿嘧啶的抗肿瘤效果相当。在一项纳入 246 例患者的欧洲临床研究中,口服替加氟/亚叶酸钙组的客观缓解率(objective response rate,ORR)优于静脉注射 5 氟尿嘧啶/亚叶酸钙组(27% *vs.* 13%,*P*<0.004),而 OS 分别为 12.4 个月和 12.2 个月,十分相近。

间断口服给药的方式,血药浓度相对较低,因此进一步发展出替加氟和 DPD 抑制剂的组合,即尿嘧啶替加氟。尿嘧啶替加氟由替加氟和 DPD 抑制剂尿嘧啶以 1:4 的摩尔比组成,可使肿瘤内氟尿嘧啶的浓度更高,从而起更佳的抗肿瘤作用。

1998 年,第三代口服制剂卡培他滨获批上市。卡培他滨被肠黏膜吸收后,依次经过 3 个酶的途径代谢,首先在肝脏内通过羧基酯酶转化为 5'-脱氧-5'氟胞苷,5'-脱氧-5'氟胞苷进一步在胞苷脱氨酶的作用下转换为 5'-脱氧-5'氟尿苷,5'-脱氧-5'氟尿苷通过胸苷磷酸化酶(thymidine phosphorylase,TP)转换为具有药理活性的氟尿嘧啶。肿瘤组织中 TP 的浓度相对高于正常组织,卡培他滨可选择性在肿瘤组织内转化为氟尿嘧啶。

曲氟尿苷替匹嘧啶是一种新型口服的氟尿嘧啶类细胞毒性药物,包含曲氟尿苷和盐酸替匹嘧啶两种活性药物成分。曲氟尿苷干扰肿瘤细胞 DNA 合成并抑制细胞增殖,盐酸替匹嘧啶通过抑制 TP,增加细胞与曲氟尿苷的接触,保护曲氟尿苷不被降解,进而杀伤肿瘤细胞,且盐酸替匹嘧啶还具有一定的抗血管生成作用。2015 年 9 月美国 FDA 批准其用于治疗经氟尿嘧啶、奥沙利铂和伊立替康为基础化疗后的 *RAS* 野生型的转移性结直肠癌患者。中国国家药品监督管理局于 2019 年 8 月批准该药物用于转移性结直肠癌的三线治疗。

(三) 特殊不良反应

所有氟尿嘧啶类药物均由 DPD(一种涉及氟尿嘧啶降解的酶)缺乏导致罕见的严重不良反应,如口腔炎、腹泻、黏膜炎症、中性粒细胞减少症和神经毒性。携带 *DPYD* 基因纯合突变或杂合突变的患者可能存在 DPD 活性的完全或接近完全缺乏,接受氟尿嘧啶治疗后可能出现重度、危及生命甚至致死性的不良反应。故此类患者不应接受氟尿嘧啶类药物(氟尿嘧啶、卡培他滨及曲氟尿苷替匹嘧啶)。

在接受氟尿嘧啶类药物后,若出现了上述严重不良反应,应怀疑是否存在 DPD 缺乏,而应检测 *DPYD* 基因位点。当确定存在携带可引起部分 DPD 缺乏的某种杂

合子 *DPYD* 突变(如 *DPYD*2A* 突变)时,需严格评估治疗所带来的获益和风险,在治疗时必须谨慎,开始时大幅减少剂量,之后频繁监测,根据毒性调整剂量。如发生 2~4 级急性毒性,必须立刻终止治疗。应根据毒性的发生时间、持续时间和严重程度的临床评估考虑永久终止。

氟尿嘧啶和卡培他滨还可引起手足综合征(手掌、足底红肿疼痛或化疗引起肢端红斑),其本质上属于皮肤毒性。1 级手足综合征定义为出现下列任一现象,手和/或足的麻木、感觉迟钝/感觉异常、麻刺感、红斑和/或不影响正常活动的不适。2 级手足综合征定义为手和/或足的疼痛性红斑和肿胀和/或影响患者日常生活的不适。3 级手足综合征定义为手和/或足湿性脱屑、溃疡、水疱或严重的疼痛和/或使患者不能工作或进行日常活动的严重不适。转移性肿瘤患者接受卡培他滨单药治疗,手足综合征出现的中位时间为 79 天(11~360 天),严重程度为 1~3 级。出现 2 或 3 级手足综合征时应暂停使用氟尿嘧啶类药物,直至恢复正常或严重程度降至 1 级。出现 3 级手足综合征后,再次使用氟尿嘧啶时应减少剂量。

此外,氟尿嘧啶类药物还可引起高胆红素血症。如果药物相关的胆红素升高>3.0×正常上限值(upper limit of normal,ULN)或肝转氨酶(谷丙转氨酶、谷草转氨酶)升高>2.5×ULN,应立即暂停。当胆红素降低至≤3.0×ULN 或者肝转氨酶≤2.5×ULN,可恢复使用。

二、雷替曲塞

(一) 简介

雷替曲塞为喹唑啉叶酸盐类似物,特异性地抑制 TS。与氟尿嘧啶或甲氨蝶呤相比,雷替曲塞是直接的和特异性的 TS 抑制剂。TS 是胸腺嘧啶脱氧核苷三磷酸盐合成过程的关键酶,而胸腺嘧啶脱氧核苷三磷酸盐又是 DNA 合成的必须核苷酸。抑制 TS 可导致 DNA 断裂、抑制癌细胞增殖和促进细胞凋亡。雷替曲塞经还原叶酸载体摄入细胞被叶酰聚谷氨酸合成酶转化为聚谷氨酸盐形式贮存在细胞中,发挥更强的 TS 抑制作用。雷替曲塞聚谷氨酸盐通过增强 TS 抑制能力、延长抑制时间而提高其抗瘤活性。但其在正常组织中的累积可能会使毒性增加。

雷替曲塞的疗效与氟尿嘧啶相似,用药方法简便,可用于不能耐受氟尿嘧啶的肠癌患者。

(二) 特殊不良反应

除常见的不良反应外,雷替曲塞较为特殊的是,较

易出现谷草转氨酶和谷丙转氨酶的可逆性升高(发生率分别为 16% 和 14%),当这些变化与潜在的恶性肿瘤的进展无关时,通常表现为无症状和自限性。

三、奥沙利铂

(一) 简介

奥沙利铂是第三代铂类,属细胞周期非特异性抗肿瘤药物。奥沙利铂作用于与顺铂相同的 DNA 位点,通过产生烷化结合物作用于 DNA,形成链内和链间交联,从而抑制 DNA 的合成和复制。奥沙利铂与 DNA 结合迅速,最多需要 15 分钟,产生的 1,2 二氨基环己烷基团-铂复合体较顺铂和卡铂产生的复合体有更强的抑制 DNA 合成能力和系统毒性,在靶分子和作用机制方面与顺铂有区别,抗肿瘤活性谱不同,奥沙利铂具有更低的肾脏毒性和消化道反应,但末梢神经毒性为其剂量限制性毒性。

(二) 特殊不良反应

奥沙利铂的特殊不良反应主要为神经毒性。主要包括两种类型。

1. 急性、可逆性、以外周为主的感觉神经病变　是短暂的急性综合征,为早发型,发生在给药的数小时或 1~2 天,在 14 天内消退,进一步给药会频繁复发。暴露于低温或冰冷物体可加速或恶化这些症状,患者通常表现为手、足、口周围一过性感觉异常、感觉迟钝和感觉减退,也可表现为下颌痉挛、舌头感觉异常、构音困难、眼痛和胸部压迫感。在约 56% 接受奥沙利铂和氟尿嘧啶/亚叶酸钙的研究患者中观察到急性、可逆性周围神经病变。约 30% 的患者在任一周期内观察到急性神经毒性。

一种少见且易与奥沙利铂过敏相混淆的情况为 1%~2% 既往未接受治疗和既往接受过治疗的转移性结直肠癌患者中观察到 3~4 级短暂的咽喉感觉迟钝、麻木的急性并发症(可由低温诱发或加重),表现为主观感觉呼吸或吞咽困难症状,但没有任何喉痉挛或支气管痉挛(没有喘鸣或哮鸣)。这些急性症状可伴有类似抽搐或痉挛的肌肉收缩,表现为手或足僵硬,肌肉不能放松,有时可引起颌部肌肉收缩,部分患者的肌电图显示正常神经传导的同时存在感觉过敏性神经病变。

2. 持续性(>14 天)、以外周为主的感觉神经病变　为奥沙利铂最常见的剂量限制性毒性。常见特征为感觉异常、感觉迟钝、感觉减退,但也可能因本体感觉缺失影响某些日常生活(如书写、解扣纽扣、吞咽、并因本体感觉损害导致步行困难)。这些神经病变发生在

48% 接受奥沙利铂和氟尿嘧啶/亚叶酸钙联合治疗的临床研究患者中。没有出现过任何急性神经病变的患者也可出现持续性神经病变。大部分 3 级持续神经病变患者（80%）是由既往的 1 级或 2 级发展导致。在治疗终止后数月之内，3/4 以上患者的神经毒性可减轻或消失；但在累积剂量大于 800mg/m² 时，有可能导致永久性感觉异常和功能障碍。

（三）用药期间注意事项

1. 应告知患者避免冷刺激，使患者了解急性神经毒性症状是一过性的、短时间。

2. 将输液时间由 2 小时延长至 6 小时常可预防发作，一般无须减少治疗剂量。

3. 因使用本品时低温可导致喉痉挛，故不得用冰冷食物或用冰水漱口。

4. 应告知患者治疗停止后，周围感觉神经病变症状可能持续存在。辅助治疗停止后，局部的中度感觉异常或影响日常活动的感觉异常可能持续 3 年以上。

5. 使用药物治疗可能能够缓解神经毒性，但除卡马西平被证实可用于痛性神经毒性外，其余药物缺乏大型随机对照试验（如腺苷钴胺、钙剂和镁剂、B 族维生素）。

（四）药物剂量的调整

给药剂量的调整应以所观察到的神经症状的持续时间和严重性为依据。

1. **以下情况应该将奥沙利铂剂量减少 25%**　无功能损害的感觉异常持续到下一周期；疼痛性感觉异常和/或功能障碍开始出现。

2. **以下情况应该停用奥沙利铂**　在调整剂量之后症状仍持续存在或加重；功能不全的感觉异常一直持续到下一周期，可考虑停用奥沙利铂，如可采取"打打停停"的维持治疗策略。在症状完全或部分消失之后，则需要根据病情决定是否可再次全量或减量使用奥沙利铂。

四、伊立替康

（一）简介

伊立替康是半合成喜树碱的衍生物，特异性地作用于拓扑异构酶Ⅰ，它通过与拓扑异构酶Ⅰ和 DNA 形成的复合体的稳定结合，特异性抑制 DNA 的再连接步骤，引起 DNA 单链断裂。在细胞复制阶段，这一断裂可使 DNA 产生不可逆的损伤，最终导致肿瘤细胞死亡。这种细胞毒性是时间依赖性的，并特异性作用于 S 期。其活性代谢产物 7-乙基-10-羟基喜树碱（SN-38）主要通过肠道排泄，在尿苷二磷酸葡糖醛酸转移酶 1A1（uridine diphosphate-glucuronate transferase, UGT1A1）的作用下代谢为无活性的 SN-38 葡萄糖醛酸。

（二）特殊不良反应

由于 *UGT1A1* 基因的高度多态性，造成不同个体间的代谢活性差异很大，具有 *UGT1A1*28* 等位基因纯合子（又称 *UGT1A17/7* 基因型）和 *UGT1A1*6* 纯合子（G211A）的患者具有较高的血浆 SN-38 浓度，是引起延迟性腹泻及血液学毒性的主要原因。此外，伊立替康还是乙酰胆碱酯酶的非竞争性抑制剂，用药后可出现胆碱能综合征。

1. **急性胆碱能综合征**　在单药治疗中，9% 的患者出现短暂严重的急性胆碱能综合征，而在联合治疗中仅为 1.4%。主要症状为早发性腹泻及其他症状。如用药后第 1 个 24 小时内发生腹痛、结膜炎、鼻炎、低血压、心动过缓、血管舒张、出汗、潮红、寒战、全身不适、头晕、视力障碍、瞳孔缩小、流泪及流涎增多。通常是暂时性的，很少为严重性的。以上症状于阿托品治疗后消失，但气喘的患者应小心谨慎使用。有急性、严重的胆碱能综合征患者，下次使用本品时，应预防性使用硫酸阿托品。

2. **迟发性腹泻**　是伊立替康的剂量限制性毒性。在使用本品 24 小时后发生的腹泻称为迟发性腹泻，通常出现第一次稀便的中位时间为用药后第 5 天，平均持续 4 天，长时间腹泻可能导致脱水、电解质紊乱或感染，甚至危及生命。在单药治疗中，所有遵嘱采取腹泻处理措施的患者有 20% 发生严重腹泻。在可评估的治疗周期内，14% 出现严重腹泻。在联合治疗中，所有遵嘱采取腹泻处理措施的患者有 13.1% 发生严重腹泻。在可评估的治疗周期内，3.9% 出现严重腹泻。

目前，推荐的抗腹泻措施为洛哌丁胺。应指导患者备有洛哌丁胺，一旦出现粪便不成形或解稀便或排便频率比以往增多时就要开始洛哌丁胺治疗。同时需要开始饮用大量含电解质的饮料。洛哌丁胺的用法为首剂 4mg，然后每 2 小时给予 2mg，这种治疗需持续到最后一次稀便结束后 12 小时，中途不得更改剂量。在晚上，患者可以每 4 小时服用洛哌丁胺 4mg。洛哌丁胺有导致麻痹性肠梗阻的危险，因此不推荐连续使用上述剂量 48 小时以上，也不推荐使用时间少于 12 小时。不推荐洛哌丁胺预防性给药，甚至前一治疗周期出现过迟发性腹泻的患者也不应如此。

除抗腹泻治疗外，腹泻患者应密切监护，如果出现脱水要补充水和电解质，如果出现肠梗阻、发热或严重的中性粒细胞减少症（中性粒细胞计数<0.5×10⁹/L），需给予抗生素治疗。如治疗不当，尤其是合并中性粒细胞

减少症的患者,腹泻可能危及生命。

除使用抗生素治疗外,出现腹泻同时伴有发热、严重腹泻(需静脉补液)、伴有与迟发性腹泻相关的呕吐以及在接受首剂高剂量洛哌丁胺治疗后腹泻持续时间超过48小时,应住院治疗腹泻。另外,在个别情况下,治疗不良事件时患者有不遵医嘱的可能(一旦出现迟发性腹泻需要立即并长时间接受止泻治疗并大量补液)。

出现腹泻后,应推迟后续的化疗,直到患者在不使用止泻药的情况下至少24小时不再腹泻(恢复到治疗前的肠功能状态)。如果出现3或4级腹泻,需要减少后续周期中盐酸伊立替康的给药剂量。

(沈琳 张俊)

第三节 根治术后辅助化疗

一、可切除结肠癌术后辅助化疗人群

(一)总体推荐

1. Ⅰ期结肠癌患者无须接受任何辅助化疗。

2. Ⅱ期结肠癌合并错配修复功能缺陷(deficiency of mismatch repair,dMMR)或高微卫星不稳定(microsatellite instability-high,MSI-H)患者,无须接受任何辅助化疗。其中,MSI-H是指在DNA复制时插入或缺失突变引起的微卫星序列长度改变的现象。通常通过聚合酶链反应检测特异的微卫星重复序列扩增判定MSI状态,比较的位点为BAT25、BAT26、D5S346、D2S123及D17S2505个微卫星位点。其中≥2个位点发生改变判定为MSI-H,仅1个位点发生改变判定为低微卫星不稳定(microsatellite instability-low,MSI-L),无位点改变判定为微卫星稳定(microsatellite stability,MSS)。

3. Ⅱ期结肠癌合并MSS,同时无高危因素患者,可以选择观察,或考虑氟尿嘧啶类单药辅助化疗。

4. Ⅱ期结肠癌合并MSS,同时合并高危因素患者(高危因素包括T_4、病理类型分化差、淋巴管或血管侵袭、术前合并肠梗阻或穿孔、手术切缘阳性或紧邻切缘、淋巴结检出不足12枚),建议氟尿嘧啶类单药或FOLFOX方案辅助化疗6个月,或CAPEOX方案辅助化疗3个月;近年来,肿瘤出芽也被认为是预后不良因素之一。

5. 低危Ⅲ期结肠癌患者(T_{1-3},N_1),建议CAPEOX方案辅助化疗3个月或FOLFOX方案辅助化疗6个月,无法耐受联合化疗或不适合使用奥沙利铂治疗的患者,可选择氟尿嘧啶类单药辅助化疗6个月;高危Ⅲ期结肠癌患者(T_4,N_{1-2}或任何T,N_2),建议CAPEOX方案或FOLFOX方案辅助化疗6个月,无法耐受联合化疗或不适合使用奥沙利铂治疗的患者,可选择氟尿嘧啶类单药辅助化疗6个月。

(二)特殊人群辅助化疗

1. 微卫星不稳定性患者 PETACC-3研究表明,dMMR或MSI-H状态可能是Ⅱ期结肠癌患者单独使用氟尿嘧啶辅助治疗不获益甚至产生不良预后的预测标志物。一项根据MSI状态评估的Ⅱ期和Ⅲ期结肠癌患者长期随访的回顾性研究表明,MSI-L或MSS结肠癌患者接受氟尿嘧啶辅助治疗后预后改善,然而,MSI-H结肠癌患者术后氟尿嘧啶辅助化疗并未显示出益处,相反,与仅接受手术的患者相比,5年生存率更低。Sargent等对辅助研究汇总数据的另一项回顾性研究结果表明,dMMR结肠癌患者,氟尿嘧啶辅助化疗似乎对Ⅱ期患者产生相反的影响,但这类现象在Ⅲ期结肠癌患者中并未出现。

2. 老年患者 研究发现辅助治疗对老年结肠癌患者是有益的。一项7 263例结肠患者的回顾性分析发现,在65岁或以上的Ⅲ期结肠癌患者中使用氟尿嘧啶/亚叶酸钙辅助化疗可提高生存率。另一项年龄≥75岁Ⅲ期结肠癌患者的分析显示,辅助化疗可使该人群生存获益,但同时分析显示,这些患者的辅助治疗方案中增加奥沙利铂后,仅有很小的、并不显著的获益。重要辅助治疗试验的亚组分析也表明,在老年患者中添加奥沙利铂缺乏获益。NSABP C-07研究的子集分析显示,在氟尿嘧啶/亚叶酸钙中增加奥沙利铂并未提高年龄≥70岁的Ⅱ期或Ⅲ期结肠癌患者的生存率,且有降低的趋势。

氟尿嘧啶/亚叶酸钙作为辅助治疗的获益和毒性在老年和年轻患者中总体是相似的。在70岁及以上的老年患者中,在氟尿嘧啶/亚叶酸钙辅助化疗中增加奥沙利铂的获益尚未在Ⅱ期或Ⅲ期结肠癌研究中得到证实。

二、辅助化疗开始时间

一项来自10项研究超过15 000例受试者的荟萃分析结果显示,辅助化疗开始时间每推迟4周,OS随之降低14%,提示辅助化疗应该在术后尽早开始实施。一项包含7 794例受试者的回顾性分析显示,Ⅱ期或Ⅲ期结肠癌患者,手术与辅助治疗间隔延长超过6周,对OS将产生负性影响;研究也提示,辅助治疗时间延迟的患者较未延迟的患者而言,合并其他疾病的比例更高。此

外,一项注册研究发现术后8周开始辅助治疗的患者多为高龄患者或急诊手术患者。因此,总体而言,辅助化疗应在患者体力状况允许时尽早开始。

三、辅助化疗持续时间

IDEA研究评估将FOLFOX或CAPEOX辅助治疗持续时间缩短为3个月是否可显著减少不良反应,并是否会影响最终临床结局。研究纳入12 834例患者,并汇集了6项同时进行的Ⅲ期随机试验的数据,以评估Ⅲ期结肠癌患者术后FOLFOX或CAPEOX辅助治疗3个月与6个月的非劣性。结果显示,辅助治疗3个月和6个月治疗组的≥3级神经毒性与2级神经毒性发生率均更低,同时腹泻发生率也更低。

两组之间的3年DFS率尽管存在0.9%的微小绝对差异(3个月为74.6%,6个月为75.5%;*HR*为1.07),但主要终点未达到非劣性的预定界值。但在某些亚组中观察到非劣性结果,在低风险(T_{1-3},N_1)亚组中,3个月CAPEOX辅助化疗的3年DFS率不劣于6个月CAPEOX辅助化疗的3年DFS率,但3个月与6个月FOLFOX的DFS率对比未能证明非劣性结论。在高风险(T_4和/或N_2)亚组中,FOLFOX方案3个月辅助化疗的DFS低于FOLFOX方案6个月的DFS,CAPEOX方案3个月辅助化疗比较6个月辅助化疗未能达到非劣性结果。后期的最终随访结果显示CAPEOX方案辅助化疗5年OS的*HR*为0.96(3个月 *vs.* 6个月),FOLFOX方案辅助化疗*HR*为1.07(3个月 *vs.* 6个月)。这项研究的作者认为,虽然最终OS差异不符合非劣性的统计假设,但应在临床背景下综合评估5年OS总体0.4%差异的临床意义,特别应考虑较短辅助治疗时间同时可带来毒性反应发生率显著降低。

基于IDEA研究数据,3个月的CAPEOX方案或3~6个月的FOLFOX方案被推荐为Ⅲ期低危结肠癌患者的首选辅助治疗方案。3~6个月的CAPEOX方案或6个月FOLFOX方案被推荐为Ⅲ期高危组结肠癌患者的首选辅助治疗方案。6个月的氟尿嘧啶/亚叶酸钙或卡培他滨作为Ⅲ期结肠癌低危组与高危组的其他辅助治疗方案选择。高危Ⅱ期结肠癌,推荐的辅助治疗方案是6个月的卡培他滨、氟尿嘧啶/亚叶酸钙或FOLFOX或3个月的CAPEOX。

四、辅助治疗不推荐的药物或方案

(一)伊立替康

CALGB 89803研究评估了IFL方案(氟尿嘧啶/亚叶酸钙联合伊立替康)与氟尿嘧啶亚叶酸钙单药对比辅助治疗Ⅲ期结肠癌的疗效。与接受氟尿嘧啶/亚叶酸钙辅助化疗的患者相比,接受IFL的患者的OS或DFS均未进一步改善,同时IFL辅助化疗增高了中性粒细胞减少症与中性粒细胞减少伴发热的发生率,因此,目前数据不支持在Ⅱ期或Ⅲ期结肠癌辅助化疗中使用含伊立替康的方案。

(二)贝伐珠单抗

在NSABP C-08研究中,比较了在Ⅱ期或Ⅲ期结肠癌患者中使用6个月mFOLFOX6联合贝伐珠单抗,再序贯6个月贝伐珠单抗和标准的6个月mFOLFOX6,结果未观察到增加贝伐珠单抗对3年DFS率的统计学显著获益。在类似的Ⅲ期临床试验AVANT研究中,同样未能观察到增加贝伐珠单抗的受益。因此,不推荐贝伐珠单抗用于Ⅱ期或Ⅲ期结肠癌的辅助治疗。

(三)西妥昔单抗

两项Ⅲ期临床试验评估了西妥昔单抗联合FOLFOX在Ⅲ期结肠癌辅助治疗中的作用。结果显示在*KRAS*野生型结肠癌患者中,西妥昔单抗未能改善PFS,同时增加了腹泻、皮疹等不良反应。因此,不推荐西妥昔单抗用于Ⅱ期或Ⅲ期结肠癌的辅助治疗。

(李健)

第四节 术前新辅助化疗

新辅助一词由表意"new"的希腊语"neos"与表意"help"的拉丁语"adjuuare"组合而成。新辅助治疗已成为多种恶性肿瘤如乳腺癌、头颈部肿瘤、胃癌、肺癌、泌尿肿瘤等的标准治疗模式,新辅助治疗手段包括化疗、放疗、靶向治疗及免疫治疗。新辅助化疗是指在根治性局部治疗如手术治疗或放疗之前给予的全身化疗,目的

是缩小病灶,降低肿瘤分期,提高手术切除率,体内评估化疗敏感性,减少甚至清除亚临床病灶,以期达到较单纯局部治疗更长的生存期和更高的治愈率。新辅助同步放化疗在局部进展期直肠癌中已成为标准治疗,在基于患者风险分层的个体化治疗时代,一些新的治疗模式特别是强化新辅助化疗的模式如全程新辅助治

疗、单纯新辅助化疗等不断涌现。同时临床研究者们也在尝试将新辅助化疗运用于局部进展期结肠癌。随着现代多学科综合诊疗模式的发展，新辅助化疗的适应人群也进一步拓展至可局部治疗（手术或消融治疗）的转移性肠癌如肠癌肝转移患者，从而改善转移性肠癌的预后。

一、新辅助化疗的作用机制

临床前研究显示动物移植瘤切除后血清中促肿瘤生长因子明显增多，残留肿瘤增殖速度加快，而切除前给予化疗则可抑制残留肿瘤的生长；将接受化疗的荷瘤小鼠血清注射给同种荷瘤小鼠，则不能促进肿瘤的生长。在人体中也发现同时性转移性肿瘤原发灶切除后活检的转移灶组织较切除前活检组织有更明显的血管新生和更低肿瘤细胞凋亡率，表明手术本身可能促进残留微转移灶的生长，术前化疗除了缩小肿瘤，对术后亚临床病灶存在潜在抑制作用，可能减少术后肿瘤的复发转移。此外，术前新辅助化疗可能通过调节肿瘤免疫微环境来抑制肿瘤进展，化疗药物如烷化剂、铂类、氟尿嘧啶类、紫杉类等可诱发免疫原性细胞死亡，增加 MHC Ⅰ类分子表达和肿瘤细胞新生抗原释放，清除或极化免疫抑制细胞，增加肿瘤细胞 PD-L1 表达，从而免疫调节与肿瘤杀伤作用协同起效。在肠癌肝转移术后标本中已观察到新辅助化疗可增加肠癌肝转移中 T 细胞的浸润和密度，在局部进展期直肠癌新辅助放化疗中也观察到类似的现象。

二、局部进展期直肠癌术前新辅助化疗

"三明治"疗法即术前同步放化疗-手术-辅助化疗是目前局部进展期直肠癌（$cT_{3-4}/N_{0-2}M_0$）的标准新辅助治疗模式，随着对直肠癌患者复发风险进一步分层如欧洲肿瘤内科学会（European Society for Medical Oncology, ESMO）指南风险分层和治疗目标多样，一些新的治疗模式如全程新辅助治疗、单纯新辅助化疗及器官保留策略等被越来越多地运用于临床，其中新辅助化疗的作用也越来越重要。

（一）新辅助化疗与放疗同步

多个Ⅲ期研究及荟萃分析表明局部晚期直肠癌接受术前氟尿嘧啶同步放化疗较单纯术前放疗或术后放疗有更低的局部复发率和毒性，更高的病理学缓解率。关于同步放化疗中氟尿嘧啶（5-FU）的最佳用法问题，一项Ⅲ期临床试验比较了仅 5-FU/亚叶酸钙静脉注射

（推注）、仅 5-FU 持续静脉输注和 5-FU 静脉注射（推注）联合持续静脉输注三种用药方案，结果表明 5-FU/亚叶酸钙静脉注射（推注）和 5-FU 持续静脉输注疗效相近，OS 和无复发生存期无差异；当与术后放疗同时用药时，相较于 5-FU 持续静脉输注，接受 5-FU/亚叶酸钙静脉注射（推注）的患者血液学毒性更大。另一项中北部癌症治疗组（North Central Cancer Treatment Group）的早期试验结果显示，与 5-FU 静脉注射（推注）相比，术后盆腔照射期间持续静脉输注 5-FU 可延长 OS。随着口服氟尿嘧啶类药物的上市和其方便性的凸显，一项Ⅲ期非劣效研究在 401 例Ⅱ期或Ⅲ期直肠癌患者中比较术前同步放化疗或术后接受以卡培他滨或 5-FU 为基础的化疗，卡培他滨在 5 年 OS 方面不劣于 5-FU，显著改善了 3 年 DFS 率（75.2% vs. 66.6%；P=0.034），因此美国国立综合癌症网络（National Comprehensive Cancer Network，NCCN）指南推荐卡培他滨或 5-FU 持续静脉输注同步放化疗，不能耐受时可以选择静脉注射（推注）氟尿嘧啶/亚叶酸钙，中国临床肿瘤学会（Chinese Society of Clinical Oncology，CSCO）指南和中国抗癌协会（Chinese Anti-Cancer Association，CACA）指南均推荐卡培他滨单药或 5-FU 持续静脉输注同步放化疗。

在转移性肠癌姑息化疗中，奥沙利铂或伊立替康联合氟尿嘧啶化疗疗效均优于单药氟尿嘧啶，针对在局部晚期直肠癌新辅助同步放化疗中加入奥沙利铂或伊立替康是否会增效，研究者们开展了一系列临床试验。ACCORD 12、STAR-01、NSABP R-04、CAO/ARO/AIO-04 等多个国际Ⅲ期临床试验探索了在氟尿嘧啶同步放化疗基础上加用奥沙利铂的疗效，奥沙利铂用法采用小剂量周方案治疗，多数结论是增毒不增效，仅 CAO/ARO/AIO-04 研究提示在病理学缓解率和 DFS、OS 方面有改善。邓艳红教授等报道的 FOWARC 研究比较了不同新辅助化疗方案联合放疗（5FULV2 方案或 FOLFOX4 方案同步放化疗）及单纯 FOLFOX4 化疗作为Ⅱ/Ⅲ期直肠癌新辅助治疗的疗效和安全性，两个同步放化疗组间比较 FOLFOX4 组有更高的 pCR 率分别为 28% 和 14.3%，但未提高 3 年 DFS 率和 OS。因此目前国内外权威指南均未推荐奥沙利铂联合标准氟尿嘧啶同步放化疗作为直肠癌新辅助治疗方案。伊立替康所致骨髓毒性和腹泻与 UGT1A1 基因型相关，晚期肠癌中与卡培他滨联用腹泻发生率会明显增加。章真、朱骥教授牵头的 CinClare 研究是首个在 UGT1A1 基因型指导下，将伊立替康和卡培他滨联合同步长程放疗用于局部晚期直肠癌新辅助放化疗的Ⅲ期临床试验。研究发现采用放疗同步口服每周卡培他滨[625mg/（m²·d），每日 2 次，第 1~5 日]和伊立替康化疗（UGT1A1*1*1 型者的剂量为

$80mg/m^2$，第 1 日，*UGT1A1*1*28* 型者的剂量为 $65mg/m^2$，第 1 日），与标准卡培他滨同步放化疗组比较明显提高了 pCR 率（30% *vs.* 15%），然而 3~4 级毒性反应发生率也明显增高，长期生存尚在随访中。美国 NCCN 指南未推荐同步放化疗加用伊立替康，CSCO 指南推荐保肛困难、追求高 pCR 率时新辅助治疗可考虑卡培他滨联合伊立替康的同步放化疗方案，CACA 指南也建议有条件的医院，在 *UGT1A1* 基因指导下也可考虑此联合方案。

（二）全程新辅助治疗

全程新辅助治疗是将标准"三明治"模式中的辅助化疗前移至术前，与长程放疗或短程放疗序贯使用，相当于强化了新辅助化疗，其优点在于可增加围手术期化疗依从性和完成度，提高病理学完全缓解率，早期控制微转移灶，最终达到延长生存期的目的，肿瘤完全缓解率的提高可能让更多患者有机会接受"观察＆等待"的器官保留策略。不足之处则包括过度术前治疗，增加无反应患者短期进展风险，失去手术机会；影响机体免疫状态，降低患者手术耐受性，增加化疗及围手术期不良反应风险等。Garcia-Aquilar 等研究首次显示在标准同步放化疗后增加新辅助化疗疗程可带来更高的 pCR 率。西班牙 GCR-3 研究比较了 4 周期 CAPEOX 方案序贯标准同步放化疗及直肠全系膜切除术（total mesorectal excision，TME）［全程新辅助治疗（total neoadjuvant therapy，TNT）模式］与标准围手术期"三明治"模式，TNT 模式降低化疗毒性但不影响局部复发率、DFS 和 OS，证明了 TNT 模式的可行性。后续多个Ⅲ期临床试验探索了 TNT 的不同模式，根据术前放疗的方式主要分为短程放疗序贯新辅助化疗（新辅助化疗又称巩固化疗）和同步长程放疗序贯新辅助化疗两种。RAPIDO 和 STELLAR 研究是短程放疗序贯化疗模式的代表研究。RAPIDO 研究纳入高危直肠癌患者，随机分为短程放疗序贯 CAPEOX 或 FOLFOX 方案 6~9 周期后TME 组（TNT 组）或标准同步放化疗+术后辅助化疗组，TNT 组完成计划化疗率明显高于标准放化疗组（84% *vs.* 58%），pCR 率提高了 1 倍（27.7% *vs.* 13.8%），降低了总体治疗失败率和 3 年远处转移率。金晶教授牵头的 STELLAR 研究则提供了另一种短程 TNT 模式，采用术前短程放疗序贯 CAPEOX 方案 4 周期化疗，TME 术后再接受 2 周期 CAPEOX 辅助化疗，与标准治疗（长程放化疗后接受 TME，术后 CAPEOX6 周期辅助化疗）比较，两组 pCR 率、3 年 DFS 率和局部复发率无显著差异，但TNT 组 3 年 OS 优于标准放化疗组，pCR 率为 16.6%，低于 RAPIDO 研究，可能与术前化疗周期数偏少有关，提示增加 TNT 模式中新辅助化疗疗程可能利于 pCR 率的

提高。PRODIGE23 是长程放化疗序贯化疗的 TNT 模式代表性研究，纳入 cT_{3-4} 分期患者，采用 TNT 模式为三药 FOLFIRINOX 化疗 3 个月后序贯标准同步放化疗，TME后再行 3 个月 FOLFOX 或卡培他滨辅助化疗，3 年 DFS率优于标准治疗对照组（75.7% *vs.* 68.5%，*P*=0.034），DFS 的获益可能与新辅助三药化疗的有效率高且完成率高达 91.6% 有关。关于长程放疗 TNT 模式中新辅助化疗与同步放化疗的序贯顺序是否影响疗效，OPRA 研究比较了新辅助化疗序贯 CRT 或 CRT 序贯巩固化疗（consolidation chemotherapy，CNCT），新辅助化疗均采用 CAPEOX 或 FOLFOX 方案，CNCT 似乎带来更多的临床完全缓解和器官保留的机会。目前国内外指南多推荐全程新辅助治疗用于中低位、ESMO 危险分层属中-高危或有器官保留意愿的局部晚期直肠癌患者。

（三）单纯新辅助化疗

与标准放化疗相比，单纯新辅助化疗在缩瘤和病理缓解方面存在不足，但对手术和肠道功能影响更小，可保障化疗药物剂量强度，减少远处转移等，已有一些Ⅱ期临床试验和荟萃分析显示了单纯新辅助化疗模式不错的前景。一项汇总了 25 项前瞻和回顾性研究的荟萃分析显示单纯新辅助化疗多采用氟尿嘧啶联合铂类。在 FOWARC 研究中，单纯 FOLFOX4 新辅助化疗组pCR 率为 6%，35.3% 的患者获得肿瘤退缩降期，避免了放疗不良反应且 3 年 DFS 率、OS 和局部复发率均与放化疗组无明显差异。为进一步提高新辅助化疗的有效性，该团队随后开展的一项Ⅱ期 FORTUNE 研究，表明 4~6 个周期 mFOLFXIRI 三药新辅助化疗的 pCR 率高达 20.4%，利用倾向性评分匹配分析方法，与既往 FOWARC 研究中标准放化疗组比较无明显差异，与 FOLFOX 两药化疗组比较三药化疗可获得更高的 pCR 率（17.9% *vs.* 5.1%）和 3 年 DFS 率（75.0% *vs.* 66.7%）。在探索新辅助疗程、早期疗效预测方面，四川大学华西医院王自强教授等开展了一项Ⅱ期临床试验，给予 ESMO 指南定义为低危风险的中低位直肠癌患者术前 4 周期 CAPEOX 新辅助化疗，每 2 周期评估疗效，结果表明 4 周期新辅助化疗的客观有效率为 78.7%，pCR 率为 21.3%，2 周期化疗后 MRI 的整合肿瘤长径缩小、MRI 肿瘤退缩分级评价（MRI-tumor regression grade，mrTRG）以及内镜黏膜退缩等表现与 4 周期后病理 TRG 密切相关，可作为早期新辅助化疗的疗效预测工具。

PROSPECT 研究是最早启动的一项比较新辅助化疗与标准放化疗疗效的Ⅱ/Ⅲ期随机对照试验，纳入局部复发风险较低的患者（中上段直肠癌，临床分期为 T_2N_1、T_3N_0 或 T_3N_1，外浸距离<3mm，可以实现 R0 切除，

初始适合保肛手术),新辅助化疗组采用适应性设计,根据 6 周期 FOLFOX 方案化疗后肿瘤退缩程度(化疗疗效)给予直接 TME 或补充标准放化疗后手术,PROSPECT 研究的最终结果尚未报道。丁培荣教授等在 2021 年 ESMO 年会上报道了Ⅲ期 CONVERT 研究初步结果,研究比较单纯 CAPEOX 新辅助化疗(nCT)或标准卡培他滨同步放化疗(nCRT)治疗环周系膜阴性的局部晚期Ⅱ/Ⅲ期直肠癌的疗效,主要终点为 3 年无局部区域失败生存,初步结果显示 nCT 组和 nCRT 组的 pCR 率(11.0% *vs.* 13.8%)和良好降期率相当(40.8% *vs.* 45.6%),nCT 组降低了围手术期远处转移率(0.7% *vs.* 3.1%)和预防性造口率(52.2% *vs.* 63.6%)。目前因缺乏新辅助化疗与标准术前放化疗对照的Ⅲ期临床试验生存结果报道,还不是标准治疗模式,未来应该可以在基于风险分层的直肠癌新辅助治疗模式中占一席之地,可能适用于可保肛、以远处转移风险为主或不适合放疗的局部晚期直肠癌。

三、局部进展期结肠癌新辅助化疗

手术是非转移性结肠癌的首选治疗,与直肠癌不同的是结肠癌局部复发率低,远处转移是结肠癌术后治疗失败的主要原因,术后辅助化疗是高危Ⅱ期及Ⅲ期结肠癌患者的标准治疗。然而Ⅱ/Ⅲ期结肠癌预后仍不满意且肿瘤本身的异质性较大,真实世界中因术后康复等原因接受辅助化疗比例并不高,术前新辅助化疗能否提高局部进展期结肠癌的治愈率,甚至减少术后辅助治疗,需要临床研究加以证实,目前并不是标准治疗模式。在一些回顾性队列研究和小样本前瞻性研究表明含铂双药或三药新辅助化疗在围手术期是安全的,40.5%~91% 患者可肿瘤缩小,病理学完全缓解率 4%~9%,初步显示了结肠癌新辅助化疗的安全和有效性。

然而,随后系列随机对照试验结果都未达到改善生存的目标。法国 PRODIGE22 研究是一项Ⅱ期随机对照试验,纳入了 120 例经 CT 分期为高危 $T_{3~4}$ 或 N_2 患者,随机接受共 12 周期 FOLFOX4 方案围手术期化疗或术后辅助化疗,围手术期组 *RAS* 野生型者再随机接受单纯新辅助化疗或联合西妥昔单抗,中期分析因疗效不佳终止了西妥昔单抗组,最终结果显示两组 R0 切除率和围手术期并发症发生率、死亡率相当,新辅助化疗组与对照组比较有更低的病理分期(降期),但 3 年无复发生存率没有差异(76.8% *vs.* 69.2%,P=0.06)。此外,对照组有 33% 患者存在术前过度分期。英国 FOxTROT 研究是首个报道结果的Ⅲ期临床试验,纳入了 1 052 例 $cT_{3~4}$,$N_{0~2}M_0$ 的结肠癌患者,随机分为围手术化疗组或术后辅

助化疗组,治疗时长均为 24 周,围手术化疗组新辅助化疗阶段 *KARS* 野生型患者再随机分为 6 周单纯 FOLFOX 化疗或联合帕尼单抗,主要终点是 2 年复发率以及帕尼单抗组病理学缓解率,2012 年早期分析显示新辅助化疗组有明显的肿瘤降期作用,对照组术前 CT 分期中 T 分期和 N 分期的特异度仅 49% 和 42%。2019 年 ASCO 会议报道了主要终点结果,新辅助化疗组和直接手术组的 2 年复发率分别为 13.6% 和 17.2%(P=0.08),未达到研究终点,新辅助化疗提高了 R0 切除率(93.1% *vs.* 88.4%),3.5% 患者达到病理学完全缓解,59% 获得病理退缩,错配修复正常型肠癌新辅助化疗的肿瘤退缩明显好于 dMMR;在新辅助化疗基础上加入帕尼单抗也没有提高病理学缓解率和改善肿瘤术后的复发率。此外,新辅助化疗组虽增加了化疗毒性,但没有增加围手术期并发症。邓艳红教授等开展的 OPTICAL 研究也遭遇了阴性结果,这项Ⅲ期临床试验共纳入 CT 分期为 T_4 或 T_3 浸出固有肌层>5mm 的结肠癌患者共 752 例,随机分入围手术期化疗组和术后辅助化疗组,围手术期化疗组接受术前和术后各 3 个月 FOLFOX 或 CAPEOX 方案化疗,术后辅助化疗组则由研究者基于术后分期选择化疗方案,结果显示主要终点 3 年 DFS 率在两组间无差异(78.4% *vs.* 76.6%),而围手术期组 3 年 OS 率优于对照组(94.9% *vs.* 88.5%,P=0.01),新辅助化疗带来了 7% 病理学完全缓解及 20% 降期,与之前的研究相似,在该研究中新辅助化疗也没有增加围手术期并发症,值得关注的是对照组分别有 50% 和 20% 患者术前 T 和 N 分期过高。

以上多个随机对照试验(randomized controlled trial,RCT)研究均表明新辅助化疗可以带来肿瘤退缩、降期,未增加手术风险但也不能一致改善局部进展期结肠癌的长期生存,研究失败的原因可能包括结肠癌影像分期的准确性不高、获益人群定位不准或缺乏生物标志物筛选以及围手术期化疗可能不是局部晚期结肠癌的最佳模式等。回顾性数据显示局部分期更晚如 T_{4b} 者可以从新辅助化疗中生存获益,一项美国国家癌症数据库研究分析了 27 575 例分期 T_3 和 T_4 结肠癌患者围手术期治疗,97% 接受了标准辅助治疗,只有 3% 接受了新辅助治疗,分析显示 T_{4b} 期患者经新辅助治疗后生存率显著提高,与仅接受术后化疗的患者相比,3 年死亡风险降低 23%,因此目前各指南推荐临床分期 T_{4b} 或包块巨大的结肠癌可考虑给予新辅助化疗。

四、可切除转移性肠癌的新辅助化疗

手术是初始可切除转移性肠癌最重要的治疗手

段,接受原发灶和转移灶切除的患者生存期较姑息化疗明显延长,部分患者可以获得治愈。最常见的肠癌肝转移术后 5 年无复发生存率为 20%~35%,5 年总生存率为 30%~60%,而肺转移切除术后 5 年总生存率为 24%~82%,中位生存期可达 35~70 个月。然而有研究显示超过 60% 的肠癌肝转移患者在单纯手术后 1 年内出现复发,围手术期化疗可以清除微转移灶,降低术后复发率;术前新辅助化疗可提高 R0 切除率的同时保留更多肝实质,为未来保留更多的治疗机会。此外,新辅助化疗在术前形成的“生物学等待窗口期”可以观察肿瘤对化疗的敏感性,为术后化疗方案提供参考,也可以协助临床医师筛选出快速进展者,使患者免受“不必要手术”之苦。新辅助化疗也是一把双刃剑,其潜在缺点包括化疗阶段可能因疾病进展错过切除的“机会窗”,部分病灶达到临床完全缓解而难以确定手术区域,大多数 CT 或 MRI 上完全缓解的病灶病理活检仍有存活的肿瘤细胞,以及新辅助化疗的骨髓毒性、肝损伤增加手术风险和并发症等。此外,并不是所有可切除转移性肠癌都可以从新辅助化疗中获益,一项回顾性研究表明孤立性肝转移尤其是肿瘤<5cm 者新辅助化疗或辅助化疗不改善生存期。而肝转移术后复发风险越高越能从新辅助化疗中获益。因此临床上如何平衡利弊,甄选获益患者显得尤为重要,国内外指南均推荐在多学科团队诊疗模式下为可切除转移性肠癌制定合理的围手术期治疗和选择合适的手术时机。

新辅助化疗的价值在肠癌肝转移中证据最为充分。多个荟萃研究显示围手术期化疗较单纯手术能明显延长可切除肝转移患者的 DFS,但未能改变 OS。EPOC 研究是目前唯一一项Ⅲ期临床试验在初始可切除肠癌肝转移患者(肝转移数量<5 个)中比较围手术期化疗与单纯手术的疗效和安全性,与单纯切除肝转移瘤相比,围手术化疗(术前新辅助和术后各 6 周期 FOLFOX4 方案化疗)提高了 9.2% 的 3 年 PFS 率(42.4% *vs.* 33.2%,*P*=0.025),有改善 OS 的趋势(63.7 个月 *vs.* 55 个月,*P*=0.3),新辅助化疗还降低了手术探查无法切除的患者比例(4.4% *vs.* 10.8%)。因此,FOLFOX4 方案成为可切除肠癌肝转移患者围手术期的标准方案,而围手术期化疗的 PFS 获益到底来自新辅助还是辅助化疗仍有争议。伊立替康化疗因缺乏相关循证证据,未被推荐为新辅助治疗的标准方案,但原发肿瘤根治性切除术后接受过含奥沙利铂辅助化疗,且治疗结束后 1 年内出现肝转移的患者,中国 CSCO 指南和 CACA 指南指出术前新辅助化

疗可采用伊立替康为基础的方案。

在可切除结直肠癌肝转移患者围手术期化疗中是否联合靶向药物也尚无统一观点。NEW EPOC 研究是目前报道的唯一一个结肠癌肝转移患者围手术期靶向治疗Ⅲ期临床试验,结果显示在 *KRAS* 野生型初始可切除肝转移患者中围手术期 FOLFOX 联合西妥昔单抗(西妥昔单抗组)和单纯 FOLFOX 化疗(单纯化疗组)比较 DFS 无显著差异,西妥昔单抗组 DFS 反而更短(15.5 个月 *vs.* 22.2 个月),而单纯化疗组的 OS 显著高于西妥昔单抗联合化疗组(81.0 个月 *vs.* 55.4 个月,*P*=0.036)。根据 NEW EPOC 的前期研究结果,美国 NCCN 和中国 CSCO、CACA 指南均不推荐西妥昔单抗用于初始可切除结直肠癌肝转移的新辅助化疗。然而该研究至今仍备受争议,很多专家分析阴性结果的原因可能包括纳入患者本身预后较好,在化疗基础上提高疗效不易;两组手术质量不一致,西妥昔单抗组的消融和非 R0 切除比例更高;混杂了西妥昔单抗的劣势人群如 *NRAS* 突变、右半结肠癌等,2016 年 ESMO 指南仍推荐伴有一个或多个不良预后因素的初始可切除肝癌肝转移,除了 FOLFOX 方案以外,根据患者个人情况,还可以选择强烈治疗方案或联合靶向药物。晚期肠癌中常用的另一个靶向药物贝伐珠单抗在初始可切除肝转移患者中的相关研究较少,Nasti 等最早初步观察了伊立替康为基础的化疗方案联合贝伐珠单抗在初始可切除肠癌肝转移患者中疗效和安全性,其结果显示 FOLFIRI 方案联合贝伐珠单抗新辅助治疗的病理学完全缓解率达 12.8%,部分缓解为 30.8%,但由于缺乏Ⅲ期对照试验,且贝伐珠单抗可能增加手术伤口并发症和血栓风险等不良事件的发生,因此,贝伐珠单抗也不被建议用于初始可切除结直肠癌肝转移的新辅助治疗。

随着精准影像和分子诊断的发展,未来需进一步提高术前分期的准确性,避免过度术前治疗,同时在临床病理特征的基础上结合分子分型或新的生物标志物筛选手术预后不佳、易发生远处转移的患者人群,更有的放矢地给予新辅助化疗,发挥其最大优势,并通过功能影像学和循环肿瘤 DNA 监测早期评估新辅助化疗的疗效,实现疗程优化。未来新辅助系统治疗的药物也将不再局限于化疗,针对不同特殊基因型的靶向治疗、免疫治疗可能从晚期肠癌扩展至早中期肠癌,如免疫治疗可能是 MSI-H 结直肠癌的最佳新辅助治疗选择,实现新辅助方案真正个体化。

（邱萌　周裕文）

第五节　转移性结直肠癌的系统化疗

转移性结直肠癌为结直肠癌晚期阶段,除部分寡转移患者(寡转移的传统定义为最多 2 个转移器官;最多 5 个转移病灶,或数目更多但可以完全损毁;原发灶能够控制或完全切除;所有的转移病灶都能够安全地进行局部治疗),希望通过转化治疗创造手术切除机会达到无瘤状态目标者,以及部分 dMMR 或 MSI-H 患者有机会通过免疫检查点抑制剂达到临床完全缓解外,大部分转移性结直肠癌患者仍以姑息治疗为主,以达到延长生存期、改善生存质量的目的。尽管分子靶向治疗、免疫治疗等相关药物研发领域进展迅速,但目前化学治疗仍为转移性结直肠癌的主要治疗手段之一,本节针对转移性结直肠癌的系统性化疗药物进行介绍。

在现有临床实践中,转移性结直肠癌的常用化疗药物主要包括氟尿嘧啶类、奥沙利铂和伊立替康三类。目前中国批准上市用于治疗转移性结直肠癌的化疗药物包括 5-氟尿嘧啶、卡培他滨、伊立替康、奥沙利铂、曲氟尿苷替匹嘧啶等(表 21-5-1)。

表 21-5-1　美国食品药品管理局批准治疗转移性结直肠癌的化疗药物

药物名称	作用机制	主要副作用
5-氟尿嘧啶	嘧啶类似物,中断 DNA 合成	贫血、腹泻、黏膜炎、恶心、中性粒细胞减少症
卡培他滨	嘧啶类似物,中断 DNA 合成	贫血、腹泻、手足综合征、恶心、中性粒细胞减少症
奥沙利铂	烷化剂,中断 DNA 合成	贫血、腹泻、恶心、周围神经病变、血小板减少症
伊立替康	拓扑异构酶 I 抑制剂,中断 DNA 链的断裂和连接	贫血、脱发、腹泻、恶心、中性粒细胞减少症
曲氟尿苷替匹嘧啶	核酸类似物/胸苷磷酸化酶抑制剂,中断 DNA 合成	贫血、腹泻、恶心、中性粒细胞减少症

一、氟尿嘧啶类药物

(一)药物简介

氟尿嘧啶类药物属于抗代谢药物,是尿嘧啶的同类物。主要为氟尿嘧啶,1957 年首次应用于临床,是最早被公认的治疗结直肠癌的有效药物,60 余年以来一直作为转移性结直肠癌的骨架化疗药物。目前临床上主要使用的是 5-FU 和卡培他滨,前者通过静脉给药(包括静脉注射和静脉持续滴注两种用法),后者为口服使用。

(二)应用策略

氟尿嘧啶类药物在临床应用中较为广泛,根据药物特点以及患者耐受情况选择不同方案使患者受益,现将常用临床应用方案汇总于表 21-5-2。

表 21-5-2　氟尿嘧啶类药物常用方案

名称	用药方案
氟尿嘧啶与亚叶酸钙联合方案	Rosewell-Park 方案:5-氟尿嘧啶 500mg/m^2,静脉注射,亚叶酸钙 500mg/m^2,静脉注射,每周 1 次,连续 6 周,休 2 周
	Mayo 方案:5-氟尿嘧啶 425mg/m^2,静脉注射,亚叶酸钙 20mg/m^2,静脉注射,第 1~5 日,每 4~5 周 1 次
	改良 Mayo 方案:5-氟尿嘧啶 370mg/m^2,静脉注射,亚叶酸钙 200mg/m^2,静脉注射,第 1~5 日,每 4~5 周 1 次
	de Gramont 方案(LV5FU2):亚叶酸钙 200mg/m^2,静脉注射,5-氟尿嘧啶 400mg/m^2,静脉注射,600mg/m^2,持续静脉输注,22 小时,第 1~2 日,每 2 周 1 次
	FOLFUHD 方案:亚叶酸钙 500mg/m^2,静脉注射,第 1~2 日,5-氟尿嘧啶 1500~2 000mg/m^2,持续静脉输注,第 1~2 日,每 2 周 1 次
	简化的双周 5-氟尿嘧啶/亚叶酸钙方案(sLV5FU2):亚叶酸钙 400mg/m^2,静脉注射,5-氟尿嘧啶 400mg/m^2,静脉注射,2 400mg/m^2,持续静脉输注,46 小时,每 2 周 1 次
卡培他滨	单药口服 1 250mg/m^2,每日 2 次,第 1~14 日,每 3 周 1 次
	联合贝伐珠单抗:卡培他滨 1 250mg/m^2,每日 2 次,第 1~14 日,每 3 周 1 次;贝伐珠单抗 7.5mg/kg,第 1 日,每 3 周 1 次

1. 氟尿嘧啶与亚叶酸钙联合方案　即使在转移性结直肠癌治疗方案不断发展的今天,使用氟尿嘧啶和叶酸类药物依然是治疗大多数转移性结直肠癌患者的骨架方案,其中最常用的药物选择为氟尿嘧啶和亚叶酸钙。氟尿嘧啶在体内的细胞毒作用与胞内还原性叶酸的水平有关,在达到最大程度对 TS 的抑制的过程中,外源性的叶酸也参与其中,在叶酸缺乏的情况下,氟尿嘧啶脱氧核苷酸和 TS 结合较弱;而当叶酸存在的情况下,氟尿嘧啶脱氧核苷酸与 TS 的结合能力可增加数个数量级。因此,联合亚叶酸钙可促进氟尿嘧啶为基础的三元复合物的形成,增加氟尿嘧啶的疗效。

相较于单用氟尿嘧啶，氟尿嘧啶/亚叶酸钙可明显提高临床疗效，同时在延长生存期方面也有显著获益。现阶段对于不可耐受联合化疗方案毒性反应的患者而言，氟尿嘧啶/亚叶酸钙仍具有较大的临床应用价值。氟尿嘧啶/亚叶酸钙联合方案主要包括 Rosewell-Park 方案、Mayo 方案、de Gramont 方案、FOLFUHD 方案以及简化的双周氟尿嘧啶/LV 方案（sLV5FU2），目前临床医师可根据不同患者选择不同方案。

自 1984 年，法国 GECOR 学术组织通过多个临床研究，不断优化氟尿嘧啶和亚叶酸钙这两个药物的最佳配比和流程，并将其广泛应用于结直肠癌的化疗。在参考了西班牙、美国、德国、法国等的经验后，最终形成 de Gramont 方案（LV5FU2），具体方案为：亚叶酸钙 $200mg/m^2$，氟尿嘧啶 $400mg/m^2$，静脉注射，$600mg/m^2$，持续静脉输注，22 小时，第 1~2 日，每 2 周 1 次。在 FOLFOX 方案出现以前，de Gramont 方案是疗效和安全性最优的联合化疗方案。相较于静脉注射，持续静脉输注具有更好的疗效和更长的 PFS，中位 OS 也相对延长。在不良反应方面，胃肠道反应比例较低。在很多联合奥沙利铂及伊立替康为基础的化疗方案中，de Gramont 方案仍被广泛采用。

2. 卡培他滨

（1）单药口服：卡培他滨单药口服 $1\ 250mg/m^2$，每日 2 次，第 1~14 日，每 3 周 1 次。此方案与 Mayo 方案有相近的临床疗效。

（2）卡培他滨联合贝伐珠单抗：$1\ 250mg/m^2$，每日 2 次，第 1~14 日，每 3 周 1 次；贝伐珠单抗 $7.5mg/kg$，第 1 日，每 3 周 1 次。

二、雷替曲塞

2014 年一项澳大利亚的多中心研究结果显示，应用雷替曲塞治疗结直肠癌患者安全可靠，无不良心脏事件发生，可作为氟尿嘧啶不耐受患者治疗的安全替代药物，同时雷替曲塞联合奥沙利铂或伊立替康治疗也可以减少心脏毒性；2020 年一项加拿大的多中心临床试验表明，在使用氟尿嘧啶类药物治疗转移性结直肠癌产生心脏毒性或黏膜炎症后，使用雷替曲塞作为后续治疗，患者有较好的耐受性和安全性。Maughan 等于 2002 年报道的研究结果显示，雷替曲塞和氟尿嘧啶/亚叶酸钙治疗晚期结直肠癌患者的近期和远期疗效相当，但雷替曲塞组的不良事件发生率和死亡率相对较高。

雷替曲塞作为结直肠癌的二线治疗方案，其推荐剂量方案为 $3mg/m^2$，15 分钟静脉滴注，每 3 周 1 次。

三、奥沙利铂

（一）药物简介

奥沙利铂是第三代铂类抗癌药，也是目前唯一被证明在转移性结直肠癌中联合氟尿嘧啶有效的铂类药物。随机对照临床试验显示，奥沙利铂单药治疗有效率较低，因此奥沙利铂在转移性结直肠癌的治疗中多与其他细胞毒性药物联合应用，其中最常与氟尿嘧啶类药物联用。与其他铂类药物的作用机制相同，奥沙利铂通过铂原子与 DNA 链交联，阻断肿瘤细胞 DNA 复制和转录，从而产生抗癌活性。

奥沙利铂多通过外周静脉或中央静脉滴注使用。神经毒性是奥沙利铂的主要毒性反应之一，可分为急性感觉神经综合征与可逆性剂量累积性感觉神经病变。前者主要表现为突发的口周、手足区域感觉障碍和感觉缺失，可伴下颌关节僵硬，咽喉麻痹虽罕见，但严重时可能危及生命。后者主要表现为远端感觉障碍和感觉缺失，剂量累积至 $850mg/m^2$ 后，出现 3 度以上感觉神经病变的发生率为 10%~15%，症状随剂量的累积而加重。急性输注反应也是奥沙利铂另一重要毒性反应，主要表现为发热、皮疹、视觉及呼吸系统症状等。

奥沙利铂与 5-FU/亚叶酸钙联合使用期间，胃肠道（恶心、呕吐、黏膜炎），血液系统（中性粒细胞减少症、血小板减少症）及神经系统反应（急性、剂量累积性、周围感觉性神经病变）较单独使用氟尿嘧啶/亚叶酸钙更常见和严重。因此在给药过程中，应使用有效的镇吐药预防化疗相关恶心、呕吐的发生。同时避免接触冰冷物品或液体，并适当延长静脉滴注时间（2~6 小时），以减少急性感觉神经综合征的发生。如出现轻中度急性输注反应，可考虑给予苯海拉明加减糖皮质激素，并根据患者具体情况做相应的后续处理。

（二）应用策略

1. FOLFOX 方案 奥沙利铂联合 5-FU/亚叶酸钙方案，奥沙利铂需在 5-FU 应用之前完成给药（表 21-5-3）。2000 年一项欧洲开展的Ⅲ期临床试验证实 FOLFOX 方案相较于单用 5-FU/亚叶酸钙，可明显延长晚期结直肠癌患者生存期，证明奥沙利铂与 5-FU/亚叶酸钙具有协同作用。同年另一项由 de Gramont 等开展的纳入 420 例晚期初治结直肠癌患者的Ⅲ期临床试验中，5-FU/亚叶酸钙组（de Gramont 方案：亚叶酸钙 $200mg/m^2$，5-FU $600mg/m^2$，持续静脉输注，22 小时，第 1~2 日，每 2 周 1 次）与 FOLFOX4 组（奥沙利铂

表 21-5-3　FOLFOX 系列方案

	FOLFOX1	FOLFOX2	FOLFOX3	FOLFOX4	FOLFOX5	FOLFOX6	mFOLFOX6	FOLFOX7
	每 2 周重复							
奥沙利铂	130mg/m²	100mg/m²	85mg/m²	85mg/m²	100mg/m²	100mg/m²	85mg/m²	130mg/m²
	第 1 日静脉滴注 2 小时							
亚叶酸钙	500mg/m²	500mg/m²	500mg/m²	200mg/m²	200mg/m²	400mg/m²	400mg/m²	400mg/m²
	第 1~2 日静脉滴注 2 小时				第 1 日静脉滴注 2 小时			
5-FU	1 500~2 000mg/m²/天, 持续静脉输注 46 小时	第 1~2 日	第 1~2 日	第 1 日	第 1 日			2 400mg/m² 持续静滴 46 小时
		400mg/m² 静脉注射 (推注), 然后 600mg/m² 持续静脉输注 22 小时	400mg/m² 静脉注射 (推注), 然后 600mg/m² 持续静脉输注 22 小时	400mg/m² 静脉注射 (推注), 然 后 2 400~3 000mg/m² 持续静脉输注 46 小时	400mg/m² 静脉注射 (推注), 然 后 2 400~3 000mg/m² 持续静脉输注 46 小时			

85mg/m²,第 1 日+联合 de Gramont 方案)相比,客观有效率分别为 22.3% 和 50.7%(P=0.000 1),PFS 为 6.2 个月和 9.0 个月(P=0.000 3),但 OS 为 14.7 个月和 16.2 个月(P=0.12),未显示明显差异。

依据奥沙利铂与 5-FU、亚叶酸钙的不同剂量组合,组成不同的 FOLFOX 方案,并分别以 FOLFOX1 到 FOLFOX7 方案命名之。FOLFOX1 方案的神经毒性较著,因此 FOLFOX2 方案将奥沙利铂剂量减为 100mg/m²,但毒性反应仍较重;FOLFOX3 方案将奥沙利铂减量至 85mg/m²,与 FOLFOX2 方案相比毒性反应减少,但有效率降低。

不同剂量的奥沙利铂与 de Gramont 方案联合,分别组成 FOLFOX4 和 FOLFOX5 方案。前者在 de Gramont 方案基础上第 1 日加用奥沙利铂 85mg/m²(静脉滴注)(FOLFOX4 方案)。一项晚期结直肠癌二线治疗的 Ⅱ 期临床试验结果显示,FOLFOX4 与 FOLFOX3 方案疗效相近,但中性粒细胞减少症的发生率降低。故 FOLFOX5 方案加大了奥沙利铂剂量,保持氟尿嘧啶和亚叶酸钙用法不变。

为获得更高疗效和较低毒性,研究者尝试减少 5-FU 剂量以降低血液学毒性发生率,并增加奥沙利铂剂量强度,由此形成 FOLFOX6、FOLFOX7 方案。FOLFOX6 方案在 FOLFOX4 方案的基础上进行了改进,高剂量奥沙利铂并未增加毒性反应,且减少 5-FU 静脉注射(推注)可减少中性粒细胞降低的发生。mFOLFOX6 方案基于 FOLFOX6 方案进行改良,减少奥沙利铂剂量至 85mg/m²,从而减少奥沙利铂引起的骨髓抑制和神经毒性。基于上述结论,随后的 FOLFOX7 方案则在 FOLFOX6 方案的基础上进一步提高奥沙利铂剂量,并减去 5-FU 静脉注射(推注),仅保留持续静脉输注的 5-FU;因此,对于很多耐

受性较高的患者,加大奥沙利铂的用药剂量能够在更大程度上抑制癌细胞,FOLFOX7 方案适用于对奥沙利铂耐受性较好的转移性肠癌患者,既增加了奥沙利铂的剂量强度,又可减少毒性,疗效确切,耐受性好。

2. CAPEOX 方案　奥沙利铂联合口服卡培他滨方案,是目前常用的晚期结直肠癌一线、二线治疗方案,以及结直肠癌术后辅助化疗方案。标准剂量为奥沙利铂 130mg/m²,静脉输注,第 1 日,卡培他滨 1 000mg/m²,每日 2 次,口服,第 1~14 日,每 3 周 1 次,客观有效率为 36%~55%,中位 OS 约 19.5 个月。70 岁以上老年患者,可考虑采用奥沙利铂低剂量(80% 的标准剂量)联合卡培他滨方案,如患者可耐受,6 周后奥沙利铂剂量可逐步提高至标准剂量(130mg/m²);从基线到 12 周的评估表明该方案临床缓解率为 32%,疾病控制率为 65%,中位 OS 为 12.4 个月,总体治疗有效性较高,为晚期结肠直肠癌的老年患者提供了新的方案。

相较于 FOLFOX 方案中氟尿嘧啶的静脉滴注给药,CAPEOX 方案的给药方式更便捷,奥沙利铂必须在口服卡培他滨前完成给药。在不良反应方面,CAPEOX 方案的血小板减少症和手足综合征发生率较高,但中性粒细胞减少症等较少见,较常见的不良反应仍为奥沙利铂导致的神经毒性,但多为轻度至中度。

在疗效指标方面,多项临床研究结果显示,CAPEOX 方案一线治疗转移性结直肠癌的 ORR、OS 非劣效于 FOLFOX 方案。TREE-1 研究比较了 FOLFOX6 与 CAPEOX 的疗效,研究证实两者在 ORR 及 OS 方面无显著差异。AIO 研究中 CAPEOX 组(奥沙利铂 70mg/m²,静脉输注,第 1、8 日,卡培他滨 1 000mg/m²,口服,每日 2 次,第 1~14 日,每 22 日为 1 疗程)与 FUFOX 组(奥沙利铂 50mg/m²,静脉输注+氟尿嘧啶 2 000mg/m²,持续静脉

输注 24 小时+亚叶酸钙 500mg/m²,均第 1、8、15、22 日,每 36 日为 1 疗程)相比,两者在 ORR(54% *vs.* 48%)、PFS(8 个月 *vs.* 7.1 个月)及 OS(18.8 个月 *vs.* 1 6.8 个月)方面均无显著差异。其余多项 Ⅱ 期及 Ⅲ 期临床试验中 CAPEOX 方案对比 FOLFOX 方案,生存获益指标(PFS 及 OS)并未见显著差异。

在现有临床实践中,美国多采用低剂量卡培他滨(850mg/m²)联合奥沙利铂的方案,而亚洲、欧洲国家多采用卡培他滨(1 000mg/m²)联合奥沙利铂的方案。对于老年患者,可采用低剂量奥沙利铂(85mg/m²)联合卡培他滨(850~1 000mg/m²)的方案以实现较好耐受。同时奥沙利铂联合卡培他滨可用于不接受中心静脉置管的患者。

3. SOX 方案　替吉奥联合奥沙利铂方案。替吉奥为口服氟尿嘧啶类药物,包括替加氟、吉美嘧啶及奥替拉西钾三种成分。替加氟具有良好的口服生物利用度,口服吸收后在体内转化变成氟尿嘧啶,氟尿嘧啶抑制 TS 的活性使 DNA 的生物合成受阻;吉美嘧啶为 DPD 的抑制剂,能够抑制 DPD 的活性,减少其对氟尿嘧啶的分解,有助于较长时间维持氟尿嘧啶在血液和肿瘤组织中的药物浓度,提高抗肿瘤活性;奥替拉西钾被吸收后多分布于消化道黏膜细胞,抑制肠道黏膜细胞内乳清酸核糖转移酶对氟尿嘧啶的磷酸化,而氟尿嘧啶的磷酸化是导致胃肠道不良反应的主要原因,因此减少了药物引起的胃肠道毒性。

有 2 项在亚洲进行的随机对照试验结果显示,SOX 方案非劣于 CAPEOX 方案,SOX 方案联合贝伐珠单抗非劣效于 mFOLFOX6 方案联合贝伐珠单抗。在韩国开展的一项非劣效性随机多中心 Ⅲ 期临床试验中,340 例转移性晚期结肠癌患者随机接受 SOX 方案和 CAPEOX 方案,结果显示 SOX 方案非劣于 CAPEOX 方案,且有效率高于 CAPEOX 方案(48% *vs.* 36%)。SOFT 研究显示,在均加用贝伐珠单抗的情况下,SOX 方案在客观有效率(61% *vs.* 62%)及 PFS(11.5 个月 *vs.* 11.7 个月)方面均不劣于 CAPEOX 方案。在日本开展的纳入了 512 例转移性结直肠癌患者的研究结果提示,SOX 方案联合贝伐珠单抗非劣于 mFOLFOX6+贝伐珠单抗方案。

不良反应方面,SOX 方案常见的不良反应包括血小板减少症、3~4 度中性粒细胞减少症、腹泻等。也有证据表明患者对 SOX 方案的耐受性更好,替吉奥在减少手足综合征等方面,优于卡培他滨。

4. 含奥沙利铂方案用于伊立替康为基础化疗方案失败后的二线治疗　有多项研究证实奥沙利铂可用于伊立替康治疗失败后的转移性结直肠癌二线治疗。GERCOR 研究中,一线 FOLFIRI 方案治疗失败后采用 FOLFOX6 二线治疗患者客观有效率为 25%,PFS 为 4.2 个月。另一项美国开展的随机 Ⅱ 期临床试验结果同样证实,伊立替康联合氟尿嘧啶治疗失败后接受 FOLFOX4 方案的晚期结直肠癌患者,相较于接受氟尿嘧啶/亚叶酸钙方案的患者,有更高的 ORR(13% *vs.* 2%)及相近的 OS。而对于 FOLFOX 方案与 CAPEOX 方案在伊立替康治疗失败后二线治疗的优劣而言,一项 Ⅲ 期非劣效性研究结果证实,CAPEOX 方案在有效率及中位 OS 方面均非劣于 FOLFOX 方案。

四、伊立替康

(一) 药物简介

伊立替康是拓扑异构酶 Ⅰ 的抑制剂,可阻止断裂 DNA 单链的再连接,破坏 DNA 双链结构,对 DNA 产生不可逆损伤,最终导致细胞死亡。最常见的不良反应为延迟性腹泻、中性粒细胞减少症,该药物无明显剂量叠加的毒性积累问题,可以持续使用,但存在的主要问题是药物代谢过程中 *UGT1A1* 基因多态性及个体差异造成的高胆红素血症等,因胆红素本身为伊立替康活性成分 SN-38 的作用底物,故在胆红素升高的情况下,增加了该药物临床使用的毒性风险。

伊立替康最初是为氟尿嘧啶治疗后效果不佳的晚期结直肠癌患者研发的二线治疗药物,在美国开展的一项 Ⅱ 期临床试验结果显示,伊立替康对氟尿嘧啶耐药的晚期结直肠癌患者的临床缓解率可达 17.7%,美国 FDA 批准伊立替康作为氟尿嘧啶耐药晚期结直肠癌患者的二线治疗。欧洲开展的一项随机对照试验结果,也验证了伊立替康的临床疗效。在氟尿嘧啶耐药后的转移性结直肠癌患者中,伊立替康单药组相较于支持治疗组,可获得更长的生存期和更高的生存质量。

确立伊立替康单药作为转移性结直肠癌二线治疗的临床价值后,美国和欧洲分别开展的两项大型随机对照试验对氟尿嘧啶/亚叶酸钙与氟尿嘧啶、亚叶酸钙及伊立替康三药治疗进行对比,均证实联合方案具有更高的药物应答率,延长中位生存期 2 个月。

(二) 应用策略

伊立替康为基础的化疗方案较多,该药物可单药使用,也可联合用药,常用方案见下。

1. FOLFIRI 方案　伊立替康 180mg/m²,静脉滴注,30~90 分钟,第 1 日;亚叶酸钙 400mg/m²,静脉输注,2 小时,第 1 日;氟尿嘧啶 400mg/m²,静脉输注,第 1 日;1 200mg/(m²·d),持续静脉输注,2 日,每 2 周 1 次。多

项临床研究结果证实 FOLFIRI 方案较单用氟尿嘧啶/亚叶酸钙方案对晚期结直肠癌患者有更高的生存获益。欧洲 Douillard 等开展的一项纳入 387 例初治转移性肠癌患者的临床研究结果发现，FOLFIRI 组较氟尿嘧啶/亚叶酸钙组，ORR（49% *vs.* 31%）和 OS（17.4 个月 *vs.* 14.1 个月）均有明显改善。

（1）FOLFIRI 联合西妥昔单抗方案：每 14 日为 1 个治疗周期。伊立替康 180mg/m²，静脉输注，30~90 分钟，第 1 日；亚叶酸钙 400mg/m²，静脉输注，2 小时，第 1 日；氟尿嘧啶 400mg/m²，静脉推注，第 1 日，1 200mg/（m²·d），持续静脉输注，2 日，每 2 周 1 次；西妥昔单抗初始剂量 400mg/m²，静脉输注，输注时间 >2 小时，d1，随后 250mg/m²，静脉输注，输注时间 >1 小时，每周 1 次。

（2）FOLFIFI 联合贝伐珠单抗方案：每 14 日为 1 个治疗周期。伊立替康 180mg/m²，静脉输注，30~90 分钟，d1；亚叶酸钙 400mg/m²，静脉输注，2 小时，d1；氟尿嘧啶 400mg/m²，静脉输注，d1，1 200mg/（m²·d），持续静脉输注，2 日，每 2 周 1 次；贝伐珠单抗 5mg/kg，静脉输注，每 2 周 1 次，第 1 次静脉输注时间 >1.5 小时，第 2 次静脉输注时间 >1.0 小时，随后静脉输注时间 >0.5 小时。

2. CapIRI 方案　伊立替康 180mg/m²，静脉输注，30~90 分钟，第 1 日；卡培他滨 1 000mg/m²，每日 2 次，第 1~7 日，每 2 周 1 次。一项同时纳入 6 项临床研究的荟萃分析结果显示，CapIRI（±贝伐珠单抗）与 FOLFIRI（±贝伐珠单抗）方案具有相近的疗效及安全性。

CapIRI 联合贝伐珠单抗方案：伊立替康 180mg/m²，静脉输注，30~90 分钟，第 1 日；卡培他滨 1 000mg/m²，每日 2 次，第 1~7 日，每 2 周 1 次；贝伐珠单抗 5mg/kg，静脉输注，第 1 日，每 2 周 1 次。

3. mXELIRI 方案　伊立替康 200mg/m²，静脉输注，30~90 分钟，第 1 日；卡培他滨 800mg/m²，每日 2 次，第 1~14 日，每 3 周 1 次。在 2018 年发布的纳入 650 例转移性结直肠癌患者的 AXEPT 试验结果显示，使用 mXELIRI 方案的患者的 OS 不低于 FOLFIRI 方案，标志着 mXELIRI 方案成为 FOLFIRI 方案在转移性结直肠癌治疗中的另一选择。

mXELIRI 联合贝伐珠单抗方案：伊立替康 200mg/m²，静脉输注，30~90 分钟，第 1 日；卡培他滨 800mg/m²，每日 2 次，口服，第 1~14 日；贝伐珠单抗 7.5mg/kg，静脉输注，第 1 日，每 3 周 1 次。

4. FOLFOXIRI 方案　伊立替康 165mg/m²，静脉输注，第 1 日；奥沙利铂 85mg/m²，静脉输注，第 1 日；亚叶酸钙 400mg/m²，静脉输注，第 1 日；氟尿嘧啶 2 400~3 200mg/m²，持续静脉输注，48 小时，第 1 日，每 2 周 1 次。

FOLFOXIRI 联合贝伐珠单抗方案：伊立替康 165mg/m²，

静脉输注，第 1 日；奥沙利铂 85mg/m²，静脉输注，第 1 日；亚叶酸钙 400mg/m²，静脉输注，第 1 日；氟尿嘧啶 2 400~3 200mg/m²，持续静脉输注，48 小时，第 1 日；贝伐珠单抗 5mg/kg，第 1 日，每 2 周 1 次。

5. 伊立替康单药　伊立替康 125mg/m²，静脉输注，30~90 分钟，第 1、8 日，每 3 周 1 次；或伊立替康 300~350mg/m²，静脉输注，30~90 分钟，第 1 日，每 3 周 1 次。

6. 伊立替康联合西妥昔单抗方案　西妥昔单抗首次剂量 400mg/m²，静脉输注，后 250mg/m²，每周 1 次；或西妥昔单抗 500mg/m²，静脉输注，每 2 周 1 次；伊立替康 300~350mg/m²，静脉输注，每 3 周 1 次；或伊立替康 180mg/m²，静脉输注，每 2 周 1 次；或伊立替康 125mg/m²，第 1、8 日，每 3 周 1 次。

五、含奥沙利铂方案与含伊立替康方案的比较

（一）FOLFOX 与 FOLFIRI 方案

FOLFOX 与 FOLFIRI 方案作为晚期结直肠癌的标准一线治疗方案，疗效相近，不良反应有所不同，但均优于现已淘汰的 IFL 方案（氟尿嘧啶/亚叶酸钙联合伊立替康）。法国开展的 GERCOR 研究纳入 220 例转移性结直肠癌患者，结果显示其一线治疗有效率（54% *vs.* 56%）、PFS（8 个月 *vs.* 8.5 个月）及 OS（20.6 个月 *vs.* 21.5 个月）均相似，二线治疗的 PFS（14.2 个月 *vs.* 10.9 个月）及 OS（21.5 个月 *vs.* 20.6 个月）差异无统计学意义。一项纳入 360 例转移性结直肠癌患者的意大利Ⅲ期临床试验结果也证实，FOLFOX4 与 FOLFIRI 方案用于晚期结直肠癌一线治疗的 OS 并无差异（14 个月 *vs.* 15 个月）。另一项日本开展的 WJOG 4407 研究中，在联合使用贝伐珠单抗的情况下，FOLFOX 与 FOLFIRI 方案的非劣效分析显示两种方案的有效率（62% *vs.* 64%）、PFS（10.7 个月 *vs.* 12 个月）及 OS（28.9 个月 *vs.* 31.8 个月）均相近。基于以上多项临床研究，FOLFOX 与 FOLFIRI 方案均可作为转移性结直肠癌的一线化疗方案。

（二）FOLFOXIRI 与 FOLFOX 方案

FOLFOXIRI 方案在 FOLFOX 方案的基础上联合了伊立替康，疗效更强，但有更多的不良反应。STEAM 研究纳入了 280 例转移性结直肠癌患者，比较了 FOLFOXIRI 方案联合贝伐珠单抗、FOLFOX 方案联合贝伐珠单抗以及交替使用 FOLFOX 与 FOLFIRI 方案联合贝伐珠单抗三组的疗效，发现 FOLFOXIRI 方案联合贝伐珠单抗组与 FOLFOX 方案联合贝伐珠单抗组相

比,ORR 更高(73% *vs.* 62%),中位 PFS 也有一定的延长(11.7 个月 *vs.* 9.5 个月),而与交替使用 FOLFOX 与 FOLFIRI 方案联合贝伐珠单抗组相比则无明显差异。

一项纳入 5 项临床研究总计 1 697 例转移性结直肠癌患者的荟萃分析结果显示,相较于双药化疗方案联合贝伐珠单抗,FOLFOXIRI 方案联合贝伐珠单抗,可显著延长中位 OS、中位 PFS 及提高 ORR。但相应地出现更高的不良反应发生率,包括 3~4 度中性粒细胞减少症(45.8% *vs.* 21.5%)、中性粒细胞减少伴发热(6.3% *vs.* 3.7%)及腹泻(18% *vs.* 8%)。

(三)FOLFOXIRI 与 FOLFIRI 方案

一项意大利开展的 III 期临床试验结果显示,FOLFOXIRI 与 FOLFIRI 方案治疗 6 个月后相比,前者在客观有效率(66% *vs.* 41%)、肝转移根治性切除率(36% *vs.* 12%)、PFS(9.8 个月 *vs.* 6.8 个月)、OS(23.4 个月 *vs.* 16.7 个月)及 5 年生存率(15% *vs.* 8%)等方面,均优于 FOLFIRI 方案。中性粒细胞减少伴发热(5% *vs.* 3%)及 3/4 度腹泻(20% *vs.* 12%)等不良反应,无显著差异,但更多出现周围神经毒性(19% *vs.* 0)及中性粒细胞减少症(58% *vs.* 28%)。但另一项均联用贝伐珠单抗的 TRIBE 研究中,FOLFOXIRI 方案相较于 FOLFIRI 方案在肝转移切除率(15% *vs.* 12%)及 OS(31 个月 *vs.* 25.8 个月)方面无明显差异,3、4 度腹泻(19% *vs.* 11%)及口腔炎(9% *vs.* 4%)等不良反应发生率较高。

六、曲氟尿苷替匹嘧啶

(一)药物简介

曲氟尿苷替匹嘧啶是一种新型口服的氟尿嘧啶类细胞毒性药物。包含两种活性药物成分:曲氟尿苷和盐酸替匹嘧啶。曲氟尿苷干扰肿瘤细胞 DNA 合成并抑制细胞增殖,盐酸替匹嘧啶通过抑制 TP,增加癌细胞与曲氟尿苷的接触,保护曲氟尿苷不被降解,进而杀伤肿瘤细胞,且盐酸替匹嘧啶还具有一定的抗血管生成作用。2015 年 9 月美国 FDA 批准其用于治疗经氟尿嘧啶、奥沙利铂和伊立替康为基础化疗后的 *RAS* 野生型的转移性结直肠癌患者。中国国家药品监督管理局于 2019 年 8 月批准该药物用于转移性结直肠癌的三线治疗。

(二)应用策略

1. 曲氟尿苷替匹嘧啶单药方案 35mg/m²,口服,每日 2 次,第 1~5 日,第 8~12 日,每 4 周 1 次。

曲氟尿苷替匹嘧啶用于接受过氟尿嘧啶、奥沙利铂、伊立替康及血管内皮生长因子抑制剂治疗失败的转移性肠癌患者的三线治疗。2015 年 III 期临床试验 CONCOURSE 研究中,对一线治疗失败的转移性肠癌患者,曲氟尿苷替匹嘧啶组相较于安慰剂对照组有更好的生存获益(OS:7.1 个月 *vs.* 5.3 个月;疾病控制率:44% *vs.* 16%)。

2018 年一项在中国、韩国和泰国开展的 III 期临床试验 TERRA 研究结果显示,曲氟尿苷替匹嘧啶显著延长经二线治疗失败后的晚期结直肠癌患者的 OS(7.8 个月 *vs.* 7.1 个月)及 PFS(2.0 个月 *vs.* 1.8 个月),不良反应主要以骨髓抑制为主,手足综合征等发生率低。一项在日本开展的真实世界研究纳入 7 279 例不可切除性直肠癌患者,分为瑞戈非尼单药组、瑞戈非尼序贯曲氟尿苷替匹嘧啶组、曲氟尿苷替匹嘧啶组、曲氟尿苷替匹嘧啶序贯瑞戈非尼组四组,中位生存期分别为 6.4、16.4、10.2、16.9 个月。

2. 曲氟尿苷替匹嘧啶联合贝伐珠单抗 曲氟尿苷替匹嘧啶 35mg/m²,口服,每日 2 次,第 1~5 日,第 8~12 日,每 4 周 1 次;贝伐珠单抗 5mg/kg,静脉输注,第 1 日,每 2 周 1 次;或曲氟尿苷替匹嘧啶 35mg/m²,口服,每日 2 次,第 1~5 日,每 2 周 1 次;贝伐珠单抗 5mg/kg,静脉输注,第 1 日,每 2 周 1 次。

一项在日本开展的 I / II 期临床试验纳入了 25 例转移性结直肠癌患者,其中 21 例的 16 周无进展生存率为 42.9%,最常见的不良反应是中性粒细胞减少症(72%)、白细胞减少症(44%)、贫血(16%)、中性粒细胞减少伴发热(16%)、血小板减少症(12%)。一项纳入 93 例转移性结直肠癌患者的 II 期临床试验结果对比了曲氟尿苷替匹嘧啶联合贝伐珠单抗与曲氟尿苷替匹嘧啶单药疗法的治疗效果,证实联合用药可显著延长 PFS(4.6 个月 *vs.* 2.6 个月),降低严重不良反应发生率(41% *vs.* 45%)。曲氟尿苷替匹嘧啶和贝伐珠单抗联合方案,在难治性转移性肠癌的治疗中值得进一步研究。

七、间歇治疗与维持治疗

病灶无法切除的转移性结直肠癌患者,化疗该持续多久,是否可以中断化疗,在临床实践中仍存在争议。基于不同患者的化疗疗效、耐受情况、肿瘤体积和部位等个体化情况,应因人而异制定具体化疗时间。

奥沙利铂作为转移性肠癌化疗药物中的重要成员,具有剂量限制性毒性,其蓄积可导致感觉神经的不良反应。患者可能无法耐受的神经毒性需要暂停化疗或减量,出现需要中断化疗的问题,因此多项临床研究对于中断化疗是否会影响患者的疗效以及生存期进行了相关探索。

OPTIMOX-1研究将620例转移性结直肠癌患者随机分为维持治疗组(FOLFOX4方案,每2周1次)及间歇治疗组(FOLFOX7方案6周期+12周期无奥沙利铂维持治疗,病情进展重新给予奥沙利铂)。两组在初始缓解率(58.5% *vs.* 59.2%)、PFS(9.0个月 *vs.* 8.7个月)、中位OS(19.3个月 *vs.* 21.2个月)方面疗效相似。而在不良反应方面,间歇治疗组在7个周期后出现3/4度毒性反应的概率更低。此研究证明了间歇治疗同样可以收获与维持治疗相似的疗效。但由于间歇治疗组中60%的患者并未重新接受奥沙利铂治疗,因此维持治疗(不含奥沙利铂:亚叶酸钙400mg/m²,静脉输注,第1日,2小时,氟尿嘧啶3 000mg/m²,持续静脉输注46小时,每2周1次)的获益并未充分体现。

后续的OPTIMOX-2研究则对比了间歇治疗方案(mFOLFOX7方案6周期+氟尿嘧啶/亚叶酸钙方案维持治疗)与奥沙利铂治疗后彻底停止治疗直至病情进展的方案,结果提示间歇治疗方案相较于完全停止有更长的中位疾病控制持续时间(13.1个月 *vs.* 9.2个月)、中位PFS(8.6个月 *vs.* 6.6个月)及中位OS(24个月 *vs.* 20个月)。基于此,奥沙利铂治疗后应当维持氟尿嘧啶/亚叶酸钙方案持续治疗,而非完全停止治疗。MRC COIN研究也同样证实停用化疗在病情控制及生存获益方面,不及持续奥沙利铂联合氟尿嘧啶类药物的一线治疗。后续的多中心CONcePT试验比较了mFOLFOX联合贝伐珠单抗方案与间歇使用奥沙利铂方案(每8个周期使用或停用奥沙利铂),结果显示间歇使用奥沙利铂比持续使用更能延长一线治疗的疗效维持时间。

基于上述临床试验结果,转移性肠癌的患者,采用奥沙利铂联合氟尿嘧啶的间歇化疗方案具有一定临床意义,不推荐完全停用化疗。

(齐峰 张俊)

推荐阅读

[1] EISENHAUER E A,THERASSE P,BOGAERTS J,et al., New response evaluation criteria in solid tumours:revised RECIST guideline(version 1.1)[J]. Eur J Cancer,2009,45(2):228-247.

[2] BILLER L H,SCHRAG D. Diagnosis and treatment of metastatic colorectal cancer:a review[J]. JAMA,2021,325(7):669-685.

[3] BIAGI J J,RAPHAEL M J,MACKILLOP W J,et al. Association between time to initiation of adjuvant chemotherapy and survival in colorectal cancer:a systematic review and meta-analysis[J]. JAMA,2011,305(22):2335-2342.

[4] GROTHEY A,SOBRERO A F,SHIELDS A F,et al. Duration of adjuvant chemotherapy for stage Ⅲ colon cancer[J]. N Engl J Med,2018,378(13):1177-1188.

[5] SARGENT D J,MARSONI S,MONGES G,et al. Defective mismatch repair as a predictive marker for lack of efficacy of fluorouracil-based adjuvant therapy in colon cancer[J]. J Clin Oncol,2010,28(20):3219-3226.

[6] NORDLINGER B,SORBYE H,GLIMELIUS B,et al. Perioperative FOLFOX4 chemotherapy and surgery versus surgery alone for resectable liver metastases from colorectal cancer(EORTC 40983):long-term results of a randomised,controlled,phase 3 trial[J]. Lancet Oncol,2013,14(12):1208-1215.

[7] BRIDGEWATER J A,PUGH S A,MAISHMAN T,et al. Systemic chemotherapy with or without cetuximab in patients with resectable colorectal liver metastasis(New EPOC):long-term results of a multicentre,randomised,controlled,phase 3 trial[J]. Lancet Oncol,2020,21(3):398-411.

[8] TOURNIGAND C,CERVANTES A,FIGER A,et al., OPTIMOX1:a randomized study of FOLFOX4 or FOLFOX7 with oxaliplatin in a stop-and-Go fashion in advanced colorectal cancer—a GERCOR study[J]. J Clin Oncol,2006,24(3):394-400.

[9] SEYMOUR M T,THOMPSON L C,WASAN H S,et al., Chemotherapy options in elderly and frail patients with metastatic colorectal cancer(MRC FOCUS2):an open-label,randomised factorial trial[J]. Lancet,2011,377(9779):1749-1759.

[10] TOURNIGAND C,ANDRÉ T,ACHILLE E,et al. FOLFIRI followed by FOLFOX6 or the reverse sequence in advanced colorectal cancer:a randomized GERCOR study[J]. J Clin Oncol,2004,22(2):229-237.

[11] HEINEMANN V,VON WEIKERSTHAL L F,DECKER T,et al. FOLFIRI plus cetuximab versus FOLFIRI plus bevacizumab as first-line treatment for patients with metastatic colorectal cancer(FIRE-3):a randomised,open-label,phase 3 trial[J]. Lancet Oncol,2014,15(10):1065-1075.

[12] XU R H,MURO K,MORITA S,et al. Modified XELIRI(capecitabine plus irinotecan)versus FOLFIRI(leucovorin,fluorouracil,and irinotecan),both either with or without bevacizumab,as second-line therapy for metastatic colorectal cancer(AXEPT):a multicentre,open-label,randomised,non-inferiority,phase 3 trial[J]. Lancet Oncol,2018,19(5):660-671.

[13] CREMOLINI C,LOUPAKIS F,ANTONIOTTI C,et al. FOLFOXIRI plus bevacizumab versus FOLFIRI plus bevacizumab as first-line treatment of patients with metastatic colorectal cancer:updated overall survival and molecular subgroup analyses of the open-label,phase 3 TRIBE study

［J］. Lancet Oncol,2015,16（13）:1306-1315.

［14］COLUCCI G,GEBBIA V,PAOLETTI G,et al. Phase Ⅲ randomized trial of FOLFIRI versus FOLFOX4 in the treatment of advanced colorectal cancer:a multicenter study of the Gruppo Oncologico Dell'Italia Meridionale［J］. J Clin Oncol, 2005,23（22）:4866-4875.

［15］CREMOLINI C,ANTONIOTTI C,STEIN A,et al. Individual patient data meta-analysis of FOLFOXIRI plus bevacizumab versus doublets plus bevacizumab as initial therapy of unresectable metastatic colorectal cancer［J］. J Clin Oncol, 2020,38（28）:3314-3324.

［16］TOURNIGAND C,CERVANTES A,FIGER A,et al. OPTIMOX1:a randomized study of FOLFOX4 or FOLFOX7 with oxaliplatin in a stop-and-Go fashion in advanced colorectal cancer—a GERCOR study［J］. J Clin Oncol,2006,24（3）: 394-400.

［17］CHIBAUDEL B,MAINDRAULT-GOEBEL F,LLEDO G, et al. Can chemotherapy be discontinued in unresectable metastatic colorectal cancer? The GERCOR OPTIMOX2 study［J］. J Clin Oncol,2009,27（34）:5727-5733.

［18］PFEIFFER P,YILMAZ M,MÖLLER S,et al. TAS-102 with or without bevacizumab in patients with chemorefractory metastatic colorectal cancer:an investigator-initiated,open-label,randomised,phase 2 trial［J］. Lancet Oncol,2020,21 （3）:412-420.

第二十二章 放射治疗

第一节 局部进展期直肠癌围手术期放射治疗临床研究

直肠癌的治疗是多学科的综合治疗。进展期局部期可手术的直肠癌，多项随机对照试验表明，术前放疗、术前同步放化疗、术后同步放化疗与单纯手术相比，降低了局部区域复发率，并显著提高了长期生存率，成为局部进展期期直肠癌的治疗手段之一。术前同步放化疗与术后同步放化疗相比，取得了相似的远期生存率，并进一步降低了局部区域复发率，同时降低了不良反应发生率并且提高了器官保留率。美国国立综合癌症网络（National Comprehensive Cancer Network，NCCN）、欧洲肿瘤内科学会（European Society for Medical Oncology，ESMO）指南推荐术前同步放化疗作为局部进展期可手术直肠癌的一级推荐。初始不可切除直肠癌，同步放化疗可以显著缩小肿瘤、提高根治性切除率、改善患者生存质量。大分割短程放疗是另一种常见放疗模式，放疗时间短，节约经济成本，在可手术的局部进展期直肠癌患者治疗中取得了与同步放化疗相似的疗效。有较高复发风险因素的局部进展期直肠癌，术前放疗联合术前化疗的全新辅助放化疗也被强烈推荐。

本节围绕放射治疗在直肠癌治疗中的作用分别阐述。

一、术前放射治疗

术前放射治疗的优点是：①降低肿瘤分期，提高根治性手术切除率；②增加器官保留的可能性，提高患者生存质量；③术前放射治疗的不良反应发生率比较低；④提高局部区域控制率。

（一）术前单纯放射治疗

20世纪八九十年代，欧美国家对可手术直肠癌的单纯术前放射治疗进行了一系列的临床报道，大部分研究为大分割短程放疗联合即刻手术的模式，一共11个大宗随机对照试验，均提示术前放射治疗能够显著降低局部复发率，其中最具影响力的是纳入患者数最多的两项研究，分别为瑞典研究组的研究和荷兰直肠癌研究组的研究。瑞典（$n=1\ 168$）和荷兰（$n=1\ 861$）研究纳入的研究对象均为可切除、$T_{1\sim3}N_xM_0$直肠癌患者，随机分为术前放射治疗组（25Gy/5次+即刻手术）和单纯手术组，且荷兰研究要求手术为全直肠系膜切除术（total mesorectal excision，TME）。瑞典术前放射治疗组的5年局部复发率显著低于单纯手术组（12.0% $vs.$ 27.0%，$P<0.001$），5年总生存率比单纯手术组高10%（58.0% $vs.$ 48.0%，$P=0.004$），差别具有显著的统计学意义。荷兰研究结果显示，TME术后的10年局部复发率仅为11.0%，但术前放射治疗可以进一步降低10年局部复发率（5.0% $vs.$11.0%，$P<0.001$），两组的10年OS率无显著差别。根据这两项研究，术前大分割短程放疗联合即刻TME成为可手术局部进展期直肠癌的标准治疗方案之一。

（二）术前长程放疗与术前同步放化疗的比较

术前长程放疗之前也是$T_{3\sim4}N_xM_0$期直肠癌的常用治疗方法，随着同步放化疗在多种恶性肿瘤治疗中的成功应用，法国于1993—2003年完成一项比较术前长程放疗与术前同步放化疗的随机对照试验（FFCD 9203研究），同期也开展了类似的EORTC 22921研究，且要求手术为TME（表22-1-1）。两项研究显示接受同步放化疗者取得了更高的pCR率（FFCD 9203研究）和更低的局部复发率，但是在器官保留率、5年DFS率和总生存率上无显著差别，同步放化疗组发生更多的Ⅲ~Ⅳ级不良反应（14.9% $vs.$ 2.9%，$P<0.001$）率（FFCD 9203研究），但毒副作用发生率在同步放化疗组未超过20%，术前同步放化疗成为标准治疗方案之一。

表 22-1-1　直肠癌术前长程放疗和术前同步放化疗在两项随机对照研究的疗效对比

研究名称（发表年份）	FFCD 9203 研究（2006）			EORTC 22921 研究（2006）		
随机分组	长程放疗	同步放化疗	P 值	长程放疗	同步放化疗	P 值
n	367	375		505	506	
病理学完全缓解率/%	3.6	11.4	<0.01	—	—	—
5 年局部复发率/%	16.5	8.1	<0.01	17.1	8.7	<0.01
5 年无疾病生存率/%	55.5	59.4	>0.05	54.4	56.1	0.52
5 年生存率/%	67.9	67.4	0.68	64.8	65.8	0.84
器官保留率/%	58.3	57.7	0.84	50.5	52.8	0.47

注:n 为入组病例数;"—"表示"无"。

（三）术前大分割短程放疗与常规分割长程同步放化疗的比较

上述研究表明,术前大分割短程放疗与常规分割的同步放化疗均作为局部进展期直肠癌推荐的术前治疗手段,关于两者是否有疗效区别,相继有三项针对该问题开展的前瞻性随机对照试验（表 22-1-2）。研究结果均显示,同步放化疗较短程放疗联合即刻手术提高了近期疗效,如提高 pCR 率、降低肿瘤 TN 分期,但是局部复发率、远处转移率、总生存率等长期疗效均无显著差别。另外,Stockholm Ⅲ 研究表明短程放疗后通过延长与手术之间的间歇期也可以提高 pCR 率（12.5% *vs.* 0.8%）。总之,同步放化疗和短程放疗在生存数据间差异无统计学意义,可手术局部进展期直肠癌,两种模式均被推荐。

二、术后放射治疗

术后放疗可降低高危直肠癌患者的局部复发率,术后有准确的病理分期,避免了 $T_{1-2}N_0M_0$ 早期患者的不必要照射。术后放疗的缺点也较为明显:由于术后腹盆腔解剖结构的改变,术后照射了更多的小肠;术后瘢痕的出现使瘤床潜在缺氧,降低对放射的敏感性;腹会阴联合切除者放疗时需照射会阴手术瘢痕,照射野大,毒副作用增大。

在 TME 未成为标准术式的时代,直肠癌单纯手术后的复发率较高。*Lancet* 发表的包含 22 项临床试验的荟萃分析提示术后放疗较单纯手术降低 5 年局部复发率（22.9% *vs.* 15.3%,$P=0.000\ 2$）,将不同的放射剂量和分割方式换算成生物等效剂量（biologically effective dose,BED）,当该剂量 ≥30Gy 时,术后放射治疗较单纯手术可降低 37% 的局部复发率。

随着 TME 成为直肠癌标准术式,局部复发率得到进一步降低,术前未做放疗患者的根治术后放疗,主要应用于含高危复发因素者。2020 年美国放射肿瘤学会（American Society for Radiation Oncology,ASTRO）直肠癌指南和 2017 年 ESMO 直肠癌指南详细列出各种复发危险因素（表 22-1-3）。ASTRO 指南在直肠癌术前放疗中指出肿瘤部位、环周切缘（circumferetial resection margin,CRM）状态、壁外血管侵袭（extramural vascular invasion,EMVI）情况、T_4、N_2 均为高危复发因素。欧洲肿瘤内科学会指南（European Society for Medical Oncology,ESMO）认为术后辅助放化疗最重要的考虑因素为 TME 质量、CRM 状态、肿瘤距肛缘的距离、T_{4b}、N_2。其中充分且必要指征为 CRM ≤1mm,pT_{4b},pN_2 伴包膜外扩散邻近肠系

表 22-1-2　直肠癌术前大分割短程放疗（25Gy/5 次）对比常规分割长疗程放化疗的 3 项随机研究

研究名称（发表年份）	随机分组		n	病理学完全缓解率/%	5 年局部复发率/%	5 年远处转移率/%	5 年总生存率/%
波兰研究（2004）	CCRT		157	15	9.0	—	76
	SCRT		155	1	14.2	—	74
Stockholm Ⅲ 研究（2010）	SCRT	休息 4~8 周	120	12.5*	3#	30#	—
	SCRT	休息 2~3 天	118	0.8	4	38	—
	CCRT	休息~8 周	65	5	7	35	—
TROG 0104 研究（2012）	CCRT		163	4.4	7.51	27	70
	SCRT		163	7.5	4.4	30	74

注:n 为入组病例数;SCRT 为短程放疗;CCRT 为同步放化疗;*P<0.05;#Stockholm Ⅲ 研究生存相关数据为事件发生绝对人数;"—"表示"无"。

表 22-1-3 直肠癌术后放疗的高危复发因素

欧洲肿瘤内科学会 （European Society for Medical Oncology，ESMO）		美国放射肿瘤学会 （American Society for Radiation Oncology，ASTRO）
充分且必要	CRM≤1mm pT_{4b} pN_2 伴包膜外扩散邻近 MRF pN_2 且 TME 质量差	
充分	距肛缘 4cm 以内的低位肿瘤 pN_2（侧方淋巴结受累风险高） 广泛的 EMVI 邻近 MRF 的神经浸润	预示较高肿瘤复发风险因素包括 T_4 N_2 T_3 且距离肛门≤5cm CRM<2mm EMVI
边缘充分	中高位 pN_2 且 TME 质量好 CRM 1~2mm 环周梗阻型肿瘤	
不充分不必要	pT_{1-3} CRM>2mm 腹膜反折上的 pT_{4a} pN_1 TME 质量好	

注：CRM. 环周切缘；MRF. 肠系膜筋膜；EMVI. 壁外血管侵袭；TME. 全直肠系膜切除术。

膜筋膜（mesorectal fascia，MRF），pN_2 且 TME 质量差。

三、术前同步放化疗与术后同步放化疗的比较

针对可切除局部进展期直肠癌，无论是术前或是术后同步放化疗均降低了局部复发率，而术前同步放化疗具有降低分期、缩小肿瘤、降低局部复发率等优势。2004 年以来，CAO/ARO-094、NSABP-R03 等多项Ⅲ期随机研究结果显示，术前同步放化疗与术后同步放化疗相比，虽未提高总生存率和无病生存率，但可以显著降低局部复发率和提高器官保留率，以及降低放化疗期间和围手术期的不良反应。在德国 CAO/ARO-094 研究中，术前放化疗较术后放化疗可显著降低局部复发率（6.0% vs. 13.0%，P=0.004）和提高器官保留率（39.0% vs. 19.0%，P=0.004），同时降低 3~4 级急性腹泻发生率（12.0% vs. 18.0%，P=0.040）和远期狭窄（4.0% vs. 12.0%，P=0.003）发生率。因此Ⅱ~Ⅲ期直肠癌的首先推荐术前同步放化疗治疗模式（表 22-1-4）。

四、术前放化疗的相关因素研究

（一）术前放射治疗至手术的间隔长短对疗效的影响

直肠癌患者接受放射治疗后，与手术的最佳时间间隔有两项重要随机Ⅲ期临床试验结论。20 世纪末 Lyon R 90-01 研究纳入可手术的直肠腺癌患者 201 例，在接受放疗剂量 39Gy/13 次的照射后随机进入 2 周内手术组（短间隔组）或 6~8 周手术组（长间隔组）。结果显示长间隔组的总反应率（71.7% vs. 53.1%，P=0.007）及病理分期下降率（26.0% vs. 10.3%，P=0.005）更优，但两组的肛门括约肌保存率（76.0% vs. 68.0%，P=0.270）、局部控制率和总生存率无显著差别。该结论为直肠癌患者接受放疗后，与手术的最佳时间间隔为 6~8 周提供了证据支持。

表 22-1-4 直肠癌术前同步放化疗与术后同步放化疗比较的随机对照试验

研究名称（发表时间）	分组	n	5 年局部复发率/%	5 年生存率/%	5 年无疾病生存率/%
CAO/ARO-094 研究（2004）	术前同步放化疗	399	6*	76	68
	术后同步放化疗	237	13	74	65
NSABP-R03 研究（2009）	术前同步放化疗	123	23.9	74.5	64.7
	术后同步放化疗	131	27.5	65.6	53.4
Park, et al（2011）	术前同步放化疗	107	5	83	73
	术后同步放化疗	133	6	85	74

注：n 为入组病例数；*P<0.05。

更长的时间间隔探索来自 2016 年的 GRECCAR-6 研究,该研究将术前长程放化疗的直肠癌患者随机分成等待 7 周或 11 周行直肠手术两组。结果表明两组 pCR 率(15% *vs.* 17.4%,*P*=0.598)差异无统计学意义。间隔 11 周手术组因内科并发症发生率高(32.8% *vs.* 19.2%,*P*=0.014),导致病死率显著增高(44.5% *vs.* 32.0%,*P*=0.040)。且间隔 11 周组的 TME 质量(系膜完整比例)更低(78.7% *vs.* 90.0%,*P*=0.016)。间隔时间延长并未提高 3 年生存率(89.4% *vs.* 88.6%,*P*=0.887)和 DFS 率(67.2% *vs.* 68.2%,*P*=0.867),未降低远处转移率(24.3% *vs.* 25.4%,*P*=0.859)和局部复发率(8.6% *vs.* 9.2%,*P*=0.578)。GRECCAR-6 研究未证实间隔 11 周可带来近期疗效及远期生存获益。而 2015 年斯隆-凯特琳癌症中心(memorial Sloan-Kettering cancer center,MSKCC)报道的研究有新的发现,该研究对直肠癌术前放化疗后至手术前,分别给予 FOLFOX6 方案 0 次、2 次、4 次、6 次化疗,放化疗结束至手术的中位时间间隔分别为 8.5 周、11.1 周、15.4 周、19.3 周,结果表明长间隔期间加入巩固化疗能够增加肿瘤病理学缓解率(18%、25%、30%、38%,*P*=0.004)。

2020 年 ASTRO 推荐接受新辅助放疗,无计划再进行新辅助化疗的直肠癌患者,建议从放疗结束到手术时间间隔为 ≥6 周,间隔 6~11 周为中等证据级别推荐。综合目前的证据,有降期需求的患者,可适当延长时间间隔,并加入术前化疗。

(二)同步化疗的药物选择

直肠癌以氟尿嘧啶(fluorouracil,FU)持续静脉滴注为放疗同步标准化疗方案,目前口服卡培他滨替代氟尿嘧啶已获得Ⅲ期临床试验证实。针对氟尿嘧啶或卡培他滨单药基础上增加奥沙利铂,多项Ⅲ期临床试验显示疗效增益不肯定,但早期不良反应发生率明显增高;在氟尿嘧啶或卡培他滨基础上增加依据 *UGT1A1* 的基因型指导的伊立替康同步双药化疗方案,Ⅲ期临床试验结果提示可进一步提高近期疗效。

1. 卡培他滨 卡培他滨是氟脲类药物类似物,口服用药且安全可靠。NSABP R-04 研究初步结果提示直肠癌术前同步放化疗卡培他滨组与氟尿嘧啶持续静脉滴注组 pCR 率(17.8% *vs.* 20.7%,*P*=0.14)、手术降期率(21.3% *vs.* 21.1%,*P*=0.95)、器官保留率(59.4% *vs.* 59.3%,*P*=0.98)无显著差异,中重度腹泻发生率未增加(11.7% *vs.* 11.7%,*P*=1.0)。两组的 3 年局部复发率(11.2% *vs.* 11.8%)、5 年 DFS 率(66.4% *vs.* 67.7%)和 5 年生存率(79.9% *vs.* 80.8%)均无统计学显著差异。另一项由德国研究者设计的围手术期辅助治疗的Ⅲ期随机对照试验 MARGIT 研究,纳入 392 例Ⅱ~Ⅲ期直肠癌患者,随机分为氟尿嘧啶组或卡培他滨组,又根据放疗的时间每组分为两组(术后 *vs.* 术前)。结果显示,卡培他滨组较氟尿嘧啶组的血液学不良反应发生率低,而腹泻、乏力和手足综合征的发生率高。在术后组,病理显示卡培他滨组较氟尿嘧啶组有较多的降期表现,但无显著意义(pCR 率为 13.5% *vs.* 5.4%,*P*=0.09)。随访 52 个月后,两组的局部复发率相近(6.1% *vs.* 7.2%,*P*=0.67),卡培他滨组的远处转移率显著低于氟尿嘧啶组(18.8% *vs.* 27.7%,*P*=0.04)。作为主要终点指标的 5 年生存率,卡培他滨组不劣于氟尿嘧啶组(75.7% *vs.* 66.6%,*P*<0.001)。在局部进展直肠癌的围手术期治疗中,高级别的循证医学证据表明放疗同步使用卡培他滨疗效不劣于氟尿嘧啶。

2. 奥沙利铂 多项探索奥沙利铂加入直肠癌术前同步放化疗的Ⅲ期临床试验,治疗模式和结果并不一致(表 22-1-5)。STAR-01 研究、NSABP R-04 研究、

表 22-1-5 直肠癌术前同步放化疗联合奥沙利铂的随机对照试验

研究组 (发表时间)	同步化疗方案	*n*	病理学完全缓解率/%	G3/4 AE	局部复发率/%	5 年无疾病生存率/%	5 年生存率/%
STAR-01 研究 (2011)	氟尿嘧啶	379	16.0	8.0*	—	70.6	77.6
	氟尿嘧啶+奥沙利铂	368	16.0	24.0	—	74.2	80.4
NSABP R04 研究(2011)	氟尿嘧啶/卡培他滨	1 608	19.1	6.9*(腹泻)	12.1	69.2	79.0
	氟尿嘧啶/卡培他滨+ 奥沙利铂		20.9	16.5	11.2	69.2	81.3
ACCORD 研究 (2010)	卡培他滨	299	13.9	10.9*	8.9	64.7	76.4
	卡培他滨+奥沙利铂	299	19.2	25.4	7.8	64.2	81.9
CAO/ARO-04 研究(2012)	氟尿嘧啶	624	12.3*	20.0	3.7	71.2	88.0
	氟尿嘧啶+奥沙利铂	613	16.5	23.0	2.0	75.9	88.7
PETCC 6 研究 (2013)	卡培他滨	547	11.3	15.1*	7.6	71.3	—
	卡培他滨+奥沙利铂	547	13.3	36.7	4.6	70.5	—

注:*n*. 入组病例数;*P*<0.05;"—"表示"无";G3/4 AE 为 3-4 级不良反应。

PETACC6 研究均显示在氟尿嘧啶或卡培他滨基础上加入奥沙利铂,pCR 率无差别,但奥沙利铂组不良反应更多。与前述研究结果不同,CAO/ARO/AIO-04 研究结果提示奥沙利铂组的 pCR 率(16.5% *vs.* 12.8%,*P*=0.045)、3 年 DFS 率(75.9% *vs.* 71.2%,*P*=0.03)显著占优,3~4 级毒性反应并未增多。根据以上临床研究结果,术前同步放化疗仍然是以氟尿嘧啶类药物作为同步化疗的首选,在此基础上联合同步奥沙利铂的近期疗效与远期疗效均无明确获益证据,早期不良反应增多。

3. 伊立替康 放疗杀灭的是 G_2 期和 M 期的肿瘤细胞,导致细胞阻滞在 S 期,而伊立替康主要是针对 S 期的肿瘤细胞进行特异性杀灭,因此伊立替康是合适的同步放疗的抗肿瘤药物。国际上针对伊立替康加入术前同步放化疗的Ⅲ期临床试验有英国的 Aristotle 研究,使用的是统一的伊立替康剂量($60mg/m^2$,静脉滴注,每周 1 次,第 1~4 周,共 4 次),较对照组的 3~4 级胃肠道不良反应发生率(21.0% *vs.* 12.0%,*P*=0.004)和中性粒细胞减少症发生率(9.8% *vs.* 1.1%,*P*<0.001)增高,尤其是腹泻发生率增高(13.8% *vs.* 3.5%,*P*<0.001),疗效未有提高(pCR 率为 20.2% *vs.* 17.4%,*P*=0.450)。

复旦大学附属肿瘤医院针对伊立替康的加入开展了 CinClare 研究,入组 356 例 T_{3-4} 和/或 $N+M_0$ 直肠腺癌患者。对照组(CapRT 组)放疗同期口服卡培他滨,试验组(CapIriRT 组)放疗同期口服卡培他滨,且每周接受 1 次伊立替康化疗,值得注意的是,研究者根据患者的 *UGT1A1* 的基因型对伊立替康的周化疗剂量进行了调整,对于 *UGT1A1*1*1* 的患者,伊立替康的剂量为 $80mg/m^2$,而 *UGT1A1*1*28* 型患者的剂量为 $65mg/m^2$。结果显示,尽管 CapIriRT 组较 CapRT 组的 3~4 级不良反应发生率明显增高(38% *vs.* 6%,*P*<0.001),但近期疗效 pCR 率也明显提高(30% *vs.* 15%,*P*<0.001),且术后并发症发生率未增高(11% *vs.* 15%,*P*=0.268)。总之,目前伊立替康的加入可能带来近期疗效的获益,特别对临床有降期需求的患者,但应注意伊立替康的腹泻等相关毒副作用。

五、全新辅助放化疗

局部进展期直肠癌治疗的瓶颈在于新辅助放化疗成功地降低了局部复发风险,但是未能有效降低远处转移风险,远处转移率为 25%~30%。其中重要的原因为患者对术后辅助化疗的耐受性欠佳,完成率低。患者对术前化疗的耐受性显著优于术后,因此理论上系统治疗前移有利于提高化疗完成率从而降低远处转移风险。全新辅助放化疗的临床优势表现为显著增加系统治疗

完成度;明显提高了肿瘤退缩率,从而提高了临床完全缓解(clinical complete remission,cCR)比率和豁免手术的可能;减少了肿瘤相关转移复发事件。

(一)大分割短程放疗联合化疗

目前大分割短程放疗联合化疗的Ⅲ期临床试验探索包括 POLISH Ⅱ 研究、RAPIDO 研究和中国医学科学院肿瘤医院牵头的 STELLAR 研究。三项研究的对照组均为长程同步放化疗,试验组的大分割短程放疗方案均为 25Gy/5 次,POLISH Ⅱ 研究临床分期评估未强制要求 MRI 评估分期,RAPIDO 研究和 STELLAR 研究均要求纳入 MRI 评估分期及高危因素。在联合化疗方案和周期数目上,三个研究略有差异,POLISH Ⅱ 研究联合 3 周期 mFOLFOX6 方案化疗,辅助化疗未做要求;RAPIDO 研究联合 6 周期 CAPOX 方案或 9 周期 FOLFOX4 方案术前化疗;STELLAR 研究联合 4 周期 CAPOX 方案化疗,两组总化疗周期均为 CAPOX 方案化疗 6 周期。POLISH Ⅱ 研究结果显示,近期疗效 pCR 率(16% *vs.* 12%,*P*=0.17)和 R0 切除率(77% *vs.* 71%,*P*=0.07)差异无统计学意义,中位随访 7 年,8 年生存率(49% *vs.* 49%,*P*=0.38)、DFS 率(43% *vs.* 41%,*P*=0.65)及局部复发率(35% *vs.* 32%,*P*=0.60)差异无统计学意义。在治疗不良反应发生率方面,两组无显著差异。RAPIDO 研究和 STELLAR 研究的近期疗效 pCR 率均有提高,远期生存数据疗效佳。RAPIDO 研究结果显示,全新辅助放化疗可降低 3 年肿瘤相关治疗失败率(23.7% *vs.* 30.4%,*P*=0.02)和远处转移率(19.8% *vs.* 26.6%,*P*=0.004)。STELLAR 研究为非劣设计,主要终点为 3 年 DFS 达到非劣研究结果(64.5% *vs.* 62.3%,*P*<0.001)。上述研究显示大分割短程放疗联合化疗,近期疗效确切,远期生存数据有获益趋势,但仍需进一步随访(表 22-1-6)。

(二)长程同步放化疗联合化疗

CAO/ARO/AIO-12 和 OPRA 研究两项Ⅱ期临床试验比较了不同的同步放化疗联合术前化疗方案,具体为诱导化疗联合同步放化疗对比同步放化疗联合巩固化疗,同步化疗方案均为卡培他滨或氟尿嘧啶。CAO/ARO/AIO-12 研究显示同步放化疗联合巩固化疗组 pCR 率提高(27.0% *vs.* 19.0%,*P*<0.001),中位随访 43 个月,两组的 3 年 DFS 率(73.0% *vs.* 73.0%,*P*=0.82)、局部复发率(6.0% *vs.* 5.0%,*P*=0.67)和远处转移率(18% *vs.* 16%,*P*=0.52)均无明显差异。OPRA 研究结果显示,3 年无 TME 生存率提高(41.0% *vs.* 53.0%,*P*=0.016),3 年 DFS 率(76.0% *vs.* 76.0%,*P*=0.980)、局部无复发生存率(94.0% *vs.* 94.0%,*P*=0.780)及无远处转移率(84.0%

表22-1-6　大分割短程放疗联合新辅助化疗的全新辅助放化疗研究

研究名称	治疗模式	n	病理学完全缓解率/%	P值	3年无疾病生存率/%	P值	3年生存率/%	P值
POLISH-Ⅱ研究	CRT-TME	254	12.0	0.17	41	0.65	49	0.38
	SCRT-CT-TME	261	16.0		43		49	
RAPIDO研究	CRT-TME-CT	450	14.3	<0.01	30.4*	0.02	88.8	—
	SCRT-CT-TME	462	28.4		23.7		89.1	
STELLAR研究	CRT-TME-CT	297	11.8	0.001	62.3	<0.01#	75.1	0.03
	SCRT-CT-TME	302	22.5△		64.5		86.5	

注: n. 入组病例数;*3年相关治疗失败率;#非劣性检验;△pCR+cCR;"—"表示"无"。
CRT. 术前放化疗;SCRT. 短程放疗;CT. 术后辅助化疗;TME. 全直肠系膜切除术。

$vs.$ 82.0%,P=0.670)均无明显差异。两项研究均提示在不影响远期生存的情况下,同步放化疗联合巩固化疗可带来更好的降期效果,需要优先保留器官的患者,推荐同步放化疗联合巩固化疗方案的全新辅助放化疗模式。

法国开展的PRODIGE 23为多中心Ⅲ期临床试验,旨在探索高强度化疗mFOLFIRINOX方案联合长程同步放化疗在可切除的局部进展期直肠癌患者中的疗效。进入标准组的患者接受术前同步放化疗、手术及6个月的术后辅助化疗,而试验组患者先接受6个周期的mFOLFIRINOX方案新辅助治疗,随后进行相同的术前同步放化疗、手术及3个月的辅助化疗。研究结果显示,近期疗效方面,试验组pCR率显著提高(11.7% $vs.$ 27.5%,P<0.001),主要终点3年无病生存率同样显著提高(75.7% $vs.$ 68.5%,P=0.034),而两组的3年OS相当(87.7% $vs.$ 90.8%,P=0.077)。该研究表明联合mFOLFIRINOX方案及术前同步放化疗是全新辅助放化疗的可选方案之一。

综上所述,局部进展期直肠癌患者推荐行术前放(化)疗联合TME。病灶初始可切除者,大分割短程放疗联合即刻手术与长程同步放化疗均是可选择的治疗策略,研究证实两种模式在局部复发及OS等方面无差异,长程同步放化疗的降期效果好,临床有降期需求的患者可优先考虑。在同步化疗药物的选择上,目前的证据主要支持使用氟尿嘧啶持续静脉滴注或卡培他滨,加入奥沙利铂或伊立替康的证据正逐步积累。长程放化疗到手术的时间间隔推荐为6~8周,有强烈降期、缩瘤需求者可采用更长间隔,特别对于有较高肿瘤复发风险因素的局部进展期直肠癌,推荐联合术前化疗的全新辅助放化疗模式。TME术后有高危因素的患者,应给予必要的术后放化疗降低复发概率。

(冯玲玲　金晶)

第二节　局部进展期直肠癌新辅助治疗的观察等待策略

近20年来,以氟尿嘧啶为基础的新辅助放化疗联合TME是局部进展期直肠癌患者($T_{3~4}N_0$或任意T,N1~2)的标准治疗模式,这一模式可以有效提高肿瘤的局部控制率,使肿瘤的局部复发率下降至10%左右。

新辅助放化疗对原发肿瘤具有良好的降期作用,10%~30%的接受新辅助放化疗后的患者的术后病理结果显示肿瘤达到了pCR。但有相当比例的患者由于接受根治手术,会出现长期的肛门功能和泌尿生殖功能受损。因此,以巴西Habr-Gama教授为主的部分学者提出了观察等待(watch & wait,W&W)策略,即在新辅助放化疗后达到cCR的患者中省略根治手术,代之以密切的观察与随访,从而最大程度保留患者器官功能和保证生存质量,而远期生存并未明显受影响。因此,W&W成为局部进展期直肠癌新辅助治疗领域研究的热点之一。本文将就W&W策略的研究现状、实施及存在的问题进行阐述。

一、W&W策略的提出与研究现状

W&W策略最早由巴西Habr-Gama教授的团队提出,其概念主要包含两方面内容:①根据患者新辅助放化疗后分期而非初始分期决定是否行W&W;②不再强调局部切除。在该中心最早的研究中,71例患者接受新辅助放化疗后达到cCR,进入W&W组,其5年的总生存率和无病生存率分别为100%和92%,仅有2例患者发生局部复发,3例患者发生远处转移。与之相比,术后证实为pCR的患者,随访4年的总生存率和无病生存率分别为88%和83%,并有3例患者发生了全身转移。根据这项研究结果,研究者认为,新辅助放化疗后达到cCR的患者和pCR患者的长期生存结局相似,在cCR的患者中有选择地实施W&W策略是可行的。在此基础上，Habr-Gama 教授的团队围绕 W&W 策略进行了系列研究。

此外，包括美国 MSKCC、荷兰的研究团队以及英国的 OnCoRe 计划等都有相应的研究结果报道，各研究的总结见表 22-2-1。但由于各中心的研究较分散、病例数少，且多以回顾性研究为主，关于 W&W 策略是否确实安全有效这一问题仍然悬而未决。因此，2014 年 2 月，为了解决各地区研究的异质性，也为了就 W&W 策略提供更多的临床实践证据（如影像学评估策略、确定 cCR 的时机及随访策略），国际观察等待数据库（International Watch and Wait Database，IWWD）应运而生，并于 2018 年 7 月首次公布了数据库中 880 例 cCR 患者的长期生存数据。研究显示，cCR 患者采取 W&W 策略的 2 年局部再生长率为 25.2%，3 年远处转移率为 8.1%，5 年总生存率为 84.7%。肿瘤的局部再生长主要发生在治疗完成后的前 2 年，以肠壁复发为主，而且多可以被挽救。2021 年，IWWD 于 *Lancet Oncology* 更新了患者的条件无复发生存率数据，结果显示，患者达到 cCR1 年、3 年和 5 年后，2 年有条件的无复发生存率分别为 88.1%、97.3% 和 98.6%，2 年的有条件的无远处转移生存率分别为 93.8%、97.8% 和 96.6%。这说明，随着 W&W 时间的延长，局部再生长的概率会逐渐降低，患者最终达到"治愈"的状态，证实了 W&W 策略的安全性。

二、实施 W&W 策略的理论依据

（一）肿瘤病理学完全缓解是直肠癌患者的独立预后因素

一项基于个体数据的荟萃分析显示，新辅助放化疗后行 TME，肿瘤 pCR 患者的 5 年无病生存率与局部复发率分别为 83.3% 和 2.8%，而非 pCR 患者分别为 65.6% 与 9.7%，pCR 患者治疗失败的风险比为 0.54，pCR 是决定患者的独立预后因素，pCR 患者的生存获益不受其他因素（如肿瘤分期、治疗方式及距肛门距离等）的影响。因此，达到肿瘤完全缓解的患者，选择低强度的后续治疗如局部切除和 W&W 策略是可行的。

（二）根治性手术可能带来并发症风险和生存质量降低

接受 TME 的患者围手术期并发症的发生率为 2.4%，术后死亡率为 2%~8%，高龄患者术后半年的死亡率甚至高达 30%。不仅如此，约 50% 的患者可能发生晚期并发症，包括肠梗阻、尿失禁及性功能障碍等，部分患者需要终身造瘘，生存质量难以保证。通过实施 W&W 策略，可以在不影响患者长期预后的情况下，最大程度保存患者器官功能和保证生存质量。

（三）患者强烈的器官保留意愿

既往非手术治疗主要是在高龄、患有其他系统性疾病、全身情况差、无法耐受根治性手术的患者中开展。而现在，越来越多的年轻患者在就医时表示希望能够尽量选择创伤性小、保证生存质量的治疗方式。

三、W&W 策略目前存在的问题

（一）cCR 与 pCR 并不完全一致

术后病理学检查是判断肿瘤完全退缩的"金标准"，目前尚未有能替代手术准确评估肿瘤完全退缩的方法。

表 22-2-1　直肠癌新辅助治疗后非手术治疗的系列研究

系列研究名称	年份	例数/例	随访时间/月	临床完全缓率/%	局部复发率/%	无病生存率/%	总生存率/%
Habr-Gama,et al	2004	265	57.3	26.8	2.8	92.0（5年）	100.0%（5年）
Habr-Gama,et al	2006	361	59.9	27.4	5.0	93.0（5年）	85.0%（5年）
Habr-Gama,et al	2011	173	65.0	38.7	4.6	96.0（5年）	72.0%（5年）
Maas,et al	2011	192	25.0	10.9	4.7	89.0（2年）	100.0%（2年）
Smith,et al	2012	265	28.0	12.1	18.8	88.0（2年）	96.0%（2年）
Dalton,et al	2012	49	26.0	24.5	50.0	—	—
Araujo,et al	2015	42	47.7	100.0	28.6	60.9（2年）	71.6%（2年）
Sanchez,et al	2016	68	37.0	100.0	13.2	76.3（5年）	93.8%（5年）
Renehan,et al	2016	259	33.0	12.0	34.0	88.0（3年）	96.0%（3年）
Van Der Valk,et al	2018	880	39.6	100.0	21.5	94.0（5年）	85.0%（5年）
Smith,et al	2019	113	60.0	100.0	21.4	75.0（5年）	73%（5年）

注："—"表示"无"。

cCR 是指通过临床及影像学检查多角度判断肿瘤退缩，但 cCR 和 pCR 并非完全一致。Hiotis 等研究发现，cCR 的患者中仅有 25% 达到 pCR。而 Nahas 等对多项相似试验进行总结，发现一部分未达到 cCR 标准的患者术后病理证实达到了 pCR。导致这一差异的原因可能是部分患者的肿瘤即使完全退缩，其黏膜仍然表现为小溃疡或僵硬，部分区域纤维化与肿瘤无法区分，难以通过临床和影像学检查准确判断。

（二）cCR 患者在治疗结束后 2 年的局部再生长风险高

尽管 cCR 患者的长期预后与 pCR 患者相似，但不可忽略的是，局部再生长仍然是 cCR 患者治疗过程中需要面临的风险。多项研究结果显示，局部再生长多发生于新辅助放化疗后的 2 年内，且多发生在肠壁，可以被挽救。因此，如果考虑实施 W&W 策略，需要在治疗完成后的 2 年内进行密切随访，以及时检测腔内肿瘤局部再生长。随着 W&W 时间的延长，局部再生长和远处转移的风险会进一步降低。

除了局部再生长的风险，根据 2019 年 MSKCC 中心报道的实施 W&W 策略患者的长期生存结局，研究显示，出现局部再生长的患者，其发生远处转移的概率相较于未出现局部再生长的患者更高（36% *vs.* 1%），这一发现值得人们关注，因为局部再生长多是可以挽救的，并不影响患者的长期预后，但是一旦出现远处转移，患者的预后会明显变差，导致整个治疗策略的失败。因此，寻找真正适合 W&W 策略的患者尤为重要。

（三）ypT$_0$ 患者存在淋巴结转移的风险

Dedemadi 等回顾发现 ypT$_0$ 患者的淋巴结转移率为 0~15%，Stipa 等也发现 ypT$_0$ 患者的淋巴结转移率为 7%。目前直肠 MRI 评价区域淋巴结转移的准确率有限，尤其是新辅助放化疗后的退缩的微转移淋巴结。肿瘤原发灶完全退缩的患者，根治性手术仍然可将直肠系膜内的可疑淋巴结清除，从而降低了盆腔复发的风险。

四、如何更好地实施 W&W 策略

（一）准确评估肿瘤反应

1. 临床评估　包括直肠指检、肠镜检查、癌胚抗原（carcinoembryonic antigen，CEA）和循环肿瘤 DNA（circulating tumor DNA，ctDNA）等。

检查者可以通过直肠指检直接判断肿瘤的退缩情况，但是仅凭直肠指检来判断肿瘤的退缩远不够。Habr-

Gama 教授的团队总结出以下几种特征高度提示肿瘤完全退缩：肠壁变白、毛细血管扩张、肠壁柔韧性轻度缺失及原发灶消失。如果出现黏膜浅表溃疡或深层溃疡、可触及淋巴结以及肠壁僵硬阻碍进镜等特征时则可排除 cCR。目前尚不推荐内镜检查时活检。

ctDNA 在评价微小残留病灶方面存在极大的优势，其灵敏度高于 CEA，能在影像学和 CEA 提示肿瘤复发前即发生变化，是评价肿瘤残留、监测肿瘤复发的重要补充手段。目前，将 ctDNA 应用于评价直肠癌新辅助放化疗后肿瘤退缩的研究仍在开展中。

2. 影像学评估　包括 MRI、超声内镜及 PET/CT 等。

MRI 可以较准确地评估肿瘤的浸润深度、对邻近组织结构的侵袭和淋巴结的受累情况。MRI 评估肿瘤退缩的灵敏度和特异度分别为 67% 和 95%。但是，新辅助放化疗后再分期时，受照射的组织结构发生了纤维化并伴有不同程度的水肿，从 MRI 图像上很难区别肿瘤残留和纤维化，而且 MRI 仅可分辨 3mm 以上的淋巴结，因此单独应用 MRI 评估肿瘤退缩时应谨慎。目前发现 MRI 弥散加权成像（diffusion weighted imaging，DWI）在评估肿瘤退缩反应中优于 MRIT$_2$ 加权像，成为评估肿瘤退缩的指标之一。

部分中心在评估肿瘤反应时使用 PET/CT，从功能学角度评价肿瘤退缩。研究认为，与初始状态的最大标准摄取值（maximal standardized uptake value，SUVmax）相比，新辅助放化疗后的 SUVmax 可以反映肿瘤的退缩情况。最终的 SUVmax 如果较初始 SUVmax 下降大于 62.5%，患者的无病生存期有明显的获益。但是，由于目前多为单中心、小样本的研究，PET/CT 的评估价值还有待进一步研究。

目前临床实践采用多维度的检查，尽可能提高评价肿瘤退缩的灵敏度和特异度。MSKCC 开展的 OPRA 研究结合临床检查和影像学检查建立了评估新辅助放化疗后肿瘤退缩的标准（表 22-2-2），可以作为当前肿瘤退缩评价标准的参考。

（二）提高新辅助治疗的 cCR 率

新辅助治疗后肿瘤的完全退缩是实施 W&W 策略的前提。目前，旨在提高肿瘤退缩的临床研究主要包括以下方面。

1. 延长间隔期　肿瘤对新辅助放化疗的反应呈现时间依赖性，研究证明延长新辅助放化疗与手术间期可以提高 pCR 率。Lyon R90-01 研究发现延长手术间期至 6~8 周，pCR 率较间隔期为 2 周者增高近 1 倍（14% *vs.* 7%）。基于此研究，目前指南中推荐长程放化疗至手术的间隔期为 6~8 周。

表 22-2-2　纪念斯隆-凯特琳肿瘤退缩标准

项目	完全退缩	接近完全退缩	不完全退缩
内镜标准	肠壁光滑或有白色瘢痕 毛细血管扩张 无溃疡 无结节样改变	黏膜不规整 小黏膜结节或局灶黏膜异形改变 表浅的溃疡 红斑样瘢痕	肉眼可见肿瘤残留
直肠指检	正常	光滑的硬结或轻微黏膜异常	可触及肿瘤结节
MRI T_2 加权像	仅见黑色连续的 T_2 信号并且无可见淋巴结	大部分为黑色的 T_2 信号,部分区域 T_2 信号不连续 和/或 淋巴结部分退缩	中等信号为主,无 T_2 瘢痕 和/或 无淋巴结退缩
MRI 弥散加权成像	B800-B1000 信号无可见肿瘤 和/或 ADC 为缺失或低信号 肿瘤上方的肠壁可出现一致的线状信号	B800-B1000 信号见肿瘤明显退缩 和/或 ADC 极少量残留信号	B800-B1000 信号未见肿瘤明显退缩 和/或 ADC 明显低信号

注:ADC. 表面扩散系数。

GRECCAR-6 研究则比较了新辅助放化疗后 7 周和 11 周进行手术,共纳入 265 例局部晚期直肠癌患者,结果显示 7 周组和 11 周组手术患者的 pCR 率没有明显差别(7 周:15.0% *vs.* 11 周:17.4%);但是 11 周组的并发症发生率更高(32.8% *vs.* 19.2%),TME 完成率更低(78.7% *vs.* 90.0%)。因此,该研究认为,延长间隔期至 11 周并未提高 pCR 率,反而增加了手术难度和提高了并发症发生率,仍推荐放化疗后 6~8 周进行手术。其余延长间隔期的研究总结见表 22-2-3。

表 22-2-3　新辅助治疗与手术间隔的研究

研究名称	年份/年	样本量/例	间期/周	pCR 率/%
Lyon R90-01 研究	1999	102	6~8	14.0%
		99	2	7.0%
Tulchinsky,et al	2008	84	>7	40.0%
		48	≤7	17.0%
Kalady,et al	2009	91	>8	31.0%
		86	≤8	16.0%
Garcia-Aguilar,et al	2011	67	11*	25.0%
		60	6	18.0%
Sloothaak,et al	2013	312	<13	10.3%
		511	13~14	13.1%
		406	15~16	18.0%
		364	>16	11.8%
GRECCAR-629 研究	2016	133	7	15.0%
		132	11	17.4%

注:pCR 为 . 病理完全缓解;* 放疗结束 4 周后行 2 周期 FOLFOX 化疗,化疗结束 3~5 周后行手术。

2. 增加放射剂量　目前直肠癌患者新辅助放化疗的放射剂量通常为 45~50Gy/25~28Fx,放射线对肿瘤的杀伤作用存在剂量-效应关系,因此,理论上增加放射剂量可以增加肿瘤退缩。

在 Appelt 等进行的前瞻性研究中,55 例 $T_{2-3}N_{0-1}$ 的直肠癌患者接受新辅助放化疗,患者口服替加氟 300mg/(m²·d),放疗包括对原发灶照射(60Gy/30Fx)、选择性区域淋巴结照射(50Gy/30Fx)及最后 1 周 5Gy 腔内加量。40 例患者达到 cCR,采取 W&W 策略,随访 1 年后 9 例患者复发。W&W 组患者的肛门括约肌功能得以保留,所有患者大便失禁现象均于 2 年内消失,未发生严重不良反应。因此,研究者认为高剂量放疗后实施 W&W 策略是可行的。但由于纳入的患者中有一部分 T_2N_0 的患者(35%),该研究的 cCR 率高于其他研究,使这一策略的推广受到了影响。

目前正在开展的 OPERA 研究旨在探究增加放射剂量对器官保留率的提高,在试验组中,患者接受接触式 X 射线近距离放射治疗(90Gy/3f)的加量,对照组使用外照射加量。初步结果显示,在所有患者中,72% 的患者实现了器官保留,而试验组与对照组的比较也将于 2022 年公布,相信这一研究将为提高放射剂量在 W&W 策略中的应用提供更多的证据支持。

3. 更改化疗方式　包括化疗方案和化疗时序的探索。

(1)联合化疗:目前在新辅助放化疗阶段联用的药物主要是奥沙利铂与伊立替康,但几项联合奥沙利铂的临床研究(STAR-01、ACCORD-12、NSABP R-04、德国 CAO/ARO/AIO-04、中国 FOWARC 及 PETACC-6 研究)并未得出一致结论——仅在 CAO/ARO/AIO-04 与

FOWARC 研究中观察到 pCR 率的提高,其余研究中均未有阳性结果,反而增加了治疗的不良反应。因此,目前的主流观点认为,奥沙利铂在新辅助放化疗阶段的作用特点体现为增毒不增效。

伊立替康的临床研究主要以英国的 ARISTOTLE 研究和中国的 CinClare 研究为代表。2020 年美国临床肿瘤学会(American Society of Clinical Oncology,ASCO)年会公布了 ARISTOTLE 研究的初步结果,显示联合伊立替康后 pCR 率没有增高,卡培他滨组和伊立替康组的 pCR 率分别为 17% 和 20%(*P*=0.45),且伊立替康组治疗完成率低,治疗相关的不良事件增多,3~4 级总不良反应达到 76%,明显高于卡培他滨组(50%)。而来自复旦大学附属肿瘤医院的 CinClare 研究则显示,相较卡培他滨单药同步化疗,伊立替康联合化疗可以使 pCR 率增高近 1 倍(33.8% *vs.* 17.5%,*P*<0.001)。CinClare 研究取得更好疗效的原因可能有以下几点:①伊立替康给药剂量是根据 *UGT1A1* 基因型决定,治疗方案更加个体化,患者对伊立替康的耐受性更好;②伊立替康组治疗完成率高,72% 的患者完成了 4~5 周期的同期化疗,累积给药剂量高于 ARISTOTLE 研究(260~4 000mg/m² *vs.* 240mg/m²),而伊立替康的化疗完成度与 pCR 率明显相关;③CinClare 研究引入一程间隔期化疗,可能进一步增加肿瘤退缩;④ARISTOTLE 研究入组人群局部分期偏晚,为直肠系膜筋膜或肛提肌侵袭的高危人群。

除了放疗同期联合化疗的探索,更高危的患者,新辅助治疗阶段采用强化的化疗方案如 FOLFIRINOX 三药化疗也可以增加器官保留的机会,同时可能带来长期生存的获益。UNICANCER-PRODIGE 23 研究发现,局部进展期的直肠癌患者,使用 FOLFIRINOX 化疗序贯长程放化疗相较于标准长程放化疗能显著改善患者的治疗结局。三药组的 pCR 率为 28%,标准治疗组为 12%,而 3 年无远处转移生存率提高 7%(79% *vs.* 72%),表明三药化疗也可为成为器官保留策略的选择之一。

因此,在新辅助治疗阶段,联合化疗可以提高肿瘤的退缩。在新辅助放疗同期,相较于奥沙利铂,采用 *UGT1A1* 基因型指导的伊立替康化疗能显著提高 pCR 率,而局部分期更晚的患者,采用 FOLFIRINOX 三药联合化疗也可以争取更好的肿瘤退缩,可根据患者的基因型和肿瘤的实际情况综合考虑更适合的高强度联合化疗。

(2)诱导和巩固化疗:西班牙的 GCR-3 研究探究了诱导化疗的疗效。108 例患者被随机分配至辅助化疗组与诱导化疗组,两组患者的 pCR 率(13.5% *vs.* 14.3%)、肿瘤降期、R0 切除率、复发率及长期生存等均无显著差异。但考虑诱导化疗的完成率更高,不良反应更少,因此,该治疗模式也被指南采纳作为推荐的治疗模式。

2015 年,发表于 *Lancet Oncology* 的 TIMING 研究则探究了巩固化疗对 pCR 率的影响。所有患者在接受标准方案的新辅助放化疗后进入四组,第一组为标准治疗组(6~8 周后接受 TME),第二、三、四组的患者则在术前分别接受 2、4、6 周期 mFOLFOX6 方案化疗。结果显示,随着巩固化疗次数的增加,pCR 率明显增加(18%、25%、30% 及 38%)。这提示巩固化疗可进一步增加肿瘤退缩。

德国的 CAO/ARO/AIO-12 随机 Ⅱ 期临床试验首次对巩固化疗和诱导化疗进行了头对头的比较。研究显示,诱导化疗组的患者依从性更佳,但巩固化疗组的 pCR 率更高(17% *vs.* 25%),两组的长期生存率没有明显差异。因此,旨在采取 W&W 策略的患者,更推荐巩固化疗的治疗模式。

(3)全程新辅助治疗:在探究化疗时序的基础上,为了进一步提高围手术期化疗的依从性,同时更早地控制全身转移,全程新辅助治疗(total neoadjuvant therapy,TNT)受到了关注,即将辅助化疗前移至术前。令人惊喜的是,TNT 模式还伴随着肿瘤退缩方面的优势,成为目前器官保留领域的热门治疗模式。

2018 年,MSKCC 的回顾性研究显示,TNT 模式相较于传统的新辅助放化疗,完全缓解率(pCR 率+持续超 1 年的 cCR 率)有明显提高(36% *vs.* 21%)。而 MSKCC 开展的一项前瞻性、多中心的 Ⅱ 期随机对照试验——OPRA 研究,则进一步证实了 TNT 模式在 W&W 策略中的优势。该研究的结果显示,诱导化疗组和巩固化疗组的 3 年 DFS 率相似(均为 76%),3 年无 TME 生存率分别为 41% 和 53%,无局部复发生存期和无远处转移生存期均无显著差异。因此,研究者认为,通过 TNT 模式可以极大程度地实现器官保留,同时患者的生存不受影响。

4. 新辅助联合免疫治疗　随着免疫检查点抑制剂(immune checkpoint inhibitor,ICI)在晚期 MSI-H 肠癌中取得的疗效,将免疫治疗应用在新辅助治疗阶段的研究也逐渐增多。荷兰 NICHE 研究是首个将免疫治疗用于早期结直肠癌新辅助治疗的研究。研究纳入 Ⅰ~Ⅲ 期结肠癌患者,接受 CTLA-4 和 PD-1 抑制剂联合免疫治疗后 6 周内进行手术,MSI-H 患者的 pCR 率为 57%(4/7);但是 MSS 患者几乎没有出现肿瘤退缩。2019 年(American Society of Clinical Oncology,ASCO)会议上报道的 VOLTAGE-A 研究在新辅助放化疗后序贯纳武利尤单抗免疫治疗 5 个周期,MSS 患者的 pCR 率达到 28%(11/39),1 例患者达到 cCR 采用 W&W 策略;另外,纳入的 2 例 MSI-H 患者均达到 pCR。2022 年,*The New England Journal of Medicine* 上发表的一项研究表明,在 MSI-H 的局部晚期直肠癌患者中采用 dostarlimab 进行新辅助治疗,所有患者均达到了 cCR,为 W&W 策略的实施带来了希望。

但是如何提高 MSS 肠癌对免疫治疗的响应尚未有定论。目前临床上主要采用放疗或化疗联合免疫治疗,相应的临床研究正在开展,放疗联合免疫者,pCR 率相较于传统的新辅助治疗有了更进一步的提高(40%~50%),结果值得期待。相信免疫治疗在不久的将来会成为直肠癌新辅助治疗的重要组成部分。

(三) 准确选择适合 W&W 策略的患者

并非所有的患者都适合 W&W 策略,准确选择合适的患者是安全实施策略的关键。笔者认为,适合 W&W 策略的患者需要符合以下 5 个标准:①肿瘤位置较低(距肛 5cm 以内),难以行保肛手术,需要永久的人工肛门,患者生存质量难以保证;②患者保肛意愿强烈;③肿瘤负荷不宜过大;④肿瘤对新辅助放化疗的响应好,提示肿瘤的生物学特性较好,不易发生局部复发或远处转移;⑤患者依从性高。W&W 策略要求患者配合医师完成密切的随访计划,以及时发现肿瘤的复发,及早采取挽救措施。

(四) 进行密切的随访和监测

目前推荐的随访策略包括:①肿瘤标志物(如 CEA 等),在治疗结束后 3 年内,每 3 个月检查 1 次,第 4~5 年为每 6 个月检查 1 次;②直肠指检、腔内超声和 MRI,在治疗结束后 2 年内,每 3~4 个月检查 1 次,第 3~5 年,每 6 个月检查 1 次;③胸腹部 CT,在治疗结束后 1 年内,每 6~12 个月检查 1 次,第 2~5 年,每年检查 1 次。从目前已有的研究数据来看,尽管非手术治疗的安全性还需要更长期的时间证明,其近期疗效如器官保留、生存质量等,均是根治性手术无法实现的,符合广大直肠癌患者的需求。因此,在合适的患者中实施 W&W 策略符合个体化治疗的理念,但还需要开展高质量的前瞻性临床研究来优化当前的治疗模式,具体的方向包括:①采用联合免疫治疗的 TNT 模式,进一步提高新辅助治疗的肿瘤完全缓解率;②综合临床、影像及新兴评估手段(如 ctDNA),多维度联合提高 cCR 评价的准确性;③探索预测肿瘤反应的分子标志物,选择最适合 W&W 策略的患者,实现个体化治疗。

(朱骥　王靖雯)

第三节　直肠癌放化疗转化及免疫治疗进展

一、直肠癌放化疗转化研究进展

局部进展期($T_{3~4}$/N+)直肠癌,新辅助放化疗联合 TME 是目前的标准治疗模式。术前放化疗后达到 cCR 的低位直肠癌患者,也可选择 W&W 策略以保留器官功能。直肠癌具有高度异质性,即便相同病理类型和临床分期的患者,在疗效方面也存在明显差异。直肠癌放化疗后的临床疗效评估包括短期疗效评价和长期疗效评价,短期疗效评价指标包括肿瘤退缩分级(tumor regression grade,TRG)、pCR 率,长期疗效评价指标包括 DFS 及 OS 等。传统的临床预后指标,如距肛距离、肿瘤浸润深度、转移淋巴结数目、EMVI、MRF 侵袭、分化程度等,均与临床结局密切相关。除此之外,肿瘤的分子分型、免疫微环境等,对临床疗效的评估也具有重要意义。如何运用传统和新兴的评估手段,建立精确的疗效预测模型,对患者人群进行风险分层,从而进行个体化精准治疗,实现不同人群临床疗效的全面提高,是研究者正努力探索的方向。

既往已有较多研究探索直肠癌新辅助放化疗的疗效预测及预后因素,包括临床分期、病理及影像特征等,

在长久以来的临床实践中已体现出重要价值。而现如今,越来越多的新兴技术在直肠癌精准治疗领域大放异彩,如基因模型、液态活检、类器官、肠道菌群等。本节将对这些转化研究的进展进行阐述。

(一) 基因模型

随着高通量检测技术的迅猛发展以及各种组学方法的应用,越来越多的研究者通过基因测序及临床数据的分析处理方法建立了各类基因预测模型。

莫菲特癌症中心从肿瘤细胞系中选取了与放射敏感性相关的 10 个基因,首次提出放射敏感性指数(radiosensitivity index,RSI),用来预测头颈部肿瘤、直肠癌及食管癌的放疗敏感性。放疗的治疗效果不仅与放疗敏感性相关,还与放疗的剂量、分割次数等因素相关,因此研究者进一步结合线性平方模型、RSI、每个患者接受放疗的时间和剂量等,推导出以基因组为基础的放疗剂量调整模型(a genome-based model for adjusting radiotherapy dose,GARD)。GARD 首次将基因检测与放疗剂量联系在一起,研究发现 GARD 值越高,放射治疗效果越好。该模型的建立,也开启了精准化放射治疗的新篇章。

中山大学肿瘤防治中心团队通过对局部进展期直肠癌进行全外显子组测序,建立了包含 15 个基因的 PGS-LARC 基因模型,该模型具有良好的预测 pCR 效能。2015 年国际结直肠癌分型联盟提出的共识分子分型(consensus molecular subtype,CMS)系统,汇集了 6 个独立的结直肠癌测序大数据,并基于网络聚类分析方法,将结直肠癌分为 4 种 CMS。CMS1 为 MSI 免疫激活型,表现为错配修复基因突变,MSI。CMS2 为经典型,Wnt 和 Myc 信号通路异常活化,体细胞拷贝数变异显著。CMS3 为代谢型,*KRAS* 突变率高。CMS4 为间质型,转化生长因子 β 信号通路异常激活。最后 13% 的病例不能单独归为上述任何一类,成为混合型。也有研究结合既往分型结果,对肠癌相关基因进行检测,发现趋化因子 CXC 配体 9(免疫调节相关)、小鼠分泌型卷曲相关蛋白 2(Wnt 通路相关)、*CD44*(干细胞相关)3 个基因的表达水平与患者预后相关,用这 3 个基因组成的分子分型能预测局部进展期直肠癌患者的预后。然而,尽管用基因模型预测直肠癌治疗疗效的相关研究不在少数,但均尚未广泛应用到临床实践中。

(二) 液态活检

液态活检是指通过采集血液样品等非固体生物组织,检测其中生物标志物,并用于恶性肿瘤诊断、疗效评估、预后预测、复发动态监测等方面的新型诊断方式。基于血液的液态活检是目前最主要的研究方向,主要检测血液中的循环肿瘤细胞、ctDNA、细胞外囊泡(主要是外排体)、循环细胞游离 RNA 等。其中,ctDNA 是目前临床应用较广的肿瘤生物标志物。

ctDNA 是肿瘤细胞在坏死或凋亡过程中产生并释放入血的 DNA 片段,常带有肿瘤特征性的基因突变信息。澳大利亚 Tie 等发现,在接受新辅助放化疗及手术的局部进展期直肠癌患者中,术后 ctDNA 阳性者的 3 年 DFS 率相较阴性者明显降低(33% *vs.* 87%)。无论是否使用辅助化疗,术后 ctDNA 检测均可预测复发。在调整已知的临床病理学风险因素后,术后 ctDNA 状态仍是无复发生存的独立预测因子。北京协和医院团队前瞻性观察了 ctDNA 水平在 106 例直肠癌患者新辅助治疗前后的变化,证实 ctDNA 可预测新辅助治疗疗效,ctDNA 检出及丰度是预测直肠癌患者无转移生存的可靠指标。此外,复旦大学附属肿瘤医院团队通过分析 119 例局部进展期直肠癌患者 5 个时间点的 ctDNA 血样,发现 ctDNA 若干基线基因及通路突变、突变动态清除和新发与肿瘤退缩、pCR 及 DFS 相关,并据此建立了预测 pCR 的模型。因此,ctDNA 在预测肿瘤退缩(cCR/pCR)和预后方面价值颇高,也可用于早期发现复发高危人群,有

潜力成为 W&W 策略人群选择及观察随访的常规工具。

(三) 类器官模型

类器官是指将具有干性潜能的细胞进行 3D 培养,从而形成相应器官的部分组织,其能够较好地代表相应器官的结构和功能。肿瘤类器官在病理形态、染色体变异、基因拷贝数、基因突变和肿瘤异质性等方面能够很好地代表原位肿瘤组织,因此作为一种新兴的肿瘤疗效预测模型,被广泛用于基础研究和转化医学研究。

复旦大学附属肿瘤医院团队报道,新辅助放化疗前患者来源的直肠癌类器官在接受氟尿嘧啶、伊立替康和射线处理后的生长趋势与治疗后 TRG 相符,预测灵敏度与特异度约为 90%。此外,体外培养的患者来源的类器官对放化疗的敏感性也可能用于指导临床个性化治疗,相关研究正在开展。虽然肿瘤类器官在肿瘤精准治疗领域具有极大潜力,但现有类器官培养体系也存在如缺少免疫系统成分、缺少血管、成本昂贵、技术复杂等缺点。肿瘤类器官与包括微流控芯片在内的前沿技术相结合,为更精准地模拟人体内肿瘤提供了可能。随着肿瘤类器官基础研究与临床前研究的进一步完善和产业化进程逐渐成熟,肿瘤类器官在肿瘤精准治疗领域将发挥更重要的作用。

(四) 肠道菌群

肠道菌群作为人体最大且最重要的微生物库,以多种途径参与宿主体内多项生理活动,包括营养物质及药物代谢、DNA 损伤及修复、基因组不稳定及表观遗传调控、信号传递及细胞因子分泌、炎症及免疫调控等,与多种代谢性疾病、免疫性疾病及肿瘤的发生发展及治疗密切相关。有研究发现,肠黏膜上皮屏障功能受损、炎性肠病、肠炎相关性结直肠癌均与肠道菌群紊乱密切相关。结直肠癌患者的肠道菌群多样性及构成较正常人明显改变。多种肠道菌,如脆弱拟杆菌、具核梭形杆菌等被认为与结直肠癌发病密切相关。而肿瘤坏死、放化疗损伤等多种因素可能进一步损伤肠黏膜屏障、引起菌群异位,进而干扰菌群平衡,影响疾病及治疗的转归。

在复旦大学附属肿瘤医院团队的研究中,局部进展期直肠癌患者的潜在致病菌群较健康人增加。比较治疗前后的菌群变化,发现结直肠癌相关致病菌丰度在治疗后的粪便样本中减少,而有益共生菌增加,且后者仅在反应良好组中观察到。研究者进一步基于肠道菌群谱的差异分析构建了用于预测直肠癌患者放化疗疗效的随机森林分类器,结果显示其预测肿瘤退缩表现出色,提示肠道菌群具有预测直肠癌放化疗疗效的潜在价值,有待进一步深入研究。

（五）影像组学

随着医学影像学与计算机学的整合,影像组学应运而生。影像组学应用自动化、高通量的数据特征提取算法,将影像数据转化为具有高分辨率、可挖掘的影像特征数据,可能获得基因组学或蛋白组学表达的宏观影像特征。

影像组学的应用主要包括以下步骤:①影像数据获取;②影像分割;③特征提取和量化;④数据分析和建模。根据患者的 CT、MRI 等图像进行重建,储存相关的图像信息,依据研究需要行影像分割,即勾画出肿瘤部位。影像特征提取包括影像预处理和特征计算两个步骤,影像预处理主要包括影像滤波及各种影像变换;特征计算是指提取包括灰度直方图特征、形状特征、纹理特征等一系列特征的算法。由于提取的特征数量极为庞大,目前采用机器学习的方法进行处理,模型建立时采用特征筛选和分类算法、聚类分析,模型验证时采用交叉验证和自举法。

在结直肠癌中的研究发现 CT 纹理特征可作为患者5 年 OS 率的预后指标,该研究中的纹理特征包括熵、均一度、峰度和偏度等。也有研究应用影像组学特征建立列线图模型用于术前预测结直肠癌淋巴结转移,以及应用 CT 影像组学特征建立了局部进展期直肠癌患者生存预后的预测模型。

然而,既往的研究大多基于单模态的影像组学,因此无法全面捕获疾病的特征,存在模型过拟合等问题,且多无充分的外部验证。针对这些局限,中山大学附属第六医院团队基于多中心、大规模直肠癌人群样本,开发了全新的、整合影像组学及病理组学"双模态"特征的直肠癌新辅助放化疗疗效预测模型——RAPIDS,并进行多中心外部验证和前瞻性临床验证,为临床上直肠癌个体化治疗提供了新的工具。

因此,影像组学的发展及应用为获得肿瘤样本信息提供了新的选择,以一种非侵入的方式在肿瘤的诊断、分类、疗效监测上提供更优的影像学标志物,并可在不同的时间点进行重复检测。但影像组学存在可解释性差、重复性较低等不足,尚未在临床广泛应用。而联合病理图像等多模态图像特征可以更加全面地捕获肿瘤特征,从而提升模型预测性能。

（六）免疫评分

21 世纪初,研究者 Franck Pages 和 Jerome Galon 等提出了评价肿瘤内免疫浸润情况的方法,应用电子病理图像采集系统和图像处理平台,对直肠癌术后标本的肿瘤中心区及肿瘤浸润边缘的免疫细胞密度进行计算,根据免疫细胞密度高低按规定方法进行积分,最终得分称为结直肠癌免疫评分。

免疫评价方法作为预后指标的有效性已在 I ~ Ⅲ 期结直肠癌患者中得到了验证,可作为 DFS 及 OS 的独立预后因子。一项纳入包括北美、欧洲、亚洲等 13 个国家地区 2 681 例患者的大型多中心回顾性研究进一步将免疫评价方法进行标准化并完善质量控制,证实了免疫评分对于 I ~ Ⅲ 期结直肠癌患者是可靠的疾病复发风险的预测指标,并建议将免疫评分纳入 TNM 分期系统,建立 TNM-免疫分期,使免疫评分成为现有结直肠癌分期的良好补充。

目前 MSI 状态是判断肠癌免疫治疗适应证最主要的生物标志物。但临床实践中发现免疫治疗疗效和 MSI 状态并非完全匹配,有较多 CD8+T 细胞浸润的肿瘤对 ICI 应答率较高,提示肿瘤浸润淋巴细胞(tumor infiltrating lymphocyte,TIL)可能对免疫治疗疗效具有预测价值。MSI 状态与免疫评分存在一定差异,因此免疫评分可能有助于筛选 MSS 肠癌中对免疫治疗有效的患者,综合评估 MSI 和免疫评分可能有助于进一步筛选肠癌免疫治疗适用人群。目前也有研究正在探索免疫评分用于预测局部进展期直肠癌患者放化疗的疗效及预后。

现有免疫评分也存在着一些不足,包括未能产生确定的细胞密度临界值,导致不同研究的结果无法直接整合和比较,也限制了免疫评分在前瞻性临床研究中的应用。同时,免疫评分的质量控制也缺乏统一的标准。随着临床研究的开展和积累,免疫评分方法和应用有望得到进一步优化和推广。

综上所述,目前针对直肠癌放化疗的疗效预测及预后研究对个体化精准治疗提供了强有力的帮助,但各自也存在局限性,仍值得进一步深入研究。除传统的病理、影像以及上述方法外,尚有很多研究正在开展,如代谢组学等。在传统的评估手段基础上探索各类新兴的疗效预测模型,能对患者进行更准确的风险分层,从而实现精准治疗。

二、直肠癌放疗联合免疫研究进展

（一）放疗联合免疫治疗的背景和依据

近年来免疫治疗已深刻改变了肿瘤治疗的临床实践。MSI-H 患者中肿瘤突变负荷较高、肿瘤浸润型淋巴细胞增多,对免疫治疗具有较高的敏感性。在 MSI-H 晚期结直肠癌患者中,ICI 已显示出了良好的疗效和安全性。Keynote 177 研究提示,dMMR/MSI-H 的转移性结直肠癌患者,帕博利珠单抗单药应当作为一线治疗的新标准。但具有 MSI-H 分子特征的肠癌患者占比不足 5%,95% 以上患者均为对单纯免疫治疗不敏感的 MSS 肠癌。如何提高免疫治疗在 MSS 肠癌患者中的疗效成为目前的研究热点。

临床前研究显示,放疗可诱发肿瘤新抗原释放,促进抗肿瘤 T 细胞的活化和 TIL 的聚集,引起肿瘤细胞免疫原性死亡。放疗可通过诱导 TIL 的聚集和程序性死亡受体配体 1(programmed cell death-Lligand 1,PD-L1)的表达上调,增加免疫治疗敏感性;放疗联合 PD-L1 抑制剂后可调节肿瘤微环境,解除其引发的免疫抑制作用,同时促进 T 细胞源性抗肿瘤细胞因子的分泌,增加对肿瘤细胞的杀伤力,增强放疗疗效;放疗联合 ICI 的临床研究也观察到更多的"远隔效应",被认为是放疗激发机体全身抗肿瘤免疫应答的有力证据。因此,放疗联合免疫治疗有望促进局部和全身治疗的协同作用。MSS 肠癌患者,放疗有望增加其对免疫治疗的敏感性,两者联用有望取得更好的肿瘤退缩和长期疗效。

(二)直肠癌新辅助放化疗联合免疫治疗的研究进展

针对 I~Ⅲ 期结直肠癌新辅助免疫治疗的 NICHE 研究开创了结直肠癌新辅助治疗联合免疫治疗的先河,并证实了免疫治疗在 MSI-H 早中期肠癌患者中的出色疗效,但该研究并未涉及新辅助放疗。局部进展期直肠癌,已有部分研究报道了免疫联合放疗的治疗疗效,也有多项相关临床研究正在开展。

1. 长程放化疗联合免疫治疗 长程放化疗和免疫治疗联合的方式主要包括序贯和同期两种模式。

放化疗序贯联合免疫治疗方面,主要采取巩固治疗形式。最早报道的是日本的 VOLTAGE-A 研究,该研究采取传统的长程放疗联合卡培他滨,在放化疗结束后序贯纳武利尤单抗免疫治疗 5 个周期。研究结果显示,37 例 MSS 患者中有 11 例达到 pCR(30%),3 例达到接近 pCR(8%),1 例达到 cCR 采用 W&W 策略;5 例 MSI-H 患者有 3 例达到 pCR(60%)。传统长程放化疗联合卡培他滨的 pCR 率为 15%~20%,而该研究 pCR 率达到 30%,提示放化疗联合免疫取得了更好的近期疗效。3~4 级免疫相关不良反应为 7.7%。同时,该研究利用肿瘤活检标本进行生物标志物分析,结果显示基线组织 PD-L1 肿瘤比例评分≥1% 及 TIL 中 CD8$^+$/效应调节性 T 细胞比值≥2.5 的患者具有更高的 pCR 率,提示免疫微环境特征与放疗联合免疫治疗疗效密切相关。此外,2022 年 American Society of Clinical Oncology(ASCO)会议报道了意大利 PANDORA 研究的最终结果,该研究

采用 Simon 二阶段设计,共纳入 55 例局部进展期直肠癌患者,在放化疗(50.4Gy/卡培他滨)后序贯度伐利尤单抗免疫治疗 3 个周期,结果显示 34.5%(19/55)的患者达到 pCR(TRG 0 分),25.5%(14/55)的患者达到接近 pCR(TRG 1 分),主要病理学缓解(major pathological response,MPR)率为 60.0%。同时 3~4 级放化疗或度伐利尤单抗相关不良反应率均较低,安全可控。传统长程放化疗联合卡培他滨的 pCR 率为 15%~20%,此三项研究中整体完全缓解率(pCR 率和 cCR 率)均达到 30% 及以上,提示放化疗联合免疫取得了更好的近期疗效。

放化疗同期联合免疫治疗方面,2021 年 American Society of Clinical Oncology Gastrointestial,ASCO GIv 中意大利 ANAVA 研究纳入了 101 例局部进展期直肠癌患者,在放化疗第 1 天同步开始 avelumab2 周方案免疫治疗 6 个疗程。在最终可以进行病理评估的 96 例患者中,有 22 例(23%)达到 pCR,59 例(61.5%)达到 MPR,3~4 级非免疫和免疫相关不良反应率仅为 8% 和 4%。此外,NRG-GI002 研究公布了帕博利珠单抗队列的结果,该研究所有队列均采取了 TNT 模式,对照组采取 8 个周期 FOLFOX 方案化疗序贯长程放疗(同期卡培他滨),帕博利珠单抗组则在此基础上于放疗期间同期联合免疫治疗。研究终点是新辅助直肠评分(neoadjuvant rectal score,NAR)(根据术前 T 分期、术后 T 分期和 N 分期综合评估,反映肿瘤退缩程度)。结果显示,对照组和帕博利珠单抗组的平均 NAR 分别为 14.08 和 11.53,差异无统计学意义(P=0.26)。pCR 率分别为 29.4% vs. 31.9%(P=0.75),cCR 率分别为 13.6% vs. 3.9%(P=0.95)。虽然两组肿瘤退缩率差异无统计学意义,但各自的 pCR 率+cCR 率均高达 44% 左右,即约 50% 的患者取得了肿瘤完全缓解,提示 TNT 模式有利于实现最大程度的肿瘤退缩。该研究中免疫治疗的加入未能进一步提高肿瘤退缩率,值得思考。一种可能的解释是,淋巴细胞对射线较为敏感,在长程放疗联合同期免疫治疗的模式下,放疗可能杀伤局部聚集或活化的淋巴细胞,对免疫应答产生不利影响。因此,放疗和免疫治疗的组合模式仍值得进一步探讨。

2. 短程放疗联合免疫治疗 华中科技大学同济医学院附属协和医院开展了一项 Ⅱ 期临床试验,其对局部进展期直肠癌患者先进行短程放疗,序贯 CAPOX (奥沙利铂+卡培他滨)化疗联合卡瑞利珠单抗治疗 2 个疗程,然后接受 TME。在接受手术的 27 例患者[26 例错配修复正常(mismatch repair proficient,pMMR),1 例 dMMR]中,pCR 率高达 48%(13/27)。pMMR 亚组 pCR 率为 46%(12/26),dMMR 亚组 pCR 率为 100%(1/1)。R0 切除 100%,肛门保留率 89%(24/27),降期率 70%

（19/27）。该研究中,50% 患者伴有至少一项高危因素（T_4/N_2/MRF+/肿瘤距离肛门 5cm 以内）。这项研究显示,在直肠癌患者中,即使伴有高危因素,短程放疗序贯化疗联合免疫治疗也可实现非常好的肿瘤退缩,并且该研究未观察到严重不良反应,3级血液学不良反应均在治疗后得到缓解。在此基础上该研究团队已准备开展Ⅲ期多中心临床研究。

2021 年欧洲肿瘤内科学会指南（European Society for Medical Oncology,ESMO）会议报道了黎巴嫩和约旦进行的一项短程放疗联合 mFOLFOX6 方案化疗和 avelumab 免疫治疗的Ⅱ期临床试验。该研究目前已纳入 44 例患者,除 4 例因各种原因排除分析外,其余 40 例中15例达到了 pCR（37.5%）,12例达到接近 pCR（TRG1 分,30%）,即 67.5% 的患者实现了非常显著的肿瘤退缩。同时,患者未产生 3~4 级免疫相关不良反应,3~4 级手术相关并发症发生率仅为 5%。此外,研究者通过对 TIL 进行免疫组化染色并计算免疫评分,发现较高的免疫评分与 pCR 率的提高有关。

复旦大学附属肿瘤医院团队的 TORCH 研究在短程放疗的基础上采取 TNT 模式,在 2022 年 American Society of Clinical Oncology（ASCO）会议上报道了令人惊喜的肿瘤退缩疗效。该研究拟纳入 130 例患者,随机分为巩固组和诱导组。巩固组患者先行短程放量,序贯进行 6 个周期 CAPOX 方案和特瑞普利单抗治疗;诱导组患者先行 2 个周期 CAPOX 方案和特瑞普利单抗治疗后短程放疗,再行 4 个周期 CAPOX 方案和特瑞普利单抗治疗,最后进行疗效评估及 TME,患者若达到 cCR 则可选择采取 W&W 策略。截至目前,共 31 例患者完成了新辅助治疗和后续决策,其中 16 例（16/31,51.6%）达到了 cCR,并有 8 例采取了 W&W 策略。最终 21 例接受 TME,完全缓解率（pCR 率+持续超 1 年的 cCR 率）69.0%（20/29）,pCR 率为 57.1%（12/21）,MPR 率 81.0%（17/21）,保肛率 82.8%（24/29）。然而,由于 TORCH 研究目前采取 W&W 策略的患者随访时间较短,上述数据仍需在长期随访后进行修正。

目前正在进行的局部进展期直肠癌患者新辅助放化疗联合免疫治疗的临床试验,多为近 2 年内展开,且多为Ⅱ期临床试验,绝大多数主要终点为 pCR 率,多个临床试验的前期结果均证实 pCR 率的进一步提高,对后续争取保肛和 W&W 策略具有重要意义。除 pCR 率外,DFS、OS 也是重要的研究终点。大多数临床试验尚在招募进行中,随访时间不足,故复发转移和生存数据较为缺乏。期待目前放疗联合免疫治疗所取得的较好肿瘤退缩效果、较低毒性反应等一系列优势,能在日后开展的大型Ⅲ期临床试验中再次得到验证。

综上所述,放疗联合免疫治疗具有良好的理论基础,并获得了初步的临床验证。越来越多的临床研究报道了放疗联合免疫治疗可进一步增强肿瘤退缩效果,提高 pCR 率,患者耐受性较好,为渴望争取器官保留、采取 W&W 策略的局部晚期直肠癌患者提供了一种崭新的具有巨大潜力的治疗选择。

（申丽君 章真）

第四节 复发转移肠癌放疗及放疗技术应用

一、复发直肠癌放疗及放疗技术应用

直肠癌局部复发包括盆腔复发和吻合口复发。随着新辅助放化疗联合 TME 和术后化疗作为标准治疗以来,直肠癌的局部复发明显减少。但仍有 5%~10% 患者出现盆腔复发。在复发的患者中,约 80% 的患者在最初的综合治疗中已经接受新辅助放化疗,统计分析显示以盆腔下部、野内复发最为常见,若不治疗,局部复发的平均生存期仅为 10 个月,且超过 80% 的患者会出现症状,如出现局部压迫症状,严重影响日常生活。直肠癌外放疗后局部复发目前尚无标准的治疗方法。局部复发直肠癌（locally recurrent rectal cancer,LRRC）采用多模式治疗可使 5 年生存率从 0 提高到 40% 以上,并且高选择的患者可能存活 10 年以上,而再次根治性切除（R0 切除）是最重要的预后因素。

（一）既往未接受过盆腔放疗的复发患者

《中国临床肿瘤学会（CSCO）结直肠癌诊疗指南 2021》推荐,可切除的既往未接受过盆腔放疗的 LRRC,行术前长程同步放化疗（与初治患者方案相同,但尽量在放疗前取得复发病灶的病理）,然后再进行手术,根据术后病理分期情况,决定是否行术后化疗。不能耐受放化疗者可考虑直接手术;不能耐受手术者,可考虑单纯放疗。《美国国立综合癌症网络直肠癌指南（2022 版）》中专家组建议,病变不能切除的患者,应根据其耐受治疗的能力,进行化疗联合或不联合放疗。不建议进行导致大体残留癌的减瘤手术。潜在可切除的孤立性盆腔/吻合口复发应在术前放化疗后切除（如果之前未给予放化疗则首选）或切除后辅助放化疗。

以下两篇文献回顾性分析比较了盆腔复发患者直接手术、术前放化疗后手术和术前再程放疗后手术的结果。Bosmans 等比较了既往未行放疗此次直接手术后再行辅助放疗者 24 例,既往未行放疗此次行术前放化疗后手术者 113 例,行再程放化疗后手术者 135 例。再程照射剂量为 30.6Gy,每日 1 次,1.8Gy/次或 30Gy,每日 1 次,每次 2Gy。根据术中冷冻病理提示的切缘状态,一部分患者接受了术中放疗(intraoperative radiotherapy,IORT)10~15Gy。R0 切除的患者比例为 42%,接受放疗者(包括初次放化疗和再程放化疗)提高到 55.6%($P < 0.001$)。单因素和多因素回归分析中,与直接手术相比,接受放射治疗的患者的无远处转移生存率有显著提高,但未发现局部控制率或总生存率的获益。Holman 等报道了一项多中心回顾性研究,总结了 565 例 LRRC 综合治疗的结果。其中 58 例直接手术,256 例接受了再程放疗后手术,249 例接受了术前常规放疗后手术,所有患者都接受了 IORT 10~20Gy。再程放疗中位剂量 30Gy,84% 的患者同时进行化疗。单因素分析显示,直接手术与再程照射和术前常规放疗的 R0 切除术率有显著差异,分别为 26%、43% 和 50.2%($P = 0.000\ 1$)。在多因素分析中,行术前治疗的 OS 显著提高,受益最大的是接受常规放疗的患者。为探讨在新辅助放化疗的基础上加入诱导化疗是否能提高 LRRC 的 R0 切除率,荷兰发起了一项多中心、国际、开放标签、Ⅲ期、平行臂研究(PelvEx Ⅱ研究,NCT04389086)。将纳入 364 例经直肠部分或全肠系膜切除术后可切除的局部复发(无远处转移)患者,随机分为接受诱导化疗然后进行新辅助放化疗和手术(试验组)或新辅助放化疗和手术(对照组)。放疗剂量为 25×2.0Gy 或 28×1.8Gy,复发病灶临床靶区(clinical target volume,CTV)=肿瘤靶区(gross target volume,GTV)+1cm,整体放疗范围同常规新辅助放化疗,包括相应的淋巴引流区及高危复发区。放疗日同时使用卡培他滨,剂量为 825mg/m²,每日 2 次。研究的主要终点是 R0 切除率,目前研究还在进行中。总体而言,可手术者先行术前放化疗后手术能获得更好的治疗结果。

(二)既往接受过盆腔放疗的复发患者

《中国临床肿瘤学会(CSCO)结直肠癌诊疗指南 2021》推荐,既往接受过盆腔放疗的复发患者,考虑再程放疗可能会带来正常组织的损伤,原则上不再进行放疗,如果能直接手术的患者推荐直接手术。但不能手术的盆腔复发者,如果盆腔疾病得不到控制,中位生存期不足 1 年,且会出现盆腔疼痛、大便失禁、瘘管和出血,导致生存质量显著降低。因此,在这类患者中,可

以考虑再程放疗。传统上,由于担心潜在的不良反应,人们对再程放疗一直持犹豫态度。近年来随着更先进的精准放射治疗设备及技术的出现,如调强适形放射治疗(intensity-modulated radiation therapy,IMRT),图像引导放射治疗和立体定向消融放疗(stereotactic ablative radiotherapy,SABR)等,改善了照射野的适形性,缩小了照射边界,有助于保护危及器官,减少毒副作用。但迄今为止,使用再程放疗没有明确的共识,建议多学科讨论,制定合理治疗方案。再程放疗后进行手术切除的患者,疗效明显优于未手术者。LRRC 再程放疗主要用于:①姑息性治疗患者的局部症状控制;②提高潜在可切除 LRRC 患者(无或伴可根治的寡转移病灶)的局部控制率、R0 切除率和生存率;③使用 SABR 或近距离放疗对小体积病灶照射能达到潜在的根治性剂量的孤立性盆腔复发患者。

复发直肠癌的再程放疗技术

(1)光子线外放疗

1)再程放疗剂量、分割模式及照射技术:《中国直肠癌放射治疗指南(2020 年版)》建议既往接受过放疗的复发直肠癌患者,仅照射复发肿瘤区域。根据首次照射剂量决定再照射剂量,一般为 30~40Gy,推荐使用超分割放疗,每次 1.2~1.5Gy,每日照射 2 次,两次间隔时间 6 小时以上。目前,IMRT 已成为我国放疗的主流技术。《中国临床肿瘤学会(CSCO)结直肠癌诊疗指南 2021》推荐直肠癌放疗尽量使用 IMRT,《美国国立综合癌症网络(National Comprehensive Cancer Network,NCCN)直肠癌指南(2022 版)》推荐既往放疗过的复发患者推荐使用 IMRT,尽可能减少正常组织的损伤。

意大利 Ⅱ 期临床试验和大型回顾性研究报道复发直肠癌再程放疗照射 30~40.8Gy,每次 1.2~1.5Gy,每日 2 次,不良反应可接受。但也有一些研究使用了每日照射 1 次的方案,每次 1.8~3Gy,照射总剂量 30.6~50Gy,晚期不良反应发生率较高。Susko 等回顾性分析发现,接受照射 >32Gy 者比 <32Gy 者的中位 OS 更长(32.6 个月 *vs.* 18.6 个月),但差异无统计学意义。Valentini 等报道的意大利多中心 Ⅱ 期临床试验,59 例经组织学证实的 LRRC 患者,既往盆腔照射中位剂量 50.4Gy;从既往放疗到再程放疗的中位间隔为 27 个月,再程放疗予计划靶区(planning target volume,PTV)2(GTV+4cm 边界)30Gy(每日 2 次,每次 1.2Gy,最少间隔 6 小时)。再予以相同分割推量 PTV1(GTV+2cm 边界)10.8Gy,86.4% 的患者完成了放化疗。盆腔疼痛患者的症状缓解率为 83.3%,pCR 率为 8.5%。50.8% 的患者行肿瘤切除,R0 切除率 35.6%。中位 OS 为 42 个月,5 年 OS 率为 39.3%(R0 切除者为 66.8%,未手术或行肿瘤次全切除者为 22.3%)。

复发病灶的 R0 切除显著影响局部控制率、DFS 和 OS（$P=$ 0.010、$P=0.010$ 和 $P=0.050$）。使用超分割放化疗可减少早期不良反应，晚期并发症可接受。Tao 等分析了 102 例接受盆腔再照射的 LRRC 患者，采用加速超分割，每日 2 次，每次 1.5Gy，中位总照射剂量为 39Gy。既往盆腔放疗中位剂量为 50.4Gy。3 年无局部进展率为 40%，3 年 OS 率为 39%。是否手术治疗与无局部进展率和 OS 显著相关，手术与未手术者相比较，3 年无局部进展率为 49% vs. 30%（$P=0.013$），3 年 OS 率为 62% vs. 20%（$P<0.000\ 1$）。荷兰 II 期 PelvEx 研究（NCT04389086）中，有放疗史的 LRRC 患者，放疗剂量为 15×2.0Gy，照射靶区 CTV 为 GTV+1cm。可以参考上述研究提供的信息，但必须注意，放疗的参数（包括照射剂量、照射野边界、照射体积和危及器官剂量限制）应围绕当前的放疗技术设计，任何治疗模式都不应超过历史技术所报告的不良反应。目前认为，每日照射 2 次的超分割放疗技术，照射 30~40Gy 似乎更适合潜在可手术患者或预期寿命相对较长的姑息治疗患者。

随着精准放疗设备的不断出现，近年来 SABR 的应用越来越广，其特点是照射次数少，单次剂量高，BED 高，对周围正常组织的剂量跌落梯度大，从而在提高杀灭肿瘤能力的同时，可以更好地保护正常组织。Murray 等发表的关于 SABR 盆腔再程放疗的系统综述中，共有 205 例患者接受了盆腔 SABR 再程放疗，其中 50 例为 LRRC 患者。不同研究报道的剂量和分割模式以及再照射体积变化很大。大部分采用射波刀进行治疗，外放边界 GTV 到 CTV 为 0mm，CTV 到 PTV 通常为 3mm。采用直线加速器治疗的患者，GTV 到 CTV 边界外放 0~3mm，CTV 到 PTV 边界外放 3~10mm。SABR 再程放疗处方剂量变化较大，剂量处方在 40%~86% 等剂量线处，从 15Gy/3 次到 60Gy/3 次不等［对于 $\alpha/\beta=10$Gy 的肿瘤组织，该处方剂量的 2Gy 分次放射等效剂量（equivalent dose in 2Gy/f，EQD 2）$EQD2_{10}=18.8$~150Gy，$\alpha/\beta=3$Gy 的晚反应期组织 $EQD2_3=24$~276Gy］。剂量和分割的选择通常取决于复发病灶的大小和位置、距离既往放疗的时间间隔和既往放疗的剂量。再程放疗患者的物理 SABR 中位剂量（即不校正分割的中位值）为 30Gy/4.5 次。早期和晚期反应组织相应的中位剂量为分别为 41.7Gy（$EQD2_{10}$）和 58Gy（$EQD2_3$）。既往放疗和 SABR 照射对早期和晚期反应组织的累积中位剂量分别为 105.3Gy（$EQD2_{10}$）和 111.9Gy（$EQD2_3$）。处方技术的不同（即处方剂量于不同的周边等剂量线或等中心点）将导致目标实际接受剂量的进一步变化。1 年的局部控制率为 51%~100%，症状改善明显。该系统综述认为 SABR 治疗总体上耐受性良好。最近 Johnstone 等报道了在英国

三家放疗中心接受 SABR 再程放疗的回顾性研究。69 例不适合或不选择手术或手术切缘阳性的 LRRC，共 81 处病灶，照射 30Gy/5 次。中位无进展生存期和 OS 分别为 12.1 个月和 38.7 个月。2 年 OS 率为 77%。但局部复发率仍高达 42.6%，58.3% 的死亡是因盆腔疾病未控制。但关于盆腔 SABR 再程放疗缺乏高质量的证据，目前还缺乏关于其疗效、耐受性和最佳剂量的确切答案。在现有的回顾性系列中存在选择偏差的风险，加上有限的随访，可能导致对疗效的高估和不良反应的低估。基于现有的证据，SABR 显示出了希望，但需要进行更广泛的研究。

2）再程放疗的正常组织限量：在考虑正常组织限制剂量时，除手术和肿瘤的位置（中央和前部或后部和外侧）会影响晚期不良反应外，照射剂量、既往放疗与再程放疗的间隔时间也会对晚期不良反应产生影响，认为可以采用既往放疗与再程放疗两段累积的 EQD2 的整体累积剂量进行剂量限制。Cai 等推荐了姑息性再程 IMRT 的正常组织限量，小肠 $V20$Gy（受照剂量超过 20Gy 的体积）<180cm³，$V30$Gy（受照剂量超过 30Gy 的体积）<65cm³，最大点剂量 40Gy；股骨头 $V25$Gy（受照剂量超过 25Gy 的体积）$<40\%$，最大点剂量 <40Gy，和膀胱 $V25$Gy（受照剂量超过 25Gy 的体积）$<40\%$。Abusaris 等发表的 SABR 的盆腔再照射中以累积 EQD2 作为限制剂量，建议的肠道 >110Gy 的剂量不超过 10cm³，膀胱 >120Gy 的剂量不超过 10cm³，如果肿瘤位于这些器官，则允许更大的剂量。Robinson 等提出了可以在 LRRC 再程放疗中采用 SABR，并在制定处方靶区剂量时，以危及器官规定的最大限量作为限制（危及器官优先）。该作者通过研究回顾性计划，显示在接受 SABR 的患者中，可以实现剂量递增超过 30Gy/5 次，在 8/21 个目标中，$EQD2_{10}=80$Gy 可达到计划目标体积的 80% 或以上。其正常组织限量参考了英国立体定向放射治疗正常组织剂量限制共识。目前仍需要进一步收集临床结果数据，参考使用每年 15% 的组织恢复来确定合适的危及器官剂量限量，判断 SABR 对局部控制率、患者生存质量和 OS 的影响。复发患者的治疗，多学科团队的密切合作至关重要，了解既往和拟进行的手术计划并结合放射肿瘤学知识，将有助于指导危及器官的剂量限量。

3）再程放疗的不良反应：是进行盆腔再程放疗中需要重点关注的问题，不同研究报道结果并不一致。再程放疗的早期和晚期毒副作用与手术和肿瘤的位置（中央和前部或后部和外侧）、既往和再程放疗的照射剂量及时间间隔、照射技术等相关。Youssef 等使用调强放疗 39Gy，每日两次，每次 1.5Gy，或中位剂量为 30.4Gy，每日 1 次，每次 1.8Gy。2 级和 3 级早期不良反应分别为

32.3%和3.2%。意大利Ⅱ期临床试验显示,照射总剂量30Gy,每次1.2Gy,每日照射2次,3级下消化道早期不良反应的发生率仅为5.1%。无患者出现4级早期不良反应。美国MDACC报道采用加速超分割放疗,总剂量39Gy,每次1.5Gy,每日照射2次,3年3~4级晚期不良反应发生率为34%,36%接受放疗后手术的患者3~4级晚期不良反应发生率更高(54% vs. 16%,P=0.001)。另有一些报道,照射总剂量30.6~50Gy,每日照射1次,每次1.8~3Gy,晚期3级不良反应为15%~55%,4级不良反应为19%,包括尿道和输尿管狭窄、大便失禁、皮肤溃疡、小肠梗阻和瘘等。Susko等报道,盆腔再程放疗30Gy,每日照射1次,每次1.8Gy,仅在2D/3D放疗技术的患者出现了3~4级早期不良反应(6%),晚期3~4级毒副作用发生率为21%(2D/3D放疗与IMRT之间差异无统计学意义显著)。而精准SABR盆腔再程放疗的系统综述中描述大部分研究(10/17项)报道无3级以上不良反应,仅有9例发生3级和6例发生4级不良反应。

(2)近距离放疗:在LRRC再程放疗上,虽然IMRT、图像引导放射治疗或SABR的靶区高度适形,但这些放疗方式避免周围既往照射过的组织的能力并不明显优于近距离治疗。近距离放射治疗是最佳的适形放射治疗方式,可将较高的照射剂量分布到整个肿瘤体积,周围剂量急剧减少,以保护既往照射过的周围健康组织器官。因此,近距离治疗是一种可选择的挽救性治疗,达到改善局部控制、减少不良反应和提高生存质量的目的。目前用于挽救性近距离治疗技术主要有碘-125(^{125}I)粒子植入,或铱-192(^{192}Ir)组织间近距离治疗等。

王俊杰团队利用图像引导及3D模板打印引导技术在国内引领开展了^{125}I粒子植入。研究结果自2016年被美国国立综合癌症网络(National Comprehensive Cancer Network,NCCN)指南引用至今。发表的系列文献报道该技术的疼痛缓解率可达85.1%。中位局部控制时间为10~12.2个月。中位OS为14.7~20.8个月,1年、2年和5年局部控制率分别为16.2%~44.2%,8.1%~20.7%和18.4%。单因素分析显示,当短时间肿瘤缓解达到部分缓解或完全缓解,或D90(90%以上的体积接受的剂量)>130Gy或GTV≤50cm³时,中位局部控制时间明显延长。多因素分析表明,短时间肿瘤反应是影响中位局部控制时间的独立因素(P<0.001)。1年、2年和5年的OS分别为42.9%~73%、10.7%~31.5%和5%。≥3级不良反应发生率为8.9%~9.1%。累积照射剂量和单颗粒子放射活度与≥3级不良反应显著相关(P=0.047和0.035)。直肠癌治疗后复发放射性粒子植入治疗是近几年兴起的一种治疗方法,由于其显著的止痛效果和对肿瘤的局部控制作用,临床上迅速得到了

广泛应用。随着TPS治疗计划系统、3D打印技术的运用,该技术向精准、高效、副作用少的方向发展。但需注意放射性粒子作为一种异物永久植入体内,与外放疗相比虽高度适形,但也会发生聚堆、迁移等,引发相应的并发症。

^{192}Ir近距离治疗用于治疗LRRC再程放疗的报道较少。Pellizzon等的个案报道利用组织间插植高剂量率^{192}Ir后装治疗了既往光子线外放疗54Gy/30次后直肠下段局部复发的患者。给予了30Gy/6次,每次5Gy,每日2次,间隔6小时。在治疗9个月后的随访评估中,观察到直肠溃疡完全愈合,出血和疼痛症状缓解。Bishop等报道了直肠癌照射野内复发(17例)和肛管癌(3例)挽救性^{192}Ir低剂量率近距离放射治疗,给予GTV剂量120Gy。其中8例患者(40%)既往接受了1个以上疗程的盆腔光子线外放疗,4例患者曾接受术中放疗治疗。1年局部控制率和OS率分别为80%和95%,只有1例患者出现3级不良反应。挽救性近距离治疗,无论是粒子植入还是组织间近距离治疗,3D-CT或3D超声联合MRI进行剂量学计划制定,可以增加局部照射剂量,更有效地保护周围软组织。但患者的选择至关重要,必须保持预期寿命和生存质量之间的平衡。该治疗技术必须由近距离治疗的专业团队在精心挑选的患者中实施。

(3)IORT:即使经过术前放化疗,直肠癌局部复发灶的R0切除率仍不理想,有数据显示40%的LRRC只能获得镜下残留(R1切除)。术前45~50Gy的放疗并不能抵消R1切除带来的局部控制率降低;而≥60Gy的放疗剂量可能能够根除镜下残留病灶,但该剂量已经超过盆腔正常组织耐受量。IORT可以对手术切除后安全边界不足或切缘阳性的复发高危区域进行可视化精准治疗,在保证邻近正常器官受辐射量最小化的前提下,实现单次大剂量的照射,达到根除区域残留病灶的目的。

IORT对复发直肠癌的疗效已获得多项临床研究证实。欧洲放射肿瘤学会(European Society of Radiotherapy and Oncology,ESTRO)放射肿瘤学实践咨询委员会发布的2020年IORT指南中总结了近30年LRRC的IORT相关临床研究数据(表22-4-1)以及不同切缘情况下IORT的局部控制率和总生存率(表22-4-2)。目前指南推荐的IORT剂量为R0切除时12.5~15Gy,R1切除时15~20Gy,肉眼残留(R2切除)时15~20Gy。

目前IORT的方式主要包括术中电子线放疗、高剂量率术中近距离放疗、低能X线放疗等。术中电子线放疗是最常用的方式,其优势包括更短的设置和治疗时间,更均匀的组织深度剂量。然而,术中电子线放疗不适合曲面区域或狭窄空间。相比之下,高剂量率术中近

表 22-4-1　近 30 年 IORT 临床研究结果汇总

作者	发表年份/年	病例数/例	研究时间/年	放疗		R1/2切除比例/%	术中放疗类型	局控率/%	总生存率/%
				术中放疗剂量/Gy	外放疗剂量/Gy（接受外放疗比例/%）				
Suzuki,et al	1995	42	1981—1988	10~30	45（94）	80	电子线	62	40
Bussieres,et al	1996	73	1995 以前	10~25	39（49）	57	电子线	31	20
Eble,et al	1998	31	1991—1995	12~20	41.4（45）	58	电子线	71	58
Aletkiar,et al	2000	74	1992—1998	10~18	50.4（39）	28	高剂量率近距离放疗	39	23
Lyndel,et al	2001	49	1978—1997	15~20	19.8~50（100）	31	电子线	35	27
Wiig,et al	2002	59	1990—1999	15~20	40~56（100）	65	电子线	55	28
Dresen,et al	2008	147	1994—2006	10~17.5	30~50.4（84）	43	电子线	54	31
Haddock,et al	2011	607	1981—2008	7.5~30	36~50（96）	63	电子线	72	30
Daly,et al	2012	41	1990—2009	7.5~20	30~54（52）	85	250Kv X 线	51	32
Guo,et al	2012	32	2000—2009	5（@1cm）	50.4（82）	45	Kv 级 X 线	68	20
Roeder,et al	2012	97	1991—2006	10~20	41.4（52）	47	电子线	54	30
Calvo,et al	2013	60	1995—2011	10~20	45~50（47）	37	电子线	44	43
Alberda,et al	2014	59	1996—2012	10	27~52（100）	68	高剂量率近距离放疗	37	33
Hyngtorm,et al	2014	70	2001—2010	10~15	39~50.4（82）	46	高剂量率近距离放疗	56	56
Holman,et al	2017	565	1981—2010	10~20	36~50（90）	56	电子线	55	33

资料来源：来自 ESTRO/ACROP IORT 2020 年指南 *ESTRO/ACROP IORT recommendations for intraoperative radiation therapy in primary locally advanced rectal cancer*。

表 22-4-2　不同切缘情况的 IORT 结果

切缘情况	研究时间/年	病例数/例	外照射剂量/Gy	术中放疗剂量/Gy	3~5 年局部控制率（平均值）/%	3~5 年总生存率（平均值）/%
R0 切除	1978—2010	793	41.4~50.4	10~20	43~82（72）	37~80（56）
R1 切除	1981—2010	599	41.4~50.4	10~20	19~67（41）	11~44（37）
R2 切除	1978—2010	362	41.4~50.4	10~20	18~75（37）	13~33（22）

资料来源：来自 ESTRO/ACROP IORT 2020 年指南 *ESTRO/ACROP IORT recommendations for intraoperative radiation therapy in primary locally advanced rectal cancer*。

距离放疗耗时较长，但柔性的施源器可以应用于任何曲面。此外，高剂量率术中近距离放疗也可以照射更大的区域，同时剂量梯度也更陡。

然而 IORT 在实际应用中也存在局限性：①IORT 较快的剂量跌落会导致照射边缘区域剂量较低；②延长了手术时间，从而增加了手术风险；③治疗范围受施源器种类和尺寸限制，无法施行射野衔接技术；④IORT 为一次性照射，生物学效应比分次照射要差。和外照射一样，IORT 也存在并发症，除一些和外照射相同的并发症外，IORT 最常见的并发症为伤口感染和盆腔脓肿，有报道上述并发症发生率在 25% 以上。

（4）质子重离子放疗：质子治疗因为具有布拉格峰效应，可为 LRRC 提供更高的剂量，同时尽量减少对周围辐射敏感器官不必要的照射。Hiroshima 等报道了 12

例 LRRC（共计 13 个病灶）接受质子治疗治疗的结果。其中 6 例接受了同步化疗。中位质子治疗剂量为 72Gy（50~76Gy）。3 年局部控制率、无进展生存率以及生存率分别为 80.2%、12.1%、71.3%。无 2 级及以上皮肤、消化道、泌尿道等不良反应发生。Berman 等报道了 7 例原照射野内或邻近区域复发的 LRRC 接受质子治疗的结果。中位质子治疗剂量为 61.2Gy（RBE）（45~64.8Gy）。7 例患者中有 6 例接受了氟尿嘧啶为基础的同步化疗。7 例患者中 1 例获得完全代谢缓解，5 例获得部分代谢缓解（其中 2 例再次出现局部复发），1 例出现疾病进展。6 例治疗前疼痛的患者，3 例治疗后疼痛完全缓解，3 例部分缓解。有 3 例出现了 3 级早期不良反应（3 例腹泻，其中 1 例同时有腹痛），无 4 级早期不良反应；2 例患者出现小肠梗阻，均发生在质子治疗开始的 5 个月后。

碳离子射线,除了具有与质子治疗相似的布拉格峰效应,其本身属于高线性能量传递射线,高线性能量传递射线可直接导致肿瘤细胞 DNA 双链断裂,几乎不受细胞时相和氧浓度影响,能更有效杀灭乏氧肿瘤细胞。Yamada 等开展了一项碳离子放疗(carbon ion radiotherapy,CIRT)治疗 LRRC 的 I / II 期剂量递增研究,共 180 例(186 个病灶)LRRC 入组。总剂量为 67.2~73.6Gy(RBE),于 4 周内分 16 次照射。总体治疗反应率(完全缓解+部分缓解)为 40%,总剂量为 73.6Gy(RBE)的 5 年局部控制率和 OS 分别为 88% 和 59%。无 3 级及以上早期不良反应,2 例患者出现 3 级晚期不良反应(皮肤不良反应和消化道不良反应各 1 例)。Shinoto 等回顾分析了日本三家重离子治疗机构接受 CIRT 治疗的 224 例 LRRC,处方剂量为 70.4Gy(RBE)或 73.6Gy(RBE),分 16 次照射。3 年和 5 年局部控制率分别为 93% 和 88%,3 年和 5 年 OS 分别为 73% 和 51%。3 例出现 3 级早期不良反应(胃肠道不良反应 1 例,盆腔感染 2 例),12 例出现 3 级晚期不良反应(2 例皮肤不良反应、2 例胃肠道不良反应、1 例神经毒性、7 例盆腔感染),无 4 级及以上早期或晚期不良反应发生。而在 LRRC 再程放疗方面,CIRT 显示出相较于传统光子放疗更大的优势。崇等比较了 CIRT 和 X 线放疗治疗既往接受过盆腔放疗的 LRRC 患者。CIRT 组共 35 例,照射总剂量 70.4Gy(RBE),分 16 次照射;X 线放疗组共 31 例,中位再程放疗剂量 50Gy(25~62.5Gy),中位分割次数 25(3~33)。CIRT 显示出更好的局部控制效果(3 年局部失败率 12.7% vs. 56.3%),更长的 OS(3 年 OS 率 86.4% vs. 54.5%)以及更低的严重晚期不良反应发生率(严重晚期胃肠道不良反应 6% vs. 19%,严重晚期泌尿系统不良反应 0vs. 13%)。Yamada 等也对 CIRT 再程放疗治疗 LRRC 进行了报道。总共 77 例患者入组,照射总剂量 70.1Gy(RBE),于 4 周内分 16 次照射。3 年和 5 年局部控制率分别为 69% 和 62%,3 年和 5 年 OS 率分别为 61% 和 38%,8 例(10%)出现 3 级早期不良反应(其中 5 例为盆腔感染),16 例(21%)出现了 3 级晚期不良反应(其中 13 例为盆腔感染),无 4 级及以上不良反应发生。

目前的回顾性数据显示,质子重离子治疗能为 LRRC 患者提供较好的局部控制及生存获益,同时不良反应可控,是一种可选择的治疗方式。

二、转移性肠癌的放疗及放疗技术

(一)肺转移

肺是仅次于肝脏的结直肠癌第二常见转移部位。直肠癌患者更易发生肺转移,肺转移病变相对生长较慢、总体预后较好。由于肺转移数量、位置、大小、原发灶、肺外转移及基因分型等均影响预后和治疗决策,推荐所有肺转移患者接受多学科协作治疗。9.4%~12.2% 的肺转移患者适合局部根治性治疗,包括手术、体部立体定向放射治疗(stereotactic body radiation therapy,SBRT)和消融治疗。SBRT 治疗肺转移的适应证(3B 类证据):肺转移灶数目 1~3 枚,小病灶最多不超过 5 枚;最大径 ≤5cm;肺转移灶分布相对局限,同在一侧肺最优,周围型肺转移灶更适合 SBRT;原发病灶控制稳定,无肺外转移灶或肺外转移灶已控制;患者一般情况好,肺功能正常;预期寿命 ≥6 个月。

在安全的前提下,BED ≥100Gy 可获得更好的肿瘤控制。中心型肺转移病灶,应避免 ≤3 次分割的 SBRT 方案。超中央型肺转移病灶(紧邻近端支气管树),可考虑 6~15 次的剂量分割或常规分割照射。肺部 SBRT 所涉及的危及器官包括正常肺组织、支气管树、食管、肋骨/胸壁、大血管、心脏、臂丛、脊髓等,需精确勾画并加以限制剂量。推荐利用不同技术限制或追踪肺转移灶的运动幅度,在每次 SBRT 前通过图像引导系统确认肺转移灶的准确位置并在治疗前调整位置。不推荐在无图像引导技术、无呼吸控制技术的中心开展肺转移灶 SBRT。剂量及分割模式,目前尚无高级别循证医学依据,回顾性单中心数据或 I / II 期临床试验提示,所采用的剂量分割多为单次剂量 5~30Gy,照射次数 1~3 次,2 年的肿瘤局部控制率为 53%~96%,当 BED>94Gy 时,局部控制率可达 90% 以上。相应的 1、2 和 5 年的 OS 分别为 83%~100%、43%~76% 和 39%~49%,与结直肠癌肺转移灶手术切除后报道的 OS 相似。目前仍缺乏结直肠癌肺转移 SBRT 对比手术的前瞻性头对头研究。肺转移灶 SBRT 耐受性良好,3 级及以上毒副作用发生率<5%。合并弥漫性实质性肺疾病患者接受肺部 SBRT 后 2~5 级的放射性肺炎发生率增高。但是肺部 SBRT 通常对肺功能影响极小。既往接受过胸部放疗的患者,肺部再程 SBRT 也可获得较好的局部控制率,但 3~5 级不良反应发生率显著增高,尤其是病灶大和中央型病灶,因此不推荐再程 SBRT。

(二)肝转移

推荐所有肝转移患者接受多学科协作治疗(1A 类证据),SBRT 在结直肠癌肝转移治疗中的应用价值日益显现。一项针对结直肠癌肝转移灶 SBRT 的荟萃分析显示,1 年和 2 年的局部控制率分别为 67% 和 53%,轻中度和重度肝不良反应发生率分别为 30.7% 和 8.7%。肝转移灶接受 SBRT 的指征(3A 类证据):肝转移数目 ≤3

枚,最大转移灶直径≤5cm;原发病灶控制稳定,无肝外转移灶或肝外转移灶小;预期生存期≥3个月;肝脏未接受过放疗,且正常肝组织体积>700ml;患者一般情况好,血清转氨酶水平正常或低于正常值上限的2倍,凝血功能正常,Child-Pugh分级为A或B级。

推荐大多数肝转移灶,尤其是直径≤3cm者,在安全的前提下,BED≥100Gy。一项纳入了70例结肠直肠患者共103枚肝转移病灶的研究,肝转移灶放疗剂量为45~60Gy/3~4次。2年OS和无进展生存率分别为75%和35%。BED≤80Gy,100~112Gy,以及BED≥132Gy的2年局部控制率分别为52%、83%和89%。Cox比例风险模型显示,≥132Gy可获得更高的局部控制率。BED≥100Gy(3年局部控制率为93%)的局部控制率明显优于BED<100Gy(3年局部控制率65%,P<0.001)。SBRT不适合用于与重要器官如小肠、胃、十二指肠、肾脏等紧密相邻的肝转移灶。不推荐在无图像引导技术、无呼吸控制技术的中心开展肝转移灶SBRT。

多发肝转移或位置不佳的肝转移灶,可手术联合SBRT以达到R0切除的目的。由于全肝放射耐受剂量的限制,且缺乏明确获益证据,目前已不推荐常规放疗技术用于肝转移灶治疗。广泛性肝转移不推荐应用SBRT。

广泛性肝转移的结直肠癌患者,近距离放疗可作为一种姑息治疗手段。目前常用的放射源包括钇-90(^{90}Y),^{125}I等。选择性内放疗是通过肝动脉将^{90}Y树脂微球引导进入肝转移瘤内的一种近距离放疗技术。研究表明,一线化疗中加入选择性内放疗并不能提高结直肠癌肝转移患者的总生存。但选择性内放疗可作为不能手术且化疗无效、肝转移瘤为主要病灶的后线治疗手段。

(三)骨转移

结直肠癌骨转移发生率为6%~10.4%。直肠癌骨转移发生率显著高于结肠癌。结直肠癌发生骨转移的部位最常见于椎骨(占>60%,主要见于腰骶椎),其次是骶髂部、骨盆和肋骨,较少见于肩胛骨、四肢长骨和颅骨。直肠癌骨转移的治疗原则为在全身治疗的同时加入合理的局部治疗,以更好地控制骨转移相关症状,其中放疗是最有效的局部治疗手段之一,疼痛缓解率>80%。放疗还能延缓肿瘤发展、降低病理性骨折发生率和减轻脊髓压迫综合征,改善患者的生存质量。SBRT可以在非脊柱骨转移患者中实现良好的局部控制和疼痛管理。剂量分割从15~24Gy/1次至24~50Gy/3~5次,1年的局部控制率为90%左右,不良反应发生率低,总疼痛缓解率为88%。国际脊柱放射外科联合会在2012年发布了一份共识,定义了脊柱SBRT的靶体积划定。共识建议CTV应包括显微镜下可疑浸润的异常骨髓信号和相邻的正常骨质,以包括骨髓间隙中的亚临床病灶。如果没有硬膜外病灶,建议CTV不要扩至硬膜外,只有当椎体、双侧椎弓根/椎板和棘突全部受累或硬膜外间隙周围有广泛转移性病灶时,CTV才应环绕脊髓。此外,美国放射学会于2013年发布了脊柱骨转移的管理标准,并确定了三种有效和安全的SBRT方案(12~18Gy/1次,21~27Gy/3次,20~30Gy/5次)。骨转移灶,单次分割和多次分割放疗总反应率没有显著差异。然而,就疗效而言,8Gy的单次剂量优于4Gy。

(四)脑转移

结直肠癌脑转移很少见,发生率为0.27%~3%。文献报道,发生脑转移的风险因素多为KRAS突变和肺转移。治疗目标通常是姑息性的,治疗策略包括局部治疗,如手术切除、立体定向放射外科,全脑放射治疗,或其组合。2020年美国临床肿瘤学会(American Society of Clinical Oncology,ASCO)会议上梅奥诊所提出的一项回顾性研究调查了1994—2019年收治的104例结直肠癌脑转移患者。治疗方式包括手术切除颅内占位,术后立体定向放射外科伴/不伴全脑放射治疗和化疗在内的多模式治疗,显著改善了患者中位OS(多模式治疗41个月,手术和放疗14个月,化疗和放疗12个月,单纯手术5个月,单纯放疗3个月,最佳支持治疗0.4个月)。在可能的情况下,使用多模式治疗对脑转移患者进行积极的局部治疗可能使患者获益并提供良好的临床结局。如果无法进行手术,局部治疗如立体定向放射外科或伽马刀,可使1~3个转移瘤患者获得更长的OS,高达95%的患者可以局部控制脑转移。

(朱远)

推荐阅读

[1] KAPITEIJN E,MARIJNEN C A,NAGTEGAAL I D,et al. Preoperative radiotherapy combined with total mesorectal excision for resectable rectal cancer[J]. N Engl J Med,

2001,345(9):638-646.

[2] GLYNNE-JONES R,WYRWICZ L,TIRET E,et al. Rectal cancer:ESMO clinical practice guidelines for diagnosis,

treatment and follow-up［J］. Ann Oncol,2017,28（Suppl 4）:
iv22-iv40.

［3］ WO J Y,ANKER C J,ASHMAN J B,et al. Radiation therapy
for rectal cancer:executive summary of an ASTRO clinical
practice guideline［J］. Pract Radiat Oncol,2021,11（1）:
13-25.

［4］ PARK J H,YOON S M,YU C S,et al. Randomized phase 3 trial
comparing preoperative and postoperative chemoradiotherapy
with capecitabine for locally advanced rectal cancer［J］.
Cancer,2011,117（16）:3703-3712.

［5］ LEFEVRE J H,MINEUR L,KOTTI S,et al. Effect of interval
（7 or 11 weeks）between neoadjuvant radiochemotherapy and
surgery on complete pathologic response in rectal cancer:a
multicenter,randomized,controlled trial（GRECCAR-6）［J］.
J Clin Oncol,2016,34（31）:3773-3780.

［6］ O'CONNELL M J,COLANGELO L H,BEART R W,et al.
Capecitabine and oxaliplatin in the preoperative multimodality
treatment of rectal cancer:surgical end points from national
surgical adjuvant breast and bowel project trial R-04［J］. J
Clin Oncol,2014,32（18）:1927-1934.

［7］ HOFHEINZ R D,WENZ F,POST S,et al. Chemoradiotherapy
with capecitabine versus fluorouracil for locally advanced
rectal cancer:a randomised,multicentre,non-inferiority,phase
3 trial［J］. Lancet Oncol,2012,13（6）:579-588.

［8］ SCHMOLL H J,STEIN A,VAN CUTSEM E,et al. Pre-and
postoperative capecitabine without or with oxaliplatin in
locally advanced rectal cancer:PETACC 6 trial by EORTC
GITCG and ROG,AIO,AGITG,BGDO,and FFCD［J］. J
Clin Oncol,2021,39（1）:17-29.

［9］ RÖDEL C,LIERSCH T,BECKER H,et al. Preoperative
chemoradiotherapy and postoperative chemotherapy with
fluorouracil and oxaliplatin versus fluorouracil alone in locally
advanced rectal cancer:initial results of the German CAO/
ARO/AIO-04 randomised phase 3 trial［J］. Lancet Oncol,
2012,13（7）:679-687.

［10］ SEBAG-MONTEFIORE D,ADAMS R,GOLLINS S,et al.
ARISTOTLE:a phase Ⅲ trial comparing concurrent capecitabine
with capecitabine and irinotecan（Ir）chemoradiation as
preoperative treatment for MRI-defined locally advanced
rectal cancer（LARC）［J］. J Clin Oncol,2020,38（Suppl
15）:4101.

［11］ ZHU J,LI X X,SHEN Y Z,et al. Genotype-driven phase Ⅰ

study of weekly irinotecan in combination with capecitabine-
based neoadjuvant chemoradiation for locally advanced rectal
cancer［J］. Radiother Oncol,2018,129（1）:143-148.

［12］ WANG J W,FAN J,LI C,et al. The impact of chemotherapy
completion on the efficacy of irinotecan in the preoperative
chemoradiotherapy of locally advanced rectal cancer:an
expanded analysis of the cinclare phase Ⅲ trial［J］. Clin
Colorectal Cancer,2020,19（2）:e58-e69.

［13］ CISEŁ B,PIETRZAK L,MICHALSKI W,et al. Long-course
preoperative chemoradiation versus 5×5Gy and consolidation
chemotherapy for clinical T₄ and fixed clinical T₃ rectal
cancer:long-term results of the randomized polish Ⅱ study
［J］. Ann Oncol,2019,30（8）:1298-1303.

［14］ BAHADOER R R,DIJKSTRA E A,VAN ETTEN B,et al.
Short-course radiotherapy followed by chemotherapy before
total mesorectal excision（TME）versus preoperative
chemoradiotherapy,TME,and optional adjuvant chemotherapy
in locally advanced rectal cancer（RAPIDO）:a randomised,
open-label,phase 3 trial［J］. Lancet Oncol,2021,22（1）:
29-42.

［15］ JIN J,TANG Y,HU C,et al. Multicenter,randomized,
phase Ⅲ trial of short-term radiotherapy plus chemotherapy
versus long-term chemoradiotherapy in locally advanced
rectal cancer（STELLAR）［J］. J Clin Oncol,2022,40（15）:
1681-1692.

［16］ FOKAS E,SCHLENSKA-LANGE A,POLAT B,et
al. Chemoradiotherapy plus induction or consolidation
chemotherapy as total neoadjuvant therapy for patients with
locally advanced rectal cancer:long-term results of the
CAO/ARO/AIO-12 randomized clinical trial［J］. JAMA
Oncol,2022,8（1）:e215445.

［17］ CONROY T,BOSSET J F,ETIENNE P L,et al. Neoadjuvant
chemotherapy with FOLFIRINOX and preoperative
chemoradiotherapy for patients with locally advanced rectal
cancer（UNICANCER-PRODIGE 23）:a multicentre,
randomised,open-label,phase 3 trial［J］. Lancet Oncol,
2021,22（5）:702-715.

［18］ GARCIA-AGUILAR J,PATIL S,GOLLUB M J,et al. Organ
preservation in patients with rectal adenocarcinoma treated
with total neoadjuvant therapy［J］. J Clin Oncol,2022,40
（23）:2546-2556.

第二十三章 靶向治疗

第一节 靶向药物应用原则

结直肠癌靶向治疗主要是指在细胞分子标志物指导下针对结直肠癌明确致癌位点使用相应的治疗药物，将药物特异性地与致癌位点相结合而发生作用，进而导致肿瘤细胞出现特异性的死亡。目前结直肠癌靶向治疗主要应用于不可手术局部晚期或转移性结直肠癌姑息性治疗和转化治疗，术后辅助治疗中不推荐靶向治疗。

精准靶向治疗首先需要精准检测明确肿瘤分子分层并筛选优势靶向人群，无论是美国国立综合癌症网络（National Comprehensive Cancer Network，NCCN）、欧洲肿瘤内科学会（European Society for Medical Oncology，ESMO），还是中国临床肿瘤学会（Chinese Society of Clinical Oncology，CSCO）相关指南，都推荐对晚期结直肠癌进行微卫星检测、鼠肉瘤病毒（murine sarcoma virus，RAS）和鼠类肉瘤病毒癌基因同源物B1（v-raf murine sarcoma viral oncogene homolog B1，*BRAF*）基因突变检测，检测位点包括*K-RAS*和*N-RAS*基因的第2、3、4号外显子及*BRAF* V600E基因。有条件的情况下，标准治疗失败的结直肠癌患者还可进行表皮生长因子受体2（human epidermal growth factor receptor-2，HER-2）状态和神经营养因子受体酪氨酸激酶（neurotrophin receptor kinase，*NTRK*）基因融合等基因检测。基于分子标志物指导，结合患者一般情况、基础疾病等，对结直肠癌患者进行一线及后线靶向治疗应用，循环肿瘤DNA检测（circulating tumor DNA，ctDNA）在有条件的患者中也可以进行。

（戴广海 苟苗苗）

第二节 靶向药物种类

目前结直肠癌靶向治疗药物主要是针对促分裂原活化的蛋白激酶（mitogen-activated protein kinase，MAPK）通路中的表皮生长因子受体（epidermal growth factor receptor，EGFR）、丝氨酸/苏氨酸激酶（vrafmurine sarcoma viral oncegene homolog B，BRAF）等靶点的靶向药物，以及以血管内皮生长因子（vascular endothelial growth factor，VEGF）和血管内皮生长因子受体（vascular endothelial growth factor receptor，VEGFR）等为主要靶点的抗血管生成类药物，也包括少见的针对*HER-2*扩增及*NTRK*融合的靶向药物。临床上常用的药物类型包括EGFR抑制剂，VEGF抑制剂或酪氨酸激酶抑制剂（tyrosine kinase inhibitor，TKI），BRAF V600E抑制剂，KRAS G12C抑制剂，HER-2抑制剂等。

一、EGFR抑制剂

EGFR属于ErbB受体酪氨酸激酶家族，是一个跨膜受体，分为胞外的受体部分、跨膜蛋白和以酪氨酸激酶为主的胞内部分三部分。表皮生长因子（epidermal growth factor，EGF）与其胞外结构域结合导致酪氨酸激酶结构域的磷酸化，从而激活肿瘤细胞增殖、血管生成、迁移、存活和黏附的信号通路，以西妥昔单抗和帕尼单抗为代表的EGFR抑制剂可以竞争性抑制EGF与EGFR结合，从而抑制肿瘤细胞的生长，成为结直肠癌治疗的重要靶向药物。

1. **西妥昔单抗** 西妥昔单抗是抗EGFR的嵌合型免疫球蛋白G2（immunoglobulin G1，IgG1）单克隆抗体，可与EGFR的细胞外结构域结合，阻断受体形成二聚体和酪氨酸激酶磷酸化及信号转导,从而下调促癌信号。西妥昔单抗与自然杀伤细胞的结合也可能引发免疫介导的抗肿瘤反应,诱发抗体依赖性细胞介导的细胞毒作用。目前美国国立综合癌症网络(National Comprehensive Cancer Network,NCCN)结直肠癌临床实践指南和CSCO指南中西妥昔单抗联合化疗被推荐用于 RAS 野生型晚期结直肠癌患者的姑息性治疗及转化治疗,特别是左半结肠癌和直肠癌。

CRYSTAL 研究证实了在 EGFR 表达阳性的转移性结直肠癌患者的一线治疗中,在 FOLFIRI 方案基础上加用西妥昔单抗能够显著延长无进展生存期(progression-free survival,PFS),分别为 8.9 个月和 8.0 个月。该研究进一步探索 KRAS 基因表达状态对 PFS 和有效率的影响,结果表明在西妥昔单抗联合 FOLFIRI 方案对于 KRAS 基因表达野生型的中国患者获益更显著(PFS:9.9 个月 vs. 8.7 个月,有效率:59.3% vs. 43.2%)。TAILOR 研究证实在 RAS 野生型转移性结直肠癌患者中西妥昔单抗联合 FOLFOX 对比单纯化疗,达到主要终点 PFS(9.2 个月 vs. 7.4 个月)。这是首个前瞻性Ⅲ期随机对照试验证实一线西妥昔单抗联合 FOLFOX 方案治疗 RAS 野生型转移性结直肠癌的疗效,奠定西妥昔单抗一线治疗 RAS 野生型转移性结直肠癌的地位。2017 年 ESMO 特刊研究结果表明左半结肠癌和直肠癌患者 EGFR 抑制剂治疗相较于右半结肠癌患者的总生存期(overall survival,OS)和 PFS 均有显著获益,因此国内外指南均推荐西妥昔单抗联合化疗作为 RAS 野生型晚期左半结肠癌和直肠癌患者的首选方案。

RAS 野生型患者,西妥昔单抗维持治疗可巩固一线诱导治疗疗效,使患者获益最大。最新的荟萃分析证实 EGFR 抑制剂用于维持治疗的疗效及安全性。中国多中心Ⅱ期 TJCC005 研究显示,西妥昔单抗联合减量的卡培他滨维持治疗可为 RAS 野生转移性左半结肠癌和直肠癌患者带来生存获益且安全可控,维持阶段中位生存期(median overall survival,mOS)可达 22.2 个月,总体 mOS 达 27.4 个月。为了验证这一结果,国内开展Ⅲ期 C-CALSSIC 研究(NCT04262635)来明确西妥昔单抗±卡培他滨维持治疗的疗效。

初始不可切除的肠癌肝转移患者,《中国临床肿瘤学会(CSCO)结直肠癌诊疗指南 2022》推荐西妥昔单抗+两药/三药化疗方案用于 RAS/BRAF 野生型这一次结直肠癌转化治疗和姑息性治疗。Ⅱ期 FOCULM 研究结果表明改良版的 FOLFOXIRI 方案中加入西妥昔单抗可显著提高无疾病状态。目前正在进行的 TRICE 研究比较西妥昔单抗联合 mFOLFOXIRI 三药或 mFOLFOX6 两药方案有效性,初步结果显示西妥昔单抗联合

mFOLFOXIRI 或 mFOLFOX6 安全性良好,两组有效率无显著差异(90% vs. 85.7%),疾病控制率(disease control rate,DCR)均为 100%。

既往接受过西妥昔单抗治疗的 RAS 野生型患者,疾病进展后接受不含西妥昔单抗的二线或后线治疗,再次发生疾病进展后可考虑接受西妥昔单抗再挑战治疗,2022 年 CSCO 结肠癌诊疗指南也将此列入Ⅲ级推荐。2012 年,西妥昔单抗再挑战治疗的临床获益在西妥昔单抗+/−伊立替康耐药的 KRAS 野生型转移性结直肠癌患者中首次得到证实。随后的 CRICKET 研究也验证了西妥昔单抗再挑战治疗的疗效。为进一步提高疗效,多项研究正在探索新的联合治疗方式如免疫检查点抑制剂联合西妥昔单抗等。

2. 帕尼单抗 与西妥昔单抗是嵌合抗体不同,帕尼单抗是一种与 EGFR 细胞外结构域结合的全人源化免疫球蛋白 G2(immunoglobulin G2,IgG2)单克隆抗体,不会激活抗体依赖性细胞介导的细胞毒作用。帕尼单抗获批用于转移性结直肠癌一线治疗是基于Ⅲ期临床 PRIME 研究,FOLFOX 方案和帕尼单抗联合与 FOLFOX 相比可显著提高患者中位无进展生存时间(median progression-free survival,mPFS;10 个月 vs. 8.6 个月,P=0.01)和 OS(23.9 个月 vs.19.7 个月,P=0.03)。VOLFI 研究将帕尼单抗添加到改良版 FOLFOXIRI 方案中可提高 ORR 转移灶的二次切除率。2022 年 ASCO 上公布了改良 FOLFOXIRI 方案联合帕尼单抗(mFOLFOXIRI/PAN)对比 mFOLFOX6/PAN 作为不可切除 RAS 和 BRAF 野生型转移性结直肠癌患者的初始治疗Ⅲ期随机 TRIPLETE 研究的结果显示,mFOLFOX6/PAN 组与 mFOLFOXIRI/PAN 组的 ORR 相似,分别为 76% vs. 73%(P=0.526),两组早期肿瘤退缩、缓解持续时间(duration of response,DOR)、肿瘤根治性手术切除(R0 切除)率和 PFS 也未显示差异。另一项公布的 PARADIGM 研究旨在评估 RAS 野生型左半结肠癌和直肠癌患者中,mFOLFOX6 方案联合帕尼单抗对比 mFOLFOX6 方案联合贝伐珠单抗的疗效差异。结果显示帕尼单抗组与贝伐珠单抗组相比,PFS 无显著差异(13.7 个月 vs. 13.2 个月),而 OS 获得显著改善(36.2 个月 vs.31.3 个月,P=0.031)。

二、VEGF 抑制剂

1. 贝伐珠单抗 贝伐珠单抗是一种靶向 VEGF-A 的人源化 IgG 单克隆抗体。贝伐珠单抗靶向结合 VEGF,抑制血管生成,持续控制肿瘤。AVF2107g 是贝伐珠单抗第一个Ⅲ期临床试验,基于该试验结果,2004

年美国食品药品管理局（Food and Drug Administration，FDA）批准其用于转移性结直肠癌治疗，这是美国也是全球第一个获得批准上市的肿瘤血管生成抑制剂。研究证实贝伐珠单抗联合化疗相比化疗单药可以延长转移性结直肠癌一线治疗总人群 OS 近 5 个月，降低死亡风险 34%（$HR=0.66$；$95\%CI$：$0.54\sim0.81$）；而且无论 KARS 状态，患者均有临床获益；贝伐珠单抗是目前唯一一个在转移性结直肠癌一线治疗总人群中，证明可以显著延长 OS 的靶向药物。ARTIST 研究是贝伐珠单抗在中国进行的首个注册研究，研究证实贝伐珠单抗联合化疗相比单用化疗可以延长转移性结直肠癌一线治疗患者的 PFS（8.3 个月 *vs.* 4.2 个月，$P<0.001$）和 OS（18.7 个月 *vs.* 13.4 个月，$P=0.014$），显著改善 ORR（35% *vs.* 17%，$P=0.013$），出现疾病进展的风险下降 56%（$HR=0.44$，$95\%CI$：$0.31\sim0.63$）。研究表明贝伐珠单抗联合 mIFL 方案在中国转移性结直肠癌人群中应用的安全性良好，基于该研究结果，2010 年 2 月中国国家药品监督管理局批准贝伐珠单抗联合以氟尿嘧啶（fluorouracil，FU）为基础的化疗方案治疗转移性结直肠癌。

NO16966 研究随后证实了贝伐珠单抗联合 FOLFOX 和 XELOX 方案可显著延长 PFS，而且首次证实了贝伐珠单抗联合 XELOX 方案的疗效并不劣于联合 FOLFOX 方案。E3200、BRiTE、ML18147 研究同样证实了贝伐珠单抗跨线治疗转移性结直肠癌的疗效。CALGB 80405 研究分析 KRAS 野生型转移性结直肠癌一线 FOLFOX 或 FOLFIRI 方案联合贝伐珠单抗或西妥昔单抗的差异，研究结果表明，左半结肠癌和直肠癌患者一线接受西妥昔单抗治疗的 OS 显著优于贝伐珠单抗，而右半结肠肿瘤患者一线接受贝伐珠单抗治疗相比西妥昔单抗有 OS 延长的趋势。

2. 阿柏西普　阿柏西普是一种完全人源化的可溶性重组融合蛋白，通过阻断 VEGF-A、VEGF-B 和胎盘生长因子，与贝伐珠单抗相比，对 VEGF-A 的结合亲和力更高。VELOUR 研究结果表明，与安慰剂加 FOLFIRI 方案相比，在 FOLFIRI 方案中加入阿柏西普可显著延长晚期肠癌患者 OS（HR：0.817，$95\%CI$：$0.713\sim0.937$，$P=0.003\,2$），mOS 分别为 13.50 个月和 12.06 个月。亚组分析显示，在既往接受过贝伐珠单抗治疗的人群，阿柏西普组与安慰剂组 OS 分别为 12.5 个月和 11.7 个月；在既往未接受过贝伐珠单抗治疗的人群中，两组 mOS 分别为 13.9 个月及 12.4 个月。阿柏西普还显著改善了 PFS（HR：0.758，$95\%CI$：$0.661\sim0.869$，$P<0.000\,1$），mPFS 时间分别为 6.90 个月和 4.67 个月。在先前接受奥沙利铂治疗的转移性结直肠癌患者中，阿柏西普联合 FOLFIRI 方案比 FOLFIRI 方案联合安慰剂具有统计学意义的生存

获益。但是阿柏西普未能在随机、Ⅱ期 AFFIRM 研究中联合 mFOLFOX6 方案改善一线治疗肠癌患者的生存。尽管贝伐珠单抗和阿柏西普均已证明有效且在二线治疗中获得批准（结合 FOLFIRI 方案相关），但贝伐珠单抗为首选药物。

三、VEGFR 抑制剂

1. 瑞戈非尼　瑞戈非尼是一种具有广泛抑制活性的酪氨酸激酶抑制剂。瑞戈非尼有效抑制 VEGFR1~3、TIE2、成纤维细胞生长因子受体 1（fibroblast growth factor receptor 1，FGFR1）、血小板衍生生长因子受体 β（platelet-derived growth factor receptor β，PDGFR-β）等激酶。瑞戈非尼 2017 年基于国际多中心 CORRECT 研究的结果和包括中国在内的亚洲地区开展的 CONCUR 研究的结果，瑞戈非尼获准用于标准治疗失败后转移性结直肠癌的治疗。

2. 呋喹替尼　国产的口服靶向药物呋喹替尼是具有高度选择性的肿瘤血管生成抑制剂，其主要作用靶点是 VEGFR 激酶家族 VEGFR1~3。呋喹替尼可抑制肿瘤血管生成，从而抑制肿瘤生长。多中心随机双盲安慰剂对照的Ⅲ期临床试验（FRESCO 研究）结果显示，呋喹替尼组的 ORR 达 4.7%，其中部分缓解为 4.3%，完全缓解为 0.4%，与安慰剂组相比，呋喹替尼组的 mOS 显著延长［9.3 个月（$95\%CI$：$8.2\sim10.5$）*vs.* 6.6 个月（$95\%CI$：$5.9\sim8.1$），HR：0.65，$P<0.001$］。呋喹替尼组的 mPFS 也显著延长［3.7 个月（$95\%CI$：$3.7\sim4.6$）*vs.* 1.8 个月（$95\%CI$：$1.8\sim1.8$）］；进展或死亡的 HR 为 0.26（$95\%CI$：$0.21\sim0.34$，$P<0.001$）。

3. 雷莫西尤单抗　雷莫西尤单抗是一种针对细胞外 VEGFR2 的全人源 IgG1 单克隆抗体，在 RASIE 研究中与安慰剂加 FOLFIRI 方案作为转移性结直肠癌患者的二线治疗相比，雷莫西尤单抗联合 FOLFIRI 方案显著延长了 OS。没有发现意外的严重不良事件，并且常见不良反应是可控的。

四、BRAF 抑制剂

BRAF 突变占转移性结直肠癌患者的 8%~12%，其中以 BRAF V600E 突变最为常见。BRAF V600E 突变的转移性结直肠癌患者的预后较差。BRAF 蛋白是参与 RAS/RAF/MAPK 通路活化，促进肿瘤细胞的增殖、分化与存活的重要分子。当 BRAF 蛋白突变时，导致 BRAF 蛋白激酶的持续激活，继而使 RAS/RAF/MAPK 通路发生不可控的活化。现有的针对 BRAF V600E 突变的药物

是 BRAF V600E 激酶的口服抑制剂,包括维莫非尼、达拉非尼、康奈非尼。虽然单药 BRAF 抑制剂对黑色素瘤有效,但对 *BRAF* V600E 突变的肠癌疗效甚微。临床前试验表明 BRAF 抑制剂可能会导致 EGFR 过度激活,而 EGFR 抑制剂治疗可能会使先前耐药的细胞系对 BRAF 抑制剂敏感。其他研究已经确定了其他机制抗性,如激活 PI3K/AKT 通路。因此,目前对 *BRAF* V600E 突变的治疗策略的转移性结直肠癌使用靶向药物组合模式。Ⅱ期 SWOG S1406 研究确立了维莫非尼、伊立替康和西妥昔单抗或帕尼单抗的组合作为 *BRAF* V600E 突变转移性结直肠癌的后续治疗。106 例 *BRAF* V600E 突变的 *RAS* 野生型肿瘤患者(之前曾接受过一或二线无 EGFR 抑制剂的化疗)接受伊立替康和西妥昔单抗联合或不联合维莫非尼治疗。联合维莫非尼组延长了 mPFS(4.4 个月 *vs.* 2.0 个月,*P*<0.001)并提高了 DCR(67% *vs.* 22%,*P*=0.001)。在 BRAF 抑制剂达拉非尼与 MEK 抑制剂曲美替尼联合治疗 *BRAF* V600 突变转移性结直肠癌的 43 例患者的探索中,5 例(12%)达到部分缓解或更好,包括 1 例(2%)完全缓解,缓解持续时间>36 个月;24 例患者(56%)实现了疾病稳定。BEACON 研究将一线或二线治疗失败的 *BRAF* 突变的结直肠癌患者随机分为康奈非尼、比美替尼和西妥昔单抗三药靶向组,康奈非尼和西妥昔单抗双药靶向组,或西妥昔单抗联合伊立替康或 FOLFIRI 方案(对照组)。三药靶向组的 mOS 为 9.0 个月,对照组为 5.4 个月(*HR*:0.52,95%*CI*:0.39~0.70,*P*<0.001)。三药组 ORR 为 26%,两药组为 20%,对照组仅为 2%(*P*<0.001)。两药靶向组的中位 OS 为 8.4 个月(*HR*:0.60,95%*CI*:0.45~0.79,*P*<0.001)。亚组分析提示,无论肿瘤部位、转移器官数量,所有亚组均可从双靶治疗中获益。但转移器官数>3 个,基线 C 反应蛋白>上线及肿瘤部分切除/未切除的患者,更能从三靶治疗中获益。然而,三靶治疗出现更多 3 级以上的不良事件,主要为腹泻(10.8%)及贫血(23.4%)。基于 BEACON 研究结果,2022 年《NCCN 结直肠癌临床实践指南》目前推荐康奈非尼联合西妥昔单抗或帕尼单抗用于 *BRAF* 突变肠癌患者的二线或后线治疗。

五、HER-2 抑制剂

HER-2 是 EGFR 家族的一种跨膜酪氨酸激酶受体。然而,与 EGFR 受体不同,HER-2 不需要与配体结合,其活化是通过与其他配体结合受体(EGFR、HER-3、HER-4)形成异源二聚体而触发,从而激活促进上皮细胞生长及分化的信号通路。*HER-2* 基因扩增通常会引起蛋白过表达,导致 HER-2 二聚化而激活。在 2%~11%

的患者中观察到 *HER-2* 扩增,多见于左侧结肠和直肠肿瘤转移性结直肠癌患者,*HER-2* 扩增可能提示 EGFR 抑制剂靶向治疗耐药。现有的 HER-2 抑制剂在肠癌里提示可能有效的包括曲妥珠单抗、帕妥珠单抗、拉帕替尼及德曲妥珠单抗。

Ⅱ期 HERACLES 研究评估了曲妥珠单抗联合拉帕替尼的疗效,在 27 例既往标准治疗(包括西妥昔单抗)失败,HER-2 阳性/KRAS 外显子 2 野生型患者中,其 ORR 为 30%,mPFS 为 4.7 个月,mOS 为 10 个月。MyPathway 研究是首次评估帕妥珠单抗+曲妥珠单抗治疗用于 *HER-2* 扩增转移性结直肠癌患者疗效的临床研究,在这 57 例可评估患者中,截至 2017 年 8 月 1 日,1 例(2%)患者完全缓解,17 例(30%)患者部分缓解;总共 57 例患者中有 18 例出现了客观反应(32%,95%*CI*:20%~45%);亚组分析显示,*KRAS* 突变和野生型人群 ORR 分别为 8% 和 40%,说明转移性结直肠癌中 HER-2 抑制剂治疗在 *KRAS* 野生型患者中效果更佳。

德曲妥珠单抗是一种抗体药物偶联物(antibody-drug conjugate,ADC),由 HER-2 抑制剂、基于四肽的可切割接头和细胞毒性拓扑异构酶 Ⅰ 抑制剂组成。DESTINY-CRC01 研究(DS8201-A-J203,NCT03384940)是一项 Ⅱ期、开放标签的、多中心研究,用于初步探索≥2 个既往治疗方案周期后进展的 HER-2 阳性、*RAS* 野生型转移性结直肠癌患者接受德曲妥珠单抗的抗肿瘤活性和可管理的安全性。该研究分为 3 个队列中给予 6.4mg/kg 德曲妥珠单抗治疗[A:HER-2 免疫组织化学(immunohistochemistry,IHC)3+ 或 IHC2+/原位杂交(in situ hybridization,ISH)+;B:IHC2+/ISH;C:IHC1+]。在队列 A 中 ORR 为 45.3%,DCR 为 83.0%,中位 DOR 为 7.0 个月,mPFS 为 6.9 个月,中位 OS 为 15.5 个月(95%*CI*:8.8~20.8)。65.1% 的患者(56/86)发生≥3 级的治疗相关不良反应。在 HER-2 阳性转移性结直肠癌的患者中,德曲妥珠单抗治疗显示出一定的抗肿瘤活性和可长期治疗的持久性。

六、MEK 抑制剂

MEK 是 MAPK 通路中重要的中间体。已知两种 MEK 同工型(MEK1 和 MEK2),它们都磷酸化 RAS 和 BRAF 下游的 ERK1 和/或 ERK2。已有的 MEK 抑制剂有曲美替尼、比美替尼、考比替尼。MEK 抑制剂除与 BRAF 抑制剂联合使用在 *BRAF* V600E 突变的结直肠癌患者中发挥抗肿瘤作用外,IMblaze 370 研究还评估了阿替利珠单抗[程序性死亡受体配体 1(programmed cell death-Ligand 1,PD-L1)抑制剂]联合考比替尼(MEK 抑制剂）在 MSS 肠癌中的有效性，但是 MEK 抑制剂联合 PD-L1 抑制剂三线治疗似无显著获益。该项国际多中心、开放标签、Ⅲ期随机对照试验入组无法切除的局部晚期或转移性结直肠癌成人患者（美国东部肿瘤协作组功能状态评分为 0~1 分，且既往至少接受过两种方案化疗后疾病进展或不耐受），按照 2∶1∶1 的比例分入阿替利珠单抗（840mg）联合考比替尼（60mg）组、阿替利珠单抗单药（1 200mg）组或瑞戈非尼（160mg）组，分层因素包括 *RAS* 状态（野生型 *vs.* 突变型）和诊断后首次转移的时间（<18 个月 *vs.* ≥18 个月）。MSI-H 患者不超过 5%。结果显示，截至 2018 年 3 月 9 日，中位随访 7.3 个月。阿替利珠单抗联合考比替尼组、阿替利珠单抗组和瑞戈非尼组分别有患者 183 例、90 例和 90 例，mOS 分别为 8.87 个月（$HR:1.00,95\%CI:0.73\sim1.38,P=0.99$）、7.10 个月（$HR:1.19,95\%CI:0.83\sim1.71,P=0.34$）和 8.51 个月。

七、KRAS G12C 抑制剂

G12C 是 *KRAS* 最常见的突变之一，既往研究显示，*KRAS* G12C 突变在肺癌、结直肠癌、胰腺癌及胆管癌中较为常见，其突变率在肺腺癌中为 14%（非小细胞肺癌最常见亚型）、大肠癌中为 4% 和胰腺癌中为 2%。sotorasib 是目前仅有一款上市的 KRAS G12C 抑制剂，在其Ⅰ期临床用于 *KRAS* G12C 突变的实体瘤患者中研究中，在结直肠癌亚组中，7.1% 确认缓解，73.8% 疾病控制；mPFS 为 4.0 个月。另一款近期有望获批的药物是 adagrasib，其在转移性结直肠癌后线治疗中单药及联合 EGFR 抑制剂组

的 ORR 分别为 22% 和 43%。目前全球共有 49 款 KRAS G12C 抑制剂正在研究，处于临床阶段的有 20 款。

八、NTRK 抑制剂

NTRK 包括 NTRK1、NTRK2 和 NTRK3，分别编码原肌球蛋白受体激酶家族 TRKA、TRKB 和 TRKC 三种蛋白。任何一个基因如果和其他的基因发生了融合突变引发融合蛋白过表达（持续激活）进一步介导下游信号通路，驱动肿瘤的发生。NTRK 融合突变在结直肠癌中较为罕见，发生率为 0.2%~1%。而 NTRK 融合常发生于 *KRAS*、*NRAS* 及 *BRAF* 野生型结直肠癌患者，在 dMMR 结直肠癌较为多见。

拉罗替尼和恩曲替尼是已获得中国国家药品监督管理局批准的口服 NTRK 抑制剂。2021 年 ASCO 大会公布的研究数据显示，拉罗替尼对任意类型的实体肿瘤均有效，ORR 为 75%，在其中 8 例结肠癌患者中，50% 达到部分缓解，50% 为稳定，患者耐受性良好。拉罗替尼治疗 *NTRK* 基因融合胃肠道肿瘤患者的疗效和安全性数据集分析显示结直肠癌患者 mPFS 为 5.5 个月，mOS 为 29.4 个月，ORR 为 50%。2022 年 ESMO 世界胃肠道肿瘤大会发布了 NTRK 抑制剂恩曲替尼在 16 例 NTRK 阳性的胃肠道肿瘤患者人群的最新疗效和安全性数据。疗效数据显示，整个胃肠道肿瘤患者队列的缓解率为 40%，结直肠癌患者（$n=10$），缓解率约为 20%。

目前 NTRK 抑制剂仍然在探索当中。

（戴广海　苟苗苗）

第三节　靶向药物应用方案

一、EGFR 抑制剂相关方案推荐

1. 西妥昔单抗/帕尼单抗+FOLFIRI/FOLFOX 方案　适用人群为 *RAS* 和 *BRAF* 均野生型的转移性结直肠癌患者姑息性治疗和转化治疗（尤其原发灶位于左侧的转移性结直肠癌）。

CRYSTAL 研究奠定了西妥昔单抗联合 FOLFIRI 方案的一线治疗地位。另一项随机Ⅱ期 OPUS 研究同样发现，*KRAS* 野生型患者，FOLFOX 方案联合西妥昔单抗较单用 FOLFOX 方案，ORR 提高（61% *vs.* 37%，$P=0.011$），PFS 延长（8.3 个月 *vs.* 7.2 个月，$P=0.006\ 4$）。FIRE-3 研究是一项对比 FOLFIRI 方案联合西妥昔单抗或贝伐珠单抗治疗转移性结直肠癌的随机对照试验。结果显

示，在 *RAS* 野生型人群中，西妥昔单抗组和贝伐珠单抗组 OS 分别为 31 个月和 26 个月（$P=0.012$），联合西妥昔单抗组 ORR（77% *vs.* 65%，$P=0.014$）更高。而 OS 的获益仅限于左半结肠癌（结肠左曲至直肠）患者（$P=0.004$），右半结肠癌（盲肠至横结肠）患者两组间比较差异无统计学意义。而这一结论在其他临床研究，如 CALGB/SWOG 80405 研究及一些回顾性研究数据中也得到了认证。

与西妥昔单抗研究结果类似，在针对帕尼单抗的研究中，Ⅲ期 PRIME 研究证实，与单独使用氟尿嘧啶+亚叶酸钙+奥沙利铂（FOLFOX4 方案）比较，联合使用帕尼单抗可使 *KRAS* 野生型转移性结直肠癌患者的 PFS 获益。2022 年 ASCO 大会公布的一项对比 mFOLFOX6 方案联合帕尼单抗或贝伐珠单抗的前瞻性研究中，帕尼单抗与整个研究人群的 OS 改善显著相关（$HR:0.84,$

$P=0.030$）。此外，帕尼单抗与左侧原发性肿瘤患者的 OS 改善显著相关，分别为 37.9 个月和 34.3 个月（$HR:0.82$，$P=0.031$）。

在转化治疗方面，Ⅱ期临床试验 CELIM 研究评估了西妥昔单抗联合 FOLFIRI 或 FOLFOX6 方案治疗不可切除的肠癌肝转移患者的疗效。FOLFIRI 或 FOLFIX6 方案联合西妥昔单抗可将 KRAS 野生型肠癌患者手术切除率从 32% 提高至 60%，总体人群 mOS 为 35.7 个月（$95\%CI:27.2\sim44.2$ 个月）。另一项随机对照试验比较了化疗（mFOLFOX6 或 FOLFIRI 方案）联合西妥昔单抗与单独化疗对可切除的肠癌肝转移患者转化治疗率的影响。结果显示，两组 R0 切除率分别为 25.7% 及 7.4%（$P<0.01$）。

2. 西妥昔单抗/帕尼单抗+FOLFOXIRI 方案　适用人群为潜在可切除的 RAS 及 BRAF 均野生型的转移性结直肠癌患者。

继 HORG 及 GONO 研究发现三药（奥沙利铂、伊立替康、氟尿嘧啶）化疗比双药化疗可延长转移性结直肠癌患者 PFS 及 OS，三药联合靶向治疗逐渐引起了关注。在《中国临床肿瘤学会（CSCO）结直肠癌诊疗指南 2021》中新增，RAS 和 BRAF 均为野生型的转移性结直肠癌患者，可选用 FOLFOXIRI 方案+西妥昔单抗的治疗方案。2021 年，FOCULM 研究取得了阳性结果，该研究是一项 mFOLFOXIRI 方案联合或不联合西妥昔单抗转化治疗不可切除的 RAS/BRAF 野生型结直肠癌肝转移的多中心、前瞻性、Ⅱ期临床试验。目前结果显示，三药联合西妥昔单抗在 ORR 及实现无疾病状态等方面均可使患者获益。对帕尼单抗的研究也得到了类似结果。Ⅱ期 VOLFI 研究发现，mFOLFOXIRI 方案联合帕尼单抗可将 RAS 野生型不可切除的转移性结直肠癌患者转化治疗率提高至 75%，ORR 也显著提高。然而，2022 年 ASCO 大会公布了Ⅲ期 TRIPLETE 研究结果，该研究比较了 mFOLFOXIRI 方案联合帕尼单抗与 mFOLFOX6 方案联合帕尼单抗治疗不可切除的 RAS/BRAF 野生型转移性结直肠癌患者疗效研究。分析两组研究数据均无显著差异，三药化疗组疗效并未优于两药化疗组，且 3/4 级不良反应发生率更高，尤其是腹泻的发生率更高。既往认为，肿瘤较大、需要短时间内缩瘤以降低患者肿瘤负荷、急需达到转化治疗目的的 RAS/BRAF 野生型转移性结直肠癌患者，三药联合西妥昔单抗治疗方案具有一定优势。然而参考 TRIPLETE 研究，三药联合 EGFR 抑制剂的适用人群依然需要探索，但应用三药联合方案需要注意患者体能状态，并密切关注用药过程中的不良反应。

既往未应用过西妥昔单抗治疗的转移性结直肠癌患者，BOND 研究指出，二线应用西妥昔单抗联合伊立替康为基础的化疗依然可以获益。而一线治疗采用化疗联合西妥昔单抗，则不推荐二线继续行西妥昔单抗治疗。潜在可切除 RAS/BRAF 野生型患者，2022 年《NCCN 结直肠癌临床实践指南》推荐 FOLFOX/FOLFIRI 方案+西妥昔单抗（2A 类）、FOLFOXIRI 方案+西妥昔单抗（2B 类）。

然而，肿瘤学家们对 EGFR 抑制剂在转移性结直肠癌中的应用的研究仍不止于此。2022 年 ASCO 大会提出了多项西妥昔单抗在转移性结直肠癌中的"再挑战"。《中国临床肿瘤学会（CSCO）结直肠癌诊疗指南 2022》中提出，针对之前接受过西妥昔单抗治疗的 MSS 或 MSI-L/pMMR RAS/BRAF 野生型转移性结直肠癌患者，三线治疗推荐的再挑战方案为西妥昔单抗±伊立替康（Ⅲ级推荐，3 类证据）。目前西妥昔单抗的再挑战研究多为Ⅱ期临床试验，Ⅲ期 FIRE-4 研究正在进行中。

根据《中国临床肿瘤学会（CSCO）结直肠癌诊疗指南 2022》推荐，西妥昔单抗治疗方案如下。①mFOLFOX6 方案+西妥昔单抗：奥沙利铂 85mg/m²，静脉输注 2 小时，第 1 日；亚叶酸钙 400mg/m²，静脉输注 2 小时，第 1 日；氟尿嘧啶 400mg/m²，静脉注射，第 1 日；然后 1 200mg/（m²·d）×2 日持续静脉输注（总量 2 400mg/m²，输注 46~48 小时）；西妥昔单抗 400mg/m²，静脉输注，第 1 次静注>2 小时，然后 250mg/m² 静脉输注，注射超过 60 分钟，每周重复；或西妥昔单抗 500mg/m²，静脉输注，第 1 天，注射超过 2 小时，每 2 周重复；②FOLFIRI 方案+西妥昔单抗：伊立替康 180mg/m²，静脉输注 30~90 分钟，第 1 日；亚叶酸钙 400mg/m²，静脉输注 2 小时，第 1 日；氟尿嘧啶 400mg/m²，静脉注射，第 1 天；然后 1 200mg/（m²·d）×2 日持续静脉输注（总量 2 400mg/m²，输注 46~48 小时），每 2 周重复；西妥昔单抗 400mg/m²，静脉输注，第 1 次静注>2 小时，然后 250mg/m² 静脉输注，注射超过 60 分钟，每周重复；或西妥昔单抗 500mg/m²，静脉输注，第 1 天，注射超过 2 小时，每 2 周重复；③西妥昔单抗+伊立替康：西妥昔单抗首次剂量 400mg/m²，静脉输注，然后 250mg/m²，每周 1 次；或西妥昔单抗 500mg/m²，静脉输注，每 2 周 1 次；伊立替康 300~350mg/m²，静脉输注，每 3 周重复；或伊立替康 180mg/m²，静脉输注，每 2 周重复；或伊立替康 125mg/m²，静脉输注，第 1、8 日，每 3 周重复；④西妥昔单抗：西妥昔单抗首次剂量 400mg/m²，静脉输注，然后 250mg/m²，每周 1 次；或西妥昔单抗 500mg/m²，静脉输注，每 2 周 1 次。

根据 2022 年《NCCN 结直肠癌临床实践指南》推荐，帕尼单抗用法如下。①FOLFIRI 方案+帕尼单抗：伊立替康 180mg/m²，静脉输注 30~90 分钟，第 1 日；亚叶酸钙

400mg/m²,静脉输注 2 小时,第 1 日;氟尿嘧啶 400mg/m²,静脉注射,第 1 日;然后 1 200mg/(m²·d)×2 日持续静脉输注(总量 2 400mg/m²,输注 46~48 小时);帕尼单抗 6mg/kg,静脉输注,>60 分钟,第 1 日;每 2 周重复;②帕尼单抗+伊立替康。帕尼单抗 6mg/kg,静脉输注,>60 分钟,第 1 日;伊立替康 300~350mg/m²,静脉输注,每 3 周重复;或伊立替康 180mg/m²,静脉输注,每 2 周重复;或伊立替康 125mg/m²,静脉输注,第 1、8 日,每 3 周重复。

二、VEGF/VEGFR 抑制剂相关方案推荐

转移性结直肠癌中靶向 VEGF 的药物包括贝伐珠单抗、阿柏西普,靶向 VEGFR 药物包括雷莫西尤单抗、呋喹替尼及瑞戈非尼。

1. 贝伐珠单抗

(1)贝伐珠单抗+FOLFIRI/FOLFOX/CAPEOX 方案:适用人群为 *RAS* 和 *BRAF* 均野生型的右半结肠癌及 *RAF* 和/或 *BRAF* 突变型的转移性结直肠癌姑息性治疗和转化治疗。

早在 2003 年,*Journal of Clinical Oncology* 报道了比较贝伐珠单抗联合氟尿嘧啶/亚叶酸钙与氟尿嘧啶/亚叶酸钙单独化疗一线治疗转移性结直肠癌的 Ⅱ 期随机对照试验,对比化疗组,联合应用贝伐珠单抗(低剂量 5mg/kg,每 2 周一次及高剂量 10mg/kg,每 2 周一次)可显著提高 ORR(17% *vs.* 40% *vs.* 24%),延长 mPFS(5.2 个月 *vs.* 9.0 个月 *vs.* 7.2 个月)及 mOS(13.8 个月 *vs.* 21.5 个月 *vs.* 16.1 个月)。在后续的 Ⅲ 期临床试验中,对比单独应用伊立替康/氟尿嘧啶(IFL 方案),IFL 方案联合贝伐珠单抗显著延长患者生存时间(15.6 个月 *vs.* 20.3 个月,*HR*:0.66,*P*<0.001)。这一结果明确支持在转移性结直肠癌一线治疗中应用贝伐珠单抗。在 FOLFIRI 方案逐步取代了 IFL 方案后,联合贝伐珠单抗同样显示出治疗优势。FOLFIRI 方案联合贝伐珠单抗对比 IFL 联合贝伐珠单抗,mPFS(11.2 个月 *vs.* 8.3 个月)及 mOS(28 个月 *vs.* 19.2 个月,*P*=0.037)均有所延长。同时,正如前所述,无论是 CRYSTAL 研究或 FIRE-3 研究均未观察到贝伐珠单抗疗效与肿瘤部位有明显关联,但在右半结肠癌中贝伐珠单抗治疗的总生存期(OS)优于联合西妥昔单抗治疗。因此,*RAS* 和 *BRAF* 均野生型的右侧结肠癌及 *RAF* 或 *BRAF* 突变型的转移性结直肠癌一线应用 FOLFIRI/FOLFOX/CAPEOX 方案联合贝伐珠单抗。

在二线治疗中,联合贝伐珠单抗也得到了生存获益。E3200 研究显示既往治疗失败的患者,二线应用 FOLFOX4 联合贝伐珠单抗对比单独应用 FOLFOX4

方案可以延长患者 OS(12.9 个月 *vs.* 10.8 个月,*HR*:0.75,*P*<0.001)。而与贝伐珠单抗联合应用的化疗方案(XELOX/FOLFOX 方案)对预后的影响似乎不大。三线治疗联合贝伐珠单抗对比单独化疗未提高疗效,目前不推荐在三线治疗中联合应用贝伐珠单抗,也不推荐贝伐珠单抗单药治疗。一线治疗采用化疗联合贝伐珠单抗进展的患者,二线治疗可考虑更换化疗方案继续联合贝伐珠单抗,即"贝伐珠单抗跨线治疗"。

贝伐珠单抗在维持治疗中的应用,目前临床研究得到的结论并不统一。AIO 0207 研究是一项对比应用 FOLFOX 方案/贝伐珠单抗或 CAPEOX 方案/贝伐珠单抗治疗后无进展的患者不应用维持治疗、应用氟尿嘧啶/贝伐珠单抗或贝伐珠单抗单药维持治疗疗效的随机 Ⅲ 期临床试验。三组 mPFS 分别为 6.4 个月、6.9 个月及 6.1 个月,OS 在三组也未显示出差异。SAKK 41/06 及 PRODIGE 9 研究结果同样显示,贝伐珠单抗维持治疗并未得到 PFS 及 OS 获益。然而 CAIRO3 研究显示,在初始应用卡培他滨、奥沙利铂及贝伐珠单抗后继续应用卡培他滨联合贝伐珠单抗维持治疗,可延长 PFS(11.7 个月 *vs.* 8.5 个月,*HR*:0.67,*P*<0.000 1),而两组 OS 差异无统计学意义(21.6 个月 *vs.* 18.1 个月,*HR*:0.83,*P*=0.06)。同时,一项系统性回顾性网状荟萃分析研究了 12 项随机临床试验共计 5 540 例转移性结直肠癌患者。维持治疗方案包括氟尿嘧啶联合/不联合贝伐珠单抗。结果显示,PFS 有所延长而 OS 没有差异。因此,目前《中国临床肿瘤学会(CSCO)结直肠癌诊疗指南 2022》推荐将贝伐珠单抗维持治疗作为与患者共同决策的一部分,同时也要考虑进行联合化疗后的观察。而 ESMO 则推荐考虑氟尿嘧啶联合贝伐珠单抗作为维持治疗。

(2)贝伐珠单抗+FOLFOXIRI 方案:适用人群为 *BRAF* 突变型可耐受强烈治疗的转移性结直肠癌患者。

与西妥昔单抗不同,三药联合贝伐珠单抗无论在转化治疗或一线及后线治疗均有推荐。无论 STEAM、OLIVIA 或 TRIBE 研究,均发现对比 FOLFIRI 方案+贝伐珠单抗,FOLFOXIRI 方案+贝伐珠单抗治疗既往未接受过治疗的不可切除的转移性结直肠癌患者,可显著延长 PFS 及 OS。从潜在可切除的转移性结直肠癌转化治疗的 ORR 和 R0 切除率来看,三药化疗联合贝伐珠单抗有效率约为 70%。而 R0 切除,不同研究结果并不一致,OLIVIA 研究最高,为 49%,TRIBE 研究为 15%。TRIBE2 研究验证了与两药化疗联合贝伐珠单抗跨线比较,三药化疗联合贝伐珠单抗一线治疗使用进展后,二线治疗再引入的疗效与安全性。结果表明,二线治疗继续应用三药化疗联合贝伐珠单抗第二次 PFS(19.1 个月 *vs.* 17.5 个月,*P*<0.001)及 OS(27.6 个月 *vs.* 22.6 个月,*P*=0.033)

均有所延长。疗效分析显示,三药化疗联合贝伐珠单抗比两药联合贝伐珠单抗有效率提高了12%,R0切除提高了5%,而在仅局限于肝脏转移的患者中R0切除提高了10%。从目前研究看,FOLFOXIRI方案+贝伐珠单抗是右半结肠癌或 RAS/BRAF 突变型需要强烈转化治疗患者的首选方案;在 RAS 和 BRAF 野生型左半结肠癌患者,两药+西妥昔单抗仍是首选方案。同样,在应用三药化疗联合贝伐珠单抗方案时,要密切关注患者体能状态及不良反应。

根据《中国临床肿瘤学会(CSCO)结直肠癌诊疗指南 2022》推荐,贝伐珠单抗治疗方案如下:①mFOLFOX6方案+贝伐珠单抗:奥沙利铂85mg/m²,静脉输注2小时,第1日;亚叶酸钙400mg/m²,静脉输注2小时,第1日;氟尿嘧啶400mg/m²,静脉注射,第1日;然后1 200mg/(m²·d)持续静脉输注(总量2 400mg/m²,输注46~48小时);贝伐珠单抗5mg/kg,静脉输注,第1日;每2周1次。②CAPEOX 方案+贝伐珠单抗:奥沙利铂130mg/m²,静脉输注>2小时,第1日;卡培他滨每次1 000mg/m²,口服,每日2次,第1~14日;贝伐珠单抗7.5mg/kg,静脉输注,第1日;每3周重复。③FOLFIRI 方案+贝伐珠单抗:伊立替康180mg/m²,静脉输注30~90分钟,第1日;亚叶酸钙400mg/m²,静脉输注2小时,第1日;氟尿嘧啶400mg/m²,静脉推注,第1日;然后1 200mg/(m²·d)×2日持续静脉输注(总量2 400mg/m²,输注46~48小时);贝伐珠单抗5mg/kg,静脉输注,第1日;每2周重复。④CapIRI 方案+贝伐珠单抗:伊立替康180mg/m²,静脉输注30~90分钟,第1日;卡培他滨每次1 000mg/m²,口服,每日2次,1~7日;贝伐珠单抗5mg/kg,静脉输注,第1日;每2周重复。⑤mXELIRI 方案+贝伐珠单抗:伊立替康200mg/m²,静脉输注30~90分钟,第1日;卡培他滨每次800mg/m²,口服,每日2次,1~14日;贝伐珠单抗7.5mg/kg,静脉输注,第1日;每3周重复。UGT1A1*28 和 *6 为纯合变异型或双杂合变异型,伊立替康推荐剂量为150mg/m²。⑥卡培他滨+贝伐珠单抗:每次1 250mg/m²,口服,每日2次,第1~14日;贝伐珠单抗7.5mg/kg,静脉输注,第1日,每3周重复。⑦FOLFOXIRI 方案+贝伐珠单抗:伊立替康165mg/m²,静脉输注,第1日;奥沙利铂85mg/m²,静脉输注,第1日;亚叶酸钙400mg/m²,静脉输注,第1日;氟尿嘧啶总量2 400~3 200mg/m²,第1日,持续静脉输注48小时;贝伐珠单抗5mg/kg,静脉输注,第1日;每2周重复。⑧曲氟尿苷替匹嘧啶+贝伐珠单抗:曲氟尿苷替匹嘧啶35mg/m²(单次最大量80mg),口服,每日2次,第1~5日和第8~12日,每28日重复;贝伐珠单抗5mg/kg,静脉输注,第1日,每14日重复;曲氟尿苷替匹嘧啶35mg/m²(单次最大量80mg),口服,每

日2次,第1~5日,每14日重复;贝伐珠单抗5mg/kg,静脉输注,第1日,每14日重复。

2. 阿柏西普

阿柏西普+FOLFIRI 方案/伊立替康:适用人群为既往使用奥沙利铂方案进展的转移性结直肠癌患者二线治疗。

阿柏西普是由 VEGFR 细胞外结构域与人 IgG1-Fc段共同组成的一种人融合蛋白,与 VEGF-A、VEGF-B 及 PIGF 具有高度亲和力,抑制内源性配体与之结合,从而减少肿瘤新生血管的生成以及降低血管通透性。VELOUR 研究评估了应用含奥沙利铂方案治疗进展的转移性结直肠癌患者二线应用阿柏西普治疗的疗效。目前尚无数据表明,在应用 FOLFIRI 方案联合贝伐珠单抗治疗进展后应用 FOLFIRI 方案联合阿柏西普治疗仍有效,同时,尚未证明阿柏西普单药治疗有效。此外,一项Ⅱ期临床试验显示,一线肿瘤应用 FOLFIRI 方案联合阿柏西普并没有改善预后,同时增加了不良反应。2022年1月,Cécile Torregrosa 团队报道的 BEFLICO 研究表明,在一线治疗应用 FOLFOX 方案+贝伐珠单抗进展的转移性结直肠癌患者,二线治疗应用 FOLFIRI 方案+贝伐珠单抗对比 FOLFIRI 方案+阿柏西普,mOS(13个月 vs. 10.4个月)或 mPFS(6个月 vs. 5.1个月)均有所延长。基于前期研究,阿柏西普被美国 FDA 批准与 FOLFIRI方案联合应用,治疗基于奥沙利铂方案使用期间或之后疾病进展的转移性结直肠癌患者。而由于阿柏西普尚未在中国上市,CSCO 指南并未做相关推荐。

根据《NCCN 结直肠癌临床实践指南》推荐,阿柏西普治疗方案如下。①FOLFIRI 方案+阿柏西普:伊立替康180mg/m²,静脉输注30~90分钟,第1日;亚叶酸钙400mg/m²,静脉输注2小时,第1日;氟尿嘧啶400mg/m²,静脉输注,第1日;然后1 200mg/(m²·d)×2日持续静脉输注(总量2 400mg/m²,输注46~48小时);阿柏西普4mg/kg,静脉输注,>60分钟,第1日;每2周1次;②伊立替康+阿柏西普:伊立替康180mg/m²,静脉输注,第1日;阿柏西普4mg/kg,静脉输注,>60分钟,第1日;每2周重复。

3. 雷莫西尤单抗

雷莫西尤单抗+FOLFIRI 方案/伊立替康:适用人群为一线未应用过含伊立替康方案治疗的进展的转移性结直肠癌患者二线治疗。

雷莫西尤单抗作为一种重组 IgG1 型单克隆抗体,其作用靶点为 VEGFR2。RAISE 试验是一项多中心Ⅲ期临床试验,1 072例一线治疗应用氟尿嘧啶/奥沙利铂/贝伐珠单抗进展的转移性结直肠癌患者被随机分配至FOLFIRI 方案+雷莫西尤单抗组/安慰剂组,两组 mOS 分

别为 13.3 个月和 11.7 个月（*HR*：0.84，*P*=0.02），mPFS 分别为 5.7 个月和 4.5 个月（*HR*：0.79，*P*<0.000 5）。后续公布的亚组分析显示，无论 *KRAS* 突变状态、一线治疗疾病进展时间以及年龄，转移性结直肠癌患者二线治疗均可从雷莫西尤单抗联合 FOLFIRI 方案治疗中获益。鉴于 RAISE 结果，目前《NCCN 结直肠癌临床实践指南》推荐在一线治疗未应用含伊立替康方案治疗进展的转移性结直肠癌患者，二线治疗推荐雷莫西尤单抗联合 FOLFIRI 或伊立替康方案。而雷莫西尤单抗已在中国上市，但 CSCO 指南并未进行推荐。与阿柏西普一样，目前尚无证据表明，在应用 FOLFIRI 方案联合贝伐珠单抗治疗进展后应用 FOLFIRI 方案联合雷莫西尤单抗治疗仍有效，同时，尚未证明雷莫西尤单抗单药治疗有效。

根据《NCCN 结直肠癌临床实践指南》推荐，阿柏西普治疗方案如下。①FOLFIRI+雷莫西尤单抗：伊立替康 180mg/m²，静脉输注 30~90 分钟，第 1 日；亚叶酸钙 400mg/m²，静脉输注 2 小时，第 1 日；氟尿嘧啶 400mg/m²，静脉注射，第 1 日；然后 1 200mg/(m²·d)持续静脉输注（总量 2 400mg/m²，输注 46~48 小时）；雷莫西尤单抗 8mg/kg，静脉输注，>60 分钟，第 1 日；每 2 周 1 次；②伊立替康+雷莫西尤单抗：伊立替康 180mg/m²，静脉输注，第 1 日；雷莫西尤单抗 8mg/kg，静脉输注，>60 分钟，第 1 日；每 2 周重复。

4. 瑞戈非尼 瑞戈非尼是一种多靶点的小分子抑制剂，其治疗靶点包括 VEGFR1、VEGFR2、VEGFR3、FGFR、PDGFR、BRAF、KIT 和 RET 等。

（1）瑞戈非尼单药：适用人群为氟尿嘧啶、奥沙利铂、伊立替康或 VEGF 和 EGFR 抑制剂等标准治疗失败的转移性结直肠癌患者三线治疗。

Ⅲ期 CORRECT 研究中，对既往标准治疗失败的转移性结直肠癌患者分别给予 160mg 瑞戈非尼或安慰剂口服。所有患者均接受过 VEGF 抑制剂治疗，并且 48% 患者转移后接受过三线以上的标准治疗。瑞戈非尼组和安慰剂组 mOS 分别为 6.4 个月和 5.0 个月（*HR*：0.77，*P*=0.005 2），mPFS 为 1.9 个月和 1.7 个月（*HR*：0.49，*P*<0.000 1）。基于该研究结果，2012 年美国 FDA 批准瑞戈非尼单药应用于既往标准治疗均失败的晚期转移性结直肠癌患者。随机双盲的Ⅲ期 CONCUR 研究中，879 例接受过两种或两种以上方案治疗后进展的转移性结直肠癌患者，以 2∶1 随机分配至瑞戈非尼或安慰剂组。对比安慰剂组，瑞戈非尼组 mOS（8.8 个月 *vs.* 6.3 个月，*HR*：0.55，*P*=0.000 16）及 mPFS（3.2 个月 *vs.* 1.7 个月，*HR*：0.31，*P*<0.000 1）均显著延长。对中国患者进行的亚组分析同样表明 mOS 及 mPFS 显著获益。目前，《2022 年中国临床肿瘤学会（CSCO）结直肠癌诊疗指南 2022》推荐

瑞戈非尼作为氟尿嘧啶、奥沙利铂、伊立替康或 VEGF 和 EGFR 抑制剂等现有标准治疗失败后的三线用药。

（2）瑞戈非尼+PD-1 抑制剂：适用人群为转移性结直肠癌患者三线及以上治疗（无论微卫星状态）。

探讨瑞戈非尼与化疗或免疫治疗的联合应用的研究也正在开展。但瑞戈非尼联合化疗似乎结果均不理想。多中心、单臂的Ⅱ期 CORDIAL 研究一线应用瑞戈非尼联合 mFOLFOX6 方案治疗转移性结直肠癌患者，联合治疗并未提高 ORR，mPFS 为 8.5 个月。在一项比较瑞戈非尼联合 FOLFIRI 方案与单用 FOLFIRI 方案二线治疗转移性结直肠癌患者的Ⅱ期临床试验中，对比 FOLFIRI 方案+安慰剂，FOLFIRI 方案联合瑞戈非尼治疗组 mPFS（6.1 个月 *vs.* 5.3 个月，*HR*：0.73，*P*=0.056）及 mOS（*HR*：1.01）均无显著差异，而瑞戈非尼治疗组 3 级以上的不良反应明显增多。2020 年 *Journal of Clinical Oncology* 发表的Ⅰb 期临床试验——REGONIVO 研究评估了瑞戈非尼联合纳武利尤单抗治疗转移性胃癌及转移性结直肠癌患者的安全性及有效性。胃癌患者 ORR 为 44%，结直肠癌患者 ORR 为 36%，mPFS 分别为 5.6 个月和 7.9 个月。同时不良反应可控。中国徐瑞华教授团队的 REGOTORI 研究针对中国 pMMR/MSS/MSI-L 患者的研究也显示，特瑞普利单抗联合瑞戈非尼治疗三线及以上患者得到了生存获益。毫无疑问，MSI-H 转移性结直肠癌患者是免疫治疗的优势人群。而基于目前研究，针对更常见的 MSS 转移性结直肠癌患者三线后瑞戈非尼联合程序性死亡受体 1（programmed cell death-1，PD-1）抑制剂成为可选择的治疗模式。

根据《中国临床肿瘤学会（CSCO）结直肠癌诊疗指南 2022》推荐，瑞戈非尼治疗方案如下。瑞戈非尼 160mg，口服，每日 1 次，第 1~21 日，每 28 日重复；或第 1 周期可采用剂量滴定的方法：第 1 周 80mg/d，第 2 周 120mg/d，第 3 周 160mg/d。

5. 呋喹替尼 呋喹替尼是首个中国自主研发的靶向抗癌新药，为一种强效、高选择性的 VEGFR1、VEGFR2、VEGFR3 靶向抑制剂，通过抑制肿瘤血管生成发挥抗肿瘤作用，并有望最大限度地减少脱靶毒性。

（1）呋喹替尼单药：适用人群为既往接受过氟尿嘧啶类、奥沙利铂和伊立替康为基础的化疗，以及既往接受过或不适合接受 VEGF 抑制剂、EGFR 抑制剂治疗（*RAS* 野生型）的转移性结直肠癌患者。

呋喹替尼治疗既往治疗失败的转移性结直肠癌的Ⅱ期临床试验中，对比安慰剂组，呋喹替尼组的 mPFS 显著延长（4.73 个月 *vs.* 0.99 个月，*HR*：0.3，*P*<0.001）。两组 ORR 分别为 68.1% 和 20.8%（*P*<0.001）。FRESCO 研究是一项多中心、随机、双盲、安慰剂对照的Ⅲ期临床

试验,比较了呋喹替尼与安慰剂治疗标准化疗失败的转移性结直肠癌患者,呋喹替尼组达阳性结果获益显著。FRESCO 研究后续进行了多个亚组分析。在既往使用靶向治疗(previous use of targeted therapy,PTT)和非 PTT 亚组分析显示,在 PTT 人群中,呋喹替尼组与安慰剂组的 mOS 分别为 7.69 个月和 5.98 个月(P=0.012),而在非 PTT 人群中,呋喹替尼组与安慰剂组 mOS 分别为 10.35 个月和 6.93 个月(P=0.003)。无论患者既往是否应用过 VEGF 或 EGFR 抑制剂,呋喹替尼组 mPFS、mOS 延长,ORR 提高。2018 年中国国家药品监督管理局批准呋喹替尼应用于既往接受过氟尿嘧啶类、奥沙利铂和伊立替康为基础的化疗,以及既往接受过或不适合接受 VEGF 抑制剂、EGFR 抑制剂治疗(RAS 野生型)的转移性结直肠癌患者。

北京大学附属肿瘤医院的沈琳教授团队于 2022 年公布了对比瑞戈非尼及呋喹替尼治疗转移性结直肠癌患者的有效性及安全性的研究结果。两组治疗失败时间(瑞戈非尼 2.7 个月 vs. 呋喹替尼 3.1 个月,P=0.2)及 mOS(瑞戈非尼 13.8 个月 vs. 呋喹替尼 11.3 个月,P=0.527)相似。而接受瑞戈非尼序贯呋喹替尼(n=84)的患者 OS 较接受呋喹替尼序贯瑞戈非尼治疗(n=29)的患者长(28.1 个月 vs. 18.4 个月,P=0.024)。研究认为,瑞戈非尼和呋喹替尼疗效及不良反应相似。

(2)呋喹替尼+PD-1 抑制剂:适用人群为转移性结直肠癌患者三线及以上治疗。

2021 年 ASCO 大会报道了两项呋喹替尼联合 PD-1 抑制剂在转移性结直肠癌中治疗的研究。呋喹替尼联合信迪利单抗治疗转移性结直肠癌及其他实体瘤的Ⅰb 期临床试验显示,在既往接受过二线治疗失败的转移性结直肠癌患者,三线治疗应用呋喹替尼联合信迪利单抗 mPFS 为 6.8 个月。联合治疗显示出了良好的疗效及安全性。另一项研究为呋喹替尼联合杰诺单抗(GB226)治疗转移性结直肠癌的Ⅰb 期临床试验,纳入的 15 例患者 ORR 为 26.7%,DCR 为 80%,mPFS 为 7.33 个月。在 12 例 MSS 转移性结直肠癌亚组中,ORR 为 25%,DCR 为 75%,mPFS 为 5.45 个月。与瑞戈非尼类似,呋喹替尼有望与 PD-1 抑制剂联合应用后线治疗 MSS 转移性结直肠癌。

根据《中国临床肿瘤学会(CSCO)结直肠癌诊疗指南 2022》推荐,呋喹替尼治疗方案如下。呋喹替尼 5mg,口服,每日 1 次,第 1~21 日,每 28 日重复。

三、BRAF 抑制剂相关方案推荐

目前转移性结直肠癌中的 BRAF 抑制剂包括维莫非尼、康奈非尼及达拉非尼。

1. 康奈非尼+比美替尼+西妥昔单抗 适用人群为 BRAF V600E 突变型转移性结直肠癌患者二线及三线治疗。

随着对 BRAF V600E 突变型转移性结直肠癌临床病理特征及 BRAF 抑制剂耐药机制了解不断深入,多靶点联合抑制为 BRAF V600E 突变型肠癌患者治疗带来了新的曙光。2021 年世界胃肠癌大会上报道了第一项西妥昔单抗联合康奈非尼及比美替尼一线治疗 BRAF V600E 突变的转移性结直肠癌的Ⅱ期临床试验——ANCHOR 研究。研究最终分析结果显示,ORR 为 48%,mPFS 为 5.8 个月,mOS 为 17.2 个月。总体而言,根据 ANCHOR 研究结果,康奈非尼+比美替尼+西妥昔单抗三药一线治疗的结果与目前推荐的一线化疗疗效相似,且耐受性较好。目前,一线比较康奈非尼+西妥昔单抗±化疗与标准治疗方案治疗 BRAF V600E 突变的转移性结直肠癌的 BREAKWATER 研究正在进行中,该研究分为 3 个队列,康奈非尼+西妥昔单抗(A 组)、康奈非尼+西妥昔单抗+FOLFOX/FOLFIRI 方案(B 组)及标准化疗±VEGF 抑制剂(对照组)。该研究一方面在于比较一线靶向治疗与标准治疗的疗效,另一方面拟为不同亚组找出最适合的治疗方案。因目前多靶点抑制一线治疗 BRAF 突变型转移性结直肠癌数据尚不成熟,因此指南暂未进行推荐。

2. 伊立替康+西妥昔单抗+维莫非尼 在二线治疗中,《中国临床肿瘤学会(CSCO)结直肠癌诊疗指南 2022》Ⅰ级推荐依然是 FOLFIRI/FOLFOX/CAPEOX 方案±贝伐珠单抗,但伊立替康+西妥昔单抗+维莫非尼(VIC 方案)、BRAF 抑制剂+西妥昔单抗±MEK 抑制剂的多靶点抑制方案已列入二线及三线治疗的Ⅲ级推荐。2020 年 JCO 发表了Ⅱ期 SWOG S1406 研究,该研究对比了 VIC 方案与 IC 方案(伊立替康+西妥昔单抗)治疗既往接受过一种或两种治疗的 BRAF V600E 突变转移性结直肠癌患者的疗效。对比 IC 方案,联合维莫非尼治疗组 mPFS 显著获益,OS 上虽然差异无统计学意义,但 VIC 组 mOS 长于 IC 组(9.6 个月 vs. 5.9 个月)。2020 年 ASCO 大会公布了Ⅲ期 BEACON CRC 研究,该研究旨在评估康奈非尼(BRAF 抑制剂)+比美替尼+西妥昔单抗的三联疗法和康奈非尼+西妥昔单抗的二联疗法对比标准治疗(伊立替康+西妥昔单抗或 FOLFIRI 方案+西妥昔单抗)用于一~二线治疗失败的 BRAF V600E 突变的转移性结直肠癌的疗效及安全性。研究结果显示,双靶方案与三靶方案疗效相似均获得阳性结果。

根据《中国临床肿瘤学会(CSCO)结直肠癌诊疗指南 2022》推荐,BRAF 抑制剂应用方案如下。①维莫非尼+伊立替康+西妥昔单抗:维莫非尼 960mg,口服,每日 2 次;伊立替康 180mg/m²,静脉输注,第 1 日,每 2 周 1 次;西妥昔单抗 500mg/m²,静脉输注,第 1 日,每 2 周 1 次;②达拉非尼+西妥昔单抗±曲美替尼:达拉非尼 150mg,口服,每日 2 次;西妥昔单抗 500mg/m²,静脉输注,第 1 日,每 2 周 1 次;联合或不联合曲美替尼 2mg,口服,每日 1 次。

四、HER-2 抑制剂相关方案推荐

1. 曲妥珠单抗+拉帕替尼 适用人群为 *HER-2* 扩增的 *RAS* 野生型转移性结直肠癌三线及三线以上治疗。

HERACLES-A 研究是一项评估曲妥珠单抗联合拉帕替尼在难治性(即对化疗、EGFR 抑制剂治疗无效)、*KRAS* 野生型、HER-2 阳性转移性结直肠癌中的作用的 Ⅱ 期临床试验,初步证实了该方案的有效性与安全性。与 HERACLES-A 研究结果类似,另一项曲妥珠单抗联合抗 HER-2 酪氨酸激酶抑制剂妥卡替尼的 Ⅱ 期临床试验——MOUNTAINEER 研究显示,在纳入的 26 例 HER-2 阳性 *RAS* 野生型转移性结直肠癌患者中,ORR 为 55%,mPFS 为 6.2 个月,mOS 为 17.3 个月。两项研究展示了 HER-2 抑制剂联合小分子 TKI 在治疗 HER-2 阳性转移性结直肠癌的研究前景。

2. 帕妥珠单抗+曲妥珠单抗 适用人群为 *HER-2* 扩增的 *RAS* 野生型转移性结直肠癌三线及三线以上治疗。

Ⅱ 期 Mypathway 研究探索了帕妥珠单抗联合曲妥珠单抗在一线治疗失败后的 *HER-2* 扩增转移性结直肠癌患者中的疗效,初步证实了该方案的可行性。后续的 TRIUMPH 研究进一步确认了曲妥珠单抗联合帕妥珠单抗治疗的安全性及有效性。同时,该研究探讨了采用 ctDNA 检测 *HER-2* 扩增状态的稳定性及与肿瘤组织检测的一致性。27 例应用肿瘤组织检测 HER-2 阳性的患者 ORR 为 30%,25 例采用 ctDNA 检测 *HER-2* 扩增的患者 ORR 为 28%,mPFS 分别为 4.0 个月 *vs.* 3.1 个月,mOS 分别为 10.1 个月 *vs.* 8.8 个月。目前,《中国临床肿瘤学会(CSCO)结直肠癌诊疗指南 2022》已推荐在标准治疗失败后或入组临床试验前,可考虑 HER-2 免疫组化检测及高通量测序检测。基于以上研究,《NCCN 结直肠癌临床实践指南》建议将曲妥珠单抗联合帕妥珠单抗或拉帕替尼用于 *HER-2* 扩增的 RAS 野生型转移性结直肠癌三线及三线以上治疗。尽管 HER-2 抑制剂治疗 *HER-2* 扩增的转移性结直肠癌尚缺少中国人数据,但根据《中国临床肿瘤学会(CSCO)结直肠癌诊疗指南 2022》也增加了 HER-2 抑制剂治疗作为转移性结直肠

癌姑息三线治疗的 Ⅲ 级推荐,并鼓励患者参加相关临床研究。

3. 抗体药物偶联物 适用人群为既往至少接受过 2 种治疗失败的 HER-2 阳性、*RAS/BRAF* 野生型转移性结直肠癌。

近年来,抗体药物偶联物在 HER-2 抑制剂治疗中取得了显著进展。恩美曲妥珠单抗是将曲妥珠单抗与微管抑制剂偶联的结合物。HERACLES-B 研究评估了帕妥珠单抗联合恩美曲妥珠单抗治疗 HER-2 阳性 *KRAS/BRAF* 野生型转移性结直肠癌患者的疗效,ORR 为 10%,mPFS 为 4.9 个月。而在对 HER-2 表达的亚组分析结果显示,HER-2(ISH)高评分对比低评分(3+ *vs.* 2+)疗效更好,mPFS 分别为 5.7 个月 *vs.* 1.9 个月。德曲妥珠单抗是 HER-2 靶向抗体与拓扑异构酶 Ⅰ 抑制剂偶联的结合物。DESTINY-CRC01 评估了德曲妥珠单抗治疗既往至少接受过 2 种治疗失败的 HER-2 阳性、*RAS/BRAF* 野生型转移性结直肠癌患者疗效的 Ⅱ 期临床试验。在 HER-2 高表达组[HER-2(IHC)3+ 或 2+/(ISH)1+],ORR 为 45.3%,DCR 为 83%,mPFS 为 6.9 个月,mOS 未达到。而在 HER-2 低表达组中未观察到明确治疗疗效。

根据《中国临床肿瘤学会(CSCO)结直肠癌诊疗指南 2022》推荐,HER-2 抑制剂治疗方案如下。①曲妥珠单抗±帕妥珠单抗:曲妥珠单抗首次 8mg/kg,静脉输注,第 1 日;然后 6mg/kg 静脉输注,每 3 周 1 次;帕妥珠单抗首次 840mg,静脉输注,第 1 日;然后 420mg 静脉输注,每 3 周 1 次;②曲妥珠单抗±拉帕替尼:曲妥珠单抗首次 8mg/kg,静脉输注,第 1 日;然后 6mg/kg 静脉输注,每 3 周 1 次;拉帕替尼 1 000mg,口服,每日 1 次。

五、KRAS G12C 抑制剂相关方案推荐

1. sotorasib 根据临床试验 sotorasib 用药剂量推荐:960mg,口服,每日 1 次。

2. adagrasib 根据 KRYSTAL-1 研究中 Ⅱ 期临床试验数据推荐。

(1)adagrasib 单药用药剂量推荐:600mg,口服,每日 2 次。

(2)adagrasib 联合西妥昔单抗:西妥昔单抗注射液,500mg/m² 静脉输注,每 2 周 1 次;adagrasib,600mg,口服,每日 2 次。

六、NTRK 抑制剂相关方案推荐

拉罗替尼、恩曲替尼 适用人群为 *NTRK* 基因融合

阳性的转移性结直肠癌二线及以上治疗。

目前美国 FDA 批准拉罗替尼及恩曲替尼用于治疗 NTRK 基因融合的转移性、不可切除的实体瘤。恩曲替尼在含有 54 例晚期或转移性 NTRK 基因融合的实体瘤中的分析显示，ORR 为 57%（95%CI：43.2%~70.8%），mPFS 为 11 个月（95%CI：8.0~14.9），mOS 为 21 个月（95%CI：14.9~未到达）。目前，《NCCN 结直肠癌临床实践指南》推荐，拉罗替尼及恩曲替尼用于 NTRK 基因融合阳性转移性结直肠癌的后线治疗。同时，该指南也明确指出，TRK 抑制剂仅对 NTRK 融合导致的过表达有效，不推荐用于其他类型 NTRK 突变患者。

根据《NCCN 结直肠癌临床实践指南》，NTRK 抑制剂治疗方案如下。①拉罗替尼：拉罗替尼 100mg，口服，每日 2 次；②恩曲替尼：恩曲替尼 600mg，口服，每日 1 次。

（曲秀娟）

第四节　靶向药物应用注意事项

靶向药物的应用需注意靶向药物不良反应以及患者基础疾病状况，若患者伴有药物过敏史、冠心病、血栓或梗死、弥漫性实质性肺疾病、心肝肾功能不全等，在应用靶向治疗之前应考虑这些情况，综合判断是否可使用靶向药物或是否需要调整靶向药物剂量。

（一）西妥昔单抗

西妥昔单抗的主要不良反应为输液反应和皮肤反应等。在首次滴注西妥昔单抗之前至少 1 小时，必须接受抗组胺药和皮质固醇类药物的预防用药，建议在后续治疗中，每次使用前都给予上述预防用药。首次给药应缓慢，静脉输注速度不超过 5mg/min，且所有生命体征都应密切监测至少 2 小时。如果在首次给药的 15 分钟内发生相关输液反应，那么应该停止静脉输注。约 80% 的患者会发生皮肤不良反应，一般表现为轻中度；皮肤反应是可逆的，通常在停止治疗后 4 周内，或有时在继续治疗中完全消退，无后遗症发生；发病率和严重程度通常与剂量相关，长期治疗时皮疹的严重程度可能会降低。临床实践指南推荐使用口服四环素（6~8 周）和含保湿剂的外用 1% 氢化可的松乳膏进行预防性治疗。中高效糖皮质激素或口服四环素类抗生素可用于皮肤反应的治疗。

（二）贝伐珠单抗

VEGF 抑制剂常见的不良反应包括高血压、蛋白尿、伤口愈合并发症、黏膜出血、动脉血栓形成和胃肠穿孔。在采用贝伐珠单抗治疗的患者中，高血压的发生率为 42.1%。蛋白尿的发生率为 0.7%~38%，有高血压病史的患者发生蛋白尿的风险可能增高。贝伐珠单抗对伤口愈合易产生不良影响。转移性结直肠癌患者的临床试验结果显示，在贝伐珠单抗治疗开始前 28~60 天接受过重大手术的患者中，术后出血或伤口愈合并发症的风险未见增高；如果手术同时采用贝伐珠单抗治疗，在重大手术后的 60 天内术后出血或伤口愈合并发症的发生率就会增高，发生率为 10%~20%。动脉血栓栓塞事件的发生率为 5.9%，其中包括脑血管意外、心肌梗死、短暂性脑缺血发作及其他动脉血栓栓塞事件。接受贝伐珠单抗治疗的患者发生胃肠道穿孔和胆囊穿孔的风险增高，在发生胃肠道穿孔的患者中应该永久停用贝伐珠单抗。

（三）VEGFR 抑制剂

VEGFR 抑制剂主要包括瑞戈非尼、呋喹替尼。瑞戈非尼最常见的不良反应为手足皮肤反应、肝功能异常、高血压、疼痛、乏力、腹泻、食欲减退及进食减少等。最严重的不良反应为重度肝损伤、出血、胃肠道穿孔及感染；有血栓、栓塞病史者应谨慎使用。肝功能障碍发生在治疗 2 个月内，其特征在于肝细胞性损伤模式，转氨酶升高>20 倍正常上限值，随后出现胆红素升高。瑞戈非尼出血事件的总发生率为 18.2%，瑞戈非尼治疗前，肝硬化患者的食管静脉曲张筛查和后续治疗应根据标准治疗实践进行。如果出现需要紧急医学干预的重度出血，应考虑永久停用瑞戈非尼。大多数感染严重程度为轻中度（23.0%），包括尿道感染（5.7%）、鼻咽炎（4.2%）、黏膜皮肤感染和全身性真菌感染（3.3%）及肺炎（2.6%）。手足皮肤反应病例较易出现于治疗第 1 周期，严重程度为轻中度（34.4%）。出现胃肠道穿孔或瘘的患者停用瑞戈非尼。肝功能 Child-Pugh C 级的患者不建议使用瑞戈非尼。呋喹替尼注意事项：中国人群常见的不良反应（发生率≥20%）为高血压、蛋白尿、手足皮肤反应、发声困难、出血、转氨酶升高、甲状腺功能检查异常、腹痛/腹部不适、口腔黏膜炎、疲乏/乏力、腹泻、感染、血胆红素升高以及食欲减退；严重活动性出血、活动性消化性溃疡、未愈合的胃肠穿孔、消化道瘘患者禁用。重度肝肾功能不全患者禁用。妊娠期和哺乳期女性禁用。

(四) BRAF 抑制剂

不良反应包括葡萄膜炎、关节痛、皮疹、脱发、疲乏、光敏反应、恶心、瘙痒和皮肤乳头状瘤。开始治疗前及治疗期间应监测心电图及电解质，如 QT 间期延长超过 500ms，需要暂停 BRAF 抑制剂纠正电解质异常，并控制其他 QT 间期延长风险的心脏危险因素。治疗开始前、治疗期间，每个月监测肝肾功能、葡萄膜炎的症状及体征。患者出现新的原发性恶性肿瘤(非皮肤 RAS 突变阳性恶性肿瘤)时，应永久停用 BRAF 抑制剂。服用维莫非尼若出现严重皮肤学反应，包括重症多形红斑和中毒性表皮坏死松解症，应终止治疗。服用维莫非尼时建议患者避免暴露阳光。服用康奈非尼还应注意血管疾病出血等不良反应。

(五) HER-2 抑制剂

HER-2 抑制剂主要包括曲妥珠单抗和帕妥珠单抗。曲妥珠单抗的常见不良反应包括心功能不全、输注反应、肺部反应和胚胎毒性。充血性心力衰竭是曲妥珠单抗常见不良反应，会危及生命。在给予曲妥珠单抗治疗前和治疗过程中需对左心室功能进行评估。输液反应监测到易发生寒战和/或发热、呼吸困难、低血压、哮鸣、支气管痉挛、心动过速、血氧饱和度下降和呼吸窘迫。发生呼吸困难或临床显著的低血压患者，应当立即停止使用曲妥珠单抗，并对患者进行监控直至症状完全消失。发生过敏、血管性水肿、间质性肺炎或急性呼吸窘迫综合征的患者应停止使用曲妥珠单抗。如果停止曲妥珠单抗治疗，则帕妥珠单抗也应停用。心功能不全可能从中度到重度并与死亡事件相关。另外，心脏风险高(如高血压、冠状动脉疾病、慢性心力衰竭、舒张功能不全、老年人)的患者慎用曲妥珠单抗。

帕妥珠单抗的常见不良反应包括左心室功能不全和胚胎-胎儿毒性。服用该药物可导致亚临床和临床心力衰竭，建议启用本品前以及在治疗期间定期评估左心室射血分数(left ventricular ejection fraction，LVEF)。根据帕妥珠单抗的作用机制以及动物研究数据，妊娠期间使用本品会对胚胎-胎儿造成伤害。

(六) MEK 抑制剂

MEK 抑制剂主要包括曲美替尼和比美替尼。曲美替尼常见的不良反应包括视网膜静脉闭塞、视网膜色素上皮脱离、弥漫性实质性肺疾病/肺部炎症和单纯性静脉血栓栓塞。曲美替尼联合达拉非尼治疗时，与该药品相关的最常见(>20%)不良反应为发热、恶心、皮疹、寒

战、腹泻、呕吐、高血压和外周水肿。需要在发热期间和之后评价感染的体征和症状并监测血清肌酐和其他肾功能指标。中度或重度肝损害和重度肾损害的患者应慎用本品。

比美替尼常见的不良反应包括心肌病、静脉血栓栓塞、眼毒性、弥漫性实质性肺疾病、肝毒性、横纹肌溶解和出血。在开始治疗前、治疗 1 个月后通过超声心动图或心脏放射性核素扫描检查评估 LVEF，此后每 2~3 个月评估 1 次。定期进行眼科评估，评估是否有视觉障碍，并跟踪新的或持续的眼科检查结果。治疗开始前、治疗期间每个月监测肝肾功能。横纹肌溶解需要定期和根据临床指征监测肌酸激酶和肌酐。最常见的出血事件是胃肠道出血，包括直肠出血(4.2%)、便血(3.1%)和痔出血(1%)。1.6% 的患者在新发或进展性脑转移的情况下发生致死性颅内出血。

(七) KRAS G12C 抑制剂

最常见不良反应(≥20%)为腹泻、肌肉骨骼疼痛、恶心、疲乏、肝毒性和咳嗽。最常见的实验室检查异常(≥25%)为淋巴细胞减少、血红蛋白减少、谷草转氨酶升高、谷丙转氨酶升高、钙降低、碱性磷酸酶升高、尿蛋白升高和钠降低。在治疗的前 3 个月，每 3 周监测 1 次肝功能，然后根据临床指征每个月监测 1 次。在发生转氨酶和/或胆红素升高的患者中需要更频繁地进行检查。监测新发或恶化的肺部症状。疑似弥漫性实质性肺疾病/非感染性肺炎，立即停用该药品，如果未发现其他潜在原因，则永久性停药。

(八) NTRK 抑制剂

NTRK 抑制剂主要包括拉罗替尼和恩曲替尼。拉罗替尼最常见的不良反应(≥20%)为疲乏、恶心、头晕、呕吐、谷草转氨酶升高、咳嗽、谷丙转氨酶升高、便秘和腹泻。拉罗替尼可导致神经毒性，需告知患者和看护人神经系统不良反应的风险。建议患者不要驾驶或操作有危险的车辆。注意肝毒性，在治疗的第 1 个月内每 2 周监测 1 次肝功能，包括谷草转氨酶和谷丙转氨酶，此后每个月监测 1 次，并根据临床指征进行监测。根据严重程度暂停并调整剂量，或永久停用。

恩曲替尼最常见的不良反应(≥20%)为疲乏、便秘、味觉障碍、水肿、头晕、腹泻、恶心、感觉迟钝、呼吸困难、贫血、体重增加、血肌酐升高、疼痛、认知障碍、呕吐、咳嗽和发热。最常见的严重不良反应(≥2%)为肺部感染(5.2%)、呼吸困难(4.6%)、认知障碍(3.8%)、胸腔积液(3.0%)和骨折(2.4%)。恩曲替尼治疗有可能引起认知改变。如果患者出现认知障碍症状，在症状消退之

前,应避免驾驶或操纵机器。应及时评价患者的骨折症状或体征(如疼痛、运动变化、畸形)。定期评估血清尿酸水平,监测患者是否出现高尿酸血症。应根据临床指征开始降尿酸治疗,并在观察到高尿酸血症症状和体征时暂停恩曲替尼治疗。

(千年松　苟苗苗)

推荐阅读

[1] CHAN D L H,SEGELOV E,WONG R S,et al. Epidermal growth factor receptor(EGFR)inhibitors for metastatic colorectal cancer[J]. Cochrane Database Syst Rev,2017,6(6):CD007047.

[2] YAROM N,JONKER D J. The role of the epidermal growth factor receptor in the mechanism and treatment of colorectal cancer[J]. Discov Med,2011,11(57):95-105.

[3] VAN CUTSEM E,KÖHNE C H,HITRE E,et al. Cetuximab and chemotherapy as initial treatment for metastatic colorectal cancer[J]. N Engl J Med,2009,360(14):1408-1417.

[4] VAN CUTSEM E,KÖHNE C H,LÁNG I,et al. Cetuximab plus irinotecan,fluorouracil,and leucovorin as first-line treatment for metastatic colorectal cancer:updated analysis of overall survival according to tumor KRAS and BRAF mutation status[J]. J Clin Oncol,2011,29(15):2011-2019.

[5] QIN S K,LI J,WANG L W,et al. Efficacy and tolerability of first-linecetuximab plus leucovorin,fluorouracil,and oxaliplatin(FOLFOX-4)versus FOLFOX-4 in patients with RAS wild-type metastatic colorectal cancer:the open-label,randomized,phase III TAILOR trial[J]. J Clin Oncol,2018,36(30):3031-3039.

[6] ARNOLD D,LUEZA B,DOUILLARD J Y,et al. Prognostic and predictive value of primary tumour side in patients with RAS wild-type metastatic colorectal cancer treated with chemotherapy and EGFR directed antibodies in six randomized trials[J]. Ann Oncol,2017,28(8):1713-1729.

[7] HU H B,WANG K,HUANG M J,et al. Modified FOLFOXIRI with or withoutcetuximab as conversion therapy in patients with RAS/BRAF wild-type unresectable liver metastases colorectal cancer:the FOCULM multicenter phase II trial[J]. Oncologist,2021,26(1):e90-e98.

[8] Cremolini C,Rossini D,DELL'AQUILA E,et al. Rechallenge for patients with RAS and BRAF wild-type metastatic colorectal cancer with acquired resistance to first-line cetuximab and irinotecan:a phase 2 single-arm clinical trial[J]. JAMA Oncol,2019,5(3):343-350.

[9] MARTINELLI E,MARTINI G,FAMIGLIETTI V,et al. Rechallenge plus avelumab in pretreated patients with ras wild-type metastatic colorectal cancer:the phase 2 single-arm clinical CAVE trial[J]. JAMA Oncol,2021,7(10):1529-1535.

[10] MODEST D P,MARTENS U M,RIERA-KNORRENSCHILD J,et al. FOLFOXIRI pluspanitumumab as first-line treatment of RAS wild-type metastatic colorectal cancer:the randomized,open-label,phase II VOLFI study(AIO KRK0109)[J]. J Clin Oncol,2019,37(35):3401-3411.

[11] YOSHINO T,WATANABE J,SHITARA K,et al. Panitumumab(PAN)plus mFOLFOX6 versus bevacizumab(BEV)plus mFOLFOX6 as first-line treatment in patients with RAS wild-type(WT)metastatic colorectal cancer(mCRC):Results from the phase 3 PARADIGM trial[J]. J Clin Oncol,2022,40(Suppl 17):LBA1.

[12] HURWITZ H,FEHRENBACHER L,NOVOTNY W,et al. Bevacizumab plus irinotecan,fluorouracil,and leucovorin for metastatic colorectal cancer[J]. N Engl J Med,2004,350(23):2335-2342.

[13] GUAN Z Z,XU J M,LUO R C,et al. Efficacy and safety ofbevacizumab plus chemotherapy in Chinese patients with metastatic colorectal cancer:a randomized phase III ARTIST trial[J]. Chin J Cancer,2011,30(10):682-689.

[14] GIANTONIO B J,CATALANO P J,MEROPOL N J,et al. Bevacizumab in combination with oxaliplatin,fluorouracil,and leucovorin(FOLFOX4)for previously treated metastatic colorectal cancer:results from the Eastern Cooperative Oncology Group Study E3200[J]. J Clin Oncol,2007,25(12):1539-1544.

[15] BENNOUNA J,SASTRE J,ARNOLD D,et al. Continuation of bevacizumab after first progression in metastatic colorectal cancer(ML18147):a randomised phase 3 trial[J]. Lancet Oncol,2013,14(1):29-37.

[16] VENOOK A P,NIEDZWIECKI D,LENZ H J,et al. CALGB/SWOG 80405:phase III trial of irinotecan/5-FU/leucovorin(FOLFIRI)or oxaliplatin/5-FU/leucovorin(mFOLFOX6)with bevacizumab(BV)or cetuximab(CET)for patients(pts)with KRAS wild-type(wt)untreated metastatic adenocarcinoma of the colon or rectum(MCRC)[J]. Clin Oncol,2014,32(Suppl 15):LBA3.

[17] VAN CUTSEM E,TABERNERO J,LAKOMY R,et al. Addition of aflibercept to fluorouracil,leucovorin,and irinotecan improves survival in a phase III randomized trial in patients with metastatic colorectal cancer previously treated with an oxaliplatin-based regimen[J]. J Clin Oncol,2012,30(28):3499-3506.

[18] TABERNERO J,YOSHINO T,COHN A L,et al. Ramucirumab versus placebo in combination with second-line FOLFIRI in patients with metastatic colorectal carcinoma that progressed during or after first-line therapy with bevacizumab,oxaliplatin,and a fluoropyrimidine(RAISE):a randomised,double-blind,multicentre,phase 3 study[J]. Lancet Oncol,2015,16(5):499-508.

[19] MAO M,TIAN F,MARIADASON J M,et al. Resistance to BRAF inhibition in BRAF-mutant colon cancer can be overcome with PI3K inhibition or demethylating agents [J]. Clin Cancer Res,2013,19(3):657-667.

[20] KOPETZ S,GUTHRIE K A,MORRIS V K,et al. Randomized trial of irinotecan and cetuximab with or without vemurafenib in BRAF-mutant metastatic colorectal cancer (SWOG S1406)[J]. J Clin Oncol,2021,39(4):285-294.

第二十四章　免疫治疗

第一节　肠癌的免疫微环境

一、免疫微环境概论

早在1863年,随着炎症与恶性肿瘤的关系被发现,肿瘤微环境(tumor microenvironment,TME)的概念被首次提出。1889年,"种子与土壤"学说的提出进一步明确了肿瘤微环境在恶性肿瘤发生发展中的关键作用。肿瘤微环境的组成十分复杂,包括免疫细胞、炎症细胞、成纤维细胞、神经内分泌细胞、脂肪细胞、内皮细胞、间充质细胞及非细胞成分等。大量证据表明,肿瘤微环境参与肿瘤细胞增殖、迁移、转移、化疗耐药及免疫逃逸等诸多过程,其中,肿瘤浸润免疫细胞发挥了关键作用,又被称为肿瘤免疫微环境(tumor immune microenvironment,TIME)。

(一)免疫微环境分类

具有相同肿瘤类型的不同患者的 TIME 可能具有很大差异。既往的研究根据促炎性细胞因子产生和 T 细胞浸润的水平将 TIME 简单地分为"冷"或"热"两种类型。热肿瘤表现为 T 细胞浸润和免疫激活的分子特征,而冷肿瘤则表现为 T 细胞浸润的缺乏。然而,随着TIME 研究的深入,简单的二分类法已无法完全解释肿瘤生物学行为及治疗反应的个体差异,近年来,更为精准的分类方法被提出。

1. 基于 CD8$^+$T 细胞空间分布的三分类法　Wang等在卵巢癌中根据 CD8$^+$T 细胞空间分布将免疫微环境分为三种类型。①免疫浸润型:肿瘤内具有大量 CD8$^+$T 细胞浸润,且肿瘤上皮区内具有 CD8$^+$T 细胞浸润;②免疫排斥型:肿瘤内具有大量 CD8$^+$T 细胞浸润,但多位于肿瘤间质区,肿瘤上皮区内几乎没有 CD8$^+$T 细胞浸润;③免疫荒漠型:肿瘤内缺乏 CD8$^+$T 细胞浸润,包括肿瘤间质区及肿瘤上皮区。

2. 基于肿瘤突变负荷和炎性浸润的四分类法　包括又称四型。①1 型肿瘤:具有高肿瘤突变负荷(tumor mutation burden,TMB)和炎症基因特征,表明存在持续但功能受到抑制的免疫反应。该类肿瘤最有可能对免疫检查点抑制剂(immune checkpoint inhibitor,ICI)的治疗产生反应。然而,免疫逃避或免疫抑制性肿瘤微环境信号通路可能导致 1 型肿瘤 ICI 治疗耐受,可能的机制包括适应性免疫耐受、肿瘤抗原表达丧失、对干扰素(interferon,IFN)或代谢物不敏感及细胞因子失调等。1 型肿瘤多见于高微卫星不稳定性(microsatellite instability-high,MSI-H)的黑色素瘤、肺癌、子宫内膜癌、胃癌和子宫颈癌等中。②2 型肿瘤:具有低 TMB,并缺乏炎症基因表达。免疫沙漠或免疫排斥型的肿瘤可能属于这一类。该类肿瘤中存在抗原提呈和适应性免疫反应启动效率低下或缺失的情况,机制可能与抗原提呈细胞(antigen-presenting cell,APC)的浸润障碍有关。因此,该类肿瘤患者对免疫治疗不敏感。2 型肿瘤在胰腺癌、卵巢癌和微卫星稳定(microsatellite stable,MSS)型结直肠癌中较为常见。③3 型肿瘤:该类肿瘤的 TMB 水平介于 1 型及 2 型之间,但缺乏炎症基因表达,表明 3 型肿瘤中缺乏肿瘤特异性 T 细胞浸润。因此,3 型肿瘤可能对抗癌免疫疗法不敏感。促使 T 细胞和 NK 细胞进入 3 型肿瘤组织并在其中维持其功能可能对于驱动有效的抗肿瘤反应至关重要。该类表型存在于尿路上皮癌和部分胰腺癌中。④4 型肿瘤:该类肿瘤低 TMB,但炎症基因表达水平高,表明存在固有免疫细胞及 T 细胞活化、和/或抑制性免疫细胞浸润。程序性死亡受体 1(programmed cell death-1,PD-1)/程序性死亡受体配体1(programmed cell death-Ligand 1,PD-L1)可能并非 4 型肿瘤中关键的免疫抑制机制,目前尚不清楚它们对抗癌免疫疗法的反应。4 型肿瘤,炎性肿瘤微环境的存在可能有利于肿瘤生长和转移。解除由髓源性抑制细胞

（myeloid-derived suppressor cell，MDSC）、肿瘤相关巨噬细胞（tumor-associated macrophage，TAM）和调节性T细胞介导的免疫抑制的策略可能对该类患者有效。一些胰腺癌、前列腺癌和非 BRCA 突变的乳腺癌，可能属于4型肿瘤。

3. **基于纤维化水平的四分类法** Nathan Fowler 等分析了超过 10 000 例癌症患者的转录组，确定了在 20 种不同癌症中保守的四种肿瘤微环境亚型。①免疫富集，纤维化型（immune-enriched/fibrotic，IE/F）：具有高水平的淋巴细胞浸润，同时具有较高的纤维化程度，大部分该类肿瘤表现为免疫排斥型；②免疫富集，非纤维化型（immune-enriched/non-fibrotic，IE）：具有高水平的淋巴细胞浸润，具有最强免疫活性的微环境，而纤维化程度很低；③纤维化型（fibrotic，F）：缺乏淋巴细胞浸润，高度纤维化并形成致密的胶原蛋白网络；④免疫耗竭型（immune-depleted，D）：缺乏淋巴细胞浸润，但纤维化程度较低。在黑色素瘤中，IE 亚型患者对免疫治疗最为敏感，而 F 亚型最不敏感，IE/F 和 D 亚型介于两者之间。

（二）免疫微环境的主要细胞组分及其功能

1. T 细胞

（1）CD8$^+$细胞毒性 T 细胞：细胞毒性 T 细胞（cytotoxic T-lymphocyte，CTL）是机体发挥适应性抗肿瘤免疫的主要细胞群，表达 CD8 共受体。肿瘤细胞表达特异性抗原并被浸润至肿瘤组织的 APC 识别，APC 将抗原肽组装至 MHC Ⅰ类分子上，并表达于细胞表面。APC 在淋巴结中将肿瘤特异性抗原提呈给幼稚 T 细胞，促使幼稚 T 细胞增殖分化为 CTL。激活的效应 CD8$^+$T 细胞趋化至肿瘤微环境中发挥抗肿瘤效应。CTL 主要通过脱颗粒途径和 FasL 介导的细胞凋亡途径两种途径杀伤靶细胞。脱颗粒途径主要由 CTL 释放的颗粒酶 A 和 B 介导。CTL 识别肿瘤细胞后，会产生穿孔素，在细胞膜上形成孔道，然后释放颗粒酶通过孔道进入靶细胞内并诱导靶细胞死亡。FasL 介导的细胞凋亡途径主要通过 CTL 表面的 FasL 与靶细胞表面 Fas 结合，激活 Caspase 途径诱导靶细胞凋亡。此外，CTL 还可通过分泌 IFN 和肿瘤坏死因子 α（tumor necrosis factor，TNF-α）发挥抗肿瘤作用。在某些情况下，CD8$^+$T 细胞功能受到抑制，表现为耗竭表型，是引发肿瘤免疫逃逸的重要机制之一。

（2）CD4$^+$辅助性 T 细胞：CD4$^+$T 细胞同样经由 APC 提呈抗原激活，主要识别 MHC Ⅱ类分子。CD4$^+$T 细胞在适应性免疫系统中具有多种功能，其中最主要的是作为辅助性 T 细胞（helper T cell，Th cell），包括 Th1、Th2、Th17 等亚群。Th1 的特征是分泌 IFN-γ，以及一系列其他细胞因子，包括 TNF-α、白介素-2（interleukin 2，IL-2）、粒细胞-巨噬细胞集落刺激因子（granulocyte-macrophage colony stimulating factor，GM-CSF）等。Th1 可促进抗肿瘤免疫活性，主要通过分泌细胞因子促进 CTL 激活和增殖。同时，Th1 也可协助激活树突状细胞，诱导树突状细胞成熟。Th2 细胞可分泌 IL-4、IL-5 和 IL-13。Th2 细胞可以通过抑制 Th1 细胞介导的炎症反应发挥抗炎能力。既往的研究认为，Th2 细胞介导的 2 型免疫是抑制抗肿瘤免疫的重要因素，而越来越多的研究表明，Th2 细胞可能具有促癌和抑癌的双重功能。Th17 细胞是 CD4$^+$T 细胞的一个特殊亚群，在自身免疫性疾病和感染过程中通过分泌标志性细胞因子 IL-17 驱动炎症反应。Th17 细胞已经在各种人类癌症中被发现。这些细胞在癌症中的功能高度依赖于肿瘤微环境，肿瘤促进和抑制活性均有报道，目前 Th17 细胞群在 TIME 中的功能暂无定论。

（3）CD4$^+$调节性 T 细胞：调节性 T 细胞（regulatory T cell，Tr cell）在免疫抑制性 TIME 中起关键作用。调节性 T 细胞是一群具有特异性转录因子 FOXP3 表达的 CD4$^+$T 细胞，可以定义为 CD4$^+$CD25$^+$FOXP3$^+$T 细胞。调节性 T 细胞的免疫抑制作用主要表现为抑制 DC 细胞表达共刺激分子 CD80 和 CD86，导致幼稚 T 细胞无法启动激活；通过高亲和力的 IL-2 受体消耗 IL-2；分泌抑制性细胞因子；调节色氨酸及腺苷代谢；直接杀伤效应 T 细胞等。调节性 T 细胞在黑色素瘤、淋巴瘤、乳腺癌、胰腺癌、卵巢癌及肺癌等多种实体肿瘤中存在浸润，调节性 T 细胞/CD8$^+$T 细胞比值增高与多种恶性肿瘤的不良预后相关。耗尽活性调节性 T 细胞或减少调节性 T 细胞募集可使肿瘤微环境由免疫抑制状态向免疫激活状态转变。

2. B 细胞
B 细胞是 TIME 中发现的第二种适应性免疫细胞，它在 TIME 中的功能较为复杂。在部分研究中，B 细胞的存在与癌症患者预后的改善有关，但尚不能证实这些 B 细胞是免疫应答的生物标志物还是免疫应答的关键效应细胞。最近的研究表明，肿瘤微环境中由 B 细胞形成的三级淋巴结构与较好的预后相关。然而，另一些研究同样证实 B 细胞与不良的临床结果和抗肿瘤免疫功能受损有关，主要通过产生免疫抑制细胞因子发挥作用。因此，B 细胞可能具有异质性亚群，并在 TIME 中发挥不同的功能，如何定义这些亚群并证明其功能机制需要进一步研究。

3. NK 细胞
NK 细胞是先天淋巴样细胞的核心组分，是一种具有细胞毒性的大颗粒淋巴细胞，能够在不依赖抗原提呈的前提下杀死肿瘤细胞和病毒感染细胞。NK 细胞是固有免疫系统的一部分，是抵御血液恶性肿瘤和实体恶性肿瘤的第一道防线，在癌变过程中能迅速识别恶性细胞,防止转移和清除微小残留病灶。NK 细胞的激活不受 MHC 分子限制,但受到激活性受体和抑制性受体调控。自然细胞毒性受体、凝集素样 2 型跨膜受体及 CD226 均为重要的 NK 细胞激活受体,与肿瘤细胞表达的配体结合时,可直接诱导 NK 细胞介导的细胞毒作用和细胞因子分泌。NK 细胞还可通过抗体依赖细胞介导的细胞毒作用(antibody-dependent cell-mediated cytotoxicity,ADCC)杀伤肿瘤细胞。人类 NK 细胞通过 FcγR Ⅱ C(CD32c)或 FcγR Ⅲ A(CD16a)识别在靶细胞上表达的人类免疫球蛋白的 Fc 段,随后触发 NK 细胞对这些靶细胞的细胞毒性效应。与 CTL 类似,激活的 NK 细胞可通过分泌穿孔素、颗粒酶及 FasL/Fas 途径杀伤肿瘤细胞。

4. 髓系细胞

(1)树突状细胞(dendritic cell,DC):作为免疫系统的哨点,DC 在连接固有免疫和适应性免疫反应方面发挥核心作用。DC 被称为最有效的抗原提呈细胞,通过吸收、处理和提呈包括肿瘤抗原在内的抗原来激活原始抗原特异性 CD4⁺ 和 CD8⁺T 细胞,从而启动所有适应性免疫反应。DC 起源于骨髓中的巨噬细胞/DC 祖细胞,然后分化为两个主要的 DC 亚群:经典/传统 DC(conventional DC,cDC)和浆细胞样 DC(plasmacytoid DC,pDC)。cDC 主要通过 MHC 分子进行抗原提呈,启动 T 细胞免疫,而 pDC 主要通过分泌大量 Ⅰ 型 IFN 发挥功能。DC 功能受损及成熟障碍等均可导致抗肿瘤免疫无法正常激活。

(2)肿瘤相关巨噬细胞(tumor-associated macrophage,TAM):TAM 可由 CC-motif 趋化因子配体 2(chemokine C-C motif ligand 2,CCL2)、巨噬细胞集落刺激因子(macrophage-colony stimulating factor,M-CSF)等趋化因子及细胞因子诱导,以外周血单核细胞为前体,在肿瘤组织中募集并转化为成熟巨噬细胞。在不同的微环境下,巨噬细胞可极化为两种不同类型的成熟巨噬细胞,分别为 M1 型及 M2 型。Th1 类细胞因子如 IL-12、IL-18 或 Toll 样受体激活可促使巨噬细胞向 M1 型极化。Th2 类细胞因子如 IL-4、IL-10 及 IL-13 则可诱导巨噬细胞分化为 M2 型。两种 TAM 在抗肿瘤免疫中具有截然不同的作用。M1 型巨噬细胞可通过产生活性氧/氮和促炎性细胞因子 IL-1β、IL-6 及 TNF-α 等发挥抗肿瘤作用。M2 型巨噬细胞则通过产生抗炎细胞因子如 IL-10,IL-13 及转化生长因子-β(transforming growth factor β,TGF-β)等,直接抑制 CD8⁺ 和 CD4⁺ 效应 T 细胞的活性,并诱导调节性 T 细胞的产生,从而导致抗肿瘤免疫抑制及免疫治疗耐受。此外,T 细胞激活所必需的 L-精氨酸可被巨噬细胞 M2 样表型(M2 tumor-associated macrophage,M2 TAM)表达的精氨酸酶 1(arginase-1,ARG1)代谢为尿素和 L-鸟氨酸,从而抑制 T 细胞激活。研究表明,TAM 在乳腺癌、消化道肿瘤、肺癌、肝细胞癌等多种实体瘤中大量浸润,且与不良预后相关。在非小细胞肺癌中,M2 TAM 的浸润与 Ki-67 表达、淋巴结转移、病理分期密切相关,M2 TAM 浸润较多的患者无病生存期(disease-free survival,DFS)及总生存期(overall survival,OS)均显著降低。

(3)髓源性抑制细胞(myeloid-derived suppressor cell,MDSC):MDSC 是一组未成熟髓样细胞的异质群体,可以由不同髓样谱系(如单核细胞或粒细胞)混合组成。MDSC 无法完成终末分化,具有强大的抑制 T 细胞和 NK 细胞的能力。根据其表面标志物的差异,可将 MDSC 分为粒细胞型 MDSC 和单核细胞型 MDSC。免疫抑制作用是 MDSC 的重要特征,MDSC 可直接抑制 T 细胞及 NK 细胞活性。MDSC 表达的 ARG1 可代谢 T 细胞激活必须的 L-精氨酸,导致 T 细胞活性抑制,且可导致细胞受体 ζ 链下调,阻碍细胞受体信号转导。此外,MDSC 还可表达一氧化氮合酶,该酶也可分解 L-精氨酸,且其代谢产物一氧化氮可诱导 T 细胞失活。大量 MDSC 浸润产生的活性氧可诱导 T 细胞凋亡。此外,MDSC 可以通过上调 PD-L1 表达发挥其免疫抑制作用,也可表达死亡受体 CD95,并通过活化 T 细胞上表达的 CD95 配体诱导 T 细胞凋亡。MDSC 还可通过分泌免疫抑制性细胞因子,如 TGF-β 及 IL-10,抑制 T 细胞活性并募集调节性 T 细胞浸润。

(三)免疫微环境与肿瘤免疫逃逸

免疫系统具有促进和抑制肿瘤生长的双重能力,因此在维持免疫识别和肿瘤发展的平衡中起至关重要的作用。在肿瘤免疫编辑过程中,免疫系统首先识别并杀伤表达肿瘤特异性抗原的肿瘤细胞。然而,由于基因的不稳定性,肿瘤细胞会不断分裂,免疫原性降低,从而逃避免疫清除。在此期间,肿瘤细胞继续分裂,某些肿瘤细胞出现偶发突变或被炎症反应诱导突变,重获免疫原性,仍可被免疫系统识别并清除。因此,免疫控制和肿瘤生长之间保持了平衡,形成了肿瘤休眠。然而,最终肿瘤会通过诱导免疫抑制作用,或发生靶抗原表达的丧失而削弱免疫系统根除肿瘤的能力。在这个阶段,肿瘤逃逸发生,致临床肿瘤发生。

1. T 细胞耗竭 T 细胞耗竭是指抗原特异性 CD8⁺T 细胞的功能失调状态,耗竭态的 CD8⁺T 细胞在大量且持续的抗原刺激下产生,如慢性病毒感染或癌症。耗竭态的 CD8⁺T 细胞杀伤效应减弱,分泌颗粒酶、IFN-γ、IL-2、TNF-α 等细胞因子的能力降低。同时,耗竭态的 CD8$^+$T 细胞表面持续性表达多种抑制性受体，如 PD-1、细胞毒性 T 淋巴细胞相关抗原 4（cytotoxic T lymphocyte-associated antigen-4，CTLA-4）、T 细胞免疫球蛋白黏蛋白 3（T cell immunoglobulin and mucin domain-containing protein 3，TIM3 及淋巴细胞活化基因 3（lymphocyte activation gene-3，LAG-3）等。T 细胞耗竭是导致肿瘤免疫耐受的重要原因之一，而拮抗表面抑制性受体可以使其重获效应细胞因子分泌和细胞毒性，此为 ICI 免疫治疗的基础。

2. 抑制性免疫细胞浸润　抑制细胞介导的肿瘤微环境中的免疫抑制是肿瘤免疫逃逸的主要机制之一，可能是肿瘤免疫治疗的关键障碍。多项研究表明，肿瘤来源的调节性 T 细胞比自然产生的调节性 T 细胞具有相对较高的抑制活性。调节性 T 细胞通过肿瘤细胞介导的趋化因子的产生进入肿瘤微环境中。有证据表明，由肿瘤细胞和其他细胞产生的 TGF-β 有助于 CD4$^+$T 细胞转化为抑制性的原位调节性 T 细胞。此外，髓系细胞，特别是 MDSC 及 TAM 造成的炎性免疫微环境可介导肿瘤发生、血管生成和转移。

3. 抗原提呈缺陷　肿瘤逃避免疫监视的另一个基本机制是通过下调抗原处理和提呈相关蛋白，如 MHC I 类分子、蛋白组亚基潜伏膜蛋白（LMP2 和 LMP7）、抗原加工相关转运体（transporter associated with antigen processing，TAP）和 TAP 相关蛋白的抗原处理机制。因此，由于 CTL 不再识别肿瘤细胞上的靶抗原，导致肿瘤抗原表达下调，从而导致肿瘤的发生和转移。

4. 免疫抑制性介质　肿瘤细胞及 TIME 中的其他细胞可以通过产生免疫抑制细胞因子来破坏 CTL 功能，从而逃避免疫监视。TGF-β 是抑制性 TIME 的主要调节因子。此外，TNF-α、IL-1、IL-6、CSF-1、IL-8、IL-10 和 I 型 IFN 也可显著促进肿瘤的生长。除了免疫抑制细胞因子外，肿瘤产生的血管内皮生长因子（vascular endothelial growth factor，VEGF）等其他因子也会抑制祖细胞向 DC 分化，从而影响高效的抗原摄取和提呈。VEGF、IL-10 和 TGF-β 也有抑制 DC 成熟的作用。免疫抑制酶如吲哚胺 2,3- 双加氧酶（indoleamine 2,3-dioxygenase，IDO）、精氨酸酶和核因子 κB 激酶亚基 β 抑制剂（inhibitor of nuclear factor kappa B kinase subunit beta，IKK-2）也可能通过直接作用于肿瘤细胞增殖或通过诱导 T 细胞耐受从而促进肿瘤进展。

二、结直肠癌免疫微环境特征

癌症治疗进入免疫时代，人们越发关注各种癌症类型的 TIME 差异。不同癌种，同一癌种不同分子分型 TIME 的异质性是其临床预后差异的基础。

（一）免疫微环境与结直肠癌预后

CTL 是 TIME 中影响结直肠癌预后最重要的因素。已有多个大型研究表明 CTL 高浸润与结直肠癌较好的预后相关。近年来，TIME 中其他细胞成分的预后作用愈发引起关注，此部分将对几种主要细胞类型在结直肠癌中的预后价值进行简要阐述。

1. 调节性 T 细胞　在多种实体肿瘤中，包括卵巢癌、胃癌、肾细胞癌、黑色素瘤、肝细胞癌、口腔鳞癌和乳腺癌等，FoxP3$^+$调节性 T 细胞高浸润与短 OS 具有显著相关性。然而，在结直肠癌中，多个研究报道调节性 T 细胞高浸润与较好的预后相关。Salama 等对 II 期或 III 期结直肠癌患者的研究发现，FOXP3$^+$调节性 T 细胞的高肿瘤浸润与更好的生存率相关，且为独立预后因素。Frey 等发现在错配修复正常（mismatch repair proficient，pMMR）患者中，FoxP3$^+$调节性 T 细胞浸润程度高的患者具有更高的 5 年生存率，而在错配修复缺陷（deficient mismatch repair，dMMR）患者中则无明显统计学意义。

2. 肿瘤相关巨噬细胞　研究表明，以 CD68 标记的总体 TAM 浸润可能与结直肠癌较好的预后相关。Nakayama 等在预后良好的结直肠癌患者中检测到高水平的 TAM。Koelzer 等发现高 CD68$^+$TAM 浸润的结直肠癌患者具有更长的 OS。同样，Cavnar 等发现结直肠癌肝转移患者的 DFS 与 CD68$^+$TAMs 浸润呈显著正相关。而 CD163 标记的 M2 TAM 则是结直肠癌的不良预后因素。熊斌等的研究发现，结直肠癌肿瘤侵袭前缘间质 CD163 高表达与复发生存率较差相关。进一步研究发现，在 81 例结直肠癌患者中，肿瘤侵袭前沿（而非肿瘤间质）高 CD163$^+$/CD68$^+$比值与结直肠癌患者淋巴管侵袭、肿瘤侵袭、TNM 分期及较差的复发生存率和 OS 密切相关。

3. 髓源性抑制细胞　肿瘤微环境可以分泌趋化因子，导致 MDSC 迁移至肿瘤部位，抑制免疫功能并加速肿瘤进展。CCL2 可将 MDSC 招募至结直肠癌肿瘤微环境，通过抑制 T 细胞增殖和刺激调节性 T 细胞发育增强免疫抑制功能。Ouyang 等发现结直肠癌患者原发肿瘤组织中 CD33$^+$CD11b$^+$HLA-DR-MDSC 水平升高，与 TNM 晚期和淋巴结转移有关。

（二）不同微卫星状态结直肠癌免疫微环境差异

ICI 对结直肠癌中存在 dMMR/MSI-H 的患者有效，相比之下，pMMR/MSS 的患者，对 ICI 治疗不敏感。两种分子亚型的结直肠癌具有极为不同的免疫微环境，是两者对 ICI 反应性差异的基础。

总体来说，dMMR/MSI-H 结直肠癌患者与肿瘤浸润淋巴细胞增多、免疫相关基因表达增加有关。多项研究显示,在dMMR/MSI-H结直肠癌中,上皮区域内CD8⁺T细胞的浸润明显较多,且其细胞毒作用更为活跃,如颗粒酶B的表达增多,然而,在肿瘤间质内,pMMR/MSS与dMMR/MSI-H患者CD8⁺T细胞的浸润数量则无明显差异。微卫星不稳定性(microsatellite instability,MSI)可引起TMB升高,从而产生较多的肿瘤新抗原。因此,dMMR/MSI-H肿瘤细胞具有较强的免疫原性,可能是T细胞大量浸润的重要原因。此外,研究发现dMMR/MSI-H患者肿瘤上皮区域内B细胞的浸润较多,且高B细胞浸润的患者预后较好。

相比之下,pMMR/MSS结直肠癌与抑制性肿瘤微环境、免疫相关基因表达减少及较弱的免疫原性相关。pMMR/MSS肿瘤的平均TMB只有4个突变/MB,产生的肿瘤新抗原少,免疫应答较弱。此外,pMMR/MSS结直肠癌中具有更高的Wnt/β联蛋白通路活性,与CTL在TIME中的排除密切相关。Wnt/β联蛋白的激活可抑制CD103⁺DC的募集,从而阻碍了T细胞活化。B联蛋白还能抑制DC中T细胞招募趋化因子CCL4的转录,从而减少CD8⁺T细胞的浸润。TGF-β信号是pMMR/MSS结直肠癌的另一种免疫逃避机制。TGF-β增强肿瘤相关成纤维细胞活性,促进瘤内纤维化,抑制抗肿瘤免疫。

虽然目前的研究公认dMMR/MSI-H结直肠癌患者具有更"热"的免疫微环境,但缺少对比不同微卫星状态患者TIME中免疫细胞功能的异质性的相关研究,dMMR/MSI-H与pMMR/MSS结直肠癌患者可能具有截然不同的免疫治疗模式,有待进一步研究证明。

(三)免疫微环境与免疫治疗

最近几年的研究已证实,TIME的组成及功能十分复杂,其中的不同细胞群可能发挥抑癌或促癌的不同功能。鉴于这种复杂性,多种针对TIME的治疗策略已被开发应用,包括抑制促癌TIME细胞或将其诱导为免疫激活、发挥肿瘤抑制功能的细胞群。

1. 针对T细胞的免疫检查点抑制剂治疗 PD-1/PD-L1机体免疫系统在保护宿主免受病原微生物侵害的同时,应将适应性免疫反应调控在合理的范围内,避免产生自身免疫性损伤。这一功能是通过多个检查点途径减弱免疫反应来实现的。PD-1因其在调节T细胞功能和维持免疫系统稳态中不可或缺的作用而成为研究最为深入的调控受体之一。PD-1作为一种天然制动剂,能够诱导T细胞的免疫检查点反应,通常与外周耐受性相关。然而,肿瘤细胞利用这一检查点抑制免疫,逃避免疫监视,是肿瘤适应性免疫耐受最重要的原因之一。利用PD-1/PD-L1抑制剂阻断该抑制性检查点,可重新激

活抗肿瘤免疫,在多种肿瘤中取得了良好效果。

为了更好地定义免疫状态,预测肿瘤对PD-1抑制剂治疗的敏感性,陈列平等基于PD-L1表达和肿瘤浸润淋巴细胞(tumor infiltrating lymphocyte,TIL)将TIME分为了四个类型:PD-L1−/TIL−(Ⅰ型);PD-L1+/TIL+(Ⅱ型);PD-L1−/TIL+(Ⅲ型);PD-L1+/TIL−(Ⅳ型)。在四个类型中,仅Ⅱ型,即肿瘤细胞表达PD-L1,同时伴随TIL浸润的患者对PD-1/PD-L1阻断治疗敏感。然而在Ⅱ型患者中仍有部分患者出现原发耐药。其他共抑制分子和共刺激分子的表达、抑制性细胞如调节性T细胞、MDSC的存在可能诱导原发性耐药。PD-1、PD-L1两个靶标同时存在是PD-1/PD-L1阻断疗法发挥作用的分子基础,而Ⅰ、Ⅲ、Ⅳ型肿瘤均因缺少靶标而对PD-1抑制剂治疗不敏感。其中,Ⅰ型和Ⅳ型肿瘤缺少TIL浸润,可能是由于免疫原性较弱,或抗原提呈缺陷造成,如HLA表达下调、与TAP的缺失、β2M的缺失或HLA的表观遗传沉默等。此外,T细胞被主动或被动地排除在肿瘤微环境之外,也是Ⅰ型和Ⅳ型肿瘤缺少TIL浸润的重要原因之一,而其具体机制暂不明确。在Ⅳ型肿瘤存在PD-L1的表达,该类PD-L1表达并非由TIL分泌的IFN-γ诱导产生,而是由于肿瘤细胞内基因或信号通路改变而造成的组成性表达,可能的因素包括JAK激酶2(janus kinase 2,JAK2)的扩增、*PTEN*缺失或*PI3K*和/或*AKT*突变、*EGFR*突变、*MYC*过表达等。Ⅲ型肿瘤存在TIL浸润,但缺乏PD-L1表达。因此,与Ⅰ型和Ⅳ型肿瘤不同,Ⅲ型肿瘤可以吸收T细胞,但这些T细胞不能正常分化为完全成熟的T细胞。因此,在该类型肿瘤中可能存在非PD1/PD-L1的免疫抑制机制。目前的研究表明,Siglec-15是一种肿瘤诱导免疫抑制因子,在TIME型Ⅲ型癌症中高度上调,其表达与PD-L1呈负相关,可能是该类TIME产生的重要机制。

目前,人们对TIME与PD1/PD-L1阻断治疗的关系仅有较为初步的认识,对TIME细胞及分子特征需进行更加深入的研究,更为细致的TIME分型有助于更为精确地预测PD1/PDL1阻断治疗的疗效,明确其耐药机制,从而寻找更为精准的联合治疗方案。

2. 其他免疫检查点阻断治疗

(1)CTLA-4:CTLA-4由T细胞表达,并与APC上的B7-1/B7-2共刺激分子结合。CTLA-4被认为是T细胞激活的负调控因子,阻断该分子可以激活T细胞对肿瘤细胞的免疫反应。CTLA-4抑制剂伊匹木单抗在黑色素瘤患者中取得良好疗效,然而,在非小细胞肺癌、小细胞肺癌、结直肠癌和前列腺癌的治疗效果并不显著,有效的患者比例较低。CTLA-4和PD-1在功能上是相辅相成的,因此PD-1抑制剂联合CTLA-4抑制剂治疗是

提高疗效的有效手段。

（2）LAG3：LAG3同样是T细胞激活、增殖和细胞因子产生的负调控因子。LAG3在活化的CD4$^+$和CD8$^+$T细胞、调节性T细胞和NK细胞、B细胞和pDC亚群表达。该蛋白与CD4受体的结构相似，而MHCⅡ类分子作为其配体之一，与LAG3结合的亲和力高于CD4。TIME中LAG3$^+$细胞浸润与多种类型肿瘤的疾病进展和不良预后相关，包括乳腺癌、非小细胞肺癌和肾细胞癌。与PD-1类似，LAG3有助于肿瘤免疫逃逸，是恶性肿瘤免疫治疗的新靶点，目前已有多种靶向阻断LAG3信号的化合物，如LAG525、relatlimab、IMP321和IMP761等，正在临床研究中。

（3）TIM3：TIM3受体在多种细胞类型中表达，包括T细胞和B细胞、NK细胞、DC、单核细胞、巨噬细胞和肿瘤相关内皮细胞。半乳凝素-9、高速泳动族蛋白B1、癌胚抗原细胞黏附分子1和磷脂酰丝氨酸等四种配体可与TIM3结合，引发T细胞活性的负调控。近年来，已报道了一些TIM3拮抗性抗体，包括TSR-022、cobolimab、MBG453和Sym023等，这些抗体的安全性和有效性仍处于临床研究的早期阶段。

（4）具有Ig和ITIM结构域的T细胞免疫受体（T cell immunoreceptor with immunoglobulin and ITIM domain，TIGIT）：TIGIT是一种抑制性受体，由NK细胞和T细胞表达。TIGIT的主要配体为CD155，在APC和肿瘤细胞中均有表达，是NK细胞和T细胞功能的负调控因子。近年来，TIGIT已成为癌症免疫治疗的新靶点，TIGIT抑制剂包括tiragolumab、AB154和BMS-986207等，其中，tiragolumab与PD-1/PD-L1抑制剂治疗联合使用已进入Ⅲ期临床试验。

3. 其他靶向TIME的治疗策略

（1）靶向TAM：TAM通过多种机制促进肿瘤进展，包括通过炎症反应促进肿瘤发生，通过促进免疫逃避及免疫抑制、血管生成、肿瘤细胞侵袭促进肿瘤的生长和转移。靶向TAM不仅可直接抑制TAM的促癌能力，还可以增加CD8$^+$T细胞的交叉提呈，从而增强其抗肿瘤效力。靶向TAM的途径包括以下几种。①CSF1受体抑制剂，可在TIME内耗尽TAM并改变其功能；②CCL2或CC-趋化因子受体2抑制剂，可防止TAM招募至TIME；③CD47/SIRPα拮抗剂，可促进TAM吞噬肿瘤细胞。

（2）靶向MDSC：MDSC是一类幼稚的髓系细胞群体，可以通过抑制T细胞和NK细胞活性来促进肿瘤生长，并诱导免疫治疗耐药。靶向MDSC包括以下几种途径。①耗竭循环和肿瘤浸润的MDSC；②防止MDSC的招募和转运；③抑制MDSC的功能；④诱导MDSC向非抑制性免疫状态的分化。然而，由于MDSC的异质性，目前暂无特异性靶向手段。目前的研究表明，组蛋白去乙酰化酶抑制剂可抑制MDSC活性。STAT3同样是抑制MDSC的潜在靶点。已有靶向STAT3的寡核苷酸抑制剂联合免疫治疗的Ⅰ/Ⅱ期临床试验正在进行。CXCR2-CCL2的相互作用是诱导MDSC浸润的重要信号通路。CCL2抑制剂可有效抑制MDSC在TMB中浸润。而某些化疗药物如吉西他滨、顺铂和氟尿嘧啶，某些小分子酪氨酸激酶抑制剂（tyrosine kinase inhibitor，TKI）如舒尼替尼，同样具有抑制MDSC浸润的作用。

（3）靶向DC：DC是来源于CD34$^+$骨髓前体细胞的APC，与其他类型的APC相比，它们具有更强的吸收、处理和提呈抗原的能力。DC将MHCⅡ类分子上的细胞外抗原提呈至CD4$^+$T细胞，也可将MHCⅠ类分子上的抗原交叉提呈至CD8$^+$T细胞。然而，肿瘤微环境可以引发多种机制来干扰DC的功能，包括减少趋化因子（如CCL4和CCL5）的产生，导致DC募集障碍；以及下调DC分化和生存所需的分子，如FMS样酪氨酸激酶3配体。以上机制可导致T细胞激活不足，并诱导抗肿瘤免疫耐受。目前，已有多种靶向激活DC的策略，包括以下几种。①利用FMS样酪氨酸激酶3配体激活DC在体内的扩增，增强其生存；②通过GM-CSF促进DC增殖、分化；③使用树突状细胞疫苗增强抗肿瘤免疫。

（秦歌 邓艳红）

第二节 dMMR/MSI-H结直肠癌免疫治疗

dMMR/MSI-H结直肠癌，代表结直肠癌中的一种特殊分子病理类型，占所有肠癌患者的15%，其中3%与遗传性林奇综合征（Lynch syndrome）有关，12%获得性病例是由MLH1基因启动子区甲基化引起。MSI肠癌具有显著特征，包括倾向于在近端结肠出现、淋巴细胞浸润和病理呈低分化、黏液样或印戒样表型。在晚期结直肠癌中，dMMR/MSI-H患者的发生率为4%~5%。Ⅱ期结直肠癌患者，存在dMMR/MSI-H通常提示预后良好，淋巴结和远处转移的发生率更低，此类Ⅱ期低危患者从术后辅助化疗中的获益有限，指南推荐以术后随访观察为主；晚期转移性结直肠癌患者，存在dMMR/MSI-H通常提示预后不佳。

错配修复蛋白的检测使用免疫组织化学方法，检测4个常见错配修复（mismatch repair，MMR）蛋白（MLH1、

MSH2、MSH6 和 PMS2）的表达。任何 1 个蛋白表达缺失为 dMMR，所有 4 个蛋白表达均阳性为 pMMR。MSI 一般采用聚合酶链式反应方法检测 5 个微卫星位点（BAT25、BAT26、D5S346、D2S123 和 D17S250）。判断标准为三级：所有 5 个位点均稳定为 MSS，1 个位点不稳定为低微卫星不稳定性（microsatellite instability-low，MSI-L），2 个及 2 个以上位点不稳定为高微卫星不稳定性（microsatellite instability-high，MSI-H）。MSI 多由 MMR 基因突变及功能缺失导致，也可以通过检测 MMR 蛋白缺失反映 MSI 状态。一般而言，dMMR 相当于 MSI-H，pMMR 相当于 MSI-L 或 MSS。上述基因突变，导致正常 DNA 损伤修复功能缺陷，由此产生新的肿瘤抗原，并更容易被自身免疫系统所识别和杀伤。研究者们发现，相比于 pMMR/MSS 结直肠癌，dMMR/MSI-H 结直肠癌患者存在更高的 TMB 和淋巴细胞浸润水平。值得注意的是，dMMR/MSI-H 结直肠癌患者的 PD-L1 表达常也增高，提示这一类患者很可能是免疫治疗的潜在获益人群。

一、ICI 用于晚期 MSI-H 肠癌二线及以后的治疗

2017 年，美国食品药品管理局首次根据生物标志物的检测结果，批准 PD-1 抑制剂帕博利珠单抗用于标准治疗失败的 dMMR/MSI-H 转移性实体瘤。晚期肠癌中的 dMMR/MSI-H 发生率仅次于子宫内膜癌和胃腺癌，但由于肠癌患者基数较大，总体 dMMR/MSI-H 患病人群中肠癌病例数可能占据首位。近年来，国外有多项临床研究初步观察到 ICI 在晚期 MSI-H 肠癌二线及以后治疗中取得了可观的有效率。KEYNOTE-016 研究是帕博利珠单抗获批此适应证的首个关键性研究，研究纳入了 41 例既往治疗失败的转移性实体瘤患者，无论基线 MMR/MSI 状态如何，均接受每 2 周 1 次的单药治疗。其中 10 例 dMMR 肠癌患者的客观缓解率（objective response rate，ORR）达 40%，20 周无进展生存率达 78%；而 pMMR 肠癌亚组却未观察到有效患者。基于此，KEYNOTE-164 研究针对晚期 dMMR/MSI-H 结直肠癌患者进行扩展研究，进一步探索了帕博利珠单抗单药治疗的效果。该研究共分为 2 个队列，主要终点为 ORR。其中队列 A 既往至少接受过两个系统性方案的治疗，该队列共入组 61 例患者，中位随访时间 62.2 个月。客观反应率为 32.8%，中位无进展生存期（progression-free survival，PFS）为 2.3 个月，中位 OS 为 31.4 个月。队列 B 患者既往至少接受过一线治疗，该队列共入组 63 例患者，中位随访时间 54.4 个月，ORR 为 34.9%，中位 PFS

为 4.1 个月，中位 OS 为 47.0 个月。两个队列的中位持续缓解时间（duration of response，DOR）均尚未达到，但 36 个月的 DOR 率超过 90%。总人群中 9 例患者在前 8 个周期治疗达到完全缓解/部分缓解或疾病稳定，继续按方案共接受 35 个周期的治疗后停药观察。进展后再次进行帕博利珠单抗单药治疗，2 例患者疗效评估为部分缓解，6 例患者为疾病稳定，1 例因不良反应停药。安全性方面，治疗相关不良事件（treatment related adverse event，TRAE）发生率分别为 64%（队列 A）和 71%（队列 B），3/4 级 TRAE 发生率分别为 16% 和 13%，未观察到治疗相关的 5 级不良事件。上述两项研究结果提示 MSI-H 肠癌患者可能从免疫治疗中获益且安全性良好，有效的患者 DOR 较长，免疫治疗停药后再挑战，患者仍有可能从中获益。

CheckMate-142 研究是一项评估 PD-1 抑制剂纳武利尤单抗，单药或联合 CTLA-4 抑制剂伊匹木单抗用于晚期 dMMR/MSI-H 结直肠癌患者的 II 期多队列临床研究。研究者将患者分为 3 个队列：既往接受过治疗，使用纳武利尤单抗单药；既往接受过治疗，使用纳武利尤单抗+伊匹木单抗双免疫治疗；未经治疗，一线使用纳武利尤单抗+低剂量伊匹木单抗。2022 年美国临床肿瘤学会（American Society of Clinical Oncology，ASCO）年会上更新了本研究的 5 年随访结果。在首先开展的纳武利尤单抗单药队列，患者给予 3mg/kg 双周方案治疗，直至肿瘤进展、不可耐受的毒性反应或患者自愿退出。结果显示，纳入的 74 例 dMMR/MSI-H 结直肠癌患者中 54% 曾接受过三线及以上治疗，近期有效率与帕博利珠单抗相似，ORR 为 39%，其中 8 例患者 DOR 超过 12 个月；5 年 PFS 率和 OS 率分别为 34% 和 46%。纳武利尤单抗+伊匹木单抗双免疫治疗队列，给予纳武利尤单抗 3mg/kg 联合伊匹木单抗 1mg/kg 的 3 周方案治疗，共 4 个周期后继续纳武利尤单抗维持治疗。研究纳入 119 例经治肠癌患者，其中 76% 至少接受过两个系统性方案的治疗，最新随访数据显示，ORR 率高达 65%，其中 17% 的患者获得完全缓解。5 年 PFS 率和 OS 率分别为 52% 和 68%。CheckMate-142 研究再次证明了免疫治疗在 MSI-H 肠癌后线治疗中的价值，并且双免疫治疗方案或许可以进一步提高临床疗效。

目前已有多个针对 MSI-H 晚期实体瘤的国产 ICI 获批，包括基于 RATIONALE-209 研究的替雷利珠单抗和恩沃利单抗等。此外，还有正在开展的斯鲁利单抗、普特利单抗和多塔利单抗等新型 ICI，这些药物和数据都在为治疗提供新的选择，并逐步从后线治疗向一线治疗拓展。

二、ICI 用于晚期 MSI-H 肠癌一线治疗

晚期肠癌传统一线治疗通常以化疗为骨架,根据 *BRAF/KRAS* 突变状态选择联合不同的靶向治疗方案,但存在 DOR 较短、患者耐受性差等问题。KEYNOTE-177 研究是首个 PD-1 抑制剂一线治疗晚期 MSI-H 肠癌的 Ⅲ 期临床试验,共纳入 307 例患者,以 1∶1 随机至帕博利珠单抗单药组或标准治疗组(化疗±贝伐珠单抗或西妥昔单抗),主要终点为 PFS 和 OS。截至 2021 年 2 月 19 日,中位随访时间 44.5 个月。结果显示,PD-1 抑制剂组和标准治疗组的中位 PFS 分别为 16.5 个月及 8.2 个月,达到预设研究终点。两组的中位 OS 分别为未达到和 36.7 个月,帕博利珠单抗相对于化疗的 OS 虽然有延长趋势,但未达到预设终点。值得注意的是,对照组 60% 患者二线治疗交叉使用 ICI,中位 PFS(从随机入组开始至二线治疗疾病进展或死亡的时间)也显著获益。在不良反应方面,两组人群 3~4 级毒性发生率分别为 22% 和 66%。免疫治疗常见的 3 级以上不良反应包括转氨酶升高、结肠炎、腹泻和疲劳;化疗组常见不良反应与既往研究类似,主要为骨髓抑制和消化道毒性。Andre 等进一步对两组人群的健康相关生存质量进行评估,综合多种问卷量表的评分得出结论,接受免疫单药患者的生存质量明显优于传统的一线标准治疗。

CheckMate-142 研究晚期 MSI-H 肠癌一线治疗队列,使用纳武利尤单抗联合低剂量伊匹木单抗方案治疗,纳武利尤单抗 3mg/kg(第 1 天)每 2 周重复 1 次+伊匹木单抗 1mg/kg(第 1 天),每 6 周重复 1 次,总共入组 45 例患者。截至 2021 年 9 月,中位随访时间 52.4 个月,ORR 达到了 71%,其中包括 9 例完全缓解患者。中位 DOR 尚未达到,中位 PFS 和 OS 尚不成熟,4 年 PFS 率和 OS 率分别为 51% 和 72%。此研究队列虽然没有设置对照组,但疗效和安全性均优于历史化疗数据。受限于本研究队列的样本量较小,进一步纳武利尤单抗联合低剂量伊匹木单抗对比纳武利尤单抗单药的确证试验还有待 Ⅲ 期临床试验 CheckMate-8HW(NCT04008030)结果公布。

NIVACOR 研究和 AtezoTRIBE 研究,分别报道了免疫联合化疗+靶向治疗在肠癌一线治疗中的效果。多中心、单臂、开放标签 NIVACOR 研究纳入 *RAS/BRAF* 突变的晚期肠癌患者,接受纳武利尤单抗联合 FOLFOXIRI+贝伐珠单抗治疗 8 个周期后,继续贝伐珠单抗/纳武利尤单抗维持,直到疾病进展或不可接受的毒性,主要终点为 ORR。研究共招募了 73 例患者,10/62(16.1%)为 dMMR/MSI-H,52/62(83.9%)为 MSS,另 11 例未评

估。截至 2021 年 12 月 31 日,中位随访时间为 14.3 个月。亚组分析结果显示,MSS 患者 ORR 和疾病控制率(disease control rate,DCR)分别为 78.9%、96.2%,中位 DOR 为 7.59 个月,中位 PFS 为 9.8 个月;MSI-H 患者 ORR 和 DCR 分别为 70%、100%,中位 DOR 和 PFS 均未达到。AtezoTRIBE 研究是一项多中心、随机对照 Ⅱ 期临床试验,纳入未曾接受治疗的转移性结直肠癌患者 218 例,入组患者按照 2∶1 随机分组,对照组接受一线 FOLFOXIRI+贝伐珠单抗,试验组接受相同方案联合阿替利珠单抗。主要终点是 PFS,次要终点包括安全性、ORR 等。事后分析显示,在 dMMR 患者中,阿替利珠单抗组(n=8)*vs.* 对照组(n=5)的中位 PFS 为未达到 *vs.* 6.6 个月(*HR*:0.11,*P*=0.002);pMMR 患者中,阿替利珠单抗组(n=132)*vs.* 对照组(n=67)的中位 PFS 为 12.9 个月 *vs.* 11.4 个月(*HR*:0.78,*P*=0.071)。虽然 dMMR 亚组样本量较小,但可以初步观察到,同为接受标准方案的对照组,dMMR 肿瘤 PFS 更短,在传统化疗方案基础上联合 PD-L1 抑制剂或许能为这部分患者带来生存获益。

以上研究奠定了免疫治疗在 MSI-H 肠癌的一线治疗地位,2021 年美国 NCCN 指南将纳武利尤单抗±伊匹木单抗或帕博利珠单抗单药作为晚期 MSI-H 肠癌的一线治疗推荐,优先级别高于传统以化疗为基础的方案。至于免疫联合化疗或靶向治疗是否为更优的一线治疗方案,目前尚无 Ⅲ 期临床试验的数据支持,期待将来和正在开展中的大规模前瞻性研究能进行解答。

三、ICI 用于 MSI-H 肠癌围手术期治疗

ICI 通过阻断 PD-1/PD-L1 介导的免疫逃逸,增加 T 细胞的活化,以杀伤肿瘤细胞。可手术切除的肠癌患者相比晚期患者有更完善的自身免疫系统,且原发肿瘤相比转移瘤存在更多的肿瘤新抗原,因此更容易被自身免疫性 T 细胞识别杀伤,术前患者更可能从免疫治疗中获益。这部分肠癌患者通常分期较早,dMMR/MSI-H 发生率高,免疫治疗的潜在适用人群更广泛。2018 年欧洲肿瘤学会年会上,NICHE 研究首次报道了双免疫联合方案作为新辅助治疗的可行性,最终研究结果于 2020 年发表在 *Nature Medicine*。在接受纳武利尤单抗+伊匹木单抗治疗的 Ⅰ~Ⅲ 期肠癌患者中(20 例 dMMR 和 15 例 pMMR 肿瘤),100%(20/20)dMMR 肿瘤观察到病理反应,其中 19 例达到主要病理缓解(major pathologic response,MPR;定义为残存肿瘤细胞≤10%),12 例达到完全病理学全缓解(pathologic complete response,pCR);在 pMMR 肿瘤中,27%(4/15)出现了病理反应,其中有 3 例 MPR,1 例部分病理缓解(定义为残存肿瘤细胞≤50%)。治疗

的耐受性良好,所有患者都接受了根治性手术,没有延误。2022 年 ASCO 年会上,报道了 NICHE 研究的最新结果,dMMR 肿瘤组扩展至 32 例后,病理反应率仍保持在 100%,MPR 率和 pCR 率进一步提高,分别为 97%、69%。这些数据表明,免疫治疗有望再次改变术前最佳标准治疗方案的选择。

免疫单药用于 MSI-H 肠癌的新辅助治疗,目前仅有 NICOLE 研究和 PICC 研究两项 Ⅱ 期临床试验,暂无大型随机对照试验结果。NICOLE 研究是首个 PD-1 抑制剂不区分 MMR 状态下术前治疗结直肠癌的研究。入组 44 例临床分期为 $T_{3~4}$ 期的可切除的结肠癌患者,试验队列接受纳武利尤单抗治疗 2 次,然后行手术,对照队列为直接手术,两组 MSS 患者占比为 86%、77%。主要终点是术前应用的可行性、病理退缩程度,以及肿瘤和外周血中的分子和免疫表型变化。结果表明,试验队列 22 例患者均进行根治性切除术,未发生延迟或手术并发症;仅 1 例患者在手术后 3 周发生 3 级腹泻,在 3 例 pMMR(包括 1 例完全缓解)肿瘤中观察到 MPR,dMMR 肿瘤中未见 MPRs,试验队列中超过 70% 患者观察到明显降期,与对照队列相比,试验队列中肿瘤的 $CD8^+T$ 细胞水平和免疫相关评分显著增高。PICC 研究是国内的一项单中心、开放标签、随机 Ⅱ 期临床试验。入组临床分期为 $T_{3~4}$ 或淋巴结阳性的任何 T 分期,并经组织病理学确认为 dMMR/MSI-H 的结直肠癌患者。入组患者随机(1∶1)分为特瑞普利单抗单药组,或者联合 COX-2 抑制剂塞来昔布组,主要终点是 pCR 率。研究结果显示,特瑞普利单抗联合塞来昔布组患者的 pCR 率高达 88%,特瑞普利单抗单药治疗组的 pCR 率为 65%。上述两项研究成果填补了免疫单药在局部进展期 MSI-H 肠癌新辅助治疗领域的空白,并为后续以 PD-1 抑制剂为基础的联合治疗方案提供了循证医学依据。

VOLTAGE-A 研究首次探索了术前同步放化疗序贯免疫治疗的模式。该研究纳入局部进展期直肠癌患者接受新辅助放化疗后(放疗 50.4Gy,同期口服卡培他滨 1 650mg/m²),继续纳武利尤单抗单药治疗 5 周期,

再行根治性手术。患者根据 MSI 状态分为 MSS 队列和 MSI-H 队列,分别入组 37 例和 5 例。结果显示,MSS 队列中 11 例达到了 pCR(30%);另外,还有 3 例肿瘤退缩分级(tumor regression grade,TRG)1 级,即 14 例(38%)取得了 MPR(TRG 0~1 级)。另有 1 例患者达到临床完全缓解,进行等待观察,未行手术。MSI-H 队列中,3 例达到了 pCR(60%)。截至 2020 年 1 月,两个队列中位随访时间分别为 22.5 个月和 6.6 个月,MSS 患者中 2 例出现局部复发,2 例发生远处转移;MSI-H 患者无复发。VOLTAGE-A 研究中观察到令人鼓舞的 pCR 率,但在常规同步放化疗基础上加 PD-1 抑制剂治疗的价值还有待进一步研究。

既往指南仅推荐在晚期患者中进行 dMMR/MSI-H 状态检测,2021 年更新后的 NCCN 指南建议将检测人群扩大到所有初诊结直肠癌患者。因此,免疫治疗的时机不只局限在晚期肠癌患者,免疫单药、双免疫联合,或 PD-1 抑制剂与化放疗相结合的新辅助治疗已被认为是一种合理的选择和有希望的策略。关于免疫治疗在 MSI-H 肠癌辅助治疗中的应用,目前还未出现确切的证据,ATOMIC 研究(NCT02912559)和 POLEM 研究(NCT03827044)两项 Ⅲ 期临床试验正在进行。ATOMIC 研究旨在评估 FOLFOX 联合或不联合阿替利珠单抗进行辅助治疗的效果。POLEM 研究则比较了术后标准化疗或联合 PD-L1 抑制剂阿维鲁单抗在 Ⅲ 期 dMMR 或 POLE 突变结直肠癌中的疗效。

综上所述,ICI 的应用已经贯穿 MSI-H 肠癌治疗全程,展现出了具有潜力的疗效,尤其在一线治疗中的循证医学依据较为充分,替代了传统以化疗为基础的方案。但是,如何更好地优化用药顺序,如何优化与其他抗肿瘤药物的联合策略,如何寻找更好的疗效预测指标,如何管理免疫治疗的毒性,仍值得更进一步探索。期待 PD-1/PD-L1 抑制剂为代表的免疫治疗在未来成为 MSI-H 肠癌治疗中的有力武器,为这一特殊病理类型的患者带来更多希望。

(柳韵　黄镜)

第三节　微卫星稳定肠癌免疫治疗

一、微卫星稳定肠癌免疫治疗现状

微卫星又称简单重复序列,是存在于基因组中的一些小片段核苷酸的重复序列,重复单位一般由 1~6 个核苷酸组成,15~65 个这些序列在基因组上重复分布就构

成了一段微卫星序列。如果由复制错误导致微卫星区域出现碱基对的插入或丢失导致微卫星串联重复次数发生改变,称为 MSI,反之称为 MSS。评估方法一般是对 5 个微卫星检测位点(BAT25、BAT26、D5S346、D2S123 和 D17S250)进行检测,所有 5 个位点均稳定为 MSS,1 个位点不稳定为 MSI-L,2 个及 2 个以上位点不稳定为

MSI-H。MSI 多由 *MMR* 基因突变及功能缺失导致，因此也可以通过检测 MMR 蛋白缺失来反映 MSI 状态。一般而言，dMMR 相当于 MSI-H，pMMR 相当于 MSI-L 或 MSS。MSS 转移性结直肠癌约占所有转移性结直肠癌的 95%。MSI 会产生大量的移码突变，产生完全不同的肽链，这些肽链作为新抗原，具有高度的免疫原性，引起肿瘤浸润淋巴细胞的免疫应答，因此 dMMR/MSI-H 结直肠癌具有良好的免疫原性环境。遗憾的是，结直肠癌被认为是一种新抗原数量较少的"冷肿瘤"，其免疫微环境为肿瘤浸润淋巴细胞缺失或不活跃的免疫排斥或免疫沙漠型。在 KEYNOTE-028 或 KEYNOTE-016 研究中，MSS 转移性结直肠癌患者对帕博利珠单抗治疗均无反应。KEYNOTE-028 研究共纳入 23 例转移性结直肠癌患者，所有患者在入组前都进行了 PD-L1 阳性筛查，其中 22 例为 MSS，1 例为 MSI-H。唯一获得部分缓解的病例也是入组患者中唯一 MSI-H 的患者，缓解时间为 1.7 个月，该患者还具有 *BRAF* V600E 突变。总人群中 ORR 的贡献均来自这例患者，如果剔除这例患者，所有 MSS 单药免疫治疗的 ORR 为 0。更令人失望的一点是，KEYNOTE-028 研究纳入的患者 PD-L1 均为阳性，也就是说，MSS 转移性结直肠癌，即使表达 PD-L1，也不能从免疫治疗单药中获益。这些结果与 KEYNOTE-016 研究的结果一致。KEYNOTE-016 研究纳入了 28 例 dMMR 和 25 例 pMMR 标准治疗失败的转移性结直肠癌患者，帕博利珠单抗单药治疗的数据分化显著：dMMR 结直肠癌的 ORR 和 DCR 分别为 50% 和 89%，而 pMMR 结直肠癌患者 ORR 和 DCR 仅为 0 和 16%。换言之，没有 MSS 转移性结直肠癌患者从单药帕博利珠单抗治疗中获益。

然而，并不是所有 MSS 转移性结直肠癌患者均对免疫治疗无反应，也有 MSS 转移性结直肠癌患者对帕博利珠单抗有反应的报道。进一步分析发现，该患者虽然是 MSS，但高通量测序确定了一个包含 100 个总基因组改变的超突变的肿瘤谱，TMB 高达每兆碱基（Mb）122 个突变，突变中包含 *POLE* V411L 和 *RAF1R* 256S 的变化。POLE 是 DNA 校对酶，其中核酸外切酶结构域的突变，特别是 POLE 的热点残基 P286、V411 和 S459，易于发生极高的碱基替换突变率。*POLE* 突变的患者已被证实可对免疫治疗获益，可能是因为 *POLE* 突变导致抗原性新表位的富集，这反过来又刺激了有效的 CTL 作用。尽管 MSS 肠癌的免疫微环境特征以免疫豁免型和免疫荒漠型为主，肿瘤淋巴细胞浸润水平和 TMB 低，但上述个案也引人猜想，dMMR 可能并不是评价免疫治疗疗效的唯一标准。肿瘤异质性以突变为中心，除错配基因修复外，研究者们在细化新的分类体系的道路上不断探索，

目前基因水平对结直肠癌异质性的最佳描述是共识分子分型（consensus molecular subtype，CMS）。共识分子分型可以分为四个亚型：①CMS1 又称 MSI 免疫型，约占 14%，常伴有 MSI 状态、CpG 岛甲基化、*BRAF* 突变率高及高频突变常见，具有强的免疫原性，高表达 CTLA-4、PD-1、PD-L1 等免疫检查点分子，是免疫治疗的适合人群，而 EGFR 通路通常处于低活性或抑制状态，对抗 EGFR 靶向治疗不敏感；②CMS2 即经典型，约占 37%，具有较高体细胞拷贝数变化、Wnt 及 MYC 通路激活常见，此类肿瘤的免疫原性较低，但患者整体预后较好；③CMS3 又称代谢分型，约占 13%，具有显著的代谢失调特征，以 *KRAS* 基因突变为主要特征，混有 MSI 状态；④CMS4 即间质型，约占 23%，通常表现为上皮间充质转化增强、血管再生、间质浸润，预后欠佳。多数 MSI 肿瘤集中在 CMS1 组，染色体不稳定（chromosome instability，CIN）肿瘤在 CMS2，CMS3，CMS4 型中均有表达，除 MSI 外，CIN 很可能也在肿瘤细胞逃逸免疫监控方面扮演重要的角色。

免疫治疗抵抗包括原发性免疫治疗抵抗和继发性免疫治疗抵抗。从已有的临床研究来看，MSS 肠癌免疫治疗抵抗多为原发性免疫治疗抵抗。尽管目前的共识认为新抗原数量较少是 MSS 肠癌治疗抵抗的主要原因，但其确切机制目前仍不十分明确。有学者认为，免疫治疗失败主要与以下三方面因素有关：①抗肿瘤 T 细胞生成不足。免疫治疗可重新激活针对肿瘤特异性突变抗原的 T 细胞，如果缺乏合适的新抗原以及抗原处理和/或提呈的改变，则会导致抗肿瘤免疫反应受损。高肿瘤突变负荷的患者，非同义单核苷酸变体数量增加导致新抗原形成增强，免疫治疗反应率相对增高。与此概念一致，导致 MSI 的 DNA dMMR 可以使 PD-1 阻断反应增强。此外，编码抗原处理或提呈系统中的基因的改变也可能损害 CTL 的抗原提呈，导致免疫治疗抵抗。②肿瘤特异性 T 细胞功能不足。即使存在新抗原提呈使 T 细胞启动成功，如果肿瘤微环境不合适也可能使生成的 T 细胞无法发挥正常功能，进而限制免疫治疗疗效。目前已被证实可以在肿瘤微环境中损害 T 细胞功能的因素包括关键效应通路突变、肿瘤细胞和免疫细胞上高水平的免疫检查点或共抑制受体、高水平的免疫抑制细胞因子或代谢物，以及免疫抑制细胞的过度募集。③T 细胞记忆形成受损。免疫治疗的一大特点是在停药后可以获得长期、持久的临床获益，但如果效应记忆性 T 细胞受损，即使肿瘤特异性 T 细胞会被短暂激活，也难以产生持久的临床获益。效应记忆性 T 细胞的衰竭机制目前尚不十分明确，已有的证据表明表观遗传变化可能跟效应记忆性 T 细胞的衰竭相关。如果肿瘤抗原持续

存在,可能会限制记忆性 T 细胞的再激活,这可能是肿瘤负荷较高的患者不都存在免疫治疗获益的原因之一。

二、MSS 肠癌探索与突破

几乎所有肠癌免疫治疗的成果都是来自 MSI-H 肠癌,MSS 肠癌作为"冷肿瘤"的代表,免疫治疗似乎对其束手无策,很多探索性研究纷纷沉沙折戟。如何突破 MSS 肠癌治疗瓶颈,将 MSS 的"冷肿瘤"变为类似于 MSI-H 的"热肿瘤"一直是肠癌探索热点,关于免疫治疗如何与放化疗、抗血管生成药物或其他靶向抑制剂结合,以改善 MSS 肠癌不利的免疫原性微环境,已经产生了许多理论。免疫联合治疗作为潜在有效的临床策略,始终是研究者们探索的方向。

1. 与化疗方案联用　化疗被认为通过对肿瘤细胞的直接细胞毒性释放新抗原或损伤相关分子模式。释放的肿瘤源性抗原增加了免疫细胞在肿瘤部位的募集,并改善了免疫治疗反应。鉴于一些化疗药物可能具有免疫刺激作用,目前基于化学疗法与免疫疗法相结合以克服 MSS 结直肠癌的治疗抵抗的策略正在不断探索中。氟尿嘧啶是结直肠癌化疗的基石药物,可诱导髓源性抑制细胞的凋亡,因此有利于 CTL 浸润肿瘤。转移性结直肠癌化疗的另一种主要药物奥沙利铂,通过将伴侣分子钙网蛋白从内质网腔转移至细胞表面,诱导肿瘤细胞死亡,使免疫系统识别肿瘤细胞和肿瘤特异性抗原,并在源自结肠直肠肿瘤的细胞系中产生免疫原性细胞死亡。当奥沙利铂与 ICI 联合使用时,使用免疫检查点阻断性小鼠异种移植结肠癌模型进行的体内试验显示出抗肿瘤反应。

因此,研究者们尝试将免疫治疗与标准化疗方案联用,以期达到联合增敏的效果。AtezoTRIBE 研究探索了一线方案 FOLFOXIRI 联合贝伐珠单抗加用抗 PD-L1 抑制剂阿替利珠单抗治疗转移性结直肠癌的疗效。该研究达到了主要终点,试验组(FOLFOXIRI、贝伐珠单抗、阿替利珠单抗联用)较对照组(FOLFOXIRI 联合贝伐珠单抗)有显著的 PFS 优势(13.1 个月 *vs.* 11.5 个月,P=0.012)。在纳入的 218 例患者中,199 例患者被诊断为晚期 MSS 结直肠癌。在该亚组中,联合治疗组的 PFS 为 12.9 个月,对照组为 11.4 个月(P=0.071)。AtezoTRIBE 研究表明,将阿替利珠单抗添加到 FOLFOXIRI/贝伐珠单抗方案中能延长转移性结直肠癌患者的 PFS。虽然说受益程度在 dMMR 患者更高,但在 pMMR 亚组中也有效。另一项研究(BACCI 研究)评估了在标准治疗进展后在卡培他滨和贝伐珠单抗中添加阿替利珠单抗或安慰剂的疗效。阿替利珠单抗组有 82

例患者,安慰剂组有 46 例患者,其中 MSS 患者在两组中的比例分别为 85.7% 和 86.7%。尽管该研究达到主要终点,阿替利珠单抗组 PFS 延长(4.4 个月 *vs.* 3.3 个月,P=0.051),但这一差异主要由 dMMR 患者贡献,而在 MSS 亚组中,ORR 或 PFS 差异无统计学意义。同样是阿替利珠单抗联合化疗及贝伐珠单抗,AtezoTRIBE 研究和 BACCI 研究在 MSS 结直肠癌中得出了不同的结论,可能与入组条件有关,AtezoTRIBE 研究中入组患者为初诊者,而 BACCI 研究纳入病例为标准治疗进展后的化疗难治性患者。从这个角度说,MSS 肠癌,免疫治疗应该早期联用,获益可能性更大。

国内还未上市的 PD-L1 抑制剂阿维鲁单抗,已被美国食品药品管理局(Food and Drug Administration,FDA)批准用于治疗转移性默克尔细胞癌、尿路上皮癌、肾细胞癌的治疗。Ⅱ期 AVETUX 临床试验中探索了将阿维鲁单抗添加至 FOLFOX 和西妥昔单抗进行一线治疗的数据,实验共入组 43 例患者,2 例 MSI-H、1 例 MSI-L 和 40 例 MSS 转移性结直肠癌患者。12 个月时 PFS 率为 40%,中位 PFS 为 11.1 个月,基于先前奥沙利铂的高发生率(23%)和早期非治疗相关的退出,排除这些患者后修正分析的 PFS 为 13.2 个月。尽管 ORR 高达 81%,但与其他试验的历史数据相比,11.1 个月的中位 PFS 并未显示免疫治疗可以额外获益。尽管 AVETUX 临床试验的数据显示,一线阿维鲁单抗治疗没有带来额外获益,但研究者始终没有放弃在这方面的探索。CAVE 研究探索了阿维鲁单抗后线治疗的数据。研究共入组 77 例西妥昔单抗治疗敏感患者,二线治疗失败后,西妥昔单抗再挑战时加入阿维鲁单抗联合治疗,最终获得了 3.6 个月的 PFS 和 11.6 个月的 OS。与三线标准治疗方案的数据相比,后线阿维鲁单抗联合西妥昔单抗再挑战,似乎也是一个值得考虑的选择。

除与标准化疗方案联用,研究者还探索了肠癌治疗中非主流化疗药物与免疫治疗联用的效果。替莫唑胺是一种口服烷化剂,进入体内后转化为活性物质使 DNA 链在鸟嘌呤 O6 位和 N2 位发生甲基化,这种甲基化会破坏 DNA,从而抑制 DNA 复制和细胞凋亡而发挥细胞毒作用。O6-甲基鸟嘌呤-DNA 甲基转移酶(methylguanine-DNA methyltransferase,MGMT)通过清除 O6 甲基鸟嘌呤上的烷化基团修复 DNA 损伤。MGMT 启动子甲基化可以使 MGMT 表观遗传沉默,这一类患者对替莫唑胺敏感性更强。因此,替莫唑胺可用于尝试治疗 MGMT 表观遗传沉默、无表达或低表达的结直肠癌。有学者认为替莫唑胺耐药可能是由 MMR 机制中突变的出现和超突变的诱导导致,因此,替莫唑胺可用作 MSS 结直肠癌免疫致敏的引发剂。为了证实这一设想,意大利米兰研究团队设计了 MAYA 研究,在 MSS 和 MGMT 沉默的难治性转移性结直肠癌患者中用替莫唑胺预处理,如未出现疾病进展,继续使用伊匹木单抗联合纳武利尤单抗免疫联合方案治疗,获得了 7.0 个月的 PFS 和 18.4 个月的 OS,MAYA 研究证明了替莫唑胺在 MSS 和 MGMT 表观遗传沉默转移性结直肠癌患者中的免疫增敏作用。众所周知,肠癌患者经常面临多线治疗进展但体力状态依然良好的情况,也就是"人还在,药没了",MAYA 研究的结果给处在这一困境中的患者提供了一次绝处逢生的选择机会(表 24-3-1)。

2. **与放疗联用** 与化疗类似,放疗可以通过多种机制增强免疫反应。放疗通过破坏 DNA 诱导肿瘤细胞死亡促进抗原提呈和 T 细胞募集和活化,通过上调炎性细胞因子增强受辐射肿瘤细胞对免疫系统的敏感性。放射治疗最大的特点是可以诱导远隔效应。远隔效应是指对一个部位的放疗可以导致远处未经放疗的转移性癌症消退,也就是说局部肿瘤治疗对远处肿瘤产生了治疗效果,犹如"隔山打牛"。不过单纯放射治疗出现远隔效应的概率是很低的。因此,尽管远隔效应这一概念早在 1953 年就被提出,但直到 2012 年美国 1 例黑色素瘤病例报告中放疗与免疫治疗联用出现远隔效应,才引起了肿瘤界对远隔效应的关注。放疗可促进肿瘤特异性抗原短期内大量释放,抗原被免疫细胞捕获后,激活

了 T 细胞,远端攻击具有相同抗原的肿瘤细胞,因此放疗和免疫治疗相结合增加了出现远隔效应的机会。临床前证据表明,局部放疗与免疫治疗协同增强 T 细胞效应功能,介导肿瘤退缩,为联合治疗的临床研究设计提供了理论基础。

已有两项小样本单臂临床研究探索了 MSS 肠癌中免疫治疗联合放疗的疗效。第一项研究中采用度伐利尤单抗(PD-L1 抑制剂)和替西木单抗(CTLA-4 抑制剂)联合放疗治疗三线及以上的晚期肠癌患者,入组 24 例患者中仅有 2 例出现客观反应,ORR 仅为 8.3%,中位 PFS 为 1.8 个月,中位 OS 为 11.4 个月。虽然这一研究不符合预先设定的终点标准,但这一研究中观察到远隔效应。此外,虽然只有 2 例反应者,但临床获益与 CD8$^+$T 细胞活化和增殖增加之间存在关联,且反应者中 Ki-67 和 PD-1 的共表达增加。在另一项评估伊匹木单抗(CTLA-4 抑制剂)和纳武利尤单抗(PD-1 抑制剂)联合放疗的 II 期临床试验中,共入组 40 例患者,DCR 为 25%,ORR 为 10%,中位 PFS 为 2.4 个月,中位 OS 为 7.1 个月。从目前已有的临床研究来看,双免联合放疗疗效有限,而且不良反应发生率较高,第一项研究中 88% 患者出现 TRAE,而第二项研究中 3 级以上不良反应发生率高达 70%。双免联合放疗治疗风险高,获益少,在筛选出有效的预测性生物标志物之前,似乎不能成为常用的治疗手段(表 24-3-2)。

表 24-3-1 免疫治疗与化疗联用在 MSS 型转移性结直肠癌中的临床试验总结

研究名称	治疗方案	入组人数	结果
AtezoTRIBE 研究	FOLFOXIRI+贝伐珠单抗+阿替利珠单抗 vs. FOLFOXIRI+贝伐珠单抗	132 例 vs. 67 例	PFS:12.9 个月 vs. 11.4 个月
BACCI 研究	卡培他滨+贝伐珠单抗+阿替利珠单抗 vs. 卡培他滨+贝伐珠单抗+安慰剂	70 例 vs. 40 例	ORR:8.54% vs. 4.35%
AVETUX 研究	mFOLFOX6+西妥昔单抗+阿维鲁单抗	43 例(含 2 例 MSI-H 和 1 例 MSI-L)	ORR:81% PFS:11.1 个月
CAVE 研究	西妥昔单抗+阿维鲁单抗	77 例(71 例为 MSS)	OS:11.6 个月 PFS:3.6 个月
MAYA 研究	替莫唑胺治疗后序贯伊匹木单抗联合纳武利尤单抗	135 例	PFS:7.0 个月 OS:18.4 个月 ORR:45%

注:FOLFOXIRI:化疗方案,氟尿嘧啶和亚叶酸钙、奥沙利铂和伊立替康;mFOLFOX6:化疗方案,氟尿嘧啶和亚叶酸钙、奥沙利铂;PFS:无进展生存期;ORR:客观缓解率;OS:总生存期。

表 24-3-2 免疫治疗与放疗联用在 MSS 转移性结直肠癌中的临床试验总结

研究名称	治疗方案	入组人数	结果
NCT03122509 研究	放疗+度伐利尤单抗+替西木单抗	24 例	PFS:1.8 个月 OS:11.4 个月
NCT03104439 研究	放疗+伊匹木单抗+纳武利尤单抗	40 例	PFS:2.4 个月 OS:7.1 个月 DCR:25%

注:PFS. 无进展生存期;OS. 总生存期;DCR. 疾病控制率。

3. ICI 联用 由于单药免疫检查点抑制在 pMMR/MSS 转移性结直肠癌中没有显示出活性,不难想象,联合治疗策略是否能克服这种情况下的免疫抗性也是研究者感兴趣的方向。前文中已经描述了 ICI 联用与化疗配伍(MAYA 研究)、与放疗配伍(NCT03122509 研究和 NCT03104439 研究)的结果,本节侧重"双免治疗"的探索。

PD-1/PD-L1 是目前研究最广泛的抑制性检查点途径,此外,CTLA-4 抑制剂和靶向下一代免疫检查点淋巴细胞活化基因 3(lymphocyte activation gene-3,LAG-3)的药物,也是当前免疫治疗的焦点。CCTG 研究探索了 MSS 难治性环境中,度伐利尤单抗(PD-L1 抑制剂)联合替西木单抗(CTLA-4 抑制剂)的疗效。结果显示,与最佳支持治疗相比,度伐利尤单抗联合替西木单抗(CTLA-4 抑制剂)改善了 2.5 个月的 OS,达到 6.6 个月。不过,该试验尽管得到了阳性结果,但在试验设计中,对照组为最佳支持治疗,如果将试验结果与标准三线治疗方案结果相比,似乎并无获益。CCTG 研究亮点在于,入组人群中 TMB≥28mut/Mb 的患者占 21%,这部分人群亚组分析中 OS 获益最大,为双免治疗的优势人群筛选提供了思路。另一项 I 期临床试验探索了新一代 ICI,LAG-3 抑制剂玛维泽利单抗(MK-4280)在化疗难治性 MSS 结直肠癌患者中联合帕博利珠单抗的疗效。在接受联合阻断的 89 例患者中,4 例患者部分缓解,1 例患者完全缓解,OS 为 8.3 个月。在亚组分析中,联合阳性评分(combined positive score,CPS)≥1 分的亚组中 ORR 达到 11.1%,中位 PFS 为 2.2 个月,中位 OS 为 12.7 个月,这说明高 CPS 可能成为双免治疗潜在的优势人群的筛选指标。尽管这两项 ICI 联用的数据不优于标准三线治疗方案,但是在 MSS 肠癌免疫治疗探索道路中,除联合治疗的探索方向外,另一个主要的方向是进一步富集优势人群,从这个角度来看,这两项研究也为临床医师免疫治疗的选择提供了重要思路(表 24-3-3)。

4. 与抗血管生成药物联用 VEGF 阻断导致脉管系统正常化,增加 T 细胞的肿瘤浸润,并通过刺激树突状细胞的成熟和减少调节性 T 细胞和 MDSC 的扩张来激活效应免疫细胞。上述 AtezoTRIBE 研究、BACCI 研究已经探讨了免疫治疗与贝伐珠单抗和标准化疗联合治疗的结果,尽管 AtezoTRIBE 研究的数据有获益,但如果与抗血管小分子 TKI 联用效果相比,似乎又相形见绌。

2019 年 ASCO 会议公布的 REGONIVO 研究结果引领了 MSS 肠癌免疫治疗疗效的先河,引起了巨大反响,为免疫治疗在 MSS 肠癌不明朗的治疗前景中带来了一丝曙光。REGONIVO 研究本身是一项小规模的 I b 期临床试验,仅入组了 25 例 2 线及以上治疗失败的肠癌患者,采用瑞戈非尼联合纳武利尤单抗治疗。之所以引起轰动,在于其疗效惊人,ORR 达到 36%,去除 1 例 MSI-H 患者,MSS 肠癌患者的 ORR 达 33%。然而,后续的北美版 REGNIVO 研究在北美人群中开展了同样的研究,结果仅取得 7% 的 ORR,1.8 个月的中位 PFS 和 11.9 月的中位 OS,未能复制日本人群的疗效。这一差异可能与 REGONIVO 北美研究人群中伴肝转移患者较多有关,将肝转移患者排除后,纳武利尤单抗联合瑞戈非尼在北美人群中 ORR 为 22.2%。

继 REGONIVO 研究打响了第一枪后,多项免疫治疗与抗血管小分子 TKI 的研究如雨后春笋般不断涌现。REGOMUNE 研究和 REGOTOR 研究分别探索了瑞戈非尼联合 PD-L1 抑制剂阿维鲁单抗和特瑞普利单抗在化疗难治性结直肠癌中的疗效。REGOMUNE 研究发现中位 PFS 和中位 OS 分别为 3.6 个月和 10.8 个月,ORR 为 0;REGOTORI 研究的 ORR 为 15.2%,DCR 为 36.4%,mPFS 为 2.1 个月,mOS 为 15.5 个月,在数据上基本与单药瑞戈非尼在肠癌三线治疗的数据相似。帕博利珠单抗联合仑伐替尼的方案也有了数据(LEAP-005 研究),中位 PFS 为 2.3 个月,中位 OS 为 7.5 个月,ORR 为 22%,DCR 为 47%。呋喹替尼联合信迪利单抗的 I b 期临床试验中,呋喹替尼 5mg 组 ORR 为 27.3%,mPFS 达到 6.8 个月。另一项呋喹替尼联合杰诺单抗(PD-1 抑制剂)中的数据显示,在 MSS 患者中,ORR、DCR 分别达到 25.0% 与 75%,中位 PFS 为 5.45 个月。卡瑞利珠单抗联合法米替尼的数据则显示,ORR 为 13.6%,DCR 为 45.5%。

从已有的数据看来,目前 PD-1 抑制剂联合 TKI 类抗血管生成药物整体的 ORR 为 7%~33%,中位 PFS 最长的是 7.9 个月,其余研究 PFS 也基本在 3 个月左右,与

表 24-3-3 免疫检查点抑制剂联用在 MSS 转移性结直肠癌中的临床试验总结

研究名称	治疗方案	入组人数	结果
CCTG 研究	度伐利尤单抗+替西木单抗+BSC vs. BSC	180 例按照 2:1 随机分组	OS:6.6 个月 vs. 4.1 个月 PFS:1.8 个月 vs. 1.9 个月
NCT02720068 研究	玛维泽利单抗+帕博利珠单抗	80 例	ORR:6.3% OS:8.3 个月 PFS:2.1 个月

注:BSC. 最佳支持治疗;OS. 总生存期;PFS. 无进展生存期;ORR. 客观缓解率。

既往三线治疗数据相比,还是有一定程度的提高,如果未来有前瞻性随机对照试验等高级别证据支撑,免疫联合抗血管生成 TKI 有望成为打破 MSS 患者接受免疫治疗耐药这一僵局的突破方向(表 23-3-4)。

5. 与信号通路抑制剂联用 促分裂素活化的蛋白激酶(mitogen-activated protein kinases,MAPK)信号通路是真核生物信号传递网络中的重要途径之一,是细胞增殖、分化、细胞凋亡,以及正常条件和病理条件下应激反应的关键信号通路。MAPK 信号转导通路是正常 T 细胞受体触发下游的主要途径,对于 T 细胞的发育、激活、增殖和存活至关重要。这为探索免疫治疗药物和 RAS/BRAF/MEK/ERK 通路选择性抑制剂的协同作用提供了生物学依据。RAS/BRAF/MEK/ERK 是 MAPK 通路中被研究最广泛的信号通路,已被证明可以调控 PD-L1 和 CTLA-4 的表达。临床前数据表明,MEK 抑制剂在小鼠模型中可以促进肿瘤浸润性 CD8$^+$T 细胞的效应表型,将 MEK 抑制剂与 PD-L1 抑制剂治疗相结合来靶向

这些 T 细胞,可协同抑制肿瘤生长。考比替尼是一种 MEK1/MEK2 抑制剂,可阻断 MAPK 通路,并被批准与 BRAF 抑制剂维莫非尼联合用于具有 BRAF V600E/K 突变的不可切除或转移性黑色素瘤。在一项 I b 期临床试验中评估了阿替利珠单抗联合 MEK 抑制剂考比替尼在 84 例化疗难治性结直肠癌患者中的 ORR 为 8%。有趣的是,在 CR 的 7 例患者中,6 例为 MSS。基于这些结果,IMBLAZE370 III 期临床试验(COTEZO 研究)将 363 例化疗难治性结直肠癌患者随机分配接受阿替利珠单抗联合考比替尼、阿替利珠单抗单药治疗或瑞戈非尼单药治疗。遗憾的是,该试验未能达到其主要终点,OS、PFS 没有差异,以失败告终。

尽管 MEK 抑制剂与免疫治疗联用在 MSS 肠癌中的研究以失败告终,研究者始终未放弃在 RAS/BRAF/MEK/ERK 通路中的探索。结直肠癌的 BRAF 突变发生率为 10%~15%,其中最常见的突变是 BRAF V600E,BRAF V600E 突变的患者通过 BRAF 激酶的组成型激活导致

表 24-3-4 免疫治疗联合抗血管生成治疗在 MSS 转移性结直肠癌中的临床试验总结

研究名称	治疗方案	入组人数	结果
REGONIVO 研究(日本)	纳武利尤单抗+瑞戈非尼	25 例(含 MSI-H 患者 1 例)	PFS:7.9m ORR:33%
REGONIVO 研究(北美)	纳武利尤单抗+瑞戈非尼	70 例	ORR:7% PFS:7 个月 OS:11.9 个月
REGOMUNE 研究	阿维鲁单抗+瑞戈非尼	48 例	PFS:3.6 个月 OS:10.8 个月 ORR:0
REGOTORI 研究	特瑞普利单抗+瑞戈非尼	42 例(含 1 例 MSI-L)	ORR:15.2% DCR:36.4% PFS:2.1 个月 OS;15.5 个月
LEAP-005 研究	帕博利珠单抗+乐伐替尼	32 例	ORR:32% DCR:47% PFS:2.3 个月 OS:7.5 个月
NCT03903705 研究	呋喹替尼+信迪利单抗	44 例	ORR:22.7% OS:11.8 个月 5mg 组: ORR:27.3% PFS:6.8 个月 3mg 组: ORR:18.2% PFS:4.3 个月
NCT03977090	呋喹替尼+杰诺单抗	12 例	ORR:25.0% DCR:75% PFS:5.45 个月
NCT04346381 研究	卡瑞利珠单抗+法米替尼	44 例	ORR:13.6% DCR:45.5%

注:ORR. 客观缓解率;PFS. 无进展生存期;OS. 总生存期;DCR. 疾病控制率。

持续的 RAS/RAF/MEK/ERK 通路信号转导。BRAF 抑制剂在 *BRAF* V600E 突变黑色素瘤中产生了显著疗效,但其单药治疗 *BRAF* 突变转移性结直肠癌患者的缓解率不到 5%。这是由于在结直肠癌细胞中,BRAF 抑制剂短暂抑制下游 ERK 通路后,EGFR 介导的 RAS 和 C-RAF 致癌通路又快速重激活,BRAF 抑制剂因此做了"无用功"。如果同时抑制 RAF 和 EGFR 会使 MAPK 信号转导持续抑制,则证明在体内和体外试验中具有抗肿瘤疗效。不仅如此,对结肠癌中 BRAF 抑制剂耐药原因进行的分析显示,获得性致癌基因突变(如 *KRAS*,*NRAS*,MAPK1)是不可忽略的一环,针对这些获得性突变的靶向药物联用也为改善 *BRAF* V600E 患者预后提供了理论基础。

大型Ⅲ期随机对照试验 BEACON 正是基于该理论基础来设计的,*BRAF* V600E 突变的患者被随机分到三靶联合治疗组(BRAF 抑制剂康奈非尼/MEK 抑制剂比美替尼/西妥昔单抗),双靶向联合治疗(康奈非尼/西妥昔单抗),或标准治疗组(伊立替康或 FOLFIRI 联合西妥昔单抗),结果显示,三靶联合治疗组的中位 OS 为 9.0 个月,双靶向联合治疗组的中位 OS 为 8.4 个月,对照组为 5.4 个月。BEACON 研究开创了"靶点全阻断"理念的新时代,为研究者提供了一种全新思路与全新理论,是一项具有突破性意义的研究。大部分 *BRAF* V600E 突变转移性结直肠癌患者为 MSS/pMMR 状态,不能从单纯 PD-1/PD-L1 抑制剂治疗中获益,但 MSS、*BRAF* V600E 突变患者与 MSS、*BRAF* 野生型患者相比,又具有高免疫活性和高 TMB。临床前研究发现 EGFR/BRAF 抑制下调错配修复 MMR 和同源重组 DNA 修复基因,同时上调药物耐受细胞中的易出错聚合酶,可以使 pMMR 转变为 dMMR。EGFR/BRAF 抑制诱导 DNA 损伤,触发微卫星不稳定性,联合 ICI 或可逆转对 EGFR/BRAF 抑制剂的耐药,这样的三强联合方式可能提高 *BRAF* V600E 突变转移性结直肠癌患者的疗效。基于此理论,在 BRAF 抑制剂康奈非尼、EGFR 抑制剂西妥昔单抗基础上,与纳武利尤单抗联合用于 *BRAF* V600E 突变 MSS 患者的治疗的研究设计,取得了不错的疗效,ORR 高达 45%,中位 PFS 为 7.3 个月,中位 OS 为 11.4 个月,是目前为 *BRAF* V600E 突变患者后线治疗的最佳生存数据。

BRAF V600E 突变结直肠癌的另一项研究中,12 例既往未接受过 BRAF 抑制剂或免疫治疗的 MSS 患者中,在 PD-1 抑制剂斯巴达珠单抗(spartalizumab)、BRAF 抑制剂达拉非尼和 MEK 抑制剂曲美替尼联合治疗,ORR 为 42%,所有 12 例患者的肿瘤体积均缩小,这与 *BRAF* V600E 结直肠癌中单独使用达拉非尼加曲美替尼的历史 12%ORR 相比也具有很大的优势。

除 BRAF 抑制剂、MEK 抑制剂外,RAS 抑制剂也是阻断 RAS/RAF/MEK/ERK 信号通路上重要的一环。研究者们在靶向 KRAS 方面付出了广泛的努力,但迄今为止,只有 *KRAS* G12C 突变被证明是可靶向的。在 *KRAS* G12C 突变的 42 例结直肠癌患者中,*KRAS* G12C 抑制剂索托拉西布(sotorasib)中观察到 ORR、DCR 和 PFS 分别为 7%、74% 和 4.0 个月。另一项 KRAS G12C 抑制剂阿达格拉西布(adagrasib)在转移性结直肠癌后线治疗中单药及联合 EGFR 抑制剂治疗组的研究中 ORR 分别为 22% 和 43%,有望近期上市。但目前还没有 KRAS G12C 抑制剂与免疫治疗联合使用的数据,相关临床试验正在招募中(表 24-3-5)。

表 24-3-5　免疫治疗与信号通路抑制剂联用在 MSS 结直肠癌中的临床试验总结

研究名称	治疗方案	入组人数	结果
NCT01988896 研究	阿替利珠单抗+考比替尼	84 例	PFS:1.9 个月 OS:9.8 个月
IMblaze370 研究	阿替利珠单抗+考比替尼 *vs.* 阿替利珠单抗 *vs.* 瑞戈非尼	183 例 *vs.* 90 例 *vs.* 90 例	PFS:1.9 个月 *vs.* 1.9 个月 *vs.* 2.0 个月 OS:8.9 个月 *vs.* 7.1 个月 *vs.* 8.5 个月
BEACON 研究	康奈非尼+比美替尼+西妥昔单抗 *vs.* 康奈非尼+西妥昔单抗	224 例 *vs.* 220 例 *vs.* 221 例	OS:9.0 个月 *vs.* 8.4 个月 *vs.* 5.4 个月 PFS:4.3 个月 *vs.* 4.2 个月 *vs.* 1.5 个月 ORR:26% *vs.* 20% *vs.* 2%
NCT04017650 研究	康奈非尼+西妥昔单抗+PD-1 抑制剂	26 例	ORR:45% PFS:7.3 个月 OS:11.4 个月
PDR001 研究	斯巴达珠单抗+达拉非尼+曲美替尼	21 例 (含 4 例 MSI-H)	ORR:35% DCR:75%
NCT04017650 研究	康奈非尼+西妥昔单抗+纳武利尤单抗	26 例	ORR:45% DCR:95% PFS:7.3 个月 OS:11.4m 个月

注:PFS. 无进展生存期;OS. 总生存期;ORR. 客观缓解率;DCR. 疾病控制率。

6. 双特异性抗体 双特异性抗体是指能同时特异性结合两个抗原或抗原表位的人工抗体。在免疫疗法的多种选择中,双特异性抗体代表了一种新的探索方式。肿瘤治疗领域的双特异性抗体通常会设计成识别肿瘤富集抗原(如肿瘤细胞中的 CEA、CEACAM、EpCAM、HER-2 或 CD276 抗原)和免疫细胞表位(主要是 T 细胞上的 CD3 抗原),以增加宿主对肿瘤细胞的免疫活性。

赛必妥单抗(cibisatamab)是一种新型的 T 细胞双特异性抗体,靶向大肠肿瘤细胞上的 CEA 和 T 细胞上的 CD3,是目前 MSS 转移性结直肠癌临床发展道路上研究最多的双特异性抗体。在临床前模型中,赛必妥单抗显示出强大的抗肿瘤活性,它可以增加肿瘤内 T 细胞浸润,上调 PD-1/PD-L1 表达,使表达 CEA 的异种移植肿瘤消除。有两项 I 期临床试验中,对表达 CEA 的实体瘤患者给予赛必妥单抗单药或与阿替利珠单抗联合治疗。在使用赛必妥单抗单药治疗的 68 例转移性结直肠癌患者中,有 36 人赛必妥单抗剂量≥60mg,其中有 10 例(28%)出现代谢反应,ORR 为 6%;在使用赛必妥单抗联合阿替利珠单抗治疗的 38 例转移性结直肠癌患者中,有 10 人赛必妥单抗剂量≥60mg,其中 6 例(60%)出现代谢反应,ORR 为 12%。关于双特异性抗体的临床研究目前尚处于起步阶段,尚无 MSS 转移性结直肠癌患者中的数据报道,期待未来双特异性抗体能在 MSS 转移性结直肠癌患者中发挥更多的潜力。

7. 与菌群移植联用 肠道微生物群与人类共同进化了数百万年,形成了一个复杂的监管网络和互惠效应。肠道微生物群不仅会影响肠道的局部炎症过程,也会影响免疫系统,因为不同的微生物可以抑制或促进不同的免疫细胞,动态地塑造免疫系统的整体功能。目前已经有一些研究团队开始关注肠道微生物群与对癌症免疫治疗的临床反应之间的潜在关联,尤其是对 ICI 的反应,并且鉴定免疫治疗响应者和非响应者之间明显的微生物群组成差异。这些发现为菌群移植提供了理论基础,如果能够通过菌群移植的方式,将肿瘤患者的肠道微生物群替换为更有利于免疫治疗的菌群组合,从理论上可以提高免疫治疗疗效。事实上,粪便菌群移植已在临床研究中被报道可以提高晚期黑色素瘤免疫治疗。然而,由于对细菌基因组进行测序的技术革命在 2000 年左右才开始普及,菌群移植与免疫治疗再诱导相结合的治疗潜力还在不断探索与挖掘过程中,菌群移植在 MSS 肠癌患者中增敏免疫治疗的临床研究目前尚无相关临床研究被报道,南京医科大学第一附属医院/江苏省人民医院也正在牵头进行相关临床研究,期待未来这种新型疗法会带来惊喜的数据。

8. 肿瘤疫苗 肿瘤疫苗是近年研究的热点之一,其原理是将肿瘤抗原导入患者体内,通过主动免疫方式诱导机体产生特异性抗肿瘤效应,达到治疗肿瘤或预防复发的作用。肿瘤抗原的形式多种多样,包括肿瘤细胞、肿瘤相关蛋白或多肽、表达肿瘤抗原的基因等,根据肿瘤疫苗的来源又可将其分为肿瘤细胞疫苗、树突状细胞疫苗、DNA 疫苗、多肽疫苗、CTL 表位疫苗、靶向肿瘤新生血管疫苗等。尽管其基本原理理论上可行,但令人失望的是,在转移性结直肠癌患者中使用肿瘤疫苗并没有取得期待的疗效。一项 II 期临床试验对比了自体肿瘤裂解物树突状细胞疫苗和最佳支持治疗在转移性结直肠癌患者中的疗效,ORR 为 0,该研究因为无效而在中期分析时提前终止。另一项临床研究根据来自肿瘤相关抗原[RNF43、TOMM34、KOC1、血管内皮细胞生长因子受体 1(vascular endothelialgrowth factor receptor 1,VEGFR1)和 VEGFR2]的五种肽设计了一种五肽疫苗,并采用与奥沙利铂为基础的化疗方案联用的方式一线治疗晚期结直肠癌,试验组中 PFS(7.2 个月 *vs.* 8.7 个月)与 OS(20.7 个月 *vs.* 24.0 个月)的数据均短于对照组,这说明五肽疫苗不仅没有带来获益,甚至可能造成额外的风险。目前尚没有 MSS 转移性结直肠癌患者中的临床研究。

免疫治疗时代 MSS 肠癌治疗似乎星光黯淡,迄今为止,尚无免疫治疗药物被指南推荐用于 MSS 转移性结直肠癌的治疗。目前正在开发的基于免疫治疗的联合策略是研究者重要的探索方向,这些策略旨在转化针对肿瘤细胞的有效免疫反应。目前结直肠癌三线标准治疗方案包括呋喹替尼、瑞戈非尼、曲氟尿苷替匹嘧啶联合贝伐珠单抗,其中呋喹替尼 PFS 与 OS 数据分别为 3.71 个月和 9.3 个月,瑞戈非尼数据 PFS 为 1.9~3.2 个月,OS 为 7.9~9.3 个月,而曲氟尿苷替匹嘧啶联合贝伐珠单抗的 PFS 为 4.6~5.6 个月,OS 为 9.4~11.4 个月。从目前已有的临床研究结果来看,除 *BRAF* V600E 突变这一特殊人群在免疫联合治疗方面有不错的成绩外,目前尚没有可以大幅超越的联合治疗策略。克服 MSS 结直肠肿瘤免疫抵抗仍然是一个持续的挑战,肿瘤的异质性导致不同癌种对同一药物的反应性相差极大,基于精准治疗的理念,探寻可以预测免疫治疗疗效的指标,可能会照亮前进的道路。星星之火,可以燎原,相信研究者在不断地探索前进中一定可以找到更大的突破口来改善这部分肠癌患者的预后。

(邱天竹 顾艳宏)

第四节　结直肠癌的细胞免疫治疗进展

结直肠癌是人类三大常见肿瘤之一。随着生活习惯改变,高脂低纤维饮食成分增加,<50 岁结直肠癌患者发病率呈逐渐升高的趋势。遗憾的是,60%~70% 的患者发现时已无手术机会或需要转化、辅助治疗,传统的手术治疗、放射治疗、化疗联合靶向治疗虽然能治愈部分患者,但大多数晚期患者预后仍然很差,尤其是进展期癌基因突变影响治疗的有效性,亟待研究新的治疗方法。

随着免疫治疗的不断发展,尤其是 ICI 在各种实体瘤治疗中显示出良好治疗效果,且毒性低,免疫治疗在结直肠癌中正逐渐成为肿瘤治疗第四大策略。然而,未选择免疫治疗的结直肠癌患者,接受此药物治疗的反应率较低。最近,高微卫星不稳定性的结直肠癌与免疫检查点抑制剂之间的关系这一转折点,使 ICI 临床应用于结直肠癌患者也开展了几项临床试验,促进在 MSS 结直肠癌患者中探讨提高反应的策略,以及筛选其他预测性生物标志物。

一、抗肿瘤免疫在结直肠癌中的作用

1. **免疫监视和免疫编辑**　结直肠癌微环境的重要特点是免疫抑制、抗原加工、处理、提呈等。抗原提呈障碍如结直肠癌相关抗原表达缺陷是重要影响因素。结直肠癌中抗原提呈加工相关蛋白的表达缺失,导致抗原提呈受限。另外,肿瘤细胞的表面抗原被"覆盖"或"封闭",干扰肿瘤抗原的识别,从而导致免疫逃逸。如黏蛋白 MUC1 是一种 I 型跨膜蛋白,在进展期和转移性结肠癌患者中,MUC1 表达异常增高,而且细胞表面分布的改变(整个细胞表面均表达),极性分布丧失——主要由于糖基化不全,干扰宿主淋巴细胞识别,抑制免疫细胞对肿瘤的杀伤作用;同时可以使钙黏蛋白表达下调,后者在细胞间起黏附作用,导致肿瘤侵袭转移增加,因此高水平的 MUC1 表达与肿瘤患者的预后呈负相关。其他原因包括 CTL 识别抗原肽和 MHC I 类分子复合体出现障碍,导致肿瘤逃逸机体的免疫攻击。

2. **固有免疫**　固有免疫是抗肿瘤免疫系统的第一道非特异性防线。巨噬细胞可以识别癌细胞的特异性抗原,通过细胞表面的 Fc 受体诱导抗体依赖性细胞介导的细胞毒作用。肿瘤浸润性巨噬细胞(tumor infiltrating macrophage,TIM)可分为两个亚型(M$_1$ 和 M$_2$),在结直肠癌中的作用存在争议。M$_1$ 型 TIM 分泌高浓度的一氧化氮合酶和炎性分子(IL-6、IL-12、IL-13 和 TNF-α),并通过增加 MHC 分子表达和共刺激分子促进适应性免疫。相反,M$_2$ 型 TIM 产生精氨酸酶和免疫细胞因子 IL-10、TGF-β 和前列腺素 E$_2$,并通过产生 VEGF 促进血管生成,从而促进肿瘤进展。通常认为,TAM(M$_2$ 极化)浸润到肿瘤微环境中是多种肿瘤的不良预后指标。

自然杀伤(natural killer cell,NK)细胞是参与免疫监视的主要细胞类型之一,能够在靶细胞上缺少某些 MHC 的情况下杀灭肿瘤细胞。此外,NK 细胞可能通过其他机制对癌细胞发挥细胞毒作用,如 ADCC 以及分泌细胞因子如 IFN-γ,导致其他炎症细胞被激活,包括巨噬细胞和 DC。在结直肠癌中 NK 细胞的广泛肿瘤浸润与结直肠癌患者的预后有关。

NKT 细胞同时拥有 T 细胞和 NK 细胞的特性,被激活时分泌大量的促炎性细胞因子(如 IL-2、IFN-γ、TNF-α、IL-4)和参与细胞死亡的效应分子(如穿孔素、FasL 和 TRAIL)。与 NK 细胞类似,NKT 细胞的浸润增加可能与结直肠癌的预后有关。

3. **适应性免疫**　适应性免疫与长期的特异性抗肿瘤免疫反应有关。T 细胞通过其受体 α 二聚体识别由 MHC I 类分子和 MHC II 类分子和抗原组成的信号复合体。CD4$^+$T 细胞识别 APC 表面的 MHC II 类分子,而 CD8$^+$T 细胞识别几种类型细胞上的 MHC I 类分子。T 细胞活化需要肿瘤细胞对抗原识别、共刺激分子(CD80/CD28 和 CD40/CD40L)和细胞因子(IL-1、IL-2、IL-6、IL-12、IFN-γ)激活三个信号。活化的 CD4$^+$T 细胞能调节抗肿瘤免疫反应。根据产生的不同细胞因子,CD4$^+$T 细胞可细分为不同的 Th 亚群,分泌特定细胞因子。肿瘤浸润的 T 细胞可以释放 IFN 直接作用于肿瘤细胞表面受体,促进肿瘤凋亡,同时也增加肿瘤抗原合成和提呈、募集 T 细胞产生趋化因子。但在肿瘤微环境中,IFN-γ 诱导反应性 T 细胞的细胞表面表达 PD-1,以及上调 APC 和肿瘤细胞上的 PD-L1,抑制 T 细胞增殖和细胞毒性因子的分泌,导致 T 细胞耗竭。JAK1 和 JAK2 在 I 型和 II 型 IFN 细胞内信号转导中发挥重要作用,而结直肠癌中两种激酶通常出现功能丢失。同时肿瘤细胞分泌 IL-7、IL-10、IL-22 等抑制性细胞因子同样参与免疫抑制微环境的形成。

除此之外,表观遗传学改变如 DNA 甲基化、组蛋白去乙酰化、RNA 干扰导致基因沉默等均可影响肿瘤的免疫微环境。PRC2 是参与人类发育的一种关键调控因子,其表达过高或过低均会导致基因发生相应的沉默或激

活。在结直肠癌组织中,PRC2 复合体和 H3K27me3 去甲基化酶可以抑制 T 细胞趋化因子 CXCL9 和 CXCL10 的表达,导致效应 T 细胞的激活和迁徙受限。PRC2 含有 EZH2、SUZ12、RBBP4 和 EED 四个核心亚单位,其高表达与结直肠癌组织中 CD4、CD8、TH1 类型的趋化因子呈负相关,导致肿瘤组织中缺乏 T 细胞浸润、免疫反应受抑制、患者生存时间缩短。

Th1 细胞分泌细胞因子如 IL-2 和 IFN-γ,可以促进 CTL 的抗肿瘤免疫反应。Th2 细胞分泌 IL-4、IL-5 和 IL-13 促进 IgE 合成,被认为有利于肿瘤生长。最近发现的 Th 细胞亚群 Th17 细胞,除了产生 IL-17A,还可以产生 IL-17F、IL-21、IL-22、IFN-γ 和 GM-CSF 等。Th17 细胞在肿瘤免疫中发挥复杂而有争议的角作用,与促进或抑制肿瘤生长相关。调节性 T 细胞中最典型的亚群表达 CD4/CD25 和 Foxp3,维持自身免疫耐受并抑制针对自身抗原的免疫反应。因此,调节性 T 细胞有望成为免疫治疗的潜在新靶点,改善肿瘤患者生存预后。CD8+T 细胞激活可以通过颗粒胞吐和形成 FasL 杀伤肿瘤细胞。在结直肠癌中发现了明显的淋巴细胞浸润,在 MSI 的肿瘤中更多见,与临床预后有关。

免疫治疗是利用机体的天然防御机制激发和增强机体免疫功能,以控制和杀伤肿瘤细胞。根据免疫治疗的机制不同,主要分为主动性免疫治疗(肿瘤疫苗、免疫基因),非特异性免疫治疗,过继性免疫治疗(细胞、抗体),免疫检查点抑制剂治疗。以下将从这四个方面阐述免疫治疗在结直肠癌治疗中的应用及治疗前景。

二、主动性免疫治疗(肿瘤疫苗治疗)

肿瘤疫苗治疗是利用肿瘤细胞裂解产物、肿瘤特异性抗原、肿瘤相关抗原、肿瘤多肽、抗独特型抗体等,通过增强肿瘤相关抗原的免疫原性以及提高免疫系统对肿瘤抗原的识别,导致机体产生主动性免疫应答,具有较长时间的免疫记忆,抗肿瘤作用缓慢而持久的特点。包括树突状细胞疫苗、多肽疫苗、肿瘤细胞疫苗、病毒疫苗(表 24-4-1)。

表 24-4-1　结直肠癌中免疫疫苗临床试验的结果

疫苗类型及特点	试验分期	患者数及特点	试验结果
自体肿瘤溶解物致敏自体 DC	Ⅱ期	22 例结直肠癌肝转移患者	11 例接受疫苗治疗的患者有免疫反应,且无瘤生存时间更长
自体肿瘤溶解物致敏自体 DC 联合 CIK	Ⅱ期	54 例胃癌和结直肠癌患者	5 年 PFS 率、OS 率在疫苗组 66%、75%,而对照组则是 5%、15%
多种抗原分次致敏的自体 DC	Ⅰ/Ⅱ期	21 例转移性结直肠癌患者 13 例接受细胞疫苗治疗	无治疗相关毒性产生,无明显临床客观反应
RNF43-721 肽疫苗	Ⅰ期	9 例患者接受疫苗治疗同时联合 S-1 化疗	患者能耐受疫苗,无明显不良反应
HSPPC-gp-96 肽疫苗	Ⅰ/Ⅱ期	29 例结直肠癌术后肝转移患者(MSKCC 评分不同)	2 年 OS 和 DFS 明显延长
MUC-1 肽疫苗	—	39 例既往有癌前病变病史的患者(无肿瘤)	17 例患者(43.6%)机体产生高水平的抗 MUC1 IgG 抗体及长时间免疫记忆
CEA 肽疫苗	—	1 例进展期中分化结直肠癌女性患者	PR 持续 4 个月,SD 持续 4 个月
胸腺嘧啶多表位肽疫苗(TSPP)	Ⅰb期	29 例患者	疫苗安全,且在 300μg 的剂量时生存期更长
自体肿瘤细胞疫苗	Ⅲ期	297 例Ⅱ期,115 例Ⅲ期结直肠癌患者,联合Ｘ介苗治疗	患者硬结直径越大,预后越好
自体肿瘤细胞-卡介苗疫苗	随机对照	254 例Ⅱ期和Ⅲ期结肠癌患者	Ⅱ期患者对肿瘤细胞免疫治疗效果好,明显延长无复发生存时间复发风险下降 61%
异基因肿瘤细胞疫苗	—	60 例Ⅳ期结直肠癌患者	疫苗治疗组、对照组平均生存时间分别为 20 个月、7 个月;3 年生存率分别是 16.7%、0
携带有 CEA 抗原的 DNA 病毒腺疫苗	Ⅰ/Ⅱ期	32 例转移性结直肠癌患者	毒性小,61.3% 患者有 T 细胞免疫反应
TroVax(安卡拉痘苗病毒)携带癌胚抗原 5T4 基因	Ⅱ期	20 例结肠癌肝转移患者	肝转移灶周围 TIL 增加(15 例手术切除患者)或对 5T4 抗原反应的患者生存时间明显延长

注:DC.树突状细胞;RNF43-721 肽.环指蛋白 43 衍生的一种新型肽;HSPPC-gp-96 肽.热休克蛋白 gp96-多肽复合物;MUC-1 肽.黏蛋白 1 合成多肽;CEA.癌胚抗原;5T4 基因.一种高度糖基化的细胞表面的蛋白质;S-1.替吉奥;PFS.无进展生存期;OS.总生存期;DFS.无病生存期;PR.部分缓解;SD.疾病稳定;TIL.肿瘤浸润淋巴细胞。

树突状细胞疫苗是分离肿瘤患者自体单核细胞，通过多种细胞因子诱导成熟，体外经肿瘤抗原提前致敏后输入患者体内。将患者的 DC 通过 IFN-γ 和控制抗原 KLH 培养成熟后，进一步给予多种肿瘤抗原肽（CEA、HER-2、MAGE）致敏，然后回输给患者，结果显示接受树突状细胞疫苗治疗的 13 例患者同对照组相比，所有患者未观察到明显临床反应。而将患者肿瘤组织溶解物致敏自体 DC，在患者小剂量化疗的第 3 天起回输细胞疫苗，2 周 1 次循环重复 3~5 次。结肠癌疫苗组的 5 年 PFS 率、OS 率分别为 66%、75%，而且其在结肠癌中疗效较胃癌效果佳，提示在晚期结直肠癌患者，DC 不联合疫苗治疗时可能有效，但仍需要进一步临床试验证实。

多肽疫苗则是将肿瘤多肽作为致敏原直接刺激机体免疫细胞，导致机体抗肿瘤免疫增强。从患者结直肠癌自身肝脏组织提取纯化的热激蛋白 HSPPC-GP-96，制备疫苗注入患者体内，结果显示 HSPPC-GP-96 疫苗无明显的毒性，52%（15/29）的患者在试验初期可以观察到 HLA-Ⅰ类限制的 T 细胞免疫反应。患者 2 年 OS 率、DFS 率分别是 100%、51%，而无免疫反应患者分别是 50%、8%。许多疫苗的免疫反应差，除与疫苗免疫原性差有关外，可能还与患者自身存在免疫抑制细胞有关，如机体产生了高水平循环 MDSC。多肽疫苗刺激机体产生的免疫反应可产生抗体或记忆性 T 细胞，当机体在再次接受相同抗原刺激时，记忆性 T 细胞可迅速增殖杀死肿瘤细胞并用于肿瘤的预防。

肿瘤细胞疫苗是指将自体或异体同种肿瘤细胞，经过物理（照射、高温）、化学（酶解）等因素处理后获得的细胞疫苗。该疫苗改变或消除致瘤性但保留了免疫原性，对肿瘤治疗有一定疗效。研究者将 CT26 结肠癌细胞经丝裂霉素处理与 GM-CSF 和 IL-2 混合，注入 Balb/C 小鼠结肠癌模型皮下或足垫内，可以发现联合治疗组肿瘤生长明显受到抑制，原因是通过提高 CD8$^+$T 细胞水平增加抗肿瘤细胞毒作用。在临床试验中，已有将异体肿瘤疫苗作用于肿瘤患者的先例，从鼠黑色素肿瘤 B16 和结直肠癌组织中获取的肿瘤细胞经电离射线处理，在肿瘤细胞免疫原性稳定后用于 60 例结直肠癌患者，3 年 OS 率在疫苗治疗组达 17%（10 例），而对照组则为 0。肿瘤细胞在体外进行物理方法（如射线照射）处理后无增殖能力及致瘤能力，这种疫苗又称自体肿瘤细胞疫苗。自体肿瘤细胞疫苗进入体内后，激发大量的 DC 增殖，DC 又刺激机体产生 CTL 从而杀伤肿瘤细胞。Ⅰ期临床试验中，将辐照过的肿瘤细胞与分泌 GM-CSF 的 K562 细胞系融合后输入 9 例转移性结肠癌患者体内，中位 OS 为 51.2 个月（1.2~64 个月），4 例患者 PFS 为

36.45 个月（36.2~53.5 个月）。

病毒疫苗是将病毒作为载体，携带细胞因子基因、肿瘤抗原基因等构成的重组病毒疫苗（如重组痘苗病毒）。Ⅰ期临床试验中，将携带有编码 CEA 抗原 DNA 的腺病毒 Ad5 用于转移性结直肠癌患者，具有良好安全性，48% 的患者生存期超过 12 个月，61.3% 患者对 CEA 抗原产生免疫反应。

肿瘤细胞的 RNA 或 miRNA 存储了肿瘤细胞的信息，从手术切除的肿瘤组织中提取总肿瘤抗原 RNA，如不能手术，可采用与患者组织来源相同的肿瘤细胞 RNA，或体外通过分子生物学方法合成肿瘤抗原的 miRNA。将这些总 RNA 或 miRNA 通过电转染方法转染免疫效应细胞如 miRNA，体外扩增后将细胞回输给肿瘤患者，具有较强肿瘤杀伤能力及记忆能力。将细胞因子或免疫相关基因直接转染肿瘤细胞制备成疫苗，或将可以分泌粒细胞-巨噬细胞集落刺激因子的肿瘤细胞作为一种瘤苗，诱导机体产生抗肿瘤效应。但该技术在结直肠癌中的研究处于临床前研究阶段。C-Myb 过表达存在于超过 80% 的结直肠癌中，与疾病的进展和预后密切相关。将野生型 C-Myb cDNA 与破伤风毒素融合，通过静脉将其接种植于结直肠癌鼠体内抑制肿瘤生长。

虽然肿瘤细胞疫苗有良好的应用前景，但因其免疫原性弱，在疫苗制备、抗原表位的暴露等方面还需进一步改善和提高。

三、非特异性免疫治疗

非特异性免疫治疗主要是指免疫佐剂包括经处理或改造的细胞及其代谢产物（卡介苗、白喉类毒素、OK432），细胞因子（IL-2、IFN、GM-CSF、热激蛋白），化学合成药物如左旋咪唑，以及改变表观遗传的药物如去乙酰化酶抑制剂和 DNA 甲基转移酶抑制剂，通过非特异性途径激活机体效应细胞杀灭肿瘤细胞。

卡介苗在膀胱癌的临床应用中发挥着重要作用，但其在结直肠癌中的价值却存有争议。在 Michael 的研究中，卡介苗组与空白对照组相比，无明确证据表明治疗组结直肠癌患者可以获得更好的免疫功能；但实验组中，局部皮肤毒性反应重、炎性反应明显的患者较其他患者生存期更长，可能患者本身的免疫状态与肿瘤预后有重要关系。在临床研究中，卡介苗联合氟尿嘧啶与单药氟尿嘧啶治疗进展期结直肠癌患者，联合组未获得更长的生存期。但在结直肠癌Ⅱ期临床试验中，手术联合卡介苗组与手术组相比，联合组明显获益，同时 MSS 的患者在免疫辅助治疗中获益更多，但Ⅲ期结直肠癌患者并不能获益。白喉类毒素、OK432 等同样具有免疫活性

作用,可以激发机体的细胞免疫反应。

细胞因子在细胞及体液免疫反应中均发挥重要作用,IL-2 作为 CD4 细胞活化效应分子促进细胞活化、增殖。在 652 例肿瘤患者中,使用高剂量 IL-2 治疗多种晚期转移性肿瘤,其中肾癌、黑色素瘤治疗呈现出较好的临床疗效,但在转移性结直肠癌患者并未从中获益。3 例结直肠癌肝转移患者给予肝动脉内灌注低剂量(IL-2、氟尿嘧啶、丝裂霉素),其中 1 例患者治疗后 14 个月发生盆腔复发,另外 2 例 DOR 分别为 25 个月、22 个月。Recchia 等进行的 Ⅱ 期临床试验中,将 40 例转移性结直肠癌患者接受皮下注射低剂量 IL-2($1.8×10^6$IU)同时口服维 A 酸,与化疗的 80 例患者对比,试验组中位 PFS 和 OS 为 27.8 个月和 52.9 个月,明显优于对照组的 12.5 个月和 20.2 个月。GM-CSF 在结直肠癌中应用也较多,将 GM-CSF 与鼠单克隆抗体 MAB17-1 联合用于 20 例转移性结直肠癌患者,显示联合组获得更长的生存期。其他多种细胞因子治疗在结直肠癌中的治疗处于临床前研究中,IL-15、IL-17、TNF-α 等可联合其他细胞因子或单类药物抗用于结直肠癌的治疗,或通过上调 PD-1 表达增加其他单抗药物抗肿瘤能力。

四、过继性免疫治疗

过继性免疫治疗主要包括以肿瘤抗原为靶点的单克隆抗体治疗和细胞过继免疫治疗。过继免疫治疗直接作用于机体,无须机体产生初始免疫应答,对已经产生免疫耐受、免疫力低、产生免疫反应能力差的晚期结直肠癌患者有更重要的临床意义。单克隆抗体多以 VEGF 或 EGFR 为靶点,阻止 VEGF、EGFR 与其配体的结合。贝伐珠单抗、西妥昔单抗、帕尼单抗已经在 NCCN 指南中被推荐用于晚期结直肠癌患者的一线靶向治疗,但是西妥昔单抗、帕尼单抗也仅限于 KRAS/NRAS 野生型的左半结肠癌患者。瑞戈非尼是小分子多激酶抑制剂,用于二线后的晚期结直肠癌患者。未来多靶点的小分子靶向药物可为晚期结直肠癌患者带来更大的生存希望。

细胞过继性免疫治疗主要包括传统的淋巴因子诱导的杀伤细胞、细胞因子诱导的杀伤细胞(cytokine-induced killer cell,CIK)、肿瘤浸润的淋巴细胞(如浸润的前哨淋巴结细胞)以及嵌合抗原受体 T(chimeric antigen receptor T,CAR-T)细胞。CIK 多用于肝癌、肾癌等肿瘤中,在结直肠癌中研究证据尚不足。肿瘤浸润淋巴细胞则是从肿瘤组织中直接分离出的具有特异性肿瘤杀伤活性的细胞,在前哨淋巴结获得 T 细胞,治疗 16 例 Ⅳ 期结直肠癌患者发现,无明显不良反应,4 例患者(在

试验组 9 例)获得完全缓解,中位生存期 30 个月,而对照组只有 9.6 个月。在随后的 Ⅰ/Ⅱ 期临床试验中,有 46 例 Ⅲ 期和 9 例 Ⅳ 期患者参与,治疗组 24 个月的 OS 率 55.6%,而对照组 17.5%,中位 OS 前者达 28 个月,而对照组只有 14 个月,未发现治疗相关的毒副作用。目前 CAR-T 细胞在血液系统疾病及 B 细胞恶性肿瘤中应用较多,但在实体瘤领域缺乏充足数据论证。既往研究显示针对不同靶点的 CAR-T 疗法在晚期实体瘤中小样本(17 例),ORR 局限在 10% 左右。沈琳教授团队报道 Claudin18.2 在消化系统肿瘤尤其胃癌、胰腺癌、胆道系统肿瘤及部分结直肠癌中高表达。37 例晚期消化道肿瘤患者中有 28 例是胃癌/胃食管结合部腺癌、5 例胰腺癌和 4 例其他消化系统肿瘤。所有入组患者已发生远处转移,其中 50% 患者远处转移累及至少 3 个器官,且为常规治疗失败的患者。所有患者的 ORR 和 DCR 分别为 48.6%(95%CI:31.9~65.6)和 73.0%(95%CI:55.9~86.2)。后续值得在结直肠癌上继续研究探索。有数据显示细胞在通过向胃肠道肿瘤肝转移患者经肝动脉内灌注 CEA-CAR-T,3 例接受抗 CEA-CAR-T 未联合 IL-2,另外 3 例接受 CAR-T 联合 IL-2,未观察到治疗相关的 Ⅲ~Ⅳ 级不良反应。在未联合 IL-2 治疗组中 2 例患者血中 CEA 水平一过性下降,联合 IL-2 治疗组中 3 例患者血中 CEA 水平明显下降。CAR-T 靶向肿瘤相关糖蛋白 72、鸟苷酸环化酶 2C 等在结肠癌应用的 Ⅰ 期临床试验正在进行。

五、免疫检查点抑制治疗

1. PD-1/PD-L1　数据显示中国和伊朗人群中,PD-1 基因单核苷酸多态性与结肠癌的发生相关。在结直肠癌研究显示肿瘤微环境中,PD-1 在 CD8⁺T 细胞上明显上调,导致细胞因子、穿孔素的产生障碍。此外,肿瘤微环境中结直肠癌细胞上的 PD-L1 表达与 T 细胞密度成反比。T 细胞减少之后出现调节性 T 细胞扩增,表现为 Foxp3⁺调节性 T 细胞的高数量,与预后差有很强的关联性。此外,结直肠癌患者术后的外周血中,可发现 CD4⁺和 CD8⁺T 细胞存在 PD-1 表达,也与 T 细胞功能受损有关;因此阻断 PD-1/PD-L1 通路是治疗结直肠癌的有效策略。

2. CTLA-4/B7　多项研究发现 CTLA-4 基因单核苷酸多态性与发生结直肠癌风险有关。相比 MSS,CTLA-4 在 MSI 肿瘤中的表达水平明显升高,不仅表达于肿瘤上皮分组中的 TIL,也存在于肿瘤周围的基质中。调节性 T 细胞亚群表达的 CTLA-4 具有如下特点:①结直肠癌患者外周血及肿瘤组织中,激活的调节性

T 细胞（CD45RA Foxp3+调节性 T 细胞）表达高水平的 CTLA-4；②在结直肠癌中发现 CCR4+CTLA-4+调节性 T 细胞积聚，并且 CTLA-4+常规 T 细胞也增多，提示免疫系统攻击肿瘤相关黏膜；③在结直肠癌患者中存在明显的抑制性 CD4+Foxp3 调节性 T 细胞共表达免疫检查点分子，如 LAG-3、PD-1、CTLA-4 能够产生免疫抑制性细胞因子，如 IL-10 和 TGF-β。更重要的是，此独特细胞群的抑制效果是 Foxp3+调节性 T 细胞的 50 倍。不同的调节性 T 细胞亚群表达 CTLA-4，提示免疫检查点成为一个有意义的治疗策略。在鼠的结直肠癌模型中去除 CD4+CD25+的 T 细胞后联合 CTLA-4 抑制剂，能诱导树突状细胞疫苗产生更强的抗肿瘤免疫治疗能力。伊匹木单抗联合纳武利尤单抗治疗的结果表明，与其他治疗相比，有持久的高 DCR，可改善生存及安全。考虑纳武利尤单抗联合伊匹木单抗较 PD-1 抑制剂单药治疗的高反应率和长期临床获益，因此联合治疗是结直肠癌的最佳治疗策略。伊匹木单抗联合纳武利尤单抗作为 dMMR/MSI-H 转移性结直肠癌患者一线治疗的研究（Ⅱ期临床试验）正在进行中。

替西木单抗是一种与伊匹木单抗相似的单抗，一项单臂多中心的 Ⅱ 期临床试验标准化疗失败的转移性结直肠癌患者的临床结果显示，只有 1 例患者接受第二次治疗，其余 46 例患者在第一次治疗后有疾病进展或临床死亡，因此不支持替西木单抗单药治疗转移性结直肠癌患者。目前正在进行 Ⅰ 期临床试验研究替西木单抗联合德瓦鲁单抗（一种 PD-L1 抑制剂）治疗实体瘤患者。

3. TIM-3　T 细胞免疫球蛋白和黏液蛋白-3（T cell immunoglobulin mucin 3，TIM-3）表达于产生 IFN-γ 的 CD4+Th1 和 CD8+CTL。TIM-3 通过其配体半凝乳素-9，在抑制 Th1 和诱导细胞死亡中发挥关键作用。动物模型研究中显示，TIM-3 和 PD-1 表达于耗竭的 T 细胞，抑制 CD8+T 细胞增殖或功能异常。在临床前模型中阻断 TIM-3 能够重启抗肿瘤活性，联合阻断 PD-1 则具有更强大的作用。

结直肠癌患者外周血中的循环 TIM-3+、PD-1+、CD8+T 细胞增多。同样，相比其他肿瘤组织，结直肠癌组织中 TIM-3+、PD-1+、CD8+T 细胞增多，PD-1 表达的 T 细胞亚群 IFN-γ 水平明显更低。在大样本结直肠癌患者中阻断 PD-1 缺乏客观反应，提示阻断 TIM-3 可能更有优势。

4. LAG-3　LAG-3 又称 CD223，是免疫检查点阻断的另一个靶点，它是一种细胞表面分子，属于免疫球蛋白超家族。分析 108 例结直肠癌黏膜样本，与癌旁组织相比，结直肠癌组织的 LAG-3+/CD49B+细胞的比例显著增高，与预后不良相关，提示该细胞亚群在结直肠癌的进展中至关重要。T 细胞、NK 细胞、B 细胞、DC 表达

的 LAG-3 与 MHC Ⅱ 类分子相互作用，抑制了 T 细胞增殖。此外，LAG-3 似乎减弱了调节性 T 细胞功能，产生 IL-10 和 TGF-β1。最近发现，耗竭的 CD8+T 细胞可表达 LAG-3，而且联合抑制性受体 PD-1 的表达增加了 T 细胞耗竭。因此，同时抑制 PD-1 和 LAG-3 较单独应用可以提高 T 效应细胞活性。现有一项 Ⅰ 期临床试验探索 LAG-3（埃拉利单抗和瑞拉利单抗）联合 PD-1 抑制剂（纳武利尤单抗和斯巴达珠单抗）在晚期恶性实体肿瘤中的临床疗效。

5. CD70/CD27　通常 CD70（肿瘤坏死因子家族成员）仅表达于激活的 T 细胞和 R 细胞以及成熟的 DC，但目前已发现多种肿瘤细胞可表达 CD70。高表达 CD70 的肿瘤细胞通过抑制其配体 CD27 的肿瘤浸润 T 细胞，从而发生免疫逃逸。目前证实非小细胞肺癌中也存在 CD70 诱导免疫逃逸，但其与结直肠癌关系尚不清楚。结直肠癌活检的免疫组化显示，9%（17/194）的样本表达 CD70。迄今为止，3 种抗 CD70 免疫球蛋白已进入临床试验，ARGX-110 研究是唯一一项入组晚期 CD70+实体瘤和血液恶性肿瘤的研究。

除此之外，CD27 也被发现与 T 细胞的活化及 NK 细胞毒活性相关。与 CD70 阻断策略不同，在 CD27 激动性单克隆抗体（如伐立鲁单抗）的研究中，结果提示 CD27 作为免疫治疗靶点具有一定的复杂性。然而在恶性实体肿瘤的研究中，一个人源化单克隆抗体荧光标记的受体激动剂伐立鲁单抗联合纳武利尤单抗能够增加疗效；此外，在剂量递增研究中，发现部分结直肠癌患者的肿瘤缩小。

6. OX40　OX40（CD134）是肿瘤坏死因子受体超家族（tumor necrosis factor receptor，TNFTSF）的另一个共刺激免疫检查点分子，能够刺激免疫反应。在 T 细胞受体由特异性抗原激活后，CD4+和 CD8+T 细胞中高表达的 OX40 与其配体结合可激活 NK 细胞。OX40 在约 50% 原发结直肠癌样本的淋巴细胞中高表达，其与生存显著相关。在 39 例结直肠癌患者中，肿瘤细胞中 OX40 的表达与正常细胞相比显著升高，这提示 OX40 可成为结直肠癌免疫治疗的一个新靶点。

OX40 激动性单克隆抗体的临床前研究表明，通过减少调节性 T 细胞的抑制作用可提高 CD8+T 细胞长效抗肿瘤免疫反应。30 例患者中，其中 12 例患者在治疗 1 个周期后至少有 1 个转移病灶显著缩小。抗肿瘤免疫是由动态的多个信号介导，故单独应用抗 OX40 不足以诱导完全的反应。因此，OX40 激动剂的治疗获益最大化（OX40 激动剂药物和 OX40 特异性单克隆抗体）可能取决于与其他的靶向抗体联合，如 PD-L1（度伐利尤单抗和阿特珠单抗）和 CTLA-4（替西木单抗）。

7. GITR　糖皮质激素诱导的肿瘤坏死因子受体相关蛋白（glucocorticoid-induced TNFR-related protein, GITR）又称CD357，是一个表面的受体分子，参与抑制调节性T细胞和延长效应T细胞的存活。不仅激活CD4$^+$和CD8$^+$T细胞的瞬时表达，而且在调节性T细胞、DC、单核细胞和NK细胞上也有表达。临床前研究表明，GITR激动性药物（如DTA-1）能诱导肿瘤缩小，部分是由于调节性T细胞在肿瘤微环境的抑制作用中减少。此外，在结直肠癌小鼠模型中，T细胞过继回输、抗CTLA-4抑制剂和GITR抑制剂联合显示协同效应，可使结直肠癌肿瘤缩小。

在结直肠癌肝转移患者中，大量激活的调节性T细胞表达高水平的GITR，消除肿瘤特异性T细胞反应。此外，用可溶性GITRL治疗可以抑制调节性T细胞表达，并提高效应T细胞的反应。到目前为止，虽然缺乏支持激活性GITR单抗用于结直肠癌免疫治疗的数据，但现有一项I期临床试验两种GITR激活性抗体（人源IgG1 GITR单抗和IgG1激动剂GITR单克隆抗体）联合PD-1抑制剂（帕博利珠单抗）正在探索中。

8. 4-1BB　4-1BB（CD137）是TNFRSF的成员，是T细胞识别抗原后诱导T细胞活化的共刺激受体。虽然CD4$^+$和CD8$^+$T细胞表达4-1BB水平相似，但4-1BB的信号更偏向于CD8$^+$T细胞。4-1BB在不同造血细胞中以较低水平表达，包括B细胞、调节性T细胞、NK细胞、NKT细胞、DC、肥大细胞和早期髓系祖细胞。此外，大量的研究表明4-1BB在多种肿瘤细胞均有表达，4-1BB激动剂可能引起多种细胞强烈的抗肿瘤效应，但有时也会出现脱靶效应的副作用。

分析72例原发性结直肠癌外周血中4-1BB的表达结果，发现4-1BB阳性与结直肠癌分期以及浸润深度直接相关。此外，结直肠癌手术切除后，外周血中4-1BB（以及CD134）增加。另一方面，与配对的正常组织相比，结直肠癌组织配体4-1BBL的表达较低，导致T细胞与肿瘤细胞、巨噬细胞相互作用的减弱，参与结直肠癌的免疫逃逸。此外，在动物模型中，4-1BB激动剂治疗结直肠癌肝转移有效。

目前已有两种4-1BB激动性抗体（乌瑞芦单抗和乌托鲁单抗）进入临床试验阶段，4-1BB抗体和西妥昔单抗联合有明显的协同作用，表现为肿瘤完全消退和生存期延长。因此，已经开展乌瑞芦单抗与西妥昔单抗治疗结直肠癌和头颈癌患者，以及乌托鲁单抗与莫格利珠单抗（另一种靶向CCR4的ADCC调节的抗体）的临床试验。

9. CD40　CD40是TNFRSF的最后一个成员，首先被发现表达于B细胞、DC、单核细胞、血小板、巨噬细胞以及非造血细胞如成纤维细胞、上皮细胞、内皮细胞。

CD40配体，称为CD40L（CD154），主要由活化的T细胞以及活化的B细胞表达。CD40/CD40L与激活的Th细胞相互作用，增强抗原提呈和共刺激分子的表达，使DC成熟并获得所必要的功能，并促进有效的T细胞活化和分化。

在结直肠癌细胞中，CD40表达为强阳性（2/17）、中度阳性（4/17）、弱阳性（11/17），CD40以及CD40L的表达提示其在结直肠癌的肿瘤免疫中扮演重要角色。已有研究证实CD40可作为预测指标，但仍需进一步夯实数据。除此之外，结直肠癌组织中CD40$^+$TAM和血浆CD40的表达是预后良好的标志，提示CD40是一个有前途的结直肠癌治疗靶点。

在某些实体瘤临床前期研究中，CD40激动剂克服免疫耐受，激活效应T细胞。然而，临床总体有效率保持在20%以下，最有效的治疗策略是CD40激动剂与化疗、放疗、疫苗、CTLA-4抑制剂或PD-L1抑制剂联合。在30例患者I期临床研究CP-870、893（人源CD40激动性单克隆抗体联合卡铂和紫杉醇）的安全性评估中，6例表现出部分反应，为II期临床试验提供依据。I期临床试验目前正在探索其他四种CD40抗体（ADC-1013、RO7009789、SEA-CD40和ChiLob7/4）联合或不联合PDL1抑制剂（阿特珠单抗）的安全性与疗效。晚期实体瘤（含结直肠癌）中开展了上述免疫治疗药物和相关临床研究。

六、结直肠癌治疗的生物标志

虽然有几个标志物用于结直肠癌的治疗，包括MSI、KRAS、BRAF突变及PD-L1表达，但是依据肿瘤遗传分析进行个体化结直肠癌治疗仍具有挑战性。目前还不清楚患者免疫表型的分子类型，对驱动免疫浸润的体细胞和生殖细胞基因突变的系统性研究分析还很少。因此，识别影响肿瘤微环境的遗传因素是关键，以提高免疫治疗的有效性。

1. MSI　在恶性肿瘤中，MSI-H代表DNA错配修复系统的缺陷，导致高肿瘤突变负荷，MSI-H结直肠癌见于遗传性林奇综合征和约15%的散发性结直肠癌病例。使用免疫组织化学（immunohistochemistry，IHC）、激光捕获显微切割、定量反转录PCR、流式细胞术以及肿瘤浸润淋巴细胞的功能分析，发现结直肠癌的MSI微环境中，代偿性激活Th1/CTL，上调免疫检查点包括PD-1、PD-L1、CTLA-4、IDO和LAG-3，保护肿瘤细胞免于凋亡。肿瘤浸润T细胞与PD-L1阳性骨髓细胞相互作用，可能抑制T细胞的反应。

由于在其他恶性肿瘤的免疫检查点治疗中观察到了这些特征，因此进行了dMMR转移性结直肠癌中的帕博利珠单抗临床试验,结果显示 dMMR 肿瘤的反应率为 40%,而在 pMMR 肿瘤中没有反应。该试验的最新数据显示,在 dMMR 结直肠癌中反应率为 57%,疾病控制率为 89%,而在 pMRMR 结直肠癌中分别为 0 和 16%。dMMR 中位随访时间为 9.3 个月,dMMR 队列中尚未达到中位 DFS 和 OS,表明该组患者持续应答,是帕博利珠单抗被 FDA 推荐用于 MSI-H 转移性结直肠癌的依据。

在 CheckMate-142 研究中,正在研究纳武利尤单抗治疗 MSI-H 转移性结直肠癌的活性(无论是否使用伊匹木单抗),9 个月和 12 个月无进展生存率分别为 76% 和 71%;OS 率分别为 87% 和 85%。ICI 已经成为 MSI-H 转移性结直肠癌的治疗标准;然而超过 95% 的转移性结直肠癌是 MSS,因此发现其他潜在易感人群,并通过联合治疗方法扩大 MSS 结直肠癌中免疫治疗的应用非常必要。

2. KRAS　与 MSI 相反,RAS 突变与相对少的免疫细胞浸润和相对低的抑制分子表达相关。KRAS 和 NRAS 突变的结直肠癌中,CD4$^+$T 细胞水平显著减少。因此,RAS 突变的结直肠癌在免疫治疗中应考虑免疫微环境,对免疫检查点抑制剂可能无效,需要新的治疗策略。此外,KRAS 密码子 13 突变,TIL 低和 CDla$^+$/CD-LAMP$^+$肿瘤浸润比例高,预示肿瘤死亡风险高。由于在结直肠癌患者中,肿瘤内免疫反应的定量分析具有很强的预测作用,遗传和免疫细胞特征可为识别高危患者提供依据。

3. BRAF　虽然 PD-1 抑制剂在 dMMR 结直肠癌患者中疗效显著,但 dMMR 突变在结直肠癌患者中所占比例仅约 5%。同一肿瘤存在不同类型的基因突变,在一项有 3 397 例结直肠癌患者参与的 III 期临床试验中,35% 的患者存在 KRAS 突变,14% 有 BRAF V600E 突变,而且 KRAS 突变患者多无家族史和吸烟史,该类患者很少有 dMMR,而 BRAF V600E 突变的肿瘤多发生于老年患者的右半结肠,伴有 dMMR 和多发淋巴结转移。由于肿瘤基因突变的多样性、复杂性,仍需寻求新的治疗靶点或检查点的药物。目前,没有关于 BRAF 基因突变在结直肠癌的免疫治疗的数据。然而证据表明,BRAF 突变的黑色素瘤的免疫反应发生改变,提示其可作为治疗新途径。BRAF 靶向治疗为黑色素瘤治疗带来重大进展,不仅获得显著的临床反应,还导致部分患者发生免疫刺激旁观者的事件(上调 CD8$^+$T 和细胞因子产生),因此 BRAF 抑制剂联合新的检查点阻断性抗体,可进一步增强免疫激活或抵消免疫抑制信号。

4. PD-1 和 PD-L1　相比结直肠癌目前使用的临床分期,原发肿瘤的 T 细胞浸润是更好的预后参数,但还没有常规应用于临床实践。

虽然 PD-L1 表达作为肿瘤预测的重要生物标志物,但并不是理想的预测标志物,PD-L1 阴性的肿瘤患者也显示强烈的反应,因此不能将 PD-L1 作为一个排他性的预测性生物标志物。PD-L1 IHC 作为预测标志物的应用被多个悬而未决的问题阻挠,包括变量检测抗体、不同的 IHC 临界值、组织准备、处理变异、原发性和转移性疾病的活检、组成性和诱导性 PD-L1 的表达、肿瘤与免疫细胞的染色。很显然,不仅需要收集更多 PD-1/PD-L1 表达的信息,也需要充分了解 TIL 和其他抑制/刺激途径,以全面理解免疫治疗的反应与原发性或获得性耐药。总之,许多问题仍然没有答案并需要得到解决,以将 PD-1/PD-L1 表达的预测指标融入结直肠癌免疫治疗的临床诊断程序。

七、展望

FDA 批准 CTLA-4 抑制剂联合 PD-1/PD-L1 抑制剂用于治疗转移性黑色素瘤、非小细胞肺癌、肾细胞癌、胸膜间皮瘤、霍奇金淋巴瘤等,并在临床上取得显著疗效。既往认为结直肠癌是一种免疫性很差的肿瘤,但目前认为具有不同生物学特性的结直肠癌患者对免疫治疗有不同反应。因此,MSI 是反映结直肠癌的重要的生物标志物,阻断 PD-1 通路的治疗需要选择 MSI-H 的结直肠癌患者。

由于结直肠癌的基质和肿瘤细胞之间的关系复杂且密切,两药或多药联合可能比单药治疗更有效。①消除肿瘤微环境中的抑制因子是该肿瘤免疫循环的一个环节,还需要用活化的 T 细胞消除肿瘤细胞。②克服免疫抑制,同时联合自身抗体如 GITR、CD27、CD40、4-1BB 或 OX40 以实现最大化抗肿瘤效应。③免疫治疗与靶向治疗相结合,如 4-1BB 激动性抗体联合西妥昔单抗有协同作用。然而,免疫单抗联合化疗治疗结直肠癌患者的临床前数据有限,仍然需要进一步研究证实。④全外显子组测序可能在确定结直肠癌患者对免疫治疗产生反应,并可能成为新的指导策略。

对大多数患者而言,肿瘤的单药治疗虽可获得一定的临床疗效,但联合治疗尤为重要,联合治疗可阻断肿瘤中活跃的多种免疫耐受机制。如将 PD-L1 抑制剂 MPDL3280A 联合贝伐珠单抗,同时联合 FOLFOX 化疗方案治疗转移性结直肠癌患者,ORR 在联合组达到 36%,对照组 8%。免疫治疗联合放化疗、多分子靶点的靶向药物的开发应用或多种免疫治疗药物的联合将成为晚期结直肠癌患者的治疗希望。新的免疫治疗方法的应用及新靶向药物的开发将是未来研究重点。

(王秀梅)

推荐阅读

［1］ BOLAND C R，GOEL A. Microsatellite instability in colorectal cancer［J］. Gastroenterology，2010，138（6）：2073-2087.

［2］ SINICROPE F A，SARGENT D J. Molecular pathways：microsatellite instability in colorectal cancer：prognostic，predictive，and therapeutic implications［J］. Clin Cancer Res，2012，18（6）：1506-1512.

［3］ GOLDSTEIN J，TRAN B，ENSOR J，et al. Multicenter retrospective analysis of metastatic colorectal cancer（CRC）with high-level microsatellite instability（MSI-H）［J］. Ann Oncol，2014，25（5）：1032-1038.

［4］ LE D T，DURHAM J N，SMITH K N，et al. Mismatch repair deficiency predicts response of solid tumors to PD-1 blockade［J］. Science，2017，357（6349）：409-413.

［5］ LE D T，URAM J N，WANG H，et al. PD-1 blockade in tumors with mismatch-repair deficiency［J］. N Engl J Med，2015，372（26）：2509-2520.

［6］ LE D T，KIM T W，VAN CUTSEM E，et al. Phase Ⅱ open-label study of pembrolizumab in treatment-refractory，microsatellite instability-high/mismatch repair-deficient metastatic colorectal cancer：KEYNOTE-164［J］. J Clin Oncol，2020，38（1）：11-19.

［7］ LE D T，DIAZ L，KIM T W，et al. 432P Pembrolizumab（pembro）for previously treated，microsatellite instability-high（MSI-H）/mismatch repair-deficient（dMMR）metastatic colorectal cancer（mCRC）：final analysis of KEYNOTE-164［J］. Ann Oncol，2021，32（Suppl 5）：S550.

［8］ ANDRÉ T，SHIU K K，KIM T W，et al. Pembrolizumab in microsatellite-instability-high advanced colorectal cancer［J］. N Engl J Med，2020，383（23）：2207-2218.

［9］ DIAZ LA，Jr，SHIU K K，KIM T W，et al. Pembrolizumab versus chemotherapy for microsatellite instability-high or mismatch repair-deficient metastatic colorectal cancer（KEYNOTE-177）：final analysis of a randomised，open-label，phase 3 study［J］. Lancet Oncol，2022，23（5）：659-670.

［10］ FUKUOKA S，HARA H，TAKAHASHI N，et al. Regorafenib plus nivolumab in patients with advanced gastric or colorectal cancer：an open-label，dose-escalation，and dose-expansion phase Ⅰb trial（REGONIVO，EPOC1603）［J］. J Clin Oncol，2020，38（18）：2053-2061.

［11］ KOPETZ S，GROTHEY A，YAEGER R，et al. Encorafenib，binimetinib，and cetuximab in BRAF V600E-mutated colorectal cancer［J］. N Engl J Med，2019，381（17）：1632-1643.

［12］ RUSSO M，CRISAFULLI G，SOGARI A，et al. Adaptive mutability of colorectal cancers in response to targeted therapies［J］. Science，2019，366（6472）：1473-1480.

［13］ MORRIS V K，PARSEGHIAN C M，ESCANO M，et al. Phase Ⅰ/Ⅱ trial of encorafenib，cetuximab，and nivolumab in patients with microsatellite stable，*BRAF* V600E metastatic colorectal cancer［J］. J Clin Oncol，2022，40（Suppl 4）：12.

［14］ HONG D S，FAKIH M G，STRICKLER J H，et al. KRASG12C inhibition with sotorasib in advanced solid tumors［J］. N Engl J Med，2020，383（13）：1207-1217.

［15］ DAVAR D，DZUTSEV A K，MCCULLOCH J A，et al. Fecal microbiota transplant overcomes resistance to anti-PD-1 therapy in melanoma patients［J］. Science，2021，371（6529）：595-602.

第二十五章 介入治疗

在结直肠癌的多学科协作治疗当中,介入治疗多应用于转移病灶的局部治疗,需要在多学科指导下实施个体化的方案。

第一节 结直肠癌肝转移血管介入治疗

结直肠癌是我国最常见的消化道恶性肿瘤之一,而即使初诊为早期的患者,也有 25%~50% 在其病程中可能会发生远处转移。肝脏是结直肠癌最常见的转移部位,15%~25% 的结直肠癌患者初诊时已发生同时性肝转移,50% 的患者在结直肠癌病情进展过程中会发生肝转移。由此认为结直肠癌肝转移是结直肠癌患者疗效欠佳及预后不良的独立影响因素之一,也是结直肠癌患者死亡的主要原因之一,是结直肠癌治疗的重点和难点之一。

根治性切除是改善结直肠癌肝转移患者长期生存的主要治疗方式。肝转移灶可切除的患者术后 5 年生存率可达 30%~57%,而无法切除的患者 5 年生存率<5%。初诊发现同时性肝转移患者,经过全身系统治疗转化,25%~30% 的患者可以转化成功并实施肝转移病灶手术治疗;其余 70%~75% 的患者仍无法行手术治疗,其中转化不成功的原因包括转移病灶体积过大、数目过多、广泛的肝外转移等。在临床后线治疗方案中,影像引导下的消融治疗,主要用于不可手术的患者,同时也适用于小结节,可达到理想消融"安全边界"的病例。在条件具备的情况下,不仅可以单独经皮穿刺实施消融治疗,也可以在术中联合超声引导下直接实施对小结节的消融治疗。

随着化疗联合靶向治疗方案的不断优化进步,转移性结直肠癌患者的生存时间明显延长,使更多患者有机会接受联合局部治疗。在肝外病灶控制稳定的情况下,针对肝转移灶的局部治疗可以使肝转移灶长期控制稳定,甚至达到临床无活性肿瘤状态。

无法根治性切除肝转移灶的结直肠癌肝转移患者,尤其是以下三类:①只有肝转移(原发灶术后);②肝转移为主或肝负荷最重;③内科系统化疗后肝转移进展,需局部治疗补救的患者,是推荐局部治疗经肝动脉导管介入治疗(hepatic atrial treatment,HAT)的最佳适应证。利用肝动脉血管内的局部介入治疗手段较多,统称为 HAT,目前指南中主要推荐主要包括肝动脉灌注化疗(hepatic arterial infusion chemotherapy,HAIC)、经导管动脉栓塞化疗(transcatheter arterial chemoembolization,TACE)、钇-90 微球放射栓塞三种。

一、肝动脉灌注化疗

HAIC 是指在影像引导下将微导管超选择至肿瘤供血动脉或置入动脉泵管,目的在于可以持续区域灌注化疗药物。相比于全身治疗,HAIC 可以明显提高肿瘤局部药物浓度;由于药物经动脉摄入肝脏的首过效应,化疗药物对于除肝脏外其他重要脏器的毒性明显减低。一项随机对照试验(randomized controlled trial,RCT)对比肝动脉灌注化疗与全身系统化疗的疗效:化疗方案选用氟尿嘧啶联合亚叶酸钙,显示出了肝局部灌注化疗的优势。其他几项临床试验表明,当 HAIC 与全身化疗相比时,尽管大多数试验并未显示出 HAIC 治疗统计学显著的总生存获益,但控制肝脏局部疾病进展的客观反应率或疾病进展时间显著改善,因此 HAIC 应与系统全身治疗相结合才能使患者最大程度获益。氟尿苷因其具有肝脏摄取率高、全身清除率高、血浆半衰期短和线性药代动力学等特点,曾经成为肝动脉灌注的首选药物。但由于氟尿苷也会导致不可逆的胆管损伤,目前已很少应用。现常用的灌注药物主要包括奥沙利铂、氟尿嘧啶和伊立替康。标准一线及二线全身治疗进展的患者,HAIC联合全身治疗仍可达30%的有效率。在美国国立综合癌症网络指南以及各专家共识当中,都推荐HAIC作为肠癌肝转移一、二线治疗失败后的补救手段:建议有条件的医院谨慎选择患者实施介入治疗,循证证据级别2B。HAIC具体治疗效果见图25-1-1。

在肠癌肝转移术后辅助治疗领域,早在1999年,就有RCT证明了HAIC可以显著降低肝转移术后复发风险。但由于介入治疗属于微创治疗,相比系统内科化疗增加的耗材费用和有创操作风险,加上介入技术的普及有限,在肠癌肝转移术后辅助治疗领域并未得到推广。目前在辅助治疗当中的应用还局限在一些具备先进条件的医疗机构。

HAIC在结直肠癌肝转移中的治疗主要包括辅助、新辅助、转化或姑息性治疗;但作为一种局部治疗手段,需要在多学科协作综合指导下,结合患者的综合情况而定。

二、经导管肝动脉栓塞化疗

TACE主要利用肝动脉微导管超选择技术,利用血管栓塞剂行肿瘤供血动脉的栓塞治疗,并联合载药微球局部化疗药物的加载缓释。一项随机试验比较了载有伊立替康的药物洗脱微球(irinotecan-loaded drug-eluting bead,DEBIRI)的动脉给药,DEBIRI与全身使用FOLFIRI方案相比,显示了总生存期(overall survival,OS)获益(22个月 vs.15个月,P=0.031)。2013年的一项荟萃分析总结了五项观察性研究和一项随机试验,并得出结论,认为尽管DEBIRI似乎对不可切除的结直肠肝转移患者安全有效,但仍需要更多临床试验数据支持。随后的随机对照试验将30例结直肠肝转移患者随机分配至改良FOLFOX方案(mFOLFOX方案)和贝伐珠单抗或mFOLFOX6方案、贝伐珠单抗和DEBIRI(FOLFOX-DEBIRI),主要终点是局部客观反应率。结果显示DEBIRI改善了主要结局指标的缓解率(2个月时

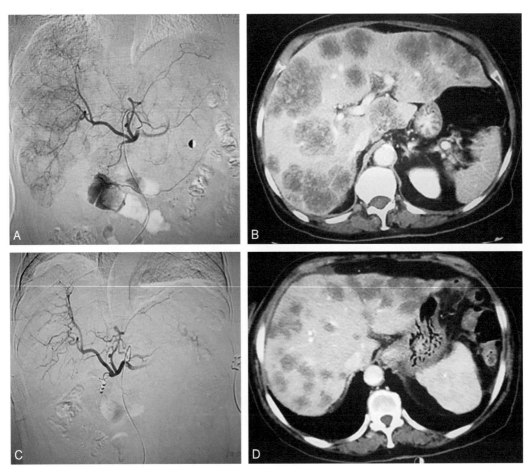

图25-1-1 肝动脉灌注化疗前后的影像学表现

A. 肝内弥漫性病变,不可切除,累及肝脏百分比为70%;B. 首次肝动脉灌注化疗,肝内病变富血供,肿瘤增生血管显著;C. 2周期肝动脉灌注化疗后,肝内病变明显缩小,肿瘤供血动脉缩小变细,增生肿瘤血管显著减少;D. 影像学评估,肝内弥漫性病变缩小且活性降低,边界清晰,多次复查稳定无进展已超过6个月。

无进展生存率分别为 78% 和 54%；$P=0.02$）。证实了这种处理策略可以提高整体反应率，延长肝脏无进展生存期，从而延长患者的总体无进展生存期。

传统 TACE，即多柔比星联合超液化碘油的栓塞化疗技术，目前主要支持其有效性的最有力的数据均来自原发性肝细胞癌的很多临床试验。但在肠癌肝转移当中，尚缺乏有效的临床证据。2013 年的一项系统评价得出结论，数据不足以再推荐传统 TACE 治疗结直肠肝转移，仅建议临床试验尝试。

三、钇-90 微球放射栓塞

一项收纳 44 例患者的前瞻性、随机、Ⅲ期临床试验表明，放射性核素钇-90 微球栓塞联合化疗可以延长结直肠癌肝转移患者在初始治疗进展后的局部疾病进展时间（2.1 个月 *vs.* 4.5 个月，$P=0.03$），对肝脏局部无进展时间的主要终点的影响更为显著（2.1 个月 *vs.* 5.5 个月，$P=0.003$）。钇-90^9 微球治疗肝转移癌在另一项前瞻性、多中心、Ⅱ期临床试验中，标准系统治疗无效的结直肠癌患者的中位无进展生存期（progression-free survival，PFS）为 2.9 个月。在试验收纳的难治性肠癌的患者背景人群中，癌胚抗原（carcinoembryonic antigen，CEA）水平 ≥90ng/ml，且初次切除就伴有淋巴血管侵袭的时间是影响 OS 的预后的主要负面因素；其他预后不良的因素包括肿瘤体积和疾病导致的肝脏功能异常，以及白蛋白和胆红素水平、体能状态，以及除肝转移外是否还存在肝外疾病。后续一系列大样本病例系列报道了钇-90 放射栓塞治疗难治性不可切除的结直肠癌肝转移患者，显示该技术的临床应用是相对安全的，且能达到一定的临床获益。

目前循证数据总结，在系统化疗难治性肠癌肝转移患者中，放射栓塞后中位生存期为 9~15.1 个月，但仍需要注意的是，接受放射栓塞治疗后 1 年的生存率因肝外疾病、肿瘤大、分化差、CEA 和谷丙转氨酶较高以及白蛋白水平较低等风险因素的积累而有很大差异。

另一重要结果数据来自Ⅲ期随机对照试验 SIRFLOX 研究（钇-90 微球与 FOLFOX 方案联合或不联合贝伐单抗对比 FOLFOX 方案联合或不联合贝伐单抗）的结果。该试验在 530 例结直肠肝转移患者中评估了钇-90 放射栓塞作为一线治疗的安全性和有效性。尽管未达到主要终点，FOLFOX 方案±贝伐单抗组的 PFS 为 10.2 个月，而 FOLFOX 方案/钇-90 组的 PFS 为 10.7 个月（HR：0.93，$95\%CI$：0.77~1.12，$P=0.43$），研究组的肝脏 PFS 延长（FOLFOX 方案/钇-90 放射栓塞组为 20.5 个月，而化疗组仅为 12.6 个月；HR：0.69，$95\%CI$，0.55~0.90，$P=0.002$）。

尽管尚未有明确的数据显示对患者总生存有显著的统计学意义，而且支持其疗效的数据有限，但放射栓塞的毒性相对较低。专家共识目前一致认为经动脉导管的放射治疗，特别是钇-90 微球放射栓塞对于高度选择的化疗耐药/难治性疾病和主要肝转移的患者是可供选择的方案。

第二节 结直肠癌转移性病灶的介入消融治疗

肠癌的肝、肺转移性病灶，手术切除是局部治疗的首选标准方法。然而，肝或肺寡转移的患者，特别是在某些情况下，患者身体条件或其他伴随疾病，可能手术并非最佳选择，因此也可以考虑肿瘤消融治疗，而微创的消融术去灭活局灶性的肿瘤效果良好，可达到局部彻底损毁，为争取临床无活性肿瘤状态做出更合理选择手段。

根治性消融是指通过热或冷效应物理消融治疗，使局部肿瘤组织完全坏死，有可能达到治愈或延长生存目的的治疗方法。消融治疗包括射频消融（radiofrequency ablation，RFA）、微波消融（microwave ablation，MWA）、冷冻消融和不可逆电穿孔等。消融治疗有可能解决多发性孤立性病变，同时相比手术切除能最大程度保留健康的肝实质。多发性肿瘤可以酌情在一次消融手术中完成，也可以在先前的手术或其他局部治疗后，再择期安全地分次进行。

一、射频消融

RFA 是目前研究和应用最广泛的肝脏热消融术。RFA 通过将消融针插入目标病变部位，在针尖端周围产生一定范围的热场，使目标组织发生凝固性坏死。与切除术一样，成功的经皮消融术需确保消融范围完全覆盖肿瘤并留有足够的扩大边缘。为消灭任何局部的、隐匿的、可导致复发风险的镜下播散病灶，治疗范围应覆盖至病灶边缘 5~10mm 的健康组织。大多数的消融针会产生一个平面上最大直径达 5cm 的治疗性热场，但该热场的外围温度不太均匀，对细胞只具有亚致死性的作用。因此，如果病灶的解剖位置合适，直径 3cm 或更小的病变一般都可以最大概率达到彻底消融坏死。一些靠近肝脏膈顶部、肝包膜、心脏或与主要血管和胆道结构接近的病灶，可能因增加周围组织器官损伤的风险而难以处理。采用一些先进的介入影像引导下技术，病灶即使在困难的解剖位置也能安全地进行消融。靠近射频热消融探针的组织经历最高温度，而探针传输热能量的能力取决于周围软组织的传导特性。在 RFA 期间，当探针周围的组织在高温下坏死变性时，局部炭化导致热辐射限制，缩小预期的致命消融区，因此消融区域有一定上限，病理学证实消融区域是一个白色坏死区域，是能达到彻底消融的安全范围，周围是一个红色的亚致死反应充血区。坏死区域的大小为垂直于射频消融电极最大消融部分的中长轴和中间轴的最大范围。

现有的文献数据总结，将经皮消融与手术切除的直接比较上，证据质量尚且不理想，尤其是在西方人群中。一些回顾性研究比较了 RFA 和切除治疗肝或肺转移瘤的疗效。这些相关研究证明，消融的局部复发率和 5 年生存率仅稍低于手术，或可与手术相当。考虑临床对于接受 RFA 的肝转移患者基础条件多差于手术患者，与单纯切除术所观察到的结果差异是否来自选择偏倚，缺乏是否能达到消融安全范围治疗评估，RFA 操作的技术限制等这些因素的干扰，因此消融的真实价值可能比现有数据更优秀，仍有很大实际应用潜力，前景可期。

2012 年的一项 II 期临床试验将 119 例伴有肝肺远处转移患者随机分配两组对照，一组单独接受系统治疗（FOLFOX 方案联合或不联合贝伐珠单抗），另一组上述方案同时联合 RFA（非手术），或切除术处理转移灶。最初观察到两组的 OS 没有差异，但联合 RFA 或手术组的 3 年 PFS 率更有优势（27.6% $vs.$ 10.6%；HR:0.63，95%CI:0.42~0.95，P=0.025）。在这项 II 期随机对照试验中，对同一人群进行长期随访后的后续分析表明，联合消融治疗组的 OS 得到改善（HR:0.58，95%CI,0.38~0.88，P=0.01），联合组的 3 年、5 年和 8 年 OS 率分别为 56.9%、43.1% 和 35.9%，而单独化疗组分别为 55.2%、30.3% 和 8.9%。该研究证实了长期生存率与仅接受化疗的患者相比，联合局部治疗的患者生存获益更为显著，充分体现了积极联合局部消融或手术治疗的重要意义。

二、微波消融

近年来，MWA 的使用越来越受到临床认可，最近的一项研究显示，MWA 安全边缘能达到超出肿瘤边界 5mm，几乎同样能获得局部彻底根治，几乎不会再出现局部复发或进展。

在 RFA 与 MWA 的对照比较中，两者疗效相当，而且对于邻近大血管的病灶，MWA 比 RFA 显示出更优秀

的消融边界（P=0.021）。同样，最近的两项研究和一篇专家小组共识的论文表明，体积小的肝转移患者，消融如果可以保证足够的消融安全边界，就完全能获得理想临床肿瘤控制效果。2018 系统综述循证数据，也证实 MWA 提供肿瘤学治疗结果不亚于手术切除术；同时文献也强调，RAS 突变的转移灶，在技术上尽量获得必要的足够消融范围和安全边界，对于预后和结局更加尤为重要。

根据《结直肠癌肺转移多学科综合治疗专家共识（2018 版）》，消融治疗适应证:结直肠癌肺转移病灶，单侧肺病灶数量≤3 个（双侧肺病灶数≤5 个），多发转移灶最大径≤3cm，单侧单发转移灶最大径≤5cm，且无其他部位转移可考虑局部消融治疗。双侧肺转移病灶，不建议双侧同时行消融治疗。

消融治疗原则:①直径≤3cm 的肺转移病灶，3 种主要消融治疗（射频消融、微波消融和冷冻消融）治疗效果相似。RFA 电极的适形性好，可通过调节消融电极来保护邻近脏器，但是受血流和气流的影响较大。②直径>3cm 的肺转移病灶，MWA 因其消融时间短、消融范围大，因此更适合用于这类病例。且 MWA 受局部血流灌注的影响小，更适合治疗邻近大血管的肿瘤。③冷冻消融形成的"冰球"边界清晰，可用于邻近重要脏器的肺转移。冷冻消融较少引起局部疼痛，肿瘤距离胸膜≤1cm 或有骨转移引起骨质破坏的病灶，冷冻消融明显优于 MWA 和 RFA。但有报道称冷冻消融在治疗过程中消耗患者血小板，凝血功能差的患者应避免使用。

消融治疗禁忌证:①病灶周围感染性及放射性炎症控制不佳者，穿刺部位皮肤感染、破溃;②严重的肺纤维化，尤其是药物性肺纤维化;③有严重出血倾向、血小板计数<50×10⁹/L 和凝血功能严重紊乱者，抗凝治疗和/或抗血小板药应在经皮消融前至少停用 5~7 天;④消融病灶同侧恶性胸腔积液;⑤肝、肾、心、肺、脑功能严重不全者，严重贫血、脱水和营养代谢严重紊乱且无法在短期内纠正或改善者，严重全身感染、体温>38.5℃者;⑥美国东部肿瘤协作组评分>3 分;⑦置入心脏起搏器的患者不建议使用 RFA。

关于肺消融，法国癌症中心的两个大型前瞻性数据库招募了 566 例患者共计 1 037 个病灶的荟萃分析，均为接受了 RFA 初始治疗病例，其中 136 例患者（24%）接受了重复多次 RFA。结果显示，消融后第 1 年随访至第 4 年的 PFS 率分别为 40.2%、23.3%、16.4% 和 13.1%。结直肠癌肺消融术中 RFA 后的 5 年 OS 率为 40.7%~67.5%。

一项多中心、前瞻性 II 期临床试验（SOLSTICE 研究）包括 128 例患者，其中 224 个转移性肺肿瘤被肺冷

冻消融治疗。在该试验中,研究人员证明消融肿瘤在 1 年和 2 年的局部客观反应率分别为 85.1% 和 77.2%,局部复发性肿瘤进行二次冷冻消融后,1 年和 2 年的局部肿瘤控制率分别达到 91.1% 和 84.4%。在该研究中,1 年和 2 年生存率分别为 97.6% 和 86.6%。3 级和 4 级严重不良反应发生率较低,分别为 4.7% 和 0.6%。

目前对于肺转移结节的消融治疗,不仅包括根治性消融,还可在寡转移肺部疾病得到控制的前提下,进行局部消融,同时可以暂停化疗维持。中位无化疗生存期(消融与恢复化疗或未化疗死亡之间的时间间隔)为 12.2 个月。与没有肺外转移的患者相比,患者无化疗中位生存期更长(20.9 个月 *vs.* 9.2 个月)。

介入微创技术,不论血管内,还是非血管的局部消融治疗,主要应用对象为结直肠癌转移性的病灶,应在多学科联合综合治疗的指导下,以整体获益为目的,在有一定条件的医院和有经验的专科医师指导下实施,才能最大程度发挥特色优势和体现临床价值。

(李肖 曹广 李玉洁)

推荐阅读

［1］ ADAM R,KITANO Y. Multidisciplinary approach of liver metastases from colorectal cancer［J］. Ann Gastroenterol Surg,2019,3（1）:50-56.

［2］ BENSON A B,3rd,GESCHWIND J F,MULCAHY M F, et al. Radioembolisation for liver metastases:results from a prospective 151 patient multi-institutional phase Ⅱ study［J］. Eur J Cancer,2013,49（15）:3122-3130.

［3］ CERCEK A,BOUCHER T M,GLUSKIN J S,et al. Response rates of hepatic arterial infusion pump therapy in patients with metastatic colorectal cancer liver metastases refractory to all standard chemotherapies［J］. J Surg Oncol,2016,114（6）: 655-663.

［4］ FIORENTINI G,ALIBERTI C,TILLI M,et al. Intra-arterial infusion of irinotecan-loaded drug-eluting beads（DEBIRI） versus intravenous therapy（FOLFIRI）for hepatic metastases from colorectal cancer:final results of a phase Ⅲ study［J］. Anticancer Res,2012,32（4）:1387-1395.

［5］ FOSTER J H. Treatment of metastatic disease of the liver:a skeptic's view［J］. Semin Liver Dis,1984,4（2）:170-179.

［6］ HENDLISZ A,VAN DEN EYNDE M,PEETERS M,et al. Phase Ⅲ trial comparing protracted intravenous fluorouracil infusion alone or with yttrium-90 resin microspheres radioembolization for liver-limited metastatic colorectal cancer refractory to standard chemotherapy［J］. J Clin Oncol,2010, 28（23）:3687-3694.

［7］ JOHNSTON F M,MAVROS M N,HERMAN J M,et al. Local therapies for hepatic metastases［J］. J Natl Compr Canc Netw,2013,11（2）:153-160.

［8］ KEMENY N,HUANG Y,COHEN A M,et al. Hepatic arterial infusion of chemotherapy after resection of hepatic metastases from colorectal cancer［J］. N Engl J Med,1999,341（27）: 2039-2048.

［9］ KURILOVA I,BEETS-TAN R G H,FLYNN J,et al. Factors affecting oncologic outcomes of 90Y radioembolization of heavily pre-treated patients with colon cancer liver metastases［J］. Clin Colorectal Cancer,2019,18（1）:8-18.

［10］ MARTIN R C,2nd,SCOGGINS C R,SCHREEDER M,et al. Randomized controlled trial of irinotecan drug-eluting beads with simultaneous FOLFOX and bevacizumab for patients with unresectable colorectal liver-limited metastasis［J］. Cancer,2015,121（20）:3649-3658.

［11］ MATSUOKA H,MORISE Z,TANAKA C,et al. Repeat hepatectomy with systemic chemotherapy might improve survival of recurrent liver metastasis from colorectal cancer-a retrospective observational study［J］. World J Surg Oncol, 2019,17（1）:33.

［12］ RIEMSMA R P,BALA M M,WOLFF R,et al. Transarterial （chemo）embolisation versus no intervention or placebo intervention for liver metastases［J］. Cochrane Database Syst Rev,2013,（4）:CD009498.

［13］ TAKEDA A,SANUKI N,KUNIEDA E. Role of stereotactic body radiotherapy for oligometastasis from colorectal cancer ［J］. World J Gastroenterol,2014,20（15）:4220-4229.

［14］ VAN CUTSEM E,NORDLINGER B,ADAM R,et al. Towards a pan-European consensus on the treatment of patients with colorectal liver metastases［J］. Eur J Cancer,2006,42 （14）:2212-2221.

［15］ VAN DE VELDE C J,BOELENS P G,TANIS P J,et al. Experts reviews of the multidisciplinary consensus conference colon and rectal cancer 2012:science,opinions and experiences from the experts of surgery［J］. Eur J Surg Oncol,2014,40 （4）:454-468.

第二十六章　中医药治疗

中医药现已成为恶性肿瘤综合治疗的重要组成部分，在肿瘤防治领域中发挥重要的作用。结直肠癌在中医学中属于"肠癖""肠覃""锁肛痔"等范畴，其病因病机错综复杂，涉及人体气血、经络、脏腑等变化。中医学认为，结直肠癌是在正气亏虚的基础上，由饮食、情志等因素所伤，导致津液运化失常，痰、湿、瘀等交结而成癌毒，积聚于肠道，日久形成肠积。正虚和邪实是结直肠癌发病的关键病机。正虚以脾气亏虚、脾肾两虚等证型多见，标实以肝胃不和、肠道湿热等证型为主。中医理论主要从人体的整体观出发，通过调整机体阴阳平衡，促使肿瘤患者达到机体阴平阳秘的状态。针对结直肠癌发展不同阶段的特点，按照《中国肿瘤整合诊治指南（CACA）》提出的结直肠癌疾病"防、治、康"3个阶段的防治策略，充分发挥了中医特色治疗优势。在抗肿瘤治疗期间，予以中医药治疗能促进结直肠癌患者的围手术期康复，增加放化疗疗效并减轻相关毒性，以达到增效减毒的目的；随访期患者，运用中医药手段能在一定程度上有效缓解癌痛、发热等肿瘤相关不适症状；晚期支持治疗阶段患者，中医药治疗能提高患者生存质量，从而延长生存时间。

第一节　结直肠癌的中医药治疗

一、治疗原则

中医药治疗作为结直肠癌全程管理的重要组成部分，在肿瘤治疗中发挥重要的作用。中医药治疗应在中医"整体观念"思想指导下，采用"病证结合"模式开展诊疗，其主要治疗原则包括扶正祛邪、标本兼顾、辨证与辨病结合等。在上述治疗原则指导下，中医药治疗针对结直肠癌疾病在不同抗肿瘤治疗阶段的特点，充分发挥中医药特色及优势，采用不同手段进行综合治疗，调整机体阴阳平衡，从而达到治疗目的。

二、在结直肠癌不同治疗阶段的具体应用

围绕抗肿瘤治疗的不同阶段开展中西医整合治疗模式，采用中医内治法和中医外治法，如口服中药汤剂、穴位贴敷、针灸推拿等中医药手段，从而减轻肿瘤放化疗、靶向治疗、免疫治疗引起的毒副反应并增强患者对肿瘤治疗的耐受性，起到协同增效的作用。

（一）在围手术期的运用

在围手术治疗期间，中医药治疗可针对患者术前及术后不同中医证候特点，进行辨证施治用药，具体如下。

中医药治疗在术前准备阶段主要以配合肠道准备为目的，以清化治则（多以疏肝理气、化痰祛瘀）为核心观，以提高患者对手术的耐受性为目标。同时配合穴位敷贴、针灸疗法等方法以提高肠道准备质量和患者对肠道准备的耐受程度。

患者术后因手术创伤、禁食、长时间卧床等因素大伤元气，以脾气亏虚证及阴血不足证最为常见，治疗以健脾益气，滋阴养血法为主。然而，临床上亦常见术后梗阻现象，中医治则以理气通下为主，并可配合使用中药灌肠、针刺、按摩、贴敷等中医特色疗法促进术后肠道功能的恢复。

（二）协同抗肿瘤药物治疗的运用

临床上结直肠癌抗肿瘤药物治疗主要包括化疗药物、靶向药物及免疫治疗药物等。针对不同药物的抗肿瘤特点，其在临床上可表现为不同毒副反应。中医药治

疗能有效预防或缓解抗肿瘤药物治疗引起的相关不良反应,增强结直肠癌患者对抗肿瘤治疗的耐受性,从而提高疗效。

1. **消化道不良反应**　奥沙利铂、氟尿嘧啶等药物化疗常引起恶心、呕吐等胃肠道表现,中医常采用扶正祛邪,降逆止呕的方法进行缓解。出现严重胃肠道反应的患者,可选用针灸疗法(单纯针刺法、电针法、艾灸法)或贴敷疗法等外治疗法。腹泻、腹痛是伊立替康化疗常见的不良反应,中医认为其病机主要是中气亏虚、脾虚湿盛,常采用补中益气、健脾祛湿法治疗。

2. **骨髓抑制**　绝大多数化疗药物会导致骨髓抑制,表现为不同血细胞数量出现不同程度下降。骨髓抑制常见的中医证型为气血亏虚型、中气不足型,常采用补益气血法及健脾益气法治疗。

3. **心脏毒性**　使用氟尿嘧啶类药物化疗后可能引起心脏不适反应,有基础心脏疾病的患者更易出现,如心肌缺血、心律失常等,属于中医学"胸痹"等范畴。常见于气虚血瘀型,多伴有气滞、寒凝、痰阻,中医治法主要包括利湿化痰法、益气活血化痰法、气阴双补法等。

4. **手足综合征**　化疗药物如卡培他滨或一些靶向药物可引起手足综合征,属于中医学"痹病""毒疮"等范畴。患者化疗或靶向治疗日久,可使气血亏虚,血行不畅,以致脉络瘀阻,发为本病。常见的治法包括温阳益气法、活血通络法。如伴见红肿热痛之象,则配伍清热凉血或清热解毒的中药。同时可配合中药熏洗治疗以进一步改善症状。

5. **周围神经病变**　化疗药物如奥沙利铂可引起周围神经病变,属于中医学"麻木""不仁""血痹"等范畴。化疗后损伤气血,血虚不荣,瘀血阻滞,以致四肢末端麻木疼痛、感觉减退。随着疾病的加重,先后可出现瘀血阻络型、气血两虚型、阳虚寒凝型等证,以活血通经、补益气血、温经通络之法治疗。此外,中医针灸推拿、中药外敷、中药熏洗对治疗周围神经病变也有较好的临床疗效。

6. **药物性皮疹**　结直肠癌治疗中靶向药物主要包括西妥昔单抗、贝伐珠单抗、瑞戈非尼及呋喹替尼等。痤疮样皮疹是靶向药物使用后常出现的不良反应,头颈部、胸背部多见,严重者更可遍及全身,属于中医学"药疹""药毒"等范畴。中医内治法主要包括凉血解毒、疏风止痒,中医外治法主要包括清热凉血、燥湿解毒,同时可结合针灸疗法、中药外洗法治疗。

免疫治疗是目前抗肿瘤治疗的重要手段,在临床上以程序性死亡受体 1(programmed cell death-1,PD-1)/程序性死亡受体配体 1(programmed death-ligand 1,PD-L1)抑制剂为主,可导致患者出现皮肤系统不良反应,出现大疱性类天疱疮等症,属于中医学"天疱疮""火赤疮"等范畴。中医治疗以清热解毒除湿为主,通过中药口服联合中药外敷等手段,有效减轻皮肤症状。

(三)协同放射治疗的运用

中医认为放疗属于热毒之邪,可导致患者出现火毒炽盛、气阴亏虚等证候。放疗的毒副作用主要包括骨髓抑制、全身反应与局部炎性反应,如常见的放射性皮炎、放射性直肠炎。中医总体治法为清热解毒、益气养血。中医药对放射性肠炎具有较好的临床疗效。

1. **放射性皮炎**　常见证型为火毒炽盛型和阴虚津亏型。火毒炽盛型治法为清热解毒法。阴虚津亏型治法为养阴生津法。还可使用具有清热解毒、消肿止痛的膏药贴敷患处。

2. **放射性肠炎**　常见证型为湿热下注型和气滞血瘀型,治法为清热解毒、调和气血。可配合中医外治法,如针灸疗法、清热解毒中药汤剂直肠给药等。

(四)在随访期及晚期支持治疗阶段的运用

结直肠患者即使经过手术、放化疗等标准的现代医学治疗,仍有相当一部分患者在后期会出现复发和转移。而中医药治疗手段可通过辨证施治的方法控制瘤体,稳定病灶,改善患者的临床症状,提高患者生存质量,以期延长生存时间。

针对结直肠癌随访阶段,现代医学强调以定期观察为主,而中医药个体化的诊治手段有助于稳定病灶,延缓疾病进展。中医药治疗不仅可减轻前期抗肿瘤治疗的不良反应,更重要的是能够通过提高机体免疫力,降低肿瘤的复发率和转移率。该阶段患者证候情况较为复杂,故以虚实夹杂为主。中医药治疗不仅要注重调补脾胃、充养肾气,重视调畅气机,使机体气血充和、阴阳平衡,同时还要兼以祛邪,随证加减解毒、散结、清化之品,以抑制肿瘤生长复发、防止肿瘤远处转移。

晚期接受姑息治疗的结直肠患者,其治疗方式相对受限。中医药治疗可以发挥更多的作用,尤其对于晚期高龄不适合侵入性治疗的结直肠癌患者,单纯采用中医药治疗能有效改善患者生存质量。此阶段的患者常以正气损耗为主,中医常以补益气血,健脾和胃治之,同时佐以化痰软坚散结之品。癌性疼痛患者,结合"不通则痛"和"不荣则痛"的理论基础,中医常采用温经散寒、活血化瘀,及益气养血、甘缓和中等治法缓解疼痛。同时,晚期肿瘤患者易出现恶病质状态,中医治疗以扶正固本为主,选用具有扶正培元、补益虚损之法治疗。此外,该阶段患者常伴随抑郁、焦虑等不良情绪,严重者影响睡眠,中医药治疗可采用疏肝理气、养心安神、调理肝脾的中药进行对证治疗,同时可以配合针灸、推拿等方法,能有效调节患者的精神状态。总体而言,中医药在减轻患者临床症状,提高患者免疫力,延长患者生存时间等方面有独特的优势。

第二节 结直肠癌的养生调护与中医食疗

一、养生调护在结直肠癌中的应用

结直肠癌患者的养生调护方式主要包括针灸治疗、艾灸疗法、运动疗法、音乐疗法等。合理的养生调护手段既能增强结直肠癌患者的免疫力,又有利于患者术后恢复,减轻现代抗肿瘤治疗引起的不良反应,起预防肿瘤复发和转移的作用。

(一) 针灸治疗

针灸调和阴阳能使机体从阴阳失衡的状态向平衡状态转化,这是针灸治疗最终要达到的目的。疾病发生的机制复杂,从总体上可归结为阴阳失衡,而针灸调和阴阳的作用是通过经络阴阳属性、经穴配伍和针刺手法完成,针灸扶正祛邪的作用就是扶助机体正气及祛除病邪。

1. 针灸对改善临床症状,促进食欲的辅助治疗

(1)选穴:足三里、合谷、大肠俞、脾俞。

(2)方法:行平补平泻手法,每日或隔日1次,6次为1个疗程,一般3~4个疗程。

2. 针灸对放化疗骨髓抑制的辅助治疗

(1)选穴:主穴足三里、三阴交、血海、膈俞;配穴为太冲、太溪。

(2)方法:行多补少泻手法,每日或隔日针刺1次,6次为1个疗程,一般1~3个疗程。

3. 针灸对放化疗胃肠道反应的辅助治疗

(1)选穴:内关、曲池、足三里。

(2)方法:手法以提捻转为主,留针15~30分钟,在放化疗开始前同时进行,隔日1次。

(二) 艾灸治疗

艾灸是中医外治的一种治疗手段,通过刺激特定部位,激发体内精气的活动,从而调整代谢紊乱,达到治病和防病的目的。通过艾灸治疗,可以减轻化疗的副作用,并且可以起到化疗增敏的作用。艾灸可以明显改善患者的虚弱症状,特别是对神疲乏力、肢体倦怠、腰膝酸软等症状具有显著的效果。

结直肠癌艾灸的具体穴位一般根据相关的症状,可以选阿是穴,也可循经取穴,常用的包括中脘、下脘,建里、天枢、大横、足三里、条口、关元、血海等。

(三) 运动疗法

研究显示,规律性的体育运动能够帮助患者获得更好的治疗效果和更长的生存期,保持运动的肿瘤患者比不运动肿瘤患者的死亡风险降低超过1/3。运动的益处包括增强免疫力、减少疲劳、携氧量增加、改善心理状态、防止肌肉萎缩。

选择合适的运动项目进行锻炼,如太极拳、太极剑、保健功、广播操、慢跑、散步、混元桩、八段锦、瑜伽等,应从低强度运动开始,逐步进入适当强度的运动,而且是能够长期坚持的运动方式,从而养成运动习惯。行动不便或长期卧床的患者,在他人帮助下可以做一些简单的四肢运动,如抬胳膊、屈伸腿足等,遵循以运动后少许出汗为宜的原则,若运动量过大、出汗过多反而不利于康复。体质较虚弱的患者,如刚完成放化疗、手术的患者尤其要注意,不建议进行过多的主动锻炼。

(四) 其他疗法

其他疗法如中医心理治疗、音乐疗法等有助于帮助结直肠癌患者调畅情志,树立战胜疾病的信心。

二、中医食疗在结直肠癌中的应用

目前常用的结直肠癌治疗方法如手术、化疗和放疗等在杀灭肿瘤细胞的同时,会引起患者一系列身体不适,如恶心、呕吐,味觉、嗅觉异常等,这些会影响患者正常进食和消化吸收。手术(如肠造口术、结肠切除术等)会造成患者失血、疼痛,甚至一段时期内无法正常饮食,造成患者体内营养物质丢失过多,导致体重减轻。小肠是人体吸收营养的主要场所,腹部放疗的患者通常会出现不同程度的肠黏膜损伤,发生急性腹泻、肠炎等,直接导致营养物质在肠道吸收障碍。

中医食疗具有养生保健、防病治病等功效,在应用时应遵循一定的原则。药物多用于祛病救疾,见效快,重在治病;而食疗多用于养身防病,见效慢,重在"养"与"防"。药物与食疗各有所长,各有不足,应根据患者病情选择合适的食疗法,不可滥用。此外,还要从医食同源、药食同用的角度出发,在中医学理论指导下,按照辨证施治原则,对患者进行合理的饮食调护,从而促进患者康复。

大肠实热证的患者,临床常表现为便秘不通、腹痛拒按、舌苔黄燥、脉沉实有力,可采用清热导滞之法,选用调胃承气汤,以助胃肠功能恢复,并可选用消食和胃的食物,如山楂、麦芽、鸡内金等;大肠湿热证的患者,常表现为腹泻、里急后重、肛门灼热等,可予以清化湿热之法,选用食疗方包括葛根芩连汤、绿豆汤、荷叶粥等;大肠虚寒证患者,常表现为腹泻或久泻不止、腹满时痛、喜温喜按、肛门下坠、四肢欠温等,常采用温阳散寒之法,选用食疗方包括小茴香拌花生干丝、生姜红枣茶、生姜羊肉汤等;大肠津亏证患者,常表现为粪便秘结干燥,难于排出,或口臭咽燥等,常采用润肠通便之法,选用食疗方包括红杏炖雪梨、沙参麦冬汤、百合固

金汤等。

气血亏虚的患者可加服益气补血的中药(如八珍汤、十全大补汤),并选用滋补气血类的食物,如乌鸡、动物血、红枣、菠菜等。在放化疗期间,人体正气亏虚,相关病理因素堆积,机体常呈现本虚标实的状态。饮食应选用高蛋白、低脂、富含微量元素的饮食,并摄入充足的水分。由放射性损伤导致气阴两虚的患者可选用益气养阴的中药(如知柏地黄丸),食物可选择小麦、粳米、梨汁、黄精粥、麦冬百合莲子羹等。由化疗导致脾胃失调而出现呕吐、腹泻的患者可选用健脾和胃降逆的中药(如旋覆代赭汤)。在维持治疗阶段,食疗营养方案应根据辨证分型加以选用,从而达到延缓肿瘤进展及提高患者生存率的目的。

(姚庆华 薛冬)

推荐阅读

[1] 周岱翰.中医肿瘤学[M].北京:中国中医药出版社,2011.

[2] 王笑民.实用中西医结合肿瘤内科学[M].北京:中国中医药出版社,2014.

[3] 中国抗癌协会,中国抗癌协会大肠癌专业委员会.中国恶性肿瘤整合诊治指南-结肠癌部分[J].中华结直肠疾病电子杂志,2022,11(1):1-12.

[4] 魏小曼,李柳,程海波.结直肠癌前病变中医病机探讨[J].南京中医药大学学报,2021,37(3):348-351.

[5] 黄立中.中西医结合肿瘤病学[M].北京:中国中医药出版社,2020.

[6] 谷建钟,占雨,徐宾悦,等.郭勇治疗围手术期结直肠癌经验介绍[J].新中医,2021,53(16):132-134.

[7] 王璐琳,韩文哲,陈鹏.中医药治疗大肠癌术后胃肠道不良反应用药规律研究[J].中医临床研究,2022,14(18):120-123.

[8] 张青,赵文硕,于洁,等.益气活血中药联合化疗治疗晚期大肠癌的临床研究[J].中国中医药信息杂志,2006,13(10):17-18.

[9] 陈茜茹,程志强.中医药防治伊立替康所致迟发性腹泻概述[J].中华中医药杂志,2018,33(3):1014-1017.

[10] 邹劲林,林志东,牛斌,等.益气通痹中药合四物汤治疗结肠癌术后化疗相关性手足综合征的临床研究[J].中华中医药学刊,2019,37(8):1906-1909.

[11] 陈为斌.针刺对大肠癌患者奥沙利铂化疗引起周围神经病变的临床观察[J].世界最新医学信息文摘:连续型电子期刊,2018,18(5):144-145.

[12] 刘海莲.中药熏洗治疗奥沙利铂致四肢末梢周围神经病变[J].长春中医药大学学报,2014,30(2):303-305.

[13] 戎煜明,丘惠娟,林晓平,等.中药内服加金银花外用治疗西妥昔单抗引起的痤疮样皮疹[J].中药材,2017,40(10):2472-2474.

[14] 狄潘潘,贾淑云,王杰,等.帕博利珠单抗致免疫相关性不良反应文献回顾性分析[J].中国药事,2021,35(10):1192-1198.

[15] 徐钰莹,杨宇飞.杨宇飞教授阶段辨治晚期结直肠癌的中西医并重思路与经验总结[J].世界中医药,2021,16(9):1372-1379.

[16] 陈健慧,朱惠蓉,程悦蕾.针灸在结直肠癌治疗的应用研究进展[J].环球中医药,2019,12(9):1444-1448.

[17] 孙守坤,李明晶,贾艳华,等.艾灸疗法改善大肠癌术后辅助化疗患者不良反应的临床观察[J].临床医药文献电子杂志,2019,6(53):14-15.

[18] 刘春雪.正念减压疗法和有氧运动对大肠癌化疗病人症状群及生活质量的影响[J].全科护理,2021,19(10):1342-1346.

[19] 李奇,刘杰,林洪生,等.基于中医理论的结直肠癌患者食疗营养建议[J].中医杂志,2017,58(20):1746-1749.

[20] 刘丽坤.大肠癌术后化疗患者的中医特色饮食调护[J].中国药物与临床,2019,19(2):341-342.

[21] 刘正才,肖瑶,易栩薇.大肠癌防治食疗药膳[J].益寿宝典,2018,(31):29.

第二十七章 转移性结直肠癌多学科诊断与治疗

第一节 结直肠癌肝转移

一、流行病学

近年来,我国结直肠癌发病率逐年升高。2022年全国癌症数据统计显示结直肠癌新发患者数已位居恶性肿瘤第二位,死亡人数位居恶性肿瘤第四位。肝脏是结直肠癌血行转移最主要的靶器官,结直肠癌肝转移也是结直肠癌治疗的重点和难点之一。其中,15%~25%的结直肠癌患者在首诊时即发现有肝转移,另有15%~25%的患者会在结直肠癌根治术后发生肝转移。绝大多数(80%~90%)的肝转移灶初始无法获得根治性切除。按照国内外共识和指南,结直肠癌同时性肝转移是指结直肠癌确诊前或确诊时发现的肝转移;而结直肠癌根治术后发生的肝转移称为结直肠癌异时性肝转移。

未经治疗的肝转移患者中位生存期仅为6.9个月,无法切除患者的5年生存率低于5%,而肝转移灶能完全切除或可达到无疾病证据(no evidence of disease,NED)状态患者的中位生存期可达35个月,5年生存率可达30%~57%。研究表明,有一部分初始无法切除的结直肠癌肝转移患者经化疗或联合靶向治疗后可以转化为可切除或达到NED状态。但是,即使获得完整切除的患者也有超过2/3会在2年内复发,从而无法获得长期生存。因此,肝转移是结直肠癌患者最主要的死亡原因,是治疗的重点和难点之一,需要通过多学科诊疗对结直肠癌肝转移患者进行全面评估,个性化地制定治疗目标,开展相应的综合治疗,以提高肝转移灶手术切除率和长期生存率。

二、诊疗原则——多学科诊疗

肿瘤性疾病,多学科诊疗(multi-disciplinary treatment,MDT)被证实为有效的治疗模式。因此建议结直肠癌肝转移的患者进入MDT模式。结直肠癌MDT以患者为中心,核心成员包括结直肠外科、肝外科、肿瘤内科、放疗科、放射和超声影像科、介入科和肝内科医师,胸外科、病理科和护理部成员在必要时也参与。MDT可以减少个体医师作出的不完善决策,其重要作用还包括更精确的疾病分期、较少的治疗混乱和延误、更个性化的评估和治疗、更好的治疗衔接、更高的生存质量、最佳的临床和生存获益。

MDT根据患者的体力状况、年龄、器官功能、合并症以及肿瘤负荷等进行评估,针对不同的治疗目标,给予患者最合理的检查和最恰当的综合治疗方案(图27-1-1)。

1. 患者全身状况较差,不适合进行手术或高强度治疗时,建议单药(或联合靶向药物)、减量的两药方案或最佳支持治疗,以提高生存质量并尽量延长生存时间。如全身情况好转,可以再进行强烈治疗。

2. 适合高强度治疗的患者,还应依据肝转移的具体情况和是否合并其他部位转移,制定不同的治疗目标,给予个体化的治疗方案。

(1)肝转移灶初始即可R0切除,且手术难度不大、肿瘤生物学行为良好,其治疗目的是获得治愈。应该围绕手术治疗进行相应的新辅助和/或辅助治疗,以降低手术后复发的风险。肝转移灶是否可R0切除的判断应由肝外科、肿瘤外科、影像科专家联合进行。

肝转移灶可R0切除,但手术难度较大时也应积极联合其他肿瘤局部毁损治疗[如射频消融或/和体部立体定向放射治疗(stereotactic body radiotherapy,SBRT)等],以达到NED状态。

(2)肝转移初始无法切除,但经过一定的治疗有望转为NED状态。这类患者的治疗目的主要是在最大程度上缩小瘤体或增加残肝体积,应采用最积极的综合治疗。

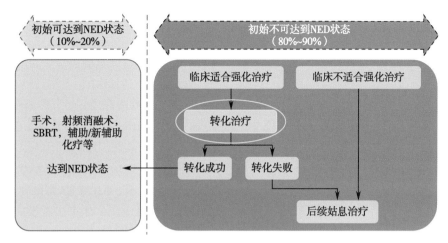

图 27-1-1　多学科诊疗指导下分组管理

（3）肝转移灶可能始终无法切除或达到 NED 状态，但全身情况允许接受较高强度治疗。这类患者是以控制疾病进展为目的进行治疗，应该采用较为积极的联合治疗。

三、诊断与随访

（一）诊断

结直肠癌的诊断，目前国内外结直肠癌指南均推荐采用全结肠镜联合病理检查进行诊断，已确诊结直肠癌的患者，除血清 CEA、CA19-9 等肿瘤标志物检查、病理分期评估外，应常规进行肝脏超声和腹部增强 CT 等影像检查筛选及诊断肝转移，肠癌肝转移为血行转移，经平扫 CT 和增强 CT，可以分别分析肠癌肝转移不同密度的病灶以及边缘环形和结节性强化灶等。典型的结直肠癌肝转移通过增强 CT，可以初步诊断，复杂病例需要联系实际病史进一步确认。

超声或 CT 影像高度怀疑但不能确诊的患者可加行血清甲胎蛋白、肝脏超声造影和肝脏平扫 MRI 及增强 MRI 检查，临床有需要时可行肝脏细胞特异性对比剂增强 MRI 检查。结直肠癌肝转移超声造影的特征表现为"炸面圈征"，具体为周边厚环状增强，其血供与肝细胞肝癌相比较少，且内部液化和坏死可能较大，因此造影表现大多为不均匀增强。MRI 诊断灵敏度高于 CT，特别是直径 ≤10mm 的病灶，MRI 被认为是目前最理想的成像检查方法。CT 对于检测直径 ≤10mm 肝转移灶具有一定的局限性，直径 ≤5mm 肝转移灶的局限性更明显。在单个病灶分析中使用肝特异性对比剂时，两者差异更加明显。同时 MRI 弥散加权成像（diffusion weighted imaging，DWI）作为一种新型的功能成像技术，是在常规 MRI 的基础上增加扩散敏感脉冲项目，从而

使梯度场水分子处于活跃状态，通过对活体水分子运动情况进行解析，以了解患者组织中纤维、生物大分子以及细胞膜对水分子运动的影响，并以表观扩散系数对水分子运动情况进行表述，推断患者病灶的发展情况。此外，MRIDWI 采用多 b 值成像，可减少 T_2 加权像的穿透效应，能更清楚区分转移瘤与其他囊性或良性病变。

正电子发射计算机体层显像（positron emission tomography，PET）检查不作为常规推荐，可在病情需要时酌情应用。肝脏具有门静脉及肝动脉双重血供，是肝外恶性肿瘤易转移器官，中晚期恶性肿瘤 25%~50% 会转移至肝脏。^{18}F-脱氧葡萄糖（^{18}F-fluorodeoxy glucose，^{18}F-FDG）是葡萄糖的同分异构体，是目前应用最广的正电子显像剂，可被组织细胞摄取，其代谢过程与葡萄糖类似，在己糖激酶作用下磷酸化生成 FDG-6-磷酸盐，不能参与下一步代谢而滞留在细胞中，从而在 PET 图像上显示为放射性异常浓聚。肝转移癌由于癌细胞去磷酸化水平较低，^{18}F-FDG 大量滞留于肝转移癌细胞内，代谢水平高于周围正常肝细胞，^{18}F-FDG PET/CT 对于肝转移瘤显像阳性率较高，具有较高的灵敏度，是临床早期诊断肝转移癌的重要检查手段。PET-MRI 作为新型诊断方法，是一种新型影像技术，结合了 PET 的功能影像信息和 MRI 较高的软组织分辨率及解剖定位信息，在肿瘤影像学临床应用中有良好的前景。PET-MRI 对肝顶部病灶的融合较 PET/CT 更为精确，可能得益于 MRI 较 CT 具有更高的软组织分辨率，可多参数和多序列成像，小病灶在 MRI 图像上即可显示异常信号；PET/MRI 探测器轴向长度更长，采用飞行时间技术，系统敏感度与空间分辨率更高，可明显改善 PET 图像信噪比，从而提高对病变的检出率；PET/MRI 中 PET 的采集时间（10 分钟）高于 PET/CT（1.5 分钟），采集时间越长，探测到带有病灶信息的正电子越多，PET 图像质量越好，靶区/本底比值越大；PET/MRI 显像在 PET/CT 显像之后，有研

显示,恶性肿瘤的最大标准摄取值随着时间的推延而增高,而良性病变中没有这种现象;PET/MRI 采集图像为同步采集,不受呼吸运动的影响,有助于肝顶部病灶的检出。

除此之外,肝转移灶的经皮针刺活检仅限于病情需要时应用。结直肠癌手术中必须常规探查肝脏以进一步排除肝转移的可能,对可疑的肝脏结节可行术中超声检查,必要时考虑同步切除或术中活检。

(二) 结直肠癌根治术后复发和转移的监测

结直肠癌根治术后定期随访是尽早发现结直肠癌局部复发及远处转移的关键措施。80% 的结直肠癌术后复发和肝转移发生在术后 3 年内,而 95% 的复发转移发生在术后 5 年内。因此,规律随访及早发现肝转移对于早期干预并改善患者预后具有重要作用。需要指出的是,目前仍没有高级别循证医学证据支持何为最佳的随访或监测策略。

1. 结直肠癌根治术后的随访内容

(1) 医师的问诊和体格检查:详细询问病史和体格检查是随访的第一手资料,患者的主诉和体格检查结果可为医师提供必要的或有价值的线索,为早期发现肿瘤复发和转移提供帮助。其中,直肠指检对于发现直肠癌术后吻合口复发和结直肠癌盆腔转移具有重要价值。

(2) 实验室检查:血常规、肝肾功能、肿瘤标志物等指标应作为患者复查的常规实验室检查内容。其中,肿瘤标志物如 CEA 和 CA19-9 明显升高,可提示肿瘤复发或远处转移可能。

(3) 影像学检查:胸部 X 线片和腹部彩超应作为每次复查的必检项目。在胸部 X 线片或超声发现可疑复发和/或转移而无法确定的情况下,可行 CT 或 MRI 等检查协助诊断。一般不推荐常规进行 PET/CT 检查,PET/CT 仅推荐用于临床怀疑远处转移患者。

(4) 内镜检查:内镜检查作为术后随诊的重要检查手段。肿瘤标志物升高,尤其是术前升高,术后降为正常后转而又升高的患者,以及可疑的复发和转移病灶有一定的参考价值。

(5) 组织细胞学检查:可疑的复发和转移,包括影像学上发现占位、体检触及包块、肿瘤标志物升高等,在可行切除或细胞学穿刺的情况下,应积极行组织细胞学检查,明确诊断,以便尽早、合理、科学地实施包括手术在内的综合治疗,改善预后。

2. 结直肠癌根治术后的标准随访程序 每 3~6 个月进行 1 次病史询问、体格检查和肝脏超声检查,持续 2 年,以后每 6 个月 1 次,直至满 5 年,5 年后每年 1 次。每 3~6 个月检测 1 次血清 CEA、CA19-9 等肿瘤标志物,

持续 2 年,以后每 6 个月 1 次,直至满 5 年,5 年后每年 1 次。

Ⅱ 期和 Ⅲ 期结直肠癌患者,建议每年进行 1 次胸、腹、盆腔增强 CT,持续 3~5 年,以后每 1~2 年 1 次。超声或 CT 影像检查高度怀疑肝转移癌但不能确诊的患者应加行肝脏 MRI 等检查,并建议在随访过程中保持影像检查方法的一致性。PET/CT 不作为常规推荐。

术后 1 年内应进行电子结肠镜检查,若发现异常,需在 1 年内复查;如无异常,则推荐术后第 3 年复查,以后每 5 年复查 1 次。如果患者发病年龄 <50 岁或确诊为林奇综合征,则应适当增加电子结肠镜的检查频度。结直肠癌原发灶切除术前因梗阻等原因未完成全结肠镜检查的患者,应在术后 3~6 个月完成首次电子结肠镜检查。

(三) 结直肠癌及其肝转移的基因检测

1. 检测标本 用于结直肠癌分子标志物检测的标本主要为患者的肿瘤组织及外周血,其中外周血标本又涵盖了外周血有核细胞、血液无细胞液体成分及循环肿瘤细胞(circulating tumor cell,CTC)。肿瘤组织检测可反映肿瘤的体细胞突变,而外周血标本中,血有核细胞的基因检测代表患者的胚系突变,CTC 基因检测代表的是肿瘤的体细胞突变,而血液无细胞液体成分中的循环游离 DNA(circulating free DNA,cfDNA)既可能源自肿瘤细胞,又可能源自血有核细胞。

2. 检测方法 目前,分子标志物检测方法包括免疫组织化学、荧光原位杂交技术和基因测序等。不同类型的标本和变异需要选择不同的检测方法。

3. 结直肠癌及其肝转移的相关基因检测

(1) RAS 检测:推荐所有结直肠癌肝转移患者均进行 KRAS 第 2、3、4 外显子及 NRAS 第 2、3、4 外显子检测。RAS 基因是否突变不仅具有预测预后的意义,更是预测表皮生长因子受体(epidermal growth factor receptor,EGFR)抑制剂治疗有效性的重要生物标志物。

(2) BRAF 检测:推荐结直肠癌肝转移患者进行 BRAF V600E 突变检测,作为预后的评估指标和疗效预测因子,以指导治疗方案的选择。

(3) 错配修复(mismatch repair,MMR)/微卫星不稳定性(microsatellite instability,MSI)检测:推荐结直肠癌患者均检测 MMR/MSI,以便更精准地制定治疗策略。通过聚合酶链反应比较肿瘤组织与正常组织中微卫星序列长度的差异检测微卫星状态,是 MSI 检测的“金标准”。免疫组化检测 MMR 的蛋白表达(包括 MLH1、MSH2、MSH6 和 PMS2),可达到与 PCR 检测 90%~95% 的一致率。

（4）*UGT1A1* 检测：UGT1A1 蛋白是伊立替康的药物代谢酶，其基因的多样性会显著影响该酶的活性。非野生型 *UGT1A1* 患者接受伊立替康化疗，可能会增加 3 级以上骨髓抑制及腹泻风险。

（5）人表皮生长因子受体 2（human epidermal growth factor receptor 2，HER2）检测：在标准治疗失败的转移性结直肠癌患者中，HER2 抑制剂治疗逐渐受到重视，建议转移性结直肠癌患者进行 *HER2* 检测，为晚期患者后线治疗临床决策提供依据。*HER2* 检测可采用免疫组织化学、荧光原位杂交技术或高通量测序等方法，但其在结直肠癌组织中的阳性判断标准目前未经过权威机构认证，可参考乳腺癌相关评估流程和标准进行判断。

（6）其他基因检测：可通过高通量测序检测肿瘤突变负荷（tumor mutation burden，TMB）、PD-L1、*NTRK* 融合基因等，这些指标均可作为潜在预测免疫治疗或靶向药物治疗疗效的生物标志物。

结直肠癌原发灶和肝转移灶基因状态大多无差别。当无法获取肿瘤组织进行检测时，可考虑液态活检技术。

四、预防

（一）结直肠癌原发灶根治性切除

迄今为止，根治性手术仍然是结直肠癌最有效的治疗方法，也是预防肝转移发生的重要环节。2023 版《中国结直肠癌诊疗规范》明确规定了结直肠癌手术中需要遵循的治疗原则。合理的手术方式对于改善患者预后和降低肝转移发生率是不可或缺的。结肠癌根治性手术应遵循全结肠系膜切除原则。直肠中下段肿瘤应遵循全直肠系膜切除原则。手术切除范围根据术前评估或术中探查情况确定。

（二）结直肠癌确诊时无远处转移的新辅助治疗

术前通过新辅助治疗杀灭未被影像学检测到的微小转移灶，可以降低手术难度，保证手术顺利进行，有利于获得足够的安全边界，从而最大限度减少根治性手术后的远处转移。

局部进展期直肠癌在不伴有明显出血、梗阻症状、无穿孔及其他远处转移等情况时应用新辅助治疗。新辅助治疗包括长程同步放化疗、短程放疗，以及近年出现的新兴模式——全程新辅助治疗，即将直肠癌术后全部或部分辅助化疗提至术前，在术前进行新辅助化疗和同步放化疗，以增加全身化疗强度。全程新辅助治疗可获得更高的完全缓解率，有助于器官保留，还可以降低

远处转移发生率，改善长期生存质量。肝动脉和肿瘤区域动脉联合灌注化疗通常在化疗后 7~10 天施行根治性切除术。目前研究表明该方法虽不能明显使肿瘤降期，但对Ⅲ期结直肠癌患者有预防肝转移的作用，可能与对微转移灶的杀灭有关，可在有条件的单位选择开展，并不作为常规推荐。

结直肠癌新辅助治疗尚无明确循证医学证据。NCCN 相关指南建议对于临床 T$_{4b}$ 期结直肠癌患者，可考虑在术前使用双药化疗方案行新辅助治疗。

（三）无转移结直肠癌患者根治术后的辅助治疗

结直肠癌辅助治疗是指根治性手术后，采用化疗、放疗或放化疗消灭体内残余的肿瘤细胞、微转移灶，降低肿瘤局部复发和远处转移的风险，提高手术后的治愈率。《NCCN 结直肠癌诊疗指南》推荐Ⅱ期伴高危因素和Ⅲ期结直肠癌患者接受辅助化疗。

NSABP R-01、GITSG 71-75、Mayo/NCCTG 79-47-51 等研究均证明术后辅助放疗可以显著降低局部复发率。《NCCN 结直肠癌诊疗指南》建议 T$_3$ 期及以上和任何 T 分期淋巴结阳性的中低位直肠癌患者，如术前没有进行放化疗，术后辅助化疗或放化疗能提高 3 年无病生存率及降低局部复发率，但在能否降低直肠癌肝转移风险方面的研究有限，与辅助治疗的结合方式还需更多临床试验进行验证。术前接受过放疗或联合放化疗的患者，术后也应接受辅助治疗，但尚无充分的循证医学证据支持。

（四）无转移结直肠癌患者术中门静脉化疗或腹腔化疗

该治疗方案目前有了一些令人鼓舞的数据，如能联合术后辅助化疗，可以减少肝转移的发生。但这一结果仍需进一步临床研究证实，故不作为常规手段推荐，可关注相关临床研究进展。

五、综合治疗

（一）初始可以达到 NED 状态的结直肠癌肝转移

1. 手术治疗 根治性手术仍是目前治愈初始可以达到 NED 状态的结直肠癌肝转移最佳方式，既往大规模队列研究证实，接受肝转移灶切除术的患者预后要显著好于未手术的患者。因此，符合条件的初始可以达到 NED 状态的结直肠癌肝转移患者，均推荐在合适的时间接受肝转移灶切除术。近年来，随着外科手术技术的进步，

符合可手术切除标准的结直肠癌肝转移患者的比例也逐年增高。新的手术方式，包括联合门静脉栓塞（portal venous embolization，PVE）或门静脉结扎（portal vein ligation，PVL）的二步肝切除术（two-stage hepatectomy，TSH）、联合肝脏离断和门静脉结扎的二步肝切除术（associating liver partition and portal vein ligation for staged hepatectomy，ALPPS）等不断出现，使一部分之前被认为无法手术的结直肠癌肝转移患者获得了根治性手术的机会，改善了预后。

（1）手术适应证和禁忌证：随着手术技术进步及对结直肠癌肝转移生物学行为理解的深入，肝转移灶的手术适应证和禁忌证一直在演变。传统的根据肝转移灶的大小、数目、部位判断结直肠癌肝转移患者是否存在手术指征的观念已被淘汰。目前主流的观点认为，在肝转移灶可 R0 切除的前提下，剩余至少 30% 的剩余肝体积即可达到手术的要求。回顾性队列研究也发现，剩余肝体积>30% 的患者几乎不发生围手术期死亡，而<30% 的患者围手术期并发症发生率及病死率显著升高。因此，剩余肝体积<30% 的患者，需要考虑行系统治疗缩小转移灶或采用 PVE/ALPPS 等手术方式增加剩余肝体积以达到肝转移灶切除手术的要求。

目前根据各大指南和共识，结直肠癌肝转移手术适应证主要包括结直肠癌原发灶可手术或已接受手术；肝转移灶可 R0 切除，且术后剩余肝体积≥30%；没有不可切除或损毁的肝外转移，或仅有不影响肝转移切除决策的肺结节性病灶；患者全身状态可耐受肝转移灶切除手术。禁忌证主要包括结直肠癌原发灶不可手术；存在不可切除的肝外转移；预计术后剩余肝体积不足；患者全身状态无法耐受肝转移灶切除手术。

（2）同时性肝转移的手术治疗顺序：结直肠癌确诊时合并可切除的同时性肝转移患者，目前主要包括传统的原发灶优先切除模式、同步切除模式及肝优先模式三种手术治疗顺序。传统的原发灶优先分期手术模式为先行原发灶切除，术后经过数个周期的系统治疗后，再行肝转移癌手术。其优点为手术风险及技术难度相对较低，且可在两次手术之间的窗口期观察肿瘤的生物学行为及对药物的反应，但也存在窗口期内肿瘤进展甚至失去肝转移灶手术的机会。

随着外科技术尤其是肝脏外科技术的进步及围手术期管理水平的提高，结直肠癌原发灶及肝转移灶的同期手术技术已经相对成熟，安全性提高，围手术期并发症发生率及病死率与原发灶优先分期手术相仿。但是，一期同步手术的指征仍需要严格掌控。目前业内大多观点认为，肝转移灶小，且多位于周边或局限于半肝，剩余肝体积大于 50%，肝门部淋巴结、腹腔或其他远处转移均可手术切除的患者，可以考虑原发灶及转移灶一期同步切除。其他患者，可使用传统的先切除原发灶，二期手术切除肝转移灶的二期分阶段切除模式。可在原发灶术后 4~6 周进行肝转移灶切除或先接受系统治疗后再行肝转移灶切除。

随着对肝转移肿瘤生物学研究的深入，部分研究者认为肝转移灶是决定能否手术根治及影响患者预后的主要因素，且先处理原发灶可能会加速肝转移灶的进展，因此主张先手术处理肝转移灶。近年来，这种先切除肝转移灶，再切除结直肠原发灶的肝优先模式受到越来越多的关注。但目前尚缺乏高级别的循证医学证据，肿瘤学结局尚不明确。因此，仅在经过有经验的 MDT 充分评估后的某些特定患者中可以尝试开展。

（3）肝转移的手术方式：2023 版《中国结直肠癌肝转移诊断和综合治疗指南》提出肝转移灶切除后至少保留 3 根肝静脉中的 1 根且残肝容积≥40%（同时性肝切除）或 ≥30%（异时性肝切除），且转移灶的手术切除应符合 R0 原则。既往回顾性研究发现，>1cm 的肝转移灶切缘能够更好地延长无病生存时间，且具有更好的总体生存。而在切缘<1cm 的结直肠癌肝转移患者中，肝转移灶手术切缘>1mm 比<1mm 具有更好的肿瘤学结局。保留足够的安全切缘与保留足够的剩余肝体积有时无法兼得。因此目前主流观点认为肝转移灶切缘应至少>1mm。

肝转移灶切除手术时可采用术中超声或超声造影检查，有助于发现术前影像学检查未能诊断的肝转移病灶。如果是局限于左半肝或右半肝的较大肝转移灶且无肝硬化患者，可行规则的半肝切除。

由于结直肠癌肝转移的多发性，传统开放手术仍是主流手术方式。近年来，随着微创手术技术的发展，腹腔镜乃至机器人肝转移灶切除术已越来越多地应用于结直肠癌肝转移患者。相比传统开放手术，微创肝转移灶切除术虽然延长了手术时间，但可显著减少切口相关并发症，减少术中出血，降低围手术期并发症发生率，减轻术后疼痛，缩短住院时间。同时微创手术与传统开放手术在术后复发及总生存期等长期肿瘤学结局上没有显著差异。因此，在有经验的中心，对合适的结直肠癌肝转移患者行微创手术不失为传统微创手术较好的替代。

术后剩余肝体积不足是部分患者肝转移灶无法根治性切除的主要原因。随着手术技术的进步，外科医师不断尝试各种方式增大术后剩余肝体积，拓展结直肠癌肝转移的手术适应证。剩余肝脏体积不足 30% 的患者，提出采用包括联合 PVE 或 PVL 的 TSH、ALPPS 等更为激进的手术方式。TSH 在一期手术时行 PVE 或 PVL 使患侧肝脏萎缩，并促进健侧剩余肝体积增大，等待 4~8

周后可使健侧剩余肝体积增大 27%~39%,待剩余肝体积满足要求后行二期根治性手术。然而,由于 TSH 一期术后肝脏体积增生较慢,两次手术之间等待时间相对较长,一部分患者在等待过程中出现肿瘤进展进而彻底丧失手术机会。为了加快肝脏的增生速度,缩短两次肝脏手术间的等待时间,2007 年 Schnitzbauer 等提出了进一步改良的 ALPPS。ALPPS 一期手术将左右半肝实质完全离断,同时离断右侧门静脉,结扎门静脉右支,使门静脉血流完全流入剩余肝脏,营养也只供给剩余肝脏,加速健侧剩余肝脏体积的增生。2012 年 ALPPS 首次在原发性肝癌患者中的报道结果显示,ALPPS 一期手术后 9 天,患者的剩余肝体积平均增加了 74%,可见该手术有加速剩余肝脏再生的能力。而在结直肠癌肝转移患者中的队列研究显示,相比传统的基于 PVE 的 TSH 模式,ALPPS 将传统 TSH 两次手术之间的等待时间由 34 天降低至 11 天,显著加快等待期间肝脏再生的速度,显著提高肝转移灶的切除率(92% *vs.* 57%)。但 ALPPS 的围手术期并发症的发生率(42% *vs.* 18%)及围手术期病死率(9% *vs.* 3%)均显著高于传统 TSH。传统 TSH 一期手术 PVE 术后肝脏体积增生不满意的患者,也可考虑再行 ALPPS。一项纳入 11 例患者的小规模回顾性队列研究报道,行 ALPPS 一期术后 6 天,肝脏体积平均代偿性增生 61.8%,所有患者均接受了二期手术,且未出现围手术期死亡。虽然 ALPPS 可快速增加剩余肝体积,为更多的结直肠癌肝转移患者创造 R0 切除机会,但 ALPPS 的远期肿瘤学结局尚存在争议,既往有匹配性队列研究提示,复发高危患者(转移瘤数目≥6 个;残肝肿瘤≥2 个;侵袭肝段≥6 个;存在≥2 个以上高危因素),ALPPS 术后的无病生存期及总生存期相比姑息化疗无显著差异。鉴于 ALPPS 复杂,并发症发生率及病死率均高于传统肝切除术,因此不应该盲目其扩大其手术适应证。ALPPS 应该在严格选择的患者中由经验丰富的肝脏外科医师实施。

考虑 ALPPS 巨大的手术创伤及较高的术后并发症发病率及病死率,业界还在继续寻找更好的增加剩余肝体积的方式。2016 年 Guiu 等报道同时行肝静脉栓塞(hepatic venous embolization,HVE)及 PVE 刺激肝脏快速增生。HVE+PVE 在 PVE 基础上,封堵肝静脉流出道,增加栓塞侧肝组织淤血损伤,同时可以减少栓塞区动脉血流量及非栓塞区向栓塞区供血交通支的形成,进一步刺激、促进剩余肝体积增生。相比于既往的 TSH 及 ALPPS,HVE+PVE 仅需要通过介入治疗完成,患者只需要接受一次手术,创伤较小,显著降低围手术期并发症发生率,节约费用,缩短住院时间,可与系统治疗同步进行,且 HVE+PVE 的剩余肝脏体积增生速度显著优

于 PVE。Le 等报道了 31 例进行 HVE+PVE 治疗患者与 41 例 PVE 治疗患者相比,HVE+PVE 组剩余肝体积平均增长率为 51.2%,而 PVE 组为 31.9%。Laurent 等报道 HVE+PVE 组术后 4 周肝脏体积增加 61.2%,而 PVE 组只增长了 29.0%。但相比 ALPPS,HVE+PVE 组的动态绝对增长值、动态增长率均显著劣于 ALPPS。虽然增生体积增长速度不如 ALPPS,但 HVE+PVE 的围手术期安全性显著更优。回顾性研究提示,HVE+PVE 组切除术后 Clavien-Dindo Ⅲ级以上并发症发生率为 13.2%、90 天内病死率为 1.7%,ALPPS 组 Clavien-Dindo Ⅲ级以上并发症发生率为 20.5%、90d 内病死率为 6.8%。HVE+PVE 相比 ALPPS 提供了更安全的手术方式选择,为剩余肝体积不足的结直肠癌肝转移患者带来了新的曙光。但由于 HVE+PVE 的应用尚处于起步探索阶段,需要更多的临床研究来完善其手术方式,探索其最佳临床适应证。

最后,受益于全身治疗和免疫抑制剂的不断进步,肝移植也成为治疗结直肠癌肝转移的一种新兴方法。目前比较有限的证据提示,控制良好但是不可切除的结直肠癌肝转移,肝移植预后尚可,5 年生存率可以达到 50%~70%,但大部分患者 1 年以内会复发。总之,肝转移能否应用于可切除的结直肠癌肝转移,以及其最佳的临床适应证和疗效都有待进一步明确。

2. 其他毁损治疗　除手术切除肝转移灶外,局部毁损工具(如射频消融、微波消融和放射治疗等)也能使病灶发生彻底毁损,因此手术切除难度较大的个别肝转移灶应该积极联合此类手段,以使更多患者有机会达到 NED 状态,提高总生存率。

(1)消融治疗:在结直肠肝转移中,有证据显示局部区域切除在肿瘤学上可以达到与解剖切除相似的远期效果。因此,在肝转移切除适应证扩大的同时,也引起了人们对消融治疗的兴趣。消融治疗可能实现与非解剖切除相似的结果,且并发症率更低。目前,射频消融和微波消融相对成熟,且广泛应用于包括结直肠癌肝转移在内的多种肝脏肿瘤治疗中。

1)射频消融:射频消融通过电流产生热量进而导致靶组织变性和凝固,达到杀灭肿瘤的目的。射频消融使用方便,安全性好,能高效破坏肝转移灶的肿瘤细胞,可以经皮、经腹、经腔镜等多种途径应用。建议应用时选择最大直径<3cm 的肝转移灶。预期术后残余肝脏体积过小或存在个别病灶难以手术处理的患者,可先切除部分较大的肝转移灶,对剩余转移病灶采用射频消融,从而达到 NED 状态。一般情况不适宜或不愿意接受手术治疗的可切除结直肠癌肝转移患者,也可以考虑行射频消融。

射频消融可作为手术切除的重要补充,即当肝转移

累及左右半肝时,手术切除一侧较大的转移灶,同时射频消融另一侧较小或位置较深的转移灶,以保留更多的肝实质。有研究对 31 例接受肝切除联合术中射频消融治疗和 93 例单纯肝切除术患者进行倾向匹配分析,结果发现联合治疗组与肝切除术组患者的 5 年总生存率(57% *vs.* 61%)和无病生存率(19% *vs.* 17%)均无明显差异,且虽然联合治疗中的局部复发更高(29% *vs.* 12%,*P*=0.032),但肝内无复发生存率无明显差异(*P*=0.705)。因此,肝切除联合术中射频消融扩大了手术治疗的适应证,使部分初始不可切除的结直肠癌肝转移获得与初始可切除相当的疗效。

此外,射频消融一般被用于肝切除不合适的情况。因此,在没有随机对照的情况下,射频消融与肝切除术的比较受到选择偏倚的巨大影响。在充分考虑这种偏倚的情况下,一项荟萃分析结果显示肝切除术在总生存率和无病生存率方面均明显优于射频消融,局部复发率也显著低于射频消融。肝切除术的术后并发症发生率较高,但肝切除术和射频消融相比病死率无显著差异。还有其他多项荟萃分析也都报道了类似的结果。目前已经有很多随机对照试验正在进行,有望提供更多的证据。LAVA 研究因招募不足而结束,可能是因为临床医师和患者都具有治疗偏好,所招募的病例在构成上不均衡,而 COLLISION 研究和 HELARC 研究则正在进行中。

2)微波消融:微波消融通过电磁波产生的热量造成组织破坏,达到杀灭肿瘤的效果。微波消融的理论优势在于,微波的传导不受组织干燥炭化的限制,使肿瘤内部在较短的时间内就可产生较高的温度和更大的消融带,从而使肿瘤细胞坏死更彻底。因此,与射频消融相比,微波消融产生的热量更快、更大,且在肿瘤位于血管附近的情况下,其穿透组织的电导率较低,热沉效应较小。

目前,尚无随机对照试验对比微波消融和单纯化疗的疗效。在微波消融术和肝切除术的疗效比较中,一项小规模随机对照试验,共纳入 30 例多发性结直肠癌肝转移患者,随机接受肝切除术或微波消融,结果显示两种治疗方法在 3 年生存率和无病生存率上相仿。在微波消融和射频消融的疗效比较方面,一项荟萃分析显示,微波消融和射频消融在多种肝肿瘤类型中的 1 年总生存率和 5 年总生存率、无病生存率、局部复发率和并发症发生率相仿,进一步亚组分析显示微波消融的局部复发率更低。此外,也有多项配对队列分析显示,微波消融组患者的消融部位复发率较低。当然,也有证据认为两种方法的局部复发率没有差异。

总的来说,微波消融面临着与射频消融类似的干扰研究设计的混杂因素,特别是在患者选择方面。此外,

微波消融的证据数量远少于射频消融,且尚没有比较微波消融和射频消融的随机对照试验。在实际应用过程中,鉴于血管和胆管毗邻肿瘤的不同复杂情况,微波消融和射频消融需要互相补充,综合运用。

(2)放射治疗:由于全肝放射治疗耐受剂量远低于肿瘤细胞所需的致死剂量,常规放射治疗在大的或多发肝转移灶的治疗中仅能起姑息作用。无肝硬化时的全肝平均安全照射剂量为 30Gy。虽然该剂量可以显著地减轻由肝转移灶侵袭导致的疼痛或黄疸,但尚没有依据表明能延长生存期,因此不推荐采用常规放射治疗进行肝转移治疗。

采用超分割放疗或限制肝脏受照射的体积,可将针对转移灶的局部剂量提高到 60~70Gy;并可获得较高的局部控制率(12 个月>80%)。可运用的技术包括三维适形放射治疗(3-dimensional conformal radiation therapy,3D-CRT)、SBRT 和调强适形放射治疗(intensity-modulated radiation therapy,IMRT),图像引导技术的运用可以使放射治疗更加精准从而减少正常组织的不良反应。放疗前肝功能必须正常,肝脏受到射线的剂量必须在安全范围,以防止严重放射性肝损伤。

3. 新辅助治疗和辅助治疗

(1)新辅助治疗:可达到 NED 状态的结直肠癌肝转移患者,可考虑进行新辅助治疗,主要基于以下几条潜在的优势或获益。①新辅助化疗提供了窗口期,可观察有无新的无法切除的转移灶,减少没有必要的手术;②新辅助治疗可增加 R0 切除的机会,增加术后残余肝脏的体积;③新辅助化疗效果可作为评价化疗方案敏感性的依据,指导术后化疗方案的选择;④新辅助化疗疗效,可作为患者预后评估的 1 个指标;⑤新辅助化疗结合辅助化疗,可能改善接受治愈性手术患者的预后。

同时,新辅助治疗也有缺陷,需要在应用时加以注意。①化疗本身会造成化疗不良反应和肝损伤:如与奥沙利铂治疗相关的肝脏血管性病变;与伊立替康治疗相关的非酒精性脂肪肝等。这些损害均可能增加肝切除术后的并发症。②治疗过程中部分病灶在影像学检查中消失。这些病灶也应该切除,但术中精确定位方面可能面临困难。③治疗过程中转移灶出现进展致使无法达到 NED 状态。

在新辅助治疗的疗效方面,有两项非常重要的随机对照试验可以参考。第一个是 EORTC 40983 研究,比较了单独肝切除与 FOLFOX(术前 6 个周期)-肝切除-FOLFOX(术后 6 个周期)方案。结果表明,围手术期化疗组的 3 年无进展生存率显著提高达 8%,但 OS 无获益;同时,围手术期化疗组并发症的发生率显著增高(25% *vs.* 16%)。有观点将 OS 无获益归咎为样本量不足。

EORTC 40983 研究的样本量仅为 364 例,在评估 OS 方面的效能可能不足。

因此,尽管围手术期化疗组的无进展生存期(progression free survival,PFS)有所改善,但 OS 率降低和并发症发生率增高都不支持初始可切除的肝转移患者常规使用新辅助化疗。此外,也有荟萃分析显示,可切除结直肠癌肝转移的新辅助化疗与生存获益无关。

New EPOC 研究提供了在新辅助治疗中增加靶向治疗的证据。New EPOC 研究比较了两种围手术期全身治疗方案(FOLFOX-手术-FOLFOX 方案与西妥昔单抗+FOLFOX-手术-西妥昔单抗+FOLFOX 方案),结果发现西妥昔单抗组的无病生存期明显低于化疗组(20.1 个月 *vs.* 14.5 个月)。因此,也不支持 EGFR 抑制剂用于可切除肝转移患者的新辅助治疗。

除上述的证据外,结直肠癌肝转移本身的复杂性和异质性也在影响新辅助治疗的决策。目前认为,在初始可切除的结直肠癌肝转移中,术后复发风险高的患者更应该接受新辅助治疗。因此,在原发灶无出血、梗阻症状或无穿孔时,肝转移灶在技术上切除容易或预后相对较好(如临床危险评分<3 分)的患者,可考虑直接行肝转移灶切除手术,而对于其他患者,则应考虑新辅助治疗。尤其是肝转移灶体积较大、转移灶数量较多或存在原发灶淋巴结可疑转移的患者。可选择的系统化疗方案包括FOLFOX、FOLFIRI、CapeOX 或 FOLFOXIRI 方案。为减少化疗对肝脏手术的不利影响,新辅助化疗原则上不超过 6 个周期。一般建议 2~3 个月完成并进行手术。

(2)辅助治疗:结直肠肝转移患者接受肝转移灶切除手术后同样应该接受辅助治疗,但方案的选择和具体的疗效尚无高级别循证医学证据支持。荟萃分析比较了单独手术与术后 6 个月全身辅助氟尿嘧啶治疗的疗效,结果显示化疗组患者的 5 年无病生存率显著高于对照组(33.5% *vs.* 26.7%),但没有 OS 获益。EORTC 40983 研究也提供了一些辅助化疗对 PFS 有益的证据,尽管很难确定这是否归因于辅助化疗,因为试验组同时也接受了新辅助治疗。总的来说,在初始可切除的结直肠癌肝转移患者中,部分证据表明辅助化疗可以延长无病生存期。此外,从理论上讲,辅助治疗可以避免与新辅助化疗相关的肝脏手术并发症增加。

1)结直肠癌根治术后发生肝转移的新辅助治疗:原发灶切除术后未接受过化疗的患者,或者发现肝转移 12 个月前已完成化疗的患者,可采用上述新辅助化疗,时间为 2~3 个月。而肝转移发现前 12 个月内接受过化疗的患者,一般认为新辅助化疗作用可能较为有限,宜考虑直接切除肝转移灶,继而术后辅助治疗。也可考虑更换化疗方案进行新辅助化疗。

2)肝转移灶切除术后的辅助治疗:建议肝转移灶完全切除的患者接受术后辅助化疗,特别是没有进行过术前化疗及辅助化疗的患者,推荐手术前后的化疗时间总长不超过 6 个月。经过术前化疗(包括联合分子靶向药物)证实有效的方案,术后如无禁忌证应该作为首选的辅助治疗方案。

(二)初始不可以达到 NED 状态的结直肠癌肝转移转化治疗进展

1. 转化治疗的概念　绝大多数结直肠癌肝转移患者(80%~90%)的肝转移灶初始无法获得根治性切除,这也是结直肠癌患者病死率高的主要原因。目前手术完全切除肝转移灶仍是目前能治愈结直肠癌肝转移的最佳方法。手术切除作为治愈性治疗手段,患者生存优于姑息性治疗和支持治疗。全球 LiverMetSurvey 数据库纳入 71 个国家 326 个医疗中心 26 286 例结直肠癌肝转移患者,结果显示患者行肝转移灶切除后 5 年生存率和 10 年生存率达 42% 和 25%,远高于未能手术切除患者的 5 年生存率(9%)。然而,仅有 10%~20% 的结直肠癌肝转移患者初始可切除。近年来,随着外科技术的发展,结直肠癌肝转移的手术适应证得到进一步扩展,要求肝转移灶(甚至肝外转移灶)能获得 R0 切除,且残余肝组织足够。即便如此,绝大多数(80%~90%)的肝转移灶仍然初始无法获得根治性切除。不可切除的原因具体包括肝脏病灶解剖学特点、肝脏病灶程度和合并不可切除的肝外转移灶等。

目前国内外诊疗指南均已将肝转移治疗目标,从 R0 切除转变为 NED,即以往要求完全切除全部肿瘤,无肿瘤残留,强调手术切除、切缘阴性和无瘤原则,现在强调 NED,是指当前检查(包括病理学、影像学、分子生物学等)未发现肿瘤存在证据,可以是暂时的,也可以是非手术途径达到的。总而言之,NED 包含 R0 切除,概念范围更广泛。国内外指南均推荐结直肠癌肝转移患者在 MDT 指导下接受分组管理,其中评估肝转移可切除性时必须包含肝外科专家,如初始可以达到 NED 状态的患者,接受手术、射频治疗等达到 NED 状态,如初始不可以达到 NED 状态的患者,若身体状态适合强烈治疗,建议积极治疗,争取转化机会,一旦转化为可以达到 NED 状态,建议接受手术、射频治疗等手段达到 NED 状态。因此,转化治疗是指初始不可以达到 NED 状态的患者,经积极综合治疗后,转化为可以达到 NED 状态,包括二步肝切除术、肝动脉灌注等局部治疗和化疗、靶向治疗、免疫治疗等全身治疗。转化治疗目标已从 R0 切除到 NED,主要目的是追求影像学最大缓解。全球 LiverMetSurvey 数据库结果显示 3 996 例初始不可切除患者接受转化治疗后再接受手术治疗，术后 5 年生存率和 10 年生存率高达 33% 和 20%，远高于未能手术切除患者，因此转化治疗能显著提高患者长期生存率。

近年来，越来越多最初不可切除的结直肠癌肝转移患者转为可切除，既归功于外科手术技术的发展，也来源于药物治疗的进步。因此，所有初始无法达到 NED 状态的结直肠癌肝转移患者，除去一部分预期寿命<6 个月的患者，只要评估患者身体状况可耐受强烈治疗，都建议进行 MDT，给予强烈的个体化转化治疗，包括局部治疗和全身治疗。此外，应强调，转化治疗不同于新辅助治疗，转化治疗的目标人群是初始不可以达到 NED 状态的结直肠癌肝转移患者，治疗目的是使肿瘤降期以争取获得手术切除的机会，而新辅助治疗的目标人群是初始可以达到 NED 状态的结直肠癌肝转移患者，治疗目的是提高手术等治疗的根治性。

2. 转化治疗中的局部治疗

（1）二步肝切除术：二步肝切除术是指先切除大的病灶，后等待肝脏代偿性增生，再切除小的病灶，一般间歇期为 2~13 个月，其增长间期长，术后有 9%~15% 的患者发生肝衰竭。随后出现的二步肝切除术联合 PVE/PVL，则是先切除小的病灶，联合 PVE/PVL，等待肝脏代偿性增生后，再切除大的病灶，间歇期为 2~4 个月和 4 周左右，但其增长间期仍较长，且 20%~30% 患者会出现肿瘤进展风险。因此，二步肝切除术可使一部分因残余肝体积不足的患者转化为可切除，但残肝增生间期较长，肿瘤有进展风险。

近些年提出的联合 ALPPS，进一步将间歇期缩短为 7~10 天，但围手术期并发症发生率和死亡风险较高。北欧多中心 LIGRO 研究纳入 97 例残肝容积小于 30% 的结直肠癌肝转移患者，随机分配到 ALPPS 组和二步肝切除术（TSH）组，该研究达到主要终点，ALPPS 组手术切除率为 92%，优于 TSH 组的 57%（P<0.000 1），而两组手术切缘阴性率、并发症发生率和术后 90 天死亡率相似。长期研究结果，TSH 组患者还有部分接受抢救性 ALPPS，后手术切除率增至 80%，而 ALPPS 组患者的中位 OS 为 46 个月，明显优于 TSH 组的 26 个月，因此认为 ALPPS 组相较于 TSH 组，能够延长 OS。还有纳入 22 个中心 510 例接受 ALPPS 患者的多中心研究发现患者 90 天病死率达 4.9%，而中位 OS、肿瘤特异性生存期和无复发生存期分别为 39 个月、42 个月和 15 个月，因此认为 ALPPS 长期肿瘤学结果良好。ALPPS 可使残余肝脏体积在较短时间内明显增大而获得更多二期肝切除的机会，但手术复杂，并发症发生率及病死率均高于传统肝切除术，故建议在严格选择的患者中由经验丰富的肝脏外科医师实施手术。

最近新出现的肝静脉剥夺术（liver venous deprivation，LVD），又称放射性同时门静脉和肝静脉栓塞。LVD 对比单纯门静脉栓塞和 ALPPS，不仅可使残余肝脏迅速增生，而且并发症发生率和病死率远低于 ALPPS。一项法国多中心回顾性研究对比了 LVD 和 ALPPS，结果发现 LVD 组在平均 37 天间隔后，成功切除率为 72.6%，低于 ALPPS 组 90.6% 的成功切除率，而 LVD 组的手术时间、住院时间更短，失血量更少，且两组 90 天的主要并发症发生率和病死率相当。笔者中心也报道了 3 例 LVD，平均间歇期为 18.6 天，残肝占比从 33.5% 增至 43.8%，平均 23 天后行右半肝+左肝部分切除术，均达 R0 切除，术后无 3 级以上并发症，无术后 90 天内死亡。因此，LVD 可使残余肝脏快速增生，具有操作简捷、创伤小、安全等优点，联合系统治疗可增加转化切除率。

除肝切除术外，肝移植也被逐渐用于治疗不可切除的结直肠癌肝转移。新近一项纳入 15 例肝移植治疗不能切除结直肠癌肝转移患者的研究，发现 5 年生存率达 83%，3 年无病生存率达 35%，进一步根据 Fong 临床风险评分分为两组，两组患者生存有显著差别，因此认为肝移植可提供不可切除结肠直肠癌肝转移患者最长的总生存期，且改进的选择标准提供了与其他肝移植适应证相当的 5 年 OS 率。新近还有个案报道，活体供体辅助部分原位肝移植联合两期肝切除术治疗的案例。

（2）肝动脉灌注治疗：一项美国纪念斯隆-凯特琳癌症中心的研究纳入 49 例患者，均接受肝动脉灌注联合全身化疗，客观缓解率（objective response rate，ORR）达 76%，23 例（47%）转化为可切除，全体患者中位 OS 和 PFS 达 38 个月和 13 个月。欧洲多中心 OPTILIV 研究纳入 64 例患者，接受肝动脉灌注三药化疗联合全身西妥昔单抗治疗，ORR 达 40.6%，19 例患者（29.7%）随后实施 R0/R1 肝切除术，全体患者中位 OS 和 PFS 达 25.5 个月和 9.3 个月，其中肝切除患者术后中位 OS 达 35.2 个月。一项荟萃分析汇总多项研究，发现全身治疗联合肝动脉灌注化疗可显著提高一线全身化疗失败患者的转化切除率。至于具体的最佳肝动脉灌注化疗方法，一项荟萃分析纳入 71 项前瞻性非随机对照试验和 21 项随机对照试验共计 6 695 例患者，发现一线以上治疗中，药物洗脱微球（drug-eluting bead，DEB）经导管动脉栓塞化疗（transcatheter arterial chemoembolization，TACE）联合全身化疗（systemic chemotherapy，SCT）组生存最好，中位 OS 达 26.5 个月，而 DEB-TACE 联合 SCT 组和肝动脉灌注联合 SCT 组的 ORR 最高，分别为 56.7% 和 62.6%，转化切除率分别为 35.5% 和 30.3%，因此认为 DEB-TACE+SCT 治疗具有最佳的肿瘤学结果和最大的转化切除潜力。

（3）术中射频消融联合肝切除术：一项纳入 95 例接受术中射频消融联合肝切除术患者的研究发现，其术后 5 年生存率达 56%，与单纯肝脏双叶切除术的 5 年生存率（49%）相当，因此认为手术切除联合消融治疗，与单纯手术切除相比，不影响长期生存。还有荟萃分析对比两者，结果发现手术切除联合射频消融，与单纯手术切除相比，长期生存相仿。因此，术中射频消融可作为肝切除术的重要补充，可使部分初始不可切除患者获得 NED 机会，从而获得长期生存。

（4）SBRT/ 选择性内放射治疗（selective internal radiation therapy，SIRT）：SBRT 作为一种非侵入性局部治疗手段，适用于其他局部治疗（如射频消融、放射栓塞、化学栓塞或手术治疗）的替代选择，也可作为其他局部治疗失败后的治疗手段，还可与手术治疗结合。多项研究发现，针对高度选择的患者，可以安全实施 1~5 次 SBRT，且具有令人满意的长期局部控制、总生存率和生存质量。

尽管未来的残余肝增生可能需要 3~12 个月，但 SIRT 对局部区域疾病的控制能力使其成为某些特定目标的有用工具。SIRFLOX 研究对比是否联合 SIRT 的治疗效果，结果发现在 FOLFOX 化疗基础上增加 SIRT，可以显著增加转化切除率（38.1% vs. 28.9%，P<0.001），因此认为化疗联合 SIRT 可改善不可切除的转移性结直肠癌的转化切除率。近年来，钇-90 微球 SIRT 逐渐被应用，是病灶较小的结直肠癌肝转移的多学科治疗的一个要素；通过对关键结构附近肿瘤切缘进行内放射，将 R1 切除转换为 R0 切除；放射性肝叶切除诱导对侧肝增生，以帮助更安全地实施切除。

3. 转化治疗中的全身治疗　除上述外科手术和局部治疗技术的进步外，化疗药物、分子靶向药物和免疫药物等的发展，也使相当一部分不可切除患者转化为可切除。转化性治疗是为了获得最佳反应率，而不是最大反应率。术前转化性化疗应选择高效全身化疗方案，并尽量缩短疗程。建议完善相关基因检测，在 MDT 指导下给予强烈的个体化转化治疗。

（1）化学治疗±靶向治疗：汇总多项研究发现转化切除率与化疗的 ORR 呈正相关。随着全身化疗方案的演进，ORR 从两药化疗的 30%~40%，增至三药化疗或两药化疗联合靶向治疗的 57%~72%，再到三药化疗联合靶向治疗的 70%~89%。

笔者中心开展的 CHINESE 研究，对比西妥昔单抗联合化疗和单纯化疗用于 KRAS 野生型不可切除结直肠癌肝转移患者，达到主要终点，联合组 R0 转化切除率达 25.7%，明显高于单纯化疗组的 7.4%，且联合组总生存率明显提高，因此认为化疗联合西妥昔单抗可以显著提高 R0 转化切除率和提高生存率。随后按照同样入选标准扩大研究人群，并应用高通量测序进行基因检测，建立包含 6 个基因突变的模型，可在 RAS 基础上进一步提高预测西妥昔单抗疗效的准确性，用于精准选择治疗人群。而针对 RAS 突变型不可切除结直肠癌肝转移患者，笔者中心开展了 BECOME 研究，对比贝伐珠单抗联合 FOLFOX6 方案化疗和单纯 FOLFOX6 方案化疗，达到研究主要终点，联合组 R0 转化切除率达 23.1%，明显高于单纯化疗组的 6.7%，且联合组无进展生存率和总生存率均明显提高。日本 ATOM 研究头对头比较两药化疗联合贝伐珠单抗和两药化疗联合西妥昔单抗用于不可切除的结直肠肝转移患者，结果发现仅在少数有大量肝转移的患者中，西妥昔单抗组的反应率优于贝伐珠单抗组，而两组在肝切除疗效和安全性方面相似。

近年来，三药化疗方案由于高效逐渐被广泛应用。欧洲 TRIBE、TRIBE2 和 VISNU1 研究均发现三药化疗+贝伐珠单抗较两药化疗+贝伐珠单抗，明显改善 ORR、PFS 和 OS。一项纳入五个三药化疗+贝伐珠单抗对比双药化疗+贝伐珠单抗的荟萃分析显示，三药化疗+贝伐珠单抗组显著改善 PFS（12.2 个月 vs. 9.9 个月）和 OS（28.9 个月 vs. 24.5 个月）。还有荟萃分析结果汇总 FOLFOXIRI 三药化疗联合贝伐珠单抗，患者转化后 R0 切除率可达 28.1%。而且，针对 RAS 野生型患者，三药化疗联合 EGFR 抑制剂也有明显优势。VOLFI 研究发现三药化疗基础上加上帕尼单抗组的 ORR 高达 87.3%，明显高于单纯三药化疗组的 60.6%，而且二次切除率也得到提高（33.3% vs. 12.1%），生存方面两组 PFS 相似，OS 显示出有利于联合治疗组的趋势。METHEP 研究结果显示，与两药化疗相比，三药化疗显示出更高的有效率，转化切除率高达 67%，而 METHEP-2 研究结果也发现三药化疗+西妥昔单抗/贝伐珠单抗组，与两药化疗+西妥昔单抗/贝伐珠单抗相比，转化切除率更高。MACBETH 研究纳入三药化疗+西妥昔单抗行诱导化疗后，接受西妥昔单抗或贝伐珠单抗行单药维持治疗，ORR 达 71.6%，疾病控制率高达 90.5%，其中 38.8% 的患者进行了二次手术，两组 PFS 分别为 10.1 个月和 9.3 个月，两组 OS 分别为 33.2 个月和 32.2 个月，而且 52 例仅有肝转移的患者中，R0 切除率达到 51.9%。中国 FOCULM 研究对比三药化疗+西妥昔单抗和单纯三药化疗，结果发现联合治疗组达到 NED 状态的比例更高（70.1% vs. 41.2%），且显著提高肿瘤 ORR（95.5% vs. 76.5%），PFS（15.5 个月 vs. 14.2 个月）和 OS（未达到 vs. 33.2 个月）。综合上述研究表明，三药化疗+EGFR 抑制剂临床获益较大。汇总以往多项研究报道，三药化疗联合 EGFR 抑制剂的转化切除率为 16%~60%。然而，临床应用同时需要关注三药化疗的安全性，因为三药化疗±靶向药物必然导致患者不良反应增多，因此需要在 MDT 指导下选择合适患者，加强全程适当管理，必要时调整化疗药物剂量。

左半结肠癌肝转移患者，荟萃分析显示两药化疗联合 EGFR 抑制剂 ORR 更高，因此国内外指南一致推荐两药化疗联合 EGFR 抑制剂方案用于左半结肠癌肝转移转化治疗。但是，右半结肠癌肝转移患者，转化治疗方案推荐存争议。汇总研究回顾性亚组分析提示贝伐珠单抗在总生存率上略优于西妥昔单抗，但西妥昔单抗具有更好的 ORR，有望有更高的转化成功率。针对这一现状，笔者中心牵头开展三药化疗联合靶向治疗的全国多中心研究，头对头比较三药化疗联合西妥昔单抗和三药化疗联合贝伐珠单抗，主要终点为肝转移灶的转化切除率（NCT04687631 研究）。2021 年美国临床肿瘤学会大会上的日本 DEEPER 研究也是在三药化疗的基础上对比西妥昔单抗和贝伐珠单抗，达到主要终点，结果发现三药化疗联合西妥昔单抗组反应深度显著优于三药化疗联合贝伐珠单抗组，但超过 83% 的病例为左半结肠癌，因此三药化疗联合西妥昔单抗可为左半结肠癌患者带来更大的肿瘤退缩。

（2）免疫治疗：近年来，多项研究发现免疫治疗在错配修复缺陷（mismatch repair deficien，dMMR）/高微卫星不稳定（microsatellite instability-high，MSI-H）转移性结直肠癌患者中具有显著疗效。CheckMate142 研究纳入 45 例 dMMR/MSI-H 转移性结直肠癌患者，一线治疗使用 PD-1 抑制剂联合小剂量 CTLA-4 抑制剂，结果发现主要终点 ORR 达 69%，其中完全缓解率达 13%，而且 74% 治疗有响应的患者仍在持续获益，24 个月无进展生存率和总生存率分别为 74% 和 79%。因此，PD-1 抑制剂联合 CTLA-4 抑制剂为 dMMR/MSI-H 转移性结直肠癌患者提供新的一线治疗选择。而 KEYNOTE177 研究具有跨时代意义，针对一线治疗中免疫治疗和传统标准的化疗+靶向治疗的优劣，头对头比较帕博利珠单抗和标准化疗+靶向治疗，结果发现主要终点，免疫治疗组的 PFS 为 16.5 个月，明显高于对照组的 8.2 个月，但两组 OS 差异无统计学意义，可能由于化疗组有 60% 从化疗交叉至 PD-1 抑制剂治疗，而两组 ORR 率分别为 43.8% 和 33.1%，且两组发生>3 级治疗相关不良事件发生率分别为 22% 和 66%，因此，帕博利珠单抗可作为 dMMR/MSI-H 转移性结直肠癌患者一线治疗的标准方案。

综上所述，初始不可切除的结直肠癌肝转移患者，只要可耐受强烈治疗，都应由含肝外科专家的 MDT 给予强烈的个体化转化治疗方案，可明显提高长期生存率。其中，局部治疗方面包括 ALPPS、LVD、联合肝动脉

灌注化疗、术中联合射频消融或 SIRT 均可提高肝转移灶转化切除率，甚至实现肝移植。而在全身治疗方面，根据基因检测结果，选择合适的化疗联合靶向治疗方案，甚至针对 dMMR/MSI-H 患者的 PD-1 抑制剂，可提高肝转移灶转化切除率。

（三）始终无法达到 NED 状态的结直肠癌肝转移的综合治疗

无法达到 NED 状态的结直肠癌肝转移患者的综合治疗包括系统性化疗和介入化疗、靶向治疗以及针对肝脏病灶的局部治疗如消融治疗、无水乙醇注射治疗、放射治疗等，治疗方案的选择应基于对患者治疗前的精确评估。上述多种方法的联合或序贯治疗仍无法达到 NED 状态但癌变仍局限于肝转移的患者，可酌情谨慎选择肝移植。

肝转移灶始终无法达到 NED 状态的患者，综合治疗可明显延长中位生存期，控制疾病快速进展，明显改善生存质量。因此，积极的综合治疗对于适合强烈治疗的晚期结直肠癌肝转移患者同样意义重大。下文就始终无法达到 NED 状态患者的综合治疗进行总结和讨论。

1. 治疗策略

（1）结直肠癌确诊时合并无法达到 NED 状态的肝转移，若结直肠癌原发灶存在出血、梗阻症状或穿孔时，应先行切除结直肠癌原发病灶，继而进行系统性化疗（或加用肝动脉灌注化疗），可联合应用靶向治疗；若结直肠癌原发灶无出血、梗阻症状及无穿孔时可以行系统性化疗（或加用肝动脉灌注化疗），并可联用靶向治疗，可视具体情况手术切除结直肠癌原发病灶，术后继续对肝转移灶进行综合治疗。此类患者也可选择先行切除结直肠癌原发病灶，继而进一步治疗，具体方案同上，目前对于结直肠癌原发灶无出血、梗阻症状及无穿孔时合并始终无法达到 NED 状态的肝转移灶患者是否应该切除原发灶仍有争议。

（2）结直肠癌根治术后发生的无法达到 NED 状态的肝转移，可采用氟尿嘧啶/亚叶酸钙或卡培他滨联合奥沙利铂和/或伊立替康的两药或三药方案作为一线化疗，并可加用靶向治疗，或联用肝动脉灌注化疗。氟尿嘧啶类药物不耐受的患者可考虑使用雷替曲塞。在肝转移发生前 12 个月内使用过奥沙利铂为辅助治疗中基础化疗的患者，应采用 FOLFIRI 方案；化疗结束后 12 个月以上发生肝转移，仍可采用 FOLFOX 或 CapeOX 方案化疗，并可加用靶向治疗，或联用肝动脉灌注化疗。

（3）治疗后 6~8 周行肝脏超声、增强 CT 予以评估，临床重大决策时建议行平扫 MRI 及增强 MRI，肝转移灶转为可切除或可以达到 NED 状态的患者，即应接受肝

转移灶切除手术或手术联合其他肿瘤局部毁损手段,术后再予以辅助化疗;如果肝转移灶仍不能达到 NED 状态,则应继续进行综合治疗。

（4）针对结直肠癌肝转移,MDT 可根据患者的体力状况、年龄、器官功能、合并症等进行评估和分类,根据不同的治疗目标,确定给予患者最合理的检查和最恰当的综合治疗方案。《欧洲肿瘤内科学会转移性结直肠癌共识指南》和 2023 版《中国结直肠癌肝转移诊断和综合治疗指南》均指出 MDT 应根据年龄、体力状态、器官功能及合并症等情况评估患者是否适合强烈治疗:①全身状况较差,不适合强烈治疗者,应以提高生存质量并尽量延长生存期为治疗目标,建议低毒性化疗方案(如氟尿嘧啶单药±贝伐珠单抗方案)或最佳支持治疗。如若全身状况改善,可考虑再行强烈治疗。②全身状况较好,适合强烈治疗者,应争取达到治愈性 NED 状态。MDT 则需根据患者疾病状态分类,确定相应的治疗目标,制定量身定制的治疗策略。

2. 系统性化疗和肝动脉灌注化疗　化疗开始前应充分评估患者身体状况和肿瘤分期,事先规划好患者后续治疗和预计有严重化疗不良反应时剂量和方案如何调整。开始治疗时必须考虑患者的分类、化疗的安全性及将来手术和/或局部病灶毁损治疗的可能性。

（1）初始治疗:肝转移灶始终无法达到 NED 状态的患者,氟尿嘧啶/亚叶酸钙(或卡培他滨)作为一线化疗的支柱。临床研究证实联合奥沙利铂或伊立替康的化疗方案(FOLFOX、FOLFIRI 方案)比单独氟尿嘧啶化疗有更长的 PFS 和 OS,应该作为首选方案,口服卡培他滨常作为氟尿嘧啶/亚叶酸钙的替代方案,通常与奥沙利铂联用,但少与伊立替康联用,有研究认为其毒性可能强于 FOLFIRI 方案,目前结果仍有争议。GONO 研究发现含奥沙利铂和伊立替康的三药化疗方案(FOLFOXIRI 方案)优于 FOLFIRI 方案,但 HORG 研究则未证实三药化疗对比两药化疗的 OS 有统计学差异。但两项研究均显示 FOLFOXIRI 组的毒性增加。TRIBE 和 TRIBE2 的汇总分析得到了相似的结论,与二药化疗联合贝伐珠单抗相比,FOLFOXIRI 方案联合贝伐珠单抗在一线治疗中获得了更好的肿瘤学结局,但是毒性明显更强。因此,国内外指南建议体力状态极佳且能承受三联方案较高毒性的患者一线使用 FOLFOXIRI 方案。

一线治疗也可以联合靶向治疗,临床研究已经证实贝伐珠单抗［血管内皮生长因子(vascular endothelial growth factor,VEGF)抑制剂］和西妥昔单抗、帕尼单抗(EGFR 抑制剂)在一线联合化疗可改善转移性结直肠癌患者的临床结局。贝伐珠单抗是一种人源化单克隆抗体,可阻断 VEGF 活性,后者在肿瘤血管生成中发挥作用。随机对照试验的荟萃分析提示一线治疗联合贝伐珠单抗可延长 PFS 和 OS,但亚组分析显示优势仅在基于伊立替康方案中存在,联合奥沙利铂化疗的生存优势不明显,但总体而言,一线联合贝伐珠单抗都提供了临床获益。贝伐珠单抗可能会增加消化道出血和穿孔的风险,还可能会干扰伤口愈合,在围手术期应谨慎使用。西妥昔单抗和帕尼单抗则抑制 EGFR 下游信号通路,前者是一种嵌合单克隆抗体,后者是全人源单克隆抗体。PLANET-TTD 研究发现联合两种单抗在转移性结直肠癌患者初始治疗中疗效并无显著差异。随机对照试验的荟萃分析已发现 EGRF 抑制剂仅在 *RAS* 野生型转移性结直肠癌患者中有明确的临床获益,携带 *RAS* 突变的患者不应接受 EGFR 抑制剂治疗,因为其几乎无法从中获益。许多研究表明原发灶的位置可作为对 EGFR 抑制剂治疗预测因素,其中 CALGB/SWOG 80405 研究显示 *RAS* 野生型、原发灶位于右半结肠的患者,一线使用贝伐珠单抗 OS 优于使用西妥昔单抗,而在原发灶位于左半结肠的患者中,使用西妥昔单抗 OS 显著优于使用贝伐珠单抗,这说明原发灶位于右半结肠的患者,EGFR 抑制剂治疗的收益可能有限。基于 PACCE 和 CAIRO2 研究的结果,贝伐珠单抗和西妥昔单抗(或帕尼单抗)不应当同时使用。

KEYNOTE-177 研究确立了免疫治疗在 dMMR/MSI-H 的转移性结直肠癌患者一线治疗中的地位,发现帕博利珠单抗对比化疗获益更明显。Checkmate-142 研究提示纳武利尤单抗联合伊匹木单抗在 dMMR/MSI-H 转移性结直肠癌患者中也可以带来显著的临床获益。基于这些数据,《NCCN 结直肠癌诊疗指南》推荐帕博利珠单抗或纳武利尤单抗(单药或联合伊匹木单抗)作为 dMMR/MSI-H 转移性结直肠癌患者的初始治疗选择。

（2）维持治疗:一项纳入 12 项研究 5 540 例患者的荟萃分析结果显示,与观察策略相比,持续诱导化疗直到疾病进展策略无 PFS($HR:0.71,95\%CI:0.46\sim1.09$)和 OS($HR:0.95,95\%CI:0.85\sim1.07$)获益,而且与维持治疗策略相比,持续诱导化疗直到疾病进展策略也无 PFS($HR:1.22,95\%CI:0.84\sim1.78$) 和 OS($HR:1.04,95\%CI:0.92\sim1.17$)获益。然而,与观察策略相比,维持治疗策略 PFS 显著获益($HR:0.58,95\%CI:0.43\sim0.77$),但 OS 未获益($HR:0.91,95\%CI:0.83\sim1.01$)。而且,根据 SUCRA 分析,维持治疗的 PFS 和 OS 评分排名最高,而在各个维持方案对比中,氟尿嘧啶±贝伐珠单抗方案的 PFS 和 OS 评分最高。最佳维持治疗策略应该在 MDT 指导下,结合患者选择、费用及潜在的不良反应综合考虑制定。因此,诱导化疗或强化治疗后病情缓解或稳定,但肝转移灶仍无法 R0 切除时可考虑进入维持治疗。一般认为一线治疗 3~6 个月后疾病有效或稳定即可进入维持治疗（如采用强度较低的氟尿嘧啶/亚叶酸钙或卡培他滨单药，均可联合贝伐珠单抗）或单独使用贝伐珠单抗或暂停化疗，以减少持续高强度联合化疗的不良反应。

考虑长期化疗的不良反应，有研究探讨化疗"打打停停"的策略。奥沙利铂具有累积毒性，一般在治疗 3 个月或出现不可接受的神经毒性时需要考虑停用并进行维持治疗。OPTIMOX-1 研究在以 FOLFOX 方案作为一线治疗的转移性结直肠癌患者中，待有反应后使用氟尿嘧啶维持，若疾病进展时重新引入奥沙利铂，即间歇使用奥沙利铂的"打打停停"策略，可减少 3 度神经毒性发生（17.9% $vs.$ 13.3%），但并不影响 PFS（8.7 个月 $vs.$ 9.0 个月）和 OS（21.2 个月 $vs.$ 19.3 个月）。随后的 OPTIMOX-2 研究评估 FOLFOX7 方案诱导化疗后，停用化疗对比氟尿嘧啶/亚叶酸钙维持治疗，结果显示维持治疗组中位 PFS 显著延长（8.6 个月 $vs.$ 6.6 个月），但中位 OS 无显著差异（23.8 个月 $vs.$ 19.5 个月）。而 GISCAD 研究对比 FOLFIRI 方案持续化疗和间歇化疗，结果显示两组的有效率分别为 33.6% 和 36.5%，中位 PFS 分别为 6.5 个月和 6.2 个月，提示伊立替康"打打停停"的策略可保证长期生存疗效。因此，间歇使用奥沙利铂或伊立替康的策略可改善生存质量，并保证疗效。

目前临床研究的证据更多集中在贝伐珠单抗的维持治疗，研究提示氟尿嘧啶或卡培他滨联合贝伐珠单抗可能是一线化疗联合贝伐珠单抗诱导治疗背景下效果最佳的维持方案，但哪些患者可能更合适维持治疗仍不明确。EGFR 抑制剂在维持治疗中的数据仍非常有限，没有明确结论。进入维持治疗的时机也尚无明确结论，通常在肿瘤缩小或疾病稳定 3~6 个月，也需要考虑患者个体情况进行综合考虑。

（3）初始化疗病情进展后的化疗选择

1）初始治疗进展后的治疗方案取决于既往治疗。氟尿嘧啶/亚叶酸钙联合靶向治疗后如果病情进展，应改用 FOLFOX、FOLFIRI 或 CapeOX 方案（均可联合靶向治疗）；FOLFOX（或 CapeOX）方案 ± 靶向治疗，如果病情进展后可以考虑改用 FOLFIRI（或 mXELIRI）方案；FOLFIRI 方案 ± 靶向治疗，如果病情进展可考虑改用 FOLFOX（或 CapeOX）方案，仍可考虑联合靶向治疗。荟萃分析提示在一线抗血管生成药物治疗进展后继续使用抗血管生成药物治疗的 OS 和 PFS 获益。《NCCN 结直肠癌诊疗指南》推荐当抗血管生成药物用于二线治疗时，根据毒性和成本，贝伐珠单抗优于阿柏西普和雷莫西尤单抗。ML18147 研究发现接受贝伐珠单抗方案进展后的转移性结直肠癌，二线继续联合贝伐珠单抗的患者 OS 适度改善。BEBYP 研究也获得了类似的结果。

这些数据表明二线治疗中继续 VEGF 阻断可以获得 OS 获益。E3200 研究提示，在不含贝伐珠单抗的一线治疗疾病进展后，考虑使用贝伐珠单抗联合二线治疗也是一个可行的选择。一线治疗不含 EGFR 抑制剂治疗进展的 $RAS/BRAF$ 野生型患者，二线使用西妥昔单抗或帕尼单抗是一种合理的选择，但不建议在一线 EGFR 抑制剂治疗失败的情况下继续使用 EGFR 抑制剂，也没有数据支持一线 EGFR 抑制剂失败后进行药物的转换（西妥昔单抗-帕尼单抗或帕尼单抗-西妥昔单抗）。ASPECCT 研究提示在难治性转移性结直肠癌患者中两者疗效没有显著差别。

2）PD-1 抑制剂免疫治疗在一线 dMMR/MSI-H 转移性结直肠癌患者中效果良好。KEYNOTE-164 研究提示 dMMR/MSI-H 的转移性结直肠癌患者，PD-1 抑制剂免疫治疗用于二线及以上治疗，显示出令人鼓舞的效果。NCCN 建议 PD-1 抑制剂（或联合 CTLA-4 抑制剂）可作为 dMMR 转移性结直肠癌的后续治疗选择，但仅适用于既往未接受过免疫检查点抑制剂治疗的患者。

3）病情再次进展时推荐使用瑞戈非尼或呋喹替尼或曲氟尿苷替匹嘧啶。瑞戈非尼是口服小分子多激酶抑制剂，涉及多种过程，包括肿瘤生长和血管生成。CORRECT 研究和 CONCUR 研究均证实了瑞戈非尼在所有标准治疗进展后的患者中显示出一定的活性；呋喹替尼是一种高选择性 VEGF 受体抑制剂，FRESCO 研究证实了其在晚期转移性结直肠癌患者中的有效性；曲氟尿苷替匹嘧啶是一种口服复方药物，由细胞毒性胸苷类似物曲氟尿苷和胸苷磷酸化酶抑制剂盐酸替匹嘧啶组成，可防止曲氟尿苷降解。RECOURSE 研究提示曲氟尿苷替匹嘧啶在多线治疗失败的转移性结直肠癌患者中有效，还有研究探索了瑞戈非尼或呋喹替尼联合 PD-1 抑制剂、曲氟尿苷替匹嘧啶联合贝伐珠单抗在标准治疗进展后的可行性，结果提示可一定程度改善 PFS 和 OS。但目前尚无高级别循证医学证据表明这些治疗的最佳顺序。西妥昔单抗联合（或不联合）伊立替康在之前未用过西妥昔单抗治疗的 RAS 野生型患者也是一种治疗选择。

4）三线失败后的治疗目前尚无标准方案。BEACON 研究提示 BRAF 抑制剂（康奈非尼）+EGFR 抑制剂（西妥昔单抗）+MEK 抑制剂（比美替尼）的三联治疗或 EGFR 抑制剂+BRAF 抑制剂的二联治疗方案在非一线背景下 $BRAF$ V600E 突变的患者中取得了令人鼓舞的效果，与二联治疗相比，MEK 抑制剂的加入未改善 OS 或 ORR，但毒性显著增加，故 NCCN 建议对于 $BRAF$ V600E 突变的转移性结直肠癌患者，仅推荐 BRAF 抑制剂与 EGFR 抑制剂的二联方案；基于 MyPathway、HERACLES 和

DESTINY-CRC01 研究,针对 *HER2* 扩增的转移性结直肠癌患者推荐 3 种不同的抗 *HER2* 治疗方案(曲妥珠单抗+帕妥珠单抗、曲妥珠单抗+拉帕替尼、德曲妥珠单抗)都可以获得一定效果,但考虑上述药物的适应证和可及性问题,仅建议在临床研究中谨慎使用,不作为常规推荐。

(4)介入治疗:以肝转移为主的肿瘤负荷较大且药物治疗效果不明显或难治性患者,或者不能耐受系统治疗的患者,可在适当时机联合应用肝动脉灌注化疗或 TACE,有助于延长 PFS 和 OS,尤其是 DEB-TACE,可以进一步提高疗效。一项随机试验比较了伊立替康药物洗脱微球与全身应用 FOLFIRI 方案相比 OS 获益,荟萃分析也得到了类似的结果,但是目前的数据尚不能说明单独应用这些治疗比全身化疗更具优势。

(5)不适合高强度治疗/老年患者的治疗:被评估为不适合任何治疗的转移性结直肠癌患者应接受最好的支持治疗。其他不适合高强度治疗的患者,应根据医师经验指导治疗选择,可选的治疗方案为卡培他滨+贝伐珠单抗或减少剂量的二药化疗。*RAS* 野生型的不适合高强度治疗的患者可以考虑 EGFR 抑制剂治疗。

可以接受高强度治疗的老年患者应采用全身化疗联合靶向治疗,可以与年轻患者有相同的获益。不适合标准联合化疗(±靶向治疗)的老年患者,低强度的治疗包括卡培他滨+贝伐珠单抗或减少剂量的氟尿嘧啶+奥沙利铂(或伊立替康)也可以作为初始治疗的合理选择。

3. **局部毁损治疗**　无法手术切除的肝转移灶,应根据其位置、治疗目标、治疗相关并发症及患者自身情况,在系统性化疗基础上选择适当的局部毁损治疗(如射频消融、微波消融、冷冻治疗、放射治疗等)以加强局部病灶的控制,可能会改善患者的生存质量和 OS,但具体情况应由 MDT 进行决策并结合患者意愿。

(1)消融治疗

1)射频消融:射频消融使用方便,安全性好,且能高效破坏肝转移灶的肿瘤细胞。始终无法达到 NED 状态的晚期结直肠肝转移患者,现有资料表明单独使用射频消融治疗肝转移的生存率仅略微高于其他非手术治疗,目前仅作为化疗无效后的治疗选择或肝转移灶术后复发的治疗。在疗效方面,有随机对照试验显示在不可切除的结直肠癌肝转移中射频消融联合化疗优于单纯化疗。EORTC-CLOCC 研究比较了不可切除的结直肠癌肝转移接受单纯化疗或化疗联合射频消融±肝切除的疗效,结果显示接受射频消融患者的 PFS 显著延长,这为联合射频消融相对于单纯化疗的获益提供了依据。建议应用时选择肝转移灶最大直径<3cm 且 1 次消融最多选择 5 枚。预期术后残余肝脏体积过小时,可先切除

部分较大的肝转移灶,剩余直径<3cm 的转移病灶进行射频消融。一般情况不适宜或不愿意接受手术治疗的可切除结直肠癌肝转移患者也可以考虑射频消融治疗,但应注意避免肝外热损伤、针道转移、感染和消融不彻底等问题。

2)微波消融:微波传导不受组织干燥炭化的限制,使肿瘤内部在较短的时间内就可产生较高的温度和更大的消融带,而使肿瘤细胞的坏死更彻底。与单纯化疗相比,结合微波消融治疗经过选择的不可切除的结直肠癌肝转移患者可以更有效地提高生存率。

3)冷冻治疗:尽管冷冻治疗严格挑选的不可切除的结直肠癌肝转移患者在一定程度上提高了生存率,但是较高的局部复发率和并发症发生率限制了该技术的广泛应用。

(2)放射治疗:全肝放射耐受剂量远低于肿瘤细胞所需的致死剂量,常规放射治疗在大的或多发肝转移灶的治疗中仅能起姑息性治疗作用。无肝硬化时的全肝平均安全照射剂量为 30Gy,虽然该剂量可以显著减轻由肝转移灶侵袭导致的疼痛或黄疸,但尚没有依据表明能延长生存期。因此,不推荐采用常规放疗技术进行肝转移治疗。

采用超分割或限制肝脏受照射的体积,针对转移灶的局部剂量可提高到 60~70Gy,并可获得较高的局部控制率(12 个月局部控制率>80%)。可运用的技术包括 3D-CRT、SBRT 和 IMRT,图像引导技术的运用可以使放射治疗更加精准从而减少正常组织的不良反应。研究提示 SBRT 可以取得和射频消融相似的效果,越来越多证据支持 SBRT 在结直肠癌肝转移中的应用。一项随机 Ⅱ 期临床试验提示在标准治疗的基础上加用 SBRT 可改善 OS。放疗前肝功能必须正常,肝脏射线照射剂量必须在安全范围内,以防止严重放射性肝损伤。

4. **其他治疗方法**　包括无水乙醇瘤内注射、选择性内放射、局部放射性粒子植入、肝移植和中医中药治疗等。这些治疗方法的疗效并不优于前述各项治疗,仅能作为综合治疗的一部分,单独使用可能会失去其治疗意义。

(1)放射粒子植入:Ⅲ期临床试验提示放射性粒子植入联合化疗可以延长肝脏局限性转移性结直肠癌患者的 PFS。一项利用钇-90 微球的 Ⅱ 期临床试验提示放射栓塞可以使标准治疗难治性的患者获益,且有较好的安全性。SIRFLOX 研究评估了钇-90 微球放射栓塞在结直肠癌肝转移患者一线治疗中的疗效和安全性,但未证实联合放射栓塞的优越性,汇总分析提示放射栓塞联合化疗在原发灶位于右半结肠的患者中 OS 获益,但仍需进一步研究证实。《NCCN 结直肠癌诊疗指南》推荐

高度选择的化疗耐药/难治性的肝转移患者,钇-90 微球放射栓塞是一种可行的选择。

（2）肝移植:始终不能达到 NED 状态的患者,肝移植提供了一个 R0 切除的理论可能,但肝移植在结直肠癌肝转移患者中的应用仍不十分清晰。维也纳大学于 1991 年首次报道了肝移植在不可切除的转移性结直肠癌患者中的应用经验,5 年总生存率仅有 12%,几乎 1/3 的患者在术后 30 天内死亡,同期发表在 Surgery 的报道也有类似不理想的结果,故在相当一段时间内,不可切除的转移性结直肠癌并不作为肝移植的适应证。随着近年新的免疫抑制剂、化疗药物、分子靶向药物的进展和对肿瘤生物学、外科技术的认识加深,研究者开始重新考虑肝移植在结直肠癌肝转移患者中的应用。2013 年的 SECA-Ⅰ研究中 21 例接受肝移植的患者 5 年总生存率达到 60%,没有患者死于手术并发症。2020 年

的 SECA-Ⅱ研究报道 15 例接受肝移植的结直肠癌肝转移患者的 5 年总生存率更是高达 83%,有研究比较了 SECA-Ⅰ研究和 Nordic-Ⅶ研究患者,发现两组患者肿瘤学特征相似,但 SECA-Ⅰ组(接受肝移植)患者 OS 明显优于 Nordic-Ⅶ组(接受化疗),这些数据都展示出肝移植在不可切除结直肠癌肝转移患者中的可行性。相关研究也正在开展以进一步评估肝移植在不可切除结直肠癌肝转移患者中的应用,包括法国的 TRANSMET 研究(NCT0597348),加拿大的 Toronto 研究(NCT02864485)和意大利的 COLT 研究(NCT0380346)等,相信随着相关研究结果的公布,肝移植在不可切除结直肠癌肝转移患者中的应用将会更加明确。肝移植由于其伦理特殊性,在患者选择和评估、供体考虑和选择、器官分配等应十分谨慎。

(朱德祥　许剑民)

第二节　结直肠癌肺转移

2018 年结直肠癌的中国世标死亡率为 7.76/10 万,美国世标死亡率为 14.3/10 万。2020 年全球结直肠癌新发 190 万(中国 55.5 万),死亡 93.5 万(中国 28.6 万),发病率与人类发展指数正相关。肝脏、肺是结直肠癌远处转移最常见的转移部位。近年来,随着胸部 CT 的广泛应用,被诊断为肺转移的转移性结直肠癌患者比例升高,仅次于肝脏。西方国家肺转移患者占所有转移性结直肠癌患者的 6.3%~29.2%。在中国,北京大学肿瘤医院沈琳教授团队研究数据显示,肺转移占所有结直肠癌患者的 32.9%,其中初发肺转移患者占比可达 24.5%。Koncina 教授研究显示 30%~40% 的结直肠癌患者在根治性手术后复发。近些年,新辅助化疗联合靶向治疗以及肝脏手术理念和技术的进步,综合治疗模式、免疫治疗在肝转移领域的成功应用使肝转移患者的生存质量明显改善。反观肺转移,因单纯性肺转移发生率仅占晚期肠癌的 5%~10%,且若为同时性的肝肺转移,肺转移灶对预后本身影响相对较小,对预后的影响取决于肝转移的程度和治疗效果。既往针对结直肠癌肺转移这一领域研究甚少,国内外指南将其归纳为晚期转移性结直肠癌治疗一同对待。近年来,随着诊疗的规范化、治疗理念、模式的转变、手术技术的进步及影像学的进一步发展,肺转移的诊断率逐渐提高,综合治疗模式对肺转移成功应用的结果,肺转移患者预后得到很大的改善,肺转移的诊断治疗和对转移性结直肠癌预后的影响受到极大的重视。

一、肺转移解剖学基础

从结肠血流解剖学角度看大部分结直肠系膜静脉血回流至门脉系统,这决定了结肠癌及上段直肠癌远处转移好发部位首先是肝,其次是肺、骨等;直肠静脉丛由直肠上静脉和直肠下静脉组成,直肠上静脉经肠系膜下静脉回流入门静脉,直肠下静脉通过髂内静脉回流至下腔静脉,远端直肠癌初始就可以转移至肺、肝,甚至肝、肺同时转移。国内外多数专家研究显示对于肺转移的发生率,中下段直肠癌明显高于上段直肠癌。

二、临床表现

结直肠癌肺转移患者长时间内几乎没有临床症状,常在术后复查或初诊时影像学检查提示确诊,肺转移病灶多居于肺外周及胸膜下,因此很少出现支气管侵袭导致的咳嗽、咳痰、咯血、呼吸困难等相关症状,这些症状的出现通常提示肺转移病灶进展。其他晚期症状还包括胸闷、气促和低热等,常与原发性肺癌相似。

三、诊断

结直肠癌肺转移早期并无特殊明显症状,因此辅助检查对于诊断非常重要。

（一）影像学检查

1. **胸部 X 线检查正侧位片** X 线检查是一种常规检查方法，操作简便。近年来，随着数字 X 射线摄影（digital radiography，DR）的应用，X 线检查对患者病变部位的显像清晰度提高，可通过 DR 机对患者胸部进行摄片，观察病灶情况。由于 X 线不具有立体成像功能，仅可在平面内显示病变部位，部分分布隐匿的肿瘤病灶在 X 线图像中通常无法显示，导致漏诊、误诊现象。结直肠癌肺转移胸部 X 线检查常表现为边界清楚的球形高密度结节，呈质地均匀棉花团状分布于肺野外带，病灶不向周围浸润，无分叶或毛刺状改变（图 27-2-1A），这与原发性肺癌患者的 X 线检查征象不同（图 27-2-1B）。其他 X 线检查征象还包括结节型、空洞型或肺不张等，其表现可随病期而变化。需要与原发性肺癌、肺结核鉴别（图 27-2-1C）。

原发性肺癌 X 线检查表现包括：①肺门部位包块影或肺内孤立结节影。肿块边缘毛糙，有时会有分叶、毛刺。②肺部炎性浸润阴影。因为肺癌长在支气管壁上，可以阻塞支气管引起远端的肺部炎症。③弥漫性结节影。弥漫性肺癌也会有，如支气管肺癌、肺泡肺癌。④癌性空洞。主要是团块中有空洞，空洞壁不光整，后壁不均匀，具有偏心性，其内一般不会有液平。

X 线检查灵敏度差，而且对肺门部淋巴结肿大情况显示不佳，因此评估直肠癌患者肺转移状态，单纯的胸部 X 线片不足以提供足够的信息。

2. **CT** CT 是辅助诊断肺转移瘤的有效手段，具有扫描范围大，空间分辨率高、检查灵敏度高等优点，高分辨率增强胸部 CT 检查在诊断肺、纵隔及肺门淋巴结转移具有明显的优势，可发现直径小至 3mm 左右的肺部结节，能提高早期肺转移癌的诊断率，适用于初诊患者的全面评估病情及部分患者或高危人群的术后随访。CT 的直接影像诊断：肺转移癌结节常位于双肺外带及下野，多发结节多见；肿瘤直径>5mm，边界清晰，分叶或短毛刺的实性或磨玻璃样结节（图 27-2-2）。部分可有癌性淋巴管炎：位于边缘的血管气管束不规则或结节样增厚，小叶间隔均匀或结节样增厚，但肺小叶形态正常，呈多角形改变，区域淋巴结肿大。其他征象为肺内散在结节、胸膜肥厚及胸腔积液（图 27-2-3）。此外，胸部 CT 可清楚地显示肺门及纵隔淋巴结情况，为确定治疗方案及术式提供必要的信息。不能明确针对的病灶，可利用 CT 行冠状位及矢状位扫描和三维重建进一步评估。

与 CT 相比，MRI 因不能鉴别良恶性病变和淋巴结病，对检查钙化和空洞均不如 CT，多用来评估肝转移病灶的大小、数量等，不作为肺转移诊断的常规检查方法。

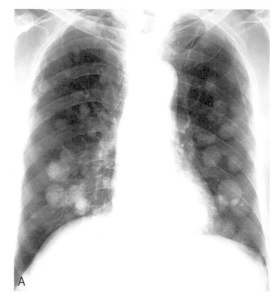
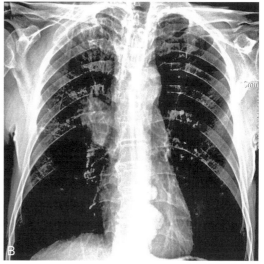
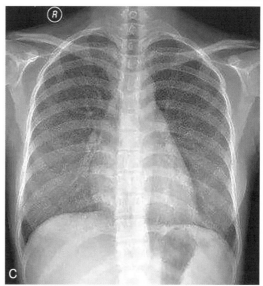

图 27-2-1 不同肺病灶胸部 X 线片图像

A. 肺转移瘤；B. 中央型肺癌；C. 粟粒型肺结核。

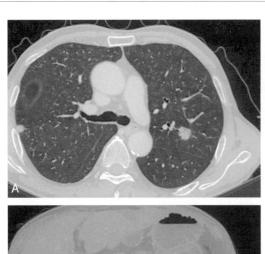
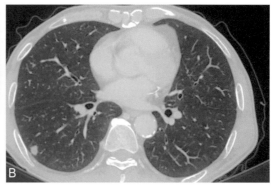
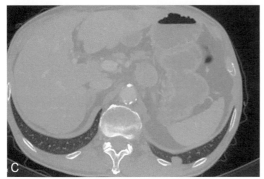

图 27-2-2　不同肺转移瘤 CT 图像

A. 两肺单发转移瘤;B. 单侧肺孤立转移瘤并累及胸膜;
C. 左肺下叶转移瘤。

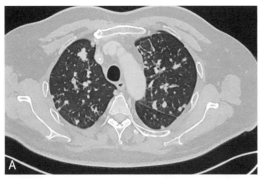
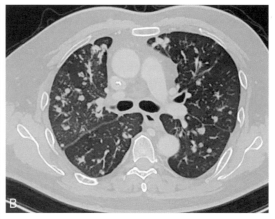
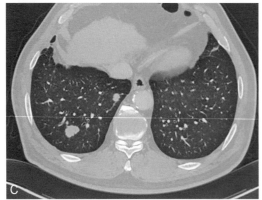

图 27-2-3　不同肺转移瘤 CT 图像

A. 两肺多发转移瘤;B. 两肺多发转移瘤并肺门淋巴结肿大;C. 单侧肺多发转移瘤。

3. **放射性核素扫描**　PET 利用肿瘤组织和正常组织间对葡萄糖酵解率的差异,用放射性核素标记葡萄糖,了解全身肿瘤情况,特别对于微小病灶的早期发现灵敏度高。PET/CT 对结直肠癌术后复发、转移具有较高的诊断效能,对临床科学决策具有较高价值(图27-2-4)。

（二）肿瘤标志物

CEA 是一种广谱肿瘤标志物,能够参与胞内信号的识别,在导致肿瘤细胞附着于宿主细胞的过程中发挥重要作用,常被用于辅助肿瘤的诊断及预后监测。Osoegawa 等研究证实,CEA 的灵敏度随肿瘤进展升高,在癌灶侵

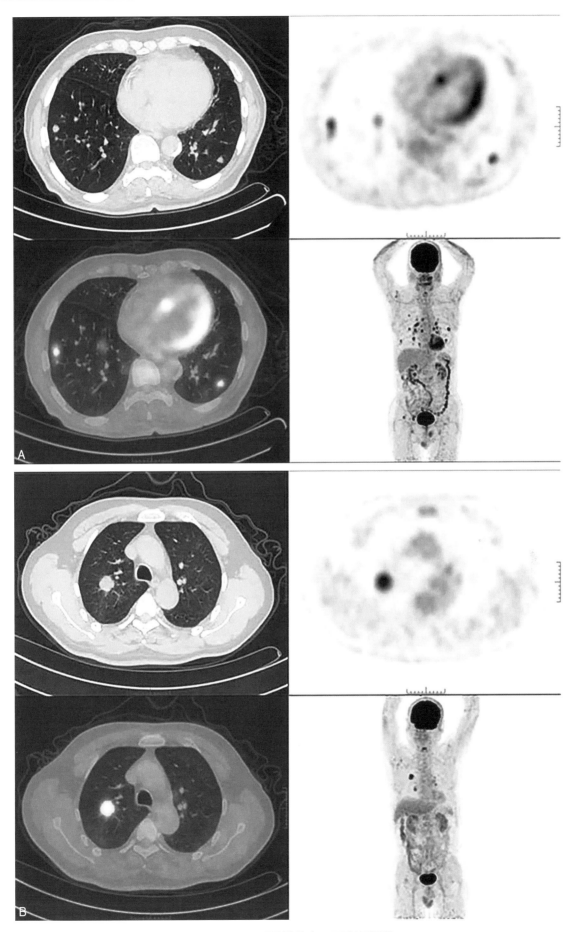

图 27-2-4　不同肺转移瘤 PET/CT 图像

A. 双肺单发转移瘤；B. 单侧肺单一转移瘤。

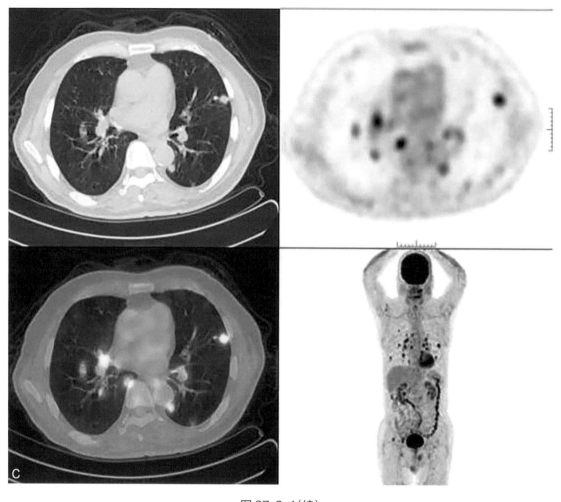

图 27-2-4(续)

C. 双肺散在多发转移瘤。

袭淋巴结的肿瘤患者中,有 50% 会出现血清 CEA 水平升高,而在肿瘤伴有远处转移的患者中,有 75% 会出现血清 CEA 水平升高。因此在随访中检测 CEA 水平对早期诊断肺转移仍有一定的价值,特别在 CEA 升高、排除肝转移后,应当注意肺转移是否存在。

(三) 有创性检查

1. **纤维支气管镜和痰细胞学检查** 结直肠癌肺转移早期多位于肺外周,是肺实质病变,罕见侵袭支气管,故痰细胞学检查和纤维支气管镜检查阳性率较低,不作为常规检查。但当患者出现明显支气管侵袭症状时,必须行纤维支气管镜检查,此时阳性率较高。

2. **经皮穿刺肺活检术或胸腔镜检查** CT 引导下经皮穿刺肺活检术是临床上最常用的诊断手段之一。具有操作简便、创伤小、定位准确的优势。CT 不仅可以清晰地显示肺部占位性病变的密度及其与周围组织的解剖关系,而且可以精确定位穿刺点、穿刺角度及深度。CT 引导下经皮穿刺肺活检术取材成功与否与肺占位性病变的定位、深度、大小及操作者的熟练程度均有关。与经支气管镜肺活检术相比,CT 引导下经皮肺穿刺活检术对于周围型肺占位性病变的诊断价值更大。

四、治疗

肺转移是结直肠癌常见转移类型中预后最佳的亚型,因此当肺转移合并任意一处其他部位的远处转移时,除非肺转移负荷量较大而且有症状,通常将其他远处转移病灶作为治疗时的主要考虑因素。

按照肺转移和原发灶的出现时间,肺转移可分为同时性肺转移和异时性肺转移。基于对肝转移预后的研究,通常将时间段界定为 3~6 个月,但该界定在肺转移中尚存争议。同时性肺转移占初诊Ⅳ期患者的 11.0%~12.8%,Ⅰ~Ⅲ期患者根治性切除术后发生肺转移的概率为 4.0%~5.8%。法国一项 30 年的调查研究发现,所有肺转移患者,同时性肺转移 5 年生存率略高于异时性肺转移(以原发灶切除术后 3 个月为分界),分别为 6.9% 和 4.6%；可切除性肺转移，异时性肺转移的预后优于同时性肺转移。按照肺转移和其他远处转移的先后顺序，肺转移分为初发肺转移和非初发肺转移。初发肺转移定义为肺脏作为首个远处转移脏器，无论是否伴有其他远处转移，包括所有的同时性肺转移和初发异时性肺转移（原发灶切除术后出现的转移和术前新辅助治疗期间出现的肺转移），占所有肺转移的 74.4%。按照是否伴随肺外转移，肺转移分为单纯性肺转移和非单纯性肺转移，前者不伴肺外转移（无论是否存在原发灶），其占同时性肺转移的 21.6%~37.0%，占异时性肺转移的 45.2%，后者伴有肺外转移（无论是否存在原发灶）。根据不同的肿瘤状态，治疗方案与策略也不尽相同，可切除的结直肠癌肺转移应首选 R0 切除。多发肺转移、肺门/纵隔淋巴结转移、术前 CEA 水平高、转移灶直径较大、无瘤间期较短、高龄、原发灶分期晚、原发灶位于直肠和手术未达 R0 切除的患者预后较差。

（一）手术治疗

1. 手术适应证 1965 年，Thomford 及其同事发表第一个大样本量的评估肺转移切除术后患者存活情况的报道，205 例患者进行肺转移切除术，总体 5 年生存率为 30.3%，与原发性肺癌手术切除结果类似。同时，Thomford 等提出了肺转移切除术的适用标准，具体为：①患者可耐受手术风险；②原发肿瘤可控或被彻底切除；③无其他肺外转移，或者如果有，则可以通过手术或其他治疗方式进行控制；④肺转移灶可完全切除；⑤姑息性手术仅限于解除支气管阻塞或止血目的。NCCN 提出结直肠癌肺转移可切除标准包括：①需要根据肿瘤的解剖部位和范围进行完整切除，肺转移切除后需保持足够的功能；②原发病灶需达到根治性 R0 切除；③肺外可切除病灶并不影响肺转移瘤的切除；④某些患者可考虑多次切除。结直肠癌肺转移多次切除后复发，再切除仍可改善生存率，其手术指征与初次手术相似，但应更注意肺功能的评估。2018 版《结直肠癌肺转移多学科综合治疗专家共识》指出，肺转移病灶的切除首选亚肺叶切除，如楔形切除或肺段切除，但在少数情况下，由于肿瘤较深或术中出血等情况，采用行肺叶切除的患者，其预后相对较差。术前检查未怀疑肺门或纵隔淋巴结转移的患者，术中无须常规行淋巴结清扫；若怀疑淋巴结转移，术中则可考虑行淋巴结活检或清扫。

2. 手术方式 肺转移瘤切除需尽可能多保留健康肺组织，位于肺周围的结节，标准的切除方法为楔形切除；肺内有多个转移灶，可能需要进行节段切除或肺叶切除；中心型肺转移灶，需行扩大切除甚至全肺切除术。肺转移瘤切除手术有多种入路方式，主要包括胸骨正中切开、贝壳式切口、侧切口（保留肌肉的前外侧及后外侧切口）、扩大胸廓切开术、胸腔镜等。胸腔镜手术与开胸手术相比，具有减轻疼痛、改善肺功能、缩短住院时间和降低胸部感染的风险等优点。

3. 同时性肺转移的治疗 同时性肺转移均为初发肺转移，治疗不仅需要考虑转移灶的治疗，同时需兼顾原发灶的处理。治疗时需经 MDT 判断各转移灶和原发灶是否可根治性切除，先给予全身系统药物治疗，了解治疗反应及肿瘤生物学行为，再综合决定是否对技术上可达到 NED 状态的患者进行所有病灶的根治性治疗。无法达到 NED 状态的患者，在全身疾病控制良好时，在 MDT 原则指导下决定是否局部病灶的处理。

国内外研究发现 9.4%~12.2% 的同时性肺转移患者可进行局部治疗，主要包括 R0 切除、放疗或消融术。目前认为，手术是获益最为明确的局部治疗方式。临床上多数回顾性研究结论仍支持手术治疗优于单纯化疗，切除肺内病灶后，患者 5 年生存率为 35%~70%，10 年生存率为 20%~30%，而单纯药物治疗患者 5 年生存率仅为 20% 左右。Ibrahim 教授指出，可切除的肺转移患者应积极行手术切除，若因肿瘤部位、预计残存肺功能、患者耐受性和患者意愿等因素综合考虑不适合手术切除，可考虑行放疗和介入治疗或药物治疗；上述因素不能耐受手术者，单发肺转移，若位于外带，首先考虑射频消融；若位于中带，可考虑行射频消融和放疗；若位于内带或靠近血管，首先考虑放疗。无症状的单纯性肺转移，尤其是转移灶较小（如病灶直径<1cm）、预后良好的患者，也可考虑定期观察。

4. 初发异时性肺转移治疗 异时性肺转移主要包括原发灶切除术后出现的肺转移，术前新辅助治疗期间出现的肺转移，若肺转移同时伴有局部复发，在局部复发可再次行根治性治疗（R0 切除或根治性局部放疗）时，可将局部复发病灶按照原发灶进行处理，局部复发无法行根治性治疗或多发肺转移者，需在 MDT 原则指导下进行治疗。

5. 非初发性肺转移 非初发性肺转移均为异时性转移，为异质性较大的一组疾病。与初发异时性肺转移不同的是，这部分患者既往已接受前期药物治疗，药物疗效相对较低，且肿瘤医师已经能够根据既往的治疗反应了解肿瘤的生物学行为，需在 MDT 原则指导下对患者的体力状态、既往治疗疗效、不良反应、停药间隔和肿瘤的生物学行为进行讨论综合评估后，制定最终治疗方案。

（二）化学治疗

结直肠癌肺转移的治疗需要手术和化疗相结合的方式，在实际情况中，由于各种原因的存在，使大部分患者不适宜手术治疗。化疗一般分为可切除肺转移的化疗(包括术前化疗和术后辅助化疗)和不可切除肺转移的化疗。

1. 可切除肺转移的化疗 潜在可切除的肺转移,这里指部分患者肺转移灶数量较少,因转移灶与重要结构关系紧密而不可切除,这部分患者有可能通过强烈的转化治疗而获得 R0 切除的机会。Hawkes 教授认为,术前化学药物治疗的目的是提高 R0 切除率及降低术后复发风险,术前药物治疗还可以帮助判断肿瘤的生物学行为;若在术前药物治疗过程中出现疾病进展,通常预后较差,即使行手术治疗也易复发,因此术前药物治疗能够筛选出更加适合手术的患者,并且可以帮助判断药物治疗效果,从而决定术后治疗方案的选择。首次诊断肺转移时采用药物治疗 2~3 个月,动态观察治疗期间是否出现新发病灶,同时控制肿瘤、判断疗效,在药物治疗期间部分患者可能出现疾病进展而错失手术机会。因此,需详细评估临床获益及进展风险后确定是否行术前药物治疗。治疗方案可选择以奥沙利铂或伊立替康为基础的化疗联合靶向药物,目前暂无研究专注于同时性肺转移的围手术期治疗。

T$_{3~4}$ 或 N+ 的中下段直肠癌患者,原发灶及肺转移灶术前行充分的系统药物治疗和术前直肠新辅助放化疗。国内外小样本研究显示,肺转移灶的转化率为 5.7%~7.1%。由于缺乏肺转移转化治疗方案的有效率数据,可参考肝转移的治疗方案,选用 FOLFOX/CapeOX 方案或 FOLFIRI/CapeIRI 方案联合靶向治疗或 FOLFOXIRI 方案,每 6~8 周经 MDT 评估疗效和可切除性,第一次评估效果可作为转化能否成功的独立预测因子;转化成功的患者应尽早行根治性手术治疗。术后根据对术前治疗的肿瘤应答和体力评分,整个围手术期≤6 个月;未行直肠癌术前治疗的患者,推荐术后行 6 个月以奥沙利铂为基础的联合化疗和放疗,具体实施方案应在 MDT 原则指导下完成。

2. 不可切除的肺转移的化疗 不可切除的结直肠癌肺转移的治疗,首先评估应用转化治疗使不可切除的肺转移转化为可切除的可能性,总体转化治疗成功率低。若无转化治疗机会,按照晚期结直肠癌进行处理,包括全身系统性治疗和姑息性局部治疗。全身系统性治疗原则应充分考虑治疗目的、药物不良反应,可考虑联合化疗或单药化疗±靶向治疗。国内外针对一线治疗研究显示,FOLFOX 方案的 ORR 为 40%,FOLFIRI 方案的 ORR 为 25%,两种治疗方案的患者总生存期无显著差异。尽管卡培他滨较氟尿嘧啶显示出更佳的 ORR,但 CAPEOX 和 FOLFOX 方案的总生存期仍无显著差异。对于不可切除的单纯肺转移,二药化疗后的 PFS 为 8~

10.5 个月,OS 为 19~31.5 个月,化疗的 ORR 为 35.7%,疾病控制率为 87.1%。单纯肺转移发展较慢,临床上有时会选择单药卡培他滨,合并肺外转移的患者,化疗患者的 PFS 和 OS 分别为 10.3 个月和 24.2 个月,与单纯肺转移相比,OS 较短。

在一、二线治疗失败后,Martinelli 指出可选择瑞戈非尼。《中国结直肠癌诊疗规范(2017 年版)》,提示在使用抗血管类药物如瑞戈非尼或呋喹替尼时,疗效的评价标准除肺转移病灶大小外,还应参考肿瘤密度的变化。由于部分肺转移患者可能长期生存,在经过多线或较长时间治疗后,应注意转移灶基因状态是否改变,进而影响系统治疗效果,部分患者可考虑在疾病进展时对肺内病灶再次活检或采用液体活检技术充分了解肿瘤的基因改变情况。

(三) 放射治疗

肺转移病灶放疗是针对肺转移病灶有效的局部治疗方式,随着放疗和影像技术的发展,SBRT 在早期肺癌及肺转移病灶治疗中的应用越来越广泛。外国研究者普遍认为 SBRT 为高精度、高剂量、少分次的外放疗,区别于常规放疗的最大特征是在尽量少分次的治疗中给予较大的放疗剂量,以获得较好的肿瘤生物杀伤效果。已有回顾性单中心研究数据或 I / II 期临床试验数据所采用的剂量分割不一致,大部分集中在 1~3 分次,单次剂量为 5~30Gy,2 年肿瘤局部控制率为 53%~96%,但如果剂量较高(生物等效剂量>94Gy),局部控制率可达 90% 以上;与此同时,相应的 1 年生存率、2 年生存率及 5 年生存率分别为 83%~100%、43%~76% 和 39%~49%,该数据与结直肠癌肺转移病灶切除后的生存率相似。SBRT 耐受性较好,3 级不良反应发生率<5%,4 级及以上不良反应鲜有报道。

1. SBRT 适应证 结直肠癌肺转移病灶是否采用放疗,需考虑以下因素:①肺转移病灶数量不宜太多,以 1~3 个为宜,小病灶≤5 个、肿瘤大小、转移灶体积不宜过大,以最大直径≤5cm 为宜;分布相对局限、集中于同侧肺是行 SBRT 的有利条件。肺转移病灶 SBRT 需尽量减少对正常组织的损伤,特别是要保护正常肺组织。②肺部是否合并基础疾病。研究显示合并弥漫性实质性肺疾病患者接受肺部 SBRT 后 2~5 级放射性肺炎发生率升高,但肺部 SBRT 通常对肺功能影响极小,既往接受过胸部放疗的患者,肺部再行 SBRT 仍可获得较好的局部控制率;但 3~5 级不良反应发生率显著升高,尤其是病灶大者和中央型病灶,再程 SBRT 不作为常规推荐。③年龄并非制约 SBRT 使用的因素,在高龄患者中,美国东部肿瘤协作组(Eastern Cooperative Oncology Group,

ECOG）评分 0~1 分、预期寿命 ≥6 个月的患者，可能从肺转移病灶 SBRT 中获益。

2. SBRT 原则　①SBRT 的生物等效剂量 ≥100Gy 可获得更好的肿瘤控制；②对中央型肺转移病灶，≤3 次的 SBRT 方案应避免，对于极端中央型肺转移病灶（紧邻中央气道），可考虑 6~15 次的剂量分割方案或常规分割照射；③对于肿瘤最大径 ≥5cm 的肺转移病灶，慎重考虑使用 SBRT，评估进行放疗的医疗单位是否具备 SBRT 的仪器设备、进行精准放疗的技术和经验。如果上述设备与人员条件均不具备，则不建议进行肺转移病灶的 SBRT，应进行常规分割放疗。

（四）介入治疗

结直肠癌肺转移的介入治疗主要包括射频消融（图 27-2-5）、微波消融、冷冻消融及放射性粒子植入（图 27-2-6）等方法，激光消融与高强度超声聚焦疗法较少用于肺部肿瘤。Ibrahim 教授研究发现，射频消融的 2 年局部控制率为 56.0%~83.8%，5 年生存率为 19.9%~56.0%。

1. 消融治疗原则　①直径 ≤3cm 的肺转移病灶，3 种主要消融治疗方式（射频消融、微波消融和冷冻消融）治疗效果相似。②直径>3cm 的肺转移病灶，微波消融因其消融时间短、消融范围大，更适合用于这类病例，且微波消融受血液灌注的影响小，更适合治疗邻近大血管的肿瘤。③冷冻消融术形成的"冰球"边界清晰，可用于邻近重要脏器的肺转移。冷冻消融较少引起局部疼痛，肿瘤距离胸膜 ≤1cm 或有骨转移引起骨质破坏的病灶，冷冻消融明显优于微波消融和射频消融，冷冻消融在治疗过程中消耗患者血小板，凝血功能差的患者应避免使用。

2. 消融治疗适应证　根治性消融是指通过消融治疗使局部肿瘤组织完全坏死，有可能达到治愈效果。结直肠癌肺转移病灶，单侧肺病灶数量 ≤3 个（双侧肺病灶数量 ≤5 个），多发转移灶最大径 ≤3cm，单侧单发转移灶最大径 ≤5cm，且无其他部位转移可考虑局部消融治疗。双侧肺转移病灶，不建议双侧同时行消融治疗。

3. 消融治疗禁忌证　包括：①病灶周围感染性及

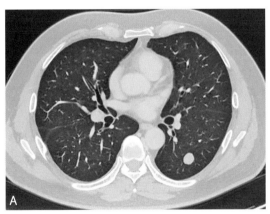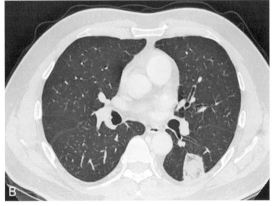

图 27-2-5　肺转移瘤射频消融前后 CT 图像
A. 肺转移瘤射频消融术前；B. 肺转移瘤射频消融术后。

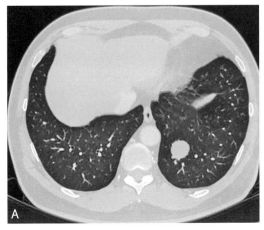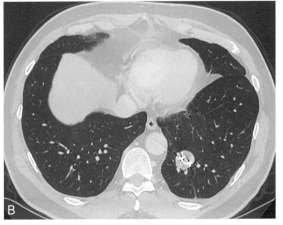

图 27-2-6　肺转移瘤放射性粒子植入前后 CT 图像
A. 肺转移瘤粒子植入前；B. 肺转移瘤粒子植入后。

放射性炎症控制不佳者,穿刺部位皮肤感染、破溃;②严重的肺纤维化,尤其是药物性肺纤维化;③有严重出血倾向、血小板计数<50×10⁹/L 和凝血功能严重紊乱者,抗凝治疗和/或抗血小板药物在经皮消融前至少应停用5~7 天;④消融病灶同侧恶性胸腔积液;⑤肝、肾、心、肺、脑功能严重不全者,严重贫血、脱水和营养代谢严重紊乱且无法在短期内纠正或改善者,严重全身感染、体温>38.5℃者;⑥ECOG 评分>3 分;⑦心脏起搏器植入的患者不建议行射频消融。

(五)靶向治疗

贝伐珠单抗是针对人 VEGF 的重组人源化 IgG 单克隆抗体,通过抑制血管内皮细胞生长和新生血管的形成,从而抑制转移性结直肠癌的进展。雷莫西尤单抗是一种人 IgG1 单克隆抗体,可靶向作用于血管内皮生长因子受体 2(vascular endothelial growth factor receptor 2,VEGFR2)的胞外部分,用于转移性结直肠癌的二线治疗。中国自主研发的新型抗肿瘤药物呋喹替尼,能强效、高选择性抑制 VEGFR,于 2018 年 9 月经中国国家药品监督管理局批准上市,可用于转移性结直肠癌的治疗。西妥昔单抗和帕尼单抗获美国食品药品管理局批准用于联合一线化疗治疗 RAS 野生型肿瘤的转移性结直肠癌患者。

在现有的靶向治疗策略中,临床治疗绝大多数情况下使用原发灶的基因检测结果(主要为 KRAS、NRAS、BRAF)代表转移灶的基因状态,然而在肺转移中,应谨慎地对待这一策略,因为肺转移灶与原发灶的基因差异性更为明显。此外,肺转移灶存在的独特基因特征可能成为靶向治疗的依据。如肺转移病灶中 HER2 阳性率明显高于原发灶,且 HER2 阳性可能是 EGFR 抑制剂治疗失败的原因之一,结合 KRAS 在肺转移灶中阳性率明显高于原发灶这一事实,临床上肺转移患者使用 EGFR抑制剂治疗时需要足够谨慎,而抗 HER2 抑制剂治疗可

带来新的希望。

潜在可切除的肺转移结直肠癌患者,靶向药物应根据 RAS/BRAF 基因及原发灶部位选择。每 6~8 周经MDT 评估疗效和可切除性,第一次评估效果可作为转化能否成功的独立预测因子;转化成功的患者应尽早行根治性手术治疗(图 27-2-7)。

(六)免疫治疗

PD-1/PD-L1 抑制剂治疗在结直肠癌肺转移中尚无报道,其疗效预测指标可能包括 PD-L1 表达、MSI 状态、TMB 等。目前没有 PD-L1 表达和 MSI 状态与肺转移关系的研究,但肺转移似乎更易出现基因状态的改变导致TMB 较大,这提示免疫治疗对于肺转移的治疗前景。免疫治疗的优势主要局限于 3%~7% 的 dMMR/MSI-H 结直肠癌患者,帕博利珠单抗和纳武利尤单抗是一种靶向PD-1 的 IgG4 单克隆抗体,用于 dMMR/MSI-H 的转移性结肠癌患者。

五、预后和随访

在一些回顾性研究中,报道结直肠癌肺转移根治性切除术后 5 年生存率为 30%~60%,在有良好预后因素的患者中可达到 70% 以上。影响肺转移切除术后预后的因素有很多,术前 CEA 水平高(术前 CEA>5ng/ml,生存较差)、肺门/纵隔淋巴结转移、转移灶直径较大、无瘤间期较短、原发灶分期晚等患者预后较差。

转移性结直肠癌肺转移所有病灶在根治性切除或局部毁损性治疗后达到 NED 状态时,定期随访:①病史和体格检查及 CEA、CA19-9 检测,每 3 个月 1 次,共 3年,之后每 6 个月 1 次,共 5 年,5 年后每年 1 次。②胸部平扫或增强 CT,腹/盆腔增强 CT 或 MRI,每 6 个月 1次,共 3 年,之后每年 1 次,共 5 年。③原发灶切除术后

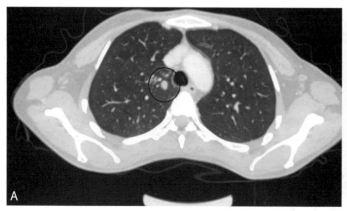
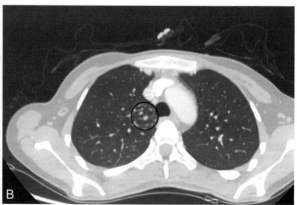

图 27-2-7　肺转移瘤靶向治疗前后 CT 图像
A. 靶向治疗前;B. 靶向治疗后。

1年内行肠镜检查,术后3年复查肠镜,之后每5年1次。如术前肠镜未完成全结肠检查,术后3~6个月行肠镜检查。随访过程中,若肠镜发现晚期腺瘤(绒毛状腺瘤,腺瘤直径>1cm或高级别上皮内瘤变),则应在内镜切除后1年内重复肠镜检查。如果患者发病年龄<50岁则应行更频繁的肠镜检查。④PET/CT不是常规推荐的检查项目,怀疑复发或远处转移的患者,可行PET/CT检查以帮助判断。

六、MDT模式在结直肠癌肺转移治疗过程中的价值

MDT规范化综合诊疗模式是当前恶性肿瘤治疗的发展趋势,为患者提供科学合理、规范化及个体化的治疗方案对提高生存质量、延长PFS有重要意义。

肺转移的数量、位置、大小、原发灶、肺外转移和基因分型等多种因素均影响预后与治疗决策,因此需要在MDT原则指导下进行综合治疗,包括全身系统性药物治疗、根治性局部治疗(如R0切除、SBRT、消融术等)及局部姑息性治疗。结直肠癌的诊疗应重视MDT的作用,在MDT的实施过程中由多个学科的专家共同分析患者的临床表现、影像学、病理学、分子生物学资料,对患者的疾病诊断、分期、发展趋势及预后进行全面系统的评估,并根据当前国内外治疗规范、指南、共识或循证医学

证据,结合自身现有的治疗手段,为患者制定当前最适合的整体治疗策略。在治疗过程中,需要关注肿瘤的生物学行为、对治疗的反应及肺外转移病灶情况,及时调整治疗预期和方案。在MDT原则指导下讨论如何安排局部治疗和全身治疗的顺序问题,总体来说,对健康威胁最大的优先处理。

目前结直肠癌肺转移的治疗方法是以手术为主的综合治疗,通过手术可以获得良好的预后,多次肺转移可以通过重复切除获益。根治性肺转移术具体应采用何种术式,纵隔淋巴结是否应进行清扫,这些问题尚未得到解答。由于药物治疗研究较少,当前针对肺转移灶切除后的辅助治疗研究几乎是一片空白。《NCCN结直肠癌诊疗指南》推荐的治疗策略基本参照肝转移的治疗模式,肝转移术后辅助治疗目前尚存争议,且肝转移和肺转移的生物学行为又大相径庭。不同化疗方案是否指导预后尚待研究及考证。SBRT及射频消融也是治疗的有效手段,但目前仍然缺乏有关结直肠癌肺转移病灶SBRT对比手术或消融术的前瞻性头对头比较研究。最新的《NCCN结直肠癌诊疗指南》中,结直肠癌肺转移的治疗并没有给出明确的指导意见,只是建议参照结直肠癌肝转移治疗。未来,在明确上述问题的同时,也应针对每个患者,制定个体化治疗方案,以期待获得最佳的治疗效果。

(王海江)

第三节　结直肠癌卵巢转移

结直肠癌卵巢转移常伴有其他器官的转移,结直肠癌中单独的卵巢转移仅占转移瘤的2.7%~8%,其中,直肠癌卵巢转移发生率更低,约为1%。结直肠癌卵巢转移症状隐匿,发生卵巢转移时患者已处于肿瘤晚期。结直肠癌卵巢转移是一类异质性很大的疾病,治疗策略应当在多学科团队治疗模式下综合制定。目前多采取以手术为主,肿瘤细胞减灭术(cytoreductive surgery,CRS)、腹腔内热灌注化疗(hyperthermic intraperitoneal chemotherapy,HIPEC)和全身化疗等为辅的综合治疗。

一、临床表现和诊断

结直肠癌卵巢转移存在血行转移、淋巴转移、种植转移及直接浸润等多个转移途径,其中血行转移的可能性较大。大多数结直肠癌卵巢转移无症状,只有体积大的卵巢转移瘤可能出现压迫或侵袭邻近器官、出血,甚至破裂。结直肠癌发生卵巢转移时常见的临床表现包

括腹胀、腹痛、腹部包块和阴道流血等。女性结直肠癌患者,盆腔检查到任何卵巢肿块均应考虑结直肠癌卵巢转移的可能性。在结直肠癌卵巢转移的患者中,CEA、CA19-9等肿瘤标志物可升高,CA125明显增高的患者,应警惕原发性卵巢癌的可能。在影像学上,结直肠癌卵巢转移与原发性卵巢癌不易区分,卵巢受累是卵巢转移的影像学特征之一。卵巢转移患者,常规进行KRAS、NRAS、BRAF V600E,以及MSI或MMR蛋白(MLH1、MSH2、MSH6和PMS2)检测,以便与林奇综合征鉴别。结直肠癌卵巢转移误诊率较高,通过手术、组织穿刺活检等方式取得病理是诊断结直肠癌卵巢转移的"金标准"。

二、治疗

结直肠癌卵巢转移是一类异质性很大的疾病,治疗策略应当在MDT模式下综合制定。结直肠癌卵巢转移

的患者,应首选手术治疗,手术时应尽量切除所有转移病灶以达到根治性切除。存在广泛转移的患者,可考虑 CRS-HIPEC 及全身化疗等辅助治疗延长生存期,改善生存质量。术前怀疑单侧卵巢转移且有意愿保留生育功能的女性患者,治疗前应咨询生殖医学专家,以评估患者是否具备保留生育力的条件及制定保护生育功能的方案。

(一) 手术治疗

1. 治疗性卵巢切除　确诊的结直肠癌卵巢转移患者,不论患者是否绝经,卵巢转移是单侧还是双侧,均应在根治性切除原发病灶的同时切除双侧附件。结直肠癌卵巢转移常合并其他部位转移,术中应进行全面的腹盆腔探查,尽可能彻底切除转移灶,争取达到根治性切除。即便是无法根治性切除的患者,切除卵巢转移瘤也可以有效地减少肿瘤负荷,为后续治疗创造条件。Erroi 等研究分析了 859 例因原发性结直肠癌而接受手术的患者,只有 3% 出现同时性或异时性孤立性卵巢转移,双侧卵巢切除术后 1 年生存率和 3 年生存率分别为 100% 和 80%。单侧卵巢切除术后有较高的对侧卵巢复发率。Zhou 等的回顾性研究中,9 例术前提示单侧卵巢转移只行单侧卵巢切除的患者,术后随访中 4 例出现对侧卵巢转移。单侧卵巢转移时对侧卵巢可能存在显微镜下转移灶或术后出现异时性转移,在已证实腹膜受累的患者中其发生率更高。为确定卵巢切除对卵巢转移瘤患者生存的影响,Garrett 等在得克萨斯大学安德森癌症中心进行的一项回顾性研究表明,无论是否有同时性或异时性卵巢转移,行卵巢切除术的患者比未行卵巢切除术患者的预后更好。Lee 等研究表明卵巢转移瘤切除可显著延长结直肠癌卵巢转移患者的生存期(20.8 个月 vs. 10.9 个月)。孤立性卵巢转移的患者比弥漫性盆腔转移患者的预后更好。Miller 等研究显示,卵巢转移不伴腹膜转移的患者中位生存期为 25.2 个月,而伴腹膜转移的患者中位生存期仅为 10.8 个月。术前怀疑单侧卵巢转移且有保留生育功能愿望的女性患者,应咨询生殖医学专家,向其充分交代对侧同时性或异时性转移的风险,结合患者意愿决定是否切除对侧卵巢。

2. 预防性卵巢切除　在理论上,预防性卵巢切除能切除同时性镜下卵巢转移灶并预防异时性卵巢转移的发生。然而,目前没有证据支持预防性卵巢切除可改善结直肠癌患者的长期生存,因而不建议常规行预防性卵巢切除。Sielezneff 等的前瞻性研究表明,92 例绝经后女性患者中的 41 例接受预防性卵巢切除,其中只有 1 例(2.4%)病理证实为卵巢转移,预防性切除和未切除患者的 5 年生存率分别为 81.6% 和 87.9%($P=0.62$)。

在结直肠癌卵巢转移的治疗中,预防性卵巢切除用于卵巢肿瘤的高风险人群[如遗传性非息肉病性结直肠癌(hereditary nonpolyposis colorectal cancer,HNPCC)或 *BRCA* 突变]以及绝经后的女性,这类患者接受卵巢切除可能获益最大。

(二) 肿瘤细胞减灭术联合腹腔内热灌注化疗

结直肠癌卵巢转移合并腹膜转移的患者,在原发性癌根治性切除的前提下,完成无肉眼可见残留病灶的 CRS 联合 HIPEC 可延长患者生存期、改善患者生存质量。HIPEC 用药尚无统一方案,常用的药物包括氟尿嘧啶、奥沙利铂、丝裂霉素、雷替曲塞等。孙建华等研究表明,CRS 联合 HIPEC 治疗卵巢瘤伴腹膜转移可延长患者的 OS。Bakkers 等研究表明,结直肠癌卵巢转移患者的中位 OS 为 17.5 个月,从未治疗患者的 3.1 个月到 CRS-HIPEC 后的约为 34.1 个月。与大量残留肿瘤的患者相比,最佳的 CRS 可以带来显著生存获益。Rayson 等研究表明,结肠癌卵巢转移的患者接受完全的转移病灶切除术后,中位生存期为 31 个月,而残留肿瘤患者的中位生存期仅为 14 个月。因卵巢转移接受手术治疗,但未明确诊断腹膜转移的患者,可考虑 CRS 后行预防性 HIPEC。Kuijpers 等将卵巢转移视为腹膜转移的一部分,治疗结直肠癌卵巢转移采用 CRS-HIPEC,其疗效较全身化疗更为显著。

(三) 全身治疗

获得原发灶和转移灶根治性切除的卵巢转移瘤患者,完成围手术期总共半年的辅助化疗可有效改善其预后。在转移性结直肠癌患者中,与卵巢外转移相比,全身化疗对卵巢转移的反应不佳。Sekine 等报道了日本国立癌症中心医院 37 例卵巢转移患者接受姑息性化疗作为一线治疗,结果表明,卵巢转移全身化疗的 ORR 显著低于其他转移部位(23.5% vs. 63.6%);与未行手术切除的患者相比,化疗后追加卵巢转移瘤切除的患者具有更长的 OS(43.1 个月 vs. 17.0 个月)。Goere 等报道了接受卵巢转移灶切除术的 23 例卵巢及卵巢外转移的结直肠癌患者,术前化疗使 15 例(65%)卵巢外转移的肿瘤得到控制,然而,只有 3 例(13%)患者获得了疾病稳定,20 例(87%)患者出现卵巢转移疾病进展,中位 OS 为 30 个月,3 年总生存率为 18%。无法通过手术切除的卵巢转移患者,应经 MDT 确定化疗、靶向治疗、免疫治疗等全身治疗方案,具体可参照转移性结直肠癌的全身治疗方案。

结直肠癌卵巢转移治疗应当在多学科评估下进行临床决策和综合治疗。在结直肠癌根治性切除的前提下,对卵巢转移采取积极的手术切除,辅以全身化疗等综合治疗可有效改善预后。CRS-HIPEC 应用于结直肠癌卵巢转移合并腹膜转移的治疗,可有效改善患者预后。无法通过手术切除的卵巢转移患者,应经多学科讨论决定治疗方案。预防性卵巢切除存在争议,有待进一步前瞻性研究。

(李来元　杨熊飞)

第四节　结直肠癌骨转移

结直肠癌骨转移会引起疼痛、病理性骨折、脊髓压迫症、高钙血症等一系列症状,统称为骨骼相关事件(skeletal-related event,SRE)。骨转移可分为溶骨性、成骨性和混合性,其中,溶骨性破坏是大部分结直肠癌骨转移的表现形式。

近期研究资料显示,结直肠癌的患者中仅 10%~15% 最终发生骨转移现象,但是预后极差,5 年生存率不足 10%。另外,在发生结直肠癌骨转移的患者中,最常见的转移部位是椎骨,其次是骨盆,直肠癌骨转移的发生率高于结肠癌,肿瘤部位为直肠癌、异时性肺转移和淋巴结转移是结直肠癌骨转移的高危因素。结直肠癌骨转移不是孤立的,常伴有体内其他器官转移,肺转移、肝转移是最常见的器官转移,而左、右半结肠癌骨转移的常见部位是不同的,左半结肠癌为椎骨,而右半结肠癌则是四肢长骨。

一、临床表现

转移部位疼痛或伴有神经压迫症状是溶骨性破坏最常见的表现,主要包括严重的疼痛、高钙血症、病理性骨折,当转移至脊柱时可出现脊髓压迫或神经根压迫症状等;骨痛出现较早,开始不易发现,多为骨转移部位的骨痛或放射性痛,逐渐呈持续性疼痛,部分结直肠癌骨转移多发生在腰椎,因此下肢牵涉痛及放射痛较常见;病理性骨折及压迫脊髓引起的截瘫最严重。

二、诊断

病理学诊断是结直肠癌骨转移确诊的"金标准"。但是在病理诊断不明确的情况下,影像学检查成为骨转移的诊断依据,其中包括发射型计算机断层扫描仪(emission computed tomography,ECT)骨显像、X 线、CT、MRI 或 PET/CT 等。

1. ECT　ECT 是诊断骨转移的主要手段之一,因为其灵敏度高,可以早期发现骨转移,早期可发现骨骼中溶骨性、成骨性或混合性骨转移灶,但其特异度低。有临床症状提示有骨转移可能或有其他影像学提示有骨转移可能的患者,应行 ECT 检查,明确有无骨转移(图

27-4-1A、图 27-4-2)。

2. X 线　X 线可以鉴别骨转移灶的性质,是骨转移的常规检查方法,其缺点在于灵敏度低,不能作为早期

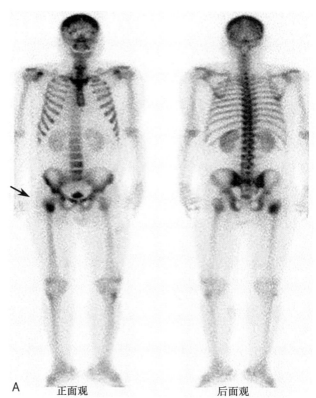

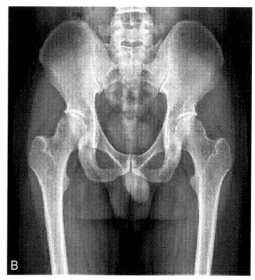

A　正面观　　　　　后面观

B

图 27-4-1　直肠癌骨转移影像学表现

A. ECT 提示直肠癌术后股骨转移;B. X 线检查显示阴性。

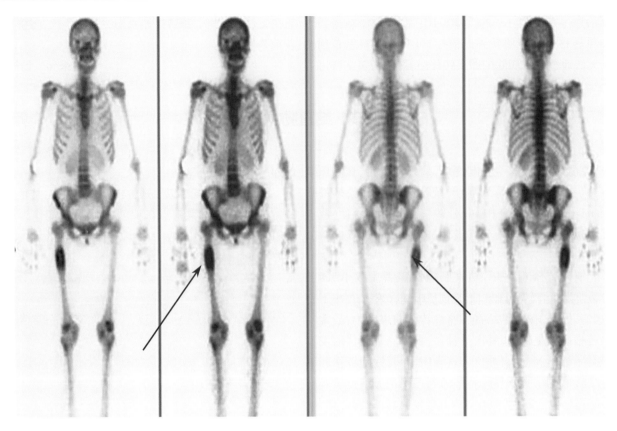

图 27-4-2　结肠癌股骨干转移 ECT 图像

诊断的标准。另外,X 线存在一定的局限性,对一些部位难以清晰显示,不易看到转移灶,如肩胛骨、锁骨、颅底和脊柱重叠部位或复杂位置。因此,X 线难以排除骨转移(见图 27-4-1B)。

3. CT　CT 作为结直肠癌术前的常规检查以及复查的常见方式,对骨质破坏的情况更加敏感。CT 的突出优势在于可以较好地反映软组织肿块侵袭程度、骨质破坏情况、脊髓压迫综合征和病理性骨折等并发症,因此 CT 可作为初诊时高度怀疑骨转移的患者的首选影像学检查(图 27-4-3)。目前 CT 引导下穿刺活检已成为区域中心医院的常规检查项目,更能凸显其优势。

4. MRI　MRI 作为结直肠癌骨转移的辅助诊断,对于软组织的成像分辨率高(图 27-4-4),因此 MRI 检查在判断脊髓压迫和压缩性骨折方面明显优于 CT。但是,四肢长骨,MRI 诊断骨转移的灵敏度差于 CT,临床需结合可能怀疑的病变部位在 CT 与 MRI 之间进行合理选择。

5. PET/CT　PET/CT 在诊断骨转移方面有明显

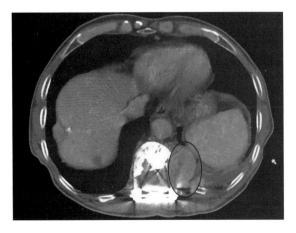

图 27-4-3　结肠右曲癌胸椎转移 CT 图像

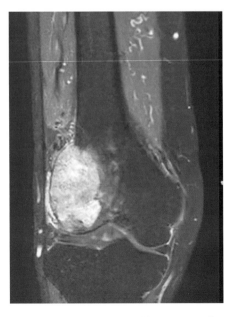

图 27-4-4　直肠癌股骨转移 MRI 图像

优势,其灵敏度和特异度都很高,并且可以评价全身骨骼受累情况,分析有无其他脏器肿瘤,了解全身有无其他转移灶,评估患者骨转移情况。病情复杂、常规检查无法明确诊断的病例,PET/CT 可以全面了解患者的骨骼和脏器,进一步判断病情,但是其价格昂贵。

三、分子机制

骨骼微环境是由成骨细胞、破骨细胞、骨衬细胞和骨细胞等组成的多细胞单元,还包含脂肪细胞、成纤维细胞、趋化因子配体 12、网状细胞、内皮细胞,以及造血干细胞和间充质干细胞等,由无机盐和有机基质组成的骨基质也是骨骼的重要组成部分。骨基质存在大量生长因子,它们在骨转移癌细胞的生长中具有重要作用。

Kakhki 等研究结果显示,脊柱、肋骨等部位为结直肠癌骨转移的常见部位,可能是因为富含红骨髓和骨小梁,丰富的血液供应有助于肿瘤细胞生长,肿瘤细胞破坏正常的骨骼后,生长因子如转化生长因子、激活素、成纤维细胞生长因子、血小板衍生生长因子和胰岛素样生长因子等释放,这些生长因子可以促进肿瘤细胞的生长。成骨细胞可以表达白介素-6(interleukin-6,IL-6),IL-6 可以促进破骨细胞的生成并驱动肿瘤细胞增殖,还可以分泌结缔组织生长因子和转化生长因子,两者都具有类似的作用。Lawson 等研究指出,骨形成及吸收均可以驱动肿瘤细胞增殖和分化,骨细胞与肿瘤细胞之间的联系是一个复杂的网络,一方面驱动骨骼内肿瘤的生长,另一方面使骨骼完整性降低。

骨细胞主要通过调节成骨细胞和破骨细胞来调节骨转换,在溶骨性破坏的情况下,骨细胞通过分泌如 Wnt 信号通路拮抗剂硬化蛋白和 Wnt 信号通路抑制剂 Dickkopf-1 等因子来抑制成骨细胞的分化和功能。骨细胞还可以通过产生巨噬细胞集落刺激因子和单核细胞趋化蛋白-1 招募破骨细胞前体,从而促进骨溶解。Sottnik 等研究也表明骨细胞会影响肿瘤的生长、运动及存活率。

骨髓内皮细胞在骨转移中至关重要,是因为它在骨骼重塑及造血干细胞生成中的特殊贡献。骨髓内皮细胞表达造血干细胞归巢所必需的多种细胞黏附因子(如选择素和半乳凝素-3),这些黏附因子与大多数其他组织中的不同,在其他组织中,黏附分子仅在炎症过程中表达,而造血干细胞归巢的黏附因子却参与肿瘤细胞对骨髓内皮细胞的黏附。应用半乳凝素-3 阻断抗体破坏肿瘤内皮细胞黏附可显著降低 90% 的骨转移,这项结果表明了循环肿瘤细胞-内皮细胞黏附在骨转移中的重要性。

脂肪细胞是骨微环境的重要组成部分之一,也可以

调节骨骼微环境中的肿瘤细胞。研究显示,骨髓脂肪细胞可促进肿瘤细胞氧化应激和糖酵解代谢,这是肿瘤细胞的关键“标志”。Viehl 等在 I~III 期结肠癌患者中,应用全细胞角蛋白抗体 A45-B/B3 染色对结肠癌患者的骨髓进行分析发现,骨髓微转移灶先于骨转移出现,骨髓微转移灶的出现是预测结肠癌患者预后的独立危险因素。

四、治疗

《中国结直肠癌骨转移多学科综合治疗专家共识(2020 版)》提出,改善生存质量,恢复功能;预防或延缓 SRE 的发生;延长生存时间是结直肠癌骨转移综合治疗的目标。结直肠癌骨转移目前的治疗方案是以全身治疗为主,局部治疗等为辅助治疗的综合治疗。根据患者的肿瘤病理学类型,病变累及范围,然后综合评估患者的机体状况来确定具体治疗方案。

(一)全身治疗

1. **药物治疗**　双膦酸盐类药物是结直肠癌骨转移的基础用药,其功能在于与骨质中羟磷灰石结合,抑制破骨细胞活性,抑制骨质吸收,缓解骨痛及骨转移导致的高钙血症等 SRE。一般认为,影像学检查如 CT、MRI 等或体格检查提示有骨转移可能时,应采用骨保护药物进行治疗,用药时间至少持续 12 个月。

2. **化学治疗**　一旦发生结直肠癌骨转移,多数患者预后极差,生存期较短,由于肿瘤进展或者前期治疗等原因,一般情况较差,单纯化疗效果可能不理想,通常均应使用靶向药物或靶向药物联合常规化疗,但化疗的不良反应应引起足够重视。

3. **靶向治疗**　分子靶向药物治疗是一种精确用药,临床上治疗结直肠癌骨转移有两种靶向药物。正常人体中 EGFR 与其配体结合发挥相应功能,西妥昔单抗可竞争性抑制 EGFR,阻断受体相关酶磷酸化,诱导肿瘤细胞凋亡,抑制肿瘤侵袭转移。VEGFR 与其受体结合与活化,使内皮细胞增殖,发挥血管生成作用。贝伐珠单抗直接阻断 VEGFR,抗血管生成。精确打击的分子靶向药物联合术前化疗,使化疗效果进一步提高,患者生存时间进一步延长。

4. **免疫治疗**　目前免疫治疗应用比较少,结直肠癌骨转移患者中发生 dMMR/MSI-H 患者比较少,仅占结直肠癌患者的 5%。免疫治疗为以后的治疗提供了一种选择。

(二)局部治疗

1. **外科治疗**　不能手术的患者,包括预计生存时间较短(<3 个月)、转移侵袭多个脏器,骨破坏部位广泛、

身体情况差不能耐受手术者,恢复患者的日常运动、缓解疼痛并改善生存质量是外科治疗的主要目的。常规的手术方式包括关节置换、内固定、切除结直肠癌骨转移相关病灶。切除病灶的患者,切除后可使用填充材料加强稳定性,改善预后。一些转移部位特殊的患者,如脊柱转移灶的患者,首先评估脊髓压迫程度和脊柱牢固性后,选择相应手术联合术后放疗。

2. 放射治疗 放射治疗作为骨转移的辅助治疗,可抑制肿瘤的生长,不管是局部病灶还是手术过程中扩散的病灶。同时症状可以得到缓解,患者可以更好地生活。放射治疗分放射性核素治疗和外照射治疗,但是在放射性核素治疗后部分患者出现明显的骨髓抑制,因此不推荐为首选治疗方案。

(三) 镇痛和对症支持治疗

1. 镇痛治疗 药物镇痛要按需给药,不能滥用,要根据患者疼痛的性质、程度和病情给药。放疗和介入治疗是主要的非药物治疗手段,大部分患者(60%~90%)可以通过放疗使疼痛得到显著缓解,还有一部分患者(33%)可完全缓解。介入治疗的优点是操作简便、创伤小、安全性高等,现已成为结直肠癌骨转移患者的常规选择。

2. 对症支持治疗 高危患者在日常活动中应保护自己,降低病理性骨折发生风险,避免做剧烈运动,活动不方便的患者可以配置康复辅助器具以协助患者完成日常活动。

(四) 心理支持治疗

建议仔细评估患者的心理精神状况,早发现,进行心理医师的干预治疗,使患者心理精神健康,积极面对疾病。

(汪正广)

第五节　结直肠癌脑脊髓转移

脑转移瘤是成人最常见的颅内肿瘤,发病率是中枢神经系统原发肿瘤的4~10倍,所有癌症患者中有20%~40%发生脑转移。脑转移瘤主要来源于肺癌(15%~43%)、乳腺癌(10%)、睾丸癌(15%)和黑色素瘤(10%)。结直肠癌通常在病程的晚期才出现脑转移,发病率为0.27%~3%。结直肠癌远处转移器官主要是肝、肺、腹膜、骨、脑等,其中脑转移预后更差,中位生存期仅为3~6个月。随着结直肠癌患者生存期延长和影像学技术的进步,更多的脑转移瘤被发现,结直肠癌脑转移发生率有明显上升趋势。因此,需要加强结直肠癌脑转移瘤的规范化诊疗。结直肠癌脊髓转移罕见,本节仅介绍结直肠癌脑转移瘤。

一、结直肠癌脑转移的临床特点和分类

脑转移瘤包括脑实质转移和软脑膜转移。脑实质转移常见的部位依次是大脑半球、小脑、脑干。软脑膜转移又称癌性脑膜炎,比较少见但预后更差。结直肠癌脑转移中直肠癌脑转移的发生率略高于结肠癌(4.4% *vs.* 2.9%),Ⅲ期结直肠癌脑转移占32%~39%,Ⅳ期占39%~56%。男性发生率高于女性,好发年龄为55~59岁,明显低于结直肠癌的好发年龄,提示低龄患者预后较差。研究表明,结直肠癌原发疾病诊断至脑转移诊断的时间间隔为20~40个月,脑转移发生较晚,在确诊前常伴有其他器官(如肺)的远处转移。

(一) 脑实质转移

脑转移瘤与颅内原发肿瘤的临床表现具有一定的相似性,包括颅内压增高和特异的局限性症状和体征。前者表现为头痛、呕吐、视盘水肿等;后者因肿瘤累及脑功能区的不同而不同,包括精神症状、癫痫发作、感觉障碍、运动障碍、失语症、视野损害等。其中,小脑转移瘤的临床表现比较特殊,包括眼球震颤、协调障碍、肌张力减低、行走困难、步态不稳等。

(二) 软脑膜转移

软脑膜转移多以剧烈头痛为主要表现,为全头胀痛或跳痛,部分患者同时伴有恶心、呕吐,复视及视物模糊,少数患者出现失明及脑神经麻痹,眼底可出现视盘水肿,甚至出血,也有类似脑膜炎表现,如脑膜刺激征、颈强直等,严重患者可出现意识障碍,肢体活动障碍较少见;部分患者因颈肩部疼痛进行性加重而被确诊为脑膜转移。

二、诊断

结直肠癌脑转移瘤的诊断主要依据肿瘤病史、临床表现和影像学检查结果,必要时结合脑肿瘤的活检和脑脊液细胞学检查结果。结直肠癌患者一旦出现神经系统症状,要考虑脑转移的可能性并进行相应的检查,以

免延误诊断和治疗。

(一)影像学诊断

1. MRI MRI 对于脑转移诊断、疗效评价、随访均具有重要作用,可以作为首选的影像学检查方法。MRI 相比 CT 具有更清晰的软组织对比度、更清晰的解剖关系,对微小病灶、多发病灶、水肿、软脑膜转移及后颅窝转移的灵敏度更强。脑转移瘤典型的平扫 MRI 可见脑灰白色交界区 T_1 中低、T_2 中高异常信号不均匀强化单发或多发病灶,边界相对清楚,周围明显水肿。但是脑转移瘤的 MRI 表现不具有显著特异性,因此需要与其他疾病相鉴别,包括原发性脑肿瘤(特别是恶性胶质瘤和淋巴瘤)和非肿瘤性疾病(脓肿、感染、脱髓鞘疾病和血管病变)。软脑膜转移在 MRI 上表现为广泛的、条索状软脑膜强化。将 MRI 作为治疗后疗效评估的方法,可以通过评估肿瘤大小的变化判断治疗后肿瘤对治疗的反应情况,以便对无反应者及时调整治疗策略,或确认治疗的有效性。一般在治疗结束后 4~6 周即可开始评价脑转移瘤的治疗效果。但放射性脑损伤类似肿瘤生长,可能混淆疗效评估,需要更长时间的随访(3~6 个月)。

2. CT CT 常用于结直肠肿瘤原发病灶检查,也可以用于脑转移的初步筛查。CT 提示脑转移征象时,再行 MRI 完善检查。脑转移瘤在平扫 CT 上多呈现低密度或混杂密度的类圆形或圆形肿块,周围伴有大面积低密度脑水肿区;在增强 CT 上,肿瘤明显强化,如有囊变坏死区域则不强化。但 CT 检查的假阴性率较高,尤其是微小病灶显示不清。

3. PET/CT PET/CT 在诊断脑转移瘤方面具有一定的优势,可以同时了解原发肿瘤、脑转移瘤及脑外转移情况,对病情判断和治疗选择具有重要意义。但正常脑组织对 ^{18}F-FDG 呈高摄取状态,故 ^{18}F-FDG PET/CT 对脑转移瘤,尤其是微小转移灶不敏感,应当结合 MRI 或增强 CT 明确性质。

(二)病理学诊断

1. 组织学及免疫组化 主要病理类型是腺癌。免疫组化检测细胞角蛋白 20(cytokeratin 20,CK20)、尾侧型同源转录因子 2(caudal-related homeobox transcription factor 2,CDX-2)、绒毛蛋白(villin)和 SATB2 等辅助判断结直肠来源。错配修复蛋白 MLH1、MLH2、MSH6 和 PMS2 检测初筛林奇综合征患者,推荐进行上述检测;携带 BRAF 突变的结直肠癌预后不良,HER2 在 RAS/BRAF 野生型肿瘤中过表达率高,推荐检测 HER2 及 BRAF V600E,以指导治疗。

2. 分子病理学特点 结直肠癌脑转移瘤有异质性,应对转移病灶做分子检测,包括 KRAS、NRAS、BRAF、MSI、HER2、NTRK、PI3KCA 和 TMB 等。脑转移瘤的分子改变与原发病灶不完全相同,如 Roussille 等比较了 38 对脑转移瘤和原发肿瘤,发现这两组中 KRAS、NRAS 和 BRAF 的突变频率不同。与配对原发肿瘤相比,脑转移瘤 RAS 突变明显更频繁(分别为 85% 和 62%),11% 的患者在野生型的原发肿瘤中出现 KRAS 突变。作者还比较了这两组患者的肿瘤微环境特征,发现脑转移瘤 T 细胞浸润明显减少,反映了不同的免疫环境。此外,6% 的肿瘤在脑转移瘤中显示 PD-L1 表达,而在配对的原发性结直肠癌中没有表达。

3. 脑脊液细胞学 影像学高度怀疑软脑膜转移瘤并伴有临床症状的患者,可进行腰椎穿刺检测脑脊液压力,同时收集脑脊液进行脑脊液常规、生化及细胞学检查。如果脑脊液细胞学检查见癌细胞可明确诊断。目前,脑转移的诊断尚无特异性肿瘤标志物。可将 CEA 和 CA19-9 作为疗效评估和病情进展的监测指标。

(三)液体活检

结直肠癌原发肿瘤和脑转移瘤的分子病理图谱存在差异,而脑转移瘤不一定都能获得病理组织,血液、脑脊液的液体活检有望实时了解脑转移瘤的分子改变,指导治疗和检测疗效。这些活检可以检测和分析 CTC、肿瘤来源的无细胞产物,包括肿瘤相关 DNA 如 ctDNA、微 RNA(miRNA)和外排体。在所有这些生物标志物中,实验研究表明,CTC 和 ctDNA 在转移性结直肠癌的诊疗中具有很大的潜力。其中 ctDNA 比 CTC 更能反映脑转移瘤的分子改变,具有更好的适用性和更高的灵敏度,值得进一步探索研究。

三、治疗

结直肠癌脑转移的治疗与其他实体肿瘤的脑转移类似,以控制原发病灶为主,辅以脑转移病灶的局部治疗。目前,多主张在多学科指导下进行单独或联合应用手术切除、放疗、化疗和靶向治疗。治疗目的是提高患者生存质量、延长生存期、尽量保留神经功能并减少治疗所带来的副作用。

(一)手术治疗

脑转移瘤手术目的主要是缓解颅内压增高症状、明确病理诊断和根治局部肿瘤。

1. 手术适应证

(1)肿瘤活检适应证:①颅外原发灶不明或取材困难,不能明确病理;②颅外原发灶病理明确,但脑部病变不典型，与脑原发肿瘤鉴别困难；③颅外原发灶病理明确，但脑部肿瘤与原发肿瘤诊断间隔时间长、按原发肿瘤基因检测结果治疗效果不佳；④鉴别肿瘤复发与放射性坏死，评估前期放疗或非手术治疗效果。

（2）肿瘤切除适应证：①单发脑转移瘤，肿瘤位于大脑半球脑叶内或小脑半球内可手术切除部位，有明显脑移位和颅内压增高症状；②多发性脑转移瘤（≤3个病灶），肿瘤位于手术可切除部位，有明显脑移位和颅内压增高症状，病灶相对集中可通过一个或两个骨窗切除；③多发性脑转移瘤（>3个病灶），有明显颅内压增高症状，引起颅内压增高的责任病灶位于可手术切除部位，无癌症病史或有颅外病灶，无法获得肿瘤标本和病理学诊断者；④无癌症病史，颅内病灶不能除外脑转移瘤者；⑤脑转移瘤手术、放疗后复发，有脑移位和颅内压增高症状明显者；⑥原发灶控制良好，且预计术后不会引起新的神经症状。

2. 手术方法　手术要坚持保留神经功能原则、无瘤原则和根治原则。根治原则是在非功能区的肿瘤适当扩大切除脑组织，以期达到局部根治性切除效果。要将多模态导航技术、术中神经电生理检查、术中唤醒、术中超声等先进技术用于脑转移瘤手术中，进行个体化手术设计，保证每位患者的手术安全和手术效果。脑转移瘤与周围组织常有较为清晰的界限，应尽可能地完整剥离，避免肿瘤细胞播散种植转移。常见手术入路为经皮质入路、经脑沟入路、经纵裂入路、经小脑入路等，根据肿瘤的位置及其与功能区关系选择合理的手术方式。在神经导航的辅助下，通过微创手术、开颅显微手术切除肿瘤，减少手术创伤。合并严重脑积水、危及生命时可行急诊减压或分流手术，降低颅内压，缓解症状。肿瘤位置较深或手术不能达到者，可行立体定向穿刺活检，获得病理组织明确诊断，指导后续治疗。

（二）放射治疗

1. 常规放疗　全脑放疗（whole brain radiotherapy，WBRT）是脑转移患者中最常见的治疗方式，用于一般状态差不能耐受手术、肿瘤位置不适宜手术、多发病灶及伴有无法控制的颅外疾病等不适宜积极外科治疗及立体定向放射外科治疗的患者。辅助性 WBRT 应当在术后2~3周进行，常用的治疗方案有20Gy/5次、30Gy/10次、40Gy/20次，脑转移瘤数目超过3个和预估生存时间较短的患者，20Gy/5次方案与30Gy/10次方案效果相似，但 WBRT 相关的神经认知功能下降风险随着单次剂量的增加而增加。因此，20Gy/5次方案更适用于预估生存时间短、神经认知功能缺陷发生可能性低的患者。预期生存时间较长的患者可能从长时间低剂量的 WBRT 中

获益，因为这改善了脑内疾病控制率、总生存率和神经认知功能，宜采用较长疗程（10×3Gy/20×2Gy），并且减少单次辐射剂量（<3Gy）还可以降低迟发性疾病的相关风险。同时，保留海马可以降低 WBRT 治疗后发生神经认知功能障碍的风险。目前，接受单一病灶切除或立体定向放射外科治疗的患者选择辅助性 WBRT 是否获益仍然存在争议。

2. 立体定向放射外科　主要是将大剂量的高度适形放疗以亚毫米级的精密度和准确度传送至颅内目标并尽量减少对周围正常组织损伤的技术，常用于治疗脑转移病灶少（<4个）、病灶小（<35mm）、位置较深、在运动语言中枢内或附近的一般状况好的患者。相比于 WBRT 具有更少的副作用及更好的局部控制，局部控制率可达84%~94%，尤其是在小病灶大剂量（25Gy）。脑转移瘤体积大小与局部控制情况密切相关，体积<5cm³局部控制率为86%，而体积达到20cm³局部控制率降到52%。单独应用立体定向放射外科的中位生存时间为5.1~9.5个月。

（三）药物治疗

1. 化学治疗　由于血脑屏障的存在，传统的化疗药物很难进入大脑，脑转移化疗效果欠佳，常不作为脑转移瘤的首选治疗。增加血脑屏障通透性以确保更好地使大规模单克隆抗体进入中枢神经系统，如使用高渗溶液可以瞬时破坏血脑屏障，增加通透性。甘露醇将内皮细胞中的水吸入血管，导致它们收缩，并允许药物通过。甘露醇与全身化疗联合使用是安全的、耐受性良好的。该方法配合使用西妥昔单抗和贝伐珠单抗治疗恶性胶质瘤显示出较好的效果。血脑屏障的破坏也改善了甲氨蝶呤和卡铂对原发性中枢神经系统淋巴瘤和脑转移的治疗效果。替莫唑胺是一种口服抗肿瘤药物，能较容易地通过血脑屏障，替莫唑胺治疗结直肠癌脑转移缺少临床试验结果支持，但在某些情况下，替莫唑胺可以作为姑息性治疗的一种选择。

2. 靶向治疗　一项38例结直肠癌脑转移瘤队列研究中，其中1例转移病灶中发现了 *HER2* 扩增，使用针对 *HER2* 胞外结构域的单克隆抗体进行治疗。酪氨酸激酶抑制剂（拉帕替尼）或抗体-药物偶联物（恩美曲妥珠单抗）有望用于脑转移瘤的治疗，因为它们有较高的血脑屏障通透性。康奈非尼也有较好的血脑屏障通透性，可以与西妥昔单抗联合使用来治疗 *BRAF* V600E 突变的结直肠癌脑转移瘤。贝伐珠单抗联合化疗可以控制脑转移的进展，延长生存时间，可作为结直肠癌脑转移的姑息性治疗，而且安全性较好。在接受手术及放疗治疗后的结直肠癌脑转移患者，行 XELOX/FOLFIRI

方案联合贝伐珠单抗治疗,在一定程度上可以起控制病情发展的作用。由于血管生成在肿瘤脑转移过程中起关键的作用,可以考虑 VEGF 抑制剂如贝伐珠单抗联合放疗治疗肿瘤脑转移患者。

3. 免疫治疗　免疫联合治疗在难治性晚期结直肠癌治疗方面具有优势,尤其是针对既往治疗失败的患者,免疫治疗提供了新的治疗策略和治疗方向。但是缺少脑转移的临床研究,仅能参考肝肺转移的研究结果。目前仅有 dMMR/MSI-H 的结直肠癌可以受益于 PD-1 抑制剂免疫治疗,而微卫星稳定的结直肠癌患者,免疫治疗效果较差。既往多项研究证明,免疫治疗联合化疗、放疗、靶向治疗及针对多个检查点的免疫联合治疗可以提高疗效,使患者获益。

(四) 其他治疗

立体定向激光消融术利用激光热效应对靶目标进行选择性损毁,适用于常规手术入路无法到达的病灶或 SBRT 后复发的深部肿瘤。姑息性对症治疗常用于因脑转移瘤数量和/或大小、颅外疾病无法控制和/或一般状态较差的患者,主要通过降低颅内压、控制周围水肿、抗癫痫治疗等措施减轻患者症状。

(五) 预后与随访

1. 预后影响因素　影响结直肠癌脑转移预后的临床因素包括年龄、卡诺夫斯凯计分(Kanofsky performance scale, KPS)、转移瘤位置和数目以及是否有远处转移,在诊断结直肠癌时就出现转移者预后差,左半结肠癌脑转移者预后差;能够手术切除的脑转移瘤患者和只能接受放疗者相比生存期长,但局部复发率高,提示术后要加强术野的局部放疗。结直肠癌脑转移预后差的因素包括 *PIK3CA* 和 *BRAF* 突变、EGFR 和 CXC 趋化因子受体 4 过度表达、*MGMT* 甲基化以及 CA19-9 和 CEA 水平升高、pN$_{2a\sim2b}$ 等;DGMate 评分 OS 长,高 CD3$^+$T 细胞浸润、PD-L1 阳性表达者 OS 短。

2. 治疗后随访　结直肠癌脑转移患者经过系统诊治后应当进行定期随访,随访项目包括病史、体格检查、肿瘤标志物检查、影像学检查等,一般在治疗后每 3 个月进行 1 次随访,可根据治疗情况缩短随访周期。脑转移患者常出现相应的神经功能障碍,因此,应当明确病史和体格检查的重要性,结合相应的影像学检查及肿瘤标志物水平仔细评估治疗疗效,同时进行必要的神经功能康复治疗。

(万经海)

第六节　结直肠癌腹膜种植转移

转移是结直肠癌的诊治难点及患者死亡的主要原因,常见转移部位为肝、肺、腹膜。结直肠癌腹膜种植是一类特殊的转移类型,发生机制及治疗方式与结直肠癌肝、肺转移均有所不同,通常被当成结直肠癌的晚期阶段。在临床上,为了与结直肠癌肝、肺转移区分,自 2018 年起国际抗癌联盟将结直肠癌转移根据不同部位进行了分类,腹膜种植转移单独定义为 M$_{1c}$(伴或不伴远处转移)。相关数据显示,7%~15% 的患者在初始手术时便发现已存在腹腔种植转移,另有 4%~19% 的患者在根治术后出现腹膜种植转移。约 25% 发生复发转移的结直肠癌患者,腹腔是其唯一的转移位点。腹膜种植转移患者预后极差,在没有治疗的情况下中位生存时间不足 6 个月。因此,对结直肠癌腹膜种植转移高危患者早期预防,对已发生结直肠癌腹膜种植转移患者进行早期诊断并采取合理的治疗方法,是提高结直肠癌腹膜种植转移患者生存时间及生存质量的有效途径。

一、分类和病理生理

当前,临床上对于结直肠癌腹膜种植转移的分类主要依据结直肠癌原发灶和腹膜种植转移的诊断时间,分为以下两类。

1. 同时性腹膜种植转移　通常定义为在结直肠癌确诊时即发现的腹膜种植转移。在结直肠癌发展过程中,原发灶癌细胞逐步向周围组织浸润性生长并突破浆膜。突破浆膜的癌细胞可能散落到腹腔,形成腹腔转移灶,造成同时性腹膜种植转移。

2. 异时性腹膜种植转移　通常指的是结直肠癌根治术后再次发现的腹膜种植转移。造成异时性腹膜种植转移的原因,仍然考虑是腹腔内存在游离癌细胞,术后定植腹膜表面后,形成腹膜种植转移灶。

无论何种类别,结直肠癌腹膜种植转移的主体都是游离癌细胞和腹膜。在腹腔内,游离癌细胞和局部腹膜接触并与腹膜间皮细胞发生黏附反应后,游离癌细胞通过分泌的一系列细胞因子与腹膜相互作用,形成有利于游离癌细胞定植、增殖的促转移腹膜微环境。乳斑结构和癌相关成纤维细胞在此过程中发挥着重要作用。另外,脱落的肿瘤细胞也能与腹膜脂肪细胞相互作用,为肿瘤转移提供快速充足的能量。最后,转移局部血管生成,给转移瘤提供营养,促进了肿瘤种植。定植成功并形成转移灶后,腹膜转移癌可继续增长,导致患者出现相应的临床表现。

二、临床表现

腹膜种植转移一般无巨大肿物,隐匿性强,其临床表现在初期无特异性,体格检查无特殊体征。有症状的患者主要表现为结直肠癌原发灶所引起的腹胀、腹痛、腹部肿块、肠梗阻、便血等症状,无特异性腹膜种植转移表现。腹膜种植转移进展到后期,可引起原发灶无法解释的恶性肠梗阻、大量腹水、腹胀,有可能伴随患者严重营养不良及多器官功能衰竭。部分患者可以在腹部扪及瘤化的大网膜。

三、诊断

结直肠癌原发灶根据病史、体检、影像学和内镜不难作出诊断。但诊断腹膜种植转移一直是临床难题,尤其是如何能够实现早期诊断,目前仍无有效手段。

临床常用的检查方法包括如下几项。

(一)外周血检查

除了血常规、尿常规、粪常规和血液生化反映患者全身状态外,还尚有如下特殊检测方式:①肿瘤标志物。结直肠腹膜种植转移患者的肿瘤标志物表达取决于原发癌细胞是否表达该类肿瘤标志物。对于大部分患者,CA125,CA19-9、CEA 等常用的结直肠癌肿瘤标志物可能会有不同程度的升高,但单项肿瘤标志物的特异性不强,联合检测是判断有无腹膜种植转移的有效策略。②CTC、ctDNA 和 cfDNA 等新兴检测手段,也可在一定程度上提示患者荷瘤程度和有无腹膜种植转移,评估腹膜种植转移患者的预后。但其临床应用价值尚有待高水平临床证据支持。

(二)影像学检查

1. CT 增强 CT 是当前检测结直肠癌腹膜种植转移病灶的常规手段,总体灵敏度为 25%~70%,特异度为 78%~100%。但对于病灶通常<1cm 的早期患者,灵敏度仅为 25%~50%,CT 均存在较大的假阴性。

2. MRI 相较于 CT,MRI-DWI 更有利于小转移灶的检出,检出的灵敏度达到 95%,特异度达到 70%。

3. FDG-PET/CT 对于胃肠道来源的腹膜癌,FDG-PET/CT 和 MRI 对腹膜种植转移灶的检出具有相似的灵敏度。

上述 3 种影像学检查方法对腹膜亚厘米级的结节均不够敏感。但针对癌细胞的特异性影像学探针的出现,有助于实现微小结节的显像。除检测有无腹膜种植结节外,影像学检查还需评估腹膜种植转移程度。影像学的评分方式和评分细则与术中评分一致。在腹膜癌指数(peritoneal cancer index,PCI)评分体系中,腹盆腔被分成了 13 个区,每个区直径最大的肿瘤结节代表着该区的病灶大小评分(lesion size score,LS)。LS 评分定义如下:LS0,无肉眼可见肿瘤结节;LS1,肿瘤结节<0.5cm;LS2,肿瘤结节 0.5~5cm;LS3,肿瘤结节>5cm。PCI 评分是 13 个区 LS 评分总和,最大分值为 39(图 27-6-1)。

4. 消化道碘水造影 根据对比剂通过的时间以及实时观察胃肠道蠕动情况,了解胃肠动力、肠道是否梗阻及肠系膜是否挛缩,从而为后续的治疗提供依据。

(三)病理学检查

腹腔组织学和细胞学联合检测。腹膜种植转移灶活组织病理学检查,有助于评估转移灶来源。已经存在腹水的患者,可以通过腹水送检病理学检查,查找脱落细胞或离心后包埋行病理切片检查,明确有无游离癌细胞。无明显腹水者,可以通过腹腔灌洗的方法,寻找癌细胞。

(四)诊断性腹腔镜检查和开腹探查

诊断性腹腔镜检查及开腹探查,可以直观显示患者是否存在腹膜种植转移,是诊断腹膜种植转移的有效手段。已经明确腹膜种植转移的患者,诊断性腹腔镜检查及开腹探查可以提供可靠的 PCI 评分,并为后续治疗方式的选择提供依据。需要注意的是,无论诊断性腹腔镜检查还是开腹探查,均有相应的手术风险,包括癌细胞进一步种植播散。

四、预防

结直肠癌腹膜种植转移的预防,主要是针对异时性腹膜种植转移。大量研究证实,发生结直肠癌异时性腹膜种植转移的高危因素包括:①原发灶穿孔或者破溃;②伴有同时性卵巢癌转移;③T₄期肿瘤;④原发灶非 R0切除;⑤腹腔游离癌细胞阳性;⑥黏液腺癌或印戒细胞癌;⑦淋巴结转移或者淋巴结清扫不彻底等。因此,预防重点是通过一系列措施杀死腹腔游离癌细胞。具体措施包括物理性方法和化学性方法。物理性方法主要是指遵守无瘤原则,杜绝医源性肿瘤细胞的游离。化学性方法是指通过各种药物将游离肿瘤细胞杀灭,也包括术后蒸馏水腹腔灌洗,让腹腔游离肿瘤细胞因低渗而破裂。其次,预防性腹腔化疗和 HIPEC 对阻止结直肠癌腹

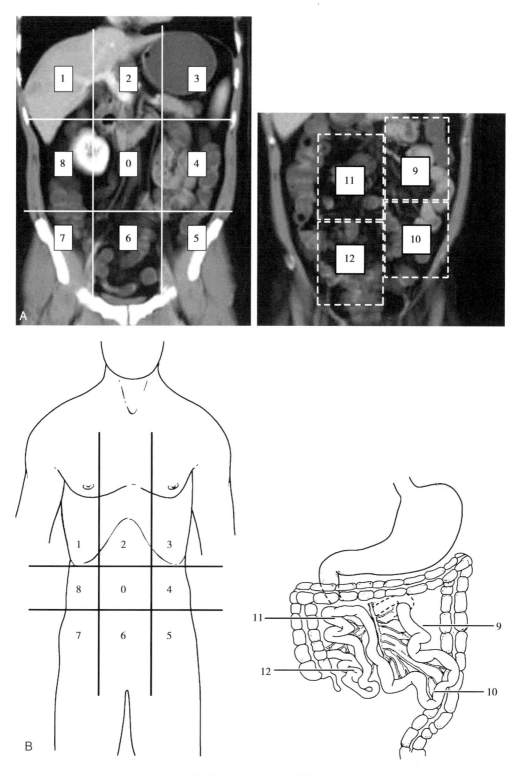

图 27-6-1　PCI 评分体系

A. 影像学检查腹部分区示意图；B. 解剖学腹部分区示意图；0. 中腹部；1. 右季肋区；2. 上腹部区；3. 左季肋区；
4. 左结肠旁沟区；5. 左髂窝区；6. 盆腔区；7. 右髂窝区；8. 右结肠旁沟区；9. 空肠上段；10. 空肠下段；11. 回肠
上段；12. 回肠下段。

膜种植转移也有良好效果。《结直肠癌腹膜转移腹腔预防与治疗用药中国专家共识》建议预防性腹腔化疗应用于如下情况：①同时性卵巢转移，已与原发灶同时完全切除；②原发灶穿孔；③T_4期肿瘤；④术中腹腔内游离癌细胞检测阳性；⑤原发灶非 R0 切除。腹腔化疗药物的选择，与 HIPEC 化疗药选择一致。

五、治疗

（一）结直肠癌腹膜种植转移的系统化疗

结直肠癌腹膜种植转移患者的全身化疗，参照晚期结直肠癌的全身治疗进行。全身化疗，对于局部治疗的疗效巩固、预防肿瘤复发以及延长患者 OS 至关重要。仅在接受这些一线治疗的基础上，结直肠癌腹膜种植转移患者的中位生存期可达 11~12 个月。但是，仅系统化疗，5 年生存的患者极为少见。

（二）CRS 联合 HIPEC

在系统化疗的基础上，行 CRS 和 HIPEC 的联合治疗，是目前结直肠癌腹膜种植转移的重要治疗方法。该手术切除了肿瘤侵犯的内脏及受累腹膜，最大程度上减灭了腹腔可见的肿瘤细胞。术毕，用加热的化疗液灌注腹腔，力求残余肿瘤微观减灭。当前临床上考虑 CRS+HIPEC 的基本条件包括：患者年龄 20~80 岁；KPS>70 分。患者腹膜种植转移程度/荷瘤程度是 CRS+HIPEC 有无获益的主要决定因素。有研究提示 PCI 评分<20 分的腹膜种植转移患者在术后获益。

CRS+HIPEC 手术禁忌证：恶性肠梗阻；基础化疗过程中腹膜病变进展；多处转移或者腹膜后淋巴结转移；>3 分处肝转移；有研究提示 PCI 评分>20 分患者在术后未有获益。

细胞减灭程度（completeness of cytoreduction score，CC）是评估 CRS 效果，判断腹膜种植转移患者预后的重要参考，其准确性在很多研究中得到证实。细胞减灭程度评分定义如下：CC0，无可见腹膜播散；CC1，可见肿瘤<0.25cm；CC2，肿瘤结节 0.25~2.5cm；CC3，残余肿瘤结节>2.5cm。完全的 CRS 要求达到 CC0~1 的程度，即达到组织学根治的程度。如果发现不能完全对肿瘤细胞进行减灭，应该终止激进的 CRS+HIPEC，寻求合适的姑息性减瘤术。

CRS 术后，如条件许可，建议立即进行 HIPEC。与全身静脉化疗相比，HIPEC 有其特有的药物代谢动力学优势：通过与腹腔游离癌细胞直接接触从而杀灭癌细胞；药物经肠系膜静脉汇入肝脏，进而杀灭肝脏微小病灶；腹膜-血浆屏障及肝脏首过消除效应有效减轻了药物全身毒副作用，同时屏障作用延缓了药物吸收，维持了腹腔化疗药长时间高浓度存在，确保患者最大剂量的药物耐受；术中和术后的灌注化疗，能使化疗药成功到达腹腔各个部位并与潜在病灶充分接触，进一步在化疗药物和热效应的双重作用下深度高效消除负荷较小的癌细胞，增加抗癌活性。

HIPEC 的技术要点如下：先用温水冲洗腹腔并置管，接下来采用开放或者闭合式 HIPEC。首先将化疗药加入适量体积的 0.9% 氯化钠溶液或 5% 葡萄糖溶液，升温到 44~45℃。然后以 400~600ml/min 的速度让灌注液在腹腔循环 60~12 分钟，并始终维持腹腔内 43℃。每隔 24~48 小时重复一次，共 3~5 次。HIPEC 药物的选择仍处在不断研究和完善中。总体来讲，腹腔化疗药物优先选择全身化疗有效的药物。腹腔化疗药物用量主要按照体表面积计算。

HIPEC 的药物主要分为三类：①作用于 DNA 结构的药物，主要包括丝裂霉素（mitomycin，MMC）和铂类。治疗性奥沙利铂术后辅助 HIPEC 可使用 $2L/m^2$ 的灌注液，$200~350mg/m^2$ 的剂量，60min HIPEC，3 次。预防性腹腔化疗的患者，在上述剂量的基础上行单次治疗。Sugarbaker 提供了顺铂的治疗方案（$1.5L/m^2$ 灌注液，$50mg/m^2$ 顺铂，HIPEC 90min）。②影响核酸合成的药物，主要包括雷替曲塞和氟尿嘧啶。目前此类药物的腹腔运用，正待研究。③靶向药和生物反应调节剂。这类药物的腹腔药物运用前景广阔，目前正待开拓。

（三）姑息性手术

如果患者出现原发灶出血、梗阻或者穿孔，或者腹膜种植转移灶造成的恶性梗阻危及生命，在条件允许的情况下，应先处理原发灶或腹膜种植转移灶，行姑息性手术治疗然后再行全身化疗或 HIPEC。非根治的姑息性腹部手术，包括预防性造口、旁路手术、肠道支架植入术。这些手术有助于缓解患者部分梗阻症状，但是伴随着较高的不良事件发生率和病死率，对于腹膜种植转移的控制也将失败。

结直肠癌腹膜种植转移的防治是临床难题，在不同的癌症中心，腹膜癌的治疗方式依然存在一定的争议。因此，腹膜癌的很多治疗方式依然还需要临床证据的进一步支持完善。

（熊斌）

第七节　结直肠癌术后孤立淋巴结转移

一、流行病学及转移特征

结直肠癌术后发生孤立淋巴结转移的比例为2.7%~5%,其他则合并其他器官转移如肝转移等。术后孤立淋巴结转移大部分发生于术后1~3年,但也有一些较长时间才出现。结肠癌与直肠癌术后孤立淋巴结转移的发生率也有所不同,最高是腹膜后(56.4% *vs.* 41.1%),其次是盆腔(21.4% *vs.* 38.3%),第三是纵隔(10.7% *vs.* 9.2%),第四是腹股沟(1.4% *vs.* 3.5%),其他部位淋巴结转移少见,如颈部、锁骨上、腋窝、肝门等。与结肠癌其他部位转移相比,孤立淋巴结转移具有发病年龄更年轻(62.1岁 *vs.* 65.6岁),*KRAS* 野生型比例更高(74.6% *vs.* 53.9%),*BRAF* 突变率更高(12.9% *vs.* 6.2%)等特点。

二、临床表现及诊断

大部分孤立淋巴结转移无症状,少数出现症状,如腹膜后广泛的肿大淋巴结侵袭神经可以出现腰背痛等症状,部分可能侵袭输尿管合并肾积水;浅表部位如锁骨上及腹股沟等部位的肿大淋巴结,患者可以自己触及,体格检查有助于发现;而其他部位的淋巴结转移常通过影像学检查发现。总之孤立淋巴结转移的临床表现不典型。一些患者在复查时影像学检查发现,部分患者合并肿瘤标志物如 CEA、CA19-9升高。

目前对于孤立淋巴结转移的临床诊断没有统一标准,结直肠同时合并腹膜后淋巴结肿大时,采用标准如下:①结直肠原发灶病理诊断为腺癌;②CT影像显示腹膜后淋巴结短轴直径>8mm,轮廓不规则或中心坏死;③PET/CT 显示为高代谢灶。但是按照这种标准,最后病理诊断明确转移的比例为37%~40%。异时性孤立淋巴结转移,目前很少有文献给出诊断标准,一般基于肿瘤标志物升高以及参照以上影像学诊断标准。

三、治疗

肝肺转移灶切除可以延长患者生存期,这种概念已经得到公认。孤立淋巴结转移,也适用于寡转移的理念,因此局部治疗也得到了广泛尝试,尽管目前没有前瞻性的研究结果,但是一些回顾性研究及系统综述都证实了局部治疗的确可以延长生存期。Mathai 等回顾了

澳大利亚转移性结直肠癌数据库,其中合并93例孤立淋巴结转移患者,接受了以治愈为目的的患者中位生存期达到了73.49个月,高于姑息性治疗组的23.22个月。晚期结直肠癌在药物治疗方面取得了长足进步,生存期不断延长,MDT 模式较单一治疗手段明显可以获得更好的效果,如 Han 等的研究显示,301 例术后孤立淋巴结转移患者,接受治疗后中位生存期为38个月,5年生存率约为41.6%;其中 MDT 模式组99例患者接受了局部治疗(手术或放疗)加系统(药物)治疗,其5年生存率约为60%,疗效明显高于单一治疗方法组的30%,后者182 例患者仅接受药物治疗或局部治疗(14例患者)。这些结果表明以治愈为目的的 MDT 模式至关重要。

(一)手术治疗

腹膜后淋巴结、盆腔淋巴结、腹股沟淋巴结孤立转移都有手术治疗的经验,其中盆腔淋巴结转移见第八章第七节的直肠癌侧方淋巴结清扫,本节主要介绍腹膜后淋巴结转移和腹股沟淋巴结转移的外科治疗。

1. 腹膜后淋巴结转移的外科治疗

(1)适应证选择:①肾门水平下方,淋巴结可以达到肉眼可以切除;②新辅助治疗后肿瘤缓解或稳定;③无其他部位不可切除的转移。

(2)关键手术步骤:①切除范围,上至肾门,下至髂总血管平面,两侧至输尿管,后方至下腔静脉及腹主动脉后方腰大肌表面;②清扫按照分区进行,自左至右,自下至上,先显露并裸化左侧髂血管,显露腹主动脉左侧淋巴结链,根据分区切除,不能强求整块切除;③开腹及腹腔镜都可以考虑,根据熟练程度选择,但是后者技术要求高,而且难以清扫下腔静脉或腹主动脉后方的淋巴结。

(3)技术要点:①腹主动脉淋巴结链流入和流出淋巴管应该结扎,减少术后淋巴液漏;②清扫腹主动脉左侧或后方时可以见到腰动脉,尽量保留,如果影响清扫需要切断,需要血管缝合线先缝扎后再切断,否则血管收缩至肌肉内难以止血;③如果肿瘤侵袭血管,需要与血管外科合作,做血管置换准备。

(4)疗效评价:Min 等的研究最早展示了手术切除的价值,38 例腹膜后淋巴结转移患者仅6例接受切除手术,其中位生存期(34个月)较放化疗组患者(12个月)好。手术 R0 切除、高中分化腺癌病理和转移淋巴结位于肾血管水平是预后良好的独立因素,以后大多研究都

将这一项列为手术指征。Gagnière 等重点强调了系统性腹膜后淋巴结切除的技术，即切除包括腹主动脉和下腔静脉的后方的淋巴结，其疗效较其他研究更好，29 例患者中位生存期达到 60 个月；但是手术风险增加，术后需要低脂饮食 1 个月。Razik 等报道了 48 例术后腹膜后淋巴结手术治疗的结果，是截至目前最多病例的回顾性研究，5 年总生存率高达 70%（中位生存期 80 个月）。腹膜后淋巴结累及大血管时，最早有切除合并血管切除和重建的一些个案报道显示了其手术安全性。Abdelsattar 等报道了 12 例复发性结直肠癌合并血管切除及重建，手术安全可行，4 年总生存率为 55%，其中 3 例为腹膜后淋巴结转移。所有报道达到 R0 切除的比例不一，合并血管切除后达到 R0 切除率更高，无手术相关死亡，CD 分级 3 级以上并发症比例约为 10%；R0 切除预后更好。

腹膜后淋巴结转移合并其他脏器的转移，同时行 R0 切除也有报道。Razik 等报道的 48 例中 R2 切除 6 例，R1 切除 5 例；这些病例中包括合并其他器官转移 8 例，5 例也进行了转移灶的切除，说明合理选择病例，也可以获得良好的 PFS。Dumont 等的研究中 23 例腹膜后淋巴结转移的病例中存在 8 例肝转移和 1 例腹股沟淋巴结转移，同时行其他转移灶切除。Gagnière 等报道 25 例腹膜后淋巴结转移，合并 6 例肝转移和 1 例腹膜转移，也同时进行了肝转移灶切除和 CRS 和 HIPEC，但是合并其他部位转移的 OS 较短。

（5）挽救性手术后的复发模式：所有研究显示有很高的复发转移率，为 55%~83%，研究显示最常见的复发部位为腹膜后淋巴结，如 Gagnière 等报道的复发病例中 52% 经历了腹膜后淋巴结复发，中位复发时间为 14 个月，剩余 12 例患者中位随访时间为 85 个月（8~116 个月），仍然无局部复发；这期间也有 60% 的患者出现了远处转移，依次为肺（52%）、肝（47%）、纵隔（33%）、腹膜、脑、卵巢等。Dumont 等研究显示 83% 病例复发转移，中位复发时间为 15 个月，48% 经历了淋巴结局部复发，而 71% 出现远处转移，依次为肺、肝和腹膜。这些结果提示除手术切除外，还需要其他手段降低局部复发率。

（6）影响挽救性手术预后的临床病理学因素：R0 切除是获得长期生存，降低局部复发率的重要因素，因此很多文献对肿瘤累及邻近器官时常联合脏器切除，如腹主动脉的切除和重建。R0 切除的定义为病理学切缘阴性，但是腹膜后存在重要的血管，如果肿瘤并未侵袭血管，仅为包绕，行淋巴结清扫而未合并血管切除会导致淋巴结破碎，肉眼显示手术野无肿瘤残留，实际上很难达到病理学切缘阴性。Gagnière 等的报道显示 25 例患者中 15 例的淋巴结存在破碎，但是无论 OS 或 PFS 都与

淋巴结破碎无相关性。Min 等认为腹膜后淋巴结转移位于肾血管水平以下预后好。多项研究则认为 <7 枚转移淋巴结预后好。Gagnière 等的研究包括 19 例同时性转移病例，其中 7 例合并其他器官转移同时切除，结果显示合并其他脏器转移明显影响 OS，但是不影响 PFS。目前的所有结果都是小样本研究，进行预后分析时存在 II 类错误，因此哪些因素对预后有影响也很难确定。

2. 腹股沟淋巴结转移的外科治疗 Hagemans 等报道了 27 例直肠癌合并腹股沟淋巴结转移的病例，其中同时性转移 15 例，异时性转移 12 例。27 例中 8 例因合并其他处不可切除的转移，采取了以姑息性治疗为目的的治疗如药物治疗或放疗。另外，19 例目标为 NED，其中直接手术 7 例，12 例采用新辅助放化疗后 10 例手术，其中 2 例因疾病进展/呼吸衰竭放弃了手术，手术范围均不涉及深组（髂外血管旁）清扫，随访显示同时性与异时性转移预后无差别，12 例孤立性腹股沟淋巴结转移患者的中位生存期为 74 个月，5 年总生存率为 52%，而合并其他处转移病灶的 5 例患者即使接受了外科治疗，术后都复发；只接受姑息性治疗的 8 例患者中位生存期才 13 个月。另有研究显示，腹股沟转移获得 R0 切除的病例中位生存期为 75 个月，而合并其他处转移的患者中位生存期为 17.6 个月。因此，孤立腹股沟淋巴结转移代表了远处转移的不同亚组，手术治疗能够获益。

3. 锁骨上淋巴结转移的外科治疗 山东省立医院报道了 1 例乙状结肠癌合并同时性孤立左锁骨上淋巴结转移患者，经过 10 周期化疗加西妥昔单抗治疗后，分期切除了原发灶及转移灶，随后维持药物治疗，随访 1 年半无复发。

（二）放射治疗

放射治疗包括新辅助放疗和辅助放疗，以治愈为目标的根治性放疗以及姑息性放疗。新辅助放疗在可切除的盆腔淋巴结转移中得到了广泛应用，而在腹股沟淋巴结核腹膜后淋巴结中，更多应用于辅助放疗，而且腹股沟区放疗影响伤口愈合，增加淋巴水肿发生率，最近系列研究显示常规的腹股沟辅助放疗并非必要。以下是以放疗为主要治疗手段的研究结果。

1. 腹膜后淋巴结转移 Kim 等应用 SBRT 治疗了 7 例腹膜后孤立淋巴结转移的患者，淋巴结最大直径 <8cm，或为融合淋巴结，或 2~3 个分散但相邻的淋巴结；患者在放疗前接受亚叶酸钙加氟尿嘧啶化疗后病情进展；放射剂量为 33~51Gy，均在 3 次完成。疗效评估：3 例完全缓解，4 例部分缓解。1 例于放疗后 4 个月因空肠放射性溃疡和狭窄导致，手术治疗好转。中位随访时间为 26 个月（21~70 个月），6 例复发，1 例 26 个月仍无

病生存,所有病例中位 OS 为 37 个月。作者认为腹膜后淋巴结转移可以应用 SBRT 进行挽救治疗。

Yeo 等报道了接受放射治疗的 22 例腹膜后淋巴结转移的患者,淋巴结转移不超过 3 个脊椎的高度,所采用的技术有两种:20 例采用 3D-CRT,总剂量为 63Gy/35 次或 58.8Gy/31 次;2 例采用螺旋断层放疗,临床靶区剂量为 60Gy/20 次,生物学剂量相当于常规分割的 66Gy。所有病例同时接受了化疗,术后 16 例接受了辅助化疗,方案分别为氟尿嘧啶与奥沙利铂或伊立替康的单药或联合化疗。疗效评估:13 例完全缓解,6 例部分缓解,3 例疾病稳定。无明显严重的并发症,中位生存期为 41 个月,3 年生存率和 5 年生存率为 64.7% 和 36.4%,3 年无复发生存率和 5 年无复发生存率分别为 34.1% 和 25.6%。15 例患者出现复发,放疗野内复发 4 例,另外 11 例为放疗野外的转移(包括 8 例远处转移)。说明放射治疗的局部控制率高,预后分析显示放化疗前淋巴结位于肾静脉水平以下、CEA 正常是无复发生存的有利因素;而放化疗后缓解和辅助化疗是 OS 的独立预后因素。本研究首次说明了放化疗在腹膜后淋巴结转移中的决定性作用。

Lee 等对结直肠癌腹膜后淋巴结转移的放疗时机进行了研究,52 例患者都接受了放化疗加或不加靶向治疗,其中 25 例先接受放疗,而另外一组 27 例患者先接受系统治疗,局部获得控制(17 例)或仅出现局部进展(10 例)的患者接受放疗。是否先接受放疗由 MDT 决定,但是先接受系统治疗的患者的肿瘤区更大。放疗采用的技术为 3D-CRT 或螺旋断层放射治疗,中位生物学剂量相当于常规分割的 54Gy(31~88Gy),其中 24 例应用 3D-CRT 的中位剂量为 52Gy,28 例应用螺旋断层放疗的为 62Gy。随访显示,31% 的患者获得了完全缓解,62% 获得部分缓解,所有患者的中位生存期为 41 个月,81% 的患者出现复发,2 年 PFS 率为 37.5%,2 年 OS 率为 69.6%。复发模式表现为 62% 为局部区域复发,60% 为远处转移,远处转移的器官依次为肺(48.4%)、锁骨上或纵隔淋巴结(38.7%)等。尽管直接放疗组预后较其他组好,但是 Cox 分析显示,疾病复发时间<12 个月、肿瘤位于左肾静脉水平以上、肿瘤区>30ml、女性是影响总生存率的独立预后因素,除以上参数外,放射生物学剂量>54Gy 也是影响复发的独立预后因素。

最近四川大学华西医院的大型回顾性研究显示,68 例腹膜后淋巴结转移患者接受了放疗及药物治疗(化疗或加靶向治疗),40 例孤立腹膜后淋巴结转移病例接受 60Gy(中位剂量)放疗后,5 例获得了完全缓解,20 例部分缓解,9 例稳定,随访中位生存期约为 59.4 个月,而合并其他处转移的患者仅为 19 个月,这些远期疗效与以

手术为主的治疗方式接近。

根据目前经验,技术上倾向应用 SBRT 或精准放疗如 3D-CRT 或螺旋断层放射治疗,如果患者淋巴结转移范围大,螺旋断层放射治疗有一定优势。目前研究显示生物学有效剂量 60Gy 左右可以获得较好的局部控制率,这些病例大部分也接受了化疗等系统治疗,中位生存期为 37~59.4 个月,接近手术治疗的效果。接受放疗选择的病例与手术切除的病例不同,后者都有病理学诊断的证实,而前者主要依赖 CEA 水平和影像学检查,回顾性研究显示临床诊断考虑转移的病例,30.7%~40% 病理学证实为腹膜后淋巴结转移,因此也不能排除放射治疗的病例中包含未转移的病例。从复发模式看,放射治疗局部控制率不如手术,说明手术仍然是局部治疗的首选方案。

2. 纵隔淋巴结转移 Franceschini 等回顾了 76 例纵隔淋巴结转移接受 SBRT 的结果,中位 OS 为 28.3 个月。其中结直肠癌来源 10 例,更易复发及进展,中位局部控制时间约为 22.8 个月,较其他部位来源的肿瘤短。

(三) 系统治疗(药物治疗)

1. 围手术期化疗及靶向药物治疗 如果术前明确存在腹膜后淋巴结转移,几乎所有病例都应用新辅助化疗,部分病例联合靶向治疗如西妥昔单抗或贝伐珠单抗等治疗。Dumont 等和 Gagniere 等的研究中均有 2 例接受新辅助化疗加靶向治疗后肿瘤病理学完全缓解的病例。

积极的手术切除结合围手术期强化化疗的治疗模式已被广泛接受,是治疗结直肠癌远处转移的一种有希望的治疗策略。多项研究强调了围手术期化疗或放化疗在经过筛选的合适的孤立淋巴结转移的患者中的作用,因为化疗或放化疗后肿瘤消退或处于稳定状态意味着有利的生物学特性,表明患者更可能从手术中获益。Dumont 等的病例报告显示,83% 的患者接受了术前化疗。Razik 等研究中 42% 的患者接受了术前化疗。一般新辅助的病例肿瘤负荷相对较高。Dumont 等研究中,39% 的患者接受了术后化疗。Razik 等的研究中,17% 的患者接受了术后化疗。总之,MDT 模式得到了公认,而且预后较好。

2. 姑息性治疗(化疗加靶向药物治疗) 单一姑息性化疗或加靶向治疗的疗效不佳,远低于 MDT 模式的疗效。因此,孤立性淋巴结转移的患者,只有存在手术禁忌证时才考虑。

3. PD-1 抑制剂治疗 dMMR/MSI-H 的结直肠癌患者,不管是在晚期结直肠癌的姑息性治疗还是局部晚期的新辅助治疗,免疫治疗为该部分患者带来了新的希

望。其中 KEYNOTE-177、Checkmate142、NICHE 研究均显示了可喜的生存数据,其中 KEYNOTE-177 研究的中位随访时间为 44.5 个月,应用免疫治疗的患者中位生存期尚未达到,尽管目前没有术后孤立淋巴结转移应用免疫治疗的报道,但可以相信这一类患者应该首选免疫治疗。

结直肠癌术后孤立淋巴结转移的发生率为 3%~5%,其他则合并其他器官转移如肝转移、腹膜转移等。所有病例应该尽可能获得病理诊断,因为影像学怀疑的转移仅 30.7%~40% 为病理证实的转移,而且通过病理诊断,可以明确错配修复蛋白表达情况及 *RAS/BRAF* 基因状态,对决定采取免疫治疗及靶向治疗非常重要。MDT 对治疗决策非常重要,错配蛋白表达缺失者,可以首选 PD-1 抑制剂治疗;其他类型病例,即使手术可切除,鼓励新辅助放化疗(如盆腔),或者化疗加靶向治疗,再考虑局部治疗,局部治疗首选手术治疗,如腹膜后、盆腔、腹股沟淋巴结清扫;手术切除需要较高的技术才能达到肉眼无瘤切除;侵袭血管的病例行血管切除和重建也是安全的;近年来,腹腔镜技术的进展显示腹膜后、盆腔淋巴结清扫可安全施行,MDT 决定治疗决策可以改善预后。

放疗技术的进步可以使腹膜后放疗的精确性提高,增加放射治疗的剂量,能够获得较高的局部控制率,结合化疗和靶向治疗也能获得与手术切除相近的生存率。手术很难达到 R0 切除,或者体力状态不适合手术的患者,可以采取根治性放疗。但值得注意的是,放射治疗的病例大部分并没有病理诊断,因此其结果仍然不能与手术相提并论。

无论手术切除还是放射治疗,即使结合了目前的化疗和靶向治疗,除肺转移外,约 50% 仍然为局部复发,较全身转移更早出现,这也对如何完善治疗策略方面提出了挑战,是否手术切除结合放疗能够改善局部复发率,这些均需要前瞻性多中心的临床研究进行解答。

(叶盛威)

第八节　结直肠癌其他部位转移

结直肠癌肝外转移是转移性结直肠癌诊治的难点,常见转移部位有肺、卵巢、骨、脑、腹膜、后腹膜淋巴结等。此外,还有一些相对少见的其他部位转移,如肾上腺、胰腺、脾、睾丸等。肝外转移可能会单独出现,但更常见的是合并肝转移或多处转移同时出现。不可切除的肝外转移是结直肠癌肝转移的手术禁忌证,对患者的预后影响很大,如能手术切除或经积极转化治疗后局部治疗,患者的生存时间及生存质量通常能得到改善,因此结直肠癌肝外转移的治疗日趋被结直肠外科医师所关注。

一、结直肠癌肾上腺转移

文献报道在所有肾上腺转移瘤中,原发于结直肠癌的概率为 1.9%~17.4%。肾上腺转移起病隐匿,多无特异性临床症状,常通过 CT 或尸检发现,少部分患者出现腹痛腰痛等不适,极少数患者会出现肾上腺功能不全。PET/CT 为结直肠癌肾上腺转移的诊断和监测提供了更加准确的方法,更好地描述了肿瘤代谢活性特征,对肾上腺良恶性肿瘤有更好的鉴别能力。肾上腺转移是通过动脉、门静脉或淋巴途径发生的,血源性播散被认为是原发癌转移至肾上腺的主要途径。结直肠癌单独发生肾上腺转移的患者很少,尤其是同期发生对侧肾上腺转移,患者更容易出现多处转移,因此结直肠癌肾上腺转移的诊治建议多学科参与,采用个体化的治疗手段。关于肾上腺转移癌的外科治疗的价值仍需大样本的临床研究支持。肾上腺孤立转移灶,大多数专家认为手术切除可获得很好的预后。一些病例报道提示结直肠癌肾上腺转移癌实行肾上腺切除后患者获得了更长的生存期。但肾上腺转移被认为是全身转移的一部分,手术切除后很难避免出现其他部位的转移,并成为影响生存的因素。结直肠癌原发灶无法切除或出现多处转移的晚期患者,转化治疗或姑息性治疗,参照晚期结直肠癌的全身治疗进行,其诊疗策略建议经 MDT 讨论后提出。

二、结直肠癌胰腺转移

结直肠癌胰腺转移较为罕见。约翰·霍普金斯大学的研究人员报道,1990 年 1 月至 1996 年 7 月,在该机构进行的 650 例胰十二指肠切除术中,仅 4 例为结肠癌转移至胰腺(0.6%)。胰腺转移癌的临床症状与原发性胰腺癌相似,早期也可表现为无症状。在影像学上,胰腺转移癌表现为低回声或低密度肿块;肿瘤标志物 CA19-9 可正常或升高。因此,临床上胰腺转移癌与原发性胰腺癌鉴别困难。结直肠癌胰腺转移治疗经验较少,患者是否应接受手术治疗仍存在争议,这些患者的疾病转归、预后及手术是否获益的资料仍非常少。有学者总结了一些病例报道的资料,在 24 例结直肠癌胰腺转移患者中,17 例原发灶为结肠癌,7 例为直肠癌;17 例患者仅为胰腺转移,7 例有其他部位的转移;无围手术期死亡;15 例患者死于复发性疾病;中位生存时间为 16.5

个月（8~105个月）。报道的这些胰腺转移癌患者的所有症状（腹痛和黄疸等）在术后均能完全缓解。这些研究提示，可耐受手术的和肿瘤可切除的胰腺转移癌患者，手术治疗可能是一个安全而有效的可选方案。全身治疗及放疗在结直肠癌胰腺转移中的研究较少，与手术治疗的效果比孰优孰劣目前也无法判定，但有学者发现对于胰腺转移癌患者，如果仅采取全身化疗，多数病情恶化进展。因此，在没有广泛转移性疾病的情况下，随着手术技术的进步，积极的手术方法可能带来获益，并可能在转移性结直肠癌的多模式治疗中发挥作用。

三、结直肠癌脾转移

恶性肿瘤脾转移发生率不到1%，最常见的主要包括乳腺癌、肺癌、结直肠癌和卵巢癌，孤立的结直肠癌脾转移罕见，脾转移通常是广泛转移的一种表现形式。在绝大部分病例报道中，脾转移是无症状的，只有少部分患者有症状。脾转移常通过 CEA 升高或在结直肠癌的随访中行 CT 或超声发现，转移的途径包括血行转移、淋巴转移、腹膜种植转移及直接浸润。目前认为可能以血行转移为主。孤立的结直肠癌脾转移，在没有全身复发的情况下，目前的文献综述提示进行脾切除术是合理的，因为它是一种手术并发症发生率低的手术，并且为患者提供了长期生存的可能。但结直肠癌晚期广泛转移者，则失去手术机会，预后不佳，应以姑息性辅助治疗为主。这方面的循证医学证据不多，仍需更多研究进行分析。

（何国栋　刘超）

推荐阅读

［1］ REN L，ZHU D X，BENSON A B 3rd，et al. Shanghai international consensus on diagnosis and comprehensive treatment of colorectal liver metastases（version 2019）［J］. Eur J Surg Oncol，2020，46（6）：955-966.

［2］ XU J M，FAN J，QIN X Y，et al. Chinese guidelines for the diagnosis and comprehensive treatment of colorectal liver metastases（version 2018）［J］. J Cancer Res Clin Oncol，2019，145（3）：725-736.

［3］ 中国医师协会外科医师分会，中华医学会外科学分会胃肠外科学组，中华医学会外科学分会结直肠外科学组，等. 中国结直肠癌肝转移诊断和综合治疗指南（2020版）［J］. 中国实用外科杂志，2021，41（1）：1-11.

［4］ VAN CUTSEM E，CERVANTES A，ADAM R，et al. ESMO consensus guidelines for the management of patients with metastatic colorectal cancer［J］. Ann Oncol，2016，27（8）：1386-1422.

［5］ BENSON A B，VENOOK A P，AL-HAWARY M M，et al. Colon cancer，version 2.2021，NCCN clinical practice guidelines in oncology［J］. J Natl Compr Canc Netw，2021，19（3）：329-359.

［6］ NEWHOOK T E，VAUTHEY J N. Colorectal liver metastases：state-of-the-art management and surgical approaches［J］. Langenbecks Arch Surg，2022，407（5）：1765-1778.

［7］ NARITA M，OUSSOULTZOGLOU E，IKAI I，et al. Right portal vein ligation combined with in situ splitting induces rapid left lateral liver lobe hypertrophy enabling 2-staged extended right hepatic resection in small-for-size settings［J］. Ann Surg，2012，256（3）：e7-8.

［8］ 王晓颖，瞿旭东，许剑民，等. 肝静脉-门静脉联合栓塞术促进预留肝脏快速增生——结直肠癌肝转移转化切除新策略［J］. 中国实用外科杂志，2022，42（6）：672-679.

［9］ DUELAND S，SYVERSVEEN T，SOLHEIM J M，et al. Survival following liver transplantation for patients with nonresectable liver-only colorectal metastases［J］. Ann Surg，2020，271（2）：212-218.

［10］ KRON P，LINECKER M，JONES R P，et al. Ablation or resection for colorectal liver metastases？ A systematic review of the literature［J］. Front Oncol，2019，9：1052.

［11］ BRANDI G，DE LORENZO S，NANNINI M，et al. Adjuvant chemotherapy for resected colorectal cancer metastases：literature review and meta-analysis［J］. World J Gastroenterol，2016，22（2）：519-533.

［12］ DIXON M E B，GUSANI N J. Bilobar colorectal liver metastases：challenges and opportunities［J］. Ann Surg Oncol，2021，28（3）：1268-1270.

［13］ 中国医师协会外科医师分会多学科综合治疗专业委员会，中国抗癌协会大肠癌专业委员会. 结直肠癌肺转移多学科综合治疗专家共识（2018版）［J］. 中华结直肠疾病电子杂志，2018，7（6）：502-509.

［14］ 中国医师协会结直肠肿瘤专业委员会. 中国结直肠癌卵巢转移诊疗专家共识（2020版）［J］. 中华结直肠疾病电子杂志，2020，9（2）：115-121.

［15］ 中国医师协会结直肠肿瘤专委会腹膜肿瘤专业委员会. 结直肠癌腹膜转移诊治中国专家意见（2017）［J］. 中华结直肠疾病电子杂志，2017，6（5）：360-366.

第二十八章　伦　理

第一节　概　述

一、医学伦理学内涵与基本原则

(一) 医学伦理学内涵

医学伦理学是一门研究医学道德的科学,是运用一般伦理学原理,研究和指导医疗卫生领域的道德现象、道德关系、道德问题和道德建设的学说和理论。医学伦理学是医学与伦理学的交叉学科,属于应用伦理学的范畴,主要研究医德关系及其所反映的医德现象。

医学道德是医务人员的道德人格,是医务人员在长期的道德行为中形成和表现出来的稳定的心理状态。由于医学道德是人们在长期的医疗卫生服务活动中产生、积累和发展起来的,它具有很强的实践性与指导性。

医学伦理学主要回答医疗卫生领域中该不该、正当与否之类的问题,作出价值判断。医学和伦理学有着密切联系,两者的关系主要表现在三个方面:首先,医乃仁术。医学目的是要预防疾病、增进健康、解除病痛、提高生存质量,因此医学充满着丰厚的人文情怀。医学是以人的生命为对象的实践活动与知识体系,因此兼有自然科学和人文社会科学的特性。其次,在医学研究和医疗实践中形成并发展医学伦理思想。人类社会早期的医疗实践中就孕育着朴素的伦理思想。经过历史积淀和理性反思,医疗活动中所形成的道德认知和态度提高为相对稳定的医学道德观念和道德规范,约束医务人员、广大患者和其他利益相关方的医疗卫生行为,尽相应的道德义务和专业职责,弘扬医学职业精神。最后,医学伦理学需要动态回应现代医学研究和医疗实践引发的新的伦理挑战。如在肿瘤药物临床试验中,受试者面临不可预测的风险,必然涉及受试者权益保障问题,突出表现在受试者招募、知情同意、风险受益、隐私保护等方面,需要以伦理学理论为指导,严格规范伦理审查。

(二) 医学伦理基本原则

医学伦理基本原则是指医学道德的最一般的道德原则,是构建医学道德规范的最根本、最一般的道德根据,贯穿医学道德体系的始终。这些伦理基本原则为解决结直肠肿瘤的伦理问题提供指导。

1. 尊重原则　尊重原则要求医患双方应该互相尊重。医务人员尊重患者的生命权、人格权、自主权和隐私权,也就是医务人员应尊重患者的基本尊严和权利,凡涉及与医疗相关的行为都必须获得患者知情同意。通过尊重患者的知情同意,尊重患者的人格和尊严,保障患者的生命权,维护患者的自主权和隐私权。同时,患者也要对医务人员保持尊重,保证医患双方在诊疗中处于平等的位置,维持良好的医患关系和医疗秩序。尊重原则是构建良好医患关系的必要条件。

2. 不伤害原则　不伤害原则要求医务人员在诊治过程中,应尽量避免对患者造成生理和心理伤害。在医疗活动中,绝对的不伤害很难做到,如结直肠肿瘤化疗,虽能抑制肿瘤,但会对造血和免疫系统造成伤害。不伤害原则的伦理要求是将伤害降至最低限度,这对医务人员提出伦理要求:①树立不伤害的意识,在医疗活动中首先考虑不伤害患者,将不可避免但可控的伤害控制在最低限度;②权衡伤害和受益,对有危险或有伤害的医疗措施进行评估,只有当相对受益大于危险或伤害时,才符合不伤害原则。

3. 有利原则　有利原则要求医务人员的诊治行为应该保护患者利益、促进患者健康、增进其幸福。在《希波克拉底誓言》中,明确提出并阐明了"为病家谋利益"的行医信条。《日内瓦宣言》规定:"在我被吸收为医学事业中的一员时,我严肃地保证将我的一生奉献于为人类服务。""我的患者的健康将是我首先考虑的。"这些都体现了有利原则。

有利原则要求医务人员：①首先考虑患者的利益，做对患者有益的事，努力维护患者的生命健康，当患者利益与科学利益、医师利益发生冲突时，应该将患者的利益放在首位；②准确诊断、有效治疗，努力提高医疗业务能力，为患者提供最准确的诊断和最有效的治疗，通过高超的医疗技术提高患者的生存质量，满足患者的健康需求；③提供最优化服务，对利害得失全面权衡，选择受益最大、伤害最小的医学决策；④坚持公益原则，将有利于患者与有利于社会健康公益有机统一起来。

4. **公正原则** 公正原则要求医务人员合理分配和实现人们的医疗和健康利益，公正原则包括形式公正原则和内容公正原则。在医疗卫生领域，公正原则首先强调基本健康权人人平等，在基本医疗保健需求上保证人人应该同样享有。

公正原则要求医务人员：①公正地分配医疗卫生资源。既有分配宏观资源的建议权，又有参与微观资源的分配权，应该公正地运用自己的权利，尽力保证患者享有基本医疗和护理等平等权利；②平等待患，特别是对老年患者、年幼患者、残疾患者、精神患者等要给予足够的耐心和尊重；③站在公正的立场上，公正地面对医患纠纷、医疗差错事故，坚持实事求是。

二、伦理原则在结直肠肿瘤应用中的意义

结直肠癌是全球常见的恶性肿瘤之一，2020年我国结直肠癌总体发病率已跃升至恶性肿瘤的第二位，每年新增病例数达到55.5万例。医学的不断发展对医学伦理提出了更高的要求，而医学伦理的高要求又会推动着医学朝有利于患者及社会的方向不断前进。医学在发展过程中如果失去了伦理学的约束，一些医学技术可能会出现诸多伦理问题，因此从伦理学角度出发对不断发展的医学进行思考与约束具有重要意义。

(一) 提高伦理意识，应对结直肠肿瘤中的伦理问题

随着医学不断发展，医学新技术研发和应用冲击传统医德观念，引发棘手的伦理难题。如达芬奇机器人操作系统在结直肠手术应用中带来了"高技术 - 低情感"等伦理问题。面对复杂多样的结直肠肿瘤伦理难题，医师需要培养伦理分析论证能力，识别结直肠肿瘤中的伦理问题和困境，才能从容应对临床工作中的伦理问题。

(二) 实现医术医德良性互动，建立和谐的医患关系

医学服务的对象和目的是维护促进人的健康，医德高尚、医术精湛是实现这一医学目的的两翼，缺一不可。医患之间因为医学知识、看问题的角度等方面存在差异，容易产生一些问题与矛盾。如在中晚期结直肠癌坏消息告知中，患者家属出于保护性心理，要求医师隐瞒实情，医师面临保密与尊重患者知情权的两难选择。医务人员可以通过医德原则和规范来约束自身的言行，提高自身医德修养，有利于实现医术医德良性互动。

(尹梅)

第二节 结直肠肿瘤诊断中的伦理问题

一、筛查诊断可及性的伦理问题

(一) 常见问题

大多数结直肠癌患者确诊时已处于中晚期，治疗费用高、预后差、复发率高，导致我国结直肠癌医疗负担重。结直肠癌筛查可以使结直肠癌预防关口前移，有效防控恶性肿瘤。但目前我国早期结肠癌筛查率较低，公众在参与筛查的公平可及性上存在差异。

1. **筛查可及性** 我国地域辽阔，不同地区经济发展水平与医疗资源存在差异，导致公众参与结直肠癌筛查的可及性也存在差异。东西部地区、省会与县级城市之间都可能在结直肠癌筛查工作中存在差异性，医师技术水平参差不齐、人力资源及配套硬件设施分配不均、重视宣传的力度不同等情况，都会影响到结直肠癌筛查的可及性。

2. **医保可及性** 目前结直肠癌筛查仅有部分省市纳入医保报销范围，多数地区未考虑将其纳入医保，筛查者仍需自费进行检查。结直肠癌筛查是否纳入医保，将影响公众获得医疗资源的公平可及性，影响公众积极参与结直肠癌筛查的意愿。

(二) 对策建议

建议积极开展结直肠癌筛查的意义在于可以发现癌前病变和早期病例，从而早发现早治疗结直肠癌，减轻国家、社会和家庭的经济负担。

1. **促进地区间的公平可及** 我国在医疗卫生领域将大部分医疗资源投入在治病上，而忽视了预防"未

病"。在医疗卫生资源分配过程中,应重视疾病预防,加大预防领域的医疗卫生资源投入,从而提高对结直肠癌筛查的支持。经济与医疗水平较为落后的地区,国家应加大对结直肠癌筛查的支持力度,从人力、物力、财力多方面予以支持。

2. 扩大医保纳入范围 医疗保障体系应更加侧重向癌症早期筛查方向延伸,将早癌筛查纳入医保范围,分类报销,提高癌症筛查的普适性与公众参加筛查的积极性。这样不仅可以提高结直肠癌筛查率,发现早期癌症病变,从长期角度该举措可以节约大量医保资金。同时应积极探索商业保险支付模式在结直肠癌筛查中的作用,尝试探索商业保险与医疗保险的有机结合,覆盖不同人群的需求。

二、误诊的伦理问题

(一) 常见问题

结直肠癌由于早期症状缺乏特异性的临床表现,再加上患者自身因素及医源性因素,容易出现误诊情况。

1. 患者未给予足够重视 结直肠癌早期症状不明显且缺乏特异性,很容易被患者忽视,患者可能会将结直肠癌早期症状与便秘、慢性肠炎或其他胃肠道疾病混淆,自行服药治疗,掩盖真实病情。

2. 过度依赖诊断器械 在结直肠肿瘤诊断中,诊断经验不足的医师,容易忽视结直肠癌的微小病变。随着诊断技术的不断发展,医师常追求使用更为先进的诊疗器械,而忽视较为原始且经济适用的直肠指检。

(二) 对策建议

1. 加强公众宣教 应加强结直肠癌有关知识的宣传教育工作,提高公众对结直肠癌的重视,使其明确了解结直肠癌的高危因素及早期临床症状,以便在结直肠癌早期获得诊断并得到积极治疗。

2. 重视人文关怀 应加强医师的结直肠癌基础知识和临床实践技能培训,医师在使用新型诊断技术的同时,应加强与患者的情感交流。医师结合患者临床症状,既要发挥好结直肠镜的作用,也不要忽视直肠指检等检查手段,提高诊断准确率,避免发生误诊。

三、坏消息告知中的伦理问题

(一) 常见问题

当患者健康状况、诊断和预后的信息给患者及家属

的行为和情绪带来持续性的消极影响,即被认为是"坏消息"。对于医务人员来说,癌症坏消息告知比一般的疾病告知更加困难,特别是对于中晚期癌症的患者,是否告知及如何告知患者真实病情是医务人员面临的一个两难选择。

1. 家属倾向隐瞒真实病情 在临床实践中,患者享有对疾病知情的权利,医务人员有告知患者真实病情的义务。但受中国传统文化影响,虽然医护人员出于尊重患者知情权的义务应该将病情如实告知患者,但在临床实践中医师更多选择将"坏消息"首先告知患者家属,再由家属决定是否告知患者。家属大多担心患者难以接受患癌症的现实,不利于后续积极配合治疗,因此普遍存在患者家属对患者隐瞒真实病情的现象。大多数医护人员会尊重患者家属的选择,与家属商讨配合,在告知患者病情时用更为轻微的疾病代替癌症。

2. 隐瞒真实病情对患者不利 在当今的互联网时代,完全做到隐瞒病情并不容易,患者可能通过多种方式得知自己病情。患者一旦从其他途径得知真实病情后可能会出现激动、愤怒等情绪,不利于疾病治疗,这与隐瞒患者的初衷相违背。另外,使患者本人知晓真实的诊断和预后信息非常重要,了解所患疾病真实情况的患者依从性可能更高,在诊疗中听从医嘱,而不知情的患者,常以为出现的症状是"小问题",未加以重视而耽误了最佳的治疗时机。

(二) 对策建议

1. 采取因时制宜的个性化告知方案 随着患者知情权越来越受到重视,很多时候坏消息告知不再是讨论是否告知而是在于如何告知、什么时候告知。在告知结直肠癌患者真实病情时,应采用具体问题具体分析的方法。每位患者的性格、心理承受能力、信息理解能力及治疗情况的好坏均存在差异,医师应针对每位患者采用个性化的坏消息告知策略。结直肠癌早期患者,医师可以考虑直接告知真实病情以便尽早开展治疗。结直肠癌中晚期患者,应采取缓慢、间歇性告知策略。医师应该充分评估中晚期结直肠癌患者的心理承受能力,在坏消息告知时采取循序渐进策略,切忌在患者毫无思想准备的前提下直接告知"坏消息"。医师可以先通过暗示使患者意识到自己的病情不乐观,时刻关注患者的情绪变化并给予患者安慰与鼓励,待患者已经慢慢接受现实并有一定心理建设后再予以告知。另外,医师在告知患者"坏消息"时,应选择一个安静、保密的告知环境,并且尽可能让家属陪伴患者,会使坏消息告知的效果更佳。

2. 加强结直肠癌宣教 癌症是全球性的医学难题,癌症治疗困难、预后差、复发率高等原因,患者及家

属对癌症充满恐惧。患者及家属对结直肠癌的片面认识，使其产生了巨大的精神压力，不利于患者疾病的治疗。因此，医师在告知癌症患者及其家属真实病情时，不能仅简单地告知诊断结果和治疗措施，还应该加强结直肠癌有关知识的宣传教育，向患者及其家属介绍癌症机制和诊疗技术的最新动态，使患者及家属逐渐了解癌症、接受癌症、克服惧怕癌症的心理，激发患者及家属面对癌症的勇气和信心，能够帮助患者及家属明确治疗目的，更好地作出治疗决策。

（尹梅）

第三节 结直肠肿瘤治疗中的伦理问题

一、结直肠造口术的伦理问题

（一）常见问题

肠造口术是指通过外科手术，将一段肠管从腹腔拉出，使开口翻转缝于腹壁切口，取代肛门功能，解决患者排便问题，又称人工肛门。虽然随着医学技术不断进步，超低位保肛在一定程度上避免实施肠造口术，但是由于一些因素的存在，在直肠癌中仍常采用肠造口术进行治疗。

1. **患者心理问题** 肠造口患者术后存在心理与生理方面的诸多压力，严重影响患者生存质量。肠造口改变了原本由肛门排便的方式，并且由于缺少了肛门括约肌的控制作用，患者无法控制肠造口处的排便，导致患者容易产生病耻感。病耻感通常表现为自卑、焦虑、抑郁等负面情绪，影响患者的心理状态，虽然随着时间的推移，患者逐渐接受造口的现实，患者的负面情绪和心理问题也逐渐得到缓解，但这种改善的速度非常缓慢，对患者的身心健康与生存质量造成很大影响。

2. **患者生理问题** 肠造口患者由于自我护理技能尚未熟练，缺少全面的造口护理技巧，常因为不能正确掌握更换造口袋的技能、缺少饮食结构调整的经验，导致造口护理状况不佳易发生感染、营养不良等并发症，增加了患者自我照护难度，影响患者的生存质量及社交活动。

（二）对策建议

1. **及时了解患者的心理需求** 在制定手术方案时，医师应了解患者的精神状态及对肠造口的认知程度，告知患者整体手术概况及术前的注意事项，使患者对即将进行的手术与护理有整体了解与心理准备。术后医护人员应关注患者的心理变化，及时发现患者的不良情绪，并提供安慰、鼓励等心理疏导服务，减少患者因造口产生的羞耻感及排斥心理。

2. **指导患者掌握造口护理技巧** 术后初期，由于患者及家属尚未完全掌握造口袋的使用方法，漏粪、异味等问题不可避免。医护人员可以将造口袋更换技巧、造口护理步骤及注意事项等制作成科普读物或视频发放给患者，为患者护理造口提供正确的指导。在术后康复期，医护人员在患者出院后应及时跟踪患者的恢复情况，可采用电话回访等形式，了解患者在造口护理、放化疗、饮食、心理等方面的情况，并针对问题给予指导。

二、过度治疗的伦理问题

（一）常见问题

过度治疗是指医疗行业提供了超出患者个体和社会医疗保健实际需要的医疗服务。过度治疗产生的原因主要包括几个方面。

1. **患者及家属方面的问题** 恶性肿瘤患者及家属在选择治疗方案时，常过于重视消灭肿瘤，这种强烈根治肿瘤的期望，甚至影响医师扩大手术切除范围及放化疗适应证的选择。患者和家属病急乱投医，盲目相信高新医学技术和价格昂贵的药品。患者家属为挽救亲人生命、尽孝道等，虽然可能不确定治疗是否真的对患者有效，但是要求医师尽可能多用药、用好药。这些缺少客观理性的就医观念无形中也促使过度治疗的发生。

2. **医师方面的问题**

（1）自我保护心理：医患之间缺乏信任、医患关系紧张，导致医师对执业风险的防范意识有所增强，医师常为了避免产生医疗纠纷，向患者提供"宁可过之，唯恐不及"的治疗方案，少部分医务人员将多检查、多用药、多治疗作为自我防御的医疗措施。

（2）医德滑坡：个别医师医德低下，依靠专业优势和患者的无助，向患者推荐价格昂贵的治疗方案，或者诱导患者选择所患疾病并不明确需要的治疗措施以便为自己的科学研究提供便利。

（二）对策建议

1. **引导公众树立正确的疾病观** 应加强对癌症的

宣传教育工作,引导公众正确认识癌症,树立正确的疾病观、健康观及诊治观,使公众在就医过程中始终保持冷静,根据自身疾病实际情况理性选择治疗方式,走出疾病治疗的误区,减少过度治疗的发生。

2. 提高医者的医德修养

（1）坚持以患者的健康为中心：在选择治疗方案时医师应始终保持客观理性,站在患者角度切身思考,权衡疾病治疗的实际需要及患者经济条件,为患者提供最为合适的治疗方案,最大限度地保护患者的切身利益。

（2）坚持治疗适度原则：医师应摒弃一味地切除肿瘤的观念。已经治愈无望的癌症晚期患者,盲目消灭癌症会使患者承受更多的伤害与痛苦,医师应转变治疗观念,坚持治疗适度原则,并与家属积极商讨,采取可以减轻患者痛苦、提高生存质量的缓和医疗等治疗方法。

三、知情同意与共同决策的伦理问题

（一）常见问题

1. 知情同意的伦理问题　知情同意是指患者有权知晓自己的病情,并对医务人员采取的治疗措施予以决定的自主权。知情同意告知是保障患者健康权的一项重要前提,它直接体现了医师尊重患者的知情同意权,体现了医患间的和谐信任。知情同意书是医师在履行知情告知义务时的书面凭证。

在具体临床告知过程中,由于医务人员临床工作压力大、疏于与患者沟通、忽视知情同意、过分重视签署知情同意书等因素,存在部分医务人员选择以采用简单的告知形式替代与患者详细解释疾病和治疗方案。另外,由于医学知识的专业性,医护人员即使详细告知患者疾病治疗方案、治疗风险等信息,但未注意使用通俗易懂的语言加以简单化告知,患者及家属通常无法真正理解相关治疗信息。同时,患者知情同意是保障医患共同决策顺利开展的重要前提,在患者及家属未充分知晓与理解治疗方案利弊的情况下,患者及家属的选择更加依赖医师的判断,不利于医患共同决定的顺利开展。

2. 医患共同决策的伦理问题　医患共同决策是指医师运用医学专业知识,与患者充分讨论治疗方案、获益与风险等各种情况,并进一步考虑患者的价值观、倾向性及处境后,由医师与患者共同参与作出的、最适合患者的健康决策过程。随着患者自主性逐渐增强,患者逐渐参与到实际的临床决策过程中。

（1）患方因素的影响：目前结直肠癌的治疗方式主要包括手术治疗、放化疗、靶向治疗及免疫治疗等,每种治疗方案在副作用、并发症及医疗费用等方面存在差异,这给患者及家属参与共同决策增加了难度。

1）互联网信息误导：患者及家属除通过从主治医师处了解疾病的有关治疗方案外,还可能通过互联网搜索疾病有关的信息与治疗方式。但是互联网上的医疗信息准确性较差,真假难辨,很多患者无法对获取的医学信息进行对错的判断,容易被错误信息误导,这在一定程度上影响医患共同决策。

2）保护性医疗的影响：患者家属及医师虽然出于保护性心理,对患者隐瞒真实病情,但同时降低了患者在共同决策中的参与度,患者没有在临床决策中充分发挥自身的有效性,这对更好实现的医患共同决策产生了影响。

3）专业信息不对称：即使医师向患者详细告知各种治疗方案,但由于医学知识的专业性,患者对治疗方案的理解程度与医师仍存在差距,再加上我国医患关系比较紧张,患者及家属缺乏对医师的信任,也会影响医患共同决策。

（2）医方因素的影响：缺少充分的沟通时间。肿瘤科医师工作负担过重,无法为术前知情同意提供充裕的沟通与问题解答时间,导致知情同意效果不理想,患者及家属对疾病的知情程度未被充分满足,无法真正参与到疾病治疗方案的选择中,无法作出最适合患者的选择。

医师出于自我保护。由于恶性肿瘤治疗费用负担重,治疗效果因人而异,具有较大的不确定性,在医患关系紧张的情况下医师出于自我保护,不愿意与患者共同探讨详细的治疗方案,甚至不愿意明确表达自己的治疗建议。患者仅依靠医师提供的信息作出关于自己疾病诊断的判断,看似是医师尊重患者的自主权,然而实际上是医师并没有在医患共同决策中充分发挥专业作用。

（二）对策建议

1. 知情同意中的对策建议

（1）强化医师对知情同意权的重视：在临床治疗中,医师常因为忙于工作忽视了患者的知情同意权。医师应从患者的利益视角出发,考虑患者的心理及想了解的治疗信息,真心地尊重患者的知情同意权。医师只有充分认识患者知情权的重要性,才能为患者提供更为充分、可理解的治疗信息。

（2）提高医务人员沟通能力：医务人员的沟通能力对于保障患者知情同意有直接的影响,加强医护人员沟通技能培训可以使医务人员更好地履行告知义务。医务人员在执行知情同意告知过程中,应采取灵活变通的告知形式,可以选择口头告知一些常规、风险低的诊疗措施,但手术等对患者健康状况有重大影响的治疗措施需要签署知情同意书。但无论是采用口头还是书面告知形式,医患间的有效沟通交流是提高知情同意效果的重要保障。医患应在平等、互相尊重的前提下沟通交流,医务人员应尽量将专业的医学术语转变为通俗易懂的语言与患者进行交流,使患者充分理解医务人员告知内容,为医患共同决策做好铺垫。

2. 医患共同决策的对策建议

(1)增加沟通提供充分信息:西方医学之父希波克拉底曾说,医师有三件法宝——语言、药物、手术刀。语言是医患间有效沟通的重要保障,医师在沟通时想告知患者疾病治疗方案、了解患者的生活情况与心理状态,患者想通过沟通了解治疗方案并作出选择。在共同决策过程中,医师要加强与患者之间的沟通和交流,即使沟通交流时间有限,但掌握语言的沟通技巧,医患间的沟通效果将事半功倍。在治疗决策过程中医师应该为患者提供更充分的信息,鼓励患者作出最佳的选择。为有效避免医患对治疗方案未达成一致的情况,医师在沟通中应试图了解与评估患者对疾病的认知情况以及对治疗效果的期望,真正了解患者的想法,有效避免潜在的误解,为患者选择治疗方案提供充分且易懂的医学信息。

(2)适当干预患者的不当决策:尊重患者的自主权并不代表医师应该放任患者作出错误选择,当患者受某些错误信息误导,坚持选择不适合患者的治疗方案时,一个负责任、具有职业道德的医师应该坚决拒绝不合理的要求。如少数癌症患者受恐惧、悲观等消极情绪影响,可能会作出缺乏理智的决定,此时需要医师对患者进行心理安慰与理性劝说,提出更合理的专业建议,这是医师应尽的职责。

(3)重视共同决策的意义:医患双方应建立在平等与互相尊重的基础上开展共同决策。在临床治疗中,医师更加注重疾病治疗效果,患者不仅注重治疗效果还会考虑医疗费用等自身相关因素,医患双方在专业知识、理解能力、考虑内容等方面均存在差异,这在一定程度上妨碍了医患进行共同决策。为保证医患共同决策可以顺利进行,医师应充分告知患者可行的治疗方案,与患者充分讨论,全面考虑患者可能存在的顾虑,尽量用患者能理解的语言与方式解释较为深奥的医学知识。通过与患者的有效沟通,化解医患之间的意见分歧,最终制定医患双方皆认可,同时也是最合适患者的治疗方案。

四、达芬奇手术机器人的伦理问题

(一)常见问题

达芬奇手术机器人作为目前世界上先进的微创外科技术平台,医师可以通过操纵机器人的机械臂完成结直肠相关手术,实现微创和精准等效果。尽管达芬奇手术机器人优点众多,但在实际临床应用中仍存在一些伦理问题。

1. **隐私泄露风险** 人工智能的发展,增加了患者隐私泄露的风险,给患者隐私保护带来更高的挑战。手术机器人需要收集、储存及传输大量患者信息,包括患者基本信息、疾病信息、生物基因信息及手术过程中的信息等,而可以接触手术机器人中患者信息的人,包括医护人员、机器人维修人员、医疗机构中的信息技术部门人员等,构成复杂,这些环节大大增加了患者隐私泄露的风险。

2. **责任认定风险** 人工智能医疗器械不具有产生民事法律关系的主体资格,在手术过程中仅作为临床医师的辅助医疗器械。达芬奇手术机器人如果在手术中发生故障,将直接对患者的生命安全造成危害。但此类由机器人辅助的医疗损害在事故责任认定方面存在困难。虽然我国存在针对医疗损害进行责任划分的相关法律,但手术机器人参与下的医疗损害,责任在医师与机器人之间如何认定,目前尚无明确的法律规定。

3. **高技术低情感问题** 虽然达芬奇手术机器人在治疗中存在突出优势,但是该器械并不适用于每位患者。医师在为患者提供治疗方案时可能会存在唯技术论观念。医师出于对新技术的追捧,或谋求经济利益向患者积极推荐手术机器人,在介绍治疗方案时过分强调手术机器人的优势,忽略其背后可能存在医疗风险及医疗费用报销等问题。而患者对使用手术机器人后治疗效果的心理预期过高,当出现并发症等问题时,容易出现更多负面情绪,使医患关系恶化。

4. **对医师主体性地位的挑战** 目前手术机器人仅作为辅助医疗,医师仍在手术中保持主体地位。但是随着人工智能机器人不断进步,机器人在操作中具有更高的精确度与更低的失误率,且长时间手术也不会出现疲劳。随着人工智能机器人的逐渐普及,可能会出现医师过度依赖人工智能,导致医师技能低效化、部分医师的专业技能被机器人取代,这对医师的临床技能提出更高挑战。

(二)对策建议

1. **加强隐私安全管理** 在收集、管理与使用患者数据信息时,应采用如匿名化处理、加密储存等数据防泄露处理方法。有关责任单位应完善患者隐私安全管理制度、规范对患者数据的收集、储存及传输等操作流程,不断加强对相关人员的管理与培训,保证患者的隐私安全。按照国家网络安全等级保护制度,构建安全的网络环境,提高与患者隐私有关的信息基础设施与信息系统的安全防护能力,加强对信息盗取者的防范力度。

2. 加强立法与监管

(1)加强立法:为规范医疗人工智能的健康发展,应加强关于医疗人工智能的立法,明确医疗人工智能的责任划分体系,对医疗人工智能产品的研发者、生产者和使用者的责任进行清晰界定。随着最新《医疗器械监督管理条例》的公布以及《2021年医疗器械行业标准制修订计划项目》的印发,国家药品监督管理局陆续发布《人工智能医疗器械质量要求与评价》,这对于加强人工智能机器人监管、明确责任主体至关重要。

(2)加强技术监管:可追溯性在机器人技术的伦理与法律监管中至关重要,只有保证可追溯性才能让机器人的行为及决策全程处于安全监管之下。每个手术机器人应设置唯一的编码,详细记录手术机器人的研发者、生产者及经销者信息,在使用过程中也应详细储存使用者、维修者信息,生产商应定期对售出的手术机器人提供维修保养服务,定期检查手术机器人、不断升级机器人辅助系统,减少手术机器人发生技术故障的可能性。此外,应全程记录手术机器人的使用过程,当发生医疗损害时可以提供有效证据厘清责任主体。

3. 保持审慎理性的态度 医护人员不能只将目光放到技术所带来的巨大进步上,还必须具备冷静的态度去审视技术。在使用达芬奇手术机器人时,医师应保持严谨且理性的态度判断患者是否适合使用该技术,应综合考虑手术复杂程度、医疗硬件条件、患者身体状况及经济承受能力等因素,审慎、合理地使用手术机器人。让高新手术机器人为医师的技术本身服务,创造更大价值,最终让患者群体受益更大。

4. 坚持医师为主体提高诊疗质量 随着人工智能医疗器械的不断发展,医师的专业技术水平与医德修养面临着更高的挑战,需要医师始终坚持主体地位,不断提高临床诊疗水平与医德修养。医师具有机器人无法取代的一个重要优点——人文情怀的能力。机器人无法与患者进行有效沟通,更不会站在患者角度为患者着想,因此很难得到患者的信任。医师除具有高超的医学技术与丰富的实践经验外,可以与患者进行有效的沟通交流,了解患者的心理,发现患者的顾虑,可以权衡患者的多方面因素,为患者提供最适合的治疗方案。因此,医师和患者之间的互动是无法通过算法来复制的。医师应正确认识人工智能的本质,处理好人机关系,通过医师+人工智能提高诊疗质量,并为患者提供温暖的人文关怀与情感交流。

(尹梅)

第四节　结直肠肿瘤临床研究中的伦理问题

一、受试者招募方式的伦理问题

(一)常见问题

招募到合格的受试者是保证临床试验顺利开展的前提,但在临床试验招募过程中可能存在研究者使用诱导性语言诱骗受试者参加的情况。

研究者告知内容多为详细解释参加试验的获益,粗略或不告知试验中存在的风险。研究者多是通过发布招募广告的方式吸引受试者,在广告中常暗示试验的药物或技术有明确的疗效保障安全可靠,强调会给予患者免费的检查与治疗,或强调参与临床试验可获得经济补偿金。研究者通过上述诱导性的语言吸引受试者,多数受试者不能正确评估参与临床试验的风险与受益,易受到误导。

(二)对策建议

中国《药物临床试验质量管理规范》要求申办者在临床试验开始前必须提供试验药物的临床前研究资料,但是并没有对临床试验中的招募广告予以明确规定。中国国家药品监督管理局应加快制定有关受试者招募的政策,建立受试者招募质量管理体系,营造顺利实施临床试验的政策环境。在临床试验审查中,伦理委员会不仅应对临床试验方案与知情同意书进行严格审查,还应该加强对受试者招募广告及招募流程的伦理审查,防止出现诱导受试者参与临床试验的情况发生,从而营造公平公正的环境,保障受试者的权益。

二、受试者知情同意的伦理问题

(一)常见问题

知情同意告知时应满足完全告知、充分理解与自主选择三原则,但在临床研究中要真正做到患者充分知情与同意却存在困难。主要包括以下伦理问题。

1. 知情同意书流于形式 在临床试验中即使受试者签署了知情同意书也并不代表受试者真正知情且同

意。由于研究者与受试者在知情同意重视程度、文化水平、专业医学知识、理解能力等方面存在差异,可能存在受试者对告知信息理解不准确的情况,未做到真正知情。

（1）研究者信息告知不充分:研究者在获取受试者知情同意时可能出于刻意或其他原因导致告知患者的信息不全面,受试者未真正知晓临床试验的风险与受益。研究者与受试者之间缺少沟通,研究者照搬照读或直接让受试者自行阅读知情同意书,未给受试者留下充裕时间权衡考虑。

（2）患者未对知情同意加以重视:选择参与临床试验的受试者多为无钱医治或所患疾病目前缺乏有效治疗手段,这些受试者将临床试验作为最后的"救命稻草"。受试者相对于研究者、申办者处于弱势地位,受试者的关注重点仅在于能否成功地参加临床试验,忽视知情同意及风险受益的理性衡量。

2. 知情同意书不符合规范 知情同意书是保障受试者权益的关键,但是在临床试验中,知情同意书存在诸多问题,主要包括知情同意书副本未交给受试者;缺少伦理委员会联系方式;详述试验受益,忽略试验风险,未详细提供治疗和赔偿方案等;使用大量医学专业术语、英文缩写,或直接翻译国外设计的知情同意书,增加受试者理解难度;未写明购买保险的具体情况,如发生严重不良事件、不良事件时涉及的赔偿及处理办法等;未告知受试者可以随时退出药物临床试验等;另外,知情同意书签署大多数在诊室进行,未给予受试者充分的时间考虑。

（二）对策建议

1. 研究者应保证受试者充分知情 受试者充分知情同意是开展药物临床试验的关键步骤,知情同意书是受试者权益的重要保障。在临床试验中,研究者筛选受试者前应向受试者提供知情同意书。知情同意书的设计应符合伦理审查的各项要求,应采用通俗易懂的语言,向受试者详细告知试验的具体内容,应将参与试验可能面临的风险充分告知受试者,对受试者提出的疑问或顾虑耐心解答,给受试者提供充分的时间考虑。在保证受试者在充分知情的前提下,签署知情同意书。

2. 加强研究者培训明确研究者职责 在临床试验中研究者的观念与行为直接影响受试者的权益是否能够得到有效保障,因此应对研究者加强培训,使其明确自身的责任与义务。研究者应始终遵守《药物临床试验质量管理规范》的各项规定,严格执行由伦理委员会审查合格的临床试验方案,定期参加关于药物临床试验法律法规、指导原则、技术操作规范等专业知识的培训,明确知情同意过程中的规范与要求,提高对受试者知情同

意权的重视。申办者不仅要设计符合伦理审查要求的知情同意书,而且应从受试者视角出发进一步细化知情同意书逻辑内涵与价值表达,确保知情同意书中公平公正地体现信息、理解、自愿三要素。

3. 加强对知情同意书的伦理审查 知情同意书是保障受试者权益的关键,作为保障受试者权益的重要组织,伦理委员会应严格审查知情同意书及知情同意过程。伦理委员会应着重审查知情同意书设计是否存在缺陷、签署是否规范、签署过程是否合规等方面。具体审查重点主要包括研究者告知时的环境是否在安静、私密;是否给予受试者充足时间考虑;是否详细讲述试验中的风险、试验过程、替代疗法和补偿措施等;是否写明试验过程中受试者受到损害时的治疗措施和赔偿等具体实施细则;是否告知受试者可以随时退出试验;内容是否通俗易懂,适合受试者理解等。

三、受试者医疗与保护的伦理问题

（一）常见问题

1. 伦理委员会审查能力参差不齐 伦理委员会存在伦理审查不到位,监管能力不足,重视审查临床试验设计方案,忽视试验开始后的持续跟踪审查等问题。伦理委员会的独立性是相对的,以医院行政领导和内部专家组成为主,有时会受医院整体利益或领导意见的影响。在实践中各伦理委员会的审查能力常与委员会人员水平有重要关联,容易出现不同伦理委员会对同一临床试验审查结果不一致的现象。

2. 责任保险问题 在临床试验中存在不可避免及难以预测的风险,因此当受试者出现不良反应等损害时相关的保险赔偿是保护受试者的关键。目前在临床试验中关于受试者赔偿主要存在以下问题。

（1）保险覆盖率低及赔付标准不明确:大多数保险条款中规定,临床试验预期范围内的毒副作用不在赔偿范围内,但何种程度的毒副作用才被视为超出试验预期缺乏明确标准。

（2）无权威机构或第三方裁定机制:在判断受试者遭受损害与试验的相关性中,容易出现"可能相关""可能无关"的情况,保险责任主体的赔付责任难以明确,导致受试者无法得到合理赔偿。

（二）对策建议

1. 加强伦理委员会建设与审查能力 重视医院伦理委员会的发展,关注伦理委员会工作的独立性与能力建设。加强对伦理委员会委员的伦理培训,不断提高委

员的资质和伦理审查知识与技能。强化临床试验中的跟踪审查,根据临床试验中的风险程度设置跟踪审查频率,组织专家及委员定期或不定期对临床试验项目进行实地跟踪访查。

2. 合理赔付受试者

(1)完善临床试验保险的法律法规:应制定关于药物临床试验中发生损害时的具体赔偿细则,依据与临床试验的关联程度、受试者遭受损害的严重程度等条件设置不同等级的赔偿标准。

(2)建立第三方损害评定机制:评定受试者受到的损害与临床试验的相关性是一项非常专业且复杂的工作,在受试者损害评定过程中,应该由具有权威资质的第三方专业机构进行评定,评定的内容涉及损害的严重程度、损害与临床试验的相关性以及具体的赔偿标准,应保证评定结果客观、公平、公正。

四、受试者隐私保密的伦理问题

(一)常见问题

隐私权是一项基本的人格权利,在临床试验中申办者、研究者都应对受试者的隐私予以尊重和保护。但是在临床试验中存在申办者、研究者忽视受试者隐私权,受试者也缺乏对自身隐私的保护意识。从招募、筛选、访视,到数据的采集、储存等临床试验环节都会涉及受试者的隐私信息。受试者的隐私信息主要包括身份信息,如姓名、签名、身份证号等;医疗信息,如疾病诊疗方案、血型、家族遗传疾病及受试者的基因信息等。受试者隐私泄露后可能面临如受到歧视、遭遇不公平对待、损害尊严等不良后果。

(二)对策建议

1. 加强伦理委员会审查 伦理委员会应发挥伦理审查作用,对临床试验全过程予以监督,对涉及受试者隐私信息及保密的措施严格审查。一旦发现受试者隐私面临被泄露的风险,应立即要求责任方采取措施纠正风险、弥补疏漏,加强对患者隐私的安全管理;已经发生患者隐私泄露的情况,应要求责任方依法承担责任或予以赔偿等。

2. 加强参研人员的管理与培训 申办者、研究者都具有保护受试者隐私的责任与义务,加强受试者隐私保护是维护受试者尊严的体现,有助于增加受试者对参研人员的信任,积极配合临床试验。申办者、研究者需尊重受试者隐私,接受系统的医学科技伦理的教育培训,增强参研人员对受试者隐私保护的意识。

(尹梅)

推荐阅读

[1] 王明旭,尹梅,严金海,等.医学伦理学[M].2版.北京:人民卫生出版社,2015:5-7,70.

[2] 王明旭,赵明杰,边林,等.医学伦理学[M].5版.北京:人民卫生出版社,2018:6,34-37.

[3] 刘宗超,李哲轩,张阳,等.2020全球癌症统计报告解读[J].肿瘤综合治疗电子杂志,2021,7(2):1-13.

[4] 钟瑜琼,王晓敏,刘星.癌症坏消息告知中的伦理困境及其对策探讨[J].中国医学伦理学,2021,34(9):1182-1187.

[5] 唐咏,郑小雯.亲属对癌症患者病情告知行为和态度的质性研究[J].医学与哲学,2019,40(17):26-29.

[6] 杨群草,李瑞华,张昊,等.肠造口患者自我感知的质性研究[J].中国医学伦理学,2021,34(5):599-603.

[7] 王锡山.恶性肿瘤的"治疗过度"及"治疗不足"[J].中华结直肠疾病电子杂志,2016,5(1):95-97.

[8] 李玲,邵军.对癌症患者过度医疗的原因与对策探讨[J].中国医学伦理学,2013,26(3):349-351.

[9] 洪霞.医患共同决策[J].协和医学杂志,2018,9(3):277-280.

[10] 高峰,黄媛媛,魏智民,等."共同决策"模式初探——以恶性肿瘤治疗为例[J].医学与哲学,2017,38(8):1-4.

[11] 刘宇.手术机器人革新意义与伦理风险并存[N].中国医药报,2021-01-14(4).

[12] 刘丹,周吉银.人工智能医疗器械伦理挑战的对策[J].中国医学伦理学,2020,33(7):863-867.

[13] 周吉银,刘丹,曾圣雅.人工智能在医疗领域中应用的挑战与对策[J].中国医学伦理学,2019,32(3):281-286.

[14] 张正付,沈玉红,李正奇.我国药物Ⅰ期临床试验受试者招募及管理存在的问题[J].中国临床药理学与治疗学,2012,17(5):481-484.

[15] 谢江川,郭薇,谢林利,等.药物临床试验知情同意过程中的常见问题及对策[J].中国医学伦理学,2021,34(7):835-838.

[16] 吴薇,年宏蕾,李天佐.药物临床试验知情同意书伦理审查意见分析[J].医药导报,2021,40(8):1141-1145.

[17] 郑庆恩,许重远.国内外临床试验保险实施现状研究[J].医学与哲学,2020,41(4):56-59.

[18] 刘丹,周吉银.临床科研项目受试者隐私保护的伦理审查[J].中国医学伦理学,2021,34(10):1306-1310.

第二十九章　心理治疗

第一节　结直肠癌患者的常见心理问题

结直肠癌是发生于结肠和直肠的恶性肿瘤,大部分患者接受手术治疗、化疗或联合放疗,结直肠癌的治疗结果是治愈或缓解,但伴随着诊疗过程,潜在的晚期和长期并发症常会影响结直肠癌患者的生存质量。长期随访、健康维护和生活方式改变仍然是结直肠癌幸存者护理的重要组成部分,过程之中通常需经历一系列医疗、实际和社会挑战,影响其精神健康。许多结直肠癌幸存者都经历过躯体和心理健康问题。研究表明,与没有癌症的同年龄匹配的个体相比,结直肠癌幸存者的身心生存质量较差。虽然问题和症状在前 3 年最为突出,但治疗的长期影响可能持续存在,包括焦虑、抑郁、对复发的恐惧、负面的身体意象、疲劳、睡眠困难等。

一、抑郁和焦虑症状

(一) 主要表现

结直肠癌患者由于诊断以及疾病带来的身体和社会变化而经历心理压力,增加了焦虑、抑郁的风险。《国际疾病分类第十一次修订本》(international classification of diseases 11th revision, ICD-11)中对焦虑的定义是指不局限于特定情境的担心负性事件会发生的预期性焦虑,伴有心悸、震颤、发抖、出汗、口干等交感神经过度兴奋症状。在结直肠癌患者中焦虑症状主要表现为对治疗效果、治疗过程、疾病预后的过度紧张和担忧,对不确定性的预期焦虑。ICD-11 中对抑郁的总体定义和诊断表现为抑郁心境或愉悦感的丧失,伴有认知、行为或自主神经性症状,并对个体功能水平产生影响。在结直肠癌患者中最为普遍的抑郁症状是情绪低落、感到疲倦、精力减退、入睡困难或睡眠维持困难。

(二) 发生率

焦虑抑郁症状在结直肠癌幸存者中较为常见,症状的发生率在完成治疗 1 年后仍保持稳定。一项综述表明,结直肠癌患者抑郁的发生率为 1.6%~57%,焦虑的发生率为 1.0%~47.2%。美国流行病学研究中心的一项研究发现,13% 的结直肠癌患者在诊断后 3~6 个月出现了中度到重度的抑郁症状。医院焦虑抑郁量表(hospital anxiety and depression scale, HADS)对英格兰南部结直肠癌患者诊断后 1 年的研究发现,19% 的患者表现为显著的焦虑症状,14% 的患者表现为显著的抑郁症状。中国香港一项研究中,在确诊后的 12 周内以及 3 个月和 12 个月对结直肠癌患者的进行焦虑抑郁随访,结果表明大多数患者(65%~67%)表现为弹性轨迹,而部分患者表现为恢复(13%~16%)或延迟痛苦(10%~13%)轨迹,少数患者(7%~9%)表现为慢性痛苦轨迹。田俊等调查了中国癌症患者焦虑和抑郁的患病率,采访了 1 217 例各种癌症类型的患者,其中包括 103 例结直肠癌患者,HADS 用于评估焦虑和抑郁状态,由此产生的抑郁和焦虑患病率分别为 54.4% 和 2.9%。部分结直肠癌患者表现为长期的焦虑抑郁症状。澳大利亚的一项关于结直肠癌幸存者的研究发现,显著痛苦(即焦虑、抑郁症状和躯体化)的发生率在诊断后 2 年为 40%,诊断后 5 年为 42% [18 项简明症状量表(brief symptom inventory 18, BSI-18)]。日本的另一项研究发现,37% 的结直肠癌幸存者在术后平均 40 个月后中表现出显著的抑郁症状,8% 的患者表现出显著的焦虑症状(HADS)。

二、创伤后应激症状

(一) 主要表现

结直肠癌诊断是一种无法控制的创伤性压力源,涉及实际的或感受到的死亡威胁以及对身体完整性的威胁,引发恐惧、无助和恐慌,其治疗过程可能需要面临一系列急性和长期的挑战,包括手术治疗、化疗、放疗、免疫治疗和激素治疗及其相关的副作用(如疼痛、身体形象受损、疲劳、胃肠道症状等),以及由疾病治疗而导致的并发症,治疗完成后还要进行反复监测和检查等创伤的反复暴露和提醒。同时,预后的不确定性也成为潜在的预期压力源。相当一部分过渡到癌症幸存者状态的患者面临对复发和残留挥之不去的恐惧。癌症的诊断和治疗对个体及其支持网络提出了一系列躯体、情感和社会需求,结直肠癌幸存者有更高的风险出现创伤后应激症状(posttraumatic stress symptom,PTSS),其典型症状包括与创伤性事件有关的闯入性症状、持续回避与创伤性事件相关的刺激、与创伤性事件有关的认知和心境方面的负性改变、与创伤性事件有关的警觉性或反应性有明显的改变。

(二) 发生率

癌症相关创伤后应激障碍的发生率为 0~35%,最常见于 10%,更大比例的幸存者支持 PTSS(16%~56%),这通常被定义为至少两个 B-D 症状簇。Abbey 及其同事的荟萃分析回顾了 25 项癌症相关创伤后应激障碍(posttraumatic stress disorder,PTSD)的研究,使用自我报告创伤后应激障碍症状测量的研究得出了临床显著症状水平的患病率估计,从 7.3%(95%CI:4.5%~11.7%)到 13.8%(95%CI:9.5%~19.6%),使用更严格的临床医师 PTSD 结构化诊断访谈调查得出的终身患病率估计为 12.6%(95%CI:7.4%~20.7%),当前患病率估计为 6.4%(95%CI:4.1%~9.9%)。另外,10%~20% 的癌症患者可能会出现 PTSD 的亚综合征水平。

三、癌症复发恐惧

(一) 主要表现

癌症复发恐惧(fear of cancer recurrence,FCR)是影响癌症幸存者的最常见和最痛苦的问题之一。FCR 被定义为与癌症复发或进展的可能性有关的恐惧、紧张或担忧,其特征为对身体感觉或躯体症状的高度关注和高度警觉性,以发现复发迹象,以及与癌症复发相关的持续担忧、恐惧和焦虑。除对身体症状的过度警觉外,重度 FCR 还可能导致其他功能失调的行为模式,包括避免特定情况和过度自我检查行为,这可能会限制其规划未来的能力,并可能导致许多计划外的医师预约,通过去医院、诊所进行检查或致电医师、其他卫生专业人员来寻求保证。FCR 的认知加工模型将缺乏信息(与复发风险和对症状的误解有关)、对担忧的无益信念(如担忧帮助我应对,我的担忧对我来说是危险的)和有问题的信息加工方式(如思虑)确定为导致 FCR 加重的原因。与健康相关的焦虑的认知-行为模型表明,对不确定性的不容忍是一个特别突出的认知因素,已被证明会持续加剧焦虑。除认知外,经历更多健康相关焦虑的患者更有可能采取行为策略减少焦虑,如从他人寻求安慰。FCR 在一定程度上反映了个体死亡焦虑的水平,在中国传统文化影响下,中国人群对死亡的态度通常是避免谈及,对死亡焦虑的话题具有集体回避性、禁忌性和潜隐性等特点,但人们对死亡的恐惧和害怕情绪不会因回避或禁忌而消失。最近的一项研究发现,回避死亡话题的个体的死亡焦虑显著高于那些可以自由讨论死亡话题的个体。

(二) 发生率

结直肠癌幸存者对癌症复发的恐惧是常见的,即使在诊断多年后常规随访护理已经结束,FCR 仍然是一些结直肠癌幸存者的一个重大问题,尤其在年轻的结直肠癌幸存者中甚至在治疗完成后几十年内 FCR 更频繁,即使在与良好预后相关的幸存者中也是如此。一项关于青少年和青年癌症幸存者 FCR 的系统评价报告显示,FCR 患病率估计值差异很大,为 31%~82.5%。少数针对结直肠癌幸存者 FCR 的研究显示,FCR 患病率为 4%~85%。约 1/3 的结直肠癌幸存者在术后 5 年经历了高水平的 FCR,患者最担心的是患上另一种癌症(64.5%),其次是疾病复发(61.8%),然后是未来的诊断测试(40%),15% 患者有相当多或很多关于癌症复发和患上另一种癌症的担忧。国内学者的一项对结直肠癌化疗患者 FCR 现状研究发现,结直肠癌化疗患者的 FCR 处于较高水平,在各维度中"触发因素"与"功能障碍"得分最高,结直肠癌化疗患者的 FCR 与家庭坚韧力得分呈负相关,家庭坚韧力水平较高的患者能够从家庭成员得到更多支持和情感激励,帮助患者建立战胜疾病的勇气和信心,从而缓解 FCR。

四、病耻感

（一）主要表现

病耻感是从癌症诊断到治疗并逐渐恢复的过程中癌症幸存者经历的社会心理问题之一。病耻感一词通常代表耻辱和缺陷，它会导致个体被歧视和贬低，从而被贴上不光彩或社会耻辱的标签。病耻感可分为社会病耻感自我病耻感。社会病耻感是指社会公众对患者持有的歧视性态度。自我病耻感是指个体因疾病或身体缺陷导致的羞愧、恐惧、自卑、自身价值否认等负性情感体验。病耻感被认为会导致进一步的心理困扰、社会孤立，对患者的治疗结果、生理状况、心理健康和社会功能产生不利影响。一些结直肠癌幸存者进行结肠造口术或回肠造口术，这可能使患者迅速出现厌恶和羞耻反应并限制社交互动，与没有造口的直肠癌幸存者相比，有造口的直肠癌幸存者更多感到病耻感。同时，结直肠癌幸存者可能难以适应身体限制、角色改变（如丧失工作能力）和性功能改变，所有这些都可能增加病耻感。

（二）发生率

据估计，癌症患者的病耻感患病率为 13%~80%。超过 30% 的癌症幸存者对癌症有消极的态度和刻板的看法，约 10% 的患者因为癌症经历了社会歧视。最近的一项荟萃分析中，较高的癌症病耻感与男性、低收入、症状的严重程度、焦虑抑郁、较差的生存质量、身体形象受损、低自尊、更多的自责、更差的自我效能、更多的社会约束、更频繁的干扰性想法、更严重的对情绪表达的矛盾心理和较低的医疗满意度相关。结直肠癌幸存者尿失禁和其他排便相关问题可能导致身体意象紊乱和生存质量降低，随机效应模型获得的综合结果显示，较高水平的癌症病耻感与严重的身体形象受损相关。国内学者的一项住院癌症患者病耻感的调查研究发现，癌症患者的病耻感处于中等偏上水平，较高的病耻感与社交回避和心理苦恼相关，患者担心被歧视而不愿公开病情，避免正常的人际交往，自我隐瞒程度越高患者心理苦恼程度越高。

（刘伟志　张卫　尹叶锋）

第二节　结直肠癌患者心理问题的影响因素

许多因素被认为是预测心理问题的重要因素，本节从人口学因素、临床因素及个人脆弱性因素三个方面阐述结直肠癌患者心理问题的主要影响因素。考虑更多风险及保护因素，为更好地识别易感人群、帮助制定更加适合结直肠癌患者需求的干预措施提供参考。

一、人口学因素

（一）性别

不论是行造口术还是经自然腔道取标本手术（natural orifice specimen extraction surgery，NOSES），经历手术后的结直肠癌患者，无论男性患者还是女性患者，社会心理适均存在显著障碍。但与女性患者相比，男性患者的社会心理适应评分显著降低，研究表明男性患者的负面情绪更多。并且有研究表明，结直肠癌女性患者的自我表露评分明显高于男性，这可能与女性更倾向于获得安全感、在自我表露中感到亲密感、发泄与表达与女性角色的社会认同之间的联系有关，而男性的社会角色大多与勇敢、坚定和稳定有关。这也与 Vlassoff 的理论一致，女性比男性更容易接受现状。但也存在不一致的结论，

一项关于美国的结直肠癌的纵向研究表明，经过手术之后不同性别的患者心理健康无显著差异。也有研究表明，随着时间的推移，女性的心理健康状况有所改善，而男性的心理健康在 5 年内没有变化。男性盆腔相对狭窄，体内切除、标本提取、直肠残端闭合、体内吻合等操作难度大，易损伤周围血管组织，影响血液循环。这些不利因素增加了男性患者进行 NOSES 的难度，延长了手术时间，进一步增加了术后渗出的发生，这也在一定层面解释了为什么男性的心理会受到更大影响。

尽管性别对结直肠癌患者心理问题的影响存在不一致的结论，但结直肠癌患者的社会心理问题必须定期监测，医疗保健相关部门应根据其需要量身定制护理方案。结直肠癌患者的护理和社会心理干预应考虑性别特定问题并进行调整。

（二）年龄

据世界癌症研究中心 GLOBOCAN 2020 数据库显示，结直肠癌已经成为排名第三的最常见的癌症，占总体癌症发病的 10%，同样也是继肺癌后排名第二的导致癌症死亡的主要原因。而随着生育率和死亡率的下降，人口老龄化问题日益严重，结直肠癌的患病风险也随着

年龄的增长呈指数增长；另外，年龄越大的患者也会面临更多的基础疾病及并发症，而中等年龄层作为家庭中的顶梁柱又承担着绝大部分的经济压力。从这些层面来讲，年龄与结直肠癌患者心理问题的出现存在相关性。但现有文献虽然支持年龄是心理问题出现的影响因素，但在到底对哪一年龄层的影响最大方面没有达成一致意见。在伊朗进行的一项研究发现，与年轻的造口术患者相比，40 岁以上的患者心理压力更大问题（OR：2.77）。但也有研究表明，更年轻的结直肠癌幸存者对生存质量的影响更大。其中另一项针对德国结直肠癌幸存者的纵向研究发现，相对于一般人群，较年轻的患者（诊断时年龄<60 岁）在诊断后 10 年内始终报道情绪功能的降低。相比之下，老年直肠癌幸存者（诊断时年龄≥70 岁）的情绪功能在诊断后的前 5 年与对照组没有差异，在诊断后 10 年变得比对照组差。不一致的结论可能是由于被试的选择、样本量或关注的科学问题不同。尽管各项研究在这一问题上没有得出统一结论，但年龄对结直肠癌患者心理问题的影响重要性不容忽视。

（三）受教育程度

一般来说，受教育程度越低，患者面临的心理问题会越多。文化程度越高患者越容易采取积极的应对方式。在受过高等教育的人群中存在更高的适应性，这可能与以下事实有关：受教育程度越高的患者拥有更广泛的信息获取方法，更强的理解和适应性，并且更善于学习相关的造口护理知识和技能。对于大多数人来说，关于结直肠癌的信息和知识显然是不足的、零散的，甚至是根本不存在的。2022 年，北京市某乡村居民结直肠癌防治核心知识知晓率为 76.0%，文化程度高、本人曾患恶性肿瘤或有恶性肿瘤家族史都是知晓结直肠癌防治知识的积极影响因素。同样针对中国社区居民的调查表明，结直肠癌知识是结直肠癌筛查意愿的影响因素，对结直肠癌筛查意愿具有积极的促进作用。知识缺乏导致大部分人对结直肠癌轻视，认为该病并不严重，也正是这种明显的知识缺乏及其潜在风险导致结直肠癌的低筛查率。这同时提示上级机构需要重视定期筛查，做好癌症的二级预防，这有助于早期发现癌性肿瘤，以便更好地治疗和提高存活率。

（四）社会经济状态

身心健康与人们的社会经济地位和生活方式息息相关。在癌症患者中，低社会经济地位与高心理问题的出现有关。家庭平均月收入高的患者自我披露水平较高，因为人均月收入较高的患者经济负担较轻，无须担心成本，心理负担较轻，更愿意谈论自我表达和与疾病

相关的话题。似乎越来越多的人一致认为，社会经济地位是通过影响人们的生活方式而影响身心健康。生活方式也被认为与心理健康有关，与健康生活方式的人相比，通常生活方式不健康的人的心理健康状况更差。例如，据报道，吸烟等危险行为与心理健康状况不佳有关。同时一项来自日本的大规模横断面研究表明，患有严重心理问题的个体较少参与结直肠、胃和肺等癌症的筛查。受教育程度较低的个体，这种关联性更强。因此，政策制定者和医疗保健行业应重点关注该类人群的癌症筛查，提高筛查率。

二、临床因素

（一）确诊时长

疾病阶段与心理健康结果的关系很少在长期结直肠癌幸存者中进行探讨。一项研究发现，晚期疾病阶段可以预测结直肠癌诊断长达 5 年后的高痛苦。还有研究表明，接受诊断超过 12 个月的结直肠癌患者有更多的创伤性压力、侵扰和过度警觉症状出现。癌症分期、疾病复发和诊断后的时间与创伤后成长（posttraumatic growth，PTG）相关，尽管关联的强度和方向因癌症类型和性别而异。研究表明，与Ⅰ/Ⅱ期幸存者相比，Ⅲ/Ⅳ期癌症幸存者获得中高程度 PTG 比率更低。现有研究结论与人们的预想假设一致，确诊时间、癌症分期与心理健康呈负相关。确诊时间更长和Ⅲ/Ⅳ期的癌症幸存者，在治疗过程中更应将心理治疗作为辅助治疗，医护工作者加强日常鼓励与关心，帮助患者重建信心，从而提高治疗效果。

（二）造口状态

关于造口状态的研究得出了不同的结果。几项对长期直肠癌幸存者的研究发现，患者的情绪功能与造口状态无关。但也有研究表明，手术后平均 11 年的直肠癌幸存者，有永久性造口患者的心理健康状况比没有造口患者的对照组更差。造口与心理健康的关系同样受到并发症的影响，如与健康相关的生存质量已被证明在造口患者中受损，尤其是容易渗漏或伴有造口旁疝等并发症的患者。2017 年 Pia Näsvall 团队将 711 例接受腹会阴切除术的直肠癌患者作为试验组，275 例接受前切除术的患者作为对照组，结果发现造口患者的心理健康（$P=0.007$）、身体形象（$P<0.001$）和情绪功能（$P=0.003$）较差，疲劳（$P=0.019$）和食欲减退（$P=0.027$）在造口组中也更为突出。NOSES 利用自然腔道作为标本输送途径，最大限度地发挥了现有腹腔镜平台优势，同时避免

了腹部辅助切口。近年来,多项前瞻性随机临床试验证实,NOSES 具有术后疼痛轻、恢复快、美容效果好等优点。在治疗过程中患者自己的经验很重要,而这方面的知识可以在患者选择不同治疗方式时提供指导。

(三) 并发症

一般来说,术后并发症对患者的身体和角色功能具有显著的影响,尤其是老年患者。并发症严重程度对结直肠癌患者的无病生存期和 OS 都有显著影响。并发症会协同其他因素共同对患者心理健康产生影响,如与健康相关的生存质量已被证明在造口患者中受损,尤其是容易渗漏或伴有造口旁疝等并发症的患者。并发症可以预测心理问题的发生,尤其要关注术前存在基础疾病的患者,在手术前临床需要注意合并症的治疗,行择期手术,积极控制危险因素,尽量缩短手术时间,尽可能降低术后并发症的发生率。

(四) 肿瘤位置

在手术过程中,低肿瘤位置会导致吻合部位的高张力水平,这将导致血液供应不足。此外,吻合部位骨盆区域狭窄,手术野暴露困难,吻合技术难度大。这些不利因素增加 NOSES 的难度,延长手术时间,进一步增加术后渗出的发生。虽然肿瘤位置证明与手术难度、术后恢复有关,但并没有研究进一步证实肿瘤位置与结直肠癌患者心理健康的关系。肿瘤位置和治疗相关因素尚未被发现有可以预测长期直肠癌幸存者的情绪功能,下一步可针对这一层面深入探讨,厘清肿瘤位置与心理健康的关系,从而为结直肠癌患者开展靶向治疗提供参考。

三、个人脆弱性因素

(一) 人格

人格与自身情绪、心理健康密切相关。对情绪、情绪性人格特质和情绪信息加工过程的早期研究发现,情绪与人格特质具有紧密联系,情绪性人格特质(包括外向性与神经质、积极情绪性与消极情绪性、压抑与感受性、临床不显著的抑郁症状、特质性焦虑及特质性愤怒/敌意)在两种可能的模型(调节模型和中介模型)中,都对情绪状态和情绪信息加工造成了影响。调节模型认为,情绪性人格特质会调节情绪引起的情绪一致信息的加工过程。中介模型认为,情绪性人格特质是情绪的前置变量,通过让个体产生不同的情绪从而影响情绪信息加工。同时低自我效能预示理社会适应能力较低。

在精神疾病方面,研究者普遍认为人格特征会影响各种精神障碍治疗的过程和有效性。

个性化癌症医学在结直肠癌治疗中变得越来越重要。特别是靶向治疗,个体治疗反应之间存在巨大差异。由于人格特质不同,患者对于疾病的态度及恢复也不同。一项探讨结直肠癌患者人格特质特征与术后抑郁、焦虑症状关联性的研究表明,结直肠癌术后患者越外向,其抑郁、焦虑症状越轻;越神经质,其抑郁、焦虑症状越严重。不仅在术后,性格外向、情绪稳定的直肠癌患者术前同样倾向采用积极的应对方式。

(二) 心理弹性

心理弹性通常被描述为一种结果,更具体地说,是个人对困难生活状况的反应和成长的心理社会结果。2021 年发表的一篇系统综述证实,大多数结直肠癌患者表现为中等水平的心理弹性。事实上,在某些情况下,结直肠癌患者的心理弹性略高于一般人群样本报告的水平。值得注意的是,Çakir 等发现,结直肠癌患者的心理弹性水平(平均值为 76.68,$n=103$)高于 Solano 和 Neto 在普通人群中观察到的水平(平均值为 75.4,$n=103$)。也有研究表明,结直肠癌患者的心理弹性较低,并且低于其他癌症患者,如乳腺癌患者。这让人们质疑,是因为结直肠癌患者的生存率明显低于乳腺癌患者,还是因为患者有更多的支持性护理需求未得到满足,患者对未来的希望不大。但还是有很多研究证实,大多数结直肠癌患者对未来抱有积极的态度和信心。因此,尽管被诊断为癌症,但其表现出很高的韧性。

患者的经济状况、自我同情、热情、警觉性、年龄较大和男性性别被发现会影响心理弹性。心理弹性与社会支持、希望、精神和身体负担、生存质量和创伤后成长有关。然而,这些关联中的大多数因素是在采用横断面设计的研究中报道的,因此无法提供有关这些关系如何随时间变化的信息。这些涉及心理弹性的研究表明,在治疗中采用专注于思想和情感的策略,以及提供有关癌症和自我保健技能的实用信息,可能有助于患者识别和利用自己的优势,建立自我保健能力,以及提高应变能力。

(三) 应对方式

癌症是一种压力性的生活事件,会对身体、心理、社会、财务和精神产生广泛的负面影响。结直肠癌患者在治疗之前、期间和之后的焦虑、抑郁、压力和绝望水平很高。因此,应对是克服压力性身体和心理社会负面结果的重要因素,应对策略的学习有助于提高癌症诊断后患者的生存质量,减轻对个人生活的影响。应对是指个人面对压力因素和管理情绪的能力。较低水平的乐观和疾病接受度以及较高水平的无助等心理因素可以预测长期结直肠癌幸存者的情绪健康以及焦虑和抑郁症状。2022 年 Vargas-Román 团队发表的综述表明,在结直肠癌患者中使用应对策略作为常规癌症治疗的补充方法,显著改善了患者的抑郁、焦虑、自我效能和痛苦症状,并提高了患者的生存质量。一些研究发现了有利于应对策略使用的因素,包括社会支持、积极的自我对话以及精神支柱和信仰。婚姻状况和性别等社会人口统计学因素会影响结直肠癌患者的心理应对。社会经济地位也是影响患者如何应对结直肠癌的一个变量。

癌症患者最常用的应对策略是得到情感支持、坚强和自力更生,并从事分散注意力的活动,其他方法包括行为脱离、否认、发泄、自我分心、物质使用、接受和幽默。2019 年的一项研究探讨了正在接受手术治疗的结直肠癌患者的应对方法,患者正在使用以问题为中心,以情绪为中心和以意义为中心的应对策略。应对策略的学习可以减少结直肠癌患者的痛苦、抑郁和焦虑,提高生存质量。与这些患者一起战斗的医疗保健专业人员,尤其是护士,应该接受这一补充治疗的培训。未来需要进一步研究来确定对这一患者群体最有效的应对机制。

(四) 亲密关系与社会支持

与他人的互动和提供足够支持对于帮助癌症患者管理疾病至关重要。结直肠癌患者同样需要社会支持,包括来自最亲近的亲属和就诊医疗保健专业人员的信息和情感支持,针对现在并为未来做准备的交流和对话可以减轻患者的负担。有研究从 1986—1988 年中国吸烟与人口死因调查数据库中选取 23 个城市作为研究地区,30~79 岁女性作为研究对象,分析结直肠癌死者丈夫的吸烟史与结直肠癌病死率的关系。结果发现,家庭二手烟暴露可能是女性结直肠癌的重要危险因素。家庭成员行为、情感的支持对结直肠癌患者的生命意义感、生存质量有重要影响。大多数结直肠癌患者从亲人和医疗保健专业人员身上获得了社会支持或一些干预方式。根据呈现的结果来看,社会支持似乎有助于患者识别和利用个人资源,并且与更高的心理弹性水平相关。事实上,提供的支持并不能保证帮助患者。未来的研究应该描述与癌症相关的信息以及所提供的支持包括哪些类型的内容,这可以帮助世界各地的医疗保健专业人员为结直肠癌患者提供其想要的社会支持。

(贾砚璞 尹叶锋)

第三节 结直肠癌患者的心理治疗

越来越多的临床医师认识到,对于许多幸存者来说癌症经历并不止于治疗结果,治疗完成之后许多幸存者仍有挥之不去的问题,可能会影响其生活的各个方面,包括躯体(疼痛、疲劳、泌尿或肠道问题、性功能障碍),心理(害怕复发、身体形象困扰),社交(失业、人际关系改变),存在主义危机(失去自我意识或自尊、改变生活意义和目的)或财务担忧等。此外,癌症患者可能预先存在影响其应对癌症能力的心理或精神疾病,癌症幸存者使用药物治疗焦虑和抑郁的可能性约是没有癌症个人病史的成年人的 2 倍。未能识别和治疗癌症患者的焦虑和抑郁会增加其生存质量恶化的风险,以及疾病相关性死亡率和发病率的风险。对表现出焦虑或抑郁症状的患者进行筛查和早期有效的治疗,不仅对患者和幸存者本身而言有可能降低癌症的经济和人际关系成本,而且对关心他们的人来说也是如此。

《美国成人癌症焦虑和抑郁管理指南》(以下简称《指南》)建议在整个护理过程中定期评估所有癌症患者的抑郁和焦虑症状,应使用经过验证的、已发布的措施和程序进行评估,并且根据症状水平和补充信息,建议使用不同的治疗途径。

一、焦虑症状的筛查、评估和治疗路径

遵照《指南》推荐,在结直肠癌诊断之后定期(治疗后 3 个月、6 个月和 12 个月)以及必要时采用 7 项广泛性焦虑障碍量表对焦虑症状进行筛查。广泛性焦虑症(即多重过度担忧)可能表现为担忧或恐惧。尽管对癌症的担忧可能对许多人来说是普遍的,但广泛性焦虑症的担忧或恐惧可能与实际的癌症相关风险不成比例(如过度害怕复发、担心多重症状或与当前治疗或疾病无关的症状),广泛性焦虑症会使患者对生活中的一系列其他非癌症话题和领域感到担忧。7 项广泛性焦虑障碍量表测试项目包括感到紧张/焦虑/烦躁、无法阻止/控制忧虑、忧虑过多、难以放松、焦躁不安、容易烦躁/易怒、害怕,每个条目采用 0~3 计分(0 分:完全没有;1 分:几天;2 分:一半以上;3 分:几乎每天),结果以 7 个条目的分值相加的总分计算,将 5 分、10 分、15 分分别作为轻度、中度、重度焦虑的分界点。其中 0~9 分为无/轻度症状,10~14 分为中度症状,15~21 分为重度症状。

根据目前的症状学水平是否符合《精神障碍诊断

与统计手册》(*The Diagnostic and Statistical Manual of Mental Disorders*,*DSM-5*)诊断、主要生活领域功能障碍的程度、是否存在危险因素等制定干预建议,采用阶梯式护理模式。轻度到中度焦虑的患者,可以选择的低强度的干预,包括心理教育、主动监测、基于认知行为治疗的自我放松训练等支持性护理措施。中重度或重度焦虑的最佳管理,可考虑采用认知行为疗法(cognitive behavioral therapy,CBT)进行个体心理治疗或适应性放松治疗、药物干预或心理联合药物治疗。选择抗焦虑药物时应考虑药物的不良反应、治疗的耐受性、与其他现有药物相互作用的可能性、对先前治疗的反应和患者的偏好,应告知患者药物的任何潜在副作用,尤其是使用苯二氮䓬类药物治疗焦虑需要谨慎,长期治疗时会增加药物滥用和依赖的风险,并与包括认知障碍在内的不良影响有关。

谨慎和避免威胁刺激的倾向是焦虑症状的基本特征,患者不遵循可能有帮助的转诊或治疗建议是很常见的。因此建议治疗患者焦虑时,每个月1次进行焦虑症状随访直至症状消退:①评估对个体或团体心理治疗、社会心理转诊的依从性,以及对治疗的满意度;②评估药物治疗的依从性,患者对不良反应的担忧,以及治疗对症状缓解的满意度;③如果症状得到控制,焦虑的主要环境来源不再存在,可以考虑药物减量,其中苯二氮䓬类药物通常需要更长时间进行减量;④如果依从性较差,评估并构建一个计划来规避障碍,或讨论具有较少障碍的替代干预措施;⑤治疗8周后,若依从性较好,但症状减轻、治疗满意度较差,调整治疗措施(如增加心理或药物干预,更换特定药物,如团体治疗无效,可采用个体心理治疗等)。治疗小组应向所有患者及其家属告知有关焦虑及其治疗的支持、教育和信息,以及需要向医师或护士求助的具体症状或症状恶化情况。

二、抑郁症状的筛查、评估和治疗路径

遵照《指南》推荐,在结直肠癌诊断之后定期(治疗后3个月、6个月和12个月)以及必要时采用9项健康问卷(patient health questionnaire-9,PHQ-9)对抑郁症状进行筛查。首先使用PHQ-9中前2个项目进行初始评估,以判断患者是否出现兴趣缺失、沮丧或无助(情绪低落)。若评分指示患者存在兴趣缺乏或抑郁情绪,则需完成PHQ-9完整条目评测。PHQ-9对美国*DSM-5*中9项抑郁症状诊断标准进行评分,从0分(根本没有)到3分(几乎每天都有)。9项得分相加得到总分,评分1~7分为无或轻度症状评分,8~14分为中度症状,15~19分为中重度,20~27分为重度症状。中度或更严重症状患者应接受进一步的诊断评估,以确定是否存在抑郁症的诊断。

遵照《指南》应为轻度抑郁患者提供支持性的护理服务,对中度抑郁情绪患者提供低强度的干预措施包括基于CBT指导的个人自助(包括行为激活和问题解决)、基于CBT的抑郁团体治疗、心理社会干预、结构化的体育活动计划或酌情的药物治疗。中重度或重度抑郁症状的患者采用高强度的干预措施,包括心理治疗(基于CBT指导的个体心理治疗和人际关系治疗)、药物治疗或心理联合药物治疗。

考虑有抑郁症状的患者通常缺乏必要的动机遵循转诊或遵守治疗建议,需每2周或每个月1次对患者抑郁症状进行随访,直至症状缓解:①评估个体或团体心理治疗、社会心理转诊的跟进和依从性,以及对这些服务的满意度;②评估药物治疗的依从性,患者对副作用的担忧,以及对症状缓解的满意度;③如果依从性较差,评估并构建一个计划来规避障碍,或讨论具有较少障碍的替代干预措施;④治疗8周后,如果依从性良好,但症状缓解和治疗满意度较差,调整治疗过程(如增加心理或药物干预;改变特定的药物治疗;如果团体治疗无效,可参考个人心理治疗)。

结直肠癌幸存者抑郁焦虑症状的支持性护理应为患者和家属提供以下教育信息或资源:①癌症背景下压力和焦虑的常态性;②特定的减压策略(如渐进式肌肉放松);③信息支持/资源(患者图书馆、可靠的网站);④在机构或社区为患者和家庭提供支持性护理服务(如专业领导的团体、信息讲座、志愿者组织);⑤提供财政支助(如住宿、交通、保健/药品福利);⑥关于焦虑障碍的迹象和症状及其治疗的信息;⑦关于睡眠卫生和疲劳自我管理的信息;⑧其他非药物干预的信息(体育活动、营养)等。

《指南》建议若患者存在对自己或他人造成伤害的风险,严重的抑郁症或焦虑症,或存在精神病症状则应立即转诊至精神科医师、心理医师或经过专业训练的医师。

三、癌症幸存者心理痛苦管理

NCCN使用"心理痛苦"一词来降低癌症患者对心理问题的羞耻感和尴尬感,提高癌症患者及医师对心理问题的接纳度。心理痛苦被定义为一种多因素的、不愉快的心理(如认知、行为、情感)、社会、精神和/或身体性质的体验,可能会干扰患者对癌症、躯体症状和治疗的有效应对能力。心理痛苦是一个变化连续体,从常见的、正常的情绪状态(脆弱、悲伤和恐惧),到可能导致缺陷的严重问题,如抑郁、焦虑、恐慌、社会孤立和存在主义和精神危机。早期评估和筛查心理痛苦有助于及早

和及时地处理精神困扰,从而改善医疗管理。《NCCN 癌症临床指南:心理痛苦的处理》提出了一种有效提供心理社会健康服务的模式,可在任何社区肿瘤学实践中实施:①筛查心理痛苦和社会心理需求;②制定并实施治疗计划以满足这些需求;③参考社会心理护理所需的服务;④重新评估,适当调整计划。

(一) 癌症幸存者心理痛苦的筛查

《NCCN 癌症临床指南:心理痛苦的处理》中推荐了心理痛苦温度计(distress thermometer,DT)和问题列表两种快速筛查工具。DT 的使用方法类似于视觉模拟痛觉评分,0 分代表没有心理痛苦,10 分代表极度心理痛苦,指导患者根据最近 1 周内的经历选择相应的刻度。DT 评分≥4 分视为具有临床意义,需进一步查看问题列表确定造成患者心理痛苦的具体问题。问题列表共包含 39 个条目,分为实际问题、家庭问题、情绪问题、精神或宗教问题和躯体问题五个方面。DT 在不同癌症类型、不同语言文化和国家的癌症患者研究中均显示出良好的灵敏度和特异度。

(二) 癌症幸存者心理痛苦的干预

如果患者具有轻度心理痛苦的症状(DT 评分<4 分)由初级肿瘤小组(肿瘤科医师、护士、社会工作者)常规管理,按照《NCCN 癌症临床指南:心理痛苦的处理》中可预期的心理痛苦症状进行干预。可预期的心理痛苦管理包括对未来的恐惧和担忧、对疾病的关注、因失去健康而悲伤、愤怒、感觉生活失去了控制、睡眠不足、食欲减退、注意力不集中、贯注于疾病、死亡、治疗和副作用等想法、对社会角色的担忧(如母亲、父亲)以及对精神或灵性的关注。对轻度心理痛苦的干预首先要建立信任,初级小组及患者要承认癌症是一个独特的挑战,痛苦是正常的和预期的,能够向医护人员表达痛苦有助于减轻患者的痛苦并建立信任。团队需要确保为患者提供社会支持,提供或告知社区支持资源,如支持小组、电话会议和帮助热线等。干预后再次评估,如症状减轻或稳定,则由初级小组继续提供支持性干预,如症状持续或加重则按照中重度心理痛苦处理。

如果患者具有中重度心理痛苦的症状(DT 评分≥4分),需根据患者的具体问题性质转诊至心理卫生、心理咨询、心理医师等专业人员进行干预。干预措施包括认知行为疗法、支持性心理治疗、心理教育干预、家庭和夫妻治疗、药物干预、补充和/或整合疗法、社会工作及辅导服务。其中,认知行为疗法干预措施包括练习放松技巧,增强解决问题的能力,识别和纠正与感觉有关的不准确的想法;支持性心理治疗旨在灵活地满足患者不断

变化的需求;心理教育干预是指为有特定心理障碍或身体状况的人提供教育,如向癌症患者提供有关压力管理和健康生活(如营养、锻炼)信息等;以意义为中心的团体心理治疗,旨在帮助患者维持或增强意义和目的感,也被证明可以减少晚期癌症患者的心理压力。

(三) 创伤后应激症状的评估与干预

结直肠癌幸存者的 PTSS 的评估推荐使用初级保健 PTSD 初筛量表(primary care PTSD screen,PC-PTSD)和基于 DSM-5 的 PTSD 筛查问卷(PTSD checklist for DSM-5,PCL-5)两种工具。PC-PTSD 是一个 4 条目的筛查量表,主要用于初级卫生保健机构,特别是医师和时间资源相对有限的条件下。该量表涵盖了重复体验、情感麻木、回避和高警觉性四个维度,以是或否为应答,总分 0~4 分,总分≥3 分认为具有临床意义。PC-PTSD修订版增加了负性情绪和认知改变的条目,总分 0~5分,界值为 3 时仍具有良好的灵敏度和特异度。PCL-5包含 20 个条目,涵盖创伤重复体验、回避、负性情感及认知改变、警觉性增加等四个维度症状,采用 0~4 级评分,总分 0~80 分,总分 33 分及以上认为具有临床意义。PCL-5 可以用于量化症状的严重程度,并可用于监测治疗的反应。临床医师还应评估症状对患者日常生活、记忆、注意力、睡眠和自我护理的影响,还应评估患者并发抑郁、自杀意念、乙醇和药物使用以及持续的环境压力,以更好地进行针对性干预。

具有临床意义的 PTSS 干预和处理应由专业的心理健康从业人员进行,创伤后应激障碍《澳大利亚指南:PTSD 的预防和治疗(第 3 版)》指南推荐使用各种以认知和行为为导向的心理疗法,包括创伤聚焦的认知行为治疗(trauma-focused cognitive behavioral therapy,TF-CBT);眼动脱敏与再加工疗法(eye movement desensitization and reprocessing,EMDR);延长暴露疗法;认知加工治疗(cognitive processing therapy,CPT)和认知疗法。其中延长暴露疗法基于情绪加工理论假设,认为恐惧在记忆中是一种认知结构,可以通过改变这种结构从而减轻恐惧的症状,达到治疗 PTSD 的效果。PE 疗法包括以下步骤:①关于创伤常见反应的教育;②呼吸再训练;③重复进行创伤记忆的延长想象暴露。EMDR 被认为是治疗PTSD 的一种有效方法,在治疗中指导患者眼球在视野内追踪治疗师手指移动,同时想象创伤的某个场景,该方法通过随意眼球运动使创伤记忆的建构重新洗牌,从而使创伤事件失去其强大的创伤性。EMDR 已被证实能够有效减少做噩梦、创伤性闪回、闯入性负性思维和回避行为。

(尚志蕾 邱群 尹叶锋)

推荐阅读

［1］ PENG Y N,HUANG M L,KAO C H. Prevalence of depression and anxiety in colorectal cancer patients:a literature review［J］. Int J Environ Res Public Health,2019,16（3）:411.

［2］ KNAPP S,MARZILIANO A,MOYER A. Identity threat and stigma in cancer patients［J］. Health Psychol Open,2014,1（1）:2055102914552281.

［3］ 雷爱民 . 论当前中国内地民众的死亡焦虑之特点［J］. 中国医学伦理学,2017,30（10）:5.

［4］ SMITH D M,LOEWENSTEIN G,ROZIN P,et al. Sensitivity to disgust,stigma,and adjustment to life with a colostomy［J］. J Res Pers,2007,41（4）:787-803.

［5］ EARLE C C,CHRETIEN Y,MORRIS C,et al. Employment among survivors of lung cancer and colorectal cancer［J］. J Clin Oncol,2010,28（10）:1700-1705.

［6］ BALMER C,GRIFFITHS F,DUNN J. A qualitative systematic review exploring lay understanding of cancer by adults without a cancer diagnosis［J］. J Adv Nurs,2014,70（8）:1688-1701.

［7］ CHO J,CHOI E K,KIM S Y,et al. Association between cancer stigma and depression among cancer survivors:a nationwide survey in Korea［J］. Psychooncology,2013,22（10）:2372-2378.

［8］ YILMAZ M,DISSIZ G,USLUOĞLU A K,et al. Cancer-related stigma and depression in cancer patients in a middle-income country［J］. Asia Pac J Oncol Nurs,2019,7（1）:95-102.

［9］ GRANT M,MCMULLEN C K,ALTSCHULER A,et al. Gender differences in quality of life among long-term colorectal cancer survivors with ostomies［J］. Oncol Nurs Forum,2011,38（5）:587-596.

［10］ 孟祥寒,李强,周彦榜,等 . 恐惧管理理论的争议及其对死亡心理研究的启示［J］. 心理科学进展,2021,29（3）:492-504.

［11］ HORNE R M,JOHNSON M D. Gender role attitudes,relationship efficacy,and self-disclosure in intimate relationships［J］. J Soc Psychol,2018,158（1）:37-50.

［12］ LORANT V,DELIÈGE D,EATON W,et al. Socioeconomic inequalities in depression:a meta-analysis［J］. Am J Epidemiol,2003,157（2）:98-112.

［13］ ZAMAN R,HANKIR A,JEMNI M. Lifestyle factors and mental health［J］. Psychiatr Danub,2019,31（Suppl 3）:217-220.

［14］ 魏骅,尤吾兵 . 传统伦理文化的根由——儒家文化对死亡认识的四个维度［J］. 学术界,2012（11）:65-73.

［15］ LIU Z Z,THONG M S Y,DOEGE D,et al. Prevalence of benefit finding and posttraumatic growth in long-term cancer survivors:results from a multi-regional population-based survey in Germany［J］. Br J Cancer,2021,125（6）:877-883.

［16］ ZHOU S C,PEI W,LI Z J,et al. Evaluating the predictive factors for anastomotic leakage after total laparoscopic resection with transrectal natural orifice specimen extraction for colorectal cancer［J］. Asia Pac J Clin Oncol,2020,16（6）:326-332.

［17］ LINNEKAMP J F,WANG X,MEDEMA J P,et al. Colorectal cancer heterogeneity and targeted therapy:a case for molecular disease subtypes［J］. Cancer Res,2015,75（2）:245-249.

［18］ 孙富云,王维鹏,张会会,等 . 结直肠癌术后患者人格特质与抑郁、焦虑症状的关联性［J］. 山东大学学报（医学版）,2021,59（7）:91-96.

［19］ SIHVOLA S,KUOSMANEN L,KVIST T. Resilience and related factors in colorectal cancer patients:a systematic review［J］. Eur J Oncol Nurs,2022,56:102079.

［20］ PHELPS A J,LETHBRIDGE R,BRENNAN S,et al. Australian guidelines for the prevention and treatment of posttraumatic stress disorder:updates in the third edition［J］. Aust N Z J Psychiatry,2022,56（3）:230-247.

第三十章 结直肠癌营养治疗

第一节 肠外与肠内营养

一、结直肠癌营养不良发生率

根据2022年2月国家癌症中心发布的全国癌症统计数据(2016年登记资料),结直肠癌新发病例为40.8万例,上升到恶性肿瘤发病率的第二位,死亡病例为19.6万人,排在肿瘤死亡病例的第四位,均呈现持续上升趋势,诊疗形势严峻。有研究报道,50%的结直肠癌患者可出现体重减轻,20%出现营养不良。营养不良可导致结直肠患者错过最佳手术时机、减弱辅助治疗效果、延长住院时间、增加患者经济负担,并导致患者并发症发生率和病死率升高。因此,结直肠癌患者的营养治疗已成为其多学科综合治疗的重要组成部分。营养治疗贯穿于结直肠癌患者治疗全程,与手术治疗、放化疗、靶向治疗和免疫治疗一样,是一线治疗。合理、有效地提供营养治疗对改善结直肠癌患者的预后及生存质量至关重要。

二、结直肠癌营养风险筛查和营养不良评估

营养支持治疗在围手术期的作用十分重要,其实施需要依据患者术前的营养风险筛查评估结果。美国肠外肠内营养学会(American Society for Parenteral and Enteral Nutrition,ASPEN)和欧洲肠外肠内营养学会(European Society for Parenteral and Enteral Nutrition,ESPEN)发布的 *Guidelines for the provision of nutrition support therapy in the adult critically ill patient* 和 *Practical Guideline:Clinical Nutrilon in Surgery* 两个指南均建议术前进行营养风险筛查。营养风险筛查是由医护人员实施的简便的筛查方法,用以决定是否需要制定或实施肠外肠内营养支持计划。营养风险筛查2002(nutrition

risk screening 2002,NRS 2002)评分>3分的患者进行术前7~10天营养治疗能够降低患者并发症发生率及缩短住院时间。目前能够采取正规营养筛查程序的医院并不多,规范和引导结直肠外科医师进行术前营养筛查,加强医师对营养评估的认知很有必要。

结直肠癌患者需要在入院48小时内进行初始的营养筛查,如患者身体状态较差或已存在严重营养不良则需要进行全面的营养筛查和评估以制定精准的营养支持方案。目前营养筛查和评估的常用工具包括主观全面评定(subjective global assessment,SGA),微型营养评定(mini-nutritional assessment,MNA),患者参与的主观全面评定(patient-generated subjective global assessment,PG-SGA)以及NRS 2002等。SGA内容包括详细的病史与身体评估参数,分为A(营养良好)、B(轻度或中度的营养不良)、C(严重营养不良)三个等级。MNA较SGA更适合用于老年患者营养风险评估。PG-SGA是在SGA的基础上发展而来,是为肿瘤患者创建的特异性营养状况评估方法,由患者自我评估和医务人员评估两部分构成,该评估方法的优势在于既能定性评价又能定量评价,可对营养不良肿瘤患者进行早期干预。NRS 2002在临床运用最多,是欧洲临床营养和代谢学会(ESPEN)*Practical Guideline:Clinical Nutrilon in Surgery* 推荐的营养筛查方法,评分内容包括疾病的严重程度、营养状态受损程度及年龄三个方面,最终的评分总和>3分即可认为具有营养风险,需要进行营养治疗。无论采取哪一项评估方法,目的都是及时筛查有营养风险的患者,给予营养治疗使临床结局能够明显改善。

三、结直肠癌围手术期营养治疗途径

结直肠癌围手术期营养治疗方式包括营养教育、口

服营养补充（oral nutritional supplement，ONS）、肠内营养（enteral nutrition，EN）和肠外营养（parenteral nutrition，PN）等方式。能经口进食的营养不良或存在营养不良风险患者，营养治疗推荐首选营养咨询和ONS。ONS是指当膳食提供的能量、蛋白质等营养素在目标需求量的50%~75%时，应用EN制剂或特殊医学用途配方食品进行口服补充的一种营养支持方法。研究表明，ONS对加速伤口愈合、增加患者体重、缩短住院时间、改善生存质量及降低术后并发症发生率均有积极作用。无法经口进食或ONS无法满足目标量的患者，应先通过管饲进行EN，当EN仍无法达到能量及蛋白质目标量时可联合应用PN。如果无法实施EN或营养需要量较高，以及希望在短时间内改善患者营养状况时，则尽早开展PN。EN管饲途径包括鼻胃十二指肠管、鼻空肠管、胃或空肠造口等，具体途径的选择取决于疾病情况、喂养时间长短、患者精神状态及机体胃肠道功能状况，临床应根据实际情况进行选择。鼻胃管置管技术简单，符合人体生理，方便早期开始营养治疗，绝大多数患者都能适用，只有当喂养难以耐受或患者有高吸入风险时才选择幽门后置管。应用鼻胃管或鼻肠管时间>4周，会导致鼻部黏膜糜烂、鼻窦炎、食管溃疡或梗阻等潜在并发症。因此对喂养时长>4周患者合理选择通过内镜、放射线辅助或手术行胃造口、空肠造口置管，进行EN。结直肠癌患者主要的营养治疗途径是ONS，如果不能经口进食或合并吻合口漏可选择PN。结直肠癌合并肠梗阻患者通常选择PN，部分患者可行肠梗阻支架置入，梗阻缓解后可行EN。

四、加速康复外科理念下结直肠癌肠内营养和肠外营养

EN是经胃肠道提供代谢需要的营养物质及其他各种营养素的营养治疗方式。EN的途径包括口服和管饲两种，其中经导管输入包括鼻胃管、鼻十二指肠管、鼻空肠管和胃空肠造瘘管。能经口进食的营养不良或存在营养不良风险结直肠癌患者，除增加经口饮食外可提供ONS对ONS无法达到目标量或无法经口进食患者，可通过管饲进行EN。临床研究分析结果显示，EN对加速伤口愈合、恢复机体组成、增加患者体重、降低术后并发症发生率和再入院率、缩短住院时间、改善生存质量均有积极作用。

PN是指经静脉为无法经胃肠道摄取营养物或摄取营养物不能满足自身代谢需要的患者提供包括氨基酸、脂肪、糖类、维生素及矿物质在内的营养素，以抑制分解代谢、促进合成代谢并维持结构蛋白的功能。所有

营养素完全经肠外获得的营养支持方式称为全肠外营养（total parenteral nutrition，TPN）。当EN不能满足需求时，部分能量和蛋白质需求由PN来补充的混合营养治疗方式称为补充性肠外营养（supplemental parenteral nutrition，SPN）。应根据患者的临床状况或个人情况来选择提供适合的营养治疗方式，合理的PN能满足患者对能量和蛋白质的需求，调整氮平衡状态，促进蛋白质合成，能有效改善患者的营养状况，降低并发症发生率，改善患者的临床结局。

加速康复外科（enhanced recovery after surgery，ERAS）理念强调外科、麻醉、护理、营养等多学科协作，对围手术期处理的临床路径予以优化，从而减少围手术期应激及术后并发症，缩短住院时间，促进患者康复。ERAS注重结直肠癌患者营养不良的诊疗以及合理选择恰当的营养方式。术前合并营养不良的患者建议给予营养支持7~10天（口服和/或PN）。结直肠癌术后建议尽快恢复正常饮食，口服辅助营养素是重要的营养补充方法。ERAS理念下结直肠癌患者更加推崇EN。结直肠癌患者营养治疗方式的选择也应遵循"只要肠道有功能，就该充分利用"这一原则。Hopkinson等发现术前口服糖类联合术后早期ONS或EN有助于改善术后氮平衡及缓解胰岛素抵抗。存在结直肠癌肠梗阻，EN无法耐受的患者应该及时给予PN。肠道有功能，患者可以EN时，使用PN存在较大的争议。目前临床研究结果显示使用PN的患者对比使用EN的患者可能会出现更高的感染概率，更长的住院时间以及更高的费用，因此近年来多数指南推荐有肠道功能的患者更应该使用EN。但是近期部分学者研究发现，PN导致感染的原因为过度喂养，并非PN本身。同时临床上许多患者由于疾病或治疗的原因，EN常难以达到机体每日的实际需要量，造成机体能量或蛋白质的不足。一项大样本、单中心随机对照试验发现，结直肠癌患者术后早期EN的同时进行SPN可以有效减少术后并发症。目前，在临床上当EN不能满足患者的能量和蛋白质需要时，通过PN提供不足部分的能量及蛋白质已得到ESPEN发布的医院内营养等指南的认可，但在实施PN时应避免过度喂养造成感染。

结直肠癌患者EN适应证：①术前患者根据营养评估结果，以营养不良五阶梯治疗为原则，给予营养不良患者饮食、ONS或完全肠内营养（total enteral nutrition，TEN）。并且在术后24小时内继续给予EN支持。②术前营养评估正常患者，试验性给予EN以评估患者的耐受情况，防止术后由EN不耐受导致腹胀、腹泻等并发症。③手术顺利的患者，清醒后应用清流质饮食耐受后，可尽早应用EN。结直肠癌患者围手术期应采用以

ONS 为主的 EN 治疗策略,并且可以延续至出院后 3~6 个月,直至完成辅助放化疗。

结直肠癌患者 EN 禁忌证:①无法耐受 EN 导致的腹胀、腹泻等消化道并发症的患者;②术前存在消化道出血及梗阻等并发症的结直肠癌患者,术前营养治疗需选择 PN;③术后出现肠梗阻的患者;④术前经过新辅助治疗、术中伴有肠管损伤、术中长时间暴露肠管、术后血流动力学不稳定的患者,因肠功能受损,术后应暂缓给予 EN,待肠功能恢复后再给予 EN,防止并发症的发生;⑤术后出现胃排空延迟的患者需要及时更换 EN 的应用途径,避免导致呕吐误吸等并发症的发生;⑥术后出现吻合口漏但术中未行保护性造口的患者,早期引流治疗阶段应以 PN 为主。

EN 实施过程中需注意以下问题:①选取合适的 EN 途径。鼻胃管是目前临床上最常用的 EN 途径,其优点为方便置入、创伤性小,预期 EN2~3 周的患者,可优先选择鼻胃管。误吸高风险的患者,可选择幽门后置管。而需长期 EN(时间>4 周)的患者,无相对禁忌证及取得家属同意的基础上更加建议选择经皮内镜下胃造口。②选取合适的 EN 输注方式。非重症的结直肠癌患者建议以低速、低浓度、间歇式逐渐增量的方式进行 EN,而重症患者建议进行持续 EN;③选择合适的 EN 配方。肠道功能正常的患者,可以选用标准型整蛋白配方。而合并疾病特异性(糖尿病)、器官特异性(肺、肾、肝)的结直肠癌患者推荐选择相应特殊配方。④特殊营养制剂的选择和补充。患者使用含有精氨酸、ω-3 脂肪酸的营养制剂有助于降低术后切口感染等并发症的发生率,进食含有膳食纤维配方的营养制剂可能会导致患者持续性腹泻等。

近年来,EN 发展迅速,结直肠癌患者原则上应以 EN 为主,但 EN 不耐受或合并梗阻、吻合口漏等特殊患者仍需要 PN。预期 2 周以内的 PN 可以采用外周途径,超过 2 周或外周静脉不耐受患者可选择中心静脉置管,可根据患者自身血管条件、所在医院护理团队水平选择经外周静脉穿刺中心静脉置管或静脉输液港。肠外营养液的配制应遵循美国肠外肠内营养学会(ASPEN)和欧洲临床营养和代谢学会(ESPEN)发布的 *Guidelines*

for the provision of nutrition support therapy in the adult critically ill patient 和 *Practical Guideline:Clinical Nutrilon in Surgery* 要求,注意糖脂比和热氮比,如果 PN 超过 5 天,还需要补充足量的维生素和微量元素。肠外营养液应选择全合一模式,美国肠外肠内营养学会(ASPEN)发布的成人危重患者营养支持治疗指南推荐标准化 3L 袋产品,可以降低配制营养液过程中感染发生的风险。结直肠癌 PN 配方中可以加入免疫营养剂如鱼油和谷氨酰胺。免疫营养制剂可以抗炎、抗肿瘤和提高机体免疫力,对结直肠癌患者有积极作用。

结直肠癌 PN 禁忌证:①胃肠功能正常、适应 EN 或 5 天内可恢复胃肠功能者;②结直肠癌晚期不可治愈、无存活希望、临终或不可逆昏迷患者;③结直肠癌需急诊手术、术前不能实施营养支持;④结直肠癌患者合并心血管功能或严重代谢紊乱需要控制者。PN 是 EN 有益的补充,EN 可以施行但不能满足 50% 目标能量需求的患者,可以加用 SPN。

PN 实施过程中需注意以下问题:①中心静脉置管过程中及术后护理时应注重无菌原则,避免感染。②应注意静脉置管的输注连续性,评估血栓高危患者并积极干预,避免导管堵塞及导管相关血栓的发生。③注意患者血糖、离子、微量营养素的变化。PN 输注过快可能会导致患者高血糖甚至发生酮症酸中毒,PN 液体中若含有大量胰岛素可能会导致患者低血糖,两者均对患者产生不良影响。肿瘤患者的营养需求改变,肠外营养制剂配比等原因可能会导致长期 PN 患者出现体内微量营养素失衡并引起相应症状,其中维生素、血清钙、磷、微量元素等改变最为常见。④注意再喂养综合征的发生。在进行 PN 前注意检测患者血离子情况,避免盲目补钾、磷、镁和多种维生素造成再喂养综合征。⑤注意监测肝肾功能变化,预防 PN 相关性肝病、胆汁淤积等的发生。PN 患者可出现肝功能异常,葡萄糖的超负荷及缺乏必要氨基酸是影响此异常很重要的因素,一般该过程是可逆的。长期 TPN 的患者因消化道缺少食物刺激,引起缩胆囊素等肠激素分泌减少,从而导致胆汁淤积最后形成结石,此类患者应进行定期的胆囊超声检测并及早恢复 EN。

附录　营养风险筛查 2002 筛查程序

一、初筛过滤

1. 体重指数(body mass index,BMI)<18.5kg/m²。

2. 过去 3 个月内,出现体重减轻。

3. 过去 7 天内,出现进食减少。

4. 患有严重的疾病。

注明:以上 4 项,有 1 项符合,即可进入正式筛查。

二、正式筛查

1. NRS2002 营养风险筛查 见附表 1。

附表 1 营养风险筛查简表（NRS2002）

姓名：	性别：	年龄：	身高：	cm	现体重：	kg	体重指数：	kg/m²	蛋白质：	g/L

疾病诊断：				科室：		住院号：	

住院日期：		手术日期：		测评日期：			

营养风险筛查 2002 总评分（疾病有关评分+营养状态评分+年龄评分）：　　　　　　分

疾病评分	评分 1 分：髋骨折 □ 慢性疾病急性发作或有并发症者 □ 慢性阻塞性肺疾病 □ 血液透析 □ 肝硬化 □ 一般恶性肿瘤患者 □ 糖尿病 □
	评分 2 分：腹部大手术 □ 脑卒中 □ 重度肺炎 □ 血液恶性肿瘤 □
	评分 3 分：颅脑损伤 □ 骨髓移植 □ APACHE-II 评分>10 分的加强监护病房患者 □

小结:疾病有关评分_____

营养状态	1. 体重指数<18.5kg/m²（3 分） 注：因严重胸腔积液、腹水、水肿得不到准确 BMI 值时，无严重肝肾功能异常者，用白蛋白替代[*ESPEN guidelines for nutrition screening 2002*]_____（g/L）（<30g/L,3 分） 2. 体重减轻>5% 是在 □ 3 个月内（1 分）□ 2 个月内（2 分）□ 1 个月内（3 分） 3. 1 周内进食量：较从前减少 □ 25%~50%（1 分）□ 51%~75%（2 分）□ 76%~100%（3 分）

小结:营养状态评分_____

年龄评分	年龄>70 岁（1 分）　年龄<70 岁（0 分）

小结:年龄评分_____

表中没有明确列出诊断的疾病参考以下标准,依照调查者的理解进行评分

1 分:慢性疾病患者因出现并发症而住院治疗。患者虚弱但不需卧床。蛋白质需要量略有增加,但可通过口服补充来弥补

2 分:患者需要卧床,如腹部大手术后。蛋白质需要量相应增加,但大多数人仍可以通过肠外或 EN 支持得到恢复

3 分:患者在加强病房中靠机械通气支持。蛋白质需要量增加而且不能被肠外或 EN 支持所弥补。但是通过肠外或 EN 支持可使蛋白质分解和氮丢失明显减少

1. 总分值≥3 分:(或胸腔积液、腹水、水肿且血清蛋白<35g/L 者)患者处于营养不良或营养风险,需要营养支持,结合临床,制定营养治疗计划

2. 总分值<3 分:每周复查营养风险筛查。以后复查的结果如果≥3 分,即进入营养支持程序

3. 如患者计划进行腹部大手术,就在首次评定时按照新的分值（2 分）评分,并最终按新总评分决定是否需要营养支持（≥3 分）

2. 患者参与的主观全面评定

包括 PG-SGA 评分工作表和 PG-SGA 病史问卷。PG-SGA 评分工作表 1~PG-SGA 评分工作表 4 由患者来完成,其中 PG-SGA 评分工作表 1 和 PG-SGA 评分工作表 3 的积分为每项得分的累加,PG-SGA 评分工作表 2 和 PG-SGA 评分工作表 4 的积分基于患者核查所得的最高分。

（1）PG-SGA 评分工作表

1）PG-SGA 评分工作表 1（体重丢失评分）:评分使用近 1 个月体重数据,若无此数据则使用近 6 个月体重数据。使用以下分数积分,若过去 2 周内有体重丢失则额外增加 1 分（附表 2）。

2）PG-SGA 评分工作表 2（疾病和年龄评分）:见附表 3。

3）PG-SGA 评分工作表 3（代谢应激状态评分）:0分,无;1 分,轻度;2 分,中度;3 分,重度（附表 4）。

附表 2 PG-SGA 评分工作表 1（体重丢失评分）

1 个月内体重丢失/%	6 个月内体重丢失/%	分数/分
10 或更大	20 或更大	4
5~9.9	10~19.9	3
3~4.9	6~9.9	2
2~2.9	2~5.9	1
0~1.9	0~1.9	0

附表 3 PG-SGA 评分工作表 2（疾病和年龄评分）

分类	分数/分
癌症	1
获得性免疫缺陷综合征	1
肺源性或心源性恶病质	1
压疮、开放性伤口或瘘	1
创伤	1
年龄≥65 岁	1

4) PG-SGA 评分工作表 4(体格检查评分):无消耗,0 分;轻度消耗,1 分;中度消耗,2 分;重度消耗:3 分(附表 5)。

5) PG-SGA 评分工作表 5(PG-SGA 整体评估分级):A 级,营养良好;B 级,中度或可疑营养不良;C 级,严重营养不良(附表 6)。

附表 4　PG-SGA 评分工作表 3(代谢应激状态评分)

代谢应激状态	无(0 分)	轻度(1 分)	中度(2 分)	高度(3 分)
发热	无	37.2~<38.3	38.3~<38.8	≥38.8℃
发热持续时间	无	<72h	72h	>72h
糖皮质激(泼尼松)用量	无	<10mg/d	10~<30mg/d	≥30mg/d

	代谢应激状态			分数/分
	发热/℃	发热持续时间/h	糖皮质激(泼尼松)用量/mg·d^{-1}	
无	无	无	无	0
轻度	37.2~<38.3	<72h	<10	1
中度	38.3~<38.8	72h	10~<30	2
重度	≥38.8	>72h	≥30mg	3

附表 5　PG-SGA 评分工作表 4(体格检查评分)

项目	分数/分			
	0(无消耗)	1(轻度消耗)	2(中度消耗)	3(重度消耗)
脂肪				
眼窝脂肪垫	无消耗	轻度凹陷	介于两者之间	重度凹陷
三头肌皮褶厚度	无消耗	略少	介于两者之间	两指间空隙少
厚度				
肋下脂肪	无消耗	可以看到肋骨轮廓	介于两者之间	下肋明显突出
肌肉				
颞肌	无消耗	轻度凹陷	凹陷	显著凹陷
肩背部肌肉	无消耗	肩峰轻度突出	介于两者之间	肩索关节方型,骨骼突出
胸腹部肌肉	无消耗	锁骨部分凸出	锁骨凸出	锁骨明显凸出
四肢肌肉	无消耗	肌张力较弱	介于两者之间	几乎无肌张力
体液				
踝部水肿	无消耗	轻度水肿	介于两者之间	重度水肿
骶部水肿	无消耗	轻度水肿	介于两者之间	重度水肿
腹水	无消耗	少量腹水	介于两者之间	大量腹水
总体消耗的主观评估	0	1	2	3

附表 6　PG-SGA 评分工作表 5(PG-SGA 整体评估分级)

项目	评估分级		
	A 级(营养良好)	B 级(中度或可疑营养不良)	C 级(严重营养不良)
体重	无丢失或近期增加	1 个月内丢失 5%(或 6 个月内丢失 10%)或不稳定或不增加	1 个月内丢失>5%(或 6 个月内丢失>10%)或不稳定或不增加
营养摄入	无不足或近期明显改善	确切的摄入减少	严重摄入不足
营养相关的症状	无或近期明显改善摄入充分	存在营养相关的症状工作表 3	存在营养相关的症状工作表 3
功能	无不足或近期明显改善	中度功能减退或近期加重工作表 4	严重功能减退或近期明显加重工作表 4
体格检查	无消耗或慢性消耗但近期有临床改善	轻-中度皮下脂肪和肌肉消耗	明显营养不良体征如严重的皮下组织消耗、水肿

（2）PG-SGA 病史问卷：见附表 7。

附表 7 PG-SGA 病史问卷表

PG-SGA 设计中的 Box 1~4 由病人来完成，其中 Box 1 和 3 的积分为每项得分的累加，Box 2 和 4 的积分基于病人核查所得的最高分

1. 体重（见工作表 1）
我现在的体重是＿＿＿公斤
我的身高是＿＿＿米
1 个月前我的体重是＿＿＿公斤
6 个月前我的体重是＿＿＿公斤
最近 2 周内我的体重：
□ 下降（1） □ 无改变（0） □ 增加（0）
Box1 评分：＿＿＿

2. 膳食摄入（饭量）
与我的正常饮食相比，上个月的饭量：
□ 无改变（0）
□ 大于正常（0）
□ 小于正常（0）
我现在进食：
□ 普食但少于正常饭量（1）
□ 固体食物很少（2）
□ 流食（3）
□ 仅为营养添加剂（4）
□ 各种食物都很少（5）
□ 仅依赖管饲或静脉营养（6）
Box2 评分：＿＿＿

3. 症状
最近 2 周我存在以下问题影响我的饭量：
□ 没有饮食问题（0）
□ 无食欲，不想吃饭（1）
□ 恶心（1） □ 呕吐（3）
□ 便秘（1） □ 腹泻（3）
□ 口腔疼痛（2） □ 口腔干燥（1）
□ 味觉异常或无（1） □ 食物气味干扰（1）
□ 吞咽障碍（2） □ 早饱（1）
□ 疼痛；部位？（3）＿＿＿＿＿
□ 其他 **（1）
** 例如：情绪低落，金钱或牙齿问题
Box3 评分：＿＿＿

4. 活动和功能
上个月我的总体活动情况是：
□ 正常，无限制（0）
□ 与正常相比稍差，但尚能正常活动（1）
□ 多数事情不能胜任，但卧床或坐着的时间不超过 12 小时（2）
□ 活动很少，一天多数时间卧床或坐着（3）
□ 卧床不起，很少下床（4）
Box4 评分：＿＿＿

Box 1-4 的合计评分（A）：＿＿＿＿＿

5. 疾病及其与营养需求的关系（见工作表 2）

所有相关诊断（详细说明）：

原发疾病分期：I II III V 其他

年龄

评分（B）：＿＿＿＿＿

6. 代谢需要量（见工作表 3）

评分（C）：＿＿＿＿＿

7. 体格检查（见工作表 4）

评分（D）：＿＿＿＿＿

总体评量（见工作表 2）
A 级 营养良好
B 级 中度或可疑营养不良
C 级 严重营养不良

PG-SGA 总评分
评分 A+B+C+D

（周建平 郑朝旭 程璞 黄飞）

第二节 营养治疗的临床应用

一、营养不良对结直肠癌患者的危害

(一)营养不良对围手术期结直肠癌患者的影响

据统计,癌症患者在诊断时的营养不良率达到15%~40%,在晚期病例中更是高达80%~90%。10%~20%的癌症患者死于营养不良导致的后果,而不是肿瘤本身。与其他常见癌症相比,结直肠癌患者营养不良患病率更高。结直肠癌直接影响患者的消化功能,增加患者的营养风险,使患者对手术的耐受力降低,难以接受创伤较大的根治术。

许多研究表明,营养不良与围手术期不良结局有关。David 等针对 113 578 例接受了结直肠癌手术的患者的研究中,将患者分为营养不良组和非营养不良组,发现营养不良患者的住院病死率更高(6.14% vs. 3.22%,$P<0.001$)。在并发症方面,David 等的研究也发现营养不良患者的出血率较高(2.87% vs. 1.68%,$P<0.001$),伤口并发症(4.31% vs. 1.34%,$P<0.001$)、感染(6% vs. 2.62%,$P<0.001$)和术后呼吸衰竭(7.27% vs. 3.37%,$P<0.001$)的发生率更高。有研究分析了 42 483 例结直肠癌患者的临床数据,研究认为术后 30 天死亡率与低蛋白血症、体重减轻和体重指数<18.5kg/m^2 显著相关,而其中低蛋白血症组与总体并发症显著相关系数最高。另一项对 383 例直肠癌患者围手术期临床数据分析中报告称,围手术期白蛋白降低($P=0.044$)或 PG-SGA 评分高($P<0.001$)与术后吻合口漏有关,提示营养不良是围手术期相关并发症的可能危险因素和相关预测指标。

除上述对临床结果的不良影响外,较高的并发症发生率更是会增加患者的住院时间和住院花费。Daivid 等的研究发现,营养不良组的住院时间(15.4 天 vs. 9.61 天,$P<0.001$)更长和住院费用(1 172 228 元 vs. 734 307 元,$P<0.001$)也更多。一项针对 1 387 例患者的荟萃分析认为,未接受术前营养调节的胃肠道肿瘤患者更容易发生术后感染性并发症,相应的也会显著影响住院时间和住院花费。从经济学角度来看,营养不良在影响结直肠癌围手术期临床结局的同时,也会增加患者的经济负担,术前营养调节可以从总体上减少医疗费用。

(二)营养不良对结直肠癌化疗和放疗的影响

目前临床上常用的化疗药物,并非明确地选择性作用于人体组织细胞,即在杀灭人体内恶性肿瘤细胞的同时,也会损伤正常组织细胞,引起一些不良反应,厌食、恶心、呕吐等消化道反应是结直肠癌患者进行化疗最常见的不良反应。有研究表明,与无营养不良或有中度营养不良的转移性结直肠癌患者相比,严重营养不良的患者中化疗相关总体不良反应、消化道不良反应和血液学不良反应更常见,而存在低蛋白血症或从癌症诊断前 6 个月开始体重减轻了 10% 以上的患者,发生化疗相关总体不良反应也更多。并且化疗药物常可损害消化道黏膜组织,引起口腔溃疡、舌炎、口腔炎、食管炎等并发症,也会影响患者进食。因此,在恶性肿瘤引起的机体代谢异常的基础上,化疗又极易导致或进一步加重患者的营养不良状态,从而形成恶性循环,致使患者的生存质量持续下降,降低患者进行化疗的依从性及耐受性,导致化疗药物减量甚至化疗中断,降低化疗的疗效,最终导致患者的生存期缩短。

有消化道癌症放疗相关研究表明,放疗相关不良反应的严重程度与 PG-SGA 营养评估量表的评分变化呈强正相关,即随着营养状况的下降,不良反应的严重程度增加。且放疗患者的不良反应持续时间通常较长,常在放疗中的第 3~4 周出现,并可持续到放疗结束后 2~4 周,老年患者可能持续 2~3 个月。若不进行膳食指导或营养治疗,90% 以上的结直肠癌放疗的患者会出现营养状况恶化,这通常是由饮食摄入减少引起的。如果出现营养状况持续恶化,放疗的短期疗效也会减弱。

处于化疗和放疗期间的结直肠癌患者,应进行系统的营养评估,关注是否有发生营养不良的风险。已经有营养不良,或者有明显消化道反应且持续时间较长,或因进食不足导致体重减轻,具有营养风险的患者,应该同时给予营养指导和营养治疗。有效的营养治疗可以改善患者的营养状态、减少疾病引起的并发症、提高患者的生存质量以及稳定体重,进而显著延长患者的生存期。

二、营养治疗在结直肠癌患者中应用的临床意义

营养治疗是指通过营养诊断,对患者进行针对性营养教育/咨询,和/或以口服(普通膳食,治疗膳食如强化食品、特殊医学用途配方食品,ONS),管饲或静脉给予营养素,以预防和治疗营养不良和某些疾病的个体化医疗

过程,包括改善患者营养状况和临床结局。营养治疗方法包括营养教育、EN 及 PN。营养教育是肿瘤患者营养治疗的必需措施,EN 是肿瘤患者营养治疗的首选手段,ONS 是肿瘤患者最常用的营养治疗方法。恶性肿瘤患者如无法经消化道摄取营养或经消化道摄取的营养已不能满足代谢需要时,多采用 PN 的方式给予临床营养支持。PN 作为营养不良的恶性肿瘤患者的重要营养支持途径广泛应用于临床医学的多个领域。根据患者的能量和蛋白质是否全部由 PN 供给,可把 PN 分为 SPN 和 TPN。

2021 年发表在 *CA Cancer J Clin* 的全球肿瘤报告 *Global Cancer Statistics 2020* 显示,全球新发癌症病例 1 930 万例,其中结直肠癌发病率占 10.0%。2018 年中国国家癌症中心发布的全国癌症统计数据显示,我国结直肠癌每年发病约 37 万例,发病率占恶性肿瘤的第三位。结直肠癌患者经常出现营养不良和体重丢失,受摄入减少、肠梗阻和吸收不良的影响,营养不良在结直肠癌患者中比在非胃肠道癌中更常见。50% 结直肠癌患者可出现体重减轻,20% 出现营养不良。营养不良可导致结直肠癌患者错过最佳手术时机,降低辅助治疗效果,延长住院时间,增加患者经济负担,并导致患者并发症发生率和病死率升高。合理、有效地提供营养治疗对改善结直肠癌患者的预后及生存质量具有重要作用。

在过去的几十年,肿瘤营养治疗发展迅猛,越来越得到国际学术领域的关注。目前,营养治疗已经从纠正营养不良的辅助治疗这一角色,转变为临床全程治疗中的一个重要组成部分。结直肠癌患者入院后 24~48 小时应进行营养风险筛查及评估,存在营养风险及明确诊断为营养不良的患者,有效合理的营养治疗可以改善其预后。拟接受手术、放化疗等治疗的患者,充足的营养治疗被证实可以通过提高患者对治疗的耐受性和减少并发症来改善患者短期结局,缩短康复时间,并有助于改善患者的生存质量。鉴于营养治疗对肿瘤患者生存质量的积极作用,营养治疗应该贯穿于肿瘤治疗的全过程。

三、营养治疗在结直肠癌患者中的临床应用

(一) 营养治疗方式的选择

营养治疗的方式主要包括 EN 和 PN。EN 是指通过胃肠道经口或管饲提供代谢所需的各种营养素。PN 是指营养素不经胃肠道消化吸收直接进入血液循环以满足机体需要。其中,EN 是营养治疗的首选方式,主要针对自然进食营养摄入不足但胃肠道消化吸收功能尚可的患者。

术后早期 EN 治疗作为结直肠围手术期加速康复外科的其中一项措施被广泛应用。早期 EN 治疗可促进结直肠癌术后患者胃肠道蠕动功能恢复,改善营养摄入,缩短住院时间,且不增加术后并发症。在一项纳入 133 例结直肠癌患者的前瞻性队列研究中,研究者发现乙状结肠癌或直肠癌根治性切除术后发生吻合口漏的患者,早期 EN 治疗也可降低吻合口漏根治性切除术后复发率。接受手术治疗的老年结直肠癌患者,EN 制剂联合微生物制剂可减轻全身炎性反应,改善营养状况,减少术后并发症,促进术后快速康复。此外,有研究显示,直肠癌患者术前口服 EN 制剂替代机械性肠道准备的肠道清洁效果不劣于传统肠道准备方法,且前者有促进术后肠道功能恢复的作用。术后早期 EN 治疗明显降低了术后总体并发症发生率,且不影响吻合口的愈合。研究表明,早期 EN 治疗可以降低术后吻合口漏的发生率,结肠癌术后早期 EN 干预降低吻合口漏发生率的原因可能与刺激吻合口组织再生有关。结直肠癌术后消化道吻合部位较低,进行 EN 治疗对吻合口的影响较小,术后早期进食有助于改善患者营养状态,促进患者机体代偿功能和组织修复。术后吻合口漏风险高的患者,静脉营养支持联合肠道休息也是可选择的替代预防性肠造口治疗方案之一。已发生吻合口漏且伴有腹膜炎的患者,首先应进行胃肠减压,给予 PN,待腹膜炎体征消失、胃肠功能恢复后再进行 EN 治疗。

(二) 营养制剂在结直肠癌中的应用

营养制剂的使用不仅可为结直肠癌患者提供所需的能量及营养,还可以起到调节机体免疫功能,改善机体代谢及化疗耐受性等方面的作用,这对机体发挥抗肿瘤作用也有一定裨益。

1. 糖类制剂　糖类主要生理功能是供能,同时也是细胞结构的重要组成部分,在正常情况下,糖类提供 55%~65% 维持成人机体正常功能所需的能量。而糖类在体内代谢过程主要是葡萄糖的代谢。因此葡萄糖是 PN 最主要的能源物质。在 PN 时葡萄糖的供给量一般为 $3\sim3.5g/(kg\cdot d)$,且浓度一般不超过 20%。在给予连续营养治疗时,成年患者的葡萄糖最大输注速率不应超过 $5mg/(kg\cdot min)$。有研究表明,经静脉滴注低热量营养(葡萄糖与氨基酸)可减少蛋白质分解代谢,如果结直肠癌患者术前 1 天前开始,则可刺激患者手术后白蛋白的合成。

有研究表明在 ERAS 模式下术前口服糖类可以促进胰岛素的释放,减少术后分解代谢,改善机体氮平衡,

从而达到改善胰岛素抵抗的目的。围手术期口服糖类,减少胰岛素抵抗发生可加快患者肠道蠕动,有助于保护胃肠道黏膜屏障,降低肠源性感染发生率,不仅不会增加吻合口漏的发生率,反而可能降低吻合口漏的发生率。

2. 氨基酸制剂 氨基酸是 PN 氮源物质,是机体合成蛋白质所需的底物。PN 时推荐的氨基酸摄入量为 $1.2\sim2.0g/(kg\cdot d)$,严重分解代谢状态下需要量增加,且葡萄糖与氨基酸一起输注有显著节氮效能。目前在临床常用的氨基酸制剂包括平衡型氨基酸与疾病适用型氨基酸。有研究表明结直肠癌患者补充谷氨酰胺可以减少化疗相关的副作用,如黏膜炎、肠道不良反应和神经病变。两项大型前瞻性研究还表明,饮食中谷氨酰胺或谷氨酸的摄入可能会降低非超重个体的结直肠癌发病率以及癌症死亡率。低血清谷氨酰胺与全身炎症升高和预后较差有关,持续性的全身炎症可能使结直肠癌进展和疾病严重程度增加。还有研究表明术前血清谷氨酰胺是预测结直肠癌进展的独立预后生物标志物。有代谢组学研究报告显示,与健康个体相比,结直肠癌患者中的血清谷氨酰胺水平显著降低。谷氨酰胺缺乏可通过诱导上皮-间质转化过程促进结直肠癌细胞的迁移和侵袭。有研究认为结肠癌合并肠梗阻围手术期采用丙氨酰-谷氨酰胺强化 PN,可显著增强营养,提高机体免疫力,抑制炎症反应,降低感染率,其效果优于标准 PN。

3. 脂肪乳剂制剂 脂质供给机体所需的能量、提供机体所需的必须脂肪酸,是人体细胞组织的组成成分。脂肪乳剂为肠外营养剂,提供营养所需的热量和必需脂肪酸,且无氨基酸和糖类溶液高渗压的缺点。甘油三酯是脂肪乳剂中主要的物质,进入血液后与血中载脂蛋白 C 结合,在脂蛋白酶的作用下,甘油三酯分解成非酯化脂肪酸,提供机体能量和必需脂肪酸。脂肪乳剂的理化性质和生理活性由甘油骨架上连接的脂肪酸决定。目前临床上常用的脂肪乳剂包括长链脂肪乳剂(long chain triglyceride,LCT)、中/长链脂肪乳(medium and long chain triglyceride,MCT/LCT)、结构甘油三酯(structured triglyceride,STG)、ω-3 鱼油脂肪乳等。在一项临床试验中,研究者发现输注鱼油脂肪乳可以改善结直肠恶性肿瘤患者的免疫状态,降低围手术期的炎症反应,促进机体康复。ESPEN 专家组认为,含有鱼油的肠外营养制剂由于其抗炎和免疫调节作用,与其他特别是单一的脂质乳剂相比具有更多的优势,包括降低术后感染风险、减少住院天数等。一项荟萃分析显示,在术后或危重患者中,与 MCT/LCT 相比,使用 STG 有更好的肝脏耐受性,血浆甘油三酯的含量也显著减少,而且还能观察到使用 STG 的患者,有缩短住院时间的趋势。

4. 微量元素 微量元素指人体内含量占体重 0.01%~0.005% 的元素,其中必需微量元素是生物体不可缺少的元素,而且在体内不能产生和合成,需要由食物来提供。微量元素的生理生化功能非常广泛,可以作为生物大分子的组成成分或辅助成分,或参与激素、维生素的构成,对维持机体正常的生命活动具有重要意义。PN 治疗患者,尤其是 TPN 治疗患者,应注意微量元素的补充。有研究纳入 121 例接受腹腔镜手术且于术前接受 PN 治疗的结直肠癌患者进行研究,结果显示补充微量元素有助于减轻术后炎性反应,升高白蛋白水平,改善临床结局。微量元素硒(selenium,Se)是人体的必需微量元素,具有对人体健康极为重要的生物学功能。与其他金属元素不同,硒通过共翻译机制作为氨基酸硒代半胱氨酸的一部分被整合到蛋白质中,硒代半胱氨酸是人类用于蛋白质合成的第 21 种氨基酸。硒在维持肠道健康方面发挥重要作用,可以通过增强肠道的抗氧化功能来缓解炎症,目前已经发现,较低的硒水平(通常是由于硒摄入量较低)与大肠恶性肿瘤的风险增高有关,相反,硒摄入量的增加与结直肠腺瘤复发风险的降低有关。

5. 维生素制剂 维生素同样是人体不可缺少的营养物质,在肿瘤的发生发展过程中发挥重要作用。有研究表明高剂量的维生素 C(相当于 300 个橘子中的含量)可以有效抑制小鼠机体中携带 KRAS 和 BRAF 突变基因的结直肠癌,该研究或可提示研究人员可以利用维生素 C 来治疗 KRAS 和 BRAF 突变的结直肠癌患者;在富氧环境中,如人类动脉中,维生素 C,即抗坏血酸的碎片会被氧化并且转化成为脱氢抗坏血酸(dehydroascorbic acid,DHA)。葡萄糖转运体(glucose transporter,GLUT),是一类镶嵌在细胞膜上运转葡萄糖的载体蛋白,GLUT1 的水平在 KRAS、BRAF 突变的结直肠癌细胞中升高,并伴有葡萄糖摄入的升高。GLUT1 除了可以将葡萄糖运输到细胞内,还可以将 DHA 转运到细胞内。DHA 在进入细胞后与谷胱甘肽、还原性辅酶等还原剂反应后被还原成维生素 C,同时消耗掉细胞内还原剂。高 DHA 的摄入可以干扰内环境的氧化还原反应从而使细胞失活。DHA 可以扮演一种"木马病毒的角色",一旦进入细胞中后,癌细胞内部的天然抗氧化剂就会试图将 DHA 转化回抗坏血酸,而在这一过程中,这些抗氧化剂就会耗尽,同时细胞也会死于氧化性压力。

维生素 D 的主要功能是调节钙的代谢,但近年来其抗肿瘤功能越来越受到重视。维生素 D 缺乏与几种常见癌症的风险都有关,然而,因果关系尚未得到令人信服的证明,因为现有的观测证据可能涉及几个潜在的混淆因素。结直肠癌相关的环境危险因素也与维生素 D

水平(即共同因果关系,如体力活动)有关,而结直肠癌或其治疗本身可能降低血浆维生素 D 水平(即反向因果关系)。研究表明维生素 D 的抗肿瘤功能与其受体依赖的信号通路密切相关,可通过多种渠道发挥抗癌活性,可以抑制肿瘤细胞增殖,促进肿瘤细胞分化和凋亡,调节机体免疫活性。此外,维生素 D 在抗炎、抑制血管生成等方面也有重要作用。

(陈洪生　郑朝旭　程璞　黄飞)

第三节　液体治疗

液体治疗在外科患者围手术期治疗中具有举足轻重的作用,是维持手术患者生命体征稳定的基础,同时也是营养支持重要组成,在结直肠癌患者的围手术期治疗中尤其受到重视。液体治疗主要包括经胃肠道补充液体和静脉输液治疗,其目的在于维持电解质平衡,纠正液体失衡和异常分布。液体治疗的实施策略对结直肠癌患者术后结局有重要影响。液体过量与不足均能引起相关并发症,因此在围手术期液体治疗中要注重及时评估和监测结直肠癌患者的容量和状态,本节就液体治疗在结直肠癌围手术期中的现状及应用进行总结。

一、围手术期液体治疗的基本概念

围手术期液体治疗通过补充或限制某些液体的输注以保持理想的血容量,保证组织血流灌注充足,纠正或维持稳定的电解质和酸碱平衡,维护各器官功能正常。液体治疗是外科患者治疗的关键组成部分。

研究表明,适宜的液体输注能够减少 50% 的外科患者围手术期并发症,过多或过少的液体输注均与不良临床结局有关。围手术期液体治疗是影响结直肠癌患者外科手术质量的独立危险因素。围手术期液体超负荷与肠梗阻和恶心、呕吐发生率升高、住院时间延长、总并发症和总费用增加相关。同样,过度限制液体也会使血容量减少导致组织灌注不足和器官功能损害,最终共同导致结直肠癌手术患者吻合口、伤口愈合延迟,肺功能下降和术后肠梗阻。

因此,在临床工作中,应根据不同的治疗目的、疾病状态及阶段,制定实施个体化的液体治疗方案,并反复评估及不断调整修正。

二、体液及电解质组成

体液即人体内所含液体,体液的主要成分是水和电解质。人体的新陈代谢在体液中进行,适宜的体液量及电解质含量是各组织器官正常运作的基础。

体液含量与性别、年龄及营养有关。肌肉组织含水量较多(75%~80%),而脂肪组织含水量较少(10%~30%)。通常男性体脂含量少于女性,因此成年男性体液量约占体重的 60%,成年女性的体液量约占体重的 50%。小儿的脂肪较少,故体液量占体重的比例较高,新生儿可占体重的 80%。随着年龄增长,体内脂肪也逐渐增多,14 岁以后体液占比已与成年人相差不多。年龄大于 60 岁的男性、女性体液量均减少,降至 54% 及 46% 左右。

成人体液总量约占体重的 60%,细胞膜将体液分隔成细胞内液(约占 40%)和细胞外液(约占 20%)。细胞外液又可分为组织间液(约占 15%)、血浆(约占 5%)。电解质在细胞内外分布和含量有明显差别。细胞外液中阳离子以 Na^+ 为主,其次为 Ca^{2+};阴离子以 Cl^- 为主,HCO_3^- 次之。细胞内液阳离子主要是 K^+,阴离子主要是 HPO_4^{2-} 和蛋白质离子。通过细胞膜上的钠钾泵、钙泵和质子泵等离子泵的调节,可维持细胞内、外离子的不同浓度和渗透压平衡,其中钠钾泵发挥重要作用。Na^+ 是形成细胞外液渗透压的主要物质,用以维持正常的细胞外液容量,尤其是有效循环血容量,是液体治疗的关键。K^+ 是细胞内液的主要阳离子,心肌和神经肌肉都需要有相对恒定的 K^+ 浓度来维持正常的应激性。

组织间液分布于血管与细胞之间,机体代谢产物可在其间进行交换,过多的组织间液将通过淋巴管汇流入血管内,在维持机体水和电解质平衡方面具有重要作用。正常血管内皮允许水分子和小分子物质(如 Na^+ 和 Cl^-)自由通过,但限制大分子物质(如白蛋白和人工合成胶体)通过,使其保留在血管内。因此,组织间液蛋白含量较少,其他成分与血浆基本相同。白蛋白是维持细胞外液胶体渗透压和血管内血浆容量的主要物质。

人体由消化道摄入水和电解质,在食物消化过程中消化道分泌大量消化液,完成消化功能后几乎全部重吸收。消化道各段分泌液所含电解质不同,胃液中主要含 Cl^-,HCO_3^- 为零,呈酸性;小肠中胰液、胆汁、肠液主要含 Na^+、HCO_3^-,为碱性;各阶段消化液中所含 K^+ 和血浆相近,甚至明显高于血浆(表 30-3-1)。在结直肠癌疾病状态下,如呕吐、腹泻、引流、造瘘等均会丢失大量消化液,导致水、电解质代谢紊乱。

正常人体每日水的摄入和丢失保持相对稳定状态,通常每日生理需求量成人为 25~30ml/kg。每日液体损

表 30-3-1 每日消化液分泌量及电解质成分和浓度

来源	分泌量/ml·d⁻¹	Na⁺/mmol·L⁻¹	K⁺/mmol·L⁻¹	Cl⁻/mmol·L⁻¹	HCO₃⁻/mmol·L⁻¹
胃	1 500	60	10	130	0
小肠	3 000	140	5	104	30
胰腺	400	140	5	75	115
胆汁	400	140	5	100	35

失量包括显性失水量和非显性失水量两个部分。显性失水量，尿量 800~1 500ml/d；非显性失水量，肺呼吸 250~450ml/d，皮肤蒸发 250~450ml/d，消化道液体丢失量(呕吐、腹泻和消化道准备时需考虑)。发热患者体温每升高 1℃，非显性失水量每小时增加 0.5~1.0ml/kg。开放气道的患者，呼吸道丢失量是正常人的 2~3 倍。表 30-3-2 为正常人体水分摄入量和排出量的平衡。

三、结直肠癌患者液体治疗的指征和原则

结直肠癌患者围手术期液体治疗主要包括液体复苏、维持性液体治疗和补偿性液体治疗，不同液体治疗方案的指征有所不同。根据中华医学会外科学分会发布的《外科病人围手术期液体治疗专家共识(2015)》，结直肠癌患者围手术期液体治疗的原则可归纳为 5R，即液体复苏(resuscitation)、常规维持(routine maintenance)、纠正失衡(replacement)与重分布(redistribution)及再评估(reassessment)。

(一) 液体复苏

结直肠癌并发出血等情况导致患者出现低血容量、血流动力学异常、组织灌注不足及器官功能不全时，需要及时进行液体复苏治疗。液体复苏的根本目的在于补充丢失的液体量，保证有效循环血容量、逆转组织器官低灌注及继发的器官功能障碍损害。

液体复苏治疗的临床指征包括收缩压<100mmHg (1mmHg=0.133kPa)，心率>90 次/min，毛细血管再充盈时间>2 秒，被动抬腿试验阳性(将平卧患者的腿抬高 45°，30~90 秒内血流动力学指标改善)，以及中心静脉压(central venous pressure，CVP)<4mmHg。

液体复苏治疗推荐给予钠浓度 130~150mmol/L 的平衡盐溶液或胶体溶液，在 15 分钟内快速输注 500ml。合并急性化脓性腹膜炎等严重脓毒症的患者，特别是低蛋白血症时，可考虑使用 5%~10% 的白蛋白注射液进行扩容治疗。

(二) 常规维持

正常人体每日水和电解质的摄入及排出保持相对稳定状态。围手术期禁食、禁水但不存在低血容量及心肺肝肾功能异常的结直肠外科患者，如不存在体液丢失、异常分布等情况，则可给予维持性液体治疗。

维持性液体治疗即补充患者每日生理需要量：液体量 25~30ml/(kg·d)，1mmol/(kg·d) 的 Na⁺、K⁺、Cl⁻，葡萄糖 50~100g/d。肥胖患者，应根据实际体重计算，总液量一般不超过 3L/d。高龄、心肺功能不全、营养不良或存在再灌注综合征风险患者，可适当减少液体量[如 20~25ml/(kg·d)]。

(三) 纠正失衡与重分布

当结直肠癌患者因原发疾病、手术或外科并发症导致水电解质失衡、消化液丢失或体液异常分布时，在维持性液体治疗的基础上，应补充体液丢失，纠正电解质失衡与体液异常分布。

结直肠癌患者围手术期液体的显性丢失主要体现在胃肠减压和腹腔引流等，而发热、消化道内瘘等会导致非显性丢失。液体异常分布的情况存在于患者出现水肿，严重脓毒症，高钠或低钠血症，肾、肝、心功能受损、术后液体积聚或再分布、营养不良和再喂养综合征等，此时患者总体液量可呈正负荷表现，但有效循环血量仍存在不足，需要在计算患者液体及电解质丢失量的

表 30-3-2 正常人体水分摄入量和排出量的平衡

	每日水的摄入量 /ml			每日水的排出量 /ml	
摄入方式	饮水或汤类	500~1 200	排出方式	肾脏(尿液)	650~1 600
	食物	700~1 000		皮肤(蒸发)	500
	代谢内生水	300		肺(呼吸)	300
				肠道(粪便)	50~100
合计		1 500~2 500	合计		1 500~2 500

基础上,及时有效纠正。

(四)再评估

液体治疗的目的及方案需根据结直肠癌患者病情的演变而不断调整,出血、感染、代谢异常与器官功能障碍等均可随时影响患者对液体治疗的需求。因此,接受液体治疗的结直肠癌患者应进行动态反复再评估,及时调整液体治疗方案。

接受液体复苏的结直肠癌患者,可使用 ABCDE 法(即 airway,气道是否通畅;breathing,呼吸是否充足;circulation,循环是否充足;disability,意识是否清醒;exposure,暴露任何病因)重新评估,在复苏治疗后应再次分析患者的心率、血压、尿量、组织灌注、CVP、血乳酸水平、血 pH 等,以评估容量状态。

长期接受液体治疗的结直肠癌患者则要定期监测,每日重新评估患者液体状态,至少每周 2 次分析尿素、肌酐和电解质等实验室指标、出入量及体重变化情况。病情稳定的患者可适当减少监测频率。

为纠正液体失衡和再分布而进行液体治疗的结直肠癌患者,还应适当增加监测与评估的次数。合并有大量消化液丢失的结直肠癌患者,建议同时监测尿钠水平。即使血浆钠水平正常,尿钠排泄减少(<30mmol/L)常提示机体总钠耗竭。

四、结直肠癌患者围手术期液体治疗的术前评估和术后监测

容量状态是指单位时间内经心血管系统进行体液循环的容量,不包括储存于肝、脾和淋巴血窦中或停滞于毛细血管中的血容量。结直肠癌患者围手术期容量状态评估与监测是结直肠外科治疗的重要组成部分,对预防术后并发症以及促进患者顺利康复至关重要。输液不足可造成患者心、肾、脑等重要器官低灌注、微循环障碍、器官功能受损;输液过量会引起患者术后水钠潴留、组织器官水肿导致腹压增高,影响吻合口愈合、胃肠功能恢复,增加全身感染概率,两者都可导致患者术后并发症发生率及病死率增加。因此,正确评估及监测容量状态,能够最优化患者血流动力学,避免无效甚至有害的液体输注。

根据具体评估监测内容,结直肠癌患者围手术期容量状态的评估与监测大致分为两类:①常规评估监测,即基本评估监测项目,包括心率、血压、肢端色泽及尿量。适用于心血管系统没有明显器质性病变的患者。②特殊评估监测,包括 CVP、直接动脉测压、心排血量及肺毛细血管楔压的评估监测。多用于心血管系统已有器质性病变的危重患者,以便更准确地掌握患者循环状况,指导液体治疗进行。

检查的方式主要包括无创检查和有创检查。一般择期手术患者多采用无创检查,如心电监护和脉搏血氧饱和度监测(吸空气时经皮动脉血氧饱和度>90%,吸氧情况下>95%),血压(>90mmHg/60mmHg),脉搏(60~100 次/min),呼吸(12~20 次/min)等,在多数情况下这些指标可完成对一般患者的容量评估。少数择期大手术患者需要进行有创检查,测定的指标包括 CVP、每搏输出量(50~80ml)、心排血量(4 500~6 000ml)、每搏量变异度(stroke volume variation,SVV,<13%)、脉压变异度(10.5%)和中心静脉血氧饱和度(systemic central venous oxygen saturation,ScvO$_2$,60%~80%)等。

需要注意的是任何一种评估容量状态的方法都没有绝对的灵敏度和特异度,都有其限制性和不足。不同的临床情况下我们需要选择不同的方法全面评估围手术期患者的容量状态,精准调控液体输注,促进患者的康复。

五、治疗方法

(一)治疗性液体种类

1. 晶体溶液 晶体溶液溶质分子质量<29 763u,可自由通过大部分的毛细血管,使毛细血管内外具有相同的晶体渗透压。临床上建议将晶体溶液作为初始复苏的液体。目前临床上常应用的晶体溶液包括非平衡盐溶液(生理盐水、高张氯化钠溶液等)和平衡盐溶液(乳酸钠林格液和醋酸平衡盐溶液)。

2. 胶体溶液 胶体溶液溶质分子质量≥29 763u,直径为 1~100nm,不能自由通过大部分毛细血管,可在血管内产生较高的胶体渗透压。胶体溶液的优点是维持血容量效率高、持续时间长。胶体溶液分为人工胶体溶液和天然胶体溶液,前者包括羟乙基淀粉、明胶、右旋糖酐等,后者主要有白蛋白、新鲜冰冻血浆等。

(二)液体复苏

1. 维持性液体治疗 维持性液体治疗主要是补充机体每天所需的基本生理需要量。其中包括水 25~30ml/(kg·d)、钠离子 1mmol/(kg·d)、钾离子 1mmol/(kg·d)。临床上常用的生理盐水每升中含 154mmol 钠离子,超过每日机体基本需要量,大量输注易致高钠血症,根据病情可通过静脉或口服补充葡萄糖溶液纠正。因此,进行维持性液体治疗时,生理盐水和其他等渗液体应适量使用。而另外,钾离子的补充却容易被临床医师忽视,临床工作中常见低血钾引起的心律失常。补充钾离子应根据低钾情况选择经口服或静脉补充钾盐。

静脉补充通常不超过 10~20mmol/h, 若>10mmol/h 时应进行心脏监护。同时, 为了防止术前禁食导致的酮症酸中毒, 每日至少还应补充 50~100g 葡萄糖。尽管一些国家和地区已使用成品化的液体制剂进行维持性液体治疗, 但几乎没有一种液体制剂可以真正做到针对不同个体提供每日基本所需。因此, 临床医师应根据患者的实际情况制定液体治疗方案。部分患者由于术前已通过肠内营养或肠外营养的方式给予部分营养成分(如葡萄糖和无机盐), 故静脉液体治疗方案应考虑这一部分。同时在进行维持性液体治疗的过程中, 需要注意非显性失水受环境因素影响, 发热患者体温每升高 1℃, 非显性失水每小时增加 0.5~1.0ml/kg。如果预计患者将超过 1 周能量或液体摄入不足, 应考虑同时给予肠外营养或肠内营养。总体目标为保持水分和电解质平衡, 并提供最基本的营养。

2. 补偿性液体治疗 补偿性液体治疗是指对由原发病、麻醉、手术、出血等原因导致的液体丢失进行补充。进行补偿性液体治疗时, 液体量和电解质的种类应尽可能与丢失液体相匹配。多数情况下应补充等渗的平衡盐溶液。但如果由呕吐导致丢失大量胃液, 则应尽量避免应用平衡盐溶液。由胃液丢失所导致的低氯血症, 应选择含氯液体(如生理盐水或富含阴离子的溶液), 预防或治疗代谢性碱中毒。输入液体的量应根据病因、尿量和血流动力学进行评估, 以往采用自由液体疗法, 即将患者液体输注总量考虑为"术前累计丢失量+生理需要量+第三间隙丢失量+术中失血总量"的简单相加, 使 CVP 保持在 8~12cmH$_2$O。若 CVP 低于 5~8cmH$_2$O, 应对机体进行快速补液, 通常为 15 分钟内补平衡盐晶体溶液 250ml 后, 再次评估 CVP 和血压变化, 未达目标, 可重复补液。另外, 可参考指标还包括维持尿量>0.5ml/(kg·h), 心率<正常值的 20%, 血压>正常值的 20%。血压结合 CVP 测定指导补液具体方案见表 30-3-3。此外, 在临床进行补偿性液体治疗时, 也要防

表 30-3-3 中心静脉压与补液的关系

中心静脉压	血压	原因	处理原则
低	低	血容量严重不足	充分补液
低	正常	血容量不足	适当补液
高	低	心功能不全或血容量相对过多	给强心药物, 纠正酸中毒, 舒张血管
高	正常	容量血管过度收缩	舒张血管
正常	低	心功能不全或血容量不足	补液试验

注:补液试验, 取平衡盐晶体溶液 250ml, 5~1 分钟经静脉滴注, 如血压升高而中心静脉压不变, 提示血容量不足;如血压不变而中心静脉压升高 3~5cmH$_2$O, 则提示心功能不全。

范出现补充液体过量造成过负荷的现象。这通常是由于过高估计了术中液体的丢失量, 同时又缺乏对患者容量状态的客观精准判断, 引起术后患者容量的超负荷, 进而引起一系列不良后果, 且由于麻醉和手术本身均会影响机体对晶体溶液的清除, 导致液体滞留。虽然利尿剂的使用会减轻一部分水负荷, 但如果临床医师没有清楚认识和精确评估, 盲目根据尿量的增加而增加补液量, 将容易导致液体过负荷。因此, 在补偿性液体治疗阶段既应注意液体的补充, 又应注意避免可能出现的液体过负荷。

随着人们对患者术后体液分布规律, 尤其是其对于微循环系统作用研究的深入, 人们逐渐认识到, 改善术后患者低容量环境下的微循环障碍, 维持良好的组织灌注是预防术后器官功能障碍的关键。因此, 术后液体治疗的目的应是尽快恢复有效的血容量、良好的每搏输出量和氧输送, 改善组织灌注, 保护器官功能。而在不同病理生理状态下, 对个体容量状态的准确评估应受到了普遍的重视。

《外科病人围手术期液体治疗专家共识(2015)》用于不能经口进食的成年人常规围手术期治疗。该共识提供了详细的评估及治疗流程图(图 30-3-1), 结直肠癌患者围手术期的液体治疗也可参考此方案。

近年来 Shoe-maker 等提出了目标导向液体治疗(goal-directed fluid therapy, GDFT)。GDFT 指根据患者性别、年龄、体重、疾病特点、术前全身状况和血循环容量状态等指标, 采取个体化补液方案。GDFT 的原则是优化心脏前负荷, 既维持有效循环血容量、保证微循环灌注和组织氧供, 又避免组织水肿, 降低并发症发生率, 减少住院天数。目前在不断的临床实践中已逐步形成了个体化目标液体治疗的新观点。

六、常见并发症

结直肠外科大手术可能导致体液失衡、全身炎症反应综合征甚至休克, 而不恰当的液体疗法可导致或加重相关并发症。

(一)胃肠道相关并发症

由于胃肠道黏膜对体内血容量的变化较敏感, 围手术期液体的输入量以及液体治疗方法的不同与术后胃肠道相关症状出现、并发症的发生具有明显的相关性。体内容量超负荷易延迟胃肠功能恢复, 其原因主要包括内脏水肿发展、腹压增高以及肠系膜血容量减少, 导致组织氧合减少和黏膜内乳酸堆积造成酸中毒。同样过度的液体治疗对术后早期肠道吻合口结构和功能也可产生显著的有害影响, 导致吻合口不稳定而增加吻合口漏的发生

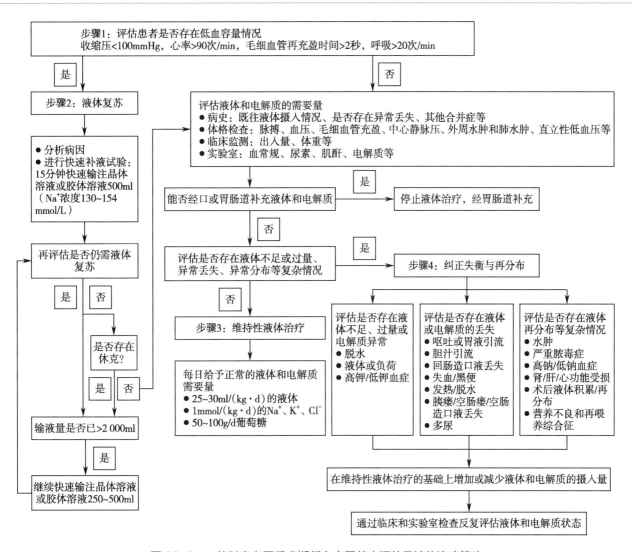

图 30-3-1　外科患者围手术期低血容量状态评估及液体治疗策略

率。其原因可能是体内液体过载导致肠壁水肿,阻碍组织氧输送并损害吻合口影响愈合。因此,围手术期结直肠癌患者建议行 GDFT,避免血容量超负荷及血流灌注不足,以减少术后胃肠道梗阻、吻合口漏等并发症。

(二)肺部并发症

输液量过多导致患者体内血容量超负荷,可增加肺循环的血容量,促使液体从血管内向组织间隙的转移,增加水肿风险;毛细血管与细胞间的距离增宽,减少气体交换,降低肺泡弥散功能,使术后肺部感染、急性肺损伤等并发症的发生率升高。临床上常采用吸氧、强心药、利尿药、β_2 受体激动剂、肾上腺皮质激素、减少肺循环血量等方法,必要时采用呼吸机支持及肾脏替代疗法。出现肺水肿合并有效循环血量不足的患者可输入胶体溶液替代晶体溶液纠正血容量不足,以减少总液体量的摄入。

(三)急性肾损伤

术中过多或过少的输液量都会导致术后急性肾损

伤,过度限制输液容易产生低血压的风险,减少肾脏等器官的血流灌注,导致器官功能障碍;输入过多液体导致术后急性肾损伤的机制可能是血容量增多明显,中心静脉压力升高而增加肾包膜下压力,减少肾血流量和肾小球滤过,促进肾实质水肿;也可能通过诱发深静脉充血、肾组织氧合受损等而导致急性肾损伤的发展。目前结直肠癌患者围手术期急性肾损伤的预防仍主张采用 GDFT。

(四)代谢性酸中毒

代谢性酸中毒是因细胞外液中 H^+ 增加或 HCO_3^- 丢失导致的以 HCO_3^- 浓度降低为特征的酸碱平衡紊乱。代谢性酸中毒患者轻者可表现为疲乏无力、呼吸短促、食欲减退等症状,重者可出现库斯莫尔呼吸(Kussmaul respiration)及循环功能障碍,甚至出现血压下降、心律失常及昏迷等。轻度代谢性酸中毒无须特殊治疗,补充葡萄糖或生理盐水后多可自行缓解。重度患者可输注 $NaHCO_3$ 纠正酸中毒。

七、新进展

传统液体治疗方案的输液量通常是依据患者生理需要量和额外丢失量计算所得,主要以维持围手术期血压、心率及尿量等生理指标的稳定为目标。其补液量多为预先设定,而对患者的个体差异,如性别、年龄、并发疾病及循环功能状态等关注较少。然而,上述生理指标很容易受到麻醉、手术应激等众多因素影响,不能反映围手术期真正的容量失衡,因此传统的补液方案通常不能使机体达到优化的容量状态。

GDFT 指根据患者性别、年龄、体重、疾病特点、术前全身状况和血液循环容量状态等指标,采取个体化液体治疗方案。在实施 GDFT 过程中,需要连续、动态监测患者容量反应性指标,维持血压>正常值的 20%,心率<正常值的 20%,CVP 为 4~12mmHg,尿量维持在 0.5ml/(kg·h)以上,血乳酸<2mmol/L,$ScvO_2$>65%,SVV<13%。随着对 GDFT 研究的深入,越来越多的证据显示 GDFT 在改善高风险手术患者临床结局、促进术后康复方面具有积极作用。一项涉及 21 项研究的 2 729 例患者的荟萃分析显示,接受外科大手术的患者,通过 GDFT 可减少术后并发症的发生。另一项共纳入 13 个试验,1 399 例结直肠癌患者的研究发现,GDFT 可促进排气排便,有利于结直肠术后患者的肠道功能恢复。目前,虽然不同的 GDFT 临床试验在促进患者术后早期康复方面展现出不同的临床结局,但通过对患者病理生理改变的深入研究,根据患者个体化病理生理改变选择符合该类患者的液体治疗目标,综合考虑医疗政策、社会支持等多方面因素,建立更清晰的液体治疗流程,可使 GDFT 的发展日趋完善。未来,GDFT 将在改善患者临床结局、促进早期康复中起重要作用。

近年来,随着 ERAS 理念的发展,限制性液体治疗(restrictive fluid therapy,RFT)作为一种新概念被提出,又称近零围手术期液体平衡或零液体平衡,可能是有益于临床的。相比传统液体治疗方案,RFT 围手术期输液量要小得多,仅包含与手术直接相关的基础液体需求量和手术出血等引起的液体流失量,1∶1 补充这些液体量,不输注额外液体弥补过去假设的所谓第三间隙液体的丢失。一些研究表明,RFT 可减少术后并发症发生并缩短住院时间。国外的一些共识也提倡 RFT,特别是需大量液体复苏的危重患者,尤其是合并急性肺损伤时,

建议选择白蛋白输注,实施目标导向的 RFT。然而,目前尚缺乏结直肠手术实施 RFT 的明确证据。RFT 可能会增加围手术期低血压发生、减少肾脏及其他重要器官灌注,但过度的液体治疗会增加肺部并发症、急性肾损伤、败血症和伤口愈合不良的发生风险。

围手术期液体治疗选择恰当的液体种类至关重要,也是目前争议较多的地方。晶体溶液复苏可有效补充人体生理需要量及电解质,但扩容效果差,维持时间短,大量输注可致组织间隙水肿及肺水肿等不良反应。人工胶体溶液扩容效能强,效果持久,有利于控制输液量及减轻组织水肿,但存在过敏、干扰凝血功能及肾损伤等不良反应。平衡盐溶液能够避免输注生理盐水引起的代谢性酸中毒和过量的氯负荷,需要大量静脉输液的患者,推荐应用平衡盐溶液治疗。生理盐水可应用于低钠血症或低氯性碱中毒患者。因此,患者的血清氯含量是决定适宜输液类型的重要因素。近年来新型平衡盐溶液——碳酸氢钠林格液在围手术期的应用被认为有利于术中酸碱平衡及镁离子浓度的维持,与乳酸钠林格液及醋酸钠林格液相比,碳酸氢钠林格液用于围手术期患者能够更好地纠正内环境和水电解质紊乱(尤其是低镁血症)。

虽然天然胶体溶液具备安全优势,但存在价格高昂、来源短缺、感染血源性疾病的风险等不足,目前临床通常使用人工胶体溶液——羟乙基淀粉。但近年来,关于羟乙基淀粉临床应用存在的争议越来越受到关注。2013 年,欧洲药品管理局和美国食品药品管理局均不建议将羟乙基淀粉溶液用于危重患者(包括脓毒症患者),因为有研究指出羟乙基淀粉溶液会增加此类患者的肾损伤和死亡风险。*Journal of the American Medical Association* 发表的一组荟萃分析及临床研究表明,接受腹部大手术患者,与其他液体复苏相比,术后使用羟乙基淀粉 130/0.4 进行容量替代治疗的病死率和肾功能不全没有显著差异,但仍需要高级别证据进一步证实。

综上所述,液体治疗是结直肠癌围手术期治疗的关键措施之一,也是目前围手术期最常讨论的医学问题之一。虽然液体治疗的部分问题已有相应共识,但仍存在一定争议,因此在围手术期的不同阶段,应根据患者的实际情况,个体化地选择液体种类与治疗方案。未来需要开展更加广泛和深入的临床研究,以更客观地评价不同液体治疗方案的作用。

(郑朝旭 程璞 黄飞 李吉云)

推荐阅读

［1］ KWAG S J，KIM J G，KANG W K，et al. The nutritional risk is a independent factor for postoperative morbidity in surgery for colorectal cancer［J］. Ann Surg Treat Res，2014，86（4）：206-211.

［2］ 中华医学会肠外肠内营养学分会. 肿瘤患者营养支持指南［J］. 中华外科杂志，2017，55（11）：801-829.

［3］ WEIMANN A，BRAGA M，CARLI F，et al. ESPEN guideline：Clinical nutrition in surgery［J］. Clin Nutr，2017，36（3）：623-650.

［4］ MCCLAVE S A，TAYLOR B E，MARTINDALE R G，et al. Guidelines for the provision and assessment of nutrition support therapy in the adult critically ill patient：society of critical care medicine（SCCM）and American Society for Parenteral and Enteral Nutrition（A.S.P.E.N.）［J］. J Parenter Enteral Nutr，2016，40（2）：159-211.

［5］ MUSCARITOLI M，ARENDS J，BACHMANN P，et al. ESPEN practical guideline：clinical nutrition in cancer［J］. Clin Nutr，2021，40（5）：2898-2913.

［6］ LUIS S G，LETICIA S I，FRANCISCO L R，et al. Effect of early peripheral parenteral nutrition support in an enhanced recovery program for colorectal cancer surgery：a randomized open trial［J］. J Clin Med，2021，10（16）：3647.

［7］ LEE D U，FAN G H，HASTIE D J，et al. The clinical impact of malnutrition on the postoperative outcomes of patients undergoing colorectal resection surgery for colon or rectal cancer：propensity score matched analysis of 2011-2017 US hospitals［J］. Surg Oncol，2021，38：101587.

［8］ HU W H，CAJAS-MONSON L C，Eisenstein S，et al. Preoperative malnutrition assessments as predictors of postoperative mortality and morbidity in colorectal cancer：an analysis of ACS-NSQIP［J］. Nutr J，2015，14：91.

［9］ XU H，KONG F M. Malnutrition-related factors increased the risk of anastomotic leak for rectal cancer patients undergoing surgery［J］. Biomed Res Int，2020，2020：5059670.

［10］ ADIAMAH A，SKOŘEPA P，WEIMANN A，et al. The impact of preoperative immune modulating nutrition on outcomes in patients undergoing surgery for gastrointestinal cancer：a systematic review and meta-analysis［J］. Ann Surg，2019，270（2）：247-256.

［11］ 李琦，王武豪，柳彦涛，等. 强化谷氨酰胺的低氮低热量肠外营养支持在伴 COPD 的结直肠癌患者术后的应用价值［J］. 中国肛肠病杂志，2021，41（5）：30-32.

［12］ 徐晓波，张崇杰，徐真蕊，等. 免疫微生态肠内营养在结直肠癌围手术期加速康复的临床研究［J］. 中华普通外科杂志，2018，33（8）：685-686.

［13］ 李磊，李欣，朱明炜. 肠外营养静脉输注途径的规范应用［J］. 中华临床营养杂志，2018，26（2）：115-118.

［14］ LJUNGQVIST O，SCOTT M，FEARON K C. Enhanced recovery after surgery：a review［J］. JAMA Surg，2017，152（3）：292-298.

［15］ ABD E A M，GRASS F，CALINI G，et al. Intraoperative fluid management a modifiable risk factor for surgical quality-improving standardized practice［J］. Ann Surg，2022，275（5）：891-896.

［16］ THACKER J K，MOUNTFORD W K，ERNST F R，et al. Perioperative fluid utilization variability and association with outcomes：considerations for enhanced recovery efforts in sample us surgical populations［J］. Ann Surg，2016，263（3）：502-510.

［17］ GRASS F，LOVELY J K，CRIPPA J，et al. Potential association between perioperative fluid management and occurrence of postoperative ileus［J］. Dis Colon Rectum，2020，63（1）：68-74.

［18］ 中华医学会外科学分会. 外科患者围手术期液体治疗专家共识（2015）［J］. 中国实用外科杂志，2015，35（9）：960-966.

［19］ MESSINA A，ROBBA C，CALABRÒ L，et al. Association between perioperative fluid administration and postoperative outcomes：a 20-year systematic review and a meta-analysis of randomized goal-directed trials in major visceral/noncardiac surgery［J］. Crit Care，2021，25（1）：43.

［20］ FUTIER E，GAROT M，GODET T，et al. Effect of hydroxyethyl starch vs saline for volume replacement therapy on death or postoperative complications among high-risk patients undergoing major abdominal surgery：the flash randomized clinical trial［J］. JAMA，2020，323（3）：225-236.

第三十一章 多原发结直肠癌

第一节 同时性多原发结直肠癌

同时性多原发结直肠癌(synchronous colorectal cancer,SCRC)是指同一患者同时或在6个月以内发生2个或2个以上的原发癌灶。诊断要素:①每个肿瘤病灶均需经组织病理学检查确诊为恶性病变,并且除外局部浸润、复发和转移;②需同时或在初次诊断后6个月以内诊断同步性病变;③每个肿瘤病灶需为不同病理类型或癌灶间正常组织间隔>5cm;④每个肿瘤病灶的病理学形态和转移途径各不相同;⑤排外家族性腺瘤性息肉病(familial adenomatous polyposis,FAP)和溃疡性结肠炎癌变的多发癌患者。

一、流行病学及病因

SCRC 占全部结直肠癌的 2%~8%。而在中国,SCRC 约占全部结直肠癌的 1.7%,随着肠镜、腹腔镜及影像学检查在临床的应用和普及,SCRC 诊断率越来越高。男性发病率高于女性,男女患者比例为 1.8:1。SCRC 患者的平均年龄比孤立性结直肠癌患者稍高,由于 SCRC 患者年龄跨度非常大,即使在年轻患者中也需高度警惕该疾病的存在。患有腺瘤、炎性肠病、HNPCC、FAP、锯齿状息肉和增生性息肉的人群是 SCRC 的高危人群。

饮酒、吸烟、高龄、男性、遗传性癌症、2 型糖尿病、高血压和肝硬化为 SCRC 的独立危险因素。乙醇摄入可能会使整个结直肠黏膜不稳定,从而增加发生多种恶性变化的风险。并且饮酒后结肠中高浓度的乙醇代谢产物乙醛具有致癌作用,乙醛可影响 DNA 的合成和修复,改变谷胱甘肽的结构和功能,促进结肠黏膜增生,并且乙醇可能通过改变甲基转移而具有致癌作用。是否吸烟和吸烟时间长短与 SCRC 的发病率呈正相关,吸烟可能导致分子改变,吸烟的 SCRC 患者中 *BRAF* 和 *CIMP* 突变频率更高、微卫星不稳定性更

高。2 型糖尿病与高胰岛素血症相关,胰岛素通过结合胰岛素样生长因子-1(insulin-like growth factor-1,IGF-1)或抑制胰岛素样生长因子结合蛋白促进结直肠癌细胞的增殖。高血压导致的脂质代谢异常、氧化应激和慢性炎症可能与结直肠癌发病相关。肝硬化引起的慢性炎症、胰岛素抵抗,以及释放的炎性因子如肿瘤坏死因子-α(tumor necrosis factor-α,TNF-α)、IL-6 和 IL-8 等能够促进结直肠癌细胞的增殖并且抑制其凋亡。

二、分子特征

多原发恶性肿瘤的发病机制仍不明确,一般认为与外源性致癌因子、遗传因素、基因突变、内分泌因素、免疫抑制状态和医源性因素等多种因素有关。*BRAF*、*CIMP*、MSI、*APC*、*KRAS*、*P53*、*MMR*、*BCL-2*、*PIK3CA* 和 *PRL22* 等基因在 SCRC 经常发生突变。虽然 SCRC 有共同的遗传和环境背景,但是每个癌灶可能是由不同的分子事件驱动并独立发展,同一患者的癌细胞具有不同的 MSI 状态、*p53* 突变和 *KRAS* 突变模式。因此,SCRC 患者在选择抗肿瘤药或靶向治疗时,对每个肿瘤进行分子及潜在靶点分析并根据结果制定治疗方案可能更有指导意义。

SCRC 是一种与 MSI-H 相关的独特疾病,研究显示其阳性率高于孤立性结直肠癌患者。引起 MSI-H 最常见的机制是 MutL 蛋白同系物 1(MutL homologue 1,MLH1)表达缺失,这种缺失最常见的原因是 MLH1 启动子甲基化过度表达。MMR 表达缺陷与 MSI 也具有一定的相关性。MMR 表达缺陷使细胞修复错配碱基的功能降低或缺失,导致 MSI 形成及其相关的基因组不稳定性,使患者的肿瘤易感性增加。MSI-H 肿瘤的淋巴细胞浸润较高能够引起机体更强的免疫反应。

三、临床病理特征

SCRC 可发生于结直肠的任何一个部位,可以发生在同一肠段、邻近肠段或不同肠段,大多数发生在直肠、乙状结肠、升结肠,但是发生在相同部位或较为靠近部位的比例较高。中国患者中发生在直肠癌双原发 SCRC 的比例更高,而分布在右半结肠和左半结肠的 SCRC 比例较低。SCRC 以双原癌为主,但也可同时存在三原癌、四原癌甚至更多的癌灶。肿瘤的位置和数量不仅与手术治疗方案制定有关,也会影响患者的预后,因此术前应尽量行全结肠镜检查,避免漏诊同步性病变。

SCRC 病理类型包括黏液癌、腺瘤性息肉恶变、印戒细胞癌、类癌、未分化癌、鳞癌、小细胞癌、浸润性导管癌、髓样癌、神经内分泌癌。其中以黏液癌最常见,且黏液癌在 SCRC 患者中的发生率较孤立性结直肠癌患者更高。

四、临床表现

早期可无明显症状,病情发展到一定程度可出现下列症状:①排便习惯改变;②粪便性状改变(变细、血便、黏液便等);③腹痛或者腹部不适;④腹部包块;⑤肠梗阻相关症状;⑥全身症状,如贫血、消瘦、乏力、低热等。

五、诊断

结肠镜检查不但可以明确肿瘤的位置、数量,也可以评估肿瘤大小,并且可以通过组织活检明确肿瘤的性质。准确的术前诊断对正确制定手术方案、切除范围至关重要,因此对结直肠癌患者来说,应尽可能完成全结肠镜检查,对明确病灶的大小、位置、是否存在 SCRC 尤为重要。如果肿瘤较大导致完全梗阻的患者,不能完成全结肠镜检查,在临床上术前可以借助平扫和增强 CT、MRI 来寻找多源病灶的线索。未完成全结肠镜检查的患者,术中一定要探查肿瘤近端结肠,必要时行术中肠镜检查,以免遗漏多源病灶。

六、鉴别诊断

1. SCRC 与异时性多原发结直肠癌(metachronous multiple primary colorectal cancer,MCC)鉴别　SCRC 是在首诊 6 个月以内发现,而 MCC 是在 6 个月以后发现。

2. SCRC 与转移癌进行鉴别　包括:①SCRC 多发生在结直肠壁上从黏膜向浆膜面浸润和穿透,转移癌多发生在结直肠的周围及引流方向的淋巴结,结肠壁上的病变是从浆膜面向肠腔内浸润、穿透,且病灶往往是多个,大小不一;②SCRC 的病灶数量通常较少,转移癌数目较多;③SCRC 的组织学类型可以相同或不同,结直肠癌的转移癌组织学类型相同。

七、治疗

(一)手术治疗

SCRC 术前应详尽采集病史、体格检查,完善相关检查,明确肿瘤病理、大小、数量、位置、浸润深度,以及结直肠的血液供应情况,这有助于手术医师术前对切除范围及保留血管进行预判。术前行血管造影,有助于充分了解各段结肠的血液供应和血管变异情况,以避免因解剖变异引起误判和损伤。术前没有进行血管造影的患者,术中应探查保留肠段的血供情况,以避免术后出现相关并发症。如果患者肿瘤位于同一肠段,间隔位置较近,一般为 5~10cm,可按照单发结直肠癌标准来进行根治性切除;如果患者肿瘤位置间隔超过 10cm,但仍在两个连续的肠段范围内,可考虑进行扩大性结直肠癌根治性切除术;如果患者肿瘤间隔距离已经横跨 1 个及以上的肠段,根据血供情况,有条件的患者可接受双切除同时吻合以保留正常结肠。如有林奇综合征、FAP 等遗传背景的患者,应考虑行全结肠或次全结肠切除术,以最大限度减少术后肿瘤的复发及再发。

对 SCRC 进行双切除同时吻合的目的是在保证根治性切除的前提下保留更多的残余结肠,但是在手术过程中应保证吻合口处血供,防止吻合口漏的发生。右半结肠合并直肠重复癌的分段根治术,需要保留结肠左曲及降结肠在内的左半结肠。由于左半结肠的血供主要来自中结肠动脉和左结肠动脉,其中横结肠左半部主要由中结肠动脉左支供应,结肠左曲及降结肠主要由左结肠动脉升支供应。因此,在行右半结肠癌根治术时,尽可能保留中结肠动脉左支;在行直肠癌根治术时,应保留左结肠动脉,并清扫 No.253 淋巴结,以此保证吻合口及保留肠段的血液供应,避免术后血供障碍的相关并发症。当病灶位于结肠两侧,需要进行双切除并且吻合时,取标本的小切口很难选择,甚至需要适当的延长切口,可进行 NOSES。但是应用 NOSES 需要良好的腹腔镜操作基础,在完全腹腔镜下完成两次吻合。

(二)新辅助治疗和转化治疗

新辅助治疗主要为了缩小原发肿瘤及切缘周围的相关病灶如转移淋巴结等,以获得手术机会或相对缩小手术范围。T₃期和/或 N+ 的可切除直肠癌患者,原则是推荐新辅助放化疗,也可考虑在多学科讨论后行单纯新辅助化疗,后根据疗效评估决定是否联合放疗。T₄期或局部晚期不可切除的直肠癌患者,必须行转化治疗。初始局部不可切除的 T₄ᵦ 期结肠癌,推荐化疗方案或化疗联合靶向治疗方案,必要时通过多学科讨论决定是否增加局部放疗。初始局部可切除的 T₄ᵦ 期结肠癌,推荐多学科讨论决定是否行新辅助化疗或直接手术治疗。

(三)术后辅助治疗

术后辅助治疗应根据肿瘤原发部位、是否行双切除双吻合者、病理学分期、分子指标及术后恢复状况决定。术后 2 周左右开始辅助化疗(体质差者适当推迟)。Ⅱ期结肠癌患者有组织学分化差(3~4 级)且存在错配修复正常或微卫星稳定、T₄ 期、血管淋巴管浸润、术前肠梗阻或肠穿孔、标本检出淋巴结少于 12 枚、神经侵袭、切缘阳性或不能确定等高危因素建议辅助化疗。如肿瘤组织检测为 dMMR/MSI-H,不建议化疗,可选择免疫治疗。无高危因素者建议随访观察,或氟尿嘧啶类药物单药化疗。Ⅲ期结直肠癌推荐辅助化疗。T₃₋₄ 期或 N₁₋₂ 期距肛缘 <12cm 的直肠癌,未行新辅助放疗者可根据术后病理学检查结果决定是否行辅助放化疗。

八、特殊情况的处理

(一)术前合并梗阻、无法完成结肠镜检查的处理

肿瘤阻塞或无法通过的狭窄患者,术前完全的结肠镜检查无法进行。术前仔细行 CT、MRI 等检查,必要时行 PET/CT 检查,术中强调探查及全结肠镜检查等可提高 SCRC 的诊断率,降低漏诊率。若梗阻灶位于近心端,可使用自膨胀式支架解除梗阻,若梗阻位于远心端近肛门处则可以使用经肛肠梗阻减压导管解除梗阻,待梗阻

解除后择期行手术治疗。

(二)术前合并肝转移的处理

处理原则同单发结直肠癌合并肝转移的诊治方案。SCRC 合并可切除的同时性肝转移患者,原发灶伴有梗阻、出血或穿孔需要行急诊手术,可先手术切除原发灶,肝转移灶的切除可延至原发灶切除后 3 个月内进行。由于 SCRC 部分患者伴有高龄、2 型糖尿病、高血压和肝硬化等独立危险因素,行原发灶和肝转移灶同时性切除术,患者在围手术期的并发症发生率常较单发结直肠癌合并肝转移患者高,建议二期再行肝转移灶切除术。

(三)合并遗传性非息肉病性结直肠癌、家族性腺瘤性息肉病和溃疡性结肠炎的处理

错配修复基因的突变是 HNPCC 患者发生的分子遗传学基础,错配修复基因突变的携带者,发生 SCRC 后应进行次全结肠切除以减少异时性结直肠癌的可能。SCRC 合并 FAP 或溃疡性结肠炎患者建议行全结肠切除回肠直肠吻合术预防异时性结直肠癌的发生。

九、随访及预后

目前,对 SCRC 的预后一直存在争议,有文献报道 SCRC 的预后较孤立性结直肠癌要好或相当,而又有一些研究则显示较孤立性结直肠癌要差。预后差的原因可能如下:①SCRC 患者平均发病年龄较孤立性结直肠癌高、手术范围更大、术后更多和更严重的并发症;②多个癌灶的存在增加了疾病的转移及复发风险;③SCRC 的潜在分子特征可能导致预后不良。因此,高危人群应从分子生物学层次积极探索病因,加强定期随访,防范复发、转移,预防或早期发现异时癌或癌前病变,及时处理。

(揭志刚)

第二节　异时性多原发结直肠癌

MCC 由 Moertel 于 1977 年首次提出,是指在结直肠黏膜上存在 2 个或 2 个以上彼此没有关联的原发癌灶且发生时间间隔 6 个月以上。一般认为其诊断需满足以下几个条件:①每个结直肠肿瘤均经病理证实为恶性病变;②除外一个肿瘤为另一个肿瘤的复发或转移;③除外 FAP 以及溃疡性结肠炎相关的结直肠癌;④新发现的病灶距离首发癌切除后的吻合口大于 5cm 并且吻合口正常;⑤在首发癌发现后 6 个月以上发现异

时性癌。

一、流行病学及病因

MCC 发病率为 0.6%~9%,平均为 1.6%,这取决于随访强度和患者生存期。在最初结直肠癌根治性手术切除后 5 年内发生异时性结直肠癌的风险为 2%~12%。MCC 通常发生在首发癌术后 7~11 年。而伴随异时性

癌的再次发生,发病频率逐渐加快。中国学者报道第二癌与第一癌平均间隔 5.1 年,第三癌与第二癌平均间隔 3.8 年,第四癌与第三癌平均间隔 3.5 年,发病间隔逐次缩短。一些学者认为早期的异时性结直肠癌可能是被漏诊的同时性结直肠癌,因为 2%~7% 的结直肠癌患者在结肠和直肠中同时存在肿瘤。

MCC 发生与多种因素有关,除了与单原发结直肠癌的危险因素相关外,还跟以下因素相关。

异时性结直肠癌的风险受到年龄的强烈影响。一项基于丹麦人群的研究显示,其最高发病年龄在 50~65 岁,而男性 70 岁以上和女性 75 岁以上的发生率比值低于 2。50 岁以下患者标准化发病率为 5.1%~7.5%,75~80 岁以上患者标准化发病率为 1.0。MCC 的绝对风险随着年龄的增长而降低,70 岁以下的患者和 70 岁以上的患者分别为 9.8%~22.2% 和 0.8%~8.0%。在 80 岁以上首次诊断为结直肠癌的个体中,异时性癌的风险为 0.8%~2.7%。年轻的结直肠癌患者潜在随访期较长,因此发现异时性癌的机会也较多。

大多数研究报道性别对 MCC 的发生影响较小,每个年龄组的性别差异不显著。

合并多发腺瘤是发生多原发结直肠癌的独立危险因素,结直肠癌伴发腺瘤,尤其是伴发多个腺瘤者,患异时性多原发癌的危险性显著增加。较长的结肠镜检查间隔可能与 MCC 的风险呈负相关,这可以解释为更频繁的结肠镜检查会导致更多的 MCC 被检测出来。SCRC 的存在也与异时性癌风险增加相关,可增加 2 倍。

原发肿瘤的部位与异时性结直肠癌发生的关系尚不确定。原发结直肠癌的位置对异时性癌发生的影响是一个有争议的问题,并得出了各种结论。Phipps 等报道了在横结肠和降结肠的原发癌后异时性癌的风险增加。Levi 等报道的原发肿瘤位置对再发肿瘤没有影响。Leggett 等报道位于近端结肠的黏液腺癌容易再发异时性多原发癌。剩余肠道长度的差异,肠道切除的范围,即节段性与广泛性,可能会改变发生异时性结直肠癌的风险。以林奇综合征患者为例,其异时性结直肠癌风险取决于手术类型和最初结肠癌切除的肠道长度。《中国结直肠癌诊疗规范(2020 版)》提出,与接受非广泛切除术(次全结直肠切除术、左右半结肠切除术、乙状结肠切除术、节段性结肠切除术、息肉切除术等)患者相比,首次接受更广泛的结直肠切除术(如全结直肠切除术、全结肠切除术)的患者异时性结直肠癌发生风险较低。这一发现提示结直肠癌的手术切除范围尤为重要。无论如何,大多数手术后都需要监测剩余结肠和直肠。

在遗传性亚群中,林奇综合征、FAP 和锯齿状腺瘤综合征的 MCC 风险增高,10~20 年累积风险估计为 19%~50%。

二、临床表现

MCC 的临床表现和初发结直肠癌及结直肠癌吻合口复发差别不大,同样可表现为腹痛、便血、黑便、排便习惯改变、腹部包块等。其病理学类型与单发的结直肠癌也无显著差别。中国学者梁伟明等报道异时性多原发结直肠癌的首发表现形式常见为乳头状腺癌和管状腺癌(尤其是中分化)两种,二次复发性癌多以 Dukes B 期为主。右半结肠的异时性癌生长速度慢于左半结肠和直肠的异时性癌。

MCC 好发部位尚有争议,肿瘤可以发生在结直肠的任何部位,大部分多原发结直肠癌的首发癌位于直肠及乙状结肠,而异时性癌则相反,多集中于盲肠、升结肠及结肠右曲;而且异时性癌与首发癌常位于相隔或远隔肠段。Ikeda 等的研究表明异时性结直肠癌的发生倾向于从远端到近端结直肠癌。

三、治疗

异时性结直肠癌多数仍可进行手术治疗,外科医师应力求行根治性切除术,必要时可行结肠次全切除术或全结肠切除吻合术,其根治性切除率可达 61%。MCC 的术式选择尚未达成一致,外科医师应根据再发癌灶的位置、分布、大小、侵袭程度及术前检查结果,结合首发癌手术切除范围充分评估手术方式。

结直肠癌多节段切除术与结肠次全切除术术后并发症和异时性癌的发生率无明显差异,但保留肠段可显著减少患者术后的排便次数,提高患者的生存质量。美国外科医师采用广泛的结肠切除术,因为单次生长的异时性肿瘤的累积风险为 3.5%,两次生长的异时性肿瘤为 8%。而全结肠切除术的发病率和病死率必须与发生后续肿瘤的风险进行权衡。只有少数英国外科医师接受回肠吻合术以及术后排便频率增加、无法控制等并发症。但发病时间较短的异时性结直肠癌患者,再次手术由于正常解剖结构的破坏和腹腔术后粘连的存在,手术难度通常较大。术者术前应有充分的心理准备,并让患者做好完善的术前准备以降低手术风险和减少术后并发症的发生。

四、预后

有研究道单发癌、同时性结直肠癌及异时性结直肠癌的 3 年无复发生存率（66% *vs.* 66% *vs.* 56%）、5 年肿瘤特异性生存率（69% *vs.* 69% *vs.* 53%）和 5 年生存率（62% *vs.* 59% *vs.* 49%）无明显差异。其他的一些报道显示异时性结直肠癌行根治性切除术后的 5 年生存率为 50%~60%。MCC 的预后与一期切除相同，生存期 10 年以上，平均为 7.7 年。

对 MCC 的研究表明，次发癌在分化程度及分期上常好于原发癌。可能的原因是患者发生原发癌后对疾病重视程度增高，能够进行定期肠镜随访检查，因此能够在未出现症状前较早发现次发癌。原发癌常在患者出现症状以后才发现，因此诊断常偏晚。

五、随访

每一个结直肠癌患者，术后需要终身定期随访。除常规的结直肠癌术后随访检查外，结肠镜检查有利于及早发现结直肠癌的复发和异时性多原发癌。结肠镜检查是检测异时性结直肠癌的最佳诊断方法，尤其是在患者出现症状前。

建议对高危人群进行更严格的结肠镜检查监测（即间隔更短），但由于缺乏强有力的证据来比较不同监测方案的有效性，并且对 MCC 风险的预测因素了解不足，因此监测结肠镜检查的最佳间隔尚不清楚。

美国结直肠癌多学会工作组 *Colorectal cancer screening：recommendations for physicians and patients from the U.S. multi-society task force on colorectal cancer* 和美国结直肠外科医师协会的 *Clinical Practice Guidelines for the Management of. Colon & Rectal Cancer* 指南已得到许多其他组织的认可：①在结直肠癌根治术后 3~6 个月行结肠镜检查（将排除同时性结直肠癌），尤其是术前未行肠镜检查或未能完成全结肠镜检查者。在结直肠癌根治术后 1 年，结肠镜下切除术后 3 年行结肠镜检查。如果结果正常，则应在根治术后 3 年、结肠镜下切除术后 5 年再次进行结肠镜检查。②直肠低位前切除术后的前 2 年或 3 年应每隔 3~6 个月进行 1 次直肠检查（直肠镜检查或直肠腔内超声检查）。接受结肠镜监测的患者不建议进行粪便隐血试验，因为它的阳性预测率非常低。③对于高龄或有合并症（预期寿命少于 10 年）的患者，应考虑停止结肠镜检查。监测指南适用于无症状人群，患者出现新症状可能需要更加全面的检查。④色素内镜检查、放大内镜检查和虚拟结肠镜检查未被确立为监测方式；⑤不建议为此目的进行粪便 DNA 检测。

（林建江）

推荐阅读

［1］ WARREN S，GATES O. Multiple primary malignant tumors：a survey of the literature and statistical study［J］. Am J Cancer，1932，16：1358-1414.

［2］ CUNLIFFE W J，HASLETON P S，TWEEDLE D E，et al. Incidence of synchronous and metachronous colorectal carcinoma［J］. Br J Surg，1984，71（12）：941-943.

［3］ 何建军. 中国人 2025 例多原发结直肠癌荟萃分析［J］. 中华胃肠外科杂志，2006，9（3）：225-229.

［4］ CHIN C C，KUO Y H，CHIANG J M. Synchronous colorectal carcinoma：predisposing factors and characteristics［J］. Colorectal Dis，2019，21（4）：432-440.

［5］ DREW D A，NISHIHARA R，LOCHHEAD P，et al. A prospective study of smoking and risk of synchronous colorectal cancers［J］. Am J Gastroenterol，2017，112（3）：493-501.

［6］ DASHTI S G，BUCHANAN D D，JAYASEKARA H，et al. Alcohol consumption and the risk of colorectal cancer for mismatch repair gene mutation carriers［J］. Cancer Epidemiol Biomarkers Prev，2017，26（3）：366-375.

［7］ XUAN K，ZHAO T M，SUN C Y，et al. The association between hypertension and colorectal cancer：a meta-analysis of observational studies［J］. Eur J Cancer Prev，2021，30（1）：84-96.

［8］ 吴娅男，南琼. 同时性多原发结直肠癌研究进展［J］. 中国现代医学杂志，2021，31（11）：31-36.

［9］ 董超，程勇. 多原发结直肠癌的研究进展［J］. 肿瘤，2007，27（11）：926-928.

［10］ 王松，刘正，王贵玉，等. 多原发癌的研究现状［J］. 肿瘤研究与临床，2018，30（9）：645-648.

［11］ 汪栋，金岚，姚宏伟，等. 35 例同时性多原发结直肠癌患者临床诊疗分析［J］. 首都医科大学学报，2018，39（3）：413-417.

［12］ 高志峰，胡汉卿，王贵玉. 同时性多原发结直肠癌诊断和治疗新进展［J］. 结直肠肛门外科，2019，25（6）：640-644.

［13］ 中华人民共和国国家卫生健康委员会. 中国结直肠癌诊疗规范（2020 年版）［J］. 中华外科杂志，2020，58（8）：561-585.

［14］ 刘莹，李金秋，张凯，等. 右半结肠合并直肠重复癌时的术式选择附四例报告［J］. 中华结直肠疾病电子杂志，2018，7（1）：79-82.

［15］ 金黑鹰，崔龙，孟荣贵，等. 遗传性非息肉病性结直肠癌家族多原发癌的特点［J］. 中华胃肠外科杂志，2001，4（3）：165-166.

［16］ BOUVIER A M，LATOURNERIE M，JOOSTE V，et al. The lifelong risk of metachronous colorectal cancer justifies long-term colonoscopic follow-up［J］. Eur J Cancer，2008，

44（4）:522-527.

［17］郑阳春,燕锦,刘宝善,等. 异时性多原发结直肠癌临床特点
　　 分析31例［J］.世界华人消化杂志,2009,17（6）:627-631.

［18］LINDBERG L J,LADELUND S,BERNSTEIN I,et al.
　　 Risk of synchronous and metachronous colorectal cancer:
　　 population-based estimates in denmark with focus on

non-hereditary cases diagnosed after age 50［J］. Scand J
Surg,2019,108（2）:152-158.

［19］梁伟明,许桂润. 异时性多原发性结直肠癌18例临床分
　　 析［J］.中外医学研究,2013（17）:136-136.

［20］胥子玮,封益飞,王勇,等. 多原发结直肠癌的临床特征和
　　 预后［J］.肿瘤研究与临床,2020,32（3）:154-156.

第三十二章 遗传性结直肠癌

第一节 概　述

一、林奇综合征

1913 年，密歇根大学病理学主任 Aldred Scott Warthin 首先报道了一个具有明显家族性聚集和遗传的胃肠道和妇科癌症的家系。1966 年，Henry Lynch 详细描述了两个具有子宫内膜癌和胃癌的家系，并且首次使用了家族性癌症综合征这一专业术语。1984 年，林奇综合征（Lynch syndrome）开始被用来描述这种疾病，并且用林奇综合征I定义仅患有结直肠癌的家族性癌症综合征，而林奇综合征II用于定义除了结直肠癌外还患有其他恶性肿瘤的家族性癌症综合征。之后，产生了遗传性非息肉病性结直肠癌（hereditary nonpolyposis colorectal cancer，HNPCC）这一术语，用来区分来自遗传性息肉病并有结直肠癌变倾向的综合征。但由于很多患者也会患多发性息肉和腺瘤，或患一种或多种肠外的癌症，HNPCC 的使用容易让人产生该遗传性癌症仅发生在结直肠的误解，因此这一术语被停用，林奇综合征被再次使用。

林奇综合征是一种最常见的遗传性结直肠癌综合征，为常染色体显性遗传病，在所有结直肠癌患者中占 3%~5%。其原因为生殖系细胞 DNA 错配修复基因（*MLH1*、*PMS2*、*MSH2* 和 *MSH6*）的一个等位基因发生了致病性的胚系突变，在出生后另一个等位基因遭遇"二次打击"失活后，从而导致 MMR 蛋白的正常抑癌功能失活，因而发生了癌变。*EPCAM* 基因的部分胚系突变可以引起 *MSH2* 基因的启动子区域超甲基化，从而引起MSH2 蛋白表达缺失，也可引发林奇综合征。林奇综合征的临床特点是患结直肠癌和在肠外多个系统和脏器的癌变风险显著增加，如子宫内膜癌、卵巢癌、胃癌、小肠癌、上尿路癌、胆道癌、脑癌（多为胶质母细胞瘤）、皮肤癌（皮脂腺癌和角化棘皮瘤）、胰腺癌等。林奇综合征

患者的癌症风险，与其突变的基因和发病年龄有关。符合临床诊断标准的林奇综合征患者中，携带 *MLH1* 和 *MSH2* 致病突变者各占 30%，*PMS2* 和 *MSH6* 均小于 5%，*EPCAM* 缺失突变约占 1%，另有约 30% 的患者未发现明确的突变基因。

二、家族性腺瘤性息肉病

FAP 是第二常见的遗传性结直肠癌综合征，占所有肠癌患者的 1%，为常染色体显性遗传病，主要由 *APC* 基因胚系突变导致。临床特征为患者的结肠和直肠分布数百甚至数千个腺瘤，且多在青春期或成年早期发病。根据肠道腺瘤分布数量可分为腺瘤数量 >100 枚的经典型家族性腺瘤性息肉病（classical familial adenomatous polyposis，CFAP）和腺瘤数量为 10~99 枚的衰减型家族性腺瘤性息肉病（attenuated familial adenomatous polyposis，AFAP）（图 32-1-1）。

根据美国国家健康数据报道，FAP 患病率约为每百万人 40 例，每 8 000~18 000 名新生儿中就有 1 例。大多数 FAP 患者有结直肠息肉和癌症的家族史，10%~30% 的 FAP 患者则没有相关疾病家族史，即属于新发变异病例。多数患者早期以便血为主要症状，可伴有腹泻、黏液便、腹部隐痛，随疾病进展可出现肠套叠及肠梗阻表现，晚期可出现结直肠癌相关症状（贫血、恶病质等）。部分病例可伴发肠外表现，包括胃十二指肠息肉、硬纤维瘤、骨瘤、皮肤软组织瘤、脑肿瘤、肝母细胞瘤及先天性视网膜色素上皮肥厚（congenital hypertrophy of retinal pigmented epithelium，CHRPE）等。

FAP 患者通常在青少年早期出现腺瘤，且腺瘤数量和大小会迅速增加，如果不及时加以临床干预，患者一生中癌变概率达 100%。通常 30 岁时，接近 3/4 的患者会患上结直肠癌，平均生存年龄为 42 岁，因此早期筛查

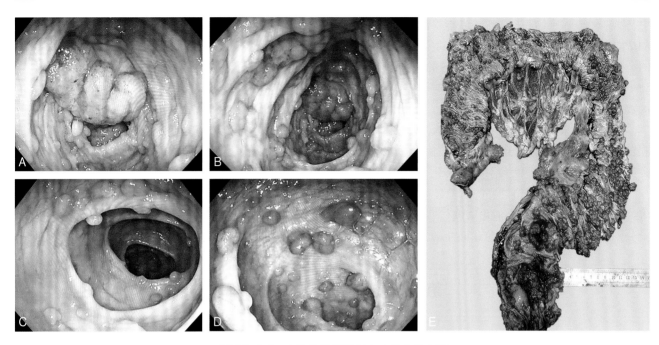

图 32-1-1 家族性腺瘤性息肉病的大体表现

A~D. 家族性腺瘤性息肉病患者结肠的内镜视图；E. 接受全结肠切除术的家族性腺瘤性息肉病患者的大体病理标本，黏膜表面覆盖数以千计的腺瘤样息肉。

和及时手术可减少癌变机会，延长生存期。FAP 癌变的风险与息肉的数量相关，当息肉数量超过 1 000 枚时，癌变的概率是小于 1 000 枚者的 2 倍。腺瘤性息肉的直径一般在 2~5mm，一般小于 10mm，组织病理学上，腺瘤性息肉主要为管状腺瘤，也可能为绒毛状腺瘤或混合型腺瘤，主要分布在结肠和直肠，当息肉数量较多且分布密集时，恶变率可高达 100%。相对于 CFAP，AFAP 较为少见，且病情进展缓慢，癌变概率相对较低，通常在 25 岁以后出现腺瘤，主要分布于结肠近端或整个结肠，APC 基因突变位点与 CFAP 不同，主要集中在 5′ 和 3′ 端或外显子 9。目前 AFAP 的患病率尚缺乏足够的临床数据加以统计。

三、黑斑息肉综合征

黑斑息肉综合征，又称波伊茨-耶格综合征（Peutz-Jeghers syndrome，PJS）或遗传性色素沉着消化道息肉综合征。目前认为，黑斑息肉综合征是一种由 STK11 基因（又称为 LKB1 基因）的胚系突变引起的，以皮肤黏膜色素沉着、胃肠道多发错构瘤息肉和肿瘤易感性为临床特征的常染色体显性遗传病。

1895 年 Connor 首次报道一对孪生姐妹上唇出现色素斑，1919 年其同事 Weber 报道这对孪生姐妹中一例在 20 岁时死于肠套叠，后续随访发现另 1 例于 52 岁死于乳腺癌。1921 年 Peutz 报道了一个荷兰家系，三代人中曾有 7 人患小肠息肉病和口唇颊黏膜黑色素斑，描述

了其家族遗传性。1949 年 Jeghers 等收集文献并报道不同家系的 10 例患者的黏膜黑斑、胃肠道息肉和肿瘤风险之间的关系，并提出该病符合常染色体显性遗传，使该病得到了广泛关注。1954 年 Bruwer 等首次将该综合征命名为波伊茨-耶格综合征。1997 年 Hemminki 首次确定波伊茨-耶格综合征的致病基因位于染色体 19p，次年他成功确定位于染色体 19p13.3 的 STK11 基因是大部分波伊茨-耶格综合征患者的致病基因。2006 年 Volikos 在约 80%（59/76）波伊茨-耶格综合征患者检测到 STK11 外显子突变或全基因缺失，进一步确定了 STK11 是波伊茨-耶格综合征的致病基因。

2018 年国家卫生健康委员会等五部门联合制定了国家《第一批罕见病目录》，共包含 121 种罕见疾病，其中黑斑息肉综合征位列第 89 位。次年国家卫生健康委员会发布的《罕见病诊疗指南（2019 年版）》中指出，黑斑息肉综合征发病率约为 1/200 000，患病率为 1/200 000~1/8 000，其发病可能与患者生存的地理环境有关，与性别和种族关系不密切。

四、幼年性息肉病综合征

幼年性息肉病综合征（juvenile polyposis syndrome，JPS）是一种罕见的常染色体显性遗传的错构瘤性息肉病综合征，其特征是在整个胃肠道内存在多个幼年性错构瘤性息肉，其中以结肠和直肠最常见，其在活产新生儿中的发病率约为 1/10 万。50%~75% 的 JPS 有家族

史,50%~60% 临床诊断的 JPS 患者能检测到 SMAD4 或 BMPR1A 基因的致病性胚系突变。"幼年性"是指息肉的类型,而不是息肉的发病年龄。JPS 的中位诊断年龄为 16~18 岁,大多数 JPS 患者到 20 岁时已有息肉,息肉的数目从 5 个到 100 个以上。

如果息肉未及时治疗,可能导致消化道出血、贫血和息肉癌变。目前认为,JPS 是通过异常的基质环境导致相邻肠黏膜上皮细胞发生肿瘤性转化,并最终发生癌变。JPS 患者发生胃肠道肿瘤的风险显著增高。JPS 患者终身罹患结直肠癌和上消化道癌(主要是胃癌)的风险分别约为 38% 和 21%,中位诊断年龄为 42 岁。还有

少数 JPS 患者出现胰腺癌、十二指肠癌和小肠癌,通常发生在 31~50 岁。SMAD4 突变携带者比 BMPR1A 突变携带者更容易患上消化道恶性肿瘤。

15%~22% 的携带胚系 SMAD4 突变的 JPS 患者会出现遗传性出血性毛细血管扩张症(hereditary hemorrhagic telangiectasia,HHT),其特征是皮肤和黏膜毛细血管扩张,脑、肺、肝动静脉畸形,以及相关出血风险增高。约 20% 的 JPS 患者还会出现胃肠道外的表现,包括心脏、颅骨和泌尿生殖系统的先天性异常、唇裂、杵状指、多指/趾畸形、大头畸形、眼距增宽和肠旋转不良等。

(卓长华　于志伟　顾国利　高显华)

第二节　临床诊断与分子诊断

一、林奇综合征

(一) 临床表现

与散发性结直肠癌相比,林奇综合征患者具有以下特殊的临床特征,例如,肿瘤发病年龄较早、多原发大肠癌发生率更高、肿瘤多位于近端结肠、整体预后较好,但罹患多原发肿瘤(肠外恶性肿瘤,如子宫内膜癌、胃癌等)的风险更高。林奇综合征以常染色体显性方式遗传,通常存在家族聚集性,即多位近亲确诊结直肠癌。因此,在林奇综合征被发现报道之初,研究人员多通过临床病史诊断林奇综合征,便有了各种林奇综合征诊断标准或筛查标准,如 Amsterdam 标准 Ⅰ、Amsterdam 标准 Ⅱ、中国人林奇综合征家系标准等(表 32-2-1)。

随着科学家逐渐明确了林奇综合征的生物学基础,即林奇综合征的发生来源于 DNA 错配修复基因的双等位基因失活,因而其肿瘤组织在蛋白质水平可表现为 dMMR,在 DNA 水平则因错配修复功能异常使微卫星(存在于基因组中的 1~6bp 的简单重复串联 DNA 序列)发生复制错误得不到纠正而不断累积,最终使微卫星序列长度或碱基组成发生改变,即 MSI-H。组织病理学层面也会表现出一些 MSI-H 样组织学特征,即存在肿瘤浸润淋巴细胞增多、克罗恩病样淋巴细胞反应、黏液/印戒分化或髓样生长方式等。因此人们便可利用林奇综合征的特殊分子表型,同时结合临床诊断标准来进行精准筛查。修订版的 Bethesda 标准就是在以临床参数为初筛的基础上进一步结合 MSI 状态复筛,显著降低林奇综合征的漏诊率,并聚焦于最终需要进行测序的人群,在

表 32-2-1　林奇综合征诊断标准的比较

诊断标准	家系描述	附加条件
中国人林奇综合征家系标准	家系中至少有 2 例组织病理学明确诊断的结直肠癌患者,其中 2 例为父母与子女或同胞兄弟姐妹的关系(一级亲属)	符合以下任一条件:①至少 1 例为多发性结直肠癌患者(包括腺瘤);②至少 1 例结直肠癌发病年龄 <50 岁;③家系中至少 1 例患遗传性非息肉病性结直肠癌相关肠外恶性肿瘤(包括胃癌、子宫内膜癌、小肠癌、输尿管和肾盂癌、卵巢癌和肝胆系统癌)
Amsterdam 标准 I	家系中至少 3 例确诊的结直肠癌患者	同时满足以下所有条件:①其中 1 例为其他 2 例的一级亲属;②至少累及连续的 2 代人;③至少 1 例发病年龄 <50 岁;④除外家族性腺瘤性息肉病
Amsterdam 标准 II	家系中至少有 3 例确诊的林奇相关肿瘤(结直肠癌、子宫内膜癌和小肠癌等)患者	同时满足以下所有条件:①其中 1 例为其他 2 例的一级亲属;②至少累及连续的 2 代人;③至少 1 例发病年龄 <50 岁;④除外家族性腺瘤性息肉病

一定程度上提高了成本效益。然而,由于 Bethesda 标准相对复杂,真正在临床一线推广存在困难;浙江大学医学院附属第二医院袁瑛教授团队则基于 dMMR 的结直肠癌患者,建立了中国人林奇综合征风险预测模型,并根据该模型算法开发了小程序,患者或临床医师只需回答 6 个问题(出生日期、性别、癌症初诊年龄、个人疾病史、家族史和 MME 蛋白表达模式),即可计算出患林奇综合征的风险,使得林奇综合征的筛查更加大众化,更加便捷。另外,国际上现也有多个计算机模拟模型(如 MMRPro,PREMM1,2,6,PREMM5 等),结合个人史和家族史来预测 DNA 错配修复基因突变概率。

(二)分子诊断

临床高度怀疑林奇综合征的患者,需要通过采集唾液内口腔脱落细胞、外周血中白细胞或其他正常组织,进行相关基因的胚系突变检测。如若检测到 *MLH1*、*MSH2*、*MSH6*、*PMS2* 或 *EPCAM* 中任一基因的致病性胚系突变,即可确诊为林奇综合征。

近十年,遗传性结直肠癌的基因检测因高通量测序(high-throughput sequencing,HTS)的普及而发生了巨大变化;同样的时间、样本可检测更多基因,因此使用 HTS 多基因组合进行遗传性结直肠癌分子诊断无疑成了大势所趋。但同时人们也应充分认识 HTS 存在的局限性。首先,HTS 可从原始序列数据中计算出拷贝数变异,但许多因素可影响其准确性,因此对于遗传性结直肠癌患者分子诊断来说,加做多重连接探针扩增技术(multiplex ligation dependent probe amplification,MLPA)以检测目的基因大片段缺失十分有必要。其次,HTS 可以高精度检测绝大多数区域的点突变和小的插入/缺失突变,但一些高 GC 含量或存在 poly(A)结构区域,通常难以捕获且覆盖深度不够,则需要改进探针设计或补充 Sanger 测序以解决。如今,同时具有常染色体显性遗传、肿瘤组织呈现 MSI-H 且符合 Amsterdam 标准 I 或 II 的结直肠癌患者,进行基因测序,*MLH1*、*MSH2*、*MSH6*、*PMS2* 或 *EPCAM* 基因的致病性胚系突变检出率可高达 90%。因此在临床中如遇到此类高度怀疑林奇综合征,当采用普通的 HTS 未检测到明确致病突变时,应深入分析检测手段的局限性、结合待测家系的具体临床特征,加做相关分子检测以明确其致病原因。

(三)鉴别诊断

1. **家族性结直肠癌 X 型** 在符合 Amsterdam 标准的家系中,21%~73% 患者为错配修复功能完整(proficient mismatch repair,pMMR)/微卫星稳定(microsatellite stable,MSS)表型,称为家族结直肠癌 X 型。该病的基因型尚未明确,结直肠癌变风险介于普通人群和林奇综合征患者之间。与林奇综合征相比,肠癌发病时的年龄更大,肠外恶性肿瘤的发病风险并不增高。

2. **林奇样综合征** 还有部分患者为 dMMR/MSI-H 表型,但胚系突变检测却未发现上述任一 DNA 错配修复基因的致病性突变,称为疑似林奇综合征、突变阴性林奇综合征或林奇样综合征。可能的原因包括 DNA 错配修复基因双重体细胞突变,免疫组化结果读片错误(假阳性),其他基因(如 *MUTYH* 双等位基因)突变引起的 MSI-H 结果,胚系突变检测方法缺陷(如未使用 MLPA)或 *MLH1* 基因组成性表观改变(启动子区域过甲基化)导致的突变。

二、家族性腺瘤性息肉病

FAP 患者通常在 20 岁之前(平均年龄为 16 岁)在结直肠内出现多发性腺瘤,大多数患者有家族遗传性倾向,仅 10%~30% 的患者是新发突变且无家族病史。如果不及时加以临床干预,FAP 患者在 50 岁时患结直肠癌的风险接近 100%,患肠道外其他癌症的终身风险也将增高,包括十二指肠癌/壶腹癌(1%~10%)、甲状腺癌(1%~12%)、胃癌(0.5%~1.3%)和肝母细胞瘤(1%~2%,通常在 5 岁时)。因此开展 FAP 的家族筛查,早期发现致病基因携带者,做到早期诊断、及时干预,对于改善患者预后非常重要。

(一)临床诊断

1. **诊断标准** 结合中国患者的特征,2018 年中国抗癌协会大肠癌专业委员会遗传学组推荐 FAP 临床诊断标准:结直肠内弥漫腺瘤性息肉 >100 个,发病年龄较早;常伴有肠外表型,如 CHRPE、骨瘤和硬纤维瘤;常染色体显性遗传。

2. **FAP 筛查** 肠镜作为一种直观的检查方法,在 FAP 的筛查、诊断、治疗、监视及随访中具有重要作用,可以达到早发现、早诊断、早治疗,通过息肉切除降低癌变的发生率和病死率。根据《中国临床肿瘤学会(CSCO)结直肠癌诊疗指南 2022 版》建议,结直肠癌患者询问家族病史后,在全结直肠范围内息肉数≥20 枚者,或家族中有确诊 FAP 患者的个体,应进行 FAP 筛查。①一级专家推荐:内镜发现肠道息肉 10~20 枚,警惕其胚系基因突变引起息肉病可能。仔细询问家族史,明确患者是否有 CHRPE、颅骨骨瘤、腹腔硬纤维瘤,如有相关疾病则提示遗传性息肉病可能性大。无论是否有家族史,均应定期肠镜检查,并进一步就诊。②二级专家推荐:内镜发现肠道息肉≥20 枚者,除询问家族史和颅骨、腹腔、眼底检查外,建议其直系亲属进行结肠镜检查。无论是否有家族史,均可建议其进行基因筛检。③三级专家推荐:发现肠道息肉≥10 枚者,体格检查明确患者是否有 CHRPE、颅骨骨瘤、腹腔硬纤维瘤。无论是否有家族史,均应建议其定期结肠镜检查,并进行基因筛查。

值得注意的是 FAP 家系受影响者可伴有多种肠外疾病,以腹腔硬纤维瘤、骨瘤和 CHRPE 较为常见。且 1/4~1/3 的 FAP 患者无家族遗传史,为该个体胚系新发肿瘤,因此家族史并不是诊断 FAP 的必要条件。

(二)分子诊断

FAP 主要由 *APC* 基因的致病性或可能致病性胚系

突变引起的,该基因位于染色体 5q21~q22,是一种抑癌基因,其 1~14 号外显子较小,而第 15 号外显子较大,由 6 574 个碱基组成。在第 15 号外显子的 5′端存在一个突变集中区,40%~77% 的突变集中在这个区域;其中 *APC* 基因移码突变(c.3927_3931delAAAAG;p.E1309Dfs)是最高频突变,且根据文献报道,携带该变异的患者常会发生较为严重的临床表现,即发病年龄更早、息肉数目更多。而位于 *APC* 基因的 5′端、9 号外显子和 3′端的变异所对应的疾病表型则较轻。

目前发现与 FAP 相关的 *APC* 基因突变多达 1 000 余种,80% 以上为移码突变和无义突变,其中约 15% 的病例发生基因大片段缺失,以上突变导致 *APC* 基因终止密码子的提前出现,从而编码出无功能的截断蛋白,因此除了常规的 HTS、MLPA 和 Sanger 测序外,截断蛋白试验也可用于 *APC* 基因突变的检测。

FAP 患者 *APC* 基因检测突变的阳性率约为 70%,无变异患者占 5%~30%。临床表现较重,但又未检测到明确致病突变的患者,即致病原因不明的结直肠腺瘤性息肉病患者,其可能与未发现的新致病性突变或常规检测技术无法检测的区域(如启动子区)突变等其他因素有关。近年来,浙江大学医学院附属第二医院袁瑛教授团队通过对此类特殊的结直肠腺瘤性息肉病家系深入研究,发现 *DUOX2* 基因可能是结直肠息肉病的新致病基因。此外,部分 *APC* 阴性的息肉病患者可能携带 *MUTYH* 基因双等位变异,称为 MUTYH-相关性息肉病(MUTYH-associated polyposis,MAP),该疾病属于常染色体隐性遗传病。MAP 与 AFAP 的临床表现较为相似,大多数 MAP 患者息肉遍布全结肠,一般超过 10 枚,2/3 患者息肉数量少于 100 枚,极少数会超过 1 000 枚。MAP 以常染色体隐性的方式遗传,因此结合家族中息肉病的遗传特点,可选择部分患者优先筛查 *MUTYH* 基因胚系突变。

三、黑斑息肉综合征

(一)临床表现

1. 口唇黏膜及四肢末端色素斑　研究发现,黑斑息肉综合征患者在出生时即可出现特征性皮肤黏膜色素斑,10 岁前即出现皮肤色素斑的概率高达 96.6%。这个特征性临床表现极大地帮助了临床诊断。黑斑息肉综合征色素斑多见于口唇和颊黏膜、四肢末端,也常表现于面部、睑缘、牙龈等,大小、形态各异,不高出皮肤表面,分布不均匀,无毛发生长,无瘙痒;青春期后,部分患者的色素斑可随年龄增长而有所消退(图 32-2-1)。其组织学表现是基底细胞中黑色素增多,这可能是由于黑

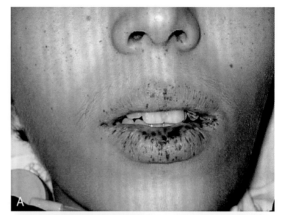
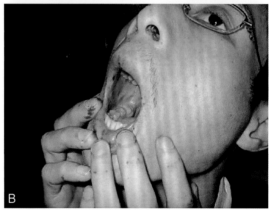
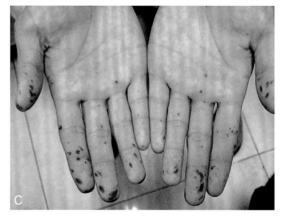

图 32-2-1　黑斑息肉综合征患者的口唇黏膜及四肢末端色素斑

A. 口唇色素斑;B. 颊黏膜色素斑;C. 肢端色素斑。

色素从黑素细胞迁移至角质形成细胞所致。目前无明确证据证明黑斑息肉综合征患者的皮肤黏膜色素斑具有恶变倾向,除美容需求外,一般无须医学处理。并非所有的黑斑息肉综合征患者都存在皮肤黏膜色素斑,临床上也经常可以见到孤立性黑斑息肉综合征病例,其虽然有胃肠道多发性错构瘤性息肉,但无皮肤黏膜色素斑的表现。

2. 胃肠道息肉　黑斑息肉综合征主要的临床危害由其遍布整个胃肠道的错构瘤性息肉导致。错构瘤性息肉数量通常较多,有时可达数百枚,大小不等,较小的息肉多有蒂或亚蒂,较大者呈分叶状,无蒂或广基状,息肉表面被覆正常上皮细胞。息肉主要分布于小肠,以空

肠上端最为多见,也可见于胃和结直肠,罕见于支气管、膀胱、输尿管、胆囊、鼻腔等(图 32-2-2)。国外研究报道小肠套叠的发生率最高达 95%。空军特色医学中心的数据显示,黑斑息肉综合征息肉在胃、小肠、结直肠的分布方面差异显著,小肠的息肉显著多于胃及结直肠的息肉。既往研究显示,约 50% 的 PJS 患者在 18 岁之前因息肉相关的并发症(如腹痛、肠道出血、贫血、肠套叠或肠梗阻)而接受首次手术治疗。随着内镜技术的发展,内镜联合外科治疗已可成功复位肠套叠,并可在复位套叠肠管后行双气囊小肠镜息肉切除术。胃肠道症状多是 PJS 患者就医的首发症状,但是其胃肠道息肉具体产生于何时目前尚无定论。或许其先于皮肤黏膜色素斑出现,只是因儿童期内镜检查受限而导致其胃肠道息肉被漏诊。

3. 家族遗传性和肿瘤易感性　研究发现,具有黑斑息肉综合征家族史的患者占 30%~50%,无家族史者考虑自身的基因突变导致患病。作为一种常染色体显性遗传性病,黑斑息肉综合征并不完全遵循孟德尔遗传定律,部分患者可出现隔代遗传的现象,可能的原因包括致病基因外显不全、表现度不高等。中国人民解放军空军特色医学中心 370 余例黑斑息肉综合征患者临床数据分析,家系遗传者的消化道息肉负荷较小,而无家族史(自身基因突变)患者的息肉负荷较大,因此在临床上无家族史者可能需要更加积极地随访和治疗。目前研究发现黑斑息肉综合征具有肿瘤易感性,其恶性肿瘤发生风险比正常人群高数 10 倍,超过 50% 的黑斑息肉综合征患者终身有罹患恶性肿瘤的风险,且随年龄增长其患癌风险逐渐增高,至 70 岁时患癌风险甚至达到 90% 以上。胃肠道内肿瘤以胃、小肠和结直肠肿瘤最为常见,胃肠道以外的恶性肿瘤也可发生在乳腺、卵巢、甲状腺、子宫、胰腺、睾丸、肺等,可能按照错构瘤—腺瘤—腺癌的过程进行演变,也可能是细胞新发突变导致消化道以外系统恶变。

(二)辅助检查

黑斑息肉综合征的息肉好发于小肠,传统胃肠镜难以全程检查小肠,于是针对小肠的辅助检查对于黑斑息肉综合征的诊治具有重要的临床意义。应用小肠 CT 三维重建检查黑斑息肉综合征患者小肠息肉的大小与分布,直径大于 1.0cm 临床需要干预的息肉检出率高达 85.0% 以上。将 MRI 和视频胶囊内镜检查(video capsule endoscopy,VCE)进行对比研究发现,VCE 在检测胃肠道小息肉方面表现更具优势,使用 MR 肠道造影对于检测 ≥15mm 的息肉并确定其大小更准确,VCE 在诊断消化道出血方面更具优势。小肠胶囊内镜检查尽管限制性少且依从性好,但其对于近端小肠的病变检查准确性较低,且对大息肉检查的漏诊率高达 20%,一定

程度上影响了其在黑斑息肉综合征患者中的临床应用。内镜结合胃肠道成像和 CT 对黑斑息肉综合征的诊断和治疗具有重要意义。有研究认为,使用多排螺旋 CT 和 MRI 对黑斑息肉综合征患者进行肠道造影可提高息肉的检出率,降低 10mm 以上息肉的漏诊率。

(三)临床诊断

黑斑息肉综合征的诊断可参考如下标准(满足任何一条即可临床诊断):①两个及以上组织学确定的 PJS 型错构瘤性息肉;②有黑斑息肉综合征家族史(至少一个直系亲属患黑斑息肉综合征)的个体检测到任何数量的 PJS 型息肉;③有黑斑息肉综合征家族史(至少一个直系亲属患黑斑息肉综合征)的个体出现特征性皮肤黏膜色素沉着;④特征性皮肤黏膜色素沉着同时有任何数量的 PJS 型息肉。而美国国立综合癌症网络(National Comprehensive Cancer Network NCCN)和中国遗传性大肠癌协作组建议的黑斑息肉综合征临床诊断标准为胃肠道多发错构瘤息肉伴皮肤、黏膜色素斑,可有或无家族史。

(四)分子诊断

黑斑息肉综合征最主要致病基因是 STK11 基因,而针对该基因的遗传检测是在患者出现症状前识别潜在黑斑息肉综合征患者的一种有效方法,可为受影响家系提供预测性诊断、进一步管理和遗传咨询。STK11 基因突变的结果是氨基酸的改变和/或终止信号的提前出现。目前通过 HTS 和 MLPA 联合监测,黑斑息肉综合征患者的 STK11 基因突变率高达 80%~94%。

(五)鉴别诊断

黑斑息肉综合征需要与表现为皮肤黏膜色素斑或胃肠道多发息肉的疾病进行鉴别诊断。

1. 多发性错构瘤综合征　又称考登综合征(Cowden syndrome),与 PTEN 基因突变有关,特征性色素沉着出现在男性阴茎头,表现为毛根鞘瘤、肢端角化、面部丘疹和口部乳头状瘤等。

2. 幼年性息肉病综合征　以多发性青少年结直肠息肉为特征,由 2 个单独的基因突变引起,分别是位于染色体 18q21 的 SMAD4/DPC4 或位于染色体 10q21~q22 的 BMPR1A/ALK3。该病患者一般不出现皮肤黏膜色素沉着。

3. Laugier-Hunziker 综合征　一种获得性、散发性、良性疾病,以唇、硬腭、软腭及颊黏膜出现色素沉着为特点,多发生在出生后数年,不会出现胃肠道错构瘤性息肉或 STK11 基因致病性突变。

4. Cronkhite-Canada 综合征　该病发生胃、结肠多发息肉,但多中老年人发病,表现为腹泻、指/趾甲异

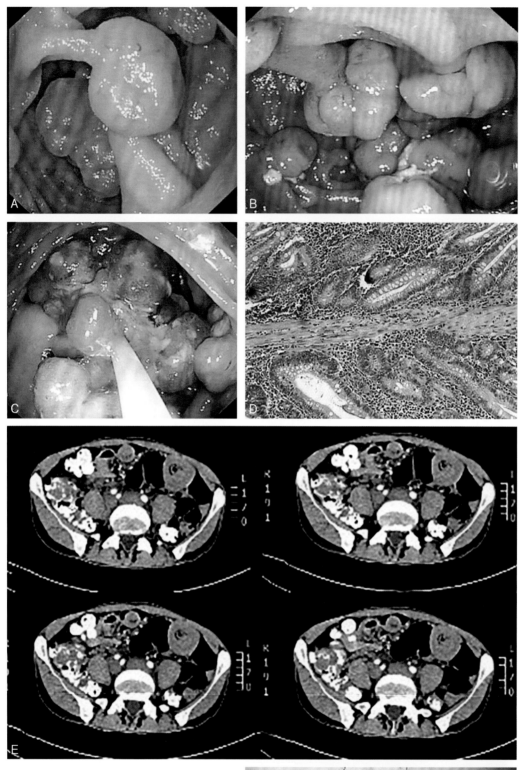

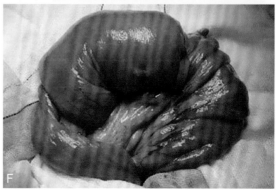

图 32-2-2　黑斑息肉综合征的胃肠道息肉

A. 小肠息肉；B. 胃息肉；C. 结肠息肉；D. 错构瘤息肉 HE 染色（200 倍）；E. 腹部 CT 可见肠套叠和肠腔内息肉；F. 息肉引发肠套叠。

常、毛发脱落、色素沉着、味觉异常等,多无息肉病家族史。

四、幼年性息肉病综合征

(一)临床表现

JPS 的临床特征为胃肠道中有多个错构瘤性息肉,息肉的大小和形状变化多端,大多数是有蒂的息肉。JPS 的息肉主要发生在结直肠和胃,数量可从 5 枚到数百枚。此外,JPS 患者在十二指肠、空肠和回肠中均可发现息肉。

(二)内镜表现

幼年性息肉具有独特的组织学特征。幼年性息肉的大小可从 5mm 到 5cm,可表现为带蒂、亚蒂、球形、分叶状、桑葚形、条索状、不规则形等各种形状,可有表面糜烂,而且息肉可能发生癌变(图 32-2-3)。

(三)病理学特征

幼年性息肉是由正常存在于该部位的组织成分异常聚集形成的错构瘤。在显微镜下,幼年性息肉的特征是大量的水肿性固有层和炎性细胞,以及呈立方形-柱状上皮排列组成的、呈囊性扩张的腺体,并有反应性改变(图 32-2-4)。通常没有平滑肌增生。当幼年性息肉发生不典型增生或者发生癌变时,很难与腺瘤性息肉区分开来,很容易被误诊为 FAP。有多个带蒂息肉的患者应怀疑为 JPS,应多取几个息肉进行病理检查,再加上基因的胚系突变检测,有助于做出准确的诊断。

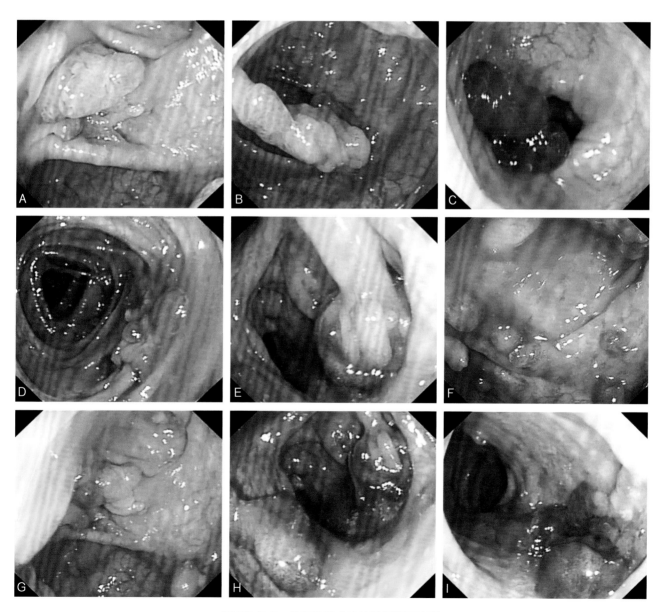

图 32-2-3　幼年性息肉病的结肠镜下表现
A.带蒂息肉;B.条索状息肉;C.桑葚形息肉;D.桑葚形息肉;E.长粗蒂的球形息肉;F.亚蒂息肉;G.不规则形息肉;H.不规则形息肉;I.分叶状息肉。

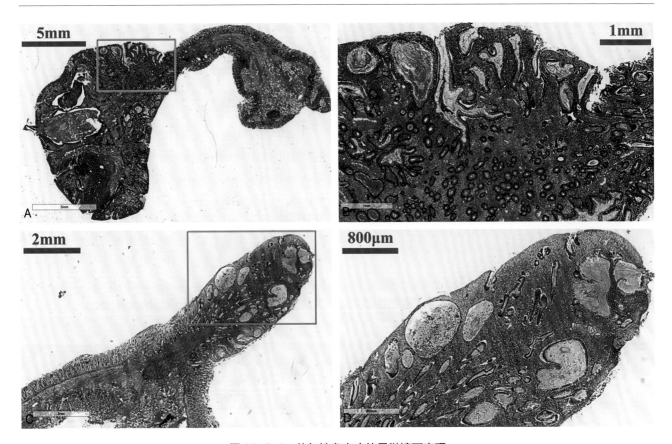

图 32-2-4　幼年性息肉病的显微镜下表现

A. 1 个幼年性息肉的整体观,左半部分为息肉,右半部分为正常黏膜;B. 从图 A 中选择的矩形区域的放大图像,表现为典型的幼年性息肉,具有囊性扩张的腺体,腺腔中有丰富的黏液,囊壁为立方状上皮细胞,固有层明显水肿增厚;C. 另 1 个息肉的整体观,右半部分是息肉,左半部分是正常的黏膜;D. 从图 C 中选择的矩形区域的放大图像,显示了典型的幼年性息肉。

(四) 临床诊断

JPS 的临床诊断标准包括以下 3 条,若患者符合任何 1 条,即可诊断 JPS:①结直肠幼年性息肉数量≥5 个;②全胃肠道存在幼年性息肉;③不论幼年性息肉数目,有家族史者。

(五) 分子诊断

目前已知,位于 10q22.3 的转化生长因子 β₁(transforming growth factor beta 1,TGF-β₁)超家族的Ⅰ型受体 *BMPR1A* 基因和位于 18q21.2 的抑癌基因 *SMAD4* 的致病性胚系突变可引起 JPS。50%~60% 的 JPS 患者有 *SMAD4* 或 *BMPR1A* 基因的胚系突变。这两个基因都参与了骨形成蛋白(bone-morphogenetic proteins,BMP)/TGF-β 信号通路。大多数胚系突变是 *SMAD4* 或 *BMPR1A* 编码区中的点突变或小的碱基对缺失,可以通过常规序列分析进行鉴定。大片段缺失占检出突变的 14%,这需要通过分析大片段缺失的技术来识别,如 MLPA。另外,约 10% 的 JPS 患者中还发现了 *BMPR1A* 启动子区域的突变。

(袁瑛　于志伟　顾国利　高显华)

第三节　治　疗

一、林奇综合征

林奇综合征患者,终身医疗照护的理念是非常重要的,这包含对患病个体的临床治疗、复发预防和长期随访,以及对异时性肿瘤的监测或预防性治疗(包括化学药物预防、肿瘤疫苗和预防性手术等)。林奇综合征的临床管理和治疗,在广义上还包含了对于非患病家系成员的癌症筛查、胚系突变基因携带者的监测和生活方式干预等方面。

(一) 手术治疗

结肠癌患者,需要根据临床情况和年龄等因素,考虑行节段性结肠切除术或扩大结肠切除术。直肠腺癌患者,需要决定行直肠切除或全结直肠切除(total proctocolectomy，TPC）+ 回肠储袋 - 肛管吻合术（ileal pouch anal anastomosis，IPAA）。

林奇综合征相关性结肠癌的外科治疗原则与散发性结肠癌的基本一致，即需保证足够的近端和远端的切缘长度，同时进行区域淋巴结清扫，达到所有肿瘤组织的整块切除和 R0 切除。切除范围（部分结肠切除或全结肠切除 + 回肠直肠吻合术）取决于患者的合并症和意愿、术后并发症，以及剩余结直肠发生恶性肿瘤的风险。同时需综合考虑患者的年龄与预期寿命、病理学因素、肠道功能、胚系突变基因、预期随访依从性和复发后再手术可行性等。一项针对林奇综合征患者手术治疗方式的研究中，对 52 例行扩大结肠切除术的患者与 51 例行部分结肠切除术的患者在术后出现便频、社会活动受限和排便困难等方面进行了比较，结果显示上述肠功能与患者报告的生存质量在统计学上均无显著性差异，这表明大多数患者随着时间的推移能够适应所选手术。

多项回顾性研究证实，相比于扩大结肠切除术，部分结肠切除术后发生异时性结肠癌的概率更高。一项研究结果显示，结直肠癌的林奇综合征患者中，332 例选择行部分结肠切除术，50 例选择了扩大结肠切除术，在部分结肠切除术后 10 年、20 年和 30 年发生异时性结直肠癌的累积风险分别为 16%、41% 和 62%。当然，这些风险可能会根据患者内镜随访监测的依从性和癌前病变内镜下切除的可行性而发生改变。一项研究使用马尔可夫模型分析，发现与接受部分结肠切除术的患者相比，在 27 岁、47 岁和 69 岁时接受扩大结肠切除术的患者预测寿命可分别延长 2.3 年、1.0 年和 0.3 年；若是 I 期结肠癌患者，寿命延长则分别增加为 3.4 年、1.5 年和 0.4 年。因此，结肠扩大切除术可能对早期病变的年轻患者可能更有益。目前，美国结直肠外科医师协会、NCCN 等均主张对林奇综合征相关的结肠癌患者行扩大结肠切除术，其原因主要是基于异时性癌的发生风险考虑，但老年患者，部分结肠切除术可作为首选。但是，目前尚无前瞻性研究证明扩大结肠切除术能更延长患者的生存率。结肠癌的分期、严重的并发症及其他林奇综合征相关恶性肿瘤等因素，均可影响患者的预期生存时间。

林奇综合征相关性直肠癌的治疗，和散发性直肠癌的综合治疗原则基本一样，但会涉及更复杂的决策管理，如是否行全结肠切除。根据肿瘤的位置，医师需和患者讨论是行直肠切除术还是 TPC+IPAA 以及是否保留肛门。与 TPC+IPAA 相比，直肠癌行直肠切除术的患者，术后较少出现便频和大便失禁。一项回顾性研究分析了 201 例接受 TPC+IPAA 患者的术后肠功能情况，发现 55.6% 的患者出现了饮食限制且 19.6% 患者需要日常药物治疗。与术前相比，有相当比例的患者术后在社交活动（31.5%）、家务（20.4%）、娱乐（31.5%）和旅游（42.6%）等方面感觉受限。然而，单纯直肠切除术后有发生异时性结肠癌的可能，回顾性研究资料显示，其癌变风险可达 15%~54%，保留结肠的患者在术后 10 年、20 年和 30 年发生异时性结肠癌的累积风险分别为 19%、47% 和 69%。因此，非 IV 期林奇综合征相关直肠癌，选择直肠切除术或 TPC 目前仍有争议。患者临床情况的评估应纳入患者直肠癌分期、年龄、肛门括约肌功能、合并症、是否需行盆腔放疗、随访依从性等因素，术前应与患者及家属讨论行 TPC 的利与弊。

（二）非手术治疗

关于林奇综合征相关结直肠癌患者 R0 根治术后的辅助治疗，已有证据显示 dMMR/MSI-H 的 II 期结直肠癌患者不能从氟尿嘧啶单药的辅助治疗中获益；此类患者可按照低危 II 期结直肠癌患者处理，术后予以观察和内镜规律随访。III 期结直肠癌患者术后的辅助治疗问题，目前 NCCN 和中国临床肿瘤学会（Chinese Society of Clinical Oncology，CSCO）等均未推荐进行免疫治疗，可按散发性结直肠癌患者术后进行辅助化疗。

2015 年，帕博利珠单抗被首次报道成功应用于晚期 dMMR 实体瘤治疗，免疫治疗在这类肿瘤患者包括林奇综合征患者上的应用，得到越来越多的尝试和报道。KEYNOTE-177 III 期临床对照试验，对比帕博利珠单抗或化疗（氟尿嘧啶为基础加或不加贝伐珠单抗/西妥昔单抗）用于 dMMR/MSI-H 转移性结直肠癌的一线治疗，两组患者的总缓解率（完全或部分缓解）分别为 43.8% 和 33.1%（在第 24 个月时仍为持续缓解的患者比例分别为 83% 和 35%），中位 PFS 分别为 16.5 个月和 8.2 个月（HR 0.60，P=0.000 2）。CheckMate 142 II 期临床试验 2017 年报道了纳武利尤单抗单药后线治疗晚期复发性或转移性 dMMR/MSI-H 结直肠癌患者，12 个月时的 ORR 为 31.1%，至少维持 12 周的疾病控制率（disease control rate，DCR）为 69%，1 年 PFS 和总生存率分别为 50% 和 73%。2021 年报道了联合使用纳武利尤单抗和低剂量伊匹木单抗作为此类患者的一线治疗的亚组分析，ORR 和 DCR 分别为 69% 和 84%，完全缓解率达到 13%，2 年 PFS 率和 OS 率分别为 74% 和 79%，患者的中位生存期均未到达。中国学者于 2021 年发表了恩沃利单抗皮下注射单药后线治疗 103 例 dMMR/MSI-H 晚期实体瘤（其中包含结直肠癌 65 例）的 II 期临床试验结果，中位随访时间为 11.5 个月，ORR 和 DCR 分别为 42.7% 和 66.0%，中位 PFS 为 11.1 个月，1 年 OS 率为 74.6%。因此，对确诊林奇综合征相关转移性结直肠癌患者的一线和后线治疗，应首选免疫检查点抑制剂治疗。

在临床实践中,肿瘤巨大成团、手术切除困难的 T_{4b} 结肠癌,肿瘤部位特殊如疑似侵袭十二指肠右半结肠癌或位于中低位直肠,行根治性手术可能代价巨大或肛门括约肌功能不能保留的 dMMR/MSI-H 结直肠癌患者,有多项临床研究数据给了临床医师新的启示。Cercek 等在 *New England Journal of Medicine* 上发表了一项针对局部晚期错配修复缺陷直肠癌患者的Ⅱ期临床试验。在该研究中,单独使用 PD-1 抑制剂 dostarlimab 治疗 6 个月后,12 例患者 100% 达到了临床完全缓解并免于接受化疗、放疗和手术治疗。NICHE 研究是首个结肠癌新辅助免疫治疗相关临床研究,近期也公布了最终疗效数据,100% 的 dMMR 肠癌患者对纳武利尤单抗联合伊匹木单抗新辅助免疫治疗产生应答,其中 97% 达到主要病理学缓解。上述研究结论同样适用于有类似复杂临床情况的林奇综合征患者。

总之,dMMR/MSI-H 的结直肠癌(包括林奇综合征)患者,随着各大指南的治疗推荐不断更新,有望为林奇综合征相关结直肠癌的治疗决策提供更多的选择,如改变目前的扩大手术(如次全结肠切除、全结直肠切除等)的治疗推荐,部分患者甚至可通过免疫治疗以达到免于接受手术治疗、放疗或化疗。

(三)异时性肿瘤的监测或预防性治疗

1. 内镜随访和治疗　与未行结肠镜检查相比,结肠镜检查显示可降低诊断时的分期,降低 62% 的癌变发生率,降低 72% 的肿瘤相关病死率。基于林奇综合征相关性结直肠癌发病年龄的低龄化趋势、息肉加速癌变、异时性多原发以及以近端结肠癌为主的特点,建议部分结肠切除术后患者每 1~2 年进行 1 次结肠镜检查。任何发现的结直肠腺瘤,需及时行内镜下完整的息肉切除术(包括内镜下黏膜切除术和内镜下黏膜剥离术)。其他肿瘤的筛查与管理见家系成员中突变基因携带者。

2. 化学预防　CAPP2 研究是一个 2×2 随机对照试验,考察抗性淀粉摄入(可在小肠中逃脱消化而直接进入结肠的膳食淀粉和淀粉降解产物,30g/d)和服用阿司匹林(600mg/d)对林奇综合征患者发生结直肠癌的化学预防作用。中位随访 52.7 个月后,结果显示抗性淀粉摄入的饮食方式对结直肠癌发生并无影响。但是,服用阿司匹林组(600mg/d)在平均服用 25 个月后,可显著降低患者 55.7 个月后的癌症发病率(4.2% *vs.* 6.9%)。目前,NCCN 建议阿司匹林可以用于预防林奇综合征者癌症的发生,但是药物最佳剂量和治疗时间尚不清楚,没有充分的证据显示加大剂量的阿司匹林能使林奇综合征患者或基因突变携带者获益。目前正在进行的 CAPP3 研究旨在探讨患者是否也能从减少剂量的阿司匹林(100mg/d 或 300mg/d)摄入中获益,值得关注。

3. 生活方式干预　对于林奇综合征患者而言,生活方式和环境因素可能是发生结直肠腺瘤和肠癌的危险因素,需要避免的情况:高 BMI、吸烟、2 型糖尿病和高胆固醇等。GEOLynch 研究前瞻性地分析了 486 例林奇综合征患者不同的生活方式,发现饮食习惯中摄入高热量的肉类、零食模式和低热量的谨慎模式者,发生结直肠腺瘤的 *HR* 分别为 1.7、2.17 和 0.73;此外,相比于无吸烟和正常 BMI 人群,吸烟和肥胖(BMI$\geq$25kg/m^2)的林奇综合征患者,发生结直肠腺瘤的可能性也显著增加。

4. 子宫双侧附件切除术　林奇综合征女性患者终身患子宫内膜癌的风险为 40%~60%,或超过了其患结直肠癌的风险,其终身患卵巢癌的风险为 10%~12%。拟接受手术治疗的女性结直肠癌患者,可与其讨论行预防性子宫和双侧附件切除手术。Schmeler 等在一项病例对照研究中发现,林奇综合征女性患者接受预防性子宫全切术和输卵管卵巢切除术,可以成功地消除子宫内膜癌和卵巢癌的风险。降低风险的策略还包括每年的妇科检查(CA125、经阴道超声和子宫内膜活检等)和在 40 岁时行预防性手术,其中前者成本更低。一项纳入了 18 项对林奇综合征患者使用各种手段筛查子宫内膜癌和卵巢癌的系统评价研究的荟萃分析显示,在错配修复基因突变携带者中,子宫内膜癌筛查的总体灵敏度为 66.7%,子宫内膜活检和经阴道超声的灵敏度分别为 57.1% 和 34.4%;对其中 14 项使用经阴道超声和/或 CA125 筛查卵巢癌的研究进行分析,显示筛查时的阳性发现率为 1.3%(其中无症状的卵巢癌患者占 42.9%);另外,其中的 13 项研究报道,在降低风险手术(预防性子宫及双附件切除术)后,分别发现了 5.8% 的子宫内膜癌和 0.5% 的卵巢癌。因此,决定林奇综合征患者是否需要行预防性妇科手术时,除考虑患者的年龄外,是否能接受上述各种手段的定期妇科筛查是关键因素。

5. 肿瘤疫苗的免疫预防　在机体的持续免疫监视下,林奇综合征相关癌症中仍频繁出现免疫逃逸,说明它们可以不断进化以逃脱免疫监视,这也提示在免疫逃逸发生之前,可应用某些干预措施增加免疫介导的癌细胞或癌前细胞的消除。肿瘤疫苗是林奇综合征突变携带者在癌前细胞克隆出现之前,替代本身自然免疫监视的一级免疫预防。dMMR/MSI-H 肿瘤(包括结直肠癌和子宫内膜癌)会产生多种移码肽(frameshift peptide,FSP),它们是从移码位点开始的全新氨基酸序列,这对免疫系统来说是外来的新抗原,可能包含了多个非自身免疫原性人类白细胞抗原(human leukocyte antigen,HLA)Ⅰ类抗原和Ⅱ类抗原。这是免疫治疗和肿瘤疫苗研发的生物学基础。2020 年发表的首个林奇综合征相关的肿瘤疫苗人体临床试验是基于 3 种常见的 FSP、TAF1B、HT001/ASTE1 和 AIM2 的组合,它们均来自编码微卫星的插入缺失。该试验的主要终点是评估免疫学安全性和有效性。研究纳入 22 例既往或当前为 dMMR 结直肠癌患者。所有患者均接受了完整的疫苗接种,都对疫苗产生了显著的体液免疫和细胞免疫,其中有 9 例检测到 CD8$^+$T 细胞,纳入患者中没有发生与疫苗相关的全身性副作用,说明了该方法的可行性,显示了 RNA 疫苗在林奇综合征相关癌症的免疫预防方面具有强大的潜力和前景。

二、家族性腺瘤性息肉病

若不及时接受治疗,近 100% 的 CFAP 和 70% 的 AFAP 患者会进一步发展为结直肠癌。通过早期筛查、手术切除和化学预防等手段,FAP 患者可以得到良好的治疗效果,避免进一步恶化。

(一) 早期筛查

FAP 患者的结直肠癌风险从生命的第 2 个 10 年开始就随着时间而增加(21 岁时为 7%,50 岁时为 95%),因此携带 APC 突变或达到临床诊断标准的 FAP 患者,应在 10~12 岁时开始使用结肠镜检查进行肠癌筛查。

(二) 手术治疗

已经发生癌变或可能发生癌变的结直肠,手术切除 FAP 患者病变肠管是最有效的治疗和预防措施,但预防性手术时机的选择尚缺乏明确的指南共识。NCCN 建议在 18 岁之前不要进行预防性手术,在 18 岁之后,应根据息肉病的严重程度确定手术时间。手术方式主要包括全大肠切除及回肠储袋肛管吻合、结直肠次全切除并回肠直肠吻合及全大肠切除并单腔回肠造口三种。

1. 全大肠切除及回肠储袋-肛管吻合　目前治疗 FAP 的主要手术方式为全大肠切除及回肠储袋肛管吻合。结肠息肉 >1 000 枚、直肠息肉 >20 枚、直肠腺瘤直径 >3cm 或有重度异型增生直肠腺瘤、其他任何部位有癌变者均为 IPAA 的适应证。该术式切除全部病变的同时,保留了肛门的排便功能。尽管 IPAA 显著降低了 IRA 伴随的残留直肠患癌风险,但仍有过渡区内腺癌的报道。目前虽尚无明确的指南提示,但行回肠肛门吻合术的患者仍建议定期进行内镜监测。

2. 结直肠次全切除并回肠直肠吻合　因 AFAP 患者中右侧表型常见,直肠通常少见,故 AFAP 且直肠息肉可以通过内镜治疗者,推荐结直肠次全切除并回肠直肠吻合。该方法也可用于结肠息肉 <1 000 枚、直肠腺瘤 <20 枚、有保肛需求且能坚持定期肠镜复查的 CFAP 患者。

美国胃肠内镜学会(American Society for Gastrointestinal Endoscopy,ASGE)建议回肠直肠吻合术后患者每隔 6 个月到 1 年行肠镜检查。

3. 全大肠切除并单腔回肠造口　作为治疗 FAP 的一种经典术式,彻底切除了全部结直肠及肛管,最大限度降低了术后息肉复发的风险,但对患者生存质量影响较大,包括性功能受损、肛门功能丧失和远期造口并发症等。目前,通常不作为首次手术采用的治疗方式。

2015 年美国胃肠病学会建议,明确或怀疑存在结直肠癌或腺瘤存在高级别异型增生的患者,建议行限期手术;出现症状,有多个 6~10mm 息肉且无法通过内镜清除,或连续检查中发现息肉明显增多的患者,结直肠切除时间可以个体化。现阶段国内主流观点建议,不在临床出现息肉前即进行预防性全结直肠切除,但应在息肉发生癌变之前进行,手术时机应根据患者年龄、临床表现和肿瘤突变负荷等高危因素选择手术时机,同时综合考虑患者社会、经济和受教育程度等情况。

(三) 化学预防

药物化学预防在 FAP 患者中有推迟预防性结肠切除、预防 IRA 术后保留直肠患者出现恶变及预防上消化道肿瘤等作用。以下是一些相关研究,但是关于 FAP 患者的化学预防,《遗传性结直肠癌临床诊治和家系管理中国专家共识》推荐在充分告知获益和风险的情况下,经医师判断推荐高危人群使用。

1. 单一药物治疗　主要包括以下几种。①舒林酸:非甾体抗炎药一直是最常用的化学预防剂,其中舒林酸的研究和临床应用最为广泛。2016 年 *Journal of the American Medical Association* 报道,22 例 FAP 患者(其中 18 例尚未接受结肠切除术)接受舒林酸治疗,剂量为 150mg(2 次/d),为期 9 个月,每 3 个月评估 1 次。研究发现接受舒林酸治疗组腺瘤数量减少了 56%,平均腺瘤直径减少了 65%。但在舒林酸停药 3 个月后腺瘤重新生长,这意味着需要持续治疗。另外,研究发现,经舒林酸治疗后腺瘤的形态发生改变,从隆起型转变为扁平型,这一变化给镜下监测及切除治疗带来困难。目前在美国舒林酸主要建议用于已接受结直肠次全切除术的 FAP 患者,控制保留直肠中的腺瘤快速增长,减少残留直肠患癌风险,且必须继续进行年度监测。②塞来昔布:塞来昔布能够减少 FAP 患者结肠和十二指肠腺瘤发生。*New England Journal of Medicine* 报道,将 77 例 FAP 患者随机分配至低剂量塞来昔布组(100mg,2 次/d)、高剂量塞来昔布组(400mg,2 次/d)或安慰剂组,治疗 6 个月,结果发现高剂量塞来昔布组患者息肉的平均数量减少了 28%,息肉负荷减少了 30.7%,但其药物剂量依赖性增加了患者心肌梗死、脑卒中、心力衰竭等风险,大大限制了其在临床的广泛应用。③阿司匹林:近年来,药物的研究重点转向了阿司匹林。CAPP1 研究将 206 例 FAP 患者随机分配接受阿司匹林(600mg,1 次/d)和抗性淀粉治疗,中位治疗时间为 17 个月,结果显示阿司匹林组患者息肉个数和大小虽有下降趋势,但与对照组相比较并不显著。

2. 联合药物治疗 FAPEST 研究显示,舒林酸联合厄洛替尼治疗效果显著,其中最常见的不良事件是厄洛替尼诱发的痤疮样皮疹。而依氟鸟氨酸联合舒林酸治疗的疾病进展与单独用药组相比并未见显著改善。

目前为止,药物治疗或预防策略在实际临床应用中取得的效果有限,并不能替代后期临床监测管理的重要作用。

(四) 内镜治疗

美国胃肠内镜学会建议对患有或怀疑患有 FAP 的儿童自 10~12 岁开始进行肠镜检查;同时建议使用胃镜对胃及十二指肠尤其是肝胰壶腹周围进行细致检查,发现胃窦息肉时及时切除,对壶腹部包括十二指肠乳头黏膜进行取样活检。内镜治疗选择包括圈套器切除术、热消融术、氩等离子体凝固术和光动力疗法。由于腺瘤的多样性,无蒂或近扁平形态的息肉,内镜反复切除或透热疗法增加了肠壁穿孔的风险,尤其是十二指肠病变,会导致壶腹区瘢痕和肠腔狭窄的发生。J-FAPP 研究发现内镜切除联合低剂量阿司匹林治疗 8 个月能够显著降低 FAP 患者 >5mm 结肠息肉复发风险,有望成为潜在的有效治疗选择。

随着对 FAP 疾病认知的提高,预防性手术的开展、药物干预、内镜监测治疗和建立息肉病登记等方式,已经一定程度上降低了 FAP 患者结直肠癌的发病率和死亡率,目前的挑战在于确定相关结肠外恶性肿瘤的最佳筛查和治疗方式,最终目的是降低发病率,并为患者争取更高的生存质量和更长的存活时间。

三、黑斑息肉综合征

黑斑息肉综合征患者胃肠道息肉呈多发性反复生长,息肉癌变风险随着患者年龄增长而急剧增加,需要长期监测及反复治疗。为了避免被动地治疗息肉继发的并发症及多次外科手术造成的后续诊治困境,建议及时对息肉病变进行早期干预。

(一) 内镜治疗

内镜治疗是黑斑息肉综合征治疗中的关键部分。虽无法预防息肉的发生,但可在息肉生长早期及时进行

切除,避免了严重并发症的发生,可以有效延长患者两次手术的间隔时间。在临床实践中,通过胃镜及结肠镜切除相应部位较小的息肉不难做到,但在内镜下对癌变息肉或广基息肉进行处理时容易导致出血、穿孔等并发症,而且可能无法达到完整切除,应依据病理检查及超声内镜等影像学检查结果决定是否行外科手术切除。近年来,随着以双气囊电子小肠镜(double-balloon endoscopy,DBE)为代表的小肠镜技术在临床上逐渐推行,其高可靠性、高准确性、微创性、可对小肠行全程探查等优点在诊断黑斑息肉综合征和微创治疗小肠息肉方面有了重大技术突破。通过开展小肠镜技术,临床医师在诊断的同时对部分息肉进行切除,患者的耐受性大大提高。运用该技术在成人与幼儿患者中进行肠道探查与小肠息肉切除的安全性已得到认可。小肠镜检查可联合腹腔镜同时进行(双镜联合),通过内镜对小肠息肉实施镜下切除,同时密切关注切除后的息肉基底部有无穿孔及大出血,必要时立即进行外科手术,这种模式可以有效增加镜下切除息肉的安全性。同时有报道认为,先前因多次开腹手术导致小肠粘连的黑斑息肉综合征患者,腹腔镜辅助 DBE 切除小肠息肉的优势更大。在实际操作中,可能存在肠管内具有较小癌变范围的情况,难以在手术探查时准确定位,此时 DBE 可以通过局部注射墨汁或纳米炭、亚甲蓝染色,以及局部钛夹标记的方式提供准确定位,以便于外科手术前的操作。

(二) 手术治疗

相较于内镜下治疗,外科手术具有更大的创伤。黑斑息肉综合征患者的息肉多发生在小肠,如果在术中切除过长的小肠,需要高度警惕短肠综合征的发生。手术操作可能导致腹腔内纤维素性炎症的发生,可能形成肠道粘连并导致二次梗阻。然而,对于该疾病而言,由于息肉在胃肠道广泛分布并反复生长,当息肉呈广基生长或出现并发症(如肠梗阻、穿孔、出血)以及恶变时,内镜下治疗的局限性显而易见,及时进行外科手术几乎是唯一的选择。在手术过程中,应该注意以下事项:处理重叠的肠管时,切忌强行拉扯,尝试将其从套叠的鞘中挤出,以减少对肠管的损伤;在处理多发息肉时,应先确定好肠管上的切口位置,尽可能从一个切口中夹出远近端的息肉进行切除;较大体积的息肉通常具有独立的血供,在切除时需做好缝扎止血;对于可疑恶变的息肉,应在术中迅速进行冷冻病理诊断,确诊为恶变者应按照消化道癌症的处理原则进行处理。

(三) 药物治疗

无论是内镜治疗还是手术治疗,均无法达到预防息

肉生长的效果。靶向治疗因其特异性强、效果较为显著、不会波及息肉周围正常细胞的特点而在临床应用上具有广阔前景。

目前黑斑息肉综合征的靶向治疗药物有以下几类。①选择性 COX-2 抑制剂：COX-2 是前列腺素在合成过程中的限速酶，研究显示 COX-2 在黑斑息肉综合征患者胃肠道息肉中高表达，抑制 COX-2 表达理论上可以抑制息肉的发展。②哺乳动物雷帕霉素靶蛋白（mammalian target of rapamycin，mTOR）抑制剂：以雷帕霉素为代表的 mTOR 抑制剂在动物研究中发现，*STK11* 表达产物通过 AMPK-TSC1/2 通路抑制 mTOR 活性，从而调控细胞能量代谢。*STK11* 基因突变可增加 mTOR 生物学活性，因此 mTOR 抑制剂可有效抑制息肉生长，而在黑斑息肉综合征小鼠模型中使用雷帕霉素对息肉生长的抑制作用同样得到了验证。③中医学对黑斑息肉综合征的认识和治疗也有其独到之处，以济生乌梅丸为代表的中药可能在预防黑斑息肉综合征中起极好的补充作用。需要注意的是，以上提及的治疗方式大多数还处于理论或基础研究水平，尚未能够广泛用于临床实践。因此，在实际应用中，医生需要综合考虑患者具体情况，制定个体化的治疗方案。另外，针对黑斑息肉综合征的治疗还在不断研究和探索中，未来可能会有更多新的药物和治疗策略出现。

四、幼年性息肉病综合征

JPS 的治疗主要基于专家意见。由于 JPS 很罕见，建议转诊到专业的团队进行治疗。有 JPS 风险或高度怀疑 JPS 的患者，应在 15 岁时或首次出现症状时进行结肠镜和上消化道内镜检查。在诊断 JPS 时，应检查整个胃肠道，确定否存在息肉。对于轻度息肉病患者，可以通过多次内镜检查和息肉切除术进行治疗。对于息肉数目过多、无法通过内镜下处理的结直肠型 JPS，可以考虑行全结肠切除术或次全结肠切除术。在结肠手术过程中，还可考虑行术中小肠镜检查，以评估小肠息肉。胃息肉可以在内镜下治疗，有症状的胃息肉病（如严重贫血）患者可能需要进行全胃切除术或次全胃切除术。

需要进行预防性手术的 JPS 患者包括以下情况：①息肉数目过多、无法通过内镜下处理的结直肠型 JPS 患者，一般指超过 50 枚息肉的情况；②伴有严重的胃肠道出血或腹泻的 JPS 患者；③幼年性息肉已发生不典型增生的 JPS 患者；④存在明确关联的结直肠癌家族史的 JPS 患者。可供选择的外科手术方式包括次全结肠切除术 + 回肠直肠吻合术、全结肠切除术或全大肠切除术。尽管 JPS 的最佳手术方式目前仍有待商榷，但由于残余直肠和储袋中息肉的复发率很高，因此，术后患者仍需定期进行内镜检查以监测病情。

（卓长华　于志伟　顾国利　高显华）

第四节　家系管理与遗传咨询

临床怀疑遗传性结直肠癌的患者，应尽早进行遗传筛查，以明确其致病性胚系突变，并进行后续的遗传咨询和家系管理。对于已明确致病突变的家族，建议对先证者的所有一级亲属（包括父母、子女和兄弟姐妹）进行相应致病位点检测。推荐检测年龄为 20 至 25 岁，或比家族中最早发病年龄提前 5 至 10 年。鉴于一些基因检测涉及社会心理学问题，通常不建议在 18 岁以下的个体上进行，但在家族中有明确低年龄癌症发病的情况下，可能需要在 18 岁之前进行相关检测。对于未携带致病突变的家族成员，在排除了两次独立检测的假阴性情况后，可以按照一般风险人群进行结直肠癌等肿瘤的常规体检筛查。对于已明确携带致病突变的患者，必须根据其罹患的疾病和突变情况制订具体随访策略。对于未进行基因检测或无法确定是否携带致病突变的家族成员，则应采取积极的随访体检策略。此外，随着辅助生殖技术的发展，已明确致病突变的育龄期家系成员，可通过胚胎植入前遗传诊断的方式，筛选出未携带致病突变的受精卵，进行后续的妊娠，从源头上阻断致病突变向下一代遗传。

一、林奇综合征

（一）筛查和监测

前瞻性研究已证明了进行筛查和监测（包括结肠和肠外器官），对林奇综合征患者和基因胚系突变携带者有明确生存获益。《遗传性结直肠癌临床诊治和家系管理中国专家共识》建议对突变携带者进行随访监控。

1. **结直肠癌**　对 *MLH1* 或 *MSH2* 基因突变携带者，建议从 20~25 岁开始，或者从家系中最早诊断出大肠癌的成员发病的年龄提前 2~5 年（以时间较早者为准），每 1~2 年 1 次结肠镜检查；对 *MSH6* 或 *PMS2* 基因突变携带者,建议从 25~30 岁开始,进行每 1~2 年 1 次结肠镜检查。

2. 子宫内膜癌和卵巢癌　对女性携带者每年进行相关妇科症状的科普教育,包括不正常的子宫出血和疼痛,可以每 1~2 年进行 1 次经阴道超声检查、子宫内膜活检、血清 CA125 等相关检查,以排查子宫内膜癌和卵巢癌。

3. 胃癌和小肠癌　从 30~35 岁开始,每 1~2 年 1 次胃十二指肠镜检查,特别是有胃癌家族史和幽门螺杆菌感染者。

4. 尿路上皮癌　从 25~30 岁开始,每年至少进行 1 次常规尿液检测。

5. 中枢神经系统肿瘤　从 25~30 岁开始,每年至少进行 1 次常规神经系统检查。

6. 胰腺癌　缺乏有效的筛查手段,可对有胰腺癌家族史的个体交替进行超声内镜和/或磁共振胰胆管成像检查。

7. 乳腺癌　参考常规乳腺癌筛查方法。

(二) 预防性手术

对于携带 DNA 错配修复基因突变的个体,结肠镜检查和息肉切除术是一种有效的预防措施,因此通常不建议在发生结直肠癌之前进行预防性结直肠切除手术。对于已完成生育或无继续生育意愿的女性患者,特别是无法定期行妇科检查的女性突变携带者,在充分沟通的基础上,在腹盆腔手术时可考虑行预防性子宫全切术和双侧输卵管、卵巢切除术,以消除子宫内膜癌和卵巢癌的发病风险。

二、结直肠息肉病

(一) 家族性腺瘤性息肉病

大部分 *APC* 致病突变携带者通常于青春期发病,因此建议从 10~15 岁开始每年 1 次结肠镜筛查。此外,建议从 25~30 岁开始随访监测 FAP 相关肠外肿瘤:①胃和十二指肠息肉,建议进行上消化道内镜等检查以排除相关息肉情况。当出现高级别上皮内瘤变或浸润癌时,需要手术治疗;②甲状腺癌,从 10 岁开始,每年 1 次甲状腺超声检查;③硬纤维瘤,每年进行一次腹壁触诊,如患者已有相关疾病史或家族史,则需要进行腹部 MRI 或 CT 检查进行随访监测。

(二) 黑斑息肉综合征

致病突变携带者青少年后期开始,每 2~3 年 1 次全消化道内镜检查;从 25 岁开始每年进行 1 次乳腺 X 线检查和 MRI 检查,每 6 个月 1 次临床乳房检查;30~35 岁开始,每 1~2 年 1 次磁共振胰胆管成像或内镜超声检查;从 18~20 岁开始每年行一次盆腔/阴道超声或者宫颈涂片检查;每年进行一次睾丸检查和观察女性化特征变化。

(三) 幼年性息肉病综合征

对于 JPS 的高危患者,应监测便血和/或贫血、腹痛、便秘和腹泻等,从 15 岁开始通过血常规、结肠镜和上消化道内镜检查进行筛查。既往有 HHT 或已知 *SMAD4* 致病性变异的家族,还需进行 HHT 监测。

(袁瑛　卓长华　于志伟　顾国利　高显华)

推荐阅读

[1] 中国抗癌协会家族遗传性肿瘤专业委员会. 中国家族遗传性肿瘤临床诊疗专家共识(2021 年版)(4)——家族遗传性结直肠癌[J]. 中国肿瘤临床,2022,49(1):1-5.

[2] WEISS J M,GUPTA S,BURKE C A,et al. NCCN guidelines® insights:genetic/familial high-risk assessment:colorectal,version 1.2021[J]. J Natl Compr Canc Netw,2021,19(10):1122-1132.

[3] BEGGS A D,LATCHFORD A R,VASEN H F A,et al. Peutz-Jeghers syndrome:a systematic review and recommendations for management[J]. Gut,2010,59(7):975-986.

[4] CICHY W,KLINCEWICZ B,PLAWSKI A. Juvenile polyposis syndrome[J]. Arch Med Sci,2014,10(3):570-577.

[5] 全国遗传性大肠癌协作组. 中国人遗传性大肠癌筛检标准的实施方案[J]. 中华肿瘤杂志,2004,26(3):191-192.

[6] YANG M Y,LI D,JIANG W,et al. Development and external validation of a novel nomogram for screening Chinese Lynch syndrome:based on a multicenter,population study[J]. Ther Adv Med Oncol,2021,13:17588359211023290.

[7] 中国抗癌协会大肠癌专业委员会遗传学组. 遗传性结直肠癌临床诊治和家系管理中国专家共识[J]. 中华肿瘤杂志,2018,40(1):64-77.

[8] BALMAÑA J,BALAGUER F,CERVANTES A,et al. ESMO guidelines working group. familial risk-colorectal cancer:ESMO clinical practice guidelines[J]. Ann Oncol,2013,24(Suppl 6):73-80.

[9] YANG M Y,ZHU L L,ZHU L Z,et al. Role of a rare variant in Apc gene promoter 1b region in classic familial adenomatous polyposis[J]. Digestion,2021,102(4):527-533.

[10] YANG M Y,ZHAO Y X,DING Y W,et al. A truncated

protein product of the germline variant of the DUOX2 gene leads to adenomatous polyposis [J]. Cancer Biol Med, 2021,18(1):215-226.

[11] ARETZ S, UHLHAAS S, GOERGENS H, et al. MUTYH-associated polyposis:70 of 71 patients with biallelic mutations present with an attenuated or atypical phenotype [J]. Int J Cancer,2006,119(4):807-814.

[12] 张智,顾国利,杨惠民,等. 基于大样本的Peutz-Jeghers综合征临床表现再认识[J]. 肿瘤综合治疗电子杂志,2019,5(2):24-28.

[13] WILLIAMS C D,GRADY W M,ZULLIG L L. Use of national comprehensive cancer network and other guidelines and biomarkers for colorectal cancer screening [J]. J Natl Compr Canc Netw,2016,14(11):1479-1485.

[14] GU G L,ZHANG Z,ZHANG Y H,et al. Detection and analysis of common pathogenic germline mutations in Peutz-Jeghers syndrome [J]. World J Gastroenterol,2021,27(39):6631-6646.

[15] GAO X H,LI J,ZHAO Z Y,et al. Juvenile polyposis syndrome might be misdiagnosed as familial adenomatous polyposis:a case report and literature review [J]. BMC Gastroenterol,2020,20(1):167.

[16] 高显华,刘连杰,张卫,等. 幼年性息肉病综合征的诊断和治疗进展[J]. 结直肠肛门外科,2020,26(6):647-651.

[17] JASS J R,WILLIAMS C B,BUSSEY H J R,et al. Juvenile polyposis - a precancerous condition [J]. Histopathology,1988,13(6):619-630.

[18] GIARDIELLO F M,ALLEN J I,AXILBUND J E,et al. Guidelines on genetic evaluation and management of lynch syndrome:a consensus statement by the US multi-society task force on colorectal cancer [J]. Am J Gastroenterol,2014,109(8):1159-1179.

[19] KLOOR M,REUSCHENBACH M,PAULIGK C,et al. A frameshift peptide neoantigen-based vaccine for mismatch repair-deficient cancers:a phase Ⅰ/Ⅱa clinical trial [J]. Clin Cancer Res,2020,26(17):4503-4510.

[20] SYNGAL S,BRAND R E,CHURCH J M,et al. ACG clinical guideline:genetic testing and management of hereditary gastrointestinal cancer syndromes [J]. Am J Gastroenterol,2015,110(2):223-262.

[21] YANG J L,GURUDU S R,KOPTIUCH C,et al. American society for gastrointestinal endoscopy guideline on the role of endoscopy in familial adenomatous polyposis syndromes [J]. Gastrointest Endosc,2020,91(5):963-982.

第三十三章 肠造口术

第一节 分 类

肠造口术已有悠久历史。起初肠造口多因病、伤造成，称为自然性肠造口。早在《圣经》中已提及古代战士腹部被刺伤，有的带着肠瘘幸存下来。16世纪以后，才有学者开始采用肠造口术治疗腹部外伤及肠梗阻，这是腹部肠造口术资料的开端。1776年，法国Pillore采取盲肠造口术治疗梗阻性直肠癌，宣告了外科造口术的正式开始。此后，人们采用不同的造口术治疗先天性肛门闭锁、结直肠癌、外伤等，并取得良好效果。同时，人们针对造口并发症不断改进造口技术。1887年，Allingham在肠腔切开前，先将结肠浆膜层与腹膜及皮肤缝合，以预防造口回缩。1905年，Patey提出结肠造口术后应立即打开肠壁，并将结肠黏膜与皮肤一期缝合以预防造口狭窄及内陷。1952年，Brooke首次将回肠外翻并立即行黏膜皮肤缝合，开创了回肠造口术的新天地。1958年，Goligher报道了腹膜外结肠造口术用于预防造口旁疝的发生等。目前，肠造口术式相比以前变化不大，但肠造口术已在肠道良性疾病、外伤和结直肠肿瘤等方面发挥重要治疗作用。肠造口术临床分类方法很多，本节将主要按照造口部位，同时结合造口目的及造口方式进行造口术的分类。

一、回肠造口术

回肠造口术起源于19世纪，但当时造口技术不成熟、缺乏合适的造口护理用品导致造口并发症多，因此回肠造口术在很长一段时间内并未被广泛应用。直到1912年Brown改进了回肠造口技术并将其用于治疗溃疡性结肠炎取得满意效果。至20世纪50年代，对于回肠造口并发症的认识和预防有了进一步的发展。Crile和Turnbull提出，回肠排泄物的腐蚀性是导致回肠发生浆膜炎从而引起造口水肿和狭窄的原因。Brook提出回肠造口时将黏膜外翻，并与皮肤缝合是降低造口皮肤并

发症的有效方法，这就是今天在临床上看到的造口"玫瑰花"。

回肠造口部位一般位于右下腹经腹直肌。根据造口目的的不同，可分为永久性回肠造口术和暂时性回肠造口术。根据两种不同的造口目的，在造口方式上又可以分为端式造口术和袢式造口术（图33-1-1）。

回肠端式造口术常为永久性造口术，主要应用于溃疡性结肠炎和家族性腺瘤性息肉病的外科治疗。由于端式回肠造口缺乏粪便控制能力，且回肠内容物碱性液体，且流量较大，上述因素导致回肠造口术后易发生造口周围皮肤炎，水电解质紊乱发生率也高于结肠造口。Kock于1969年首先报道了一种具有一定控制功能的端

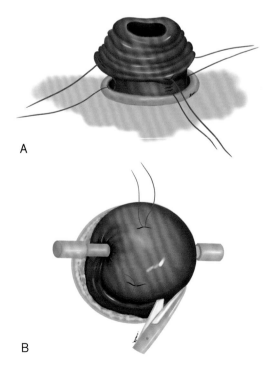

图 33-1-1 回肠造口术示意图
A. 端式回肠造口术；B. 袢式回肠造口术。

式回肠造口术。这种可控性回肠造口术是通过制作一个回肠储袋（Kock 储袋，图 33-1-2）起到暂时储存粪便的功能，并在储袋与造口之间制作一个乳头瓣来加强对肠内容物的控制能力。与传统的端式回肠造口术相比，Kock 储袋改善了患者术后生存质量，但这一造口术式手术并发症发生率较高，如插管困难、出口梗阻、储袋炎等。1980 年随着回肠储袋肛管吻合术出现，目前控制性回肠造口术已很少使用。

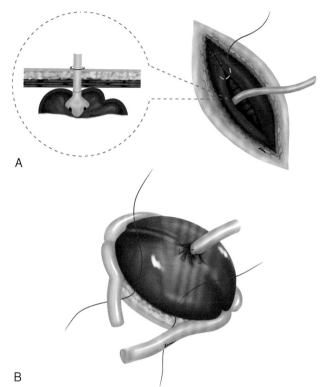

图 33-1-3　盲肠造口术示意图

A. 插管盲肠造口术；B. 经皮肤切开盲肠造口术。

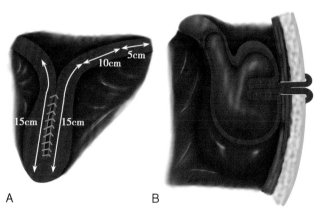

图 33-1-2　控制性回肠造口术示意图

A. Kock 储袋；B. 储袋出口处制作乳头瓣。

袢式造口术一般以暂时性粪便转流为目的，并在术后一定时间内进行造口还纳手术，一般具有三种功能：①缓解由于原发或继发恶性肿瘤、或放射治疗导致的急性肠梗阻；②保护造口远端吻合口；③用于远端肠管有放射性肠炎、穿孔或肠瘘时的肠内容物的转流。袢式结肠造口术也可达到上述功能，但相比而言，回肠造口制作更为简便，术后造口护理方便，且肠内容物气味较轻，二期造口还纳较结肠造口更为便利且并发症发生率低。

二、盲肠造口术

1776 年，Pillore 为 1 例直肠癌导致的完全性肠梗阻患者施行选择性盲肠造口术，这是首例选择性盲肠造口术，也是外科造口术的正式开始。盲肠造口术常用于梗阻性结直肠癌、盲肠扭转、中毒性巨结肠和假性结肠梗阻的减压治疗，也有学者报道采用盲肠造口术作为直肠癌术后吻合口漏的保护性造口方式。盲肠造口术包括盲肠插管造口术及经皮肤切开盲肠造口术两种（图 33-1-3）。造口可通过 B 超引导、CT 引导、结肠镜引导下经皮穿刺置管完成，也可通过腹腔镜或传统手术完成造口，总体并发症发生率为 47.5%，主要包括导管移位、局部伤口感染、出血及腹膜炎等。但近年来盲肠造口术临床少用，主要是由于该造口术减压效果有时不如结肠造口术，且术后容易发生造口狭窄甚至闭塞。但部

分年老体弱、肿瘤位于升结肠导致梗阻等患者，盲肠造口术仍是一种有效的治疗方式。

三、横结肠造口术

横结肠造口术多为袢式造口（图 33-1-4）。与袢式末端回肠造口术相比，横结肠造口术避免了由回盲瓣导致部分患者肠减压不充分的缺点。与盲肠造口术相比，横结肠造口术减压更充分，可完全转流粪便。文献报道，横结肠造口术减压满意率为 85%~95%，而盲肠造口术仅为 50%~75%。此外，袢式横结肠造口术可以在局部麻醉下完成，手术创伤小，同时可以避免在切除术中肠内容物外漏造成的腹腔污染。当患者一般情况改善

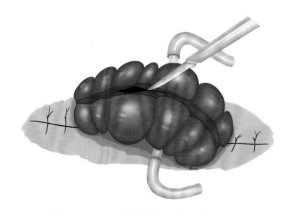

图 33-1-4　袢式横结肠造口术示意图

后,可进行充分的肿瘤学评估以利于制定更佳的整体治疗策略。要特别注意的是,当出现弥漫性腹膜炎表现、怀疑肠坏死或穿孔时禁忌仅行袢式横结肠造口术而不进行腹腔探查术。

端式横结肠造口术临床较为少用,患者一般情况差无法行肠吻合时,可行端式回肠造口术或端式横结肠造口术或端式双侧结肠造口术(又称端式结肠双腔造口术)(图33-1-5)。

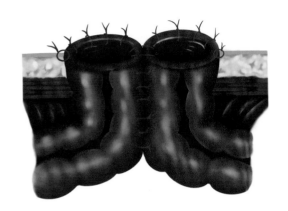

图 33-1-5　端式双侧结肠造口术示意图

四、乙状结肠造口术

随着手术技术的提高,理念的进步及器械的改进,手术方式发生了不断变化,Miles 手术逐渐减少而低位保肛手术不断增加,伴随而来的是永久性造口术比例逐渐下降而预防性造口术患者逐渐增多。但乙状结肠造口术仍是最古老的造口手术之一,可分为袢式乙状结肠造口术和端式乙状结肠造口术。

袢式乙状结肠造口术是一种常用的暂时性结肠造口术(图33-1-6),其优点是手术操作简单、快速、减压彻

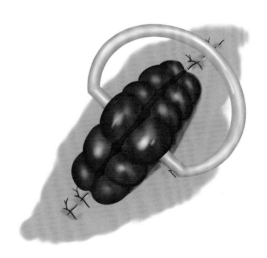

图 33-1-6　袢式乙状结肠造口术示意图

底。但乙状结肠造口体积较大,术后不易护理。

端式乙状结肠造口术又称乙状结肠单腔造口术,一般为腹会阴联合切除术或 Hartmann 手术的一部分。乙状结肠行永久性造口术,分为腹膜内造口和腹膜外造口(图33-1-7)。1958 年 Goligher 首先报道了腹膜外造口。腹膜外造口避免了腹膜内造口导致的腹壁缺损薄弱点,因此,无论开腹手术还是腹腔镜手术,腹膜外造口发生造口旁疝的概率均低于腹膜内造口,且不会增加造口坏死、术区感染等并发症。最近的一项荟萃分析同样证实了腹膜外造口较腹膜内造口有更低的造口旁疝发生率(RR:0.14,95%CI:0.04~0.52,P=0.003)。笔者所在中心对于接受腹会阴联合切除术的患者常规进行腹膜外造口。

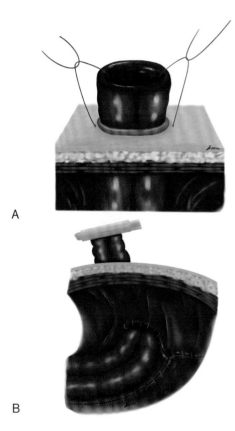

图 33-1-7　端式乙状结肠造口术示意图
A. 腹膜内造口;B. 腹膜外造口。

五、隐性肠造口术

隐性袢式肠造口又称为隐性人工肛门或皮下人工肛门,多用于手术探查发现肿瘤期别较晚,无法手术切除,尽管患者目前排便情况尚可,但预计近期内会发生肠梗阻且必须行肠造口术,在手术结束前将拟造口的肠段自拟定腹壁造口部位拖出并将肠管与腹壁各层缝合固定,最后在肠袢表面间断缝合皮肤(图33-1-8)。隐性肠造口术可以延长患者无造口的生存时间,改善患者生存质量,发生梗阻时,可在局部麻醉下切开肠管,避免二

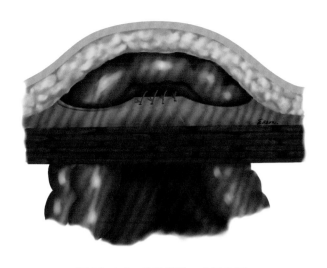

图 33-1-8　隐性肠造口术示意图

次开腹造口手术,减轻患者痛苦。

最后要指出的是,无论何种类型的造口,都将伴随患者数月、数年甚至终身,持续影响患者的生理、心理和社会生活。因此,肠造口术的规范化实施对降低造口并发症发生率及使造口患者更便利地生存具有重要意义。肠造口从本质上讲是一个肠管与皮肤的吻合口,如果肠管血供不良,可导致造口坏死;缝合不确切,可导致造口皮肤黏膜分离;无瘤技术不规范,可导致造口局部肿瘤种植。因此,外科医师需建立造口就是吻合口的理念,制定充分的术前计划并严格遵守手术操作规范,制作一个完美的造口并降低造口并发症的发生率。

（楼征　张卫）

第二节　手术适应证

肠造口术是结直肠手术的重要组成部分,在治疗结直肠良恶性疾病、外伤等方面发挥了重要作用,其目的主要是肠道减压和粪便转流。造口的选择应根据手术目的和患者的身体状况而定。如果为暂时性造口,则多选择末段回肠,以方便后期造口还纳;结肠造口术,应尽量选择靠远端的结肠进行造口以避免过多的水电解质丢失;如果为处理吻合口漏、结肠直肠穿孔或梗阻时,造口应选择在病灶的近端并尽量靠近病灶处,以尽快控制感染或解除梗阻。根据造口方式可分为端式造口术和袢式造口术。本节主要根据造口部位对造口术的适应证进行阐述。

一、回肠造口术

回肠端式造口术多为全结直肠切除术的组成部分,多为永久性造口,主要应用于溃疡性结肠炎、家族性腺瘤性息肉病、多发大肠癌,但是随着吻合技术的进步,也应用于回肠直肠、回肠肛管吻合失败的病例。回肠袢式造口术最早用于治疗中毒性巨结肠,一般以暂时性粪便转流为目的,多为暂时性造口,主要应用于低位直肠癌术后,暂时粪便转流,有利于吻合口的愈合。

二、盲肠造口术

盲肠造口术减压不充分,目前应用较少,适应证主要包括升结肠或横结肠急性梗阻无法一期切除;一般情况差,心肺肝肾脑等重要脏器病变或其他原因无法耐受其他经腹减压手术;结肠手术吻合不甚满意时作为预防性造口。也有专家认为盲肠造口术的适应证应仅限于

盲肠扭转和结肠梗阻的患者。

三、横结肠造口术

横结肠造口术减压充分,可完全转流粪便,多为袢式造口。端式横结肠造口术临床较为少用,患者一般情况差无法行肠吻合时,可行端式横结肠造口术或端式双侧结肠造口术;肥胖、横结肠系膜过度粘连、肿瘤种植导致系膜挛缩的患者,不能将横结肠拉出时,可行远端封闭,近端造口。

袢式横结肠造口术的适应证包括左半结肠、直肠切除吻合,术后为促进吻合口愈合的预防性造口;左半结肠及直肠发生外伤穿孔或吻合口漏等病变时,作为治疗措施的粪便转流性造口;急性左半结肠梗阻或直肠梗阻,不宜行一期切除手术时的紧急粪便转流性造口。

四、乙状结肠造口术

乙状结肠造口术在临床较为常用,可分为端式乙状结肠造口术和袢式乙状结肠造口术。

端式乙状结肠造口术的适应证包括腹会阴联合直肠癌根治术后做永久性人工肛门;直肠癌的 Hartmann 手术;放射性直肠炎或直肠瘘管需行永久性粪便转流,可行端式乙状结肠造口术。

袢式乙状结肠造口术操作简单、快速、减压彻底,其适应证包括直肠外伤或病变致穿孔时的暂时性肠道转流,以保证外伤或穿孔处的愈合;直肠恶性肿瘤伴急性梗阻时作为先期减压术;晚期直肠恶性肿瘤无法切除

时,行永久肠道转流。

五、隐性肠造口术

隐性祥式肠造口术主要适用于无法切除的左半结肠恶性肿瘤或盆腔肿瘤导致的不完全性结肠梗阻,而在患者生存期内有出现完全性梗阻的可能性。为避免二次开腹手术,可施行此术式。

(李耀平)

第三节 术前评估

肠造口术的术前评估是外科医师和造口治疗师对患者进行的术前重要流程之一。全面的术前评估可以降低肠造口相关的并发症,还可能影响到造口袋的使用时间、患者适应肠造口的能力以及护理的独立性,从而有助于控制医疗成本。肠造口术前可以在多个不同的体位下评估患者的腹部情况,有助于选择最佳的肠造口位置。此外,术前评估也改善了以患者为中心的服务流程,尊重了患者及家庭的个性、价值观和信息需求。

一、患者评估

(一) 个人及肿瘤因素

1. 既往史,是否做过肠道手术、是否曾患脑卒中等。
2. 体重指数(body mass index,BMI)。
3. 术前合并症(如糖尿病、肾功能不全、低蛋白血症、营养不良、肠梗阻等)。
4. 吸烟史及饮酒史。
5. 术前药物使用(糖皮质激素、免疫抑制剂等)。
6. 肿瘤分期。
7. 肿瘤大小。
8. 肿瘤距肛缘距离。

(二) 身体因素

患者的身体状况是决定手术风险和自身承受能力的重要因素,也是直接影响术后护理计划执行落实的关键,因此必须有效地对患者进行术前评估。

1. **视觉因素** 视觉可以影响造口护理目标的制定、造口器材的选择及造口护理计划的实施。①视力受限:可进行视觉援助,如佩戴眼镜、照看镜子等;②视力明显下降:通过触摸来指导使用造口器材(非粘贴式造口袋、模型);③视力消失:让患者家属协助完成。

2. **听觉因素** 听力缺损尽管不是造口护理的障碍,却可造成术前健康教育阶段的交流不便。①听力逐渐下降、年龄较大者:重复多回演示;②听力障碍者:通过写、看的形式进行,如录像带、幻灯、图片、模型、造口护理的小册子等。

3. **语言沟通能力** 医师应在造口术前评估患者的阅读、理解能力,这是造口患者做好术后造口护理的关键,应尽量使用最简单的方法指导患者及家属。

4. **手的灵活性** 术前需了解患者是否有影响手灵活性的疾病,如脑卒中、意向性震颤、局限性关节炎等。①能否打开夹闭的锁扣或引流的阀门;②检测患者握手的力度、剪刀的使用;③患者双手能否进行协调操作等。灵活性较差的患者应给予更多的耐心和时间去指导帮助,在选择术后造口袋时可优先考虑方便使用的。

5. **皮肤情况** 术前需了解患者行造口区域皮肤的完整性。①是否有局部或全身皮肤疾病(银屑病、天疱疮、特应性皮炎等),术前要咨询皮肤科医师;②皮肤过敏史:用造口用品做皮肤接触试验。

(三) 适应因素

患者的文化宗教背景、教育状况、职业特点、精神心理状态等是造口术术前评估的重要因素。

1. **文化、社会及宗教背景**

(1) 医护人员在造口术前需了解造口对于患者和家庭的影响,关注造口者的适应能力,因为不同地域、种族、信仰对造口的理解不同,造口的存在或许会影响患者的一生,如潜在的并发症、皮肤问题、造口产品的选择、性生活的影响等。

(2) 不同的文化、宗教信仰也可能会影响造口者家庭生存质量,同时性别之间的文化差异也会影响护理措施的制定。

2. **职业和生活习惯**

(1) 造口患者的职业特点及行动障碍不同程度地对造口定位有直接影响(如电工、警察、体育教练、需借助拐杖或轮椅行动者),术前评估时应考虑。

(2) 造口患者的衣着习惯也需进行术前评估,如皮带系的位置、习惯穿紧身衣裤等。

3. **精神、心理状态**　造口术对患者的心理影响远超越对患者生理的影响,患者的心理、精神状态决定患者学习及适应其自身形象改变的能力,医师术前应评估患者的精神、心理状态,如患者术前对自身形象的改变、造口后生活充满焦虑,甚至产生烦躁抗拒,应进行积极引导,给予帮助支持。

二、术前定位评估

一个位置得当、结构完美的肠造口可以使患者以后的生活更有信心,良好的位置方便患者造口袋的粘贴,便于造口周围皮肤的管理,提高患者的自理能力。如果造口位置不当,将导致术后护理困难,因此医师需在术前对患者的造口位置进行评估。

(一) 意义

1. 术中皮肤暴露有限。
2. 术中与患者交流困难。
3. 不同体位皮肤皱褶有差异。
4. 开腹后解剖结构发生改变。
5. 术中标准位置与关腹后造口位置差异大。

(二) 原则

1. 患者自己能看见,便于自己护理。
2. 腹部有足够平坦的位置粘贴造口袋。
3. 不会发生渗漏。
4. 造口位于腹直肌内。
5. 不影响生活习惯及正常生活。

(汤庆超)

第四节　手术方法

一、造口制作手术技巧

(一) 造口位置选择

造口位置的选择决定造口手术及后续护理的难度和风险,尤为重要。①造口位置应于术前确定,可由造口治疗师协助医师完成;②造口位置应便于自我护理,根据患者不同体位及生活习惯,以患者和医护人员共同商讨决定为宜;③造口位置应便于实现造口用品和皮肤的牢固贴合,一般造口底盘范围内皮肤平坦无损为宜;④造口位置可据预定手术方案行多点定位或区域定位;⑤一般来说,回肠造口首选右下腹腹直肌内,乙状结肠造口首选左下腹腹直肌内,横结肠造口据其体表投影情况选择上腹右侧或左侧腹直肌内造口。

(二) 回肠造口术

主要手术步骤如下。①造口肠管的选择:建议选取距离回盲部30~40cm的回肠,便于后续还纳。过短不容易提出腹腔,过长可有扭转、梗阻及内疝。注意检查回肠是否正常,外提是否困难。②皮肤和腹壁切开:于右下腹造口标记部位做小圆形皮肤切口,切口大小视肠管宽度及系膜肥厚程度决定。逐层切开或分离后,进入腹腔。制作腹壁隧道,可容造口肠管提出。腹壁隧道需充分止血。③提出肠管:将肠管经腹壁隧道提出腹腔外,近端肠管位于头侧,注意避免肠系膜扭转。可用软管或绳带穿过系膜,便于提出,也避免腹腔内操作时肠管滑回腹腔。④肠管固定:预防性回肠造口情况下可行回肠浆肌层和皮肤间断缝合4~8针即可。视情况决定是否放置支撑管。⑤肠管切开:肠管固定后,放置造口底盘或造口袋后,切开肠壁,以防感染。在关闭全部创口后,将回肠切开部分即可。

1. **袢式回肠造口术**　回肠造口多位于腹部右下象限,且多为暂时性转流造口。在标记好的造口位置切除直径2~3cm类圆形皮肤开孔,等大逐层分离皮下组织,保护血管与神经,及时止血。皮下组织尽量保留,肥胖患者可适当修剪皮下脂肪、深筋膜。使用牵开器或鼠齿钳牵引暴露腹直肌前鞘,纵向或十字形切开腹直肌前鞘,沿腹直肌肌肉纤维方向分离腹直肌,切开腹直肌后鞘及腹膜,进入腹腔。也有学者推荐钝性分离腹直肌保存尽可能多的肌纤维,能最大限度地保持腹壁肌肉、结构的完整性。造口大小常用"两指原则",即以能通过两指大小为宜,肠造口过小容易造成造口狭窄及坏死,过大容易导致造口旁疝及造口脱垂。但在实际操作中应该综合考虑拟拖出肠道的管径、系膜大小、腹壁厚度等因素,避免刻板操作。进入腹腔后寻找一段合适的回肠末端肠袢外提出腹壁,方法为确认回盲部,逆行寻找回肠,以距回盲部30~40cm为宜,肠袢过短肠管张力高不利于造口,过长则会容易导致梗阻和内疝。使用缝合或标记等方法确认远端肠道,以确保外提后方向正确,避免扭转。在肠系膜侧靠近肠壁位置的无血管区做一裂孔,用造口棒或橡胶棒穿过裂孔,肠祥则外置固定于皮肤。将肠壁浆肌层与腹膜做间断缝合。在肠系膜对侧横向切开肠腔2/3周,将肠壁全层与皮肤做间断缝合以达到外翻效果,通常为8针。梗阻、扩张不严重的患者也可在2~3天后切开肠管。造口棒一般放置1~2周,若出现造口水肿情况可提早拔出(图33-4-1)。

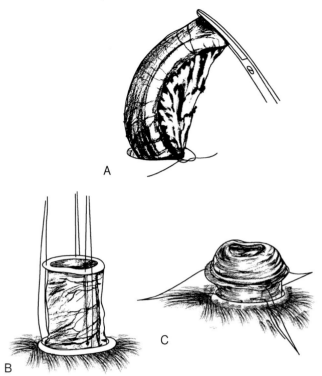

图33-4-2 端式回肠造口构建
A. 于皮肤层面结扎肠系膜;B. 预置缝线;C. 外翻肠管。

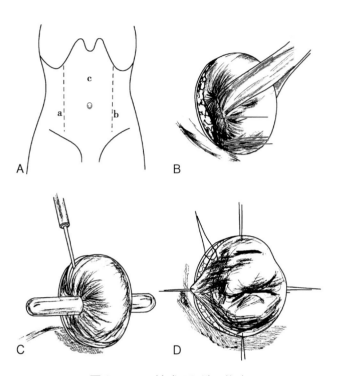

图33-4-1 祥式回肠造口构建
A. 常见造口位置选择。a为回肠造口(腹直肌外);b为乙状结肠造口(腹直肌内);c为横结肠造口(脐上正中);B. 拖出肠管;C. 皮肤水平将远端肠管由系膜到系膜切开;D. 造口成形。

2. 端式回肠造口术 端式回肠造口术可用于永久性肠造口也可用于暂时性肠造口,主要用于因结直肠广泛、弥散性病变而行全结直肠切除的患者,如家族性结直肠腺瘤病或病变广泛的溃疡性结肠炎非手术治疗无效者。为了防止疾病复发,通常行全结直肠切除术并制作永久性回肠造口。

造口位置与祥式回肠造口术一样,多位于腹右下象限腹直肌内。结肠切除后,将回肠断端封闭,避免肠内容物泄漏造成腹腔污染。充分游离末端结肠系膜,在横断回结肠动脉时需要尽可能多地保留造口肠段的血管弓,这是预防造口坏死的关键。同样方法构建腹壁隧道,将肠祥无张力提出腹壁,可先使用可吸收缝线将腹膜与回肠肠壁缝合固定4针,防止肠祥回缩。分层关闭腹直肌后鞘、前鞘,肠管与腹壁松紧以容纳一指活动为宜。外翻缝合造口与皮肤,使回肠造口保持2~4cm高度突出于皮肤,形如乳头,确认回肠黏膜末端黏膜红润有活性后安装造口袋(图33-4-2)。

(三)结肠造口术

1. 祥式结肠造口术

(1)祥式横结肠造口术:祥式横结肠造口术腹壁切口位置可位于为左上腹经腹直肌、上腹中线、右上腹经腹直肌,根据手术医师的习惯、肿瘤切除术式可有不同的选择。结肠的主要功能是吸收肠内容物水分及电解质,粪便成形。近端结肠相较于远端结肠,肠内容物具有量多、液态状等特点,因此远端结肠造口有其天然优势。但横结肠活动度较大,造口保留时间越长,脱垂的发生率越高,梗阻、泄漏等问题随之而来。短期暂时性造口,相较于横结肠右侧造口,不少学者更推荐施行祥式回肠造口术,除肠脱垂、造口坏死等并发症发生率更低外,其可管理性更强。

与回肠造口术一样于标记处做类圆形切口,分离皮下组织,使用牵开器暴露腹直肌前鞘。纵向或横向切开腹直肌前鞘,离断(或部分离断)腹直肌,经腹直肌造口或于腹直肌外缘将腹直肌推向内侧暴露腹直肌后鞘行腹直肌外造口。进腹后掀开大网膜,辨认横结肠,充分游离横结肠以保证无张力造口。于拟外置肠祥肠系膜侧中点无血管区,用血管钳制作一裂孔,将医用引流带传入其中,提拉引流带将横结肠提出腹壁外,应避免肠祥扭转以便肠内容物顺利通过。所提出肠祥系膜侧应能触及动脉搏动,肠管应处于无张力状态。采用三点式缝合法,将腹膜、系膜浆膜层或肠壁浆肌层、真皮三者缝合一圈固定肠管于腹壁上,操作期间应注意辨认保护系膜内血管避免缝扎,影响造口血供;避免缝针穿透肠壁全层造成粪便外漏,污染腹腔及伤口。结肠造口应高出皮肤 1~1.5cm,造口高度过低容易导致泄漏,使肠内容物对造口周围皮肤产生侵蚀,引起皮肤刺激、皮炎及溃疡。纵向切开肠壁 2~3cm,或横向切开 1/3 管周开放肠管。也可暂不开放肠管,2~3 天肠管胀气后二期开放肠管。为了预防肠造口回缩,通常在肠祥与皮肤之间放置造口棒,造口棒取出原则同祥式回肠造口术(图 33-4-3)。

更要考虑肠造口对于患者远期的身心影响及改变。类似上述造口方式构建腹壁切口、分离皮下组织构建腹壁通道,同样可选用经腹直肌造口或腹直肌外造口。结肠断端应始终保持关闭状态,避免肠内容物流到腹腔造成污染。需要完全将左半结肠游离,根据结肠的游离度及张力情况决定是否游离结肠左曲,确保无张力造口是防止造口回缩及造口坏死的关键。但不可过度游离,冗长的结肠容易发生迂曲,增加肠扭转的风险。用无损伤肠钳将肠祥提出腹壁,辨认肠管方向,系膜面朝向内,避免扭转。肠管末端应高出皮肤 3~4cm。逐层关闭切口,间断缝合数针关闭腹膜,以肠祥旁一指活动度为宜,避免过紧防止形成造口狭窄压迫肠管导致通便不畅。为了将肠管更好地固定于腹壁上降低远期造口脱垂风险,可将肠壁浆肌层、脂肪垂与腹膜层、腹直肌前鞘或真皮层用可吸收缝线做间断缝合固定,操作过程中要注意保护系膜血管,同时避免缝针穿透肠壁造成肠内容物泄漏导致腹腔内、造口周围污染形成造口外瘘。外翻缝合造口,确保造口高度,造口完成后应立即用造口袋封闭造口。术后应动态观察肠管活力、颜色、功能,及时调整。拟行二次手术还纳造口的患者,可将远端肠管固定于造口下方以便二次手术寻找辨认,降低手术难度(图 33-4-4)。

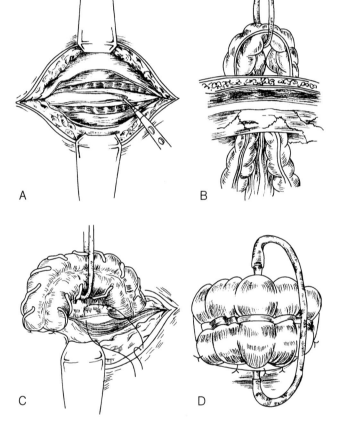

图 33-4-3　祥式横结肠造口构建
A. 纵向切口入腹;B. 提出拟外置横结肠祥;C. 固定外置结肠祥;D. 放置造口棒。

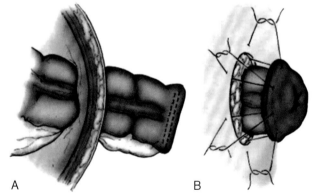

图 33-4-4　末端结肠造口构建
A. 提出拟外置结肠肠祥;B. 外翻缝合造口。

(2)祥式乙状结肠造口术:乙状结肠造口术通常位于左下腹,腹壁切口、隧道建立可参照横结肠造口术。乙状结肠为腹腔内位器官,游离度高,选择活动度较大的肠段提出腹腔。若肠祥张力过大,可向上游离结肠,直至结肠左曲。后续肠壁缝合、固定外置造口、肠管开放等操作要点与注意事项与横结肠造口术相同。

2. **结肠单腔造口术**　结肠单腔造口多见于乙状结肠,故以此为例。乙状结肠单腔造口多位于左下腹部,且多为永久性造口。术者不仅要考虑造口近期并发症,

(四)困难及特殊造口术

1. **急诊肠造口术**　在结肠肿瘤引起的肠梗阻、肠扭转、重度性巨结肠等情况中,肠管水肿、膨胀对造口构建带来了许多挑战。①梗阻的肠管血供是受损的,导致造口肠管的血供难以保证,容易缺血坏死;②梗阻肠祥的活动性受到影响,构建无张力造口难度增加;③造口大小难以把握,梗阻肠管水肿消退后容易形成造口旁疝。

虽然急诊手术以抢救生命为优先考虑,尽可能以简单方式进行。但必要的评估与术前定位是不可或缺的。

应尽量选择血供良好、水肿较轻的结肠进行造口。充分游离肠管及肠系膜，乙状结肠可向下游离左侧腹膜反折处及肠系膜，向上游离降结肠至结肠左曲。如果需要额外的长度，可以结扎左结肠动脉但保留肠系膜下动脉。同样的，在胰腺下缘高位结扎肠系膜下静脉也可延长肠袢长度。适当使用切口保护器，可以增加造口隧道直径、减小腹壁厚度、减少肠管与皮下组织的摩擦。

2. **肥胖患者肠造口术**　肥胖会给肠造口增加许多的困难。首先，肠袢需要经过更厚的腹壁才能提出腹外；其次，肥胖患者的肠系膜相对短且肥厚，这些对构建无张力造口都带来了挑战，研究表明肥胖患者肠造口坏死发生率比非肥胖患者高 7 倍。

肥胖患者的造口位置尽可能选择脐上而非脐下，易于术后自我管理。切口不宜过小，以免术后小肠造口排泄不畅甚至出现梗阻。在腹壁隧道构建过程中，可以使用切口保护器减少损伤，同时避免暴力操作。肥胖患者皮下脂肪多，可以留置皮下负压引流，以减少死腔。

3. **腹膜外造口术**　腹膜外隧道造口术是相对于经皮下直接垂直进腹的腹膜内隧道造口术而言的。方法是将腹膜从腹壁中分离，然后沿左侧结肠旁沟与先前由皮肤至腹直肌后鞘分离的间隙连接形成腹膜外隧道，隧道建立宜使用钝性分离，且应在无血管区疏松平面进行。无论进行结肠游离或隧道建立，都要保持操作平面正确，避免损伤后方输尿管、髂血管等重要结构。将结肠的残端通过此隧道提出，使用可吸收缝线间断缝合腹直肌前鞘与造口肠管浆肌层以固定造口，最后将残端结肠切开，三点式缝合肠壁全层、浆肌层与真皮层，外翻造口。理论上是通过增加肠管壁与腹壁的接触面积，"化线为面"以消灭造口肠道周围间隙，降低远期造口旁疝的发生率。目前有研究在探索肠造口制作过程中预防性使用补片在预防造口旁疝的作用。

4. **盲肠造口术**　盲肠造口术最初用于治疗结直肠梗阻、盲肠扭转。盲肠造口是一个在减压过程中形成的肠管排气通道，只排气降压而不排泄肠内容物。由于其适应证狭隘、构建困难、粪便转流不彻底、并发症多，现已基本被淘汰，袢式回肠造口术由于其良好的粪便转流功能，为现在可靠的替代方案。

5. **节制性肠造口术**　节制性肠造口术目的是减少造口袋的使用频率，增加患者自主排便能力，给患者心理、日常活动、社交带来方便。节制性肠造口术可以分为节制性回肠造口术与节制性结肠造口术。

节制性回肠造口术（Kock 储袋）一般用于严重溃疡性结肠炎或家族性息肉病需行全结肠切除术或次全结肠切除术的患者。目的是通过手术构建一个带有节制功能的乳头状阀的小肠储袋，理想的储袋应具备低张力、高容量等特点，起初为 U 形，随后相继出现 J 形、S 形、W 形。但无论采用何种手术方式，手术成功率并不高，且术后并发症显著增加。由于手术复杂通常需要专业的手术团队或医院来进行。

节制性结肠造口或节制性人工肛门，目前主要包括结肠造口栓、磁圈型节制性人造肛门、可植入的硅环或气球栓等装置栓堵型肛门、移植平滑肌型节制性人工肛门，试图在人造肛门附近移植"新括约肌"以控制粪便排放。

二、造口还纳

（一）还纳时间与术前评估

造口还纳通常是在造口术后 12 周前后，此时肠道水肿消退，周围粘连纤维减少，手术相对安全。而对于远端吻合口来说，愈合时间一般为 2 周，这比上述还纳手术时机短得多。因此，有研究指出早期造口还纳可能获益更大。尽早恢复肠道连续性，不仅缩短了肠管失功能作用时间、早期恢复肠道蠕动，也减少了延迟造口还纳所带来的感染、肠梗阻等不良事件的发生。

手术时机的把握需要评估远端肠道的通畅情况、吻合口愈合情况、原发病控制情况、肛门括约肌功能、患者一般状况、患者意愿等多种因素。若存在吻合口漏、吻合口狭窄、肛门括约肌功能不良、一般状况较差不耐受手术者不宜过早还纳造口。因此术前评估对于每一个拟行造口还纳患者都是必要的。

纤维结肠镜检查可以评估远端吻合口是否存在狭窄、肿瘤残余，辅以碘剂造影检查可以更全面地判断肠道通畅性及是否存在吻合口漏。值得注意的是，肠切除术后短期内行肠镜检查，或炎性肠病、放射性肠炎患者肠黏膜本身质脆易出血、肠道薄弱，在充气之后行结肠镜检查均有一定的穿孔风险；CT、MRI 检查除肿瘤患者常规术后评估有无局部复发外，同样可以辅助吻合口漏、吻合口周围脓肿等并发症的诊断；直肠指检、肛门括约肌功能、肛管测压等评估患者控便能力的检查同样重要，避免术后出现大便失禁。术者还需要了解肠造口类型、一期手术情况、造口位置、端式造口远端肠袢的位置、结肠游离情况（评估结肠右曲和结肠左曲游离情况）等，做好充分准备，以对造口还纳过程有一个预期判断。

（二）结肠造口还纳

1. **袢式结肠造口还纳**　与肠道手术一样术前应进行充分的肠道准备，可通过口服聚乙二醇排空近端肠道,外用甘油灌肠剂清洁远端肠道。全身麻醉,患者取平卧位。肠造口细菌含量极高,属于Ⅲ类切口,可在消毒皮肤及造口后将结肠造口关闭使其成为相对清洁的切口,降低切口感染风险。常用的方法包括使用碘附纱布或油纱填塞近端造口的填塞法,使用丝线缝合肠造口的缝合法。无论采用何种方法,在关闭造口后应重新消毒,更换手术器械。

　　沿造口边缘做类圆形或梭形切口,切开皮肤和皮下组织,造口周围可留少量皮肤附着。使用鼠齿钳钳夹造口周围皮肤,甲状腺拉钩牵引对侧切缘皮肤、皮下组织形成张力,在直视下分离各层组织、瘢痕。进入腹腔,沿肠管的各个方向游离,使肠管从腹腔完全分离。将肠管从造口处无张力提出,辨别结肠系膜方向,切除浆膜表面的部分网膜和纤维组织后采取手工缝合闭合造口或闭合器闭合造口(图 33-4-5~图 33-4-7)。肠管吻合方式包括侧侧吻合、端侧吻合或端端吻合。若发现结肠存在水肿、穿孔等可以将肠段完全横断再行吻合。确认肠管安全后重新放回腹腔并开始关闭腹腔。逐层关闭腹壁,一般包括腹膜层、前鞘层、皮肤。

　　有研究指出,在关闭腹部切口时,置入补片可以减少术后切口疝的发生,并不增加切口相关感染发生率。目前,针对腹部切口关闭方式的研究显示,小间距连续缝合效果优于大间距缝合或间断缝合。因切口多为污染切口,应使用足量生理盐水冲洗切口,可留置伤口引流,不必留置腹腔引流。

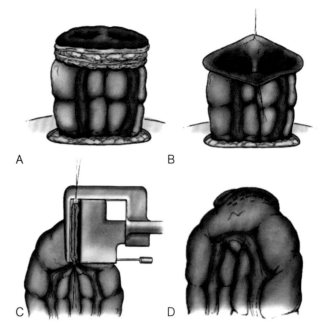

图 33-4-5 袢式横结肠造口关闭

A. 环形切除造口周围组织;B. 充分游离结肠;C、D. 吻合器关闭造口。

　　2. 结肠单腔造口还纳 还纳结肠单腔造口多为 Hartmann 手术后的乙状结肠单腔造口。与袢式结肠造口还纳相比,其不同点和难点在于寻找远端肠管及近、远肠管游离。如上所述,术前应全面了解初次手术的情况,判断结肠左曲及远端肠管的大致位置。

　　肠道准备、麻醉、消毒、关闭肠造口(参照袢式结肠造口还纳),手术切口可以选择初次手术的切口,逐层分

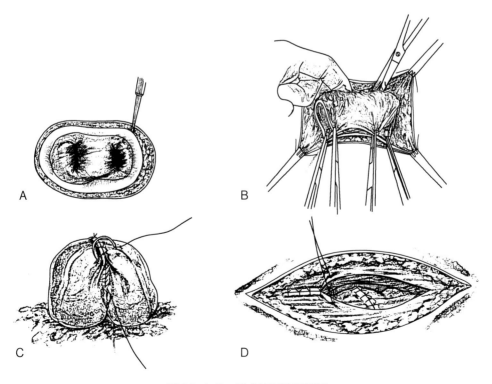

图 33-4-6 端式结肠造口关闭

A. 环形切除造口周围组织;B. 进入腹腔,将结肠造口与腹部切口分离;C. 将前肠壁横向缝合;D. 缝合筋膜。

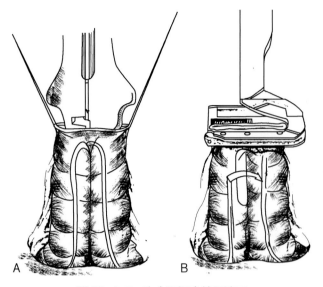

图 33-4-7　吻合器闭合结肠造口
A. 直线型吻合器行功能性端端吻合；B. 直线型吻合器闭合肠管。

离进入腹腔，游离粘连，游离并寻找远端肠管。由于为腹部二次手术，腹腔内多存在不同程度的粘连，操作应小心，避免肠管及系膜损伤。若术中无法找到远端肠管残端可以结合术中肠镜或经直肠引导辨认。

经造口周围做类圆形或梭形切口，逐层分离入腹（参照袢式结肠造口还纳）。游离近端肠管，修剪两端肠管及系膜，肠管侧侧吻合或端端吻合重建肠道，确认吻合口无张力后将肠管放回腹腔。可留置皮下引流及吻合口周围腹腔或盆腔引流，缝合腹壁、关闭伤口（参照袢式结肠造口还纳）。如有必要，可行预防性回肠或横结肠造口，以减少吻合口漏的发生。

（三）回肠造口还纳

回肠造口还纳的方法均与结肠造口还纳近似。由于小肠是腹腔内位器官，相对于腹腔间位器官的结肠而言，其游离度更高，还纳难度低，术后并发症少。肠道准备、填塞或关闭造口、造口周围行皮肤切开、游离肠管、

肠切除肠吻合方式都可以参照结肠造口还纳。回肠管腔比结肠小，手工吻合应注意避免缝合对侧肠壁结构，造成肠腔狭窄，引起术后肠梗阻。关腹、伤口处理等可参照结肠造口还纳，无特殊（图 33-4-8）。

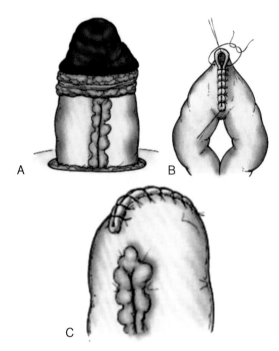

图 33-4-8　袢式回肠造口关闭
A. 肠袢完全游离；B、C. 手工或吻合器关闭造口。

（四）腹腔镜造口还纳术

大多数袢式造口还纳的所有操作可以通过肠造口处切口完成，因此袢式造口还纳很少会使用腹腔镜进行。但是腹腔镜手术创伤小，术后恢复快，并发症发生率低。初次肠道手术为腔镜手术，使用腹腔镜造口还纳可避免增加切口或扩大原有切口；单腔造口，腹腔镜手术可以帮助寻找远端肠袢。但腹腔内粘连会增加副损伤风险，在戳孔选择及置入时需注意避免造成肠损伤。

（黄泳霖　雷小康　武爱文）

第五节　术后护理

随着现代外科手术技术的进步，造口术的应用已大大减少，但中国每年仍有近 10 万人行永久性造口术。造口不仅是医疗问题，更是一个社会问题。如护理不当，可能导致各种并发症的发生，严重影响患者日常生活，有些并发症甚至需要行再次手术治疗，给患者带来难以挽回的经济负担及身心痛苦。

一、术后造口的评估

（一）造口黏膜的观察及评估

观察及评估内容包括造口颜色、高度、一般外观、大

小/直径、位置、类型、皮肤黏膜交界处及支撑棒。这些观察的内容要记录到护理记录中,在观察评估的过程中鼓励患者及家属多看造口并触摸它,感知它的存在。许多患者不愿去触碰造口,他们认为造口看上去颜色鲜红像伤疤,害怕触碰后会引起疼痛,应及时向患者解释,造口不是伤口,肠黏膜没有神经因此不会引起疼痛,绷紧感及疼痛的原因多由造口周围的皮肤起的。关注造口早期并发症,术后初期应及时向患者传递更多护理信息,树立并发症预防大于治疗的理念。

1. **造口颜色** 造口正常的颜色是牛肉红色,湿润有光泽,像正常人口唇的颜色。术后初期有水肿,水肿可在术后4~8周逐渐减退。如黏膜呈暗紫红色或黑色,应注意观察是否有造口缺血或坏死的情况。

2. **造口高度** 造口高度是指造口排泄口高于周围皮肤的程度,可记录为平坦、回缩、突出或脱垂等。理想的造口高度为高于周围皮肤1~2cm,便于排泄物的收集。若造口高度过于平坦或回缩,容易造成排泄物积聚于造口周围,若排泄物刺激周围皮肤,可能会导致刺激性皮炎等并发症的发生。造口突出皮肤过高,会导致佩戴造口袋困难,甚至引起造口与造口用品摩擦导致黏膜出血和破溃。

3. **造口一般外观** 造口一般外观可记录为圆形、椭圆形、不规则形。

4. **造口大小/直径** 造口大小可用造口测量尺测量,造口的基底部为宽度,肠管突出为高度。圆形造口测量直径,椭圆形的测量最宽和最窄点,不规则的可用图形来表示。

5. **造口位置** 记录造口位置可使用左上腹、左下腹、右上腹、右下腹、伤口正中或脐部等术语来描述。

6. **造口类型** 由于手术方式不同,造口类型也随之变化,可根据手术记录确认造口类型,如结肠造口、回肠造口、泌尿造口等。根据造口的形成结构又可分为单腔造口、袢式造口、双腔造口、分离造口等。

7. **皮肤黏膜交界处** 观察皮肤造口黏膜交界处的缝线是否松脱而发生出血或分离,是否存在缝线反应,正常造口黏膜在表皮的下层,应没有张力。

8. **造口支撑棒** 通常应用于袢式结肠造口或回肠造口,一般于术后第7~14天拔除。观察支撑棒是否存在移位、松脱、压迫黏膜及皮肤。

(二)造口功能的观察及评估

术后应观察胃肠功能的恢复,即是否排气,可通过观察造口袋是否鼓胀、是否有气体来判定患者的排气时间。

1. **回肠造口** 在24小时内就会排出大量分泌物(2~3L/d)。在此期间应记录排出液的量,监测患者的水电解质平衡。

2. **结肠造口** 通常在术后2~3d天开始有功能,先排气后排便,初期排泄物为液体,每天可排便数次,告诉患者肠蠕动一般需1个月左右才会恢复正常。

(三)造口袋的排放

当排泄物达到造口袋的1/2~2/3满时应及时进行排放。由于住院期间病房内患者较多,为了不影响其他患者,且考虑造口患者的隐私及自我感受,使用二件式的造口产品更方便更换,更卫生。在一些特定时间尤其要注意观察造口袋的充盈情况,如吃饭前、外出检查前、术后恢复运动前、临睡前、医师查房前等。有的造口患者会很在意造口发出的噪声与异味。噪声问题可以尝试通过改变造口袋的材质解决,造口袋薄膜的改良在此方面已经有很大的进步。肠胀气患者也可以在造口排气时用手捂住造口袋以减轻噪声。另外,患者穿上衣服后造口的排气声音也会减轻。使用带有过滤装置的造口袋可以减轻在排空和更换造口袋时所散发的异味,同时可避免胀袋的尴尬。也可以尝试使用造口清香剂来防止异味。指导造口患者避免一个造口袋使用时间过长,也可减轻异味。

二、术后造口的护理

指导造口患者及家属正确清洁、评估、保护造口周围皮肤是预防造口并发症的关键。如果造口护理不当,患者的心理也会受到影响,甚至产生人际关系退缩。出院前必须教会患者及家属正确的造口护理方法和选择适合患者的造口产品,掌握个体化更换频率。通过床旁指导,鼓励患者及家属积极参与,留意患者及家属的护理技巧,适时向他们提供评估及处理造口周围并发症的方法,以便出院后进行造口的自我护理。具体护理步骤如下。

1. **备齐用物** 生理盐水(恢复期可用温水)、棉球、手套、柔软的纸巾、棉签、造口测量尺、剪刀、垫巾、垃圾袋、造口袋(一件式或两件式)、造口附件产品(按需)。

2. **揭除造口袋** 由上向下,一手按压皮肤另一只手轻柔揭除造口底盘。切忌快速暴力揭除造口底盘,以免发生机械性损伤。

3. **检查造口底盘及皮肤** 首先检查造口底盘是否被排泄物侵蚀,黏胶是否被溶解(图33-5-1),黏胶上是否有排泄物等,然后检查造口周围皮肤上是否有粪便残留,皮肤是否有浸渍等(图33-5-2)。如有粪便及底盘溶解现象可在以前的佩戴时间基础上适当缩短佩戴时间。

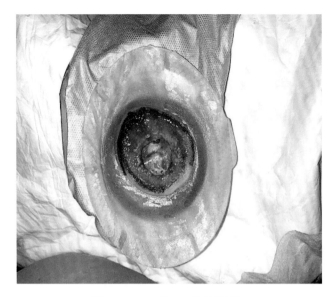

图 33-5-1 造口底盘黏胶溶解

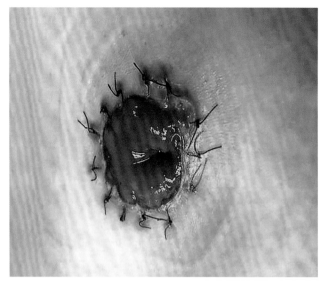

图 33-5-3 清洁造口周围皮肤及造口黏膜

5. **测量造口黏膜的大小** 使用造口测量尺准确测量造口大小,注意应测量造口根部大小。

6. **剪裁底盘** 准确测量造口大小后裁剪底盘(图 33-5-4),底盘中心孔的剪裁尺寸应比造口直径略大1~2mm,如实际测量为 34mm,需剪裁 35~36mm。剪裁合适后用手指磨圆剪裁后留下的毛刺,以免损伤造口黏膜。

7. **使用造口附件产品** 喷洒造口保护粉(图33-5-5),用干棉签涂均并扫去浮粉;涂抹皮肤保护膜(图 33-5-6),紧贴造口黏膜根部顺时针向外涂抹,涂抹范围与造口底盘大小一致;涂抹防漏膏(图 33-5-7),紧贴造口黏膜根部涂抹一圈,皮肤凹陷处应适当加量涂

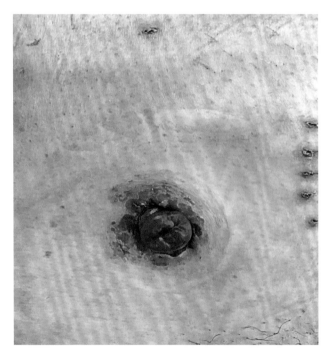

图 33-5-2 造口周围皮肤浸渍

造口患者应被告知并训练如何能让皮肤不受粪便浸渍腐蚀、损伤、撕裂、感染等。确认造口底盘的佩戴时间和造口袋的更换频率。尤其对老年人和使用糖皮质激素的患者,尤为重要。

4. **清洁造口** 先将造口处排泄物用纸巾擦除,再使用生理盐水(康复期可使用温水)清洁造口周围皮肤及造口黏膜(图 33-5-3)。注意造口周围皮肤与造口黏膜应分开擦拭,切忌粪便污染造口周围皮肤。清洁造口黏膜时不能用力过大以免损伤造口黏膜引起出血。如发现造口黏膜局部出血或皮肤破溃、过敏等现象,应对症处理。

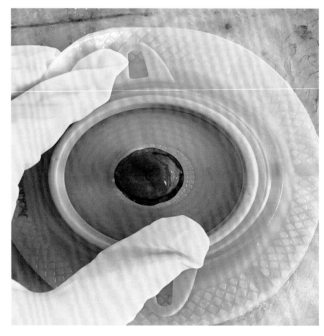

图 33-5-4 测量造口大小后裁剪底盘

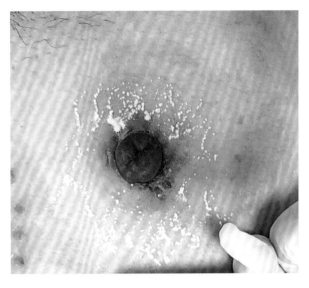

图 33-5-5　喷洒造口保护粉

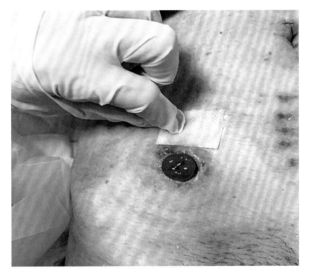

图 33-5-6　涂抹皮肤保护膜

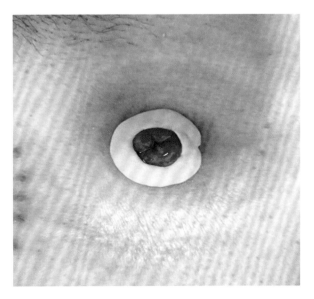

图 33-5-7　涂抹防漏膏

抹,使用湿棉签将防漏膏塑形涂平。使用造口附件时向患者进行讲解,使其了解皮肤问题的预防及解决方法。

8. **粘贴造口底盘**　将造口底盘揭去保护纸从下向上粘贴于造口处(图 33-5-8),由内向外顺时针按压加固。

9. **安装造口袋**　关闭造口袋的排放口(图 33-5-9),采用四点操作法扣合造口袋与底盘(图 33-5-10)(不同系列的造口产品扣合方式不同,请参考产品说明书)。

10. **加固造口底盘**　用手置于造口底盘处轻轻按压 20 分钟,使造口底盘粘贴更为牢固。

11. **记录、整理用物及注意事项**　包括:①造口护理时要尊重患者意愿,温度和光线应适宜,保护患者隐私。造口护理后要记录更换日期、造口及排泄物情况、有无并发症、患者/家属更换造口袋的参与情况等,以便于交接。②造口患者在术后初期,排泄物可能较稀薄且

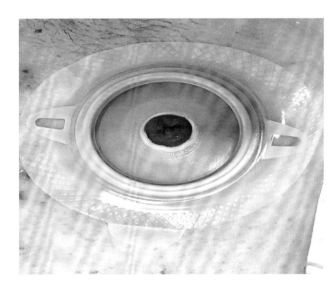

图 33-5-8　将造口底盘粘贴于造口处

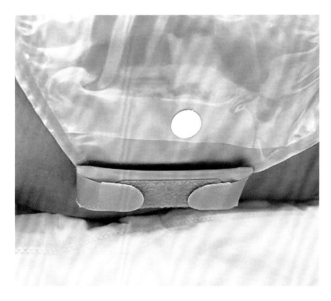

图 33-5-9　关闭造口袋的排放口

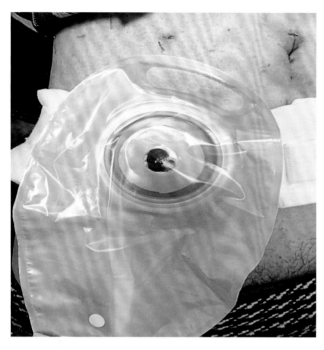

图 33-5-10　扣合造口袋与底盘

不易控制,需选用可排放式造口袋,方便及时排空和清洁。③更换的造口产品应放在垃圾袋内,不可直接丢弃于马桶中。④根据患者排便习惯,有规律地进行造口底盘更换,最好选择在清晨未进食之前,避免更换过程中排泄物大量流出影响造口袋的粘贴及稳固性。⑤造口黏膜应每天用生理盐水(恢复期可用温水)清洁。避免使用含乙醇成分的消毒液清洁造口及周围皮肤,引起刺激不适。

肠造口术改变了患者的排便方式和身体外形,对患者的生理和心理都造成了沉重打击,如出现造口底盘粘贴不牢、造口并发症,无疑给患者增加了更多的心理负担和身体痛苦。因此,医护人员应积极主动接近患者,深入了解其心理状态,多安慰关心患者,详细向患者及家属讲解造口护理方法,介绍造口护理相关知识,同时指导家属、患者积极参与肠造口的自我护理,让其看到护理效果,增强其战胜疾病的信心。

(马得欣)

第六节　造口患者的健康教育

肠造口术是治疗肠道疾病中比较常用的一种手术方式,然而许多患者对疾病的治疗、恢复等过程中存在一定的质疑,加之身体疼痛等原因,容易导致患者出现焦虑、恐惧、抑郁等不良情绪,对患者的恢复造成严重影响。随着人们对生存质量要求的不断提高,对肠造口患者进行有效的健康教育十分关键。这就需要通过不同阶段的健康教育来改善患者的不良情绪,从而使患者能够积极配合治疗。在提高患者的生存质量(包括生活幸福感)的同时,也可减少并发症的发生。然而在临床工作中,如何改善不良情绪对患者及家属来说无疑是一个巨大的挑战,为了更好地促进肠造口患者的康复,提高生存质量,健康教育显得尤为重要。

一、术前健康教育

(一)患者术前健康教育

造口对患者造成的负性情绪是影响患者生存质量的危险因素,患者社会心理适应性、自我效能及自我护理能力是永久性肠造口患者术后生存质量的保护因素。术后并发症会增加患者护理难度,同时也会增加患者痛苦,影响患者日常生活及生存质量。这就需要提前告知患者肠造口术的必要性,让其知晓这不仅是治疗的一种最佳方法,并且是唯一方法。并且患者要注意术后生活中的各种事项,可以通过对病案的讲解,使其感知这种身体的变化并不会带来更大的生活困难,从而接受并掌握术后的生活方式和自我护理技巧,增强生活信心。此外,通过加强患者心理干预以提高患者的社会心理适应性,是肠造口患者术后生存质量的保护因素,可增强患者治疗疾病的信心,进而改善患者术后生存质量。

(二)照顾者术前健康教育

造口患者的早期护理需要依靠照顾者,因此对照顾者进行健康教育至关重要。肠造口术不仅对患者来说困难重重,对照顾者也是一种冲击,难以立即适应。术后照顾者面临复杂的造口护理,同时还需要处理患者的心理问题。由于肠造口护理操作复杂困难,需要术前通过多种方式进行培训,使照顾者掌握护理技巧,提高应急能力,加强患者生理和生活方面的照顾。这样可以增强患者的心理和社会适应能力。

二、术后住院期间健康教育

在住院期间对患者进行健康教育,不仅可帮助其提高生存质量,还可减少并发症。术后住院期间健康教育包括集中讲解、观看视频、实物演示、鼓励患者亲自操作体验、参加造口联谊会和病友讨论交流会等。通过患者的复述、演示评估其掌握程度,再次解释或适时纠正,以确保信息有效传递。包括疾病及手术相关知识,术后日常生活自我管理(饮食、活动、排便),造口用品的选择与使用,常见造口并发症的观察、预防,以及心理支持护理等。在进行健康教育的同时要注意双向传递信息,使用合适的沟通技巧,体现对患者的尊重、隐私保护和人文关怀。

三、出院后健康教育

(一)饮食指导

患者随着胃肠功能的恢复开始进食,此时要进行饮食指导。饮食从流质饮食逐渐过渡到普通饮食,同时注意饮食营养均衡,少量多次用餐。少进食容易产气及异味的食物,如豆类、萝卜、番薯、洋葱、大蒜等;少进食容易引起腹泻的食物,如豆类、辛辣食物、煎炸食物;适量进食粗纤维食物,如芹菜、莴笋、玉米等。

(二)日常生活指导

1. **着装**　日常穿着应穿宽松的衣裤,避免紧身衣、系腰带等摩擦压迫造口。

2. **沐浴**　在日常生活中,沐浴是肠造口患者非常关注的问题之一,要让患者认识到造口并非伤口,手术切口愈合后,无论使用粘贴式造口袋还是其他类型造口袋,患者都可以像正常人一样沐浴,只要沐浴时喷头不对着造口直冲就可以避免造口创伤。

3. **社交和运动**　帮助患者认识造口袋只是协助收集粪便的工具,并不是身体的负担,造口患者在日常生活中也应进行适量的锻炼及运动,但应避免重体力活动。可以根据术前的爱好与身体的耐受力,进行一些力所能及的运动,如太极拳、散步、体操。

(三)特殊情况的心理疏导

造口改变患者原有的排便方式,影响其生理、心理及社会功能,严重影响患者的生存质量。肠造口患者由于造口外观、排泄物气味、声响等区别于常人的身体形态从而导致强烈的病耻感。有研究显示,病耻感是造口患者生存质量较强的预测因子。患者害怕被发现、被揭露,进而出现自我孤立。在疾病早期,患者因病情需要接受专业造口师对造口袋更换和使用的培训,但患者因身心改变无法认真地参与培训。此时与患者接触最为密切的人群是其家属,如果家属能够接受患者的改变,并积极和患者共同面对造口出现的问题,患者会感受到家属的关心,进而缩短患者接受造口的时间,减轻患者的病耻感。自我效能高的患者能积极地面对身体发生的改变,不断调整心态,配合医护人员的治疗。

绝大多数肠造口患者因担心造口渗漏、有异味、造口袋使用不熟练等,造成社交回避,使病耻感的程度增加。自尊心较强的患者甚至不愿与人沟通,认为他人无法理解自己的处境。这就提示在临床工作中,医护人员在与患者交流的过程中要注意沟通方式,不断引导患者正确看待造口,保持良好的心态。通过帮助患者进行自我与疾病认知的重建、相关医学知识与护理技巧的讲解,以及如何应对疾病等认知行为干预措施,使患者的病耻感和歧视感得到有效改善,应对疾病的策略更倾向于积极。

四、社会支持

社会支持可以为患者提供一个良好的环境。医务人员需要提供有关新医疗技术和造口术产品的支持。与患者的家属要进行沟通,使其积极地看待造口,接受患者的生理改变。从而提高家庭式护理的质量,降低患者的病耻感程度。

通过大众传媒提供事实类信息来改变公众对肠造口的不当理解。利用信息化技术、互联网医疗等有效手段,如开发基于智能手机的移动医疗伤口监测概念模型,运用智能手机远程监测设备对患者实施术后延续护理,通过手机聊天软件实现患者与医务人员的沟通交流。这不仅提高了患者生存质量,也缓解了患者心理状况,并且改善了患者的身心体验,提高了患者的生存质量和回归社会的身心自我调节能力。

五、术后定期随诊

肠造口患者出院后也会在日常生活中遇到肠造口带来的各种问题,因为住院期间临床指导有限,有些自我护理技能未能完全掌握。当患者的生理、心理等受到影响时,若不能及时纠正,将会严重影响患者的生存质量。因此定期进行随诊是十分必要的,一般术后1个月左右进行复查,随诊时间因人而异,之后遇到问题随时就诊。

(李海)

第七节 造口治疗师的职责和培养

肠造口术是指因不同临床适应证和疾病（如结直肠肿瘤、外伤、炎症、先天性畸形等）的治疗需要，将肠道直接引出腹壁，用于暂时性或永久性排便和排尿。肠造口术是一项具有 200 余年历史的古老医疗技术，最早期人们使用肠造口术作为一种激进的治疗措施，以解除结直肠肿瘤、疝和肛门闭锁导致的肠梗阻，挽救生命。随着人们对解剖知识理解的进一步加深，加上外科、麻醉、抗菌技术的应用发展，造口术的应用范围越来越广泛。目前，造口术是外科最常施行的术式之一，不仅可以挽救和延续患者生命，也是改善患者生存质量的重要手段。据统计，美国每年接受造口术的患者约 10 万余例，意大利每年接受造口术的患者约 7 万余例。目前，中国尚无国家性造口患者登记系统，估计至今已有数百万例永久性肠造口患者。由于肠造口术改变了正常的排便途径，术后不能随意控制粪便排出，使患者的身心康复受到影响，生存质量明显降低。

一、造口治疗师的诞生

造口以肠造口最多，其次是尿路造口、胃造口、气管造口等。外科医师多看重造口手术，很少关注造口护理，而护士又缺乏相关知识，导致造口护理不当。因此，在现代造口术产生的早期，造口手术虽然挽救了患者的生命，但由于造口带来的麻烦或并发症，又使患者陷入痛苦之中。

1793 年法国 Duret 首先成功地为 1 例先天性肛门闭锁的患儿进行了髂腰部结肠造口术，患儿生存 45 年。1917 年英国 Lockhart-Mummery 总结了其做的 50 例结肠造口术，最早提出"造口护理"的概念。1954 年，美国克利夫兰临床医学中心的肛肠外科医师 Rubert Beach Turnbull 为 1 例溃疡性结肠炎的女性患者施行了全结肠切除术及回肠造口术。这位患者就是 Norma Gil。在与疾病斗争过程中，她深深感受到造口患者所承受的身体和心理痛苦。因此她康复后，用自己的患病经历和护理经验热心帮助其他肠造口患者。1958 年 Turnbull 邀请 Norma Gill 到克利夫兰医学中心帮助患者做康复工作，并开始接受 Turnbull 的培训。在他们的努力下，Norma Gill 成为世界上第一位造口治疗师。Norma Gill 护理造口患者，帮助其康复，这是现代肠造口治疗护理的起源，为肠造口护理作出了卓越的贡献。1961 年 Turnbull 首先提出造口治疗是一门新的学科——造口治疗学，并在克利夫兰医学中心开设了第一所造口治疗师学校，开拓了现代造口护理的先河。他先后创造和改进了许多手术，倡导成立造口治疗的学术团体，促进造口治疗的学术发展。他认为造口治疗除注意肠造口手术技术外，还应格外注意造口护理、并发症的预防和治疗，开展患者和家属的心理咨询，为造口患者提供各种康复护理，因此 Turnbull 被誉为"肠造口治疗师之父"。

二、肠造口治疗师的培养

1978 年 Norma Gill 倡导建立了世界造口治疗师协会，致力推动造口治疗全球化发展。1965 年日本在亚洲最早开展造口康复工作。1986 年 6 月美国克利夫兰医院以分校形式在东京的圣路加国际医院成立造口治疗师学校。随后韩国、新加坡、马来西亚和中国香港地区等相继开设造口治疗师培训班或培训课程。

中国每年至少有 10 万人因多种原因接受造口手术治疗。造口患者在生理和心理上均受到严重打击，他们既需要他人的关心和帮助，更需要有专业知识的护理人员进行指导和治疗。中国 1994 年以前没有一位正式的造口治疗师，2001 年以前没有一所造口治疗师学校，造口术并发症严重影响了患者的生存质量。

要使中国造口康复的治疗和护理赶上世界先进水平，与国际接轨，培养一支造口康复治疗专业队伍是十分必要的。1988 年上海长海医院喻德洪教授率先举办了肠造口培训班，随后许多省市都开展了类似的短期学习班，每期时间为 3~5 天。1998 年起，广州中山大学附属肿瘤医院承办了国家级继续医学教育项目——造口治疗师培训班，为期 2 周，每年 1 期，每期学员 45 名左右，以肠造口护理为基本内容，讲授皮肤、胃肠解剖生理知识、造口相关疾病、造口手术及其并发症治疗和护理、常用造口器材使用方法等，并安排见习和实际操作。造口治疗师经过培训后，能帮助和指导造口患者使用造口器材和处理一般造口并发症，使造口患者生存质量进一步提高。2007 年在兰州举办的第十届全国肠造口治疗师培训班，得到国际造口协会等国际组织的支持，参加培训的医护人员达 100 名，培训班的召开有力地推动了中国西部造口康复治疗的发展。短期培训班的最大优点是在短时间内培训较多人员，能较快普及造口护理知识，解决造口患者护理的一般问题，适应了中国地广人多和造口治疗师短缺的实际情况。不足是学习时间短、内容有限和临床实践较少，难以与国际接轨和交流。Norma Gill 对中国的造口事业非常关心，1993 年，她亲自来中国讲学，经常给上海造口联谊会邮寄造口护理相关书籍及杂志，并资助中国 2 名护士去澳大利亚造口治疗师学校学习肠造口治疗，填补了中国没有造口治疗师的空白。2000 年，广州、上海又相继派出 4 名护士到香港培训 3 个月，还有个别护士到韩国、美国、马来西亚等接受造口护理的培训。通过培训，造口治疗师们吸取了领域内其他地区先进的造口护理经验，并与国外造口治疗师和学术团体建立了友好关系，有利于造口护理学术国际的交流，有利于中国造口护理与世界造口护理接轨。但是由于境外培训费用较高，并且在语言交流上存在一定障碍，使造口治疗师在学习上存在困难，因此这种模式难以大力推广。在造口治疗教育的全球化发展中，Norma Gill 基金会倡导"结对工程"，即将一个发达国家或地区与一个发展中国家结成对子，由前者帮助后者发展造口治疗。2001 年，中山大学肿瘤医院、中山大学护理学院、香港大学专业进修学院和香港造口治疗师学会联合成立了中国第一所造口治疗师学校——中山大学造口治疗师学校。随后，北京、南京、上海、温州等陆续成立造口治疗师学校。经过多年努力，如今国内已有十余所造口治疗师学校，为全国培养近 2 000 余名造口治疗师。中国造口治疗师队伍的形成，使造口康复知识得以普及，造口器材使用得到推广；使较多造口患者受益，生存质量有所提高；造口术的并发症得到及时处理并有所减少。多个大城市及大医院开设了造口门诊，开展了造口患者随访和造口患者联谊活动。造口治疗日渐规范化，术前心理辅导、术前定位、术后观察和出院指导也逐步形成常规。造口治疗师的专业技术水平得到提高，能够独立处理造口并发症和复杂伤口。对外交流也逐渐增加，逐步与世界接轨。

造口治疗师在中国的起步较晚，但造口治疗师的培养和使用取得了明显的成效，他们在伤口、造口以及失禁护理工作中履行自己的职责，并获得患者、家属及医师的肯定。随着专科发展以及社会经济、文化环境的改变，人们对造口护理服务内容、形式及质量都有更高的要求。作为一名造口治疗师需要不断学习，具备多学科知识基础和丰富的临床实践经验，具备处理与应对复杂问题的能力，加强与国内、国际同行间的学术交流，取长补短，进一步提高专业素养和专业技能，从而提高社会认可度。

三、造口治疗师的职责

造口术改变了患者的排便途径和方式，患者因佩戴造口袋而产生的护理问题、心理障碍、经济负担和高并发症发生率等，使造口管理成为一个世界范围内的医学社会问题。患者因造口引发的身体意象紊乱、造口护理知识缺乏、护理困难及产生的负面心理、经济负担、社会支持缺乏等均严重影响患者的心理社会适应，降低了患者生存质量，而造口专科护理是重要的解决途径。造口治疗师是负责造口护理、预防及治疗肠造口并发症，为患者及家属提供与肠造口有关的咨询服务和心理护理，以患者完全康复为最终目标的专业护理人员。肠造口治疗师在临床护理工作中起不可或缺的作用。通过造口治疗师对造口患者的全程护理管理，对全面提高造口患者生存质量具有重要意义。

造口治疗师的职责包括为患者提供专业、个性化及全程化的护理措施（包括健康教育、术前定位、心理疏导、并发症的预防及管理等）帮助造口患者顺利地融入社会和家庭，减轻护理困难和心理压力，提高生存质量。造口治疗师还应在专科护理人才培养、开展护理科研、推动专科护理发展的工作中起重要作用。

（一）健康教育

健康教育的最终目的是促进患者身心康复，对帮助患者接受、适应肠造口，回归正常生活和社交具有重要意义，是肠造口护理工作一项重要的内容。因此专科护士应关注患者的需求，主动为患者提供健康教育。健康教育贯穿肠造口护理的全过程，分为三个阶段。

1. **手术前**　术前每位患者都存在对造口术以及对未来生活的担忧和恐惧，不同年龄的患者有不同的担忧，只是担心的内容和程度不同。高龄的患者获取知识的途径少，故对肠造口知之甚少，患者常因担心造口造成生活不能自理、需要家人照顾、给儿女增加麻烦、增加经济支出等因素导致心理焦虑、精神抑郁、难以接受造口的存在，甚至拒绝手术治疗。年轻患者从互联网等各种媒体平台上可以了解一些肠造口相关知识，但并不能打消他们对肠造口的恐惧和对未来生活的担忧。造口治疗师应积极主动地与患者沟通，了解患者的心理以及对知识的需求，通过评估其工作性质、经济收入、家庭支持情况、日常生活状况及兴趣爱好等，给予个性化健康宣教，满足患者的知识需求，让患者对肠造口有正确认知，减轻患者的焦虑和恐惧。

2. **手术后**　患者看到肠造口的外观，看到护士为其更换造口袋的过程，有部分患者和家属心理畏缩，没有尝试自我护理的勇气，对护理人员的依赖较强。还有部分患者担心缺乏护理技能会影响将来的生活而产生迫切的学习护理知识、护理方法和技能的愿望，学习主动性强。造口治疗师应针对不同心态的患者和家属给予不同的健康教育措施，根据患者个性化特点，帮助其选择适合的造口用品，住院期间不断强化护理知识和提高护理技能，在出院前让患者和家属具备肠造口护理知识、掌握更换造口袋的方法和技能，减轻患者无助、不自信和恐惧的心理。造口治疗师还需告知患者出院后遇到困难寻求护理帮助的途径，以提高其自我护理能力、减少并发症的发生。

3. 出院后 出院后，专科护士常采用微信平台、造口门诊及电话沟通等方式对患者进行随访，评估患者的护理能力、生活状况、健康状况等，帮助患者解决各种护理问题。肠造口患者的延续性护理需求根据出院后的不同时期呈动态变化。出院早期，患者存在造口护理知识缺乏、造口袋选择迷茫、造口袋更换困难、膳食营养补充不足等问题，随着身体功能逐渐恢复、护理知识不断学习、造口护理技术逐渐娴熟，患者对身体康复和造口护理方面的需求基本满足。但是随之而来的身体形象紊乱、躯体活动受限、经济负担加重、参与社交活动或回归工作岗位的诸多不便，导致患者的自我效能感降低，心理压力增大，从而影响其生存质量。因此，出院后造口治疗师应重视不同时期患者出现的问题，给予个性化的护理帮助，增强其自信心，提高患者对肠造口的适应水平，提高自我效能感，帮助患者重返社会，进而提高患者生存质量。

（二）肠造口术前定位

造口术前定位是指以患者病情、手术方式及生活方式等个体差异因素为参考依据，最大限度地确保造口位置处于理想位置。理想的造口位置是提高患者自我护理能力，降低造口并发症发生率，提高生存质量的关键因素。美国结直肠外科医师协会联合伤口、造口、失禁护理协会主张对每个拟行造口术的患者，由造口治疗师进行常规术前定位。标准的造口位置应满足以下条件：患者不同体位下都能看见造口；应利于佩戴造口器材；避开瘢痕、皮肤凹陷、皱褶和骨突区域。《中国结直肠癌诊疗规范（2023版）》也强烈推荐术前由医师、造口治疗师、患者及家属共同选择造口部位。有研究表明由"医、护、患"共同参与术前拟定造口位置，有利于造口患者自我管理造口，是预防造口并发症的重要环节。造口治疗师需掌握和遵守定位基本原则、方法和技巧，不断总结临床经验，提高定位水平，为患者选择适当的造口位置，从而减少造口周围皮肤问题发生，提高患者的自我护理能力和生存质量。

（三）心理护理

肠造口术由于改变了正常的粪便排泄途径，可造成患者不同程度的心理困扰、躯体功能障碍和社会功能障碍，患者因此承受着巨大的身心压力，患者若不能积极有效地应对各种压力，很容易引起自我形象紊乱、自卑、怀疑自我能力和价值等一系列心理问题。造口治疗师要关注患者心理变化，加强与患者沟通，为患者心理疏导，减轻病耻感，帮助患者找回自信，重拾生活信心。病耻感是指患者因患有某种疾病而受到歧视或得到不公平的待遇而产生的一种内心消极体验。有调查发现造口的存在可导致病耻感的发生，其中54%的肠造口患者存在病耻感。在沟通过程中，用真诚的态度和丰富的专业知识赢得患者的信任，有利于提高心理护理的效果。心理护理分为三个阶段。

1. 术前心理护理 患者术前受到疾病的折磨，经受各项检查的痛苦，以及对于治疗预后未知的恐惧，加之身处医院这一陌生环境中，给患者心理带来强烈冲击，以至于不能接受当下突如其来的各种精神打击。专科护士与患者沟通交流采用"一对一"方式，最好在单独房间或相对独立的空间。了解患者对肠造口术的想法及对肠造口的认知，掌握导致患者恐惧和焦虑的原因。专科护士可通过平板电脑或移动护理车播放影像资料，介绍大肠癌和肠造口术的相关知识；给患者列举成功的治疗案例和成功适应肠造口的病例；用同伴教育的方式，帮助患者了解肠造口及未来生活，帮助患者正视患病的事实，积极勇敢面对，鼓励其参与治疗护理计划，增强治疗信心，从而缓解术前焦虑。

2. 术后心理护理 肠造口术后，患者感受到腹壁肠造口的存在，排便排气不受控制，同时又缺乏护理能力，导致身体形象紊乱、情绪急躁。造口专科护士要结合患者日常工作和生活状况，给予个性化护理指导。这种个性化的指导，才能保证护士所讲的内容是患者所关心的，切莫与其日常生活脱节。在教学过程中，护士应善于发现患者和家属存在的问题，以问题为导向，耐心教授，把专业知识简单化、生活化，语言浅显易懂，并时常鼓励，给患者和家属以信心。因此专科护士需要有一定生活经验，具备沟通能力、丰富的专业知识和临床经验，具有同理心，能够换位思考，真正理解患者的处境，实施针对性强、行之有效的教学方法，从而确保健康教育的有效性。

3. 肠造口居家自我管理 在住院期间，虽然专科护士结合患者生活日常给予了专业的护理指导，但患者出院后，随时会遇到一些困难而不知所措，心理压力也会随时产生。尤其是身体康复后，患者会感受到身体的功能障碍和社会交往受到严重影响，具体如下：①生理方面。术后患者出现控制排便功能丧失和性功能障碍等。②社会功能方面。因造口的存在，难以胜任社会、家庭中的角色，重返工作岗位困难。加之手术及长期购买造口产品的费用，加重家庭经济负担，可能导致患者自我效能感降低，产生自卑、无助等负性情绪。③人际交往方面。造口出现排气声、异味、粪便泄漏等，患者常受其困扰，不愿与他人接触，进而产生病耻感。如果这些问题不能有效排解，将影响患者心理健康和生存质量。帮助患者降低病耻感，专科护士可以从以下几方面入手：①延续护理。通过微信随访、电话随访等方式对患者进行肠造口知识教育、日常生活指导、帮助患者选择方便经济的造口用品、提高护理技能，尽量减少造口给生活带来的不便。②同伴教育。患者来造口门诊复诊时，会看到许多与自己相同的患者，听他们介绍护理经验，讲述接纳造口的过程，遇到困难解决的办法，看到同伴完全融入、适应新的生活，感受到他们积极乐观的心态，也会影响患者，增强其重返社会的信心，减轻病耻感。③家庭支持。患者家属主动为患者提供护理帮助，不嫌弃、接纳患者，使其感受到家庭的关爱，帮助患者减轻病耻感。④接触社会。鼓励患者走出家门多与人接触，参与读书、下棋、看报、聊天、跟随家人超市购物等，逐步恢复正常的工作和生活。在与人接触的过程中，让患者感受到别人不知道也并不关注他的造口，从而减轻患者的自卑心理和病耻感。

（四）并发症的预防及护理

1. 肠造口术初期常见的肠造口及周围皮肤并发症　包括肠造口水肿、出血、坏死、皮肤黏膜分离、刺激性皮炎等。造口治疗师应加强对肠造口的观察和评估，关注肠造口的类型、大小、位置、黏膜颜色、排泄物的性状、周围皮肤性状、是否平整、造口底盘的粘贴时间、皮肤黏膜的愈合情况等，及时发现并发症的征兆，及时通知医师，并协助医师处理，促进患者康复。

2. 加强住院期间的健康教育　研究表明，专业造口治疗师在围手术期利用造口护理健康教育手册、视频、术前访视、心理指导等对患者进行多途径、多形式的指导，有利于减少并发症发生，提高患者生存质量。造口治疗师通过健康教育让患者和家属掌握肠造口的护理知识、掌握护理技能、选用适合的造口用品、掌握有可能出现并发症的相关因素及预防方法等，提高患者的自我管理能力，降低并发症的发生率。

3. 建立与患者的长期联系方式，做好延续性护理　专科护士按期对患者进行电话随访，及时发现问题并及时提供护理帮助。也可通过微信方式了解患者遇到的护理问题，给出解决方法。如果这两种方式均不能解决患者问题，则应让患者来造口门诊进行检查和治疗。

4. 逐渐完善社区医疗机构的功能，为肠造口患者提供帮助　社区健康管理是医院服务的延伸，可以为患者提供持续、便利的医疗服务。应开展对社区医疗机构护理人员培训，提高专科护理技能，从而实现"医院、社区、家庭"三位一体的延续护理模式，合作互助、优势互补、资源共享，以患者健康为中心，提供整体性、连续性的健康卫生服务。

（五）护理教学

造口治疗师的教学对象除患者和家属外，还包括一般护理人员、社区基层护理人员和造口、伤口、失禁专科护士。

造口治疗师为一般护理人员、社区基层护理人员提供专科理论知识和专业操作技能培训，使其掌握专科护理的基本知识和基本技能，具备为肠造口患者提供常规护理和处理简单问题的能力。

造口治疗师为造口、伤口、失禁专科护士提供临床教学指导，帮助其完成专科培训的临床实习。通过临床带教，让专科护士更好地理解和强化所学的理论知识，具备一定的实际操作能力，将理论与实践有机结合，增长临床经验，为专科护士回到自己医院后开展专科护理工作提供帮助，同时这项教学工作也为提高我国的专科护理水平，推动专科护理事业的发展贡献一份力量。

（六）护理科研

造口治疗师工作的最终目的是帮助患者解决各种护理问题，提高患者的生存质量。因此要求造口治疗师在临床工作中善于观察，善于发现患者存在的问题，通过科研的思路寻找解决问题的途径和方法，并将科研成果撰写成论文发表于专业杂志上，让更多的同行看到，互相学习，互相借鉴，从而推动专科护理的发展。

（云红）

推荐阅读

[1] 楼征,张卫. 梗阻性结直肠癌造口方式选择[J]. 中国实用外科杂志,2019,39(12):1354-1356.

[2] KHAYYAT Y M. Therapeutic utility of percutaneous cecostomy in adults:an updated systematic review[J]. Ther Adv Gastrointest Endosc,2022,15:26317745211073411.

[3] 汪建平. 中华结直肠肛门外科学[M]. 北京:人民卫生出

版社,2014:317-325.

[4] 黎介寿,吴孟超. 普通外科手术学[M]. 郑州:河南科学技术出版社,2022:377-384.

[5] 科曼. 结直肠外科学[M]. 傅传刚,汪建平,王杉,译. 上海:上海科学技术出版社,2016:1093-1134.

[6] 基斯利,威廉姆斯. 结直肠与肛门外科学[M]. 郑伟,李荣,译. 北京:北京大学医学出版社,2013:181-289.

[7] 张卫,姚琪远,楼征. 肠造口手术治疗学[M]. 上海:上海科学技术出版社,2019:107-138.

[8] 中国医师协会肛肠医师分会造口专业委员会,中国医师协会肛肠医师分会,中华医学会外科学分会结直肠外科学组,等. 中低位直肠癌手术预防性肠造口中国专家共识(2022版)[J]. 中华胃肠外科杂志,2022,25(6):471-478.

[9] 项伟岚,鲜雪梅. 肠造口标准化术前管理的实施[J]. 护理与康复,2012,11(9):871-873.

[10] VIGNESWARAN Y,POLI E,TALAMONTI M S,et al. Rectus abdominis atrophy after ventral abdominal incisions:midline versus chevron[J]. Hernia,2017,21(4):619-622.

[11] NAGAYOSHI K,NAGAI S,HISANO K,et al. Atrophic change of the abdominal rectus muscle significantly influences the onset of parastomal hernias beyond existing risk factors after end colostomy[J]. Hernia,2021,25(1):141-148.

[12] PENNINGS J P,KWEE T C,HOFMAN S,et al. Clinical and radiologic predictors of parastomal hernia development after end colostomy[J]. AJR Am J Roentgenol,2021,216(1):94-103.

[13] WHITEHEAD A,CATALDO P A. Technical considerations in stoma creation[J]. Clin Colon Rectal Surg,2017,30(3):162-171.

[14] GÖK A F K,ÖZGÜR I,ALTUNSOY M,et al. Complicated or not complicated:stoma site marking before emergency abdominal surgery[J]. Ulus Travma Acil Cerrahi Derg,2019,25(1):60-65.

[15] HINO H,YAMAGUCHI T,KINUGASA Y,et al. Relationship between stoma creation route for end colostomy and parastomal hernia development after laparoscopic surgery[J]. Surg Endosc,2017,31(4):1966-1973.

[16] HAUTERS P,CARDIN J L,LEPERE M,et al. Prevention of parastomal hernia by intraperitoneal onlay mesh reinforcement at the time of stoma formation[J]. Hernia,2012,16(6):655-660.

[17] BRANDSMA H T,HANSSON B M,AUFENACKER T J,et al. Prophylactic mesh placement during formation of an end-colostomy reduces the rate of parastomal hernia:short-term results of the dutch prevent-trial[J]. Ann Surg,2017,265(4):663-669.

[18] CHAPMAN S J,WOOD B,DRAKE T M,et al. Systematic review and meta-analysis of prophylactic mesh during primary stoma formation to prevent parastomal hernia[J]. Dis Colon Rectum,2017,60(1):107-115.

[19] CLAUSEN F B,DOHRN N,HOLMICH E R,et al. Safety of early ileostomy closure:a systematic review and meta-analysis of randomized controlled trials[J]. Int J Colorectal Dis,2021,36(2):203-212.

[20] FARAG S,REHMAN S,SAINS P,et al. Early vs. delayed closure of loop defunctioning ileostomy in patients undergoing distal colorectal resections:an integrated systematic review and meta-analysis of published randomized controlled trials[J]. Colorectal Dis,2017,19(12):1050-1057.

[21] VALVERDE S,ARBÓS M A,QUILES M T,et al. Use of a bioabsorbable mesh in midline laparotomy closure to prevent incisional hernia:randomized controlled trial[J]. Hernia,2022,26(5):1231-1239.

[22] Reinforcement of Closure of Stoma Site(ROCSS)Collaborative and West Midlands Research Collaborative. Prophylactic biological mesh reinforcement versus standard closure of stoma site(ROCSS):a multicentre,randomised controlled trial[J]. Lancet,2020,395(10222):417-426.

[23] DEERENBERG E B,HARLAAR J J,STEYERBERG E W,et al. Small bites versus large bites for closure of abdominal midline incisions(STITCH):a double-blind,multicentre,randomised controlled trial[J]. Lancet,2015,386(10000):1254-1260.

[24] HAN J G,YAO H W,ZHOU J P,et al. Gunsight procedure versus the purse-string procedure for closing wounds after stoma reversal:a multicenter prospective randomized trial[J]. Dis Colon Rectum,2020,63(10):1411-1418.

[25] RONDELLI F,FRANCO L,BALZAROTTI CANGER R C,et al. Purse-string closure versus conventional primary closure of wound following stoma reversal:meta-analysis of randomized controlled trials[J]. Int J Surg,2018,52:208-213.

[26] HAJIBANDEH S,HAJIBANDEH S,KENNEDY-DALBY A,et al. Purse-string skin closure versus linear skin closure techniques in stoma closure:a comprehensive meta-analysis with trial sequential analysis of randomised trials[J]. Int J Colorectal Dis,2018,33(10):1319-1332.

[27] 丁炎明. 造口护理学[M]. 北京:人民卫生出版社,2017:91-107.

[28] 王泠,胡爱玲. 伤口造口失禁专科护理[M]. 北京:人民卫生出版社,2018:45-47.

[29] HERRLE F,SANDRA-PETRESCU F,WEISS C,et al. Quality of life and timing of stoma closure in patients with rectal cancer undergoing low anterior resection with diverting stoma:a multicenter longitudinal observational study[J]. Dis Colon Rectum,2016,59(4):281-290.

[30] 王静,庞冬,高赫,等. 永久性结肠造口患者造口影响状况及其影响因素分析[J]. 中华疝和腹壁外科杂志(电子版),2021,15(1):65-70.

[31] 刘佳,李雪飞,王红花. 肠造口患者主要照顾者照顾准备度现状及影响因素研究[J]. 护理管理杂志,2020,20(10):706-710.

[32] 田丽露,张俊娟 张国增,等. 肠造口病人病耻感的研究进展[J]. 全科护理,2021,19(2):83-186.

[33] LIM S H,CHAN S W C,LAI J H,et al. A qualitative evaluation of the stoma psychosocial intervention programme for colorectal cancer patients with stoma[J]. J Adv Nurs,2019,75(1):108-118.

[34] 万德森. 加速我国造口治疗师的培养——回顾过去,展望未来[J]. 现代临床护理,2008,7(5):1-2.

[35] 韩杉,杨文俊,关萍,等. 造口治疗师职业发展现状调查分析[J]. 护理学杂志,2019,34(14):5658.

[36] 蔡一波,钟紫凤,谢玲女,等. 浙江省造口伤口专科护士核心能力现状调查与分析[J]. 护理与康复,2018,17(12):19-22.

[37] 闫媛媛,王斌全,王梦瑶,等. 2015年—2020年肠造口护理临床实践指南的质量评价[J]. 护理研究,2021,35(7):1267-1272.

[38] 刘砚燕,皋文君,袁长蓉. 造口治疗师的角色功能及护理范畴研究进展[J]. 护理研究,2012,26(9):776-779.

[39] 王磊,闫媛媛,赵晓艳,等. 造口治疗师护理角色与实践的最佳证据总结[J]. 护理研究,2022,36(12):2086-2092.

[40] 宋秋香,孙慧卿,康海芬,等. 以奥马哈系统为框架的延续性护理在肠造口病人中的应用[J]. 护理研究,2020,34(17):3168-3170.

[41] 杜荣欣,张晓红. 肠造口患者延续性护理需求与生活质量的纵向研究[J]. 护理学杂志,2020,35(6):84-87.

[42] 张艳花,夏薇,来丽苹. 造口术前定位对改善肠造口患者生活质量的效果探讨[J]. 中外医疗,2021,40(17):99-102.

[43] 汤艳平,殷小敏,刘芷静,等. 以造口治疗师为主导的医、护、患共同参与造口术前定位对造口并发症的影响[J]. 护理实践与研究,2021,18(12):1830-1834.

[44] 李飞,徐林霞,李显蓉. 肠造口术前定位实施障碍及对策研究进展[J]. 护理研究,2018,32(16):2517-2519.

[45] 卞惠娟. 术前定位联合腹部功能锻炼对腹膜外结肠造口术患者的影响[J]. 护理实践与研究,2018,15(20):56-58.

[46] 陈燕林. 造口志愿者现身教育对肠造口患者自我效能感的影响[J]. 现代实用医学,2016,28(4):557-558.

[47] 顾荻. 短期结构式心理护理对大肠癌肠造口患者术后病耻感水平影响的研究[D]. 遵义:遵义医科大学,2021.

[48] 刘娜,孔怡儒,姚彦蓉,等. 问题管理模式教育对临时性肠造口患者自我护理能力的影响[J]. 实用医学杂志,2019,35(21):3403-3408.

[49] 李菁菁,梁红艳,吴昊. 肠造口患者围术期专业健康教育在结直肠癌加速康复外科中的应用[J]. 解放军护理杂志,2018,35(10):57-59.

[50] 禹小娟,夏海鸥. 造口治疗师在肠造口护理工作中价值体现的质性研究[J]. 护理学杂志,2014,29(10):66-68.

[51] 赵凯丽,韦桂源,黄梅雪. 肠造口并发症护理研究进展[J]. 护理实践与研究,2020,17(10):25-28.

第三十四章　并发症

第一节　手术并发症

结直肠癌是常见恶性肿瘤，外科手术仍是主要治疗手段，主要包括切除和消化道重建，切除包括根治性切除和姑息性切除。随着外科技术进步和新的医疗设备临床应用，可以通过多种技术手段和手术入路完成手术，包括传统的开腹手术、腹腔镜手术以及达芬奇机器人手术和腹腔镜联合内镜手术等。新的外科技术在带来手术获益的同时也会出现相应的并发症和副损伤。因此，在开展新技术的同时，需要对相应并发症有新的认识和应对能力，才能开展新技术和使患者受益最大化。由于结直肠癌外科手术术式繁多，不同部位根治性切除范围和重建术式不同，不同的手术入路（如腹腔和经肛门切除和经自然通道取出标本等）的并发症发生种类和处理也不同。因此，结直肠癌手术相关并发症不仅是传统手术并发症，还包括新技术和新术式可能出现的并发症。有的并发症与手术操作有关，更多情况与肿瘤情况及患者伴发疾病等有关，某些术式本身可以出现相应的并发症，如前切除综合征及会阴下降综合征等，需要对手术并发症进行新的认识和分类。

根据发生时间包括术中操作意外损伤邻近脏器和血管、术后发生的近期并发症和远期并发症。术中意外损伤根据其部位分为腹壁相关损伤、血管损伤、空腔脏器损伤、实质脏器损伤及泌尿系统和神经损伤，还包括重建过程中的意外情况和处理。术后并发症一般以6周时间为界点，分为近期并发症和远期并发症，近期并发症包括吻合口相关并发症（如吻合口漏、出血、狭窄）和肠管相关并发症（如肠梗阻、内疝、扭转、缺血坏死及静脉回流障碍等）。远期并发症包括前切除术后综合征、性功能障碍和排便功能障碍、盆底功能障碍等。新设备和新技术的特殊并发症，包括腹腔镜手术和达芬奇机器人手术所特有的并发症。其中，新技术包括 NOSES 和经肛门全直肠系膜切除术（transanal total mesorectal excision, TaTME）、经肛门内镜显微手术及腹腔镜和内镜联合手术导致的并发症。目前比较公认的国际 Clavien-Dindo 并发症分级，根据术后并发症是否需要药物、侵入治疗、器官切除、死亡等分为成五级：I级为术后并发症没有生命威胁，没有持续的器官功能缺失，不需要住院观察和治疗；II级为术后并发症有潜在生命威胁，没有遗留器官功能不全，其中根据是否有侵入性的治疗分成两个亚组；III级遗留器官功能不全，包括器官切除和持续威胁生命的情况；IV级为导致死亡的并发症；V级为死亡。2009年 Clavien 和 Dindo 通过回顾分析文献，把11个典型并发症案例利用分级系统评估，并通过问卷形式发给五大洲10个中心的超过150名外科医师评估，充分调研和协商后，进一步明确和肯定了分级系统简单、客观、有效、可重复操作，为了规范和统一并发症的定义、分类及分级，正式把这种术后并发症的分级命名为 Clavien-Dindo 并发症分级（简称 CD 分级），修订后的手术并发症具体分级如下（表34-1-1）。

外科技术的进步必须伴随并发症管理的进步。新的技术和新的器械应用会带来相应的并发症，必须对新的并发症有所认识和进行相应的处理。

结直肠癌根治性手术由于患者情况差异、病期早晚不同，再次手术和疾病本身导致解剖关系改变，采用的医疗设备不同（如 2D 腹腔镜和 3D 腹腔镜，机器人操作系统），采用的手术入路（如腹腔镜下经腹腔低位切除术和 TaTME）不同，术者技术及经验的差异，术中出现意外损伤的概率和脏器可能不同。对副损伤的处理常涉及妇产科、泌尿外科、血管外科等。外科医师了解术中可能出现的意外损伤和具有处理能力，是顺利开展新技术，保证患者安全和手术成功的先决条件。手术医师应力求避免发生副损伤，一旦发生应及时发现并妥善处理。结直肠癌术中副损伤可以分为：①出血。肠系膜上静脉外科干损伤、脾脏被膜撕裂、骶前静脉丛、骶椎静脉、前列腺（阴道）静脉丛、下腔静脉等大血管损伤。②其他脏器损伤。如

表 34-1-1　Clavien-Dindo 并发症分级

分级	定义
I级	不需要药物治疗、外科、内镜和放射介入干预的任何偏离正常术后恢复进程的情况；允许的治疗方案包括镇吐、解热、镇痛、利尿药、电解质和理疗等，也包括可以在床边处理的伤口感染
II级	除I级并发症允许的药物治疗外，还需要使用包括输血和完全肠外营养治疗
III级	需要外科、内镜或放射介入干预治疗
IIIa级	非全身麻醉下的干预治疗
IIIb级	全身麻醉下的干预治疗
IV级	危及生命且需要IC/ICU管理的并发症（包括脑出血、缺血性脑卒中、蛛网膜下腔出血，但不包括短暂性脑缺血发作）
IVa级	单器官功能障碍（包括透析）
IVb级	多器官功能障碍
V级	患者死亡
后缀"d"	如患者出院后依然遭受并发症，在相应的分级加后缀"d"，代表有伤残，这个标记提示需要对并发症全面评估随访

注：IC. 过渡期护理；ICU. 加强监护病房。

胃幽门、胰头、十二指肠、输尿管、阴道、尿道球部、前列腺、膀胱等。③残留肠管损伤。中结肠动脉切断、结扎、造瘘或下拉肠管血供不良、浆肌层撕裂，荷包缝合不全、吻合肠管有张力、吻合失败、吻合器应用失败等。④肠梗阻和术中污染。腹膜后造口术中后腹膜缝合不全形成内疝性肠梗阻、肠液污染形成腹腔脓肿、术中肿瘤医源性转移等。

建立一个合作良好的手术团队，规范手术操作流程，了解患者情况和病灶部位、大小、局部浸润和转移范围。术前常规进行多学科会诊，术前进行CT血管成像可以了解肠系膜上动脉和肠系膜下动脉分支类型，有无变异，如左结肠动脉发出部位和乙状结肠动脉关系，中结肠动脉发出部位和分支点的远、近，胃结肠干的分支类型等。明确肿瘤浸润深度，环周切缘是否阳性，有无近段肠管梗阻扩张，有无穿孔可能，是否侵袭邻近脏器如十二指肠和输尿管，提肛肌有无受侵，腹主动脉周围和侧方淋巴结有无肿大。患者体型，盆腔入口宽窄，骶骨岬前突情况与穿刺孔的选择密切相关。

一、术中并发症

（一）Trocar 相关并发症

腹腔镜和机器人手术导致的 Trocar 相关并发症主要是穿刺腹壁导致腹壁肌肉、血管、神经及腹膜和腹腔内脏器损伤，包括肠管、大网膜、肠系膜和腹膜后血管及泌尿系统损伤。远期潜在性并发症主要包括切口疝和穿刺孔粘连，肠管与腹膜粘连导致的腹痛及可能出现的不完全性肠梗阻等。应注意评估患者个体情况，在置入Trocar前需要评估发生并发症的潜在风险，包括BMI，潜在性肥胖或体重过低，有无糖尿病和长期服用免疫抑制剂史等，局部解剖学情况，腹部有无切口、部位、腹部手术史，有无腹膜炎和肠道炎性疾病，盆腔脏器有无肿大和移位，如扩张的输尿管、膨胀的膀胱，大的子宫肌瘤和巨大的卵巢肿瘤或囊肿等。Trocar置入方法包括直视法和盲穿法，盲穿法可能导致血管和脏器的损伤，尤其是有手术史的患者，通常不能立即发现并处理。如果穿刺孔置入 Trocar2 次注气失败，患者非常肥胖，有腹部手术史或腹部有纵向切口的患者，腹腔内可能有粘连，建议直视下置入 Trocar。第2个穿刺点尽量远离粘连部位，直视下置入。已知50%以上的腹腔镜损伤发生在初始入路步骤，其中肠损伤占0.04%，主要血管损伤占0.02%~0.04%。但30%~50%的肠道损伤和13%~50%的血管损伤在手术期间没有立即发现，导致相应后续并发症和高病死率，其中肠道损伤在腹腔镜手术死亡原因中居第三位。

根据荟萃分析，比较气腹针（闭合法）和 Hasson 法（开放法）、Trocar 直接插入和直视技术，气腹针和 Hasson 法之间对减少主要并发症发生差异无统计学意义，Hasson 法可以明显降低次要并发症发生率和增加穿刺成功率。但是容易出现 CO_2 气体外逸，Tracar 直接插入可以减少入路相关并发症。Trocar 前端有锐性、钝性和管径扩张型，管径扩张型可以减少血管相关并发症。目前常用螺纹 Trocar 和钝性分离前端，可以直接进行腹壁穿刺，减少操作复杂性，明显缩短时间，尽快创造气腹。腹腔镜手术入路造成的损伤可以分为两类：I型，使用气腹针或Trocar造成正常腹壁血管或腹腔内正常解剖部位的肠管、血管及其他脏器损伤，发生率为0.1%~0.4%；II型，气腹针或Trocar造成腹壁血管或腹腔内粘连至腹壁的肠管，以及移位肿大的脏器损伤。由于患者病理学情况和手术部位、范围不同，术者经验和麻醉方式不同，腹腔镜手术入路并发症发生率为0.1%~1.3%。

血管损伤相关并发症：可以分为腹壁血管损伤和腹腔内血管损伤。腹壁血管包括腹壁下动脉、旋髂浅动脉和腹壁上动脉，腹腔内血管包括肠系膜、大网膜血管、腹主动脉、下腔静脉和髂动静脉等。血管损伤根据损伤部位可导致腹壁血肿和腹腔内出血，即使气腹针部分进入血管腔也可导致气体栓塞。加之 CO_2 在血浆中可溶度高，大量可能致命，并可能导致立即死亡。腹壁肌肉紧张、牵拉力度不够或术者用力过度,患者消瘦,可能会对腹膜后间隙和腹膜后结构造成损伤。损伤腹壁血管可以从穿刺孔流出或喷射出血液,可以缝扎腹壁血管止血。腹腔内血管损伤根据部位采取不同的处理:①肠系膜和大网膜血管损伤,清除血肿,寻找出血部位,夹闭止血;②下腔静脉和髂静脉损伤出血,迅速完成 Trocar 置入,冲洗、吸引干净周围血液,用小纱布压迫出血部位,用 4-0 血管缝合线,缝合止血;③腹主动脉和髂动脉损伤出血,迅速压出出血部位,修补出血部位。难以在腹腔镜下完成止血缝合者,尽快中转开腹手术,进行止血。

内脏损伤相关并发症:在腹肌没有充分松弛,腹腔狭小,患者消瘦情况或盲法穿刺,Trocar 可以损伤粘连的肠管和大网膜,在观察孔附近粘连肠管观察不清楚的情况下,也容易造成损伤。前列腺肥大慢性尿潴留,导致膀胱体积变大、上移,直肠癌下腹部 Trocar 可以损伤膀胱;胃下垂没有进行胃肠减压、梗阻性近端结肠扩张,Trocar 可损伤空腔脏器;肝脾大患者,Trocar 可损伤肝脏和脾脏,需要术前根据影像学资料决定 Trocar 的部位。可通过吸入气体、存在不明液体或恶臭液体来识别是否穿透肠道。肝脏或脾脏受伤会导致出血。内脏器官的损伤可以通过腹腔镜治疗,如有必要,可立即剖腹手术处理。许多术中肠道损伤可缝合修补,可能需要进行部分切除、缝合及撕裂区域切除,包括端端吻合或临时回肠造口术。与可立即观察到的主要血管损伤不同,许多肠道损伤在手术时仍处于隐蔽状态。患者术后可能出现特定或非特定的腹膜炎症状。术后持续发热、心动过速或肠梗阻时应怀疑肠损伤。

(二)胃肠道损伤

腹腔镜引起的胃肠道损伤发生率为 0.13%(430/329 935),肠穿孔发生率为 0.22%(14 585/6 629 532),小肠损伤最常见,约为 55.8%,其次是大肠损伤,占 38.6%。66.8% 的肠损伤在腹腔镜检查期间或之后 24 小时内诊断。Trocar 或气腹针造成的肠道损伤最多(41.8%),其次是电外科器械和超声刀等热损伤,或者使用分离器械导致的损伤(25.6%)。68.9% 的肠损伤都有腹腔手术史或者粘连情况,主要与剖腹手术有关(78.6%),腹腔镜引起的肠道损伤与 3.6% 的高病死率相关。损伤部位可以分为胃、十二指肠、空肠和回肠,以及结肠和直肠、肛管。

腹腔镜下结直肠癌根治手术肠损伤的发生率约为 7%,可以在手术进行时发生损伤,如手术器械操作导致的术野以外肠管发生损伤,分离粘连和浸润肠管,出现浆肌层损伤和肠管破裂,也可以是外科器械热损伤或损伤浆肌层没有及时进行修补,在术后出现延迟性肠管损伤和穿孔。晚期穿孔是指在手术后 48 小时或更长时间内引起症状的穿孔,早期创伤性穿孔通常会导致 48 小时内的症状。

结直肠癌根治性手术腹腔镜下手术与妇产科和胸科腹腔镜手术不同,完全依赖腹肌松弛和气腹压力创造空间来完成手术。麻醉没有充分松弛腹肌和气腹压力不足,手术操作空间狭小,肠管胀气或肠管进入手术区域难以推开,是造成术中损伤肠管的主要原因。此外,手术器械选择和使用不当,夹持和牵拉力度过大,腹腔镜下烟雾过大,术野不清晰,手术器械质量问题等都可以导致肠管损伤。

右半结肠癌根治性手术时肿瘤与十二指肠粘连和浸润,或者横结肠与十二指肠粘连,分离时可损伤十二指肠。浆肌层损伤可以缝合浆肌层进行修补;如果全层裂开或者肠壁缺损范围大,横向缝合牵拉,切割闭合器进行修补;如果无法修补或修补后可能造成十二指肠狭窄,可以进行上提空肠浆肌层覆盖或者空肠-十二指肠侧壁吻合,进行 Roux-Y 吻合术重建。横结肠癌可能与胃壁浸润或粘连,切开或切除部分胃壁,术中修补裂口或闭合器闭合胃壁缺损或切开部位。左半结肠癌根治性手术,结肠左曲靠近脾脏过近或横结肠和降结肠粘连,术者解剖层次不清,可能损伤横结肠或降结肠,如果在切除范围内,简单缝合,防止渗漏,与原发病灶一起切除和重建。直肠癌根治手术时,小肠系膜、小肠与直肠、乙状结肠粘连,或者乙状结肠系膜粘连、折叠,分离时都可能损伤小肠或结肠。术中发生肠管损伤及时进行缝合修补,如果粘连严重,勉强分离可能影响下拉结肠血供,可以切除粘连段结肠,游离结肠左曲和左半横结肠,进行吻合,这样可以避免后续穿孔和腹腔感染、脓肿等并发症。

如果术中没有发现损伤或者处理后再次穿孔,患者术后可出现发热、腹胀、心率增快(超过 100 次/min)、停止排气和排便,血白细胞和中性粒细胞增多,C 反应蛋白和降钙素原升高等严重感染症状,严重者甚至出现血压、脉搏不稳等感染性休克症状。相关检查:①体格检查,根据损伤部位和肠液扩散范围可以出现腹膜炎和局限性腹腔脓肿症状。②腹部增强 CT,显示腹水、积气、局限性腹腔脓肿等。损伤的处置可通过腹腔引流管引流出肠内容物或者粪便等。根据肠管裂孔部位和时间进行不同处理,早期裂口腹腔下探查,充分冲洗和引流腹水,缝合修补裂口部位。时间超过 48 小时,近端小肠裂口按肠瘘进行治疗,如果裂口在距离回盲部 100cm 以内,可以进行裂口部位回肠造口转流,二期回纳造口。结肠破裂或直肠破裂,根据局部情况修补裂口,同时进行回肠造口术。形成腹腔脓肿者可以在超声引导下,进行腹腔脓肿引流术。

（三）实质脏器损伤

腹腔实质脏器包括肝胆、胰腺、脾脏、肾脏、前列腺和精囊，其损伤与手术需要解剖的部位和范围有关。

右半结肠癌根治性切除术，有时右半横结肠与肝脏面或胆囊粘连，分离时可能损伤肝脏面，发生小范围损伤；如果结肠肿瘤浸润肠壁全层并浸润肝脏面或胆囊，分离结肠右曲和右侧横结肠时可以牵拉损伤肝脏包膜或撕裂部分肝脏组织，有时分破胆囊壁导致穿孔或破裂。

小范围肝脏包膜或实质损伤，可以用电凝吸引止血棒，吸引、电凝止血。如果肿瘤侵袭肝脏，可以连同肿瘤和肝脏部分切除，大的裂伤和部分肝脏切除的情况，可以缝扎止血。胆囊发生小的裂孔，没有慢性胆囊炎或胆囊结石时，可以缝合、修补。如果并发胆囊疾病需要手术或大的破损，可同时切除胆囊。

左、右半结肠癌根治性手术都可能损伤胰腺，右半结肠癌浸润胰头，可以切除部分胰腺和修补，涉及主胰管或大的胰管，可以进行胰管-空肠 Roux-Y 吻合术。胰腺头部损伤出血可以电凝止血。胰腺体尾部损伤，根据损伤部位和情况，可以缝扎止血或行胰腺体尾部分切除术。

医源性脾损伤在结直肠手术中的发生率为 0.96%。医源性损伤导致的脾切除约占所有脾切除术的 20%。有多种危险因素与医源性脾损伤有关，包括高龄、既往腹部手术史/有粘连、手术技巧和熟练程度、手术设备等。肥胖除本身会增加患并存病和死亡的风险外，还可能使手术操作复杂化。手术中医源性损伤主要与游离结肠左曲时网膜或韧带过度牵拉有关。开放手术有较高的脾损伤率，腹腔镜手术可降低医源性损伤率近 35%。机器人手术可进一步降低术中损失脾脏的概率。Masoomi 等分析了 2006—2008 年接受结直肠手术的患者 975 825 例，其中 7.37% 的患者通过腹腔镜完成手术，脾损伤总发生率为 0.96%，其中紧急手术为 1.28%，择期手术为 0.72%。微创手术不是脾损伤的危险因素，原因为：①不延长总手术时间；②可视性操作，提高手术技能；③避免张力性缺血；④更广泛的肿瘤解剖。技术准确性与谨慎的解剖、可视化可以降低医源性脾损伤的发生率。手术切除范围也与脾损伤有关，横结肠切除术风险最高，其次为左结肠切除术和全结肠切除术，90% 以上为左侧结肠切除术游离结肠左曲。损伤部位多为下极或脾门，少数病例发生脾破裂，但是 84.75% 的损伤要进行脾切除（部分脾切除为 1.70%），脾脏破裂修补术仅占 13.55%。通过多变量风险调整模型，预测意外脾切除、住院时间和死亡概率，Masoomi 等总结如下：非故意

脾切除总发生率 <1%，但左半结肠肿瘤非故意脾切除的发生率为 6%。横结肠（3.6%）、结肠左曲（29.2%）、降结肠（11.4%）、乙状结肠（2.7%）、直肠乙状结肠（2.6%），肿瘤的优势比有统计学意义。此外，非故意脾切除延长了 37.4% 的住院时间，特别是脾切除术使病死率增加了 40%。肿瘤生长的位置从横结肠至直肠和乙状结肠交界处癌变，明显增加了非故意脾切除的概率。此外，非故意脾切除与住院时间延长和死亡概率增加有关。结肠左曲游离与脾损伤风险的增加是独立相关的。医源性脾损伤的真实发生率也很难确定。据报道在所有结肠手术中脾损伤的发生率为 0.5%~8%。真实医源性脾损伤在结肠手术中的发生率估计为 0.96%。

（四）泌尿生殖系统损伤

由于腹腔镜和达芬奇机器人操作系统等高清晰腔镜系统的临床应用，全程直视下手术操作，对膜解剖认识的深入，术前新辅助放化疗的综合治疗的开展，可使术中泌尿生殖系统损伤可能性降低。泌尿生殖系统损伤主要发生于两种情况下：①肿瘤侵袭泌尿生殖系统器官，为完整切除肿瘤不得不损伤泌尿生殖系统器官；②术中处理不当损伤泌尿生殖系统的某个器官。

1. 输尿管损伤

输尿管是直肠肿瘤手术中最易受到损伤的脏器之一，输尿管损伤的发生率为 0.7%~5.7%，平均为 3.7%，其中以左侧盆腔段为多。输尿管损伤的原因包括盆腔粘连、浸润，尤其是直肠上端和乙状结肠下端肿瘤，体积大，压迫输尿管或癌性浸润，可造成癌性粘连、浸润导致输尿管解剖位置变化、解剖不清，分离时造成损伤；肿瘤将输尿管包裹，术中不得不予以切断；输尿管剥离范围过大导致血运障碍，术后缺血坏死造成穿孔；腹腔、骨盆解剖知识不足、手术层次错误，输尿管贴附在左侧降结肠系膜上，或者分离层次过深，误入输尿管层次、助手牵拉不足、术野不清，左侧盆腔侧壁显露不清晰，切断输尿管、能量设备或电器械误伤输尿管等。

（1）诊断：输尿管损伤，应力争尽早诊断，明确损伤的部位和类型并及时处理十分重要。

1）术中诊断：输尿管损伤应力争在术中发现，但在临床中做到这点存在一定困难，这是由于术中损伤后的输尿管缺乏特异征象。另外，损伤类型不同，临床表现也不同。除发现术野明显尿液漏出立即可获诊断外，出现以下情况时应引起术者警惕：①无出血的肌性管状断端；②近端输尿管明显扩张或蠕动消失；③导尿管引流出血性尿液；④术野有不明原因的渗液。发现以上征象时，应对输尿管进行仔细探查，确定是否有断裂、破裂、结扎或血液循环受损障碍。如果还无法明确判断，可以

静脉注射 0.4% 靛洋红 5ml,若 5~10 分钟后创面有蓝色液体,则输尿管损伤可确诊。输尿管断裂远端回缩或结扎后难以找寻的,还可术中临时膀胱镜逆行插管做标志寻找或注入亚甲蓝,通过找寻蓝色液体渗出部位来发现断端。

2)术后诊断:由于各种原因,有相当一部分输尿管损伤在术中未能得以诊断,而依赖术后医师认真仔细地观察、判断。有报道无体征的输尿管损伤高达 30.7%,且部分症状如发热、腰部不适、腹痛、腹胀等常被误认为属于术后一般反应。当发现盆腔引流出大量淡红色或清亮液体应当引起足够重视。必要时可静脉注射 0.4% 靛洋红 5ml,若盆腔引流管引流出蓝色液体,则输尿管损伤可确诊。

另外,还有某些症状或体征易被误认为术后正常反应忽视:①不明原因的腰背痛、肾区叩击痛;②不明原因发热;③不明原因的少尿、腹胀、恶心、呕吐。发现以上情况时应积极行相关检查如 B 超、静脉肾盂造影、逆行肾盂造影等检查。以下检查结果常提示有输尿管损伤可能:①B 超提示肾盂积水,输尿管扩张;②静脉肾盂造影显示肾盂输尿管扩张积水,对比剂外溢;③膀胱镜检查伤侧输尿管口无喷尿;④输尿管逆行插管导管在损伤部位前进受阻;⑤逆行肾盂造影显示对比剂外溢。

(2)处理:输尿管损伤后的治疗,原则是首先应设法恢复其连续性和完整性,减少局部发生狭窄影响畅通,并尽一切可能保存患侧的肾功能。

1)手术方式:应根据不同情况选择不同术式。①输尿管完全横断但无明显缺损者,行输尿管端端吻合、内置双 J 管支撑,如寻找远侧断端有困难,可术中膀胱镜下或切开膀胱行输尿管逆行插管协助找寻。行端端吻合术应严格遵循吻合要求,防止术后吻合口狭窄、扭转、坏死。

2)注意事项:①要求吻合口较大而无张力,断端血供良好,黏膜对黏膜缝合且无扭曲,缝合针距不宜过密以免影响血供,腔外打结,内置支撑管及吻合口附近放置外引流;②输尿管部分断裂或穿孔者,行修补术,输尿管内置双 J 管支撑;③输尿管下段损伤缺损,远端输尿管难以暴露或端端吻合困难者,行输尿管再植术;④输尿管下段缺损较长者可游离一侧膀胱,用膀胱腰大肌悬吊术减少张力或行膀胱瓣输尿管成形术;⑤输尿管长段缺损者,部分可与对侧输尿管行端侧吻合,部分必须用非泌尿器官替代,可行阑尾或回肠代输尿管术;⑥单纯输尿管结扎时间短对肾脏形态功能影响较轻者,应尽早解除结扎线,同时输尿管内置双 J 管支撑;⑦肾脏已因输尿管结扎时间过长或其他原因损伤造成严重积水或萎缩者,在明确对侧肾功能正常后可行肾切除术。

3)修复时机:术中发现输尿管损伤,应立即予以修复,由于此时组织没有水肿与粘连,手术修复比较简单易行,术后恢复快,并发症少,此时是输尿管修复的最佳时机。

对术后发现的输尿管损伤修复时机争论较多。目前主要有两种观点,一种观点是认为应该在首次手术后 2~3 个月行二次手术修补,原因是:①在一次手术打击之后再次手术危险较大;②对输尿管损伤的局部情况不了解,在未完善检查前盲目进行二次手术很难保证手术成功;③尿液外渗引起的组织充血、水肿等炎症反应造成输尿管本身及周围组织的修复能力差,易导致手术失败;④组织充血水肿期手术有可能造成新的损伤;⑤发现损伤后暂时行肾造瘘方法简单,同样可达到保护肾功能、挽救生命的目的;⑥有时输尿管梗阻是急性牵拉成角或附近组织水肿压迫导致,有可能自行恢复通畅。另一种观点是认为应该尽快恢复正常的排尿通路,才能有效保护肾功能。因此一旦发现输尿管损伤,在病情允许条件下应尽早恢复输尿管的通畅,拖延手术时间不但不会使组织炎症改善,相反,尿液长期刺激会加重组织充血、水肿甚至造成感染,反而增加手术难度,影响日后输尿管愈合,使肾功能丧失会增加。

目前,在一般情况下通常认为治疗时机要根据损伤部位、程度、确诊时间、有无感染、肾功能和全身情况决定。如果在手术损伤后 24~48 小时发现,应立即进行修复手术。否则,宜先行尿流改道术,待 3 个月后再行手术修复。另外,尿瘘引流良好,瘘管形成,患侧肾功能良好者,也可暂不做尿流改道手术,但需严密注意肾脏有无梗阻性变化及感染征象。

(3)预防

1)针对发生损伤的原因,手术时应该注意以下几点:①充分术前准备。术前应该常规行静脉肾盂造影或 CT 输尿管重建以观察了解输尿管走行以及有无输尿管先天性畸形,特别是肿瘤范围较大、曾有过盆腔手术史或盆腔放疗史的患者。对以上检查不能明确者可进一步做膀胱镜检查或输尿管逆行插管以明确诊断。对预计难度大、操作困难的手术,术前应行输尿管插管作为手术标志预防损伤。②熟知解剖。熟悉输尿管的易损伤部位,如游离降结肠和乙状结肠两侧腹膜或钳夹切断直肠侧韧带时;分离直肠膀胱陷凹或直肠子宫陷凹时;壁间段输尿管附近;输尿管经过髂血管处,其中左侧输尿管跨过髂总动脉前方,较右侧更容易损伤,应该特别引起术者的注意。③术中操作仔细。手术中应该找到输尿管并予以显露、保护,输尿管可适当游离或用纱条提起;在易损伤部位,操作者应格外谨慎;解剖层次应清晰,特别是在显露输尿管时后腹膜层次不能出现交错;

操作困难时勿强行分离和大块结扎、切断组织,尤其是处理直肠侧韧带时,剪刀锐性分离不宜过深、过厚;会阴组不宜过度牵拉组织以避免将输尿管与膀胱拉向会阴而造成损伤;在利用切割器或吻合器进行操作时,应尽量勿将周围组织切割或误夹。

2)几处应特别引起重视的部位:①游离乙状结肠时,特别在左侧切断乙状结肠外侧和直肠左侧盆壁腹膜时,注意其下方的输尿管。②肠系膜下动脉与左侧输尿管邻近,在切断结扎前要将输尿管找到并推开;小心分离直肠膀胱陷凹或直肠子宫陷凹附近。③切断直肠侧韧带时,建议用深拉钩将输尿管进入膀胱的一段向侧前方轻轻拉开,尽量要在距直肠壁1cm内进行,超过易损伤输尿管及下腹下丛。④在重建盆底腹膜时,不要缝合过深,因输尿管在其下方穿过。⑤经腹会阴直肠癌根治术时,如直肠游离不彻底未达到肛提肌平面,会阴手术时可将膀胱和输尿管末端拉入术野而误伤。⑥重建盆底腹膜时避免缝扎输尿管。⑦直视下止血,术中止血应在直视下进行,切勿盲目钳夹,特别是后腹膜出血时避免用力钳夹和大块结扎。⑧游离输尿管时,尽量应在5cm以内,最长不要超过10cm,且外膜不宜剥离过于光滑,尽量靠近外侧游离,以免破坏输尿管血供。⑨术后检查仔细,手术后应该常规检查输尿管是否有损伤。⑩双侧检查,当发现一侧输尿管有损伤时,应同时检查另外一侧输尿管是否也有损伤以免漏诊。这一问题应予重视,因双侧输尿管损伤较少见,双侧损伤与单侧损伤的比例约为1:6,但是若忽视未发现,则可能造成二次手术。

2. 膀胱尿道损伤

直肠癌手术膀胱尿道损伤较少,主要是由于膀胱体积较大,位置不似输尿管隐蔽,女性有子宫将直肠与膀胱分隔,故损伤更少见。而保肛手术单纯尿道损伤较少,几乎均见于男性,主要部位为前列腺部尿道,极少损伤膜部尿道。主要见于直肠癌腹会阴联合切除术和直肠癌局部复发手术的损伤。

(1)原因:常见的损伤原因主要包括:①乙状结肠肿瘤下坠粘连和浸润膀胱顶部,直肠肿瘤大而浸润范围广,为达到彻底切除肿瘤的目的而不得不切除部分膀胱壁;②术者临床经验不足、解剖分离层次不清晰、手术技巧欠缺加上肿瘤体积大,与周围粘连严重,分离时容易造成膀胱后壁损伤。

直肠癌手术膀胱最易损伤的部位为膀胱底部,还可以损伤输尿管壁内段、精囊及前列腺后壁,严重者损伤前列腺部尿道。因此游离直肠时,应将直肠前壁与膀胱、前列腺后壁完全彻底分离;仔细辨认膀胱界限,提夹腹膜时,若感到或观察到组织较厚而血管丰富时,应考虑可能为膀胱壁,需重新钳夹。若术中发现肿瘤与膀胱

后壁粘连,分离较困难时,可行耻骨上膀胱切开,预先找到输尿管口并双侧插入导管作支架,并将手指伸入膀胱内做支撑分离肿瘤组织。切除直肠及肿瘤组织后,应仔细检查粘连处膀胱有无破裂,若有破裂立即可以吸收线修补并另行耻骨上膀胱造瘘术。也可在分离直肠前壁时,通过导尿管向膀胱内注入生理盐水300~500ml,使膀胱适当充盈,然后以电刀锐性分离直肠组织,若分离时膀胱破裂,则有盐水流出,可有效避免膀胱损伤和及时发现破损。膀胱损伤若在三角区部位,尤其输尿管开口部位,可以行输尿管膀胱再置术,膀胱三角区肿瘤受侵,需要切除可以行回肠代膀胱术。

(2)诊断:膀胱尿道损伤多能在术中得以确诊。若术中见到膀胱内腔或导尿管,则可确诊;而术野有淡红色血水样或清亮液体持续渗出、导尿管引流出血性尿液,反复探查输尿管无损伤后,应考虑膀胱颈部或尿道损伤的可能。

(3)处理:术中证实单纯尿道损伤者,由于有导尿管存在,多为部分裂伤,极少完全断裂。部分裂伤立即用可吸收线行尿道修补术,同时行膀胱造瘘术,术后保留导尿管2~3周。损伤较严重者,术后应定期行尿道扩张术,以防止尿道狭窄的发生。

如果术后发现盆腔引流出大量淡红色或清亮液体应当怀疑有膀胱或尿道损伤。可由导尿管注入亚甲蓝溶液,如果盆腔引流管有蓝色液体,则膀胱尿道损伤可确诊。还可经导尿管注入对比剂,X线检查下定位发现对比剂外溢及溢出部位,判断膀胱或尿道损伤。

术后发现膀胱尿道损伤者,患者身体条件允许的,尽量行膀胱造瘘术;无条件的,要确保导尿管及盆腔引流管畅通,并延长导尿管及引流管的拔除时间。前列腺部位损伤出血,在强行切除前列腺后面腹会阴筋膜时撕裂前列腺固有包膜,创面渗血,可以电凝止血,前列腺两侧出血,通常是损伤前列腺两侧的血管神经束区域,可以缝扎止血。

(五)血管损伤

1. 术中骶前静脉损伤性大出血　直肠癌根治性手术过程中,由于肿瘤病期早晚、占据部位、浸润程度、淋巴结转移状况、术前放化疗等病理情况不同,术者经验水平的差异,采取技术手段不同,手术过程中可能有术野不清晰,解剖层次错误和钝性分离等,可发生骶前静脉大出血,主要损伤骶正中静脉、骶外侧静脉、二者吻合支和骶椎静脉,是一个严重的术中意外,可危及患者生命安全,综合文献报道其发生率为0.25%~9.0%。一旦发生大出血,常规止血操作难以处理,出血迅速,不容易止血或止血失败,患者大量失血发生失血性休克和凝血

功能障碍,甚至术中意外死亡。

(1)解剖学基础:盆腔骶骨区域由S_1~S_4和尾骨构成,前面有四层膜,构成两个间隙。直肠固有筋膜围绕直肠系膜后外侧壁,在固有筋膜外侧为盆腔壁层筋膜内层,即腹下神经前筋膜筋膜鞘,两者之间为直肠外侧间隙,为通畅全直肠系膜切除的手术分离间隙平面,盆腔壁层筋膜内层外侧是骶前筋膜,即盆腔壁层筋膜外层筋膜,之间为骶前间隙。骶前筋膜下面为骶前静脉丛,静脉丛下面为骶骨骨膜。在S_4,所有筋膜层在中线融合,并通过直肠骶韧带与直肠后壁紧密连接,构成直肠骶骨韧带,距离肛门直肠交接部位3~4cm。骶前静脉丛是由双侧的骶外侧静脉和骶正中静脉以及静脉发出的交通分支组成的复杂静脉网络,在骶骨表面形成静脉丛,骶内侧静脉通常流入左髂总静脉,而外侧静脉流入髂内静脉。骶前静脉丛还接受来自后腹壁的腰静脉和穿过骶孔的骶椎静脉供血。骶椎静脉穿行在椎体骨松质内,连接硬脊膜外静脉丛和骶前静脉丛,对人类骶骨的形态学研究表明,100%的标本有与骶骨前表面和椎体骨松质连通的孔,直径为0.7~12mm,主要位于S_4~S_5前面,最大直径可达5mm,穿行在骨松质内的骶椎静脉没有瓣膜,血液可以双向流动,骶椎静脉与骶前静脉丛和硬脊膜外静脉丛有广泛吻合。同时臀静脉和闭孔静脉也与骶前静脉丛存在吻合,是椎外前静脉丛最低部分,当患者处于取石位时,骶前间隙的静水压高达下腔静脉的3倍。一项回顾性研究表明,直径为2~4mm的前腔静脉的损伤失血量可达1 000ml/min,而将静脉直径增加1mm可使失血量增加近3倍。由于缺乏阀门和静水压力增加,该区域小血管的出血可能是致命的,极难控制。

(2)术中预防:目前随着腹腔镜技术普及,对盆腔膜解剖认识深入,术前准确评估,可以直视下进行直肠系膜后外侧分离,很少发生骶前静脉损伤大出血。无论腹腔镜扶镜手操作还是达芬奇机器人手术,一定要保证清晰的视野:向前上方牵拉直肠系膜,保持直肠系膜后间隙,顺着直肠系膜与后间隙交界部位,按照骶骨弯曲小心仔细地分离。只要保持正确的解剖层次和空间,很少损伤骶前静脉丛。在直肠固有筋膜外侧与腹下神经前筋膜之间分离时,首先在直肠系膜后间隙最宽部位,向深部和两侧分离。注意容易大出血部位,尤其直肠骶骨韧带附近和S_3~S_5附近,可以先处理盆腔侧壁,然后处理直肠骶骨韧带,防止手术平面错误导致骶前大出血。一般小的骶前静脉损伤出血,在气腹压力下,会减慢出血速度和减少出血量,用纱布压迫15分钟以上,一般可以自行止血,切忌慌乱止血,导致血管损伤范围加大,酿成大出血。

(3)处理:骶骨前静脉丛损伤大出血临床上根据损伤静脉部位为三种类型:Ⅰ型骶前静脉损伤;Ⅱ型骶前血管和/或直径<2mm的骶椎静脉损伤;Ⅲ型和骶前静脉或>2mm的骶椎静脉损伤。

注意骶前静脉损伤性大出血有几个特点:一旦发生骶前静脉丛大出血,出血迅速、凶猛,即使吸引器吸引,常难以清楚地观察到出血部位,可迅速导致失血性休克。尽管出血导致血压降低和休克,但也不会减少出血和停止出血,只有短时间尽快有效止血才是挽救患者生命有效措施。

一旦发生骶前静脉损伤性大出血,外科医师首先要保持镇静,不要慌乱,立即点状压迫止血,切忌在视野不清晰的情况下,盲目止血和缝扎,导致骶前静脉撕裂或骶椎静脉外露,出现更大范围出血。骶前静脉损伤性大出血,通常情况比较严重,尽管止血方法较多,但有效止血措施较少,风险比较高。首先用海绵纱布压迫止血,防止慌乱中吸引血液造成二次损伤骶前静脉,压迫止血点后,根据术者经验、术中条件和当时情况,采用及时和有效的止血措施。值得注意的是结扎双侧髂内血管不能控制骶前静脉损伤导致的大出血。具体止血方法介绍如下。

1)缝扎止血法:周围骶骨筋膜完整的情况下,可以用4-0的血管缝合线进行环形缝扎止血法,分为三步完成。第一步:用手指或小纱布压迫局部出血点,及时有效吸引血液,保持术野清晰,快速清除肿瘤及直肠,确保术野有可以操作的空间。第二步:用4-0血管缝合线,缝扎周围血管和出血部位的血管,注意缝合在完整骨膜和部分结缔组织,不要用力结扎撕裂骨膜甚至骶椎静脉,导致更严重的出血。第三步:在第一次环形缝合线结扎后,小心地移开指尖,观察出血是否得到控制。第一次环形缝合线结扎后持续出血通常表明出血来自深交通静脉或骨内静脉收缩。在这种情况下,在第一条环形缝线内约0.5cm处进行第二次环形缝扎止血,必要时进行第三次环形缝扎,直到出血停止。骶前静脉通常呈阶梯状分布,在骶前静脉难以识别的情况下,在指尖周围以90°或更小的间隔进行缝合结扎。

2)局部止血剂法:胶水与其他局部止血材料联合使用可有效止血。氰基丙烯酸酯组织黏合剂、骨蜡等与抗凝血基质、可吸收止血剂联合使用,在出血部位涂上基质止血密封剂,然后在顶部涂上可吸收止血剂作为衬垫。氧化纤维素与氰基丙烯酸酯胶或环氧丙烯酸酯胶联合使用,将氧化纤维素贴压在病变部位上,然后氰基丙烯酸酯胶均匀涂抹在氧化纤维素片周围的表面和组织上。也可以使用医用黏合剂(α-氰基丙烯酸酯)涂抹在出血血管,外加上可吸收止血纱布控制骶前静脉出血。也有报道使用骨科手术的骨水泥(聚甲基丙烯酸甲酯）和骨蜡联合组织胶水或其他止血材料用在局部止血。止血纱布是一种类似胶原蛋白的天然物质，由化学处理的纤维素制成，有助于控制开放性伤口和体腔出血。当它与血液接触时，会膨胀到原来大小的3~4倍，并转化为凝胶，在1~2周溶解为葡萄糖和盐水。如果仅用止血剂和黏合剂难以控制出血，可先用抗凝血基质和可吸收止血剂，在出血部位先涂基质止血密封剂，顶部喷洒可吸收止血剂，然后对骨盆进行填塞止血。使用的材料是可吸收的，因此没有异物感染或继发并发症的风险，可用在损伤创面的多个出血部位。

3）图钉按压法：用于骶前点状出血或骶椎静脉出血。用指尖或小纱布压迫出血部位，吸引干净，准备好按压图钉和施压器械，固定和按压图钉，与骨面垂直压入止血钉，固定在骶骨上，钉头与骨皮质平行，如果持续出血或出血来自不同部位，则考虑放置第2枚止血针。要准确按压在出血部位，尽量不允许针头重叠，有时在图钉下安放胶水或海绵以及止血纱布，进行压迫止血。也有报道用内镜螺旋钉固定在骶骨止血海绵上，用于腹腔镜下骶前出血的情况。但是该方法对多处骶前静脉损伤导致的大面积渗血无效，如果出血距离中线>2cm，或出血点来自骶神经孔或重要结构，盆腔狭小，骶骨弯曲过大，骨下段接触不良，在有限的空间内无法驱动图钉尖端以及图钉弯曲等，有时难以准确钉压到出血骶椎静脉上。当骶骨的轮廓不够平滑和规则，或者存在骨质疏松症时，针的放置在技术上是困难的，尤其是在狭窄的骨盆。扁平头戴可能不符合骶骨的不规则轮廓，圆顶形头戴的唇缘可能会撕裂骶前静脉。如果用普通按钉可以导致术后慢性疼痛和钉子生锈，也可以导致吻合口破裂和增加吻合口漏的发生率。注意不要钉入骶骨孔等重要解剖部位，固定图钉难以二次取出，将终身留存在体内。此外，还有骶前血肿的形成，慢性骨盆疼痛，植入物的释放、移位和肛周挤压。一些学者使用疝修补器，使用螺旋钛钉将止血海绵固定在骶骨上。有专家使用了不同尺寸的锯齿状吻合器，该吻合器与骶骨之间的间隙相吻合，同时使用了海绵状骨移植和钢板。不同骶椎表明距离椎管距离，S_1 为 27mm ± 7mm、S_2 为 18mm ± 1mm，S_3 为 12mm ± 1mm，S_4 为 9mm ± 1mm，S_5 为 8mm ± 1mm，止血钉长度在 7mm 内可按压在所有骶骨上止血，不会损伤硬脊膜和脊髓。

4）电凝固法：电凝固是目前腹腔镜控制骶前静脉损伤性出血的主要方法。使用双极烧灼止血，可以有效封闭出血血管和骶椎静脉孔。如果直接凝固不能有效止血，可提高高频电流强度，采用双极电凝烧灼止血技术可以解决大部分骶前出血的问题。也可在骶前筋膜的目标出血点高速吸引结合氩等离子体凝固或高频率

喷雾电烙术。如果不能控制出血，则通过肌肉片段或网膜及阑尾进行间接烧灼凝固，从切口取出一段 1.5~2cm 的腹直肌，用镊子固定在出血部位；将高位电灼术应用于镊子并传输至肌肉片段，焊接出血部位。肌肉具有柔软的优点，因此可以顺应出血部位，有效地施加压力。这是唯一一种在大量病例中证明其有效性的非传统技术，其优点是对多个出血部位有效。作为替代方法，可以使用网膜或阑尾代替肌肉碎片。凝固肌肉焊接法有多个优点，可用于多个出血部位，患者体内没有需要切除的异物，不存在继发性出血或吻合口破裂的风险，是一种简单、快速、有效的止血方法。

5）填塞压迫法：填塞压迫包括传统盆腔填塞、硅胶组织扩张器、会阴部充气无菌生理盐水袋、乳房植入器及肌肉填塞等。常用纱布条压迫止血，通常有效，但是需要再次手术取出纱布条，有诱发再次出血的可能性，并且增加感染风险，导致盆腔脓肿和增加吻合口漏可能性。在各种止血措施不能有效止血的情况下，当患者开始出现致命的酸中毒、凝血障碍和低温三联征时，外科医师必须始终考虑骨盆填塞，以快速控制出血并防止进一步恶化。用长纱布条顺序填塞盆腔，压迫出血部位，仔细、均匀压迫止血。通过会阴部或腹部切口留置少量纱布条，需要留置纱布压迫72小时，无再发生出血可能后再取出纱布，纱布内充分注入润滑剂，顺序取出纱布条，注意观察取出纱布过程中，有无再次出血，如果发生再次出血，迅速采取有效的止血方法进行止血。α-氰基丙烯酸酯可以黏附各种伤口和组织，在出血创面先用止血纱布滴上医用黏合胶，压迫出血部位 20 分钟左右，若不能止血情况，再用条形纱布压迫止血。有报道用硅橡胶组织扩张器，从会阴部引出充水管，注入 850ml 左右盐水，压迫出血部位，然后逐渐抽吸盐水，直到出血停止后从会阴部切口取出硅胶组织扩张器。最小压力必须超过 $17.3cmH_2O$，这是盆腔静脉的平均静脉压力。使用该技术优点是盐水袋根据骶骨外形进行紧密压迫，外科医师可以正确评估是否继续出血，如果失血可以通过会阴部切口渗出，不会被纱布吸附，不破坏血凝块和止血创面。可以增加或减小盐水袋的压力，移除时不需要麻醉等。手术应急时可用乳房假体填塞，进行压迫止血。使用生理盐水袋代替传统的纱布垫包装的优点包括完美贴合骶骨凹陷，通过输液口输液或抽出液体来改变止血压力。此外，生理盐水袋可以通过床边会阴伤口移除，因此无须进一步手术。当外科医师面临使用常规方法无法控制的严重骶前出血时，可以考虑使用生理盐水袋止血，这是一种替代、经济和救生措施。Audrius Dulskas 等总结腹盆腔手术骶前出血诊治策略略供参考（图 34-1-1）。

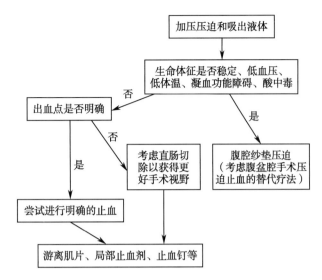

图 34-1-1 盆腹腔手术骶前出血的诊断治疗

2. 其他血管出血 结直肠癌根治手术淋巴结清扫部位和范围不同,肿瘤局部浸润和淋巴结转移肿大,血管解剖学变异等,可损伤手术区域的动静脉血管,出现术中意外出血。

右半结肠癌根治性手术主要损伤肠系膜上静脉,小的裂口或血管分支根部裂口,可用 4-0 血管缝合线缝扎修补止血。

肠系膜上静脉大的撕裂或误切,术中出血迅速,术野不清晰,可以暂时阻断血管,控制出血,缝合修补。难以缝合修补或修补后狭窄者,可以请专科医师进行人工血管置换术。

胃结肠干损伤是右半结肠癌根治性手术常见的出血原因,通常是分离层次深,损伤胰十二指肠上前静脉和胃结肠干主干分支,胃结肠干有一段紧贴胰腺表面走行,难以分离开,清扫胃结肠干周围淋巴结时,游离这段静脉时常容易撕破,导致术中出血。胃结肠干主干分支破裂出血,如胃网膜右静脉和副右结肠静脉,可以夹闭止血,胰十二指肠上前静脉分支出血可以电凝棒止血或者缝扎止血。

肠系膜上动脉损伤少见,小的裂口可以缝合修补,大的裂口或横断后果严重,需要血管外科或移植外科协助修补和吻合。中结肠动脉或左右分支损伤可直接夹闭止血。肠系膜下动脉根部损伤,如果距离发自腹主动脉的根部还有一段长度,可以分离肠系膜下动脉血管根部周围,夹闭,切断。血管根部断裂或血管夹脱落,助手用钳子头压迫血管根部断端,暂缓大量喷血,术者用 4-0 血管缝合线缝扎止血。

生殖血管损伤出血可以缝扎或血管夹止血。保留直肠上动脉,损伤肠系膜下静脉时,根据损伤部位和情况,评估是否会发生静脉回流障碍,决定是否切断直肠

上动脉和保留近端结肠的范围。下腔静脉小的分支损伤出血,可以血管夹夹闭止血,下腔静脉血管壁裂口或撕裂,缝合,修补。髂总动静脉或髂外动静脉损伤,压住出血点,缝合修补。髂内动脉和静脉损伤,一般情况可以缝扎止血或修补,损伤发生在臀上动静脉远端,周围淋巴结肿大者,可以切除髂内动脉或静脉分支。

二、术后并发症

(一) 吻合口出血

回肠-结肠吻合术或结肠-直肠吻合术后,吻合口出血虽然少见,但却是一个严重的具有潜在致命性的并发症,根据大宗病例研究文献报道,吻合术后 0.5%~5.4% 的患者会发生严重出血。高位吻合口出血,尤其是回肠-结肠吻合口出血的症状可能比较隐匿,延迟性吻合口出血有时难以定位,诊断和治疗面临挑战。一般来说,吻合口部位越高,出血性休克可能早于大量便血,因此需要注意观察和早期发现,进行及时妥善处理。术后吻合口出血的发生时间范围较宽,从术后 1 小时到术后 2 周均有报道,结直肠吻合口术后出血距离手术时间的间隔为 2 小时至 9 天。发生在术后早期的出血多数是由于术中止血不彻底引起,而晚期的继发性出血通常是因为组织缺血或吻合口漏导致的肠腔内感染或肠腔外感染引起的。急性大出血危及生命,必要时需尽快二次手术治疗,不仅增加了手术难度、风险,而且给患者带来巨大的损伤。因此,作为胃肠外科医师,必须重视吻合口出血的病因及临床表现,及时发现病情变化。进行有针对性的早期处理,可以减少吻合口出血的发生。

1. 原因 吻合口出血与多种因素有关,包括以下方面。

(1)手术器械相关因素:①切割吻合器械质量问题,如钉针排数过少、钉针不牢固等;②器械选择不当,如吻合钉高度与吻合口组织厚度不符合、钉脚选择过长或过短、吻合器头部外径过小、吻合器直径与肠管不匹配等;③两次或多次进行切割吻合时,吻合钉相互重叠或吻合钉缺失。

(2)手术技巧相关因素:①裸化肠管不充分,系膜侧血管处理不彻底,系膜和结肠边缘动脉弓发出的直血管在吻合口范围以内。②肠系膜进入吻合线内,导致吻合器切割肠系膜,这是吻合口出血最常见的原因。③肠道游离不充分,吻合口张力大。④吻合器进行吻合时血管钉入吻合口内,切断肠壁时,血管断端暴露在肠腔内,可导致吻合口出血。⑤吻合器选择和应用不妥,如吻合钉过高或过低,吻合口没有很好对合和适当的压力,黏

膜层崩裂,吻合口渗血,其中可能原因包括用切割刀片切开吻合黏膜、小血管没有完全闭塞或用钛钉刺穿小血管等,而这种小血管出血在术中不易识别或定位。吻合器直径过大,强行置入肠壁,损伤肠壁黏膜层,导致黏膜下层出血。吻合器吻合时,黏膜层没有钉合,吻合后没有对全层加固缝合,可导致吻合口出血。⑥手工缝合间距过宽,结扎线结扎不紧,或者连续缝合没有拉紧缝线,导致止血不彻底,出现术后出血。

(3)患者因素:①年纪过大,有研究表明年龄 >80 岁是吻合口出血的一个独立危险因素;②术前应用抗凝血药如华法林等,没有按照规定时间停药;③肝功能和肾功能障碍导致的凝血功能障碍;④合并凝血障碍性疾病;⑤术前有机械性梗阻,近端肠壁水肿、增厚,远端肠壁萎缩、变薄;⑥术前营养过差、严重贫血、低蛋白血症等导致术中肠管水肿、闭合不全、吻合口不愈合或愈合不良、组织坏死和缝线脱落,引起出血;⑦合并糖尿病、高血压、冠心病等全身基础疾病引起动脉硬化,导致血管弹性减弱、脆性增加,易发生破裂和出血。

(4)手术方式:文献报道,结直肠癌手术后吻合口出血的总发生率为 0.5%~9.6%,传统开腹结直肠手术为 3.0%~9.0%,腹腔镜结直肠手术为 2.0%~4.5%。与传统的开腹手术相比,腹腔镜手术术中组织创伤小,出血量少,吻合口愈合更快,吻合口出血发生率比传统开腹手术低。右半结肠切除术回肠结肠吻合,使用圆形吻合器的端侧吻合术的吻合口出血发生率高于线性吻合器的侧对侧吻合术或功能性端对端吻合术,可能与系膜和血管容易嵌入一侧肠管断端有关。左半结肠和直肠吻合,断端吻合口出血发生率明显降低。术中结肠镜检查评估,可以发现有无吻合口出血或吻合口漏,可减少术后吻合口出血,但也有报道称是否进行术中结肠镜检查与术后吻合口出血无明显关系。

2. **症状** 少量吻合口出血症状不明显,术中注意观察吻合口附近有无血肿和血性渗出;吻合口出血较多时,患者肠蠕动增快,术后出现血便,颜色鲜红,甚至含有血凝块。直肠持续出血,血细胞比容下降 ≥10% 和血流动力学不稳定或休克(定义为收缩压 <90mmHg,心率 >100 次/min)。通过肉眼观察或插入拭子棒,电子结肠镜检查钉线腔内出血情况。血红蛋白进行性减少,常有轻度腹胀。吻合口浆膜面的出血可进入腹腔,表现为腹腔内出血,腹腔引流管在短时间内引流量增加,且颜色鲜红,腹部或盆腔 B 超常发现积液;有时自引流管可引出含有脓液或粪汁样的血性液体,多考虑同时合并吻合口出血及吻合口漏。

3. **诊断** 在手术过程中,若怀疑吻合口出血,可进行术中电子结肠镜检查,直接观察吻合口有无渗血和

活动性出血,还可以定位出血部位,进行止血处理。术后少量便血可予观察处理,当大量便血,甚至出现失血性休克症状时,首选进行电子结肠镜检查,内镜直视下探查,反复冲洗肠腔和吸净肠腔内血凝块,找到吻合口,确定出血部位,行电凝、热凝固、钛夹夹闭止血、黏膜下注射止血或喷洒止血药等操作。腹腔肠壁浆膜下血管出血,可行数字减影血管造影(digital subtraction angiography,DSA)检查明确出血部位,必要时可行血管栓塞治疗或开腹手术止血。DSA 检查可显示血流速度 >0.5ml/min 的活动性出血,异常血管出血的直接指征包括对比剂在动脉期外溢,间接征象包括血管直径变化、出血动脉部分痉挛、血管壁粗糙、动脉破裂和假性动脉瘤形成。此外,直肠吻合口,由于位置较低,环周加固缝合较为困难,在吻合完成后,可在腹腔镜监视下常规置入人工肛管,使肛管侧孔处位于吻合口附近,观察有无新鲜血液流出,待关腹完成后缓慢拔出人工肛管。这样可有效发现早期吻合口出血,便于及时处理。

4. **处理** 首先进行血流动力学稳定性和局部出血严重性评估,吻合口出血的治疗包括手术治疗和非手术治疗。术后小肠或结肠吻合口出血是一种常见的轻度并发症,一般采用非手术治疗。吻合口出血量少可以自行停止或通过药物治疗可以治愈,给予输血补液、静脉应用止血药及生长抑素微泵维持,如果检测中出现明显血红蛋白减少则及时给予输血治疗。如果因全身性凝血因素问题出现吻合口出血可用静脉注射凝血因子Ⅶ,凝血酶原复合物和维生素 K 等。

低位吻合口可以在肛门镜下直视,将粗的肛门内置螺纹管外包裹吸气海绵和纱布,置入吻合口部位进行压迫止血,也可经肛门局部填塞含去甲肾上腺素或凝血酶的止血纱布止血。

最常用的解决方案是电子结肠镜检查,具有诊断和治疗作用,可以明确吻合口相关并发症,明确是吻合口出血还是吻合口以外的肠壁出血,有无吻合口漏和狭窄等。与再次手术相比,结肠镜检查可以在直视下明确出血部位和出血量,给予患者的心理和生理压力较小。其次,不需要全身麻醉,避免了再次手术和全身麻醉的相关并发症。最后,它可以节省手术成本和住院总时间。电子结肠镜治疗方法包括注射治疗、热凝固、电凝和金属夹闭止血。使用生理盐水或冰盐水冲洗血凝块和血液,清洁肠腔,以获得清晰的视野,这是有效识别出血部位的关键。①注射治疗:对静脉性吻合口渗血可用 1:200 000(2~4ml)肾上腺素生理盐水局部注射,肾上腺素可引起血管收缩,从而减少出血。但是注射肾上腺素可导致血管收缩并增强血小板聚集,这可能会对吻合口愈合过程产生负面影响。硬化剂注入黏膜下血管

或血管周围组织可使血管壁增厚,导致血栓形成和组织纤维增生,从而压迫血管止血。但是,如果硬化剂注射过多,或注射过深,会导致组织坏死,延迟愈合。②热凝固:氩等离子体凝固可以实现非接触式内镜热凝固,它可以通过发射氩气输送高频电流来凝固出血病灶。提供高频电流凝固术来控制结直肠吻合术出血,并不用直接接触病灶。优点在于可以同时治疗多个出血灶,但有可能导致吻合口坏死和组织缺血等并发症,而且其治疗费用也比其他方法更高,同时大血管能否使用该方法仍有争议。③电凝:也有一些研究提出了内镜下电凝来控制结直肠吻合口出血。然而,该方法需要考虑电凝对吻合口处缝线的影响,而且由于出血部位存在吻合器,可导致电凝能量扩散,从而导致组织损伤的增加。由于电凝导致的吻合口处组织缺血和坏死可能会导致进一步

的并发症,如瘘管或吻合口破裂。目前还没有足够的研究详细评估电凝对吻合口出血的影响。④金属夹闭止血:动脉性出血可用金属夹闭止血,是一种类似外科血管结扎缝合的物理机械方法,将出血的血管和血管周围组织夹闭在一起,可阻断血流止血。金属夹闭止血的操作中,夹钳的深度非常重要,如果夹钳太浅,夹钳很容易脱落并导致再出血;如果夹钳太深,可能会发生穿孔,通常位于大而深的溃疡底部出血病灶附近。吻合口血管断端出血,内镜下夹闭是一个有效的方法(图34-1-2)。

若为持续性出血,无法夹闭,血流动力学不稳定可进行 DSA 和血管造影栓塞,通过血管造影明确出血部位后,可用微油和吸收性明胶海绵颗粒进行栓塞治疗,但栓塞后吻合口漏的发生率很高。由于大部分出血血管太细,无法实现超选择性导管钢圈栓塞,这时仅能用吸

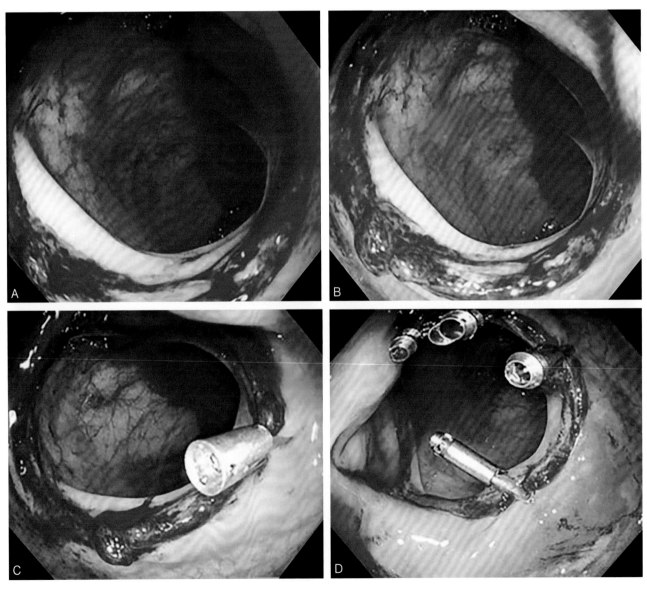

图 34-1-2　吻合口出血内镜下止血
A、B. 吻合口出血;C、D. 内镜下使用金属夹夹闭血管止血。

收性明胶海绵颗粒治疗。栓塞的效果与病变部位及栓塞材料有关。吻合口出血，主张在边缘动脉弓吻合水平以上行主血管栓塞；避免缺乏吻合支的直动脉栓塞，这会导致部分肠段坏死和出现吻合口漏。也有学者指出，大血管分支的栓塞是广泛的终末动脉缺血的主要原因。如果可能，按顺序对边缘动脉发出的直动脉进行超选择性栓塞，但是实际上很难超选择性地对直动脉插管。栓塞剂的选择以动脉内径为依据，常用微油和吸收性明胶海绵。如果栓塞剂太大，通过导管注射可能很困难；如果太小，肠壁内微血管梗死的风险很高。组织胶和无水乙醇必须谨慎使用，因为这些液体栓塞剂不容易控制注射量。另外，DSA 对消化道吻合术后吻合口出血的定位和定性诊断具有一定价值。当无法进行内镜治疗或患者不能耐受手术时，DSA 和介入栓塞也是一种合适的选择。

如果发生以下情况：①非手术治疗患者病情无改善；②内镜下或介入栓塞止血失败；③出血量大，患者生命体征不稳定；④内镜下难以确认出血位置；⑤CT 下显示对比剂从残端渗出至结直肠外侧；⑥结肠内侧和外侧均有出血。则可以用传统的开腹手术进行腹腔探查并检查吻合口，进行追加缝合和重新进行肠管吻合，也可以进行腹腔镜检查配合电子结肠镜检查。如发现出血部位，在腹腔镜下进行吻合口追加缝合，并评估止血效果。吻合口位置较低的直肠、肛管吻合口出血，可选择全身麻醉下经肛门缝扎止血。如果肠管坏死或吻合口漏合并出血，可以切除坏死肠段和吻合口，进行重新吻合。

（二）吻合口狭窄

结肠直肠和回肠结肠（直肠）吻合术后吻合口狭窄是常见的并发症之一，综合文献报道，其发生率为2%~30%，是吻合口常见并发症之一，严重影响患者的生存质量。吻合口狭窄与多种因素有关，具体发生狭窄原因较多，缺血、吻合口漏、吻合口出血、吻合技术和辅助放疗是导致术后吻合口狭窄的最常见因素。由于结肠直肠吻合部位可以是黏膜愈合，也可以是瘢痕愈合，吻合部位的弹性扩张常低于正常肠壁，导致吻合口直径较正常肠管略小。吻合口狭窄的诊断标准以吻合口直径为标准，以不能通过电子结肠镜，直径小于 12mm 诊断为吻合口狭窄。由于吻合口狭窄程度、部位、长度、性质不同，临床症状有一定差异。从排便无力、便秘和/或稀便，到左侧髂窝不适、疼痛，慢性不完全性肠梗阻甚至急性肠梗阻症状。吻合口狭窄的预防和治疗是对结直肠外科医师的挑战，下文主要介绍手术后良性狭窄。

1. 原因

（1）患者因素：患者为男性，年龄大，合并糖尿病、动脉硬化、长期吸烟、术前贫血、低白蛋白血症，肠道蠕动功能、愈合、修复能力差，术后容易发生吻合口狭窄。患者有炎性肠病，尤其是克罗恩病或溃疡性结肠炎患者，在有病理学变化的肠管上吻合容易发生吻合口狭窄。

（2）吻合口漏：吻合口漏及感染是引起吻合口狭窄的重要原因之一。其中 31.6% 的吻合口漏导致后续吻合口狭窄。出现吻合口漏后，局部肠道内容物外漏，引起局部甚至全腹的继发性感染，以吻合口部位的感染尤为严重，发生吻合口周围炎和纤维组织增生，导致瘢痕性压迫，这是导致吻合口狭窄的主要原因。出现吻合口漏后，发生盆腔脓肿、纤维化和硬化、狭窄一系列病理学变化。吻合口先后经历炎症期、缺血期、修复期，其过程中吻合口肠壁不断失去胶原和肌细胞成分，最终纤维组织广泛增生，导致吻合口狭窄。

（3）吻合口缺血：吻合口的血供障碍也是引起吻合口狭窄的重要原因。如根治性手术中供应肠管的血管被损伤，高位结扎肠系膜下动脉、仅靠边缘动脉从肠系膜上动脉供血，肠管过长或合并动脉硬化、糖尿病等，吻合口附近肠管血供不充分或远端肠管游离长度过长，肠管血供不佳，有时吻合口张力过大（常见于低位直肠癌根治术），导致吻合口局部血供不佳；或进行肠道吻合后，吻合口出血没有得到及时处理，过多失血导致吻合口局部血供不佳。当吻合口血供较差时，组织内缺血导致缺氧引起局部炎症及纤维增生，瘢痕形成，进而导致吻合口狭窄，甚至发生缺血段肠管狭窄。

（4）肿瘤复发：在结直肠癌根治术中，肠管应切除足够的长度，应避免肠管的上、下切缘过于接近肿瘤，尤其是低位、超低位直肠癌根治术，盆腔狭窄、肿瘤过大、切缘距离判断不准，均易导致术中下切缘阳性，术后吻合口局部肿瘤复发，在吻合口部位出现溃疡性或隆起性病变，堵塞肠腔导致吻合口狭窄。环周切缘阳性，尤其位于前壁的直肠癌，环周切缘阳性是导致术后局部复发的独立因素，盆腔局部复发，无论骶骨前还是盆腔侧壁，都可以压迫吻合口导致吻合口癌性狭窄。

（5）治疗因素：新辅助化疗的放射损伤会造成术后吻合口狭窄，主要原因是术前接受放疗的患者可导致肠管肌纤维萎缩、活动能力降低，可造成术后吻合口狭窄。术后辅助放疗患者吻合口狭窄发生率也高于未行放疗的患者。因为放疗还可以使组织学改变，如引发闭塞性动脉内膜炎、组织缺血和坏死、黏膜下胶原沉积等，这些变化可造成肠壁纤维化和狭窄的形成。

术中预防性肠造口后吻合口狭窄问题：一般认为回肠/结肠转流性造口增加了狭窄形成的速度，可能是由于肠道内容物的转流，粪便流没有扩张吻合口，吻合口瘢痕性收缩。还有远端吻合口被弃置，吻合口肠壁的肌细胞组织退化,活动性逐步降低,同时肌细胞逐渐被纤维组织所替代、增生,最后导致吻合口狭窄。

(6)吻合技术:术者在进行肠道吻合时,如对合不佳,吻合过紧,均易导致术后吻合口狭窄。吻合器缝合技术与吻合口狭窄的风险显著增高有关,其发生率为0~30%。结直肠吻合术后狭窄的病理基础是一个基于纤维化反应的机械过程,而不是良性结肠梗阻炎症,这种纤维化反应取决于许多因素,包括肠蠕动不足、吻合口远端和近端的大小差异及胶原合成反应的异常。近年来发现使用吻合器吻合口狭窄的比例较手工缝合术后吻合口狭窄率高,可能与吻合器的排钉间距、吻合器型号选择不当、吻合器故障等因素有关。环形吻合器的大小以及吻合口不与粪便接触被认为是可能导致结直肠吻合口狭窄形成的因素。大宗病例统计,25~29mm吻合器与30~33mm吻合器相比,吻合口狭窄率增加。

2. 症状 大多数吻合口狭窄患者会出现便秘、频繁排便和腹胀的症状。低位狭窄出现里急后重或腹泻,排便次数增加,排便困难,肛门坠胀,粪柱变细。严重狭窄出现慢性不完全性肠梗阻症状,如腹胀、阵发性腹痛、排气排便减少,甚至完全肠梗阻症状。腹部膨隆,腹部轻压痛,严重时可见肠型。早期肠鸣音亢进,可闻及气过水音,如发展至慢性完全性梗阻后,患者肠鸣音则减弱。低位吻合口通过直肠指检可以发现吻合口狭窄,腹部检查轻症患者表现为局部压痛或无明显压痛,重症患者全腹出现压痛、反跳痛,以吻合口处或吻合口近端梗阻部位的压痛更为明显,腹部叩诊因肠梗阻可为鼓音,当出现绞窄性肠梗阻时,肠道大量体液渗出,出现血性腹水,叩诊移动性浊音可为阳性。

3. 诊断 主要通过直肠指检和电子结肠镜、影像学检查,结合患者的临床表现进行诊断。

(1)直肠指检:直肠指检是评估患者吻合口情况的简单方法,不需要患者做特殊准备,对患者也没有风险。吻合口距离肛缘8cm以内,通过直肠指检可以感知吻合口是否狭窄,可否通过手指,有无瘢痕组织,是否随肠壁移动,周围有无瘢痕组织压迫和盆腔,是否存在肿瘤复发和肿大淋巴结和肿物等。也可以了解吻合口局部是否肿瘤复发和狭窄的性质等。

(2)电子结肠镜检查:可见吻合口肠壁增厚,吻合口狭窄,甚至吻合口闭塞,吻合口有瘢痕和狭窄外形,狭窄长度>1cm,肠管直径<12mm,或患者出现不完全性或完全性肠梗阻的临床表现进行结肠镜检查后诊断。也可以通过内镜往狭窄的吻合口水溶性对比剂,可以在透视下观察到狭窄,同时也可以测量狭窄长度。Truong根据狭窄情况进行分类:Ⅰ级狭窄,允许10~20mm探头通过;Ⅱ级狭窄,允许5~9mm探头通过;Ⅲ级狭窄肠腔小于

5mm。>20mm的肠腔就排除为吻合口狭窄。

(3)影像学检查:①腹部X线片。主要为低位不完全性梗阻的表现,腹腔内可见肠管明显充气,并出现多发气、液平面。②CT和MRI。所见吻合口肠管壁增厚,吻合口近端肠管可见明显扩张,吻合口周围瘢痕性肥厚,有时吻合口周围软组织内肿瘤复发,压迫吻合口,远端肠管明显空虚,如出现绞窄性肠梗阻时,可见渗出性腹腔积液。

4. 处理 根据狭窄吻合口的直径、长度、性质、距离肛门缘的距离等不同情况,可采用多种治疗方法,包括手动扩张,内镜下使用球囊,探条或气囊扩张器、类固醇注射、电灼和光消融的联合应用,或二次手术采用吻合器和切割装置进行切除和再吻合。由于良性狭窄与恶性狭窄处理原则不同,首先排除是否吻合口肿瘤复发,肠镜下高度怀疑肿瘤复发时,对局部进行活检病理学检查,如果确认是肿瘤复发,应进行手术治疗。

(1)机械性扩张治疗:主要适用于乙状结肠癌、直肠癌术后的吻合口狭窄,吻合口距离肛缘8cm以内者,常通过手指扩张或塞入条棒状硬物等扩张,塞入物直径由小到大,塞入时间由短到长,对近肛门口的吻合口狭窄部位反复进行扩张,以达到扩张狭窄环的目的。如果吻合口狭窄的临床症状消失,使用标准结肠镜(尖端直径13.2mm)进行检查,吻合口管腔保持在指定直径以上,吻合口通畅,无须手术干预,扩张就被认为是成功的。从最后一次扩张到最近一次内镜检查的平均随访时间为10个月。

(2)内镜治疗:内镜下主要包括球囊扩张、内镜下放射状切开后扩张和支架置入等。

1)经内镜球囊扩张:机械性扩张不能触及,或者机械性扩张治疗效果不佳的患者,可经肛门行内镜球囊扩张术治疗结直肠吻合口狭窄。球囊扩张包括经内镜钳道释放球囊扩张术和通过导丝释放球囊扩张术,两者都配备了注射器/量规组件。

首先进行可溶性对比剂检查确定肠道狭窄部位、程度、范围等,同时评估可能发生的并发症。在确定狭窄位置后,经内镜钳道释放球囊通过内镜通道端口引入到狭窄处,内镜钳道释放球囊具有软硅胶导管尖端。而通过导丝释放球囊则是通过先前在内镜直视下或透视下放置到狭窄处的导丝的引导下插入到狭窄处。O导丝释放球囊更适用于肠道在狭窄区域附近成角或球囊不能顺利穿过狭窄处的情况。其导管尖端略为坚硬。如果导丝释放球囊的直径较小也可以通过内镜。根据肠道狭窄管腔的直径选择初始扩张球囊的尺寸,当球囊放置到狭窄处后,将球囊充气至适当的压力保持3分钟,使狭窄管腔的直径扩张到20~25mm。球囊随着压

力增大逐渐挤压吻合口狭窄环,直至吻合口狭窄消失(图 34-1-3)。如果要评估球囊放置和扩张是否成功,可以在透视下用不透射线的对比剂填充球囊以直视观察。

球囊扩张技术上成功被定义为成功扩张狭窄而无穿孔。临床上扩张成功表现为排便疼痛、便秘、腹泻、腹胀、腹部疼挛、里急后重、排便急迫和大便失禁等症状缓解。单球囊扩张可能存在扩张不足的问题,可用双球囊扩张术。如果第 1 个直径较大的球囊放置到狭窄处后可以轻易扩张狭窄,则可以将第 2 个直径较小的球囊通过紧邻先前存在的导管的第 2 根导丝插入狭窄处。2 个球囊同时充气以达到进一步扩张狭窄的目的。在球囊扩张术的过程中,如果在球囊导管上观察到血,或者患者在球囊充气期间有严重疼痛,则应该及时终止操作。也有使用前视型线阵超声内镜引导下穿刺扩张完全阻塞的吻合口狭窄,穿刺针在实时超声内镜引导下穿过狭窄口,而后进入导丝,再通过导丝释放球囊扩张狭窄吻合口。

球囊扩张术治疗吻合口狭窄效果好,安全性高,70%的吻合口狭窄可以通过球囊扩张获得一定程度的缓解。总体成功率取决于多种因素,包括狭窄的宽度和长度、既往是否接受过放射治疗和患者年龄、狭窄部位是否存在溃疡等,其中最具挑战性的狭窄是由吻合口漏引起的,球囊扩张术成功率较低。

球囊扩张术后并发症的风险较低,大多数研究报道无重大并发症。常见的并发症为肠壁撕裂、黏膜损伤和穿孔。其中肠壁穿孔最为危险,当狭窄区域直径 <5mm,长度 >1cm 时,扩张后肠壁穿孔的风险增高。文献报道气囊扩张治疗后复发狭窄比例可达 30%~88%。球囊扩张 1 个月后复测量管腔狭窄处直径,对治疗结果和是否复发进行评估。

2)内镜下支架置入术:支架种类较多,可以根据结构材料(金属、塑料和可生物降解)、硅胶膜覆盖情况(完全、部分和未覆盖)或扩张机制进行分类。球囊扩张治疗后狭窄复发,多次球囊扩张治疗后仍失败的患者,应考虑金属支架或可生物降解支架置入治疗。其中可生物降解支架具有逐渐扩张、黏膜损伤小等特点,可降低肠道出血和穿孔的风险。自膨式金属支架常用于球囊扩张失败的良性吻合口狭窄的替代或补充治疗。难治性良性再狭窄患者也可以考虑置入自膨式金属支架。支架置入也常与其他治疗方式联合使用,在一线治疗失败后联合使用自膨式金属支架和内镜下经肛门狭窄切除术治疗高度良性结直肠吻合口狭窄具有良好的疗效。

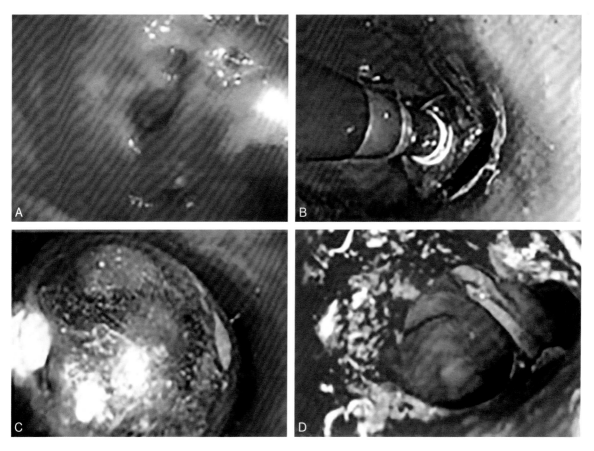

图 34-1-3　结直肠术后吻合口狭窄柱状球囊扩张

A. 结直肠术后吻合口狭窄;B. 将球囊放置于狭窄处;C. 逐渐向球囊中输注压力将球囊扩张;D. 吻合口狭窄消失。

虽然支架的初始成功率很高,但金属支架置入后存在脱落、移位风险,一旦脱落,会造成该部位的再狭窄。支架移位和脱落被定义为影像学显示支架完全排空或内镜下显示支架从初始位置发生移动。

金属支架常分为全覆膜、部分覆膜和未覆膜。带膜支架置入的长期可靠性受到质疑,可出现支架迁移,肠管侵蚀、受压坏死和出血等。在未覆膜或部分覆膜支架中,由于支架置入部位黏膜肉芽组织的长期生长可能导致管腔再狭窄,并可能导致支架取出困难。使用全覆膜支架与未覆膜支架相比,全覆膜支架在减少局部组织反应、黏膜过度生长和易于移除方面具有一些潜在优势。而且全覆膜支架由于缺乏组织过度生长更易于置入,移除也更简单。但全覆膜支架经常出现支架移位。因此需用抗移动系统或夹子锚定全覆膜支架以减少移位。

使用支架扩张难治性吻合口狭窄相比传统治疗方法如球囊扩张等有更低的再干预率。这是由于纤维化组织在狭窄的基础上天然具有弹性回缩的性质,使用传统方法通常需要进行多次扩张。而支架的持久扩张对于防止径向力消除后吻合口壁的弹性反冲是很重要的,这种现象可能与支架置入术对结肠直肠壁施加的持续稳定径向力引起的几种改变有关:①狭窄处结缔组织的收缩能力降低;②肌肉和纤维细胞的弹性和生理特性发生改变。因此持久扩张的支架稳定的径向力可以最好地防止吻合口狭窄的患者梗阻复发,同时降低肠穿孔的风险。

内置支架在良性疾病中的应用目前还颇有争议,因为支架相关并发症的发生率仍较高,如大便失禁、疼痛、异物感、穿孔、继发瘘形成、脓肿、支架移位、复发性梗阻、出血和黏膜过度生长等。距离肛缘 10cm 以上是放入支架适应证,选择的支架长度应覆盖整个狭窄病变,超出梗阻两端狭窄处上方至少 2cm,下方至少 1cm。当狭窄段位于直肠远端距肛门边缘小于 4cm 或狭窄长度 >8cm 时,不应支架置入以避免患者出现里急后重和肛门疼痛。肠管有急性炎症、黏膜溃疡或出血时也禁止置入支架。支架治疗技术上成功被定义为在狭窄部位成功放置和部署支架;临床上成功体现为梗阻症状缓解和结直肠减压持续至少 3 天,无须内镜再干预或外科手术干预;治疗结果安全表现为无并发症的发生。

3)内镜下吻合口切开术:内镜下吻合口切开术是一种相对微创的治疗方法,目前切割吻合口瘢痕的方法较多,有 Oddi 括约肌切开刀、钕激光切割、氩等离子体凝固、微波凝固等切开瘢痕组织,也可以采用激光或氩等离子体凝固相结合切割吻合口瘢痕,切开方法有点状多处纵向切开或沿管腔弧形切除瘢痕组织等,从而解除狭窄。该方式是治疗难治性吻合口狭窄的安全、有效的

方法。在常用的扩张方法中,如球囊扩张和探条扩张,由于力在横向和纵向平面上不受控制的方式传递,因此会增加脆弱的吻合壁穿孔的风险。因此,球囊扩张或探条扩张穿孔的风险较高,约为 4%,而电切术的风险却仅为 0.1%~0.4%。术者在内镜直视下使用绝缘刀在吻合口对狭窄处行放射状切开,并切除放射状切口间的瘢痕增生组织(图 34-1-4)。其疗效确切,治疗效果好。术中应严密观察创面是否出血、穿孔,术后应观察患者腹痛、腹胀、排便困难等症状是否缓解。

内镜下吻合口切开术还可以辅助球囊扩张术,当进行球囊扩张术需要切割肥厚的肠黏膜胶原纤维时,管腔 <7mm 的狭窄,在用球囊扩张之前,可以通过激光或脉冲氩等离子体凝固等狭窄切开方法对胶原纤维组织进行切除后,再进行球囊扩张。这样操作可降低球囊扩张术穿孔风险,使吻合口狭窄可以在较低的球囊压力下进行扩张。据报道,钩刀(高频刀)、球囊扩张和内镜下经肛门狭窄切除术的联合治疗对于管腔直径小于 7mm 的难治性狭窄或其他治疗失败后的替代治疗是成功的。

(3)吻合器吻合:包括线性吻合器和环形吻合器狭窄成形术,通过线性吻合器和环形吻合器进行膜状或线状狭窄切除成形。内镜下可控狭窄成形术治疗结直肠吻合口狭窄,是一种有效且易于重复的方法,可以用来治疗吻合口处有"网"或"隔膜"的狭窄,端侧吻合口狭窄大多数为"隔膜"型。也可以用于扩张术难以起效的严重狭窄。当用环形吻合器切除结直肠吻合口狭窄时,可以通过结肠镜用圈套将钉砧穿过狭窄到达吻合口近端,并将其固定在环形吻合器枪体上,然后闭合切除狭窄。内镜下钉砧头无法穿过狭窄时,可以联合内镜下球囊扩张术先扩张狭窄或内镜下吻合口切开术部分切开狭窄,以确保钉砧头安全通过。也可以通过造口或结肠切开引入吻合器钉砧(图 34-1-5)。

吻合器狭窄成形术也有其局限性:①长度超过环形吻合器砧座长度的狭窄不适合环形吻合器狭窄成形术;②高级别狭窄使用该方法有导致医源性穿孔的风险;③仍有狭窄复发的可能,因为只是切除了狭窄的病灶,但没有对该区域进行血运重建。因此使用该技术前一定要评估好狭窄长度和狭窄具体情况。

(4)手术治疗

适应证:①严重的吻合口瘢痕性狭窄;②吻合口狭窄合并慢性吻合口漏的患者;③其他治疗方法效果不佳,如发生支架移位、肠壁血管侵蚀、黏膜过度生长和肠管再梗阻等的患者;④吻合口肿瘤复发的患者;⑤情况紧急的患者。手术治疗是吻合口狭窄的根治性解除办法,通常对长段狭窄进行狭窄部位切除和再吻合。若为吻合口肿瘤复发,则进行术前评估后再次进行根治性切

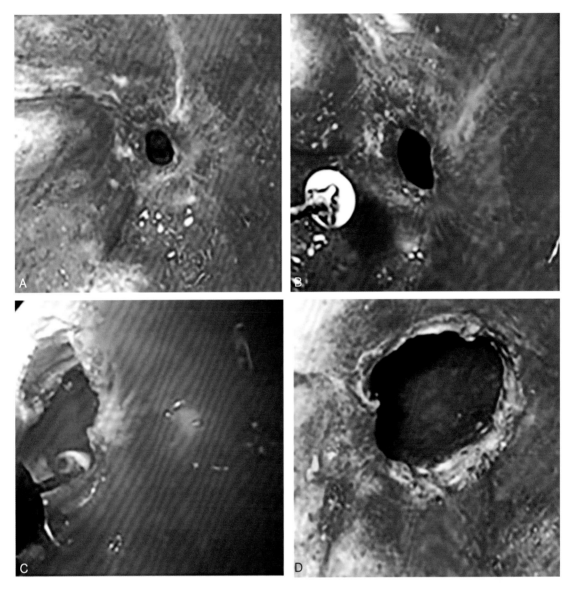

图 34-1-4 结直肠术后吻合口狭窄放射状切开

A. 结直肠术后吻合口狭窄;B. 内镜直视下使用绝缘刀切开狭窄处;C. 在吻合口对狭窄处行放射状切开,并切除放射状切口间的瘢痕增生组织;D. 吻合口狭窄明显改善。

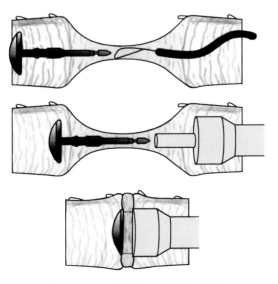

图 34-1-5 环形吻合器狭窄成形术

除;若为狭窄导致的完全性梗阻,或患者全身情况难以耐受较大手术,或怀疑其他部位已有转移的患者,应优先进行高位造口,解除梗阻,视患者情况及术中肠管质量,再选择是否进行吻合口切除一期吻合。

吻合口再切除重建在技术上是困难的,也是危险的,风险包括盆腔神经和邻近器官受损,如膀胱、输尿管、阴道或髂和盆腔血管;也会导致高的病死率。

综上所述,吻合口狭窄是结直肠癌根治术术后常见的并发症之一,影响患者的术后生存质量,吻合口狭窄可以通过多种非手术方式治疗,严重者或吻合口肿瘤复发需要再次手术治疗。此外,应将吻合口狭窄的预防摆在重要地位,如接受了直肠癌根治术并行高位造口术的患者,待吻合口愈合后应定期进行直肠指检扩张吻合口,以预防吻合口狭窄。

（三）吻合口漏

吻合口漏是指结肠直肠（肛管）吻合处（在缝合线或吻合钉部位）肠壁完整性缺损，肠腔与腹腔或者盆腔相通，肠内容物外溢，可引流出气体、脓液、粪便或形成直肠阴道瘘。经 X 线钡灌肠或碘水造影检查，证实对比剂渗漏到肠腔外，进而形成腹膜炎、腹盆腔脓肿。吻合口漏是直肠癌保肛手术后重要的并发症之一，占并发症的比例为 20%~35%。根据国外文献报道一般吻合口漏发生率为 2.8%~30%，国内报道为 1%~10%，其中结直肠吻合口漏占总发生率的 75%，病死率为 2%~16.4%，最终行造口术的概率可能超过 25%。

根据国际直肠癌研究组（International Study Group of Rectal Cancer，ISREC）的分级标准，吻合口漏分为 A、B 和 C 级。A 级：影像学上存在吻合口漏，无临床症状，无须积极治疗干预；B 级：需要积极治疗干预，但是不需要再次手术；C 级：需要再次手术干预，患者出现腹膜炎或者休克症状，再次腹腔镜检查或再次剖腹手术或内镜检查证实渗漏。

根据分级程度，治疗原则也不同。A 级：患者一般状况良好，引流物正常，实验室检查正常，影像学评估有小的吻合口漏，不需要治疗。B 级：患者轻、中度不适，腹部/盆腔疼痛，发热，直肠/阴道排出脓性分泌物（直肠阴道瘘），直肠排出脓性分泌物，引流物脓性，白细胞增多，C 反应蛋白升高，降钙素原升高。吻合口漏可能有局部并发症，可行抗菌药物治疗和介入引流或经肛门引流。C 级：患者一般情况较重，伴有腹膜炎、脓肿和多器官功能衰竭，引流物含有粪便。白细胞增多，C 反应蛋白升高，降钙素原升高，脓毒症引起的变化（如白细胞减少症），吻合口漏可能有全身性并发症（腹膜炎和败血症等），需再次手术（剖腹手术或腹腔镜手术），控制脓毒症病灶，并行粪便分流。

根据意大利结直肠肿瘤学会统计，在 5 398 例直肠癌病例中，发生吻合口漏的比例为 10.2%（552/5 398），其中 A 级为 1.7%；B 级为 2.5%；C 级为 5.0%。

1. 原因 结肠直肠（肛管）吻合术后发生吻合口漏的原因较多，与抗肿瘤治疗、患者情况、吻合口位置及手术时机以及操作等有关。通常认为吻合口越靠近肛门，吻合越困难和血供越差，容易发生吻合口漏。关于吻合口漏的发生率，吻合口在腹膜反折以上为低于 5%；吻合口在腹膜反折以下为 5%~10%；超低位前切除术，无论是器械吻合还是手法吻合，都可出现 10%~15% 的吻合口漏。但由于超低位切除术的吻合口距肛缘只有 4cm，发生吻合口漏后易于发现和处置，多能在充分引流，全胃肠外营养，抗感染等措施后而治愈。吻合口漏愈合后

有时会出现吻合口狭窄，在某些情况不得不行回肠双腔造口转流粪便。其中既有患者本身和病理学因素，也与术式选择和术者操作有一定关系，有时难以明确是何种原因导致的吻合口漏。导致吻合口漏的原因大致分为以下几种。

（1）患者因素：患者营养状况不良、低蛋白血症、慢性贫血、长期禁食、高龄、肥胖、吸烟、ASA 评分、长期使用糖皮质激素和免疫抑制剂、肝硬化、门静脉高压症、慢性肾功能不全、尿毒症、糖尿病、缺血性心脏病、缺血性脑卒中、凝血功能障碍、肿瘤位置低、肿瘤体积大、盆腔狭窄和手术时低血压等与吻合口漏的发生有一定关系。主髂动脉钙化可能是直肠癌术后 C 级吻合口漏的危险因素，吻合口漏与 BMI 较高、骨盆入口面积较小、入口平面前后径较短、入口平面横向直径较短、出口平面前后径较小、耻骨联合较长、腰骶角较大和出血量较大之间显著相关。肿瘤直径 >3cm 和手术治疗时局部晚期（T_{3-4}）疾病确定为进一步的独立风险因素。炎性肠病患者通常使用免疫抑制剂，如肿瘤坏死因子抑制剂和糖皮质激素。一项包含近 10 000 例患者的大型系统性研究发现，接受糖皮质激素治疗的患者的吻合口漏发生率约是未接受糖皮质激素治疗的患者的 2 倍（6.8% *vs.* 3.3%）。尽管关于肿瘤坏死因子抑制剂的使用及其对吻合口漏的影响有相互矛盾的数据，但在手术前应考虑停止使用此类药物。术前梗阻肠壁水肿、增厚、组织脆弱对吻合口的愈合也有一定影响。术前低蛋白血症是导致术后吻合口漏发生率增高的主要原因，低蛋白血症降低机体的修复能力，直接影响患者术后的恢复，包括吻合口的愈合；还能降低机体的抗感染能力，易于在吻合口处形成腹腔感染引起局部肠壁的炎症、水肿进而影响吻合口的愈合，其中腹腔感染是造成吻合口漏的重要因素。低白蛋白血症时，血浆胶体渗透压降低，造成血管内外水平衡的失调，血管内水分渗透至血管外组织可引起机体营养不良性水肿。其中肠壁水肿可压迫肠壁静脉造成静脉壁塌陷，血管血液回流障碍，严重者甚至压迫肠壁动脉造成吻合口血供不足，不但影响吻合口的愈合还易造成吻合口处缺血坏死而发生吻合口漏。吸烟习惯，长期饮酒，男性等与吻合口漏的发生也有一定关系。年龄 ≥70 岁，ASA 评分 ≥3 是结肠癌术后吻合口漏发生的高危因素。

（2）肠道准备欠佳：肠道准备的优劣对吻合口的愈合有一定影响。Herter 报道 194 例直肠低位前切除术，术前做肠道准备者，术后发生吻合口漏 16 例（8%）；69 例未做肠道准备者，17 例（25%）发生吻合口漏。因为感染可增加胶原酶的活力，从而影响吻合口愈合。一般结肠创口的愈合期较上部肠道长，结肠吻合后先由纤维

蛋白性渗出物黏合吻合口，待其吸收后，再由纤维组织填补吻合口的裂隙。而经充分肠道准备的清洁吻合口，则一开始即由纤维蛋白黏合组成支架，然后由成纤维细胞和血管长入而逐渐愈合。此外，结肠中的厌氧杆菌属能产生尿素酶，可将弥散入肠腔内的尿素转化为氨，而氨对活细胞有毒性，可缩短黏膜细胞的存活期。术前做肠道准备后，可减少或防止结肠内氨的产生。粪肠球菌是最常见的厌氧菌泄漏后培养的微生物，尽管经过抗生素治疗，但经常持续存在。它们定植于受损的胃肠组织，并可能通过激活引起胶原降解的蛋白酶来破坏愈合。在小鼠模型研究中显示，抑制胶原溶解活性和减少吻合口漏发生有关。肠道微生物组成可能因饮食而改变，高脂肪西方饮食与更高的溶胶原酶肠球菌定殖率、吻合口泄漏有关。肠球菌的丰度通过短期食用标准脂肪饮食得以逆转，恢复了以类杆菌为主的健康微生物群，并改善了吻合口愈合。动物实验证明，经肠道准备后，其吻合口肠管的张力可增加1倍，对伤口愈合有利。肠道准备还可去除积粪，恢复肠道的肌张力和正常直径，促使肠壁水肿消退，利于吻合口愈合。

（3）手术操作技术因素：①吻合器吻合时，近端肠管断端结扎在抵钉座上结扎槽过长；②吻合器与肠管直径相差过大，致使肠壁浆肌层撕裂；③分离下段直肠时肠壁破损；④闭合器闭合不完全，直肠残端保留过短，吻合器钉仓套顶破闭合断端；⑤直肠壁周围脂肪组织肥厚，裸化肠壁时导致肠壁过薄；⑥肠壁处理不清，脂肪组织和肠脂垂嵌入吻合口；⑦处理近端肠壁肠系膜和直血管时，直肠壁去血管区过长，吻合口肠管缺血坏死；⑧损伤阴道壁没有及时发现和处理，术中损伤输尿管时没有发现处理，术后出现尿液盆腔外渗。

盆腔深、骨盆窄，直肠切断部位闭合切断困难，尤其闭合3次以上是发生吻合口漏的高危因素。击发吻合器进行吻合时吻合钉过松出现微小渗漏，过紧影响吻合口血供，导致吻合口缺血，增加吻合口漏的可能。吻合口肠壁组织厚度不要超过3mm，否则缝合钉可能穿透困难或钉合成形不佳，易开裂。吻合口两端脂肪结缔组织或肠系膜应剔除干净，至少1.5cm，保证吻合口内无脂肪组织填塞，影响吻合口愈合。选择合适型号的吻合器，吻合器过细易出现吻合口狭窄，过粗容易损伤肠管而导致吻合口漏或出血。吻合时吻合口间夹入其他组织，如阴道后壁、盆腔脂肪组织及直肠系膜等；完成低位（超低位）吻合后，再次盆腔止血或缝合，动作粗暴牵拉近端肠管，出现吻合口裂伤，吻合器吻合钉部分缺失，盆腔部位深，术野不清，操作困难，盆腔引流管部位不妥，引流不充分，负压引流管吸力过大，管壁较硬，吸破或压迫肠管时间过长出现吻合口缺血、坏死。手术中扩肛不充分，

术后肠腔气体和粪便不能及时排出，吻合口部位张力增大；超低位吻合术后进食过早、频繁排便而没有药物控制；吻合口没有进行缝合修补等。

（4）吻合口因素

1）吻合口有病变残留：包括吻合口附近肠段有炎症或感染灶时，局部肠壁水肿、充血、变脆或黏膜有微小的脓肿，以及切缘有癌肿等情况均可影响吻合口愈合。直肠癌前切除术后吻合口漏发生率为6.7%，而结肠吻合口漏为2.6%。经肛门手术吻合吻合口漏明显增加。双吻合器和手工缝合吻合可能是直肠低位前切除术术后吻合口漏的危险因素。吻合区域位于肛门边缘5cm以内时，吻合口漏发生率高出10倍。吻合口位于肛缘以内5cm，吻合口漏的发生率是吻合口位于肛缘上5cm的6.5倍。吻合口漏的发生率男性是女性的2.7倍，尤其TME+超低位Dixon手术后吻合口漏发生率约为20%。男性相对于女性骨盆腔狭小，技术操作困难，有时吻合后难以确定吻合口有无微小渗漏。手术时间长、术中失血量、行TME等是吻合口漏发生的危险因素；使用多个切割闭合器、术中意外损伤输尿管和尿道、术中输血等也是吻合口漏发生率较高的危险因素。恢复肠蠕动后，结肠腔内压力升高，肠腔内气体和肠内容物下排，在肛门闭合情况下，增加吻合口的压力。因此，术中经肛门置入肛管行吻合口近端肠管减压不失为一种简便易行的方法，有利于吻合口愈合，患者排气后即可拔出。超低位吻合术后患者多次排便，肛门收缩，挤压或牵拉吻合口，可出现吻合口漏。

在用内镜注入直肠之前，应先用生理盐水填充骨盆并阻塞吻合口附近的肠道，进行漏气测试。两项前瞻性随机研究显示，与未进行空气泄漏试验的患者相比，接受空气泄漏试验的患者的吻合口漏显著减少（4% vs. 14%）。如果外科医师观察到吻合口存在潜在问题，应进行重建或修复，无论是否有分流造口。除注气试验外，还有注盐水和亚甲蓝试验以及评估微血管灌注等。吻合口测漏试验包括空气测漏和盐水或亚甲蓝测漏试验。有研究报道，吻合口漏测试组吻合口漏风险为5.8%，对照组为16%；术中内镜可视性检查，阳性组吻合口漏发生率为7.7%，阴性试验组为7.3%，对照组为5.9%，两组术后吻合口漏发生率差异无统计学意义。电子结肠镜下观察吻合口与吻合口漏发生没有明显关系。吲哚菁绿静脉注射可用于观察、评估吻合口两端肠管血供情况。有研究显示，应用吲哚菁绿组吻合口漏发生率为3.5%，常规手术对照组为7.4%。此外，另一个观察研究结果显示吲哚菁绿组和对照组术后吻合口漏发生率分别为9%和19%，进一步说明应用吲哚菁绿可以降低吻合口漏发生率。两项荟萃分析表明，在接受低位前切除

术的患者中,造口功能与吻合口漏和再次手术的发生率较低相关。决定进行分流造口取决于术前患者的风险因素,如先前的辐射、皮质类固醇的使用和营养不良,以及术中对吻合的评估。

2)吻合口血液供应不良:评估吻合口残端和结肠、直肠断端血液灌注,包括肠管颜色、蠕动、断端出血和血管搏动等。直肠癌根治性切除术后,近端肠管血液来自侧支循环和边缘动脉,远端肠管血液来自髂内动脉系统,由于髂内动脉系统与髋关节等盆腔内外有广泛的吻合支,一般远端肠管不会出现血供障碍。在术中分离近端肠管时不要过度牵拉脂肪垂,以免影响浆膜血供。松解近端结肠系膜,保留好边缘动脉。保证下拉近端结肠没有张力,以免出现近端肠管张力性牵拉和血管痉挛,引起下拉肠管血供障碍。缝合结肠系膜时,注意不要缝扎和损伤边缘动脉,出现下拉结肠缺血、坏死,后果严重。全直肠系膜切除术后,完整地切除直肠周围筋膜,出现远端直肠血供不佳,盆腔内软组织减少,增加了吻合口漏发生的可能。全直肠系膜切除术推广后,远端肠管无血运区过大,远端肠管血供不良,增加了吻合口漏发生的可能,根据国外报道发生率最高可达23%,国内报道在17%左右,甚至有的学者主张全直肠系膜切除术后常规进行预防性横结肠造口或回肠造口转流粪便来预防吻合口漏。

吲哚菁绿术中荧光血管造影可以评估吻合口两端肠管血供情况,评估该技术在改善结肠直肠吻合血管成像和定量方面的有效性,荧光血管造影的应用导致重新考虑切除边缘问题。吲哚菁绿血管造影后的吻合口漏率为3.5%,常规血供评估后为7.4%,可以降低吻合口漏的发生风险。评估结肠直肠术中吻合口血液灌注的方法可显著减少吻合口漏,并减少吻合口漏的手术再干预需求,尤其是在低位或超低位直肠切除术患者中。

(5)引流因素:切除直肠及周围筋膜后,手术切面大,淋巴结清扫后可出现淋巴液慢性渗漏。盆腔内可积聚渗出液和血液,形成一个潜在性感染因素,如果引流不充分可感染导致盆腔脓肿,盆腔脓肿经肠壁相对薄弱部位破溃入肠腔,引起吻合口漏。盆腔积液增加吻合口张力,吻合口浸泡在污染液中,充血、水肿,影响愈合。感染时,胶原酶活性增强,延迟吻合口愈合。有研究报道,发生感染者吻合口漏的发生率为10.5%,无感染者为3.7%。前切除术后骶前空间增大,易引起积血或积液,如不能及时清除至体外,极易造成感染。引流类型也与吻合口漏密切相关,闭合引流术发生吻合口漏的可能性是开放引流术的6.3倍。

(6)治疗因素:尽管吻合口漏发病率增加与新辅助治疗之间是否有显著相关性存在争议,但新辅助放射治疗仍是中低位直肠切除术后吻合口漏的常见独立危险因素。除对肿瘤细胞产生直接的基因毒性作用外,放射治疗还通过激活固有免疫和适应性免疫信号通路增强宿主抗肿瘤反应。细胞因子、趋化因子和活性氧物的产生可能导致内皮功能障碍并损害组织灌注,产生缺血微环境并改变微生物组,致病性厌氧肠球菌繁殖,导致组织愈合不良。虽然肿瘤微环境中的主动免疫反应促进疾病消退,但局部效应可能增加泄漏风险。术前放化疗吻合口漏发病率增加的原因可能是免疫系统在抗感染和抗肿瘤免疫方面的损伤,也可导致微小血管闭塞和纤维化,组织愈合功能不良,成为导致吻合口漏的高危因素。比较 Knight-Griffen 吻合术吻合情况,侧侧吻合的吻合口漏发生率低。

外科医师专科化是减少吻合口漏的重要因素。控制最适血压、使用正性肌力药和血管收缩药以及减少围手术期输血是降低吻合口漏发生率的重要因素。新的吻合技术应用,如闭合结肠直肠、聚酯支架和可吸收材料的吻合支撑可以减少吻合口漏。无论传统开腹手术还是腹腔镜以及机器人手术,术后吻合口漏发生率差异无统计学意义,但是应用机器人切割闭合器可以明显降低吻合口漏发生率。手工切割闭合后吻合口漏发生率为6.5%,而机器人切割闭合器为1.2%,有统计学差异。联合脏器切除和 T 分期因素,新辅助放化疗和全直肠系膜切除术后病理反应完全的患者可能比反应不完全的患者发生吻合口漏的风险更高。Stochholm III随机试验比较了5Gy×5Gy立即手术与5Gy×5Gy延迟手术4~8周吻合口漏发生率的差异,延迟手术组的术后并发症发生率明显较低,吻合口漏发生率为11.8%*vs.* 7.2%。另有研究发现,通过将患者的造口率从约1/2增加到2/3,临床吻合口漏的发生率降低了约60%,降至约2%。

2. 症状 直肠癌保肛术后吻合口漏一般发生在术后14天内,以5~8天常见,如果是技术原因,可在术后1d开始出现吻合口漏。患者一般情况不佳,术前放化疗后,可在术后10~18天出现吻合口漏。吻合口漏分为早期和晚期。根据观察,1/3的吻合口漏在手术30天以后被诊断,其中40%接受了手术治疗。一般来说,早期吻合口漏与严重腹膜炎、紧急再手术和病死率增加有关。相反,晚期吻合口漏与长期盆腔脓肿相关。早期吻合口漏主要与吻合口周围微血管供应的医源性手术中断或吻合口部位张力导致的吻合技术性失败有关,患者局部脓毒症、营养不良、免疫抑制、病态肥胖和术前放化疗与晚期吻合口漏有关。直肠低位前切除术后吻合口漏,裂开范围一般不超过周径的1/3,多数位于吻合口后方。小的裂开,尤其在前切除术后,肠内容物外漏常较局限,形成小的脓腔,脓液容易经过漏口向肠腔内引流,脓腔很快为肉芽组织所充填,2~3周多数可以闭合,因此除有较长时期的低热和局部疼痛不适外,有时粪便中混有少量血液,常无其他明显的临床症状。中等大小的裂开,肠内容物漏出较多,多数由于周围组织的炎症反应而形成脓肿。一般于术后10天左右,开始形成大而不规则的脓腔,脓液经裂口排入肠腔内,脓腔周围肉芽组织增生而闭合脓腔。极少数患者的脓肿可向阴道蔓延,进而穿破阴道而自行引流。30%~50%的患者吻合口部分裂开,肠内容物可沿引流管流出。如果引流通畅,症状多不严重,其主要表现为发热,体温有时超过38℃,疼痛不明显,很少有腹膜刺激征。引流物增加,引流不畅者,全身表现较明显,主要为寒战,高热,常可在直肠外形成脓肿,导致骶尾部坠胀,疼痛等不适。吻合口裂开大者,则有大量肠内容物外流,可迅速出现腹膜炎症状,出现高热、腹痛、腹胀、心动过速、低血压及神志不清等全身中毒症状和多器官功能衰竭,同时从引流管引流出粪性、混浊液体,这类患者若不积极抢救,则病死率极高。阴囊气肿为其早期特征之一,注意隐性吻合口漏的发生和处理,患者术后时常出现发热、外周血白细胞增多、腰骶部、臀部及耻骨后区胀痛,夜间疼痛和排便痛。部分吻合口漏反复肠管周围渗出肠腔内容物和粪液,导致肠壁慢性炎症,远期出现吻合口和肠管瘢痕性狭窄,排便困难,粪便直径变细,排便不尽感和肛门、会阴部坠胀感。

3. **诊断** 吻合口漏可以分为无临床症状的隐性吻合口漏和有临床症状的吻合口漏。直肠癌结肠直肠(肛管)吻合术后,患者出现高热、腹胀、会阴部坠胀感,发生腹膜炎、腹盆腔脓肿、直肠阴道瘘和外瘘,甚至脓毒症和多器官功能衰竭。外周血白细胞计数增多,C反应蛋白升高,降钙素原升高,盆腔引流出粪液、气体或混浊脓液,阴道流出粪便和气体,表明已出现吻合口漏。无临床症状的吻合口漏,诊断则依靠双对比造影X线检查或直肠镜检查。C反应蛋白和降钙素原为术后第2~3天吻合口漏的早期预测因子。

(1)体格检查:腹腔内高位吻合口漏多有不同程度的腹膜刺激征。腹膜外低位吻合,除大的裂开可有下腹部压痛和腹紧张外,一般无明显腹部体征。直肠前切除后发生吻合口裂开时,早期即可出现阴囊气肿。

直肠前切除后,小的吻合口漏虽可无明显症状,但直肠指检时可感知吻合口部位小的缺损或漏口,指套染有脓血。在拔出手指时随即有脓血从肛门流出,即表示裂开处形成的脓腔和肠道相通。拔除引流管后可从引流管口流出脓性、混浊粪性液体。

(2)造影X线检查:引流管或肠腔碘曲仑等对比剂外溢至肠腔或盆腔对比剂流入肠腔内。慢性吻合口漏可观察窦道走行及与其他脏器的关系。在手术3周后进行水溶性对比剂灌肠检查,发现吻合口部有小的囊性样突出,内有钡剂充盈或钡剂流入窦道,与盆腔及盆腔引流路径相通。慢性隐性吻合口漏有窦道通向盆腔其他部位。

(3)CT检查:腹盆腔CT仍然是诊断的"金标准",无直肠对比剂的CT检查,吻合口周围游离气体(量化为小、中或大)、吻合口周围液体聚集(量化为>20ml或<20ml)、吻合口周边液体位置(近或远)、游离腹腔内液体聚集或腔外自由空气(定量为小、中等或大)、脓肿(包裹的液体/物质)和间接缺血迹象(肠壁增厚和壁内气体)等。有症状的吻合口漏引流物内有气体、脓液和粪便,同时患者有腹腔及盆腔感染症状。根据漏口情况、临床症状和治疗,进行吻合口漏分级。有明显症状者灵敏度可达91%~97%,假阴性可增加病死率至45.5%~46.2%。

(4)结肠镜检查:尽管一般情况下直肠低位或超低位前切除术后2周以上可行结肠镜检查,但在怀疑有吻合口漏的情况下,术后可进行电子结肠镜检查时间没有明确限制。结肠镜检查发现可疑吻合口有纤维蛋白斑块,吻合口血肿和凝固性血块,吻合口附近肠管缺血,可见吻合钉子(>5个夹子),黏膜水肿,破裂,吻合口缺损等即提示存在吻合口漏。

(5)实验室检查:白细胞和中性粒细胞不同程度增多,白蛋白减少,C反应蛋白和降钙素原升高,严重感染可以有肝肾功能异常。

(6)腹腔镜探查:患者出现弥漫性腹膜炎,严重感染中毒症状,可疑吻合口裂开,腹腔严重感染和大的脓肿,腹腔镜探查诊断的同时,进行冲洗,评估近段肠管血供和分离粘连,放置充分的引流。扩散性渗漏则定义为扩散性严重污染时的渗漏,在腹膜腔中发现。确定吻合口缺陷的截止点是超过吻合口周长1/3的缺陷或>2cm的缺陷。

4. **处理** 吻合口漏的处理在很大程度上取决于患者的临床状况。美国外科医师学会国家外科质量改善计划(American College of Surgeons National Surgical Quality Improvement Program,ACS/NSQIP)数据库对30 000多例患者进行的回顾性研究表明,43.9%的吻合口漏患者无须再次手术。渗漏的程度和患者的生理状态决定了手术或经皮引流的需要。血流动力学稳定且有影像学证据表明吻合口附近有积液的患者,可以经皮引流。与骨盆吻合相关的渗漏尤其是在渗漏较小的情况下进行内镜或经肛门引流。带近端分流的覆膜支架是结肠或远端结肠吻合的一种选择。无论采用何种非手术方法,如果患者在临床上没有改善或发展为脓毒症或腹膜炎,则需要再次手术。再手术原则包括通过末端吻合口进行冲洗和粪便转流,或分流吻合口进行或不进行吻合修复或重建。当临床上有发热、腹痛、腹胀和腹膜炎体征时应急诊手术引流并行回肠双腔或失功能性横结肠造口术,但对无全身症状和腹膜炎体征者,应行充分、有效地引流局部。

(1)局部引流:小的裂开或漏口如无肠梗阻和全身中毒症状者,一般不需手术处理,可选用有效抗生素联合用药,加强抗感染治疗。进行肠外和肠内营养支持,要素饮食,维持水电解质平衡,同时保持经骶前间隙盆腔引流管通畅。经过上述治疗,漏口多在1~3周愈合。引流管引流要充分,根据瘘管形成情况,可从粗的引流管改换成细的引流管,逐步拔管,同时注意有无发热等全身中毒症状。在引流期间,引流不畅或患者排稀便后可出现发热、寒战等全身中毒症状,同时局部引流量增加,可冲洗引流管,保持引流通畅。当出现肠梗阻或全身中毒症状严重时,应立即进行回肠或横结肠失功能性转流造瘘术。局部引流一定要保持引流通畅,缩小局部脓腔直径,吻合口漏周围外漏肠内容物形成的脓腔逐渐形成瘘管,瘘管变细、闭合,逐步拔除引流管,达到吻合口漏愈合。引流治疗吻合口漏是基础治疗,包括经腹腔皮下引流和经盆腔、经肛门引流等,引流管一定要够粗,软硬适度,位置适当,引流充分保持通畅。注意引流物颜色的变化,从粪性引流物到脓性引流物,逐渐变成浆液性引流,造影显示形成窦道,与肠腔相通,无外溢,可以逐步拔除引流管。

(2)肠内容物转流手术:肠内容物排出较多,出现腹膜刺激征及全身中毒症状时,应立即完全转流粪便,以促进漏口愈合。适应证:①高热持续不退;②全身炎性反应重,盆腔炎、腹膜炎程度重,腹膜刺激征广泛明显,不能局限者;③吻合口漏出现早,术后3天内即发生;④腹盆腔引流管引流出漏液多,估计漏口比较大;⑤患者高龄或合并其他基础疾病,如肝肾功能不全、低蛋白血症、糖尿病、免疫功能低下;⑥骶前引流管已拔除无法再置入;⑦回肠(结肠)结肠吻合口漏,腹膜反折以上回肠(结肠)直肠吻合口漏,直肠阴道瘘;⑧慢性隐性吻合口漏非手术治疗无效者。转流术后,盆腔仍要保持引流通畅,保证盆腔渗液充分排出,减少吻合口周围炎性瘢痕组织形成和吻合口近端结肠周围炎。一般转流术4周以后还纳双腔造瘘口。经造影和结肠镜检查确定远端肠管通畅,漏口愈合,吻合口无狭窄,可还纳双腔造瘘口。如回纳过分延迟,则吻合口可因失用过久,长期丧失粪便的自然扩张作用而引起狭窄。是选择回肠造口还是横结肠造口存在争议,横结肠造口感染发生率高,如果损伤边缘动脉会影响远端肠管血供,但是回肠造口损失更多的水和电解质。根据Cochrane系统性回顾分

析回肠造口和横结肠造口对吻合口漏保护、左半结肠减压作用,再手术率、伤口感染和病死率差异无统计学意义。造口术不能改变吻合口漏的发生率,如果确实发生了渗漏,分流造口的存在可以降低脓毒症的严重程度和发病率。

(3)剖腹或腹腔镜再次探查:腹腔多发性脓肿或大的脓肿和弥漫性腹膜炎,高位吻合口漏和高APACHE-Ⅱ评分,吻合口裂开1/3以上,吻合口漏患者感染症状严重,心率加快超过110次/min,血压不稳,尿量减少,肝肾功能改变等需要再次手术。原则为:①尽量减少手术干预的程度。②尽可能缩短手术时间。③充分的腹腔冲洗。④术前应积极考虑近端粪便完全转流,初次手术通过腹腔镜进行的患者,腹腔镜下再次手术可能是安全的。可疑患者通过再次腹腔镜探查可以早期发现和诊断相关并发症,减少剖腹探查相关创伤。充分冲洗腹腔内渗出液和引流脓液,引流管放置非常重要,应放置在吻合口附近,如果进行低位/超低位吻合,吻合口在盆腔,要充分引流盆腔,不要迂曲与小肠交缠在一起,同时回肠进行双腔造口。吻合口加固缝合不能有效治疗的吻合口漏,有再次裂开的可能。如果早期吻合口漏,位置较高,肠壁水肿不重,污染较轻,在技术条件允许下可进行切除吻合口再次吻合。在存在大的吻合口缺损、广泛的腹膜污染或明显的直肠缺血并形成分流造口时,进行吻合口切除和再吻合,或者拖出近端结肠二期修补吻合。术前CRT和吻合口漏诊断延迟(导致治疗延迟)是永久性造口的独立危险因素。

(4)肠管部分切除术:吻合口近端肠管缺血、坏死,污染严重,全身中毒症状明显,可切除坏死肠管,闭合远端吻合口,近端肠管造口术。吻合口漏瘢痕愈合后,引起吻合口狭窄,影响排便和肛门功能。吻合口出现面状狭窄,可经腹切除吻合口及瘢痕组织,重新进行结肠—直肠(肛管)吻合术

(5)肠管部分切除术:早期急性漏和小的裂口,可在内镜下夹子夹闭和放置支架,也可以放置肛门支撑减压管。自膨胀金属支架有用于治疗吻合口漏的报道,将支架放置在缺损处,以防止管腔和管腔外空间之间的连通,保护漏口内组织生长愈合。覆膜支架的放置提供了一种可行的、相对低风险的替代立即手术的干预方法。但是不适用于全身性脓毒症患者或肛门边缘的吻合口,支架置入后仍然有一定裂开率,其安全性和有效性尚需进一步确定。有内镜下喷洒吸收局部纤维蛋白胶在结直肠吻合口漏治疗中取得成功的病例。它的作用似乎最适合于小缺陷患者,或与其他治疗如真空治疗结合使用。内镜下真空辅助闭合治疗(endoscopic vacuum-assisted closure therapy,E-VAC)总体成功率约

为 80%。治疗的中位持续时间为 40 天,需 2~4 次更换真空吸引系统。优点是确保脓肿腔的持续引流,促进和加速肉芽组织的形成,从而减少脓肿腔,腔体内通常可见血管化良好的肉芽组织。经肛门闭合吻合口缺损,在吻合口旁边放置吸引管,吸引管尖端位于空腔内,之后空腔收缩,新直肠扩张。E-VAC 与早期经肛门闭合相结合,可以更积极、快速地控制盆腔脓毒症,黏膜缺损靠近,促进早期愈合。E-VAC 可使更多的吻合口漏非手术治疗,防止骶前慢性窦道,并通过限制吻合口周围纤维化和保持新直肠顺应性来改善输出功能。根据随访研究结果,E-VAC 治疗后吻合口狭窄发生率为 33%,但是吻合口漏周围慢性炎症反应也可以导致吻合口狭窄,需要采用探条或者球囊扩张治疗,有的患者出现疼痛而停止治疗。

(6)回肠或横结肠转流性造瘘:在直肠癌前切除术高位或低位吻合术后,如果存在吻合口漏高危因素或吻合口吻合不完全情况下,选择预防性回肠双腔造口或横结肠双腔造瘘,完全转流粪便。预防性造口虽然不一定能预防吻合口裂开,但一旦发生裂开后,可减轻其严重性,并降低病死率。根据澳大利亚数据库分析,低位前切除术和超低位前切除术后预防性造口比例分别为 39.7% 和 94.4%。44% 的上直肠癌患者,79% 的中直肠癌患者和 92% 的下直肠癌患者在手术时接受了预防性回肠双腔造口。有的学者建议常规使用转流性造口,因为进行预防性转流性造口的吻合口漏发生率为 3.3%,无造口的为 12.6%。荷兰多中心 TME 试验中对 924 例患者回顾性分析,骨盆引流管和转流行造口的存在可降低吻合口漏发生率。前瞻性随机研究的荟萃分析显示,回肠转流性造口组的吻合口漏风险显著降低,再次手术风险显著降低,两组之间的病死率具有可比性。根据多中心大样本研究证实,盆腔引流和回肠转流造口可以降低吻合口漏发生率,降低再次手术率和减少干预性治疗,但是两组病死率差异无统计学意义。低位和超低位前切除和发生吻合口漏的高危患者,预防造口可以减少感染性相关并发症,保证吻合口质量。

5. 预后　吻合口漏可导致吻合相关并发症,如瘘管、窦道和狭窄,明显损害患者的生存质量,有的需要永久性造口。一项纳入 1 984 例结直肠癌患者的大型研究表明,发生吻合口漏的患者的 5 年癌症特异性生存率为 57.4%,而恢复正常的患者为 72%。5 年局部复发率也从 1.9% 增加到 4.7%。

关于吻合口漏影响患者预后的机制尚不完全清楚,一般认为由于儿茶酚胺和前列腺素受体激活介导的全身应激反应,可促进致癌生长因子的合成,同时间接抑制抑癌因子。吻合口漏显著增加炎症水平,并且由于细胞迁移增加,对腹膜感染的炎症反应似乎导致促炎和促血管生成因子(包括 IL-6 和 VEGF)的表达增加,可增强残留癌细胞的生长,进一步促进适于肿瘤生长和微转移的腔内植入环境,有利的腹腔内致癌生长环境本身可能增加复发风险。此外,术后炎症可能直接作用于癌细胞,增加其增殖、侵袭和迁移能力,从而导致局部复发和远处转移风险增加。从另一个角度来看,延迟开始辅助化疗增加了复发的风险。丹麦的一项全国队列研究表明,及时给药化疗在有或没有吻合口漏的患者中产生了相同的长期结果。

直肠吻合口漏是与无转流造口患者总生存率低相关的风险因素。尽管分流造口可以大大缓解渗漏引起的腹腔脓毒症,并可能减少全身炎症反应的发生,但由吻合口漏引起的大量渗漏将抵消对复发和存活的有益影响。也有研究表明并没有发现临时造口与吻合口漏或肿瘤结果的变化(如局部复发或总体存活率)相关。新辅助化疗与辅助化疗在术后手术并发症患者中具有一定的长期益处。新辅助方案可消除化疗遗漏或延迟的风险。结肠癌术后吻合口漏导致的病死率高于直肠癌术后吻合口漏。吻合口漏可能会对直肠癌根治术后的癌症特异性结果产生负面影响,并可被视为独立的负面预后因素。吻合口漏使局部复发风险增加近 50%,发生吻合口漏后 5 年的无病生存率、癌症特异性生存率和总生存率分别减少 6%、6% 和 9%。但是澳大利亚全国数据分析吻合口漏对直肠癌术后 5 年生存率和局部复发率没有显著影响。直肠癌根治性前切除术后吻合口漏和辅助化疗使用受损与生存率低相关。吻合口漏组比未发生吻合口漏组的 5 年无病生存率显著较低(50.5% $vs.$ 80.3%,$P<0.001$)。在单变量分析中,肿瘤分化分级差、肿瘤分期 >pT_2、淋巴管浸润、淋巴结转移率(lymph node ratio,LNR)为 0.25 或以上以及吻合口漏是无病生存率较低的危险因素,C 级吻合口漏及其他等级 ≥3 例并发症与无病生存率较低无关。多变量分析显示,肿瘤分期 >pT_2、淋巴血管浸润和 LNR 为 0.25 或以上以及 B 级吻合口漏是无病生存率较低的独立预测因子。没有吻合口漏与吻合口漏 B 级以及 C 级 5 年总生存率和癌症特异性生存率有统计学差异。B 级吻合口漏的发生独立地影响辅助化疗的施用,有一些与吻合口漏治疗相关的原因可能解释了 C 级吻合口漏患者在 8 周内给予辅助化疗的概率高于 B 级吻合口漏患者。B 级吻合口漏可能是直肠癌患者生存率低的预测因子,也是影响术后化疗使用的一个独立因素。B 级化疗时间延迟,术后延迟 8 周以上或不使用辅助化疗似乎在决定这些患者的肿瘤结果中起主要作用。进一步的研究有助于更好地阐明慢性炎症的影响,从而可能为吻合口漏患者提供一种量身定制的多模式肿瘤学方法。吻合口漏对直肠癌患者术后骨盆功能和生存质量有不良影响,在30个月的随访中,尽管两组之间的肛门括约肌功能没有差异,但吻合口漏组在40~50cmH$_2$O的扩张压力下的新直肠容积明显较低。渗漏组在膨胀感、排便冲动和最大耐受排便量时的顺应性值明显较低。与非吻合口漏患者相比,吻合口漏组患者的功能受损表现为频率、紧迫性、尿失禁和排便障碍评分显著较高,漏尿组的排便频率显著较高。有吻合口漏病史的患者在肠功能恢复1~2年后的最大耐受直肠容积明显低于对照组。在同一随访期,大多数吻合口漏患者排便功能紊乱,粪便急迫程度较高,无法完全排空肠道。另外,存在排出粪便困难,粪便和肠胃胀气的区别,以及日间和夜间脏污、粪便频率、生活方式改变和抗腹泻药物的需求方面也常比对照组差。吻合口漏导致的盆腔脓毒症和一期愈合失败可能导致肉芽组织形成和吻合口周围纤维化,以及吻合口狭窄和新直肠储液器功能降低。

(韩方海　谢烨权　陈建交)

第二节　化学治疗并发症

近年来,包括手术、化疗、靶向治疗、免疫治疗、放疗在内的综合抗肿瘤治疗模式显著提高了结直肠癌患者的OS。然而,化疗、靶向治疗及免疫治疗常用的抗肿瘤药物在提高肿瘤治疗疗效的同时也不可避免地带来一些毒副作用。轻者不影响患者的日常生活及治疗疗程,重者会严重影响患者的日常生活及治疗疗程,最严重的情况甚至会导致患者死亡。2017年美国国立癌症研究所(National Cancer Institute,NCI)发布了《通用不良反应术语标准5.0版本》(common terminology criteria for adverse event,CTCAE V5.0)。NCI-CTCAE V5.0对每个不良反应事件进行分级,具体分为1~5级(表34-2-1)。

表34-2-1　常见药物不良反应分级

分级	临床表现
1级	轻度:无症状或轻度症状;仅临床或诊断中发现;无须治疗
2级	中度:最小的、局部的或非侵入性治疗指征;年龄相关性工具性日常生活如做饭、洗衣、打电话等受限
3级	重度或重要医学意义:不会立即危及生命,但需要住院治疗或延长住院时间;致残:生活不能自理
4级	危及生命,需要紧急治疗
5级	死亡

一、结直肠癌化疗药物的常见不良反应

大部分的化疗药物在发挥抗肿瘤作用的同时会不可避免地带来或轻或重的毒副作用。

(一)化疗药物引起的骨髓抑制

白细胞、血小板、血红蛋白的半衰期不同,因此,化疗药物最常引起的骨髓抑制为白细胞和/或血小板减少,而长期化疗加上肿瘤患者体质不佳也会引起血红蛋白减少。

1. **化疗药物引起的血小板减少**　化疗药物引起的血小板减少一般出现在开始化疗后的第3~4d,主要与化疗药物的种类、剂量、有无联合化疗及患者自身体质情况相关。随着化疗药物剂量和化疗疗程的增加,血小板减少的严重程度也会随之增加。因此,在化疗前需了解患者的基线血小板水平;在化疗过程中一旦出现血小板计数低于正常值下限的情况,首先需要明确是否与化疗药物相关,即排除其他原因引起的血小板减少。当患者血小板减少确诊为化疗药物引起后需进一步详细分级(表34-2-2),并观察全身有无出血情况,然后拟定下一步治疗计划。

表34-2-2　血小板减少严重程度分级　　　　单位:L^{-1}

分级	血小板计数
1级	75×10^9~$<100 \times 10^9$
2级	50×10^9~$<75 \times 10^9$
3级	25×10^9~$<50 \times 10^9$
4级	$<25 \times 10^9$

2. **化疗药物引起的白细胞/中性粒细胞减少**　化疗药物引起的白细胞/中性粒细胞减少是化疗药物引起骨髓抑制最主要的表现之一。少数病例出现严重的白细胞/中性粒细胞减少,甚至诱发致命的感染。因此,肿瘤患者接受化疗前进行血常规检查是必须的,同时在化疗结束后仍要规律监测血常规(每周2次),并依据白细胞/中性粒细胞计数情况调整下一周期化疗药物的剂量。化疗药物引起的白细胞/中性粒细胞减少的分级详见下表(表34-2-3)。其中,发热性中性粒细胞减少是指中性粒细胞绝对值<500/L伴随体温超过38.3℃或体温持续超过38℃>1小时。

表 34-2-3 药物引起的白细胞/中性粒细胞减少程度分

单位:L^{-1}

分级	白细胞计数	中性粒细胞计数
1级	3.0×10^9~$<4.0\times10^9$	1.5×10^9~$<1.9\times10^9$
2级	2.0×10^9~$<3.0\times10^9$	1.0×10^9~$<1.5\times10^9$
3级	1.0×10^9~$<2.0\times10^9$	0.5×10^9~$<1.0\times10^9$
4级	$<1.0\times10^9$	$<0.5\times10^9$

当出现 1 级白细胞/中性粒细胞减少时,可以口服升白细胞药物(如地榆升白片、利可君片)治疗,暂不需调整化疗药物的剂量,同时继续密切监测白细胞/中性粒细胞的变化。当出现 2 级及 2 级以上的白细胞/中性粒细胞减少时,需要进行皮下注射重组人粒细胞集落刺激因子[2级:重组人粒细胞集落刺激因子 1~2mg/(kg·d);3~4级:重组人粒细胞集落刺激因子 2~5mg/(kg·d)],在使用重组人粒细胞集落刺激因子时需要密切监测血常规,当白细胞计数回升至 $>10\times10^9$/L 时,予以停药。需要注意的是,化疗前 24 小时内及化疗过程中不要使用重组人粒细胞集落刺激因子,化疗后 24~48 小时可以预防性应用重组人粒细胞集落刺激因子。如出现中性粒细胞缺乏需要预防性使用抗生素。白细胞/中性粒细胞减少会增加肿瘤患者并发感染的风险(表 34-2-4)。一旦患者出现发热和粒细胞减少的情况,临床医师需要对其进行感染风险评估并制定相应的临床治疗策略。此外,临床医师需要在治疗开始前对患者加强宣教,告知患者做好防护工作(尽量避免人多的地方,出门戴口罩、保持卫生清洁等),避免感染等。

表 34-2-4 中性粒细胞减少程度与感染概率增加情况

单位:L^{-1}

中性粒细胞绝对值	发生感染概率
1.5×10^6~2.0×10^6	没有增加
1.0×10^6~1.5×10^6	轻度增加
0.5×10^6~$<1.0\times10^6$	中度增加
$<0.5\times10^6$	重度增加

3. 化疗药物引起的贫血 化疗药物可以促进红细胞凋亡,同时还可造成肾损害致内源性红细胞生成素(erythropoietin,EPO)生成减少而引起贫血。按照血红蛋白浓度对贫血严重程度分为 4 级(表 34-2-5)。

治疗上主要原则为纠正贫血、确保化疗疗程的顺利进行。治疗的主要手段包括药物促进血红蛋白生成、输血增加血红蛋白浓度。当出现贫血时,首先需要判断贫血的类型。缺铁性贫血,轻症患者可以口服琥珀酸亚铁,同时配合维生素 C 片,促进铁剂吸收改善贫血,

表 34-2-5 贫血严重程度分级标准

单位:g/dl

分级标准	分级			
	1级	2级	3级	4级
NCI 标准	10.0~正常值	8.0~<10.0	6.5~<8.0	<6.5
WHO 标准	9.5~10.9	8.0~<9.5	6.5~<8.0	<6.5
中国标准	9.1~正常值	6.1~<9.1	3.1~<6.1	<3.0

注:NCI. 美国国立癌症研究所;NCI标准正常值:男性 140~180g/L,女性 120~160g/L;WHO. 世界卫生组织;中国标准正常值:男性 120g/L,女性 110g/L。

一般在血红蛋白恢复正常后继续口服 3~6 个月即可;在化疗期间或口服琥珀酸亚铁胃肠道反应较重的情况下,可以通过静脉输注蔗糖铁来补充铁剂,用法为蔗糖铁 5ml+ 生理盐水 100ml,静脉滴注,滴注时间 >15 分钟,每周 2~3 次。贫血较重的患者,输血治疗是纠正贫血最简便的方法,其成本相对较低、起效快。但输血有严格的临床指征,在欧美国家达到 4 级贫血(血红蛋白浓度低于 6.5g/dl)才可以输血。中国医学科学院肿瘤医院推荐患者在血红蛋白 <80g/L 或贫血引起明显临床症状时可以考虑输注悬浮少白细胞红细胞。癌性贫血,补充铁剂一般无效,可予以 EPO 治疗。当血红蛋白 <100g/L 时,治疗期给药方案为每次 150IU/kg 或 10 000IU/次,每周给药 3 次;如无效,则增加剂量每次 300IU/kg 或 20 000IU/次,每周给药 3 次;如治疗 8 周仍无效则停药。当血红蛋白升至 100~110g/L 后,剂量调整至原来的 2/3;当血红蛋白升至 120g/L,予以停药。因此,及时评估患者对重组人促红素治疗的反应非常重要。巨幼红细胞贫血,可予以叶酸及维生素 B_{12} 对症治疗。

(二) 化疗药物引起的消化道反应

1. 化疗药物引起的恶心、呕吐 恶心、呕吐是化疗药物常见的胃肠道不良反应之一。与化疗相关的恶心、呕吐分为急性、延迟性或预期性三种类型。急性呕吐分为急性(治疗 12 小时内)和晚期(12~24 小时),延迟性恶心、呕吐发生在治疗后 24 小时以上,可持续 1 周。多种化疗药物联合使用会增加恶心、呕吐的风险。按照 NCI-CTCAE V5.0 分级,化疗药物导致的恶心、呕吐分为 5 级(表 34-2-6)。化疗药物导致的呕吐主要取决于药物的致吐潜能,临床上一般将化疗药物分为高度、中度、低度、轻微四个致吐风险等级,王锡山团队根据 NCCN 肿瘤治疗相关呕吐预防和治疗指南列出了结直肠癌常用化疗药物的致吐风险等级(表 34-2-7),可见结直肠癌常用的化疗药物主要引起中低度恶心、呕吐。

化疗药物引起的恶心、呕吐应该重视预防。在化疗开始之前需要评估患者发生恶心、呕吐的风险,在给予化疗药物治疗的同时预防性地辅以镇吐药物;如果患者

表 34-2-6　化疗药物所致的恶心、呕吐分级

分级	临床表现
1级	24小时内1~2次发作(间隔5分钟)
2级	24小时内3~5次发作(间隔5分钟)
3级	24小时内发作≥6次(间隔5分钟)
4级	危及生命,需要紧急治疗
5级	死亡

表 34-2-7　结直肠癌常用化疗药物致吐风险

化疗药物	致吐等级
奥沙利铂	中
氟尿嘧啶	低
雷替曲塞	低
替吉奥	低
伊立替康	中
卡培他滨	低

注:致吐等级,高,发生率>90%;中,发生率30%~90%;低,发生率<30%。

接受化疗药致吐风险较高则需加强镇吐,可以在化疗药应用结束后继续予以镇吐治疗2~3天。连续多日预防性治疗的化疗患者所发生的恶心、呕吐,5-羟色胺3(5-hydroxytryptamine,5-HT3)受体拮抗剂联合地塞米松是标准治疗方案,通常主张在化疗期间每日使用5-HT3受体拮抗剂,地塞米松应连续使用至化疗结束后2~3天。此外,在化疗期间预防性使用高度选择性的神经激肽-1(neurokinin-1,NK-1)受体拮抗剂阿瑞匹坦可以明显改善肿瘤患者恶心、呕吐反应(第1日化疗前1小时口服125mg,第2、3日早晨每日口服80mg)。

2. 化疗药物引起的腹泻　肿瘤患者化疗引起的腹泻较常见,且严重的腹泻有致命风险。NCI-CTCAE V5.0版本的不良事件腹泻分级如下(表34-2-8)。

表 34-2-8　药物相关的腹泻分级

分级	临床表现
1级	与基线相比,排便次数增加每天<4次;造口排出物轻度增加
2级	与基线相比,排便次数增加每天4~6次;造口排出物中度增加
3级	与基线相比,排便次数增加每天≥7次;大便失禁;需入院治疗;造口排出物重度增加;影响个人日常生活活动
4级	危及生命;需要紧急治疗
5级	死亡

化疗引起的腹泻需要及时进行干预和治疗。止泻药物包括阿片及其衍生物如洛哌丁胺,收敛保护剂如蒙脱石散,微生态调节剂如双歧杆菌三联活菌,吸附剂如活性炭等。王锡山团队梳理了化疗相关腹泻处理流程,总的来说,第1步是对患者及其护理人员进行有关化疗引起腹泻的风险和管理的教育。第2步是反复评估患者的腹泻情况,适当地给予洛哌丁胺及补液治疗。治疗无效的患者,尽早使用奥曲肽并请专科医师会诊共同制定合适的方案控制腹泻。

3. 化疗药物相关的肝毒性　临床上化疗药物引起的肝毒性表现可以没有特殊症状,有的也会出现肝大、肝区疼痛、黄疸等,实验室检查常见的异常包括谷丙转氨酶和/或谷草转氨酶升高、胆红素升高等(表34-2-9)。中国医学科学院肿瘤医院建议患者在化疗后每周检查1次肝功能,密切监测化疗后肝功能的变化。化疗药物引起的肝毒性治疗原则主要是对症保肝治疗,具体常用药物包括:①促进肝功能解毒药物(还原型谷胱甘肽、葡醛内酯);②肝细胞膜稳定剂(水飞蓟素、甘草酸二铵、异甘草酸镁);③促进肝细胞再生药物(多烯磷脂酰胆碱);④维生素类(维生素C、维生素B族、维生素E、维生素K)。

表 34-2-9　实验室检查胆红素及谷丙转氨酶异常分级

实验室检查分级	胆红素	谷丙转氨酶
1级	正常值上限~1.5倍正常值上限	正常值上限~3.0倍正常值上限
2级	>1.5~3.0倍正常值上限	>3.0~5.0倍正常值上限
3级	>3.0~10.0倍正常值上限	>5.0~20.0倍正常值上限
4级	>10.0倍正常值上限	>20.0倍正常值上限

(三)化疗相关口腔黏膜炎及溃疡

化疗药物引起口腔炎的概率约为40%,多在化疗后5~14天出现,持续1周左右愈合。临床医师在患者化疗期间应做好宣教,告知其保持口腔卫生清洁、进食易于消化的富含维生素的食物,禁止食用刺激性且坚硬的食物,必要时予以镇痛、保护黏膜、抗感染等对症治疗。

二、结直肠癌常用化疗药物的不良反应

(一)奥沙利铂

奥沙利铂是第3代铂类衍生物,与氟尿嘧啶及叶酸联合使用在结直肠癌治疗中显示出优势。奥沙利铂有其独特的不良反应模式,在既往的临床试验及后续的临床应用中,最常见的不良反应是神经毒性,骨髓抑制,胃肠道不良反应(主要为恶心、呕吐、腹泻)。总体而言,以奥沙利铂为基础的化疗安全性可控,严重不良反应发生率不高。

1. 神经毒性　是奥沙利铂引起的最主要的剂量限制性不良反应,也是其较为独特的不良反应。奥沙利铂引起的神经毒性一共有两种类型:一种是急性综合征,出现在首次接触奥沙利铂期间或之后不久;另一种是剂量限制的慢性感觉神经毒性。急性神经毒性通常是温和短暂的,且在几小时或几天内完全可逆,诱因主要是暴露在寒冷环境中。慢性累积性神经毒性是随着药物剂量的不断累积而发生的。累积性感觉神经性是奥沙利铂剂量限制性的不良反应,与所给的奥沙利铂的累积剂量密切相关。神经毒性的分级见下表(表34-2-10)。神经毒性的防治非常重要,患者需要做好保暖、避免接触冷的物品、在生活中用温水洗浴等;如果出现了神经毒性需要及时向医师汇报,适当给予保护神经类药物如维生素 B_6、甲钴胺等对症治疗;如果病情严重,则需要停用奥沙利铂。

表 34-2-10　神经病变严重程度分级

分级	神志	神志-感觉	神志-运动
1级	短时间嗜睡	轻度异常,深腱反射消失	主观感觉异常但常规检查正常
2级	嗜睡时间不及清醒的50%	轻中度客观感觉消失或中度感觉消失	轻中度客观感觉消失或中度感觉异常
3级	嗜睡时间超过清醒的50%	严重的客观感觉消失	严重的客观感觉消失或异常,影响功能
4级	昏迷	—	麻痹

注:"—"表示此等级不存在。

2. 胃肠道反应　奥沙利铂常见引起的胃肠道反应有恶心、呕吐、腹泻。化疗前30分钟常规予以5-羟色胺受体拮抗剂、地塞米松增强镇吐效果,化疗期间密切关注患者恶心、呕吐、腹泻等情况,如出现及时予以对症镇吐、止泻处理。具体可参照上文所述的化疗药物引起的恶心、呕吐、腹泻的处理策略。如呕吐频繁,影响进食及电解质平衡,腹泻每日超过5次或出现血性腹泻则予以停用化疗药物。

3. 骨髓抑制　骨髓抑制是化疗药物最常见的毒副作用之一,主要包括血小板、白细胞、血红蛋白减少。具体治疗方式见前文所述化疗药物引起的骨髓抑制处理。当白细胞计数低于 3×10^9/L 和/或中性粒细胞低于 1.5×10^9/L 和/或血小板计数低于 80×10^9/L 则需要停用化疗药物。

(二)伊立替康

盐酸伊立替康是喜树碱的类似物(喜树碱是从中国树的喜树中提取的一种提取物),具有比喜树碱更高的水溶性。与氟尿嘧啶/亚叶酸联合用于转移性结直肠癌的一线治疗,成为转移性结直肠癌治疗的关键药物之一。

伊立替康剂量要依据患者 *UGT1A1* 表型确定。如条件允许,患者需行 *UGT1A1* 基因型检测并根据结果慎重考虑伊立替康给药剂量从而减轻药物相关毒副作用。伊立替康诱发的主要不良反应为延迟性腹泻、中性粒细胞减少症、乙酰胆碱综合征和恶心、呕吐。

1. 延迟性腹泻　伊立替康需要羧酸酯酶的激活才能成为一种细胞毒性强的拓扑异构酶抑制剂,这种反应导致药物在腔内的高浓度,从而损害胃肠道黏膜并导致腹泻。此外,腹泻合并严重的中性粒细胞减少症通常会导致革兰氏阴性菌脓毒症,这种并发症导致患者有死亡风险。因此,在伊立替康治疗之前需要对患者进行宣教,告知患者避免食用促进肠蠕动的食物,且告知腹泻在伊立替康治疗中的严重性,要求患者在治疗期间一旦出现腹泻需及时向医师汇报。延迟性腹泻的具体治疗方法为予以洛哌丁胺,初始剂量为 4mg,然后每 2 小时服用 2mg,直到 12 小时内无腹泻,最长使用时间不超过 48 小时;如腹泻没有控制则考虑酌情使用抗菌药物;如 48 小时腹泻仍未控制予以奥曲肽 100~150mg,每 8 小时,使用喹诺酮类抗菌药物直至腹泻停止后 24 小时。当患者发生严重的腹泻时,建议尽早请专科医师会诊,协助治疗。发生延迟性腹泻的患者在下一疗程的伊立替康的治疗前需适当调整化疗药物的剂量。

2. 其他常见毒副作用

(1)骨髓抑制:和许多化疗药物相似,伊立替康也会引起骨髓抑制,主要表现为中性粒细胞减少症。治疗上可以依据骨髓抑制的程度选择口服或皮下注射升白细胞药物。当患者出现轻度的骨髓抑制时可以继续化疗同时配合升白细胞药物治疗;当患者出现严重骨髓抑制时需暂停化疗,同时做好防护工作、预防感染。具体见上文所述化疗药物引起的白细胞/中性粒细胞减少症处理策略。

(2)胆碱能综合征:伊立替康已被证明具有类似乙酰胆碱的作用,因此,接受伊立替康治疗的患者有发生急性胆碱能综合征的风险(24 小时内早发性腹泻、出汗、流涎、视物模糊、腹痛、流泪等)。一旦出现胆碱能综合征需使用阿托品 0.25mg 皮下注射,既往出现过胆碱能综合征的患者在下一次疗程治疗时应该预防性使用阿托品。

(3)恶心、呕吐:化疗前后常规予以镇吐、护胃药物一般可以有效减轻化疗期间的恶心、呕吐,具体见化疗药物相关的恶心、呕吐。

(三)氟尿嘧啶

氟尿嘧啶被应用于治疗包括结直肠癌在内的多种恶性肿瘤。氟尿嘧啶的主要不良反应为胃肠道反应、骨髓抑制、黏膜炎、手足综合征(hand-foot syndrome,HFS)。

治疗方面参照其他化疗药不良反应处理、对症治疗,依据患者情况评估是否需将氟尿嘧啶减量或停用。

1. 手足综合征 手足综合征,又称掌跖红斑感觉障碍。掌跖红斑,手掌和足掌的毒性红斑,是一种相对常见的皮肤反应。HFS 对患者的生存质量有很大影响,发生 HFS 的患者常需要减少化疗药物剂量甚至中断化疗,详见 HFS 具体分级(表 34-2-11)。

表 34-2-11 HFS 严重程度分级

分级	WHO 标准	NCI 标准
1 级	感觉异常,手足刺痛	轻微的皮肤变化或皮炎(如红斑、水肿或角化过度)而无疼痛
2 级	拿东西和走路时不适,无痛肿胀和红斑	皮肤变化(脱皮、水疱、出血、水肿或角化过度)伴有疼痛;限制日常生活中的器械活动
3 级	手掌、足掌红斑疼痛,肿胀,甲周红斑,肿胀	严重的皮肤变化(脱屑、水疱、出血、水肿或角化过度)并伴有疼痛;生活不能自理
4 级	脱屑、溃疡、水疱、剧痛	—

注:NIC. 美国国立癌症研究所;WHO. 世界卫生组织;"—"表示此等级不存在。

在接受氟尿嘧啶治疗之前需要对患者进行教育、支持和激励。发生 HFS 后可以使用镇痛药或局部麻醉药(如利多卡因贴剂)以及生活方式改变等来改善症状,避免穿不合足的鞋子或紧身衣、过度锻炼或暴露在极端温度下。治疗药物分为系统全身治疗(口服糖皮质激素、维生素 B₆、塞来昔布、镇痛药)及局部治疗(局部糖皮质激素药膏、润肤剂等),具体治疗方案如下(表 34-2-12)。

表 34-2-12 氟尿嘧啶引起的手足综合征治疗方案

NCI 分级	氟尿嘧啶剂量调整	处理策略
1 级	无须调整	继续做好预防工作,使用冷敷或冷水浴,局部糖皮质激素。密切监测副作用
2 级	延迟到不良反应降至 0~1 级同时考虑减少后续疗程的剂量	化疗剂量不改变的前提下预防性使用塞来昔布,预防性使用口服地塞米松
3 级	延迟到不良反应降至 0~1 级同时考虑减少后续疗程的 25% 化疗药物剂量	参照 2 级反应使用全身和局部治疗

注:NIC. 美国国立癌症研究所。

2. 其他不良反应 如骨髓抑制、恶心、呕吐、腹泻的处理见上文。

(四)替吉奥

替吉奥是一种氟尿嘧啶衍生物,是近年来开发的一种治疗胃肠道肿瘤的新型口服抗肿瘤药物。替吉奥最常见的剂量限制性毒副作用为骨髓抑制,包括中性粒细胞减少症、血小板减少症、贫血。除此以外,口服替吉奥治疗的患者还有可能出现恶心、呕吐、黏膜炎、厌食和腹痛等。

(五)雷替曲塞

雷替曲塞作为一种容易在细胞中富集的胸苷合成酶抑制剂,阻止脱氧尿苷单磷酸生成胸苷单磷酸,导致 DNA 断裂和细胞死亡从而发挥抗肿瘤作用。在转移性结直肠癌的治疗方面,雷替曲塞在许多国家获得批准并被作为氟尿嘧啶的一种方便的替代用药。与重复的和延长的氟尿嘧啶静脉滴注方案相比,简单的 3 周剂量的雷替曲塞并发症(如导管相关血栓形成、感染)相对更少。在毒副作用方面,雷替曲塞最常见的不良反应是转氨酶升高、骨髓抑制和恶心、呕吐。治疗方面参照其他化疗药不良反应处理、对症治疗,依据患者实际情况评估是否需要将雷替曲塞减量或停用。

(六)卡培他滨

卡培他滨可以单独使用,也可与奥沙利铂、伊立替康等联用于治疗转移性结直肠癌。在结直肠癌方面,随机试验的汇总分析显示氟尿嘧啶联合治疗和卡培他滨联合治疗方案的疗效相当。虽然卡培他滨的疗效被认为等同于氟尿嘧啶,但它们的毒性情况各不相同。两种药物均可诱发胃肠道不良事件,其中恶心发生率无差异。卡培他滨的口腔炎发生率显著降低,而腹泻发生率显著升高,尤其是与伊立替康联合应用时腹泻发生率更高。卡培他滨诱发的毒副作用发生率和严重程度取决于治疗相关因素如给药计划、持续时间、以前的治疗方案及与细胞毒性药物联合使用时的重叠毒性。治疗上可参照上文所述的化疗药物常见不良反应处理。

（钱晓萍　朱紫星　周思成　梁建伟　王锡山）

第三节　靶向治疗并发症

肿瘤靶向治疗是利用具有一定特异性的载体,将药物或其他杀伤肿瘤细胞的活性物质选择性地运送到肿瘤部位,把治疗作用或药物效应尽量限定在特定的靶细胞、组织或器官内,而不影响正常细胞、组织或器官的功能,从而提高疗效、减轻毒副作用的一种方法。与传统化疗药物比较,靶向治疗引发的不良反应较小,但其仍会导致胃肠道、皮肤等不良反应发生。本节将对常见的靶向治疗药物不良反应及其临床处理进行介绍。

一、贝伐珠单抗

贝伐珠单抗是一种重组人源化的单克隆免疫球蛋白 G1 抗体,在标准化疗方案中加入贝伐珠单抗已被证明可显著延长转移性结直肠癌患者的 OS、PFS 和/或提高总应答率贝伐珠单抗最严重的不良反应是胃肠道穿孔、手术和伤口愈合并发症以及出血,其他常见的主要药物不良反应包括血栓栓塞、蛋白尿和高血压。

(一) 高血压

据报道,接受贝伐珠单抗治疗的患者出现各级别高血压的比例约为 36%,出现高级别高血压的比例为 1.8%~22%,其中不到 1% 的患者出现 4 级高血压。因此,贝伐珠单抗引起的高血压总体可控,极少病例会出现高血压危象伴脑病或蛛网膜下腔出血等凶险事件。

在贝伐珠单抗诱发的高血压临床处理方面,目前认为贝伐珠单抗引起的 1 级高血压无须特殊处理。贝伐珠单抗引起的 2 级高血压可以选择使用一种抗高血压药控制血压同时暂停贝伐珠单抗治疗,待血压控制到 <150/100mmHg 后,患者可继续接受贝伐珠单抗治疗。贝伐珠单抗治疗的患者出现 3 级高血压需要接受标准的抗高血压药治疗如血管紧张素转换酶抑制剂(angiotension converting enzyme inhibitor,ACEI)、β 受体拮抗剂、利尿剂和钙通道阻滞剂。考虑到 ACEI 类药物对肾脏的保护及减轻蛋白尿的作用,一般临床首选

ACEI 来调节患者的血压(如福辛普利、贝那普利等)。而更严重的 4 级高血压如高血压危象常会危及患者的生命,应永久停用贝伐珠单抗。贝伐珠单抗引起的高血压分级及其对应的贝伐珠单抗剂量调整情况简单罗列见表 34-3-1。

(二) 动脉血栓/血栓栓塞事件

动脉血栓栓塞(arterial thromboemlism,ATE)包括脑梗死、短暂性脑缺血发作、心肌梗死、心绞痛等,其在贝伐珠单抗的不良反应中是最为致命的。年龄 ≥65 岁或既往曾有 ATE 病史是 ATE 发生的独立危险因素,具备以上发生 ATE 危险因素的患者使用贝伐珠单抗治疗前需要进行慎重的评估。已经发生 ATE 的患者均应该永久性地停用贝伐珠单抗。有研究表明,采用低剂量阿司匹林可以有效预防贝伐珠单抗相关的 ATE 发生。

静脉血栓栓塞(venous thromboembolism,VTE)也是贝伐珠单抗引起的 ATE 之一,当 4 级静脉血栓栓塞发生时,需停用贝伐珠单抗,3 级及以下静脉血栓紧密监测。一旦发生静脉血栓,应给予低分子量肝素 5~10 天。如需长期抗凝,低分子量肝素可使用 6 个月,保持国际标准化比值(international normalized ratio,INR)为 2~3,在抗凝治疗过程中需严密监测患者的凝血功能,并依据 INR 值调整抗凝药物使用剂量,以避免出血。

(三) 胃肠道穿孔

在晚期结直肠癌中,胃肠道穿孔的发生率为 1.5%~2%。胃肠道穿孔在贝伐珠单抗药物不良反应中并不常见,但却是致命的不良反应(表 34-3-2)。伴有急性憩室炎、梗阻、穿孔部位的肿瘤、腹部放射史的患者更容易发生胃肠道穿孔,需谨慎治疗。一旦在治疗过程中出现胃肠道穿孔则需永久停用贝伐珠单抗。

表 34-3-1　贝伐珠单抗药物相关高血压的分级、临床表现及处理

NCI-CTCAE 分级	临床表现及降压治疗	贝伐珠单抗剂量调整
1 级	无症状一过性的(<24 小时),血压增高 >20mmHg(舒张压),或以前血压处于正常范围,但本次测量血压 >150/100mmHg。无须干预	无须调整
2 级	反复或持续性(>24 小时)或出现症状,血压增高 >20mmHg(舒张压),或以前血压处于正常范围,但本次测量血压 >150/100mmHg。使用一种抗高血压药进行治疗	暂停贝伐珠单抗,一旦血压控制到 <150/100mmHg 后,患者可继续接受贝伐珠单抗治疗
3 级	收缩压 ≥160mmHg 或舒张压 ≥100mmHg;医疗干预;需要 1 种以上抗高血压药或比以前更高强度的治疗	持续性或伴有症状的症状性高血压,应暂停贝伐珠单抗治疗;若高血压无法控制,则应永久终止贝伐珠单抗治疗
4 级	危及生命(恶性高血压、暂时或永久性神经功能缺损、高血压危象);紧急干预	若发生 4 级高血压,则应永久终止贝伐珠单抗治疗
5 级	死亡	

表 34-3-2　贝伐珠单抗所致胃肠道穿孔分级

分级	具体表现
1级	无症状,仅有影像学表现
2级	需要干预治疗,静脉输液 <24 小时
3级	静脉输液、胃肠内营养或静脉营养≥24 小时,有手术指征
4级	出现危及生命的后果

表 34-3-3　皮疹分级及临床表现

皮疹分级	临床表现
1级	丘疹和/或脓疱 <10% 体表面积,伴或不伴有瘙痒
2级	丘疹和/或脓疱占 10%~30% 体表面积,伴或不伴有瘙痒或敏感;伴心理影响;影响日常生活活动
3级	丘疹和/或脓疱 >30% 体表面积,伴或不伴有瘙痒;影响日常生活活动;伴有需要口服抗生素治疗的局部感染
4级	任何体表面积的丘疹和/或脓疱,伴或不伴有瘙痒;需要静脉给予抗生素治疗广泛的多重感染;危及生命
5级	死亡

(四) 蛋白尿

蛋白尿作为贝伐珠单抗药物使用后的常见不良反应,临床上多表现为无症状性、可逆性。使用贝伐珠单抗药物治疗前,应详细地询问患者的病史,若患者肾脏相关基础疾病史,则应谨慎使用贝伐珠单抗。在使用贝伐珠单抗药物过程中应密切监测患者的血压、肾功能、尿蛋白等指标,以便实时掌握用药反馈,降低发生严重不良反应的风险。贝伐珠单抗药物诱发的蛋白尿目前仍无标准治疗方案。从目前的发病机制和药理角度来看,ACEI、血管紧张素Ⅱ受体阻滞剂(angiotensin Ⅱ receptor blocker,ARB)可能是预防和治疗贝伐珠单抗药物导致蛋白尿的有效药物,并推荐合并高血压时应予降压治疗。

二、西妥昔单抗

西妥昔单抗是重组嵌合单克隆 IgG1 抗体和 EGFR 抑制剂,被批准用于 RAS 及 BRAF 野生型晚期左半结肠癌患者。西妥昔单抗不良反应主要为皮肤反应及输液相关反应。

(一) 皮肤反应

常见的西妥昔单抗相关的皮肤反应如干燥(皮肤干燥)、裂缝、瘙痒、湿疹、皮肤感染和荨麻疹;指甲状况如甲癣(指甲周围的化脓性炎症)。西妥昔单抗诱发的皮疹较常见于面部和/或躯干上部,多表现为红斑性毛囊丘疹,可发展为脓疱,约 85% 的患者会发生,但一般表现为轻中度,少见重度(表 34-3-3)。西妥昔单抗诱发的皮疹是可逆的,通常在停止治疗后 4 周内或在继续治疗中完全消退;发病率和严重程度通常与剂量相关。

(二) 输液相关反应

接受西妥昔单抗的患者约 10% 出现输液反应,其中约 1% 的患者出现严重输液反应,约 90% 发生在第 1 次使用时或静脉滴注后 1 小时内。输液反应临床表现有皮疹、发热、支气管痉挛、呼吸困难、恶心、呕吐等,严重时甚至会发生血压变化、心绞痛和心肌梗死。为预防输液反应,在注射西妥昔单抗之前,患者必须服用抗组胺药和糖皮质激素;输液后至少监测 1 小时。1~2 级输液反应可减慢输液速度并对症处理;3~4 级输液反应需要中断输液和对症治疗。

三、瑞戈非尼

瑞戈非尼是一种口服小分子多个激酶抑制剂,其最常见不良反应是手足皮肤反应(hand foot skin reaction,HFSR)、高血压和感染;其最常见的严重不良反应为严重肝损伤、出血、胃肠道穿孔和感染。

(一) 手足皮肤反应

在患者感觉异常前驱期之后(几天内由针刺感发展为灼烧感),发展为双侧、疼痛、界限分明、不对称红斑和大而紧绷的水疱,然后为愈伤组织样角化过度。疼痛程度可能与病变的临床表现不相符。症状通常出现在掌、足底、肘部和截肢部位等承压部位。

HFSR 的防治目标是降低发病率、减轻已形成的 HFSR 症状及维持患者的生存质量,使患者可以继续接受有效的抗肿瘤治疗。HFSR 大多数是在前 2 个周期中发生,所以有的临床医师会减少患者初始使用剂量,如果患者能够耐受治疗再逐步增加到完整的 160mg 剂量。一旦患者出现可疑 HFSR 症状,则需确定原因及排除其他原因(如多形红斑、真菌感染、其他类型的药物反应,或细胞毒性化疗后持续的感觉神经病)。

(二) 肝功能异常

接受瑞戈非尼治疗的患者出现肝功能异常通常发生在治疗的前 2 个月。因此,在治疗最初的 2 个月,至少每 2 周进行肝功能检查(谷丙转氨酶、谷草转氨酶和胆红素),随后应至少每个月 1 次或基于临床情况定期监测;如血检显示肝功能改变,则需加强检测密度;改善肝功能异常的措施包括调整瑞戈非尼剂量或中断给药计划。瑞戈非尼诱发肝功能异常后剂量调整方案见表 34-3-4。

表 34-3-4 瑞戈非尼诱发肝功能异常后剂量调整方案

谷丙转氨酶和/或谷草转氨酶升高水平	出现次数	推荐剂量调整方案
≤ 5 倍正常值上限	任何次数	继续治疗;每周监测肝功能,直到转氨酶恢复到 <3 倍正常值上限或基线水平
>5 倍且 ≤ 20 倍正常值上限	第 1 次发生	中断治疗、每周监测转氨酶,直到转氨酶恢复到 <3 倍正常值上限或基线水平,如潜在获益超过肝毒性风险,则重新开始治疗,减少 40mg 的剂量(1 片),并至少连续 4 周监测肝功能
	重复发生	永久性停止治疗
>20 倍正常值上限	任何次数	永久性停止治疗
>3 倍正常值上限(2 级或更高),伴发胆红素 >2 倍正常值上限	任何次数	永久性停止治疗 每周监测肝功能,直至消退或恢复至基线水平;特殊情况:转氨酶升高的吉尔伯特综合征患者,应按上述相应的谷丙转氨酶和/或谷草转氨酶升高水平建议管理

表 34-3-5 瑞戈非尼诱发的高血压分级及对应处理

分级	临床处理
1 级 高血压前期(收缩压 120~139mmHg 或舒张压 80~89mmHg)	考虑增加血压监测频率,继续瑞戈非尼给药
2 级 收缩期血压 140~159mmHg 或舒张压 90~99mmHg;反复或持续性(≥24 小时);治疗之前在正常范围内,治疗后增加 >20mmHg 舒张压或升高到 >140/90mmHg	无症状:开始抗高血压治疗(逐步增加到起效)并持续给瑞戈非尼,如增强抗高血压治疗后舒张压仍不可控(≤ 100mmHg),则将瑞戈非尼用量降低 1 个剂量单位 有症状:中断瑞戈非尼给药,直到症状缓解,且舒张压 ≤ 100mmHg;同时给患者使用抗高血压药物(逐步增加到起效),如增加抗高血压治疗后舒张压仍不可控(≤ 100mmHg),则将瑞戈非尼用量降低 1 个剂量单位
3 级 2 期高血压(收缩期)血压 >160mmHg 或舒张压≥100mmHg;医疗干预:超过 1 种药物或比以前使用更强的治疗	中断瑞戈非尼给药,直到症状缓解,且舒张压 ≤ 100mmHg;增加当前抗高血压药物(可为多种)/增加其他抗高血压药物,重新开始瑞戈非尼治疗时应降低 1 个剂量水平;如增加抗高血压治疗后舒张压仍不可控(≤ 100mmHg),则将瑞戈非尼用量降低 1 个剂量单位
4 级 危及生命	中断治疗

(三) 高血压

瑞戈非尼诱发的高血压一般是暂时性的,一旦停用瑞戈非尼治疗后患者血压即可逐渐恢复正常。在瑞戈非尼治疗之前,如果发现血压升高应检查和控制血压。在治疗的最初 2 个周期,应每周监测血压,如果发现高血压应进行治疗。瑞戈非尼诱发的高血压分级及对应的处理策略见表 34-3-5。

四、呋喹替尼

呋喹替尼是一种 VEGF 受体抑制剂,可以阻断与肿瘤增殖相关的新血管的生长。最常见的不良反应为高血压、蛋白尿、出血等。呋喹替尼导致的不良反应大多为 1~2 级,通常可通过剂量调整(治疗中断或减少剂量)和/或对症支持治疗得到控制。

(一) 高血压

在临床研究中,呋喹替尼引起的高血压多在服药后 10 天左右出现,经过常规降压治疗通常可得到良好的控制。3 级高血压经过积极降压处理或剂量调整后基本能恢复至 1 级或用药前水平。在用药前需将患者血压控制至理想水平(<140/90mmHg);治疗期间需常规监测血压,前 3 个周期每周 1 次,以后每周期 1 次,有临床指征时可增加血压测量频率。

(二) 蛋白尿

在临床研究中,蛋白尿多在服药后 20 天左右出现,3 级的蛋白尿经过剂量调整及积极对症处理基本能恢复至 1 级或用药前水平。在用药期间,患者需定期检查尿常规,如发生蛋白尿应及时就医。肾功能不全患者需谨慎使用呋喹替尼,同时应密切监测患者尿蛋白情况。

(三) 出血

呋喹替尼使用时应密切关注出血风险,需常规监测患者的血常规和凝血功能,尤其对在治疗期间服用抗凝血药(如华法林)的患者,需增加 INR 的监测频率。一旦患者出现需要紧急医学干预的出血迹象,应考虑永久停用。用药前有潜在出血风险的患者,如活化部分凝血活酶时间或凝血酶原时间大于 1.5 倍正常值上限、大手术后 1 个月内等,应慎用呋喹替尼。存在严重活动性出血、活动性消化道溃疡的患者不建议使用呋喹替尼。

(钱晓萍 周思成 梁建伟 王锡山)

第四节　免疫治疗并发症

近年来,免疫检查点抑制剂(immune checkpoint inhibitor, ICI)通过靶向免疫检查点分子如 PD-1、PD-L1 及细胞毒性 T 淋巴细胞相关蛋白 4 在恶性肿瘤的治疗中取得了显著的疗效。

相较于传统的化疗而言,免疫治疗相关不良事件(immune-related adverse event,irAE)较轻,类似自身免疫样的炎症反应,不良事件表现为多样性、可逆性。多样性表现为多个器官可以受累,主要表现为胃肠道、内分泌、肝、肺、肾相关不良反应以及过敏反应;可逆性表现的大部分 irAE,经过暂停免疫治疗、糖皮质激素和免疫抑制剂等治疗后可以缓解。irAE 还具有随机性、严重性及滞后性。随机性表现为毒性不太容易预测;严重性表现为少数患者可能出现重度的免疫治疗不良反应,甚至危及生命;滞后性表现为少数患者停药后半年到 1 年依然可以出现免疫不良反应,这些特点使一小部分 irAE 对临床工作造成了挑战。

一、免疫相关性肺炎

影像学分析显示免疫治疗相关的肺毒性主要包括五大类型,其中弥漫性实质性肺疾病为最常见的类型之一。免疫相关的弥漫性实质性肺疾病常见临床表现为干咳、进行性呼吸困难和轻微的爆裂音。大部分病例发生在治疗的前 2 个月,在治疗开始阶段临床医师应特别注意。免疫相关的弥漫性实质性肺疾病主要鉴别诊断为肿瘤进展、肺部感染和呼吸困难、肺栓塞。因此,可疑患者应行高分辨率平扫 CT + 增强 CT 进行鉴别诊断。

免疫治疗期间出现呼吸系统症状后的处理流程需系统有序。弥漫性实质性肺疾病按严重程度分为四级。1 级:无症状,仅临床或诊断性观察;2 级:有症状,有医疗干预,限制日常生活中的器械活动;3 级:症状严重,限制日常生活的自我照顾活动;4 级:危及生命的呼吸系统损害,需要紧急干预如气管切开。确定为免疫相关的弥漫性实质性肺疾病后再依据严重分级进行对症治疗,主要的治疗策略是以全身糖皮质激素为基础进行治疗。

二、免疫治疗相关的心脏毒性

免疫治疗引起的心脏毒性较为少见,但是致死率高。在临床上,免疫治疗相关的心脏毒性主要表现为心肌炎和心包炎,非特异性症状包括乏力、虚弱、肌痛等,典型症状包括呼吸困难、胸痛、心律失常等。由于免疫治疗相关的心脏毒性致死率较高,在接受 ICI 治疗之前需要对患者充分进行心血管相关检查如肌钙蛋白 I、肌钙蛋白 T、肌酸激酶及心电图检查等。

出现免疫治疗相关心脏毒性时,首先应进行分级判断(表 34-4-1)。英夫利西单抗在心功能明显减弱的免疫治疗相关心脏毒性的治疗中会提高病死率,不建议在这种患者中进行使用,肌钙蛋白显著升高的患者、心房颤动合并心力衰竭的 irAE 患者需要高度重视,病死率高。

表 34-4-1　免疫治疗相关心脏毒性的分级及治疗推荐

免疫治疗相关心脏毒性	处理措施
1 级	亚临床心肌损伤。仅有心脏损伤标志物升高,无心血管症状、心电图、超声心动图改变。请心血管科医师会诊,完善检查;若心脏损伤标志物轻度异常且保持稳定,可继续 ICI 治疗;若心脏损伤标志物进行性升高,应暂缓 ICI 治疗,必要时给予糖皮质激素治疗;若诊断为无症状心肌炎,暂停 ICI 治疗,立即给予甲泼尼龙治疗,初始剂量 1~4mg/(kg·d),持续 3~5 天后逐渐减量。心脏损伤标志物恢复至治疗前水平后继续激素治疗 2~4 周,可重启 ICI 治疗,但需加强监测
2 级	轻微心血管症状,伴心脏损伤标志物和/或心电图异常。患者立即停止 ICI 治疗并卧床休息,请心血管科医师会诊,心电监护,完善检查并立即给予糖皮质激素治疗;若糖皮质激素治疗不敏感,酌情联用其他免疫抑制剂;心脏损伤标志物恢复至治疗前水平后慎重重启 ICI 治疗
3~4 级	明显的心血管症状或危及生命,永久停用 ICI。患者需住院紧急处理,多学科团队(心血管科、危重症医学科等)会诊,ICU 级别监护,完善检查;立即给予甲泼尼龙冲击治疗,50~1 000mg/d,持续 3~5 天后逐渐减量;心脏损伤标志物及心脏功能恢复至治疗前水平后继续激素治疗 4 周;心律失常患者必要时安装起搏器,危重症患者及时给予循环、呼吸支持;糖皮质激素治疗 24 小时无改善患者,联用其他免疫抑制剂 + 血浆置换 + 生命支持

注:ICI. 免疫检查点抑制剂;ICU. 加强监护病房。

三、免疫治疗相关肝毒性

免疫治疗相关肝毒性（immune-mediated hepatotoxicity, IMH）是非常隐蔽的,通常在常规肝功能检查中发现谷丙转氨酶和谷草转氨酶升高而无临床症状,但这种自身免疫介导的疾病可能进展甚至危及生命。

预防免疫治疗相关肝毒性最重要的是在治疗之前详细询问患者有可能导致肝损伤的病史:①饮酒状态;②乙型和丙型肝炎的危险因素(流行地区、性史、静脉吸毒、文身、输血史);③非酒精性脂肪肝疾病的危险因素(肥胖、糖尿病、高脂血症);④既往化疗;⑤使用其他肝毒性药物,包括草药、对乙酰氨基酚和其他非处方药物。开始使用 ICI 的患者应至少每月对其肝脏相关酶进行连续监测,以监测肝毒性。

一旦确诊发生免疫治疗相关肝毒性,则需要根据严重级别进行对症治疗,同时对免疫治疗策略进行调整(表 34-4-2)。

表 34-4-2 免疫治疗相关肝毒性的分级及治疗推荐

免疫介导的肝炎	处理措施
1 级	可不中断 ICI 治疗,每周监测 1 次肝功能
2 级	需暂缓 ICI 治疗,口服泼尼松 0.5~1mg/(kg·d),每 3 天监测 1 次肝功能,待肝功能好转后逐步减量
3 级	需停止 ICI 治疗,静脉滴注甲泼尼龙 1~2mg/(kg·d),每 1~2 天监测 1 次肝功能;降至 2 级后,可改为等效的泼尼松口服,并逐步减量
4 级	需永久停用 ICI 治疗,患者立即静脉滴注甲泼尼龙 1~2mg/(kg·d)并住院治疗,每天监测 1 次肝功能;降至 2 级后,可改为等效的泼尼松口服,并逐步减量。应用激素药物治疗 IMH 过程需密切监测肝功能,激素药物治疗总疗程建议 >4 周
	3 级以上 IMH 经静脉滴注激素药物治疗 >3 天仍无好转,需及时加用吗替麦考酚酯,口服 500~1 000mg,2 次/d;加用吗替麦考酚酯仍无好转,可考虑他克莫司联合治疗;抗胸腺细胞球蛋白及血浆置换也经常用于救治重度 IMH 患者。有条件的医疗中心建议请肝病专科医师会诊

注:ICI. 免疫检查点抑制剂;IMH. 免疫治疗相关肝毒性。

（王锡山　陈展洪　钱晓萍　周思成　梁建伟）

第五节　放射治疗并发症

一、放射性肛门损害

肛门周围放射性皮肤损伤是直肠癌放疗中常见的反应。放射性皮肤损伤发生的主要原因是放射线损伤上皮细胞,使成熟的上皮细胞脱落、丢失。约 30% 的盆腔放疗患者放疗后出现不同程度的肛门、腹部、会阴部疼痛,相关机制研究较少,目前认为可能与肛周溃疡、排便时盆底肌肉痉挛等因素有关。应用精确放疗技术,IMRT 是从肿瘤 3D 方向确定放射野的大小和剂量,较传统 2D 放疗精确,在提高疗效的同时,可减少周围正常器官的损伤。

急性放射性不良反应的治疗主要为对症支持治疗。急性放疗反应通常为自限性,一般在治疗结束后数周内消退。不良反应严重时可能需要中断治疗。肛门功能锻炼可以促进直肠肛门局部血液循环,减少痔静脉淤血和扩张。放疗引起的严重或难治性的肛门溃疡,可以用于指导治疗的数据较少。病例报告表明,高压氧治疗和口服维生素 A 可能有助于治疗肛门直肠溃疡。肛门狭窄的标准治疗为扩张肛门括约肌。极少数患者可能因为症状严重需要行结肠造口术。

二、放射性肠炎及消化道反应

放射性肠炎是由放疗时电离辐射引起的肠道黏膜溃疡、出血等改变,可发生于任意肠道,严重影响患者生存质量。急性放射性肠炎常见临床表现为腹痛、腹泻、腹胀、便血、里急后重、肛门疼痛、恶心、食欲减退等,通常在放疗 3 个月后好转。慢性放射性肠炎可以是治疗开始后即刻存在的症状持续存在,也可以是在放疗结束后独立出现,表现为腹痛、腹泻与便秘交替、粪便性状改变、反复发作的出血、梗阻或瘘管形成,也可出现肠粘连及包块。

(一) 药物治疗

1. **自由基清除剂**　临床上常用的自由基清除剂如还原型谷胱甘肽,可以清除自由基,从而减轻自由基损伤,减轻肠炎症状。

2. **硫糖铝**　硫糖铝是含有氢氧化铝的硫酸蔗糖复合物,可在溃疡面或完整处形成一层薄膜,对炎症溃疡具有促进愈合作用。

3. **益生菌**　肠道菌群的改变与饮食、药物、放射线等因素密切相关。研究表明,放疗前后患者肠道拟杆菌门和梭形杆菌门丰度明显改变,而且发生腹泻患者差异更为明显。调整肠道菌群可延迟腹泻发作,并且具有安全、经济特点,临床易于应用。

4. 奥曲肽 奥曲肽可以减少消化液的分泌,减轻消化液对创面的刺激,从而减轻肠道负担。

5. 止泻药 洛哌丁胺是外周阿片受体激动剂,可以降低肠蠕动的发生频率,缓解肠道运输速度,临床上可以改善症状,但不能解除病因。合并狭窄和梗阻患者应当避免,同时应警惕该药物引起的腹胀、恶心等并发症。

(二)手术治疗

内镜下氩等离子体凝固术在治疗放射性直肠炎方面具有重要作用,也可用于放射性结肠毛细血管扩张症、出血性十二指肠炎和回肠炎。如患者发生肠瘘、梗阻或穿孔,则需要手术治疗。但是慢性放射性肠炎的外科手术常因为广泛的组织纤维化而变得困难,随着内镜治疗的成熟,开腹手术变得越来越少。

(三)高压氧治疗

通过高压氧治疗来增加机体组织修复能力,达到损伤修复目的。高压氧治疗可以诱导受损血管内皮细胞再生,并提高抗氧化酶活性,减少自由基损伤。但因为设备原因,高压氧治疗尚不具备广泛开展条件,缺乏前瞻性随机对照试验。

三、放射性骨髓抑制

骨髓是人体的造血组织,成年人接近 1/3 的骨髓分布于骨盆区域。直肠癌放射治疗过程中,盆腔淋巴结引流区域的放疗不可避免地照射骨盆骨髓,从而引起骨髓抑制。中度和重度骨髓抑制者易出现疲乏、发热、无力、头晕、食欲减退等非特异性临床表现。粒细胞减少严重者可引起感染,血小板减少显著者可能会出现皮下瘀斑及出血。

根据 WHO 标准可将骨髓抑制分为 0~Ⅳ度(表 34-5-1)

表 34-5-1　骨髓抑制分级标准

分级	分级指标			
	血红蛋白/g·L⁻¹	白细胞/10⁹·L⁻¹	粒细胞/10⁹·L⁻¹	血小板/10⁹·L⁻¹
0	≥110	≥4.0	≥2.0	≥100
I	<110~95	<4.0~3.0	<2.0~1.5	<100~75
II	<95~80	<3.0~2.0	<1.5~1.0	<75~50
III	<80~65	<2.0~1.0	<1.0~0.5	<50~25
IV	<65	<1.0	<0.5	<25

骨髓抑制主要包括白细胞减少症、血小板减少症与贫血,处理措施分别如下。

(一)白细胞减少症

1. 暂停放疗 当发生 ≥Ⅱ度骨髓抑制时暂停放疗。

2. 刺激造血 集落刺激因子选择性地作用于粒细胞单核细胞系造血祖细胞,促进其增殖分化,可增加粒系终末分化细胞的数目与功能。治疗药物包括:①重组人粒细胞刺激因子;②重组人粒细胞巨噬细胞刺激因子;③聚乙二醇化重组人粒细刺激因子。

3. 抗感染治疗 粒细胞缺乏伴有发热的患者,均应使用抗生素;Ⅳ度骨髓抑制的患者,无论有无发热,均必须预防性使用抗生素。预防感染措施包括:①保护性隔离,层流室和紫外线消毒;②黏膜及皮肤护理,插管处换药、高锰酸钾坐浴、口腔护理等。

(二)血小板减少症

1. 暂停放疗 ≥Ⅱ度骨髓抑制时,暂停放疗。

2. 刺激造血 IL-11 可直接刺激造血干细胞和巨核祖细胞增殖,诱导巨核细胞的成熟分化。血小板生成素(thrombopoietin,TPO)是刺激巨核细胞生长及分化的内源性细胞因子,对巨核细胞生成的各阶段均有刺激作用。

3. 预防出血 ①输注血小板:血小板计数 <20×10⁹/L 或有出血时;血小板计数 <10×10⁹/L,伴发热或出血症状时,可考虑输注血小板;②输注新鲜冰冻血浆:补充凝血因子;③防止出血发生,避免用力擤鼻、刷牙、剃须;④尽量减少创伤性操作,必要时可用药物推迟经期;⑤避免使用具有抗凝作用的药物;⑥预防性应用止血药。

(三)贫血

1. 重组人促红素 EPO 是由肾脏分泌的一种活性糖蛋白,作用于骨髓中红系造血祖细胞,能促进其增殖分化,可用于放疗导致贫血的患者。重组人促红素起始剂量为 150IU/kg,每周 3 次,皮下注射,8 周后若疗效欠佳,可增至 200IU/kg。血细胞比容 >40% 时应停用,或治疗后血细胞比容 2 周内增加 >4%,应减量,减量以 25% 计算。

2. 输血 输注红细胞悬液至血红蛋白 >7g/L(血细胞比容 >21%)提高携氧能力,改善乏氧状态,提高放疗疗效。

四、放射性皮肤损伤

放射性皮肤损伤是放疗最常见不良反应之一,约

87%的放疗患者会出现皮肤色素沉着、红斑或更严重的放射性皮肤反应，其中重度放射性皮肤反应的发生率为10%~15%，严重的放射性皮肤反应可引起局部或全身感染，导致放疗中断，影响治疗效果。

（一）药物预防及治疗

1. 药膏类　①三乙醇胺乳膏：三乙醇胺的独特水包油性乳膏，可通过渗透和毛细作用原理，起到清洁和引流的双重作用。它具有深部水合作用，可增加皮肤血流速度，促进皮肤新陈代谢，通过改变IL-1和IL-6之间的比例，刺激成纤维细胞增生，增加胶原的合成。有学者研究表明三乙醇胺治疗放射性皮炎能有效减少或延缓放射性皮炎的发生、发展。②湿润烧伤膏：黄芩、黄柏和黄连是该药的主要构成成分，现代药理研究发现，湿润烧伤膏中的酚性苷类物质有抗辐射损伤及镇痛的作用。已有很多学者采用湿润烧伤膏治疗放射性皮肤损伤取得良好疗效。

2. 生物制剂　①重组人粒细胞刺激因子：该药可以有效刺激上皮基底细胞增生和分化，参与再生修复，分泌和释放VEGF，有利于新生血管生成及创伤愈合。有研究表明重组人粒细胞刺激因子可以延缓放射性皮肤黏膜的损伤及降低放射性皮肤黏膜损伤级别，促进上皮生长及创面愈合。②重组人表皮生长因子：表皮生长因子有助于促进DNA、RNA及羟脯氨酸的合成，并能加速创面上皮细胞的增殖及肉芽组织的生成。有研究表明用重组人表皮生长因子治疗放射性皮炎，治疗组患者创面愈合时间明显短于对照组（$P<0.05$）。

3. 射线防护剂　射线防护剂主要成分是超氧化物歧化酶（自由基清除剂），它能透过皮肤黏膜有效清除局部皮肤黏膜组织在电离辐射作用下产生的自由基，延缓皮肤黏膜的放射损伤，提高患者皮肤黏膜对放射线的耐受性，减轻放射性皮肤损伤程度。临床研究表明射线防护剂能有效减少放射性皮肤损伤的发生。

4. 新型创面护理敷料　①液体敷料：主要成分是人体不能合成的必须脂肪酸、植物固醇和维生素E等。它可直接诱导血管扩张，改善局部微循环，形成脂质保护膜，限制表皮内水分的流失，防止皮肤干燥，促进黏膜上皮细胞的修复，缓解放射线引起的损伤，具有保护放射野皮肤的作用。有研究表明使用液体敷料能预防放射性皮炎的发生。②藻酸盐敷料：藻酸盐敷料覆盖创面后与创面渗液接触，吸收液体后膨胀成藻酸钠凝胶，形成一个密闭环境将伤口隔离，促进新生微血管增生及表皮细胞的再生，缩短创面愈合时间，有研究指出使用藻酸盐治疗Ⅲ度放射性皮炎取得了较好的疗效。

（二）物理治疗

氧气是胶原合成和表皮细胞再生的重要元素，能促进胶原生成，局部给氧使血管收缩、毛细血管通透性降低，体液渗出减少，水肿减轻，并能改善创面局部的微环境，抑制厌氧菌的生长。

（三）心理护理

癌症患者普遍存在着紧张、焦虑、抑郁等心理问题，在放疗过程中发生放射性皮炎可加重患者的心理负担，有研究表明心理干预可以有效缓解或减轻患者的紧张、焦虑、抑郁情绪。重视患者的社会支持系统，加强对陪护家属的宣教，家人的陪伴和鼓励可以强化心理干预的效果，提高患者的依从性。

（四）放射野皮肤护理

告知患者注意保持放疗区域的皮肤清洁干燥，注意保护皱褶、薄弱处的皮肤。穿柔软棉质的衣物，尽量避免摩擦放疗区域皮肤，避免冷热刺激，避免暴晒。动态观察放疗区域内皮肤颜色、皮温的变化，给予及时有效的处理，预防及延缓患者放射性皮炎的发生、发展。

（五）放射性皮肤损伤护理

患者应取舒适体位，穿着宽松柔软棉质的衣物（如发生放射性皮肤损伤，夜间睡眠时可不穿内裤），尽量暴露创面，减少摩擦，保护创面，避免二次伤害，采取各种有效方法治疗放射性皮肤损伤，促进创面愈合，动态观察皮肤创面情况及治疗效果。

五、放射性膀胱炎及放射性骨损害

（一）放射性膀胱炎

直肠肿瘤在放射治疗过程中，膀胱是不可避免的受照射器官之一，放射性膀胱炎发生率为2.48%~5.6%。放射性膀胱炎的发生与放射总剂量、放射治疗技术及个体放射敏感性差异有关。放射治疗技术的进步能显著减少膀胱毒性，膀胱定位技术等也有助于更好地保护膀胱，减少其毒副作用。

肿瘤放射治疗组（radiation therapy oncology group，RTOG）定义了膀胱急性及晚期放射损伤分级标准（表34-5-2）。

1. 分度　放射性膀胱炎按临床症状及膀胱镜检查情况可分为轻、中、重度。①轻度：仅有轻度尿路刺激征，如尿急、尿频、尿痛等。膀胱镜检查可见黏膜混浊、

表34-5-2　肿瘤放射治疗组膀胱急性及晚期放射损伤
分级标准

分级	急性损伤	晚期损伤
0级	无变化	无变化
1级	排尿频率或夜尿为疗前的2倍/排尿困难、尿急,无须用药	轻度上皮萎缩;轻度毛细血管扩张(镜下血尿)
2级	排尿困难或夜尿少于每小时1次,排尿困难、尿急、膀胱痉挛,需局部用麻醉药(如非那吡啶)	中度尿频;广泛毛细血管扩张,间断性肉眼血尿
3级	尿频伴尿急和夜尿,每小时1次或更频繁/排尿困难,盆腔痛或膀胱痉挛,需定时、频繁地予麻醉剂/肉眼血尿伴或不伴血块	重度尿频和排尿困难,重度毛细血管扩张(常伴瘀斑),频繁血尿,膀胱容量减少(<150ml)
4级	血尿需输血/急性膀胱梗阻,非继发于血块、溃疡或坏死	坏死/膀胱挛缩(容量<100ml),重度出血性膀胱炎

充血、水肿。②中度:除上述症状外,尚有膀胱黏膜毛细血管扩张性血尿,可反复发作。膀胱镜检查可见黏膜水肿,相当范围的纤维膜、毛细血管扩张,可伴有溃疡出现,病变常在膀胱三角区后壁及输尿管间的皱褶处。③重度:已有膀胱阴道瘘形成。

2. 处理　轻、中度急性放射性膀胱炎的非手术治疗类似于一般的膀胱炎,如抗感染治疗、止血及对症治疗,以缓解膀胱刺激征。常用的局部治疗方法如下。

(1)药物膀胱冲洗:庆大霉素、地塞米松及1%明矾液等。

(2)经尿道行电凝固术止血:由于放射损伤的组织供血不良,易形成纤维化、再生功能低下,凝固部位易发生坏死,故应注意防止瘘的形成。

(3)骶前封闭疗法:在直肠与尾骨之间采用0.25%普鲁卡因80~100ml做浸润性封闭,每5~7天1次,部分可缓解症状。

(4)其他:如高压氧治疗、α-糜蛋白酶肌内注射。

高压氧治疗可使组织内氧张力增高、新生血管和肉芽组织形成、组织损伤修复,从而促进炎症愈合。高压氧治疗可作为放射性膀胱炎的治疗手段之一。亚急性期溃疡治疗方法同上。失血多者需输血改善全身情况,慢性期如膀胱容量减少、膀胱壁硬化、尿路狭窄可导致肾盂积水,严重者可诱发尿毒症,需要考虑支架置入、手术治疗。

(二)放射性骨损害

在直肠肿瘤的放射治疗过程中,股骨尤其是股骨头、股骨颈会受到照射,65Gy以上照射可见到股骨颈的自发性骨折,但直肠患者很少做到60Gy以上的放射治疗量并受此影响。生长的软骨是放射敏感的,甚至10Gy的照射即可由增殖带软骨母细胞的死亡和结构紊乱导致软骨生长减慢或暂时停止生长。10~20Gy的照射可使骨生长减慢,>20Gy的照射造成不可逆的生长亏空。如果脊柱受照,可导致身高降低和脊柱侧凸。30Gy照射除了血管形成紊乱还可造成永久性的生长抑制和骨化。RTOG定义了骨组织的晚期放射损伤分级标准:1级为无症状、无生长停滞,骨密度减低;2级为中度疼痛或触痛、生长停滞、不规则骨硬化;3级为重度疼痛或触痛、骨生长完全停滞、致密骨硬化;4级为自发性骨坏死。

在直肠癌放射治疗过程中保护骨组织的措施:应用高能X线,能量≥6mV,常规分割放射治疗,运用多野照射技术,如IMRT,以及更先进的体层放射治疗。刘明等的研究表明相对于3D-CRT计划,应用IMRT和瑞普达计划可以减少左侧近端股骨最大耐受剂量,以及双侧近端股骨容积剂量参数V30和V40(P<0.01)。制定放疗计划要求靶区剂量均匀,评估双侧股骨头耐受剂量,避免高剂量区位于股骨头,要求照射50Gy的股骨头体积<5%。

(田爱平　于甬华　朱紫星　周思成　梁建伟　王锡山)

推荐阅读

[1] DEKKER E,TANIS P J,VLEUGELS J L A,et al.Colorectal cancer [J].Lancet,2019,394(10207):1467-1480.

[2] ALKATOUT I. Complications of laparoscopy in connection with entry techniques [J]. J Gynecol Surg,2017,33(3):81-91.

[3] PALMER R. Safety in laparoscopy [J]. J Reprod Med,1974,13(1):1-5.

[4] VAN DER VOORT M,HEIJNSDIJK E A,GOUMA D J. Bowel injury as a complication of laparoscopy [J]. Br J Surg,2004,91(10):1253-1258.

[5] MASOOMI H,CARMICHAEL J C,MILLS S,et al. Predictive factors of splenic injury in colorectal surgery:data from the nationwide inpatient sample,2006-2008 [J]. Arch Surg,2012,147(4):324-329.

[6] MARTÍNEZ-SERRANO M A,PARÉS D,PERA M,et al. Management of lower gastrointestinal bleeding after colorectal resection and stapled anastomosis [J]. Tech Coloproctol,2009,13(1):49-53.

[7] 陈伟杰,林国乐. 腹腔镜直肠癌前切除术吻合口出血的防范与处理[J].中华胃肠外科杂志,2016,19(4):383-385.

[8] LOU Z,ZHANG W,YU E D,et al. Colonoscopy is the first choice for early postoperative rectal anastomotic bleeding[J].

World J Surg Oncol,2014,12（1）:376.

［9］张贵聪,罗光辉,宋涛. 腹腔镜直肠癌手术的常见并发症及其防治措施［J］. 中国普通外科杂志,2015,24（11）:1613-1617.

［10］李干斌,韩加刚,王振军. 结直肠术后吻合口出血的预防与诊治探讨［J］. 中华胃肠外科杂志,2020,23（12）:1149-1154.

［11］CHIARELLO M M,FRANSVEA P,CARIATI M,et al. Anastomotic leakage in colorectal cancer surgery［J］. Surg Oncol,2022,40:101708.

［12］CASAL NÚÑEZ J E,VIGORITA V,RUANO POBLADOR A,et al. Presacral venous bleeding during mobilization in rectal cancer［J］. World J Gastroenterol,2017,23（9）:1712-1719.

［13］BARLEBEN A,MILLS S. Anorectal anatomy and physiology［J］. Surg Clin North Am,2010,90（1）:1-15.

［14］ISHII M,SHIMIZU A,LEFOR A K,et al. Surgical anatomy of the pelvis for total pelvic exenteration with distal sacrectomy:a cadaveric study［J］. Surg Today,2021,51（4）:627-633.

［15］LOU Z,ZHANG W,MENG R G,et al. Massive presacral bleeding during rectal surgery:from anatomy to clinical practice［J］. World J Gastroenterol,2013,19（25）:4039-4044.

第三十五章 随访及全程管理

第一节 随访指南

结直肠癌作为最常见的恶性肿瘤之一,即使经过规范的根治性手术治疗,术后仍然有约50%的患者出现复发和转移。65%~80%的结直肠癌患者术后2年内出现复发,仅6%~8%的患者复发发生于5年以后。因此定期复查是早期发现复发灶的重要方式。复发转移越早被发现,临床治愈的可能性越高。因此,结直肠癌患者术后进行随访监测是非常重要的。

随访的首要目的是能够尽早发现局部复发、远处转移、多原发癌和其他原发癌,通过有效的治疗手段,改变患者的预后结局。次要目的是早期发现肠道腺瘤性息肉并及时进行治疗,从而预防结直肠癌的发生。随访监测的适当性必须考虑患者年龄、患病情况、器官功能状态、既往基础疾病、预期寿命和护理目标等方面。只有在患者愿意并能够积极治疗的情况下,才应进行主动随访监测。

一、随访时间

结直肠癌术后患者的随访时间和复查间隔应考虑患者的具体病情、接受辅助治疗的情况、个人经济状况、随访实施是否便利等因素,采取个性化随诊方案。一般的原则:术后3年内,每3个月复查1次;术后4~5年,每6个月复查1次;术后5年以上,每年复查1次。最新的研究数据显示,较低强度的随访与密集的随访两者在总生存率上是相似的,患者总生存率主要取决于精准的检查手段及规范的治疗模式。

二、随访项目

结直肠癌患者治疗后常规随访项目包括门诊问诊、体格检查、血液检查、胸腹部和盆腔CT、盆腔(直肠)MRI、结肠镜检查等。PET/CT可作为早期发现结直肠癌复发转移的一种手段选择,但PET/CT不是常规推荐的检查项目。目前尚无指南明确将PET/CT指定为结直肠癌术后肿瘤复发监测的I级推荐,但该项技术在疑似有肿瘤复发倾向或表现的患者的诊疗中具有一定地位。研究发现,用PET/CT诊断结直肠癌复发的灵敏度和特异度分别达到100%和82.6%,阳性预测值为87.1%,阴性预测值为100.0%。需注意的是由于不同地区和各级医院的医疗条件差异,以及患者个人经济因素,结直肠癌患者随访的项目选择也不尽相同。

三、随访形式

(一) 门诊问诊及专科体格检查

医师进行详细的病史询问、仔细的体格检查是随访的重要方式,患者的主诉和体格检查结果虽然不能作为判断肿瘤复发和转移的直接依据,但至少可以为医师提供有一定价值的诊疗依据,为早期诊断患者病情提供有力的帮助。针对患者的体格检查应重点放在腹部切口、直肠指检等方面。如果患者接受的是腹会阴联合切除术,还应检查会阴部切口;有肠造口的患者应检查肠造口。

(二) 实验室检查

实验室检查包括血常规、肝肾功能、肿瘤标志物。血常规和肿瘤标志物(如CEA)检测应作为结直肠癌患者每次复查的必检项目。CEA是诊断结直肠癌复发或转移的敏感标志物之一,单纯CEA的检查可监测到高达30%~60%的复发。临床发现CEA升高应进一步确认,通过体格检查、结肠镜检查以及胸腹部和盆腔CT、MRI进行评估。如果常规检查不能诊断,那么可以考虑使用PET/CT。如进行上述方法仍未检出肿瘤,则每3个月重复行CEA检测及影像学检查,直至检测到CEA水平下降或复发。

(三)影像学检查

影像学检查包括腹部超声、腹/盆腔 CT、盆腔 MRI、PET/CT、放射性核素扫描等。根据国内外各大协会的指南推荐,一般而言,结直肠癌患者治疗后 5 年内,每 6~12 个月行胸、腹、盆腔 CT 检查 1 次。MRI 属于无创且不会造成检查辐射的影像学检查手段,显示软组织具备较高的分辨率,因此 MRI 在肝转移灶及直肠癌术后盆腔复发评价中的优势明显。

(四)内镜检查

结直肠癌患者术后 1 年内应常规行结肠镜检查,如发现腺瘤性息肉,在 1 年内复查 1 次,内镜随访发现肠道内腺瘤,均推荐切除;如未发现息肉,则 3 年内复查,然后每 5 年复查 1 次;如果术前因肿瘤梗阻无法行全结肠镜检查,则术后 3~6 个月检查。结肠镜检查在随访监测中的主要目的是检测异时性肿瘤。术后肿瘤标志物升高的患者,结肠镜检查作为非创伤检查的辅助手段,对发现其他手段未能发现或可疑的复发和转移病灶有一定参考价值。

(五)病理学检查

可疑复发和转移的情况,包括影像学上发现占位,体格检查可触及包块,肿瘤标志物升高,在占位可行切除,或可切取部分组织,或可行细胞学穿刺的情况下,应积极行病理学检查,明确诊断,以便尽早、合理、科学地实施包括手术在内的综合治疗,改善预后。

(六)循环肿瘤 DNA 监测

ctDNA 是近些年来肿瘤领域探索的热点之一,具有非侵入、特异度高、灵敏度高及能够全面反映肿瘤异质性等优点。研究表明,进行 ctDNA 检测,通过对肿瘤本身进行基因分型,并针对 ctNDA 标志物的突变,可以提醒存在复发风险的患者。目前针对结直肠癌患者外周血的 ctDNA 检测可分为定性和定量两种。常见的 ctDNA 检测技术主要基于两大平台,一种是以聚合酶链式反应为基础扩增,另一种以高通量测序为基础检测。尽管 ctDNA 检测对于结直肠癌患者的术后复发转移具有一定的预警作用,但是 ctDNA 检测仍存在成本高,技术复杂,不同方法的结果尚无固定标准、可靠性与稳定性等不足。ctDNA 检测是否应该被常规用于术后随访并指导治疗仍存在争议。

四、随访原则

(一)Ⅰ~Ⅲ期结直肠癌患者随访

Ⅰ期结直肠癌患者,随访频率为每 6 个月 1 次,共 5 年。Ⅱ~Ⅲ期结直肠癌患者,随访频率为每 3 个月 1 次,共 3 年;以后每 6 个月 1 次,至术后 5 年;5 年后每年进行 1 次随访。也可根据患者病情选择更频繁的随访频率。

随访内容包括体格检查(强调直肠指检);肿瘤标志物检查(强调 CEA);肝脏超声检查(针对Ⅰ~Ⅱ期患者);胸、腹及盆腔 CT(针对Ⅲ期或超声、肿瘤标志物异常时);结肠镜检查(推荐术后 1 年内行结肠镜检查;如果术前因肿瘤梗阻无法行全结肠镜检查,则术后 3~6 个月检查;每次结肠镜检查若发现进展期腺瘤,则需 1 年内复查,若未发现,则 3 年内复查,然后每 5 年 1 次);PET/CT 仅推荐用于临床怀疑复发,但常规影像学检查阴性时。肝脏超声造影用于普通超声或 CT 怀疑肝转移时(表 35-1-1)。

(二)Ⅳ期结直肠癌患者随访

Ⅳ期结直肠癌(转移灶 R0 切除或损毁后)患者,随访频率为每 3 个月 1 次,共 3 年;然后每 6 个月 1 次,至

表 35-1-1 结直肠癌的随访

临床分期	随访内容			
	病史与体格检查	癌胚抗原	胸、腹和盆腔 CT	结肠镜检查
Ⅰ期	随访频率为每 6 个月 1 次,共 5 年			术后 1 年内检查;如有异常,1 年内复查;如未见息肉,3 年内复查,然后每 5 年 1 次
Ⅱ~Ⅲ期	每 3 个月 1 次,共 3 年;然后每 6 个月 1 次,至 5 年;5 年后每年 1 次	每 3~6 个月 1 次,共 3 年;然后每 6 个月 1 次,至 5 年;5 年后每年 1 次	每 6 个月 1 次,共 3 年;然后每 12 个月 1 次,至 5 年;5 年后每年 1 次	
Ⅳ期(转移灶 R0 切除或损毁后)	每 3 个月 1 次,共 3 年;然后每 6 个月 1 次,至 5 年;5 年后每年 1 次	每 3 个月 1 次,共 3 年;然后每 6 个月 1 次,至 5 年;5 年后每年 1 次	每 6~12 个月 1 次,共 5 年;5 年后每年 1 次	

注:1. Ⅰ期结直肠癌,一些指南共识不建议常规癌胚抗原或影像学检查,只建议结肠镜检查监测寻找异时性肿瘤。

2. 肿瘤标志物曾经升高或持续异常的患者,推荐行胸、腹及盆腔增强 CT。

3. 患者如果术前因肿瘤梗阻无法顺利行全结肠镜检查,则术后 3~6 个月应进行结肠镜检查。

4. PET/CT 检查仅推荐用于临床上怀疑复发,但常规影像学检查为阴性时。

5. 肝脏超声造影检查推荐用于临床普通超声或 CT 检查怀疑存在肝转移时。

5 年;5 年后每年 1 次。也可根据患者病情选择更频繁的随访频率。

随访内容包括体格检查(强调直肠指检);肿瘤标志物检查(强调 CEA 检测);胸、腹及盆腔增强 CT(每 6~12 个月 1 次)(表 35-1-1)。

(王贵英　张森　关旭)

第二节　全程康复管理

全程康复管理对结直肠肿瘤患者的预后有非常重要的意义,其主要包括营养管理、心理管理、疼痛管理、睡眠管理、体能锻炼管理、神经病变管理、泌尿生殖功能障碍管理及肠造口术后康复管理等。总体原则是积极全程全面管理,从不同维度改善结直肠肿瘤患者术后的生存质量,为结直肠肿瘤患者提供更舒适、高质量的全程管理。本节以结直肠癌的全程康复管理为例,阐述结直肠肿瘤全程康复管理措施。

一、营养管理

研究显示,中国住院肿瘤患者,重度营养不良发病率达 58%。一方面,肿瘤组织代谢活跃,导致机体营养的消耗增加;另一方面,肿瘤相关的手术、放化疗、靶向治疗、免疫治疗等容易引起消化道不适反应,导致机体营养的摄入不足。结直肠癌患者易出现便血、肠梗阻等消化道症状,更增加了营养不良的发生率和加重了严重程度。

营养水平诊断的方法有多种,最简便的方法是测量体重及计算 BMI。①测量体重:实际体重为理想体重的 90%~100% 为适宜,80%~89% 为轻度营养不良,70%~79% 为中度营养不良,60%~69% 为重度营养不良。②计算 BMI:不同种族、不同地区、不同国家的 BMI 诊断标准不尽一致。中国标准为 BMI<18.5kg/m² 为低体重(营养不良),18.5~23.9kg/m² 为正常,24~27.9kg/m² 为超重,≥28kg/m² 为肥胖。

推荐住院患者中使用 NRS 2002 作为营养筛查的首选工具。当合并下述任一情况时应视为存在严重营养风险:6 个月内体重减轻 >10%;疼痛数字评分法评分 >5 分;BMI<18.5kg/m²;血清白蛋白 <30g/L。该类患者应进行支持治疗,首选肠内营养。当口服不能满足营养需要时可行静脉营养支持治疗。术前营养支持治疗时间一般为 7~10 天,严重营养风险患者可能需要更长支持治疗时间,以改善患者营养状况,降低术后营养相关并发症发生率。

结直肠癌患者经诊断为营养不良或存在营养风险者则需根据患者情况按相应比例进行蛋白质、氨基酸、葡萄糖、脂肪乳、维生素等营养物质的补充,尤其

结直肠癌患者蛋白质需求升高,推荐蛋白质摄入量为 1.2~1.5g/(kg·d),消耗严重的患者则需要补充更多蛋白质。非梗阻型的结直肠癌患者可推荐完全口服,全肠内营养治疗;存在梗阻的患者营养治疗的途径应以肠外营养治疗为宜,根据梗阻缓解的情况和方式适当地过渡至部分肠外加部分肠内营养治疗途径。

二、心理管理

心理管理是结直肠癌全程康复管理中的一个重要而容易被忽视的问题,伴随患者诊断、治疗及康复的全过程。

1. 在诊断的早期阶段,患者常表现为恐惧心理,担心生命受到疾病威胁,害怕肿瘤手术带来身体残缺,抗肿瘤治疗引起自卑心态,在这种心理作用下就会出现明显的沮丧和焦虑情绪。此阶段,临床医师和患者沟通时需给患者留有心理缓冲余地,有针对性地告知患者治疗的前景及治愈疾病的可能性,使患者建立起战胜病魔的希望和信心。

2. 在治疗阶段,患者面对癌症诊断和治疗的双重精神压力,向患者制定一个完善的治疗计划尤为重要。其中包括使患者心理创伤得以较快平复、使其建立信心、改善情绪、增强治疗希望。患者在各种抗肿瘤治疗过程中必然产生一定的精神和躯体的不适,整个治疗过程中,关键在于患者的信任和配合。在制定治疗计划过程中,医师准备对患者进行治疗前应充分告知治疗过程中可能发生的不良反应、预防措施及利害关系,使其做好心理建设,用积极的心态面对治疗中产生的各种问题。研究表明,肿瘤患者在化疗过程中心理学方面的异常是影响其生存质量的重要因素之一。肿瘤治疗过程中的相关不良反应可能会导致患者焦虑、恐惧心理加重,影响患者的治疗效果。

3. 在出院康复阶段,家庭因素也是影响患者心理的一个重要因素。家庭中的任何成员可通过家庭提供支持、资源、服务及其他形式的帮助使患者在遭受恶性肿瘤打击的同时,缓冲患者的精神压力,通过提供支持和信息反馈改善患者的生存质量。另外,通过加入团体性活动的形式也可以显著减少患者的社会孤独感,团体性

心理干预被较多地用于减少肿瘤患者的负性心理负担，分享解决问题的技巧和希望。研究表明，患者的抑郁、焦虑体验能通过团体心理治疗减轻，改善患者睡眠，平复心情，增强信念。团体心理治疗在晚期肿瘤姑息性治疗中对改善患者情绪有一定的作用。

三、疼痛管理

疼痛是肿瘤患者中最为常见的症状之一，疼痛可来自肿瘤本身，如骨转移、肿瘤侵袭软组织或压迫神经；也可是肿瘤治疗相关的疼痛，如化疗引起的肌肉骨骼疼痛、术后切口疼痛、放射相关黏膜炎等。

肿瘤患者的疼痛管理应该包括药物治疗和非药物干预。根据 *WHO Guidelines for the Pharmacological and Radiotherapeutic Management of Cancer Pain in Adults and Adolescents*，药物镇痛包括五项基本原则。

（一）口服给药

口服为最常见的、首选的无创给药途径。其简单、经济、易为患者接受，具有稳定的血药浓度；且与静脉、皮下注射同样有效，更易于调整剂量；更有自主性，不易成瘾、不易耐药。不宜口服的患者可考虑给予皮下注射、透皮贴或肛塞等其他途径给药。

（二）按阶梯用药

按阶梯用药是指在选用镇痛药物时要根据患者的疼痛程度有针对性地选择。①轻度疼痛：选用非甾体抗炎药；②中度疼痛：以弱阿片类镇痛药为主，可联合非甾体抗炎药；③重度疼痛：以强阿片类镇痛药为主，可联合非甾体抗炎药物。

（三）按时用药

按照药物的使用要求规律地定时给予镇痛治疗，如无论当时是否存在疼痛，间隔 12 小时给药 1 次，镇痛基础用药时可给予阿片类缓释制剂，暴发痛时可给予即释制剂。

（四）个体化给药

根据患者疼痛的具体情况和镇痛药的剂量，制定适合患者具体情况的个体化用药方案，应用镇痛药时要考虑患者的病情及疼痛的特点，用药要足量，注意联合用药，从而达到缓解患者疼痛的目的。

（五）注意具体细节

用药时注意加强监护，观察疼痛的缓解情况及机体的状况，注意镇痛药之间的相互作用，力争减少药物的不良反应，提高患者的生存质量。

另外，中医中药在肿瘤治疗和缓解癌痛方面发挥着巨大的作用。其中苦参、鸦胆子油乳、元胡等有一定的镇痛作用，中药镇痛贴外用能缓解轻度癌痛。针灸可通过穴位的针刺改善疼痛。按摩治疗有助于减轻肌肉紧张，放松躯体，减轻疼痛并且促进血液循环。

通过合理地选择镇痛药和非药物治疗模式相结合的方式不断改善肿瘤患者治疗及康复过程中的疼痛，缓解疼痛，减轻痛苦，提高生存质量，使肿瘤患者的治疗过程及模式成为无痛模式，做到"天下无痛"。

四、睡眠管理

肿瘤患者是睡眠障碍的主要人群，多表现为严重的焦虑。肿瘤复发转移、悲观情绪及治疗带来的经济压力等都是造成肿瘤患者睡眠障碍的因素。结直肠癌患者早期诊断时应加强心理支持及建设，积极进行心理疏导，使患者接受并建立治疗信心，进而改善睡眠质量。在治疗过程中注意减少心理应激，通过适度的体力活动、定量的睡眠及药物辅助提高睡眠质量，并通过缓解焦虑等一系列心理干预释放压力。

五、体能锻炼管理

结直肠癌患者在治疗全程中都应根据体能状况做出一定的体力锻炼计划，根据每个时期体能状况改变去增加或减少体力锻炼的项目。如早期体力状况允许，在患者不存在贫血、梗阻及相关并发症的前提下，可通过慢跑和竞走提高运动耐力，改善乏力症状，克服心理障碍，提高体力状况。在治疗过程中，手术及放化疗可能不同程度增加患者不适症状，在这种情况下，可通过慢走等有氧活动帮助患者恢复体力，促进肠道功能的康复，帮助患者更早恢复食欲改善体力状况。治疗结束后则应提倡慢跑及力量训练并结合适当的有氧运动，改善患者机体乏力、疲惫的状况，通过运动耐力的增加，增强食欲，维持体重，避免超重，也为后期的复查奠定体力基础。

六、神经病变管理

结直肠癌主要采用以奥沙利铂、氟尿嘧啶等为主的化疗方案，然而铂类药物可引起不同程度的手足综合征等神经性病变，影响患者的生存质量。急性、可逆性、以外周为主的感觉神经病变为早发型，发生在给药的数小时或 1~2 天，在 14 天内消退，通常表现为手、足、口周围或咽喉一过性感觉异常、感觉迟钝和感觉减退。持续型（>14 天）表现为持续感觉异常、感觉迟钝、感觉减退。

结直肠癌化疗期间，铂类药物使用期间应避免使用或接触冰冷物品，患者可佩戴手套，防止与金属器物如输液架、床栏接触后，因冷感而使肢端麻木感加重。在日常生活中，建议患者使用热水沐浴、洗漱；饮食方面以温软类食物为主，如患者有严重肢端麻木感，取拿物品时有手臂迟钝感，可尝试局部按摩或热毛巾外敷。也可根据病情严重程度，选择营养神经类药物，如甲钴胺、维生素 B_6、银杏叶提取物等。

七、泌尿生殖功能障碍管理

泌尿生殖功能保护在结直肠癌手术中占有重要的地位，是影响患者生存质量的主要因素之一。合理的干预措施对改善结直肠癌患者术后泌尿生殖功能障碍有一定的价值和意义。

针对手术前出现排尿功能障碍的患者，影像学检查提示泌尿系统梗阻、肾积水，血液检查提示肾功能异常者，则应尽快行输尿管支架的置入以改善患者肾功能。术后的排尿功能障碍则可以通过持续尿管减压，以及膀胱造瘘的处理缓解症状，同时还可以应用坦索罗辛缓解排尿困难的症状。

男性性功能障碍发生较女性常见，除与家庭伴侣积极沟通外，口服药物是大部分患者的首选治疗方法。目前，口服 5-羟色胺选择性重摄取抑制剂易被多数患者接受。物理治疗方式也是一种无创性的治疗方式，包括真空勃起装置的应用，低能量体外冲击波治疗等均可不同程度地缓解男性术后性功能障碍。另外，女性患者虽不像男性患者有明显的性功能的影响，但随着经自然腔道取标本手术方式的开展，女性患者经阴道切口取出标本无疑给女性患者的性活动造成重要影响。因此推荐此类患者注意阴道内卫生，观察白带色及味的变化，必要时请妇科医师协助给予阴道窥器的检查及相关药物的应用。

八、肠造口术后康复管理

肠造口是影响患者生存质量的一项重要因素，其相关并发症也很多见，即使不存在造口并发症，有造口的患者也存在巨大的生活挑战。肠造口的患者，应进行针对性宣教与指导，减轻患者的心理负担，减少或避免造口相关并发症，提高患者生存质量。

（王贵英　李涛　关旭）

推荐阅读

［1］ CARDOSO R，GUO F，HEISSER T，et al. Overall and stage-specific survival of patients with screen-detected colorectal cancer in European countries：a population-based study in 9 countries［J］. Lancet Reg Health Eur，2022，6（21）：100458.

［2］ ARNOLD M，SIERRA M S，LAVERSANNE M，et al. Global patterns and trends in colorectal cancer incidence and mortality［J］. Gut，2017，66（4）：683-691.

［3］ SIEGEL R L，MILLER K D，GODING SAUER A，et al. Colorectal cancer statistics，2020［J］. CA Cancer J Clin，2020，70（3）：145-164.

［4］ SNYDER R A，HU C Y，CUDDY A，et al. Alliance for clinical trials in oncology network cancer surveillance optimization working group. association between intensity of posttreatment surveillance testing and detection of recurrence in patients with colorectal cancer［J］. JAMA，2018，319（20）：2104-2115.

［5］ National Comprehensive Cancer Network. NCCN clinical practice guidelines in oncology（NCCN Guideline）. Rectal cancer，version 1.2022［EB/OL］.（2022-02-25）. https://www.nccn.org.

［6］ VERBERNE C J，WIGGERS T，VERMEULEN K M，et al. Detection of recurrences during follow-up after liver surgery for colorectal metastases：both carcinoembryonic antigen（CEA）and imaging are important［J］. Ann Surg Oncol，2013，20（2）：457-463.

［7］ STEELE S R，CHANG G J，HENDREN S，et al. Practice guideline for the surveillance of patients after curative treatment of colon and rectal cancer［J］. Dis Colon Rectum，2015，58（8）：713-725.

［8］ ARGILÉS G，TABERNERO J，LABIANCA R，et al. ESMO Guidelines Committee. Localised colon cancer：ESMO Clinical Practice Guidelines for diagnosis，treatment and follow-up［J］. Ann Oncol，2020，31（10）：1291-1305.

［9］ 中国临床肿瘤学会指南工作委员会. 2022 CSCO 结直肠癌指南［M］. 北京：人民卫生出版社，2022.

［10］ 中国抗癌协会. 2022CACA 结直肠、肛管癌诊治指南［M］. 天津：天津科学技术出版社，2022.

［11］ 中华人民共和国国家卫生健康委员会医政医管局，中华医学会肿瘤学分会. 中国结直肠癌诊疗规范（2020 年版）［J］. 中国实用外科杂志，2020，6（40）：601-625.

［12］ 中华医学会消化病学分会，中华医学会消化病学分会消化系统肿瘤协作组. 中国结直肠肿瘤综合预防共识意见（2021 年，上海）［J］. 中华消化杂志，2021，41（11）：726-759.

［13］ APPLEBAUM A J，LICHTENTHAL W G，PESSIN H A，

et al. Factors associated with attrition from a randomized controlled trial of meaning-centered group psychotherapy for patients with advanced cancer [J]. Psychooncology,2012, 21(11):1195-1204.

[14] HARB A H,ABOU FADEL C,SHARARA A I. Radiation enteritis [J]. Curr Gastroenterol Rep,2014,16(5):383.

[15] FURLAN A D,SANDOVAL J A,MAILIS-GAGNON A,et al. Opioids for chronic noncancer pain:a meta-analysis of effectiveness and side effects [J]. CMAJ,2006,174(11): 1589-1594.

[16] 朱莹,张丽娟. 大剂量复方苦参注射液联合盐酸羟考酮缓释片治疗晚期癌痛的临床观察[J]. 中西医结合研究, 2014,6(1):23-25.

[17] 王华伟,齐创. 中药止痛贴外用治疗剂联合吗啡治疗 84 例癌症疼痛的临床研究[J]. 辽宁中医杂志,2014,41(6): 1187-1189.

[18] WILCOCK A,MANDERSON C,WELLER R,et al. Does aromatherapy massage benefit patients with cancer attending a specialist palliative care day centre ? [J]. Palliat Med, 2004,18(4):287-290.

第三十六章　特殊人群结直肠癌

第一节　妊娠期结直肠癌

妊娠期结直肠癌的发病率在妊娠人群中为0.002%~0.01%。妊娠期结直肠癌患者中位年龄约为31岁,发病部位85%为直肠,易误诊、漏诊。发病因素包括遗传性疾病、孕激素和雌激素等激素水平升高、环氧合酶-2(cyclooxygenase-2,COX-2)增高、肥胖、饮食习惯改变、炎性肠病等,妊娠期结直肠癌病例多以个案报道为主,缺乏大宗临床数据及实验室研究。

一、诊断

1. **临床表现**　妊娠初期结直肠癌患者临床表现与非妊娠期结直肠癌患者相似。常见的症状主要包括早期排便习惯的改变、贫血、消瘦、腹泻、伴或不伴肠梗阻症状等非特异性症状。妊娠中期,孕妇本身可出现与胃肠道肿瘤相似的症状,随着胎儿成长、子宫不断增大,可以造成腹腔器官移位,增加诊断难度,导致部分妊娠期结直肠癌直至妊娠晚期或分娩后才临床确诊。

2. **体格检查**　妊娠期结直肠癌体格检查主要采用直肠、阴道的双指触诊。阴道和直肠检查可以识别距离肛门8~10cm的任何肿瘤病变,对结肠癌的诊断较为局限。

3. **粪便隐血试验**　粪便隐血试验是孕妇常用的检测方法。其对直肠癌、左半结肠癌更具特异度,但仅5%~10%的患者检测发现结直肠癌,另外20%~30%患者发现腺瘤性息肉。

4. **血清免疫学检查**　血清免疫学检查包括CEA和CA19-9。CA19-9在母体血清中的维持低水平,不随孕龄增长而变化,但在羊水中含量较高,对妊娠期结直肠癌患者有诊断价值。在妊娠期结直肠癌早期缺乏特异性,但其在肿瘤切除术后常会降至正常,如果增高常提示肿瘤复发,故在术后肿瘤学监测中的作用越来越重要,是用于预后判断的指标之一。

5. **腹部超声检查**　腹部超声检查对于胎儿辐射相对较少,可以作为孕妇相对安全的检查方式。只有在腹腔内有明显占位时,才有诊断价值。可以初步诊断肿瘤位置以及是否有肝内转移。超声内镜检查,尤其是经直肠超声针对直肠癌可以精准判断肿瘤TNM分期。

6. **CT检查**　螺旋CT检查具有较高的准确性,目前没有足够证据可以使胎儿致畸,但仍需要注意:①螺旋CT检查在妊娠早期(前3个月)尽量避免使用;②螺旋CT检查不仅能评估TNM分期,还可以明确肿瘤是否会阻塞产道,因此可以在妊娠晚期的结直肠癌患者中使用。

7. **MRI检查**　MRI检查具有分辨率高、无创等优点,可作为妊娠期结直肠癌的一种有效检查手段。但是英国的辐射防护委员会指导意见中提出在妊娠早期(前3个月)尽量避免使用。

8. **结肠镜检查**　结肠镜检查时存在胎盘早剥的风险;受胎儿影响,肠镜操作困难,增加肠穿孔的风险,属于相对禁忌的检查。

二、治疗

妊娠期结直肠癌的治疗较为复杂,临床医师难以确定是否终止妊娠进行肿瘤治疗。研究发现妊娠本身不会导致肿瘤预后的恶化。医师治疗在过程中应遵循的原则为在胎儿能存活的前提下,可以终止妊娠,尽快救治孕妇。治疗选择应充分与患者沟通,需要结合患者个人意愿及生育要求、肿瘤的分期及孕龄等科学伦理因素来综合判断。最佳治疗需要多学科联合,包括肿瘤内科医师、产科医师、麻醉师、新生儿科医师等,有时还需要手术混合团队、产科医师。

(一)治疗策略

妊娠结直肠癌的治疗策略见图36-1-1。

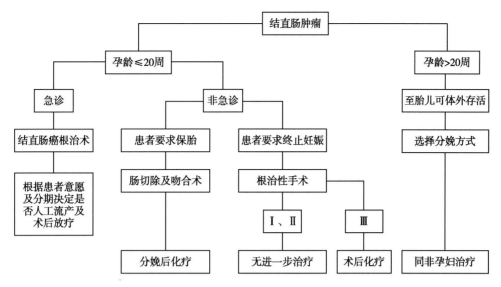

图 36-1-1　妊娠结直肠癌的治疗策略

1. 孕龄（gestational age,GA）≤20 周　确诊后立即手术,虽然通过腹腔镜的技术及有效的麻醉手段,胚胎/胎儿死亡的风险已降至约 4%,但仍然比普通患者高 2 倍。流产以加快结直肠癌的治疗是比较好的选择。同时有文献报道 5 例妊娠期结直肠癌者于妊娠早期手术,包括腹会阴联合切除术,术后均顺利分娩出健康胎儿。

2. 孕龄 >20 周　确诊后可以在产后行肿瘤手术,其治疗原则为尽早分娩活婴,尽快切除肿瘤。①GA 在 20~28 周,患者可以选择化疗,当达到合适的孕龄,尽快手术治疗;②如果结直肠癌属于局部晚期,可以首选化疗并观察约 3 个月,因为 GA 在 32~34 周,95% 的情况下胎儿可以存活,分娩后更有利于开展肿瘤根治术。

3. 卵巢的处理　妊娠期结直肠癌患者卵巢切除术是强制性,正常人群中,结直肠癌转移至卵巢的概率为 3%~8%。但妊娠期结直肠癌发生卵巢转移的概率为 25%,预后较差。

（二）分娩方式的选择

目前对于妊娠期结直肠癌患者的分娩方式尚无统一认识,多为个案报道。妊娠期结直肠癌的患者分娩方式包括:①经阴道分娩,胎儿顺娩时患者腹压增大,结直肠肿瘤挤压易破裂、出血;肿瘤阻塞产道或产伤及侧切可能切进肿瘤;直肠肿瘤侵袭子宫阴道前部、会阴切开术导致肿瘤播散。临床医师无法保证孕妇短时间内顺利分娩,故不推荐此类分娩方式。②剖宫术分娩,剖宫产后,继续结直肠癌根治术。此种分娩方式为大多数医师推荐。

（三）辅助放、化疗

化疗期间细胞毒性药物对胎儿（妊娠早期、妊娠中期和妊娠晚期）的影响是不同的。肿瘤内科医师认为,妊娠期前 3 个月化疗可导致胎儿致畸,妊娠中期和妊娠晚期化疗相对安全。即使是妊娠中晚期,胎儿的中枢神经和造血系统仍然在发育,一般妊娠 35 周以后为了避免化疗引起胎儿骨髓抑制,不能继续化疗。

妊娠早、中期是否化疗,临床医师应充分尊重患者自己的选择;妊娠晚期,在剖宫术胎儿分娩后,尽早选择化疗。

目前文献中尚无明确的放疗方案可供应用,氟尿嘧啶 + 亚叶酸钙对胎儿的影响很小。结肠癌对于放疗不敏感,妊娠期禁止盆腔放疗。既使分娩后的患者,也只有在患者决定不再生育的条件下,才可考虑应用放疗,放疗会引起卵巢功能衰竭。

三、预后

妊娠期结直肠癌的患者预后很差,目前文献报道的病例中,无 1 例患者生存期超过 5 年,因其发现时肿瘤的分期均较晚,大多数孕妇在 1 年内死亡。诊断后,平均生存期少于 5 个月。结肠癌与直肠癌相比预后更差。

胎盘屏障对胎儿免疫系统具有保护作用,妊娠期结直肠癌胎儿转移尚未报道。有学者认为胎儿畸形、致癌风险、发育或脑部疾病、流产或胎儿死亡均是肿瘤手术或术后治疗导致的。这与化疗导致胎儿致畸结论相悖,遗憾的是缺乏大规模临床数据与试验研究。

（李军　李旭照　张明光）

第二节　高危患者结直肠癌

本节介绍的高危患者结直肠癌，是指高龄或伴有重要器官功能障碍的结直肠癌患者。中国人口基数大，各级医院接诊的高危患者结直肠癌数量逐年递增，针对高危患者结直肠癌，结直肠外科医师除评估肿瘤情况外，还需要全面考虑患者情况，制定个性化的围手术期诊疗方案。本节将重点介绍高龄、合并慢性肾脏病、合并肝硬化、合并脑卒中、合并心血管疾病等常见高危结直肠癌患者的诊疗原则。

一、老年结直肠肿瘤

年龄是结直肠癌的主要危险因素之一，约57%的结直肠癌病例在65岁后发病，32%的病例在75岁后发病，中位诊断年龄为67岁。因此在结直肠患者中老年人占多数，再加上近年来国民预期寿命延长及医疗条件改善等综合因素影响，中国老年结直肠癌的患病率和发病率均呈逐年递增趋势。

老年结直肠癌患者的突出特点是年龄相关的器官功能衰退和共存疾病，进而导致的抗应激能力减弱。器官功能衰退会导致肿瘤药物的代谢和清除速率降低，从而增加心脑血管不良事件的发生；而共存疾病会增加非肿瘤相关死亡风险，降低总体生存率。因此，在临床中对老年结直肠癌患者选择治疗方案时除需要考虑治疗效果外，还需要考虑患者对手术创伤、化疗药物、放射治疗等的耐受性。常用的评测方法包括：体能状态，包括美国东部肿瘤协作组量表和卡氏体力状态评分；日常生活活动量表和工具性日常生活活动量表；老年综合评估等。

总体而言，老年结直肠癌患者的基本治疗原则与非老年患者相同，手术切除仍然是唯一的根治性治疗。多项研究证实，腹腔镜手术对老年人机体免疫功能影响小、对患者全身状态的稳定作用更明显，可有效减少术后心肺并发症的发生。在包括老年人在内的所有人群中，高危结肠癌切除后使用辅助化疗可显著降低复发率和病死率，但辅助化疗较少用于超过65岁的适宜治疗者，特别是80岁以上者。虽然多项研究发现，相比非老年患者，老年患者的重度并发症发生率并未出现有临床意义的增加，但老年患者可能有年龄相关的器官功能衰退以及可能限制其预期寿命的共存疾病，因此必须特别注意此类患者的化疗风险。

二、合并慢性肾脏病的结直肠癌

慢性肾脏病（chronic kidney disease，CKD）发病率在中国呈上升趋势。CKD患者尤其是终末期肾病（end-stage renal disease，ESRD）患者，由于免疫力下降、慢性感染和炎症、DNA修复受损、抗氧化防御能力下降和致癌物积累等因素，罹患结直肠癌的风险增大。此外，ESRD患者接受肾移植后，由于长期应用免疫抑制剂，患癌风险进一步增加。CKD患者多合并肾性贫血，而贫血是结直肠癌常见的临床表现，可能导致诊治延误。CKD患者尤其是透析患者及肾移植术后患者，诊断时大多数患者处于进展期，肾移植患者由于免疫抑制剂的使用，肿瘤进展更快。

合并CKD的早期结直肠癌患者，内镜黏膜下剥离术（endoscopic submucosal dissection，ESD）治疗是一种安全、有效的治疗选择。可切除的合并CKD的结直肠癌患者，手术仍是唯一的根治性治疗，但是术后并发症发生率或围手术死亡风险增加，尤其是心血管并发症发生率增加。值得注意的是，ESRD仅增加非肿瘤性的死亡风险，肿瘤特异性的长期生存相似，手术能达到满意的治疗效果。腹腔镜手术较传统开腹手术具有术后恢复快、住院时间缩短等优势，合并ESRD的结直肠癌患者，也能从腹腔镜手术中受益。由于此类患者术后吻合口并发症的发生会引发严重问题，预防性造瘘指征应放宽。伴有CKD的结直肠癌患者，围手术期多学科团队干预尤为重要，目的在于提高围手术期手术安全性、降低并发症发生率。随着CKD患者替代治疗和肿瘤治疗的改进，越来越多合并CKD的癌症患者接受系统性全身治疗，需要通过透析减少和清除抗肿瘤药物，以避免不良反应和疗效损失。

三、合并肝硬化的结直肠癌

肝硬化的形成是一种损伤后的修复反应，慢性乙型肝炎、丙型肝炎、酒精性肝病及非酒精性脂肪性肝病是肝硬化的主要病因。代偿期肝硬化无明显病理生理改变，而失代偿期肝硬化会出现以门静脉高压及肝功能减退为主的生理病理改变。合并肝硬化的结直肠癌是一种特殊类型的结直肠癌，其发病率占结直肠癌总体的1%~5%。既往研究表明，肝硬化患者中结直肠癌发病率高于非肝硬化人群,尤其是酒精性肝硬化患者。Child-Pugh 评分是目前常用的肝功能分级评分系统,将患者肝功能分为 A、B、C 三个等级。Child-Pugh 评分 A 级和 B 级合并肝硬化的结直肠癌患者预后明显优于 C 级。既往研究推荐,Child-PughA 级、B 级、I、II期的结直肠癌患者应尽量行根治性手术,Child-Pugh C 级,并且肿瘤分期较晚的患者,手术方式的选择应更加慎重,同时注意围手术期肝功能的保护。但由于手术的异质性,目前合并肝硬化结直肠癌患者的手术方式选择仍存在争议。可手术合并肝硬化的结直肠癌患者,腹腔镜手术术中出血量及术后恢复显著优于开腹手术,但长期预后并没有显著差异。在术后死亡率方面,合并肝硬化的结直肠癌患者术后死亡明显率高于非肝硬化患者,尤其是肝硬化合并门静脉高压,并且肝功能分级越差,患者术后死亡率越高。此外,结直肠癌合并肝硬化患者的术后并发症发生率高于非肝硬化患者,尤其是伴有门静脉高压的肝硬化患者。因此,为降低结直肠癌合并肝硬化患者的手术风险,有必要减轻术前腹水,尽可能改善肝功能,同时注重围手术期肝功能的保护。结直肠癌患者尤其是失代偿期肝硬化患者常会出现复杂的营养素代谢改变,导致较严重的营养不良。围手术期营养支持对合并肝硬化的结直肠癌患者尤其重要,但在给予营养支持之前需要临床医师合理评估肝硬化患者营养状态,在保证能量供给的同时,选择合理的肠外营养配比。针对合并肝硬化的结直肠癌患者如何进行辅助治疗的证据很少,一般认为,Child-Pugh A 级的患者可按正常患者处理,Child-Pugh B 级和 C 级患者应谨慎对待。肝硬化肝功能不全时,对主要经肝脏消除的药物影响明显。接受细胞毒性化疗的患者在化疗前和化疗期间均需要对肝功能进行仔细评估。因此,虽然辅助化疗是否获益并不明确,但以奥沙利铂为基础的方案并不推荐。目前大多数关于合并肝硬化的结直肠癌研究的证据等级较低,合并肝硬化的结直肠癌患者的临床诊疗应采取个体化处理原则。

四、合并脑卒中的结直肠癌

围手术期脑卒中主要是缺血性和栓塞性,而非出血性。目前围手术期脑卒中的相关研究大多集中于神经外科及心血管等手术,而对非神经外科、非心血管手术的围手术期脑卒中报道相对较少。恶性肿瘤患者较普通人群更易发生缺血性脑卒中,老年、既往脑卒中史或短暂性脑缺血发作病史、合并需胰岛素治疗的糖尿病及合并颈动脉狭窄是围手术期脑卒中的独立危险因素。结直肠癌患者多合并有消化道出血、贫血、高凝状态、炎症等症状,因此有效识别高危脑卒中患者,从而针对性地加强围手术期管理十分必要。

近期出现缺血性脑卒中的结直肠癌患者,应探讨非手术治疗方案或择期手术的可能性,择期手术推迟至脑卒中后至少 3 个月,有条件时可推迟 9 个月。限期手术或急诊手术,术前决策中应该考虑脑卒中的风险。

服用口服抗凝剂和抗血小板药物的结直肠癌患者围手术期管理具有挑战性,任何抗凝、抗血小板聚集的治疗的获益都必须与肠道出血的高危风险相权衡。目前,美国胸科医师学会第九版《抗栓治疗及血栓预防指南》(ACCP-9)(ACCP 9)不鼓励围手术期停用阿司匹林,尤其是在二级预防的患者中,如果必须中断,建议在手术后 24 小时内恢复;氯吡格雷 + 阿司匹林增加 50% 的手术出血和输血率,但不会增加并发症发生率、病死率或影响手术结局,并且这种类型的出血很少危及生命,可以常规处理,或通过选择侵袭性更小的手术或微创手术来预防。

围手术期脑卒中后的结局常非常严重,其并发症发生率和病死率较高,且住院时间较长。围手术期脑卒中患者术后 30 日病死率高达 46%,有既往脑卒中的患者病死率更是高达 87%;同时,围手术期脑卒中还会增加术后认知功能减退、术后谵妄以及术后 1 年的显性脑卒中或短暂性脑缺血发作风险。

五、合并心血管疾病的结直肠癌

中国老年人群慢性病的发病率呈上升趋势,高血压和冠心病等心血管疾病是最常见的慢性疾病。由中国医师协会结直肠肿瘤专业委员会制订的《中国老年结直肠肿瘤患者围手术期管理专家共识(2020 版)》指出,需对老年患者进行麻醉前心血管疾病评估。采用 Goldman 心脏风险指数评估术后发生心脏不良事件的风险,总分 0~5 分,心因死亡率为 0.2%,危及生命的并发症发生率为 0.7%;总分 6~12 分,心因死亡率为 2%,危及生命的并发症发生率为 5%;总分 13~25 分,心因死亡率为 2%,危及生命的并发症发生率为 11%;总分 ≥26 分,心因死亡率为 56%,危及生命的并发症发生率 22%。还可根据美国纽约心脏病协会分级评估患者心功能状态。术前是否安装心脏起搏器,主要考虑有症状的心律失常、传导异常的位置两个因素。心房颤动常发生于高龄、甲状腺功能亢进症、心脏瓣膜病、缺血性心脏病患者,心室率快的结直肠肿瘤患者(>100 次/min)择期手术前需控制心室率。非控制心率药物引起的慢心室率者有发生病态窦房结综合征的风险,需要详细的病史以发现晕厥发作史,常需要进行动态心电图监测,部分心房颤动合并长间歇需要起搏器治疗。大多数心房颤动患者需要进行长期抗凝，这是围手术期的重要问题。有心房或心室血栓或既往有血栓栓塞的患者风险更大。长期服用 β 受体拮抗剂、地高辛、钙通道阻滞剂来控制心率的患者在围手术期需继续服用药物。严重心律失常者，术中需要准备体外除颤及经皮心脏起搏，以防不测。

围手术期的体液变化会增加心肌需氧量，同时造成血栓前因子和纤溶因子之间的平衡改变，这些都可能导致冠状动脉血栓形成风险增加。腹腔镜手术相对于开放手术有组织损伤小、肠麻痹少、切口疼痛轻、术后肺功能更好、切口并发症减少等优势，但是很少有研究提供心脏并发症的相关数据。气腹和截石体位可能使心肺功能受损的结直肠癌患者平均动脉压、中心静脉压、平均肺动脉压、肺毛细血管楔压升高和全身血管阻力增加，从而导致心脏功能受损。因此，与开放手术相比，接受腹腔镜手术的心肺功能受损的结直肠癌患者并未降低心脏并发症的发生风险。

综上所述，合并心血管病的结直肠癌患者，需要术前充分评估患者心脏功能，合理使用心血管药物，根据患者具体情况制定完善的手术方案，术后加强监测和液体管理，以期减少围手术期心脏并发症的发生。

（吴国举　张明光）

第三节　儿童结直肠癌

儿童结直肠癌是一种罕见的儿童恶性肿瘤，发病率为成人的 0.1%~1%。数据显示，美国儿童中结肠直肠癌的年发病率约为 1/100 万，印度约为 1.3/100 万，中国约 1.7/100 万。其临床表现是非特异性的，使之难以与其他常见的良性和感染性儿童病因鉴别，诊断经验不足，早期诊断较困难，且该年龄组常见低分化组织病理形态，因此预后不佳。

一、病因

目前缺乏相关研究证据，发病机制仍不清楚。家族性腺瘤性息肉病、遗传性非息肉病性结直肠癌、家族性幼年性息肉病、溃疡性结肠炎和其他家族性癌症综合征与儿童结直肠癌密切相关，但这些因素导致的婴幼儿结直肠癌占儿童时期发生的所有肠癌的比例小于 5%。迄今为止，尚未有研究报告任何儿童结直肠癌存在上述任何一种易感因素。根据流行病学及基因学研究进展，将儿童结直肠癌分为散发性和遗传性两类，儿童结直肠癌中经常观察到 MSI-H。

二、临床症状

临床症状早期缺乏特异性，与成人一样，腹痛，恶心、呕吐，排便习惯及粪便性状改变是其最主要的临床表现。随着疾病进展，出现排便困难、便血、腹部包块等。临床表现也与原发肿瘤部位有关。肿瘤位于右半结肠通常有慢性贫血和晚期症状。肿瘤位于左半结肠有排便习惯改变、排便困难、便血等。临床上缺铁性贫血是最常见的症状，其次是腹部疼痛和体重减轻。此外，在儿童结直肠癌中，男性占多数。最常见转移部位依次为腹膜、肝、肺、卵巢和骨骼，与成人结直肠癌转移最常见部位依次为肝、肺和骨骼不同。

三、病理类型及分期

国内外多中心研究显示婴幼儿结直肠癌的病理类型与成人存在明显差异，以低分化腺癌、黏液腺癌及印戒细胞癌为主。目前推荐结合 TNM 和 Duke's 系统进行临床分期。

四、实验室检查

常规检查与成人相同。大部分患儿 CEA、CA19-9 等指标并无明显变化。评估婴幼儿结直肠癌遗传标志物的研究数量有限。目前研究提示非家族性病例的高发生率和 MSI。

五、影像学检查

腹部 X 线片及腹部 B 超可作为初筛。腹部 CT 及内镜则是推荐级别较高的诊断方式。腹部 MRI、PET/CT 等作为临床分期及远处转移的有效检查手段。

六、诊断

婴幼儿有效表述及沟通能力较低，且主要临床症状与急腹症、肠痉挛、消化不良等肠功能障碍性疾病相似，确诊较困难，误诊率较高。因此，婴幼儿长期出现腹痛、排便习惯及形状改变、血便等表现时，结合病史及体格检查，应警惕肠道肿瘤性疾病的可能。与成人相同，影像学检查及内镜取材病理学检查是推荐证据级别较高的诊断方式。

七、治疗

目前主要参考成人治疗指南,治疗方式以手术切除为主,靶向治疗,化学药物治疗,放射治疗,免疫治疗的综合治疗模式。鉴于婴幼儿体质和生长发育及疾病进程的特殊性,强调治疗的精细化、个体化和多学科协作。

1. **手术治疗**　手术肿瘤是最主要和有效的治疗手段。切除边缘需要≥5cm的正常肠管。有学者认为至少清扫12枚阴性淋巴结以确定疾病分期。同时建议应检查腹膜表面,包括肾筋膜和膈肌。如果因肿瘤分期或身体条件等原因暂无手术机会,可行探查手术明确诊断和必要的淋巴结活检。

2. **化学治疗**　目前主要参照成人指南。I期患儿不需要辅助化疗,密切随访。II期患儿应该考虑辅助化疗。化疗对III、IV期患儿(淋巴结受累和/或转移)有明显的好处。目前对如何设计化疗方案存在争议,但化疗药物仍建议以氟尿嘧啶和亚叶酸钙为基础,联合使用卡培他滨、奥沙利铂和伊立替康。

3. **靶向治疗**　靶向治疗被证实对一些晚期(III、IV期)患儿有益。治疗药物包括贝伐珠单抗、帕博利珠单抗、西妥昔单抗、帕尼单抗、吉非替尼等。

4. **放射治疗**　放疗仅限于直肠癌患儿手术后使用。

八、预后

预后因素包括组织学分级、黏液或印戒细胞类型、原发肿瘤局部进展情况和远处转移,其中肿瘤浸润浆膜和淋巴结转移作为预后不佳的独立危险因素。

(李波　张明光)

第四节　获得性免疫缺陷综合征结直肠癌

人类免疫缺陷病毒(human immunodeficiency virus,HIV)又称艾滋病病毒,是造成人类免疫系统缺陷的一种反转录病毒。这一病毒会攻击并逐渐破坏人类的免疫系统,致使宿主在被感染时得不到保护。感染HIV并且死亡的人,通常死于继发感染或癌症。获得性免疫缺陷综合征(acquired immune deficiency syndrome,AIDS)简称艾滋病,是HIV感染的最后阶段,AIDS患者由于自身免疫缺陷,体内缺乏$CD4^+T$细胞,因此更加容易罹患恶性肿瘤,患结直肠癌的比例较正常人群更高。

流行病学调查发现,每10万人中,与男性发生性关系的男性HIV感染者中有131例患结直肠癌,其他途径造成HIV感染的男性患者有46例患结直肠癌,女性HIV感染者有30例患结直肠癌。与男性发生性关系的HIV感染者患结直肠癌的风险比未感染HIV的男性高80.3倍,其他途径感染HIV的男性患结直肠癌的风险比未感染HIV的男性高26.7倍。

AIDS结直肠癌患者在诊疗方案上与常规人群类似,需要注意的是,抗病毒治疗是AIDS结直肠癌患者实施治疗的前提。抗反转录病毒治疗是针对AIDS病原体——HIV的特异治疗,目的是最大限度地抑制病毒复制,保护和恢复免疫屏障功能,及早抗病毒治疗,重建免疫系统屏障是开始肿瘤治疗前的必须工作。抗反转录病毒治疗后重建免疫系统有利于抑制肿瘤生长,减少肿瘤治疗相关性感染的发生。前国际上共有六大类抗逆转录病毒药物,分别为核苷类反转录酶抑制剂、非核苷类反转录酶抑制剂、蛋白酶抑制剂、整合酶抑制剂、融合抑制剂及CCR5抑制剂。

在常规检查评估分期(包括增强CT、MRI、PET/CT等)后,通过腹腔镜、机器人或传统开腹根治性手术切除肿瘤以及区域性范围清扫淋巴结是治疗AIDS结直肠癌的首选治疗方案,只有存在手术禁忌证(如多发不可切除的远处转移等)时,才首选其他治疗方案。存在肝转移的患者,在仔细评估后也可以考虑原发肿瘤和肝转移瘤同期或分期进行切除,或原发肿瘤根治术联合介入手段(射频消融、冷冻消融、高选择性肿瘤动脉栓塞等)对肝转移瘤进行治疗。暂时没达到手术条件的患者,对肿瘤进行基因分型后,可根据其基因表型进行新辅助化疗或联合靶向或免疫治疗进行转化治疗后,在肿瘤退缩降期达到可手术根治状态时再接受手术治疗。

全身化疗同样是AIDS结直肠癌治疗的重要手段,可作为手术根治前后的辅助治疗,也可以作为晚期患者的姑息性或维持性治疗手段以达到延长生存期的目的。AIDS结直肠癌患者在化疗方案和剂量选择上与常规人群没有明显差别,但是需要注意化疗、靶向或免疫治疗药物与抗HIV药物联合应用时所产生的相互作用和副作用,如产生3级以上严重不良反应时,需要及时调整药物剂量和化疗方案。

(赵任　江晓晖)

第五节　器官移植后结直肠癌

实体器官移植（solid organ transplantation，SOT）作为临床治疗器官功能衰竭的有效治疗手段，随着显微外科技术、低温生物技术的不断进步，以及新型免疫抑制剂的产生，器官移植受者存活时间显著延长，移植后新发恶性肿瘤逐渐成为影响移植后患者远期生存率的主要原因之一。移植后新发恶性肿瘤是指移植术后发生的与原发病无关的恶性肿瘤，其中结直肠癌不可忽视。由于免疫抑制等相关因素，与一般结直肠癌人群相比，器官移植后结直肠癌的发病率、特性、危险因素预后等有所区别。器官移植后新发结直肠癌的发病率升高，且具有发病年龄早、侵袭性更强、预后更差等生物学特征。器官移植后新发结直肠癌的发病机制有待进一步探索，但密切复查、早期随访、早期诊断、早期治疗是提高疗效的关键措施，应根据流行病学特征，及时制定针对移植术后新发结直肠癌患者全面的筛查方案及指南。

一、概述

（一）流行病学

1. 器官移植术后结直肠癌发病率升高　国外研究表明，SOT 受者患结直肠癌的发病率升高，与同年龄段人群相比，发病率升高 5.8~8.8 倍。一项基于 30 年的器官移植病例总结中发现，与一般人群相比，SOT 术后 10 年，患者结直肠癌发病率较正常人群高约 2.6 倍。一项回顾性分析对 982 例肝移植患者的研究结果表明，器官移植术后结直肠癌发病率为 0.86%，明显高于一般人群。

2. 新发结直肠癌具有发病年龄早、侵袭性强、预后差等生物特性　SOT 术后需免疫抑制剂治疗，导致机体的免疫功能紊乱，使移植后的机体具有复杂的微环境，新发结直肠癌具有其特异性。对 SOT 术后的人群进行结直肠癌筛查，发现与一般人群相比，其新发结直肠癌的发病年龄更早，SOT 术后的受者确诊时临床分期更晚，对化疗的反应差。还有研究指出新发结直肠癌发病率因解剖位置的不同而具有差异：对 224 098 例实体移植受者中 790 例出现新发结直肠癌的患者进行分析，发现 52% 的大肠癌位于升结肠，25% 位于横结肠、降结肠，18% 位于直肠。

（二）危险因素

影响 SOT 术后新发结直肠癌的具体原因尚不明确，目前认为是多因素相互作用的结果，主要危险因素包括接受移植时平均年龄、免疫抑制剂的应用和持续时间、肿瘤相关病毒感染等。

1. 接受移植时平均年龄　接受移植时平均年龄为新发结直肠癌的独立危险因素，移植时年龄越大，结直肠癌发病率越高。

2. 免疫抑制剂的应用和持续时间（移植后到确诊新发恶性肿瘤时间）　器官移植受者长期使用免疫抑制剂，导致机体的免疫防御降低、有利于肿瘤免疫逃避，且免疫抑制剂本身具有致癌作用，对肿瘤的监视机制减弱是导致实体移植器官移植受者新发结直肠癌的主要原因之一。除本身的免疫抑制作用外，其剂量使用强度也与新发结直肠癌的发病率呈正相关。然而，单独的免疫抑制因素不能解释移植后新发结直肠癌高发的原因，免疫抑制剂对新发结直肠癌的发生机制的复杂性和多重影响仍需进一步研究。而且结直肠癌的发病率随免疫抑制持续时间的增加而增高。

3. 肿瘤相关病毒感染　肿瘤相关病毒感染在器官移植术后新发恶性肿瘤的过程中也起至关重要的作用。器官移植术后新发结直肠癌常见的感染病原体包括 EB 病毒、乙型肝炎病毒、丙型肝炎病毒和人乳头状瘤病毒。通过对移植后新发结直肠恶性肿瘤进行病原体感染筛查，证实存在病毒感染，尤其是人乳头状瘤病毒和 EB 病毒比例较高。移植后受者病毒感染导致恶性肿瘤的风险增高可能与致癌病毒的免疫调控失活有关。

4. 癌前病变　癌前病变作为结直肠癌发病的危险因素，在免疫抑制状态下，癌前病变与移植后受者新发结直肠癌也具有联系。研究表明，囊性纤维化可增加罹患结直肠癌风险，因囊性纤维化接受肺移植导致移植术后新发结直肠癌的风险进一步增加。溃疡性结肠炎作为结直肠癌的危险因素，在原发性硬化性胆管炎患者中多见，因原发性硬化性胆管炎接受肝移植受者发生结直肠癌的风险也大幅度增加。因此，在接受移植前存在癌前病变可能导致移植术后新发结直肠癌风险增加。

此外，已有研究证实吸烟、肥胖、饮酒和高脂饮食等不良生活方式均会增加结直肠癌发病风险，吸烟甚至还会增加结直肠癌患者的病死率。然而，不良生活方式与 SOT 受者术后结直肠癌发生风险的相关性尚待进一步研究证实。

（三）筛查及预防

SOT 术后新发结直肠癌具有发病年龄早、侵袭性强、预后更差等生物特性。预防和早诊是改善预后的关键措施,定期做血清学筛查及肠镜诊断是必不可少的。目前国内外多数移植中心认为比较短的时间间隔筛查结直肠癌是必要的。英国胃肠病协会证实合并溃疡性结肠炎的原发性硬化性胆管炎肝移植患者中,患结直肠癌的风险每年增加1%,提出此类患者术后每半年进行1次肠镜检查,以达到早诊早治的目的。

(四)治疗

目前,SOT术后新发结直肠癌的受者与普通结直肠癌患者治疗原则相似,考虑以手术为主的综合治疗,移植术后新发结直肠癌不易早期诊断,大多数患者发现时新发结直肠癌已处于中晚期,预后较差,其治疗常涉及多个学科,多学科讨论协作是关键治疗策略。术后调整免疫抑制剂类型及减少免疫抑制剂用量,可提高患者机体免疫能力,改善肿瘤治疗效果。免疫抑制剂的减量易造成移植物排斥反应,进而导致移植器官功能受损,影响全身状况及移植术的预后,因此个体化免疫抑制治疗也是治疗SOT术后新发结直肠癌的主要措施之一。

二、肝移植后结直肠癌

近20年来,得益于免疫抑制剂的快速发展,肝移植受者5年生存率显著提高。肝移植后新发恶性肿瘤已成为影响受者长期生存的重要因素之一。据报道,肝移植后新发恶性肿瘤发生率为1.9%~13.7%,其中,消化系统肿瘤发生率为0.2%~3.6%。在亚洲国家,由于生活习惯、人种及地域差异,以消化系统肿瘤多见,其中,结直肠癌是最常见的新发消化系统恶性肿瘤之一。

(一)病因

1. 免疫抑制 免疫抑制是肝移植后新发恶性肿瘤最重要的原因之一,肝移植受者在术后长期应用免疫抑制剂会减弱机体免疫监视功能,对体内潜在肿瘤细胞清除作用减弱,最终导致肿瘤细胞的增殖分化。另外,长期的免疫抑制状态会增加致癌病毒感染机会,从而使受者容易新发恶性肿瘤。

2. 其他因素 其他常见的肝移植术后新发恶性肿瘤的高危因素包括年龄、性别、吸烟和饮酒史、癌前病变等。研究提示,受者年龄>40岁是术后新发恶性肿瘤的独立危险因素,而性别与肝移植术后新发肿瘤的关系尚无定论。此外,嗜酒和吸烟是新发恶性肿瘤的独立危险因素,消化系统的癌前病变包括溃疡性结肠炎、结肠息肉。

(二)诊断及治疗

早诊早治是改善肝移植后新发结直肠癌患者预后的重要途径。因此,肝移植受者需进行严密随访,重视腹痛、便血、排便习惯改变等消化系统症状,随访期间行血清学肿瘤标志物、结肠镜、腹部超声和腹部CT等检查。存在高危因素的受者需增加随访的强度和频率,同时对一些可控的危险因素进行有效干预,如戒酒、戒烟、预防病毒感染、积极治疗癌前病变等。治疗主要包括手术切除、化学治疗、放射治疗和靶向治疗等。手术切除是消化系统肿瘤的首选治疗手段,手术无法根治的晚期肿瘤,建议采取化学治疗、放射治疗、靶向治疗及免疫治疗在内的综合治疗方案。此外,还可以尝试调整免疫抑制剂,减少原有免疫抑制剂的剂量或更换免疫抑制剂等。

三、肾移植后结直肠癌

恶性肿瘤是肾移植术后的一种严重并发症,是影响肾移植受者长期生存的重要因素之一。随着免疫抑制剂的发展,越来越多的肾移植受者可以长期带肾存活,但长期服用免疫抑制剂也引起了广泛的并发症,肾移植术后恶性肿瘤就是其中重要的一种。不同于西方国家,亚洲地区肾移植术后新发胃肠道系统和泌尿系统恶性肿瘤的风险更高。对中国已报道的肾移植术后新发恶性肿瘤进行荟萃分析显示结直肠恶性肿瘤最常见。

(一)病因及流行病学

由于长期使用免疫抑制剂,肾移植患者结直肠癌的发病率明显高于普通人群,发病原因主要包括:①免疫抑制剂的使用可导致肿瘤发生、发展,以及免疫抑制剂本身的致突变、畸变或致癌作用;②移植术后免疫系统的免疫监视功能发生障碍,使免疫系统清除体内突变癌细胞的能力下降,免疫功能低下易造成病毒感染,某些病毒与肿瘤发生关系密切,如导致肾移植术后受者易受原发性致瘤病毒感染或潜伏病毒再激活;③慢性抗原刺激。肾移植术后新发恶性肿瘤与病毒感染、免疫抑制剂的关系需要进一步研究阐明。

非药物因素在肿瘤发生中也起着重要作用,在不同地区、不同种族之间,肾移植术后恶性肿瘤的发生率、类型及特征都有很大不同。研究显示人种、移植时年龄、人类白细胞抗原错配和病毒感染等是肾移植术后发生恶性肿瘤的危险因素。受者移植时年龄>45岁是肾移植受者发生恶性肿瘤的危险因素。高龄及肾移植后长期存活为肿瘤的易发因素,急性排斥增加了免疫抑制剂使用剂量也增加了发生恶性肿瘤的机会。另外,不同免疫抑制剂以及用药剂量对移植后恶性肿瘤发生率的影响也不同,一般来说,亚洲国家人的免疫抑制剂的使用剂量远低于西方国家,这也是我国肾移植后恶性肿瘤发生率较西方国家低的一个原因。

(二)诊断及治疗

近年来,随着免疫抑制剂的发展,肾移植后发生结直肠癌的危险性也在增加,要求在术后随访中进行全面检查,警惕肿瘤的发生,特别应注意消化道、泌尿系统、血液系统和皮肤等好发部位,争取早期发现、早期治疗。肾移植受者术后需要定期复查以早期筛查恶性肿瘤,尤其是高龄、移植年限较长、术前有肿瘤史和致癌病毒感染等肿瘤高危受者,应定期评估肾移植受者的免疫状态,定期行肿瘤标志物检测以及胃肠镜检查等。新发结直肠癌的肾移植受者术后 5 年生存率远低于同时期性别、年龄相匹配的未患肿瘤肾移植受者,其新发的恶性肿瘤多具有恶性度高、进展快、转移早等特点,诊断时已是病情晚期或出现远处转移。此外,肾移植受者对放射治疗和化学药物治疗的耐受能力较差,容易发生并发症。上述原因均导致肾移植术后新发恶性肿瘤患者的预后较差。

肾移植术后患者应进行个体化免疫抑制治疗,早期发现并积极进行以根治性手术为主的综合治疗。根据患者恶性肿瘤发生的危险因素、应用免疫抑制剂类型、既往肿瘤病史等对肾移植患者进行个体化免疫抑制剂治疗。肾移植术后发生的恶性肿瘤在治疗上存在较大困难。一方面是肿瘤累及多个器官,恶性程度高,发生转移早,治疗空间较小;另一方面是患者接受手术及药物治疗后极易出现感染、肝损害、凝血功能障碍、伤口难以愈合等并发症,导致肾移植术后发生恶性肿瘤的患者病死率很高。

(王振宁　刘凡隆　张明光)

第六节　躯体畸形患者的结直肠癌

影响结直肠癌手术的躯体畸形主要包括以下几种。①脊柱畸形:如驼背。②腹部畸形:由腹腔内器官异常增大导致的巨腹征,如巨脾、巨肠、巨大多囊肝、巨大多囊肾、巨大卵巢肿瘤等;腹腔内器官异位如肠旋转不良、镜像人等。③骨盆畸形:扁平骨盆、漏斗骨盆、偏斜骨盆统称为狭窄骨盆。

躯体畸形表现形式多种多样,本节主要介绍影响结直肠癌手术体位摆放、手术操作甚至手术方式的躯体畸形。

一、驼背患者结直肠癌手术

胸段脊柱后凸角度 >50° 即为驼背。驼背结直肠癌患者不能平卧,手术时体位摆放有特殊要求,可能影响手术方式和手术路径。

(一)驼背患者直肠癌手术

直肠癌手术区域在中下腹和盆腔,轻度驼背对手术操作影响不大,驼背 >90° 时,常规开腹手术难以施行,推荐腹腔镜或机器人下行小切口或 NOSES。手术入路,优先推荐经肛门路径,在腹腔镜或机器人下完成 TaTME,直肠良性病变和早癌,推荐行 ESD。

1. 患者体位　主要包括:①适形截石位。驼背患者手术体位以截石位为主,头背部用垫子适形摆放(图 36-6-1)。适合直肠前切除,腹会阴联合手术及 TaTME。

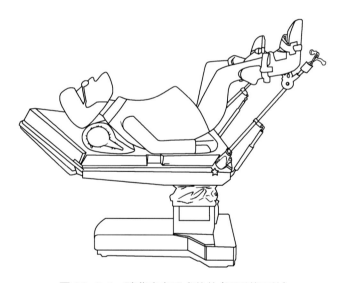

图 36-6-1　驼背患者手术体位(适形截石位)

②侧卧倾斜位。左侧或右侧卧位后将手术床向左或右侧倾斜 15°~30°。适合经肛、经会阴及经骶尾部手术。

2. 手术方式　早癌、原位癌、良性病变可灵活选择适形截石位或侧卧倾斜位。手术方式包括经肛局部切除、经肛门内镜显微手术、ESD、经骶尾部直肠部分或阶段切除。进展期癌手术体位采取适形截石位。手术方式包括 Dixon 术、Hartmann 手术、Miles 手术、Bacon 手术、NOSES、TaTME、适形切除、改良经内外括约肌间直肠切除术(参见第八章)。重度驼背患者的进展期结直肠癌推荐腹腔镜或机器人 TaTME(图 36-6-2)。

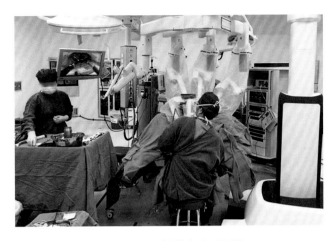

图 36-6-2 机器人 TaTME

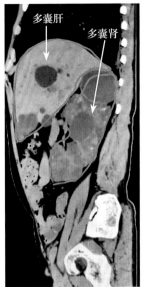
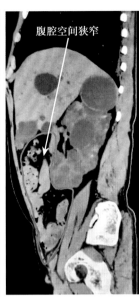

图 36-6-3 多囊肝并多囊肾致腹腔狭小

(二)驼背患者结肠癌手术

结肠癌手术区域在中腹和上腹,轻度驼背对手术操作影响不大,驼背 >90° 时,常规开腹手术难以施行,推荐腹腔镜或机器人下行小切口或 NOSES。手术入路经腹困难时,可考虑经阴道或经肛门入路。

二、巨腹征患者结直肠癌手术

巨腹征是由腹腔或盆腔内器官病变导致体积异常增大,占据腹腔内较大空间,其他器官受压推移,腹部高度膨隆,常由巨脾、巨肠、巨大多囊肾、巨大多囊肝、巨膀胱、巨大卵巢肿瘤或囊肿等引起。

巨腹征合并结直肠癌,由于腹盆腔空间狭小,结直肠可能被推移,给结直肠癌手术带来困难。根据不同病变情况分述如下。

1. **巨脾合并结直肠癌** 若肝功能及周围血常规无明确手术禁忌证,应同期手术,先切除巨脾,再行结直肠癌根治性切除。若肝功能不全,体质差,应先纠正肝功能,改善体质,在充分准备(包括备血和血小板)情况下,行脾切除及结直肠癌根治性切除,推荐开腹手术。

2. **巨大多囊肾、多囊肝合并结直肠癌** 巨大多囊肾、多囊肝占据中上腹,影响结肠癌切除及直肠癌 D_3 淋巴结清扫。首先由相关专业医师处理多囊肾或多囊肝,使其体积缩小后再行结直肠癌手术(图 36-6-3)。若情况允许,最好同期手术,也可提前处理多囊肾或多囊肝,结直肠癌切除优先推荐腹腔镜或机器人手术。

3. **晚期妊娠、巨大卵巢肿瘤合并结直肠癌** 在做好充分术前准备下,尽可能同期手术。先行剖宫产或切除巨大卵巢肿瘤,再行结直肠癌根治性切除,推荐开腹手术。

4. **巨肠合并结直肠癌** 巨肠多发生在结肠和直肠,称为巨结肠,分为先天性巨结肠和巨结肠类缘病。先天性巨结肠因在幼儿期便秘症状较重及结直肠明显扩张,故多在幼儿时手术治疗;巨结肠类缘病因幼儿期便秘症状轻微,至成年时便秘症状加重后才到医院就诊。另外,少数患者是因肠道良性狭窄继发近端肠管扩张,称为继发性巨结肠。有报道 1 例肛管黏液腺癌患者,男性,66 岁,先天无肛,出生 10 多天后手术治疗,手术后肛管狭窄并功能不全,但可维持基本生活,直到住院前 2 年肛门出现肿块并逐渐增大,近半年肛门皮肤糜烂出血(图 36-6-4),排便困难加重才来就诊。经检查确认为肛管黏液腺癌合并巨结肠、巨膀胱并膀胱多发憩室、脊柱侧凸。该患者入院时腹部膨隆,膈肌上移,经洗肠和导尿后腹部塌陷(图 36-6-5)。

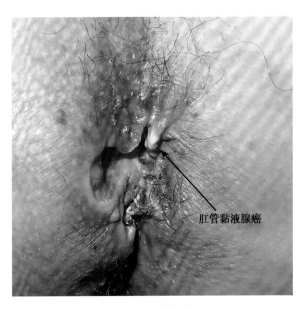

图 36-6-4 肛管黏液腺癌

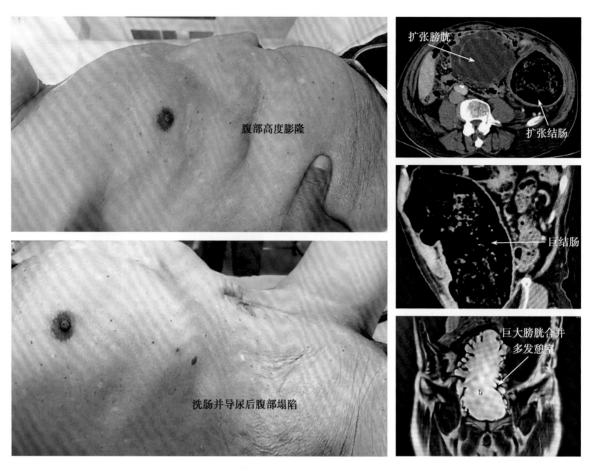

图 36-6-5　巨结肠、巨膀胱经洗肠和导尿后腹部塌陷

巨结肠合并结直肠癌发生机制可能是扩张的结直肠内粪便积存长期刺激,发生结直肠癌的概率增加。上述病例肛管癌的发生可能与肛管慢性炎症有关。

巨结肠合并结直肠癌根据癌发生部位,采取不同手术方式。若发生在扩张的结直肠内,手术既要按巨结肠手术要求切除缺少神经的肠段和严重扩张的肠段,又要遵守结直肠癌根治原则。肠吻合困难时行肠造口术。推荐开腹手术。

若结直肠癌发生在非扩张的结直肠内,手术先完成巨结肠切除,以扩大腹腔操作空间,再完成结直肠癌根治性切除,若结肠保留无益时,建议全结肠切除,小肠直肠吻合或小肠储袋-肛管吻合。推荐开腹手术。

三、狭窄骨盆低位直肠癌手术

扁平骨盆、漏斗骨盆、偏斜骨盆统称为狭窄骨盆(图 36-6-6)。狭窄骨盆经腹手术时,因盆腔空间狭小,操作困难。因此,直肠癌尤其是低位直肠癌患者手术体位、手术入路及手术方式都有特殊要求。狭窄骨盆对结肠癌手术影响不大。

1. 患者体位　开腹手术时患者一般采取截石位。

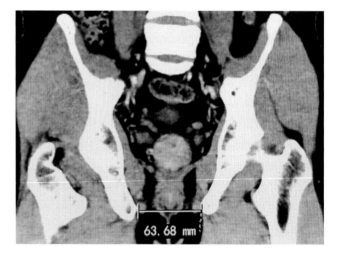

图 36-6-6　狭窄骨盆

腹腔镜或机器人手术时采取仰卧头低 30° 分腿位,左侧倾斜 15°~30°,完成腹部操作后,改截石位。若行经肛提肌外腹会阴联合切除术(extralevator abdominoperineal excision,ELAPE),可改为折刀位。

2. 手术平台　因盆腔空间狭小,尽可能采用腹腔镜或机器人等微创手术平台。机器人手术系统在视野、狭小空间操作、灵活性与稳定性方面都有较明显优势,优先推荐。

3. 手术方式　狭窄骨盆患者,盆底操作非常困难,不得不提前结束经腹部操作,改为经会阴游离。经会阴

手术推荐机器人 TaTME、腹腔镜 TaTME(参见第八章第八节)、ELAPE。

(袁维堂　张明光)

推荐阅读

［1］ MURPHY J E,SHAMPAIN K,RILEY L E,et al. Case 32-2018:a 36-year-old pregnant woman with newly diagnosed adenocarcinoma［J］. N Engl J Med,2018,379(16):1562-1570.

［2］ SIEGEL R L,MILLER K D,FUCHS H E,et al. Cancer statistics,2022［J］. CA Cancer J Clin,2022,72(1):7-33.

［3］ DECOSTER L,VAN PUYVELDE K,MOHILE S,et al. Screening tools for multidimensional health problems warranting a geriatric assessment in older cancer patients:an update on SIOG recommendations［J］. Ann Oncol,2015,26(2):288-300.

［4］ MOHILE S G,DALE W,SOMERFIELD M R,et al. Practical assessment and management of vulnerabilities in older patients receiving chemotherapy:ASCO guideline for geriatric oncology［J］. J Clin Oncol,2018,36(22):2326-2347.

［5］ KAHN K L,ADAMS J L,WEEKS J C,et al. Adjuvant chemotherapy use and adverse events among older patients with stage Ⅲ colon cancer［J］. JAMA,2010,303(11):1037-1045.

［6］ POTOSKY A L,HARLAN L C,KAPLAN R S,et al. Age,sex,and racial differences in the use of standard adjuvant therapy for colorectal cancer［J］. J Clin Oncol,2002,20(5):1192-1202.

［7］ SARGENT D J,GOLDBERG R M,JACOBSON S D,et al. A pooled analysis of adjuvant chemotherapy for resected colon cancer in elderly patients［J］. N Engl J Med,2001,345(15):1091-1097.

［8］ MAISONNEUVE P,AGODOA L,GELLERT R,et al. Cancer in patients on dialysis for end-stage renal disease:an international collaborative study［J］. Lancet,1999,354(9173):93-99.

［9］ JANUS N,THARIAT J,BOULANGER H,et al. Proposal for dosage adjustment and timing of chemotherapy in hemodialyzed patients［J］. Ann Oncol,2010,21(7):1395-1403.

［10］ GINES P,KRAG A,ABRALDES J G,et al. Liver cirrhosis［J］. Lancet,2021,398(10308):1359-1376.

［11］ LIN C S,LIN S Y,CHANG C C,et al. Postoperative adverse outcomes after non-hepatic surgery in patients with liver cirrhosis［J］. Br J Surg,2013,100(13):1784-1790.

［12］ GHAFERI A A,MATHUR A K,SONNENDAY C J,et al. Adverse outcomes in patients with chronic liver disease undergoing colorectal surgery［J］. Annals of surgery,2010,252(2):345-350.

［13］ DEVEREAUX P J,MRKOBRADA M,SESSLER D I,et al. Aspirin in patients undergoing noncardiac surgery［J］. N Engl J Med,2014,370(16):1494-1503.

［14］ 中国医师协会结直肠肿瘤专业委员会. 中国老年结直肠肿瘤患者围手术期管理专家共识(2020 版)［J］. 中华结直肠疾病电子杂志,2020,9(4):325-334.

［15］ GRYFE R,KIM H,HSIEH E,et al. Tumor microsatellite instability and clinical outcome in Young patients with colorectal cancer［J］. N Engl J Med,2000,342(2):69-77.

［16］ LYNCH H T,DE LA CHAPELLE A. Hereditary colorectal cancer［J］. N Engl J Med,2003,348(10):919-932.

［17］ VASEN H F,MÖSLEIN G,ALONSO A,et al. Guidelines for the clinical management of familial adenomatous polyposis(FAP)［J］. Gut,2008,57(5):704-713.

［18］ ACHATZ M I,PORTER C C,BRUGIÈRES L,et al. Cancer screening recommendations and clinical management of inherited gastrointestinal cancer syndromes in childhood［J］. Clin Cancer Res,2017,23(13):107-114.

［19］ ENGELS E A,PFEIFFER R M,FRAUMENI J F,et al. Spectrum of cancer risk among US solid organ transplant recipients［J］. JAMA,2011,306(17):1891-1901.

［20］ HERRERO J,LORENZO M,QUIROGA J,et al. De Novo neoplasia after liver transplantation:an analysis of risk factors and influence on survival［J］. Liver Transpl,2005,11(1):89-97.

第三十七章　肛管癌

第一节　流行病学、筛查和预防

一、流行病学

肛管是指肛缘至齿状线的部分,平均长度约2cm。肛管癌指发生在肛缘至齿状线上方1.5cm处的恶性肿瘤。肛管癌发病率较低,占结直肠癌的2%~5%,好发人群为中老年,女性发病率略高于男性。肛管癌的病因尚不清楚,肛管高级别上皮内瘤变是肛管癌的癌前病变。肛管癌病理类型大部分为鳞状细胞癌,约占85%。其他病理类型还包括恶性黑色素瘤、肛管腺癌、基底细胞癌、间质瘤等。肛管癌的预后与原发肿瘤的大小和淋巴结转移情况密切相关。

二、筛查

肛管癌的诊断主要依靠肛管直肠指检及活检。肛管癌位置表浅,早期多有出血、疼痛及肿块等症状,早期行直肠指检容易发现病灶,组织活检是明确诊断的主要依据,注意将肛管癌与外痔、肛瘘和肛周脓肿等肛周良性疾病鉴别,以免延误对肛管癌的诊断。

三、预防

肛管癌常见危险因素包括性传播疾病、人乳头状瘤病毒(human papilloma virus,HPV)感染、使用免疫抑制剂、既往器官移植史、吸烟、多个性伴侣和肛交等。因此,建议保持良好的生活方式,不建议对肛门发育不良和癌症进行全民普及筛查,但仍建议HIV阳性的男性、与男性发生过性行为的男性、免疫功能低下者、高度宫颈发育不良或有宫颈癌病史的女性等进行肛门筛查。

预防肛管癌的措施包括:①HPV疫苗可用于预防肛管癌;②采取积极锻炼的生活方式;③制定健康的饮食计划,注重植物源性饮食,增加粗粮、蔬菜水果摄入,根据排便状况来调整饮食,终身保持合适的体重;④限制乙醇、饮料;⑤戒烟。

(房学东)

第二节　诊断和分期

一、诊断

(一) 临床表现

肛管癌最常见的临床症状是出血,常伴有肛周疼痛、肛周瘙痒,较大的肿瘤会影响肛门括约肌的功能,表现为大便失禁或排便习惯改变。部分患者可触及腹股沟区或肛周肿大淋巴结。

(二) 体格检查

体格检查包括一般状况评价、全身浅表淋巴结(特别是腹股沟淋巴结)检查、直肠指检。疑似肛管癌者必须常规做直肠指检。直肠指检一般可触及肿块,早期呈疣状、可活动,若形成溃疡,癌肿边缘隆起,呈结节状或菜花状,可有压痛。女性患者则应加做三合诊检查以明确有无阴道受侵及妇科疾病。

(三)实验室检查

1. 血常规,了解有无贫血。

2. 尿常规,观察有无血尿,如有血尿需结合泌尿系统影像学检查了解肿瘤是否侵袭泌尿系统。

3. 粪便常规,注意有无红细胞、白细胞。

4. 生化系列,如肝功、肾功、血糖、血脂、电解质等。

5. HPV、HIV 检测等。

(四)影像学检查

1. **CT 检查** 肛管癌患者治疗前推荐行胸、腹及盆腔增强 CT 检查,排除远处转移瘤。

2. **MRI 检查** MRI 检查作为肛管癌的常规检查项目。扫描范围包括盆腔与双侧腹股沟。具体评价内容包括:①肿瘤大小、位置;②与肛缘、齿状线关系;③与肛门内外括约肌、肛提肌及邻近器官(如阴道、尿道、前列腺等)的关系;④区域淋巴结及髂血管区、腹股沟、腹膜后淋巴结转移情况。

3. **超声检查** 肛管内超声检查作为早期肛管癌的常规检查项目,与盆腔 MRI 联合确定术前分期。临床怀疑存在肝转移时可用超声检查。另外,影像学检查不能确诊的肝脏可疑病灶,可在超声引导下穿刺获取病理诊断。

4. **PET/CT 检查** 病情复杂、常规检查不能明确诊断或分期时使用。

(五)病理学诊断

病理学活检是诊断肛管癌的"金标准",是肛管癌治疗的依据。细针穿刺活检可用于证实肿大淋巴结是否为转移。女性患者可行宫颈细胞学检查,与宫颈癌鉴别。

二、病理分期

肛管癌病理 TNM 分期,参照美国癌症联合委员会(American Joint Committee on Cancer,AJCC)第 8 版肛管癌分期系统(表 37-2-1)。

表 37-2-1 AJCC 第 8 版肛管癌分期系统对应表

T	N	M	分期
Tis	N_0	M_0	0 期
T_1	N_0	M_0	I 期
T_1	N_1	M_0	ⅢA 期
T_2	N_0	M_0	ⅡA 期
T_2	N_1	M_0	ⅢA 期
T_3	N_0	M_0	ⅡB 期
T_3	N_1	M_0	ⅢC 期
T_4	N_0	M_0	ⅢB 期
T_4	N_1	M_0	ⅢC 期
任何 T	任何 N	M_1	Ⅳ 期

1. **原发肿瘤(pT)**

(1)pT_x:原发肿瘤无法评估。

(2)pT_0:无原发肿瘤证据。

(3)pTis:原位癌,鲍恩病(Bowen disease),鳞状上皮高级别上皮内瘤变(high-grade squamous in-traepithelial lesion,HSIL),肛门上皮内瘤变(anal intraepithelial neoplasia,AIN)Ⅱ~Ⅲ(AIN Ⅱ~Ⅲ)。

(4)pT_1:肿瘤最大直径≤2cm。

(5)pT_2:肿瘤最大直径 >2cm,≤5cm。

(6)pT_3:肿瘤最大直径 >5cm。

(7)pT_4:肿瘤累及周围器官,如阴道、尿道、膀胱。

备注:直接侵袭直肠壁、肛周皮肤、皮下组织或肛门括约肌不是 T_4。

2. **区域淋巴结(pN)**

(1)pN_x:无法评估。

(2)pN_0:无区域淋巴结转移。

(3)pN_1:有区域淋巴结转移。

(4)pN_{1a}:腹股沟淋巴结、直肠系膜淋巴结和/或髂内淋巴结转移。

(5)pN_{1b}:髂外淋巴结转移。

(6)pN_{1c}:髂外淋巴结和任何 N_{1a} 淋巴结转移。

3. **远处转移(pM)**

(1)M_0:无远处转移。

(2)M_1:有远处转移。

(房学东)

第三节 放射治疗

大多数局部肛管鳞癌患者,即使是 $T_{1-2}N_0M_0$ 的患者,强烈推荐进行初始同步放化疗,而不是预先手术。1974 年,在 Nigro 等学者的里程碑式研究中,3 例肛管癌患者接受 30Gy 术前放疗联合持续静脉滴注氟尿嘧啶及丝裂霉素化疗,结果发现 2 例手术患者标本中未见残存肿瘤,另 1 例患者拒绝手术但无病存活,随后有更多的研究证实了同步放化疗的安全性和有效性。初始同步放化疗已成为局部肛管鳞癌首选治疗手段,可以治愈多数患者,完全缓解率为64%~86%,5年总生存率为72%~89%,70%~86%患者可保留肛门括约肌,但目前没有直接比较初始同步放化疗和手术的研究结果报道。同步化疗的药物选择,推荐同时使用氟尿嘧啶联合丝裂霉素,而不是单独使用氟尿嘧啶或氟尿嘧啶联合顺铂。肛管癌患者放化疗依从性差与局部复发率高、总生存率较低相关,治疗中应尽量减少中断,尽可能不延长总治疗时间和不减少放疗剂量。新的研究着眼于应用放疗新技术和药物,适形调强放射治疗的发展,可以减少放疗急性毒副作用,包括皮肤不良反应、胃肠道不良反应等,晚期毒副作用的预防受到更多的重视,包括性功能障碍、下肢静脉血栓、里急后重、放射性肠炎、肛门狭窄及膀胱功能障碍等。

一、同步放化疗与单纯放疗

英国癌症研究协作组(United Kingdom Coordinating Committee for Cancer Research,UKC-CCR)和欧洲癌症研究与治疗组织(European Organization for Research and Treatment of Cancer,EORTC)开展的研究对同步放化疗和单纯放疗进行了比较,两个研究设计方案类似,结果均证实同步放化疗改善了患者局部区域控制率和无结肠造瘘生存率,但是总生存率在早期结果中未体现显著差异。

UKC-CCR开展的ACT I研究,共入组577例患者,其中肛管癌占75%,肛周癌占23%。全组患者随机分为单纯放疗组(n=292)和同步放化疗组(n=285)。两组患者均给予放疗45Gy/20~25次,4~5周完成。同步放化疗组的同步化疗为氟尿嘧啶[1 000mg/($m^2 \cdot d$),1~4天或750mg/($m^2 \cdot d$),1~5天]连续静脉滴注,分别于放疗第1周和最后1周执行;同时静脉滴注丝裂霉素(12mg/m^2),化疗第1天执行。放疗或同步放化疗后6周进行肿瘤评估,如果原发肿瘤残存>50%则进行手术挽救,如果残存≤50%则给予会阴区局部加量。研究结果显示,全组89%患者残存≤50%,进而接受了进一步放疗加量。近期疗效无显著差异(P=0.08),单纯放疗组和同步放化疗组3年局部区域复发率分别为61%和39%(P<0.001),总生存率分别为58%和65%(P=0.25),治疗相关死亡率分别为0.7%和2%。急性、晚期不良反应两组无显著差异。作者据此下结论,肛门鳞癌可采用同步放化疗,手术作为挽救性治疗手段。ACT I研究中位随访时间延长至13年的结果显示,同步放化疗组尽管在最初10年非肛管癌相关死亡增多(心血管疾病、治疗相关、肺部疾病、第二原发肿瘤),但较单纯放疗组在长期随访的总死亡率方面无差异;局部区域复发率仍然在同步放化疗组

明显下降(12年时绝对下降25%),也提高了无复发生存率(12年时绝对提高12%);尽管未达到显著统计学差异,同步放化疗降低5年、12年死亡风险分别为5.1%、5.6%,令人鼓舞。

EORTC开展的相似研究共入组103例,全部病例为局部晚期肛管癌。放疗给予45Gy/25次,5周完成。同步放化疗组给予氟尿嘧啶[750mg/($m^2 \cdot d$),5日,连续静脉滴注]和丝裂霉素(静脉滴注)。治疗完成6周后进行疗效评价,如果达到临床完全缓解,则给予15Gy加量;如果达到部分缓解,给予20Gy加量。该方案的结果表明,同步放化疗组患者在第一阶段治疗后,肿瘤完全缓解率显著高于单纯放疗组(80% *vs.* 54%)。单纯放疗组和同步放化疗组5年局部区域复发率分别为48%和32%(P<0.02),5年总生存率分别为53%和58%(P>0.05),1例患者死于同步放化疗相关不良反应。急性、晚期不良反应在两组无显著差异。

上述2项随机对照试验确定了同步放化疗在肛管癌治疗的地位,其应用越来越广泛。一些患者可能由于内科疾病或其他原因无法耐受化疗,临床也可以考虑行单纯放疗。这类患者中,如果原发病灶直径<4cm,仍可获得较好的局部控制率。

二、同步化疗方案

肛管鳞癌放疗同步给予化疗的方案推荐为氟尿嘧啶联合丝裂霉素或卡培他滨联合丝裂霉素,具体用法如下。

(1)方案一:氟尿嘧啶+丝裂霉素。

氟尿嘧啶1g/($m^2 \cdot d$),连续静脉滴注,第1~4日,第29~32日;丝裂霉素10mg/m^2,静脉注射,第1日,第29日(也可采用丝裂霉素12mg/m^2,静脉注射,第1日)。

(2)方案二:卡培他滨+丝裂霉素。

卡培他滨825mg/m^2,每日2次,放疗日口服,与放疗全程同步(也可采用周一~周五,共6周);丝裂霉素10mg/m^2,静脉注射,第1日,第29日(也可采用丝裂霉素12mg/m^2,静脉注射,第1日)。

三、同步化疗的优化和选择

ACT I研究以及上述EORTC开展的研究奠定了同步放化疗的基础,两个研究均选择了氟尿嘧啶联合丝裂霉素作为同步化疗方案。然而丝裂霉素的必要性常受到学者的质疑,因为它不增加肿瘤对放疗的敏感性,对鳞癌仅有中度抗肿瘤活性,并且有潜在的严重不良反应(血小板减少、白细胞减少、肺毒性、肾毒性、溶血性尿毒

症综合征）。为了避免丝裂霉素造成的不良反应，随后有研究讨论了同步化疗药物的选择和优化问题，学者们试图更换丝裂霉素甚至尝试氟尿嘧啶单药方案，但是研究结果并没有发现其他方案的疗效优于氟尿嘧啶联合丝裂霉素。

针对肛管癌放疗同步双药化疗的方案中能否去除丝裂霉素的问题，北美肿瘤放射治疗研究组（Radiation Therapy Oncology Group，RTOG）和东部肿瘤协作组（Eastern Cooperative Oncology Group，ECOG）开展了随机对照试验 RTOG 8704/ECOG 1289，比较了氟尿嘧啶联合丝裂霉素与氟尿嘧啶两种不同的放疗同步化疗方案的疗效和不良反应，全组 291 例肛管癌患者纳入分析，肿瘤均局限盆腔内，接受放疗剂量 40.0~50.4Gy/5 周，同步 1 周期氟尿嘧啶化疗［1 000mg/（m² · d），1~4 天，静脉滴注］，氟尿嘧啶联合丝裂霉素组接受相同的方案再联合同步丝裂霉素化疗（10mg/m² 静脉注射 1 次，第 1 周，第 5 周）。同步放化疗结束 6 周后进行活检，单药组和双药组活检阳性率分别为 15% 和 8%（P=0.14），活检阳性组患者将再次接受 9Gy/5 次放疗同步静脉滴注氟尿嘧啶［1 000mg/（m² · d），1~4 天］+ 顺铂 100mg/m²。研究结果显示，双药组和单药组 4 年局部复发率、总生存率分别为 16% 和 34%（P=0.000 8），76% 和 67%（无显著差异）。双药组无结肠造口生存率（71% vs. 59%，P=0.014）和无病生存率（73% vs. 51%，P=0.000 3）显著提高。如果原发肿瘤最大径 <5cm，双药组活检阴性率显著高于单药组（93% vs. 83%，P=0.02）。研究将腹壁造瘘术发生率进行了分析，双药组腹壁造瘘术发生率显著低于单药组（9% vs. 23%，P=0.002）。双药组中有 13 例患者接受了腹壁造瘘术，其中 11 例为局部失败，2 例为同步放化疗引起的不良反应导致；而单药组中有 32 例患者接受了腹壁造瘘术，其中 23 例为局部失败，2 例为不良反应导致，另有 1 例原因不详。研究还发现，在早期肿瘤患者中，腹壁造瘘术发生率无显著差别（P=0.141），而在晚期肿瘤中双药组腹壁造瘘术发生率显著低于单药组（P=0.019）。双药组的 4 级不良反应（23% vs. 7%，P<0.001）和致命性中性粒细胞减少（4 例 vs. 1 例）明显更常见。因此从 RTOG 8704/ECOG 1289 研究可以得出以下结论，丝裂霉素在肛管癌的治疗中有明确的作用，可以提高完全缓解率、提高保肛率和无病生存率；无论患者是否有淋巴结转移，氟尿嘧啶联合丝裂霉素均可提高疗效。

由于丝裂霉素的明显毒性，以及顺铂基础同步放化疗在其他部位鳞癌（头颈部、食管、子宫颈）中的良好效果，在肛管癌中有研究尝试顺铂替代丝裂霉素的联合方案。几项来自美国和欧洲的 I、II 期研究发现顺铂基础同步放化疗在肛管癌也可以获得较高的局部控制率及无病生存率，毒副作用可接受。RTOG 9811 研究对比了氟尿嘧啶同步放化疗基础上分别联合顺铂或丝裂霉素的优劣，招募了 682 例非 HIV 感染的肛管鳞癌患者，其中 27% 最大径 >5cm，26% 临床淋巴结阳性。患者随机进入放疗（45~59Gy）+ 氟尿嘧啶［1 000mg/m²，静脉滴注，1~4 天］+ 丝裂霉素［15~20mg/m²，静脉注射，1 天］组，或氟尿嘧啶［1 000mg/m²，静脉滴注，1~4 天］+ 顺铂（第 1 周、第 5 周、第 9 周、第 13 周，75mg/m²，静脉滴注）+ 放疗（45~59Gy，第 9 周开始，之前化疗属于诱导化疗）组。结果表明 3 级以上的血液学不良反应在丝裂霉素组明显增加（61% vs. 42%，P<0.001），在最初的报道中，5 年无病生存率（60% vs. 54%，P=0.17）、总生存率（75% vs. 70%，P=0.10）及局部区域复发率（25% vs. 33%，P=0.02）两组未见差异，但丝裂霉素组结肠造口率更低（10% vs. 19%，P=0.02）。该研究随后的更新报道显示，无病生存率（67.8% vs. 57.8%，P=0.006）、总生存率（78.3% vs. 70.7%，P=0.026）以及无结肠造口生存率（71.8% vs. 64.9%，P=0.05），均是丝裂霉素组明显优于顺铂组，虽然丝裂霉素组的血液学不良反应更严重，但两组的非血液学不良反应和晚期放疗相关不良反应相似。UKC-CCR 的 ACT II 研究是 2×2 析因分析的设计，研究分为 4 组，比较了氟尿嘧啶 + 丝裂霉素和氟尿嘧啶 + 顺铂同步放疗方案，以及氟尿嘧啶 + 顺铂巩固化疗的意义。研究共入组 940 例患者，随机分为 4 组：丝裂霉素组为放疗同步氟尿嘧啶 + 丝裂霉素；顺铂组为放疗同步氟尿嘧啶 + 顺铂；丝裂霉素 + 巩固化疗组为放疗同步氟尿嘧啶 + 丝裂霉素后，辅助氟尿嘧啶 + 顺铂化疗；顺铂 + 巩固化疗组为放疗同步氟尿嘧啶 + 顺铂后，辅助氟尿嘧啶 + 顺铂化疗。丝裂霉素同步化疗方案为：丝裂霉素 12mg/m²，第 1 日静脉注射；氟尿嘧啶 1g/（m² · d），持续静脉滴注，第 1~4 日，第 29~32 日。顺铂同步化疗方案为：顺铂 60mg/m²，第 1 日、第 29 日静脉滴注；氟尿嘧啶用法同前。氟尿嘧啶 + 顺铂巩固化疗方案为：顺铂 60mg/m²，第 71 日、第 92 日静脉滴注；氟尿嘧啶 1g/（m² · d），持续静脉滴注，第 71~74 日、第 92~95 日。放疗剂量 50.4Gy/28 次。研究中位随访 61 个月。丝裂霉素组、顺铂组、丝裂霉素 + 巩固化疗组和顺铂 + 巩固化疗组的腹壁造瘘发生率分别为 23%、26%、23% 和 22%。丝裂霉素 ± 巩固化疗组总生存率与顺铂 ± 巩固化疗组无显著差别（79% vs. 77%，HR：1.05，95%CI：0.80~1.38）。巩固化疗组同样未提高总生存率（76% vs. 79%，HR：1.07，95%CI：0.81~1.41）。研究者据此得出结论，虽然两组有相似的疗效和毒副作用，但与顺铂组相比丝裂霉素组化疗周期数少、非化疗药物使用少、化疗期时间短、花费少及无神

经病理病变风险,放疗联合氟尿嘧啶+丝裂霉素同步化疗的联合方案仍为肛管癌标准治疗方案,巩固化疗无进一步获益。

越来越多的资料显示在放疗期间用每日口服卡培他滨代替静脉滴注氟尿嘧啶,并联合静脉注射丝裂霉素具有良好的耐受性,多项Ⅱ期临床试验已经证实该同步化疗方案取得了较好的局部控制和生存数据。因此卡培他滨和丝裂霉素的联合应用是一种可接受的、替代的同步化疗方案。

四、巩固化疗或诱导化疗

同步放化疗成为肛管癌的标准治疗后,近期的研究开始尝试增加巩固化疗或诱导化疗以期获得更好的长期生存。前瞻性研究提示,肛管癌,巩固化疗或诱导化疗均未能改善预后。目前,《肛管癌临床实践指南》中不建议巩固化疗或诱导化疗。

前述提到的英国 UKC-CCR 的 ACT Ⅱ研究中,中位随访 61 个月。

在法国国家癌症研究中心 ACCORD 03 研究中,患者被随机分配到以下 4 个研究组之一:①诱导化疗[氟尿嘧啶+顺铂,顺铂 80mg/m²,第 1 日静脉滴注;氟尿嘧啶 800mg/(m²·d),持续静脉滴注,共 4 日],序贯放疗(45Gy)同步氟尿嘧啶+顺铂化疗,计划性治疗间隔后给予 15Gy 推量;②与①类似,但根据治疗反应,推量剂量调整为 20~25Gy;③与①类似,但无诱导化疗;④与②类似,但无诱导化疗。中位随访 50 个月后,4 组的 5 年无结肠造口生存率分别为 69.6%、82.4%、77.1% 和 72.7%;第 1、2 组与第 3、4 组分别为 76.5% vs. 75.0%(P=0.37),即是否有诱导化疗对疗效的影响;第 1、3 组与第 2、4 组分别为 73.7% vs. 77.8%(P=0.067),即是否给予更高剂量的推量对疗效的影响。作者得出结论,无论是诱导化疗还是高剂量推量都不能改善无结肠造口生存率,尽管高剂量推量有改善无结肠造口生存率的趋势。前述美国 RTOG 9811 研究方案设计中,顺铂组同步放化疗前进行了诱导化疗。结果显示,未接受诱导化疗的丝裂霉素组无病生存率(68% vs. 58%,P=0.006)和总生存率(78% vs. 71%,P=0.026)具有显著优势,腹壁造瘘术发生率与顺铂组无显著差异(12% vs. 17%,P=0.074)。丝裂霉素组严重血液学不良反应显著高于顺铂组,但其他急性和晚期不良反应两组无显著差别。因此上述结果认为,诱导化疗并未改善长期预后结果,有学者认为可能是由于治疗时间延长发生肿瘤加速再增殖,而诱导化疗导致肿瘤放疗耐受性增加的机制尚不明确。

五、放疗联合靶向药物或免疫治疗

西妥昔单抗是 EGFR 抑制剂,对于 KRAS 野生型肿瘤作用明显。研究认为,肛管癌 EGFR 表达率高,KRAS 突变率很低。因此,西妥昔单抗理论上可能成为治疗肛管癌非常有前景的药物。在目前的研究中,靶向药物的加入并没有肯定的疗效,且有不良反应增加的报道,因此目前靶向药物虽然给肛管癌的治疗带来了新的选择,但是有效性和安全性,需要更多数据证实。免疫治疗不同于传统化疗和靶向治疗,在转移性肛管鳞癌治疗中取得了初步疗效,在联合放疗的尝试中需积累更多的经验。

六、同步放化疗后的评估时机

初始同步放化疗的疗效评估通常是在完成治疗后的第 6~8 周通过体格检查及影像检查进行,但最佳评估时间存在较大争议。同步放化疗结束后仍有肿瘤残存时,可以尝试挽救性同步放化疗或密切随诊,如果随诊肿瘤进展再行手术挽救。研究显示肛管鳞癌可先缓慢退缩,且在放化疗后长达 26 周时间内持续减小。ACT Ⅱ研究中接受同步放化疗的患者需要进行 3 次评估,分别在第 11 周、第 18 周及第 26 周,但不常规进行活检。研究发现完全缓解率均随着时间延长逐步升高,在第 11 周、第 18 周和 26 周时分别为 52%、71% 和 78%。鉴于此,《NCCN 肛管癌临床实践指南》推荐在同步放化疗后 8~12 周通过直肠指检进行治疗后再评估,并在临床上将缓解情况分为完全缓解、疾病持续或疾病进展,持续性疾病患者可以在完成放化疗后接受最长达 6 个月的观察,疾病进展的患者需要进行组织学检查确认。《2021ESMO 临床实践指南:肛门癌的诊断,治疗和随访》也建议,应该从同步放化疗后第 6 周开始评估治疗反应,肿瘤持续退缩时,手术补救治疗的最佳时间为不晚于第 26 周。

七、放疗靶区及危及器官定义

放疗靶区的确定应以肿瘤自然病程的规律和复发转移高危区域为基础。相关术后病理的研究资料显示,直肠周围和髂内淋巴结转移的发生率高达 30%,腹股沟淋巴结转移率为 20%。腹股沟淋巴结区域接受照射后的复发率为 2%,而未行照射复发率高达 16%~23%。单纯近距离治疗后的盆腔淋巴结复发率为 16%。肛管癌的放疗靶区参考 RTOG 和澳大利亚胃肠道试验小组

（Australasian Gastro-Intestinal Trials Group，AGITG）的推荐，对原发灶和转移淋巴结等的靶区定义见表37-3-1。对预防性照射淋巴引流区及高危复发区的边界推荐见表37-3-2。

表 37-3-1 肛管癌精准放疗的靶区定义

靶区名称	定义
GTV	大体肿瘤区，指根据影像学资料、临床信息、直肠指检、内镜检查结果确定的肿瘤原发灶区域
GTVa	原发病灶
GTVnd	转移区域淋巴结
CTV	临床靶区，在GTV和GTVnd的基础上三维外扩一定边界，并包括亚临床病灶及高危的区域淋巴结引流区而形成的区域
CTVa	包括原发病灶、肛管、肛门内外括约肌及外放2cm（避开空气和骨）
CTVnd	转移区域淋巴结外放1~2cm（避开骨、外生殖器、肌肉和小肠）
CTV	包括预防淋巴引流区及高危复发区、CTVa及CTVnd 预防淋巴引流区及高危复发区：直肠周围，骶前区，双侧腹股沟、双侧髂外、双侧闭孔、双侧髂内淋巴引流区，坐骨直肠窝
PTV	计划靶区，指包括CTV及考虑了照射中患者器官运动、日常摆位误差、放疗中靶区位置及靶区体积变化等几何因素，而对CTV外扩一定范围形成的目标区域
PTVa	CTVa外放0.5~1cm
PTVnd	CTVnd外放0.5~1cm
PTV	CTV外放0.5~1cm

注：GTV.gross tumor volume，肿瘤区；CTV.clinical target volume，临床靶区；PTV.planning target volume，计划靶区。

八、放疗剂量

放疗同步氟尿嘧啶联合丝裂霉素治疗肛管鳞癌的局部控制率为60%~80%，T_1期病变的局部控制率可以达到90%~100%，T_2期为65%~75%，T_3/T_4期为40%~55%。回顾性研究显示总剂量是局部控制和生存的重要预后因素。在一项纳入50例非转移性肛管癌患者的研究中发现，≥54Gy的剂量与更好的5年生存率（84% vs. 47%，P=0.02）、无病生存率（74% vs. 56%，P=0.09）和局部控制率（77% vs. 61%，P=0.04）相关。前述提到的ACCORD 03研究显示，放疗（45Gy）后计划性治疗间隔后给予15Gy推量或20~25Gy推量，无结肠造口生存率分别为73.7% vs. 77.8%（P=0.067），即是否给予更高剂量的推量对疗效无影响。参考国际权威指南的推荐，根据不同的T/N分期及转移淋巴结大小，对肛管癌精准放疗的剂量推荐见表37-3-3。

表 37-3-2 肛管癌精准放疗的预防性照射淋巴引流区及高危复发区边界

区域名称	边界
直肠系膜区	上界：直肠乙状结肠交界 下界：肛门直肠交界，具体为肛提肌与肛门外括约肌融合处，也可参考尾骨尖与耻骨联合下缘的连线水平 后界：骶前 前界：男性（阴茎球部、前列腺、精囊、膀胱后缘） 女性（膀胱、阴道、子宫颈、子宫后缘） 考虑膀胱体积变化，前界包含1cm的膀胱、精囊/子宫 侧界：下盆腔为肛提肌内侧缘，上盆腔为髂内血管
骶前区	上界：骶骨岬水平，L_5~S_1 下界：尾骨下缘 侧界：骶髂联合 前界：骶骨前1cm 后界：骶骨前缘包含骶孔
髂内淋巴结区	上界：髂总血管分叉处（常位于L_5~S_1） 下界：可以参考为闭孔内肌与中线正常组织（膀胱、精囊等）无空间的层面 外侧界：下盆腔为闭孔内肌或骨的内界，上盆腔为髂腰肌的内缘 内侧界：下盆腔为直肠系膜区或骶前区，上盆腔为血管外7mm 前界：下盆腔为闭孔内肌或骨，上盆腔为血管前7mm
坐骨肛门窝（不区分左右）	上界：肛提肌、臀大肌和闭孔内肌构成 下界：一般是肛外缘水平 外侧界：沿着骨和肌肉 前界：闭孔内肌、肛提肌和肛门括约肌融合处 后界：臀大肌内缘
闭孔淋巴结区	上界：闭孔管上3~5mm，沿着闭孔动脉 下界：闭孔动脉离开骨盆层面 前界：闭孔内肌前缘 后界：髂内静脉 外侧界：闭孔内肌 内侧界：膀胱
髂外淋巴结区	上界：髂总动脉分叉 下界：髂外动脉出盆腔的位置 外侧界：髂腰肌 内侧界和前界：血管外7mm 后界：髂内淋巴结区
腹股沟淋巴结区	上界：同髂外淋巴结区的下界 下界：a. 大隐静脉汇入股静脉处 　　　b. 缝匠肌和长收肌相接处 　　　折中定义位于坐骨结节下缘 后界：髂腰肌、耻骨肌、长收肌 前界：至少腹股沟血管前2cm，包含任何可见的淋巴结 外侧界：缝匠肌或髂腰肌的内缘 内侧界：血管内1~2cm，为1/3~1/2的耻骨或长收肌

危及器官勾画推荐：勾画股骨头和股骨颈，下界至小转子下缘水平；膀胱需沿膀胱壁外缘勾画；小肠和结肠需勾画计划靶区上15mm范围内的所有小肠与大肠；骨髓勾画包括骨盆内的骨髓，下界在髋臼下缘；外生殖器勾画上界为耻骨联合下极，男性患者勾画阴茎、阴囊、耻骨联合前的皮肤和脂肪，女性患者勾画阴蒂、大小阴唇、耻骨联合前的皮肤和脂肪。

表 37-3-3　肛管癌处方剂量建议

分期	处方剂量		
	PTVa	PTVnd	PTV
T_2N_0	50.4Gy/1.8Gy	—	42Gy/1.5Gy
T_3N_0/T_4N_0	54Gy/1.8Gy	—	45Gy/1.5~1.8Gy
任何 T、N+	54Gy/1.8Gy	≥3cm:54Gy/1.8Gy	45Gy/1.5~1.8Gy
		<3cm:50.4Gy/1.68~1.8Gy	

注:PTV.计划靶区;如果仅行单纯放疗,外照射应考虑提高处方剂量:建议原发灶区域剂量 60~65Gy/6~7 周,预防性照射淋巴引流区 36~50.4Gy/4~5.5 周。局部加量可考虑近距离放疗。目前的数据并不支持对于早期病变的剂量调整。PTVnd.肿大淋巴结计划靶区;PTVa.根据首周测量的摆位误差外扩生成的计划靶体积。"—"表示此类患者没有肿大淋巴结。

九、转移性肛管癌的放疗

肛管癌远处转移的常见部位是肝、肺及盆腔外淋巴结。存在局限或孤立的肝、肺转移病灶,采用放射治疗特别是 SBRT 是否使患者获益目前经验较少。但在有经验的治疗中心,选择合适的患者(如肿瘤最大径 <5cm,转移个数≤3 个等)行肝、肺转移灶 SBRT 治疗,安全性是可接受的。局限或孤立的腹主动脉旁淋巴结转移,有限的资料表明可采用根治性放疗联合化疗,但此类患者发生其他转移的风险仍然很高。腹主动脉旁淋巴结转移的放疗需要避免放疗范围的重叠,以及关注肠道的安全性。

十、放疗技术

早期研究中的放射治疗基于 2D 常规放疗计划,用已知的骨性边界作为参考,在正交 X 射线图像上进行照射野设计,是比较初级的形式。自 20 世纪 90 年代以来,以 3D 适形为基础的放疗使放射肿瘤医师能够准确勾画 CT 图像上的靶区(包括原发灶和淋巴引流区)以及正常结构(肛周/生殖器皮肤,骨盆骨/骨髓,膀胱和肠),从 3D 维度定义盆腔正常器官和靶区,从而有助于提高治疗的准确性。2D 常规技术甚至三维适形技术都带来了严重的急性反应,特别是会阴皮肤反应。因此在早期的研究中,需要休息 2~3 周再对原发灶进行缩野加量。肛管癌的倍增时间仅 4 天,延长总治疗时间可能降低疗效。RTOG 的研究认为,延长总治疗时间与结肠造瘘率相关,并且显著增加了局部失败。虽然目前没有前瞻性的研究明确最优化的治疗时间,但是治疗中断并不是合理的选择。

之后适形 IMRT 被引入,建立了对正常器官的严格剂量限制,针对不同靶区的剂量,计算机软件采用"逆向计划"算法来设计放疗计划。当这些 IMRT 射野合成起来,其累积效应是一种适形的照射剂量分布,紧密贴合靶区形状同时显著降低周围正常组织的剂量。同样,容积弧形调强放射治疗(volumetric intensity modulated arc therapy,VMAT)可在连续机架旋转过程中,实现照射强度调节。IMRT 可以使靶区适形度更好,剂量更均匀,并且可以减少周围正常组织器官的剂量。IMRT 的应用,有利于增加肛门区癌变部位的照射剂量,同时保护小肠、膀胱、皮肤、股骨头等周围器官从而减少治疗不良反应,缩短治疗中断时间,推荐用于肛管癌放射治疗。以 IMRT 为基础的肛管癌临床研究结果显示,急性治疗相关肠道、皮肤不良反应明显减少,而肿瘤相关临床结果相似。前瞻性Ⅱ期临床试验 RTOG 0529,结合了氟尿嘧啶、丝裂霉素和基于 IMRT 的放疗。研究主要目的是确定这种联合治疗在参与中心中应用的可行性,以及确定这些患者的治疗相关不良反应和初步肿瘤治疗结局。与 RTOG 9811 研究(采用 2D 常规放疗技术)比较,IMRT 的≥3 级皮肤不良反应发生率低(23% vs. 49%,P<0.001),≥3 级胃肠道和泌尿生殖系统不良反应发生率也低(21% vs. 37%,P=0.005 2)。尽管 77% 的 IMRT 患者发生≥2 级的胃肠/泌尿生殖系统不良反应,但相对于 RTOG 9811 研究中的丝裂霉素治疗组,≥2 级血液学不良反应、≥3 级胃肠道不良反应和≥3 级皮肤不良反应显著减少。本研究的更新结果显示,与 RTOG 9811 研究相比,IMRT 可达类似的 2 年肿瘤相关结局。

十一、放疗不良反应

同步放化疗的急性不良反应与同步化疗、化疗方案和放疗剂量密切相关。UKC-CCR 研究结果显示,同步放化疗组的急性不良反应发生率高于单纯放疗组(47.9% vs. 38.6%,P=0.03),无论是血液学不良反应、皮肤不良反应、胃肠道不良反应和泌尿系不良反应发生率和严重不良反应发生率均高于单纯放疗组。同步放化疗急性不良反应相关死亡率 <2%,主要死因是粒细胞减少导致的败血症,而预防性抗生素的应用和积极的支持治疗可以降低治疗相关病死率。RTOG 8704/ECOG

1289研究的两组患者,一组同步方案为氟尿嘧啶+丝裂霉素,一组为氟尿嘧啶单药。双药组急性不良反应发生率显著高于单药组(20% *vs.* 7%,*P*<0.001)。双药组血液学不良反应为18%,显著高于单药组3%(*P*<0.001),但两组非血液学不良反应发生率差异无统计学意义。RTOG 9811研究中,氟尿嘧啶+顺铂组严重血液学不良反应发生率为42%,低于氟尿嘧啶+顺铂组的62%(*P*<0.001),严重非血液学不良反应发生率两组类似。放疗剂量的提高将导致急性不良反应发生率升高,文献报道25~30Gy放疗后急性不良反应发生率为30%,50~59.4Gy后增加到55%,但是该结果基于2D或3D放疗技术,随着放疗技术的进步,放疗剂量与正常组织的受量将可能打破正相关的线性关系。严重晚期不良反应主要与放疗剂量相关。在放疗剂量低于30Gy的研究中,尚无报道严重晚期不良反应发生。但是在高剂量的研究中,严重晚期不良反应发生率为5%~10%。以上数据均来自早期研究的结果,放疗技术多采用常规2D放疗和3D适形放疗。IMRT放疗的应用,可以减少正常组织的损伤,降低不良反应的发生率。尽管同步放化疗保留了肛管癌患者的器官,但是一些患者在治疗后丧失了功能,可能影响患者的生存质量,常见的症状包括里急后重、大便失禁、会阴皮肤反应(包括:皮肤色素沉着、变黑、发红,部分患者会出现肛门部及会阴部的皮肤瘙痒,一些患者甚至还会出现皮肤破损、感染、会阴部的灼痛等)和性功能障碍。

(唐源)

第四节 外科治疗

一、局部切除

主要用于部分早期恶性肿瘤。必须符合以下条件:肿瘤分化好;病理证实为T_0或T_1期肿瘤,保证足够的阴性切缘;无淋巴结或远处转移。手术切除时应注意无瘤原则以及切除的完整性。术后进行病理检查以明确病变性质、浸润深度及分化程度等,必要时行扩大切除或放疗、化疗。

(一)经肛门直肠肿瘤切除术

1. **术前准备** 开塞露2支术前使用或温盐水灌肠1~2次,必要时清洁灌肠。

2. **麻醉与体位** 采用骶管阻滞或全身麻醉。体位可根据肿瘤部位采用侧卧位、截石位或折刀位。

3. **手术步骤** 扩肛至四指,使肛门括约肌松弛。沿肿瘤边缘0.5~1.0cm处切除肿瘤,边切边缝。肛门内放油纱卷。

(二)经骶直肠肿瘤切除术

1. **术前准备** 温盐水灌肠或清洁灌肠。

2. **麻醉与体位** 采用硬膜外阻滞或全身麻醉,患者取折刀位。

3. **手术步骤** 在后中线由骶骨下端至肛门切口,逐层切开皮肤、皮下组织,显露尾骨、肛尾韧带、肛门外括约肌及肛提肌。切开尾骨骨膜,并予以剥离;切去部分尾骨,切断肛尾韧带。在后中线处切开肛提肌及直肠固有筋膜,分离直肠后脂肪组织,显露直肠后壁。缝合支持悬吊线后,中线位置切开直肠后壁。显露直肠肿瘤,距肿瘤外0.5~1.0cm 4个角处各缝1针牵引,在其外做梭形切口,全层切除肿瘤。切除时边切边缝,闭合创面。直肠后壁切口处横向缝闭,肌层间断缝合包埋。依次缝合直肠后脂肪、肛提肌、皮下组织及皮肤,留置胶管引流。

4. **并发症** 包括:①创面出血,由于骶前静脉丛血供丰富,在游离直肠时容易损伤出血。②大便失禁,在分离切断肛提肌时,由于肛门括约肌与肛提肌不易分开,有时容易切断肛门括约肌致大便失禁。但若术中注意鉴别,并将切断的肌肉全部缝合好,大便失禁是可以避免的。③切口漏,一旦发生应即刻行充分引流,并禁食,采用肠外营养或行乙状结肠造口。

(三)经肛门后括约肌直肠息肉切除术

1. **术前准备** 女性患者避开月经前及月经期,注意阴道清洁。坐浴3天,术前3天口服肠道抗生素。术前1天进全流质,清洁灌肠。

2. **麻醉与体位** 采用硬膜外阻滞或全身麻醉,患者取折刀位。

3. **手术步骤** 按经骶直肠肿瘤切除术的切口切开分离,切断肛门外括约肌及耻骨直肠肌,在后正中线从下向上切开肛管及直肠后壁。距肿瘤边缘0.5~1.0cm处,切除肿瘤及基底部肌层。间断全层缝合创面,内翻缝合直肠,肛管后壁切开处依次缝合肛门外括约肌、耻骨直肠肌、肛提肌、皮下组织及皮肤。

4. **注意事项** 包括:①切断尾骨时注意创面止血,必要时可切除骶椎以显露手术视野。②切开直肠壁前,要检查息肉在肠腔内确切位置,再在相应位置切开直肠后壁。如肿瘤在直肠后壁,可直接行直肠后壁横梭形切除。③肿瘤切除时可边切边缝,防止肠腔狭窄。可做纵梭形切口,横向缝合。

(四)经肛门前括约肌直肠息肉切除术

1. **术前准备** 女性患者避开月经前及月经期,注意阴道清洁。坐浴 3 天,术前 3 天口服肠道抗生素。术前 1 天进全流质,清洁灌肠。

2. **麻醉与体位** 采用骶管阻滞或硬膜外阻滞,患者取截石位。

3. **手术步骤** 取肛门与阴道中间横切口约 5cm。沿直肠阴道间隔分离,显露肛门外括约肌及直肠前壁,切断肛门外括约肌,在直肠前壁中线纵向切开肛管、直肠。显露息肉,基底较小有蒂息肉可在根部钳夹后切除,贯穿缝合;基底部较大息肉可做梭形切口,切口距息肉边缘 0.5~1.0cm,包含肌层,边切边缝。缝合直肠。在肛管前壁切口处,包埋肌层,缝合肛门外括约肌及肛提肌。纵向缝合皮下、皮肤。皮下放胶片或胶管引流。

4. **注意事项** 包括:①术中注意勿损伤阴道壁,防止形成直肠阴道瘘;②根据肿瘤部位决定分离直肠阴道隔的深度和直肠壁切开位置;③止血需彻底;④术后及时清除阴道分泌物。

二、经腹会阴直肠切除术

(一)术前准备

术前 3~5 天给予半流质饮食,术前 1 天给流质饮食,术前 12 小时禁食,术前 6 小时禁水。禁食期间应给予静脉补液。同时纠正、改善患者全身情况;进行告知,使患者具有心理准备。

(二)麻醉与体位

采用全身麻醉或连续硬膜外阻滞。患者取头低足高膀胱截石位,手术分两组(腹部手术组及会阴手术组)进行。优点是当腹部手术完毕后,无须翻动患者,即可进行会阴部手术;也可两手术组联合进行操作,提高手术安全性,缩短手术时间。留置导尿管,消毒腹部及会阴部皮肤,铺无菌巾。

(三)腹腔镜手术步骤

1. **穿刺孔位置** 术者站于患者右侧。常规 5 孔法进腹,即脐上 2~5cm 做观察孔,右髂前上棘外侧上两横指宽处作为主操作孔,右锁骨中线平脐处作为副操作孔,左侧拟行结肠造口处作为助手副操作孔,耻骨联合与脐连线中点偏下作为助手主操作孔。

2. **腹内探查** 目的是确定癌肿能否行根治性切除,应探查肝脏、腹主动脉旁及肠系膜下动脉处淋巴结有否转移;盆腔侧壁有无肿大淋巴结;邻近器官,如膀胱、前列腺或子宫及其附件、阴道后壁等部位有无浸润等。若可能,应切除主要瘤体。因为切除溃烂、感染、出血的直肠肛管肿瘤,可使患者的全身情况改善,有利于进一步做放疗、化疗等处理。若盆腔内尚遗有转移病灶,有条件也可采用术中放疗。考虑肿瘤切除的可能性时,下列情况应作为参考:①肿瘤虽侵袭某些脏器,但可切除,如小肠、一侧输尿管、阴道后壁、子宫及其附件、膀胱顶部、前列腺等。若腹腔内尚无远处转移,患者一般情况尚可,可将肿瘤及其侵袭的组织作整块切除。②局部条件许可。肿瘤尚游离,有时肝脏有单发或多发的转移结节,可考虑将肿瘤切除,以缓解症状;有时只有单发或 3 个以下的转移癌结节局限于一叶肝脏,若有可能,可一并切除,效果良好。③肿瘤体积较大,嵌顿于盆腔内,探查时似乎较固定,但经进一步分离后,通常可切除;若肿瘤向后侵袭骶骨、向前侵袭前列腺及有广泛的腹膜腔内转移,此时勉强切除肿瘤疗效不佳,可改行乙状结肠造瘘术并辅以放疗。

3. **暴露离断肠系膜下血管** 将患者头低右低位,将小肠推向上腹部,充分暴露手术野,助手提起乙状结肠和直肠,使直肠系膜保持良好张力,找到左右髂动脉的交界处,以中间入路方式沿着肠系膜下动脉的走向打开乙结肠系膜;找到 Toldt 间隙并用超声刀钝性分离 Toldt 间隙,显露输尿管并确定其蠕动后,继续向乙结肠侧腹膜钝性分离,注意避免损伤髂外静脉以及输尿管;打开乙结肠侧腹膜,于 Toldt 间隙汇合,继续向下和向上扩大 Toldt 间隙,至骶前间隙;逐步分离裸化肠系膜下动脉根部,清扫肠系膜下动脉根部淋巴结;于肠系膜下动脉根部约 2cm 处使用血管夹夹闭后离断动脉。

4. **游离直肠后侧** 提起远端结肠,超声刀沿直肠后壁骶前间隙和直肠两侧逐步按照 TME 原则切除直肠系膜,注意输尿管和盆底神经的保护。直肠深筋膜与盆壁筋膜之间为一解剖学上的间隙,游离直肠时应在此间隙内进行,避免进入盆腔壁层筋膜深面,以防损伤骶前静脉丛及骨盆神经丛。提起乙状结肠及其系膜,剪开直肠后疏松组织,切断、结扎骶正中静脉及纤维索带。此时可见骶前静脉丛和骶前神经丛被一层薄薄的骶前筋膜覆盖。然后将直肠、直肠深筋膜连同所包裹的脂肪及淋巴组织从骶前凹分离,向下达尾骨尖及两侧肛提肌平面,向直肠两侧分离至直肠侧韧带。剪开直肠与尾骨间的直肠骶骨筋膜,便可将直肠后壁从骶前凹分离至尾骨尖。

5. **分离直肠前方**　将直肠两侧后腹膜切口向下延伸，在靠近子宫或膀胱处，剪开直肠前的腹膜反折而会合。向前牵开膀胱或子宫，向上牵拉直肠，在直肠生殖膈平面（沿膀胱、输精管、精囊或阴道后壁）进行分离。分离时勿过于靠近直肠，以免发生直肠前壁穿孔。若肿瘤位于直肠前壁并侵袭精囊，则可与直肠一并切除，但应注意防止损伤输尿管及后尿道。清楚显露输尿管下端的位置非常重要。若发现肿瘤已侵袭一侧输尿管下端，可将末端输尿管切除，行输尿管膀胱吻合。

6. **游离去除标本**　直肠前、后方已经分离后，进一步游离直肠两侧，切断侧韧带。将直肠向左侧牵拉，显露右侧直肠侧韧带后离断。同法处理左侧。操作过程中应随时注意输尿管下端进入膀胱前的位置，勿损伤。盆腔内的直肠游离结束，检查手术野有无出血，以纱布填塞盆腔创面，并行结肠造瘘。会阴部手术可由另一手术组同时进行。

（1）腹部手术组：在适当部位切断乙状结肠及其系膜，使用直线关闭切割器离断肠管。在左下腹部脐与髂前上棘中点做一直径3~4cm的圆形切口，切除皮肤及皮下组织。十字形切开腹外斜肌腱膜，分离腹壁肌肉，切开腹膜。腹壁切口可容纳两指，不致过紧即可。卵圆钳通过此切口将近端乙状结肠拖出造瘘口，突出腹壁外的肠管不宜太长或太短，一般为3~4cm，肠钳固定。将腹膜与近端乙状结肠系膜、脂肪垂缝合固定，注意防止乙状结肠扭转或牵拉过紧，缝针勿穿透肠壁。腹腔内将乙状结肠系膜游离线与侧腹壁缝合，关闭左结肠旁沟处的空隙，以免发生内疝。远端乙状结肠外包裹手套扎紧，置于盆腔内直肠后方。

（2）会阴部手术组：重新消毒会阴部、肛门。用粗丝线做荷包缝合，闭锁肛门，环绕肛门做梭形切口，切口两侧达坐骨结节内侧缘。在尾骨前切断尾骨直肠韧带，分离肛提肌至直肠后间隙，达肛提肌深面。切断阴部内血管分支，向两侧分离肛提肌。由后向前，在靠近盆壁处切断肛提肌，直至前列腺或阴道后壁附近。向前牵拉肛管，横向切开骶前筋膜后，进入骶前间隙。将骶前筋膜向两侧剪开扩大，以手伸进盆腔内，将已游离的乙状结肠远端及直肠从骶骨前拉出。分离直肠前方时，将直肠向下及向一侧牵拉，切断肛门外括约肌深部向前的交叉纤维及耻尾肌。至此，肛管直肠交接处借耻骨直肠肌和直肠尿道肌与尿道后方相连。将示指及中指伸入盆腔内，置于前列腺与直肠之间，向后、向下稍用力抵住直肠，剪断直肠前的附着肌肉，将直肠切除。在分离直肠前壁时，应紧靠腹会阴筋膜及前列腺包膜，并随时触及导尿管位置，防止损伤尿道球部及膜部；但不应过于紧靠直肠，以免穿通直肠前壁，污染伤口。

7. **创口处理**　直肠肛管切除后，以大量温生理盐水经腹冲洗盆腔，使液体从会阴部伤口流出，冲去手术时可能播散于创面上的肿瘤细胞。彻底止血，特别注意阴道后壁或前列腺后壁等部位有无出血。会阴部创面以碘附消毒，逐层关闭会阴部切口。骶前放置引流管，经腹部或经会阴部切口旁引出。术后持续负压吸引，以消灭骶前间隙死腔。在处理会阴部伤口的同时，腹部手术组清理腹腔。缝合盆腔腹膜，分层缝合腹部切口。切口缝合后，以干纱布覆盖。移去乙状结肠断端上的血管钳，去除被压榨的肠壁，将结肠断端与周围皮肤间断缝合，保持黏膜外翻。

（四）并发症

1. **休克**　经腹会阴直肠癌切除术的范围较广泛，手术中可能出血较多，术后创面可能继续渗血，应注意预防休克发生。

2. **尿潴留**　长时间的尿潴留多由骨盆神经丛损伤导致，有时则由直肠切除后膀胱后倾，导致排尿困难。

3. **造口相关并发症**　结肠造瘘口狭窄、回缩、脱垂、造瘘肠段坏死、造口旁疝等。

4. **急性肠梗阻**　未封闭造瘘肠袢与腹侧壁形成的空隙，发生内疝；小肠与造瘘的结肠或盆腔腹膜等部位发生粘连；盆底腹膜缝合处裂开，小肠疝入或与盆壁发生粘连；结肠造口狭窄。

5. **盆腔积液、感染**　多见于术后引流不畅。需通畅或重置引流管，使引流通畅。

6. **男性患者性功能障碍**　如勃起功能障碍、射精功能障碍等。

7. **会阴部伤口**　出血，创口愈合延迟。

（五）注意事项

1. 保护膀胱。向下切开腹膜时，注意先推开膀胱，勿使之受损。

2. 腹腔探查时要注意肿瘤的固定是肿瘤浸润，还是炎症导致。有些肿瘤外表似已固定，但也可能是由炎症反应导致，在试行分离后还是可将肿瘤切除。

3. 术中应将双侧输尿管仔细显露及保护，尤其是左侧输尿管十分接近乙状结肠系膜根部。必要时术前经膀胱镜先安置输尿管导管。

4. 防止术中骶前静脉丛出血。骶前静脉丛是位于骶骨骨膜面上的静脉，引流至骶骨骶孔，与椎静脉系统相沟通，壁薄而无瓣膜，外被一薄层骶前筋膜覆盖。手术时若能循骶前筋膜外进行分离，可避免误伤骶前静脉。但在骶前筋膜深面进行分离，则壁薄的静脉缺少保护层，极易损伤破裂，此时骶前神经丛也受到损伤。一旦发生骶前静脉丛撕破出血,一般的止血方法如钳夹、缝合,电烧等效果差。血管钳钳夹会加重静脉撕裂,带来更多出血,并常导致失血性休克。有时出血来自骶骨骨孔,可用骨蜡将其填塞止血。更常见的是来自撕破的静脉出血,此时术者应立即用手指将出血处压迫止血,了解最有效的压迫部位和加压方向后,即用止血海绵加纱布直接置于该处加压止血,特别是来自盆腔前面的出血,但对骶前静脉丛的出血止血效果不能肯定。因此在分离直肠后间隙时,应在直视下进行,盲目的钝性或锐性分离易出现危险。当分离达尾骨前处,骶前筋膜附着于直肠后壁,并呈显著增厚,可妨碍继续向下分离。此时应剪开直肠骶骨筋膜,沿尾骨前分离,直到尾骨尖处。若不将增厚的骶前筋膜剪开,常导致分破直肠后壁而进入肠腔。直肠切除后,应特别注意来自骨盆侧壁及前列腺或阴道后壁的出血。这些部位的出血位置深,显露困难,常需腹腔及会阴部两手术组共同协调,才能有效止血。

5. 保留骶前神经丛。骶前神经丛处于骶前筋膜深面,在腹主动脉分叉处。交感神经纤维走向盆壁两侧,组成盆腔的腹下神经并分支,伴同骶内动脉的分支行走。手术时可辨认骶前神经丛的神经纤维。清扫腹主动脉旁及髂总动脉处的淋巴、脂肪组织时,应注意保护这些神经纤维,以免损伤而导致尿潴留及男性性功能障碍。

6. 在解剖女性患者会阴部时,应确保阴道后壁勿损伤。有时为了彻底切除肿瘤,阴道后壁也可连同肿瘤一起切除。

三、腹股沟淋巴结清扫术

肛管及肛周恶性肿瘤,1/3~1/2 患者发生腹股沟淋巴结转移。受侵袭的腹股沟淋巴结处理,大多数主张采用区域性淋巴结切除术。腹股沟淋巴结切除术的指征为腹股沟淋巴结明显受累,如淋巴结肿大且明显变硬,但又未与周围组织粘连固定以致无法切除者,应在患者肛门局部切除术恢复后,立即实施单侧或双侧腹股沟区域性淋巴结清扫术。

腹股沟区域淋巴结清扫术的术式包括两种:①腹股沟淋巴结清扫术(浅组),只切除腹股沟区及股三角区的淋巴组织,不切除盆腔淋巴组织。这种术式目前应用较多。②髂腹股沟淋巴结清扫术(深组),除切除浅组淋巴结外,加做深组淋巴结切除,是一种更为根治性的术式。在切除浅组淋巴结后,切断腹股沟韧带,将髂外及髂总血管周围的淋巴结切除。

(一)术前准备

术前通过影像学如超声、CT、MRI、PET评估病变范围。

(二)麻醉与体位

采用全身麻醉或连续硬膜外阻滞或蛛网膜下腔阻滞。患者取平卧位,手术侧大腿轻度外展和屈曲,并尽量外旋。可使用绷带或枕垫。

(三)手术步骤

1. 腹股沟浅组淋巴结清扫术

(1)切口:腹股沟韧带下方 2.5cm 处做一与该韧带平行的斜切口,长度与腹股沟韧带相等。牵开上方皮瓣,在皮下浅层游离,保留脂肪 4~5mm。肥胖患者保留的脂肪层一般为 4~5mm。手术野外缘处保留的皮瓣要更厚些,以使皮瓣底部厚于顶部。切缘上缘应该在腹股沟韧带上方 5~6cm。同样方法游离下方皮瓣。此时不要将下缘皮瓣游离至股三角区域下方。皮瓣外缘是缝匠肌的内侧缘,内缘是长收肌的外侧缘。长收肌和缝匠肌的相交形成了股三角的顶部。切开皮肤的范围超过股三角并无治疗意义,反而会影响皮肤血供。

(2)显露股三角:沿平行于腹股沟韧带,并在上方 5~6cm 切开脂肪层,直到腹外斜肌腱膜,切除腱膜下和腹股沟韧带外脂肪,男性患者注意保护从腹股沟管浅环口出来的精索。在耻骨结节内侧 2cm 切除长收肌上的脂肪,显露长收肌纤维,并沿此肌肉外侧向下切开直到缝匠肌与长收肌相交处。切除内侧所有筋膜、脂肪和淋巴结。在股三角顶端游离、显露内隐静脉,并结扎。然后自股三角顶端沿缝匠肌筋膜向上游离直到髂骨。切除内侧筋膜、脂肪和淋巴结。

(3)股动脉、股静脉和股神经的处理:在股三角顶部探查到股动脉和股静脉,自上而下清除血管前壁的脂肪组织及外膜。自股三角内侧缘向外,显露股静脉的内侧。在这个方向,股静脉无分支。在股静脉前壁探查到隐静脉,游离并结扎此静脉,可显露股静脉深部和长收肌内侧的梳状肌。股管位于腹股沟韧带的深部和股静脉内侧。切除所有股三角内的淋巴结,并做好标记送病理。继续向外侧切开,显露股动脉。一些小动脉从股动脉发出,需逐一结扎。注意股神经在股动脉外侧,并被一层薄的股鞘包裹。在股动脉外侧和腹股沟韧带下方处小心切开这层纤维鞘,保护从股神经发出到缝匠肌的分支,此即完全取出需要切除的组织。

(4)缝匠肌的移位:有些患者可能会发生股血管上的皮肤坏死,而影响组织活性。为了防止皮肤、组织坏死累及股动脉和股静脉,可使用缝匠肌移位的方法。使用电凝在缝匠肌的止点切断,向下游离 6~7cm;然后向内侧移位,使其可以垂直于需要覆盖的股血管走行。3-0 可吸收缝线将缝匠肌的断端间断缝合于腹股沟韧带上。

（5）皮肤缝合和引流:用稀释的抗生素及生理盐水冲洗手术野,去除任何活力不佳的皮肤,创面止血。2根引流管(直径3mm)引流股三角区,并保证闭流,皮肤用4-0丝线间断缝合。

2. 腹股沟深组淋巴结清扫术 在腹股沟下方斜切口的外端加做一个垂直向上的切口,长10~15cm,以便从腹股沟韧带上方到达髂窝。将皮下脂肪、静脉、淋巴结及股三角筋膜剥离至大隐静脉与股静脉连接处,将大隐静脉在该处切断、结扎。此阶段的手术操作与浅组淋巴结切除术相同。接着切断腹股沟韧带,切开腹外斜肌腱膜;打开腹股沟管,将腹外斜肌腱膜的切口外端向上延长12.5~15cm,直达腹外斜肌肌腹以上。找到精索或子宫圆韧带,并向一侧牵开,然后将腹内斜肌和腹横肌纤维在距腹股沟韧带上方2.5cm处向上外方向切断,切口与腹股沟韧带及髂嵴相平行,长约15cm。也可平行于腹股沟韧带并高于其3~4cm,切开腹横筋膜后,向上推开腹膜囊,显露髂血管及其邻近的淋巴结及脂肪组织。在此过程中,应将旋髂深动脉的升支及其伴行的静脉切断并结扎,将腹横筋膜切开,在紧靠髂外动脉上方切断并结扎腹壁下动、静脉。在髂外动脉外侧约1.3cm处,将走行于腹横筋膜深面或筋膜中的旋髂深动、静脉主干分离出来,在靠近腹股沟韧带处切断并双重结扎。将腹股沟韧带连同附在其上腹外斜肌腱膜下,以及腹内

斜肌、腹横肌纤维一并在股动脉的稍外侧处切断。将腹股沟韧带的内侧段从股神经,股动、静脉的前方剥离,打开股管。此时,患者应改变体位至头低卧位,使壁腹膜从髂窝向上、向内回缩,显露髂窝内的髂腰肌,并将髂外血管及一段髂总血管暴露于视野内。此时,可将这些血管前方及内侧结缔组织和淋巴结一并切除。同时,还应尽可能靠后方将闭孔内肌内侧及后方脂肪、结缔组织和淋巴结切除。腹股沟区的肌肉、腱膜及腹股沟韧带的重建,有赖于选用高强度的细或中铬制肠线进行仔细缝合。鉴于皮下组织的广泛分离术后常发生不同程度的皮肤坏死,在缝合皮肤切口前,将缝匠肌上端的附着点横断,然后将肌腹的上部内旋,使外缘变为内缘,覆盖在股血管的前面。用细铬制肠线将该肌新内缘及被切断的上端断缘,依次缝于股内收长肌、耻骨肌和腹股沟韧带上。最后缝合皮瓣,放置引流管。女性患者应留置导尿管,以防术后尿液污染伤口。

（四）并发症

1. 损伤髂股动脉、股静脉,股神经及其分支。腹股沟伤口皮肤坏死及因伤口大量渗液所致皮肤与深部组织分离,这与腹股沟区域的广泛分离有关。术后有效引流,可减少此类并发症,但无法完全防止其发生。

2. 淋巴回流受阻所致的下肢水肿。

（钟鸣 刘恒昌）

第五节 药物治疗

肛管癌最常见的盆腔外转移部位是肝、肺和盆腔外淋巴结。肛管癌发病率较低,同时仅有10%~20%的患者合并盆腔外转移性,因此转移性肛管癌系统治疗的临床数据有限。尽管如此,还是有部分临床证据表明系统的药物治疗对转移性肛管癌有一定益处。

一、转移性肛管癌一线治疗

依据一项国际多中心Ⅱ期临床试验数据,卡铂联合紫杉醇被《肛管癌临床实践指南》与《中国恶性肿瘤整合诊治指南—肛管癌部分》推荐为转移性肛管癌一线治疗的首选方案。该研究中,91例既往未经治疗、无法切除、局部复发或转移的肛管鳞癌患者随机分为卡铂+紫杉醇或顺铂+氟尿嘧啶治疗组,尽管最终结果显示,卡铂+紫杉醇组与顺铂+氟尿嘧啶组的客观缓解率相似(59% vs. 57%),但与顺铂+氟尿嘧啶组相比,卡铂+紫杉醇组的毒性较低(71% vs. 76%),3度以上不良反应发生率为36%

vs. 62%(P=0.016)。此外,卡铂+紫杉醇组的中位PFS与OS分别为8.1个月和20个月,顺铂+氟尿嘧啶组中位PFS与OS分别为5.7个月和12.3个月。这些结果与既往研究数据保持一致,表明氟尿嘧啶联合顺铂或铂类联合紫杉醇方案可为部分转移性肛管鳞癌患者带来治疗获益。

其他推荐的治疗方案包括氟尿嘧啶、亚叶酸钙和顺铂联合方案(FOLFCIS方案);氟尿嘧啶、亚叶酸钙和奥沙利铂(FOLFOX方案);氟尿嘧啶联合顺铂方案;或改良的多西他赛联合顺铂与氟尿嘧啶(DCF方案)。一项53例接受FOLFCIS方案一线治疗的晚期肛管鳞癌患者的回顾性研究表明,该方案在该患者群体中是安全有效的,缓解率为48%,PFS为7.1个月,OS为22.1个月。同时,FOLFOX方案在肛管癌患者治疗中的安全性也在研究中得到了证实。

DCF方案是转移性肛管癌的另一个重要治疗方案。一项单臂Ⅱ期临床试验评估了既往未经治疗的晚期肛管鳞癌患者的疗效与安全性。研究显示标准DCF方案

和改良 DCF 方案具有近似的疗效，改良 DCF 方案与标准 DCF 方案相比具有更好的耐受性。标准 DCF 方案的中位 PFS 为 10.7 个月，改良方案为 11.0 个月。在标准 DCF 方案研究中，83% 的患者至少发生 1 次 3~4 级不良事件，在接受改良 DCF 方案治疗的患者中，这一数据降低到 53%。DCF 方案最常见的 3~4 级不良事件是中性粒细胞减少、腹泻、乏力、贫血、淋巴细胞减少、黏膜炎和呕吐。基于上述结果，《肛管癌临床实践指南》与《中国恶性肿瘤整合诊治指南—肛管癌部分》均推荐增加改良 DCF 方案作为转移性肛管癌的治疗选择，临床应用时，仍需密切关注该方案的 3 级不良事件。

一些进行中的临床研究正在评估免疫检查点抑制剂可否在转移性肛管鳞癌的一线治疗中发挥作用。NCT04444921 研究是一项随机的Ⅲ期临床试验，比较单纯化疗（卡铂联合紫杉醇）对比化疗联合纳武利尤单抗一线治疗转移性肛管癌的疗效。该研究预计招募 205 例受试者，并预计于 2023 年完成。

POD1UM303/INTERACT2 研究是一项与之类似的Ⅲ期临床试验（NCT04472429），其评估卡铂 + 紫杉醇化疗联合瑞弗利单抗对比单独化疗的疗效与安全性。该研究预计招募 300 例受试者，预计于 2024 年完成。

二、转移性肛管癌二线治疗

一项单臂多中心Ⅱ期临床试验评估了纳武利尤

单抗治疗难治性转移性肛管鳞癌的安全性和有效性。在接受至少 1 次治疗的 37 例受试者中，观察到 2 例完全缓解与 7 例部分缓解，总体缓解率为 24%。KEYNOTE-028 研究是 24 例 PD-L1 阳性的晚期肛管鳞癌患者接受帕博利珠单抗治疗的多队列Ⅰb 期临床试验。研究观察到 4 例部分缓解，总缓解率为 17%，疾病控制率为 58%。在这两项试验中，不良反应均是可控的，分别有 13% 和 17% 的患者发生了 PD-1 抑制剂相关的 3 级不良事件。KEYNOTE-158 研究证实了帕博利珠单抗治疗包括 1 例肛管癌患者在内的 dMMR/MSI-H 肿瘤患者的临床获益。一项Ⅱ期临床试验（NCT02314169）也在进行中，评估纳武利尤单抗联合或不联合伊匹木单抗在难治性转移性肛管鳞癌患者中的疗效和安全性。

尽管仍需要更多证据对 PD-1/PD-L1 抑制剂的疗效进行确认，目前，《肛管癌临床实践指南》与《中国恶性肿瘤整合诊治指南—肛管癌部分》已将 PD-1 抑制剂推荐为转移性肛管鳞癌患者一线化疗失败后的选择方案。由于 MSI-H 在肛管癌中并不常见，因此，MSI 或 MMR 不需要在肛管鳞癌中常规检测。虽然基因检测多表现为微卫星稳定状态，但由于通常表现为 PD-L1 阳性和/或高肿瘤突变负荷，因此 PD-1/PD-L1 抑制剂对 20%~24% 的肛管鳞癌患者仍显示出疗效。

（李健）

推荐阅读

[1] GLYNNE-JONES R, NILSSON P J, Aschele C, et al. Anal cancer: ESMO-ESSO-ESTRO clinical practice guidelines for diagnosis, treatment and follow-up [J]. Ann Oncol, 2014, 25 (Suppl 3): 10-20.

[2] RAO S, SCLAFANI F, ENG C, et al. International rare cancers initiative multicenter randomized phase Ⅱ trial of cisplatin and fluorouracil versus carboplatin and paclitaxel in advanced anal cancer: interAAct [J]. J Clin Oncol, 2020, 38(22): 2510-2518.

[3] MONDACA S, CHATILA W K, BATES D, et al. FOLFCIS treatment and genomic correlates of response in advanced anal squamous cell cancer [J]. Clin Colorectal Cancer, 2019, 18(1): 39-52.

[4] KIM S, FRANCOIS E, ANDRE T, et al. Docetaxel, cisplatin, and fluorouracil chemotherapy for metastatic or unresectable locally recurrent anal squamous cell carcinoma (Epitopes-HPV02): a multicentre, single-arm, phase 2 study [J]. Lancet Oncol, 2018, 19(8): 1094-1106.

[5] KIM S, JARY M, MANSI L, et al. DCF(docetaxel, cisplatin and 5-fluorouracil) chemotherapy is a promising treatment for recurrent advanced squamous cell anal carcinoma [J]. Ann Oncol, 2013, 24(12): 3045-3050.

[6] MORRIS V K, SALEM M E, NIMEIRI H, et al. Nivolumab for previously treated unresectable metastatic anal cancer (NCI9673): a multicentre, single-arm, phase 2 study [J]. Lancet Oncol, 2017, 18(4): 446-453.

[7] OTT P A, PIHA-PAUL S A, MUNSTER P, et al. Safety and antitumor activity of the anti-PD-1 antibody pembrolizumab in patients with recurrent carcinoma of the anal canal [J]. Ann Oncol 2017, 28(5): 1036-1041.

[8] NORTHOVER J, GLYNNE-JONES R, SEBAG-MONTEFIORE D, et al. Chemoradiation for the treatment of epidermoid anal cancer: 13-year follow-up of the first randomised ukcccr anal cancer trial (ACT Ⅰ) [J]. Br J Cancer, 2010, 102(7): 1123-1128.

[9] KANTARJIAN H M, KEATING M J, WALTERS R S, et al. Therapy-related leukemia and myelodysplastic syndrome: clinical, cytogenetic, and prognostic features [J]. J Clin

Oncol,1986,4（12）:1748-1757.

[10] FLAM M,JOHN M,PAJAK T F,et al. Role of mitomycin in combination with fluorouracil and radiotherapy,and of salvage chemoradiation in the definitive nonsurgical treatment of epidermoid carcinoma of the anal canal:results of a phase Ⅲ randomized intergroup study［J］. J Clin Oncol,1996,14（9）:2527-2539.

[11] GUNDERSON L L,WINTER K A,AJANI J A,et al. Long-term update of US GI intergroup RTOG 98-11 phase Ⅲ trial for anal carcinoma:survival,relapse,and colostomy failure with concurrent chemoradiation involving fluorouracil/mitomycin versus fluorouracil/cisplatin［J］. J Clin Oncol,2012,30（35）:4344-4351.

[12] JAMES R D,GLYNNE-JONES R,MEADOWS H M,et al. Mitomycin or cisplatin chemoradiation with or without maintenance chemotherapy for treatment of squamous-cell carcinoma of the anus（ACT Ⅱ):a randomised, phase 3, open-label,2 × 2 factorial trial［J］. Lancet Oncol,2013,14（6）:516-524.

[13] PEIFFERT D,TOURNIER-RANGEARD L,GÉRARD J P, et al. Induction chemotherapy and dose intensification of the radiation boost in locally advanced anal canal carcinoma: final analysis of the randomized UNICANCER ACCORD 03 trial［J］. J Clin Oncol,2012,30（16）:1941-1948.

[14] MYERSON R J,GAROFALO M C,EL NAQA I,et al. Elective clinical target volumes for conformal therapy in anorectal cancer:a radiation therapy oncology group consensus panel contouring atlas［J］. Int J Radiat Oncol Biol Phys,2009,74（3）:824-830.

[15] NG M,LEONG T,CHANDER S,et al. Australasian Gastrointestinal Trials Group（AGITG）contouring atlas and planning guidelines for intensity-modulated radiotherapy in anal cancer［J］. Int J Radiat Oncol Biol Phys,2012,83（5）: 1455-1662.

第三十八章 结直肠间质瘤

第一节 概述与流行病学

胃肠道间质瘤（gastrointestinal stromal tumor，GIST）是胃肠道最常见的间叶源性肿瘤，起源于胃肠壁卡哈尔间质细胞或与其同源的间叶干细胞。GIST 是胃肠道较少见的肿瘤，占整个胃肠道肿瘤的 1%~3%，人群发病率为（10~20）/100 万。GIST 可发生于从食管至肛门整个消化道的任何部位及胃肠道外部，好发于胃，其次是小肠，结直肠和食管较为少见。胃和小肠间质瘤约占所有 GIST 的 85%，国外文献报道结直肠间质瘤的发病率占 4%~10%。虽然结直肠间质瘤发病率低，但由于结直肠解剖位置的特殊性、周围泌尿生殖系统毗邻关系的复杂性及手术入路的多选择性，尤其是一些直肠间质瘤面临是否保留肛门功能的问题，因此结直肠间质瘤在临床工作中不可忽视。

结直肠间质瘤各年龄段均可发病，但多发生于中老年患者，40 岁以下患者少见，55~65 岁为高峰年龄段，中位发病年龄为 60 岁左右，与胃和小肠间质瘤类似。结肠间质瘤多发于女性，而直肠间质瘤好发于男性。Feng 等回顾性分析了 75 例结肠间质瘤患者，研究结果显示女性（43 例）占 57.0%。Miettine 等对 133 例直肠肛管间质瘤进行分析，结果显示 95 例（71.4%）为男性。结肠间质瘤多见于乙状结肠。Feng 等纳入分析的结肠间质瘤患者中，乙状结肠、横结肠、降结肠、升结肠及盲肠的发病率依次为 45.8%、19.5%、12.5%、11.1% 和 11.1%。直肠间质瘤则多发生于超低位直肠（距齿状线 <5cm）。结直肠间质瘤通常无黏膜侵袭，倾向于向肠壁外生长，因此大多数结直肠间质瘤无明显临床症状。其临床表现与肿瘤大小、部位、生长方式、肿瘤的良恶性及受累的脏器有关。

结直肠间质瘤常用的检查方法包括电子结肠镜、EUS、X 线钡剂检查、CT、MRI、PET 等。结直肠 GIST 的影像学表现具有相对特征性，运用影像学检查可提高结直肠间质瘤诊断的准确性，影像学检查对结直肠间质瘤术前诊断和手术方案的确定起至关重要的作用。在影像学上结直肠间质瘤肿瘤形状多呈圆形或分叶状，但边界大多光整且有外生性倾向，对周围脏器也多以推移改变为主；黏膜下型及肌壁间型肿块边界清晰，不伴黏膜破坏，术前较易诊断。结直肠间质瘤的确诊依赖于病理学检查和特征性的免疫组织化学标志物。

结直肠间质瘤的治疗应综合考虑术前治疗、手术治疗和术后辅助治疗。局部病灶进展不能完整切除或已发生远处转移的患者以及术前评估需行腹会阴根治术的直肠间质瘤患者，可采用术前伊马替尼治疗，能够缩小肿瘤体积、降低临床分期、避免不必要的脏器切除并增加完整切除机会。外科手术切除是结直肠间质瘤根治的最有效方法之一。术后诊断为中高危的结直肠间质瘤应行基因检测指导靶向治疗。

结直肠间质瘤大都呈外向性分化生长、起病隐匿、临床变异较大、病理形态复杂多样及手术后易复发等特点，其恶性生物学行为较其他部位的 GIST 更为明显，大多数患者复发率高且预后较差。

（蔡联明）

第二节 诊断与鉴别诊断

一、临床表现

大部分 GIST 患者可无任何症状，多因其他原因行内镜检查时发现。GIST 临床表现多样且缺乏特异性，疑似 GIST 患者可能出现多种症状，包括早饱、疼痛或肿胀引起的腹部不适、腹腔内出血、消化道出血或贫血相关疲乏,一些患者可能出现急腹症(肿瘤破裂、肠梗阻或阑尾炎样疼痛),需要立即就医。结直肠间质瘤的临床表现与肿瘤的部位、大小及生长方式等有关,早期多无任何临床表现和体征。右半结肠间质瘤多以腹部包块、腹胀、腹痛等症状为主;左半结肠间质瘤多以排便习惯及粪便性状改变、便血为主;乙状结肠、直肠间质瘤多以排便习惯改变为主,便血较为少见。直肠间质瘤早期肿瘤体积较小常无症状,当肿瘤向前外生性生长压迫尿道、阴道后壁时可出现排尿困难、阴道流血或性交痛等不适。而当肿瘤体积较大时,肿瘤无论位于任何部位,都可能出现肠梗阻的表现。

二、内镜检查

电子结肠镜检查可发现黏膜下肿块,内镜超声表现为肌层低回声肿块。白光内镜检查可发现消化道黏膜下肿物,其灵敏度可达 87%,但难以区分消化道壁内病变与壁外压迫,特异度仅为 29%;EUS 不仅可评估肿瘤大小和形状,还可帮助明确肿瘤的起源层次和内部特征。EUS 下肿瘤边缘不规则、瘤体表面溃疡形成、囊性变及回声不均匀等为肿瘤具有恶性风险的表现,但其鉴别黏膜下肿瘤良恶性的灵敏度及特异度仅为 64% 和 80%。(图 38-2-1、图 38-2-2)

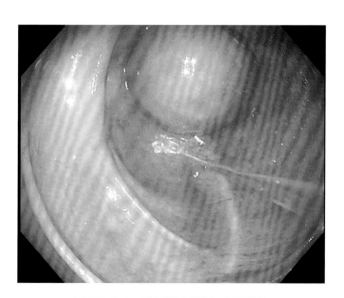

图 38-2-1　回盲部球形肿物内镜图像

三、影像学检查

1. CT 检查　CT 尤其是增强 CT 为 GIST 首选的影像学检查方法,在 GIST 术前定位定性、诊断与鉴别诊断、范围测量、成分区分、周围器官侵袭及可切除性评价、危险度分级、播散转移和术前靶向治疗疗效等方面具有重

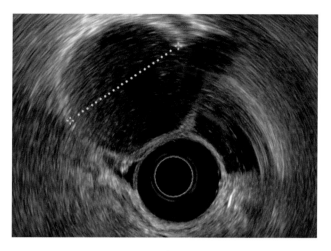

图 38-2-2　回盲部超声声像图

要价值。扫描范围依据肿瘤部位可以从膈顶到盆底。扫描时相至少包括平扫、动脉期和静脉期,平扫判断瘤内出血及计算强化幅度,动脉期显示肿瘤供血动脉,静脉期 CT 值可辅助改良 Choi 标准评效应用。1~2cm 的小 GIST,推荐增强 CT 作为内镜超声检查的补充。

2. MRI 检查　MRI 对软组织具有较高的分辨率,在无对比剂的情况下即可获得良好的软组织对比度,有助于检出小的转移病灶及评价靶向治疗疗效,CT 对比剂过敏或怀疑肝转移者可行。当肿瘤较大时,MRI 可显示瘤体是否有坏死、出血及囊性改变。更重要的是,MRI 可判断病灶边界与周围组织结构是否清晰,尤其是在辨别直肠间质瘤对前列腺、肛门内外括约肌等是否浸润及是否存在远处转移时具有重要价值(图 38-2-3)。同时 MRI 检查无辐射性,尤其适用于某些特殊人群(孕妇、儿童青少年及碘剂过敏者)。

3. PET/CT 检查　PET/CT 有助于区分活动性肿瘤与坏死或非活动性瘢痕组织、恶性与良性组织以及复发性肿瘤与难以描述的良性变化。PET/CT 为标准 CT 图像提供了重要价值,因为肿瘤代谢活性的变化常先于 CT 的解剖变化,因此适用于靶向治疗疗效的早期评价。然而 PET/CT 不能替代 CT,不推荐常规用于术前检查及术后随访。

四、活体组织病理学检查和病理学诊断

1. 活体组织病理学检查原则　术前评估手术能够完整切除且不会明显影响相关脏器功能者,可直接行手术切除。如需进行术前靶向治疗,应行活检以明确诊断。但活检可能引起肿瘤破溃、出血,应尽量通过胃肠腔穿刺,以降低肿瘤针道转移和破裂种植的风险。转移性结直肠间质瘤,可考虑经皮穿刺活检。

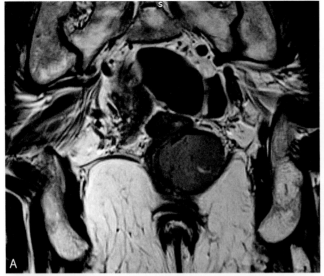
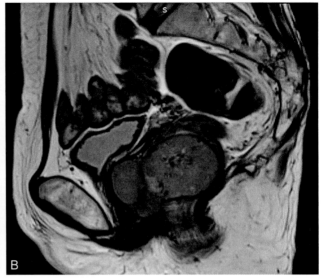
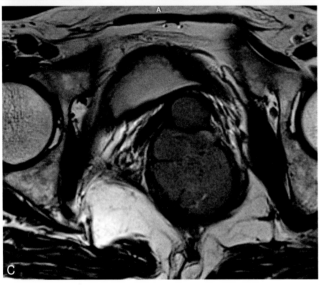

图 38-2-3　直肠间质瘤 MRI 图像
A. 冠状位；B. 矢状位；C. 轴位。

2. 术前活体组织病理学检查适应证　包括：①需要行联合多器官切除者或手术可能明显影响相关器官功能者，如位于低位直肠、食管胃结合部、十二指肠的病变；②无法切除或估计难以获得 R0 切除的病变；③疑似 GIST 者，如需排除淋巴瘤。④疑似复发或转移的 GIST 病灶。

3. 活体组织病理学检查方式

（1）超声内镜下细针穿刺活检：由于其造成腔内种植的概率很小，应作为首选活检方式。

（2）经皮空芯针穿刺活体组织病理学检查：在超声或 CT 引导下行经皮空芯针穿刺活体组织病理学检查，转移性 GIST 可推荐此方式。

（3）经直肠穿刺活体组织病理学检查：盆腔或直肠的病变，推荐此方式。

（4）内镜活体组织病理学检查：常难以明确病理诊断，仅适用于黏膜受累的病例，且偶可导致肿瘤严重出血。

（5）术中活体组织病理学检查：在剖腹或腹腔镜探查中发现肿瘤无法一期切除，在没有取得病理学证据的情况下应争取取得活体组织病理学检查标本指导后续药物治疗，如存在可完整切除的转移病灶建议完整切取，不建议对于原发病灶行部分切取活体组织病理学检查。术中冷冻切片病理学检查不作为常规推荐，但偶有因未取得术前病理学检查结果，虽影像学疑似 GIST，但仍不排除其他肿瘤，为避免错误选择手术方式，需行术中冷冻切片病理学检查。

4. 病理学诊断　推荐用于 GIST 鉴别诊断的一组抗体包括 CD117、DOG-1、CD34、SMA、S-100、结蛋白、SDHB 和 Ki-67，野生型 GIST，可酌情增加 SDHA 或其他指标如检测 *BRAF* V600E 突变的抗体，免疫组化检测建议加用含上述抗体阳性反应组织的对照芯片。穿刺组织通常小于 50 个高倍视野，可客观计数高倍视野以及总的核分裂数目，供临床决策时参考。显微镜下观察到肿瘤细胞显著异型、黏膜浸润、肿瘤性坏死等形态特征，可描述在病理学报告中，对提示肿瘤性质有一定的帮助。

5. 结直肠间质瘤诊断思路（图 38-2-4）。

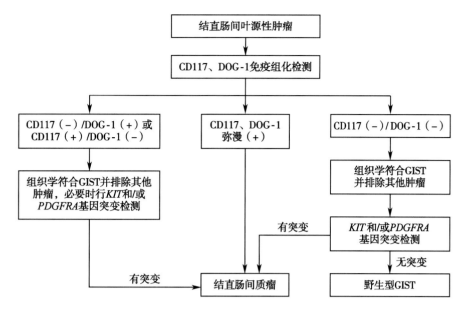

图 38-2-4　结直肠间质瘤诊断思路

GIST. 胃肠间质瘤。

五、分子诊断

GIST 的基因检测十分重要,用于疑难病例的诊断、预测分子靶向药物治疗的疗效及指导临床治疗。GIST 基因检测技术包括桑格测序、高通量测序和液体活检。

(一) 桑格测序

桑格测序(Sanger sequencing),又称第一代测序技术,由于比较经济、准确度高等优势,在 GIST 患者中得到广泛应用。桑格测序是目前包括 GIST 在内的肿瘤基因检测应用中最为广泛的基因测序方法。该测序基于双脱氧链末端终止法的原理,通过读取荧光信号实现对核酸碱基序列信息的检测,将所得碱基序列与标准参考序列比对分析,确定样品中所含基因突变位点和突变类型。

1. 检测适应证　包括:①疑难病例应进行 *KIT* 或 *PDGFRA* 突变分析,以明确 GIST 的诊断;②术前拟行分子靶向药物治疗者;③所有初次诊断的复发和转移性 GIST,拟行分子靶向药物治疗;④原发可切除 GIST 术后,中高复发风险拟行分子靶向药物治疗;⑤鉴别野生型 GIST;⑥鉴别同时性和异时性多原发 GIST;⑦继发性耐药需要重新检测。

2. 检测基因突变的位点　至少应包括 *KIT* 基因的第 9、11、13 和 17 号外显子;*PDGFRA* 基因的第 12、14 和 18 号外显子。继发耐药的患者,应增加对 *KIT* 基因的第 14 和 18 号外显子的检测。原发 *KIT* 基因突变可表现为多种突变类型,其中缺失突变约占 50%,特别是 557-558

缺失突变,其生物学行为较非缺失突变更差,表现为自然预后差、伊马替尼治疗有效时间相对较短等。明确外显子 11 具体突变类型,对评估肿瘤的生物学行为、制定整体治疗策略具有一定价值。

3. 野生型 GIST　野生型 GIST 是指病理诊断符合 GIST,但分子检测无 *KIT/PDGFRA* 基因突变者。约 85% 的儿童 GIST 和 10%~15% 的成人 GIST 为野生型 GIST。根据是否有 SDHB 表达缺失,野生型 GIST 大致可分为两类:①SDH 缺陷型 GIST,包括 SDHA 突变型、散发型 GIST、Carney 三联征相关性及 Carney-Stratakis 综合征相关性;②非 SDH 缺陷型 GIST,包括 *BRAF* 突变、神经纤维瘤病 1 型(neurofibromatosis type 1,NF1)相关性、*K/N-RAS* 突变及四重野生型等。野生型 GIST 的分类示意(图 38-2-5)。

(二) 高通量测序

桑格测序结果为野生型的 GIST 患者建议行高通量测序(第二代测序技术),高通量测序检测基因突变至少应包括 *KIT*、*PDGFRA*、*SDHA*、*SDHB*、*SDHC*、*SDHD*、*NF1*、*BRAF*、*K/N-RAS* 和 *PIK3CA*;检测基因重排应包括 *NTRK3* 和 *FGFR1*。SDH 缺陷型 GIST 及存在 *SDH* 或 *NF1* 突变的 GIST,还应转介遗传咨询,进行胚系检测评估。

(三) 液体活检

液体活检是以人体血液或体液作为检测标本,通过对肿瘤或转移灶释放物质监测以获取肿瘤相关信息的一种新兴诊断技术。液体活检相对于常规侵入式组织

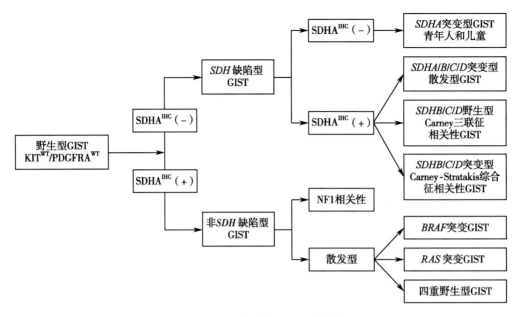

图 38-2-5　野生型 GIST 的分类

GIST. 胃肠间质瘤;PDGFRA. 血小板源性生长因子受体 α 多肽;SDH. 琥珀酸脱氢酶;IHC. 免疫组化;NF1. 神经纤维瘤病 1 型。

活检具有创伤小、可反复取材及能有效克服肿瘤异质性等优势,对于不易获取组织标本的 GIST 患者具有一定应用前景。但是当前液体活检在 GIST 诊断和治疗领域仍处于探索研究阶段,因此不推荐单纯依靠液体活检结果来指导 GIST 诊治。

六、危险度分级

相较于胃和小肠间质瘤,结直肠间质瘤倾向于具有更高侵袭性生物学行为,肿瘤大小、核分裂象及肿瘤是否破裂被用来预测 GIST 的恶性潜能。原发可切除结直肠间质瘤术后复发风险评估系统包括美国国立卫生研究院(National Institute of Health,NIH)(2008 改良版)分级标准、《NCCN 胃肠间质瘤临床实践指南》及热点图(表 38-2-1、表 38-2-2)。鉴于便捷性与操作简单性,CSCO 胃肠间质瘤专家委员会推荐沿用稍做修改的 NIH 2008 改良版,可能更适合亚洲人种。没有一种评估系统是完美无缺的,各单位可结合本单位具体情况选择。

七、鉴别诊断

结直肠间质瘤常需与以下疾病鉴别。

1. **结直肠脂肪瘤**　消化道脂肪瘤临床不多见,好发于结直肠。结直肠脂肪瘤以 50~60 岁者多见。结直肠脂肪瘤的临床表现无特异性。内镜下表现为:①向肠腔内突出的带蒂、亚蒂或无蒂的淡黄色黏膜下隆起,表面光滑,质地柔软;②活检钳推压脂肪瘤后,表面局部凹陷,放开后迅速恢复原状;③对瘤体同一部位反复取活

表 38-2-1　原发结直肠间质瘤切除术后危险度分级（NIH 2008 改良版）

肿瘤大小/cm	核分裂象计数/50HPF⁻¹	肿瘤是否破裂	危险度分级
≤2	≤5	否	极低
2.1~5.0	≤5	否	低
≤2	6~10	否	中
任何	任何	是	高
>10	任何	任何	高
任何	>10	任何	高
>5	>5	任何	高
2.1~5.0	>5	任何	高
5.1~10	≤5	任何	高

注:HPF:高倍镜视野;50HPF:等于 5mm²。

表 38-2-2　结直肠间质瘤潜在恶性生物学行为评估

肿瘤大小/cm	核分裂象计数/50HPF⁻¹	预测的转移率/%
≤2	≤5	0
≤2	>5	50.0~54.0
>2,≤5	≤5	1.9~8.5
>2,≤5	>5	50.0~73.0
>5,≤10	≤5	24.0
>5,≤10	>5	85.0
>10	≤5	34.0~52.0
>10	>5	71.0~90.0

注:HPF,高倍镜视野;50HPF 等于 5mm²。

检,其下方脂肪组织可以从黏膜破损处溢出。在多数情况下,根据内镜下典型表现,结合内镜超声,基本可以确诊结直肠脂肪瘤,必要时行活检以辅助诊断。

2. 结直肠神经鞘瘤 结直肠神经鞘瘤在临床上罕见,临床表现上该肿瘤与消化道间质瘤不易区分,术前难以明确诊断。原发性结直肠神经鞘瘤多位于黏膜下,肠道黏膜表面多完整,术前内镜下组织学活检难以获取真正的肿瘤组织,该肿瘤的术前诊断率较低,最终诊断依赖术后病理活检及免疫组化检查,免疫组化标记S-100 指标以弥漫阳性为主。

3. 结直肠平滑肌瘤 消化道平滑肌瘤以中老年多见,男性发病率高于女性,以上消化道多见,结直肠平滑肌瘤偶见。鉴别诊断主要依据临床症状、体征及消化道内镜检查。结直肠平滑肌瘤在形态学上与 GIST 十分相似,病理医师仅凭光镜观察并不能将两者完全区分,在免疫组化检查中,CD34、DOG-1 及 CD117 表达呈阴性,而这些标志物在 GIST 中呈阳性。

4. 结直肠神经内分泌肿瘤 结直肠神经内分泌肿瘤是临床上较为少见的肿瘤。临床表现为消化道症状及类癌综合征。增强 CT、MRI、内镜及内镜超声为常规检测手段,血浆嗜铬粒蛋白是神经内分泌肿瘤中最常用、最有效的肿瘤标志物,可用于协助诊断、指导治疗和评估疗效。

5. 结直肠息肉 肠息肉指突出于肠腔表面的隆起,以结直肠多发。多数息肉可无任何临床表现,大多数是在常规结肠镜检查中发现的,一些较大的息肉可引起肠道症状,常见的临床表现为便血、排便习惯改变、腹痛等。目前,结肠镜检查被认为是结直肠疾病筛检的"金标准",是检查高危人群的首选。

6. 结直肠癌 临床表现参见第三章,结直肠癌可行内镜检查并活检,通过病理学明确诊断。

(张鹏　匡毅)

第三节 治 疗

外科手术完整切除是治疗结直肠间质瘤的重要基石。据统计,完整切除后约 40% 的患者术后会出现复发或转移。自从 2001 年伊马替尼应用以后 GIST 治疗领域开创了一个新的纪元,目前靶向药物在 GIST 完整切除术后辅助治疗、术前治疗以及晚期复发转移/不可切除的一线治疗上都发挥着越来越重要的作用。因此,外科手术联合靶向药物的综合治疗模式已成为结直肠间质瘤的标准化治疗模式。

外科手术是原发局限性 GIST 和潜在可切除 GIST 的首选治疗方式。术中应遵循以下原则:①争取 R0 切除,如果初次手术为 R1 切除,术后切缘阳性,目前倾向于进行靶向治疗,而不主张再次补充手术;②一般情况下不需要常规清扫淋巴结,而年轻 GIST 患者,如术中发现淋巴结病理性肿大的情况,需考虑 SDH 缺陷型 GIST 的可能,应切除病变淋巴结;③术中应轻柔操作,保护肿瘤假包膜完整;④完整切除肿瘤的同时,应充分考虑保留胃肠道功能,如切除直肠间质瘤时应尽量保留肛门功能。

目前用于结直肠间质瘤的靶向药物主要包括伊马替尼、舒尼替尼、瑞戈非尼、瑞派替尼和阿伐替尼等。完整切除术后的 GIST 存在复发风险,综合目前国内外相关指南共识,中高危结直肠间质瘤患者应接受至少 3 年伊马替尼辅助治疗,辅助治疗标准剂量为 400mg/d（口服）。复发转移/不可切除或拟行术前治疗的 KIT 第 11 号外显子原发突变 GIST 患者,推荐口服伊马替尼 400mg/d。复发转移/不可切除或拟行术前治疗的 KIT 第 9 号外显子原发突变 GIST 患者,推荐口服伊马替尼 600~800mg/d 治疗。复发转移/不可切除或拟行术前治疗的 PDGFRA 第 12、14 号外显子突变 GIST 患者,可选择口服伊马替尼 400mg/d;而复发转移/不可切除的 PDGFRA 第 18 号外显子突变 GIST 患者选择阿伐替尼。此外,二线治疗可考虑舒尼替尼 37.5mg/d 持续给药或 50mg/d,口服 4 周,停药 2 周（4/2 给药方案）;三线治疗可选择口服瑞戈非尼 160mg/d;四线治疗可考虑口服 150mg/d 瑞派替尼。

一、原发可切除 GIST

（一）手术治疗

不需要联合器官切除且不严重影响器官功能的原发局限性 GIST,首选外科手术完整切除,术后根据危险度分级决定是否行辅助治疗。经腹入路和经肛入路是直肠间质瘤切除的最主要手术路径,再结合手术切除范围的不同,细分如下。

1. 经腹入路的局部切除术 仅适用于中上段直肠前壁间质瘤,肿瘤直径原则上 ≤3cm,且肿瘤下缘距离腹膜反折的距离不能 <2cm。经腹行包含间质瘤在内的直肠前壁局部切除后,手术标本可经腹或经肛取出。

2. 经腹入路的直肠切除术 适用于直径 >3cm 的

直肠间质瘤,以及直径≤3cm的直肠侧壁、后壁间质瘤。在保证环周切缘和直肠远端切缘安全的前提下,根据肿瘤位置的不同,中上段直肠间质瘤可以选择肿瘤相关系膜切除术(tumor specific mesorectal excision,TSME);下段直肠间质瘤可以选择TME,侵袭范围大的可能还需联合器官切除。低位或者超低位直肠间质瘤,施行经腹入路的TME时,若患者术前肛门括约肌的功能良好,有强烈保肛意愿者,可以辅以直肠经肛门吻合术(Parks手术)、经肛拖出术(Bacon手术)或括约肌间切除术等;若患者术前肛门括约肌的功能不佳,则建议实施直肠切除后远端封闭近端造瘘术(Hartmann手术);若肿瘤已经侵袭肛门括约肌复合体,则应行经腹会阴联合切除术。

3. **经肛入路的局部切除术** 适用于中下段直肠间质瘤,且肿瘤直径原则上≤3cm。根据是否使用腹腔镜,经肛入路的局部切除手术又分为经肛开放入路和经肛腹腔镜入路。因为受视野条件、牵拉显露、缝合技术等限制,经肛开放入路手术通常仅适合于肿瘤下缘距肛缘≤8cm者。目前,经肛腹腔镜入路手术的平台以经肛内镜微创外科手术(transanal endoscopic microsurgery,TEM)和经肛微创外科手术(transanal minimally invasive surgery,TAMIS)最为常用。使用TEM或TAMIS平台,能够更加深入直肠腔,且能够获得比经肛开放手术更佳的视野,以及能够实施更为精细和复杂的操作。

4. **经肛入路的直肠切除术** 适用于中下段直肠间质瘤,且肿瘤直径>3cm而不适合经肛局部切除者。与经腹入路的直肠切除手术相同,经肛入路的直肠切除手术也推荐循直肠系膜的层面解剖和切除,即TaTME。TaTME是利用TEM或TAMIS平台,采用由下而上的操作路径,并遵循TME原则而实施的经肛腹腔镜直肠切除手术。TaTME兼具微创外科以及经自然腔道内镜外科手术的优势,但TaTME尚存争议且技术难度相对较大,因此建议在有经验的中心谨慎地开展此类手术。

5. **经阴道入路及经骶尾入路手术(Kraske手术)** 适应证相对较窄,宜在具有丰富专业经验的中心循个体化治疗经验开展。

腹腔镜手术具有创伤小、恢复快的优点,有研究表明直径<5cm的直肠间质瘤,腹腔镜辅助手术安全有效,相较于开放手术短期预后更优且长期预后相当。

(二)术前治疗

术前评估不确定手术能否达到R0切除,或需行联合器官切除,或预计术后发生并发症的风险较高,应考虑术前伊马替尼治疗,在肿瘤缩小且达到手术要求后,再进行手术治疗。术前治疗应有明确的GIST病理学诊断,推荐行基因检测以排除原发耐药类型并确定药物初始剂量。

1. **术前治疗的适应证及原则** 包括:①局限性GIST肿瘤体积巨大,可能引起出血、破裂、造成医源性播散;②临界可切除或虽可切除但手术风险较大、可能引起严重术后并发症;③特殊部位的肿瘤(如食管胃结合部、十二指肠、低位直肠等),手术易损害重要器官功能;④预计需行联合器官切除者,术前宜先行伊马替尼治疗,待肿瘤缩小后再行手术;⑤局部晚期和孤立性的复发或转移性GIST,即术前影像学评估或术中发现GIST侵袭周围器官或局部淋巴结转移,但无远处转移者。

2. **术前用药的剂量和时限** 伊马替尼的推荐剂量为400mg/d(口服)。*KIT*外显子9突变的患者,推荐剂量为600~800mg/d(口服)。术前治疗的患者应通过MDT模式来判断手术时机,达到最大治疗反应后(通常6~12个月)可进行手术。病情稳定或局限性疾病进展的肿瘤,如可行R0切除,应尽快手术,否则应考虑二线治疗;广泛进展的肿瘤,则不建议手术,应按晚期肿瘤处理。

3. **治疗效果的判断** 在行术前治疗前应行影像学评估以界定治疗基线情况,评估的手段包括全腹及盆腔增强CT、MRI、PET/CT等。术前治疗期间,每2~3个月使用改良Choi标准进行疗效评价。PET/CT可早期评估肿瘤应答情况,有条件者可考虑使用。宜及早进行疗效评估,以避免延误手术治疗时机。

4. **术前治疗停药时间和术后恢复药物治疗时间** 术前需停药并待血常规及肝肾功能恢复,通常建议术前1周停用伊马替尼。术后可经口进食时即可恢复服药。

二、小GIST

小GIST特指直径<2cm的GIST。结肠小间质瘤罕见,绝大多数无临床症状,一经发现建议尽早完整切除。一项来自美国国立癌症研究所监测、流行病学和结果(surveillance,epidemiology,and end result,SEER)数据库的回顾性研究发现,手术可以明显改善结肠间质瘤患者的预后。直肠小间质瘤一经发现应积极切除,在完整切除的基础上应尽量保留肛门功能。根据具体部位不同,直肠小间质瘤的外科治疗方式有所差别,具体治疗方式同原发可切除GIST。近年来,随着内镜技术发展,内镜切除被尝试用于部分小GIST治疗,但GIST起源于固有肌层,内镜下完整切除操作难度大,且存在出血和穿孔的风险,其安全性尚存在争议。因此结直肠小间质瘤,需谨慎选择内镜下切除。

三、复发转移/不可切除GIST

复发转移/不可切除GIST,靶向治疗是首选治疗。

靶向治疗疗效与 GIST 患者基因突变位点和类型密切相关,拟行靶向治疗的 GIST 患者,进行基因检测可以更好地指导靶向治疗。

复发转移/不可切除 GIST 应在靶向药物治疗期间每隔 2~3 个月进行影像学评估,以判断残余病灶是否转化为可切除病灶,以改良 Choi 标准为依据,经过 MDT 评估和充分的医患沟通后谨慎选择手术。针对此类不可切除的复发/转移性 GIST,在靶向治疗有效的前提下,联合外科手术比单纯靶向治疗效果更优。

四、需急诊手术处理的 GIST

部分结直肠间质瘤肿瘤直径大、恶性程度高,发生完全性梗阻、穿孔或肿瘤破裂、大出血等情况的患者,应积极行急诊手术干预。

1. **胃肠道梗阻**　直肠下段管腔较为狭窄,肿瘤体积大时可能造成梗阻。不完全性梗阻的患者,在积极完善术前检查、充分评估的基础上,若预计能完整切除且风险不大、对直肠肛门功能影响小,则可考虑直接行手术切除;也可积极缓解梗阻症状,同时取活检,根据病理结果进行术前靶向治疗,待肿瘤体积缩小、手术风险降低后再行手术切除。完全性梗阻的结直肠间质瘤需要急诊手术处理,手术目标是完整切除肿瘤并恢复肠道通畅性,若无法完整切除肿瘤,应尽可能行满意的减瘤手术,如肿瘤无法切除,可行短路手术,并根据肿瘤病检结果选择适当的靶向治疗。

2. **穿孔和肿瘤破裂**　GIST 质软易破裂,腔内破裂时肿瘤播散风险大,因此肿瘤破裂或进而造成肠道穿孔的结直肠间质瘤,应当积极行开腹手术探查,并根据术中情况制定具体手术方案。应尽可能完整切除肿瘤,并控制肿瘤腹腔内播散,若无法完整切除,则可选择减瘤手术,关腹前应充分冲洗腹腔以降低腹腔感染及种植转移的风险。

3. **消化道出血**　结直肠间质瘤造成消化道大出血时,应当在输血补液的同时行手术治疗。术前可行电子结肠镜检查,若发现出血点可尝试内镜下止血,也可考虑行介入栓塞控制出血。若低血容量性休克症状无法纠正,建议行开腹手术治疗。关腹前应充分冲洗腹腔以降低腹腔感染及种植转移的风险。

五、药物不良反应处理

靶向治疗在 GIST 临床实践中广泛应用,多数患者在靶向治疗期间会出现不良反应,但绝大多数属轻到中度,建议参照常见不良事件评价标准进行不良反应分级。针对靶向治疗的不良反应,应及时识别并妥善处理,这对增强患者依从性及更好地发挥靶向药物疗效具有重要意义。常见的靶向治疗相关不良反应及处理原则如下。

1. **水肿和水钠潴留**　水肿和水钠潴留是伊马替尼治疗最常见的不良反应,常表现为眶周或双下肢水肿,多于清晨较重。1~2 级可不做处理,当患者 1 周内体质量增加超过 3kg 时,需限制食盐摄入或应用利尿剂。当患者发生严重水钠潴留或短期内体质量迅速增加时,应停用靶向药物,并使用利尿剂或增加利尿剂使用剂量。在水肿控制之后,可减量恢复治疗。

2. **消化道反应**　常见的消化道反应包括食欲减退、恶心、呕吐及腹泻等。1~2 级恶心、呕吐患者通常无须特殊处理或嘱患者清淡饮食,避免进食辛辣油腻和甜的食物。3~4 级恶心、呕吐者应减量或停药,并予以 5-HT3 受体拮抗剂等药物,待症状恢复后再继续靶向治疗。此外,腹泻也是常见的不良反应,1~2 级腹泻,无须降低靶向药物剂量,嘱患者清淡饮食,治疗上予以止泻药等对症处理,也可使用肠道微生态制剂改善肠道菌群。若出现 3~4 级腹泻,应停止靶向治疗,予以蒙脱石散或洛哌丁胺等药物治疗,并补充水分、电解质及营养物质,注意清淡饮食,以低纤维、高蛋白为主,待症状减轻至 ≤1 级再恢复用药。

3. **皮疹**　伊马替尼相关皮疹的发生率高于舒尼替尼。皮疹好发于前臂或躯干,可伴有瘙痒、脱屑。1~2 级皮疹,口服抗组胺药和局部使用糖皮质激素类软膏等可缓解症状,如效果不佳可口服糖皮质激素治疗。反复出现的 3~4 级皮疹,应中断靶向药物并予以口服糖皮质激素治疗,待皮疹完全消退后再尝试从低剂量开始恢复靶向治疗。需警惕恢复治疗后皮疹再次发生,以及威胁生命的严重剥脱性皮炎等。

4. **骨髓抑制**　GIST 患者服用靶向药物的骨髓抑制主要表现为贫血、中性粒细胞减少及血小板减少等。1 级贫血可不予特殊处理,2 级及以上的贫血,应根据血液学检查判断贫血类型并予以相应处理。1~2 级中性粒细胞减少,可采用具有明确适应证的中成药等治疗;3 级及以上的中性粒细胞减少,则需要注射短效或长效粒细胞集落刺激因子,必要时暂停靶向治疗。3 级及以上的血小板减少者应给予重组人血小板生成素或重组人白介素-11。药物治疗后反复出现的 3~4 级骨髓抑制者,可考虑减少靶向治疗药物剂量。

5. **高血压**　服用舒尼替尼或瑞戈非尼的患者可能出现高血压。在中国人群中,服用舒尼替尼的 GIST 患者高血压的总发生率约为 28.8%,其中 3~4 级高血压者占 3.4%。2 级或以上的高血压,应服用抗高血压药,推荐使用 ACEI 或 ARB。高血压通常无须停用或调整靶向药物剂量，但出现高血压危象的患者需停药，并请心内科医师会诊，制定合适的治疗策略，直至血压控制。

6. 手足综合征 手足综合征又称手足皮肤反应，易发生于服用舒尼替尼（13.5%~25.0%）或瑞戈非尼（56.0%）的 GIST 患者中。主要表现为双侧手掌、足底红斑等，可伴感觉异常或与感觉异常同时出现红斑部位皮肤剥脱和疼痛；同时可有区域性皮肤角化，可伴结茧。早期识别手足综合征并进行干预可有效改善患者生存质量。可使用护肤露和润肤剂以保护皮肤，穿着柔软衣物鞋袜及戴手套以改善局部症状。2~3 级手足综合征，应暂停靶向药物治疗，待症状消失后再恢复治疗。症状严重的患者，需永久性调整或减少靶向药物剂量。有文献报道舒尼替尼 37.5mg/d 持续给药可降低手足综合征的发生率。

7. 其他不良反应 肌痛及肌痉挛主要发生于手、足、小腿和大腿。1~2 级肌痛及肌痉挛患者多可通过穿着保暖衣物缓解。3~4 级肌痛及肌痉挛可予以钙镁补充剂等。若药物治疗无法缓解症状，应中断靶向治疗，待症状消失后再尝试低剂量恢复治疗。部分患者还可出现色素减退、脱发、眉毛或睫毛脱落等毛发反应，一般无须处理或调整药物剂量。结膜出血是伊马替尼较常见眼部不良反应，在没有骨髓抑制或全身出血倾向的患者中，其发生率可达 11%。结膜出血通常可自行缓解，症状严重者需局部使用糖皮质激素；药物治疗无效或反复出现的结膜出血应考虑降低靶向药物剂量或停药。部分患者在舒尼替尼治疗期间还可出现甲状腺功能减退症，应动态监测甲状腺功能。舒尼替尼导致的甲状腺功能减退症多为自限性，一般无须减少剂量或停止用药，但若出现较严重的甲状腺毒症应停用舒尼替尼并予以干预。

（陶凯雄 黄永周）

第四节 预后及随访

所有 GIST 患者尽可能收集包括病理学诊断、基因检测、影像学、手术方式等资料，且应建立完整的病历档案，进行系统随访。

1. 术后随访 术后随访应重视对患者系统病史的采集和体格检查。GIST 患者（尤其是中、高危患者）术后存在复发风险，复发转移常见的部位包括肝、网膜及腹盆腔，因此全腹部增强 CT 或 MRI 应作为常规随访项目。在随访频率上，复发风险改良 NIH 分级为低危的患者，建议术后每 6 个月行全腹部增强 CT 或 MRI 检查，持续至少 5 年。中、高危患者，建议术后每 3~6 个月行全腹部增强 CT 或 MRI 检查，持续 3 年；之后每 6 个月复查 1 次，持续至术后 5 年；5 年之后每年复查 1 次。考虑 GIST 肺转移或骨转移的发生率不高，故可每年行 1 次胸部 X 线检查或低剂量胸部 CT 平扫检查，如出现相应症状，可行放射性核素骨显像。停止靶向治疗的高危患者建议密切随访。

2. 复发转移/不可切除以及术前治疗的结直肠间质瘤患者随访 由于此类患者需要应用靶向药物治疗，为评估药物治疗效果，在药物治疗前必须进行全腹部增强 CT 检查或 MRI 作为基线标准。在药物治疗开始后每 2~3 个月复查 1 次增强 CT 或 MRI，推荐使用改良 Choi 标准进行疗效评估。需要特别注意的是，治疗期前 3 个月的密切监测非常重要，尤其是无分子检测结果或对靶向药物敏感性较差的特殊突变类型的患者，必要时可在治疗早期进行 PET/CT 评价肿瘤对治疗的反应。

3. 行靶向药物治疗患者的血液学随访 除影像学检查外，服用靶向药物的结直肠 GIST 患者还需定期进行血常规、肝肾功能检查。应重视患者治疗期间的药物不良反应并进行针对性处理，以增强患者服药依从性并改善疗效。此外，也建议定期进行血药浓度监测以指导临床治疗。

（陶凯雄 黄永周）

推荐阅读

［1］ WOZNIAK A, GEBREYOHANNES Y K, DEBIEC-RYCHTER M, et al. New targets and therapies for gastrointestinal stromal tumors［J］. Expert Rev Anticancer Ther, 2017, 17（12）: 1117-1129.

［2］ FENG F, TIAN Y Z, LIU Z, et al. Clinicopathological features and prognosis of colonic gastrointestinal stromal tumors:

evaluation of a pooled case series［J］. Oncotarget, 2016, 7（26）: 40735-40745.

［3］ MIETTINEN M, SOBIN L H, LASOTA J. Gastrointestinal stromal tumors of the stomach: a clinicopathologic, immunohistochemical, and molecular genetic study of 1 765 cases with long-term follow-up［J］. Am J Surg Pathol,

2005,29（1）:52-68.

［4］JAKOB J,MUSSI C,RONELLENFITSCH U,et al. Gastrointestinal stromal tumor of the rectum:results of surgical and multimodality therapy in the era of imatinib［J］. Ann Surg Oncol,2013,20（2）:586-592.

［5］CAVNAR M J,WANG L,BALACHANDRAN V P,et al. Rectal gastrointestinal stromal tumor（gist）in the era of imatinib:organ-preservation and improved oncologic outcome［J］. Annals of Surgical Oncology,2017,24（13）: 3972-3980.

［6］柴宁莉,汤小伟,李惠凯,等. 中国胃肠间质瘤内镜下诊治专家共识意见（2020,北京）［J］. 中华胃肠内镜电子杂志,2020,7（4）:176-185.

［7］TANG L,ZHANG X P,SUN Y S,et al. Gastrointestinal stromal tumors treated with imatinib mesylate:apparent diffusion coefficient in the evaluation of therapy response in patients［J］. Radiology,2011,258（3）:729-738.

［8］曹晖,高志冬,何裕隆,等. 胃肠间质瘤规范化外科治疗中国专家共识（2018版）［J］. 中国实用外科杂志,2018,38（9）:965-973.

［9］JOENSUU H,HOHENBERGER P,CORLESS C L. Gastrointestinal stromal tumour［J］. Lancet,2013,382（9896）:973-983.

［10］沈琳,曹晖 秦叔逵,等. 中国胃肠间质瘤诊断治疗共识（2017年版）［J］. 肿瘤综合治疗电子杂志,2018,4（1）: 31-43.

［11］陶凯雄,王坚,张鹏,等. 胃肠间质瘤基因检测与临床应用的中国专家共识（2021版）［J］. 临床肿瘤学杂志,2021,26（10）:920-927.

［12］JOENSUU H,VEHTARI A,RIIHIMÄKI J,et al. Risk of recurrence of gastrointestinal stromal tumour after surgery: an analysis of pooled population-based cohorts［J］. Lancet Oncology,2012,13（3）:265-274.

［13］中华人民共和国国家卫生健康委员会. 中国结直肠癌诊疗规范（2020年版）［J］. 中华外科杂志,2020,58（8）: 561-585.

［14］GÜLLER U,TARANTINO I,CERNY T,et al. Population-based SEER trend analysis of overall and cancer-specific survival in 5 138 patients with gastrointestinal stromal tumor［J］. BMC cancer,2015,15:557.

［15］DOYLE L A,NELSON D,HEINRICH M C,et al. Loss of succinate dehydrogenase subunit B（SDHB）expression is limited to a distinctive subset of gastric wild-type gastrointestinal stromal tumours:a comprehensive genotype-phenotype correlation study［J］. Histopathology, 2012,61（5）:801-809.

［16］JOENSUU H,ERIKSSON M,SUNDBY HALL K,et al. One vs three years of adjuvant imatinib for operable gastrointestinal stromal tumor:a randomized trial［J］. JAMA,2012,307（12）:1265-1272.

［17］DEMATTEO R P,BALLMAN K V,ANTONESCU C R,et al. Adjuvant imatinib mesylate after resection of localised, primary gastrointestinal stromal tumour:a randomised, double-blind,placebo-controlled trial［J］. Lancet,2009, 373（9669）:1097-1104.

［18］张忠涛,郑民华,姚宏伟,等. 直肠癌经肛全直肠系膜切除专家共识及手术操作指南（2017版）［J］. 中国实用外科杂志,2017,37（9）:978-984.

［19］WILLIAMS N S,MURPHY J,KNOWLES C H. Anterior perineal plan e for ultra-low anterior resection of the rectum （the appear technique）:a prospective clinical trial of a new procedure［J］. Ann Surg,2008,247（5）:750-758.

［20］GERVAZ P,HUBER O,BUCHER P,et al. Trans-sacral （Kraske）approach for gastrointestinal stromal tumour of the lower rectum:old procedure for a new disease［J］. Colorectal Dis,2008,10（9）:951-952.

［21］WANG T,XIONG Z,HUANG Y Z,et al. Safety and feasibility of laparoscopy-assisted surgery for gastrointestinal stromal tumors larger than 5cm:results of a retrospective, single-center series of 1 802 consecutive patients［J］. Surgery,2022,172（4）:1119-1125.

［22］叶颖江,沈琳,李健,等. 小胃肠间质瘤诊疗中国专家共识（2020年版）［J］. 临床肿瘤学杂志,2020,25（4）:349-355.

［23］徐皓,马利林,徐为,等. 胃肠间质瘤患者服药前后监测伊马替尼血浆浓度意义的中国多中心研究［J］. 中华胃肠外科杂志,2016,19（11）:1271-1276.

第三十九章 结直肠少见和罕见肿瘤诊治

第一节 结直肠淋巴瘤

胃肠道是结外淋巴瘤最常见的发病部位,但临床上原发性结直肠恶性淋巴瘤仍属少见。据报道,在消化道肿瘤中,原发性结直肠恶性淋巴瘤仅占 1%~4%,而在恶性淋巴瘤中占 5%~10%。进一步细分,原发性结直肠恶性淋巴瘤在全部结直肠恶性肿瘤中仅占 1%~2%。结直肠恶性淋巴瘤可以分为原发性和继发性两种类型。继发性结直肠恶性淋巴瘤指的是其他部位的淋巴瘤侵袭到结直肠,而原发性结直肠恶性淋巴瘤则是一类起源于结直肠黏膜下淋巴网状组织的淋巴瘤。

一、流行病学和病理特征

原发性结直肠恶性淋巴瘤的发病机制目前尚未完全明确,但有人认为 EB 病毒的活动性感染可能是潜在的发病原因之一。该疾病可以在任何年龄段发生,但以 50~70 岁为高峰期,中位发病年龄为 50~55 岁。男女患病比例为 2∶1,中老年人更容易受到影响。原发性结直肠恶性淋巴瘤主要发生在盲肠这种淋巴组织丰富的部位,特别是在儿童身上,其次是直肠。

原发性结直肠恶性淋巴瘤属于淋巴瘤的一种类型。目前,淋巴瘤分为霍奇金淋巴瘤(Hodgkin lymphoma,HL)和非霍奇金淋巴瘤(non-Hodgkin lymphoma,NHL)两大类。HL 有 4~6 个亚型,而 NHL 有 20 多个亚型,它们的恶性程度和预后因病理类型的不同而有所差异。淋巴瘤最显著的病理特征是肿瘤的异质性,主要表现在以下方面:①淋巴瘤是一种全身性疾病,可以在淋巴结内或淋巴结外的组织和器官发生。②由于淋巴细胞是免疫细胞,几乎所有免疫反应都涉及到淋巴细胞的激活。因此,在形态学上,激活状态的淋巴细胞与恶性淋巴细胞非常相似,导致鉴别诊断淋巴瘤非常困难,误诊率较高。深入研究原发性结直肠恶性淋巴瘤的发病机制以及不同亚型的临床特征对于提高诊断准确性和治疗效果具有重要意义。

二、临床表现及诊断

(一)临床表现

原发性结直肠恶性淋巴瘤的临床症状缺乏特征性,与原发性结直肠癌相似。常见的首发症状包括腹痛、腹部包块和明显体重减轻。另外还可能出现黏液血便,这是由于肿瘤侵袭结直肠引起组织坏死脱落所致。此外,患者还可能出现非特异性症状,如腹泻、腹胀、肠梗阻和肠套叠等。需要注意的是,这些症状可能与其他结直肠疾病有相似之处。因此,在面对这些症状时,需要进行一系列的检查和鉴别诊断以确定最终的诊断结果。其中包括内镜检查、组织活检、影像学检查和实验室检查等。综合各项检查结果,结合患者的病史和临床表现,才能做出准确诊断。

(二)诊断

目前,电子结肠镜检查仍然是诊断原发性结直肠恶性淋巴瘤的主要方法。通过内镜检查,其阳性率高达 80%。然而,由于取材过浅或组织块较小等因素,有时无法获得足够的病变组织来进行确诊。免疫组织化学方法在淋巴瘤的诊断和细胞分型方面起着关键作用,尤其在与反应性淋巴细胞增生鉴别方面具有特殊优势。常见免疫组织化学检查项目包括 LCA、L26、CEA、IgM、IgG、CD20、CD3、免疫球蛋白 κ 轻链、免疫球蛋白 λ 轻链、c-myc 等。腹部超声检查对于肠道淋巴瘤具有较高的灵敏度,对临床诊断具有参考价值。原发性结直肠恶性淋巴瘤具有特征性 CT 表现,包括肠壁增厚、肠腔肿块,黏膜层相对较光整、增厚的肠壁与正常肠壁逐渐移行,肠腔动脉瘤样扩张、肠系膜夹心面包征;增强 CT 示病变肠腔内中等均匀强化肿块,累及肠壁及肿大淋巴结,呈轻中度均匀强化。腹部 CT 扫描可以清晰显示结直肠淋巴瘤的形态变化、肿瘤范围以及是否存在淋巴结转移等情况。近年来的研究表明,淋巴瘤存在许多基因变异(例如淋巴瘤的融合基因免疫球蛋白和 T 细胞受体基因重排),因此基因检测在淋巴瘤的诊断和检测微小病变残留方面具有一定的临床价值。1961 年 Dawson 提出下列的原发性肠道淋巴瘤的诊断标准:①体检时未扪及肿大淋巴结;②胸片未见纵隔淋巴结肿大;③白细胞总数分类正常;④术中证实病灶主要局限于肠道及其邻近淋巴结;⑤无肝脾受侵。

结直肠恶性淋巴瘤是一种源于结直肠肠壁的间质组织肿瘤,以溃疡性病变居多。在临床上,需要与其他源于肠壁的间质组织肿瘤以及原发于肠壁并侵袭肠壁的腹腔肿瘤(结直肠癌、淋巴组织反应性增生、直肠小细胞癌、结直肠间质瘤、肠结核、阑尾脓肿、克罗恩病等)进行鉴别诊断。准确的鉴别诊断对于选择合适治疗方案和预后评估非常重要。

在鉴别诊断过程中,需要综合考虑临床表现、影像学检查、免疫组织化学检查和组织活检结果,以确保准确诊断,并为患者制订个体化的治疗方案。不断深入研究对于提高鉴别诊断的准确性和选择适当的治疗策略具有重要意义。

三、治疗

根据 1970 年 Ann Arbor 会议的临床分期方案,结直肠恶性淋巴瘤可分为四期。当肿瘤仅累及结直肠时,被称为 IE 期;当肿瘤累及结直肠和区域淋巴结时,被称为 IIE 期;当肿瘤累及结直肠并浸润相邻器官或组织时,被称为 IIIE 期;而当肿瘤弥漫性累及全身性器官或组织(如肝、肺、骨骼等)时,则属于 IVE 期。目前,治疗结直肠恶性淋巴瘤主要采用以外科手术为主的联合治疗策略。根据肿瘤的临床病理分期,可以选择以下治疗方案。①手术 + 术后化疗和放疗:适用于初期(I 和 II 期)肿瘤较小的患者。在手术切除肿瘤后,进行术后化疗和放疗。②术前化疗 + 手术 + 术后化疗和放疗:适用于晚期(III 和 IV期)或肿瘤较大、手术切除困难的患者,以及第一次手术未能完全切除肿瘤的患者。在术前,先进行 2~4 个疗程的化疗,然后尽可能地切除原发肿瘤,并在术后继续巩固化疗和辅助放疗。③单纯化疗:适用于晚期或无法耐受手术的患者,可酌情辅以放疗。对于无法完全切除的肿瘤,也应尽可能进行减负荷手术,并在残留或疑似残留的部位放置银圈标记,术后结合化疗和放疗进行治疗。

(一) 手术治疗

结直肠恶性淋巴瘤的手术方法可以根据结直肠癌的要求进行选择,包括局部切除、根治性切除和姑息性手术。具体操作方式如下:①早期病变(I 期)。病变未浸润到肠壁全层,无区域淋巴结转移和远处转移,局部切除可达到治愈的效果。②进展期病变(II、III 期)。病变尚无远处转移,应进行根治性手术,例如右半结肠切除、Dixon 手术等。③晚期病变(IV 期)。已经出现远处转移等情况,失去了根治性手术机会,可以选择局部肿瘤切除、肠造瘘术等姑息性手术。在出现肠穿孔或肠梗阻等紧急情况时,需要进行急诊手术。选择不同的手术方式应考虑患者的整体情况、腹腔污染程度和病变严重程度,包括根治性切除一期吻合、二期吻合、Hartmann 手术、肠造瘘术等。需要根据具体情况,在手术策略中进行恰当的选择和操作,以最大限度地提高治疗效果。

(二) 放疗

放疗是结直肠恶性淋巴瘤术后的辅助治疗之一。以下是放疗的主要适应证:①肿瘤已穿透浆膜面或淋巴结有转移。对于进行了根治性手术的患者,如果肿瘤已经穿透了结肠壁的深层或者存在淋巴结转移,可以考虑进行补充放疗。②多中心病变或有周围脏器直接浸润。对于存在多个病灶或有周围脏器直接受累浸润的患者,在进行根治性切除手术后,放疗也是一种有效的治疗方式。③各种姑息性手术后。对于进行了各类姑息性手术的患者,在术后也可以考虑进行放疗。④术后局部复发。对于术后出现局部复发的患者,放疗也是一种有效的治疗选择。

需要根据具体情况,结合临床医生的建议和患者的病情,确定是否进行放疗以及放疗的具体方案。放疗作为一种辅助治疗手段,可以提高结直肠恶性淋巴瘤的治疗效果,并对术后复发和转移起到一定控制作用。

(三) 化疗

化疗是结直肠恶性淋巴瘤术后必不可少的辅助治疗手段,尤其对于姑息性手术患者更为重要。联合化疗方案中包括蒽环类药物,其对于内部和外部淋巴瘤的治疗非常关键。在临床上有多种化疗方案可供选择,国内一般采用 CHOP 方案(环磷酰胺、多柔比星、长春新碱、泼尼松)和 CPMP 方案(环磷酰胺、长春新碱、甲氨蝶呤、泼尼松),这些方案的总有效率高达 95.8%。

在结直肠恶性淋巴瘤的治疗中需要注意以下几点:①多原发倾向。结直肠恶性淋巴瘤常常具有多个原发灶。因此,在术前应进行全面细致地肠镜检查,并在手术过程中仔细触摸整个消化道,以避免遗漏其他原发病灶。②警惕放化疗的并发症。放化疗可能导致肿瘤细胞大量死亡,造成肿瘤急剧溃破和脱落,进而引起肠道大出血和穿孔等并发症。而且,肿瘤细胞的迅速破坏还可能导致高尿酸血症和尿毒症等情况。因此,在化疗过程中应选择适当的方案和药物剂量,并进行尿液碱化,密切观察尿量,以防止高尿酸血症引发尿毒症。③对原发肿瘤的放疗应慎重。放疗通常作为化疗效果不佳的患者的辅助性治疗手段。在放疗期间应注意低渣或无渣饮食,保持排便通畅,以预防肠道出血和穿孔等并发症的发生。以上注意事项应根据具体情况进行操作,以提高结直肠恶性淋巴瘤的治疗效果和减少并发症的发生。

(四)免疫治疗和靶向治疗

研究发现,PD-L1广泛存在于多种类型的淋巴瘤组织中。其表达水平与淋巴瘤的恶性程度成正比,并与患者的预后相关。因此,针对PD-L1抗体的免疫治疗已经应用于淋巴瘤的临床治疗。然而,目前该治疗方法的疗效并不明显。近年来,针对CD20阳性淋巴瘤的分子靶向药物利妥昔单抗的应用使淋巴瘤治疗迈入了新阶段。利妥昔单抗是一种基因工程制备的人-鼠嵌合抗体,特异结合B细胞上的CD20。它的恒定区由人κ和人IgG1 Fc段组成,与人体活性细胞协同作用,但也可能引发少见的宿主反应。目前CAR-T疗法发展迅速,也为结直肠恶性淋巴瘤的免疫治疗提供了新思路,其中最适合应用CAR-T疗法的结直肠恶性淋巴瘤病理类型为B细胞淋巴瘤。

四、预后

结直肠恶性淋巴瘤的预后与多个因素相关,包括肿瘤临床病理分期(如病程长短、肿瘤大小、浸润程度和淋巴结转移)、初步完全缓解程度以及术后是否接受放化疗等。其中,与肿瘤临床病理分期尤为相关。5年生存率可达50%,复发率为20%~25%。而术后联合放疗的患者5年生存率可高达83%。然而,对于HIV感染的结直肠恶性淋巴瘤患者,其治疗效果通常较免疫功能正常的患者差。这类患者的生存时间一般不超过1年。

因此,针对结直肠恶性淋巴瘤的治疗还需要根据个体情况进行综合考虑,并制订个性化的治疗方案。除了手术切除之外,放化疗等辅助治疗方式也应该得到重视,以提高治疗效果和预后。

(曹家庆　张雯)

第二节　结直肠神经内分泌肿瘤

神经内分泌肿瘤(neuroendocrine neoplasm,NEN)是一类起源于全身各器官胚胎神经内分泌细胞(肽能神经元和神经内分泌细胞)并且有神经内分泌标志物的异质性肿瘤。虽然NEN可以发生在全身任何有神经内分泌细胞存在的部位,但胃肠道胰腺神经内分泌肿瘤(gastroentero-pancreatic neurmendocrine neoplasm,GEP-NEN)是最常见的NEN。2019年《世界卫生组织消化系统肿瘤分类(第5版)》对结肠和直肠的神经内分泌肿瘤的定义为:有神经内分泌分化的结肠上皮源性肿瘤,包括分化良好的神经内分泌肿瘤(neuroendocrine tumor,NET)、分化较差的神经内分泌癌(neuroendocrine carcinoma,NEC)、混合性神经内分泌-非神经内分泌肿瘤(mixed neuroendocrine-nonneuroendocrine neoplasm,MiNEN)。

一、流行病学

GEP-NEN的发病率在不断上升,如美国为3.56/10万人年,欧洲为(1.33~2.33)/10万人年。其中GEP-NEN占NEN的65%~74%,而直肠则是GEP-NEN最好发的部位,约占GEP-NEN总数的17.7%。随着内镜检查等手段的不断进步,直肠神经内分泌肿瘤的检出率逐渐提高,发病率和患病率稳步上升,5年生存率明显提高。国内一项多中心回顾性流行病学研究收集分析了23家医院在2001—2010年确诊的GEP-NEN患者病历信息,结果显示我国GEP-NEN中第二常见的是直肠NEN,约占29.6%,其发病率在所有NEN中增长较快,较2001年增长了约8倍。

二、临床特征

1. 结直肠神经内分泌肿瘤可发生于结直肠的任何节段,但以直肠多见。

2. 根据肿瘤分泌激素是否具有相应的生物学活性,将NEN分为功能性(约占20%)和非功能性(约占80%)两大类,功能性NEN如胰岛素瘤、胰高血糖素瘤、胃泌素瘤、生长抑素瘤等通常表现为相应激素引起的临床表现如皮肤潮红、出汗、哮喘、腹泻、低血糖、难治性消化道溃疡、糖尿病等,而非功能性NEN多无特异性临床表现。

3. 大多数结直肠 NET 临床无症状,直肠神经内分泌肿瘤早期症状较隐匿,多数是在肠镜时无意发现,观察到直肠黏膜表面光滑,但呈黄色或微黄色的隆起性病变,容易被误认为是直肠息肉。但随着直肠神经内分泌肿瘤进一步生长,会出现腹痛、肛周疼痛、便秘、肛周肿胀、腹泻、黏液血便、便血等症状,可能会出现淋巴结、肝、肺及盆腔转移,有时还会侵袭邻近器官,发生排尿功能障碍、盆腔疼痛、消瘦、乏力、肝区不适、黄疸等表现。

4. 发生于结肠的 NET 比小肠、阑尾和直肠的大,平均直径为 4.9cm。直肠 NET 常表现为黏膜下息肉样小结节,50% 以上直径 <1.0cm。

三、诊断

约 1% 接受结肠镜筛查者发现了结直肠 NEN,发病率较低。白光内镜下结肠 NEN 直径多 >2cm,表现为淡黄色息肉状或扁平的"甜甜圈状"病变,可伴有中央溃疡,也可表现为肿块样改变。内镜下可表现为无蒂息肉伴中央凹陷;靛洋红染色中央凹陷区域和外围边缘分别显示 VN 型腺管(在内镜学中,VN 型腺管是指观察到的一种特定结构,常见于胃黏膜上皮的显微镜检查中。VN 型腺管是指胃黏膜上皮下的短小腺管,其结构类似字母"V"或"N",因此得名为 VN 型)和扩张的Ⅱ型腺管;放大内镜窄带成像技术(magnifying endoscope-narrow band imaging,ME-NBI)检查显示,中央凹陷腺管缺失伴有乏血管区,与结肠腺癌很难区分。直肠占所有 NET 的 12%~27% 和胃肠道 NET 的 20%,男性多见。大多数直肠 NET 在体检中偶然发现,常位于直肠中部前壁或侧壁(距离肛门直肠交界处 4~8cm)。约 80% 的直肠 NET 直径 <1cm,分级多为 G1 和 G2 级,少数直径 >2cm。白光内镜下通常是一种色泽偏黄,光滑圆形或类圆形的黏膜下隆起性病变,表层黏膜完好,与增生性或腺瘤性息肉相比,直肠 NET 表面没有明显的腺管开口形态。ME-NBI 下见扩张的血管。超声内镜检查时,呈黏膜或黏膜下层均匀低回声病变。此外,直肠 NET 还可出现半带蒂外观、充血伴中央凹陷、糜烂和溃疡等表现,这均提示肿瘤存在浸润及远处转移的可能。除结肠镜检查确诊 NEN 外,将直肠腔内超声检查肠镜技术相结合,可以较清楚显示肠腔内肿瘤和肠壁的不同层次和结构,尤其是对肿瘤侵袭固有肌层深度的判断准确性高达 90%,而 CT、MRI、PET/CT 这些检查通常对直径 <1cm 的 NEN 灵敏度不高。

四、治疗

确诊直肠神经内分泌肿瘤,要根据肿瘤大小、分级、位置等来决定治疗方案,包括内镜手术、外科手术,以及放化疗、生物治疗、靶向治疗等。

外科手术治疗仍是根治结直肠 NEN 的主要方法,其手术方式主要取决于 NEN 病灶的大小、生长部位、浸润深度,以及有无淋巴结和远处转移。没有淋巴结转移或淋巴结转移风险极低,使用内镜技术可以完整切除,以及残留和复发风险低的病变,可以进行内镜下切除。欧洲神经内分泌肿瘤学会(European Neuroendocrine Tumor Society,ENETS)建议:直径 <2cm,G1 或 G2 级的结肠 NEN,建议行 ESD;但在内镜不能完全切除或 G3 级的情况下,应进行外科肿瘤切除术。北美神经内分泌肿瘤学会(NANETS)指南将远端结肠 NEN 与直肠 NET 合并,并建议小 NET 在内镜下切除。内镜下切除方式包括 ESD 和 EMR,均具有良好的安全性、有效性及较高的切除率。目前,我国专家共识推荐的结肠 NEN 手术方案为:直径较小(≤2cm)的检查 NEN,可试行内镜下治疗,但若术后病理检查提示切除不完全或病理级别为 G3 级,则应按照结肠腺癌进行规范的部分肠段切除及淋巴结清扫。

目前国内外指南对于直肠 NET 的内镜处理原则略有差异。欧洲和《CSCO 神经内分泌肿瘤诊疗指南》提出,对直肠 NET 应先分大小和级别,后分期,最后决定是否行内镜治疗。但是,《NCCN 神经内分泌肿瘤和肾上腺肿瘤临床实践指南》则强调先分期,再分大小和级别。但使用两套标准最终对于同一个病灶所确定的治疗方式基本相同。肿瘤直径 <1cm,局限于黏膜或黏膜下层(T_1 期)的 G1 或 G2 级病变,是内镜治疗的适应证。原则上应同时完善 EUS 及盆腔 MRI,在排除转移后经内镜彻底切除。多种内镜技术可用于治疗直肠 NET,包括 EMR、改良 EMR 和 ESD。其中,结扎式 EMR 法(endoscopic mucosal resection-ligation,EMR-L)被视为小直肠 NET(直径 <1cm 或更小的肿瘤)的一线治疗方法,因为它是一种安全有效的技术,与 ESD 相比,相对简单且耗时更少。当 EMR-L 不适用时,ESD 应作为二线治疗。肿瘤直径 1~2cm,转移风险为 10%~15% 者,目前治疗仍存在争议,应充分通过内镜及影像学评估肿瘤,进而选择治疗方式。肿瘤直径 >2cm 者,建议腹腔镜或开腹手术切除。

NEN 的术后辅助治疗:G1、G2 级肿瘤,无淋巴结转移,根治切除后,一般不需要辅助治疗;G3 级肿瘤,术后有转移应进行化疗等辅助治疗。

五、病理学

(一)组织学分类

2019 年《世界卫生组织消化系统肿瘤分类》(第 5

版)将结直肠神经内分泌肿瘤分为以下类型。

神经内分泌肿瘤

8240/3 神经内分泌肿瘤,非特殊类型(NOS)

8240/3 神经内分泌肿瘤,G1

8249/3 神经内分泌肿瘤,G2

8249/3 神经内分泌肿瘤,G3

8152/3 L 细胞肿瘤

8152/3 胰高血糖素样肽生成性肿瘤

8152/3 PP/PYY 生成性肿瘤

8241/3 EC 细胞(肠嗜铬细胞)类癌

8241/3 5 —羟色胺生成性类癌

神经内分泌癌

8246/3 神经内分泌癌,NOS

8013/3 大细胞神经内分泌癌

8041/3 小细胞神经内分泌癌

8154/3 混合性神经内分泌-非神经内分泌肿瘤(MiNEN)

(二) 病理组织学特征

1. 神经内分泌肿瘤

(1)产 5-羟色胺 NET 通常表现为实性岛状结构(A 结构),还可表现为腺管状(B 结构)和梁状(C 结构);L 细胞 NET 常表现为梁状结构。

(2)肿瘤细胞轻-中度异型,胞质丰富,细胞核形态一致,染色质粗、致密。

(3)NET 一般无坏死或仅有点状坏死。

2. 神经内分泌癌

(1)NEC 通常具有器官样结构,可表现为大的梁状、菊形团和栅栏状结构,以及中央坏死的实体巢,有时伴有单细胞坏死和宽的纤维性间质。

(2)NEC 细胞表现为严重的异型性,有丝分裂活跃(常伴有非典型的有丝分裂)。

(3)小细胞神经内分泌癌通常为实体性,细胞体积小或中等,胞质少,染色质细腻,核仁不清楚。

(4)大细胞神经内分泌癌细胞通常为器官样。细胞大或中等大小,常大小不一,胞质丰富、核仁突出。

3. 混合性神经内分泌-非神经内分泌肿瘤

(1)绝大多数病例由神经内分泌癌与腺癌构成,罕见低级别神经内分泌肿瘤与腺癌组成。

(2)形态上和免疫表型上神经内分泌成分和非神经内分泌成分均≥30%。

(3)通常发生在长期特发性炎症基础上。

(4)罕见 NET 与腺瘤混合。

(三) 组织学分级

神经内分泌肿瘤属于高分化,神经内分泌癌属于低分化,具体分级标准见表 39-2-1。

表 39-2-1　神经内分泌肿瘤分级标准

分级	核分裂象数/(个/2mm^2)	Ki-67 指数/%
G1(低级别)	<2	<3
G2(中级别)	2~20	3-20
G3(高级别)	>20	>20

注:2mm^2 相当于 10 个直径为 0.5mm 的高倍视野。

(四) 免疫组织化学染色

1. EC 细胞 NET 对嗜铬粒蛋白 A(CgA)、突触素(synapsin,Syn)以及血清素呈弥漫强阳性,还可表达 *CDX2*。

2. L 细胞 NET 常表现为 Syn、酪酪肽(peptide tyrosine-tyrosine,PYY)、胶质蛋白和/或胰高血糖素样肽-1(glucagon-like peptide-1,GLP-1)和 GLP-2 弥漫性阳性,而嗜铬粒蛋白 A 通常局灶性阳性,部分病例可表达 PAP。

3. 结直肠 NET 通常生长抑素受体 2A(somatostatin receptor 2A,SSTR2A)阳性。

4. 神经内分泌癌中 Syn 强阳性,而嗜铬粒蛋白 A 可能很少或仅微弱阳性。此外,非特异性酯酶(nonspecific esterase,NSE)、CD56 通常是阳性的;CDX2、甲状腺转录因子-1(thyroid transcription factor-1,TTF-1)常阳性。

六、预后

结直肠 NEN 患者预后主要取决于肿瘤的分级与分期。

1. 早期直肠 NET 和结肠 NET 中位 OS 分别为 24.6 年和 21 年。

2. 直肠低级别 NET 的中位 OS 为 30 年。但结肠只有约 12 年。

3. 结直肠 NET G3 患者的中位 OS 约为 12 个月。

4. NEC 预后与 Ki-67 指数直接相关。在一组研究中,Ki-67 指数 <55% 患者的中位 OS 为 25.4 个月,而其他患者的中位生存期为 5.3 个月。

5. 伴有 NEC 成分的 MiNEN 的预后取决于分期和 NEC 成分的 Ki-67 指数。结直肠 MiNEC 患者中位 OS 分别为 12.2 个月和 13.2 个月。

七、随访与复诊

体积较小、无转移的 G1、G2 肿瘤,根治性切除后复发率较低。源于阑尾和直肠直径 <1cm 的 G1 级 NET 根治术后,如无复发危险因素,则无须再进行随访。肿瘤

<1cm、未出现淋巴结转移、肌层浸润的 G1、G2 患者，术后 1 年复查 1 次。

　　肿瘤直径 <1cm 的 G3 患者，或者肿瘤体积在 1~2cm，术后最好每年复查 1 次；肿瘤直径 >2cm，尤其是 G3 患者，术后第 1 年最好每 4~6 个月复查 1 次，之后最好每年复查 1 次。复查项目包括肠镜、CT、MRI、血清嗜铬粒蛋白 A 等。

（鞠海星　姚云峰）

第三节　结直肠外源性肿瘤

一、结直肠肉瘤

　　原发于结直肠的肉瘤是一组罕见且多样的间叶性肿瘤，约占结直肠恶性肿瘤的 0.1%。结直肠肉瘤根据来源不同分为许多亚型，如平滑肌肉瘤、纤维肉瘤、横纹肌肉瘤及上皮样肉瘤等，其中最常见的是平滑肌肉瘤，约占结直肠肉瘤的 90%。与结直肠腺癌相比较，结直肠肉瘤发病年龄早，侵袭性更强，但淋巴结转移较罕见（不足 10%），预后更差，平均 5 年生存率为 43.8%，平均 OS 为 30~53 个月。其中高级别肉瘤预后更差，5 年生存率不足 22%，而低级别肉瘤预后相对较好，平均 5 年生存率为 66%。这类肿瘤患者，手术治疗仍是最佳的治疗方案。

　　1. 平滑肌肉瘤　平滑肌肉瘤在直肠更为常见，尤其是直肠的下 1/3，是其他部位的 2 倍以上。平滑肌肉瘤来源于肠壁的平滑肌组织，是一种隐匿性很强的病变，可以长期无症状，最常见的症状是腹痛，其次是血便和继发性贫血。

　　平滑肌肉瘤在直肠直接蔓延至肛周组织是其特征之一，这也导致部分患者在接受直肠切除后仍出现局部复发。但因平滑肌肉瘤低度恶性的特点，手术切除后即使存在肿瘤残留或转移，仍可以获得长期存活。通常肺和区域淋巴结受累较少见，但肿瘤具有转移至肝的倾向。

　　平滑肌肉瘤的治疗一般首选根治性切除。其对放疗通常不敏感，但研究表明放疗联合手术治疗可以降低局部复发率。此外，分化较差、预后不佳的患者可以考虑采用含有长春新碱、环磷酰胺、放线菌素 D 以及多柔比星的方案进行化疗。

　　平滑肌肉瘤根据浸润深度可以进行分期。Ⅰ期：肿瘤局限在肠壁，没有侵犯周围组织，没有溃疡，ⅠA 期为黏膜下肿瘤，ⅠB 期为浆膜下肿瘤；Ⅱ期：肿瘤蔓延穿透结肠肠壁，ⅡA 期有腔内溃疡形成，ⅡB 期侵袭邻近结肠外组织；Ⅲ期：存在远处转移。其中Ⅰ期和ⅡA 期预后很好，ⅡB 期预后不良，Ⅲ期预后差。除此之外，具有更多核分裂象的高级别肿瘤也是预后不良的特征。

　　2. 恶性纤维组织细胞瘤　恶性纤维组织细胞瘤因具有成纤维细胞和组织细胞两种成分而得名，是纤维肉瘤中一种极为罕见的类型，病变多见于下肢，偶见于肠道。该类型肿瘤通常体积较大，因此患者常以肠梗阻为首发症状，诊断依据病理诊断。在治疗上采用根治性切除，但因其少发，对于治疗及预后难以作出有意义的评价，有报道肿瘤对化疗有部分反应。

　　3. 横纹肌肉瘤　常见于儿童，常发生于头颈部、生殖泌尿道、四肢和躯干，少数病例发生于直肠周围区域。横纹肌肉瘤可分为多形性、腺泡状、胚胎型，通常表现为肛周肿块。治疗上目前采用完整切除，或完整切除联合含有长春新碱、环磷酰胺、放线菌素 D 的术后辅助化疗，预后一般较差。

　　4. 结直肠上皮样肉瘤　结直肠上皮样肉瘤，又称癌肉瘤，占消化道肿瘤的 2%，其发病率由口腔到肛门逐渐降低。该类型肿瘤发病罕见，大多通过个案形式报道。发病年龄较大，多见于老年患者。恶性程度高，易发生远处转移，切除术后也有较高的局部复发率，预后较差。影响预后的主要因素包括肿瘤大小、癌部分细胞的分化程度、有无远处转移及淋巴结是否受累。结直肠上皮样肉瘤主要临床表现为腹痛、便血、排便习惯改变，与结直肠癌临床表现相似，诊断依靠病理，在组织中同时存在癌和肉瘤成分，标志物除间叶性标志物波形蛋白表达阳性外，还有肌源性和神经源性标志物如平滑肌肌动蛋白（smooth muscle actin，SMA）、肌动蛋白、S-100 表达阳性，常见灶样或片状上皮性标志物如细胞角蛋白（cytokeratin，CK）、上皮膜抗原（epithelial membrane antigen，EMA）表达阳性。在治疗上以手术切除为主，手术方式为标准的结直肠癌根治性手术，但因肿瘤过大或与周围组织严重粘连手术切除风险过大时，可以考虑先行放疗和化疗。可以选择的化疗药物包括氟尿嘧啶、多柔比星、顺铂、卡培他滨。

　　5. 结直肠血管肉瘤　血管肉瘤是一种来源于血管内皮细胞的特殊的恶性肿瘤，最常见的部位是皮肤和软组织，极少发生于胃肠道，结直肠的血管肉瘤非常罕见，1990 年 Smith 等报道 1 例结肠的血管肉瘤，至今文献报道不足百例。结直肠血管肉瘤发病中位年龄为 65.5 岁，其临床表现多为消化道出血和贫血。血管肉瘤发病与长期接触放射线、氯乙烯有关，也可发生于以前放疗部位，或发生于长期滞留的异物或动静脉瘘周围。病理镜下常表现为上皮样形态并且常是多中心性。免疫组化 CD31、CD34、FⅧ阳性，CK20 和 S-100 阴性可以辅助诊断。血管肉瘤侵袭性很强，首选的治疗方案是手术治疗，术后辅以放疗或化疗，但血管肉瘤因其多灶性特点，手术完整切除的概率较低，残余病灶对放化疗不敏感，因此预后很差，患者均于诊断后 1~3 年死亡。早期诊断和完整的手术切除可以提高患者的生存率。

二、结直肠神经源性肿瘤

1. **神经鞘瘤** 原发性神经鞘瘤又称施万细胞瘤，是一种起源于肌间自主神经丛中构成神经髓鞘的施万细胞的罕见间质性肿瘤，多来源于神经外胚层。一般好发于头颈部及四肢，多为良性，原发于结直肠者极为罕见，仅占 0.2%。原发性神经鞘瘤可发生于各年龄段，多见于 60 岁以上老年人，性别分布无显著差异。继发性神经鞘瘤多伴发神经纤维瘤病（neurofibromatosis，NF），又称冯·雷克林毫森病（von Recklinghausen disease）。该疾病是一种常染色体显性遗传病，由 NF1 和 NF2 基因突变导致，其中 NF1 基因突变可使患者良/恶性肿瘤发病率上升约 24%。不伴有神经纤维瘤病的原发性神经鞘瘤在临床上罕见。98% 的原发性神经鞘瘤均为良性。

原发性神经鞘瘤一般界限清晰，大体呈分叶状，惰性生长并具有完整包膜。其大体生长形态与起源有关，来源于肌间神经丛的瘤体表现为突入肠腔的椭圆形肿物，起源于黏膜下神经丛的形态类似于带蒂息肉。神经鞘瘤一般分为五种亚型，包括原始神经鞘瘤、细胞性神经鞘瘤、黑色素性/色素性神经鞘瘤、丛状神经鞘瘤及上皮样神经鞘瘤。显微镜显示该肿瘤微观形态也呈现两种不同组织学生长模式，Antoni A 型，肿瘤组织高度细胞性，大量梭形细胞密集排列呈栅栏状，其特征是瘤组织内可见由施万细胞胞质中苍白细长的无细胞条带堆叠构成的 Verocay 小体；Antoni B 型，组织结构松散，缺少细胞结构，具有黏液性及囊性变，梭形细胞散在分布，有较多的胶质基质和少量黄瘤组织细胞。Antoni B 型原发性结直肠神经鞘瘤体积一般比 Antoni A 型更大。

原发于消化道的神经鞘瘤恶变概率约为 2%，一般认为肿瘤直径 >5cm、免疫组化 Ki-67 指数≥5% 及核分裂象 >5/50HPF，是具有较强侵袭性及较大复发转移风险的因素，若 Ki-67 指数≥10%，则认为肿瘤是恶性，偶见原发性结直肠神经鞘瘤发生肝转移的报道。

原发性结直肠神经鞘瘤的临床表现一般因肿瘤本身占位效应引起，无特异性临床表现，多因腹泻、腹痛、血便而就诊，偶见肠梗阻与肠套叠。因其形态学上缺乏特异性，故 CT 及普通影像学检查对其诊断的灵敏度及特异度均不高。超声内镜检查是目前最佳影像学诊断方法之一。超声内镜可较为清晰识别上皮下病变的位置及其与邻近器官的关系，如发现肿瘤直径 >5cm、边界不规则、外生性生长，伴有囊性空腔、肿瘤表面黏膜溃疡形成等征象的肿瘤，具有较大的恶变倾向。因神经鞘瘤位于黏膜下，内镜下活检常无法获取真正的肿瘤组织，导致其术前诊断率低，多依赖术后病理检查及免疫组织化学明确诊断。免疫组织化学中 CD117（KIT）、DOG-1、α-SMA、肌动蛋白为阴性，S-100、波形蛋白阳性可以辅助诊断。

目前原发性结直肠神经鞘瘤的治疗以根治性手术切除为主，具体手术方式取决于肿瘤生长部位、大小及浸润深度。无明确证据表明淋巴结清扫可明显改善预后，故不推荐常规行淋巴结清扫。直径 <2.0cm 且无明显症状者可进行随访。也有学者建议因神经鞘瘤与结直肠间质瘤术前难以区分，而间质瘤为边缘性肿瘤，恶变风险高，故应积极进行根治性切除术。神经鞘瘤对化疗及放疗均不敏感。一般预后较好，但因存在术后复发转移可能，推荐患者术后 5 年内进行常规结肠镜检查。

2. **神经纤维瘤** 神经纤维瘤是良性的神经鞘肿瘤，可以为全身性神经纤维瘤病患者累及消化道，也可以仅见于消化道而不累及其他部位。神经纤维瘤累及内脏罕见，肠道病变来源于黏膜下或肌层，初始无明显症状，当肿瘤增大时覆盖的黏膜可能出现溃疡及出血，肿瘤可能引起肠套叠、肠梗阻。神经纤维瘤有一定概率发生肉瘤变。治疗方法主要是肿瘤的局部切除，但当一段结肠有较多肿瘤聚集时也可采用结肠部分切除的方法治疗。

3. **节细胞神经瘤** 节细胞神经瘤是来源于神经外胚层的肿瘤，由神经纤维、神经鞘成分以及节细胞组成，极少出现在结肠。通常大体观类似于结肠多发息肉，病理发现息肉由神经节细胞群和神经纤维组成，也可表现为非息肉性肠黏膜中出现神经节细胞和神经网，主要症状是腹泻或出血。神经瘤息肉病有一定恶变概率，与结直肠癌发生有关，治疗采用局部切除或结直肠部分切除术。

4. **颗粒细胞瘤** 颗粒细胞瘤是一种组织发生不明确的少见肿瘤。在 1926 年最先发现时，认为其结构类似于原始肌母细胞，是处于再生过程中受损的成熟肌细胞形成的，后期电子显微镜的应用发现该类型肿瘤具有明确的神经结构，与损伤的神经鞘细胞相似，因此被认为是神经源性肿瘤。50% 的颗粒细胞瘤发生在口腔和鼻咽部，胃肠道受累罕见，在肠道主要见于近端结肠部分,直肠、肛门和肛周也有个案报道。

肠道颗粒细胞瘤表现为黄白色的黏膜下结节,一般直径不超过 2cm,多数肿瘤是在肠镜检查中偶然发现,也可有腹痛、出血等症状。颗粒细胞瘤有发生恶变的可能,但因其病例数量过少,缺乏两者之间的相关性研究。目前针对颗粒细胞瘤结肠镜下肿瘤的局部切除是首选的治疗方案。

(刘海鹰 李楠)

第四节 一穴肛原癌

一穴肛原癌又称基底细胞样癌、泄殖腔源性癌,是肛管齿状线上方狭窄的环形区移行上皮起源的一种特殊类型的肛管癌,好发于齿状线及上、下方,是极少见的肛管恶性肿瘤,占直肠肛管恶性肿瘤的 1%~2%,术前诊断困难,易误诊,影响治疗效果。

一、组织学表现与分型

人类的胚胎发育过程中,咽颊膜和泄殖腔膜处的内胚层和外胚层直接相连,泄殖腔膜是由形成泄殖腔的内胚层和形成原肛或肛凹部分的外胚层组成,在胚胎发育过程中直肠泌尿生殖膈膜与泄殖腔膜融合,将泄殖腔分为背侧的肛膜和腹侧的尿生殖膜。肛膜破裂形成肛管,肛管的上 2/3 来源于后肠,下 1/3 由肛凹形成。产生肛凹的外胚层和产生后肠的内胚层交界处为齿状线即残留泄殖腔膜所在部位,是大多数一穴肛原癌发病部位。该部位的组织形态学复杂,可有移行上皮、鳞状上皮,柱状上皮,同时还有各种腺体及肌肉交织在一起。

多数一穴肛原癌发生在肛门齿状线或其下方。Klotz 报道了 373 例一穴肛原癌,位于齿状线下 44%,齿状线 38.9%,齿状线上 13.3%。来源于肛门腺或腺管的此类癌则发生于肛管壁内、直肠黏膜下层,甚至可达肛门直肠交界处以上 10cm 处。也有文献报道一穴肛原癌发生于肛管区域外,如肛周皮肤、尿道、阴道、异位下唇板、会阴部、乙状结肠和直肠及其交界处等部位,但极为罕见。该病常见于中年女性,高发年龄为 40~60 岁,女性发病率明显高于男性。一项大样本临床研究结论,男性患者的预后明显差于女性。在光镜下其形态与基底细胞癌相似,可有鳞癌分化表现,在癌巢中有大片嗜酸性坏死,有时与膀胱的移行上皮癌类似。因对一穴肛原癌的组织来源认识不清,因此常依据电镜组织学形态命名,如基底细胞样癌、移行细胞样癌、非角化小细胞鳞癌、鳞化腺癌、未分化癌、黏液表皮样癌等。

Mason 根据其肿瘤细胞分化程度将本病分为三型:①分化良好型,癌巢周边有典型栅栏状排列,并伴有假腺体样结构;②中度分化型,癌巢周边细胞栅状排列不明显,异型癌细胞较多;③未分化型,癌细胞弥散,栅栏排割裂,细胞异型性明显,核分裂象多见,且有坏死现象。

Klotz 等将本病分为三型:①A 型,病变完全由移行细胞组成,不是鳞状上皮结构;②B 型,癌巢中央可见小角化珠;③C 型,癌巢出现单细胞角化,可有或无角化珠,C 型多见,约占 75%。也有学者根据本病病理特点分为:①分化不良的小细胞肿瘤,临床上相对少见,但病程短,早期可有转移,预后差。在光镜下此型癌细胞由圆形或椭圆形细胞组成,细胞核大小不一,核染色深,核分裂象易见,癌细胞弥散存在,癌巢中心的嗜酸性坏死较为常见,癌巢周边可有或无栅栏状排列。②移行上皮细胞肿瘤,常为移行-鳞状上皮的混合肿瘤,由中等大小的卵圆形的多角形细胞巢组成,核形态不一,呈圆形或细长形,癌巢周围常见栅栏状排列,预后好。

二、临床表现

本病临床表现无特异性,因肿瘤大小、部位及分期的不同临床表现各异。早期常易与肛门周围疾病混淆被误诊为肛门瘙痒症、肛周脓肿、痔疮、肛内瘘、皮脂腺囊肿、佩吉特病等相关疾病。早期表现为肛周不适、疼痛、坠胀、肛周肿物,质硬,可见条索状,边界清楚,活动差,可有压痛。常不能引起患者的重视导致误诊。直肠指检有时可触及肿块,中晚期与直肠癌的临床表现相似,可有直肠刺激征、疼痛、便频、排便不规律、粪便变形及变细、排便困难、血便等。直肠指检或内镜检查可发现肿物多位于直肠齿状线或其上、下,大小多为 1~2cm,可见肿块充血、糜烂,有溃疡形成不规则的结节状溃疡,组织质脆,触之易出血,可推动,少数肿块大于 5cm 较固定。一穴肛原癌发病率低,无特异和典型的临床表现,常易被误诊和漏诊。组织病理学检查是唯一诊断方法,并可与鳞状细胞癌、基底细胞癌和腺癌鉴别。CT、MRI 等影像检查可了解淋巴结转移、邻近器官侵袭、血管、淋巴管浸润程度及远处转移的情况。

三、治疗

一穴肛原癌的治疗应以手术为主,辅以放疗和化疗的综合治疗方案。肿瘤较大、浸润较广泛者,应行腹会阴联合切除术,如累及阴道后壁应同时行阴道后壁切除术,如腹股沟淋巴结转移应行腹股沟淋巴结清扫术,若有远处转移或侵袭盆腔相关组织无法获得 R0 切除,则可先行放、化疗,待肿瘤降期后再行根治性手术,肿瘤较小、无周围侵袭及远处转移者可行局部切除加放疗及化疗,肿瘤小亦可不行手术治疗联合应用放疗、化疗。有学者认为应以放疗或放疗 + 化疗为主,手术仅作为治疗失败的补救措施,可获得 70% 的 5 年生存率和保留 75% 的肛门括约肌功能。

四、预后

本病的预后较肛门直肠部腺癌及鳞状细胞癌好,

5 年生存率约 50%,生存率的高低与病变大小、病程时间、肿瘤分化程度、淋巴累及、邻近器官侵袭,以及血管、淋巴的浸润程度等密切相关。分化良好或中等分化的肿瘤即使已累及局部淋巴结或局部侵袭,预后仍较好;分化不良或伴有间变的肿瘤即使无淋巴结转移,预后也差。文献报道高分化者 5 年生存率为 80%~93%,少见淋巴结转移,低分化者 5 年生存率仅为 30%,50% 以上淋巴结转移;未分化小细胞型预后差,5 年生存率仅为 14%。Bruce 报道 5 年生存率在无淋巴结转移且病变限于黏膜层为 100%,浸润浅肌层为 87%,浸润至深肌层为 79%,浸润至肠壁外脂肪为 61%。

(程龙伟)

第五节　恶性黑色素瘤

原发于结直肠的恶性黑色素瘤十分少见,占所有结直肠恶性肿瘤的 0.05%~1%,其中绝大部分发生于直肠肛门部位,直肠约占 40%,肛门约占 60%,统称为肛管直肠恶性黑色素瘤(anorectal malignant melanoma,ARMM),而大肠其他部位罕见,通常不足 1%。虽然发病率低,但 ARMM 恶性程度高,临床表现缺乏特异性,发现时通常已是晚期,且对放化疗不敏感,术后易于复发转移,因此预后极差,5 年生存率为 4%~31%,中位生存时间为 16~28 个月。

一、病因与病理特点

ARMM 最早由 Moore 于 1857 年在 1 例 65 岁的男性肛门部首次发现,目前确切的病因尚不清楚,至今良性黑痣恶变被认为是其主要病因,普遍认为老年、女性及白种人群的发病率较高,可能由于较高的紫外线照射导致全身黑素化从而增加了非暴露区域的易感性。另外,有报道其与 HIV 病毒感染、HPV 病毒感染相关,可能由于肛管黏膜鳞状上皮的黑色素母细胞被病毒感染后恶变,而直肠的恶性黑色素瘤多由肛管部肿瘤侵袭导致。

肉眼观肿瘤可分为息肉型和结节型,前者带蒂,呈外向性生长,后者扁平、晚期菜花样,呈浸润性生长;在显微镜下特异性细胞学特征包括上皮样/浆细胞样细胞、胞质丰富、胞质黑色素、大核仁、假包涵体以及双核和多核细胞,确诊的"金标准"是验证肿瘤细胞中的黑色素。不幸的是,这仅在 30% 的感染病例中存在,因此仍需通过免疫组化来确诊,包括 S-100,人类黑素瘤

黑-45(human melanoma black-45,HMB-45),波形蛋白,黑素抗原(melan antigen,Melan A),酪氨酸酶和小眼畸形相关转录因子(microphthalmiaassociated transcription factor,MITF)等蛋白表达阳性。

二、临床表现与诊断

ARMM 无特异性临床表现,最常见的症状为便血、排便不适,与痔疮和肠息肉类似,因此早期极易出现误诊而延误治疗导致病情进展,其他症状还包括肛门肿物、肛门瘙痒、排便习惯改变和里急后重,后期还可能出现贫血,体重减轻,乏力等全身症状。据报道在确诊时 20%~62% 的患者已经出现远处转移。最常见的远处转移部位是肝和肺,其他还包括骨骼、胃肠、肾等。

诊断时应首先进行体格检查及直肠指检以判断肿瘤大小、位置、活动度、是否有蒂等。之后通过肠镜直视下观察肿瘤是否存在黑色素并进行病理活检及免疫组织化学检查。而直肠内超声,盆腔 MRI 等影像学检查有助于明确肿瘤的浸润深度及有无淋巴结转移。其中 ARMM 的 MRI 表现为 T_1 高信号、T_2 混杂信号、显著增强,因此对术前分期十分重要,对于怀疑远处转移的患者,为鉴别瘢痕组织与复发性肿瘤等复杂情况,必要时可行 PET/CT 以完善肿瘤分期。

三、治疗与预后

1. **手术治疗**　直肠肛门部恶性黑色素瘤一旦确诊。

及时手术是最重要、最有效的治疗方法,主要包括广泛性局部扩大切除术(wide local excision,WLE)和腹会阴联合切除术(abdominal perineal resection,APR),WLE 创伤小,并发症和死亡风险更低,保留了肛门功能,大大提高患者术后的生存质量。APR 切除范围广,能够进行彻底的淋巴结清扫并获得更大的 R0 切除机会,降低局部复发率,尽管 APR 降低了局部复发率,但对于 OS 并没有改善,目前普遍认为局限性、体积较小的肿瘤可尝试 WLE,较大的肿瘤或有肛门括约肌侵袭的肿瘤则需要 APR 以达到 R0 切除。同时,APR 可以作为局部切除失败后的挽救性治疗。有学者尝试腹腔镜 APR 治疗 ARMM,同样发现是可行、安全、经济、有效的,能够显著减少术后并发症,为治疗提供了另一种选择。无法行根治性治疗的患者还可以考虑姑息性减瘤和预防性造瘘等手术方式。最近研究提示在获得 R0 切除的情况下,APR 和 WLE 在 5 年总生存率和复发方面均无显著性差异。但由于 ARMM 的病例较少,难以完成多中心大样本的随机对照试验以评估不同术式生存期的优劣,因此目前术式选择尚存在争议。

随着近些年电子结肠镜技术的发展,早期 ARMM,还可以考虑行 ESD 和 EMR。其中 EMR 的创伤更小,而 ESD 无论病变的大小或形状如何,都可以产生较高的整体切除率,从而获得更高的 R0 切除率和更低的局部复发率,然而无论是 ESD 还是 EMR,相关的病例都非常有限,难以进行随机对照试验评估疗效。

2. **放射治疗和辅助化疗**　当肿瘤局部进展,直径较大且固定时,单纯进行 APR 手术难以控制,而术前新辅助放疗能够达到减小肿瘤体积、提高肿瘤切除率、缩小淋巴结甚至根治性治疗的目的,已在直肠癌治疗中广泛应用,并且有报道指出 1 例 ARMM 患者,在痔疮切除术后组织学上偶然诊断为 ARMM 的情况下,使用 50Gy 剂量分割放疗联合 WLE 有效控制局部疾病进展,而不降低总生存率,但由于黑色素细胞对于放疗具有抵抗性,尚未发现其能明显改善患者的生存期,因此其在 ARMM 的治疗方面尚有争议。

辅助化疗在 ARMM 治疗过程中主要用于姑息性治疗,常用的化疗药与治疗皮肤恶性黑色素瘤类似,包括顺铂、长春碱、达卡巴嗪等,单纯化疗而不进行手术通常疗效低且不良反应众多,中位 OS 无论单药或联合用药,始终在 1 年以下,ORR 通常不足 15%。而一项新的有关 ARMM 的Ⅱ期随机临床试验提示,术后使用高剂量 α-2b 干扰素联合替莫唑胺辅助治疗有效且耐受性良好。

3. **靶向治疗和免疫治疗**　Ⅲ期或者Ⅳ期丧失手术机会的患者,建议行基因检测。如果肿瘤存 *BRAF* 基因突变,可以尝试靶向治疗,采取单用 BRAF 抑制剂(维莫非尼、达拉非尼、康奈非尼)或联用 MEK 抑制剂(考比非尼、曲美替尼、比美非尼)的策略。如果患者肿瘤细胞表达 PD-L1 强度高、MSI-H、肿瘤突变负荷高、dMMR,常提示可能从包括 PD-1 抑制剂(纳武利尤单抗或帕博利珠单抗),CTLA-4 抑制剂(伊匹木单抗)的免疫治疗中获益。目前临床实践报道黏膜来源的恶性黑色素瘤与皮肤来源的恶性黑色素瘤具有相当的响应率和治疗效果,能够显著改善 ARMM 的整体预后。

ARMM 是一种发病部位罕见的恶性黑色素瘤,通常以转移性扩散和快速发展为特征。大多数患者由于延迟诊断和肿瘤的高侵袭性,一经发现即为晚期。早期和正确的诊断对改善这些患者的预后和生存质量至关重要。在非转移性患者中,手术干预能够明确延长生存时间。手术方式仍存争议。新的治疗方法,如免疫治疗和靶向治疗为 ARMM 的治疗带来了希望,但还需更多的病例验证。由于 ARMM 的低发生率和高异质性,目前尚缺乏标准的临床指南。因此,需要临床医师更加全面细致地了解患者疾病状态,个性化地给予最佳治疗方案。

(雷福明　陈佳佳)

第六节　肛门周围癌

1874 年 Paget 首先描述并命名了乳腺佩吉特病(Paget disease)。1889 年 Crocker 描述了乳房外佩吉特病(extramammary Paget disease,EMPD)。EMPD 是一种少见的表皮内腺癌,易发生于富含顶泌汗腺的部位,特别是外阴、阴茎、阴囊、会阴和肛周部位,其他部位包括腋窝、脐部、眼睑、外耳道和头部等。2012 年,van der Zwan 报道欧洲侵袭性 EMPD 的发生率和年龄标准化发病率分别为 0.7/100 万和 0.6/100 万。2016 年中国大陆的发病率为 0.4/100 万。本病好发于高加索地区女性及亚洲男性,多见于 60~80 岁的老年人,高峰发病年龄为 65 岁。

肛门周围佩吉特病(perianal Paget disease,PPD)由 Darier 和 Coulillaud 于 1893 年首先报道,之后 Foraker 和 Miller 于 1949 年描述了本病的临床表现。PPD 占所有肛门疾病的 1%,发病率占 EMPD 的第二位,占所有佩吉特病的 6.5%,发病区域为齿状线下方,以肛门为中心,直径 6.0cm 区域内的皮肤。

一、病因与病理

PPD 临床上分为原发性和继发性,其确切发病机制尚不明确。通常认为原发性 PPD 来自表皮的顶泌汗腺或原始表皮基底细胞,继发性 PPD 是由邻近恶性肿瘤的直接扩展或在识别出隐匿性潜在恶性肿瘤的情况下引起的。对 PPD 病变的基因组分析显示,存在 *TP53*、*ERBB*、*NRAS*、*BRAF*、*PIK3CA* 和 *AKT1* 等基因的突变。由 *ERBB2* 编码的 HER2 及其下游信号,包括 RAS/RAF-MEK-ERK 通路和 PI3K-AKT-mTOR 通路可能在 PPD 的发病机制中发挥重要的作用。

病理表现为表皮角化过度或角化不全,常伴有棘层肥厚,表皮突延长,表皮内见佩吉特细胞散在或成巢分布,与周边表皮棘细胞分界清,部分病例中可见角化不良细胞。佩吉特细胞大而圆,胞质丰富淡染或呈嗜酸性,胞核大、呈多形性,有时核仁明显,常见有丝分裂象。

原发性 PPD 通常在表皮内扩散,但也可以沿毛囊或汗腺管向下扩散,最后突破真表皮交界面和皮肤附属器基底膜向真皮浸润生长,发展为侵袭性 PPD,甚至发生淋巴结转移,以及肝、肺、骨等脏器转移。继发性 PPD 多来源于消化道或泌尿生殖系统肿瘤,预后较原发性 PPD 差。与直肠腺癌相关的继发性 PPD 可见印戒细胞。

二、临床表现与诊断

临床表现不一,常见症状为肛周顽固性瘙痒,伴或不伴疼痛。病变起初为肛周红色或灰白色斑片,边界清楚,逐渐向周围浸润,表面有结痂、脱屑及渗液,类似湿疹。少数表现为痔疮、结肠炎、尖锐湿疣及慢性肛周感染等。外用糖皮质激素不能缓解。约 10% 的患者无明显症状,病变有时呈亚临床扩展,难以确定其边界。原发性 PPD 进展缓慢,在后期可见深部溃疡或出现肿块,发生淋巴结或远处转移。如合并直肠肛管癌可出现便血、排便习惯改变等。

PPD 的皮肤病损在外观上与其他疾病相似,包括皮炎、湿疹、银屑病、白斑、鲍恩病、分叶状黑色素瘤、基底细胞癌、鳞状细胞癌、尖锐湿疣、真菌病和神经内分泌癌的表皮期等。皮肤镜和反射共聚焦显微镜（reflectance confocal microscopy,RCM）可作为辅助诊断工具。皮肤镜显示在乳白色、红色背景下,血管结构呈一致性分布,可见点状、球状或线状血管等,侵袭性病灶可见更多的血管形态结构,可与良性病变鉴别。RCM 是一种非侵入性的高分辨率成像工具,可观察到典型的佩吉特细胞,图像与组织病理学非常吻合。

确诊需要全皮肤活检,同时包括常规的 HE 染色及免疫组织化学染色。佩吉特细胞最常见的免疫组织化学标志物是癌胚抗原、CK7、CK20、CDX2 和 GCDFP-15等。原发性 PPD 的肿瘤细胞 CK7 阳性,CK20 常为阴性,而继发性的肿瘤细胞通常表达 CK7 和 CK20。原发性肿瘤细胞不表达 CDX2,但源于肛管、结直肠癌的继发性病例表达 CDX2。GCDFP-15 在原发性肿瘤细胞中经常阳性,而在继发性肿瘤细胞中很少阳性。

PPD 可表现为多灶性,建议对于每个病例进行全皮肤检查和淋巴结触诊。疑为继发性,应评估胃肠道及泌尿生殖系统,行直肠指检、血清 CEA 或前列腺特异性抗原、乙状结肠镜和膀胱镜,以及腹盆腔 CT、MRI 等检查。

三、治疗

治疗决定于肿瘤浸润深度、是否累及周围淋巴结及远处转移等因素,Kyriazanos 等根据肿瘤发展情况,将 PPD 分为Ⅰ、ⅡA、ⅡB、Ⅲ及Ⅳ期,选择不同的治疗策略（表 39-6-1）。

表 39-6-1　PPD 的分期与治疗策略

分期	病情描述	治疗策略
Ⅰ期	佩吉特细胞局限在肛周表皮不伴附件侵袭	广泛局部切除
ⅡA 期	表皮佩吉特病且伴随附件癌	广泛局部切除
ⅡB 期	表皮佩吉特病且伴随肛管直肠癌	经腹会阴直肠切除术
Ⅲ期	继发性佩吉特病且伴随癌已有局部淋巴结转移	经腹会阴直肠切除术/局部广泛切除术 + 腹股沟淋巴结清扫术
Ⅳ期	继发性佩吉特病且伴随癌已有远处转移	放疗、化疗、局部姑息性治疗

1. 手术治疗　手术切除是主要的治疗手段,手术方法包括 WLE 和 Mohs 显微手术（Mohs micrographic surgery,MMS）。WLE 需切除边缘 2~3cm 的皮肤、皮下脂肪,部分肛门外括约肌及肛管黏膜和齿状线以上 5mm 的黏膜,完整保留肛门内括约肌,同时行术中冷冻切片病理检查,确保切缘无癌细胞残留。若皮肤缺损较大,应行植皮术,包括旋转皮瓣、双侧臀部和大腿肌肉的肌皮瓣和 V-Y 岛状皮瓣等。常规冷冻切片不能准确评估所有边缘,原发性 PPD 局部切除后的复发率可达 15%~61%。MMS 通常在局部麻醉下进行,可以尽可能地评估边缘,局部复发率降至 8%~28%。

经腹会阴直肠切除术（Miles 手术）适用于ⅡB 期和Ⅲ期患者,如有局部淋巴结转移,应同时行淋巴结清扫术。早期患者也存在腹股沟淋巴结转移的风险,淋巴结肿大的患者建议行淋巴结活检术。

2. 放射治疗 放射治疗是主要的非手术治疗方法,可用于不适合或不耐受手术的患者,放射野需超出病灶 2cm,完全缓解率为 50%~100%。在根治性放疗后随访 3~4 年,原发性 PPD 患者无复发,而继发性患者中出现局部复发。值得注意的是,目前还没有直接比较手术切除与放疗疗效的随机对照试验。皮肤侵袭者发生淋巴结转移的概率较高,应同时行预防性淋巴结照射。

术后辅助放疗能给多灶性病变、腹股沟淋巴结转移、手术切缘阳性及继发性患者带来临床获益。姑息性放疗可以控制转移病灶(如脊柱转移)的症状。文献中有数例继发性 PPD 患者采取新辅助放化疗,效果显著,甚至能达到病灶的完全缓解,而不影响伤口愈合。

3. 免疫调节治疗 咪喹莫特是一种新型的外用免疫调节剂,通过刺激细胞因子,增加 CD8⁺T 细胞的数量,增强抗肿瘤免疫应答,从而产生抗肿瘤作用,是替代治疗的一种选择。Sawada 报道了 9 例局部应用 5% 咪喹莫特乳膏的 PPD 患者,有效率为 100%,其中 5 例(56%)达到完全缓解。然而,60% 完全缓解的病例在长期治疗后复发。咪喹莫特治疗持续时间为 6 个月,需要长期随访以监测复发。咪喹莫特乳膏可以用于术后复发患者的治疗,也可以作为新辅助治疗使用。不良反应主要包括流感样症状、局部红斑或刺痛。

4. 光动力疗法 光动力疗法是一种利用光源激活光敏剂来治疗肿瘤的方法,光敏剂和产生的自由基可以选择性地破坏靶组织或癌细胞。光动力疗法不是根治性的治疗手段,仅适用于非侵袭性病例的二线治疗,或者缓解症状的姑息性治疗,主要不良反应包括疼痛及光敏反应。

5. 化学治疗 化学治疗用于治疗转移性患者,目前尚无标准的方案,常用方案包括低剂量氟尿嘧啶/顺铂、多西他赛单药、替吉奥单药、多西他赛和替吉奥联合疗法、FECOM 方案(氟尿嘧啶、表柔比星、卡铂、长春新碱和丝裂霉素),以及 PET 方案(顺铂、表柔比星和紫杉醇)等。

6. 靶向治疗和免疫治疗 20%~60% 的患者存在 *ERBB2/HER2* 基因扩增或 HER2 蛋白过表达,单用曲妥珠单抗或联合化疗(紫杉醇或卡铂)显示出良好的治疗效果。一项曲妥珠单抗联合多西他赛治疗 HER2 阳性不可切除或转移性 EMPD 的Ⅱ期临床试验(UMIN00002311)正在进行中。免疫治疗能给部分患者带来获益,一项纳武利尤单抗联合伊匹木单抗治疗包括 EMPD 在内的罕见恶性肿瘤的临床试验(NCT02834013)正在进行中。

7. 其他治疗 包括局部注射干扰素、外用氟尿嘧啶乳膏和卡泊三醇软膏、激光治疗及内分泌治疗等。

四、预后与随访

预后不良的指标包括淋巴结转移、皮肤侵袭、肿瘤厚度、晚期、手术切缘阳性、脉管侵袭和 Ki-67 指数高表达等,其中淋巴结转移和皮肤侵袭对远处转移率和总生存率影响最为显著。淋巴结转移和无转移者,其 5 年生存率分别为 18% 和 93%,皮肤侵袭和未侵袭者分别为 47% 和 100%。PPD 的总生存率明显低于其他部位的 EMPD,经过 2~8 年的浸润前阶段,其中 40% 的病变将发展为浸润性癌,因此长期、规律的随访至关重要。

(周雷)

第七节 造口癌

造口部位肿瘤主要是指结直肠癌根治性手术后发生在永久性肠造口部位的腺癌。造口癌易侵袭腹壁全层,较小的肿瘤局部切除即可,修复并不困难。但是,有些造口部位的肿瘤巨大,且临床上并没有发生远处脏器转移,外科可以达到根治切除。切除造成的巨大腹壁缺损常使外科医师望而却步。巨大的造口肿瘤给患者的生活造成严重的影响,由于粪便和易发生合并感染,使患者无法正常生活。造口部位巨大的肿瘤是外科临床实践中的问题,需要多学科合作。

道肿瘤被认为是造口癌发生的可能原因。某些家族性肿瘤综合征会增加其发生的概率。而且造口周围环境使造口黏膜相对于其他部位的肠黏膜更容易损伤,长期损伤修复可能会增加造口癌发生的风险。另外,患者在造口癌发生前相当长的时期内会出现造口狭窄甚至梗阻。造口狭窄导致造口黏膜与粪便中的胆汁酸长时间接触,改变局部肠道菌群。造口狭窄与造口癌发生密切相关,并且是造口癌的重要症状和前期表现,因此在随访过程中出现造口狭窄的患者应警惕造口癌的发生。

一、病因

造口癌的发生的原因并不明确。异时性多原发肠

二、病理类型

造口癌常出现于初次手术后的较长一段时间,造口

部位的恶性肿瘤来源究竟是造口部位的复发肿瘤(初次手术的近切缘)还是造口部位发生的第二原发癌存在争议。有研究认为造口肿瘤是直肠癌术后的造口部位转移或皮肤转移,原因是造口癌发生过程中并未出现腺瘤恶变的过程,且在临床观察中可发现有些造口部位肿瘤并发腹腔内其他部位(肝、腹膜、淋巴结、骨等)转移。造口肿瘤是术后众多转移灶其中之一。然而,有些造口肿瘤的发生为单发,并未发现同时性转移灶。因此,更多的研究者认为造口癌应该是异时性原发肿瘤。第二原发肠道肿瘤发生在造口部位可能是一种巧合,但造口部位特有的环境(造口狭窄、物理刺激等)会促使造口癌发生。

三、发病特点

由于在造口部位的疾病发展是罕见的,而且以前大多数研究都是以病例报告的形式呈现,目前还没有临床数据可估计其确切的发病率。发生在造口部位的异时性肿瘤有自身的发病特点。造口部位的癌常发生在原发肿瘤切除术后相对较长的时间,而且发生的时间间隔差异性较大,文献报道为 0.25~50 年。造口癌局部侵袭性强,生长迅速,多合并造口狭窄导致肠梗阻,但其很少发生远处转移。

四、治疗

尽管造口癌的侵袭范围很大,但是多无相邻脏器侵袭,切除并不困难。术前应进行多学科讨论,制定治疗方案。术前明确是否合并远处转移,是否为转移性肿瘤。术前评估应包括肿瘤切除范围、从周围皮肤设计供区及造口位置的选择。由于许多造口部位肿瘤合并严重的局部感染,术中防止术野污染至关重要。手术切除的腹壁皮肤切缘距离肿瘤大于 2cm 以确保阴性侧切缘,肠管切缘大于 5cm。整块切除造口周围皮肤、皮下脂肪、腹壁及远端肠管,对侧腹壁另行造口。

五、预后

造口癌的预后因发病率低,尚无广泛认可的生存数据。造口癌的预防在于早期发现。造口治疗师应定期观察造口状况,必要时行造口皮肤黏膜病理活检及经造口肠镜检查。医师应告知患者造口处可能发生癌。造口狭窄的发展应作为造口部位肿瘤可能生长的警告。自我观察造口,如触诊、指检造口,对于癌症的早期发现尤为重要。

(顾晋　高兆亚)

第八节　骶前肿瘤

骶前肿瘤是位于骶尾骨前、直肠后间隙的一类肿瘤。由于骶前肿瘤发病率相对较低,临床相对少见,具体发病率不详。骶前肿瘤患者多数没有特异的临床表现,个别患者有盆腔压迫症状,表现为有膀胱及直肠刺激征、排尿频繁、直肠下坠感,偶尔出现直肠梗阻、排便困难。骶前肿瘤按起源分为先天性及后天性发病;按病理性质分良、恶性肿瘤,低度恶性肿瘤相对多见;按质地分囊性与实性肿瘤,囊性肿瘤多为良性肿瘤。

一、解剖结构

骶前肿瘤位于直肠后壁与骶尾骨前的间隙,骶前肿瘤的周围解剖结构与其位置、体积密切相关。直径小于 5.0cm 的肿瘤(图 39-8-1),位于骶正中,前方为直肠后壁,后方为骶前筋膜,上方为骶前筋膜与直肠系膜融合部位,下方多为肛门直肠环肌肉组织。直径大于 5.0cm 的肿瘤(图 39-8-2),肿瘤上方突入骶前筋膜与直肠系膜之间,毗邻盆底腹膜反折部位。如果肿瘤偏离骶正中,

则肿瘤侧方将与同侧的盆底肛提肌、盆壁的骶丛关系密切(图 39-8-3、图 39-8-4)。骶前肿瘤多数与直肠后壁关系密切,个别类型的骶前肿瘤可浸润直肠全层。骶前巨大体积肿瘤除与直肠后壁、骶前静脉丛关系密切外,肿瘤滋养血管常与侧盆壁血管形成侧支循环。骶前恶性肿瘤或骨源性肿瘤,多数造成骨质破坏,并与骶骨、骶神经融合一起。

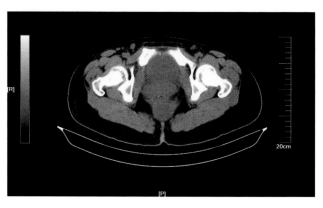

图 39-8-1　体积较小的骶前肿瘤

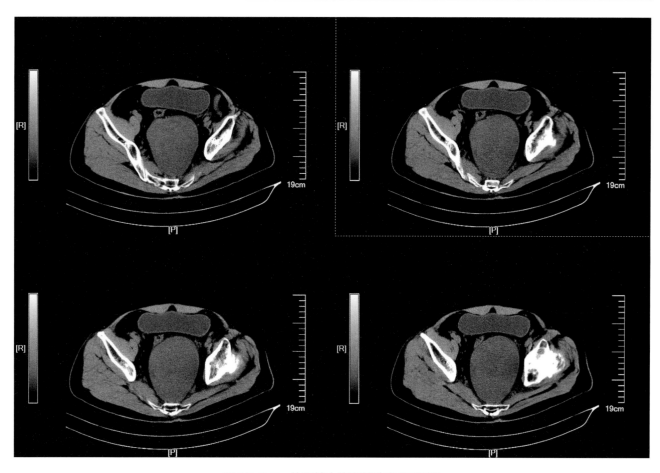

图 39-8-2 体积较大的骶前肿瘤 CT 图像

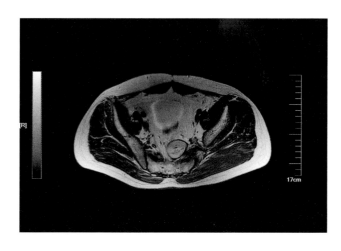

图 39-8-3 左侧位骶前肿瘤 MRI 图像

二、分类

(一) 骶前神经源性肿瘤

骶前神经源性肿瘤为骶前肿瘤最常见肿瘤,质硬,有多层包膜,活动差,多数为良性病变。直肠指检直肠黏膜光滑,可触及肿瘤,肿瘤质硬,活动差。骶正中神经源性肿瘤多与骶椎孔神经密切,部分肿瘤嵌入骶前孔,

部分肿瘤可能侵蚀骨质(图 39-8-5),临床症状不明显。骶前侧方肿瘤多起源于 S_1-S_5 的骶神经鞘,其中自 S_1-S_3 发出的神经最常见(图 39-8-6),该部位神经源性肿瘤通常压迫坐骨神经,臀部受外力作用,下肢有麻木、触电感觉。

(二) 骶前囊肿

骶前囊肿分为良性和恶性两大类型,良性较恶性多见。根据组织病理学特征和起源主要分为:①表皮样囊肿;②皮样囊肿;③肠源性囊肿,此型又分尾肠囊肿和囊

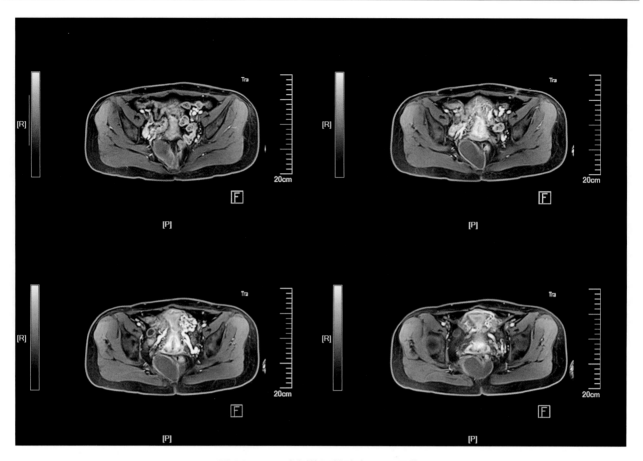

图 39-8-4　右侧位骶前肿瘤 MRI 图像

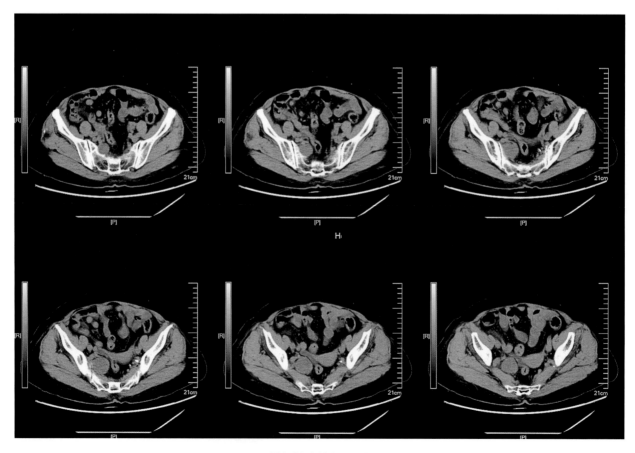

图 39-8-5　神经鞘瘤并嵌入骶前孔 CT 图像

性直肠重复;④神经管原肠囊肿;⑤畸胎瘤,此型又分成熟畸胎瘤、未成熟畸胎瘤。

　　骶前囊肿影像学提示形态多为单个或多个圆形

或椭圆形,边界清楚,与直肠壁关系密切(图 39-8-7、图 39-8-8)。直肠指检直肠黏膜光滑,活动度好,可触及外压性肿物,有弹性,质地较软,呈囊性或囊实性。手术

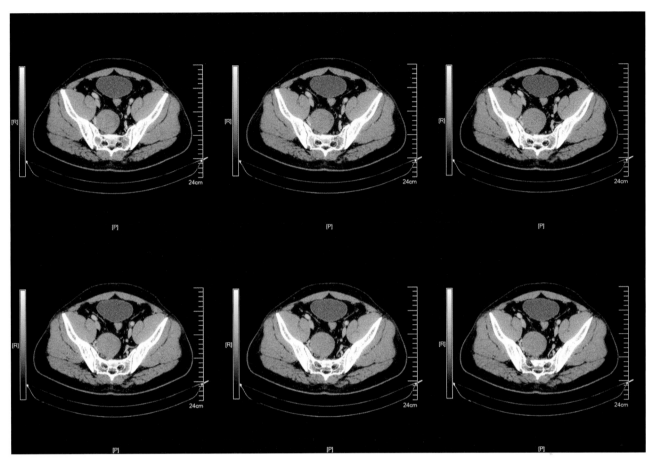

图 39-8-6　侧位神经鞘瘤

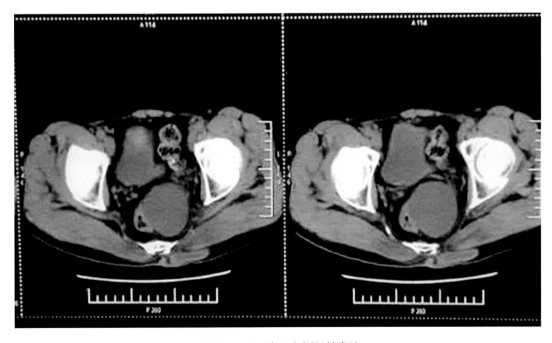

图 39-8-7　直肠左侧骶前囊肿

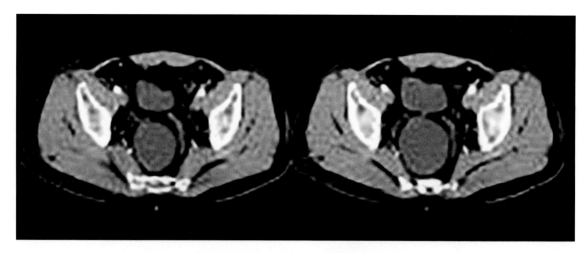

图 39-8-8　直肠右侧骶前囊肿

要求完全切除囊肿壁,不主张术中电刀烧灼、乙醇腐蚀囊肿壁等姑息性治疗。

骶前囊肿术后病理提示为恶性肿瘤,则术后给予扩大切除或放射治疗、化疗等综合治疗。

(三) 直肠间质瘤

直肠间质瘤是常见骶前肿瘤之一,起源于黏膜下肠壁肌层,病灶多位于直肠中下段肠壁。影像学提示骶前囊实性肿块,呈圆形或不规则形状,与直肠壁界限不清,部分肿瘤浸润男性尿道前列腺或女性阴道。直肠指诊直肠黏膜欠光滑,黏膜层可能受肿瘤浸润,活动差,直肠壁甚至受肿瘤浸润穿孔。

直肠间质瘤根据危险性分级,分布于直肠是高危因素之一,如果直径超过 5cm,危险性明显增高。如果肿瘤直接切除,可能影响肛门功能,建议术前明确病理性质,术前给予靶向治疗,待肿瘤体积缩小,再进行手术(图 39-8-9)。手术如果不影响肛门功能,可以直接肿瘤及直肠部分切除(图 39-8-10);如果术前给予靶向治疗,根据治疗结果决定行直肠部分切除或联合肛门切除。

(四) 骶骨脊索瘤

骶骨脊索瘤是一种相对比较少见的间叶组织源性肿瘤,有文献认为从组织学上属于良性肿瘤,但具有恶性肿瘤生物学行为,多数专家把骶骨脊索瘤归为低度恶性肿瘤,局部侵袭性强。CT 表现为溶骨性破坏,夹杂骨硬化病灶,多数病灶有肿瘤内钙化灶。脊索瘤 MRI 主要表现为骨质破坏、典型的"蜂房征"(图 39-8-11、图 39-8-12)。直肠指诊直肠壁多数光滑,部分受肿瘤浸润,直肠黏膜活动差,可触及外压性肿瘤,肿瘤固定,界限不清,质硬,活动性差。骶骨脊索瘤治疗主要是手术切除为主的综合治疗,对放化疗不敏感。

(五) 血管侵袭性黏液瘤

血管侵袭性黏液瘤是一种起源于盆腔间叶组织的低度恶性肿瘤。该肿瘤多见于女性,由于质地较软,早期没有临床症状,待体积增大、压迫周围脏器时,表现为排尿频繁、排便困难、腹胀等。影像学表现为肿瘤与盆腔多脏器关系密切,界限不清(图 39-8-13、图 39-8-14)。直肠指检及阴道指检均可触及肿瘤,肿瘤质软、边界不清、活动度差,与膀胱壁、阴道壁、直肠壁、肛门关系密切。血管侵袭性黏液瘤主要以手术切除为主,由于肿瘤涉及泌尿外科、妇科肿瘤科、肛肠外科等多学科专业领域,术前建议行 MDT,再决定手术方案。

(六) 孤立性纤维瘤

骶前孤立性纤维瘤是一种比较少见的起源于间叶组织的肿瘤,骶前部位的孤立性纤维瘤一般体积巨大,有包膜,质地硬,活动差,粘连直肠,与盆壁、骶前组织关系密切(图 39-8-15、图 39-8-16)。

三、诊断

骶前肿瘤的诊断主要依靠穿刺活检肿瘤组织,以细胞学病理诊断为标准。如果肿瘤可以完整切除而不影响机体的功能,可以不需要行细胞学穿刺活检,术前可以根据影像学特征作出诊断,如体积较小的骶前神经鞘瘤、不影响肛门功能的直肠间质瘤、骶前囊肿(图 39-8-17)。如果肿瘤较大,与重要脏器关系密切,手术切除困难,手术可能导致肿瘤不能完整切除或可能导致盆腔脏器、下肢功能障碍或术中大出血等(图 39-8-18),

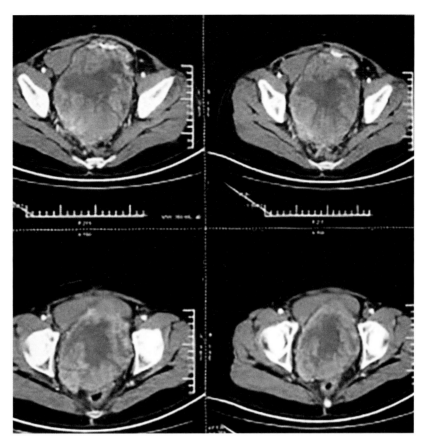

图 39-8-9　体积较小直肠间质瘤 CT 图像

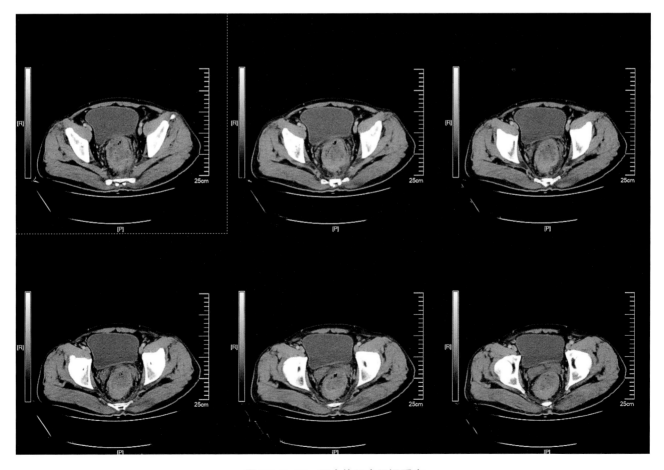

图 39-8-10　巨大体积直肠间质瘤

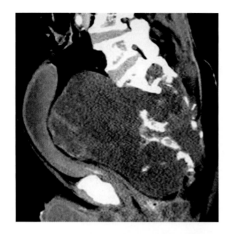

图 39-8-11　骶前脊索瘤骨质破坏 MRI 图像

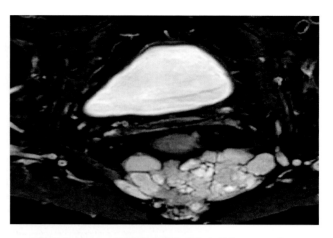

图 39-8-12　骶前脊索瘤呈"蜂窝状"MRI 图像

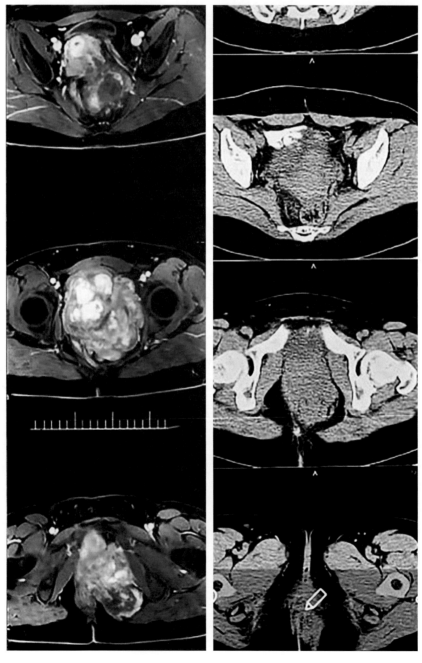

图 39-8-13　盆腔侵袭性血管黏液瘤

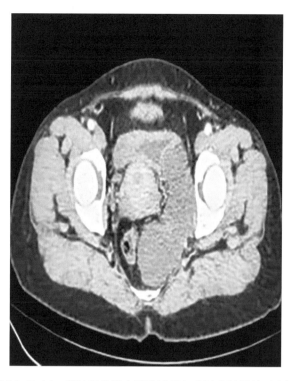

图 39-8-14 盆腔侵袭性血管黏液瘤与盆腔多脏器关系密切

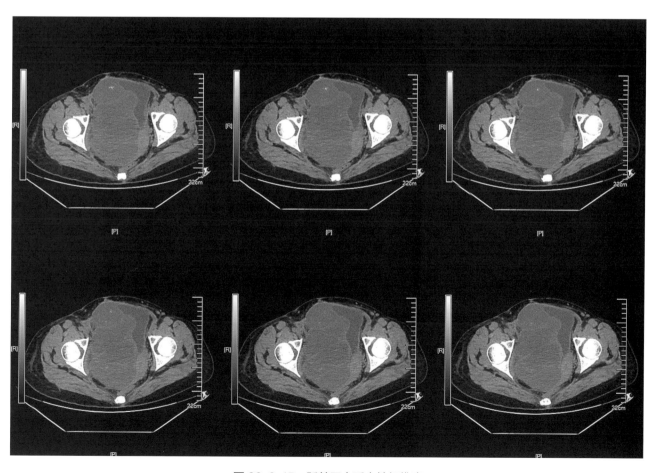

图 39-8-15 骶前巨大孤立性纤维瘤

显示病灶与直肠、膀胱关系密切。

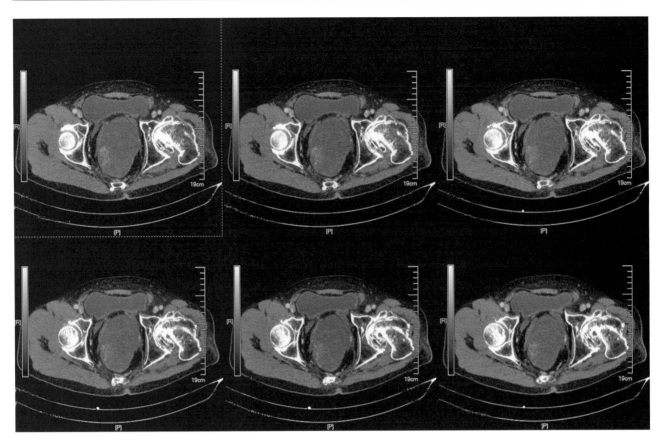

图 39-8-16　骶前孤立性纤维瘤
显示病灶占据骶前空间并挤压直肠壁。

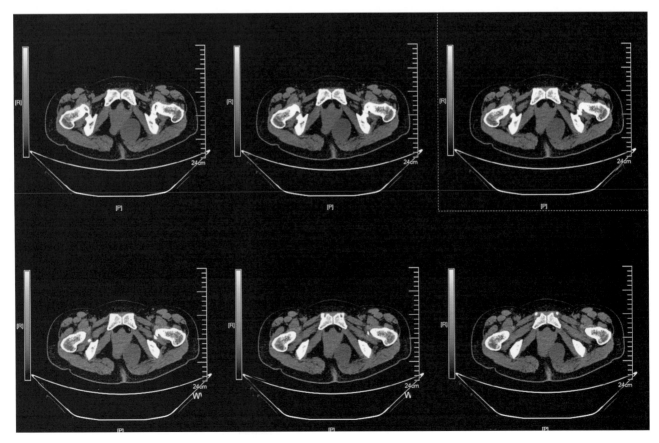

图 39-8-17　可以切除骶前囊肿

建议术前穿刺行细胞学检查,明确肿瘤性质,判断有无术前治疗的必要性,判断肿瘤是否对放化疗、免疫治疗敏感。

四、治疗

骶前肿瘤如果体积较大,其治疗可能涉及泌尿、妇瘤、肛肠、骨软血管等多专业领域,术前建议行多个学科会诊,讨论肿瘤的来源、术前治疗的可行性、术中需要多学科参与的必要性。如果肿瘤不能完整切除或可能导致盆腔脏器、下肢功能障碍或术中大出血,术前务必请肿瘤内科、放疗科等会诊,讨论决定术前是否给予治疗,从而达到缩小肿瘤、提高肿瘤切除率、降低手术风险的效果。如果经多学科会诊、术前治疗效果有限,手术切除是治疗的必要手段,再慎重考虑手术治疗。

(一) 手术原则

1. 先易后难手术操作 部分骶前肿瘤不仅固定、活动差而且与盆壁及骶前静脉丛血管关系密切。建议先操作容易部位,最困难最容易出血部位最后操作。术中忌讳于难以操作的地方出现大出血,导致肿瘤不能离体、止血空间有限,出现危急情况。

2. 保护重要脏器功能 双侧髂外动脉涉及下肢血供,损伤可能导致下肢坏死,术中需要重点保护,避免误伤。子宫卵巢因年龄差异功能有所改变,年轻女性不能轻易切除其生育及性器官。膀胱及肛门功能影响患者的生存质量,在不影响肿瘤切除的情况下尽可能保护其功能。

3. 掌控手术进行的"度" 手术要因人而异,因病而治,根据患者的综合情况、个体差异把控手术的进程及深度。

4. 结局高于过程,生命高于一切 骶前肿瘤切除最大的风险就是盆壁及骶前静脉丛大出血,随时危及生命。在危急情况下,采取任何有效措施,保障生命安全都是第一位的,其他方面的得失都是次要的。

(二) 可否切除的判断

骶前肿瘤能否切除主要由患者的客观病情及术者的技术两个因素决定。

1. 不建议切除的客观因素 包括:①骶前肿瘤为恶性肿瘤并出现多脏器广泛转移;②大范围盆壁肌肉及骨盆骨质破坏(图39-8-19);③两侧髂外动静脉大范围浸

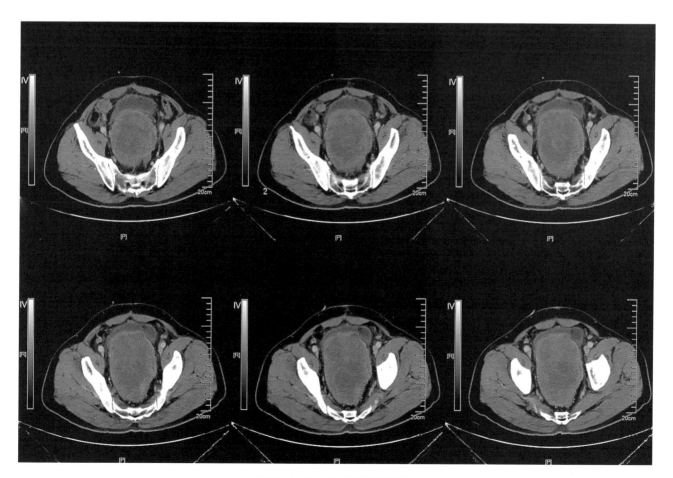

图 39-8-18 困难切除骶前肿瘤

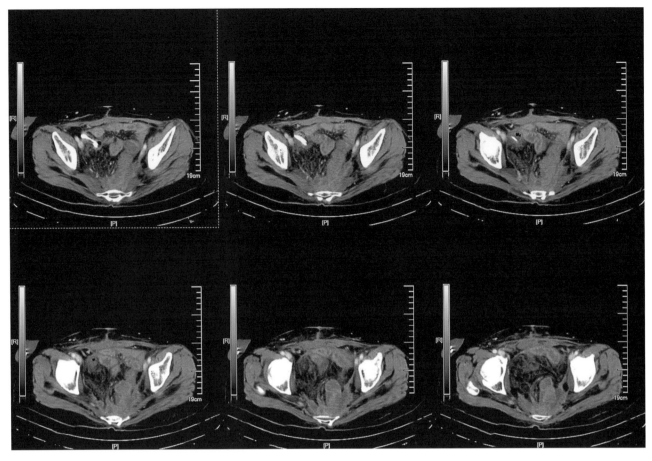

图 39-8-19　肿瘤复发广泛侵袭盆底肌肉

润（图 39-8-20）；④肿瘤侵袭坐骨大孔、坐骨神经；⑤肿瘤浸润盆侧壁大范围髂内血管并固定；⑥肿瘤与骶前大范围关系密切并固定。

2. 决定切除的主观因素　包括：①术者必须充分了解、掌握盆腔脏器、血管、神经解剖结及特性；②部分骶前肿瘤可能涉及泌尿外科、妇科肿瘤科、肛肠外科、骨软组织及血管外科等（图 39-8-21、图 39-8-22），术者本人要具备独立处理上述相关专业的手术操作或术前提前约请术中相关专家会诊；③术者要具备髂内血管及骶前血管大出血的预判及处理能力；④术者要具备稳定心理素质及术中掌控能力；⑤术者要具备根据病情变化采取快速应变的能力。

虽然对于少数医师，客观因素仅是相对而言，但对于多数外科医师，必须充分考虑以上两个因素，再综合判断能否切除。

（三）术中可能出现的风险及处理方法

骶前肿瘤位于骶骨前、直肠后，体积大的肿瘤与盆腔的血管、神经、直肠、膀胱尿道关系密切，术中可能出现一些脏器、神经、血管损伤。需要根据骶前肿瘤位置及特性，判断可能出现的手术风险。

1. 骶前静脉丛及髂内静脉大出血　骶前肿瘤与 S_1-S_3 关系密切时，骶前静脉丛及髂内静脉主干及分支很容易被撕裂，出现汹涌的大出血（图 39-8-23）。

2. 下肢感觉及运动功能障碍　侧盆壁肿瘤很容易波及坐骨神经主干及分支，术后出现一侧肢体的感觉及运动功能障碍。

3. 性功能障碍　位置较高的骶前肿瘤的分离与切除，可能涉及下腹下丛分离，术后可能出现一定程度的性功能障碍（图 39-8-24）。

4. 直肠损伤　骶前肿瘤多数与直肠壁关系密切，术中可能损伤直肠壁，术后出现肠瘘及感染（图 39-8-25）。

5. 肛门功能的影响　部分低位骶前肿瘤与肛门括约肌、肛提肌关系密切，术后可能出现便秘及不同程度的大便失禁。

6. 输尿管、膀胱后壁、尿道损伤　部分男性患者，骶前肿瘤可能侵袭后尿道、前列腺、精囊、输尿管、膀胱后壁，术后出现骶前切口漏尿。术中可能出现骶前出血、下

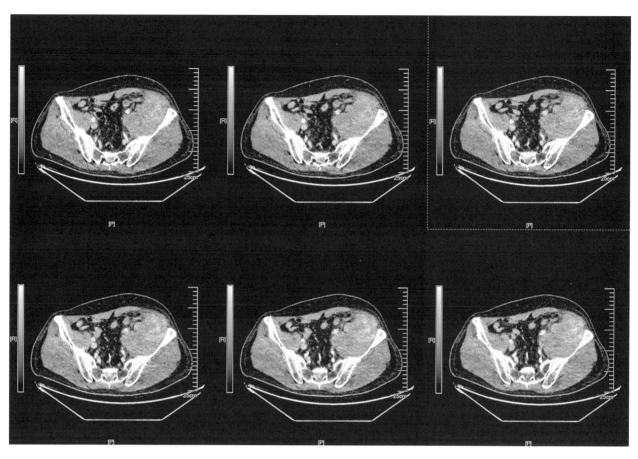

图 39-8-20　肿瘤广泛侵袭左侧髂内外血管

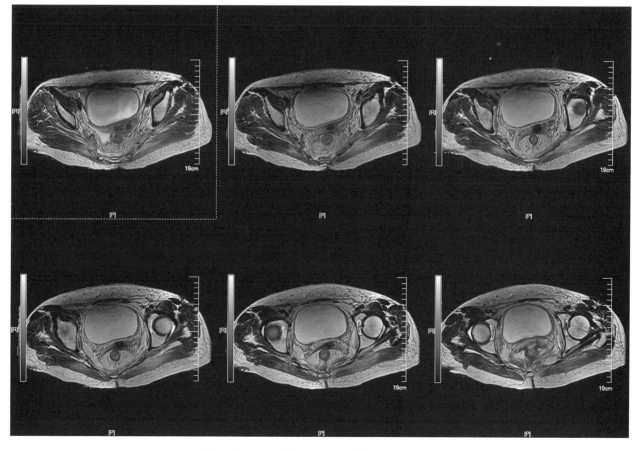

图 39-8-21　宫颈癌放疗后复发合并直肠阴道 MRI 图像

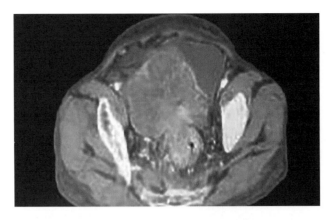

图 39-8-22　肿瘤与膀胱、子宫、直肠关系密切 CT 图像

肢功能障碍、直肠膀胱瘘或直肠阴道瘘等（图 39-8-26）。

（四）手术入路

1. 经腹入路　骶前肿瘤下极在 S_4 以上水平，可以选择腹腔镜或开腹手术（图 39-8-27、图 39-8-28）。骶前肿瘤下极低于 S_4 以下水平，从盆腔入路可以清楚显示肿瘤下极，可以选择经腹手术切除。是否选择腹腔镜根据术者的腹腔镜技术及肿瘤与骶前静脉、盆壁血管的关系决定。

2. 经骶尾部入路　经骶尾部入路分俯卧位纵向切口、横弧形切口及截石位骶前尾骨前横弧形入路。

（1）俯卧位纵向切口、横弧形切口：如果肿瘤上极低于 S_4（图 39-8-29、图 39-8-30），经腹入路手术视野暴露相对困难，可采用俯卧位纵向切口及横弧形切口。①患者取俯卧折刀位，臀部垫高，两腿分离。②采用臀正中、臀沟旁正中纵向切口（图 39-8-31）或横弧形切口（图 39-8-32）。③显露骶尾骨并离断骶尾关节。④离断骶尾关节及尾骨前筋膜进入骶前间隙。离断尾骨显露囊肿与骶前筋膜的关系，分离囊肿与骶前筋膜粘连。根据手术视野空间暴露的需要，离断耻尾肌、髂尾肌、臀大肌在骶尾骨的附着点。⑤分离囊肿前壁与肛门直肠肌肉环、直肠壁后壁的粘连。

（2）截石位横弧形切口入路：如果肿瘤上极至 S_1 水平，下极在 S_4 以下（图 39-8-33、图 39-8-34），可以选择截石位横弧形切口，如骶前囊肿手术，操作步骤如下。①手术体位摆放。患者取截石位，尾骨尖超出手术台 5.0cm，头低足高位，肩部安置肩托防止向头侧滑脱（图 39-8-35）。②手术助手站位。一助与主刀医师配合，二助及三助站在患者腰部两侧，便于向上牵拉会阴切口。③会阴横弧形切口的定位与设计。以尾骨尖为标

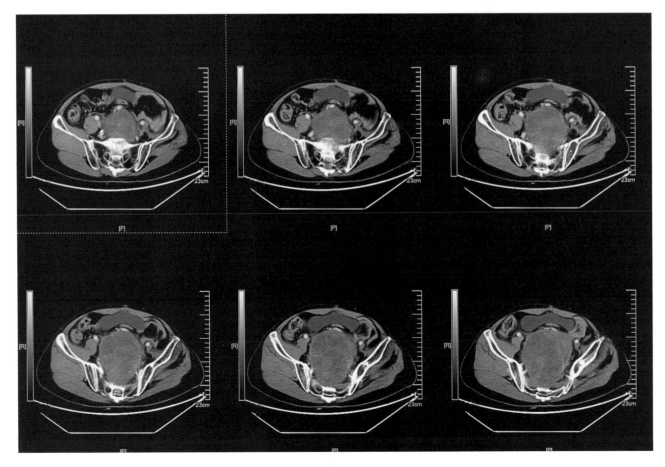

图 39-8-23　骶前肿瘤与骶前静脉丛、髂内血管有粘连

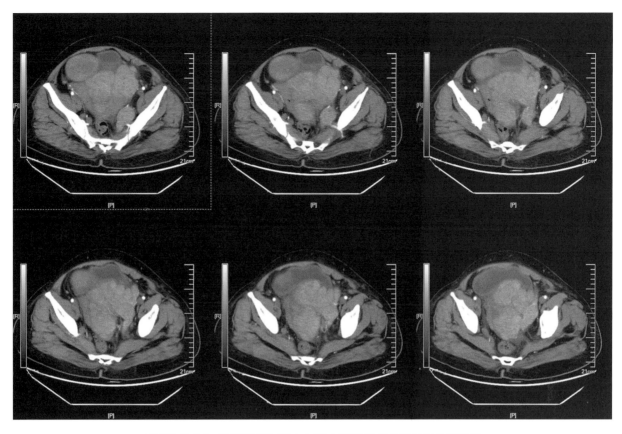

图 39-8-24 骶前肿瘤与髂内血管、下腹下丛及盆壁神经关系密切

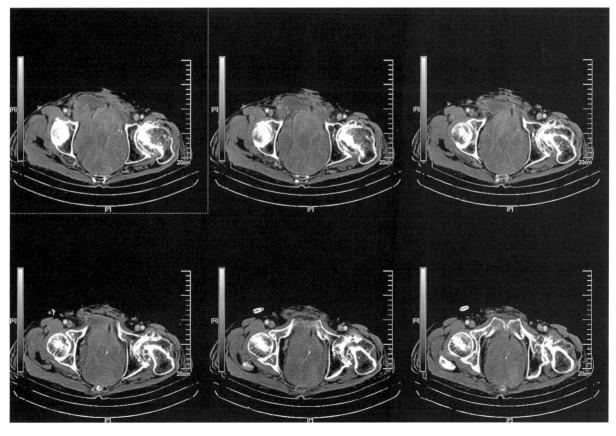

图 39-8-25 骶前肿瘤与骶前静脉丛、骶神经、直肠、膀胱关系密切

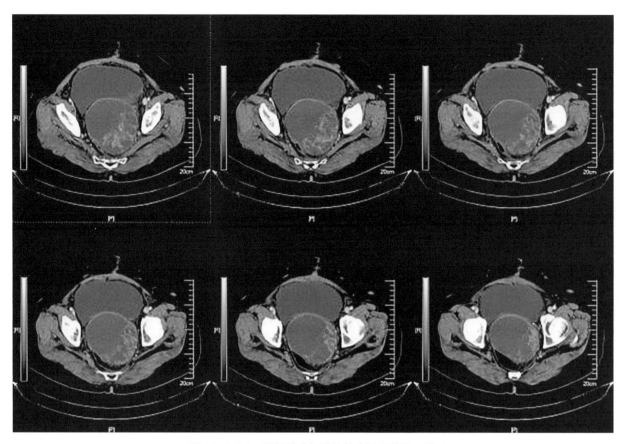

图 39-8-26　骶前肿瘤与膀胱等多脏器分界不清

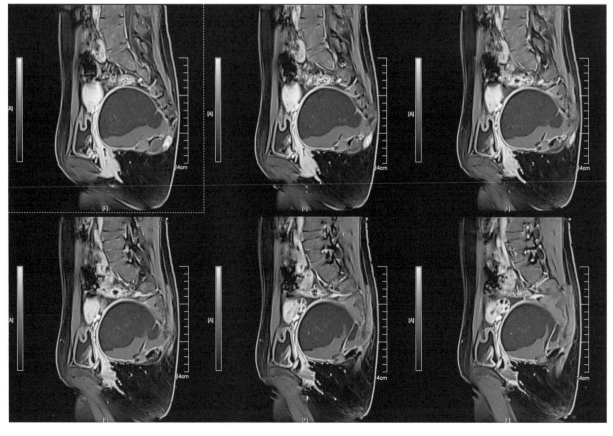

图 39-8-27　肿瘤下极高于 S_4 的骶前肿瘤

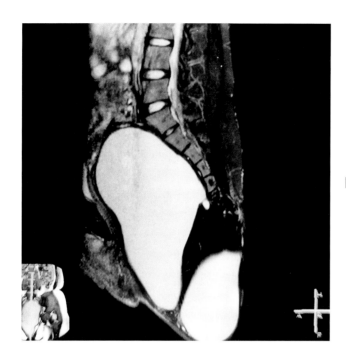

图 39-8-28 肿瘤下极高于 S_4 的骶前肿瘤

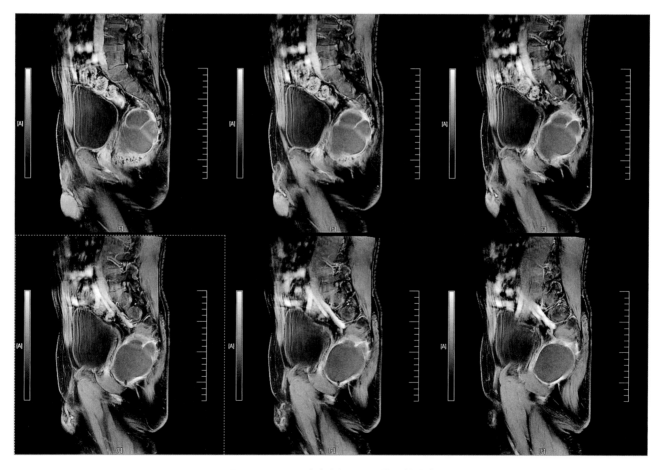

图 39-8-29 肿瘤上极至 S_4 的骶前肿瘤

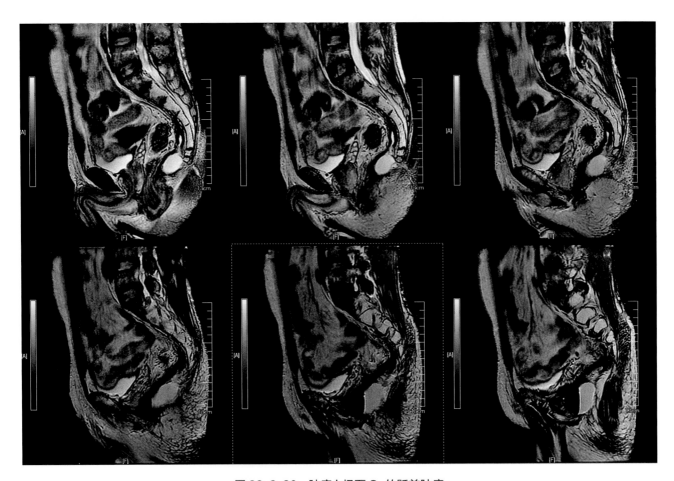

图 39-8-30　肿瘤上极至 S_5 的骶前肿瘤

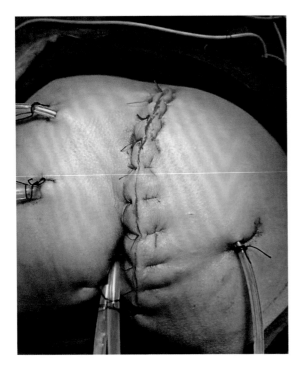

图 39-8-31　俯卧位纵向切口

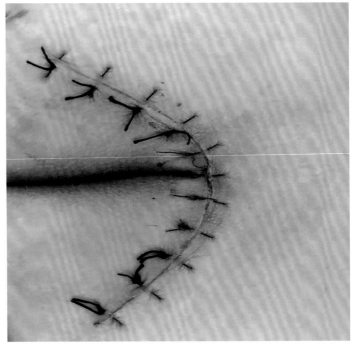

图 39-8-32　俯卧位横弧形切口

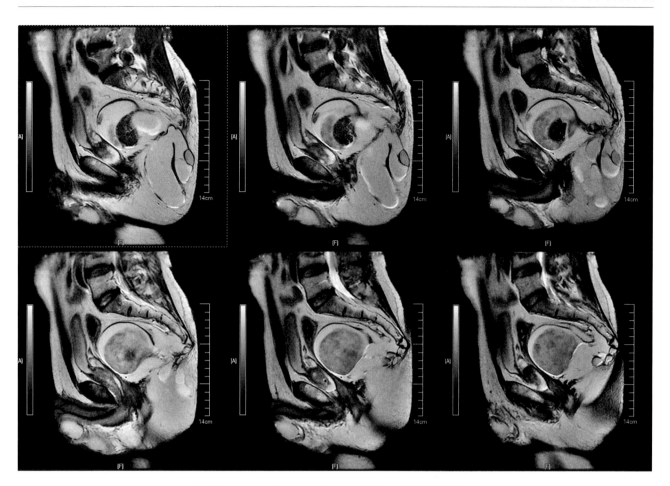

图 39-8-33 肿瘤上极至 S_2 下极至尾骨尖的骶前肿瘤

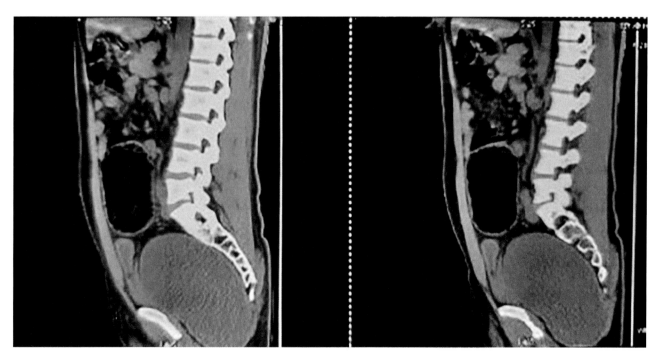

图 39-8-34 肿瘤上极至 S_1 下极至尾骨尖以下的骶前肿瘤

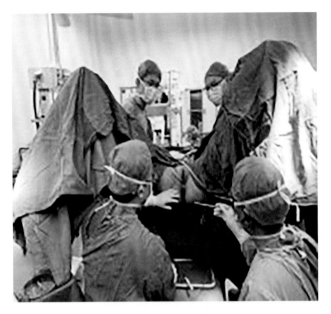

图 39-8-35　患者截石位

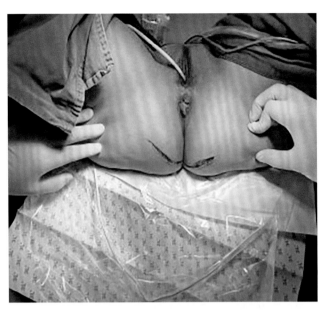

图 39-8-36　截石位骶前横弧形切口

记,两侧定位于坐骨结节内缘,连接三点形成弧形切口(图 39-8-36)。根据术前影像学显示的骶前囊肿位置,切口适当偏左或右(图 39-8-37、图 39-8-38)。④依次切开皮肤、浅筋膜和深筋膜,显露两侧臀大肌及尾骨尖,游离尾骨后方皮下组织间隙,离断臀大肌在尾骨的附着点,从尾骨后方离断骶尾关节,进入骶前间隙(图 39-8-39)。⑤扩大骶前间隙分离囊肿与骶前筋膜、盆壁的粘连。切断部分臀大肌、耻尾肌、髂尾肌在 S_5、S_4 的附着点,两侧拉钩向会阴方向上牵拉扩大骶前间隙,便于分离囊肿与骶前筋膜及盆壁肌肉的粘连。⑥分离囊肿与肛门直肠环、直肠壁前的粘连。左手进入肛门直肠腔引导分离囊肿与直肠壁(图 39-8-40)。⑦分离深部囊肿壁与盆壁肌肉的粘连。如果曾有破溃感染史,囊壁与周围盆壁肌肉界限不明显,需要囊壁外扩大切除。

3. 经腹联合骶尾部入路　符合以下条件者采取经腹联合骶尾部入路:①盆腔巨大肿瘤,经腹部入路困难型(图 39-8-41);②盆腔肿瘤上极与膀胱关系密切,下极与肛门直肠关系密切型(图 39-8-42);③盆腔巨大肿瘤,首次经腹手术复发型;④盆腔巨大肿瘤且与盆壁血管、骶前静脉丛关系密切型。操作步骤如下:①患者取截石位。②下腹部取正中切口。③探查并分离肿瘤与两侧髂外血管、输尿管、膀胱、直肠的关系。④游离肿瘤侵袭的脏器,分离肿瘤周围与脏器、血管、神经等关系,直至进入盆底无法再继续分离即停止。⑤骶前尾骨前横弧形切口(图 39-8-43)。利用骶前切口进入到骶前间隙,从肿瘤下极分离肿瘤。⑥腹部联合会阴切口分离肿瘤。术者一手在盆腔,另一手

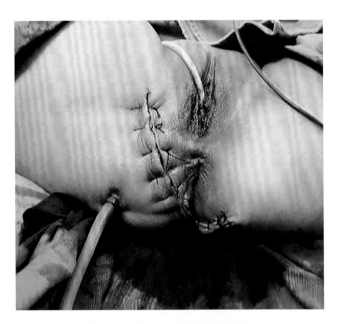

图 39-8-37　偏右侧的弧形切口

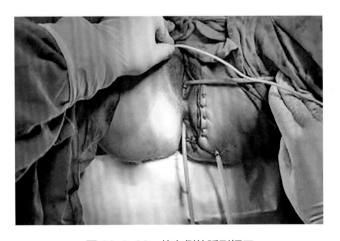

图 39-8-38　偏左侧的弧形切口

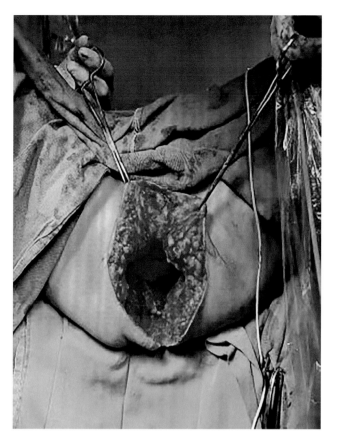

图 39-8-39　截石位骶前横弧形切口

在会阴切口或直肠腔或阴道腔,两手进行相互引导、探查(图 39-8-44)。通过探查清楚最困难、最难分离、最具风险的部位,通过上下联合分离,避开血管、肠壁、膀胱后壁等。⑦骶前棉垫填塞。肿瘤分离后,如果创面渗血严重,棉垫进行填塞压迫止血(图 39-8-45)。一般创面广泛渗血,3~5 天拔除棉垫;骶前静脉丛或髂内静脉大出血,10~14 天拔除棉垫,术后进行二次清创缝合(图 39-8-46)。

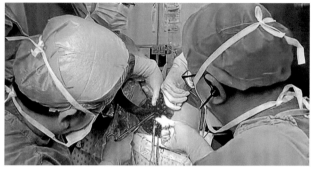

图 39-8-40　左手进入肛门分离囊肿与肛门直肠环肌肉

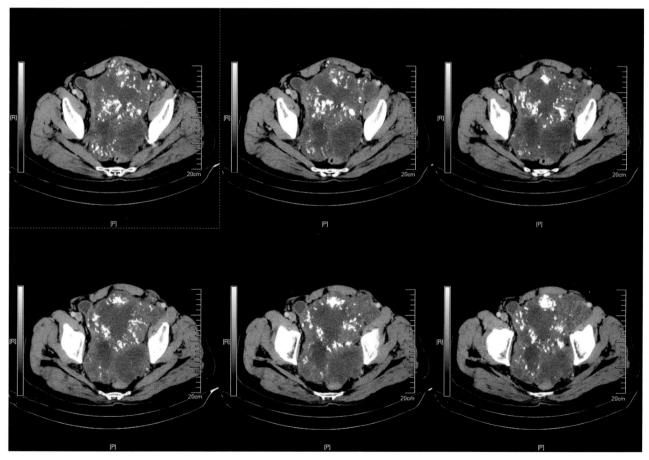

图 39-8-41　盆腔巨大肿瘤 CT 图像

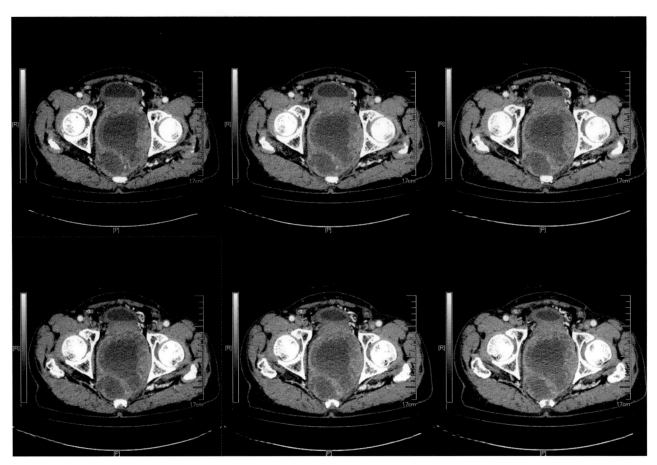

图 39-8-42　骶前肿瘤 CT 图像
显示病灶与膀胱、子宫、直肠、盆壁关系密切。

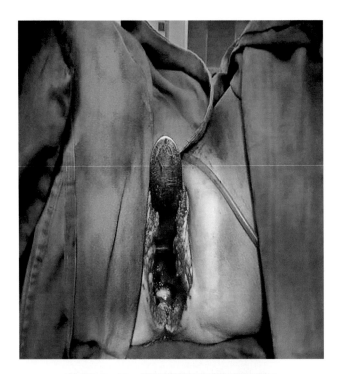

图 39-8-43　腹腔切口联合骶前弧形切口

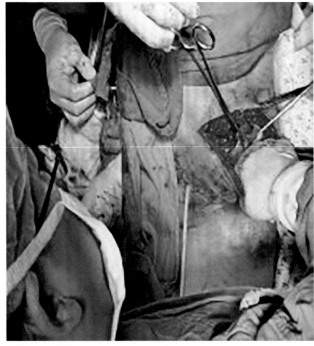

图 39-8-44　术者左手在盆腔右手在骶前进行配合分离肿瘤

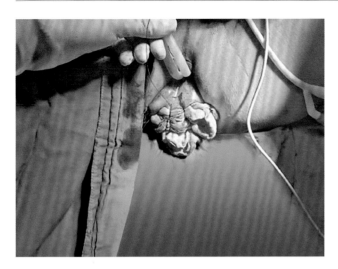

图 39-8-45　骶前棉垫进行骶前间隙压迫止血

五、预后

骶前肿瘤的预后主要取决于其病理性质，骶前囊肿、神经源性肿瘤等良性肿瘤可以根治，孤立性纤维瘤、血管浸润性黏液瘤、脊索瘤等低度恶性肿瘤可以获得长期生存。

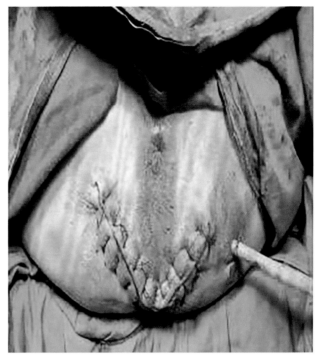

图 39-8-46　二次缝合骶前横弧形切口

（王刚成）

推荐阅读

［1］ WONG M T, EU K W. Primary colorectal lymphomas［J］. Colorectal Dis, 2006, 8（7）:586-591.

［2］ HANGGE P T, CALDERON E, HABERMANN E B, et al. Primary colorectal lymphoma: institutional experience and review of a national database［J］. Dis Colon Rectum, 2019, 62（10）:1167-1176.

［3］ DASARI A, SHEN C, HALPERIN D, et al.Trends in the incidence, prevalence, and survival outcomes in patients with neuroendocrine tumors in the United States［J］. JAMA Oncol, 2017, 3（10）:1335-1342.

［4］ PAVEL M, ÖBERG K, FALCONI M, et al. Gastroenteropancreatic neuroendocrine neoplasms: ESMO clinical practice guidelines for diagnosis, treatment and follow-up［J］. Ann Oncol, 2020, 31（7）:844-860.

［5］ AHMED M. Gastrointestinal neuroendocrine tumors in 2020［J］. World J Gastrointest Oncol, 2020, 12（8）:791-807.

［6］ 陈慧珊, 陈烨. 胃肠胰神经内分泌肿瘤内镜诊治共识与争议［J］. 中华胃肠外科杂志, 2017, 20（9）:982-986.

［7］ THIELS C A, BERGQUIST J R, KRAJEWSKI A C, et al. Outcomes of primary colorectal sarcoma: a national cancer data base（NCDB）review［J］. J Gastrointest Surg, 2017, 21（3）:560-568.

［8］ BROWN C J, FALCK V G, MACLEAN A. Angiosarcoma of the colon and rectum: report of a case and review of the literature［J］. Dis Colon Rectum, 2004, 47（12）: 2202-2207.

［9］ GREWAL J S, DANIEL A R, CARSON E J, et al. Rapidly progressive metastatic multicentric epithelioid angiosarcoma of the small bowel: a case report and a review of literature［J］. Int J Colorectal Dis, 2008, 23（8）:745-756.

［10］ BOHLOK A, EL KHOURY M, BORMANS A, et al. Schwannoma of the colon and rectum: a systematic literature review［J］. World J Surg Oncol, 2018, 16（1）:125.

［11］ KANTER A S, HYMAN N H, LI S C. Ganglioneuromatous polyposis: a premalignant condition.report of a case and review of the literature［J］. Dis Colon Rectum, 2001, 44（4）:591-593.

［12］ 胡仁旺, 曹志新, 李昂. 一穴肛原癌的诊疗进展［J］. 中华普通外科杂志, 2019, 34（7）:641-642.

［13］ MILIARAS S, ZIOGAS I A, MYLONAS K S, et al. Primary malignant melanoma of the ascending colon［J］. BMJ Case Rep, 2018, 2018:bcr2017223282.

［14］ WEINSTOCK M A. Epidemiology and prognosis of anorectal melanoma［J］. Gastroenterology, 1993, 104（1）:174-178.

［15］ SCARBROUGH C A, VRABLE A, CARR D R. Definition, association with malignancy, biologic behavior, and treatment of ectopic extramammary Paget's disease: a review of the literature［J］. J Clin Aesthet Dermatol, 2019, 12（8）:40-44.

［16］ ISHIZUKI S, NAKAMURA Y. Extramammary Paget's

disease diagnosis, pathogenesis, and treatment with focus on recent developments [J]. Curr Oncol, 2021, 28 (4): 2969-2986.

[17] GAO Z Y, ZHANG D K, LEI F M, et al. Surgical treatment of massive stoma site tumors after a curative operation for rectal cancer [J]. Eur J Surg Oncol, 2020, 46 (10 Pt B): e40-e46.

[18] SHENOY S. Diagnosis and management of presacral (retrorectal) tumors [J]. J Gastrointest Cancer, 2018, 49 (3):

373-378.

[19] MERCHEA A, LARSON D W, HUBNER M, et al. The value of preoperative biopsy in the management of solid presacral tumors [J]. Dis Colon Rectum, 2013, 56 (6): 756-760.

[20] 海峡两岸卫生交流协会肿瘤防治专家委员会, 中国医师协会结直肠肿瘤专业委员会脏器联合切除与质量控制学组. 骶前囊肿规范化诊疗中国专家共识[J]. 中华肿瘤杂志, 2021, 43 (10): 1034-1042.

第四十章 结直肠癌多学科团队模式

第一节 多学科团队的模式形成及发展

多学科诊疗（multidisciplinary team, MDT）模式目前已成为恶性肿瘤治疗的核心,被认为是恶性肿瘤治疗的"黄金标准"。尽管在多数地区并不要求强制执行,但MDT在国际上已得到了广泛的认可与实施。MDT在不同国家和地区的名称各不相同,包括肿瘤委员会会议、多学科病例审查、多学科门诊或多学科癌症会议等。这些不同的名称可能意味着不同的组织结构、成员构成、合作方式以及决策重点,但都能为多学科共同治疗恶性肿瘤提供一个平台,可以定期召集和讨论患者诊断和治疗方面的问题。

MDT通常有一系列参与肿瘤管理的专业人士参加,并通过专家之间的协作讨论,以制定及时和标准化的诊疗计划。在恶性肿瘤治疗决策日益复杂和具有挑战性的背景下,这些潜在的优势推动了MDT在全球医疗保健系统中的日益普及。

一、多学科团队起源

MDT模式最早在20世纪50年代由美国梅奥医学中心提出,最初的MDT旨在改善临床教学而非提高患者的诊疗。出于诊疗目的的MDT则最早1965年由美国加利福尼亚北部儿童发展中心提出并用于儿童智力障碍的治疗,强调了该门诊多个学科合作的重要性。MDT出现在肿瘤治疗领域则始于20世纪70年代的美国。1971年随着新的《美国国家肿瘤法修正法案》被国会通过,MDT逐渐开始在肿瘤诊疗中得到应用。

MDT概念真正开始流行并成为患者诊疗过程的核心开始于英国。1993年英国将多学科合作模式应用于社区卫生保健工作,明确提出医疗工作需由原来单个医师向患者提供单向服务的模式,转变为以患者为中心的多学科合作的医疗模式。1995年,英国肿瘤科

医师卡曼和海因以英格兰和威尔士首席医疗官癌症专家咨询小组的名义发表了委托癌症服务的政策框架:癌症专家咨询小组给英格兰和威尔士首席医疗官的报告即著名的卡曼海因报告。报告显示了不同类型肿瘤患者的治疗方式及生存预后的巨大差异,同时还提到英国结直肠癌、乳腺癌等肿瘤患者生存率相对低于欧洲其他国家,由此强调MDT概念用于肿瘤治疗的紧迫性和必要性。卡曼海因报告后来也被视为MDT概念正式进入肿瘤领域的标志事件。随着国家诊疗指南和质量控制标准在英国、澳大利亚及欧洲其他国家的相继颁布与实施,强制性的MDT讨论制度得以确立,使高效的影像检查与阅片,循证医学基础上的手术、放疗与全身治疗与完善的高质量的手术病理评估成为了肿瘤患者诊疗的常规与必备步骤。此后,英国国家临床卓越研究所颁布了关于组织多学科诊疗的指南,规定了MDT作为结直肠癌患者管理中的常规,使MDT用于结直肠癌患者诊疗开始在国际上传播。其他欧洲国家,西班牙、丹麦、挪威和瑞典等,也逐步颁布了相应的肿瘤MDT诊疗常规。2000年,英联邦政府在"国家癌症计划"中着重强调了癌症患者诊治过程中MDT的重要性,指出MDT各成员密切合作可提高患者的生存率。2002年英国的调查研究显示,已有90%的结直肠癌患者是通过MDT后予以诊疗的。2007年,英国率先将MDT诊疗模式写入国家健康服务计划,制定了相应的国家标准,并立法要求:全科医师接诊的疑似肿瘤患者必须在2周内接受相关专家会诊;所有确诊的肿瘤患者在接受治疗前必须经过相关MDT会议讨论。随后法国也立法做了类似规定,整个欧洲的肿瘤治疗模式迅速采纳了MDT。

与此同时,美国MD安德森癌症中心也逐渐将之前的病例讨论会议形式逐步完善发展成为现代意义的MDT讨论。1997年,国际结直肠癌工作组正式推荐,使

用 MDT 模式治疗结直肠癌,并严格规定了 MDT 的成员构成。同年年底,同样由 MD 安德森癌症中心领导的肿瘤 MDT 亚专科临床路径正式实施。2008 年,《NCCN 结直肠癌临床实践指南》也明确指出,转移性结直肠癌患者的诊疗必须经过 MDT 讨论。自此,在美国 MDT 模式也成为了肿瘤患者诊疗的国家标准。

二、国外多学科诊疗现状

(一)英国

作为现代意义 MDT 概念的发源地,英国已成为 MDT 推广和应用的典范。20 世纪 90 年代,苏格兰、北爱尔兰和威尔士紧跟卡曼海因报告的脚步发表了相应细则,强调患者在诊疗和护理过程中的多学科团队协作。1996 年英国发布了第一部强调多学科诊疗的癌症诊疗国家标准:《改善乳腺癌结局》。强调癌症服务应由医师、护士、放射技师和其他专家组成的团队提供,共同确保高质量的诊断、治疗和护理。随后结直肠癌、肺癌、妇科肿瘤、上消化道肿瘤也相继发布了相应的国家诊疗指南,同样强调了 MDT 的重要作用。由于 MDT 工作现在被视为改善癌症患者预后的关键发展,因此 MDT 标准被纳入国家质量标准,超过 95% 的初级保健信托基金以这种方式为包括结直肠癌在内的主要恶性肿瘤提供服务。

1. **临床决策制定与实施** 毫无疑问,MDT 的引入会改变临床诊疗决策的制定。苏格兰的一项单中心研究比较引入 MDT 之前和之后对无法手术的非小细胞肺癌患者的治疗。引入 MDT 后,更多的患者接受了化疗(23% vs. 7%),并且更少的患者仅接受姑息性治疗(44% vs. 58%)。一项评估英格兰上消化道癌 MDT 决策的研究检查了多学科团队所作决策的实施程度,记录了连续的 MDT 治疗决策,并通过检查医院记录来调查实施情况。在所研究的决策中,15%(273 项中的 41 项)未得到实施。与食管癌相比,胰腺癌或胃癌患者接受诊疗与 MDT 决策不一致更为常见。MDT 决策未能够实施的最常见原因是在 MDT 中未充分讨论的合并症、患者治疗偏好的影响及 MDT 讨论后患者的临床信息变化。研究人员得出结论,应向 MDT 提供有关合并症和患者选择的更多信息,以优化决策制定。一项针对英国 136 例外科医师的全国调查评估了乳腺癌多学科团队会议上所作决策的记录,发现在 5.9% 的 MDT 讨论中未按照正式程序对 MDT 决策进行记录,这可能会阻碍决策实施。一项针对英格兰 72 个乳腺癌团队的大型研究检查了团队的组成和工作,表明团队内的专业多样性是临床决策

和规范诊疗过程的积极预测因素。

2. **患者预后改善** MDT 模式在英国的流行直至进入指南与立法是建立在能使患者受益的循证医学基础上的。将 MDT 模式引入诊疗常规的部分原因是 1994 年发表的一项苏格兰的研究。这项对 1987 年苏格兰所有 533 例卵巢癌病例的回顾性研究提供的证据表明,MDT 管理与更高的患者生存率有关。虽然参加 MDT 的患者中接受铂类药物化疗的比例更高,然而,不同专业临床医师的参与是患者良好预后的独立预测因素。苏格兰另一项研究比较了引入 MDT 工作前后不能手术的非小细胞肺癌患者的治疗,发现引入 MDT 后患者的中位生存期为 6.6 个月,引入 MDT 前为 3.2 个月(P<0001)。另一项研究的结果表明,MDT 管理与食管癌手术预后的改善有关。研究比较了经历 MDT 管理的 67 例连续接受根治性手术的食管癌患者与 77 例连续的历史对照患者。引入 MDT 后,患者术前分期的准确性显著增高,同时开腹和开胸手术的患者比例显著降低,接受潜在治愈性手术的患者手术死亡率降低,5 年生存率提高。尽管该研究存在一定方法学缺陷,但结果表明,MDT 管理可以改善临床预后。在结直肠癌方面,MDT 对术前 MRI 的评估和是否需要术前治疗判断已被证明可以显著降低直肠癌患者的环周切缘阳性率。同样,该研究还确定了定期审核 MDT 工作的重要性。在可行根治切除的病例中,24%(62/259)在没有对术前 MRI 进行 MDT 讨论的情况下直接进行了手术。这些患者的环周切缘阳性率为 26%(16/62),而经 MDT 讨论的患者仅为 1%(1/116 例中 1 例阳性)。当审查未参加 MDT 讨论的患者的医疗记录时,32%(20/62)接受了 MRI,但没有讨论他们的检查结果。由此,英国引入了对直肠癌患者术前 MRI 进行 MDT 讨论的政策。在该政策施行 1 年后的重复审查中,患者环周切缘阳性率降低到 3%(1/37)。

3. **医疗服务的协调与持续性** 在英国 MDT 还具有一项独特的功能,即可以加强初级保健卫生专业人员和医院专家之间的沟通,从而更好地协调转诊、诊断和分期,有利于外科医师和肿瘤学家对疾病的早期评估。然而,大多数已发表研究却指出上述诊疗途径在组织和协调方面仍存在缺陷,如在诊断时延误的原因主要是 CT 和 MRI 的可及性差,以及病理检查过程烦琐;此外,MDT 讨论的实施存在很大差异,放射学、内镜检查和肿瘤学服务经常出现延误;其他的原因包括人员配备特别是在病理学、放射学、营养学和言语治疗的严重不足等。但瑕不掩瑜,MDT 工作的引入增加了患者的选择,确保医师在第一次接诊时可以获得有关患者的放射学信息,并加强了与患者的全科医师的沟通。MDT 扩大到除医

疗和护理人员之外的卫生专业人员,如物理治疗师、营养师、职业治疗师和社会工作者。这种方法似乎在一定程度上改善了转诊和出院流程,以及信息共享。英国对MDT功能的外延和探索虽然现阶段仍存在一定问题,但是为其他各国提供了有价值的参考并指明了方向。在医疗资源日益充足之后,MDT不应只局限于大型医疗机构为专科患者提供全方位医疗服务,而应转向基层,加强医疗资源协调配置与沟通。

4. 对临床研究招募的影响 许多临床研究在患者筛选时需要进行MDT评估,因此MDT模式也会影响临床试验的招募。有研究表明,患者筛选时MDT的讨论导致临床试验招募人数的增加。另一项定性研究调查了各MDT成员在英国招募女性参加两项乳腺癌试验的经历,但没有发现MDT对试验招募的影响。该研究为团队推荐使用教育计划,以改善试验的招募,并指出参与临床试验应该是他们参与MDT的预期组成部分。然而,结果表明,一些团队成员甚至没有考虑将与患者讨论临床试验作为其职责的一部分。因此MDT对临床试验患者招募是否存在影响,是否有利于患者招募,仍有待进一步实验证实。

5. 医务工作者获益 MDT模式能使患者获益已经逐渐成为临床共识。MDT对医师有何影响,英国也率先进行了探索。一项针对乳腺癌团队的研究表明,团队合作可能有益于成员的心理健康。然而,其他的类似调查却显示MDT实施之后临床医师心理健康明显下降,这在临床和外科肿瘤学家中尤为明显,工作压力增加而工作满意度没有大幅提高是心理健康下降的重要原因。另一项研究分析了10个多学科癌症团队的心理健康状况,发现与之前公布的英国临床医师患病率相比,他们的精神疾病、情绪衰竭、人格解体发生率降低,但团队领导(外科医师)和护士的高度情绪衰竭很明显,而组织病理学家和放射科医师普遍存在低于平均水平的个人成就感。随着诊疗模式发生重大变化,医务工作者的心理健康也受到潜移默化的影响,应当引起重视。

(二)美国

在美国MDT被称为肿瘤委员会,其被定义为针对肿瘤患者进行讨论的医疗小组。相对于英国的MDT概念,此概念更加狭窄,仅针对肿瘤患者。

1. 肿瘤多学科委员会(multidisciplinary tumor board,MTB)的构成和功能 MTB应该由不同专业的成员组成,核心是外科医师、临床和放射肿瘤学家、放射科医师、病理学家,并尽可能包括初级保健团队。然而,随着核医学专家、分子病理学家、专科护士、研究护

士、肿瘤护理协调员、姑息性治疗团队、药剂师、社会工作者、心理健康专业人员及风险管理人员(如果有)的加入,成员名单不断增加。MTB主要功能是提高临床有效性并保障患者安全。此外,患者体验越来越被认为是医疗保健质量的重要支柱。这代表了癌症护理的新范式,从家长式的方法转变为与患者/家人共享和尊重的决策。这些不断变化的概念对普通MTB的影响是复杂的,因为患者不太可能在会议期间参与术语和高度技术性的讨论。目前在美国,技术讨论完成后,患者与多学科团队进行短暂会面,了解专家的建议并有时间自己考虑最终决策(两步过程)。

2. MTB对患者预后的影响 在美国,对MTB是否影响肿瘤患者预后的研究目前尚存争议。许多研究已经证明了积极的结果,但其中多数并非前瞻性设计的临床试验,这引起了人们对其研究结果的质量和普遍性的担忧。在对27项研究数据的系统回顾中,只有13项研究有对照组(非MTB组),并且只有3项研究是前瞻性收集的数据。MTB在4%~45%的病例中改变了诊断结果,或使患者分期更恰当,更有可能接受(新)辅助治疗。只有少数研究显示患者预后明显改善。

3. MTB对医疗工作者的影响 癌症的诊断及其潜在的终末性质是焦虑和恐惧的一个原因,这种焦虑和恐惧经常传播给医师和非医疗人员,与医师的健康状况下降、酗酒、抑郁和自杀风险有关。与英国类似,美国也关注了多学科模式对医师及其他医疗工作者心理的影响。MTB是否会进一步增加或减轻这种心理负担是一个有争议的问题。尽管讨论需要额外的时间,但MTB为所有团队成员提供了深入反思、点对点学习和同理心以及富有成效的社交互动机会,有证据表明MTB对复杂病例的讨论不仅提高了患者对治疗建议的接受程度,同时MTB也可以减轻治疗患者的工作人员的负面情绪。

三、中国MDT现状与开展案例

中国MDT起步较晚,21世纪初MDT的概念才逐渐传入中国。2005年,复旦大学附属中山医院依靠强大的综合学科优势,在国内率先建立了转移性结直肠癌MDT,并积极推进此模式的发展和普及。上海也是国内较早全面推广MDT模式的城市,上海申康医院发展中心自2009年在附属中山医院、复旦大学附属肿瘤医院等三级医院推广整合门诊试点。2010年11月4日公布的《结直肠癌诊疗规范(2010年版)》,多次提及多学科协作的理念,这标志着中国国家层面诊疗指南中首次把MDT列为推荐。为了促进中国MDT模式的有效实施,

2015 年 5 月 15 日成立了中国医师协会外科医师分会多学科综合治疗专业委员会,简称中国医师协会外科医师分会 MDT 专委会。该专委会发布了《MDT 的组织和实施规范(第一版)》,旨在规范 MDT 组织和行为。2016 年 3 月 5 日,由国家卫生和计划生育委员会卫生科技发展研究中心牵头发起了"全国结直肠癌多学科综合治疗先进技术示范推广工程(简称 MDT 工程)"项目,先后确定了数十家医院作为工程示范中心,进一步推动结直肠癌规范化诊治。2018 年国家卫生健康委员会出台《肿瘤多学科诊疗试点工作方案(2018—2020 年)》,标志着中国 MDT 模式进入规范化发展阶段。2021 年国务院办公厅发布《关于推动公立医院高质量发展的意见》,将推广 MDT 模式作为推进医疗服务模式创新的首要举措。因此,MDT 模式将成为中国公立医院下一步重点推广的诊疗模式之一。

经过近 20 年的发展,MDT 模式已经在国内各大型三甲医院建立,并逐渐形成了固定的诊疗模式。该模式保障了最佳治疗方案的实施,也促进了学科的发展和交流。北京大学肿瘤医院分析了消化道肿瘤 MDT 会议讨论的决策、决策执行情况和执行结果。决策中需要两种或两种以上治疗方法参与的占 34%,完全执行 MDT 决策占 62%,其中 96% 达到 MDT 预期。中国人民解放军总医院收集了结直肠癌多学科协作组(MDT)的诊治病例资料,回顾性分析患者的 MDT 决策及决策执行情况。MDT 目的主要以治疗为主(73.8%),MDT 决策主要以化疗为主(57.4%),随访结果显示,85.1% 执行了 MDT 决策。重庆医科大学附属第一医院分析 2012 年 6 月至 2015 年 4 月收治的结直肠癌肝转移患者的临床资料,按诊疗模式不同分为 MDT 组(MDT 模式组)和对照组(单学科模式组)。分析发现 MDT 组的肝转移灶手术率高于对照组(45.9% vs. 34.0%,P=0.251),MDT 组的中位生存期高于对照组(27 个月 vs. 18 个月,P=0.039)。苏州大学探讨了 MDT 诊治模式在结直肠癌肝转移中的应用,比较实施 MDT 组与未实施 MDT 组之间手术 R0 切除率及生存率的差别,结果 MDT 组 R0 切除率达 29.6%,非 MDT 组为 19.6%,P<0.05;2 年无病生存率 MDT 组为 63.2%,非 MDT 组为 43.3%。

国内医院积极地开展多学科协作诊疗模式,但总体尚处于起步发展阶段。在已开展 MDT 模式的 140 所医院中,有 117 所医院开展了门诊 MDT 模式。门诊 MDT 中,17 所(14.53%)医院采用固定专家模式,53 所(45.30%)医院采用专家库模式,47 所(40.17%)医院两种模式均有。54 所(46.15%)医院的门诊 MDT 模式有固定的出诊时间,21 所(17.95%)医院不设定固定出诊时间。89 所(76.07%)医院采用层级预约制,即门诊患者需要经过首诊医师的建议才能进入门诊 MDT 流程。72 所(61.54%)医院的门诊 MDT 每月诊疗病例数在 10 例及以下,18 所(15.39%)医院的门诊 MDT 每天病例数在 1 例以上。由此可见,大型三级教学型医院已建立较为完善的 MDT 诊疗常规与模式,但在多数基层医院及部分三甲医院 MDT 模式的组织方式、收费方式、激励方式等尚没形成统一的机制。医院类型、医院级别是影响医院 MDT 模式开展的因素。在以学习班为代表的多种学术交流的促进下,标准规范的 MDT 模式正逐步向基层医院推广,未来更多的患者将能够在家门口接受规范的 MDT 模式。

复旦大学附属中山医院于 2005 年最早在国内建立了结直肠癌 MDT,核心小组成员包括结直肠外科、肝外科、肿瘤内科、放疗科、放射影像科、介入科和肝内科医师,而胸外科、病理科、超声诊断科医师和护理部成员也在必要时参与。随着 MDT 模式的不断发展,已形成制度化的结直肠癌 MDT 模式。MDT 讨论实施预约制,由首诊医师进行申请。MDT 秘书提前收集和整理患者的基本信息和临床资料并记录讨论时各科专家的意见。所有经 MDT 模式患者的记录收入 MDT 数据库,定期随访。通常情况下患者及家属也允许出席 MDT 讨论,一方面有利于专家了解患者身体状况和治疗诉求;另一方面也有利于患者及家属了解病情方案的商讨制定过程,增加信任,增加治疗的依从性。

至 2021 年 12 月,中山医院结直肠 MDT 已为 12 264 例患者制定个体化诊疗方案,平均每位结直肠癌患者接受 2.3 次 MDT 讨论。初始肝转移患者的切除率约为 34%,转化切除率超过 20%。MDT 队列患者的 OS 略好于非 MDT 队列患者(中位 OS:47.0 个月 vs. 41.0 个月)。其中,临床风险评分高分的非 MDT 队列患者的 OS 明显低于 MDT 队列患者(P<0.01);存在肝外转移的患者中,MDT 队列 OS 显著优于非 MDT 队列(P<0.05)。

经过 70 余年的发展,尽管各国之间仍存在细微差异,但毫无疑问,MDT 已经成为以肿瘤为代表的疾病的诊疗常规,逐步走进临床指南甚至得到立法保护。中国 MDT 虽然起步较晚,但目前在各大临床指南推动下,正逐步由大型医院向下普及。关于 MDT 对肿瘤诊疗和患者预后的影响,多数学者持积极态度,但这种新的模式对医务人员的影响也值得人们思考。

(许剑民　任黎　权继传)

第二节　建立有效的多学科团队

尽管外科治疗仍是结直肠癌治疗的主要方式之一，但生存分析显示中晚期结直肠癌患者仅依靠单一的外科治疗很难使患者获得理想的效果。结直肠癌患者出现肝转移、肺转移、腹膜转移等情况时，在诊治过程中常涉及多个学科，需多学科专家团队共同参与制定患者的诊疗方案。近年来倡导的 MDT 模式已逐渐成为决策结直肠癌诊疗的主要方式，并始终贯穿结直肠癌患者诊治的全过程，包括诊断分期、拟定治疗方案、疗效评估及随访等。MDT 模式保障了患者规范化、个体化诊治方案的拟定和实施，同时也促进了学科的发展和交流。随着精准医学时代的到来，中国迫切需要建立高效且规范化的结直肠癌 MDT，以推进结直肠癌诊疗规范在临床的常规应用，提高诊疗水平，从而使结直肠癌患者获益。

一、结直肠癌 MDT 的组织

（一）参与人员及资质

结直肠癌 MDT 的参与科室主要包括结直肠外科、肿瘤内科、放疗科、影像科、病理科（包含分子病理检测）等，根据患者病情还需邀请肝胆外科、胸外科、妇瘤科和介入科（含消融），必要时，需要麻醉科、重症医学科和造口创口护理专家参与。参与 MDT 的专家要求相对固定，均应在结直肠癌领域有丰富的临床经验，同时对本专科的前沿动态和热点问题的循证医学证据有比较熟悉的把握，资质上一般要求具有副高级及以上职称，住院医师、研究生及其他相关人员可参与学习。

（二）MDT 负责人

MDT 负责人即多学科团队的领导者，其作用非常重要，一般由有较高学术影响力的学科带头人担任。结直肠癌 MDT 负责人一般由胃肠外科教授担任，部分中心结直肠癌肝转移 MDT 团队负责人也可由肝胆外科教授担任。在已实行单病种管理或首席专家制度的医院可由单病种负责人或首席专家担任 MDT 负责人。MDT 负责人应具有营造良好讨论氛围和整合各相关学科资源的能力，把握方向，时刻围绕以患者利益为中心的目标进行讨论。在出现学科间诊疗意见不一致时，能综合出可信服的结论性意见，确保专家对每例患者的讨论结果能够达成共识。

（三）MDT 学术秘书

为确保结直肠癌 MDT 业务工作的顺畅进行，MDT 团队一般设置 1 名固定的学术秘书。学术秘书的主要职责包括联系各科室安排 MDT 讨论的病例，准备和病例相关的资料，记录 MDT 会议签到情况，记录并总结 MDT 施行过程中的各方面意见。此外，秘书还应该对 MDT 讨论过的患者的后续治疗执行情况和治疗效果进行跟踪并报告给 MDT 负责人。结直肠癌 MDT 学术秘书一般由负责人任命的 1 名医师担任，也可以由科研护士或专职人员担任。

二、结直肠癌 MDT 的实施

（一）MDT 会场设施条件

MDT 讨论会议场所应当相对固定，环境安静，并具备一定条件，主要包括配备有电脑、投影仪等设施，容纳 20 人以上，设有供年轻医师旁听学习的座位。可连接院内网，能与病例信息系统及影像数据系统连接，便于现场调阅患者病史信息及影像数据。由专人负责提前调试影像及电脑系统，以保证其在 MDT 讨论中的正常运转。有条件的中心还可连接医学数据库，在出现讨论意见不一致时，可以网络查询最新的循证医学证据。

（二）MDT 讨论对象选择

原则上每例首诊结直肠癌患者均应接受 MDT 的讨论以制定诊疗计划，但考虑临床工作量及实际可操作性，为节约医疗资源成本提高工作效率，一般针对存在治疗争议及疑难结直肠癌病例进行重点讨论，主要包括结直肠癌肝转移、肺转移、腹膜转移，复发性结直肠癌患者，需进行 MDT 讨论评估治疗的目的可否达到无疾病状态，以及治疗手段的"排兵布阵"，讨论靶向药物及免疫检查点抑制剂的使用。局部进展期直肠癌患者可经 MDT 讨论新辅助治疗的策略。诊断及分期不明确的结直肠癌患者需经 MDT 讨论制定诊疗计划。T_{4b} 期结肠癌需经 MDT 讨论手术切除的可能性以及是否增加术前治疗。患者一般主要来源于结直肠外科、肿瘤内科、放疗科等科室及 MDT 门诊初诊的疑难病例，也包括部分经 MDT 讨论过并进行跟踪随访病情变化的患者。

（三）影像学及病理学准备

MDT 讨论前完善相关影像及病理资料，可以大大提高临床专家讨论的效率，有助于为患者制定个体化的诊疗方案。目前推荐所有中低位直肠癌进行盆腔增强 MRI 以更精准评估肿瘤局部 T 分期及 N 分期。结直肠癌肝转移患者常规进行肝脏增强 MRI 用于肝转移瘤评估，若肝脏病变较小，首选钆塞酸二钠肝脏增强 MRI 检查，可显著提高肝转移灶的检出率。另外，推荐胸部 CT 检查排除肺转移病灶。

所有结直肠癌患者应常规进行肠镜，并取病理学活检。转移性及复发性结直肠癌，除常规染色报告外，应完善 KRAS、NRAS、BRAF 基因检测以及错配修复蛋白检测，以利于 MDT 讨论中制定适合患者的个体化用药方案。低位直肠癌可能涉及无法保留肛门功能的患者，也应进行错配修复蛋白或错配修复基因的检测，以评估免疫检查点抑制剂应用的可能性。

（四）MDT 讨论会议流程

患者 MDT 讨论前需要完成必要的实验室、影像学、内镜、病理等相关检查，经由高年资主治医师及以上职称医师的审核，报请 MDT 学术秘书统一安排。学术秘书根据情况，提前确定当次 MDT 讨论的患者，一般每次讨论 4~8 个病例，1~2 小时，MDT 学术秘书应提前将当次 MDT 讨论的名单，包括姓名、住院号、病情简介等发送至结直肠癌 MDT 微信工作群中，影像科医师、病理科医师提前阅片，疑难病例可提前组织影像科或病理科内部集体讨论。根据讨论内容需要，提前与肝胆外科、胸外科、妇科肿瘤科和介入科专家联系，MDT 讨论时将相关病例顺序合理安排，以便提高效率节约时间。门诊患者的基本资料由门诊医师收集整理，并填写 MDT 讨论申请单。住院患者由主管医师收集资料，以幻灯片的形式制作成汇报材料，如遇特殊类型或罕见疾病，需制作幻灯片进行文献复习。汇报病史时除汇报诊治经过、检验及检查结果外，还需说明患者的疗效期望、经济状况、依从性，提请 MDT 讨论的目的和理由。汇报完病史后，首先由影像科专家现场分析影像学资料，解答临床各科室医师的疑问，可提出进一步影像学检查的建议。之后，在首席专家的主持下，由相关专科的专家提出自己的诊断和治疗策略。MDT 讨论时各学科专家应结合患者临床特点和医疗资源可及性，确定治疗目标，是治愈性治疗、潜在可治愈还是姑息性治疗，即能否获得无疾病状态，从而制定合理有序的综合治疗策略。阐述各种治疗手段对该患者的适应证、禁忌证、预期疗效、可能出现的并发症和风险。以相关指南及循证医学证据为指导，结合患者的具体情况，综合各学科专家的诊疗意见，由首席专家最终确定合理的个体化治疗方案，并交由相关专科具体实施。讨论会后，由相关科室专家负责向患者和家属说明讨论意见，解释他们的疑问，并告知他们进一步的诊疗方案，并对接相关专科联系人。会议记录员要求在结直肠癌单病种管理本上完整记录 MDT 讨论的经过、各科专家发言及最终意见，并交由首席专家签字。各治疗组在对 MDT 讨论病例实施诊疗的过程中，应积极对患者进行疗效评估，病情进展的病例，应及时向 MDT 专家组报告，申请再次 MDT 讨论。规范化 MDT 运行流程图（图 40-2-1）。

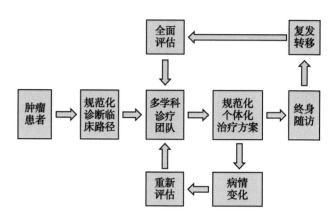

图 40-2-1　规范化多学科团队运行简易流程图

（五）MDT 患者的随诊

为了保证 MDT 讨论的意见得到贯彻执行，建立有效的随访机制非常重要。每例经 MDT 讨论的患者应进行系统登记建立单中心 MDT 数据库。数据库中应详细记录患者的基本信息、每阶段诊疗的方案及疗效评估。随访部门应定期组织专人通过电话、微信、信件、邮件等方式对患者进行长期随访，并将随访信息登记入库。MDT 成员应定期对 MDT 患者治疗疗效、生存质量及预后评估进行总结，不断提高诊治水平。

三、建立结直肠癌 MDT 的相关制度

（一）学科亚专科化及单病种规范化管理委员会

MDT 团队中的核心成员首先需要具有共同协作的意愿才能成立，但是要建立长期稳定的 MDT 团队体系需要依赖医院行政层面出台一系列工作制度作为基础，并通过职能部门的监督来促进 MDT 工作的长期高效运转。随着目前结直肠癌专科的深入发展，传统的外科、内科、放疗科均应在原有基础上进一步亚专科化，因此有条件的医院应设立结直肠外科、腹部内科、腹部放疗

科,或相关治疗小组,包括影像科、病理科均应设置亚专科小组,使 MDT 成员更加固定、稳定。为全面组织管理 MDT 团队,医院行政层面可在亚专科化的基础上再成立院内单病种规范化管理委员会,通过委员会来管理 MDT 的发展。有条件的医院可以组织单病种专家根据医院资源可及性制定院内结直肠癌单病种诊疗规范,使诊疗规范更加具有医院特色化,为患者制定更加精准的诊疗特色方案。

(二) 首席专家制度

为规范 MDT 行为并提高团队整体影响力,医院行政部门可在单病种管理委员会基础上再遴选学术威望和影响力最高的教授作为首席专家,并明确首席专家职责。单病种首席专家制度可使结直肠癌 MDT 团队更具有凝聚力,团队文化更加活跃,各项指令的执行更加高效而彻底。单病种首席专家即为单病种 MDT 负责人,他能够确保良好交流和营造一个专业讨论气氛,确保讨论内容以患者为中心,确保相关临床试验能够合格入组,确保每个患者的讨论决策能够在会上及时给出,并且以循证医学证据与患者个体化的结合,确保 MDT 的诊疗决策在讨论后落实到具体人员,责任分工明确。

(三) MDT 发言制度

在 MDT 讨论会中,汇报病史的主管医师应在汇报病史结束后向专家团队阐明申请讨论的目的,并且应该说明患者的意愿,体现以患者为中心的理念。讨论过程一般遵循一定的发言顺序,先由影像科专家阅片后发言解读阅片结果,再由病理科对病理诊断及分子病理方面的特殊情况进行展示,随后由各专科专家依次表达本专科意见。讨论应该根据"罗伯特议事规则"的原则进行平等、自由的讨论,并充分阐述各专科的意见,团队负责人主持讨论过程并保证讨论有序进行。

(四) 其他管理制度

结直肠癌病例的首诊查房制度、疑难病例讨论制度等均要求相关科室及治疗组对新收治的结直肠癌患者及疑难患者高度重视,提请 MDT 会议讨论制定诊疗方案,并规定 MDT 会议是最基本的日常工作形式,一般至少每周 1 次,在固定时间及固定地点召开。另外,MDT 设立有签到制度、换人制度、首席专家职责、协调员职责、病例资料提交规定、转诊制度、病例反馈制度等。只有不断完善、综合、细化的规章制度出台,才能保障结直肠癌诊治流程的规范,使各学科专家组密切合作,MDT 工作才能顺利实施。

四、结直肠癌 MDT 的质量控制

(一) 明确各学科工作要点,建立学科质控指标

MDT 的有效运行依赖于各专科的规范化诊疗,没有各专科的规范诊疗,患者的综合治疗疗效就不可能得到保障。因此,制定各相关科室的工作规范及质控指标尤为重要。外科手术的规范操作是结直肠癌能否达到根治的重要环节,从淋巴结清扫、肠管切除范围、直肠癌的 TME、环周切缘的标记和上下切缘的评估方面均应进行详细规范。影像学检查应从检查的方式、范围、检查前准备、检查中参数的规范方面进行质控要点设置。如在放射科行盆腔 MRI 检查,对检查前的肠道准备、检查中的参数设置等都应进行相应的规定,使治疗前分期能够更加精准。病理科规范性、结构化的病理报告是指导临床进一步治疗及评估手术治疗的关键环节,如标本环周筋膜完整性、神经侵袭、脉管癌栓、肿瘤出芽、治疗后的 TRG 分级、错配修复蛋白缺失情况都应进行详细描述,转移性结直肠癌还应进一步进行 *KRAS*、*NRAS*、*BRAF* 基因检测,基因检测的技术方案均应做好质控。

(二) 定期督导,总结改进

为了更好地开展 MDT,保障 MDT 讨论意见得到落实,一方面参与专家需要定期对 MDT 开展情况进行总结和改进,另一方面医院医务部质控部门也应定期组织专家抽查患者 MDT 病历及单病种管理档案,了解患者 MDT 讨论执行情况,监督规范化治疗的实施,并制定相应的奖惩机制。同时还应定期总结 MDT 讨论的开展情况,包括开展次数、纳入例数、病情分期、治疗方案及预后等情况。临床科研工作量大的单位,还应考核结直肠癌 MDT 核心成员的临床试验开展情况及科研基金申报情况等。结合 MDT 开展情况的定期总结,应联合所有 MDT 专家及相关行政部门,共同针对发现的问题及不足进行讨论和磋商,提出相应改进方案,由学术秘书记录,添加至 MDT 运行章程之中,每年工作总结材料归档。

五、建设区域结直肠癌临床医学研究中心推进 MDT 团队发展

随着结直肠癌 MDT 的发展,院际 MDT 讨论也逐渐增多,在规范肿瘤治疗行为的同时,开展的多中心临床医学研究也越来越多。发展规范化结直肠癌 MDT 的战略有利于区域结直肠癌临床医学中心的建设,而建设区域结直肠癌临床研究中心可以推进医疗质量同质化

发展,反过来促进 MDT 的发展。在 MDT 临床实践过程中,多学科专家激烈讨论,会碰撞出创新的思维火花,而临床医学研究中心正是要将这些目前还难以解决的临床问题逐渐变得清晰化,而后得到解决、突破。另外,临床 MDT 的推广又依赖于区域医疗中心的建立。由于区域医疗中心需要构建一个地理区域内多家多级医院之间协同信息平台,实现区域内医疗信息医疗服务医疗资源共享。因此,现阶段区域医疗中心的建立为 MDT 的推广创造了契机。通过建立区域结直肠癌临床医学中心,以示范单位为龙头,以点带面,切实推进结直肠癌诊疗最新规范的应用,并通过专家组评定、学术交流、骨干医师定向培养等方法,促进区域性医疗机构结直肠肿瘤 MDT 能力的提高。

(魏少忠　梁新军　胡俊杰　权继传)

第三节　患者参与多学科团队的管理策略

结直肠癌 MDT 的好处毋庸置疑,但现实中却不得不考虑另一重要因素——患者。患者对 MDT 讨论结果的执行率是影响结直肠癌治疗效果一个不可忽视的因素。患者不参加 MDT 会议,但会议中提出的治疗建议直接影响患者与其主治医师之间的决策过程。让患者参与有关治疗的决定是英国卫生政策的核心,并被纳入其国家卫生服务宪法,欧美政府使用"没有我就不能作出关于我的决定"描述他们对国家卫生服务的重视。除患者知情同意的伦理因素外,其他好处还包括更好的治疗依从性、减少医师对大手术的偏好以及更恰当的医疗卫生服务使用。有效参与决策需要患者和卫生专业人员之间的良好沟通。旨在改善医患沟通(通过患者和/或健康专业教育)的干预措施与患者的一系列积极健康结果相关,包括改善功能状态、症状缓解和减少焦虑。

"以患者为中心的护理"和"共同决策"这两个术语被广泛使用,但缺乏一致的定义。有证据表明,临床医师在判断患者对治疗的偏好方面常不准,并且在共同决策方面可能与患者有不同的目标。在一项涉及 70 例直肠癌患者及其临床医师的研究中,几乎所有临床医师都将患者参与定义为"达成协议",而近 1/4 的患者将参与定义为简单地"被告知"。一项加拿大全国人口研究表明,参与决策的偏好可能有很大差异。尽管几乎所有人都希望了解自己的病情并享有知情选择权,但 50% 的患者更愿意将最终决定留给负责他们的临床医师。女性和受过更多教育与更积极参与相关(衡量与知识寻求、选择的愿望和参与决策有关)。由 70 000 多例肿瘤患者参与完成的 2011—2012 年度英国国家癌症患者体验调查的结果显示,62%~100% 的患者在治疗开始之前拥有治疗选择权利,56%~83% 的患者报告说他们的团队考虑了他们的观点。8% 的患者称甚至不知道他们的治疗已经过 MDT 讨论过。迄今为止,仍然很少有关于患者对 MDT 或 MDT 会议的看法,或者这种工作模式如何影响患者参与决策过程的研究。一项系统评价强调,MDT 中有效决策的主要障碍之一是缺乏对以患者为中心的信息的考虑。如果这些信息不是 MDT 会议决策的核心,则存在临床决策风险。对患者来说可能是难以接受或不合适的,可能导致 MDT 需要重新讨论,因此可能会延误治疗。

在欧美国家,对结直肠癌多学科专家组诊疗模式在制定结直肠癌治疗策略中的作用给予了高度重视,甚至成为了强制性的要求,但是在实际工作中,MDT 会议的决策未必能顺利实施。Catt 等研究指出,要想确保结直肠癌患者的治疗决策有科学性和合理性,需要多学科专家组讨论病理和放射学资料、患者的健康状况、有无合并症、患者的治疗意愿及如何让治疗决策能够顺利实施。患者的治疗意愿和健康状况是 MDT 会议容易忽略的问题。Blazeby 等对英国上消化道肿瘤的 273 项 MDT 决策进行分析后发现,15.1% 的 MDT 决策最后未能得到贯彻执行,究其原因,18% 是由于存在合并症,14% 与患者自己的选择有关,8% 是因为在决策执行过程中临床上有了新的发现(如术中意外发现了转移灶)。Wood 等对 157 例结直肠癌患者的 201 项治疗决策进行了研究分析,发现 10% 的治疗决策在实际临床工作中未能贯彻实施,分析其原因 40% 归因于患者的合并症在 MDT 会议中未被考虑,35% 是由于患者不接受 MDT 讨论方案;而且对 MDT 会议讨论结果不能贯彻实施的因素进行多因素分析显示,患者的治疗意愿是影响 MDT 会议讨论意见贯彻实施的最重要因素,在该项研究中,MDT 会议讨论制定的治疗方案更为积极,但大多数的患者更愿意选择保守的治疗方法。合并症是影响决策的重要因素,随着患者健康状况的下降,手术死亡率呈上升趋势。虽然目前将术前风险评估作为临床日常工作内容还不现实,但常规应将患者的一般情况列为 MDT 讨论标准。对患者的期望或意愿考虑不足也是决策执行不佳的因素。治疗方案的选择,尽管医师的建议是占主导地位的,但最终方案的选择与否要根据患者或家属的意愿。因此,在进行 MDT 讨论时必须考虑患者或家属的意愿以及一些经济、家庭、宗教等影响因素。

目前,患者参与MDT诊疗后,MDT的综合会诊意见专业性较强,尤其是住院患者及家属对MDT服务过程的感受不明显,只能从最终的治疗效果来判断MDT服务的效果,很难充分了解MDT服务从诊断到治疗及预后多方面的益处,这种简单的模式不利于提高患者参与MDT诊疗的积极性,需要患者及家属更多地参与MDT诊疗的过程。

因此,基于以上不足,为了患者更好地参与到MDT诊疗过程中,需要建立健全管理策略,具体如下。

1. 政府主导,行业协同完善MDT制度保障 针对患者参与MDT诊疗不突出的情况,中国国家卫生健康委员会、行业组织已经认识到患者参与MDT对提高肿瘤医疗质量、降低死亡率、减轻医疗经济负担的重要作用,但仍需进一步提高。第一,进一步充分发挥政府主导、引领和推动作用。聚焦患者参与MDT制度,建立患者参与权保障制度。从国家社会层面解决患者的权利和义务的法律界定。第二,进一步构建"政府主导、行业协同、公众参与"的MDT诊疗新格局。第三,引导医疗机构注重建立医院常规的MDT诊疗模式,设立部门、开通渠道,建立以患者参与MDT为核心的内部纠错机制,重现"患者的声音"。

2. 医院建立患者全流程参与MDT的制度与评价标准 中国绝大多数医院管理中尚未明确患者参与MDT的形式、范围与评价,医院应进一步完善患者参与MDT的管理体系,明确患者参与MDT管理组织架构及其岗位职责,关注患者参与MDT的重点环节。第一,制(修)订患者参与相关制度、规范患者参与MDT实施指南,制定具有操作性的实施细则。第二,制定患者参与MDT的评价标准,正确评估医院在开展患者参与MDT中的强度或方式,充分考虑患者个体差异,了解患者参与的意愿,科学评价患者参与能力。让患者及其家属学会科学、合理、高效地参与诊疗活动。

3. 患者需逐步转变参与诊疗的角色认同 患者在MDT诊疗活动中参与或响应的行为主要体现为对医务人员的要求、医疗方案、护理方案、用药等诊疗行为进行确认。患者更愿意相信医院能提供最好的医疗抉择,而不需要自己扮演积极角色。基于上述现状,第一,医院需进一步加强对患者宣传教育,让患者尝试主动发现自身问题、参与并作为诊疗中重要的参与者发现问题并参与改进。第二,加强医务人员与患者的沟通,鼓励患者仔细倾听医务人员告知内容、主动告知自身健康状况、主动询问医师尚未清楚的事项。第三,借助互联网平台医院可开发便捷的患者随访软件,加强出院后或门诊后患者及家属对肿瘤疾病的自我管理及信息反馈,实现用药、护理及生命体征等相关指标共享,系统智能识别推送干预与宣教信息,提高患者的依从性。

综上所述,中国患者参与结直肠癌MDT的理念及实施尚处于起步阶段。仍需医患双方,甚至社会、行业参与其中,真正实现以患者为中心、患者为主导的多学科诊疗,以期大大改善中国结直肠癌患者的生存质量。

(叶颖江 申占龙 王搏 权继传)

推荐阅读

[1] BERMAN H L. The tumor board: is it worth saving?[J]. Mil Med, 1975, 140(8): 529-531.

[2] FORREST L M, MCMILLAN D C, MCARDLE C S, et al. An evaluation of the impact of a multidisciplinary team, in a single centre, on treatment and survival in patients with inoperable non-small-cell lung cancer[J]. Br J Cancer, 2005, 93(9): 977-978.

[3] MACASKILL E J, THRUSH S, WALKER E M, et al. Surgeons' views on multi-disciplinary breast meetings[J]. Eur J Cancer, 2006, 42(7): 905-908.

[4] HAWARD R, AMIR Z, BORRILL C, et al. Breast cancer teams: the impact of constitution, new cancer workload, and methods of operation on their effectiveness[J]. Br J Cancer, 2003, 89(1): 15-22.

[5] JUNOR E J, HOLE D J, GILLIS C R. Management of ovarian cancer: referral to a multidisciplinary team matters[J]. Br J Cancer, 1994, 70(2): 363-370.

[6] STEPHENS M R, LEWIS W G, BREWSTER A E, et al. Multidisciplinary team management is associated with improved outcomes after surgery for esophageal cancer[J]. Dis Esophagus, 2006, 19(3): 164-171.

[7] GRIFFITH C, TURNER J. United Kingdom national health service, cancer services collaborative "improvement partnership", redesign of cancer services: a national approach[J]. Eur J Surg Oncol, 2004, 30(Suppl 1): 1-86.

[8] TAYLOR C, GRAHAM J, POTTS H W, et al. Changes in mental health of UK hospital consultants since the mid-1990s[J]. Lancet, 2005, 366(9487): 742-744.

[9] LEFF D R, HO C, THOMAS H, et al. A multidisciplinary team approach minimises prophylactic mastectomy rates[J]. Eur J Surg Oncol, 2015, 41(8): 1005-1012.

[10] KLEIN S D, BUCHER H U, HENDRIKS M J, et al. Sources of distress for physicians and nurses working in Swiss neonatal intensive care units[J]. Swiss Med Wkly, 2017, 147: w14477.

[11] 刘东全. 多学科团队对结直肠癌肝转移患者预后的影响

［D］.重庆:重庆医科大学,2016.

［12］陈慧敏,马亚娜.MDT 模式对结直肠癌肝转移患者手术切除率及生存率的影响［J］.中国保健营养,2016,26（21）:71-72.

［13］吕艺芝,杨坚,陈郁明,等.我国三级医院多学科协作诊疗模式开展现状调查分析［J］.中国医院,2021,25(2):21-23.

［14］朱德祥,韦烨,任黎,等.中山医院结直肠癌 MDT 讨论治疗策略分析［J］.中华结直肠疾病电子杂志,2020,9（3）:236-239.

［15］魏少忠.结直肠癌多学科综合诊疗［M］.北京:人民卫生出版社,2016.

［16］COULTER A,COLLINS A,COULTER A,et al. Making shared decision-making a reality:no decision about me without me［M］.London:The Kings Fund,2011.

［17］O'CONNOR A M,BENNETT C L,STACEY D,et al. Decision aids for people facing health treatment or screening decisions［J］.Cochrane Database Syst Rev,2009,8（3）:CD001431.

索 引